杜赫斯特妇产科学

Dewhurst's Textbook of Obstetrics & Gynaecology

第9版

主　编　Keith D. Edmonds
　　　　Christoph Lees
　　　　Tom Bourne
主　审　田秦杰　郎景和
主　译　周希亚　邓　姗　张　颖

河南科学技术出版社
·郑州·

内容提要

本书是为妇产科医师编写的一部内容规范且先进的教科书。在本书第1版出版45年后,继续为妇产科研究生提供他们所需要的基本知识,也为那些永远感到需要提高知识的固定从业者提供参考。虽然该领域现在有许多亚专业人员,个别研究领域独立发展,但仍然需要综合知识,以便在专业的总体背景下考虑各个方面。本书一贯的理念,即为患者提供尽可能高水准护理的综合方法。第9版为反映临床实践的进展进行了结构的重组,增加两位新的联合编者,Christoph Lees 和 Tom Bourne,体现了不同亚专业知识的平衡及最新进展。

图书在版编目(CIP)数据

杜赫斯特妇产科学/(英)基思 D·埃德蒙兹(Keith D. Edmonds),(英)克里斯托夫·李斯(Christoph Lees),(英)汤姆·伯恩(Tom Bourne)主编;周希亚,邓姗,张颖主译. —9版. —郑州:河南科学技术出版社,2022.7
  ISBN 978-7-5725-0752-6

Ⅰ.①杜… Ⅱ.①基… ②克… ③汤… ④周… ⑤邓… ⑥张… Ⅲ.①妇产科学 Ⅳ.①R71

中国版本图书馆 CIP 数据核字(2022)第 047873 号

Dewhurst's Textbook of Obstetrics & Gynaecology,9th Edition
This edition first published 2018
© 2018 by John Wiley & Sons,Ltd
All Rights Reserved. Authorised translation from the English language edition published by John Wiley & Sons Limited. Responsibility for the accuracy of the translation rests solely with Henan Science & Technology Press and is not the responsibility of John Wiley & Sons Limited. No part of this book may be reproduced in any form without the written permission of the original copyright holder,John Wiley & Sons Limited.

John Wiley & Sons,Inc. 授权河南科学技术出版社独家发行本书中文简体字版本。
版权所有,翻印必究
备案号:豫著许可备字-2021-A-0075

出版发行: 河南科学技术出版社
     北京名医世纪文化传媒有限公司
     地址:北京市丰台区万丰路 316 号万开基地 B 座 115 室   邮编:100161
     电话:010-63863186   010-63863168
策划编辑: 曲秋莲
文字编辑: 杨永岐
责任审读: 周晓洲
责任校对: 龚利霞
封面设计: 吴朝洪
版式设计: 崔刚工作室
责任印制: 程晋荣
印　　刷: 河南瑞之光印刷股份有限公司
经　　销: 全国新华书店、医学书店、网店
开　　本: 889 mm×1194 mm   1/16   **印张:** 56.75·彩页 20 面   **字数:** 1602 千字
版　　次: 2022 年 7 月第 9 版   2022 年 7 月第 1 次印刷
定　　价: 598.00 元

如发现印、装质量问题,影响阅读,请与出版社联系并调换

审译者名单

主　　审　　田秦杰　　郎景和

主　　译　　周希亚　邓　姗　张　颖

译　　者　　（以姓氏笔画为序）

丁文艳　　马晓年　　王　佩　　王永学

王若蛟　　王艳芳　　毛新彤　　邓俐斯

代倩文　　吕　嬿　　刘　倩　　刘思邈

刘朝晖　　汤萍萍　　杨　华　　李晓川

李晓燕　　吴尚纯　　邱　琳　　邹俊凯

沙依甫加马丽·依马木　　宋晓晨

张多多　　张国瑞　　胡　静　　胡惠英

郭　琦　　唐乔乔　　陶　陶　　戚庆炜

商　晓　　梁　硕　　熊　巍　　戴毓欣

单　　位　　中国医学科学院北京协和医学院

原著者名单

EDITOR-IN-CHIEF

D. Keith Edmonds MB, ChB, FRCOG, FRANZCOG

Adjunct Professor of Obstetrics and Gynaecology
Imperial College London;
Formerly Consultant Obstetrician and Gynaecologist
Queen Charlotte's and Chelsea Hospital
London, UK

CO-EDITORS

Christoph Lees MD, MRCOG

Professor of Obstetrics
Imperial College London;
Honorary Consultant in Obstetrics and Head of Fetal Medicine
Queen Charlotte's and Chelsea Hospital
London, UK;
Visiting Professor
KU Leuven
Belgium

Tom Bourne PhD, FRCOG, FAIUM (Hon)

Consultant Gynaecologist
Queen Charlotte's and Chelsea Hospital
London;
Adjunct Professor
Imperial College London
UK;
Visiting Professor
KU Leuven
Belgium

NINTH EDITION

WILEY Blackwell

List of Contributors

Dawn L. Adamson BSc (Hons), MB BS, MRCP, PhD
Department of Cardiology
University Hospitals of Coventry and
Warwickshire NHS Trust
Coventry, UK

Sarah N. Ali BM BCh (Oxon), BSc (Hons), MRCP
Consultant in Diabetes and Endocrinology/General
Internal Medicine
Department of Diabetes and Endocrinology/General
Internal Medicine
Royal Free London NHS Foundation Trust
London, UK

Sabaratnam Arulkumaran DSc, FRCOG
Professor Emeritus of Obstetrics and Gynaecology
St George's University of London
London, UK

George Attilakos MBBS, MD, MRCOG
Consultant in Obstetrics and Fetal Medicine
Fetal Medicine Unit
University College London Hospital NHS Foundation
Trust
London, UK

Adam Balen MB, BS, MD, DSc, FRCOG
Professor of Reproductive Medicine and Surgery
Chair of The British Fertility Society
Leeds Centre for Reproductive Medicine
Seacroft Hospital
Leeds, UK

Phillip Bennett BSc, PhD, MD, FRCOG, FMedSci
Director, Institute for Reproductive and
Developmental Biology
Professor of Obstetrics and Gynaecology
Imperial College London;
Imperial College Faculty of Medicine
Institute for Reproductive and Developmental Biology
Hammersmith Hospital Campus
London, UK

Andrés López Bernal MD, DPhil
Professor of Human Reproductive Biology
Obstetrics and Gynaecology
Translational Health Sciences
University of Bristol
Dorothy Hodgkin Building and St Michael's Hospital
Bristol, UK

Siladitya Bhattacharya MD, FRCOG
Professor of Reproductive Medicine
Director Institute of Applied Health Sciences
School of Medicine and Dentistry
University of Aberdeen
Aberdeen, UK

Sarah P. Blagden FRCP, PhD
Associate Professor of Medical Oncology
University of Oxford
Churchill Hospital
Oxford, UK

Janet Brennand MD, FRCOG
Consultant in Maternal and Fetal Medicine
The Ian Donald Fetal Medicine Unit
Queen Elizabeth University Hospital
Glasgow, UK

Fiona Broughton Pipkin MA, DPhil, FRCOG *ad eundem*
Professor Emeritus of Perinatal Physiology
Department of Obstetrics and Gynaecology
Maternity Unit
City Hospital
Nottingham, UK

Sharon T. Cameron MD, MFSRH, FRCOG
Professor, Sexual and Reproductive Health
Co-Director
Clinical Effectiveness Unit
Faculty of Sexual and Reproductive Healthcare
Chalmers Centre
NHS Lothian Edinburgh;
University of Edinburgh
Edinburgh, UK

Aaron B. Caughey MD, PhD
Professor and Chair
Department of Obstetrics and Gynecology
Associate Dean for Women's Health Research and Policy
Oregon Health and Science University
Portland, Oregon, USA

T. Justin Clark MD (Hons), FRCOG
Consultant Obstetrician and Gynaecologist
Birmingham Women's and Children's Hospital;
Honorary Professor
University of Birmingham
Birmingham, UK

George Condous MD, FRCOG, FRANZCOG
Associate Professor
Acute Gynaecology, Early Pregnancy and Advanced
Endosurgery Unit
Sydney Medical School Nepean
University of Sydney
Nepean Hospital
Penrith
Sydney, Australia

Arri Coomarasamy MBChB, MD, FRCOG
Professor of Gynaecology
Institute of Metabolism and Systems Research
University of Birmingham
Birmingham, UK

Hilary O.D. Critchley MD, FRCOG
Professor of Reproductive Medicine
MRC Centre for Reproductive Health
University of Edinburgh
The Queen's Medical Research Institute
Edinburgh, UK

Sarah Davis BSc (Hons), MBBS, MRCP, FRCPath
Consultant Haematologist
Milton Keynes University Hospital
Milton Keynes, UK

Mandish K. Dhanjal BSc (Hons), MRCP, FRCOG
Consultant Obstetrician and Gynaecologist
Queen Charlotte's and Chelsea Hospital
Imperial College Healthcare NHS Trust;
Honorary Clinical Senior Lecturer
Imperial College
London, UK

Anne Dornhorst DM, FRCP, FRCPath
Professor of Practice
Imperial College London
Division of Diabetes, Endocrinology and Metabolism
Hammersmith Hospital
London, UK

Timothy J. Draycott FRCOG, MD
Consultant Obstetrician
Department of Women's Health
Southmead Hospital
Bristol, UK

D. Keith Edmonds MB, ChB, FRCOG, FRANZCOG
Adjunct Professor of Obstetrics and Gynaecology
Imperial College London
London;
Formerly Consultant Obstetrician and Gynaecologist
Queen Charlotte's and Chelsea Hospital
London, UK

Christine I. Ekechi MBBS, MRCOG
Consultant Obstetrician and Gynaecologist
Early Pregnancy and Acute Gynaecology
Queen Charlotte's and Chelsea Hospital
Imperial College Healthcare NHS Trust
London, UK

Zeiad A. El-Gizawy MD, MRCOG
Consultant Gynaecologist and Obstetrician
Co-Lead of the Royal Stoke Endometriosis Centre
Royal Stoke University Hospital
University Hospitals of North
Midlands NHS Trust
Stoke on Trent, UK

Thomas R. Everett
Consultant in Fetal–Maternal Medicine
The Leeds Teaching Hospitals NHS Trust
Leeds, UK

Alan Farthing MD, FRCOG
Head of Gynaecological Oncology
West London Gynaecological Cancer Centre
Queen Charlotte's Hospital
Imperial College Healthcare NHS Trust
London, UK

Christina Fotopoulou PhD
Professor of Practice
Department of Surgery and Cancer
Imperial College London;
Consultant Gynecologic Oncologist
Queen Charlotte's and Chelsea Hospital
London, UK

Wouter Froyman MD
Consultant Gynaecologist and Obstetrician
KU Leuven
Department of Development and Regeneration
University Hospitals KU Leuven
Leuven, Belgium

Hani Gabra PhD, FRCPE, FRCP
Professor and Head of Medical Oncology
Director of the Ovarian Cancer Action Research Centre
Imperial College London
London, UK

Peter Greenhouse MA, FRCOG, FFSRH
Consultant in Sexual Health
Bristol Sexual Health Centre
Bristol, UK

Janesh Gupta MSc, MD, FRCOG
Professor of Obstetrics and Gynaecology
Editor-in-Chief of EJOG
Centre for Women's and Newborn Health
Institute of Metabolism and Systems Research (IMSR)
University of Birmingham
Birmingham Women's Hospital
Birmingham, UK

Simon Hannam MD, FRCPCH
Consultant in Neonatal Medicine
Neonatal Intensive Care Unit
Great Ormond Street Hospital for Children
London, UK

Michael A. Heneghan MD, MMedSc, FRCPI
Consultant Hepatologist and Professor of Hepatology
Institute of Liver Studies
King's College Hospital
London, UK

Mary Higgins MD, MSc(Ox), MRCOG
Associate Professor of Obstetrics and Gynaecology
UCD Perinatal Research Centre
University College Dublin
National Maternity Hospital
Dublin, Ireland

Kim Hinshaw MB, BS, FRCOG
Consultant Obstetrician and Gynaecologist
Director of Research and Innovation
Sunderland Royal Hospital;
Visiting Professor
University of Sunderland
Sunderland, UK

Andrew W. Horne PhD, FRCOG
Professor of Gynaecology and Reproductive Sciences
MRC Centre for Reproductive Health
University of Edinburgh
The Queen's Medical Research Institute
Edinburgh, UK

Berthold Huppertz PhD
Professor of Cell Biology
Chair
Department of Cell Biology, Histology and Embryology
Gottfried Schatz Research Center
Medical University of Graz
Graz, Austria

Jon Hyett MBBS, BSc, MD, MRCOG, FRANZCOG
Clinical Professor
Head of High Risk Obstetrics
RPA Women and Babies
Royal Prince Alfred Hospital
Camperdown
New South Wales, Australia

Emily Jackson MA (Oxon), OBE, FBA
Professor of Law
London School of Economics and Political Science
London, UK

Neil P. Johnson MD, CREI, FRANZCOG, FRCOG
Professor of Reproductive Health
Robinson Research Institute
University of Adelaide
Australia;
University of Auckland and Repromed Auckland and
Aukland Gynaecology Group
Auckland, New Zealand;
President
World Endometriosis Society (2017–2020)

Tracey A. Johnston MD, FRCOG
Consultant in Maternal and Fetal Medicine
Birmingham Women's and Children's
NHS Foundation Trust
Birmingham, UK

Bryony Jones MD, MRCOG
Consultant Obstetrician and Maternal and Fetal
Medicine Specialist
Queen Charlotte's and Chelsea Hospital
Imperial College Healthcare NHS Trust;
Honorary Clinical Senior Lecturer
Imperial College London
London, UK

Sean Kehoe MA (Oxon), MD, DCH, FRCOG
Lawson Tait Professor of Gynaecological Cancer
University of Birmingham
Birmingham;
Senior Research Fellow
St Peters College
Oxford, UK

Vik Khullar BSc, MD, FRCOG, AKC
Professor of Urogynaecology
Queen Charlotte's and Chelsea Hospital
Imperial College London
London, UK

Mark D. Kilby MBBS, DSc, MD, FRCOG, FRCPI
Centre for Women's and Newborn Health
Institute of Metabolism and Systems Research
College of Medical and Dental Sciences
University of Birmingham
Birmingham, UK

John C.P. Kingdom MD, FRCOG, FRCSC, MRCP
Professor and Chair
Department of Obstetrics and Gynaecology
Mount Sinai Hospital
University of Toronto
Toronto
Ontario, Canada

Sailesh Kumar MBBS, M.Med(O&G), FRCS, FRCOG, FRANZCOG, DPhil(Oxon), CMFM
Head
Academic Discipline of Obstetrics and Gynaecology
Faculty of Medicine
The University of Queensland
Queensland;
Mater Research Institute
University of Queensland
Queensland;
Senior Staff Specialist
Maternal Fetal Medicine/Obstetrics & Gynaecology
Mater Mothers' Hospital
Brisbane;
Visiting Professor
Imperial College London
London, UK;
Mater Clinical School
University of Queensland
Mater Health Services
South Brisbane
Queensland, Australia

Maria Kyrgiou MSc, PhD, MRCOG
Clinical Senior Lecturer & Consultant Gynaecologic
Oncologist
Department of Surgery and Cancer
Imperial College London
London;
West London Gynaecological Cancer Centre
Queen Charlotte's & Chelsea – Hammersmith Hospital
Imperial Healthcare NHS Trust
London, UK

T.K. Lau MBChB, MD, FRCOG
Specialist in Obstetrics and Gynaecology
Fetal Medicine Centre
Paramount Medical Centre
Hong Kong

Stuart A. Lavery MRCOG, MSc, MBBCh
Consultant Gynaecologist
Honorary Senior Lecturer
Imperial College London
Department of Reproductive Medicine
Hammersmith and Queen Charlotte's Hospitals
London, UK

William L. Ledger MA, DPhil (Oxon), FRCOG, FRANZCOG, CREI
Senior Vice Dean and Head of Discipline of
Obstetrics and Gynaecology
School of Women's and Children's Health
University of New South Wales Medicine;
Director of Reproductive Medicine, Royal Hospital
for Women
University of New South Wales Sydney
New South Wales, Australia

Christoph C. Lees MD, MRCOG
Professor of Obstetrics
Imperial College London
London;
Honorary Consultant in Obstetrics and Head of Fetal
Medicine
Queen Charlotte's and Chelsea Hospital
London, UK;
Visiting Professor
KU Leuven
Belgium

Bertie Leigh FRCOG ad eundem, Hon FRCPCH, Hon FRCA
Consultant Solicitor
Hempsons
London, UK

Fiona M. Lewis MD, FRCP
Consultant Dermatologist
St John's Institute of Dermatology
Guy's and St Thomas' NHS Trust
London;
Frimley Health NHS Trust
Slough, UK

Liz Lightstone MA MBBS(Hons) PhD FRCP
Centre for Inflammatory Disease
Department of Medicine
Imperial College London
London, UK

Patricia A. Lohr MD, MPH, FACOG, FFSRH (Hons)
Medical Director
British Pregnancy Advisory Service
Stratford-Upon-Avon, UK

David M. Luesley MA, MD, FRCOG
Lawson Tait Professor of Gynaecological Oncology
Division of Reproductive and Child Health
University of Birmingham;
Honorary Consultant Gynaecological Oncologist
Birmingham Women's Healthcare NHS Trust
Birmingham, UK

Fionnuala McAuliffe MD, FRCOG
Professor of Obstetrics and Gynaecology
UCD Perinatal Research Centre
University College Dublin
National Maternity Hospital
Dublin, Ireland

Andrew McCarthy MD, MRCPI, FRCOG
Consultant Obstetrician
Queen Charlotte's and Chelsea Hospital
Imperial College Healthcare NHS Trust
London, UK

Joanna V. MacLean MD
Clinical Assistant Professor
Department of Psychiatry and Human Behavior and
Department of Medicine
Alpert Medical School of Brown University;
Attending Psychiatrist, Women's
Behavioral Medicine
Women's Medicine Collaborative
Providence, Rhode Island, USA

Maddalena Morlando MD
Prenatal Diagnosis and High Risk Pregnancy Unit
Department of Women and General and Specialized
Surgery
University "Luigi Vanvitelli"
Naples, Italy

Catherine Nelson-Piercy FRCP, FRCOG
Professor of Obstetric Medicine
Guy's and St Thomas' Foundation Trust
Imperial College Health Care Trust
London, UK

Jane E. Norman MD, FRCOG, FMedSci
Professor of Maternal and Fetal Health
MRC Centre for Reproductive Health
University of Edinburgh Queen's Medical
Research Institute
Edinburgh, UK

Errol R. Norwitz MD, PhD, MBA
Louis E. Phaneuf Professor of Obstetrics & Gynecology
Tufts University School of Medicine;
Chief Scientific Officer
Chair
Department of Obstetrics & Gynecology
Tufts Medical Center
Boston, Massachussetts, USA

P.M. Shaughn O'Brien DSc, MD, FRCOG, MB, BCh
Professor in Obstetrics and Gynaecology
Keele University School of Medicine
Royal Stoke University Hospital
Stoke on Trent, UK

Dick Oepkes MD, PhD
Professor of Obstetrics and Fetal Therapy
Department of Obstetrics
Leiden University Medical Centre
Leiden, The Netherlands

Timothy G. Overton BSc, MRCGP, MD, FRCOG
Consultant in Fetal Medicine and Obstetrics
Honorary Senior Clinical Lecturer
St Michael's Hospital
University Hospitals Bristol NHS Foundation Trust
Bristol, UK

Nick Panay BSc, MBBS, FRCOG, MFSRH
Consultant Gynaecologist, Specialist in
Reproductive Medicine
Queen Charlotte's & Chelsea and Westminster
Hospitals
West London Menopause and PMS Centre;
Honorary Senior Lecturer
Imperial College London
London, UK

Aris T. Papageorghiou, MBChB, MD, FRCOG
Director of Clinical Research (OMPHI)
Nuffield Department of Women's and
Reproductive Health
University of Oxford
John Radcliffe Hospital
Oxford, UK

Dharmintra Pasupathy MSc, PhD, MRCOG
Senior Clinical Lecturer in Maternal and Fetal Medicine
Senior Clinical Lead for the National Maternity and
Perinatal Audit (NMPA)
Department of Women and Children's
School of Life Course Sciences
King's College London
London, UK

Sara Paterson-Brown FRCS, FRCOG
Consultant Obstetrician
Queen Charlotte's Hospital
Imperial NHS Trust
London, UK

Sue Pavord MB ChB, FRCP, FRCPath
Consultant Haematologist
Department of Haematology
Oxford University Hospitals NHS
Foundation Trust
Oxford, UK

Teri B. Pearlstein MD
Professor
Department of Psychiatry and Human Behavior and
Department of Medicine
Alpert Medical School of Brown University;
Director, Women's Behavioral Medicine
Women's Medicine Collaborative
Providence, Rhode Island, USA

Felicity Plaat BA, MBBS, FRCA
Consultant Anaesthetist
Queen Charlotte's & Chelsea Hospital
Imperial College Healthcare NHS Trust
London, UK

Nick Raine-Fenning MBChB, MRCOG, PhD
Reader in Reproductive Medicine and Surgery
Division of Child Health
Obstetrics and Gynaecology
School of Medicine
University of Nottingham;
Consultant and Medical Director
Nurture Fertility
The Fertility Partnership
Nottingham, UK

Lynne L.L. Robinson MBChB, MD, MRCOG
Consultant Obstetrician and Gynaecologist
Subspecialist in Reproductive Medicine
Birmingham Women's and Children's Hospital
Birmingham, UK

Jonathan D.C. Ross MB, ChB, MD, FRCP
Professor of Sexual Health and HIV
University Hospital Birmingham NHS
Foundation Trust
Birmingham, UK

Michael J. Seckl PhD, FRCP, FMedSci
Professor of Molecular Oncology and
Director of the Gestational Trophoblastic Disease
Service
Department of Surgery and Cancer
Charing Cross Hospital
Campus of Imperial College London
London, UK

Mark Slack MBBCh, MMed FCOG(SA) FRCOG
Head of Gynaecology and Urogynaecology
Addenbrooke's Hospital
University of Cambridge Teaching Hospital
Cambridge, UK

Marie C. Smith MD, MRCOG
Consultant Obstetrician (Maternal Medicine)
Jessop Wing
Sheffield Teaching Hospitals NHS Foundation Trust
Sheffield, UK

May Ching Soh MBChB, FRACP
Obstetric Medicine Consultant (and Rheumatologist)
Queen Charlotte's and Chelsea Hospital
Imperial College Healthcare NHS Trust;
Women's Health Academic Centre
King's College London
London;
John Radcliffe Hospital
Oxford University Hospitals NHS Foundation Trust
Oxford, UK

Catriona M. Stalder MBChB, MRCOG
Consultant Gynaecologist
Lead Early Pregnancy and Acute Gynaecology Unit
Queen Charlotte's and Chelsea Hospital
Imperial College Healthcare NHS Trust
London, UK

Sarah J. Stock MBChB (Hons), PhD
Senior Clinical Lecturer
Consultant and Subspecialist Maternal and Fetal
Medicine
MRC Centre for Reproductive Health
University of Edinburgh Queen's Medical
Research Institute
Edinburgh, UK

Baskaran Thilaganathan MD, PhD, FRCOG
Professor of Fetal Medicine
Fetal Medical Unit
St George's University of London
London, UK

Dirk Timmerman MD, PhD, FRCOG
Professor in Gynaecology and Obstetrics
KU Leuven
Department of Development and Regeneration
University Hospitals KU Leuven
Leuven, Belgium

Geoffrey H. Trew MBBS
Consultant in Reproductive Medicine and Surgery
Hammersmith Hospital;
Honorary Senior Lecturer
Imperial College London;
Imperial College Healthcare NHS;
Director IVF Hammersmith
London, UK

Thierry Van den Bosch MD, PhD
Consultant Gynaecologist and Obstetrician
Department of Development and Regeneration
University Hospitals KU Leuven
Leuven, Belgium

Jason J.S. Waugh MRCOG
Consultant Obstetrician
Regional Clinical Director
Maternal Fetal Medicine

Auckland District Health Board
Auckland;
Honorary Associate Professor
Auckland, New Zealand

Catherine White OBE, FRCOG, FFFLM, MRCGP, DCH
Clinical Director
St Mary's Sexual Assault Referral Centre
Central Manchester University Hospitals
Manchester, UK

Catherine Williamson MD, FRCP
Consultant Obstetric Physician and Professor of
Women's Health
King's College London
Guy's Campus
London, UK

Kevan R. Wylie MD, FRCP, FRCPsych, FRCOG, FECSM
Honorary Professor of Sexual Medicine
University of Sheffield
Western Bank
Sheffield, UK

中文版序

这是一部优秀的、高级的妇产科教科书和值得推荐的专业译著。

作为一个比较资深的医生,我对一本新书的基本态度:主要是欣赏的、学习的,或许有些是借鉴的、挑剔的。

本书的突出特点是系统清晰、新颖先进。描述的内容从基础到临床、从研究到实践,都非常细腻深入,比如胎盘病理、胎儿发育,遗传学、分子生物学及流行病学,都融入了新的现代医学研究成果与理论观念,甚至其引用的文献基本是 2000 年以后的。

本书作为一本教科书,它的定位准确,是提供给研究生的参考教材,所以内容阐述深刻、涉猎广泛,但也不忽略基本理论和知识的铺衬。其选题取舍、地位轻重、论述繁简,亦十分讲究,令人洞见良苦。

本书还注重了妇产科学与其他相关领域、相关学科的密切联系,使得本书的视野开阔、探究深入、厚重丰满。因此,本书从 1972 年伊始,到 2020 年,48 年间已出九版,虽然作者主要是英国伦敦学者,但在欧洲及全球流行,经年不衰,表明了它的价值和地位。

近年,随着妇产科学的发展,我国的妇产科同道们著书立说者多矣!已经出版了各种专业书籍,从临床到基础,从科普到研究,涉及妇产科各领域与亚专业,以及各种教材,从中等、高等医学院校(包括七年制、八年制),到研究生、进修生的专门教材,应有尽有,这是令人高兴之事。

通过翻译和阅读这本译著,我们可以学习和借鉴编著专业书籍的要旨与经验:首先,受众或读者对象要定位清楚,不可千篇一律,不可内容形式雷同,应该有特点、亮点;其二,要做好顶层设计,包括内容序列安排、结构和谐(这在本书原著的前言里明确表达过);其三,内容的简约繁复、先后轻重要处理好;其四,选择好作者;最后,文字、图表、照片等要精心斟酌和制作。

我还认为,在教科书和专业书的撰写过程中,依然要特别注意贯穿人文思想、哲学理念,贯穿全生命周期的管理和爱护,强调生命至上、预防为主、实践第一。当然,这些内容可以不必专列一章,但应是作者、编者的明确理念和指导思想。

他山之石,可以攻玉。本书原著者在前言中申明,要寻找"心之剑"。这个剑当然是为了女性、为了母亲、为了孩子的仁爱之剑、除魔之剑。这是我们共同要寻找、执掌的剑。

这部书就是一柄宝剑!

感谢原著者和译者们!

是为序。

第9版前言

本书在出版 45 年后,继续为妇产科研究生提供他们在专业进步中所需要的基本知识,也为那些永远感到需要提高知识的固定从业者提供参考。虽然该领域现在有许多亚专业人员,个别研究领域独立发展,但仍然需要综合知识,以便在专业的总体背景下考虑各个方面。这是本书一贯的哲学理念,试图能为患者提供尽可能高水准护理的综合方法。

第 9 版有两位新的联合编者,Christoph Lees 和 Tom Bourne,这是必要的,因为不同的亚专业知识需要以平衡基本知识和最新进展的模式进行编辑。自上一版以来,产科方面取得了一些突破性进展,但我们在努力改善母婴结局方面仍任重道远。

在西方世界,产妇和围产期死亡率保持不变,但可幸的是,发展中国家的情况有所改善,值得鼓励。然而,要实现千年目标还有很长的路要走,我们希望这版图书能为实现这一目标提供帮助。

第 9 版为反映临床实践的现实进行了结构的重组,我们感谢为这本书做出贡献的作者。我们对他们的努力表示感谢和敬意。我们希望为现代妇产科医师编制了一本规范且先进的教科书,在他们为妇女健康服务的道路上提供帮助。

最后,我们要感谢 Wiley 出版社的编辑团队,特别是 Mirjana Misina 的支持和帮助。

Keith D. Edmonds
Christoph Lees
Tom Bourne

献 词

本书献给我们的家人，感谢他们坚定不移的支持。

第1版前言

我们写这本书的目的是为妇产科专科培训人员及从业人士提供他们必须知道的全面内容。不容否认，现在的妇产科医师需要掌握很多知识，不仅是关于他们自己的学科，而且也涉及内分泌学、生物化学、细胞遗传学、精神病学等密切相关专业的知识。因此，我们不仅尝试为研究生提供一本先进的妇产科教材，也试图将临床领域彼此冲击的其他学科的相关内容进行整合。

为了实现这一目标，我们希望制订一个合理的方针，首先设定了一些医疗培训中必须掌握的基本知识内容，对准确和清晰的基本事实仅做简单的陈述，而后再讨论新进展。我们承认，即使如此也不可能提供一些读者可能希望了解的所有细节，因此每一章都提供了适当的参考文献。在可能的情况下，我们试图提出明确的观点并提供证据和理由，但也讨论其他观点，我们认为这比全面说明所有的意见更有帮助。此外，我们还强调对疾病的自然史及进展过程中的基本生理和病理特征进行阐释，这对于妇产科专科培训是很重要的。当然，除了理论问题的讨论，对临床问题的处理也会详细阐释。然而，对于一些专科水平的临床问题，理论描述不一定真正有益，比如如何进行妊娠期的腹部触诊或如何应用产钳。我们对这类问题的描述通常非常简短或根本没有涉及。这本书不是关于某事如何做，而是关于如何选择正确的治疗，一种选择比另一种选择有什么优势，预期会有什么并发症等。对于实际操作问题，我们认为通过实践学习，或者参考专门针对这类问题的教科书效果会更好。

引用一句话可能对解释这本书的编排方式有帮助。当我们准备在仙境中的"心之剑"审判台上作证时，我们愿意听从给爱丽丝的建议，"从一开始就开始，一直坚持走到最后，然后停下来"。但是，当试图找到复杂主题的起点，比如这本书为谁所用时，这个建议并不容易遵循。所谓"起点"是从受精开始，还是与导致受精的事件相关，或者是与妊娠所依赖的生殖器官有关，又或者是与其他方面有关呢？我们必须遵循哪个方向呢？生殖障碍与生殖道疾病并不分处于割裂的范畴，每一种疾病都与另一种疾病在女性生命的至少某一部分彼此相关联。尽管我们试图将产科与妇科及其相关专业结合起来，但在编写过程中将某些部分分隔开还是必要的，我们所设置的框架结构和顺序，是从宫内的女性胎儿开始，经过童年到青春期，再到性成熟的育龄期，再经历更年期进入老年期。然而，有些内容不得不被取消，而且为了避免重复，我们会提示在书中的其他部分可能找到相应的主题内容。我们希望通过努力对试图涵盖的领域提供协调一致的综合说明，从而获得读者的满意。

Sir John Dewhurst

1972

目 录

下篇　妇科学

上篇 产科学

第1章 基础知识

第一节

孕妇生理

Fiona Broughton Pipkin

Department of Obstetrics and Gynaecology, Maternity Unit, City Hospital, Nottingham, UK

每个排卵周期的黄体期被称为是妊娠的一种"演练",妊娠期的生理变化更多是一个主动的适应,而不是被动的反应。在早孕晚期之前,大多数的妊娠变化是质变,而在之后的成熟只是量变[1]。本章简要概述了主要妊娠生理变化。

一、母体妊娠反应

正常妊娠引起包括内皮细胞参与的一系列炎症反应[2],经产妇在晚年罹患心血管疾病风险高于未产女性可能与此相关。早中孕期,体内氧化应激指标逐渐升高,同时血浆中一些内源性抗氧化剂,如超氧化物歧化酶的浓度也升高。自由基超氧化物通过胎盘等多种途径产生。尤其血浆中游离铁催化转化成的超氧自由基更具有破坏力。研究表明,过量补铁会增加孕妇氧化应激,因此过量补铁越来越令人担忧,尤其是给没有缺铁的孕妇同时补充维生素 C(促进铁吸收)[3]。相反,在英国妇女饮食中缺硒可能导致怀孕期间抗氧化物谷胱甘肽过氧化物酶和硫氧还蛋白系统活性降低。

免疫学:胎儿仅有绒毛滋养层和绒毛外滋养层与母体直接相连。绒毛滋养层是一个连续的合体浸泡在母体血液中,但却是一个免疫惰性物,不表达人类白细胞抗原(HLA Ⅰ 或 HLA Ⅱ)分子。直接与母体子宫内膜/蜕膜组织接触的绒毛外滋养层,不表达主要的 T 细胞配体、HLA-A 或 HLA-B;被表达的 HLA-Ⅰ 类分子是滋养细胞特异性的 HLA-G、HLA-C、HLA-E。与全身循环淋巴细胞不同,蜕膜淋巴细胞的主要形式是蜕膜自然杀伤细胞。它们结合滋养细胞层的 HLA-G 和 HLA-E,表达表层杀伤免疫球蛋白样受体(KIRs)。HLA-G 和 HLA-E 是单态性的,但是 HLA-C 是多态的,主要分 HLA-C1 和 HLA-C2 两组。KIRS 是高度多态,分 KIR-A(非激活态)和 KIR-B(激活态)两类。因此,母体组织中高多态性的 KIR 和胎儿中多态的 HLA-C 构成了一个潜在的非常多变的受体-配体系统。

这一系统对着床的影响已被间接证据所证实。复发性流产和子痫前期都与滋养细胞侵袭性差有关。母体 KIR 基因组合可能有 AA、AB、BB,而可识别的滋养细胞 HLA-C 同种异型有 HLA-C1 和 HLA-C2,因此就有 9 种可能组合。研究证明,即使母体有一个 KIR-B 提供保护,如果母体 KIR 的单倍体是 AA,滋养细胞表达 HLA-C2,则流产和子痫前期的风险显著增加[4]。HLA-C2 表现高度抑制滋养细胞迁移,因此需要激活型 KIR 来克服。

在每一个排卵的月经周期,子宫内膜蜕膜的自然杀伤细胞出现后又消失。一旦受孕,自然杀伤细胞保持不变。当孕酮达到高峰时,自然杀伤细胞与子宫腺体和螺旋动脉相关。针对怀孕期间的免疫机制,人类的研究受限,而对动物研究结果的解读必须特别谨慎,因此 NK 细胞的确切作用尚不清楚。在怀孕8—10周,对子宫内膜取样结果证明内膜是血管生成因子[血管内皮生长因子 C（VEGF-C）]、胎盘生长因子（PLGF）和血管生成素 2（ANG2）的主要产生者。这种情况在孕 12－14 周逐渐停止。有人提出 NK 细胞是螺旋动脉重塑的关键（for a review see Zhang et al.）[5]。

二、子宫

早期人类胚胎通过子宫内膜腺体获取营养。这些腺体分泌物富含糖类、脂类和生长因子，可以很好地支持胚胎早期生长[6]。子宫内膜和子宫肌层内 1/3，在妊娠期发生解剖学上改变，并且妊娠一旦超过 3 个月，子宫的改变是不可逆的。其中子宫螺旋动脉变化最显著，发生了广泛的重塑。绒毛外滋养细胞就像子宫间质内的间质细胞，血管腔内血管内细胞一样侵袭血管。正常妊娠使这些血管转化为质软的薄壁血管，相比动脉更像静脉，对血管收缩刺激没有反应，从而使最大血流到达胎盘。这种重塑在妊娠中孕早期完成，但是子痫前期和血压正常的胎儿宫内生长受限时血管会受损。

直到分娩发动，子宫必须保持静止。这个作用机制尚不明确，除了孕酮发挥了重要作用，还包括局部生成的一氧化氮，可能通过环 GMP 或电压门控钾通道（如 Kv7 和 Kv11）起作用，一些激素，如脑钠肽、前列环素、前列腺素（PG）E$_2$ 和降钙素基因相关肽，则通过 Gs 受体起作用，也具有舒张性。

三、心血管系统

可能是周期性排卵增加了研究的难度，所以关于年轻女性心血管系统功能的信息比年轻男性的少。有关的孕前及孕后的研究越来越多，这些研究要求较高，但是也非常有价值。由于第一次产前检查，常常是在早孕期的晚期，因此得到的数据存在固有误差，所以不能作为真实的研究基线。

妊娠 6 周，血管外周阻力显著下降，中孕期达最低（下降约 40%），最终导致后负荷下降。因相对血流灌注不足，激活肾素-血管紧张素-醛固酮系统，引起血浆容量增多（图 1-1）[7,8]。孕 9 月末，初产妇的血浆量可增加基线的 50%，经产妇增加 60%。血浆容量增多的越多，新生儿出生的平均

体重就越大。到妊娠足月，细胞外液总增加量约 16%，血浆容量的增多与总体不成比例。因为水潴留，血浆渗透压下降约 10 mmol/kg。

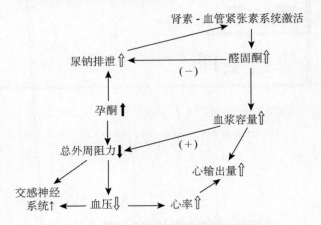

图 1-1 可能的初始心血管激活流程图

同时心率每分钟增加 10～15 次，所以心输出量也增加[9]。随着孕周增大，压力敏感度降低，心率变异性降低。在早孕晚期每搏输出量有所增多。这两个因素促使心输出量在初产妇增加 35%～40%，经产妇达 50%。在分娩中可增加 1/3（图 1-2）。表 1-1 总结了妊娠期间某些心血管变量的百分比变化[9]。

怀孕期间测量肱动脉系统血压较为困难，目前的共识是 Korotkoff 5 应该与听诊技术一起使用[10]。经测量，从黄体期到妊娠 6～7 周，收缩压小幅度下降，舒张压较大幅度下降。妊娠 5～6 月仍缓慢下降，导致脉压增大。之后血压稳定上升，周围交感神经活动同时增加。甚至正常孕妇可能会出现血压超过正常值情况。因为子宫压迫下腔静脉，减少静脉回流，约 8% 的孕妇晚孕期出现仰卧位低血压。

以主动脉脉搏波速度（aPWV）、中心动脉反射增强指数（AIx）来衡量大动脉功能的关注逐渐增多，目前推荐无创测量中心血压预测非孕期心血管不良事件，优于通过监测肱动脉血压。孕 6 周，中心血压下降多于肱动脉血压，在中晚期达到最低点。AIx 随心率调整，在妊娠 6－7 周，下降显著。在妊娠中晚期达最低点。（aPWV）随血压调整，变化不显著[11]。正常妊娠中血管对血管紧张素 Ⅱ 的反应下降，但是对去甲肾上腺素变化不明显。

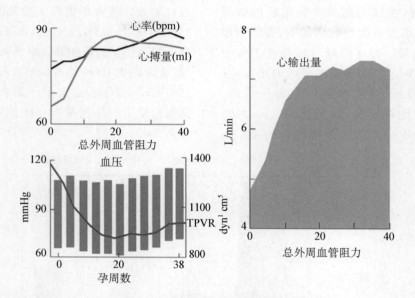

图 1-2　正常妊娠期主要的血流动力学改变

　　心输出量的显著增加归因于非同步的心率和心搏量的增加,尽管心输出量增加,但血压通常下降,提示总的外周血管阻力(TPVR)存在显著的下降。

表 1-1　妊娠期心血管变量改变的百分率

	早孕期	中孕期	晚孕期
心率(bpm)	+11	+13	+16
心搏量(ml)	+31	+29	+27
心输出量(L/min)	+45	+47	+48
收缩压(mmHg)	-1	-1	+6
舒张压(mmHg)	-6	-3	+7
平均肺动脉压(mmHg)	+5	+5	+5
总外周阻力(resistance units)	-27	-27	-29

　　数据来源于各孕期末与孕前水平的比较,孕期末的指标水平不一定是该阶段的最大值。早孕期末的各指标接近最大值。

　　对血管紧张素Ⅱ的不敏感,可以保护对抗正常妊娠时血管紧张素Ⅱ的潜在升压功能。这与受体水平较低有关。在正常妊娠中血浆去甲肾上腺素没有增加。妊娠不会改变子宫肌层内动脉对各种血管收缩药的反应。一氧化氮可调节正常妊娠肌源性张力和子宫循环阻力血管系统中的血流介导反应。由于机械和流体力学的原因,下肢循环中的静脉压力升高。肺循环可以达到高流速而不增加压力,因此右心室、肺动脉和毛细血管的压力不会改变。肺循环阻力在早孕期下降,而后没变化。在正常妊娠过程中,由于局部一氧化氮合成增加,静脉扩张而容量增加。

四、呼吸系统

　　妊娠早期潮气量上升约 30%,超过非妊娠期的 40%～50%,呼气储备和残余量下降(图 1-3)[12]。即便是患有哮喘的女性,1 秒用力呼气量(FEV 1)和呼气峰流速(PEV 1)均不受妊娠的影响。潮气量的上升很大程度上是由孕酮驱动,似乎通过降低阈值,提高延髓对二氧化碳的敏感度。这在呼吸频率没有改变的情况下,等同于增加了每分钟通气量。过度呼吸可以存在于每个黄体期。孕酮增加了红细胞碳酸酐酶的浓度,这也会降低 CO_2 分压,在早孕期 CO_2 分压最低。随着胎儿新陈代谢的增加,妊娠晚期 CO_2 的产生急剧增加。母体 CO_2 分压下降使得胎儿 CO_2 通过胎盘转移效率更高。胎儿的 CO_2 分压约为 55mmHg(7.3kPa)。CO_2 分压的下降以及肾排泄碳酸氢盐量的增加导致血浆碳酸氢盐浓度下降(与非妊娠期 24~28mmol/L 的范围相比,降至 18~22mmol/L),这有助于降低血浆渗透压,降低缓冲能力。外周静脉 pH 值略有升高(表 1-2 和图 1-4)。

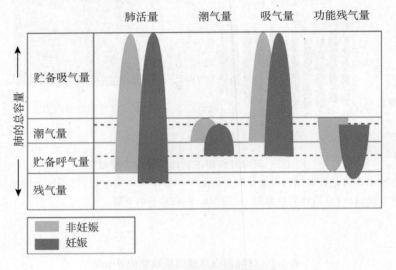

图 1-3　正常妊娠期间肺容量的改变

以牺牲贮备呼气量和残气量为代价,贮备吸气量和潮气量增加。

表 1-2　妊娠对呼吸变量的影响

	非妊娠期	妊娠期
氧分压(mmHg)	93(12.5 kPa)	102(13.6 kPa)
氧耗量(ml/min)	200	250
二氧化碳分压(mmHg)	35~40(4.7~5.3 kPa)	30(4.0 kPa)
静脉 pH	7.35	7.38

肺泡通气量增加使 PO_2 相应从 96.7 上升到 101.8 mmHg(12.9 到 13.6 kPa)。由于红细胞中 2,3-二磷酸甘油酯(2,3-dpg)的增加和血浆碳酸氢盐浓度的降低,母体血红蛋白氧解离曲线向右移动,抵消了因肺泡通气增加的氧分压。因为胎儿血红蛋白对 2,3-二磷酸甘油酯的敏感度较低,因此 PO_2 较低(25~30 mmHg,3.3~4.0 kPa)和血红蛋白-氧离解曲线明显向左移动,这有助于向胎儿卸载氧气。由于母体和胎儿的需求增加,足月耗氧量增加约 16%。由于血液携氧能力增加约为 18%(见血液学一节),动静脉氧差下降。当然,肺血流量与心输出量同步上升,并增强了气体交换。

怀孕对心血管的需求大于对呼吸系统的需求[13]。这在适度运动中有所反映(表 1-3)。

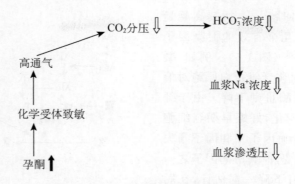

图 1-4　妊娠期过度呼吸影响的流程图

表 1-3　尽管妊娠期静息状态下心输出量和每分钟通气量的增加幅度相似，但运动后心输出量的增加幅度明显小于呼吸的变化

	静息	锻炼
心输出量	＋33%（4.5～6L/min）	＋167%（≤12L/min）
每分钟通气量	＋40%（7.5～10.5L/min）	＋1000%（≤80L/min）

五、血液学

孕期循环红细胞增加 20%～30%，其数量和大小均增加。在多胎妊娠的妇女中，红细胞增加更多，补铁后增加比例明显更高（29%，不补铁17%）。正常妊娠中，由于 β1-球蛋白转铁蛋白合成增加，血清铁浓度下降，肠铁吸收增加，铁结合能力提高。然而，由于肾清除率较高，血浆叶酸浓度按程度减半，尽管红细胞叶酸浓度减少较少，75% 的妊娠性贫血是由缺铁引起的。20 世纪 90年代后期，据估计，英国 16－64 岁的女性中有1/5 的血清铁蛋白水平低于 15μg/L，表明铁库存量较低[14]；2008 年也有类似结果的报道[15]。青少年妊娠似乎有高的缺铁风险。即使是相对轻微的妊娠期贫血也与胎盘重量与出生体重比增加以及出生体重下降有关。然而，不恰当的营养补充本身可能与妊娠问题有关（见上文）[16]。英国国家健康和优化护理研究所（NICE）建议，补铁适应证是早孕期血红蛋白浓度低于 110g/L，以及 28周时低于 105g/L[17]。

孕期促红细胞生成素升高（25%），在没有补铁时更是如此（55%），红细胞体积的变化早于孕期促红细胞生成素升高；人胎盘催乳素可能刺激造血。

按比例计算，血浆体积（PV）比红细胞体积增加更多，导致涉及血浆体积的各种浓度测量值下降，例如血细胞比容、血红蛋白浓度和红细胞计数。血细胞比容从怀孕早期的约 36% 下降到怀孕后期的约 32%，这是血浆体积正常增加的标志。

白细胞总数增加，主要是多形核白细胞增多所致。中性粒细胞的数量随着雌激素浓度的增加而增加，在妊娠 33 周左右达到峰值。此后趋于稳定，直到分娩和产褥期开始急剧上升。它们的吞噬功能在妊娠期间增加。淋巴细胞计数并不改变，但其功能受到抑制，使孕妇更易感染病毒、疟疾和麻风病。子宫自然杀伤细胞表达、受体识别侵袭性滋养细胞表达的人淋巴细胞抗原（HLA-C、HLA-E 和 HLA-G）异常组合。这很可能是母亲识别胚胎的核心[18]。

在大多数孕妇中，血小板计数和体积基本没有变化，但血小板的存活率降低了。血小板反应性于中晚孕期增加，直到分娩后 12 周才能恢复正常。

凝血：妊娠期间凝血情况的变化在分娩时最为复杂，为的是预防胎盘剥离面危及生命的大出血，但又要避免过度活化造成血栓形成。最近有综述对妊娠期凝血进行了回顾[19]。持续高凝是正常妊娠的一个特征[20]。几个有效的促凝因子至少在早孕期末开始升高[21]（图1-5）。例如，凝血因子Ⅶ、Ⅷ和Ⅹ均升高，血浆纤维蛋白原绝对值加倍，而凝血抑制药抗凝血酶Ⅲ则下降。由于纤维蛋白原增加和其他生理变化，妊娠早期红细胞沉降率升高。C蛋白能使凝血因子Ⅴ和因子Ⅷ失活，在怀孕期间可能保持不变，但其协同因子之一——S蛋白的浓度在早中孕期有下降。据估计，在胎盘分离期间消耗总循环中5%～10%的纤维蛋白原，血栓是造成英国产妇死亡的主要原因之一。血浆纤溶活性在妊娠和分娩期间下降，但在胎盘分娩后1h内恢复到非妊娠状态，这强烈表明妊娠期纤维蛋白溶解的控制受到胎盘源性介质的显著影响。表1-4总结了妊娠期间凝血和纤溶指标的变化[22]。

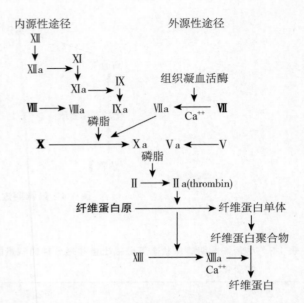

图1-5 妊娠期凝血系统的变化

粗体字表示的是正常妊娠期间升高的因子。

表1-4 某些凝血和纤溶因子的百分比变化

	孕早期	孕中期	孕晚期
纤溶酶抑制药-1(mg/ml)	−10	+68	+183
原激活物抑制药-2(mg/ml)	+732	+1804	+6554
组织纤溶酶原激活抗原(mg/ml)	−24	−19	+63
蛋白C(%活性)	−12	+10	+9
抗凝血酶Ⅲ(%活性)	−21	−14	−10
凝血酶-抗凝血酶复合物Ⅲ	+362	+638	+785
纤维连接蛋白(mg/L)	+3	−12	+53

Source：Halligan A，Bonnar J，Sheppard B，Darling M，Walshe J. Haemostatic, fibrinolytic and endothelial variables in normal pregnancies and pre-eclampsia. Br J Obstet Gynaecol 1994；101；488-492. Oxford：Elsevier. Reproduced with permission of Elsevier.

六、泌尿系统

妊娠期肾增大主要是因为肾实质体积增加了70%左右，大多数妇女肾盏、肾盂和输尿管明显扩张[23]。输尿管张力不下降，膀胱的张力下降了。有效肾血浆流量（ERPF）最晚在妊娠6周时开始增加，在妊娠中期时上升高出非孕期约80%，此后下降到约65%（图1-6）。这种增加与心输出量的增加成正比，可能反映了特定的血管扩张，是源自局部前列环素或一氧化氮合成增加。肾小球滤过率（GFR）在妊娠9周时增加大约45%，此后增

加5%～10%，并维持到足月。所以滤过分数在早孕期有所下降，在中孕期稳定，而后上升，总的水平可能超过非妊娠期。然而，这些主要的增量不会耗尽肾储备。晚孕期ERPF和GFR的变化表明其机制是优先作用于出球小动脉，可能是通过血管紧张素Ⅱ发挥的。

因此，代谢物的过滤负荷显著增加，而重吸收机制经常无法跟上（如葡萄糖和氨基酸，见能量需求一节）。这些变化对某些血浆代谢物和电解质的浓度有着深远的影响，因此在怀孕期间，"正常"的实验室参考范围可能不适用。例如，在妊娠第4周，血浆肌酐浓度显著下降，并继续下

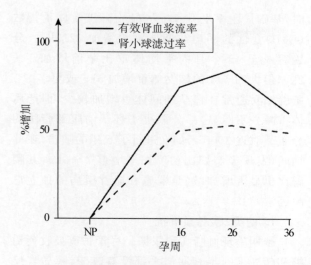

图 1-6 妊娠期肾功能的变化

在头 3 个月结束时基本完成，因此对怀孕的要求没有反应。滤过分数在怀孕前 3 个月下降，但开始恢复正常妊娠晚期的非妊娠水平。Source: Chamberlain, G. and Broughton Pipkin, F. Clinical Physiology in Obstetrics, 3rd edn. Oxford: Wiley, 1998. Reproduced with permission of John Wiley & Sons.

降直到妊娠中期，低于 50mmol/L，但在妊娠最后几个月肌酐清除率开始下降，因此血浆肌酐浓度再次上升。

怀孕期间，人体总水分增加约 20%（约 8.5L），可能是由于 hCG 的作用，孕 4 至 6 周血浆渗透压急剧下降，随着孕周增加，容积感应精氨酸抗利尿激素（AVP）释放机制明显调整，精氨酸抗利尿激素和口渴的渗透阈值都降低了。除了胎儿、羊水、胎盘和母体组织中存在水分外，还存在水肿液体和松弛的结缔组织基质水合作用增加和结缔组织肿胀。

孕酮与肾远端小管的醛固酮有竞争作用，在高循环浓度的黄体酮面前，孕妇积累了约 950mmol 的钠。潜在的利钠前列环素和心房利钠肽（ANP）显著升高。这刺激肾素-血管紧张素系统，早孕期增加合成和释放醛固酮。血浆催乳素的升高也可能导致钠潴留。孕期肾小球小管平衡发生改变以允许钠的保留。孕期血浆中钠的含量随孕周进展下降 4~5mmol/L，但血浆中的氯化物没有变化。奇怪的是，怀孕期间肾小球滤过率、醛固酮浓度及相对碱性的尿液的情况下，应对肾小管显著调节性钾的重吸收，以适应增加的钾

滤过负荷。

血清尿酸浓度在妊娠早期下降约 1/4，因肾小管重吸收减少，排泄分数增加，而肾排出的滤过尿酸的比例逐渐降低，因此妊娠后期血清尿酸浓度的升高是正常的。发育中的胎儿和胎盘可增加血清尿酸的负荷。尿素也有类似的模式，在肾单位还有部分吸收。

葡萄糖排泄量在孕期增加 10 倍，因为较高的过滤负荷超过肾近端小管葡萄糖最大吸收值（1.6~1.9mmol/min）。如果孕妇尿检测的次数足够多，50% 的孕妇会出现糖尿。胎儿利用氨基酸合成蛋白质，不过大多数氨基酸的排泄量增加。排泄模式不是恒定的，而且不同的氨基酸也不同。水溶性维生素的排泄也增加，所有这些机制是在肾小球滤过率上升 50% 的情况下，肾小管重吸收不足造成的。

由于 1,25-二羟维生素 D 浓度增加的影响，尽管肾小管重吸收增强，正常妊娠的尿钙排泄量仍比非妊娠妇女高 2~3 倍。为了解决这个问题，肠道吸收在孕 24 周时增高了 1 倍，而后保持稳定。妊娠期间，肾对碳酸氢盐的重吸收和氢离子排泄似乎没有改变。虽然孕妇可以酸化其尿液，但通常是轻度碱性的。

在怀孕期间至少 36 周前，由于 GFR 的增加及肾小球和肾小管功能的改变，总蛋白和白蛋白排泄量上升。因此，在妊娠晚期，每 24 小时收集的总蛋白排泄量为 200mg 的正常上限是可以接受的。试纸评估尿蛋白定量数据变异较大。通过对尿蛋白/肌酐和清蛋白/肌酐比值进行的测量，预测先兆子痫的发生的研究也显示了诊断准确性的异质性[24]。

七、脑循环

非孕期，大脑消耗氧约占总耗氧量的 20%。大脑被密闭在坚硬的头颅骨内，承受血流量、水和电解质变化的能力有限。因此，大脑可能很脆弱。它对血浆容量（PV）和循环激素浓度（血管收缩药和血管扩张药）的变化的反应与其他血管床不同，通过自身调节维持现状。在怀孕期间，脑血流似乎没有变化[25]。

八、胃肠系统

妊娠后，味觉较早发生变化。在早中期妊娠，整个肠道的活动性下降，水和盐的吸收增加，增加便秘的倾向。胃内压增加常导致胃烧灼痛。尽管血浆容量增加，肝内白蛋白、血浆球蛋白和纤维蛋白原的合成增加，后两种足以使血浆浓度增加。在雌激素刺激下，球蛋白在肝的总合成量增加，激素结合球蛋白因此也增；肝吸收循环氨基酸减少。

在怀孕期间，胆囊增大，排空更慢，但胆汁分泌不变。胆汁淤积在妊娠期几乎是生理性的，可能与全身瘙痒有关，但很少引起黄疸。然而，当妊娠期胆汁淤积严重时，不良妊娠结局的可能性增加[26]。

九、能量需求

孕期的能量消耗包括母体和胎儿组织中的"储存"能量，以及维持体力活动所需的更大能量消耗。怀孕期间增加的体重来源于怀孕的产物、母体组织（如子宫和乳房）的增大，以及母体脂肪储备的增加。在正常体重的妇女中，到孕期结束

时，基础代谢率上升 5% 左右[27]。正常体重指数（BMI）女性的平均孕期体重约增加 12.5kg。分娩后 6 至 18 个月的平均体重比孕前增加 1～2kg，但大约 1/5 的妇女体重增加 5kg 或更多[28]。肥胖妇女通常在怀孕期间体重增加较少，但产后体重减少不明显，部分取决于怀孕前腹部脂肪的分布。对近 3000 名妇女进行了 5 年的随访，在此期间，发现经产妇比初产妇多增重 2～3kg，其腰臀比也显著增加，这是罹患心血管疾病的独立危险因素[29]。

1. 糖类/胰岛素抵抗

孕期呈现血脂高和尿糖。尽管肠道吸收葡萄糖和胰岛素的半衰期似乎都没有改变，胰岛素反应也维持良好，但到妊娠 6－12 周，空腹血糖下降了 0.11 mmol/L，在早孕末期，在给予糖负荷后血糖的增加也小于非妊娠期[30]。胰岛素敏感度的增加刺激糖原的合成和储存、脂肪的沉积和氨基酸向细胞的转运。母亲摄取氨基酸进行葡萄糖异生作用也可能被增强。中期妊娠后，对胰岛素作用的抵抗逐渐增强，血糖浓度升高，但仍低于非妊娠水平（图 1-7）。这种升高可能对胎儿有益，因为葡萄糖很容易穿过胎盘，胎儿使用葡萄糖作为其主要能量底物，胎儿和母亲的血糖浓度显著相关。

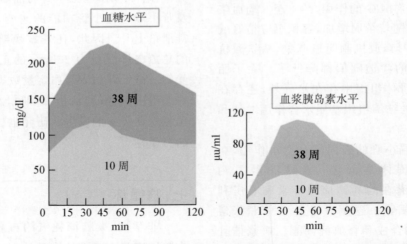

图 1-7　正常妊娠期间早孕期和晚孕期口服 50g 葡萄糖后血糖和胰岛素水平的变化
早孕期与非孕期比血糖浓度相对下降，而在晚孕期，胰岛素虽明显升高，但血糖出现延迟的升高反应，提示存在相对的胰岛素抵抗。

胰岛素抵抗可能主要由内分泌驱动,可能通过增加皮质醇或人胎盘催乳素。妊娠期间血浆瘦素浓度与胰岛素抵抗直接相关[31],而胰高血糖素和儿茶酚胺浓度不变。血清脂联素在早孕期增加,在妊娠后半期下降,可以增强胰岛素敏感度,刺激骨骼肌摄取葡萄糖。在其他胰岛素抵抗状态下,脂联素的浓度也会降低,但两者相互因果关系还不确定。早期妊娠时高浓度的脂联素可能会增加母体营养物质的积累,而随后的脂联素下降则有助于将营养物质分配给胎儿。母体血清脂联素与胎儿生长、出生体重呈负相关[32]。

2. 脂类

妊娠早期,总血清低密度脂蛋白(LDL)胆固醇下降,在 6 至 8 周下降到最低水平,随后逐渐上升至足月;中心动脉反射增强指数在早孕期下降与低密度脂蛋白的下降有关[11]。与之相反,高密度脂蛋白(HDL)胆固醇在妊娠 6—8 周显著升高。妊娠期循环中的游离脂肪酸和复合脂类显著增加,到妊娠 36 周,极低密度脂蛋白(VLDL)三酰甘油约增加 3 倍,VLDL 胆固醇增加 50%,这些可能由雌激素驱动引起[33]。出生体重和胎盘重量与足月母体极低密度脂蛋白三酰甘油水平直接相关。尽管妊娠可以合并病理性高脂血症,但这种增加的模式不是动脉粥样硬化性的,因此正常妊娠的高脂血症不导致动脉粥样硬化。脂质过氧化是所有组织细胞正常功能的一部分,过多的脂质产生会导致氧化应激,损害细胞膜。在正常妊娠期间,血浆脂质过氧化物的增加出现在妊娠中期,与脂质的普遍增加同步,并可能在妊娠后期逐渐减少[34]。随着过氧化物含量的增加,维生素 E 和一些其他抗氧化剂的含量也会增加;后者增加比过氧化物的含量增加更多,因此保护生理活动。胎盘脂质过氧化反应也很活跃,在妊娠期增加。由于胎盘在低肺泡氧分压条件下含有高浓度的不饱和脂肪,因此需要维生素 A、类胡萝卜素和维生素 A 类胡萝卜素等抗氧化剂来保护母亲和胎儿免受自由基活动的影响。

在怀孕早期,脂肪会沉积,但从怀孕中期开始,它主要被母体用作能量,以便胎儿生长获得所需葡萄糖[35],并为晚期妊娠和哺乳期的高代谢需求提供能量储存。在技术上,准确测量妊娠相关脂肪沉积比较困难,但估计总沉积量为 2~6kg。怀孕期间,从肠道吸收的脂肪不会直接改变。瘦素作为一种传感器,提醒大脑身体脂肪储存的程度。与全身脂肪含量直接相关,孕期浓度升高 3倍,与孕期基础代谢率无关。最近的动物研究表明,含有食欲调节中心的下丘脑对妊娠期瘦素的影响不敏感。这使得母亲吃得比她需求的要多,从而导致脂肪沉积。

十、内分泌系统

胎盘是一个从怀孕开始就产生激素的"能量站"。

1. 胎盘激素

hCG 是怀孕的信号,但有间接作用,例如雌激素驱动的增加肝合成甲状腺素所需的结合球蛋白、皮质类固醇、性类固醇,也会影响母亲的内分泌功能。胎儿胎盘合成大量的雌激素和孕激素。很可能与子宫生长和静止及乳房腺体发育相关。然而,它们也刺激各种其他重要激素的合成。雌激素刺激血管内皮生长因子(VEGF)及其酪氨酸激酶受体(见下文)的合成和血管生成,两者相互关联。作为人类早孕绒毛毛细血管床发育的主要参与者,VEGF 似乎与其他胎盘产生的激素和血管生成素 2 相互作用。滋养层表达跨膜酪氨酸激酶受体 Flt-1,它介导对 VEGF-A 和胎盘生长因子(PLGF)的反应。可溶性亚型 sFlt-1 也与 VEGF-A 和 PLGF 结合,但由于缺乏细胞内效应器区域而对抗其促血管生成作用。正常怀孕期间,释放到母体循环中的 sFlt-1 水平升高。氧敏感性转录激活剂缺氧诱导因子(HIF)1 在对缺氧条件的反应中起主要作用,是血管生成的主要调节因子,与 VEGF、血小板生长因子(PLGF)和血管生成素协同作用[36]。

过氧化物酶体增殖物激活受体 γ(PPARγ)是核受体超家族的成员,在调节许多其他基因的表达中起着重要作用。在人绒毛和绒毛外细胞滋养层中表达。PPARγ 结合并被类花生酸、脂肪酸和氧化低密度脂蛋白等天然配体激活。对基因敲除小鼠的研究表明,它对胎盘发育至关重要。

黄体、子宫和胎盘合成松弛素,其结构与胰岛素非常相似;在妊娠期间,血浆浓度于早孕末期达到峰值。据认为，它在怀孕早期调节 VEGF，并通过其对细胞外基质成分的影响，刺激子宫生长和螺旋动脉的重塑。也可能与妊娠时全身血管反应有关。物种间有广泛的变异性，应谨慎看待动物研究的数据[37]。

2. 下丘脑和垂体

初产妇，垂体的重量增加 30%，经产妇，垂体增加 50%。在怀孕早期，催乳素细胞数量增加，血浆催乳素开始上升，到足月时可达非妊娠妇女的 10～20 倍；其他垂体前叶激素的分泌没有变化或减少。hCG 和促性腺激素共享一个共同的 α 亚单位，hCG 浓度快速上升抑制促卵泡激素和促黄体生成激素的分泌，从而通过抑制促性腺激素释放激素来抑制卵泡发育。促甲状腺激素（TSH）的分泌对下丘脑促甲状腺激素释放激素（也在胎盘中合成）有负反馈。在怀孕期间，促肾上腺皮质激素（ACTH）的浓度升高，部分原因是胎盘合成和释放 ACTH，并对正常的生成过程没有抑制作用。

3. 肾上腺

早孕末期，血浆总皮质醇和未结合皮质醇及其他皮质类固醇浓度开始升高。皮质醇结合球蛋白浓度加倍。子宫内过多的糖皮质激素暴露似乎抑制了动物和人类的胎儿生长。然而，正常胎盘合成一种妊娠特异性 11β-羟类固醇脱氢酶，抑制母体皮质醇的转移。妊娠期盐皮质激素醛固酮分泌显著增加已被提及。在怀孕第 8 周弱盐皮质激素 11-去氧皮质酮的合成也增加，实际上增加的比例比任何其他皮质激素都大，可能是由于胎盘合成。

血浆儿茶酚胺的测定较为困难，但目前普遍认为从早孕到晚孕血浆儿茶酚胺的浓度下降。孕妇在站立和静力练习时，去甲肾上腺素（主要反映交感神经活动）的升高有些减弱，但肾上腺素反应（主要是肾上腺）没有改变[38]。

4. 甲状腺

妊娠早期 hCG 可能抑制促甲状腺激素，因为它们共享一个共同的 α 亚单位。甲状腺通过 TSH 维持正常的兴奋功能，而通过 T_3 抑制兴奋。甲状腺中碘的清除率上升了 3 倍，使绝对碘摄取量保持在非妊娠范围内。孕期甲状腺结合球蛋白浓度增加 1 倍，但其他甲状腺结合蛋白没有增加。总的来说，游离血浆 T_3 和甲状腺素（T_4）的浓度与非妊娠期的水平相同（尽管总水平有所提高），而且大多数孕妇甲状腺功能正常。游离 T_4 可能在妊娠晚期下降[39]。降钙素，另一种甲状腺激素，尽管变化不大，但在早孕期上升，在中孕期达到高峰，而后下降，可能有助于调节 1,25-二羟维生素 D。

5. 甲状旁腺与钙代谢

妊娠期钙稳态变化显著[40,41]。母体血浆总钙因白蛋白浓度下降而下降，但未结合的游离钙不变。1,25-二羟胆钙化醇的合成增加，促进胃肠道钙吸收。甲状旁腺激素（PTH）调节近曲小管中 1,25-二羟维生素 D 的合成。妊娠期甲状旁腺激素下降，但母体循环中 1,25-二羟基维生素 D 加倍；甲状旁腺相关蛋白（PTHrP）的主要来源是胎儿甲状旁腺和胎盘，可能是胎盘源性甲状旁腺激素释放蛋白，通过甲状旁腺激素受体作用于母体循环并影响钙稳态。

6. 肾素

肾素-血管紧张素系统在怀孕早期就被激活（见心血管系统一节）。肾素-血管紧张素系统的血管扩张成分——血管紧张素 1-7 是激动药，在怀孕期间，血管紧张素 1-7 升高，可能刺激一氧化氮和前列环素的释放。促红细胞生成素的合成似乎受到了 hCG 的刺激，其浓度从早孕期开始升高，在妊娠中期达到峰值，随后有所下降。前列环素是一种有效的血管扩张药，主要在肾内皮内合成。怀孕 8 至 10 周时，浓度开始迅速上升，到早孕末，浓度比未怀孕的浓度高出 4 倍。

7. 胰腺

妊娠期胰岛体积和 B 细胞增多，胰岛素受体的数量也增多。

8. 内皮

内皮合成多种激素，包括血管扩张药（如前列环素、血管内皮生长因子-A、一氧化氮）和血管收缩药（如内皮素-1）。血管扩张药在妊娠期有所上调，并使总外周阻力孕早期即下降。有趣的是，尽管妊娠期的血脂分析似乎是致动脉粥样硬化的，但正常妊娠期的内皮功能（通过血流介导的扩张进行评估）并未受到损害。这可能是由于雌二醇浓度增加，它上调内皮一氧化氮合酶。

十一、结论

　　本章试图简要概述正常妊娠的生理学。这种变化实际上开始得很早,宫内生长迟缓和先兆子痫可能是怀孕的两个主要问题,甚至在妇女知道自己怀孕之前就开始了。更好地了解早期正常妊娠适应机制,可能有助于我们了解异常情况(框图1-1)。

框图 1-1

- 每个月经周期的排卵期都潜在地为母亲准备怀孕的生理变化。孕酮是原动力,并且在怀孕前潮气量、心率和肾小球滤过率(GFR)增加,除此之外还有子宫内膜的准备。这些变化是主动的,而不是反应性的,而且在正常妊娠中大于生理需要量。
- 早孕合并全身炎症反应。母亲的免疫反应被改变,允许植入、胎盘形成和螺旋动脉的重塑。
- 总外周阻力很早就会下降,随后是外周和中心血压;血浆容量和心输出量上升。肺泡通气和携氧能力比耗氧量增加更多。即使正常妊娠也合并低度凝血障碍。
- 肾滤过率在妊娠早期就增加了。滤过后的钠增加激活了肾素-血管紧张素系统,允许钠潴留和血浆容量的增加。由于过滤和血浆体积膨胀的增加,各种分析物的血浆浓度降低。氨基酸尿症和糖尿症很常见。
- 体重指数正常的女性在孕期平均增重约为12.5kg。其中一些体重通常在分娩后保留。怀孕可合并胰岛素抵抗和高脂血症;脂肪沉积也相当多。
- 胎盘可根据妊娠需要改变母亲的生理,是激素和细胞因子合成的"能量站"。

（刘朝晖　**译**　邓　姗　**校**）

参考文献

[1] Chapman AB, Zamudio S, Woodmansee W *et al*. Systemic and renal hemodynamic changes in the luteal phase of the menstrual cycle mimic early pregnancy. *Am J Physiol* 1997;273:F777-F782.

[2] Redman CW, Sargent IL. Preeclampsia and the systemic inflammatory response. *Semin Nephrol* 2004;24:565-570.

[3] Milman N. Iron and pregnancy:a delicate balance. *Ann Haematol* 2006;85:559-565.

[4] Moffett A, Hiby SE. How does the maternal immune system contribute to the development of preeclampsia? *Placenta* 2007;28(Suppl 1):S51-S56.

[5] Zhang J, Chen Z, Smith GN, Croy BA. Natural killer cell-triggered vascular transformation:maternal care before birth? *Cell Mol Immunol* 2011;8:1-11.

[6] Burton GJ, Jauniaux E, Charnock-Jones DS. Human early placental development:potential roles of the endometrial glands. *Placenta* 2007;28(Suppl 1):S64-S69.

[7] Chapman AB, Abraham WT, Zamudio S *et al*. Temporal relationships between hormonal and hemodynamic changes in early human pregnancy. *Kidney Int* 1998;54:2056-2063.

[8] Ganzevoort W, Rep A, Bonsel GJ, de Vries JI, Wolf H. Plasma volume and blood pressure regulation in hypertensive pregnancy. *J Hypertens* 2004;22:1235-1242.

[9] Robson SC, Hunter S, Boys RJ, Dunlop W. Serial study of factors influencing changes in cardiac output during human pregnancy. *Am J Physiol* 1989;256:H1060-H1065.

[10] de Swiet M, Shennan A. Blood pressure measurement in pregnancy. *Br J Obstet Gynaecol* 1996;103:862-863.

[11] Mahendru AA, Everett TR, Wilkinson IB, Lees CC, McEniery CM. A longitudinal study of maternal cardiovascular function from preconception to the postpartum period. *J Hypertens* 2014;32:849-856.

[12] de Swiet M. The respiratory system. In:Chamberlain G, Broughton Pipkin F (eds)*Clinical Physiology in Obstetrics*, 3rd edn. Oxford:Blackwell Science, 1998:111-128.

[13] Bessinger RC, McMurray RG, Hackney AC. Substrate utilisation and hormonal responses to moderate intensity exercise during pregnancy and after delivery. *Am J Obstet Gynecol* 2002;86:757-764.

[14] Heath AL, Fairweather-Tait SJ. Clinical implications of changes in the modern diet:iron intake, absorption and status. *Best Pract Res Clin Haematol* 2002;15:225-241.

[15] Scientific Advisory Committee on Nutrition. *The*

Nutritional Wellbeing of the British Population. London：TSO，2008.

［16］ Scholl TO. Iron status during pregnancy：setting the stage for mother and infant. *Am J Clin Nutr* 2005；81：1218S-1222S.

［17］ National Institute for Health and Care Excellence. *Antenatal Care for Uncomplicated Pregnancies*. Clinical Guideline CG62. London：NICE, 2008（updated January 2017）.

［18］ Apps R，Murphy SP，Fernando R，Gardner L，Ahad T，Moffett A. Human leucocyte antigen （HLA）expression of primary trophoblast cells and placental cell lines，determined using single antigen beads tocharacterise allotype specificities of anti-HLA antibodies. *Immunology* 2009；127：26-39.

［19］ Katz D，Beilin Y. Disorders of coagulation in pregnancy. *Br J Anaesth* 2015；115（Suppl 2）：ii75-ii88.

［20］ Brenner B. Haemostatic changes in pregnancy. *Thromb Res* 2004；114：409-414.

［21］ Letsky EA. The haematological system. In：Chamberlain G，Broughton Pipkin F（eds）*Clinical Physiology in Obstetrics*，3rd edn. Oxford：Blackwell Science，1998：71-110.

［22］ Halligan A，Bonnar J，Sheppard B，Darling M，Walshe J. Haemostatic，fibrinolytic and endothelial variables in normal pregnancies and pre-eclampsia. *Br J Obstet Gynaecol* 1994；101：488-492.

［23］ Bayliss C，Davison JM. The urinary system. In：Chamberlain G，Broughton Pipkin F（eds）*Clinical Physiology in Obstetrics*，3rd edn. Oxford：Blackwell Science，1998：263-307.

［24］ Morris RK，Riley RD，Doug M，Deeks JJ，Kilby MD. Diagnostic accuracy of spot urinary protein and albumin to creatinine ratios for detection of significant proteinuria or adverse pregnancy outcome in patients with suspected pre-eclampsia：systematic review and meta-analysis. *BMJ* 2012；345：e4342.

［25］ Johnson AC，Cipolla MJ. The cerebral circulation during pregnancy：adapting to preserve normalcy. *Physiology* 2015；30：139-147.

［26］ Geenes V，Chappell LC，Seed PT，Steer PJ，Knight M，Williamson C. Association of severe intrahepatic cholestasis of pregnancy with adverse pregnancy outcomes：a prospective population-based case-control study. *Hepatology* 2014；59：1482-1491.

［27］ Butte NF，King JC. Energy requirements during pregnancy and lactation. *Public Health Nutr* 2005；8：1010-1027.

［28］ Gunderson EP，Abrams B，Selvin S. Does the pattern of postpartum weight changediffer according to pregravid body size？ *Int J Obes Relat Metab Disord* 2001；25：853-862.

［29］ Gunderson EP. Childbearing and obesity in women：weight before，during，and after pregnancy. *Obstet Gynecol Clin North Am* 2009；36：317-332.

［30］ Butte NF. Carbohydrate and lipid metabolism in pregnancy：normal compared with gestational diabetes mellitus. *Am J Clin Nutr* 2000；71（5 Suppl）：1256S-1261S.

［31］ Eriksson B，Löf M，Olausson H，Forsum E. Body fat，insulin resistance，energy expenditure and serum concentrations of leptin，adiponectin and resistin before，during and after pregnancy in healthy Swedish women. *Br J Nutr* 2010；103：50-57.

［32］ Aye ILMH，Powell TL，Jansson T. Review：Adiponectin-the missing link between maternal adiposity，placental transport and fetal growth？ *Placenta* 2013；34（Suppl）：S40-S45.

［33］ Herrera E，Ortega H，Alvino G，Giovannini N，Amusquivar E，Cetin I. Relationship between plasma fatty acid profile and antioxidant vitamins during normal pregnancy. *Eur J Clin Nutr* 2004；58：1231-1238.

［34］ Poston L，Raijmakers MT. Trophoblast oxidative stress，antioxidants and pregnancy outcome：a review. *Placenta* 2004；25（Suppl A）：S72-S78.

［35］ Kopp-Hoolihan LE，van Loan MD，Wong WW，King JC. Longitudinal assessment of energy balance in wellnourished，pregnant women. *Am J Clin Nutr* 1999；69：697-704.

［36］ Chen D-B，Zheng J. Regulation of placental angiogenesis. *Microcirculation* 2014；21：15-25.

［37］ Marshall SA，Senadheera SN，Parry LJ，Girling JE. The role of relaxin in normal and abnormal uterine function during the menstrual cycle and early pregnancy. *Reprod Sci* 2017；24：342-354.

［38］ Barron WM，Mujais SK，Zinaman M，Bravo EL，Lindheimer MD. Plasma catecholamine responses to physiologic stimuli in normal human pregnancy. *Am J Obstet Gynecol* 1986；154：80-84.

［39］ Ramsay ID. The thyroid gland. In：Chamberlain G，

Broughton Pipkin F（eds）*Clinical Physiology in Obstetrics*，3rd edn. Oxford：Blackwell Science，1998：374-384.

[40] Prentice A. Maternal calcium metabolism and bone mineral status. *Am J Clin Nutr* 2000；71（5 Suppl）：1312S-1316S.

[41] Haig D. Evolutionary conflicts in pregnancy and calcium metabolism：a review. *Placenta* 2004；25（Suppl A）：S10-S15.

深入阅读

Broughton Pipkin F. Maternal physiology. In：Chamberlain G，Steer P（eds）*Turnbull's Obstetrics*，3rd edn. London：Churchill Livingstone，2001.

Chamberlain G，Broughton Pipkin F（eds）*Clinical Physiology in Obstetrics*，3rd edn. Oxford：Blackwell Science，1998.

第二节

胎盘和胎膜

Berthold Huppertz[1], *John C. P. Kingdom[2]*

[1] *Department of Cell Biology, Histology and Embryology, Gottfried Schatz Research Center, Medical University of Graz, Graz, Austria*

[2] *Department of Obstetrics and Gynaecology, Mount Sinai Hospital, University of Toronto, Toronto, Ontario, Canada*

早期埃及人认识并崇拜胎盘，然而最初将胎儿营养功能归因于胎盘这个器官的是阿波罗尼亚（Apollonia）（公元前约 480 年）的希腊医生迪奥奇尼斯（Diogenes）。亚里士多德（Aristotle）（公元前 384—前 322 年）的报道称绒毛膜完全包围了胎儿，但直到 1559 年文艺复兴时期，哥伦布雷亚杜斯（Columbus）才引入了"胎盘"一词，这个词来源于拉丁语，意思是"扁平蛋糕"。

一、人胎盘的结构特征

1. 胎盘形态

在大体解剖水平上，可以根据胎儿和母体组织之间的相互作用来分类哺乳动物的胎盘[1]。这种相互作用可能局限于特定的部位，也可能覆盖整个绒毛膜囊表面和子宫内膜表面。在大体解剖层面上，人类胎盘被归类为盘状胎盘，包括或多或少的圆形区域（图 1-8a）。

2. 母胎交流

基于母体组织和胎儿组织之间的交流进行下一级分类[1]。在人类胎盘中，母体和胎儿组织的排列方式是这样的：称为胎儿衍生组织的绒毛树有三维树状结构，漂浮在充满母体血液的血管空间中。如同有叶子的树的结构一样，胎盘绒毛反复分支成逐渐变小和变细的气体交换绒毛（图 1-8b）。母体侧的血管受到侵蚀，导致母体血液在胎盘血管内的开放循环。没有母体内皮细胞作中间层，胎盘绒毛与母体血液直接接触。

3. 母胎屏障

胚泡植入蜕膜化子宫内膜后，外层滋养层细胞逐渐侵蚀到周围的母体子宫间质，突破毛细血管，将母体血液引导至正在形成绒毛的胎盘。在细胞水平上，这种类型的植入被称为侵入性胎盘形成[1]。被称为绒毛滋养层的胎源性上皮层，覆盖胎盘中心绒毛，它直接与母体血液接触，在母体和胎儿组织之间起到胎盘屏障的作用（图 1-8c）。

这种类型的胎盘形成被称为血脉络型，因为在母体面血液直接接触而不是通过血管（血），而在胎儿面，母体血液和胎儿血管室之间有一层完整的滋养层（单核细胞）（图 1-8c）。

4. 血管排列

人胎盘的扩散效率取决于胎盘绒毛的发育和完善程度，发育完善胎盘的终末绒毛是最大的扩散交换部位。另一个重要的决定因素是母胎之间的血流方向[1]。最佳设计应该是逆流的，但由于人类胎盘绒毛树的复杂排列，这比其他一些物种（如豚鼠）效率低。人类的可变流动模式被称为多向流动（图 1-8d）。

二、胎盘的外观特征

1. 大小

足月分娩后的胎盘表现出典型的外观特征[1]。足月胎盘呈圆形，脐带在胎盘胎儿面偏中心的位置插入。足月分娩胎盘的平均测量值如下：直径 22cm，中心厚 2.5cm，重量 450～500g。但必须记住，在正常足月妊娠中，胎盘总结构可能发生相当大的变化。部分原因是，人胎盘由 30～50 个功能单位组成，称为胎盘小叶，其聚集形状可能会变化而不影响单个单元的功能（框图 1-2）。

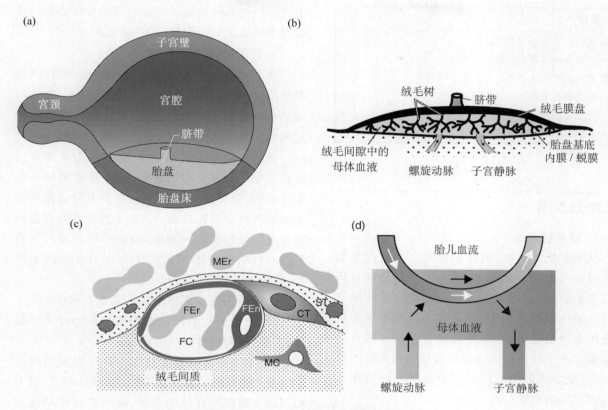

图 1-8 人类胎盘结构特征的图示

(a)人类胎盘形如盘状;(b)母胎界面绒毛的树枝样结构漂浮在母体血液中;(c)血脉络型胎盘,即绒毛滋养细胞直接与母体血液接触形成母胎障碍;(d)胎儿和母体血流的模式图。

CT. 细胞滋养层;FC. 胎儿毛细血管;FEn. 胎儿内皮;FEr. 胎儿红细胞;MC. 间充质细胞;MEr. 母体红细胞;ST. 合体滋养层。

> **💡 框图 1-2**
> - 大体上,人类胎盘外形呈盘状。
> - 母体与胎儿交叉的组织排列如下:胎盘的树状结构(绒毛树)被母血包围。
> - 绒毛树的上皮即绒毛滋养层,是母体血液和胎儿组织之间的胎盘屏障的代表(血脉络型胎盘)。

2. 组织排列

足月胎盘的组织排列特殊[1]。在胎盘的胎儿面,羊膜覆盖绒毛膜板。羊膜由单层立方上皮组装而成,单层立方上皮固定在间充质组织的无血管层上。在羊膜下,绒毛膜间充质组织层含有脐带内血管的直接延续形成的绒毛膜板血管。这些绒毛膜板血管钻入并供应绒毛树中的胎儿衍生血管,这些毛细血管系统位于动脉和静脉之间,被称为气体交换末端绒毛。因此,绒毛血管连接胎儿循环(通过脐带)与胎盘绒毛树中的胎盘循环。绒毛树从绒毛膜板上垂下来,漂浮在充满母体血液的血管内。绒毛树通过主干(干绒毛)与绒毛膜板相连,并表现出多个分支,终止在终末绒毛。蜕膜板位于胎盘母体面(图 1-8b)。它是在分娩过程中胎盘与子宫壁分离而形成的人造表面。蜕膜板是胎儿滋养层和蜕膜母细胞的混合结构,所有这些细胞都嵌入在滋养层分泌基质型纤维蛋白、蜕膜细胞外基质和血源性纤维蛋白型纤维蛋白中。在胎盘边缘,绒毛膜板和蜕膜板相互融合,从而封闭了绒毛间隙,使子宫腔的其余部分由胎膜或绒毛膜覆盖(框图 1-3)。

三、胎盘发育

1. 滋养层系统

从桑葚期到胚泡，滋养层是第一个从内部细胞团或胎母细胞分化而来（图 1-9）[1]。胚泡着床子宫内膜后，滋养细胞层进一步分化。目前缺乏对分子发生机制的认识，但最重要的是形成一层融合的滋养层细胞，称为外合体滋养层。融合滋养层细胞产生的外合体滋养层直接与母体组织接触，因此受孕体的第一层首先是接触并随后深入子宫内膜毛细血管（图 1-9）。

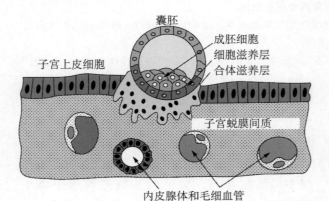

图 1-9 囊胚种植时，直接与母体接触的是融合的合体滋养层，只有这种多核组织能穿透子宫上皮，使胚胎种植

2. 腔前阶段

在受孕后 7~8d，胚泡完全穿过子宫内膜，嵌入蜕膜化的子宫内膜基质。由两种基本滋养层亚型组成的生长胎盘完全包围着发育中的胚胎。多核合体滋养层与母体组织直接接触，而作为滋养层干细胞层的单核细胞滋养层则指向胚胎生长。

迄今为止，胎盘的所有分化和发育阶段都发生在合体滋养层内充满液体的空间发育之前。这就是为什么这个阶段被称为"腔前期"[1]。

3. 腔隙阶段

在受孕后 8~9d，合体滋养层在这个团块（腔隙阶段）内产生许多充满液体的空间[1]。这些空间一起流动形成更大的腔隙，最后嵌入穿过胚胎到母体的合体体团块的合体滋养层（小梁）。

在这一阶段结束时，妊娠后 12d，胎囊着床过程已经完成。发育中的胚胎，包括其周围的非胚胎组织，完全被植入在子宫蜕膜，并且合体滋养细胞层围绕整个孕体表面。来源于胚胎的间充质细胞扩散到滋养层的内表面（胚胎外中胚层），从而在滋养层的内表面顶部产生一个额外的间充质层，称为绒毛膜。

腔隙系统的发育将胎盘分成 3 个小室。

（1）胚胎来源的部分滋养层与胚胎外中胚层（绒毛膜）一起发育成绒毛膜板。

（2）小梁将成为将胎盘固定在子宫壁上的锚定绒毛。小梁外的侧支发育成漂浮的绒毛。绒毛周围的空隙将变成绒毛空隙，随后在妊娠早期充满母体血液。

（3）母体来源的部分滋养层与母体蜕膜组织将发展成底蜕膜板。

4. 绒毛早期

妊娠很早期，特定类型的绒毛发展为在之后妊娠期可见到的胎盘绒毛组织的前身[1]。从受孕后第 12 天开始，细胞滋养层的增殖推动滋养层深入合体小梁，在妊娠第 14 天到达合体滋养层母体面。小梁内滋养层进一步增殖拉长小梁，结果使充满滋养细胞（初级绒毛）的合体侧支发育。

不久之后，来自绒毛膜的间质细胞跟随细胞滋养层进入小梁和初级绒毛，从而产生具有间质核心的次级绒毛。在这个阶段，贯穿间质和合体滋养层之间总是有一个完整的细胞滋养层。

在受孕后 20~21d，绒毛间质内的血管化（由造血前体细胞形成新血管）导致第一胎盘血管（三级绒毛）的形成。仅此之后，胚胎的血管系统的近端与脐带建立稳定连接。

胎盘绒毛组织以绒毛树的形式，聚集成一系列的球形单位，被称为小叶或胎盘小体。每个胎盘小体起源于小梁发展成的绒毛干形成的绒毛膜板。主干的连续分支形成在绒毛间中的漂浮绒毛,后者可以继续分支、漂浮形成终末绒毛。

5. 滋养层细胞柱

在合体小梁的穿透过程中,细胞滋养层到达母体蜕膜组织,但随后穿透的间充质细胞不能渗透到小梁的尖端[1]。因此,在锚定绒毛的顶端形成多层细胞滋养层,称为滋养层细胞柱(图 1-10)[1]。只有那些作为增殖干细胞保留下来细胞滋养层与基底膜直接接触,后者将滋养层与锚定绒毛间质分开。

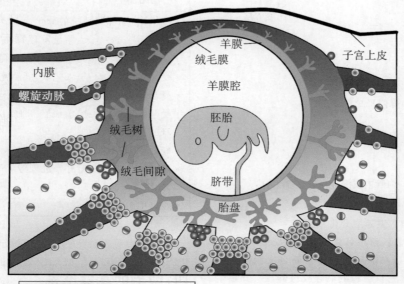

图 1-10　孕 8－10 周时,胚胎周围组织的示意图

胚胎位于羊膜腔内,羊膜与绒毛膜贴合,绒毛膜中有树状绒毛伸入静脉间隙,部分绒毛直接与基底板接合形成锚定绒毛,滋养细胞柱是侵入母体组织的所有绒毛外滋养细胞的来源,侵入内膜和肌层的细胞柱成为间质滋养层细胞侵入子宫动、静脉成为血管内皮滋养层。母血流入胎盘开始于胎盘的上极(对胚极),此处发育轻度滞后,局部高浓度的氧气导致绒毛退化,进而形成光滑的绒毛膜、胎膜。

6. 绒毛外滋养层亚型

细胞柱的形成并不总是形成一个完整的滋养层外壳,而是可以在绒毛外滋养层侵入母体的子宫组织中形成分离柱(图 1-10)。所有这些细胞作为间质滋养层迁移到蜕膜基质中[1]。间质滋养层侵入蜕膜的整个厚度并穿透子宫肌层的 1/3。在这里,侵袭通常停止,在子宫肌层外 1/3 看不到绒毛外滋养层。

继这一主要入侵途径之后,绒毛外滋养层可能通过其他特定途径入侵。间质滋养层的一个亚群穿透子宫螺旋动脉和静脉壁(壁内滋养层),最后到达血管腔(血管内滋养层)(图 1-10)[2]。间质滋养层的另一个亚群穿透子宫腺体壁,最终使这些腺体朝向绒毛间隙(腺内滋养层)(图 1-11)[3]。最后,在子宫内膜/蜕膜和子宫肌层之间的边界,一些间质滋养层可能融合并发展成多核滋养层巨细胞(图 1-11)[1]。

7. 螺旋动脉阻塞

绒毛外滋养层侵入螺旋动脉是将母体动脉转变为大口径动脉的最终手段,以便为胎盘和胎儿提供足够的氧气和营养[1,2]。然而,只有在早孕末期,才能将母体血液自由转移到绒毛间隙[4]。在此之前,侵入的程度和血管内滋养层的数量如此大,以至于滋养层聚集在动脉管腔内,堵塞螺旋动脉的远端段(图 1-10)。因此,在妊娠 12 周前,绒毛间隙主要含有一种不含母体血细胞的血浆滤

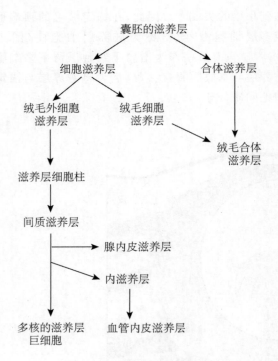

图 1-11 滋养层分化和亚型

滋养层谱系是在囊胚阶段首先发育的，从这个进一步分化导致合胞体滋养层和随后的两个主要分支胎盘绒毛滋养层类型：绒毛细胞滋养层和绒毛合胶滋养层。开始生长的滋养层细胞侵入母体的组织称为绒毛外滋养层。从间质滋养层是绒毛外的所有其他亚型滋养层细胞发育。

液。为了支持胚胎的营养，来自侵蚀子宫（组织营养）的腺体分泌产物会添加到绒毛间隙的液体中（图 1-10）[3,5]。

在妊娠早期因为缺乏血细胞使胎盘和胚胎处于低氧环境中（低于 20 mmHg），可能是这种已经被侵蚀和转化的动脉的自相矛盾堵塞的原因。自由基可能会损害处于组织和器官发育关键阶段的胚胎生长，这种低氧环境可能是促进血管生成的必要条件，同时减少自由基的形成[6]。

8. 母体血流的开始

在早孕末期，螺旋动脉内的滋养层栓塞破裂，使母体血细胞进入绒毛间隙，从而建立第一个通往胎盘的动脉血流（血液营养）[4]。血流开始于靠近子宫内膜的胎盘上部（胎盘的母体面）（图 1-10）[6]。这些部位的特点是发育稍有延迟，因为胚胎极的较深部位是第一个在着床后直接发育的部位（图 1-10）。因此，血流首先开始于这些较高部位，血管内的栓塞含有较少的细胞，血细胞可穿透

早期栓塞，甚至可能比胚胎极早几周。由于妊娠 8~10 周胎盘极的氧合作用大量增加，胎盘绒毛大部退化，绒毛随之变得平滑。这种退化导致胎膜或绒毛膜的形成[6]。胎盘的其余部分发展成胎盘小叶和最终的盘状胎盘（框图 1-4）。

框图 1-4

- 胚泡期：滋养层系统的分化。
- 受孕后第 7~8 天：胎盘发育的早期阶段。
- 受孕后第 8~9 天：胎盘发育的腔隙期。
- 受孕后第 12 天：植入完成，胚胎完全被胎盘包围。
- 受孕后第 14 天：绒毛外滋养层分化。
- 受孕后第 20 天：胎盘血管和血细胞的发育与胚胎本身的血管发育无关。
- 妊娠早期：组织营养。
- 第 12 周：母体血流开始进入绒毛间隙内，平滑绒毛膜分化。
- 妊娠中晚期：血液营养。

四、绒毛的基本结构

1. 绒毛滋养层

合体小梁的分支是胎盘绒毛的前身[1]。在整个妊娠过程中，合体覆盖物持续存在，并在绒毛间质内形成母体血液和胎儿血管之间的胎盘屏障。

2. 绒毛细胞滋养层

单核绒毛细胞滋养层是合体滋养层的多核层的下面的基底膜上的细胞滋养层室的基底膜层（见图 1-8c）[1]。绒毛细胞滋养层包含多个亚群的群体，一个亚群在整个妊娠期都在增殖（与小鼠形成对比，小鼠在妊娠中期完成绒毛细胞滋养层最终分化），有些表现出祖细胞的状态，因为它们可以被诱导沿着绒毛外途径分化；而另一些则处于分化的不同阶段，准备由转录因子胶质细胞缺失 1（GCM1）指导的合体融合[7]。

妊娠期间绒毛细胞滋养层细胞的数量不断增加，从 13—16 周的约 1×10^9 增加到 37—41 周的约 6×10^9[1]。这些细胞在妊娠晚期逐渐分散成一个不连续的层，这是由于绒毛核的快速扩张和特化，常见于主要负责气体和营养交换的胎盘绒毛中。

绒毛细胞滋养层通常不与母体血液直接接触，除非其上方的合体滋养层发生局灶性损伤，如果合体滋养层发生局灶性丢失，例如局灶性坏死，则缺损处由纤维蛋白型纤维蛋白（母体血凝块产物）补充，并覆盖易损伤的细胞滋养层[1]。

3. 绒毛合体滋养细胞层

合体滋养层是一个无侧细胞边界的多核层，因此单个合体滋养层覆盖单个胎盘的所有绒毛[1]。其顶端的微绒毛使表面放大（7 倍），并与漂浮在绒毛间隙内的母体血液直接接触（见图 1-8c）。合体滋养层的生长和维持依赖于基础细胞滋养层的融合，因为合体核不分裂，因此合体滋养层不增殖。

在合体滋养层中，合并的核首先呈现出大的卵球形，而在成熟过程中，它们变得更小和更密集。最后，它们显示了外壳盘绕、填充密度增加和异染色质化增加[8]。这些是细胞凋亡途径进展的典型特征，这是正常胎盘的一个生理过程。有趣的是，晚期凋亡在细胞滋养层中极为罕见，但可能发生在未能进行合体融合的细胞滋养层亚群中[9]。

妊娠期，细胞滋养层与上方合体滋养层的合体融合超出胎盘绒毛生长的需要[1]。连续的合体融合将新的细胞材料引入合体滋养层，包括与凋亡相关的蛋白质，如 caspase 8 或 Bcl-2 和 Mcl-1，后者可部分延缓凋亡[9,10]。刚进入合体层的合体核仍能进行 RNA 转录[11,12]。然而，合体融合对于维持合体滋养细胞层的功能和结构完整性仍然至关重要，例如，绒毛膜促性腺激素的分泌和能量依赖性转运体表面表达，用于如葡萄糖或氨基酸的分子吸收。因此，与合体滋养层结合的核在这一层中保持 3～4 周。然后，老的核聚积并堆积成顶端膜的突起，称为合体节[1,8]。

4. 绒毛滋养层转换

与每个上皮细胞一样，绒毛滋养层也表现出连续转换的现象，包括以下步骤[8]。

（1）细胞滋养层祖细胞亚群的增殖；

（2）增殖后单核子细胞滋养层分化（2～3d）；

（3）最终分化的细胞滋养层与上覆的合体滋养层的合体融合；

（4）合体母细胞内细胞成分和细胞器的进一步分化和成熟（3～4 周）；

（5）合体滋养层特定部位的老化和晚期凋亡；

（6）最后将"旧材料"包装成合体节；

（7）合体节和较小的微粒部分可能被挤压或分泌到母体循环中[1]。

完成细胞凋亡级联的合体节可从合体滋养层表面挤出进入母体循环[8]。病理妊娠中，滋养层细胞分化的分子调控可能会改变。在严重早发型胎儿生长受限（FGR）的情况下，这种生理学可能改变，有利于更大的凋亡脱落，而在先兆子痫的情况下，这种生理学也可能受到干扰，有利于更大的凋亡脱落，以及坏死和凋亡物质释放到母体循环中[13,14]。

5. 滋养层释放

在整个妊娠期，合体节被释放到母体循环中，并可能滞留在肺部的毛细血管床上。因此，它们可以在子宫静脉血中找到，但不能在孕妇的动脉或外周静脉血中找到。据估计，在妊娠晚期，每天有多达 150 000 个这样的细胞或 2～3g 的滋养层物质进入母体循环[1]。

目前将多核合体节定位为凋亡机制的产物[8]。因此，它们被紧密密封的质膜包围，不会将任何内容物释放到母体血液中。因此，正常的妊娠不诱导母亲炎症反应。然而，在子痫前期等滋养层转换紊乱的胎盘病理过程中，合体滋养层物质的释放发生了改变。这种滋养层材料的坏死或凋亡释放很可能导致严重子痫前期典型的全身炎症和广泛的内皮损伤[8,14]。

6. 绒毛间质

绒毛间质核由固定和移动的结缔组织细胞群组成。包括如下[1]。

• 间充质细胞和分化不同阶段的肌成纤维细胞中的成纤维细胞；

• 胎盘巨噬细胞（Hofbauer 细胞）；

• 具有平滑肌细胞和内皮细胞的胎盘血管。

7. 氧气-绒毛发育的调节因子

人们对胎盘内的氧化应激在从流产到先兆子痫的妊娠疾病的病理生理学中所起的作用的认识正在增加[1,4,14,15]。在早孕期，绒毛滋养层细胞很好地适应低氧，而且滋养层似乎更容易受到高氧而不是低氧的影响[16]。早孕中期（约第 8 周）后，母体血流开始时，胎盘的前膜部分已被氧化[4,6]。因此，该部位的绒毛氧化应激显示增加，变得无血管，最终退化。这些生理变化导致了平滑绒毛的形成(见图 1-10)[4,6]。

仅在妊娠早孕和中孕过渡期,大约在第 12 周,母体血液开始流入胎盘的胚胎部分[4]。此时,胎盘内出现明显的氧化应激症状。然而,正常胎盘本身能够应付这些氧改变,并开始向营养和气体交换方向分化。然而,如果胎盘的胚胎部分较早出现母体血流和氧合作用,则会对整个胎盘造成损害[4,6]。最严重的情况是导致流产,而不太严重的情况可能是继续妊娠,但会导致诸如先兆子痫和宫内生长迟缓等症状[4,6]。越来越明显的是,先兆子痫的病因包括氧化应激的增加,大多数没有绒毛外滋养层的变化[14]。最近的数据指向了高氧变化或发生氧浓度的波动[17,18](框图 1-5)。

框图 1-5

绒毛滋养层是胎盘绒毛最外层的上皮层

- 细胞滋养层:在整个妊娠期维持合体滋养层的祖细胞。
- 合体滋养层:多核,与母体血液直接接触。
- 合体滋养层:在妊娠末期,将凋亡物质释放到母体血液中,每天约 3g。
- 先兆子痫:合体节脱落的数量和质量发生变化。主要是由于坏死和凋亡,更多的非凋亡片段被释放。
- 宫内生长迟缓:胎盘绒毛发育差,减少了对胎儿的氧气输送,造成胎盘相对高氧(而不是胎盘缺氧)。

绒毛间质

- 间充质细胞和成纤维细胞。
- 巨噬细胞(Hofbauer 细胞)。
- 有介质和内皮的血管。

五、胎膜

在胚胎早期发育过程中,羊膜腔逐渐增大,最终包裹整个胚胎[1]。羊膜腔内积液导致胚胎与周围胚胎外组织完全分离,只留下发育中的脐带作为胎盘与胚胎的连接。羊膜间质直接接触绒毛膜囊内表面的绒毛膜的中胚层(图 1-10)。

如前所述,最终的胎盘仅在着床/胚胎极处发育。绒毛膜囊表面的其余部分(约 70%)显示出绒毛的退化,这是由于早期氧气增加,随后这些部位的绒毛间隙塌陷。而后,早期绒毛膜板、胎儿侧羊膜、绒毛残余物以及覆盖的蜕膜组织(包膜蜕膜)合并。目前这种合并后形成的多层致密结构被称为绒毛膜或胎膜[1]。

1. 平滑绒毛膜的层次

平滑绒毛膜中,从胎儿面到母体面的层次如图 1-12 所示[1]。

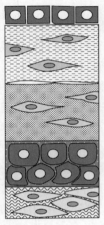

羊膜上皮
(位于基底膜上)

羊膜中胚层
(无血管,通过细长的充满液体的裂口与绒毛中胚层相隔)

绒毛中胚层
(有血管,与滋养层细胞由一层基底膜分隔)

绒毛外滋养细胞层
(位于自身分泌的基质型纤维蛋白中)

包蜕膜层
(绒毛膜内膜间质蜕膜化)

图 1-12 胎膜的层次

羊膜上皮单层上皮、分泌和吸收羊水,两层连接组织(羊膜中胚层和绒毛中胚层)被充满液体的裂隙分开,绒毛外滋养细胞层为非侵袭表型,包埋于自身分泌的基质型纤维蛋白中,母体面胎膜被母体来源的包蜕膜覆盖。

(1)羊膜上皮:一种分泌和吸收羊水并参与去除二氧化碳和调节羊水酸碱度的立方上皮。

(2)羊膜中胚层:由基底膜从羊膜上皮分离出来的一层薄薄的无血管结缔组织。

(3)绒毛膜中胚层:由细长的充液裂隙从羊膜中胚层分离下来的结缔组织第二层。它与绒毛膜板的结缔组织连续,该结缔组织包含进出脐带和绒毛血管的分支血管。

(4)胎儿绒毛外滋养层:这种特殊的绒毛外滋养层不表现侵入性,由基底膜层从绒毛膜中胚层分离而来。

(5)包蜕膜:这层母体细胞直接连接到绒毛外滋养细胞层。在胚胎着床结束时,蜕膜再次在发育胚胎的旁胚柱上闭合,形成包膜蜕膜。在中孕早期,包膜蜕膜与子宫的对侧壁直接接触,造成子宫腔的闭塞。

2. 平滑绒毛膜特征

胎膜从子宫壁分离后,在足月时其平均厚度为 200～300μm。分娩后胎膜外表面出现包蜕膜表明胎膜分离发生在母体组织之间，而不是沿着母胎界面。由于胎膜结缔组织内没有血管结构，胎膜与胎儿之间的所有胎盘旁交换都必须通过羊水（框图 1-6）。

框图 1-6

平滑绒毛膜、胎膜的分层

- 羊膜上皮。
- 羊膜中胚层。
- 绒毛膜中胚层。
- 绒毛外滋养层。
- 包蜕膜（母体组织）。

六、超声波

经阴道超声可检测到妊娠后 5—6 周蜕膜子宫内膜内的妊娠囊着床。超声可以看到妊娠早期胎盘和胎膜结构和组织的发育变化[19]。在妊娠中期，胎盘和脐带的组织及其母体血液供应可以很容易地确定[20]。微小的解剖变化，如胎盘囊肿和积液，可以很容易地与具有破坏绒毛组织功能的损伤（如梗死和间质血栓）区分开来。由于绒毛膜退行性，小胎盘通常有脐带连接处偏离正常位置，是早期发生 FGR 的危险因素[21]。记录胎盘位置（前置胎盘）和脐带插入（前置血管）对于日常管理很重要。胎盘病理改变（如胎盘植入），通常与前置胎盘和剖腹产史有关，超声怀疑这一点[22]，可行磁共振成像（MRI）证实[23]。

1. 多普勒超声

脉冲和彩色多普勒超声是胎盘评估的重要技术[24]。脐带血流可在 7—8 周时观察到，尽管舒张末期血流（EDF）直到 14 周才建立。早发型 FGR 的特征是脐带动脉中甚至在 22 周内缺乏 EDF，与小畸形胎盘和气体交换末端绒毛中有缺陷的血管生成有关[21]。

多普勒超声在评估胎盘中的主要作用是确定子宫动脉中的阻抗流量。这项筛选试验要么在 18—20 周的排畸超声检查中进行，要么在 22 周的产检时进行[19]。胎盘超声、子宫动脉多普勒和孕早、中期生物化学筛选试验（PAPP-A、hCG、PGF）的结合越来越被认为是在胎儿存活前筛查严重胎盘功能不全综合征的有效方法，从而指导三级高危妊娠的持续管理[25]。然而，2015 年，美国妇产科学院得出结论，这些资源密集型胎盘健康筛查活动不适合在低风险妇女中采用，而应仅用于临床风险评估高危者[26]。如 19—22 周的胎盘功能多参数障碍患者的概率在 32 周前因胎盘功能不全的临床并发症（胎儿生长受限、先兆子痫、胎盘早剥、死胎），分娩的阳性预测值高达 40%。胎盘绒毛梗死 60% 以上，但母体血栓罕见[25]。由于正常健康胎盘表达表面抗凝蛋白，胎盘的异常形成和灌注可能是多灶性胎盘梗死的根本原因。如果是这样的话，在随后的妊娠中进行多参数胎盘功能检测可能比在非妊娠期进行母亲血栓性筛查更能决定未来的风险。

2. 彩色多普勒

彩色能量血管造影（CPA）是多普勒超声和测速技术的一个扩展应用。当结合三维重建时，CPA 可用于绘制胎盘内的脉管系统图（图 1-13）。这项技术能够识别直径超过 $200\mu m$ 的血管中的红细胞[24]。因为这项技术是三维的，所以它也可以用来绘制异常的表面血管排列，这些异常的表面血管排列通常出现在胎盘植入的妊娠中[22]（框图 1-7）。

框图 1-7

超声（包括多普勒和彩色功率多普勒超声）

- 第 3 周：可显示胎囊。
- 第 7—8 周：脐带血流显示。
- 第 13 周到分娩：可显示直径大于 $200\mu m$ 胎盘血管。
- 第 14 周：在脐动脉中建立 EDF。
- 第 18—22 周：筛查子宫动脉的病理血流模式。
- 第 22 周：早期发生的 FGR 可通过脐动脉中缺乏 EDF 进行预测。

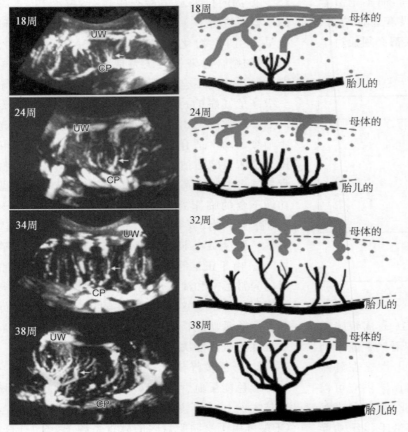

图 1-13 胎盘血流的形成

左侧一列是不同孕周胎盘经 3D 多普勒超声扫描的图像,白色箭头指胎盘绒毛随孕周增加,其密度、宽度、深度均逐渐增加,38 周足月时可见树状结构,鉴于都是扫描的前壁胎盘,所以图中总是子宫壁在上,绒毛板在下;右侧一列为对应的概要示意图。

（刘朝晖　张多多　译　邓　姗　校）

参考文献

[1]　Benirschke K, Kaufmann P, Baergen R. *Pathology of the Human Placenta*. New York:Springer, 2006.

[2]　Kaufmann P, Black S, Huppertz B. Endovascular trophoblast invasion:implications for the pathogenesis of intrauterine growth retardation and pre-eclampsia. *Biol Reprod* 2003;69:1-7.

[3]　Moser G, Gauster M, Orendi K, Glasner A, Theuerkauf R, Huppertz B. Endoglandular trophoblast, an alternative route of trophoblast invasion? Analysis with novel confrontation co-culture models. *Hum Reprod* 2010;25:1127-1136.

[4]　Jauniaux E, Watson AL, Hempstock J, Bao YP, Skepper JN, Burton GJ. Onset of maternal arterial-bloodflow and placental oxidative stress:a possible factor in human early pregnancy failure. *Am J Pathol* 2000;157:2111-2122.

[5]　Burton GJ, Jauniaux E, Charnock-Jones DS. Human early placental development:potential roles of the endometrial glands. *Placenta* 2007; 28 (Suppl A):S64-S69.

[6]　Huppertz B, Gauster M, Orendi K, König J, Moser G. Oxygen as modulator of trophoblast invasion. *J Anat* 2009;215:14-20.

[7]　Baczyk D, Drewlo S, Proctor L, Dunk C, Lye S, Kingdom J. Glial cell missing-1 transcription factor is required for the differentiation of the human trophoblast. *Cell Death Differ* 2009;16:719-727.

[8]　Huppertz B. IFPA Award in Placentology Lecture. Biology of the placental syncytiotrophoblast: myths and facts. *Placenta* 2010;31(Suppl):S75-S81.

[9]　Longtine MS, Chen B, Odibo AO, Zhong Y, Nelson DM. Caspase-mediated apoptosis of trophoblasts in term human placental villiis restricted to cytotrophoblasts and absent from the multinucleated syncytiotrophoblast. *Reproduction* 2012; 143:

107-121.

[10] Gauster M，Siwetz M，Huppertz B. Fusion of villous trophoblast can be visualized by localizing active caspase 8. *Placenta* 2009;30:547-550.

[11] Goldman-Wohl D，Greenfield C，Eisenberg-Loebl I *et al*. snRNAs are reduced in the syncytiotrophoblast:a possible mechanism for regulation of human placental protein production. *Mol Hum Reprod* 2013;19:737-744.

[12] Fogarty NM，Mayhew TM，Ferguson-Smith AC，Burton GJ. A quantitative analysis of transcriptionally active syncytiotrophoblast nuclei across human gestation. *J Anat* 2011;219:601-610.

[13] Goswami D，Tannetta DS，Magee LA *et al*. Excess syncytiotrophoblast microparticle shedding is a feature of early-onset pre-eclampsia，but not normotensive intrauterine growth restriction. *Placenta* 2006;27:56-61.

[14] Huppertz B. Placental origins of preeclampsia:challenging the current hypothesis. *Hypertension* 2008;51:970-975.

[15] Burton GJ，Jauniaux E，Charnock-Jones DS. The influence of the intrauterine environment on human placental development. *Int J Dev Biol* 2010;54:303-312.

[16] Zamudio S. The placenta at high altitude. *High Altitude Med Biol* 2003;4:171-191.

[17] Burton GJ，Woods AW，Jauniaux E，Kingdom JC. Rheological and physiological consequences of conversion of the maternal spiral arteries for uteroplacental blood flow during human pregnancy. *Placenta* 2009;30:473-482.

[18] Huppertz B，Weiss G，Moser G. Trophoblast invasion and oxygenation of the placenta:measurements versus presumptions. *J Reprod Immunol* 2014;101-102:74-79.

[19] Alkazaleh F，Reister F，Kingdom JCP. Doppler ultrasound. In:Rumak CM，Wilson SR，Charboneau JW（eds）*Obstetric Ultrasound*，4th edn. Philadelphia:Elsevier Mosby，2004.

[20] Milligan N，Rowden M，Wright E *et al*. Two-dimensional sonographic assessment of maximum placental length and thickness in the second trimester:a reproducibilitystudy. *J Matern Fetal Neonatal Med* 2015;28:1653-1659.

[21] Proctor LK，Toal M，Keating S *et al*. Placental size and the prediction of severe early-onset intrauterine growth restriction in women with low pregnancy-associated plasma protein-A. *Ultrasound Obstet Gynecol* 2009;34:274-282.

[22] Collins SL，Stevenson GN，Al-Khan A *et al*. Three-dimensional power Doppler ultrasonography for diagnosing abnormally invasive placenta and quantifying the risk. *Obstet Gynecol* 2015;126:645-653.

[23] Warshak CR，Eskander R，Hull AD *et al*. Accuracy of ultrasonography and magnetic resonance imaging in the diagnosis of placentaaccreta. *Obstet Gynecol* 2006;108:573-581.

[24] Konje JC，Huppertz B，Bell SC，Taylor DJ，Kaufmann P. 3-dimensional colour power angiography for staging human placental development. *Lancet* 2003;362:1199-1201.

[25] Toal M，Keating S，Machin G *et al*. Determinants of adverse perinatal outcome in high-risk women with abnormal uterine artery Doppler images. *Am J Obstet Gynecol* 2008;198:330. e1-7.

[26] Committee on Obstetric Practice，American College of Obstetricians and Gynecologists. ACOG Committee Opinion 638:First-trimester risk assessment for early-onset preeclampsia. *Obstet Gynecol* 2015;126:e25-27.

[27] Mayhew TM，Leach L，McGee R，Ismail WW，Myklebust R，Lammiman MJ. Proliferation，differentiation and apoptosis in villous trophoblast at 13-41 weeks of gestation (including observations on annulate lamellae and nuclear pore complexes). *Placenta* 1999;20:407-422.

[28] Chaddha V，Viero S，Huppertz B，Kingdom J. Developmental biology of the placenta and the origins of placental insufficiency. *Semin Fetal Neonat Med* 2004;9:357-369.

[29] Huppertz B. Maternal-fetal interactions，predictive markers for preeclampsia，and programming. *J Reprod Immunol* 2015;108:26-32.

[30] O'Brien M，Baczyk D，Kingdom JC. Endothelial dysfunction in severe preeclampsia is mediated by soluble factors，rather than extracellular vesicles. *Sci Rep* 2017;7:5887.

深入阅读

Structural characteristics of the placenta，see [1]

Definition of fibrinoid, see [1]

Trophoblast and its changes during pre-eclampsia, see [14]

Detailed descriptions of pathologies and their impact on macroscopic features of the placenta, see [1]

Classification of villi and the types of villi, see [1]

Stereological parameters of the growing placenta, see [27]

Syncytial fusion and the involvement of apoptosis, see [9, 10]

Impact of oxygen on placental development and placental-related disorders of pregnancy, see [18]

Composition and characteristics of fetal membranes, see [1]

Rupture of fetal membranes, see [1]

Placental assessment by ultrasound, see [28]

Placental Doppler, see [19,25]

Developmental placental pathology, see [28]

Placental biochemistry in clinical practice, see [26,29]

Role of a placenta clinic, see www. mountsinai. on. ca/care/placenta-clinic

Trophoblast shedding in preeclampsia, see [30]

第2章　正常妊娠

第一节

正常胎儿生长

Aris T. Papageorghiou

Nuffield Department of Women's and Reproductive Health，University of Oxford，John Radcliffe Hospital，Oxford，UK

正常妊娠中，胎儿的生长遵循特定的模式。起初，胎儿体重的增加主要是由于骨骼和肌肉的生长，并且与胎盘对葡萄糖和氨基酸的转运有关。妊娠 20 周之后，伴随着胎盘对脂肪酸转运的增加，胎儿的脂肪组织开始沉积；此后，胎儿的生长与脂肪组织的沉积则和葡萄糖转化为脂肪的速度增加相一致[1]。

评估胎儿的大小（在妊娠的任何一个时间节点）和生长情况（评估一个时间段内胎儿大小变化的动态过程）是孕期保健的重要组成部分，其目的是为了发现由于异常生长模式而造成的胎儿过小或过大。它们会使不良妊娠结局的风险增加，而且当胎儿生长发育不良时，围产死亡率也会增加。

很多流行病学研究显示，小胎儿被定义为小于特定出生体重阈值的胎儿，例如，低出生体重儿（小于 2500g）或极低出生体重儿（小于 1500g）[2]；大胎儿则被定义为大于特定出生体重阈值的胎儿。这些都是实际应用的值，被用于国际的比较，并与不良妊娠结局相关。例如，体重低于 2500g 的新生儿比体重更大一些的新生儿死亡率高约 20 倍，并且其他不良结局的风险也更高[3]。

不过，这些值在监测和比较不同国家或不同年代的围产健康中的价值存在着争议。这是因为它们无法鉴别这些小胎儿是由于早产所致还是由于胎儿生长受限（fetal growth restriction，FGR）所致，或者是两者共同导致。为了区别这两种表型，必须知道孕龄，从而根据孕龄大小来定义胎儿的大小：小于胎龄儿（small for gestational age，

SGA）、适于胎龄儿（average for gestational age，AGA）或大于胎龄儿（large for gestational age，LGA）。它们通常分别被定义为低于该孕龄第 10 百分位、在第 10 和第 90 百分位之间，以及高于第 90 百分位的胎儿。

因此，为了鉴别正常生长和异常生长的胎儿，必须了解 3 件事：①准确的孕龄；②对胎儿的测量；③与标准值或参考值相比，胎儿大小（或生长）的测量值是否在正常范围内（框图 2-1）。

> **框图 2-1**
> - 在妊娠期的某一个节点对胎儿大小的评估，和对胎儿生长情况的评估是不同的。后者指的是一段时间之内胎儿大小的变化。
> - 将出生体重作为切割值（如<2.0kg）对新生儿进行分类，不能区分正常大小的早产儿与足月小样儿。

一、对孕龄的估测

准确估测孕龄不仅对于评估胎儿大小和生长情况很重要，对于指导其他产科干预措施也很重要，例如产前检测，是否需要给予预防性皮质类固醇以促进胎肺成熟，对于早产分娩的新生儿是否需要转运到其他合适的医疗机构，以及过期妊娠何时进行引产[4]。同时，准确估测孕龄对于解释针对染色体异常的早孕期联合筛查结果也很重要，该筛查联合应用了颈部透明层、妊娠相关血浆

蛋白 A 和游离 β 人绒毛膜促性腺激素（β-human chorionic gonadotrophin，hCG）[5]。

受孕后妊娠的典型时长为 266d 或 38 周（即"受孕龄"）。然而，传统的孕龄估测是从末次月经（last menstrual period，LMP）开始计算，再加两周成为"月经后年龄"，即 280d 或 40 周。这是基于排卵和受孕在 LMP 后 14d 发生的假设。但实际情况并不总是这样：月经不规律、不知道或不确定末次月经的日期、服用口服避孕药或哺乳期怀孕等，都会影响这一计算方法的准确性，而很多妇女都存在这种不准确性[6,7]。早孕期出血也会增加临床上根据停经时间计算孕龄的难度。

因此，大多数发达国家的指南支持通过早孕期超声测量头臀长（crown-rump length，CRL）来估计孕龄。尽管在人群水平这是一个更加准确的估测孕龄的方法，但是这一方法在解释个体结果时也存在局限性，认识到这一点很重要。例如，其背后的假设是所有同样大小的胎儿孕龄相同，忽略了胎儿大小的生理性差异及生物变异性。另外，在妊娠很早期正常生长也存在偏差，并与不良妊娠结局相关。

通常情况下，在妊娠晚期估测孕龄比确定孕龄较晚更不准确。这是因为随着孕龄的增加，胎儿超声测量的绝对误差更大，同时胎儿生长的干扰因素更多，这意味着一个异常小的胎儿可能会被误判为孕龄较小（而一个巨大儿可能被误判为孕龄较大）。如果第一次产前检查开始得较晚，并且没有其他可靠的估测孕龄的方法，这种局限性尤其显著。已知 LMP 日期不可靠和产前检查较晚进行都和不良妊娠结局相关，因此，临床上对于那些较晚才确定孕龄，尤其是晚孕期才确定孕龄的病例要小心谨慎。正因如此，应当考虑到孕龄错误的可能，以保证产科实践的安全性，例如，如果早产宫缩出现在孕 34 周后是根据较晚估测的孕龄得到的，仍然需要给予预防性皮质类固醇或将新生儿转运，因为实际孕龄可能会小两周；相反，如果估测孕龄较晚，那么孕 39 周就进行过期妊娠的引产比较合适，因为这个时候可能已经 41 周了[8]。

尽管 CRL 测量对于大多数妊娠可能是最准确的估测孕龄的方法，但仍然有争议，认为实践中需要临床判断来对真实孕龄做出最准确的评估。

首先，应当使用最早的可靠的超声检查来估测预产期，之后不应当再更改，因为这可能导致预产期估算错误。其次，应当将第一次产前检查时收集到的所有信息（包括报告的 LMP 及对其可靠性的评估）都考虑进来。如果一个可靠的 LMP 与超声估测一致，这与实际孕龄仍然可能存在很小的偏差，这是由于 CRL 测量本身存在变异性。相反，一个明显可靠和准确的 LMP 如果和基于 CRL 的孕龄差异较大，则应当考虑到是否存在影响胎儿生长的因素或潜在的病理情况，值得进一步进行评估[9]（框图 2-2）。

> **💡 框图 2-2**
>
> 了解孕龄对于以下情况很重要：
> - 解释产前筛查的结果；
> - 评估胎儿生长情况；
> - 需要明确孕龄而进行的决策，例如在是否可存活或过期妊娠时。
>
> 通过早孕期超声测量 CRL 估测孕龄通常比通过月经史更加准确。

二、对胎儿大小的测量

要在任何一个时间节点对胎儿大小进行估测，最常用的方法就是通过超声对胎儿进行生物学测量；在临床上常用的是测量母亲的宫底高度，不过不如超声测量准确。作为 SGA 筛查手段，晚孕期常规超声检查（不同于选择性超声检查，后者仅仅以风险因素或宫底高度异常为指征）具有更高的诊断有效性，那些生长速度减慢的胎儿在新生儿期的发病风险增加[10]。不过，针对随机试验的荟萃分析却未能证明在低风险或未选择人群中，晚孕期常规超声检查对于围产期死亡率、孕 37 周前的早产、剖宫产率、引产率方面有益处[11]。这两个看上去相互矛盾的研究结果，很可能是由于以往的随机试验在进行筛查之后缺乏有效的干预，或者是由于其他的一些瑕疵，比如缺乏统计学效力所致[10]。

1. 超声

超声测量胎儿头围（head circumference，HC）、腹围（abdominal circumference，AC）、股骨

长度(femur length)都是采用标准超声切面进行的(图 2-1),基于这些参数值可以计算估测的胎儿体重(estimated fetal weight,EFW)。尽管这种估测方法有一定的优势(例如,有助于对父母进行咨询并且帮助儿科医生对后续处理进行决策),只通过单次测量胎儿大小也有缺点,这是因为其中可能混杂有个体测量误差,导致 14% 的

出生体重存在 95% 可信区间的随机误差。重要的是,这一误差恰恰在那些需要准确估测胎儿体重的病例中是最高的,即低出生体重和高出生体重儿的病例中[12]。其他超声测量,包括羊水量的评估、子宫胎盘和胎儿血流的多普勒检查,对那些生长异常或有生长异常风险的胎儿的临床处理有帮助。

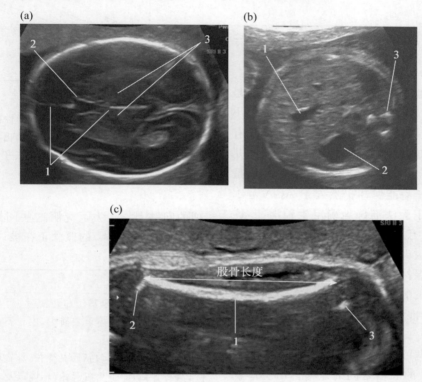

图 2-1　(a)测量胎儿头部的正确超声图像:适当放大图像,头颅处于水平位,呈卵圆形并且对称。标记为:①居中,连续的中线回声(小脑镰);②脑中线在前 1/3 的部位被透明隔腔所打断;③丘脑对称性地位于脑中线两侧。(b)测量胎儿腹部的正确超声图像:适当放大图像,切面为圆形。标记为:①一小段脐静脉位于腹部的前 1/3;②胃泡可见;③脊柱可见。注意在这个轴切面上膀胱和肾是看不到的。(c)测量胎儿股骨长度的正确超声图像:①股骨的骨化骨干;在晚孕期较大的股骨大转子;②远端骨化中心;③可见,这能够引导取到较好的图像平面

2. 宫底高度

　　根据是否具有超声条件、机构情况以及妊娠风险水平,通常会推荐采用耻骨联合-宫底高度(symphysis-fundal height,SFH)的系列测量来作为简单、廉价的一线筛查工具。如果这一数值异常,再进行超声检查。观察性队列研究显示,采用 SFH 测量对 SGA 婴儿的检出率范围很大,可以低至 17%,高达 93%。这些研究的显著异质性被认为是由于采用了多种方法学,包括采用了不同

的宫底高度图表,对 SGA 定义的阈值不同,以及对发表文章的选择偏倚[13]。文献中唯一的一篇随机研究包括了 1639 名孕妇,结果显示在采用和不采用 SFH 筛查的人群中,SGA 的发生率没有差异,围产期死亡的数目也没有差异[14]。尽管结论没有足够的证据确认 SFH 测量是否有效,但有争论认为"没有建议认为它不应被用作筛查工具"[15],因为这种方法不需要密集的资源。这一观点被很多国家的指南所支持[16,17](框图 2-3)。

💡 框图 2-3

- 采用 SFH 对胎儿生长进行临床评估,对于 SGA 的检出率差异很大。
- 基于胎儿 HC、AC 和 FL 的超声测量可对胎儿大小进行评估;结合上述数据可以计算 EFW。

三、将测量值与标准值或参考值进行对比

要确定胎儿的生长是正常的还是病理性的是具有挑战性的,尤其是因为 SGA 的胎儿(即大小小于第 10 百分位的胎儿)和 FGR 的胎儿(即没有达到生长潜能的胎儿)不一样:一个 SGA 的胎儿可能是健康的,而 FGR 不是;相反,FGR 可能是一个没有达到生长潜能但却仍然处于 AGA 范围之内的胎儿。由于无法准确地确定生长潜能,往往就用 SGA 来替代了。一个更加困难的情形是胎儿在一段时间内大小出现了相对降低,呈"交叉百分位",但却又保持在第 10 百分位以上,这种情况下需要进行仔细的临床评估。目前尚不明确在多少百分位(或标准差)以下不良结局的发生会显著增加。

这里还要强调的问题是基于出生体重的表格和基于宫内 EFW 的表格之间的差异。出生体重表格不应被用于对胎儿的评估。这是因为在出生体重表格中那些生长不良的情况在早产孕周占比更高,即便将那些生长发育受限的出生病例除外了也是这样。也就是说,早产的孩子(通过定义)并不能代表该孕周仍在宫内的健康孩子(图 2-2)。

避免产生这种混淆的方法是评估个体化的生物学变量,例如双顶径(biparietal diameter,BPD)、HC、AC 和 FL。但是,这一方法依然不够简单明了,因为有各种不同的参考值表格,并且结果不一。有一项研究显示,分别采用三个不同的参考值表格,在孕 20-24 周 BPD 低于第 5 百分位的胎儿比例从 6.6%~23.7%[18]。在一项系统回顾中,Ioannou 等[19] 对 2012 年存在的 83 个胎儿生长参考值表格进行分析,发现研究设计、数据分析和表达造成了不同研究间的显著差异。EFW、SFH 和新生儿的大量参考值表格也存在类

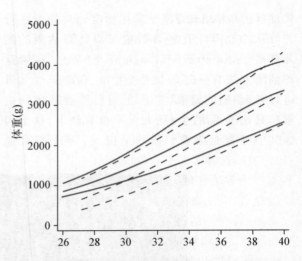

图 2-2 在同一孕周,通过孕龄特异性百分位估测胎儿体重(实线)和早产婴儿的出生体重(虚线)。证实在早产时,出生体重低于 EFW,而足月时这两者之间的差异很小

似的问题[20-22]。为了克服这些问题,发育生长标准(而不是参考值)的概念正在被讨论(框图 2-4)。

💡 框图 2-4

- 胎儿生长表格应基于超声测量,而不是出生体重表格;因为在出生体重表格中,生长不良的胎儿在早产孕周占比更高。
- 推荐对于生长,包括胎儿生长,应该通过指定的标准进行评估,即胎儿在营养、环境以及对生长的限制因素最小的情况下如何生长。这与代表人群中生物学参数分布情况的参考值是不同的。

四、胎儿生长和新生儿大小的国际标准

世界卫生组织推荐通过标准来评估人类生长情况[23]。参考值描述的是胎儿(或新生儿、婴儿)在某个特定时间和(或)某个特定地方是如何生长的,标准描述的是当营养、环境及对生长的限制因素最小的情况下,他们应该如何生长。因此,标准应该是规范性的,它们表明了在接近理想条件下他们应当如何生长。重要的是注意到人群中生物学参数的分布并不是标准,因为高风险人群的生长可能不理想,造成不良围产期结局的发生率更高。尽管生长标准的概念已经在儿科被广泛接受[24],直

到最近仍然相对缺乏关于胎儿理想生长的知识。

从 2009 年开始，INTERGROWTH-21st 计划开展了一系列研究，以填补我们对早期人类生长理解方面的空白。总体目标是确定在健康条件下，健康孕妇的健康胎儿发育情况、新生儿大小、早产儿出生后的生长情况，以及新生儿第一个1000 天的神经发育情况。起初是基于人群水平进行选择，选择了 8 个分散的城市人群，位于不同的地理或政治区域，这 8 个居住区域都是没有污染的健康环境，海拔低于 1600m，围产发病率和死亡率低（被选择的区域为巴西的 Pelotas、中国北京的顺义区、印度的 Nagpur 中心区、意大利的Turin、肯尼亚内罗毕的 Parklands Suburb、阿曼的 Muscat、英国的 Oxford 和美国的 Seattle）。然后，自然受孕的单胎妊娠健康妇女，如果符合个体

纳入标准，会从孕 9 周开始被前瞻性地纳入胎儿生长纵向研究（the Fetal Growth Longitudinal Study）。每 5 周对胎儿进行一次超声生物学测量，采用高度标准化、盲式、科学、严格的方案[25]。出生后，采用同样严格的方法对整个人群的所有新生儿进行体重、身高和头围的测量[26]。随访这些婴儿到 2 岁，详细评估生长和神经发育情况。

INTERGROWTH-21st 计划的研究已经根据同样的健康人群产出了一套独特、详细的全球性工具和标准，并确定了健康胎儿的生长情况（图2-3）及从早孕开始的发育情况，通过超声评估胎儿生长和 EFW、宫底高度、母亲体重增长、新生儿大小，以及早产儿的出生后生长情况。这些标准对最佳胎儿生长的看法，以及应当如何识别和定义生长问题提出了挑战。

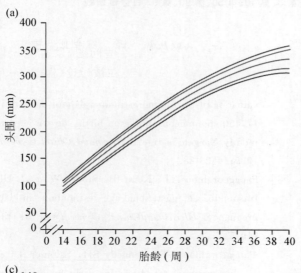

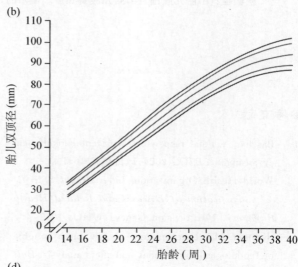

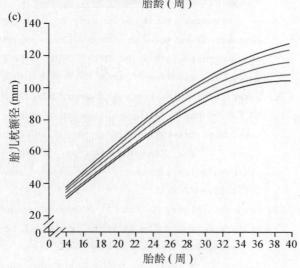

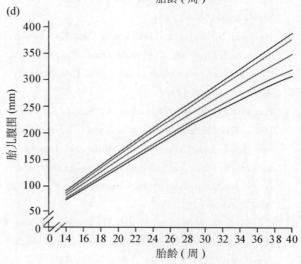

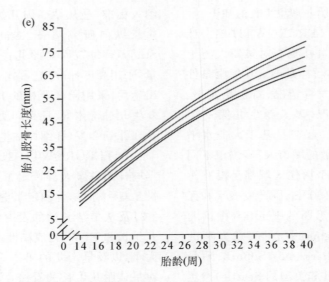

图 2-3 通过超声测量获得的国际胎儿生长标准，来源于 INTERGROWTH-21st 计划：(a)头围；(b)胎儿双顶径；(c)胎儿枕额径；(d)胎儿腹围；(e)胎儿股骨长度。显示的是第 3、第 10、第 50、第 90、第 97 百分位曲线

（戚庆炜　译　周希亚　校）

参考文献

[1] Baschat A. Fetal responses to placental insufficiency：an update. *BJOG* 2004；111；1031-1041.

[2] World Health Organization. *International Statistical Classification of Diseases and Related Health Problems*，10th revision. Geneva：WHO，1992.

[3] Kramer MS. Determinants of low birth weight：methodological assessment and meta-analysis. *Bull WHO* 1987；65；663-737.

[4] National Institute for Health and Care Excellence. *Antenatal Care for Uncomplicated Pregnancies*. Clinical Guideline CG62. London：NICE，2008（updated January 2017）.

[5] Kagan KO, Wright D, Baker A, Sahota D, Nicolaides KH. Screening for trisomy 21 by maternal age，fetal nuchal translucency thickness，free beta-human chorionic gonadotropin and pregnancy-associated plasma protein-A. *Ultrasound Obstet Gynecol* 2008；31；618-624.

[6] Campbell S, Warsof SL, Little D, Cooper DJ. Routine ultrasound screening for the prediction of gestational age. *Obstet Gynecol* 1985；65；613-620.

[7] Nguyen TH, Larsen T, Engholm G, Møler H. E-valuation of ultrasound-estimated date of delivery in 17,450 spontaneous singleton births；do we need to modify Naegele's rule? *Ultrasound Obstet Gynecol* 1999；14；23-28.

[8] Papageorghiou AT, Kemp B, Stones W *et al*. Ultrasoundbased gestational-age estimation in late pregnancy. *UltrasoundObstet Gynecol* 2016；48：719-726.

[9] Papageorghiou AT, Kennedy SH, Salomon LJ *et al*. International standards for early fetal size and pregnancy dating based on ultrasound measurement of crownrump length in the first trimester of pregnancy. *UltrasoundObstet Gynecol* 2014；44；641-648.

[10] Sovio U, White IR, Dacey A, Pasupathy D, Smith GCS. Screening for fetal growth restriction with universal third trimester ultrasonography in nulliparous women in the Pregnancy Outcome Prediction (POP) study：a prospective cohort study. *Lancet* 2015；386；2089-2097.

[11] Bricker L, Medley N, Pratt JJ. Routine ultrasound in late pregnancy（after 24 weeks' gestation）. *Cochrane Database Syst Rev* 2015；(6)；CD001451.

[12] Dudley NJ. A systematic review of the ultrasound estimation of fetal weight. *Ultrasound Obstet Gyne-*

col 2005；25；80-89.

[13] Goto E. Prediction of low birthweight and small for gestational age from symphysis-fundal height mainly in developing countries；a meta-analysis. *J Epidemiol Community Health* 2013；67；999-1005.

[14] Lindhard A，Nielsen PV，Mouritsen LA，Zachariassen A，Sørensen HU，Rosenø H. The implications of introducing the symphyseal-fundal heightmeasurement. A prospective randomized controlled trial. *Br J Obstet Gynaecol* 1990；97；675-680.

[15] Robert Peter J，Ho JJ，Valliapan J，Sivasangari S. Symphysial fundal height（SFH）measurement in pregnancy for detecting abnormal fetal growth. Cochrane Database of Systematic Reviews 2012，Issue 7. Art. No.：CD008136. DOI：10. 1002/14651858. CD008136. pub2.

[16] American College of Obstetricians and Gynecologists. ACOG Practice Bulletin 134：Fetal growth restriction. *Obstet Gynecol* 2013；121；1122-1133.

[17] Royal College of Obstetricians and Gynaecologists. *The Investigation and Management of the Small-for-Gestational Age Fetus*，2nd edn. Green-top Guideline No. 31. London：RCOG Press，2013.

[18] Salomon LJ，Bernard JP，Duyme M，Buvat I，Ville Y. The impact of choice of reference charts and equations on the assessment of fetal biometry. *Ultrasound Obstet Gynecol* 2005；25；559-565.

[19] Ioannou C，Talbot K，Ohuma E *et al*. Systematic review of methodology used in ultrasound studies aimed at creating charts of fetal size. *BJOG* 2012；119；1425-1439.

[20] Stirnemann J，Villar J，Salomon LJ *et al*. International estimated fetal weight standards of the INTERGROWTH-21st Project. *Ultrasound Obstet Gynecol* 2017；49；478-486.

[21] Papageorghiou AT，Ohuma EO，Gravett MG *et al*. International standards for symphysis-fundal height based on serial measurements from the Fetal Growth Longitudinal Study of the INTERGROWTH-21st Project：prospective cohort study in eight countries. *BMJ* 2016；355；i5662.

[22] Giuliani F，Ohuma E，Spada E *et al*. Systematic review of the methodological quality of studies designed to create neonatal anthropometric charts. *Acta Paediatr* 2015；104；987-996.

[23] World Health Organization. *Physical status：the use and interpretation of anthropometry. Report of a WHO Expert Committee*. Technical Report Series No. 854. Geneva：WHO，1995.

[24] de Onis M，Garza C，Onyango AW，Martorell R. WHO child growth standards. *Acta Paediatr Suppl* 2006；450；1-10.

[25] Papageorghiou AT，Sarris I，Ioannou C *et al*. Ultrasound methodology used to construct the fetal growth standards in the INTERGROWTH-21st Project. *BJOG* 2013；120（Suppl 2）；27-32，v.

[26] Cheikh Ismail L，Knight HE，Bhutta Z *et al*. Anthropometric protocols for the construction of new international fetal and newborn growth standards：the INTERGROWTH-21st Project. *BJOG* 2013；120（Suppl 2）；42-47，v.

第二节

孕前咨询

Mandish K. Dhanjal[1,2]

[1] *Queen Charlotte's and Chelsea Hospital, Imperial College Healthcare NHS Trust, London, UK*
[2] *Imperial College London, London, UK*

饮食健康、疾病控制良好、健康状况好的女性比生活方式不健康、病情控制不佳的女性更容易有健康的妊娠过程和良好的妊娠结局。孕前咨询应在受孕前几个月进行，商讨和改善生活方式，在孕前评估并改善健康状况。英国国家卫生与临床优化研究所（National Institute for Health and Care Excellence, NICE）已在其产前指南[1]中将孕前咨询确定为一个重要领域，并在2014年首席医疗官员年度报告[2]中强调了孕前咨询的重要性。

一、孕前咨询的目的

所有备孕的女性都应该在孕前和她们的全科大夫（general practitioner, GP）见面，如果患有疾病，还应当在受孕前就疾病的处理咨询专科医师。咨询的目的是：

- 向备孕女性及伴侣提供一般性建议，并给予关于生活方式、运动、饮食、吸烟及饮酒方面的建议。
- 发现可能影响妊娠的精神健康和疾病方面的问题，并给出目前是否适合妊娠的建议。
- 评估任何已知的疾病，改善疾病状态，特别是调整用药方案。
- 讨论以上情况对妊娠过程、胎儿、孕妇可能的影响。
- 识别可能生育遗传病患儿的高风险夫妇，并在备孕前转诊寻求遗传学建议。
- 如果目前状态不适合怀孕，或者女性还不想怀孕，讨论避孕措施。

宽泛地说，无论有任何疾病，都应该讨论妊娠对母亲及胎儿造成的风险。

- 孕妇方面：疾病进展（产前或产后）、恰当的分娩方式、孕产妇死亡率。
- 胎儿方面：畸形（遗传，致畸因素）、胎儿宫内生长受限、早产、死胎，新生儿发病率和死亡率。

孕前咨询可以将妊娠风险提前告知女性，从而使她们对是否妊娠做出知情选择。这样可以计划或避免妊娠，如果必要的话，可以提供正确的多学科专业指导建议。重要的是，它可以影响下一代的健康状况，通过改善母体健康状况，尤其是肥胖，可以降低某些非传染性疾病在下一代中的发生率（框图2-5）。

💡 **框图 2-5**

- 所有女性都应当进行孕前咨询来了解自身健康状况、妊娠期间胎儿的健康及后代的健康状况，帮助她们对是否妊娠做出知情选择。
- 可以计划或避免妊娠，必要时获取多学科专业指导建议。

二、哪些人需要孕前咨询

所有育龄女性都会从GP提供的一般性建议中受益。报告孕产妇死亡的秘密调查特别建议给之前有严重疾病或精神健康问题，并可能在孕期加重的育龄女性提供孕前咨询，尤其是相对常见的疾病，包括癫痫、糖尿病、先天性或获得性心脏疾病、自身免疫性疾病、体重指数（body mass index，BMI）≥30kg/m² 的肥胖，以及现患或曾患严重的精神疾病[3]。这些建议尤其适用于辅助生殖和其他生育治疗之前的女性。

三、孕前咨询的时机

理想情况下应该在受孕前 3~6 个月进行；然而，极少有女性有充分的动机在怀孕前去见医师，即使她们可能患有基础疾病。去专门的孕前诊所或孕前健康体检诊所进行咨询是理想的，然而极少有医疗机构能提供这种服务。此外，有 25%~40% 的妊娠为计划外妊娠。意外妊娠与不良结局有关，包括低出生体重儿、早产和产后抑郁[2]。因此，应当抓住机会给出孕前建议，可以在育龄期女性为了避孕、为了孩子或者幼儿体检见到 GP 时，或是专科医师随访基础疾病时，或者转诊至不孕诊所时，都可以给出建议。

第一次性生活的平均年龄是 16 岁。在英格兰和威尔士，有 0.44% 的 16 岁以下的女孩怀孕[4]。其中 2/3 的女孩终止妊娠[3]。尽管过去 10 年下降了 25%，英国仍是西欧国家中青少年妊娠发生率最高的国家。一些基础疾病，比如复杂的先天性心脏病，需要在青少年时期（12—15 岁）就对妊娠进行讨论，具体时机取决于这个孩子的成熟程度。这并不是鼓励青少年怀孕，而是教育她们非意愿妊娠可能带来的风险。

在任何谈话中都需要无保留地讨论避孕问题（参见第 16 章第二节）。长效可逆的避孕措施，包括含有孕激素的皮埋剂、宫内节育器或针剂，比避孕药或屏障避孕（例如避孕套）的避孕效果好 20~100 倍[2]。

四、应当进行孕前咨询的医务人员

GP 是最合适的人员，因为他们与患者有长期的接触，而且常常因为提供避孕建议或其他疾病见到她们。专科医师也可以发挥作用，特别是糖尿病专科医师、神经科医师和心内科医师，他们能够在糖尿病、癫痫、心脏病的规律随访中见到青春期和育龄女性。这些人进行孕前咨询至关重要，因为其可以直接影响妊娠结局。遗憾的是，一些专科医师不愿意去讨论这些疾病及相关用药在

妊娠中的影响，原因是他们没有获取最新的循证医学证据，而其他人尽管不了解最新证据，仍然可能提供错误的建议。

错误建议是一个很大的问题，因此理想状况下母体医学专家及产科医师应当向患有疾病的女性提供孕前建议。使他们很好地了解不同疾病在妊娠期间的影响，以及妊娠期用药的影响。许多人在三级保健机构有专门的孕前门诊。许多母体医学专家还能够提供详细的避孕建议，在很多情况下能够给予长效的避孕方法，避免延误有效的避孕。

五、一般性孕前建议

1. 饮食

应该鼓励备孕女性食用水果、蔬菜、淀粉类食物（面包、意大利面、米饭和土豆）、蛋白质（瘦肉、鱼、豆子和扁豆）、纤维（全麦面包、水果和蔬菜）、奶制品（巴氏杀菌奶、酸奶和硬奶酪、软干酪或加工奶酪）[1]。这些将有助于增加维生素、铁和钙的储备。妊娠期保持健康饮食对孩子的心血管功能是有益的[2]。

女性怀孕的确切时间是不可预测的，因此建议备孕期应避免食用列表 2-1 中的食物，这些食物中可能含有对早期妊娠有害的物质或微生物。即使是计划性妊娠，通常也要到孕 5—6 周才被发现，此时易受损的器官已经开始发育，尤其是中枢神经系统，神经管已完全形成。

表 2-1　妊娠极早期可能影响胎儿的食物

食物	所含有害物质	早孕期胎儿风险
未经过巴氏杀菌的奶		
软霉熟奶酪（如 Cmembert、Brie、蓝纹奶酪）	李斯特菌	流产
肉酱（包括蔬菜酱）		
生的或未煮熟的即食餐		
生贝类（如牡蛎）		
生肉或腌制的肉（如萨拉米肠）	弓形虫	胎儿 CNS 缺陷
肝和肝制品	过量维生素 A	颅神经嵴组织缺损
鲨鱼、旗鱼和马林鱼	甲基汞	胎儿 CNS 缺陷

CNS. 中枢神经系统。

素食者和严格的素食主义者有营养缺乏的风险,尤其是维生素 B_{12} 和维生素 D,可能从营养师的建议中获益。

建议摄入大量咖啡因的女性在孕前减少摄入量。食品标准局建议怀孕期间应将咖啡因的摄入量限制在每天 300mg 或以下(4 杯咖啡、8 杯茶或 8 罐可乐)[1]。摄入大量咖啡因会轻度增加胎儿生长受限的风险。

2. 补充剂

(1)叶酸:建议所有备孕女性每天口服 0.4mg 叶酸,并应持续到孕 12 周,同时增加含叶酸的食物,因为随机对照试验显示,这可以显著降低胎儿神经管缺陷(neural tube defects,NTDs)的发生率,如脊柱裂和无脑儿[5]。以下女性需要更高剂量的叶酸(每天 5mg)。

- 前次妊娠发生 NTD[6];
- 本人患有 NTD;
- 兄弟姐妹或父母患 NTD;
- 正在服用抗叶酸药物(如大多数抗癫痫药物、柳氮磺吡啶);
- 患有糖尿病[7];
- 体重指数(BMI)升高($>35\ kg/m^2$);
- 妊娠合并轻度地中海贫血;
- 妊娠合并地中海贫血或镰状细胞病。

一些国家已经在某些食品中添加了叶酸(如面粉、谷物类食品),以保护那些没有条件进行药物补充的女性和那些意外怀孕的女性[8]。有证据表明,补充叶酸和多种维生素还可以降低其他先天性畸形的风险[9]。

(2)维生素 D:英国卫生部建议妊娠和哺乳期妇女每天服用 $10\mu g$(400 U)的维生素 D[10]。维生素 D 缺乏导致骨软化症,表现为肌肉痛和骨痛[1]。维生素 D 可能在早期胎盘发育及后来的子痫前期发生中发挥作用。研究表明,发生子痫前期的女性维生素 D 水平低于血压正常的女性,荟萃分析显示,补充维生素 D 和钙剂的女性与无补充剂的女性相比,患子痫前期的风险降低了一半[11,12]。母体维生素 D 缺乏还可能导致胎儿维生素 D 缺乏,这与低钙抽搐发作和儿童佝偻病有关[11]。

维生素 D 的主要来源是阳光,尽管也存在于深海多脂鱼、蘑菇、蛋黄和肝中。不建议常规进行孕妇维生素 D 缺乏的筛查。具有以下危险因素的女性需要经验性地服用更大剂量的维生素 D(每天至少 1000U)[11]。

- 皮肤色素沉着(黑色素会减少阳光中紫外线 B 的吸收,并减少至少 90% 的维生素 D_3 的生成);
- 缺少日光照射(如皮肤被遮盖);
- 存在影响其吸收的因素(胃肠道疾病、薄饼面粉中的植酸盐);
- 肥胖(维生素 D 存储在肥胖人群的脂肪中,使其生物利用率降低);
- 有佝偻病或维生素 D 缺乏症患儿分娩史;
- 有分娩时新生儿骨折史。

患有肾疾病的女性可能无法有效代谢维生素 D,因此需要应用活性维生素 D 代谢物[11]。

(3)吸烟:应当建议女性在孕前戒烟。她们通常会意识到吸烟对自身健康的损害,但往往不太了解吸烟对胎儿的风险,包括流产、胎盘早剥、前置胎盘、胎膜早破、早产、低出生体重、唇裂和腭裂、围产期死亡、婴儿猝死综合征和认知发育障碍[1]。和她们讨论这些风险往往可以为孕妇戒烟提供强大的动力。据估计,如果所有孕妇戒烟,胎儿和新生儿的死亡率将降低 10%。医师的建议、戒烟计划和自助手册均有助于女性戒烟。尼古丁替代疗法可以帮助女性戒掉烟草,包括尼古丁贴片和电子烟。

(4)饮酒:英国卫生部建议,怀孕或备孕的女性应了解最安全的方法是滴酒不沾[13]。早孕期饮酒可能使流产风险增加。此后,尽管没有证据表明每周 1~2 次、每次摄入 1~2 标准单位的乙醇会对胎儿造成伤害,但也没有明确的科学证据支持怀孕期间饮酒的定量限制。孕期饮酒对胎儿的危害是随着饮酒量的增加而发生的,因此饮酒过量(一次超过 5 标准杯或 7.5 英单位)或酗酒的女性有生育力低下、流产、染色体非整倍体、先天性结构畸形、胎儿生长受限、围产期死亡和发育迟缓的风险[1,13]。酗酒的人更有可能意外怀孕,因此在早孕期可能会在不知道自己怀孕的情况下继续不定期地饮酒。胎儿酒精综合征的发生率为每 1000 个活产儿中有 6 个(加拿大数据),其特点是特殊面容、低出生体重和今后的行为及智力困难。此外,还有一系列的胎儿酒精性疾病[13]。乙醇滥用会影响孕产妇健康,也是孕妇死亡的重要原因[3]。

3. 体重

建议女性在体重指数正常(BMI 18.5～24.9kg/m²)的情况下妊娠[2]。

(1)体重过轻:体重过轻(BMI＜18.5kg/m²)的女性可能因无排卵周期而难以怀孕。她们有骨质疏松症和营养缺乏的风险。胎儿宫内生长受限和低出生体重儿的概率增加,应该评估有无进食障碍。

(2)肥胖:超重女性(BMI 25～29.9kg/m²)和肥胖女性(BMI≥30 kg/m²)应在怀孕前通过饮食和运动减重。可能需要将她们转诊给营养师,并且应向她们告知与肥胖相关的不良妊娠结局(表2-2)[14]。

表 2-2　肥胖对孕妇及其子代的影响

肥胖对孕妇的风险
生育力降低
流产
高血压疾病
妊娠期糖尿病
血栓栓塞症
感染
心脏病
器械助产
剖宫产
产后出血
孕产妇死亡
孕妇肥胖对胎儿的风险
神经管缺陷
大于胎龄
早产
肩难产
出生体重增加
死胎
母体肥胖对子代的风险
新生儿低血糖
儿童和成人期肥胖
糖尿病
高血压

对于BMI≥40kg/m²或以上的病态肥胖(肥胖三级)女性来说,很难达到正常的BMI。除了转诊给营养师外,还应通过各种方法帮助她们减肥,包括在仔细监督下开具减肥药,以及转诊进行减肥手术。强烈建议她们推迟怀孕,直到体重减轻。

减肥手术可以通过减少胃容量(如袖状胃切除术、腹腔镜可调胃束带手术)或吸收障碍(如Roux-en-Y胃旁路术、胆胰分流术)来减轻体重,进而提高生育能力[15]。然而,应当建议女性在术后体重下降过程中不要怀孕。应采取适当的避孕措施,最好是非口服的方式,直到BMI稳定,以免营养缺乏影响胎儿。减肥手术通过降低妊娠期糖尿病、子痫前期、大于胎龄儿的发生率而改善了母胎结局。研究表明,减肥手术后的小于胎龄儿发生率和早产率增加[15]。建议妇女继续服用维生素补充剂。

尽管很少有研究比较不同类型手术后的妊娠结局,但减肥手术的方式可能会影响结局。与Roux-en-Y胃分流术或胆胰分流术相比,袖状胃切除术和胃束带术后贫血、维生素和微量营养素缺乏较少,能够更有效地实现远期减重[15](框图2-6)。

 框图 2-6

女性应当调整饮食,停止或减少吸烟和乙醇摄入,旨在BMI正常的情况下怀孕,并在围受孕期服用叶酸补充剂。

六、关于药物的建议

"大多数药物对怀孕有害"是一种错误的观念。遗憾的是,公众和许多卫生专业人员(包括医师)都持有这种错误的想法。许多女性一旦意识到自己怀孕了,就会停止服用重要的药物,疾病复燃的风险将对母儿造成危害。

正在接受疾病治疗的女性应在孕前就妊娠期用药的安全性进行讨论。某些药物确实存在妊娠期使用的风险,但大多数常用药物有很好的安全性数据,可以在妊娠期间继续服用。即使一种药物已知有致畸风险,停止用药的后果可能会比继续用药产生的效应更糟,证明继续用药是合理的(如抗癫痫药物)。应当使用最小有效剂量。如果有更安全的药物可供使用,在孕期应当替代使用。

对胎儿有害的药物作用取决于暴露时间。

• 胚胎前阶段(受孕后 0～14d):可导致流

产,如甲氨蝶呤、米索前列醇、米非司酮、沙利度胺、维A酸。

- 早孕期:影响器官形成,导致先天畸形(致畸物),如抗癫痫药物、血管紧张素转换酶抑制药(ACEI)、华法林。
- 中孕期和晚孕期:可以导致生长受限,影响神经心理行为(如丙戊酸钠,与剂量相关)或对胎儿组织有毒性(如ACEI、四环素)。

重要的是要知道有害药物在哪个时期会对胎儿造成伤害,因为同一种药物在妊娠的不同阶段使用可能对胎儿没有影响,如致畸物在早孕期使用有导致先天畸形的风险,但如果之后需要使用就是安全的。表2-3列出了妊娠期可安全使用的已知致畸物和药物(框图2-7)。

表2-3 妊娠期药物安全性

妊娠期有害药物
怀孕28—30周后服用NSAID
华法林
四环素、多西环素、环丙沙星
帕罗西汀
ACE抑制药,血管紧张素受体阻滞药
他汀类
维A酸类
霉酚酸酯

妊娠期可以使用的药物(如临床需要:利大于弊)
镇痛药:对乙酰氨基酚、可待因
抑酸药:雷尼替丁、奥美拉唑
大多数抗生素(早孕期避免甲氧苄啶,足月时避免使用呋喃妥因)
大多数抗抑郁药(一些SSRI,三环抗抑郁药)
降压药:甲基多巴、硝苯地平、拉贝洛尔,多沙唑嗪、哌唑嗪、肼屈嗪
止吐药:赛克力嗪、异丙嗪、氯哌嗪,甲氧氯普胺、多潘立酮、昂丹司琼
抗组胺药
β受体激动药
吸入和口服类固醇
激素(胰岛素、甲状腺素)
泻药
小剂量阿司匹林
一些生物制品

ACE. 血管紧张素转换酶;NSAID. 非甾体抗炎药;SSRI. 选择性血清素再摄取抑制药。

框图 2-7

- 大多数常用药物具有良好的安全性数据,妊娠期可以继续服用最低有效剂量。
- 告知女性她们正在服用的药物对妊娠所有可能的风险。
- 如果可能,在孕前更换致畸药物。

七、关于孕妇年龄的建议

推迟生育会造成妊娠结局的恶化、更多不孕、流产和并发症,以及母胎发病率和死亡率增加。

表2-4显示了40岁以上的女性生育力急剧下降和流产率的上升[16]。生育率来自17世纪到20世纪没有避孕的10个不同人群,这提供了对女性受孕能力最好的估测。

表2-4 不孕和自然流产的年龄相关风险[12]

孕妇年龄(岁)	每1000名已婚妇女的生育率	自然流产率(%)
20—24	470	11
25—29	440	12
30—34	400	15
35—39	330	25
40—44	190	51
≥45	40	93

在当今时代,高龄女性借助体外受精等辅助生殖技术(assisted reproductive technologies,ART)(见第11章第二节)增加了生育力。ART的风险包括卵巢过度刺激综合征和多胎妊娠的发生率增加,这进一步增加了孕妇年龄相关的风险。

40岁以上的女性患高血压、肥胖、糖尿病、缺血性心脏病和癌症的风险都随着年龄的增长而增加,是20多岁女性的两倍到5倍[17]。这些风险需要放到背景中,因为这些疾病的绝对发生率都很低。表2-5显示了子痫前期和妊娠糖尿病的风险如何随着母亲年龄的增长而增加。尽管罕见,40岁以上的孕产妇死亡率是20岁出头的女性的3倍[3]。

表 2-5　妊娠特异性疾病的年龄相关风险[18]

妊娠相关疾病	孕妇年龄	
	20—29 岁	>40 岁
子痫前期	3.4%	5.4%
妊娠期糖尿病	1.7%	7%

随着孕妇年龄的增长，染色体异常显著增加（表 2-6）。应当告知女性这些风险并建议产前诊断，妊娠期目前能够进行筛查和确证检测（见第 2 章第四节）。如果胎儿受累，应讨论终止或继续妊娠的选择问题。

表 2-6　唐氏综合征(21 三体)的年龄相关风险

孕妇年龄(岁)	染色体异常的风险	唐氏综合征风险
15—24	1/500	1/1500
25—29	1/385	1/1100
35	1/178	1/350
40	1/63	1/100
45	1/18	1/25

年长孕妇与年轻孕妇相比，子宫收缩力较差，阴道助产和剖宫产率较高。年龄较大的孕产妇的婴儿更有可能是低出生体重的，各孕期的死胎率都更高。孕 41 周时，35—39 岁的孕妇死胎风险是 20 多岁孕妇的近 2 倍；40 岁以上孕妇该风险增加到 3.5 倍[19]。然而，重要的是记住死胎的绝对风险仍然很小。

英国皇家妇产科学会（Royal College of Obstetricians and Gynaecologists）指出，20 多岁或 35 岁之前完成生育的女性面临的风险显著降低。考虑推迟妊娠的女性应被告知这对健康的影响，建议在 20 多岁时完成生育将大大降低产科和疾病风险。无论什么原因，如果她们真的要将妊娠推迟到 40 多岁，也应该得到支持。尽管流产和非整倍体的风险很高，但孕产妇的绝对风险仍然较小（框图 2-8）。

> **框图 2-8**
>
> 推迟妊娠会造成妊娠结局恶化、更多的不孕、流产、染色体异常和并发症，以及母胎发病率和死亡率增加。

八、遗传咨询

曾怀过染色体异常、遗传性疾病（如囊性纤维化或 Fanconi 贫血）的孩子或有遗传病家族史的夫妇应当被转诊，进行遗传咨询，以便她们了解再发风险以及产前诊断是否可用于检测这种疾病。某些情况可以进行移植前遗传学诊断（PGD）（见第 11 章第二节）。

九、关于围产保健的建议

应当向有生育计划的育龄期女性强调尽早获得围产保健的重要性。她们应尽早预约产前保健，特别是有并发症的女性，当然是孕 10 周前可以进行相关筛查的情况下。

十、不建议妊娠的情况

有些情况下，由于母亲和胎儿发病率和死亡率的风险过高，不建议怀孕。

- 肺动脉高压（死亡率接近 25%）。
- 严重的系统性心室功能不全。
- 既往患围产期心肌病，左心室功能仍有障碍。
- 严重的左心梗阻，如主动脉/二尖瓣狭窄，瓣膜面积 <1 cm²。
- 马方综合征伴主动脉扩张 >4 cm。
- 糖化血红蛋白 >10% 的糖尿病。
- 严重呼吸功能受损，如用力肺活量 <1 L。
- 2 年内患乳腺癌。
- 严重肾功能衰竭（肌酐 >250 μmol/L）。
- 反复子宫瘢痕破裂。

这些情况下应该严格避孕。如果不建议怀孕，可以讨论其他组建家庭的方式，包括代孕和领养；如果母亲的预期寿命有限，应讨论是否适宜要孩子（通过怀孕、代孕或领养），以及母亲死亡或疾病严重时孩子的照护问题。

可能有的女性在经过充分的咨询后选择怀孕。如果这是她们的选择，那么应当确保由多学科团队进行照护（框图 2-9）。

框图 2-9

如果由于母亲或胎儿风险过高而不建议怀孕：
- 使用最有效的避孕措施；
- 如果女性的预期寿命不是很有限,讨论代孕和领养的选择。

十一、特殊疾病

一般来说,如果女性在疾病稳定期怀孕,总体上妊娠结局会更好,比如结缔组织疾病(系统性红斑狼疮)。与疾病控制良好的女性相比,在疾病活动期受孕的女性,疾病更容易在妊娠期在临床上进一步恶化,发生胎儿生长受限、流产或早产。

1. 糖尿病

许多国际指南都有糖尿病女性孕前保健的内容,最新指南来自 NICE[7] 和美国糖尿病协会[20]。孕前糖尿病的控制情况直接影响着流产和先天性畸形的发生率。NICE 建议 BMI 在 $27kg/m^2$ 以上的女性减轻体重,监测代谢控制并在孕前达到 HbA1c 低于 6.1% 的目标,以帮助降低这些风险。孕前和整个孕期使用二甲双胍和胰岛素都是安全的。应当在孕前停用所有其他降糖药,并用胰岛素替代。应当教会女性和她的伴侣发现及处理低血糖。对于 HbA1c 超过 10% 的女性不建议怀孕,应当采取适当的避孕措施,直至达到目标血糖和 HbA1c 水平。应当在受孕前后服用更大剂量的叶酸,因为糖尿病会增加 NTDs 的发生率。

应在孕前评估并处理糖尿病并发症。之前存在的视网膜病变在妊娠期可以迅速进展,应当在孕前治疗[7]。应当进行尿微量清蛋白的检测,提醒女性糖尿病肾病可能在妊娠期进展,尤其是需要停用 ACE 抑制药时。

2. 子痫前期

钙摄入量低的女性在孕前和妊娠期至少补充 1g 钙可以使子痫前期的发生风险减半[21]。有子痫前期史的女性再发风险为 10%。如果发病早(<孕 34 周),复发风险更高,这组孕妇如果在妊娠早期服用小剂量阿司匹林,可降低发生子痫前期的风险[22],应建议女性在妊娠试验呈阳性时就开始服用阿司匹林。孕前不应服用,因为这可能增加未破裂卵泡黄素化综合征的风险,导致女性生育力低下。子痫前期高危的女性还应服用至少 800U 的维生素 D 和钙[11]。

3. 高血压病

患有高血压的女性应排除继发性病因,并对长期高血压患者的终末器官损害进行评估。需要回顾她们目前的药物治疗和血压控制情况,用更安全的药物替代致畸药物(如 ACE 抑制药、血管紧张素受体阻滞药等)[23]。应告知她们子痫前期的风险增加,以及一旦怀孕如何通过服用小剂量阿司匹林降低这种风险。

4. 肾功能不全

应建议患有肾疾病的女性在轻到中度肾功能受损时怀孕,推迟妊娠可能导致肾功能的进一步丧失。这种情况下怀孕不仅会增加子痫前期、胎儿生长受限和早产的风险,而且会加速终末期肾衰竭的发生。有些女性在肾透析时怀孕。然而,如果在肾移植后 2 年怀孕,母胎结局会得到明显改善。

5. 心脏病

患有心脏病的女性应当进行风险评估,包括完整的病史、检查和辅助检查(如心电图、超声心动图、MRI)。应评估心脏病对妊娠的影响及妊娠对心脏病的影响,特别是病情恶化的风险、孕期病情恶化时治疗或干预的效果,以及孕妇和胎儿的死亡风险。有些心脏病可能需要在孕前进行手术矫正,例如严重的二尖瓣狭窄需要瓣膜成形术或瓣膜置换术。其他情况可能需要在妊娠早期改变抗凝方案(如金属心脏瓣膜)。某些情况下的孕产妇死亡率过高,因此不建议怀孕(例如肺动脉高压)。要决定是否考虑妊娠,或是推迟或避免妊娠,并给出适当的避孕建议[24]。

妊娠后的远期预后很重要,即使有一次成功的妊娠,某些疾病仍有很高的复发风险(如围产期心肌病),其他情况可能随着年龄的增长而恶化,增加了未来妊娠的风险。如果有心脏病家族史,并且其特征提示存在潜在的基因或染色体异常,应当转诊给遗传学家(框图 2-10)。

 框图 2-10

已患有疾病
- 在孕前充分评估,优化药物和手术治疗方案。
- 评估疾病和药物对妊娠、胎儿和母亲的影响。

（续　框）

• 疾病稳定或得到良好控制时怀孕。

妊娠相关疾病史

• 评估再发风险和预防再发的策略。

十二、不良孕产史

　　既往有过分娩损伤或不良妊娠结局的女性在孕前可能从孕前与产科医师的评估中获益。她们都应该有之前分娩情况的报告，但对于另一次妊娠可能仍有未解决或不确定的问题，这次门诊可以评估产前检查的频率、胎儿监护的要求和分娩计划，使夫妇能够在考虑下一次妊娠前知情决定。

（毛新彤　译　周希亚　校）

参考文献

[1] National Institute for Health and Care Excellence. *Antenatal Care for Uncomplicated Pregnancies*. Clinical Guideline CG62. London：NICE，2008. Available at http://nice. org. uk/guidance/cg62（accessed 10 July 2017）.

[2] Hanson M，Godfrey K，Poston L，Bustreo F，Stephenson J. Preconception health. In：*Annual Report of the Chief Medical Officer*，2014：*The Health of the 51%：Women*. London：Department of Health，2015. Available at https://www. gov. uk/government/publications/chiefmedical-officer-annual-report-2014-womens-health（accessed 1 June 2016）.

[3] Lewis G（ed.）*Saving Mothers' Lives：Reviewing Maternal Deaths to Make Motherhood Safer* 2003-2005. *The Seventh Report on Confidential Enquiries into Maternal Deaths in the United Kingdom*. London：The Confidential Enquiry into Maternal and Child Health，2007.

[4] Office for National Statistics. Teenage pregnancy statistics 2010. Available at http://www. ons. gov. uk/peoplepopulationandcommunity/birthsdeathsandmarriages/conceptionandfertilityrates/datasets/conceptionstatisticsenglandandwalesreferencetables（accessed 1 June 2016）.

[5] Lumley J，Watson L，Watson M，Bower C. Periconceptional supplementation with folate and/or multivitamins for preventing neural tube defects. *Cochrane Database Syst Rev* 2001；（3）：CD001056.

[6] MRC Vitamin Study Research Group. Prevention of neural tube defects：results of the Medical Research Council Vitamin Study. *Lancet* 1991；338：131-137.

[7] National Institute for Health and Care Excellence. *Diabetes in Pregnancy：Management from Preconception to the Postnatal Period*. NICE Guideline NG3. London：NICE，2015. Available at https://www. nice. org. uk/guidance/ng3（accessed 1 June 2016）.

[8] Centres for Disease Control and Prevention. Trends inwheatflour fortification with folic acid and iron：worldwide，2004 and 2007. *MMWR* 2008；57：8-10.

[9] Czeizel AE. The primary prevention of birth defects：multivitamins or folic acid？*Int J Med Sci* 2004；11：50-61.

[10] Department of Health. *Healthy Start vitamin supplements：a mini guide for health professionals*. London：HMSO，2009.

[11] Royal College of Obstetricians and Gynaecologists. *Vitamin D in Pregnancy*. Scientific Impact Paper No. 43. London：RCOG Press，2014. Available at https://www. rcog. org. uk/globalassets/documents/guidelines/scientific-impact-papers/vitamin_d_sip43_june14. pdf(accessed 10 July 2017).

[12] De-Regil LM，Palacios C，Lombardo LK，Pena-Rosas JP. Vitamin D supplementation for women during pregnancy. *Cochrane Database Syst Rev* 2016；（1）：CD008873.

[13] Department of Health. *Alcohol Guidelines Review：Report from the Guidelines Development Group to the UK Chief Medical Officers*. London：Department of Health，2016. Available at https://www. gov. uk/government/uploads/system/uploads/attachment_data/file/489797/CMO_Alcohol_Report. pdf（accessed 1 June 2016）.

[14] Lee CY，Koren G. Maternal obesity：effects on pregnancy and the role of pre-conception counselling. *J Obstet Gynaecol* 2010；30：101-106.

[15] Royal College of Obstetricians and Gynaecologists. *The Role of Bariatric Surgery in Improving Reproductive Health*. Scientific Impact Paper No. 17. London：RCOG Press，2015. Available at https://www. rcog. org. uk/globalassets/documents/guidelines/scientific-impact-papers/sip_17. pdf（accessed 10 July 2017）.

[16] Heffner LJ. Advanced maternal age：how old is too

old? *N Engl J Med* 2004;351:1927-1929.

[17] Dhanjal MK. The older mother and medical disorders in pregnancy. In:Bewley S, Ledger W,Dimitrios N (eds) *Reproductive Ageing*. London:RCOG Press, 2009.

[18] Gilbert WM, Nesbitt TS, Danielsen B. Childbearing beyond age 40:pregnancy outcome in 24 032 cases. *Obstet Gynecol* 1999;93:9-14.

[19] Royal College of Obstetricians and Gynaecologists. *Induction of Labour at Term in Older Mothers*. Scientific Impact Paper No. 34. London:RCOG Press, 2013. Available at https://www. rcog. org. uk/globalassets/documents/guidelines/scientific-impactpapers/sip_34. pdf (accessed 1 June 2016).

[20] American Diabetes Association. Management of diabetes in pregnancy. *Diabetes Care* 2016;39(Suppl 1):S94-S98.

[21] Villar J, Abdel-Aleem H, Merialdi M *et al*. World Health Organization randomized trial of calcium supplementation among low calcium intake pregnant women. *Am J Obstet Gynecol* 2006;194:639-649.

[22] Duley L, Henderson-Smart DJ, Meher S, King JF. Antiplatelet agents for preventing pre-eclampsia and its complications. *Cochrane Database Syst Rev* 2007;(2):CD004659.

[23] National Institute for Health and Care Excellence. *Hypertension in Pregnancy:Diagnosis and Management*. Clinical Guideline CG107. London:NICE, 2010. Available at https://www. nice. org. uk/guidance/cg107 (accessed 1 June 2016).

[24] Adamson D, Dhanjal MK, Nelson-Piercy C (eds). *Heart Disease in Pregnancy*. Oxford Specialist Handbooks in Cardiology. Oxford:Oxford University Press, 2011.

孕期保健

George Attilakos[1], *Timothy G. Overton*[2]

[1] *Fetal Medicine Unit, University College London Hospital NHS Foundation Trust, London, UK*
[2] *St Michael's Hospital, University Hospitals Bristol NHS Foundation Trust, Bristol, UK*

孕期女性保健是对现代医学的独特挑战。大多数女性能够顺利地度过妊娠期而没有并发症,并分娩一个健康的婴儿,极少需要医疗或助产技术干预。遗憾的是,相当数量的人有医学问题,这些问题伴随着妊娠或发展为严重的疾病,使她们自己和未出世的孩子都受到威胁。在1928年,一名孕妇面临着1/290的机会死于与妊娠相关的产科并发症;而近期对2011—2013年孕产妇死亡的调查显示,这个数字为1/34 394[1]。毫无疑问,良好的孕期保健为数字的下降做出了重大贡献。目前,孕期保健面临的挑战是识别那些需要专科支持和帮助的女性,让没有并发症的妊娠在最少的干预下继续。孕期阶段也是女性从各种医疗专业人员那里获得有关妊娠、分娩和养育孩子信息的机会,尤其是第一次怀孕的女性。

一、孕期保健的目的

孕期教育

(1)提供信息:女性及其伴侣有权参与关于孕期保健的所有决定。他们要能够对于在哪里产检、由谁进行保健、做哪项筛查,以及计划在哪里分娩做出知情决定。必须用她们能够理解的形式给予女性循证信息。目前的证据表明,存在不充分的书面信息,特别是在怀孕初期,并且提供的信息可能有误导性或不准确。怀孕百科(The Pregnancy Book)[2]提供了有关胎儿发育、孕期保健和课程、权利和获益的信息,以及有用的组织列表。助产士信息和资源服务(Midwives Information and Resource Service,MIDIRS)制作了许多宣传页,帮助女性在怀孕期间做出客观的决定。皇家妇产科医师学会(Royal College of Obstetricians and Gynaecologists,RCOG)也制作了许多妊娠相关的患者信息宣传页,其中大多数都附有相关的临床医师使用的"Green-top"指南。书面信息对于帮助女性理解产前筛查的目的和现有选择,以及包括饮食在内的生活方式建议尤为重要。第一次接触孕妇就需要提供已有的信息,并且必须考虑到文化差异和语言障碍。当地服务部门应努力向母语不是英语的人及身体、认知和感官障碍的人提供可以理解的信息。在多种族社区的诊所经常需要翻译人员。

未来将更加重视提供电子信息。女性将希望能够通过智能手机直接访问她们的医疗记录,并通过应用程序(APP)获取有关妊娠和分娩的信息。虽然这能使女性能够接触最新的信息,有利于知情选择,但还是需要仔细的管理,确保个人数据的安全性、信息的准确性和可用性。

还应为夫妇提供参加孕期课程的机会。理想情况下,这类课程应讨论妊娠期、胎儿发育、产程和分娩期间的生理和心理变化,以及如何照顾新生儿。有证据表明,与没有参加课程的女性相比,参加了此类课程的女性获得了更多的知识。

(2)生活方式问题:在妊娠早期,孕妇需要关于生活方式的建议,包括饮食、孕期的工作和社会生活方面,例如吸烟、饮酒、锻炼和性生活。

女性应该了解均衡饮食的好处,包含充足的水果和蔬菜、淀粉类食物,如意大利面、面包、大米和土豆,蛋白质、纤维和乳制品。应当告知她们可能使胎儿有风险的食物。李斯特菌病是由单核细胞李斯特菌引起的,表现为轻度的流感样疾病,与流产、死胎和新生儿严重疾病有关。通常来自被污染的食物,包括未经巴氏消毒的牛奶、成熟的软奶酪和肉酱。弓形虫病是通过接触被感染的猫砂或未煮熟的肉而感染,如果孕妇在妊娠期间感染弓形虫,可能导致新生儿永久性的神经和视觉问题。为了降低风险,建议孕妇在食用前彻底清洗所有水果和蔬菜,并彻底煮熟所有肉类,包括现成的冷冻肉类。来自英国食品标准局(在你怀孕期间吃好,*Eating While you are Pregnant*)的书面资料也会有帮助。例如,食品标准局建议女性将咖啡因的摄入量减少到 200mg/d(相当于两杯速溶咖啡),因为它与低出生体重和流产有关。

建议没有脊柱裂患儿生育史的女性从怀孕前开始每天服用 400µg 叶酸,直至孕 12 周,以减少胎儿神经管缺陷(NTDs)的概率。然而,对 NTDs 人群发病率的研究分析并没有显示这一策略的有效性。这可能是由于孕前叶酸摄入不足和(或)依从性差所致。在某些食品(如面粉)中添加叶酸以确保人群依从性(已经在美国和加拿大等一些国家出现)的建议仍然存在争议。

目前的证据不支持所有孕妇常规补充铁,这可能造成一些令人不适的不良反应,如便秘。然而,必须鼓励铁缺乏的女性在产程发动前接受铁治疗,因为分娩时过量失血会增加产妇的发病率。由于胎儿致畸性,孕期维生素 A(肝和肝制品)的摄入量应限制在约 700mg/d。

第一次产检时应告知女性在孕期和哺乳期保持充足的维生素 D 储备对她们自己和婴儿健康的重要性。建议孕妇每天服用 10µg 维生素 D,Healthy Start 复合维生素补充剂里就是这个含量。这对那些最具风险孕妇尤其重要,包括日光照射不足的女性、体重指数(body mass index,BMI)高于 30 kg/m² 的女性、南亚、非洲、加勒比或中东家庭的女性,以及饮食中维生素 D 含量较低的女性。

因为乙醇可以自由通过胎盘,建议孕妇在怀孕期间不要过度饮酒。目前英国的首席医疗官对孕妇的建议是,如果女性怀孕或计划怀孕,最安全的方法是滴酒不沾,以使对婴儿的风险降到最低。酗酒和长期大量饮酒会导致胎儿酒精综合征,特征为低出生体重、面容特殊、未来智力和行为障碍。尽管缺乏少量饮酒带来危害的证据,但有观点强调"更安全的选择是在怀孕期间不饮酒"。

大约 27% 的女性在她们的孩子出生时是吸烟者。吸烟与许多不良妊娠结局显著相关,包括围产期死亡率增加、胎盘早剥、早产、未足月胎膜早破、前置胎盘和低出生体重。尽管有证据表明吸烟可能降低子痫前期的发病率,但这必须与更多的弊端相权衡。最近,英国国家健康服务体系(NHS)的英格兰保健分支为减少死胎,建议在第一次产前检查时对所有孕妇进行一氧化碳检测,然后根据脱离系统,在合适情况下转诊至戒烟服务机构/专家[3]。尽管对于戒烟计划的有效性证据不尽相同,应当鼓励女性使用当地的 NHS 戒烟服务和 NHS 孕期吸烟帮助热线[4]。不能戒烟的孕妇应当了解减少吸烟数量的好处,减少 50% 的吸烟量可以显著降低胎儿尼古丁浓度,并使出生体重增加。

必须建议使用消遣性毒品的女性戒毒或引导她们接受康复计划,证据显示对胎儿及其后续发育有不良影响。

妊娠期保持中等量的运动或规律性生活不会导致任何不良结局。应避免某些体育活动,如可能导致意外的腹部创伤的接触运动。由于胎儿减压病和出生缺陷风险增加,也应当避免水肺潜水。

体力工作,尤其是那些长期站立的工作,可能会导致不良结局,如早产、高血压和子痫前期,以及小于胎龄儿,但证据较弱,并且就业本身并不会造成妊娠风险增加。女性需要了解有关孕期就业权的信息,医疗专业人员需要了解现行法律法规。

必须组织对社会弱势和单身母亲的帮助,最好是一对一的助产士来帮助这些女性。助产士应当能够与其他社会服务部门保持联系,确保母亲和新生儿能够得到最好的环境。怀孕的青少年也需要类似的个体帮助,助产士需要为这些脆弱的母亲提供适当的支持。

(3)孕期常见症状:由于孕期正常的生理变化,孕妇常常在妊娠期经历不适症状。这些症状会使孕妇感到非常虚弱并导致焦虑。重要的是,医疗专业人员要了解这些症状,并且提出适当的治疗建议,知道什么情况下需要进一步检查。

感觉极度疲惫是怀孕的最初症状之一,几乎影响到所有女性。它会持续 12~14 周,然后大多数人症状缓解。

妊娠期恶心和呕吐是最常见的早期症状之一。尽管这被认为是由于人类绒毛膜促性腺激素（human chorionic gonadotrophin，hCG）水平升高引起的，但相关证据是冲突的。妊娠剧吐时体液和电解质失衡、营养缺乏，这种情况很不常见，1000 次妊娠中大约有 3.5 次发生。妊娠期恶心和呕吐的严重程度各异，但通常出现在末次月经后的 8 周以内，大多数报道症状在孕 16—20 周停止。已有多种非药物治疗方法被提出，但看上去有效的是生姜和 P6（手腕）指压法。根据 NICE 产前保健指南，抗组胺药（丙氯拉嗪、异丙嗪和甲氧氯普胺）是可以选择的药物，因为它们可以减轻恶心，并且在致畸性方面是安全的（甲氧氯普胺的安全性数据不足以推荐作为一线药物，但是没有导致畸形的报道），虽然它们会造成嗜睡[4]。然而，最近的 Cochrane 回顾总结发现，没有高质量的证据支持任何一种干预措施[5]。

约 1/3 的妊娠会合并便秘，严重程度通常随着妊娠的继续而降低。便秘的一部分原因被认为是膳食纤维摄入不足和孕激素水平升高引起的肠道动力下降。补充麸皮和小麦纤维，以及增加每日液体摄入量有助于缓解便秘。

胃灼热也是妊娠期的常见症状，与便秘不同的是，随着妊娠的进展，胃灼热发生得越来越频繁。据估计，早孕期约 1/5 的妊娠合并胃灼热，晚孕期上升至约 75%。这是由于增大的子宫造成压力升高，与激素改变一起导致了胃食管反流。鉴别此症状与子痫前期造成的上腹部疼痛很重要，后者通常与高血压和蛋白尿有关。通过简单的生活方式改变可以改善症状，比如保持直立的姿势，特别是饭后，靠躺在床上，少食多餐，以及避免脂肪类食物。专门的抑酸配方、H_2 受体拮抗药和质子泵抑制药均有效，尽管后者仅被推荐用于其他治疗无效时，因为质子泵抑制药的妊娠期安全性尚未证实。

晚孕期每 10 名孕妇中就有 1 人患有痔疮。目前几乎没有证据说明外用乳膏在妊娠期有益处，也不能说明它们确实安全。饮食调整可能有帮助，在极端情况下也可以考虑手术治疗，这是非常规手段，因为痔疮往往在分娩后可以缓解。

静脉曲张在妊娠期常常发生，它们不会造成损伤，而弹力袜可能有助于缓解症状，但不能避免静脉曲张的发生。

妊娠期阴道生理性分泌物的性质会改变。然而，如果伴有瘙痒、异味或合并尿痛，可能是存在潜在感染，如滴虫、细菌性阴道病或念珠菌病。应当进行适当的检查和治疗。

背痛是另一种可能导致虚弱的症状，妊娠期患病率估计高达 61%。对背痛有效干预的研究有限，但按摩疗法、水中运动和背部护理课程可能有助于缓解症状。

（4）家庭暴力：英国政府将家庭暴力定义为无论性别或性存在如何，16 岁或 16 岁以上的亲密伴侣或家庭成员之间的任何控制、胁迫、威胁行为、暴力或虐待事件，或方式。虐待包括但不限于心理、身体、性、经济或情感（英国内政部 2013 年）。

这包括了黑种人和少数族裔社区担忧的问题，如所谓基于荣誉的暴力、女性生殖器切割和强迫婚姻。家庭成员被定义为母亲、父亲、儿子、女儿、兄弟、姐妹和祖父母，无论是直系亲属、姻亲还是再婚家庭成员。

无论采取何种形式，家庭虐待极少是一次性暴力事件，应当被视为虐待和控制行为的一种方式，通过这种方式，虐待者寻求对受害者的掌控。典型情况下，虐待包括了一种虐待和控制行为的方式，随着时间的推移变本加厉。虐待可以在任何时候开始——在第一年或在一起多年之后。它可能会在一对夫妇分开后开始、继续或升级，不仅可以发生在家里，也可能发生在公共场所。

家庭虐待可能发生在各个社会阶层，与年龄、性别、种族、性存在、财富和地区无关。然而，数据显示这主要由男性对女性的暴力行为构成。儿童也受到直接和间接的影响，家庭暴力和虐待儿童之间也有很强的关联，重叠率在 40%～60%。

至少 1/4 的女性经历过家庭暴力，这一数字很可能被低估，因为在健康和社会研究中，向警察和其他服务机构报告的所有类型的家庭暴力和虐待都是不完全的。

妊娠是女性的一个非常脆弱的时期。正在遭受家庭虐待的女性可能难以得到孕期保健服务，因为施虐者可能试图阻止她预约就诊。这些女性可能担心揭露虐待行为会使她的处境恶化。每家医院都应当制订家庭暴力对策,使处于危险中的成年人、儿童和青年,以及未出生的婴儿得到保护。所有医疗专业人员都应当警惕家庭暴力的症状或征象,并清楚地了解本地支持弱势患者的保障政策。

应当在让女性感到安全的环境中给予她们揭露家庭暴力的机会,鼓励将专门的信息和支持提供给可疑遭受了家庭虐待的女性,必要时提供更为灵活的预约就诊。应当在适当的区域展示帮助这些女性的资源,包括社会服务、警察、支持团体和女性收容所的地址和电话号码。获得同意后,应当从有家暴风险的女性那里获得能够安全联系她的电话号码。

当怀疑或已知存在家庭暴力时,必须在安静、私密的环境中给予女性机会来讨论个人境况,并且只有该女性一人在场。伴侣或亲属在场可能会限制对家庭暴力的讨论,并使女性处于更危险的境地。在讨论开始时,必须清楚地解释保密的局限性。女性经常发现很难揭露虐待行为,即使被问及这一点时,仍然可能否认。询问虐待就是在传递一个清楚的信息——虐待是错误的,医疗专业人员非常在乎这个问题,清楚地告诉她当她感觉自己准备好揭露时,可以回到服务机构。从业者可能需要多次筛查家庭暴力,这应该成为良好临床实践的常规内容。

在提问时,从业者必须保持不评判,具有同情心,倾听并注意女性的反应。

如果一名女性揭露了家庭虐待,需要立即采取安全措施来降低和控制风险。行动取决于从业者是否与女性一起,她在不久的将来是否安全,或者她是否仍处于易受伤害的情况(如与犯罪者在一起)。行动可能包括以下内容。

- 紧急情况下呼叫医院保安或警察。
- 该女性是否需要立即疗伤?
- 是否有儿童或易受伤害的成人在场?如果你需要继续安全保护转诊,考虑:联系医院安保小组寻求帮助。
- 她今晚有安全的地方住吗?
- 她能和朋友或家人在一起吗?
- 她需要临时住宿吗?

应与女性制订支持行动计划并得到她的同意。医疗专业人员需要确保家庭暴力披露后不会

增加对个人和儿童的风险,应当评估她们当下和长期的安全,以及现有的适合她们的选择。

跟进计划和行动应当记录在案,以清楚说明要采取的任何行动。如果一个商定的行动计划没有得到跟进,受害者可能会感觉她没有被倾听。如果个人无法按照所制订的计划进行,应当记录下来,并进一步跟进并给予支持。

这些女性需要在孕期服务时得到支持,孕期服务应当训练医疗专业人员识别和照护处于危险的女性。所有医院的工作人员都应意识到他们在安全保障方面的责任,包括家庭暴力。通过严格遵守受雇组织的政策和流程,以及参加适当的强制性培训,他们能够实现这一目标。对家庭暴力征象的识别现在是一项必备能力,在 RCOG 训练生课程核心模块 8 孕期保健中。此外,参加法医妇科高级培训技能模块的人员将需要证明自己已具备识别和处理家庭暴力的技能。

(5)女性生殖器切割:世界卫生组织(WHO)将女性生殖器切割(female genital mutilation,FGM)定义为"出于非医疗原因,对女性外生殖器行部分或全部切除,或对女性生殖器官造成伤害的所有手术"[6]。WHO 对 FGM 的分类见表2-7。

表 2-7 WHO 对女性生殖器切割的分类

类型 1	部分或全部切除阴蒂和(或)包皮(阴蒂切除术)
类型 2	部分或全部切除阴蒂和小阴唇,切除或不切除大阴唇(切除术)
类型 3	通过切除和缝合小阴唇和(或)大阴唇使阴道口变窄,形成覆盖口,同时切除或不切除阴蒂(锁阴术)
类型 4	出于非医疗目的对女性生殖器所做的其他有害操作,如针刺、打孔、切开、刮擦和烧灼

FGM 是违背人权和虐待儿童的一种形式,因为它违反了《联合国儿童权利公约》。非洲有 29 个国家进行 FGM,但在非洲以外的国家也有实施。据估计,全世界有超过 1.25 亿妇女和女孩接受了 FGM[7]。在英格兰和威尔士,据估计有13.7 万名妇女和女孩接受过 FGM,因为她们出生在实施 FGM 的国家。

FGM 与许多并发症有关,包括短期(如出血和感染)和长期并发症(如生殖器瘢痕、泌尿系统问题、性交困难、月经问题和产科并发症)。2015年,RCOG 发布了第二版关于 FGM 及其管理的 Green-top 指南[8]。

产科并发症包括产程延长、会阴裂伤、产后出血、剖宫产风险增加、新生儿复苏需求增加、新生儿早期死亡和死胎。由于产科并发症的潜在严重性,在产前发现 FGM 的女性很重要。与其同等重要的是保护未出生的女婴,她作为一个孩子也将面临 FGM 的危险。

第一次产检时应当询问所有女性有无 FGM 史,无论来自哪个国家。理想情况下,她们会被转诊至专门的多学科服务机构,大多数人需要专科医师进行保健。有些需要心理支持,有些人可能需要打开缝合处,特别是对于 3 型 FGM 的女性,如果认为产程中经阴道的评估可能很困难的话,就需要打开缝合处。RCOG 的 Green-top 指南建议除了常规的产前感染筛查外,还要对丙型肝炎进行筛查。所有女性都应该有产前、产时和产后的保健计划,并记录在案。

FGM 在英国和许多其他国家都是违法的。在产前阶段或其他时候发现 FGM 的女性时,英国的医疗专业人员具有一些责任。他们必须向女性解释英国关于 FGM 的法律,并熟悉健康和社会保健信息中心(Health and Social Care Information Centre,HSCIC)FGM 加强数据库的要求。这需要提交非匿名的个人数据,必须向当事女性解释这一点。数据记录不同于女性向警察或或社会服务机构报告这一情况。后者不是强制性的,除非未出生的孩子或现在的孩子有危险。英国卫生部为此制订了安保风险评估工具(https://www.gov.uk/government/publications/securiting-women-and-girls-at-risk-of-fgm)。如果证实 18 岁以下的女孩存在 FGM,必须向警方报告。

二、孕产妇并发症筛查

1. 贫血

由于胎儿发育的需要、胎盘的形成和母体红细胞数量的增加,孕妇对铁的需求增加。母体血浆容量可以增加至 50%,因此妊娠期的血红蛋白(Hb)浓度会出现生理性下降。一般建议孕 12 周时 Hb 水平低于 110g/L 或孕 28 周时低于 105g/L 诊断贫血,需要进一步检查。低血红蛋白(85～105g/L)可能与早产和低出生体重相关。应当在第一次产检和孕 28 周时进行常规筛查。贫血的原因很多,包括地中海贫血和镰状细胞病,铁缺乏仍然是最常见的原因。血清铁蛋白是评估母体铁储备最好的方法,如果发现血清铁蛋白降低,应该考虑补铁。目前不建议对孕期 Hb 正常的女性常规补铁,因为未显示这样做能改善母胎结局。

2. 血型和红细胞同种抗体

确定母体血型并筛查不规则抗体对于预防溶血性疾病起着重要作用,特别是 Rh 同种免疫所导致的溶血性疾病。应当在第一次产检时就进行常规抗体筛查,并在孕 28 周复查,无论她们的 RhD 的状态如何。如果发现临床上有意义的不规则抗体,应当立即转诊给胎儿医学专家进行进一步的检查和管理。在英国,15% 的妇女是 RhD 阴性,应当在潜在致敏事件(如羊膜穿刺术或产前出血)后进行抗 D 预防,并在孕 28 周和 34 周进行常规预防,或根据抗 D 免疫球蛋白的剂量在孕 32 周使用 1 次[4]。还应考虑检测伴侣的血型,因为如果生物学父亲为 RhD 阴性,就不需要进行抗 D 预防。将来,所有 RhD 阴性的孕妇可能通过分析母体血浆中的游离胎儿 DNA 来进行胎儿 RhD 状态的常规诊断。这将允许有针对性地给予怀有 RhD 阳性胎儿的孕妇抗 D 药物,可能节省支出,并使许多女性免于不必要的血制品。在 NHS 的 3 个单位进行的观察性服务试点表明,至少 35% 的 RhD 阴性的女性可以避免不必要的抗 D 用药,实施这项服务增加的花费非常低,如果胎儿 DNA 的检测花费低于每次抗 D 注射的成本,甚至可以节约费用[9]。

3. 血红蛋白病

筛查镰状细胞病和地中海贫血很重要,各国有不同的筛查策略,取决于疾病的罹患率。在英国,应当在妊娠期尽早给所有孕妇提供筛查。如果该地区镰状细胞病患病率较低,则应根据家庭来源问卷(Family Origin Questionnaire)进行初步筛查;如果结果表明风险较高,则应进行实验室筛查。

4. 感染

应当在妊娠早期孕妇知情的情况下采血进行乙肝、HIV 和梅毒的筛查。识别乙肝病毒携带者，并在产后适时给予婴儿疫苗和免疫球蛋白，可以使母婴传播率降低 95％。HIV 阳性的女性可以使用抗反转录病毒药物治疗，剖宫产分娩（除非病毒载量检测不到）并避免母乳喂养时，传播率可以从大约 25％降低到 1％[10]。这些女性需要由合适的专家团队管理。2016 年 4 月英国取消了对风疹的常规筛查，主要是因为英国的风疹感染水平非常低，按照 WHO 的标准被定义为已消除。

尽管传染性梅毒的发生率很低，但英格兰和威尔士最近有梅毒暴发。未经治疗的梅毒与先天性梅毒、新生儿死亡、死胎和早产有关。筛查发现梅毒阳性后，需要抽取第二份样本进行确认。解释检测结果可能很困难，建议转诊到专门的泌尿生殖医学诊所。目前的证据不支持常规筛查巨细胞病毒、丙型肝炎、弓形虫病或 B 组链球菌。

2％～5％的孕妇会出现无症状性菌尿，如果不治疗，会导致肾盂肾炎和早产。适当的治疗可以降低早产的风险。应当在妊娠早期通过中段尿培养进行筛查。

5. 高血压病

慢性高血压在孕前或孕 20 周以前出现，而妊娠期高血压发生在孕期，分娩后缓解且不伴有蛋白尿。子痫前期是指孕 20 周后发生的高血压，伴有蛋白尿，产后缓解。2％～10％的妊娠会并发子痫前期，与孕产妇和新生儿的发病率和死亡率均有关[11]。危险因素包括初产妇、年龄在 40 岁及以上、子痫前期家族史、子痫前期史、BMI＞35、多胎妊娠和孕前糖尿病或高血压。高血压通常是发生严重母胎疾病的早期征象，应当在妊娠期间定期评估。很少有关于多久检测一次血压的证据，因此在妊娠早期识别子痫前期的危险因素很重要。如果没有这些危险因素，应当在每次常规产检时测量血压和尿蛋白，提醒孕妇子痫前期的进展症状（如前额头痛、上腹部疼痛、呕吐和视觉障碍）。然而，当存在危险因素时，除了小剂量阿司匹林预防外，还应考虑更频繁的血压检测和尿液分析（见第 3 章第一节）。

6. 妊娠期糖尿病

目前对于妊娠期糖尿病的定义、是否筛查及如何筛查，以及如何诊断和管理妊娠期糖尿病几乎没有一致意见。然而，越来越多的证据表明"治疗"妊娠期糖尿病比期待更有益[12]。因此，NICE 建议在健康人群中通过高危因素（如 BMI＞30 kg/m² 或妊娠期糖尿病史）筛查妊娠期糖尿病[4]。有危险因素的女性应进行 2h 75g 口服葡萄糖耐量试验判断是否有妊娠期糖尿病。

7. 心理疾病

2000－2002 年的母婴健康秘密调查强调了与妊娠有关的心理疾病的重要性[13]。最近的调查同样报告了大量与心理原因有关的孕产妇死亡[1]。在第一次产检时，应询问孕妇有无明显的精神疾病史、心理治疗史或围产期精神健康疾病家族史。如果怀疑有精神疾病，应当进行进一步转诊评估。良好的沟通至关重要，特别是在基本保健中。

三、胎儿并发症筛查

1. 证实胎儿存活

所有女性都应该通过超声确定孕周（"dating" scan）。最好在孕 10－13 周进行，当胎儿处于自然位置（即不蜷缩或过度伸展）时测量头臀长。目前的证据表明，与末次月经预测的预产期相比，这个孕周超声预测的预产期将减少 41 周时的引产需求。此外，超声检查确定孕周有助于提高唐氏综合征筛查的可靠性及诊断多胎妊娠，并能准确确定绒毛膜性并诊断高达 80％的主要胎儿畸形。孕 14 周后就诊的女性通过超声检查确定孕周、估算分娩日期时，应当使用头围这一指标。

2. 唐氏综合征筛查

NICE 目前的建议倡导英国所有女性在孕 11 周和 13 周 6 天之间接受唐氏综合征联合筛查。产检晚于这个时间的孕妇应当在孕 15－20 周接受血清学筛查。国家筛查委员会（National Screening Committee）在 2010 年进一步完善了指南，指出在 2％的筛查阳性率下，检出率应达到 90％。因为唐氏综合征的筛查是一个复杂的问题，医疗专业人员必须清楚地了解他们的患者可以选择的方案。在怀孕初期，必须向孕妇提供无偏倚的循证信息，以便于孕妇有时间考虑是否选择筛查，并有机会在检测允许的最后期限以前澄清困惑。鉴于这一点的重要性，NICE 目前建议前两次产前检查在孕 12 周前进行，以便让孕妇有充足的时间就是否进行筛查做出知情选择。如果"筛查阳性"，需要通过详细的咨询向孕妇解释检测结果并不意味着胎儿患有唐氏综合征，并解释进一步检测选择。阳性筛查结果并不意味着进一步的检测是强制性的；同样，"筛查阴性"的孕妇必须理解胎儿仍有可能患有唐氏综合征。

最近采用的胎儿 DNA 无创产前检测（non-invasive prenatal testing，NIPT）由于敏感度高、筛查阳性率低，成为有创检测之前的一种选择，或是代替有创检测。使用 NIPT 进行普遍筛查可能会将筛查人群的检出率提高到 99% 以上，但是对公费医疗保健体系而言花费大，并有相当的失败率。分层筛查（为联合筛查高风险的孕妇提供 NIPT）的成本较低，但检出率也会下降。检出率取决于选择进行 NIPT 的风险切割值（如 1/150）。无论采用哪种策略，有创性操作的数量都会减少，因此作为筛查结果，健康胎儿的流产会减少。英国国家筛查委员会对胎儿 DNA 检测进行了系统回顾和成本-结果评估（https://legacy-screening.phe.org.uk/policydb_download.php?doc=552），并建议向胎儿唐氏综合征、18 三体综合征或 13 三体综合征概率大于 1/150 的孕妇提供 NIPT[14]。

3. 结构畸形筛查

发现胎儿结构畸形为进行宫内治疗、制订分娩计划提供了机会，如当胎儿患有重大先天性心脏病时，父母亲可以进行准备，诊断出严重问题时可以选择终止妊娠。在孕 20 周超声筛查时，约有 3% 的胎儿存在重大结构畸形。检出率依所检查的系统、操作者的技术、超声扫描允许的时间和超声设备的质量而不同。随诊数据对于监测服务质量很重要。孕妇必须了解超声扫描的局限性，应当获得本地对不同畸形的检出率，如脊柱裂、心脏病或面裂。应在怀孕早期给予孕妇书面信息，解释这类超声扫描的性质和目的，强调不能检出的疾病，如脑瘫和许多遗传病。重要的是认识到胎儿排畸超声应当是一种孕妇可以选择的筛查，而不是在缺乏适当咨询情况下产前保健的常规内容。2010 年，NHS 胎儿畸形筛查计划出版了一份中孕期胎儿排畸超声的国家标准和指导；并于 2015 年更新[15]。这些标准为英格兰超声筛查服务奠定了基础，描述了什么可以筛查，以及重要的，什么不能筛查。

4. 胎儿生长受限筛查

每次产前检查都是筛查胎儿状况的机会。听诊胎心可以确认胎儿存活，通常在孕 14 周左右就能检测到。虽然听到胎心可能令人放心，但没有临床或预测价值。同样，没有证据支持对无并发症的妊娠常规进行胎心宫缩监护。通过腹部视诊和触诊将发现约 30% 的小于胎龄儿[16]。测量宫高（用厘米表示）是从子宫底开始，到耻骨联合的固定点为止，其敏感度和特异性分别约为 27% 和 88%，系列测量可能提高准确性。最近 NHS 英格兰保健分支建议采用风险分层算法来减少死胎[3]，RCOG Green-top 指南也提到了这一点[16]。具有一个或多个危险因素的女性应当进行一系列超声扫描评估胎儿生长，而低风险女性应通过产前宫高图（定制或其他已建立的生长图）进行生长评估。定制的生长图表可以根据孕妇的身高、体重、种族和产次进行调整。然而，没有高质量的证据表明使用它们能改善围产期结局[4]。

传统上会建议孕妇在晚孕期注意胎动频率，并报告胎动减少。提高对胎动减少的警惕性是 NHS 英格兰保健分支减少死胎的另一个要素[3]。应在孕 24 周前给予孕妇信息和建议宣传页，并在随后每次产检时询问是否胎动减少。应当为这些女性制订一个基于 RCOG 相关指南的方案；如果有胎儿生长受限或死胎的其他危险因素，就要超声评估胎儿生长、羊水和脐动脉多普勒。

四、孕期保健的组织

孕期保健传统上是由全科医师、社区助产士、医院助产士和产科医师提供的。选择谁取决于第一次产检时妊娠是否正常。然而，妊娠和分娩在某种程度上是一个不可预测的过程。必须详细规划产前检查的频率和合适的保健人员，使其有机会在不过度干预的情况下及早发现问题。

1. 谁应该提供孕期保健

一项荟萃分析比较了两组低风险孕妇的妊娠结局，一组由社区主导孕期保健（助产士和全科医师），另一组由医院主导孕期保健，两组在早产、剖宫产、贫血、产前出血、尿路感染和围产期死亡率方面没有任何差异。第一组的妊娠期高血压和子痫前期发生率较低,这可能反映了发病率较低或检出率较低[17]。然而,需要建立明确的转诊途径,以便在发现胎儿或孕妇问题时转诊给专家。

关于孕妇认为应当由谁提供孕期保健,几乎没有证据。遗憾的是,保健通常是在不同机构由许多不同的专业人员提供的。评估保健连续性的影响的研究通常不会将孕期与分娩分开。研究一致表明,保健人员变化较少的孕妇获得的信息更多,对分娩准备得更好,参加的孕期课程更多,产前住院的次数更少,满意度也更高。临床终点的差异通常不显著,如剖宫产率、产后出血、收入新生儿病房和围产儿死亡率[4]。整个孕期和分娩过程中孕妇如果由同一个助产士照看是有利的,但是需要考虑实际可能性和经济问题。尽管如此,在可能的情况下,应由一小组专业人员提供保健。

2. 孕期保健的文件

孕期记录需要清楚地将孕妇从所有人员那里得到的保健都记录下来。它还将作为一个法律文件,一个有用信息的来源,以及不同医疗专业人员之间的沟通途径。现在有很好的证据表明,应当允许孕妇自己携带病历。孕妇会感到更能掌握妊娠,并且丢失病历的情况并不比医院多!此外,如果孕妇在离家时需要紧急照护,临床医师可以获得有用的信息。英国的许多地区都致力于将采用标准格式进行记录。这将有利于那些在不同医院产检的孕妇,提供保健的人员能够自动熟悉病历的格式。如果改用电子病历记录,就必须在最小数据库中统一,标准孕期记录是朝这个方向迈出的一步。

3. 产前门诊的频率和时间

在过去50年里,女性产检的频率几乎没有变化。2003年,NICE制订了一项题为"孕期保健:健康孕妇的常规保健(*Antenatal Care:Routine Care for the Healthy Pregnant Woman*)"的临床指南,并于2008年修订[4],2013年更新。这份文件提到了怀孕早期需要讨论的大量信息,尤其是关于筛查检测的信息。需要在妊娠早期安排第一次就诊,如果可能的话,一定要在孕12周前。初次产检应当被视为一次宣传妊娠期一般信息的机会,如饮食、吸烟和补充叶酸。一个关键的目标是发现那些在怀孕期间需要额外保健的孕妇。需要额外保健的疾病列表可以在 NICE 网站上找到(https://www. nice. org. uk/guidance/cg62/chapter/Appendix-C-Women-requiring-additional-care)。应送尿检进行细菌检查,并安排超声确定孕周。应留出足够的时间没有偏倚地讨论现有的筛查检测,包括贫血、红细胞抗体、梅毒、HIV 和肝炎的筛查。由于唐氏综合征筛查的复杂性,也应对此进行详细讨论,并辅以书面信息。理想情况下,在需要进行筛查检测前应当另外安排另一次随诊,允许提出进一步的问题,并在孕妇同意后安排时间进行检测。

下一次产检需要孕16周左右,讨论筛查结果。此外,应当向孕妇提供产前课程的信息,并制订未来产检时间和频率的行动计划,包括谁应该去看这位孕妇。每次产检都应当测量血压和尿液中的蛋白质。还应当讨论并安排孕20周的排畸超声,孕妇应当了解其局限性。

每次就诊时绘制宫高图,测量血压并检测尿液中的蛋白质。孕28周时,应当采血检测血红蛋白和不规则红细胞抗体。对于 Rh 阴性的女性,应提供抗-D 预防。孕34周进行随访时讨论这些结果。孕36周时需要检查胎位,如果不确定,安排超声检查除外臀先露。如果确认为臀位,应考虑进行外倒转。对于孕41周前未分娩的孕妇,应讨论并给予人工破膜和引产。鼓励为初产妇在孕25周、31周和40周提供额外的产检。

总之,如果孕期没有并发症,初产妇建议总共进行10次产检,经产妇进行7次产检(框图2-11)。

💡 框图 2-11

- 建议每天服用 $400\mu g$ 叶酸,以减少 NTDs 的发生率。
- 应告知女性孕期吸烟的有害影响。
- 初产妇需要预约更多的产检。
- 有危险因素的女性应转诊至专科医师处进行产科保健。
- 初次产检时,应当询问女性有无重大精神疾病史、以前的心理治疗或围产期精神疾病家族史情况。
- FGM 的女性应当转诊进行多学科专家服务。
- 应当在孕10—13周通过超声测量头臀长确定孕周。
- 应当向英国所有女性提供孕11—14周唐氏综合征的联合筛查。

（续　框）

> - 抗组胺药（前氯哌嗪、异丙嗪和甲氧氯普胺）是可以选择的治疗妊娠期恶心和呕吐的药物。
> - 建议每次产前门诊通过宫高测量来估计胎儿大小；当怀疑胎儿较小时,转诊行正式超声评估。

（毛新彤　译　周希亚　校）

参考文献

[1] Knight M, Tuffnell D, Kenyon S, Shakespeare J, Gray R, Kurinczuk JJ (eds) *Saving Lives, Improving Mothers' Care: Surveillance of maternal deaths in the UK 2011-13 and lessons learned to inform maternity care from the UK and Ireland Confidential Enquiries into Maternal Deaths and Morbidity 2009-13*. Oxford: National Perinatal Epidemiology Unit, University of Oxford, 2015.

[2] National Health Service. *The Pregnancy Book*. London: Department of Health, 2016. Available at http://www. publichealth. hscni. net/publications/pregnancy-book-0

[3] O'Connor D. *Saving Babies' Lives: A Care Bundle for Reducing Stillbirth*. NHS England, 2016. Available at https://www. england. nhs. uk/wp-content/uploads/2016/03/saving-babies-lives-car-bundl. pdf.

[4] National Collaborating Centre for Women's and Children's Health. *Antenatal Care: Routine Care for the Healthy Pregnant Woman*. London: RCOG Press, 2008. Available at https://www. nice. org. uk/guidance/cg62/evidence/full-guideline-corrected-june-2008-196748317

[5] Matthews A, Haas DM, O'Mathúna DP, Dowswell T. Interventions for nausea and vomiting in early pregnancy. *Cochrane Database Syst Rev* 2015; (9): CD007575.

[6] World Health Organization. *Eliminating Female Genital Mutilation: An Interagency Statement*. Geneva: WHO, 2008.

[7] United Nations Children's Fund. *Female Genital Mutilation/ Cutting: A Statistical Overview and Exploration of the Dynamics of Change*. New York: UNICEF, 2013.

[8] Royal College of Obstetricians and Gynaecologists. *Female Genital Mutilation and its Management*. Green-top Guideline No. 53. London: RCOG Press, 2015. Available at https://www. rcog. org. uk/globalassets/documents/guidelines/gtg-53-fgm. pdf

[9] Soothill PW, Finning K, Latham T, Wreford-Bush T, Ford J, Daniels G. Use ofcffDNA to avoid administration of anti-D to pregnant women when the fetus is RhD-negative: implementation in the NHS. *BJOG* 2015; 122: 1682-1686.

[10] Mandelbrot L, Le Chenadec J, Berrebi A *et al*. Perinatal HIV-1 transmission. Interaction between zidovudine prophylaxis and mode of delivery in the French perinatal cohort. *JAMA* 1998; 280: 55-60.

[11] Sibai B, Dekker G, Kupferminc M. Pre-eclampsia. *Lancet* 2005; 365: 785-799.

[12] Crowther CA, Hiller JE, Moss JR *et al*. Effect of treatment of gestational diabetes mellitus on pregnancy outcomes. *N Engl J Med* 2005; 352: 2477-2486.

[13] Confidential Enquiry into Maternal and Child Health. *Why Mothers Die: 2000-2002*. London: RCOG Press, 2004.

[14] UK National Screening Committee. Addition of non-invasive test to improve screening for pregnant women. Available at https://phescreening. blog. gov. uk/2016/11/03/addition-of-non-invasive-test-to-improve-screening-for-pregnant-women

[15] NHS Screening Programme. *Fetal Anomaly Screening Programme: Programme Handbook*, June 2015. London: Public Health England, 2015. Available at https://www. gov. uk/government/publications/fetal-anomaly-screening-programme-handbook

[16] Royal College of Obstetricians and Gynaecologists. *The Investigation and Management of the Small-forgestational Age Fetus*. Green-top Guideline No. 31. London: RCOG Press, 2013. Available at https://www. rcog. org. uk/globalassets/documents/guidelines/gtg_31. pdf

[17] Villar J, Carroli G, Khan-Neelofur D, Piaggio G, Gülmezoglu M. Patterns of routine antenatal care for low-risk pregnancy. *Cochrane Database Syst Rev* 2001; (4): CD000934.

第四节

早孕期产前筛查

T. K. Lau

Fetal Medicine Centre, Paramount Medical Centre, Hong Kong

筛查是正常产科保健的重要组成部分,目的是为了发现存在各种母体、产科或胎儿并发症风险的孕妇,以便及早开始干预,尽可能减少母胎的死亡率和患病率。"筛查"不仅包括血化验和超声检查,还包括病史采集和体格检查。筛查中的很多项目已经在本书其他章节中进行了阐述,此处不再赘述。本章着重阐述染色体异常的产前筛查。

在决定要对哪些疾病进行筛查时,应当权衡筛查措施对情况好的受试者可能带来的益处和伤害。目前使用最广泛的一套原则是世界卫生组织(WHO)委托 Wilson 和 Jungner 在 1968 年制订的。这些原则如下。

(1)所筛查的疾病应该是一个重要的健康问题。

(2)患者的疾病经确诊后,应该有可接受的治疗方案。

(3)针对该疾病,应该有诊断和治疗的设施。

(4)病程中应该存在可以被识别的潜伏期或早期症状阶段。

(5)应该有合适的检测或检查方法。

(6)筛查方法应该能被人群所接受。

(7)应当理解了疾病的自然病程,包括从潜伏期到确诊的整个过程。

(8)对于哪些患者需要接受治疗,应该达成一个共识。

(9)发现病例的成本(包括确诊患者的诊断和治疗)应该和医疗卫生整体可能的支出在经济上达到平衡。

(10)病例发现应该是一个持续的过程,而不是一个"一劳永逸"的项目。

筛查将受试人群分为高危(或筛查阳性)组和低危(或筛查阴性)组。对于高危组人群,应该考虑采取进一步的调查和诊断性检测。评估筛查方法的效力共有敏感度、特异性、阳性预测值(positive predictive value,PPV)和阴性预测值(negative predictive value,NPV)四个指标。

敏感度,又称检出率或真阳性率,是指通过筛查准确发现患病对象的比例,而特异性是指通过筛查准确排除未患病对象的比例。特异性或真阴性率,等于(1−假阳性率)。敏感度和特异性由筛查方法本身的特点决定。敏感度越高,漏诊患病对象的可能性越小。特异性越高,假阳性可能性越小,伤害就越小。PPV 是指筛查阳性的受试者中,真正患病对象的比例。而 NPV 是指筛查阴性的受试者中,真正未患病对象的比例。PPV 和 NPV 不仅受筛查方法的敏感度和特异性的影响,也受人群中疾病发病率的影响。举例来说,如果筛查方法的敏感度和特异性都为 95%,当人群中的疾病的发病率分别为 0.1%、1% 和 10% 时,PPV 分别为 1.85%(1/53)、16.1%(1/6)和 67.9%(1/1.5)(框图 2-12)。

💡 **框图 2-12**

• 筛查的效力取决于筛查方法的敏感度和特异性。

• 大多数筛查阳性都是假阳性,PPV 受人群中疾病发病率的影响。

一、早孕期唐氏综合征的筛查

1. 概述

胎儿唐氏综合征的筛查已经成为许多国家常

规产前保健的一部分。唐氏综合征被认为是导致智力障碍最常见的遗传病因。如果不进行筛查,发生率占活产儿的 1/600～1/800。唐氏综合征的发病率随母亲年龄增长而增加,30 岁之前相对稳定,35 岁之后呈指数增长。大约 30% 唐氏综合征的胎儿会流产或胎死宫内,因此唐氏综合征的发病率会随着孕周的增加而降低。

95% 以上的唐氏综合征患者是由于 21 三体,即多出一条 21 号染色体,典型情况下是由于细胞分裂过程中的错误,即 21 号染色体不分离所导致的。约 95% 的不分离是减数分裂错误,其中 90% 以上是母源性的。其余 5% 的不分离是有丝分裂错误所致。尽管 21 三体不是遗传性的,但既往有过 21 三体孕产史的女性再次怀有 21 三体胎儿的风险增加 0.75%。21 三体孕产史不仅增加了再次怀有 21 三体胎儿的风险(相对风险或 RR＝2.2),其他三体,如 13 或 18 三体(RR＝1.4)在后续妊娠中的风险也会增加[1]。这提示有的个体在减数分裂过程中更容易发生不分离,或者某些三体是母体性腺嵌合体引起的。

2%～3% 的唐氏综合征是由于罗伯逊易位造成的。在这种情况中,21 号染色体的一部分易位到另一条染色体上,最常见的是 14 号染色体。约 2/3 的罗伯逊易位是新发事件,另 1/3 遗传自父母一方,后者是平衡易位的携带者。如果母亲是携带者,后续妊娠的再发风险为 10%～15%。如果父亲是携带者,风险要低得多,估计再发风险至多为 3%,尽管有人认为额外风险可以忽略不计。如果父母一方是极为特殊形式的罗伯逊平衡易位携带者,即易位涉及两条 21 号染色体,那么怀有唐氏综合征胎儿的风险是 100%。

2%～3% 的唐氏综合征是嵌合体。嵌合体的表型可能较轻,尤其是当异常细胞系所占的比例较低时。

所有唐氏综合征个体都有类似的面部特征和一定程度的智力障碍,最常见的是中等程度的智力障碍。约 40% 的智力障碍属于轻度,IQ 值在 50～70。其他疾病也很常见,包括听力丧失(高达 70%)、阻塞性睡眠呼吸暂停(50%)、先天性心脏病(50%)及甲状腺功能减低、中耳炎、白内障和视力问题。唐氏综合征罹患白血病和阿尔茨海默症的风险增加。

过去,唐氏综合征患者的结局很差,这主要是因为缺乏医疗照护和支持。在 20 世纪初,患病个体很少能活到十几岁。然而到 20 世纪中后期,唐氏综合征患者的预后得到了显著改善。目前在发达国家,患病个体的平均寿命已经超过了 50 岁,其中很多人和家人共同生活,或是在不同程度的帮扶下独立生活。

预后的改善有赖于充分、恰当的医疗卫生、早期干预计划、教育、财政和社会支持,以及就业机会。这些干预措施不仅是决定患病个体预后的重要因素,也影响整个家庭的幸福安康。在有着充分医疗和社会支持的发达国家,大多数唐氏儿的家庭都能获取充分的资源,帮助他们应对额外的需求和挑战,使得他们自己能拥有普通的家庭生活。然而,30%～40% 的家庭仍然承受着巨大的压力和痛苦。

即使拥有所有必需的医疗和社会支持,唐氏综合征还是会面临很多医疗问题,给家庭带来显著的压力和挑战。目前,医学上可以在产前识别唐氏综合征胎儿,并且终止此类妊娠在许多国家是合法的。几乎所有已发表的研究都证实唐氏综合征产前筛查具有很好的成本效益比。但另一方面,唐氏综合征不是致死性的,因此关于终止妊娠一直存在伦理方面的争议。唐氏综合征筛查的伦理问题不在本节的讨论范围内。讨论将集中在早孕期唐氏综合征筛查的科学基础和实施细节。

2. 对筛查的接受和伦理问题

并非所有女性都愿意接受筛查,因此任何筛查计划都必须意识到那些希望"选择退出"的人。在英国,根据地区人口统计资料,这部分人占孕妇人群的 10%～40%。这些女性可以在早孕期进行超声检查,但不测量胎儿颈部透明层(nuchal translucency,NT)。

3. 早孕期联合筛查

早孕期联合筛查(first-trimester combined screening,FTCS)是早孕期筛查中最常用的形式。FTCS 根据胎儿 NT 和母体血清标志物的测量结果,评估唐氏综合征的风险。母体血清标志物包括妊娠相关血浆蛋白 A(pregnancy associated plasma protein A,PAPP-A)和游离 β-人绒毛膜促性腺激素(free β-human chorionic gonadotrophins,fb-hCG)。胎儿唐氏综合征的典型改变为

NT 增厚,母体 fb-hCG 升高和 PAPP-A 降低。

大多数早孕期联合筛查在孕 11 周到孕 13^{+6} 周之间,或胎儿头臀长为 45～84mm 时进行。

唐氏综合征的筛查是一个风险评估的过程。首先根据孕妇的年龄、孕周和不良孕产史计算胎儿唐氏综合征的前设风险,又称检测前概率。然后再对多个指标进行测量,计算每个指标和正常妊娠预期值的偏差,以此为基础估算似然比(likelihood,LR)。LR 可以告诉孕妇胎儿为唐氏综合征的可能性有多大。LR＝1 表示风险没有变化,LR＞1 表示风险增加,LR＜1 表示风险降低。个体化风险,又称检测后概率,是根据以下公式计算的:

检测后概率 = 检测前概率 × LR_{NT} × LR_{PAPP-A} × LR_{fb-hCG}…

大多数唐氏综合征筛查都采取类似的计算方法,尽管考虑到不同指标之间的相互作用,也可能采用更为复杂的数学模型。

个体风险的切割值被用于将受试者分为高风险和低风险。确定切割值有很多方法。调整切割值将同时影响筛查的敏感度和特异性。举例来说,当切割值为 1/250 时,敏感度为 75％,特异性为 95％。当切割值调整为 1/400 时,敏感度提高到 85％,但特异性降低至 80％。而当切割值调整为 1/100 时,敏感度降低至 65％,但特异性提高到 98％。这些数字只是假设的,筛查中的真实情况可以通过受试者工作特征曲线(receiver operating characteristic,ROC)进行分析。因此,选择切割值是在高敏感度和高特异性之间的折中。

有一点非常重要,即相同的筛查方法和相同的切割值,在不同年龄孕妇人群中的敏感度和特异性不同。例如,采用固定的切割值,同一筛查方法在≥35 岁的人群中比在≤25 岁的人群中敏感度更高、特异性更低。也有争议认为不应该设定推荐的切割值,而应该直接把个体化风险值告诉受试者,让她们自己判断是否有必要再做进一步的诊断性检测。然而,如果有一个建议切割值和高风险、低风险的简单结果,大多数被筛查的个体可能更不容易困惑。

NT 是胎儿唐氏综合征最好的独立指标之一。NT 是指胎儿颈部皮下液体聚集形成的薄层。所有胎儿在早孕晚期和中孕早期都会出现NT,随后逐渐消失。NT 必须和胎儿颈背皮肤皱褶厚度相鉴别,后者是中孕期的一个指标,它测量的是胎儿颈背的皮肤而不是聚积液体的厚度。如果应用得当,仅 NT 一项就能检出 70％～80％的唐氏综合征妊娠,假阳性率(false-positive rate,FPR)为 5％。70％～75％的 13 和 18 三体胎儿,以及 80％～90％的 Turner 综合征胎儿也会发现NT 增厚。总的来说,5％～8％NT 增厚的胎儿存在染色体异常。

只有经过培训和资格认证的人员才能用 NT进行风险评估,并且要对这些人员进行持续的审查和再认证。表 2-8 列出了最常用的方案,应当严格遵守。与母体的生化标志物不同,母体特征对 NT 没有显著影响。

表 2-8　唐氏综合征产前筛查中正确测量早孕期颈部透明层(NT)的标准方案

测量必须在孕 11 周到孕 13^{+6} 周之间进行
测量必须在胎儿头臀长为 45～84mm 时进行
图像必须是一个好的矢状切面,胎儿水平躺着
放大图像,图像中只包括胎儿头和上胸部
测量时颈部处于中间位置
NT 必须显露清楚
将图标放在表示 NT 厚度的线上:游标的十字叉很难被看到,它位于边界线的白线,而不是颈部的液体中
测量 NT 的最大厚度
测量 3 次,取最大一次的数值为胎儿 NT 厚度
不要把羊膜和皮肤混淆,否则会高估 NT 的数值

仅用母体血清生化标志物 PAPP-A 和 fb-hCG 进行风险评估与单独用 NT 进行筛查的效力相当,FPR 为 5％时敏感度约为 70％。母体特征会对母体血清标志物产生显著影响,包括种族、体重、疾病(如糖尿病)和受孕方式。大多数风险计算算法都会对这些因素进行校正,最大限度地提高筛查的效力。所有开展唐氏综合征生化标志物筛查的实验室都应该有持续的内部和外部质量保证计划(如英国国家外部质量评估服务,United Kingdom National External Quality Assessment Service,UKNEQAS),以确保检测的稳定性。对所有参与产前筛查的临床医师而言,确保他们所

使用的生化实验室有资质、质控满意是非常重要的。

联合 NT、PAPP-A 和 fb-hCG 的 FTCS 在 5% 的 FPR 下敏感度约为 90%。筛查中心应当加入适宜的质量保证计划。

早孕期联合筛查的变化形式：常见的早孕期联合筛查变化形式如下所述。

单独使用超声指标的方法：除了 NT 增厚以外，胎儿鼻骨（nasal bone，NB）缺失、三尖瓣反流（tricuspid regurgitation，TR）、静脉导管（ductus venosus，DV）波形异常、额颌面角增宽、右锁骨下动脉异常等许多其他超声指标都被发现和胎儿唐氏综合征有关。已有单独使用超声指标就能计算唐氏综合征的个体化风险的算法，通常使用 NT、NB、DV、TR 和胎心率，筛查效力和 FTCS 相当。这一方法的优点在于检查结果立等可取，而且评估是胎儿特异性的。它尤其适用于多胎妊娠或双胎之一停育的情况。缺点在于超声对操作者高度依赖，质控比生化检查更困难。在相同时间内，一个有资质的超声大夫能筛查的人数要远远少于一个有资质的生化实验室能完成的工作量，因此仅凭超声的方法在以人群为基础的筛查计划中很难实施。此外，这种方法还没有在不同种族中得到充分验证。种族对有些超声指标有潜在影响，比如 NB。

以生化标志物为基础的方法：如果没有足够多有资质的超声大夫测量 NT，FTCS 是不可行的。这时，早孕期筛查只能依赖生化标志物检测。和中孕期筛查相比，早孕期筛查可以更早得到结果，但筛查效力相仿，没有额外的优势。即使仅凭生化标志物进行筛查，如果能做一个简单的超声，确定胎儿数量和确切孕龄，也能改善检测效力。

整合或序贯筛查：在不同孕周，典型情况下在早孕期和中孕期，对不同指标（超声的和生化的）都进行检查。当所有标志物的信息都已获取后，计算出一个个体化风险值。这种筛查方法的优点在于筛查效力得到了提高，敏感度约为 90%，特异性超过 98%。然而，这种方法需要就诊次数增加，安排和管理更为复杂，中途退出筛查的可能性增加，根据第一部分结果偏离既定筛查方案的机会较高。

4. 特殊情况

（1）多胎妊娠：早孕期联合筛查可用于双胎妊娠，但敏感度和特异性均降低，分别为 75% 和 90%~97%。必须确定绒毛膜性，才能准确计算风险。对于三胎或三胎以上的妊娠，没有可靠的数据校正生化检查结果。以超声为基础的筛查是唯一选择。

（2）双胎之一停育：早孕期联合筛查时，第二个妊娠囊如果只是个空囊，对血清生化标志物的水平不会产生影响，可以当作单胎进行筛查。然而，如果第二个妊娠囊内含有一个死胎，则会对血清生化标志物的水平产生不可预测的影响，并且无法进行可靠的校正。这时只能进行以超声为基础的筛查。

（3）早孕期阴道出血：这对血清生化标志物的水平不会产生显著影响。因此即使有这样的病史，仍可进行早孕期联合筛查。

（4）NT ≥ 3.5mm：众所周知，NT 增厚不仅和染色体异常相关，还会增加胎死宫内、流产、胎儿结构或遗传畸形，特别是心脏畸形的风险。总的来说，染色体核型正常，但 NT 增厚的胎儿中，大约 20% 结局不良。不良结局的发生率和 NT 的数值相关。NT < 3.5mm 时，发生率为 8%；NT 为 3.5~4.4mm 时，发生率为 20%；NT 为 4.5~5.4mm 时，发生率为 30%；NT 为 5.5~6.4mm 时，发生率为 40%；NT ≥ 6.5mm 时，发生率为 80%[2]。当 NT ≥ 3.5mm 时，即使进行联合生化检查，绝大多数筛查结果也是阳性的。因此当胎儿 NT ≥ 3.5mm 的，孕妇有两个选择，可以继续接受生化检查完成 FTCS，也可以直接行诊断性检测。无论选择哪种，都应该进行详细的超声检查除外心脏和其他结构异常。对于还有其他异常的胎儿，可能需要特定的基因检测，比如 Noonan 综合征的检测。然而，如果中孕期详细的超声检查结果完全正常，孕妇拥有一个健康正常婴儿的可能性为 96%。

5. 早孕期唐氏综合征筛查的常见问题和错误概念

（1）NT 筛查使用单一的切割值：正常妊娠时，NT 值随孕周逐渐增加，即使在孕 11 周到孕 13^{+6} 周之间也是这样，不应当使用单一的切割值来判断低风险和高风险。NT 增厚应当定义为

NT 测量值大于孕周特异性参考表格中的第 95 百分位。附带说明,第 99 百分位的 NT 值基本稳定在 3.5mm 左右。

(2)NT 值高于 2 个标准差(standard deviation,SD)提示唐氏综合征:许多医师和夫妇得知 NT 值高于+2SD 水平后非常害怕。尽管统计学上,高于 2SD 水平通常被定义为异常,但实际上这部分胎儿大多是正常的,特别是当 NT 值＜3.5mm 时。继续联合生化标志物进行筛查,结果多为阴性,也大多能拥有一个正常的孩子。

(3)NT 增厚提示心脏畸形:毫无疑问,NT 值和先天性心脏缺陷(congenital heart defect, CHD)的发生率呈正相关。NT 为 2.5～3.4mm 时,发生率为 1.5%;NT 为 3.5～4.4mm 时,发生率为 3.4%;NT 为 4.5～5.4mm 时,发生率为 7.5%;NT 为 5.5～6.4mm 时,发生率为 15%;NT 为 6.5～8.4mm 时,发生率为 19%;NT≥8.5mm 时,发生率为 64%。遗憾的是,仅凭 NT 筛查 CHD 的检出率很低。如果 NT 的切割值设定为 3.5mm,即对应第 99 百分位,筛查的检出率仅为 31%;如果 NT 切割值设定在第 95 百分位,检出率也仅为 37%[3]。也就是说,当 NT 值在+2SD 到第 99 百分位之间时,CHD 的发生率仍低于 2%。即使当 NT 值为 3.5～4.4mm 时,95% 以上的胎儿心脏仍然是正常的。无论 NT 值为多少,所有孕妇在中孕期都应行适当的胎儿结构评估。如果没有足够多有资质的超声大夫能够进行早孕期胎儿超声心动检查,就不应该考虑将 NT 作为 CHD 的筛查工具。

(4)鼻骨缺失:许多夫妇把它理解为鼻子畸形。"鼻骨缺失"这个用词并不恰当。它不是结构畸形,只是鼻软骨没有钙化,造成鼻骨回声比常见的要低。鼻骨缺失并不意味着鼻子或面部畸形。事实上,鼻骨缺失的人外观通常都是正常的。多数情况下,鼻骨会随着孕周增加而逐渐显现。尽管鼻骨缺失是胎儿唐氏综合征的一个较强的指标,但绝大多数鼻骨缺失的胎儿都是正常的。如果染色体核型正常,鼻骨缺失没有临床意义。

(5)使用母体血清生化标志物进行检测的可靠性:检验结果的可靠性不仅有赖于实验室的质量,在到达实验室之前的血样采集、存储和运输各环节也非常重要。有些标志物,如 fb-hCG,尤其容易受到外部因素的影响,包括室温和存储时间[4]。所有筛查中心和卫生专业人员都应该根据标准方案仔细制备血样,确保最佳的筛查效力。

6. 筛查结果阳性

所有筛查阳性的女性都应该接受咨询,转诊进行诊断性检测来确诊。是否进行诊断性检测的最终决定要由夫妻双方自己做出,这是在诊断性检测的胎儿丢失风险与可能生下一个患儿之间的权衡。这种权衡很艰难,并且受很多因素影响,包括①妊娠史,②个体化风险值有多高,③诊断性检测的结果会怎样影响他们的决定和健康,④诊断性检测的风险,⑤诊断性检测的种类,⑥报告时间。有两种诊断性检测方法可供选择,羊膜腔穿刺和绒毛取样(框图 2-13)。

💡 **框图 2-13**

- 临床医师有责任保证所有超声指标都是由经过认证的超声大夫测量的,使用的生化实验室有资质、质控满意。
- NT 是筛查胎儿唐氏综合征最佳的单个指标。
- NT 增厚和 CHD 相关,但用 NT 筛查 CHD 效力不够。

二、唐氏综合征以外的早孕期非整倍体筛查

13 和 18 三体是严重的染色体异常,早孕期或中孕早期超声检查通常会发现胎儿有多发结构畸形。大多数 13 和 18 三体妊娠都会自然流产或早期新生儿死亡,因此仅针对这两种疾病进行筛查既不合理也不经济。

然而,13 和 18 三体都与 NT 增厚、PAPP-A 和 fb-hCG 下降有关。因此针对唐氏综合征的 FTCS 也能发现 13 和 18 三体。13 三体还和胎心率增快相关,85.2% 的胎儿胎心率高于第 95 百分位。使用 FTCS 中的指标和检测 21 三体的算法,13 和 18 三体的检出率分别为 78% 和 79%,FPR 为 5%。使用相似的指标,但算法适用于这两种三体的检出,18 和 13 三体的检出率能分别提高到 95% 和 87%[5]。事实上,如果有详细的早孕期超声,那么生化检查对发现这两种三体的作用是

有限的。18和13三体胎儿NT的中位值分别为4.8和6.8mm[6]。早孕期,有经验的超声专家在100%的13三体和82.5%的18三体中至少能发现一个结构异常[6]。常见的畸形包括中枢神经系统(central nervous system,CNS畸形)、面部缺陷、心脏缺损和肢体异常。

Turner综合征(45X)是一种常见的染色体异常,大多数都会导致早孕期妊娠失败。85%以上的Turner综合征都会在唐氏综合征FTCS的NT检查中被发现,表现为NT明显增厚或水囊瘤,还有全身性水肿和胎儿水肿。存活的45X个体主要面临的医疗问题是卵巢早衰、闭经、不育和身材矮小,但智力是正常的。因此,仅针对Turner综合征开展筛查并不合理(框图2-14)。

> **框图 2-14**
> • 早孕期唐氏综合征筛查还能检出其他非整倍体,包括13三体、18三体和45X。
> • 超声在13三体、18三体和结局不良的45X检出中发挥着重要作用。

三、诊断性检测

1. 羊膜腔穿刺和绒毛取样

羊膜腔穿刺通常在孕15周或孕15周后进行。因为胎儿丢失率增高,不推荐在更早孕周常规进行羊膜腔穿刺,但在特殊情况下,经过详细咨询后也可以考虑。羊膜腔穿刺应当严格在无菌技术下,并在持续超声引导下进行。将一根细针,最常用的是22G,穿刺入羊膜腔,尽量避开胎盘和胎儿。根据检查需要,抽出10~20ml羊水。

绒毛取样(chorionic villous sampling,CVS)通常在孕11-14周进行,取胎盘组织样本做进一步检查。最常用和首选的入路是经腹穿刺,因为经宫颈CVS与更高的操作后出血和流产率相关。如果不能进行经腹穿刺,或是母体内脏器官损伤的风险很大时,可考虑经宫颈CVS进行早期诊断。超声引导是必需的。CVS需要比羊膜腔穿刺更高的技术水平。CVS样本还需要在实验室经过仔细处理,分离得到纯净的绒毛,避免母体污染。

CVS最好在孕11周以后进行,不要早于孕10周。早期CVS可能会导致胎儿肢体短缺畸形,孕9周之前进行CVS风险最大,后果最严重。孕10周后行CVS,肢体短缺畸形的相对风险为2.4,绝对风险为0.07%。孕11周后的额外风险可以忽略。

2. 细胞遗传学和分子细胞遗传学检测

羊水和CVS的样本可以用于细胞培养和全染色体核型分析(full karyotyping)和(或)快速核型分析。染色体核型分析检查所有23对染色体,排除非整倍体或大片段的染色体重排,它曾是产前检测的金标准。主要缺点是报告时间长,大多数实验室需要10~14d,甚至更长时间。常用的快速核型分析技术有定量荧光聚合酶链反应(quantitative-fluorescent polymerase chain reaction,QF-PCR)或荧光原位杂交(fluorescence in situ hybridization,FISH)两种。FISH和QF-PCR都能确诊或排除选定的染色体非整倍体,通常检测的是13、18、21号和性染色体。快速核型分析的最大优点是报告时间短,通常为1~2d,而且成本低。主要的缺点在于不检查其他染色体异常。在公立机构,越来越普遍的做法是,仅唐氏综合征筛查高危而无结构异常的胎儿才在羊膜腔穿刺或CVS后行快速核型分析。但是,要向夫妻双方明确告知该技术的局限性,如果他们希望知道更多的信息并愿意支付费用,应该告诉他们还能行全染色体核型分析或染色体微阵列分析。

如果快速核型分析证实了非整倍体,还需要染色体核型分析,明确非整倍体是经典的三体还是罗伯逊易位(Robertsonian)。经典21三体的再发风险约为年龄特异性风险+0.75%。罗伯逊易位如果是新发事件,再发风险很低,如果遗传自母亲,再发风险为10%~15%。

3. 羊膜腔穿刺和CVS样本中遗传构成的不一致

正常妊娠中,胎盘和胚胎由同一个受精卵发育形成。因此,理论上两者的遗传物质是相同的。嵌合体是指一个个体体内存在两个或多个基因或染色体组成不同的细胞系。1%~2%的CVS样本中能发现嵌合体,足月胎盘至少有4.8%存在嵌合体。一项研究对60 347份CVS样本中的1317例嵌合体进行了分析,发现87%为限制性胎盘嵌合体(confined to the placenta,CPM),而胎儿嵌合体仅为13%[7]。其中2%的胎儿为单亲二体(uniparental disomy,UPD)[7]。

嵌合体的成因有两种,一种是正常妊娠受精后有丝分裂过程中发生不分离,另一种是减数分裂错误形成的三体妊娠发生三体自救。根据正常和异常细胞系的分布情况,最终妊娠可能形成CPM或真性胎儿嵌合。大多数情况下,胎盘和胎儿染色体不一致时CVS结果为嵌合体。因此,一旦CVS发现嵌合体,就要行羊膜腔穿刺。极端的情况下,胎盘和胎儿的染色体组成完全不同,CVS的结果不是嵌合体,而是正常或不正常的染色体核型,胎儿是相反的非嵌合状态。这种情况非常罕见,在文献中曾有报道。但不能因为这种罕见情况就阻碍CVS成为诊断性检测方法。然而,如果结果不确定或者有疑虑,比如CVS阴性,但胎儿有多个超声指标异常,应该考虑行羊膜腔穿刺来明确诊断。

4. 羊膜腔穿刺和CVS的风险

操作相关的胎儿丢失可能是羊膜腔穿刺和CVS唯一的显著并发症。其他主要并发症,如肠穿孔和内出血,虽然有过报道,但非常罕见。羊膜腔穿刺相关的胎儿丢失率,最常援引的数据来自1986年Tabor等发表的一项单中心随机试验,发生率为1%[8]。而最近研究表明并发症发生率远低于此。一篇近期的系统综述回顾了42 716例羊膜腔穿刺和8899例CVS,估计操作相关的流产率分别为0.11%和0.22%[9]。

5. 多胎妊娠的诊断性检测

多胎妊娠进行羊膜腔穿刺和CVS是安全的,但应该仅由经验丰富的人来操作。应该清楚地记录胎盘和妊娠囊的位置、胎儿的性别,以及任何结构畸形的指标,避免对同一个妊娠囊或胎盘重复取样,并确保在需要减胎时能正确识别异常的胎儿。多胎妊娠流产的风险高于单胎,羊膜腔穿刺和CVS的风险估计都为1%左右[10](框图2-15)。

框图 2-15
- 羊膜腔穿刺和CVS的风险经常被高估,两者的风险约为0.2%或更低。
- CVS是一种可被接受的诊断性检测,但一定要知道CPM的可能性。

四、无创产前检测

无创产前检测(non-invasive prenatal testing,NIPT)不是常规意义上的早孕期筛查,因为它可以在任何孕周进行。之所以把它列在此处,是因为它可以在早孕期进行,并将取代唐氏综合征传统的早孕期筛查方法。NIPT又称无创产前筛查(non-invasive prenatal screening,NIPS),或无创DNA检测(non-invasive DNA testing,NIDT),是一种还在不断发展的新技术。它对于胎儿唐氏综合征的筛查非常准确,敏感度和特异性都超过99%。除了特别早的孕周外,妊娠任何阶段都可以进行NIPT。对临床医师和孕妇而言,它是一种相对简单的检测方法。制约NIPT成为一线筛查工具的主要是成本,但不久的将来,NIPT的价格将与现在的早孕期筛查检测相当。

目前临床上使用的所有NIPT检测都是基于母体血浆中的胎儿游离DNA(cell-free DNA,cfDNA)片段,而不是母体循环中完整的胎儿细胞。DNA不仅存在于细胞核中,也存在于血浆中。胎儿cfDNA最早在孕4周就能从母体血浆中被检测到[11],从孕7周起就可以用来准确测定胎儿的性别。从孕10周起,母体血浆中约10%的cfDNA来自于胎儿。

cfDNA是片段化的,其能反映相应染色体在整个基因组中的相对含量。如果胎儿是21三体,那么cfDNA中21号染色体片段的含量会增加约50%。即使被母体正常的cfDNA稀释,母体血浆中21号染色体片段的比例还是会有轻微的升高。这些细小的差别能被最新的分子检测技术发现。

母体血浆中的胎儿DNA主要来自于胎盘滋养细胞,因此,NIPT是对母体和滋养细胞DNA片段混合物染色体状态的检测。对胎儿染色体状态的推测基于假设:①胎儿和滋养细胞的染色体组成一致,②母体染色体组成正常(如果使用计数法,见下段所述)。这些假设通常是正确的,但也有例外会导致NIPT假阳性。CPM的问题对13、18和21号染色体以外的常染色体三体尤为重要。假阳性可能是母体导致的,尤其是性染色体非整倍体和微缺失综合征(详见后面的部分)。

1. 胎儿唐氏综合征筛查的 NIPT 方法

最常用的方法是通过全基因组或是靶向大规模平行测序（massively parallel sequencing，MPS）进行简单的计数。MPS 是对母体血浆样本中数百万个 DNA 片段进行测序，然后和人类基因组进行比对，确定这些 DNA 片段在染色体上的位置。计算来自 21 号染色体的 DNA 片段数目所占百分比，和预期值或参考染色体的 DNA 百分比进行比较。已有不同的生物信息学方法用于判断 21 号染色体的比例是否高于预期，提示胎儿唐氏综合征高风险。该方法的优点在于生物信息学比较简单。然而，它不能将胎儿与母体的 cfDNA 相鉴别，NIPT 的结果可能会受孕妇本人染色体情况的影响。

临床上使用的另一组 NIPT 方法是单核苷酸多态性（single nucleotide polymorphism，SNP）法。SNP 是指人类基因组特定位置上单个核苷酸的变异。人类基因组中有约 1000 万个 SNPs。大多数 SNPs 位于基因和基因之间，没有已知的生物学效应。不同个体的 SNP 模式不同。使用挑选的 SNPs 组套可以鉴别胎儿和母体的 DNA 片段，通过研究 SNP 的模式可以估计胎儿的三体或二倍体状态。这种方法的优点在于能区分母体和胎儿的 DNA，然而，没有证据表明这种方法作为胎儿唐氏综合征筛查检测方法具有效力优势。它确实有助于发现双胎之一停育、双绒毛绒膜双胎或是三倍体妊娠，这种方法不适用于供卵妊娠，夫妇双方 SNP 模式高度相似的情况也不适用，比如近亲结婚。

其他已被研究和报道的 NITP 方法包括定量甲基化特异性 PCR 方法、甲基化 DNA 免疫沉淀方法、基于微阵列的方法和基于 RNA 的方法。总的来说，相关临床数据缺乏或有限，此处就不再进一步详述。

2. NIPT 对胎儿唐氏综合征的筛查效力

大多数已发表的数据都是基于计数法，尽管在方法学上有很多变化。最近的系统回顾显示敏感度和特异性分别为 99.3% 和 99.9%，和早期试验性研究结果非常相似[12]。

特别要强调是的是，NIPT 只是筛查。虽然它的敏感度很高，但不是诊断。此外 NIPT 的技术操作还在飞速发展并不断改良，使用不同方法

学的 NIPT 效力有待进一步验证。

NIPT 高度敏感。和传统筛查方法相比，它能检出更多胎盘嵌合体和低水平母体嵌合体，造成结果呈假阳性。

3. NIPT 作为唐氏综合征筛查工具的应用

科学上，毫无疑问，NIPT 对唐氏综合征的筛查效力远胜于现有的任何检测。目前唯一制约其临床应用的障碍就是大多数国家花费相对较高。然而，如果孕妇权衡花费和收益，自己承担费用，NIPT 没有理由不能成为一线筛查。

同理，如果孕妇自己承担费用，她可以选择 NIPT 作为序贯或分层模式中的二线筛查。在序贯模式中，NIPT 被提供给那些传统筛查检测高风险的孕妇，传统筛查总体上检出率较低、FPR 较高。序贯模式将降低总的 FPR，减少需行有创检测的人数。换言之，受一线筛查方法的限制，序贯使用 NIPT 不能提高总体检出率。该筛查策略适用于对传统筛查检测的检出率满意，但是希望尽可能减少有创检测的人群。在分层筛查模式中，NIPT 仍然是二线检测，但是包括了那些一线筛查结果高风险或临界风险的孕妇，因此提高了总的敏感度和特异性。

将 NIPT 引入公立机构需要坚实的成本效益证据。基于目前的花费，所有已经发表的成本效益研究都支持将 NIPT 用于二线筛查而不是一线筛查。在中国澳门，NIPT 已经作为二线方法被整合进筛查计划。如果 NIPT 的成本能降至和传统筛查相当的水平，没有理由不用 NIPT 替代现有的一线筛查，即使是在公立机构。这种情况即将到来。事实上，在中国内地，有的省份已经或者即将开始将 NIPT 作为一线筛查工具，成本为 500 元人民币（不是孕妇的花费），比许多发达国家传统筛查方法的成本还要低。可以预见，在未来 5 年，甚至更短时间内，NIPT 将成为最具成本效益比的唐氏综合征一线筛查工具。

大多数提供 NIPT 的商业机构接受孕 10 周甚至孕 9 周起的样本，检测孕周没有上限。但是，大多数已发表的研究纳入的都是孕 12 周或孕 12 周以上的孕妇。孕 12 周以前的已发表数据非常有限，特别是孕 10 周的样本。早孕期的检出率可能更低，21 三体大约低 1.3%[12]。

4. NIPT 高风险孕妇的诊断性检测

在孕 15 周或孕 15 周后,应当建议羊膜腔穿刺作为诊断方法。在孕 14^+ 周时,建议等到孕 15 周行羊膜腔穿刺。

在孕 14 周之前,CVS 是一种可接受的诊断检测,特别是超声检查有唐氏综合征的指标时。这样可以更早得到诊断和干预。如果没有超声检查指标,孕妇可以选择 CVS、中孕期羊膜腔穿刺或早期羊膜腔穿刺。CVS 仍可使用,因为仅局限于胎盘而不累及胎儿的非嵌合 21 三体是极为罕见的,但是孕妇必须完全理解这种情况可能的影响。推迟到孕 15 周进行羊膜腔穿刺可能造成心理压力,但是这一选择能够完全避免由于三体局限于胎盘导致正常胎儿被引产的可能。在 CVS 的孕周也可以行早期羊膜腔穿刺,这避免了 CVS 和中孕期羊膜腔穿刺的缺点。然而,早期羊膜腔穿刺会造成流产和胎儿足内翻的风险增加。

通常,NIPT 高风险时应当进行详细的超声检查,超声结果有助于孕妇决定选择哪种诊断性检测方法。

5. 诊断性检测的必要性

尽管 NIPT 的敏感度和特异性都高于 99%,但它仍然只是筛查,在决定终止妊娠前必须进行诊断性检测进行确认。敏感度 99%,特异性 99.9% 时,当疾病的患病率为 0.2% 或 0.5% 的情况下,PPV 分别为 66.7% 和 83.4%(表 2-9),意味着三个和六个筛查阳性的胎儿中就有一个是假阳性。这一估计非常接近于临床数据集中临床数据公布的 NIPT 的 PPV,即 70%～80%。如将 NIPT 扩大应用到平均风险的人群中,可以预测

表 2-9 筛查检测的敏感性为 99% 时的阳性预测值 (PPV)

特异性 (%)	假阳性率 (%)	PPV	
		患病率 0.2%	患病率 0.5%
99	1.00	16.7%	33.4%
99.5	0.5	28.6%	50.1%
99.9	0.1	66.7%	83.4%
99.99	0.01	95.3%	98.1%

PPV 受筛查特异性及被筛查人群中疾病患病率的影响,即使特异性为 99.9%,假阳性的可能性还是很明显。

PPV 会进一步降至 60%～70%。尽管 80% 的 PPV 就已经很高了,但是 1/6 的假阳性仍要求在决定终止妊娠前必须进行诊断性检测。唯一例外的是终止妊娠在医学上可接受,无论染色体核型分析结果如何,比如存在重大结构畸形。

6. NIPT 阳性的原因

21 三体 NIPT 阳性可能是因为:①胎儿确实为 21 三体;②胎儿为 21 三体嵌合体;③CPM;④双胎之一停育;⑤母体染色体异常(如果使用计数方法),如非整倍体的嵌合体、无症状的微缺失携带者或是存在来自恶性的肿瘤游离 DNA;⑥检测技术本身的和局限性相关的假阳性。通过仔细检查,多数阳性结果都能找到背后的生物学原因。

在日常临床实践中,受成本的制约,不可能一一排查所有的可能性。但在检测后咨询和决定选择哪种诊断性检测方法时,必须要考虑到假阳性的这些原因。

7. 将 NIPT 用于其他染色体异常

尽管 NIPT 最初是用来筛查 21 三体的,同样的算法经过修改后也可以用来检出 13 三体、18 三体、45X 综合征及其他非整倍体。进一步修改后,NIPT 可被扩展到检测大片段非平衡型染色体重排、微缺失、微重复,甚至是单基因病。

NIPT 对 18 三体的筛查效力略低于 21 三体,敏感度约为 97%[12];对 13 三体的筛查效力差异较大,敏感度为 90%～97%[12,13]。对 45X 综合征的敏感度更低,据报道为 75%～90%[14]。

将 NIPT 扩大应用于 45X 综合征很常见,但确定值得进一步考量。对于那些有 45X 综合征典型超声特征的胎儿,包括 NT 明显增厚、水囊瘤或是早期胎儿水肿,因预后差而 NIPT 的检出率又相对较低,应当考虑进行诊断性检测。早孕期超声检查正常的 45X 综合征的胎儿通常能够正常继续妊娠,大多数可以活产并且智力正常。这是一种非致死性疾病,尽管几乎都会发生卵巢早衰。产前诊断确诊胎儿为 45X 后,很多孕妇还是会选择继续妊娠,因此是否有必要筛查 45X 还存在争议。对胎儿 45X 高风险的孕妇进行咨询时,要考虑以下情况。

(1)如果不合并超声异常,总体预后,即生存和除卵巢早衰以外的功能通常较好;

(2)理解卵巢早衰的含义和现有的治疗措施;

（3）10％的阳性结果可能是由于低水平的母体嵌合体引起的（如果使用的是计数法），因为是体细胞突变，所以孕妇年龄越大，该现象越常见；

（4）阳性结果中高达40％的比例可能是嵌合体导致的，可能是简单的X/XX嵌合，或者更为复杂，例如X/XY[15]。

商业化的NIPT产品常常把其他性染色体异常（sex chromosomal abnormalities，SCAs）也纳入筛查范围。真正的检出率还不确定，因为许多患病个体在出生时并没有症状。大多数SCA患者的临床表现正常，尽管部分人可能会面临不育、两性畸形和特定领域学习困难增加的风险。尽管在科学上是否值得对SCA进行筛查还存在争议，绝大多数孕妇还是希望在NIPT结果怀疑SCA时被告知，以便她们能知情选择并进行更好的准备[16]。

如果使用的是全基因组MPS方法，由于有了所需的测序数据，因此将NIPT扩大应用于其他染色体的非整倍体筛查是合理的。实验室用于额外的生物信息学分析和报告的花费很少。其他染色体的非整倍体通常会导致早期妊娠丢失，绝大多数都是CPM引起的。然而，还有30％的胎儿会出现早发型胎儿生长受限，需要提早分娩，有些为胎儿嵌合体或三体自救造成的UPD。UPD可能会造成隐性遗传病的表现。特定的染色体，比如11或15号染色体UPD可能会导致显著的印迹基因疾病。因此，其他染色体上的额外信息可能也有重要的临床意义。但是，必须知道患者咨询尤其困难，夫妻双方可能只是因为不确定因素，比如UPD，就要求终止妊娠。因此，需要仔细考量披露其他染色体信息的风险和益处。

NIPT还能检出大片段的染色体重排，微缺失和单基因病。这些应用的变化非常迅速，不在本节的讨论范围内。

8. 失败率

在早期的报道中，NIPT由于各种原因不能报告的比例为1％～10％；在最近的研究中，这个数字为1％～3％。有证据表明，检测失败的胎儿非整倍异常的风险增加。接下来可以重复采血或直接进行诊断性检测。

9. 影响 NIPT 准确性的因素

检测使用的方法学、严格的质控，以及测序的深度是影响NIPT准确性的重要决定因素。但终端用户通常不能充分获取并使用这些信息。

胎儿cfDNA的含量也是一个重要的因素。胎儿cfDNA的含量和孕妇的体重呈负相关。孕妇体重为60kg和160kg时，胎儿cfDNA的含量分别为11.7％和3.9％。体重为60、100和150kg的孕妇血浆样本中，分别有0.7％、7.1％和51.1％的胎儿cfDNA含量<4％[17]。检测样本中适量的胎儿遗传物质是获得有意义的可靠结果的先决条件。但"适量"的定义受到其他因素的影响，特别是分子检测的本质、测序深度，以及使用的生物信息学方法。通常认为，NIPT的样本中胎儿cfDNA的含量要达到4％，但这只是基于一种特定的检测算法。举例来说，一项早期研究显示假阴性病例的胎儿cfDNA含量明显较低，都<7％[18]。而最近的一项研究显示，假阴性病例胎儿cfDNA的平均含量为10.2％，胎儿cfDNA含量低并不是假阴性的原因[19]。

样本的制备、储存和运输都会显著影响胎儿cfDNA的含量，因为样本中的母体有核细胞会分解。已有不同方法可以稳定胎儿分数，医师有责任确保这些方案得到严格遵守。

10. 双胎妊娠

已发表的NIPT在多胎妊娠中筛查效力的数据有限。NIPT对双胎妊娠中21三体的筛查敏感度可能低于单胎，但也有95％～99％，FPR为1％[20]。相比而言，传统筛查方法的FPR更高，检出率更低。因此，没有理由不向双胎的孕妇提供NIPT。

11. 早孕期超声与 NIPT

NIPT只是早孕期筛查的一个组成部分；早孕期超声应当是筛查的一部分。超声能提供重要的信息，比如胎儿是否存活、孕周、胎儿个数、是否存在双胎之一停育、是否存在NT增厚或结构畸形。所有这些信息对于是否进行NIPT和NIPT的时间都非常重要。

对于决定不进行早孕期唐氏综合征筛查的女性，也应该做一个基本的早孕期超声，证实妊娠囊的数量和位置，估计孕龄，并判断多胎妊娠的绒毛膜性和羊膜性（框图2-16）。

框图 2-16
- NIPT 筛查唐氏综合征具有高度的敏感度和特异性。
- 所有 NIPT 阳性的病例必须经诊断性检测确诊后才能终止妊娠。

五、胎儿结构畸形的早孕期筛查

大约 60% 的重大结构异常能在早孕期被诊断，比如无脑儿、脐膨出和肢体缺陷。越早获得诊断，夫妇就能有更多的时间采取进一步检测，并制定进一步的处理方案，尽早进行干预，包括终止妊娠，并可能获得更好的结局，或更少的生理和心理创伤。应当给予孕妇机会决定是否想要这项额外的检查。然而，还要考虑许多潜在的问题。

1. 早孕期胎儿畸形的检出率永远不可能达到中孕期超声的水平。一次合适的中孕期超声检查仍然是必需的。必须向孕妇清楚地解释这一点，以免引起误解。

2. 检查的时机很重要。在孕 13 周末通常可以对胎儿的形态做一次几乎全面的评估，但是在孕 11 周时在技术上就更具挑战性。

3. 在这么早的孕周，终止妊娠后确认畸形很困难，特别是采用手术方法时。

4. 早孕期超声有可疑发现时，可能需要进一步评估，并等到更大孕周再进行评估。这可能会给孕妇带来心理压力和情绪干扰。

第 4 章第四节将就胎儿结构畸形的产前诊断进行详细阐述。

六、后期产科并发症的早孕期筛查

后期产科并发症，特别是高血压疾病和胎儿生长受限的早孕期筛查越来越引起人们的兴趣。总的来说，用单个指标进行筛查的敏感度不够，不能满足常规临床使用的需求。最近的研究表明，综合既往病史、孕产史、个人资料、超声指标和生化标志物的算法可能是有效的筛查工具[21]。更多细节将在具体疾病中展开讨论。

七、单基因病的早孕期筛查

扩展性携带者筛查（expanded carrier screening,ECS）还处于早期发展阶段。在不久的将来，当成本更便宜后，肯定会成为常规。最好在怀孕前行 ECS，但现实中，大多数女性没有进行适当的孕前评估。早孕期可能是第一次与她们讨论 ECS 的时机。更多细节请见第 2 章第二节。

八、总结

NIPT 的出现从根本上改变了早孕期唐氏综合征的筛查局面。技术发展迅速，并被快速扩大应用于其他染色体、基因组和单基因病。在本书付梓时，一些细节可能已经过时，但原则不变，应当给予孕妇充分的信息，让她们就遗传疾病的产前筛查做出自己的决定。

（吕　嬿　译　周希亚　校）

参考文献

[1] De Souza E, Halliday J, Chan A, Bower C, Morris JK. Recurrence risks for trisomies 13, 18, and 21. *Am J Med Genet A* 2009;149A:2716-2722.

[2] Bilardo CM, Müller MA, Pajkrt E, Clur SA, van Zalen MM, Bijlsma EK. Increased nuchal translucency thickness and normal karyotype:time for parental reassurance. *Ultrasound Obstet Gynecol* 2007;30:11-18.

[3] Makrydimas G, Sotiriadis A, Ioannidis JP. Screening performance of first-trimester nuchal translucency for major cardiac defects:a meta-analysis. *Am J Obstet Gynecol* 2003;189:1330-1335.

[4] Sahota DS, Pooh RK, Choy KW, Leung TY, Lau TK. First trimester serum markers stability during sample transportation from the obstetrical site to the screening laboratory. *J Matern Fetal Neonatal Med* 2012;25:966-969.

[5] Kagan KO, Wright D, Valencia C, Maiz N, Nicolaides KH. Screening for trisomies 21, 18 and 13 by maternal age, fetal nuchal translucency, fetal heart rate, free beta-hCG and pregnancy-associated plasma protein-A. *HumReprod* 2008;23:1968-1975.

［6］　Wagner P，Sonek J，Hoopmann M，Abele H，Kagan KO. First-trimester screening for trisomy 18，13，triploidy and Turner syndrome by a detailed early anomaly scan. *Ultrasound Obstet Gynecol* 2016；48：446-451.

［7］　Malvestiti F，Agrati C，Grimi B *et al*. Interpreting mosaicism in chorionic villi：results of a monocentric series of 1001 mosaics in chorionic villi with follow-up amniocentesis. *Prenat Diagn* 2015；35：1117-1127.

［8］　Tabor A，Philip J，Madsen M，Bang J，Obel EB，Norgaard-Pedersen B. Randomised controlled trial of genetic amniocentesis in 4606 low-risk women. *Lancet* 1986；i：1287-1293.

［9］　Akolekar R，Beta J，Picciarelli G，Ogilvie C，D'Antonio F. Procedure-related risk of miscarriage following amniocentesis and chorionic villus sampling：a systematic review and meta-analysis. *Ultrasound Obstet Gynecol* 2015；45：16-26.

［10］　Agarwal K，Alfirevic Z. Pregnancy loss after chorionic villus sampling and genetic amniocentesis in twin pregnancies：a systematic review. *Ultrasound Obstet Gynecol* 2012；40：128-134.

［11］　Karakas B，Qubbaj W，Al-Hassan S，Coskun S. Noninvasive digital detection of fetal DNA in plasma of 4-week-pregnant women following in vitro fertilization and embryo transfer. *PLoS ONE* 2015；10（5）：e0126501.

［12］　Taylor-Phillips S，Freeman K，Geppert J *et al*. Accuracy of non-invasive prenatal testing using cell-free DNA for detection of Down，Edwards and Patau syndromes：a systematic review and meta-analysis. *BMJ Open* 2016；6：e010002.

［13］　Mackie FL，Hemming K，Allen S，Morris RK，Kilby MD. The accuracy of cell-free fetal DNA-based non-invasive prenatal testing in singleton pregnancies：a systematic review and bivariate meta-analysis. *BJOG* 2017；124：32-46.

［14］　Gil MM，Quezada MS，Revello R，Akolekar R，Nicolaides KH. Analysis of cell-free DNA in maternal blood in screening for fetal aneuploidies：updated meta-analysis. *Ultrasound Obstet Gynecol* 2015；45：249-266.

［15］　Lau TK，Cheung SW，Lo PS *et al*. Non-invasive prenatal testing for fetal chromosomal abnormalities by low-coverage whole-genome sequencing of maternal plasma DNA：review of 1982 consecutive cases in a single center. *Ultrasound Obstet Gynecol* 2014；43：254-264.

［16］　Lau TK，Chan MK，Lo PS *et al*. Non-invasive prenatal screening of fetal sex chromosomal abnormalities：perspective of pregnant women. *J Matern Fetal Neonatal Med* 2012；25：2616-2619.

［17］　Ashoor G，Syngelaki A，Poon LC，Rezende JC，Nicolaides KH. Fetal fraction in maternal plasma cell-free DNA at 11-13 weeks' gestation：relation to maternal and fetal characteristics. *Ultrasound Obstet Gynecol* 2013；41：26-32.

［18］　Canick JA，Palomaki GE，Kloza EM，Lambert-Messerlian GM，Haddow JE. The impact of maternal plasma DNA fetal fraction on next generation sequencing tests for common fetal aneuploidies. *Prenat Diagn* 2013；33：667-674.

［19］　Zhang H，Gao Y，Jiang F *et al*. Non-invasive prenatal testing for trisomies 21，18 and 13：clinical experience from 146，958 pregnancies. *Ultrasound Obstet Gynecol* 2015；45：530-538.

［20］　Tan Y，Gao Y，Lin G *et al*. Noninvasive prenatal testing（NIPT）in twin pregnancies with treatment of assisted reproductive techniques（ART）in a single center. *Prenat Diagn* 2016；36：672-679.

［21］　O'Gorman N，Wright D，Rolnik DL，Nicolaides KH，Poon LC. Study protocol for the randomised controlled trial：combined multimarker screening and randomised patient treatment with ASpirin for evidence-based PREeclampsia prevention（ASPRE）. *BMJ Open* 2016；6：e011801.

第3章　母体医学

第一节

妊娠期高血压疾病

Jason J. S. Waugh[1], Marie C. Smith[2]

[1] Auckland District Health Board, Auckland, New Zealand

[2] Jessop Wing, Sheffield Teaching Hospitals NHS Foundation Trust, Sheffield, UK

子痫前期是一种以高血压、蛋白尿为特征的妊娠期特有疾病。最新的数据表明，全世界每年有超过 3 万名妇女死于子痫前期及其并发症，其中 98% 发生在发展中国家[1]。在全球范围内，据估计子痫前期会导致 10%~25% 的围产儿死亡[2,3]。在英国，尽管近年来情况有所改善，但子痫前期仍然是导致孕产妇直接死亡的重要原因，最近的 3 年期报告（译者注：Mothers and Babies: Reducing Risk through Audits and Confidential Enquiries across the UK, 指 MBRRACE-UK 报告：全英通过审计和保密调查降低母婴风险报告）报道了 6 例死亡病例[4]。高达 5% 的妇女在第一次怀孕时会发生子痫前期，尽管绝大多数妊娠结局良好，该疾病会导致严重的多系统并发症，包括脑出血、肝肾功能不全和呼吸系统并发症。由于尚未明确潜在的发病机制，制订相应的预防和治疗策略仍旧是一个挑战。

一、病理生理

子痫前期的发病起源于胎盘。该疾病可以在没有胎儿成分时发生（葡萄胎），并在胎盘娩出后缓解。子痫前期的起始点是妊娠早期，即着床时胎盘滋养细胞侵蚀子宫螺旋动脉。在注定会发生子痫前期的妊娠中，螺旋动脉重铸不良，导致小容量的收缩血管不能很好地重铸为舒张的大容量血管。主流的理论认为，随之发生的胎盘相对缺血可以导致血管活性因子释放到血液循环中，进而导致内皮介导的终末器官损害及疾病的临床表现。科学研究致力于发现这些难以捉摸的血管活性因子对子痫前期发病的贡献，称为"各种理论的疾病"。

几种候选分子被认为是关键的循环血管活性因子，包括白介素、肿瘤坏死因子（tumour necrosis factor α，TNFα）和血管紧张素途径成分。尽管所有的这些元素在子痫前期妊娠中都会发生改变，但还不能证明任何一个在疾病过程中起着先决作用。子痫前期仅发生于高等灵长类动物，缺乏临床相关的动物模型一直是一个显著的研究障碍。可溶性 fms 样酪氨酸激酶 1（soluble fms-like tyrosine kinase，sFlt-1）的发现鼓舞人心，因为它是第一个在动物模型中被证实引起子痫前期表型的候选标志物[5]。

sFlt-1 是血管内皮生长因子受体（vascular endothelial growth factor receptor，VEGFR）-1 的异构体，具有细胞外配体结合域，但缺少跨膜和细胞质区域。因此，循环 sFlt-1 能够与 VEGF 和胎盘生长因子（placental growth factor，PGF）竞争性结合，从而减少这些促进血管生成和胎盘形成的因子的生物活性结合。子痫前期患者循环中 sFlt-1 水平升高，而循环中游离 VEGF 和 PGF 水平降低。VEGF 在维持肾小球内皮的正常开窗中很重要[6,7]，有人认为子痫前期的早期肾表现可能是肾对 VEGF 水平降低特别敏感的结果。在动物中,已显示必须同时降低 VEGF 和 PGF 的水平才能引起子痫前期表型[5]。体外和体内研究[8]显示,缺氧胎盘产生的 sFlt-1 水平增加,灵长类研究表明这可能足以产生子痫前期表型。这个故事中的另一个因子是细胞膜糖蛋白(endoglin,sEng),一种转化生长因子(TGF)-β 共受体的改良形式。子痫前期患者的 sEng 水平也增加,已显示它增强了 sFlt-1 的作用,尤其与肝内皮损伤有关[10]。重要的是,在子痫前期临床发病前几周即可在孕妇血清中看到 sFlt-1、PGF 和 sEng 升高[11](框图 3-1)。

框图 3-1

- 子痫前期的发病机制尚不清楚,但关于该疾病的科学知识呈现得越来越多。
- 子痫前期导致了约 25% 的极低出生体重儿、大量的早产,并具有很高的围产儿死亡率。
- 子痫前期是导致孕产妇直接死亡的第二大常见原因。
- 这些死亡是可以避免的,90% 的死亡都存在不规范的医疗。

吸烟者子痫前期的发生率会降低。对此有种有趣的假设,香烟中的可燃成分会诱导血氧酶-1(haemoxidase,HO-1)的产生。这是一种压力反应基因,具有细胞保护作用,特别是对缺氧损伤。HO-1 将血红素降解为胆绿素、一氧化碳(carbon monoxide,CO)和游离铁。胆绿素和 CO 都被证明可以降低内皮 sFlt-1 和 sEng 的表达[12]。认识到 HO-1 途径的潜在作用后,有人提出已知具有 HO-1 活性的药物可能有助于改善子痫前期。他汀类药物在产科以外被广泛用于降低血脂,即将进行的研究将评估其理论上的潜能是否可以安全有效地转化到妊娠中。

二、妊娠期高血压疾病的定义

关于妊娠期高血压疾病最恰当的定义一直存在诸多争议。人们已经认识到,在临床上使用一种更广泛的定义,同时研究时采纳一种非常严格的表型研究定义是有益的。6%~12% 的妊娠会并发高血压[13],包括两种相对良性的情况(慢性高血压和妊娠期高血压)和更为严重的子痫前期或者子痫。所有妊娠中 3%~5% 会并发子痫前期,以胎盘和母体血管功能不良为特征,可能导致不良结局,例如严重的高血压、卒中、抽搐(子痫)、肝肾损害、出血、胎儿生长受限,甚至死亡[14]。

子痫前期的诊断及不良事件的预测是基于传统但不太可靠的临床指标,如血压、尿蛋白和症状。例如,超过 20% 的子痫前期患者在发生不良事件前都未达到常用的诊断标准,使得预测不良结局极为困难[15]。相反,只有 0.7%~5.0% 符合子痫前期经典定义的孕妇会出现任何复合的不良结局[16]。

鉴于此,为了临床管理及不同临床机构/区域间进行比较,需要统一的定义。英国国家卫生与临床优化研究所(National Institute for Health and Care Excellence,NICE)107 号临床指南[17]对于英国的妊娠期高血压疾病的管理路径进行了定义。下面列举了本节使用的妊娠期高血压疾病相关的 NICE 定义(框图 3-2)。

框图 3-2

- 子痫前期是依据妊娠期高血压及妊娠期蛋白尿的特征做出诊断的,是一种多系统疾病。
- 妊娠期高血压是妊娠后 20—40 周新发并且持续血压 >140/90mmHg。本身极少造成其他并发症。
- 妊娠期蛋白尿是 24h 尿排出的总蛋白超过 300mg(相当于尿蛋白/肌酐比 30mg/mmol)。
- 孕期血压和尿蛋白的测量可能发生误差,联合良好的技术及自动化设备可以使误差最小化。
- 上述所有情况可以在慢性高血压的基础上继发,使得诊断困难。
- 为了证实孕期诊断,并对远期风险提出建议,产后的随访十分必要。

- *妊娠期高血压*:妊娠 20 周后新发高血压,不伴明显蛋白尿。
- *子痫前期*:妊娠 20 周后新发高血压,伴明显的蛋白尿。
- *慢性高血压*:在初次就诊或者孕 20 周前出现高血压,或者孕妇在转诊至产科时已经在服用抗高血压药物。可以是原发性或者继发性高血压。

- *子痫*:子痫前期相关的抽搐。
- *HELLP 综合征*:溶血、肝酶升高和血小板减少。
- *重度子痫前期*:子痫前期伴重度高血压和(或)有症状,和(或)生化和(或)血液系统受损。
- *明显蛋白尿*:定义为尿蛋白/肌酐比值大于 30 mg/mmol 或者 24h 尿蛋白大于 300 mg。
- *轻度高血压*:舒张压 90～99 mmHg,收缩压 140～149 mmHg。
- *中度高血压*:舒张压 100～109 mmHg,收缩压 150～159 mmHg。
- *重度高血压*:舒张压≥110 mmHg,收缩压≥160 mmHg。

三、妊娠期血压测量及蛋白尿与子痫前期

非妊娠和妊娠人群都存在血压测量误差。在测量时更加注意可以减少假阳性及假阴性结果,改善临床保健。仪器/设备误差使得在特定人群和临床情况下要对自动血压检测设备进行严格的验证[18],而人工读数时固有的人为误差促成了临床实践中手动和自动血压测量设备的指南[19]。绝大多数产前测量都会存在数字偏好(将血压的最后一个数字归为零的做法),只要注意避免这一点,就能减少不准确的诊断。如果血压计采用标准的气囊,平均孕妇人群会有 25% 系统性袖套偏小。备用大号的袖套将防止高血压的过度诊断[20]。将水银柱下降速度保持在 2～3mmHg/s 可以防止舒张性高血压的过度诊断,目前普遍推荐使用柯氏第 5 相音(Korotkoff 5)来诊断舒张性高血压。柯氏第 4 相音(声音消失)的可重复性较低,随机对照试验证实不采用柯氏第 4 相音是安全的,除了那些罕见的情况,如血压接近 0 的时候[21,22]。

可靠的蛋白尿检测对于鉴别子痫前期和妊娠合并慢性高血压是必要的,通过检测还能识别最有可能发生不良结局的妊娠。传统上,24h 尿蛋白排泄≥300mg 为明显蛋白尿,也会存在收集和测量误差。收集 24h 尿液样本作为常规检查是不

实际的,因此一线筛查检测使用的是尿试纸,对于初筛阳性的用二线检测来确定诊断。尿试纸的目测判读是不可靠的[23],使用自动试纸阅读器可以显著改善试纸检测的准确性,因此 NICE 建议用于妊娠期[24]。NICE 还建议在诊断后应进行尿蛋白定量。NICE 支持两种方法:第一种是 24h 尿蛋白评估,这要求对样本完整性进行评估,最常用的是肌酐排泄量的测量,NICE 还支持使用蛋白质/肌酐比率测试,这项测试是在"当场"尿液样本上进行的,因此速度要快得多。多项研究表明[25],它与 24h 尿蛋白检测相当。这项检测诊断明显蛋白尿的阈值为 30 mg 蛋白/mmol 肌酐。

四、风险评估和风险降低

在过去 60 年,针对孕期子痫前期的筛查做了很多尝试,包括超过 100 种可能的生化、生物物理或者流行病学候选指标。然而,仍没有单一的普遍检测可以使用,仍然可能通过孕妇的临床病史和一些检查来建议子痫前期的风险。

NICE 常规产前检查指南[26]强调应该进行子痫前期风险评估。已知一些子痫前期风险因素,它们已被包括在 NICE 的推荐意见中[27,28]。表 3-1 列出了应该在初次产检时识别的子痫前期危险因素。表中列出的许多危险因素是可改变的,可以在孕前或两次妊娠之间使风险降低。

表 3-1　用于识别孕妇发生子痫前期的危险因素

任何一个高危因素
既往妊娠期高血压疾病史
慢性肾疾病
自身免疫性疾病,例如系统性红斑狼疮或者抗磷脂综合征
1 型或者 2 型糖尿病
慢性高血压
两个及以上的中等危险因素
第一次妊娠
年龄≥40 岁
妊娠间隔＞10 年
初次产检时体重指数(BMI)≥35kg/m²
子痫前期家族史
多胎妊娠

个体的风险评估不是简单的数字相加。一级亲属患有子痫前期的家族史是显著危险因素,两个亲属更是如此。而通过增加同房和非屏障避孕,使暴露于父系抗原的时间延长,可以降低流产或终止妊娠的风险。子痫前期更容易发生于极端生育年龄,体外受精(in vitro fertilization,IVF)治疗后会进一步增加,尤其是在捐精的情况下。其他与年龄增加有关的因素,如肥胖、妊娠期和孕前糖尿病,以及任何累及心血管系统的疾病,都是子痫前期的潜在危险因素。表 3-2 列出了子痫前期的一些相关危险因素。

表 3-2 发生子痫前期的相关风险因素

	相对风险(RR)	CI
抗磷脂综合征	9.72	4.34～21.75
子痫前期病史	7.19	5.83～8.83
已患有糖尿病	3.56	2.54～4.99
多胎妊娠	2.93	2.04～4.21
初产	2.91	1.28～6.61
家族史	2.90	1.70～4.93
高 BMI		
怀孕前	2.47	1.66～3.67
初次产检	1.55	1.28～1.88
年龄＞40 岁	1.96	1.34～2.87
舒张期血压升高(＞80mmHg)	1.38	1.01～1.87

应该清楚,按照提到的相关危险因素,大多数高危女性仍然不会发生子痫前期,而相当数量的病例将在"低风险"人群中新发。识别有风险的孕妇将使监测增加,并可以考虑使用预防性治疗。如果有有效的预防措施,那么这些筛查将变得越来越重要。检测可以用于筛查子痫前期中心的人群(高或低风险),识别胎盘功能不良,这几乎是临床疾病的普遍前提。多普勒评价母体子宫循环被认为是一种有前景的检测方法,当"阳性"时,提示着子宫动脉阻力高,多普勒波形中出现明显的"切迹"。这两个特征被单独或者联合用于筛选低风险和高风险人群。早期研究表明,孕 20 周时多普勒异常的孕妇中大约每 5 个会有 1 个发生子痫前期[29],孕 24 周时预测价值更大。2008 年,NICE

建议不应在低风险妇女普遍开展子宫动脉多普勒筛查[26]。最近,NICE 107 号指南建议,基于迄今为止进行的质量相对较差的研究,不推荐在高风险妇女中普遍开展该检查。然而,指南确实认识到了它的潜能,给出了用于高危孕妇管理的使用建议。

除了准确测量早孕期的血压外,没有其他生物物理检查在临床应用,或足够实用,可以用于临床实践。许多血液和生化学指标被用于子痫前期的预测和评估。例如,在患有慢性高血压的妇女中,测量尿酸和血小板有助于确定谁并发了子痫前期;同样,这些检测缺乏敏感度和特异性[30]。此外,这些指标极少被用于独立评价单独预测特定不良结局发生的时间或严重性的价值,不良结局包括胎盘早剥、重度高血压、神经损伤和胎儿生长受限。其原因是既往研究的生物标志物主要是血管活化和功能障碍的一般指标,这些指标出现在子痫前期疾病过程的后期,并不专属于子痫前期或者妊娠期。

如前所述,最近的研究发现了一类胎盘产生的妊娠特异性血管生成和抗血管生成因子(如 Pl-GF、VEGF),这些因子与子痫前期的临床前和临床阶段密切相关[11,31-36]。目前正在评估这些标志物检测作为预测和(或)诊断子痫前期的工具,是否能在临床疾病、严重并发症发生之前出现。2003 年 FASTER 临床试验表明,作为孕 15－18 周中孕期非整倍体四联筛查的一部分,当抑制素 A 和 β-人绒毛膜促性腺激素(β-human chorionic gonadotrophin,hCG)水平高于第 95 百分位时,发生子痫前期的比值比分别为 3.42(95％CI 2.7 和 4.3)和 2.20(95％CI 1.7 和 2.9)[37]。

2008 年,加拿大妇产科医师学会遗传委员会建议,根据系统回顾,异常子宫动脉多普勒结合甲胎蛋白(α-fetoprotein,AFP)、hCG 和抑制素 A 升高,或妊娠相关血浆蛋白 A(pregnancy-associated plasma protein A,PAPP-A)降低,能够识别宫内生长受限和子痫前期风险增加的孕妇。他们还指出,目前不应使用多个母体血清学指标进行基于人群的筛查,因为假阳性率高,敏感度低,没有方案能改善结局[38]。

筛查很重要,可以将资源集中在高危妇女,并识别谁可能从预防性治疗中获益。阿司匹林和钙具有一定的好处,而其他药物,最近的是抗氧化剂,未被证明是有效的。NICE 107 号指南建议所有高危孕妇从孕 12 周进行小剂量阿司匹林治疗(75mg/d)。抗血小板药物统计学显著性降低中风险和高风险妇女的子痫前期风险(中风险妇女:25 项研究,$N = 28\ 469$,RR 0.86,95%CI 0.79~0.95;高风险妇女:18 项研究,$N = 4121$,RR 0.75,95%CI 0.66~0.85)。

一项荟萃分析使用了 32 217 名妇女及其 32 819 名婴儿的个体数据,发现统计学显著性减少了发生子痫前期的风险(RR 0.90,95% CI 0.84~0.97)。这项研究的数据表明,每预防 1 例子痫前期发生,需要 114 名孕妇接受抗血小板药物治疗。接受抗血小板药物治疗的高风险女性除了子痫前期发生率降低 10%外,早产率也降低了 10%。高风险组中没有特定的亚组更容易或更少从抗血小板药物中获益。孕 20 周前开始治疗的妇女(RR 0.87,95%CI 0.79~0.96)和孕 20 周后开始治疗的妇女(RR 0.95,95%CI 0.85~1.06,$P = 0.24$)之间没有统计学显著性差异。重要的是,接受抗血小板药物治疗的妇女与接受安慰剂的妇女潜在不良反应(如产前出血、中心早剥或产后出血)的发生率没有统计学显著性差异,但孕 37 周前早产的风险降低(RR 0.93,95% CI 0.89~0.98)[39]。

钙预防子痫前期的试验争议更多。有很好的证据表明,在钙饮食摄入量较低的地区,补钙可以降低子痫前期的风险,但也会受基础风险状况的影响。膳食中钙摄入量正常的地区,研究没有发现补钙有益。没有其他推荐的干预措施,包括镁、叶酸、抗氧化剂(维生素 C 和维生素 E)、鱼油或卧床休息。饮食或生活方式的改变可能有益于一般健康,体重减轻可能降低高血压疾病的基础风险,但没有证实诸如低盐饮食等改变是有益的。

五、慢性高血压

患有慢性高血压的妇女应当接受孕前保健。目的应当是确定高血压的严重程度和原因,回顾潜在致畸的药物,如血管紧张素转换酶(ACE)抑制药、血管紧张素受体阻滞药(先天性畸形的风险增加到 3 倍)和利尿药;告知妇女妊娠相关风险和预防策略(妊娠期均应服用小剂量阿司匹林);并评估是否并发肾损害、肥胖或同时存在糖尿病。

主要的风险是并发子痫前期,但即使没有并发子痫前期,围产期死亡率也会增加。适用于治疗妊娠期高血压的药物包括甲基多巴、拉贝洛尔、硝苯地平和肼苯达嗪。尚缺乏其他抗高血压药物的安全性数据,但也有一些药与先天性畸形没有关联,因此在有临床指征时也可使用。

应该个体化调整血压控制水平。如果慢性高血压继发于其他疾病,则应进行多学科协作,请内科医师将血压维持在 140/90 mmHg 以下,并经常保持在下限。当慢性高血压没有并发症时(通常是这样),血压目标应为 150~155/80~100 mmHg[17]。

已知这些孕妇胎儿生长受限(fetal growth restriction,FGR)的风险增加,因此建议进行系列胎儿生物测量,并应增加产检的频率,以控制好血压并且及时发现子痫前期。一旦妊娠不足 34 周时给予了皮质类固醇促胎肺成熟,就应当根据胎儿指征或在血压控制不佳时分娩。

足月时,NICE 建议只要血压能得到控制,孕妇同意的情况下在孕 37 周后分娩。产后血压应保持在 140/90 mmHg 以下,应重新回顾用药,既能控制血压又能兼顾母乳喂养。

六、妊娠期高血压

妊娠期高血压相对常见,因此大多数机构将在日间部门评估社区发现的高血压孕妇。在这里,首先需要评估的是蛋白尿,识别子痫前期。在没有蛋白尿的情况下,NICE 107 号临床指南建议根据血压进行综合治疗。

- 如果血压为 140~149/90~99 mmHg,则每周检查一次,仅检测尿蛋白(如上所述)。
- 如果血压为 150~159/100~109 mmHg,将拉贝洛尔为一线治疗,目标血压为 140~150/80~100 mmHg。检查尿素和电解质、肝功能和全血细胞计数一次,然后每周检查两次蛋白尿。
- 如果血压>160/>110mmHg,则入院,直到低于 159/109mmHg,按上述方法治疗。血压控制好时,每周按上述内容检查两次。每次产检检查尿蛋白,每周复查血化验。

该指南还认识到,越早出现妊娠期高血压,越有可能发展为子痫前期,应相应调整就诊频率。妊娠期高血压不需要阿司匹林预防,如果血压控制得好,患者不需要常规住院。

是否进行胎儿监护也有争议。在怀疑胎儿偏小时(通过定制的宫高测量),应进一步进行胎儿生物学测量。试验发现,如果没有合并 FGR,妊娠期高血压患者额外进行胎儿监护没有益处(围产期死亡率降低)。因此,像所有孕妇一样注意胎动的一般性建议是 NICE 107 号临床指南的全部建议。

控制妊娠期高血压研究(Control of Hypertension in Pregnancy Study,CHIPS)[40]是最近报道的一项大型国际试验。研究人员将 987 名孕 34 周前患有非重度、未出现蛋白尿的高血压孕妇随机分为非严格控制(目标舒张压 100 mmHg)或严格控制(目标舒张压 85 mmHg)组。该研究发现,两组在围产期不良结局或严重母体并发症方面没有显著差异。非严格控制组重度高血压的发生率几乎是严格控制组的 2 倍(40.6%∶27.5%),表明相当数量女性卒中风险增加,需要紧急抗高血压治疗。

一项大型随机对照试验,即 HYPITAT 研究[41],比较了妊娠期高血压和轻度子痫前期患者足月分娩(通过引产)与非手术治疗。该研究显示,子痫前期孕妇中重度高血压减少,但妊娠期高血压孕妇中没有这一发现,也没有发现新生儿获益。鉴于此,NICE 建议不要在孕 37 周前引产,除非血压控制不佳,在孕 37 周后分娩时机的确定是对风险权衡判断后,产科医师与孕妇达成共识。

必须对患有妊娠期高血压的女性进行产后随访,检查其血压。持续存在高血压的女性需要进行专科检查,这些女性中有一部分患有慢性高血压,需要进行心血管风险评估和建议(框图 3-3)。

💡 **框图 3-3**

- 子痫前期需要住院,但妊娠期高血压不需要。
- 血压 140～149/90～99mmHg,不需要药物治疗。
- 血压 150～159/100～109mmHg,需要治疗,达到 130～149/80～99 mmHg 的目标血压。
- 血压≥160/≥110mmHg 需要紧急治疗以达到上述目标血压。

七、子痫前期

妊娠期高血压出现明显蛋白尿时,可以诊断子痫前期。蛋白尿水平与母胎并发症之间的关系较差。一项系统回顾[42]发现,蛋白尿时死胎风险增加,而没有蛋白尿时死胎可能性降低(5g/24h)。因此,NICE 建议诊断为子痫前期的孕妇应当入院评估,按照妊娠期高血压治疗控制血压,不需要重新定量蛋白尿。NICE 推荐非手术治疗最多到孕 34 周,使用类固醇促胎肺成熟,由于同时发生 FGR 的风险增加,应进行个体化的胎儿监测。NICE 建议孕 34 周后重度高血压在血压稳定的情况下分娩,如果高血压为轻度或中度,孕 37 周后分娩。当孕妇就诊较晚时(孕 37 周后),应在稳定 24～48h 后分娩[41]。

1. 计划分娩

娩出胎盘是唯一的干预,可以缓解子痫前期的临床和生化表现。遗憾的是,有些女性会很快在产后(恢复期到来前)恶化,此时可能遇到子痫前期的所有严重并发症。因此,患者在一个可以被密切监测和妥善管理的环境中分娩十分重要。大多数情况下,这应该是一个由专科医师领导的分娩机构,能够提供持续的产后监测,有些妇女需要高护病房或重症监护,特别是如果出现了全身性并发症的话。分娩方式将取决于孕周、母体疾病的严重程度、胎儿状况,以及孕妇和临床医师的意愿。

(1)单纯的控制良好的高血压或轻度子痫前期:高血压或轻度子痫前期已得到治疗的妇女,足月自然临产或在引产后临产,应继续服用抗高血压药物并每小时监测血压。只有之前从未进行过监测或者不是近期检测的妇女需要进行血液和生化检测[17]。在产程活跃期建议进行胎心监测,特别是在怀疑 FGR 的情况下,观察产程的人应该警惕胎盘早剥的征象。在血压控制良好的情况下,没有证据支持常规限制第二产程的时间,因此大多数妇女可以在没有器械助产的情况下分娩。

鼓励积极处理第三产程,因为子痫前期患者对产后出血的耐受性较差。麦角新碱会使高血压恶化,不应常规使用。在英国,缩宫素是第三产程的常规推荐药物,也适用于高血压妇女。在产后出血的情况下，应记住促进子宫收缩的麦角新碱的替代物，如米索前列醇也可能造成高血压。

（2）重度子痫前期：诊断为重度子痫前期的同时，要决定一旦母体情况获得稳定，就要终止妊娠。患者应该在高护环境中得到高年资多学科协作团队的管理，包括高危助产士、产科医师、麻醉医师，如果需要，临床机构能够提供来自重症、肾病、血液病、肝病、神经疾病和儿科专家的额外支持。照护集中在仔细的液体管理、高血压的治疗、子痫的预防/治疗，以及迅速识别在恢复期之前出现的任何并发症并给予支持性治疗。

2. 高血压疾病的治疗

不受控制的高血压，特别是收缩压持续超过 160mmHg 或平均动脉压持续高于 125mmHg，会导致脑自动调节受损。脑出血和高血压脑病等相关并发症是英国高血压妊娠的孕产妇首要死因，因此，最近的 MBRRACE 报告[4]的主要建议之一就是应该更积极地控制重度高血压。治疗的目标是逐渐降低血压并维持在 150/80～100mmHg 的水平。

英国妊娠期高血压紧急处理最常用的抗高血压药物是拉贝洛尔（α 和 β 受体阻滞药），肼屈嗪（α 受体阻滞药）和钙通道阻滞药（硝苯地平）。现有的荟萃分析未能证明哪一种药物在人群中的抗高血压效果更好，因此药物的选择取决于个体临床情况下的药理学资料和预期的不良反应。拉贝洛尔可以口服和静脉给药，硝苯地平是口服药，肼苯达嗪在英国产科实践中仅通过静脉给药。在分娩前，必须注意预防急剧的血压下降，这会造成胎盘灌注不足并导致胎儿窘迫，尤其是生长受限的胎儿。血压的迅速下降最常见于肼苯达嗪用药后，这使得一些临床医师建议在使用第一剂肼苯达嗪之前或同时给予 500ml 胶体。目前尚不清楚这是否能降低胎儿受损的发生率，或者是否会增加孕产妇的患病率，尤其是液体超负荷。当然，胎儿娩出后给予液体预负荷是没有作用的。使用硝苯地平后也可能出现血压的迅速降低，特别是与硫酸镁共同使用时，血管舒张作用的增强可能会造成问题。因此，拉贝洛尔已成为一线药物（非哮喘患者），是目前唯一一种在英国获得许可用于妊娠高血压紧急治疗的药物。

3. 预防和治疗子痫发作

硫酸镁是治疗和预防子痫的推荐药物。Magpie（Magnesium Sulphate for Prevention of Eclampsia，将硫酸镁用于子痫预防试验[15]）招募了 10 141 名患有子痫前期的女性，并随机接受硫酸镁或安慰剂，接受硫酸镁治疗的女性子痫发生率明显降低。风险最高的女性获益最大，每治疗 63 名重度子痫前期患者可以预防 1 例子痫，每治疗 100 名轻度或者中度疾病患者可以预防 1 例子痫。其他结局没有发现获益，包括孕产妇或新生儿的发病率或死亡率。

Cochrane 系统评价报道，硫酸镁治疗子痫优于地西泮或苯妥英[43]。硫酸镁治疗后分娩的女性再次子痫的发生率降低，新生儿结局改善，包括新生儿入住重症监护病房或通气治疗的需求更少。

硫酸镁减少脑易激惹性的确切机制尚不清楚。它是一种血管扩张药，有助于降低脑灌注压，但它还具有其他相关特性，包括膜稳定作用。尽管其机制和最佳剂量仍不清楚，但硫酸镁可能能成为降低早产儿脑瘫率的潜在药物。这些特性可能有助于改善因子痫前期早产的孕妇的新生儿结局。

在 5min 内以 4g 负荷剂量静脉给予镁，然后输注 1g/h，通常维持 24h。复发子痫抽搐时应当在 5min 内再用 2～4 g 治疗，继续发作的孕妇还应当使用地西泮。镁的血浆水平 4～8mg/dl 时为治疗范围；10 mg/dl 时中毒并导致深腱反射丧失，15 mg/dl 会引起呼吸麻痹。该药物通过尿液排出，因此子痫前期有肾表现的患者更有可能中毒。在 2min 内予以葡萄糖酸钙 1g（10ml 的 10%溶液）可以逆转硫酸镁中毒，如果需要，给予通气支持（框图 3-4）。

💡 **框图 3-4**

- 硫酸镁是治疗子痫发作的首选药物。
- 硫酸镁是预防子痫发作的首选药物。
- 超过 25%的子痫发作发生在产后。

---

4. 液体管理

在产后早期，血管内皮损伤加上正常的生理性液体转移使得子痫前期的产妇特别容易发生肺水肿。英国孕产妇死亡调查报告显示1994—1996年，共有6例子痫前期患者死亡，所有人都存在液体管理不良，这是死亡的一个显著贡献原因。令人欣慰的是，根据该报告的建议采取了更严格的液体管理措施，在下一个3年期中，没有子痫前期患者因为医源性液体超负荷而死亡的报道。

目前推荐的做法是将液体摄入量限制在80ml/h，直到产后进入利尿阶段。对于存在持续性损失或持续少尿的患者，要考虑肾损伤，有创监测可能有助于指导补液，避免液体超负荷。

5. 麻醉问题

椎管内神经阻滞和全身麻醉对子痫前期患者可能产生问题。通常建议子痫前期患者产程中使用硬膜外麻醉，因为它可能通过减少疼痛相关的焦虑和外周血管扩张来降低血压。尽管可能存在适度的抗高血压作用，但对于产程中使用硬膜外麻醉的母亲或胎儿的结局没有显著改善。与普通产科人群一样，硬膜外麻醉与第二产程延长相关，并且增加了器械助产。因此，没有证据建议子痫前期妇女在产程中常规使用硬膜外麻醉，诊断不应影响妇女选择分娩镇痛。一个重要的例外是，重度子痫前期伴血小板减少的患者，由于脊髓血肿风险增加，血小板计数低于 80×10^9/L 是椎管内神经阻滞的禁忌证。

因插管反应，全身麻醉可能会引起重度高血压进一步加重。此外，喉头水肿可能导致插管困难，应由高年资麻醉医师进行。最大的风险出现在麻醉前血压未得到稳定的孕妇。

6. 并发症

（1）肝：重度子痫前期的女性中约有12%会出现 HELLP 综合征，其特征为溶血、肝酶升高和血小板计数低。发病时不是所有三个条件都要具备，该诊断不一定与最严重的高血压表现有关。许多患病的女性没有症状或者有非特异性不适和恶心，尽管少数会有经典的上腹部和右上腹压痛。诊断主要根据实验室检查，包括血涂片、血小板计数和转氨酶水平测定。治疗主要是支持性的。大剂量类固醇已被用于加速血小板减少的恢复，但这不能改善母体结局，因此不推荐使用。

极少数情况下，肝缺血会导致肝内血肿和肝包膜下血肿。这种并发症会显著增加孕产妇死亡风险。对于产后血流动力学稳定并且肝包膜下血肿没有扩大的患者，可以采取超声监测的保守处理。在开腹手术中实现血流动力学稳定的措施，包括压迫、止血缝合、应用表面止血药、栓塞或肝叶切除术。

（2）肾：尽管肾小球毛细血管内皮增生是子痫前期的典型病理特征，相对少尿在产后早期阶段比较常见，这些特征通常会自然缓解。急性肾衰竭是子痫前期的罕见并发症，估计发生率为1/10 000～15 000例妊娠。在该人群中，产科出血是一种更常见的诱发因素。治疗是支持性的，在等待自然缓解时，谨慎的液体管理，高蛋白、低钾饮食和每日监测电解质通常就足够了。对于没有肾基础病的女性，很少需要透析。

（3）神经系统：子痫前期的神经系统后遗症除了抽搐，还包括脑出血、脑病和暂时性失明（黑蒙）。脑自动调节的破坏、灌注压的增加和血管通透性的增加都是导致后遗症的因素，但是病因因为血液浓度易于形成血栓，以及抽搐相关的血管痉挛而变得复杂。任何局灶性神经系统征象都应当进行检查，通过颅脑影像除外其他病变，但不推荐采取特定治疗。

八、产后管理

1/3的妊娠期高血压或子痫前期女性中将在产后阶段保持高血压，在因妊娠期高血压早产的女性中，这一比例增加到75%以上。高血压管理不佳将造成孕妇及其护理人员的焦虑，延长住院时间，偶尔会增加显著并发症的风险。几乎没有证据可以告知临床医师何时处理产后高血压，并且在获得这些证据之前，建议采用务实的方法[17]。产妇应该继续住院直到其症状消失、血压稳定在安全范围内，并且生化指标明显改善。

所有在产前使用抗高血压药物的妇女应该在产后继续使用。由于甲基多巴与产后抑郁有关，服用甲基多巴的妇女应在产后第3天之前改为其他药物。如果血压持续低于140/90 mmHg，则减少剂量。大多数女性在6周后不需要药物治疗。常用的抗高血压处方药对母乳喂养的婴儿没有影响，包括拉贝洛尔、阿替洛尔、美托洛尔、硝苯地平、依那普利和卡托普利。

之前未使用抗高血压药物治疗的女性，应该在住院期间每天监测 4 次血压，如果血压高于 150/100mmHg，应进行治疗。社区中的女性应该在第 3 天和第 5 天之间测量一次血压，使用类似的治疗阈值。如果开始服用药物，应在 48h 内进行随访，以确定治疗效果。

超过 25% 的子痫发生在产后，通常发生在之前未被诊断患有高血压疾病的妇女身上[44]。任何主诉产后严重头痛或者上腹部疼痛的妇女都应该排除子痫前期。子痫前期的产妇应在产后 6 周左右进行产科复诊。借此机会证实高血压和蛋白尿已缓解，如果考虑有潜在疾病，可以安排转诊行进一步检查。应当让女性了解她们在后续妊娠中发生子痫前期的风险；总的来说，复发风险约为 16%，但如果她们在孕 28 周前因高血压疾病分娩，复发风险会增加到 55%。这次讨论还应当识别其他可以改变的危险因素，在下一次怀孕之前进行，例如体重管理。

最后，应该让女性意识到，新的证据表明，子痫前期患者未来心血管疾病的风险增加。一次妊娠合并子痫前期会使未来心血管事件的风险增加 1 倍[45]。如果合并 FGR 或者早发型子痫前期、重度或复发性子痫前期，风险会进一步增加。提出致病的假说包括心血管疾病与子痫前期具有共同遗传风险因素，妊娠期间显现了潜在易感性[46]。循环因子的持续存在促进了内皮功能障碍[47]，或改变了内皮前生成细胞的功能活性[48]，或者心脏功能的持续亚临床损伤[49]可能代表一种发病前状态，随着时间的推移表现为心力衰竭。美国妇产科医师学院[50]和 NICE[17]都建议发生子痫前期的女性产后应当进行一次心血管风险评估。目前仍缺乏证据表明哪些医疗专业人员最适合进行评估，以及告知女性她的风险增加之外还应包括哪些内容。无论潜在的发病机制如何，有理由认为对这些女性进行监测和改变生活方式，可能会降低未来心血管事件的风险。

（胡　静　译　周希亚　校）

参考文献

[1] Kassebaum NJ, Bertozzi-Villa A, Coggeshall MS et al. Global, regional, and national levels and causes of maternal mortality during 1990-2013: a systematic analysis for the Global Burden of Disease Study 2013. Lancet 2014;384:980-1004.

[2] Blencowe H, Cousens S, Jassir FB et al. National, regional, and worldwide estimates of stillbirth rates in 2015, with trends from 2000: a systematic analysis. Lancet Global Health 2016;4:e98-e108.

[3] Vogel JP, Souza JP, Mori R et al. Maternal complications and perinatal mortality: findings of the World Health Organization Multicountry Survey on Maternal and Newborn Health. BJOG 2014; 121 (Suppl 1):76-88.

[4] Knight M, Tuffnell D, Kenyon S, Shakespeare J, Gray R, Kurinczuk JJ (eds) Saving Lives, Improving Mothers' Care: Surveillance of maternal deaths in the UK 2011-13 and lessons learned to inform maternity care from the UK and Ireland Confidential Enquiries into Maternal Deaths and Morbidity 2009-13. Oxford: National Perinatal Epidemiology Unit, University of Oxford, 2015.

[5] Maynard SE, Min JY, Merchan J et al. Excess placental soluble fms-like tyrosine kinase 1 (sFlt1) may contribute to endothelial dysfunction, hypertension, and proteinuria in preeclampsia. J Clin Invest 2003;111:649-658.

[6] Ballermann BJ. Glomerular endothelial cell differentiation. Kidney Int 2005;67:1668-1671.

[7] Maharaj AS, Saint-Geniez M, Maldonado AE, D' Amore PA. Vascular endothelial growth factor localisation in the adult. Am J Pathol 2006; 168: 639-648.

[8] Nevo O, Soleymanlou N, Wu Y et al. Increased expression of sFlt-1 in in vivo and in vitro models of human placental hypoxia is mediated by HIF-1. Am J Physiol 2006;291:R1085-R1093.

[9] Makris A, Thornton C, Thompson J et al. Uteroplacental ischemia results inproteinuric hypertension and elevated sFLT-1. Kidney Int 2007;71:977-984.

[10] Venkatesha S, Toporsian M, Lam C et al. Soluble endoglin contributes to the pathogenesis of preeclampsia. Nat Med 2006;12:642-649.

[11] Levine RJ, Lam C, Qian C et al. Soluble endoglin and other circulating antiangiogenic factors in preeclampsia. N Engl J Med 2006;355:992-1005.

[12] Cudmore M, Ahmad S, Al-Ani B et al. Negative regulation of soluble Flt-1 and soluble endoglin re-

lease by heme oxygenase-1. *Circulation* 2007;115:
1789-1797.

[13] Report of the National High Blood Pressure Educa-
tion Program Working Group on High Blood Pres-
sure in Pregnancy. *Am J Obstet Gynecol* 2000;183:
S1-S22.

[14] ACOG Committee on Practice Bulletins;Obstetrics.
ACOG Practice Bulletin No. 33. Diagnosis and man-
agement of preeclampsia and eclampsia. *Obstet Gy-
necol* 2002;99:159-167.

[15] Altman D, Carroli G, Duley L et al. Do women
with pre-eclampsia, and their babies, benefit from
magnesium sulphate? The Magpie Trial:arandom-
ised placebo-controlled trial. *Lancet* 2002;359:1877-
1890.

[16] Menzies J, Magee LA, Li J et al. Instituting sur-
veillance guidelines and adverse outcomes in pre-
eclampsia. *Obstet Gynecol* 2007;110:121-127.

[17] National Institute for Health and Care Excellence.
*Hypertension in Pregnancy:Diagnosis and Man-
agement*. Clinical Guideline CG107. London:NICE,
2010. Available at https://www. nice. org. uk/guid-
ance/cg107

[18] O'Brien E, Petrie J, Littler W et al. An outline of
the revised British Hypertension Society protocol for
the evaluation of blood pressure measuring devices.
J Hypertens 1993;11:677-679.

[19] O'Brien E, Asmar R, Beilin L et al. European So-
ciety of Hypertension recommendations for conven-
tional,ambulatory and home blood pressure meas-
urement. *J Hypertens* 2003;21:821-848.

[20] Shennan AH, Waugh JW. The measurement of
blood pressure and proteinuria in pregnancy. In:
Critchley H,Poston L, Walker J (eds) *Pre-eclamp-
sia*. London:RCOG Press, 2003;305-324.

[21] Brown MA, Buddle ML, Farrell T, Davis G, Jones
M. Randomised trial of management of hypertensive
pregnancies by Korotkoff phase Ⅳ or phase Ⅴ.
Lancet 1998;352:777-781.

[22] Shennan A, Gupta M, Halligan A, Taylor DJ, de
Swiet M. Lack of reproducibility in pregnancy of
Korotkoff phase Ⅳ as measured by mercurysphyg-
momanometry. *Lancet* 1996;347:139-142.

[23] Waugh JJ, Clark TJ, Divakaran TG, Khan KS,
Kilby MD. Accuracy of urinalysis dipstick tech-
niques in predicting significant proteinuria in preg-

nancy. *Obstet Gynecol* 2004;103:769-777.

[24] Waugh JJ, Bell SC, Kilby MD et al. Optimal bed-
side urinalysis for the detection of proteinuria in hy-
pertensive pregnancy:a study of diagnostic accura-
cy. *BJOG* 2005;112:412-417.

[25] Côté AM, Brown MA, Lam E et al. Diagnostic ac-
curacy of urinary spot protein:creatinine ratio for
proteinuria in hypertensive pregnant women: sys-
tematic review. *BMJ* 2008;336:1003-1006.

[26] National Institute for Health and Care Excellence.
Antenatal Care for Uncomplicated Pregnancies.
Clinical Guideline CG62. London:NICE, 2008 (up-
dated January 2017). Available at http://guidance.
nice. org. uk/CG62

[27] Milne F, Redman C, Walker J et al. The pre-ec-
lampsia community guideline (PRECOG):how to
screen for and detect onset of pre-eclampsia in the
community. *BMJ* 2005;330:576-580.

[28] Duckitt K, Harrington D. Risk factors for pre-ec-
lampsia at antenatal booking:systematic review of
controlled studies. *BMJ* 2005;330:565.

[29] Mires GJ, Williams FL, Leslie J, Howie PW. As-
sessment of uterine arterial notching as a screening
test for adverse pregnancy outcome. *Am J Obstet
Gynecol* 1998;179:1317-1323.

[30] Meads CA, Cnossen JS, Meher S et al. Methods of
prediction and prevention of pre-eclampsia:system-
atic reviews of accuracy and effectiveness literature
with economic modelling. *Health Technol Assess*
2008;12(6):iii-iv, 1-270.

[31] Levine RJ, Maynard SE, Qian C et al. Circulating
angiogenic factors and the risk of preeclampsia. *N
Engl J Med* 2004;350:672-683.

[32] Chappell LC, Duckworth S, Seed PT et al. Diag-
nostic accuracy of placental growth factor in women
with suspected preeclampsia:a prospective multi-
center study. *Circulation* 2013;128:2121-2131.

[33] Kenny LC, Black MA, Poston L et al. Early preg-
nancy prediction of preeclampsia in nulliparous
women,combining clinical risk and biomarkers:the
Screening for Pregnancy Endpoints (SCOPE) inter-
national cohort study. *Hypertension* 2014; 64:
644-652.

[34] Ahmad S, Ahmed A. Elevated placental soluble vas-
cular endothelial growth factor receptor-1 inhibits
angiogenesis in preeclampsia. *Circ Res* 2004; 95:

884-891.

[35] Kendall RL, Thomas KA. Inhibition of vascular endothelial cell growth factor activity by an endogenously encoded soluble receptor. *Proc Natl Acad Sci USA* 1993;90:10705-10709.

[36] Livingston JC, Chin R, Haddad B, McKinney ET, Ahokas R, Sibai BM. Reductions of vascular endothelial growth factor and placental growth factor concentrations in severe preeclampsia. *Am J Obstet Gynecol* 2000;183:1554-1557.

[37] Dugoff L, Hobbins JC, Malone FD et al. First-trimester maternal serum PAPP-A and free-beta subunit human chorionic gonadotropin concentrations and nuchal translucency are associated with obstetric complications: a population-based screening study (the FASTER Trial). *Am J Obstet Gynecol* 2004;191:1446-1451.

[38] Gagnon A, Wilson RD, Audibert F et al. Obstetrical complications associated with abnormal maternal serum markers analytes. *J Obstet Gynaecol Can* 2008;30:918-949.

[39] Askie LM, Duley L, Henderson-Smart DJ, Stewart LA. Antiplatelet agents for prevention of pre-eclampsia: a meta-analysis of individual patient data. *Lancet* 2007;369:1791-1798.

[40] Magee L, Singer J, von Dadelszen P. Less-tight versus tight control of hypertension in pregnancy. *N Engl J Med* 2015;372:2367-2368.

[41] Koopmans CM, Bijlenga D, Groen H et al. Induction of labour versus expectant monitoring for gestational hypertension or mild pre-eclampsia after 36 weeks' gestation (HYPITAT): a multicentre, open-label randomised controlled trial. *Lancet* 2009;374:979-988.

[42] Thangaratinam S, Coomarasamy A, O'Mahony F et al. Estimation of proteinuria as a predictor of complications of pre-eclampsia: a systematic review. *BMC Med* 2009;7:10.

[43] Duley L, Gülmezoglu AM, Henderson-Smart DJ, Chou D. Magnesium sulphate and other anticonvulsants for women with pre-eclampsia. *Cochrane Database Syst Rev* 2010;(11):CD000025.

[44] Matthys LA, Coppage KH, Lambers DS, Barton JR, Sibai BM. Delayed postpartum preeclampsia: an experience of 151 cases. *Am J Obstet Gynecol* 2004;190:1464-1466.

[45] Bellamy L, Casas JP, Hingorani AD, Williams DJ. Pre-eclampsia and risk of cardiovascular disease and cancer in later life: systematic review and meta-analysis. *BMJ* 2007;335:974.

[46] Staff AC, Redman CWG. IFPA Award in Placentology Lecture: Preeclampsia, the decidual battleground and future maternal cardiovascular disease. *Placenta* 2014;35(Suppl):S26-S31.

[47] Noori M, Donald AE, Angelakopoulou A, Hingorani AD, Williams DJ. Prospective study of placental angiogenic factors and maternal vascular function before and after preeclampsia and gestational hypertension. *Circulation* 2010;122:478-487.

[48] Lin C, Rajakumar A, Plymire DA, Verma V, Markovic N, Hubel CA. Maternal endothelial progenitor colony-forming units with macrophage characteristics are reduced in preeclampsia. *Am J Hypertens* 2009;22:1014-1019.

[49] Melchiorre K, Sutherland GR, Baltabaeva A, Liberati M, Thilaganathan B. Maternal cardiac dysfunction and remodeling in women with preeclampsia at term. *Hypertension* 2011;57:85-93.

[50] American College of Obstetricians and Gynecologists, Task Force on Hypertension in Pregnancy. Hypertension in pregnancy. Report of the American College of Obstetricians and Gynecologists' Task Force on Hypertension in Pregnancy. *Obstet Gynecol* 2013;122:1122-1131.

妊娠期心脏疾病

Dawn L. Adamson[1], *Catherine Nelson-Piercy*[2]

[1] *Department of Cardiology, University Hospital of Coventry and Warwickshire NHS Trust, Coventry, UK*
[2] *Guy's and St Thomas' Foundation Trust, Imperial College Health Care Trust, London, UK*

尽管在英国、欧洲和发达国家,妊娠合并严重心脏病的情况很少见,但心脏病仍然是英国孕产妇死亡的首要原因[1]。2011—2013年共有49例心脏病导致的间接死亡,死亡率为2.1/10万孕产妇[1]。自20世纪80年代初以来,心脏病导致的孕产妇死亡率一直在上升,现在可能正在稳定。过去15年心脏死亡的主要原因是心肌病(主要是围产期)、心肌梗死和缺血性心脏病、胸主动脉夹层和成人猝死综合征[2]。在英国,风湿性心脏病在育龄妇女中已极为罕见,而且大多局限于移民。

更常见的是那些患有先天性心脏病、在儿童时期接受过矫正或姑息性手术并存活到成年期的妇女。这些女性可能有妊娠并发症,但死亡率仍很低,这可能是由于广泛的多学科孕前咨询和明确的成人先天性心脏病患者照护路径。有金属瓣膜的女性面临着困难的决定,妊娠期间抗凝会大大增加出血、瓣膜衰竭和胎儿丢失的风险。

由于怀孕期间明显的生理变化,心悸、疲劳和气短等症状是非常常见且无害的。并非所有患有明显心脏病的女性都能满足生理需求的增加。产科工作人员可能不了解肺水肿的症状和意义,如端坐呼吸、阵发性夜间呼吸困难等。对合并心脏病的孕产妇的保健需要多学科协作,包括产科医师、心脏科医师、麻醉医师和专业助产士,最好在专业的产前心脏门诊进行。这样可以形成一致的、记录在案的管理计划,包括计划分娩及紧急分娩。

本节主要讨论妊娠期间遇到的最常见和最重要的心脏病。

一、孕期、分娩和产后的生理改变

血容量从受孕后第5周开始增加,继发于雌激素和前列腺素诱导的平滑肌松弛,导致静脉血管床容受性增加。血浆量增加,而红细胞增加的量不如血浆,从而解释了妊娠期生理性贫血。动脉侧平滑肌松弛导致全身血管阻力明显下降,与血容量的增加一同造成了早期心输出量的增加。血压略有下降,但足月时通常会恢复到孕前水平。心输出量增加是通过每搏输出量增加和静息心率增加10～20bpm来实现的。到中孕末期,血容量和每搏输出量增加了30%～50%。这种增加与妊娠物的大小和重量相关,因此多胎妊娠时增加程度更大,如果同时伴有心脏病,该女性心力衰竭的风险增加[3]。

尽管肺毛细血管楔压没有增加,但血清胶体渗透压降低。胶体渗透压和肺毛细血管楔压之间的压力差降低了28%,使孕妇特别容易患肺水肿。如果心脏预负荷增加(如输液),肺毛细血管通透性增加(如子痫前期),或者两者并存,则容易出现肺水肿。

在妊娠晚期仰卧位时,妊娠子宫压迫下腔静脉(inferior vena cava,IVC)会导致静脉回心血流减少,继而导致每搏输出量和心输出量下降。从侧卧位转为仰卧位时可能导致心输出量减少25%。因此,孕妇应尽可能采取左侧或右侧卧位。如果孕妇必须平躺,应当旋转骨盆使子宫向前,保证心输出量及子宫胎盘血流量。心输出量减少会造成子宫血流量减少,因此胎盘灌注减少,这可能会导致胎儿窘迫。

产程中心输出量进一步增加(第一产程为15%,第二产程为50%)。子宫收缩导致300~500ml血液自动输送回循环中,疼痛和焦虑引起的交感神经兴奋将进一步提高心率和血压。子宫收缩期间心输出量增加得更多,但在收缩间期也增加。每搏输出量随着每次宫缩而增加,疼痛缓解时每搏输出量减少,在硬膜外镇痛和仰卧位时进一步减少。硬膜外镇痛或麻醉会导致动脉血管扩张和血压下降[4]。全身麻醉诱导时血压和心率会升高,随后心血管趋向稳定。用于引产的前列腺素对血流动力学影响很小,但麦角新碱会造成血管收缩,缩宫素会造成血管舒张和液体潴留。

第三产程中,由于下腔静脉受阻缓解及子宫收缩,高达1L的血液将回流至循环中。胸内和心脏血容量增加,心输出量增加60%~80%,然后在分娩后约1h迅速下降至产前水平,从血管外间隙转移的液体进一步增加了静脉回流和每搏输出量。因此,那些心血管受损的女性在第三产程和产后即刻发生肺水肿的风险最高。所有这些变化在产后第1周恢复迅速,在接下来的6周内变得缓慢,但在产后1年时仍然存在显著变化,并且因后续妊娠而更显著[5]。

孕期心血管系统的正常检查发现:这可能包括响亮的第一心音,明显分裂的第二心音和心尖处的生理性第三心音。几乎所有女性都能在左胸骨边缘听到收缩期射血杂音,可能十分响亮,在整个心前区都能听到。它随着姿势而变化,如果没有伴随其他异常,则反映了每搏输出量的增加。然而,舒张期杂音几乎总是病理性的,可以听到静脉嗡鸣音和乳鸣声(mammary souffles)。由于外周血管舒张,脉搏会比较强,另外在孕期异位搏动也很常见。踝关节水肿在正常妊娠的女性中常见,但如果伴有高血压,要考虑是否存在子痫前期。

二、妊娠期心脏检查

在妊娠晚期,由于子宫颈动脉的位置更水平,因此心电图轴会轻度左偏(向上)。下导联(译者注:Ⅱ,Ⅲ,aVF导联)中的小Q波和T波倒置并不罕见。心房和心室期前收缩都很常见。肌钙蛋白不受妊娠影响,仍然是心肌缺血的确认检测项目。

孕期进行胸部X射线检查(chest X-ray,CXR)时胎儿接受的辐射量可以忽略不计。如孕期有临床指征,不应避免行CXR。经胸部的超声心动图是妊娠期可以选择的检查,用于除外、证实或监测心脏结构性疾病。经食管超声心动图也是安全的,通常需要采取预防措施避免误吸。磁共振成像(magnetic resonance imaging,MRI)和胸部计算机断层扫描(chest computed tomography,CT)在妊娠期是安全的。心脏电生理研究的常规检查通常会被推迟到产后进行,但血管造影不应当被推迟,如急性冠状动脉综合征时。

三、心脏病孕妇的一般性考虑

妊娠结局与安全性和以下因素有关。
- 是否存在肺动脉高压及其严重程度;
- 是否存在发绀;
- 病变对血流动力学的影响;
- 根据引起呼吸困难的活动水平而确定的功能性NYHA(New York Heart Association,纽约心脏协会)分级[6]。

如果怀孕前没有症状或仅有轻微症状(NYHA分级为Ⅱ级或更低),大多数患有心脏疾病的女性能够耐受妊娠,但重要的例外是肺动脉高压、伴主动脉根部扩张的马方综合征和某些二尖瓣或主动脉瓣狭窄的女性。伴有发绀症状的女性(氧饱和度低于80%~85%)胎儿生长受限、胎儿丢失、反应性红细胞增多症引起的血栓栓塞风险增加。在一项研究中她们活产的机会<20%[7]。

已经建立了许多评分系统来预测心脏事件。CARPREG评分系统中,如果女性被评为NYHAⅡ级以上、有发绀、左心室射血分数低于40%,或有明显的左心梗阻,则发生心脏事件风险增加[8]。总分预测了患有结构性心脏病的女性中风、心律失常、肺水肿和死亡等事件的风险。而后是ZaharaⅠ评分,包括了前三个参数,增加了存在瓣膜反流、有机械瓣假体、发绀型心脏病和孕前需要使用心脏药物[9]。

最后还建立了简单改良的世界卫生组织(WHO)评分标准,在孕妇临床队列[10]中进行检测时,预测风险优于前两个评分系统[11]。无论使用哪种评分,分级越高、风险评分或者预测因子数量越多,都显示该女性的风险增加。因此,这些因素也可以作为转诊至专业中心进行妊娠咨询和管理的依据。

　　具有上述心脏或产科不良事件风险因素的女性,应当由多学科团队进行管理和咨询,包括对妊娠期有经验的心脏病专家、具有心血管病经验的产科医师、胎儿医学专家和儿科医师。应让产科麻醉医师尽早参与,并详细记录分娩计划。

四、特定的心脏病

1. 先天性心脏病

　　无症状、无发绀、简单缺陷的先天性心脏病孕妇通常能够很好地耐受妊娠。大多数缺陷已经经过手术治疗或由儿童心脏介入医师干预,但其他人是孕期首次发现先心病。患有先心病的女性胎儿患先心病的风险增加,因此,如果可能,应当在孕前提供遗传咨询[12],并在孕 18—20 周进行详细的胎儿心脏超声检查,除外心脏畸形。左侧心脏病损的女孩患先心病的风险更高,例如主动脉缩窄、马方综合征女性后代受累概率为 50%。导致心输出量减少的病损与胎儿生长受限风险增加相关。

2. 非发绀型先天性心脏病

　　(1)房间隔缺损:在二叶主动脉瓣之后,继发孔型房间隔缺损(atrial septal defect,ASD)是成人最常见的先天性心脏缺陷。反常栓塞(paradoxical embolism)罕见,心律失常通常到中年才会出现。在未矫正的 ASDs 中有高达 15% 的患者会因二尖瓣瓣叶脱垂进而造成二尖瓣反流。肺动脉高压少见。

　　怀孕期间通常不会出现问题,但对急性失血的耐受性差。这可以导致左向右分流的大幅增加,左心室输出量、血压和冠状动脉血流急剧下降,甚至导致心搏骤停。

　　(2)室间隔缺损和动脉导管未闭:与反流性瓣膜病一样,这些缺陷增加了右心室容量负荷,在怀孕期间可以被很好地耐受,除非缺陷很大或者合并肺血管疾病。

　　(3)肺动脉狭窄:肺动脉狭窄通常不会在妊娠期出现症状。然而,当疾病严重并导致右心室衰竭时,肺动脉瓣球囊扩开术已经在孕期成功实施。该手术最好在中孕期进行。

　　(4)主动脉瓣狭窄:任何水平的左心室流出道梗阻都可能在孕期造成问题,最理想的是在孕前进行评估。如果主动脉瓣膜面积小于 $1cm^2$ 或者非孕期平均跨膜梯度超过 50 mmHg,会造成明显梗阻。运动时血压不能正常升高并且没有 ST-或 T 波改变,左心室功能受损,出现包括胸痛、晕厥或晕厥前的症状,提示孕期高风险。

　　心电图通常会显示左心室肥厚,如果每搏输出量以正常方式增加,孕期多普勒超声测量的跨主动脉瓣流速将增加。因此,在孕期测量的流速梯度会增加,只要可能,应当与孕前情况相比较。如果左心室收缩功能受损,左心室可能无法产生高梯度跨瓣膜血流,因此低梯度可能会造成假象。

　　任何患者发生心绞痛、呼吸困难或静息下心动过速,都应该住院治疗。服用 β 肾上腺素能拮抗药类药物将增加舒张期冠脉血流时间和左心室充盈,从而改善冠脉状况和左心室功能。如果采取这些措施后,肺充血和左心室衰竭仍然持续或进展,则需要考虑球囊主动脉瓣膜扩开术[13]。由于这些瓣膜本质上并不理想,可能会产生严重的主动脉瓣反流,但如果成功,手术将会赢得时间,允许妊娠完成。

　　(5)主动脉缩窄:大多数病例已经进行了手术矫正,尽管残余狭窄并不少见,如果没有规律随诊,在孕前可能未被发现。理想情况下,应当在孕前通过 MRI 评估是否存在狭窄,或者缩窄前、缩窄后的扩张,或者动脉瘤的形成。主动脉缩窄有可能在孕期首次被诊断,当初次产检血压升高时,应当考虑到这个诊断,特别是未曾检查过既往高血压的继发性病因时。

　　尽管可以降低血压,但在运动时可能会控制不佳,这增加了脑出血或主动脉夹层的风险[14]。因此,应建议未进行缩窄矫正的女性休息并避免劳累。对既往主动脉异常伴有缩窄、马方综合征或其他遗传性结缔组织病的孕妇,主动脉夹层风险增高。

　　应积极治疗高血压,β 受体阻滞药是减少破裂和夹层风险的理想药物。如果没有合并狭窄的二叶主动脉瓣,或心内膜弹力纤维增生症合并左心室功能不良,不太可能发生左心室衰竭。正常分娩通常是可能的,尽管严重缩窄时应缩短第二产程。

(6)马方综合征:大多数(80%)马方综合征患者都存在心脏受累,最常见的是二尖瓣脱垂和反流。妊娠增加了主动脉破裂或夹层的风险,通常发生在晚孕期或产后早期。马方综合征患者妊娠发生 A 型主动脉夹层的风险在 1%左右,即便是在主动脉根部没有扩张的情况下[6]。进行性主动脉根部扩张和主动脉根部直径>4cm 会使风险显著增加(10%)[15]。应当建议主动脉根部直径>4.6cm 的女性推迟怀孕,直至主动脉根部修复或根部置换后,主动脉再悬浮时[16]。

相反,在心脏受累较少、主动脉根部直径<4cm 的女性中,妊娠结局通常良好,但有主动脉夹层或猝死家族史的女性风险仍有增加,这是因为某些家族中主动脉根部夹层的发生不需要主动脉扩张为基础[6]。

管理应该包括关于该疾病显性遗传的咨询,心脏受累的孕妇每 4~6 周行心脏超声评估主动脉根部情况,高血压或者主动脉根部扩张的患者使用 β 受体阻滞药。对于主动脉根部测量值稳定的孕妇,可以阴道分娩,但如果主动脉根部增大或扩张,推荐在椎管内神经麻醉下行择期剖宫产。

3. 发绀型先天性心脏病

成人发绀型先天性心脏病通常与肺动脉高压(如 Eisenmenger 综合征)或肺动脉狭窄(如法洛四联症)有关。单心室、大动脉转位和复杂肺动脉闭锁伴体循环肺部供血的患者,无论是否进行过姑息性手术,都有可能存活至成年。

(1)法洛四联症:法洛四联症是指严重的右室流出道梗阻、大的主动脉下室间隔缺损(ventricular septal defect,VSD)、主动脉骑跨引起右心室肥大,以及右向左分流伴发绀。可以很好地耐受妊娠,但是胎儿生长较差,流产、早产和小于胎龄儿的发生率高。发绀孕妇的孕期血细胞比容上升,这是因为全身血管扩张导致右向左分流增加。静息动脉氧饱和度≥85%、血红蛋白<18g/dl 且血细胞比容<55%的女性有机会获得成功的妊娠结局。由于用力时动脉氧饱和度会明显下降,所以为了胎儿生长建议休息,但应当给予皮下低分子肝素(low-molecular-weight heparin,LMWH)

预防静脉血栓和反常栓塞。大多数女性在孕前已经接受了法洛四联症的手术治疗,在孕期表现良好,没有明显的肺动脉狭窄或右心室衰竭[17]。

(2)先天性心脏病术后:新生儿期进行过复杂先天性心脏病姑息性手术的孕妇需要个体评估。由儿科或成人先天性心脏病专家进行的心脏超声检查有助于详细的评估。

在 Fontan 手术治疗三尖瓣闭锁或肺动脉狭窄转位后,右心室被绕过,左心室同时为体循环和肺循环泵血。静脉压升高可导致肝瘀血和全身水肿,但妊娠可能成功。重要的是建立 Fontan 循环的女性应保证产程前后充分的液体负荷,因为如果前负荷不佳,左心室不能充分地驱动肺循环。这些女性通常在非孕期使用华法林抗凝,而在孕期使用 LMWH。

(3)Eisenmenger 综合征和肺动脉高压:肺血管疾病,无论是继发于大的逆向左向右分流(如 VSD 时)(Eisenmenger 综合征),还是肺部或结缔组织病(如硬皮病),或是特发性肺动脉高压,在孕期都是极度危险的。应当建议已知有显著肺血管病的女性从小避免妊娠,并给予适当的避孕建议[10]。孕产妇死亡率为 25%~40%[18],但是在高度专业化团队的管理下,经过积极的药物治疗方案,这些孕产妇的死亡率下降到 17%左右[19]。这一死亡率仍然很高,因此这些妇女应避免怀孕的建议仍然站得住脚。

危险来自固定的肺血管阻力,不会因妊娠而下降,因此不能在难治性缺氧时增加肺血流。肺动脉高压的定义为非妊娠状态下,静息时平均(而非收缩期)肺动脉压升高≥25 mmHg,或运动时升高 30 mmHg,没有左向右分流。通常使用多普勒超声测量三尖瓣反流射血速度来估计肺动脉收缩(非平均)压。这应当作为筛查。平均肺动脉压与估计的收缩期肺动脉压之间没有一致的关系。如果通过多普勒估计的收缩期肺动脉压提示肺动脉高压,建议听取心脏病专家的意见。如果肺动脉高压时为左向右分流,肺血管疾病的诊断将更为困难,很可能需要进一步检查,包括通过心脏导管计算肺血管阻力。通过多普勒测量定义的肺动脉高压也可以发生在二尖瓣狭窄和大的左向右分流(没有逆向血流)。主要仍为左向右分流的肺动脉高压孕妇风险较低,在孕期可能比较顺利,但是这些女性即便没有肺血管病和固定的肺血管阻力（或者在孕前不存在这些情况），仍有可能发生这些情况，需要非常仔细的监测。

肺动脉高压的现代管理包括西地那非/他达非尔和波生坦/马西坦等药物。通过这些治疗，肺动脉压可以降到正常范围内，因而可能安全地成功妊娠。尽管波生坦在动物实验中有致畸作用，孕期持续治疗的益处可能超过了这种风险。如果意外怀孕，应提供治疗性终止妊娠。择期终止妊娠有 7% 的死亡风险，因此如果可能，避免妊娠非常重要。如果患者拒绝避孕，建议采用多学科保健，择期入院卧床休息，氧气吸入和 LMWH 预防血栓[20]。应当仔细监测胎儿的生长情况。

大多数死亡发生在分娩过程中或产后第一周。没有证据表明在分娩前或分娩过程中监测肺动脉压可以改善结局；实际上放置肺动脉导管增加了血栓形成的风险，对于这些女性是致命的。用于降低肺动脉压的血管扩张药（除吸入性一氧化氮和前列环素）将不可避免地导致全身血压下降，加剧低氧血症。

没有证据表明剖宫产与阴道分娩、全身麻醉与椎管内神经麻醉，哪个更能改善肺动脉高压孕妇的妊娠结局。一定要注意避免全身血管舒张。分娩后应当在重症监护病房护理患者。雾化的前列环素可以用于预防肺血管收缩。当发生突然恶化（通常在产后期）时，复苏很少能成功，尸检也找不到其他原因，尽管可能伴有血栓栓塞、低血容量或子痫前期。死亡之前通常发生在迷走神经，血压和氧饱和度下降，而后发生心室颤动。

4. 获得性瓣膜病

（1）二尖瓣脱垂：这种常见疾病也可称为"松软的二尖瓣"，可以是散发的，或是某些马方综合征变异家系中的显性遗传病。妊娠可以被很好地耐受，孤立性二尖瓣脱垂的女性妊娠期没有母胎并发症。

（2）风湿性心脏病：在世界范围内，二尖瓣狭窄仍然是孕期最常见的潜在致命的已有心脏疾病。因为有很多陷阱：①无症状患者在孕期可能恶化；②二尖瓣狭窄的严重程度可能因既往无并发症的妊娠而增加；③瓣膜成形术或瓣膜切开术后狭窄可能复发或恶化；④常规产前检查可能漏诊以前未被识别的二尖瓣狭窄，因为杂音音调低，通常是位于乳房下的舒张期柔和杂音。

心动过速（与疼痛、焦虑、运动或并发感染有关）、心律失常或妊娠期心输出量增加时可能恶化。静息时窦性心动过速应引起关注。心动过速是对每搏输出量不能增加的反射性反应，减少了舒张期左心房排空的时间，使左心室每搏输出量下降，反射性窦性心动过速加快，左心房压力上升。这造成了心率增快、左心房压力增加的恶性循环，可以促成肺水肿。由呼吸困难引起的焦虑会进一步加快心率并使情况恶化（图 3-1）。容量增加（如发生在第三产程或不当的静脉补液后）也可能促成肺水肿[21]。严重的二尖瓣狭窄（二尖瓣面积<1cm²）、怀孕前即存在中度或重度症状，以及在妊娠晚期才确诊的患者，妊娠风险增加。

二尖瓣狭窄时心电图表现为左心房 P 波和心电轴右偏。CXR 显示心脏偏小，但左心耳和左心房突出，肺充血或水肿。通过经胸超声心动图可以证实诊断。

应建议患有严重二尖瓣狭窄的妇女推迟妊娠，直到球囊扩张、开放或闭合二尖瓣切开术后，或者如果瓣膜不能耐受瓣膜切开术，应等到二尖瓣置换术后妊娠。

β受体阻滞药可以降低心率、延长舒张期充盈时间并降低肺水肿风险[21]，应当在孕期用药，维持心率<90 bpm。如果有指征，应当开始或继续使用利尿药。孕妇还要注意避免劳累。

发生肺水肿时，患者应保持端坐位，给氧并通过二醋吗啡（diamorphine）缓解焦虑、减慢心率，静脉给予 20mg 呋塞米。地高辛只应在心房颤动发生时使用，因为它不会减慢窦性心律（因为交感神经兴奋很容易克服其轻微的迷走效应）。

如果药物治疗失败或患有严重二尖瓣狭窄，如果瓣膜适合，孕期可以安全和成功地实施二尖瓣球囊扩张术[22]，尽管需要转诊至具备主要心脏病救治设施的医院进行。经皮球囊瓣膜扩张术有约 1% 的主要并发症风险，手术瓣膜切开术的风险如下。

- 闭合性瓣膜切开术：胎儿死亡率 5%～15%，孕产妇死亡率 3%。
- 开放性瓣膜切开术：胎儿死亡率 15%～33%，孕产妇死亡率 5%。

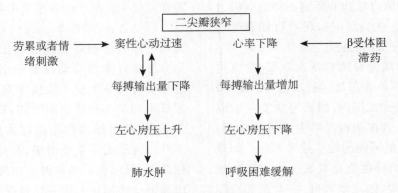

图 3-1 二尖瓣狭窄

如果可能需要进行开放性二尖瓣手术,应尽可能推迟到分娩后。

患有二尖瓣狭窄的女性在产程中和分娩时应尽可能避免仰卧位和截石位。必须避免液体负荷过度;即使存在少尿,只要没有明显失血,必须尽量避免使用静脉胶体。谨慎的硬膜外镇痛或麻醉适用于二尖瓣狭窄的患者,阴道分娩也可以进行,但要限制孕妇用力,可能需要器械助产。

(2)反流性瓣膜病:患有反流性瓣膜病(二尖瓣或主动脉)的患者,对妊娠的耐受明显优于瓣膜狭窄的患者。妊娠期全身血管扩张可以减少反流,主动脉瓣反流的患者心动过速减轻。当瓣膜病变由风湿病引起时,突发的心房纤颤可能会导致肺水肿。同样,对于严重二尖瓣或主动脉瓣反流的患者,监测左心室功能十分重要。

五、机械心脏瓣膜

大多数置有人工心脏瓣膜的女性有足够的心功能储备安全地度过孕期。对于金属心脏瓣膜置换术后的女性,孕期理想的抗凝策略仍存在争议,因为母亲和胎儿的利益存在冲突。这些女性需要终身抗凝,由于血栓风险增加,在孕期也必须继续抗凝。然而,在器官发生阶段(孕 6—12 周)使用华法林可能导致华法林胚胎病(软骨发育不良)[23],中孕和晚孕期使用有胎儿颅内出血的风险。

尽管母体的国际标准化比值(international normalized ratio,INR)在治疗范围内,但对胎儿的抗凝作用比对母亲的大,因为未成熟的胎儿肝仅能产生低水平的维生素 K 依赖性凝血因子,并且母体的促凝成分因分子量大,不能通过胎盘。华法林的胎儿风险是剂量依赖性的。每天需要 5mg 以上华法林的女性致畸、流产和死胎风险增加[24,25]。

肝素和 LMWH 不能通过胎盘,因此是一个很有吸引力的选择。然而,即使在全抗凝剂量下,它们也与瓣膜血栓和栓塞事件风险增加有关[23,24,26]。肝素还会引起胎盘后出血,因此胎儿丢失的风险仍然存在。此外,普通肝素的其他缺点还包括需要胃肠外给药,有效作用时间短、治疗指数窄、剂量反应曲线陡峭、妊娠期间需要的剂量增加、缺乏一致的理想检测或安全和有效活性目标。剂量增加导致过量会带来出血风险。长期使用大剂量的普通肝素也可能造成骨质疏松。

LMWH 在妊娠期具有更好的安全性资料,由于对抗 Ⅹa 水平的密切监测可以用来调整合适的剂量,而每天注射 2 次依从性好,最近的数据表明其血栓事件的风险更低[26,27]。大多数临床医师会同时使用小剂量阿司匹林,许多女性需要增加 LMWH 剂量,以维持抗 Ⅹa 水平峰值在 0.8～1.2 U/ml[27]。

抗凝治疗的 3 种基本选择。

1. 孕期继续使用华法林,仅在分娩前停止。这是孕妇最安全的选择[23,24]。

2. 在孕 6—12 周使用大剂量 LMWH 替代华法林,以避免华法林胚胎病,而后继续使用华法林,至分娩前再换成 LMWH。

3. 整个孕期使用大剂量低分子肝素。

心脏病和妊娠注册研究(registry of pregnancy and cardiac disease，ROPAC）发现在整个早期使用维生素 K 拮抗药的妇女妊娠丢失率很高，但没有哪种治疗方案明显是最安全的[28]。因此，目前方案的选择取决于以下几个因素。

- *机械瓣膜类型*，新型双叶瓣膜（如 Carbo-Medics）的血栓形成风险低于第一代球和笼（如 Starr-Edwards）或第二代单倾斜盘（如 Björk-Shiley）瓣膜。
- *瓣膜置换的位置*，主动脉瓣比二尖瓣的血栓风险更低[27]。
- *机械瓣膜的大小*，如果在女性完成生长发育前进行瓣膜置换，瓣膜尺寸相对偏小，这会增加血栓的风险。
- *机械瓣膜的数量*，两个瓣膜血栓形成风险增加。
- *华法林的剂量*，要能维持 INR。如果＜5mg，则对胎儿的危害降低。
- *任何栓塞事件史*。

如果孕期使用华法林，则需要系列胎儿超声检查来发现胚胎病和颅内出血。应当在分娩前 10d 停用华法林并用 LMWH 替代，以便从胎儿循环中清除华法林。分娩过程中应停用 LMWH 治疗。

从 LMWH 换回华法林应当在产后至少 5d 后开始，使产科出血的风险最小化。机械瓣膜的孕妇产前出血风险较高，产后出血的风险尤其高[27]。

如果完全抗凝的患者发生出血事件或需要紧急分娩，可以使用重组人因子Ⅶa、新鲜冰冻血浆、维生素 K 和鱼精蛋白肝素对抗华法林的作用。如果可能，应该避免使用大剂量维生素 K，因为它会使女性产后的华法林抗凝变得极为困难。

孕期人工瓣膜血栓时可以使用溶栓治疗，虽然可能引起栓塞或出血或胎盘剥离，但其风险低于心胸外科手术。

六、冠状动脉疾病

妊娠和产后妇女发生心肌梗死和缺血性心脏病的情况比以往更常见，怀孕会增加心肌梗死的风险[29]。孕期发生心肌梗死时通常没有典型的心绞痛病史。孕妇可能出现不典型的特征，在非

孕期也有这些症状，包括上腹部疼痛、恶心或头晕，以及更经典的胸部、颈部和左臂疼痛。妊娠期的潜在原因可能是非动脉粥样硬化性疾病，因此可能发生在没有危险因素的年轻人身上。这包括自发的冠状动脉夹层和冠状动脉血栓形成，这两种情况在怀孕期间更为常见[2,30]。大多数发生在妊娠晚期或分娩前后。冠状动脉缺血也可能与强效可卡因药物滥用有关。如果正常冠状动脉上有血栓，应考虑栓塞，栓塞来源如二尖瓣狭窄或感染性心内膜炎。

孕期缺血性心脏病的危险因素与非孕期妇女相同。年龄较大、多次妊娠的女性、吸烟、糖尿病、肥胖、高血压、高胆固醇血症或冠心病家族史患者的风险增加[29,31]。应该放宽对胸痛和其他可能由急性冠脉综合征引起的症状进行检查的指征，特别是有危险因素的女性。肌钙蛋白不受妊娠影响，在怀疑急性冠状动脉综合征时，应进行肌钙蛋白检测，以及动态 ECG 检查。因此，肌钙蛋白升高时应警惕急性冠状动脉综合征，并进行恰当的检查。

急性心肌梗死和急性冠脉综合征的治疗与非妊娠女性相同。应毫不犹豫地进行冠状动脉造影，以明确病理并决定治疗方案。静脉和冠状动脉内溶栓、经皮冠状动脉介入治疗（percutaneous coronary intervention，PCI）和支架置入均已在孕期成功实施。PCI 更受青睐，因为在非孕期它的临床优越性超过了溶栓，并且冠状动脉夹层的最佳治疗可能也是 PCI。阿司匹林和 β 受体阻滞药在孕期是安全的；氯吡格雷似乎也是安全的，但更新的药物，如普拉格雷或替卡格雷还没有相关数据。糖蛋白Ⅱb/Ⅲa 抑制药的数据仅限于病例报道，如果可能，正常情况下应避免使用这些药物。孕期应当停用他汀类药物，因为可能增加致畸的风险[32]。然而，新的安全数据看上去让人放心，但在更确凿的证据出现之前，仍然建议停止治疗[33]。

七、肥厚性心肌病

肥厚性心肌病（hypertrophic cardiomyopathy，HCM）是一种常染色体显性疾病，其特征是在没有异常血流动力学负荷的情况下，未扩张的

左心室肥厚,并伴有潜在的心肌细胞和肌原纤维紊乱。家系研究目前借助的是对责任突变基因的遗传学鉴定,较宽表型异常谱不仅存在于不同年龄的个体间,也存在于家系内部。既往由专业中心描述的患者系列代表了高度偏斜的因致残症状或恶性家族史转诊的高风险人群。在没有超声心动图的时代,只有严重病例能够被识别,这些患者构成了许多已发表的自然史研究的基础。

HCM 在孕期首次诊断并不罕见,通常当因收缩期杂音而进行心电图和超声心动图检查而被发现。大多数患者没有症状,而且状态良好。HCM 曾被认为是一种罕见病,具有很高的猝死风险,但现在认为相对常见。最近的一项研究发现,500 名年轻成人中就有 1 例 HCM,大多数患者的这种疾病是良性的。

HCM 患者通过增加正常情况下会减少的左心室容量和每搏输出量来适应妊娠。危险与左心室流出道梗阻有关,可能是由低血压或低血容量引起的。呼吸短促、胸痛、头晕或晕厥等症状表明需要使用 β 受体阻滞药[34]。室性心律失常在年龄较大的患者中较常见,年轻患者中少见。孕期很少有猝死的报道。在所有患者中,最重要的是在产程中、分娩时及椎管内神经阻滞/镇痛时避免血管扩张。任何导致低血容量的情况都会造成同样的效应,应该迅速纠正。同样地,一些 HCM 患者心室僵硬,因此,如果接受了大量的容量负荷,可能会出现肺水肿。在 HCM 母亲的婴儿中出现心室肥厚是最不寻常的。

八、围产期心肌病

这种妊娠特异性疾病是指在妊娠末期或分娩后的几个月内出现心脏功能不全,在妊娠最后一个月前没有可识别的病因或可识别的心脏病,超声心动图标准证实左心室收缩功能障碍[35]。左心室可能不扩张,但左心室射血分数几乎总是降低(<45%)。超声心动图可能显示扩张,通常累及四个腔室,但主要是左心室运动功能减退,可能是整个心室或者某个特定区域最明显。

这种情况罕见,但由于轻症病例无法被识别,真正的发病率未知。已知的危险因素包括多胎妊娠、高血压(孕前或与妊娠相关,或子痫前期)、多产次、年龄增大和非洲-加勒比种族。

除了它与妊娠的短暂关系以外,围产期心肌病与扩张型心肌病在临床上难以鉴别。严重程度从灾难性到亚临床不等,后者只能通过超声心动图偶然发现。围产期患者出现气喘吁吁、心动过速或心力衰竭的征象时,应怀疑围产期心肌病。通常肺水肿是一个主要特征,可能在使用缩宫素或者椎管内麻醉使用液体维持心输出量时加剧。CXR 显示心脏增大,伴有肺充血或水肿及有双侧胸腔积液。附壁血栓引起的体循环栓塞可能预示着室性心律失常的发生,可早于心力衰竭出现,肺栓塞可能进一步使临床情况变得复杂化。

鉴别诊断包括既往存在但未诊断的扩张型心肌病、肺血栓栓塞、羊水栓塞、心肌梗死和与子痫前期或 $β_2$ 激动药治疗相关的肺水肿。超声心动图立即显示左心室,排除肺栓塞。子痫前期很少引起短暂的左心室功能损害,但这通常在产后恢复迅速。

治疗与其他原因的心力衰竭相同,包括氧气、利尿药、血管扩张药,如果在产后,还可以使用血管紧张素转换酶(angiotensin-converting enzyme,ACE)抑制药。必须预防血栓形成。如果持续存在心动过速,特别是在心输出量保持良好的情况下,谨慎地增加心脏特异性 β 肾上腺素阻断药物可能会有所帮助。最严重的患者需要插管、通气和监测,使用正性肌力药物,有时需要主动脉内球囊泵、体外膜肺氧合(extracorporeal membrane oxygenation,ECMO)或心室辅助装置的临时支持。心脏移植可能是严重病例存活的唯一机会。

最近有人研究了溴隐亭在围产期心肌病中的作用。动物研究表明,氧化应激提升了催乳素的 16kDa 裂解形式,它具有抑制血管生成和促进凋亡的作用,因此提供了疾病的一种可能的病因。随后对这个概念进行了一项试验性研究,结论为在标准心力衰竭治疗中添加溴隐亭可以改善左心室射血分数,我们现在期待一项更大规模的随机试验[36]。

目前,约 50% 的女性会自然、完全康复。大多数病例在症状刚出现时死亡,心肌病是近 1/4 孕产妇心脏死亡的原因[2]。最近的数据显示 5 年生存率为 94%[37]。只要左心室功能仍不正常,患者就应继续服用 ACE 抑制药。预后和复发取决于左心室大小的正常化,这可能在分娩后的几年内持续改善[38,39]。严重心肌功能障碍(定义为左心室舒张末期径线≥6cm,分数缩短≤21%)的妇女不太可能在随访时重新获得正常的心功能[40]。左心室功能和大小在 6 个月内和后续妊娠之前不能恢复到正常的患者,下次妊娠心力衰竭恶化(50%)和死亡(25%)或围产期心肌病复发的风险十分显著。因此,应建议她们不要怀孕[38]。恢复了正常左心室大小和功能的女性应使用压力(运动)超声心动图评估其功能性储备。即使正常,也有后续妊娠心力衰竭复发的风险[34]。

九、心律不齐

心房和心室期前收缩(早搏)在妊娠期很常见。许多孕妇都有心脏用力跳动的症状,出现在室性早搏的代偿性停搏之后。大多数有症状性眩晕发作、晕厥甚至心悸的女性并没有心律失常[41]。

需要探明窦性心动过速可能的潜在病理情况,如失血、感染、心力衰竭、甲状腺毒症或肺栓塞。妊娠期最常见的心律失常是室上性心动过速(supraventricular tachycardia,SVT)。妊娠中首次出现 SVT(副通路介导和房室结再进入)是罕见的,但妊娠期症状恶化很常见[41]。一半的 SVT 对迷走神经刺激没有反应。

食品及药品监督管理局批准将普萘洛尔、维拉帕米和腺苷用于紧急终止 SVT。腺苷优于维拉帕米,包括可能不会透过胎盘,可安全地用于妊娠期对迷走刺激无反应的 SVT[42]。为了预防 SVT,可以使用 β 受体阻滞药或维拉帕米。氟卡尼是安全的,可以用于治疗胎儿心动过速。应避免使用普罗帕酮和胺碘酮[43],后者会干扰胎儿甲状腺功能[44]。在孕期使用临时和永久性起搏、心脏复律和植入式自动除颤器也是安全的。剖宫产时使用双极电热器械时需要小心,因为植入式除颤器可能误以为这是心室颤动,从而导致一次除颤。因此,在剖宫产手术时应该关闭设备。

十、心搏骤停

应当按照非孕期相同的方案进行管理。孕妇(尤其是晚期妊娠妇女)应"被卡住"(wedged),以缓解妊娠子宫压迫下腔静脉对静脉回流的影响。最快实现这一体位的方法是将患者转向左侧位。如果需要心肺复苏,那么骨盆可以倾斜,保持躯干平放,以允许胸外按压。可能需要紧急剖宫产以帮助孕妇复苏。

十一、心内膜炎预防

感染性心内膜炎(infective endocarditis,IE)在孕期是罕见的,但会威胁孕妇和胎儿的生命。妊娠期心内膜炎的致命病例通常发生在产前,而不是分娩时获得感染[2]。治疗基本上与非孕期相同,如果有指征,进行紧急瓣膜置换。像往常一样,如果孕妇手术前胎儿存活,就应当分娩。

英国国家卫生与临床优化研究所目前的建议[45]是,生产时不需要抗生素预防 IE。英国抗微生物化学治疗协会[46]和美国心脏协会建议,只对那些 IE 发生的高危患者(如既往有过 IE 的女性),以及如果发生 IE 结局最差的患者(如发绀型先天性心脏病患者)给予抗生素。如果使用抗生素预防,则应在产程开始时或胎膜早破时,或剖宫产前静脉注射 2g 阿莫西林联合 120mg 庆大霉素,6h 后口服阿莫西林 500mg(或依患者情况而定,肌内注射或者静脉注射)。对青霉素过敏的妇女可使用万古霉素 1g 静脉注射或替考拉宁 400 mg 静脉注射,代替阿莫西林(框图 3-5)。

💡 **框图 3-5**

- 心脏病是英国孕期或产褥期最常见的死亡原因。
- 历史上报道的孕期肺动脉高压死亡率高达 25%～40%。
- 马方综合征妇女在怀孕期间有主动脉夹层的风险,特别是主动脉根部扩张时。
- 二尖瓣狭窄的妇女在妊娠中期和(或)分娩后即刻有肺水肿的风险。
- 有机械瓣膜的孕妇如果使用治疗量的 LMWH,应密切监测,并调整剂量以保持治疗水平。这些妇女出血的风险增加,尤其是分娩后。

(胡　静　译　周希亚　校)

参考文献

[1] Knight M, Tuffnell D, Kenyon S, Shakespeare J, Gray R, Kurinczuk JJ (eds) *Saving Lives, Improving Mothers' Care: Surveillance of maternal deaths in the UK 2011-13 and lessons learned to inform maternity care from the UK and Ireland Confidential Enquiries into Maternal Deaths and Morbidity 2009-13.* Oxford: National Perinatal Epidemiology Unit, University of Oxford, 2015.

[2] Knight M, Nair M, Tuffnell D et al. (eds) *Saving Lives, Improving Mothers' Care: Surveillance of maternal deaths in the UK 2012-14 and lessons learned to inform maternity care from the UK and Ireland Confidential Enquiries into Maternal Deaths and Morbidity 2009-14.* Oxford: National Perinatal Epidemiology Unit, University of Oxford, 2016.

[3] Robson SC, Hunter S, Boys RJ, Dunlop W. Serial study of factors influencing changes in cardiac output during human pregnancy. *Am J Physiol* 1989; 256: H1060-H1065.

[4] Robson SK, Hunter S, Boys R, Dunlop W, Bryson M. Changes in cardiac output during epidural anaesthesia for Caesarean section. *Anaesthesia* 1986; 44: 465-479.

[5] Clapp JF III, Capeless E. Cardiovascular function before, during and after the first and subsequent pregnancies. *Am J Cardiol* 1997; 80: 1469-1473.

[6] Thorne SA. Pregnancy in heart disease. *Heart* 2004; 90: 450-456.

[7] Presbitero P, Somerville J, Stone S et al. Pregnancy in cyanotic congenital heart disease. Outcome of mother and fetus. *Circulation* 1994; 89: 2673-2676.

[8] Siu SC, Sermer M, Colman JM et al. Prospective multicenter study of pregnancy outcomes in women with heart disease. *Circulation* 2001; 104: 515-521.

[9] Drenthen W, Boersma E, Balchi A et al. and the Zahara investigators. Predictors of pregnancy complications in women with congenital heart disease. *Eur Heart J* 2010; 31: 2124-2132.

[10] Thorne SA, MacGregor A, Nelson-Piercy C. Risks of contraception and pregnancy in heart disease. *Heart* 2006; 92: 1520-1525.

[11] Balci A, Sollie-Szarynska KM, van de Bijl AG et al. for the Zahara II investigators. Prospective validation and assessment of cardiovascular and offspring risk models for pregnant women with congenital heart disease. *Heart* 2014; 100: 1373-1381.

[12] Burn J, Brennan P, Little J et al. Recurrence risks in offspring of adults with major heart defects: results from first cohort of British Collaboration study. *Lancet* 1998; 351: 311-316.

[13] Presbitero P, Prever SB, Brusca A. Interventional cardiology in pregnancy. *Eur Heart J* 1996; 17: 182-188.

[14] Beauchesne LM, Connolly HM, Ammash NM, Warnes CA. Coarctation of the aorta: outcome of pregnancy. *J Am Coll Cardiol* 2001; 38: 1728-1733.

[15] Lind J, Wallenburg HC. The Marfan syndrome and pregnancy: a retrospective study in a Dutch population. *Eur J Obstet Gynecol Reprod Biol* 2001; 98: 28-35.

[16] Lipscomb KJ, Clayton Smith J, Clarke B, Donnai P, Harris R. Outcome of pregnancy in women with Marfan's syndrome. *Br J Obstet Gynaecol* 1997; 104: 201-206.

[17] Singh H, Bolton PJ, Oakley CM. Outcome of pregnancy after surgical correction of tetralogy of Fallot. *BMJ* 1983; 285: 168.

[18] Bédard E, Dimopoulos K, Gatzoulis MA. Has there been any progress made on pregnancy outcomes among women with pulmonary arterial hypertension? *Eur Heart J* 2009; 30: 256-265.

[19] Keily D, Condliffe R, Webster V et al. Improved survival in pregnancy and pulmonary hypertension using a multiprofessional approach. *BJOG* 2010; 117: 565-574.

[20] Weiss BM, Zemp L, Seifert B, Hess OM. Outcome of pulmonary vascular disease in pregnancy: a systematic overview from 1978 through 1996. *J Am Coll Cardiol* 1998; 31: 1650-1657.

[21] Tsiaras S, Poppas A. Mitral valve disease in pregnancy: outcomes and management. *Obstet Med* 2009; 2: 6-10.

[22] Horstkotte D, Fassbender D, Piper C. Balloon valvotomy during pregnancy. *J Heart Valve Dis* 2005; 14: 144-146.

[23] Chan WS, Anand S, Ginsberg JS. Anticoagulation of pregnant women with mechanical heart valves. *Arch Intern Med* 2000; 160: 191-196.

[24] Sadler L, McCowan L, White H, Stewart A,

Bracken M，North R. Pregnancy outcomes and cardiac complications in women with mechanical, bioprosthetic and homograft valves. *BJOG* 2000；107：245-253.

[25] Cotrufo M，De Feo M，De Santo L，Romano G，Della Corte A，Renzulli A. Risk of warfarin during pregnancy with mechanical valve prostheses. *Obstet Gynecol* 2002；99：35-40.

[26] Oran B，Lee-Parritz A，Ansell J. Low molecular weight heparin for the prophylaxis of thromboembolism in women with prosthetic mechanical heart valves during pregnancy. *Thromb Haemost* 2004；92：747-751.

[27] McClintock C. Use of therapeutic dose low molecular weight heparin during pregnancy in women with mechanical heart valves. *Obstet Med* 2010；3：40-42.

[28] Van Hagen IM，Roos-Hesselink JW，Ruys TP *et al*. Pregnancy in women with a mechanical heart valve：data of the European Society of Cardiology Registry of Pregnancy and Cardiac Disease (ROPAC). *Circulation* 2015；132：132-142.

[29] James AH，Jamison MG，Biswas MS，Brancazio LR，Swamy GK，Myers ER. Acute myocardial infarction in pregnancy：a United States population-based study. *Circulation* 2006；113：1564-1571.

[30] Roth A，Elkayam U. Acute myocardial infarction associated with pregnancy. *Ann Intern Med* 1996；125：751-757.

[31] Ladner HE，Danielsen B，Gilbert WM. Acute myocardial infarction in pregnancy and the puerperium：a population-based study. *Obstet Gynecol* 2005；105：480-484.

[32] Edison RJ，Muenke M. Central nervous system and limb anomalies in case reports of first-trimester statin exposure. *N Engl J Med* 2004；350：1579-1582.

[33] Bateman BT，Hernandez-Diez S，Fischer MA *et al*. Statins and congenital malformations：cohort study. *BMJ* 2015；350：h1035.

[34] Steer P，Gatzoulis M，Baker P (eds) *Cardiac Disease in Pregnancy*. London：RCOG Press，2006.

[35] Pearson GD，Veille JC，Rahimtoola S *et al*. Peripartum cardiomyopathy. National Heart，Lung and Blood Institute and Office of Rare Diseases (NIH) workshop recommendations and review. *JAMA* 2000；283：1183-1188.

[36] Sliwa K，Hilfiker-Kleiner D，Petrie MC *et al*. Current state of knowledge onaetiology，diagnosis，management，and therapy of peripartum cardiomyopathy：a position statement from the Heart Failure Association of the European Society of Cardiology Working Group on peripartum cardiomyopathy. *Eur J Heart Fail* 2010；12：767-778.

[37] Sliwa K，Blauwet L，Tibazarwa K *et al*. Evaluation of bromocriptine in the treatment of acute severe peripartum cardiomyopathy：a proof-of-concept pilot study. *Circulation* 2010；121：1465-1473.

[38] Felker GM，Thompson RE，Hare JM *et al*. Underlying causes and long-term survival in patients with initially unexplained cardiomyopathy. *N Engl J Med* 2000；342：1077-1084.

[39] Elkayam U，Tummala PP，Rao K *et al*. Maternal and fetal outcomes of subsequent pregnancies in women with peripartum cardiomyopathy. *N Engl J Med* 2001；344：1567-1571.

[40] Sliwa K，Fett J，Elkayam U. Peripartum cardiomyopathy. *Lancet* 2006；368：687-693.

[41] Witlin AG，Mabie WC，Sibai BM. Peripartum cardiomyopathy：a longitudinal echocardiographic study. *Am J Obstet Gynecol* 1997；177：1129-1132.

[42] Cordina R，McGuire MA. Maternal cardiac arrhythmias during pregnancy and lactation. *Obstet Med* 2010；3：8-16.

[43] James PR. Drugs in pregnancy. Cardiovascular disease. *Best Pract Res Clin Obstet Gynaecol* 2001；15：903-911.

[44] Magee LA，Downar E，Sermer M *et al*. Pregnancy outcome after gestational exposure to amiodarone. *Am JObstet Gynecol* 1995；172：1307-1311.

[45] National Institute for Health and Care Excellence. *Prophylaxis Against Infective Endocarditis：Antimicrobial Prophylaxis Against Infective Endocarditis in Adults and Children Undergoing Interventional Procedures*. Clinical Guideline CG64. London：NICE，2008. Available at https：//www. nice. org. uk/guidance/CG64

[46] Gould FK，Elliott TS，Foweraker J *et al*. Guidelines for the prevention of endocarditis：report of the Working Party of the British Society for Antimicrobial Chemotherapy. *J Antimicrob Chemother* 2006；57：1035-1042.

第三节

妊娠期糖尿病

Sarah N. Ali[1], Anne Dornhorst[2]

[1] Department of Diabetes and Endocrinology/General Internal Medicine, Royal Free London NHS Foundation Trust, London, UK

[2] Division of Diabetes, Endocrinology and Metabolism, Hammersmith Hospital, London, UK

妊娠合并糖尿病会给母亲和正在生长的胎儿带来严重的危害,并影响子代的远期健康[1-4]。随着母体血糖水平的升高,糖尿病对妊娠结局的不良影响逐渐增加[5,6],因此孕前糖尿病,无论是 1 型糖尿病(type 1 diabetes,1 型 DM)还是 2 型糖尿病(type 2 diabetes,2 型 DM),对妊娠结局的影响均超过了妊娠期糖尿病(gestational diabetes mellitus,GDM)[7]。

1989 年发起的圣文森特宣言(St Vincent Declaration)曾致力于改善糖尿病合并妊娠的妊娠结局[8],力图达到与未合并糖尿病的孕妇相似的妊娠结局。尽管在产科、新生儿和糖尿病领域有重大进展,这一目标并未完成。虽然有报道 1 型 DM 孕妇的妊娠结局有所改善,但合并孕前糖尿病的孕妇总体的先天性畸形、死胎(译者注:本书中死胎的定义参见第 5 章第八节,为孕 24 周及之后的产前或产时胎儿死亡,即包括胎死宫内和产时死亡,与国内通用定义不同)和围产期死亡率仍然比普通妊娠高 2～4 倍[9]。近年来,有其他高危因素(如年龄、体重、产次、社会剥夺水平和非白人的少数族裔)的育龄期女性 2 型 DM 的患病率明显上升[6,10,11](图 3-2)。这些高危因素与 GDM 的危险因素相似。随着欧洲城市人口学组成的变化,孕前患 2 型 DM 的女性已经超出了患 1 型 DM 的女性,而大多数就诊于糖尿病产前门诊的是 GDM 患者[7,12]。

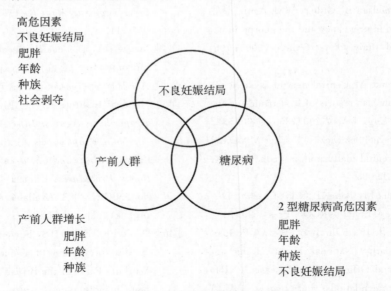

高危因素
不良妊娠结局
肥胖
年龄
种族
社会剥夺

不良妊娠结局

产前人群

糖尿病

产前人群增长
肥胖
年龄
种族

2 型糖尿病高危因素
肥胖
年龄
种族
不良妊娠结局

图 3-2　产科实践中遇到的糖尿病类型
维恩图说明了产前人口统计学与糖尿病和不良妊娠结局高危因素的关系。

妊娠合并糖尿病(1 型 DM、2 型 DM 和 GDM)的影响不仅局限于孕期。合并孕前糖尿病的孕妇,其胎儿约 40% 表现出生长过快,约半数体重大于同孕周的第 90 百分位。出生体重过大和婴儿肥胖不仅造成了剖宫产率高于 60% 和肩难产,还与远期的早发型肥胖、代谢异常和儿童期糖尿病相关[3,6,13-15]。

孕前和孕期控制血糖水平在最佳范围可以改善妊娠结局[6,16,17]。对于合并 DM 或有 GDM 高危因素的育龄期女性,临床医师应该向其强调计划妊娠与孕前控制血糖的重要性,以及 GDM 筛查的重要性。

本节主要介绍孕前糖尿病合并妊娠的临床诊治以及 GDM 的筛查与管理。最后将会对妊娠合并糖尿病的子代远期结局进行探讨。

一、妊娠合并糖尿病的分类

妊娠合并糖尿病的管理取决于糖尿病的种类。产科临床上常见的糖尿病种类见表 3-3。

表 3-3　产科临床常见的糖尿病类型

1 型糖尿病

胰岛 B 细胞自身免疫性破坏引起的胰岛素绝对缺乏。通常在 20 岁前起病,仅 10% 的患者有一级亲属患病。与肥胖无关。约占非孕期所有糖尿病的 5%

2 型糖尿病

相对性胰岛素缺乏,胰岛素敏感度下降。通常在 20 岁后起病,>50% 的患者有一个一级亲属患病。与肥胖密切相关。约占非孕期所有糖尿病的 90%

单基因突变糖尿病

青年人中的成年发病型糖尿病(maturity-onset diabetes of the young,MODY),是单基因突变导致的胰岛 B 细胞胰岛素分泌缺陷性疾病。出生即起病,常于 20－30 岁时获得诊断。为常染色体显性遗传,约 95% 的患者有一级亲属受累。与肥胖无关。占非孕期所有糖尿病的 1%～2%

线粒体基因突变糖尿病

线粒体 DNA 基因突变导致的胰岛素分泌障碍。合并其他的临床表现,如感音神经性耳聋、脑卒中倾向和乳酸酸中毒。在 35 岁左右发病,为母系遗传。与肥胖无关。占非孕期所有糖尿病的不到 1%

继发性糖尿病

因其他疾病导致的糖尿病,如胰腺炎、囊性纤维化、服用糖皮质激素或其他药物导致。约占非孕期所有糖尿病的 2%

妊娠合并糖尿病包括孕前糖尿病(即孕前已经存在糖尿病)和 GDM。大部分孕前糖尿病为 1 型或 2 型 DM,但有一小部分需要通过基因筛查才能诊断,如单基因突变糖尿病和线粒体基因突变糖尿病。识别这些特殊类型的糖尿病很重要,其妊娠结局不仅受血糖控制水平的影响,也受基因突变类型的影响[18-20]。GDM 指妊娠期发生或首次发现的糖尿病或糖耐量异常,其中包括孕前未诊断的糖尿病[21]。(译者注:此处 GDM 定义与国内不同,人民卫生出版社第 9 版《妇产科学》教材定义 GDM 为孕前血糖正常,妊娠期才出现的糖尿病。而孕前未诊断,孕期发现的糖尿病,如血糖指标达到 DM 诊断标准,仍诊断为糖尿病合并妊娠。)

受肥胖人群比例上升的影响,孕前 DM 与 GDM 的孕妇数量正在上升,其中 2 型 DM 与 GDM 所占比例明显增加[22]。1 型 DM 的患病率也在缓慢上升,欧洲的发生率为 3%～4%/年[23]。

受产前人群的人口学分布与 GDM 的诊断标准影响,2012 年欧洲的 GDM 患病率在 2%～6%[24,25]。如果对 GDM 开展普遍筛查,患病率可能还会上升。英格兰和威尔士 2015 年的年度统计数据显示约 35 000 名孕妇患孕前 DM 或 GDM,且后者约占 80%[26]。

鉴于孕期糖代谢的生理特点,GDM 常发生于中孕晚期[27];随着 2 型 DM 患病年轻化,未经诊断的 2 型 DM 女性怀孕的人数将逐渐增加[28];由于这部分孕妇的管理方案应该与孕前明确诊断 2 型 DM 的孕妇一致,识别她们就显得格外重要(框图 3-6)。

> **框图 3-6**
>
> - 妊娠合并糖尿病会给母亲和正在生长的胎儿带来严重的危害,并影响子代的远期健康。
> - 妊娠合并糖尿病包括糖尿病合并妊娠(1 型 DM,2 型 DM,孕期其他罕见类型 DM,如单基因突变糖尿病)和 GDM(妊娠期首次发现的糖尿病)。
> - 合并孕前糖尿病的孕妇总体的先天性畸形、死胎和围产期死亡率仍然比普通妊娠高 2～4 倍。
> - 孕前和孕期控制血糖水平在最佳范围可以改善妊娠结局。

二、糖尿病与妊娠期糖尿病的诊断

虽然 GDM 的定义并无争议，但如何筛查 GDM，以及 GDM 的筛查对象，仍然存在争论[29]。在非孕期，DM 的诊断标准包括[18]。

- 空腹血糖≥7.0mmol/L；

- 75g 口服糖耐量试验（oral glucose tolerance test，OGTT）2h 血糖≥11.1mmol/L；

- 随机血糖≥11.1mmol/L，且出现糖尿病症状；

- 糖化血红蛋白（HbA1c）≥6.5%。

1 型和 2 型糖尿病可通过病史和高危因素进行临床鉴别；如不能确定，通过检测特异性胰岛自身免疫抗体 GAD、IA-2 和 ZnT8 可确诊约 80% 的 1 型 DM。新近的研究发现，30 岁以后新发的 1 型糖尿病患者占白人人群中所有 1 型糖尿病的 50%。

来自澳大利亚和加拿大的两项大型的随机对照研究已经证明诊断与治疗 GDM 可改善妊娠结局。这两项研究使用的 GDM 诊断标准并不相同，但都是将孕 24－34 周的孕妇随机分配到饮食管理、血糖监控与胰岛素治疗（如果需要）组和常规产检组[16,17]。澳大利亚研究纳入了 1000 名经世界卫生组织（World Health Organization，WHO）诊断标准诊断为糖耐量受损的孕妇，结果表明干预组的 490 名孕妇发生围产期严重并发症的风险明显低于常规产检组（相对风险：1%：4%；已根据孕妇年龄、种族、产次进行校正）。干预组引产率较常规产检组高出 10%，剖宫产率相近[16]。加拿大研究则纳入了 958 名诊断为轻度妊娠期糖尿病的孕妇，其结果显示干预治疗可降

低新生儿平均出生体重（3302：3408 g）、新生儿脂肪含量（427：464 g），大于胎龄儿发生率（7.1%：14.5%）、巨大儿发生率（5.9%：14.3%）、肩难产率（1.5%：4.0%）和剖宫产率（26.9%：33.8%）。积极干预还可以降低子痫前期和妊娠期高血压的发生率[17]。

高血糖与不良妊娠结局研究（Hyperglycemia and Adverse Pregnancy Outcome，HAPO）致力于确立一个国际认可的 GDM 诊断标准[5]。这项观察性研究的数据来自 2000－2006 年，9 个国家的超过 23 000 名孕前未合并糖尿病的孕妇；所有孕妇在孕 24－32 周进行 75g OGTT 筛查。通过数据分析阐明孕妇血糖数值（低于糖尿病诊断标准）与四个主要围产结局之间的关联，即巨大儿（校正出生体重＞第 90 百分位）、初次剖宫产、临床新生儿低血糖和高胰岛素血症（脐带血 C 肽＞全体研究人群的第 90 百分位）。分析显示，孕妇血糖水平（75 g 葡萄糖负荷后 0、1、2h）与四种主要结果之间存在线性关系。在此研究基础上，国际妊娠合并糖尿病研究组（International Association of Diabetes and Pregnancy Study Groups，IADPSG）制订了新的 GDM 诊断标准，且受到了美国糖尿病协会（American Diabetes Association，ADA）和 WHO 的支持[30]。但是，IADPSG 的 GDM 诊断标准与 2015 年英国国家卫生与临床优化研究所（National Institute of Health and Care Excellence，NICE）的推荐标准并不相同，后者的空腹血糖更高，负荷后 2h 血糖更低，且没有负荷后 1h 血糖。NICE 标准是基于已发表的干预研究与卫生经济学研究制订的。IADPSG 和 NICE 的 GDM 诊断标准见表 3-4。

表 3-4 IADPSG 和 NICE 的 GDM 诊断标准

	IADPSG 诊断标准	NICE 2015 诊断标准
筛查	无	首次产检即存在的危险因素 BMI＞30kg/m² GDM 病史 既往巨大儿分娩史（新生儿体重≥4.5kg） 糖尿病家族史（一级亲属患糖尿病） 家族具有糖尿病的高患病率
75g OGTT	孕 24－28 周普遍进行	孕 26－28 周，基于是否存在高危因素选择性检查

（续　表）

	IADPSG 诊断标准	NICE 2015 诊断标准
血糖	等于或超过下述血糖值	等于或超过下述血糖值
0min	5.1mmol/L（92mg/dl）	5.6mmol/L（100mg/dl）
60min	10mmol/L（180mg/dl）	
120min	8.5mmol/L（153mg/dl）	7.8mmol/L（140mg/dl）

GDM 应进行普筛还是仅针对有高危因素的孕妇进行筛查仍处于争论中。NICE 标准提倡基于首次产检存在的危险因素进行筛查,这些危险因素包括体质指数（body mass index,BMI）＞30kg/m²、巨大儿分娩史（新生儿体重≥4.5kg）、GDM 病史、糖尿病家族史（一级亲属患糖尿病）,以及来自糖尿病患病率高的少数族裔家庭。具有上述一个或更多因素的孕妇需要在孕 24－28 周进行 75g OGTT 筛查（译者注:表 3-3 中是孕26－28 周进行）[26]。如有 GDM 病史,则推荐在孕 16 周先进行 OGTT,如果结果正常,则在孕24－28 周复查一次。NICE 推荐的危险因素并不全面,如孕妇年龄[31,32]和多囊卵巢综合征[33]均未包含在内;因此基于 NICE 危险因素的筛查会遗漏高达 25％的 OGTT 可识别的 GDM 患者[29,34]。原始的 HAPO 队列中使用 IADPSG 标准诊断GDM 的发生率是 17.8％（9.3％～25.5％,取决于来自哪个国家）[25]。使用 IADPSG 标准诊断的GDM 患者中,空腹血糖 5.1～5.6mmol/L 的患者如使用 NICE 标准,则会被遗漏;而这些患者中有 38％尽管 2h 血糖低于 7.8mmol/L,其新生儿仍然是大于胎龄儿,且这些孕妇更容易肥胖[35]。但是,未达到 NICE 标准的糖耐量异常孕妇接受治疗后是否会获益尚在争论中[36]（框图 3-7）。

三、孕期糖尿病分类的意义

2002 年,母婴健康机密调查机构（Confidential Enquiry into Maternal and Child Health,CEMACH）针对英格兰、威尔士和北爱尔兰的3800 名孕妇的调查显示,1 型和 2 型 DM 的孕妇胎儿并发症比例相近[围产期死亡率（perinatal mortality rates,PNMR）、死胎和新生儿死亡率],表明胎儿并发症的主要决定因素是母体高血糖,而不是糖尿病的类型[6]（图 3-3）。尽管如此,可能

> **框图 3-7**
> - GDM 指在妊娠期发生或首次被识别的糖尿病或糖耐量异常。
> - GDM 通过 75g OGTT 进行诊断,标准如下:
>   - NICE 2015 标准:空腹血糖≥5.6mmol/L 和（或）120min 血糖≥7.8mmol/L。
>   - IADPSG 标准:空腹血糖≥5.1mmol/L 和（或）60min 血糖≥10mmol/L 和（或）120min 血糖≥8.5mmol/L。
> - GDM 的危险因素包括 BMI＞30kg/m²、巨大儿分娩史（新生儿体重≥4.5kg）、GDM 病史、糖尿病家族史（一级亲属患糖尿病）,以及来自糖尿病患病率高的少数族裔家庭。

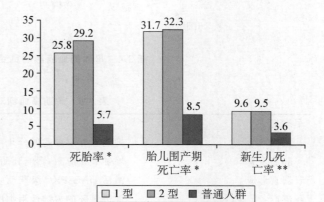

图 3-3　CEMACH 糖尿病调查数据

1 型和 2 型 DM 的孕妇的围产期死亡率（PNMR）、死胎率和新生儿死亡率（英格兰、威尔士和北爱尔兰,自2002 年 3 月 1 日至 2003 年 2 月 28 日分娩或已记录的数据）。调整后的产妇年龄:* 每 1000 名总出生人数;** 每 1000 个现场出生[6]。

影响妊娠并发症的母体及社会高危因素在患有 1型和 2 型糖尿病的妇女之间仍然存在差异,如后者更胖,更易存在社会剥夺以及怀孕的准备不足。

特别是患 2 型 DM 的青少年和青年女性,这是一个特别脆弱的群体,其妊娠结局极差,胎儿畸形率超过 20％[37]。患 1 型 DM 的女性发生反复且严重的高血糖和视网膜病变的风险更高。

四、孕期血糖控制的原则

孕妇血糖水平影响着从受精、着床到分娩的方方面面(图 3-4)。越来越多的证据表明母体高血糖可通过胎儿程序化引起基因表达的变化,从而增加胎儿未来对肥胖、糖尿病和其他疾病的易感性[3,38]。因此,孕期糖尿病管理的主要原则是在整个孕期争取使血糖处于正常水平。先天性畸形、流产、胎儿生长过速、死胎、产伤和新生儿低血糖的风险均随着母体血糖的升高而升高(表 3-5);如合并肥胖,风险还会增加[39]。

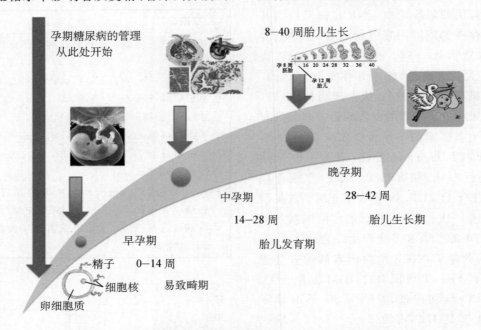

图 3-4 母体高血糖影响自受精、着床到分娩的各个方面

表 3-5 孕期高血糖对母胎并发症的影响

早孕期	
植入	抑制滋养层细胞的分化
胚胎发育	增加氧化应激,影响胚胎发育必需的决定性基因的表达
器官形成	激活 DAG-PKC 级联反应,增加先天性畸形的发生
流产	促进囊胚的关键性祖细胞过早的程序性细胞死亡
中孕期	
内分泌腺	刺激胎儿的 B 细胞
胎儿生长	刺激胎儿出现高胰岛素血症,加速胎儿生长,可通过超声检查发现
晚孕期	
胎儿生长	加速胎儿生长的决定性因素和主要底物
脂肪分布	刺激出现高胰岛素血症,促进脂肪蓄积,包括腹腔内脂肪
肺成熟	刺激出现高胰岛素血症,抑制表面活性蛋白生成,延缓肺成熟
死胎	与胎盘成熟障碍、胎儿缺氧相关
分娩	
产伤	通过加速胎儿生长,导致肩难产风险增加,胎儿产伤和窒息的风险增加

（续 表）

新生儿	
低血糖	胎儿高胰岛素血症，使新生儿易患低血糖
低钙血症	改变胎盘钙结合蛋白 mRNA 的表达，影响出生后钙离子水平
红细胞增多症	刺激胎儿高胰岛素血症，从而加强产前的宫内造血及组织缺氧
心肌病	刺激胎儿高胰岛素血症，使新生儿易患肥大性心肌病
青少年/成人	
肥胖	宫内暴露增加代谢综合征易患倾向，与遗传易感性无关
2 型糖尿病	宫内暴露增加 2 型糖尿病易患倾向，与遗传易感性无关

注：DAG，diacylglycerol，二酰甘油；PKC，protein kinase C，蛋白激酶 C。

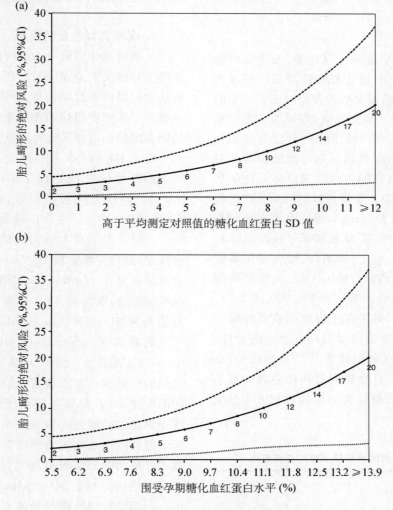

图 3-5　先天性畸形与孕期糖化血红蛋白水平的关系

一项系统回顾纳入了美国 1986—2006 年的 7 个队列研究，共 1977 名糖尿病孕妇，显示随着受孕前后糖化血红蛋白（glycosylated haemoglo-bin，HbA1c）水平从 2％的正常水平上升 2 SD（standard deviations，SD）至 8 SD，胎儿平均畸形率从 3％上升至 10％（图 3-5）[40]。这种受孕前后

血糖控制水平与先天性畸形的强烈关联在英格兰
1996—2008 年分娩的 1677 名糖尿病孕妇中也得
到了验证[41]。受孕前后高 HbA1c 水平也是死胎
的一个预测指标[2,6]。

控制血糖的同时，筛查及治疗特定的糖尿病
并发症也很重要。孕前血糖水平与先天性畸形之
间的关联开始于非糖尿病正常范围的上限[41]。
高血糖的致畸作用发生于孕 12 周前，囊胚形成、
胚胎发育和器官发生时期。为了显著减少早期胎
儿丢失和先天性畸形，需要在孕前就需要控制血
糖。为此，患有孕前糖尿病的女性理想状态下需
要计划妊娠，进行孕前咨询，血糖控制满意后再
妊娠[26]。

1. 孕前咨询

由于有半数怀孕是非计划妊娠，无论在初级
保健还是二级保健中，讨论妊娠计划都应该成为
所有患糖尿病的育龄妇女孕前咨询时必不可少的
部分[42]。如果进行了孕前咨询，先天性畸形和早
产风险会明显降低[43]。糖尿病诊所会为孕期保
健提供支持，在咨询时强调加强母胎监护的必要
性和时机，并确保良好的血糖控制以降低糖尿病
合并妊娠的潜在风险。咨询内容包括加强血糖监
测，补充大剂量的叶酸(5mg)，停用有潜在致畸性
的药物，例如血管紧张素转换酶(angiotensin-
converting enzyme，ACE)抑制药、血管紧张素受
体拮抗药和他汀类药物(HMG-CoA 还原酶抑制
药)，或更换为更安全的替代药物[44,45]（表 3-6）。
评估糖尿病并发症，对于有子痫前期或血栓倾向
的高风险女性或大量蛋白尿(＞4g/24h)的女性，
可能需要使用阿司匹林或肝素[26]。遗憾的是，患
2 型 DM 的女性，来自少数族裔和社会剥夺水平
较高的女性，进行孕前咨询的可能性较小[46]（框
图 3-8）。

表 3-6 患糖尿病的育龄期女性的咨询重点

控制血糖在合适范围
回顾所有的用药
筛查并治疗糖尿病并发症
理想体重及孕期体重增加的信息
母亲妊娠期风险的信息
胎儿妊娠期风险的信息

框图 3-8

- 高血糖的致畸作用发生于孕 12 周前。
- 对于糖尿病的女性，计划妊娠非常重要，应该将妊娠计划整合进育龄期女性每次的糖尿病检查中。
- 如果进行了孕前咨询，先天性畸形和早产的风险会下降。
- 孕前咨询内容包括加强血糖监测，补充叶酸(5mg)，以及停用有潜在致畸的药物或更换为更安全的替代药物。
- 有子痫前期或血栓倾向的高风险女性，或大量蛋白尿的女性，可能需要使用阿司匹林或肝素。

2. 实现良好的血糖控制

从孕前到分娩期间的血糖控制要求持续的血
糖监测和胰岛素剂量调整。因此，针对孕前糖尿
病的孕妇提供教育和训练，使其能够自我监测并
调整胰岛素用量以应对糖类的摄入，是改善血糖
控制和降低低血糖风险的重点[47-52]。

鉴于 HbA1c 水平和胎儿畸形的关系，2015
年 NICE 指南强烈建议 HbA1c 高于 86mmol/
mol(10％)的女性暂不妊娠，推荐 HbA1c 低于
48mmol/mol(6.5％)并且没有症状性低血糖发
生[6]。对于患 1 型 DM 的女性，目前推荐的控制
目标是：醒后空腹血糖 5～7mmol/L，其他时间餐
前静脉血糖 4～7mmol/L。1 型 DM 患者要达到
此控制标准，需每天 4～5 次的胰岛素注射(多剂
量胰岛素 multiple-dose insulin，MDI)或连续皮
下注射胰岛素(continuous subcutaneous insulin
infusion，CSII)泵。MDI 方案是在睡前给予一次
基础的长效胰岛素类似物，或将其分成睡前和晨
间两次注射，并且每餐前给予短效胰岛素注射。
现今快速发展的胰岛素泵技术、血糖实时监测和
基于糖类摄入量的短效胰岛素推注量计算系统，
都可以帮助孕妇实现更好的血糖控制。将来，结
合实时连续血糖监测(continuous glucose moni-
toring，CGM)和算法指导的 CSII 的闭环胰岛素
递送系统(译者注：有文献称之为"人工胰腺")，有
希望在降低低血糖风险的同时，达到理想的血糖
控制[53-55]。

对于患 2 型糖尿病的女性，孕前达到 HbA1c
低于 48mmol/mol(6.5％)并不难，低血糖的风险也

更小[56]。虽然二甲双胍在妊娠期可以使用，但孕前使用其他口服降糖药（如磺脲类药物）的女性，应更换为胰岛素治疗，使用 MDI 方案（框图 3-9）。

> 💡 框图 3-9
> - 孕前糖尿病的女性，目标 HbA1c 应当低于 48mmol/mol（6.5%）且没有症状性低血糖出现。
> - 所有合并糖尿病的女性，血糖控制目标为空腹指尖血糖（capillary blood glucose，CBG）＜5.3mmol/L，餐后 1h CBG＜7.8mmol/L。
> - 建议使用胰岛素或格列本脲的糖尿病孕妇，维持 CBG＞4mmol/L。
> - GDM 和 2 型 DM 孕妇可通过二甲双胍和（或）MDI 方案实现目标血糖控制。
> - 合并 1 型 DM 的孕妇应在孕期继续 MDI 方案。
> - 患 GDM 或 2 型 DM 的孕妇，如果不适宜进行胰岛素治疗，可考虑使用格列本脲。

五、糖尿病并发症筛查

1 型和 2 型 DM 患者的糖尿病并发症并不相同。由于糖尿病并发症随患病时间延长而增加，且 1 型 DM 通常患病时间更长，所以糖尿病性微血管病变在 1 型 DM 患者中更常见。随着 2 型 DM 发病逐渐年轻化，此种情况可能发生改变。孕前咨询可有效减缓孕期糖尿病性视网膜病变和肾病变的进展。长期患有 1 型 DM 的女性及患有 2 型 DM 的高龄肥胖女性，以及既往有 GDM 史的女性患糖尿病性大血管病变的风险可能增加，如冠心病。

1. 糖尿病视网膜病变

孕前和早孕期应当进行详细的视网膜检查，如未发现病变，则在孕 28 周复查 1 次。如发现视网膜病变，则在孕 16 周增加 1 次检查。视网膜病变进展或恶化的危险因素包括之前存在高血压、糖尿病患病时长，以及早孕期至晚孕期 HbA1c 快速下降。无论如何，糖尿病视网膜病变并不是孕期快速控制血糖至正常水平的禁忌，也不是妊娠或阴道分娩的禁忌。

背景期视网膜病变（译者注：指非增殖型糖尿病视网膜病变的某些阶段）和增殖型糖尿病视网膜病变随 1 型 DM 患病时间的延长而加重。患 2 型 DM 的女性更易患黄斑病变，此病与患病时长的关系不大。孕前和孕期迅速改善血糖可能会使视网膜病变恶化，但产后远期有害影响少见。孕前进行激光治疗可以预防孕期的视网膜病变进展，故如有需要，可在孕前进行。孕期新发生的视网膜病变通常并不严重，且如果需要，孕期行激光治疗也是安全的[57-59]。

2. 糖尿病肾病

应在妊娠前和早孕期进行肾功能评估，包括评估尿蛋白/肌酐比和估计肾小球滤过率（estimated glomerular filtration rate，eGFR）。出现蛋白尿和（或）eGFR 降低是肾病综合征、高血压、子痫前期、胎盘功能不良、早产和新生儿患病及死亡的重要危险因素[60]。孕前和整个孕期密切监测血糖，孕 12 周后开始使用低剂量阿司匹林，以及有效的降压治疗可以降低上述风险[61]。

未合并糖尿病的健康女性在妊娠期间发生的肾正常生理改变包括结构、功能和血流动力学变化；足月时 eGFR 可增加 40%；从孕 12 周开始，随着 eGFR 的上升，肌酐清除率和蛋白排泄率也相应地增加[62]。孕前肾功能正常或有轻度肾功能损伤的女性，通常妊娠结局良好，产后肾功能与孕前相当。当出现微量蛋白尿时，如果排除了泌尿系统感染，则之后的整个孕期都应定期检测尿蛋白/肌酐比，以定量蛋白尿的程度。合并中度至重度糖尿病肾病［血肌酐＞124μmol/L（1.5mg/dl）或尿蛋白＞3g/24h］的女性围产期死亡和产后不可逆性肾功能恶化的风险极高（尤其当血肌酐＞176μmol/L 时）。如果孕期肾病加速进展，可能需要透析治疗[61,63]。孕前微量清蛋白检测有助于诊断子痫前期，子痫前期在妊娠后期与糖尿病肾病的鉴别较为困难。

3. 糖尿病性神经病变

糖尿病性神经病变可表现为外周感觉神经病变或自主神经病变，并且均随糖尿病病程延长而进展[64]。糖尿病自主神经病变可影响心血管、胃肠道、泌尿生殖系统和汗液分泌功能。心功能受累与总体死亡率相关，而胃肠道受累则是胃轻瘫的公认原因[64]。自主神经病变导致的胃轻瘫一直被认为与不良妊娠结局相关[65]。胃轻瘫会引起餐食的不稳定吸收，因此出现食物摄入和短效餐前胰岛素之间的不匹配,从而导致高血糖和低血糖发作。尽管自主神经病变导致忽略性低血糖的观点最近受到了挑战[66],但随着糖尿病病程的延长,自主神经对低血糖的反应强度逐渐减弱,并且产生低血糖症状的血糖阈值降低[67]。对于合并自主神经性胃轻瘫的孕妇,早孕期恶心和呕吐常见,故在早孕期实现良好的血糖控制非常困难,低血糖也很常见。

4. 糖尿病性大血管病变

糖尿病与早发性心血管疾病相关。年龄超过40岁、患病超过20年的1型DM患者可能合并一定程度的冠状动脉钙化和冠状动脉疾病(coronary artery disease,CAD),独立于其他危险因素而存在。合并2型DM和GDM的高龄女性患CAD的风险也较高。既往有CAD病史或孕期诊断CAD与孕期患病率明显相关[68-70]。

5. 低血糖症

合并孕前糖尿病的孕妇有70%出现过低血糖,并与孕产妇死亡率过高有关。孕期的低血糖症状与非孕期不同,尤其是存在自主神经病变的孕妇。孕20周前和产后即刻出现低血糖的风险最大。胰岛素泵和(或)持续性血糖监测可能能使合并1型DM的孕妇获益。

6. 糖尿病酮症酸中毒

糖尿病酮症酸中毒(diabetic ketoacidosis,DKA)是一种罕见但严重的糖尿病并发症,相关的胎儿死亡率超过10%[71]。通常出现在患1型DM的女性,并且可能是1型DM的首发症状;在患2型DM和GDM的女性中很罕见。孕期DKA可以在正常血糖水平(血糖正常的DKA)下发生,因此如果合并孕前糖尿病的孕妇出现持续性恶心、呕吐,应注意排除DKA;所有不明原因的孕妇酸中毒也需考虑到DKA的可能。由于孕期胰岛素需求和脂类分解作用逐渐增加,DKA的风险也随之增加。DKA的其他危险因素包括感染、呕吐、使用β受体激动药和胰岛素泵故障。DKA的治疗与非妊娠患者相同,即补充胰岛素、补液、纠正电解质紊乱和治疗潜在病因。孕妇治疗同时应行胎儿监测和评估。

六、筛查非糖尿病并发症

患有1型糖尿病的女性患自身免疫性疾病的风险增加。所有女性都应在怀孕前进行甲状腺疾病筛查;如果因甲状腺疾病在接受治疗,应在孕早期重复甲状腺功能检测。如果有临床指征高度怀疑自身免疫性疾病,也应进行筛查。

患2型糖尿病和既往有GDM史的女性可能有其他代谢危险因素,包括肥胖、高血压、血脂异常和胰岛素抵抗。肥胖与糖尿病无关,是高血压、晚期死胎、引产、剖宫产、产伤和分娩后并发症的危险因素[72,73]。孕前咨询的一项重要内容就是建议肥胖和超重的女性在孕前进行体重管理。与肥胖相关的高三酰甘油血症是甘油和脂肪酸的来源,这两种胎儿代谢底物的过量可以导致胎儿生长过速,故孕前管理体重可能对不良现象有改善作用。

七、糖尿病妊娠的胎儿风险

母血葡萄糖可穿过胎盘屏障,但胰岛素不能,因此母体血糖升高会刺激胎儿胰岛素的产生和胰岛素敏感组织的增生[74,75]。孕妇高血糖也会促使人胎盘生长激素、胎儿胰岛素样生长因子和肿瘤坏死因子的产生,这些激素作为胎儿生长因子,与胰岛素一样,可以导致胎儿生长加速和巨大儿。

继发于母体高血糖的最常见胎儿畸形是心脏畸形和中枢神经系统畸形[1]。心脏畸形包括大血管转位、室间隔缺损和右位心;中枢神经系统畸形包括无脑畸形、脊柱裂、脑积水和全脑畸形;泌尿生殖系统和骨骼系统的畸形有时也会发生[76]。骶管退化是一种罕见的畸形,与糖尿病的关系最为密切,合并糖尿病的孕妇其新生儿患骶管退化的风险比普通人群高出200倍[76]。

出生时羊水和胎儿脐血胰岛素或C肽水平与新生儿低血糖、呼吸窘迫,红细胞增多症、低钙血症和高胆红素血症的风险相关,说明了母体高血糖和继发性胎儿高胰岛素血症对新生儿健康的影响。糖尿病合并妊娠对子代的长期影响目前正在评价中。

八、孕期糖尿病的管理

1. 早孕期

(1)转诊至多学科糖尿病产前门诊:合并糖尿

病的孕妇转诊至医院多学科专科医师主导的产科糖尿病专科门诊随诊,根据本国或国际指南制订的本地指南进行管理,妊娠结局可得到改善(表3-7)。该管理团队由产科医师、糖尿病专家、助产士、糖尿病专科护士和营养师组成,共同参与孕期管理。迅速转至这个门诊对于在胎儿器官形成时期保证血糖控制良好是非常重要的。在整个早孕期,糖尿病专科护士或助产士须每周访视或电话随访孕妇1次,需要时孕妇也可与团队的其他成员联系。

表 3-7　糖尿病合并妊娠的结构化管理模式

孕前
　孕前咨询
　回顾所有用药
　补充叶酸 5mg/d
　筛查糖尿病并发症,治疗糖尿病视网膜病变
早孕期
　转诊至糖尿病多学科产前门诊
　于孕 6-8 周行超声检查,明确胚胎存活并核对孕周
　筛查糖尿病并发症
　筛查非糖尿病并发症
　评估并控制血糖
　给出预防低血糖的建议
中孕期
　控制血糖
　筛查糖尿病并发症
　如早期眼底检查有异常,在孕 16 周时重复眼底检查
　监测产科并发症,包括高血压
　筛查先天性畸形,包括孕 18-22 周行胎儿心脏超声
　　检查
　评估胎儿生长
晚孕期
　控制血糖
　筛查糖尿病并发症,复查眼底
　孕 28、32、36 周超声评估胎儿生长和羊水量
　孕 36 周讨论分娩时机及分娩方式
　制订针对分娩期、产后、哺乳期的低血糖治疗方案
分娩
　产程中和分娩时的胰岛素使用方案
产后
　调整胰岛素用量
　母乳喂养
　避孕方式选择

(2)超声确定孕周:理想状态下,孕 10 周前应进行一次超声检查,确认胎心及准确核对孕周。合并糖尿病的妊娠之后依靠超声核对孕周可能不准确,因为可能出现胎儿生长受限或胎儿生长过速的情况。

筛查染色体异常:妊娠合并糖尿病并不会增加染色体异常的风险。应当常规于孕 11-14 周行唐氏综合征筛查,即血清学联合颈部透明层筛查。使用标准公式,基于孕周、母亲年龄、游离雌三醇、甲胎蛋白(α-fetoprotein,AFP)和人绒毛膜促性腺激素(human chorionic gonadotrophin,hCG)计算的唐氏综合征风险可能不太准确,因为糖尿病合并妊娠时 AFP 和游离雌三醇的水平较低(框图 3-10)。

框图 3-10

- 合并孕前糖尿病的女性应在孕 6-8 周行超声检查,确定孕周,并在孕 18-22 周行胎儿心脏超声检查。
- 所有合并糖尿病的女性应在孕 28-36 周期间每 4 周复查超声,监测胎儿生长情况及羊水量。
- 所有合并孕前糖尿病的孕妇应在早孕期和晚孕期行电子眼底检查,如果第一次筛查异常,应在孕 16 周再行评估。
- 所有合并孕前糖尿病的孕妇在孕早、中、晚期进行血液肾功能和尿白蛋白/肌酐比检测。

---

(3)评估和控制血糖:在建档时需检测 HbA1c,评估重大先天性畸形的风险[40,41]。一旦明确怀孕,就应该开始密切的家庭血糖监测(intensive capillary home blood glucose monitoring,HBGM),并持续整个孕期。对于已经使用胰岛素的孕妇,至少需监测空腹血糖和餐后 1h 血糖。连续血糖监测(CGM)最近越来越多地在临床上使用,可以进行半连续的组织液葡萄糖检测,一些设备减少了每日 HBGM 读数的需求。然而,孕期间断使用实时 CGM 并未显示能够改善母胎结局[77,78]。未来,能够与胰岛素泵实现无线信号传导,以控制胰岛素用量的 CGM 设备有很好的前景[55,78]。

血糖的管理目标是维持血糖在正常水平,且避免低血糖的发生[16]。基于现有证据的 NICE 指南建议空腹血糖控制在 5.3mmol/L 以下,餐

后 1h 血糖控制在 7.8mmol/L 以下[26]；在早孕期达到上述标准可降低胎儿畸形率[79]。合并 1 型 DM 的孕妇在早孕期达到上述标准尤为困难，因为从孕 7 周至 15 周，胰岛素需求会下降约 10%[80,81]。另外，即使出现恶心、呕吐、进食减少，也不能停用胰岛素。

大多数患有 1 型糖尿病的女性已有基础的胰岛素治疗方案，包括基础量胰岛素和餐前的速效胰岛素，或者 CSII 胰岛素泵。这些女性在怀孕后可以维持孕前的胰岛素用量，在需要时进行调整。合并 2 型 DM 的女性在孕前可能不需要胰岛素，但在孕期某阶段可能需要使用胰岛素。有些女性口服二甲双胍时怀孕，目前建议可以继续服用，而其他口服药物，尤其是噻唑烷二酮类、DPP-Ⅳ 抑制药和 SGLT2 抑制药，因尚无孕期安全使用的数据，必须在发现妊娠后停止使用。服用两种或以上口服降糖药的女性，在确认怀孕后应更换为基础量的胰岛素方案。

既往有 GDM 史的孕妇应当在早孕期开始 HBGM，并接受饮食、运动建议。如果还达不到 HBGM 的控制目标，可以考虑口服降糖药，甚至加用胰岛素。

口服降糖药二甲双胍和格列本脲（在美国名为优降糖）在孕期使用是安全、有效的[26,82,83]。二甲双胍可以增加胰岛素敏感度，促进外周葡萄糖摄取并抑制肝的糖异生作用。二甲双胍耐受性好，使用方便，低血糖风险低，且不贵；还对改善产后体重滞留有好处[82]。尽管尚未获批在孕期使用，但用于治疗合并多囊卵巢综合征、2 型 DM 和 GDM 的孕妇的临床经验越来越多，孕期有效性和安全性的证据也在不断增加[84]。NICE 指南中 2 型 DM 和 GDM 的血糖控制里也提到了二甲双胍[26]。因为二甲双胍可以通过胎盘，孕期继续使用理论上仍存在顾虑，所以尽管短期结果良好，仍需要长期的随访研究[85]。格列本脲在英国尚未获得妊娠期使用的上市许可，尽管孕妇不愿意使用胰岛素时也可以考虑使用[26]。

所有患 1 型 DM 的孕妇都应当知晓 DKA 的危险，并了解如何监测血酮体，如果血酮体持续升高且感到不适，何时需寻求紧急医疗救护[71]。

（4）预防低血糖的建议：对于合并 DM 的女性，如使用胰岛素，需意识到低血糖的风险。早孕期发生严重低血糖的风险是孕前的 3 倍，且比孕中、晚期更常发生[86-88]。虽然低血糖对胎儿无害，但对孕妇却是致命的[81]。在英国过去 30 年的孕产妇患病及死亡调查报告（Confidential Enquiry into Maternal Deaths and Morbidity）中，低血糖始终是 1 型糖尿病孕妇死亡的原因之一。严重低血糖最大的危险因素是之前曾发生低血糖和不能意识到低血糖[87]。其他已识别的危险因素有 1 型 DM 病程长、合并自主神经病变、胃轻瘫、合并肾功能损伤，以及独自睡眠。使用短效胰岛素孕期严重的夜间低血糖发作较少[89]。

为尽量避免低血糖发作，应针对孕妇情况给予个体化的进餐、加餐时间和运动建议，并指导家人何时及如何使用胰高血糖素。孕妇最好能随身携带医疗卡片，说明他们正在使用胰岛素，以及如果发生低血糖如何处理。应给予患者关于驾驶的具体建议，包括如果在毫无征兆的情况下低血糖发作，不要开车。

2. 中孕期

（1）控制血糖：未合并糖尿病的孕妇，在中孕初期也会出现空腹血糖的降低和餐后血糖的升高。至中孕中期，随着母血循环中脂肪酸浓度的升高和胎盘激素的分泌，胰岛素抵抗逐渐加重。对于血糖控制良好的糖尿病孕妇，孕 20 周前不需要增加胰岛素用量；孕 20 周后，胰岛素需求量会逐渐增加。孕末期的胰岛素需求量通常是孕初期的 3 倍[27,81]。因此，孕妇需要相应的知识和信心来根据 HBGM 自我调节胰岛素用量。随着睡前基础胰岛素用量的增加，可能需要在晨间给予该剂量一半的胰岛素以避免夜间低血糖发作。

合并 2 型 DM 的孕妇在孕初期通常表现为胰岛素抵抗；至中孕期，随着胰岛素抵抗的加重，口服降糖药可能不能将血糖维持在合适的水平；至孕晚期，胰岛素用量可能会超过 300U/d。二甲双胍通过促进肝糖输出和增加胰岛素的敏感度，可以有效减少胰岛素的总用量。

（2）筛查先天性畸形：在孕 18－20 周需进行超声检查筛查常见的先天性畸形，包括胎儿四腔心，以及寻找主要的先天性异常。

（3）产科并发症的监测：合并糖尿病的孕妇发生高血压（包括子痫前期）的风险增加。除了连续血压监测及尿蛋白监测，孕 20 周行子宫动脉频谱测量也有助于发现高危人群。

(4)胎儿生长的评估:从中孕晚期开始每 4 周行超声检查评估胎儿生长情况,如有必要,可以增加检查次数。孕 28 周时测量的胎儿腹围以百分位表示,作为基线数据,与以后的超声数据相比较,以评估胎儿生长是否过速或受限。因合并糖尿病的妊娠常会发生羊水过多,超声测量的羊水量也应连续记录。

3. 晚孕期

(1)控制血糖:晚孕期随着胰岛素抵抗的加重,胰岛素需求量也逐渐增加。胰岛素抵抗可以保护孕妇免于严重低血糖发作,这使得晚孕期的血糖控制反而变得容易。如果晚孕期的胰岛素需求开始下降,可能是胎儿高胰岛素血症使母体血糖降低的表现;这可能是跨胎盘两侧的葡萄糖梯度增加[90]或胎盘功能障碍[91]导致的。出现胰岛素需求下降时可能要考虑提前分娩的时间。

如需使用糖皮质激素促胎肺成熟,开始给药后的 72h 内胰岛素用量需加倍。例如,如采取 12mg 倍他米松肌内注射,间隔 24h 共给药 2 次的方案,在开始用药后的 72h,患者所使用的胰岛素剂量需增加;或者患者入院,在原胰岛素用量的基础上,接受不同速度的静脉胰岛素输注(既往被称为"胰岛素滑动量表")。

(2)胎儿生长的评估:连续数次的超声检查显示相对于胎儿头围或双顶径、胎儿腹围(abdominal circumference,AC)百分位增长,提示由于胎儿高胰岛素血症造成胎儿生长过速。腹部过多脂肪储积和肝、心脏增大是胎儿胰岛素升高的直接结果。虽然临床上和文献中使用"macrosomia (巨大儿)"来描述糖尿病孕妇的新生儿,但巨大儿准确的定义其实尚不明确,不同定义包括出生体重大于 4kg、4.5kg 或 5kg,或出生体重百分位超过 90%、95% 或 97.5%。由于出生体重受孕周、性别、种族、父母身高和孕妇体重的影响,最好避免以绝对出生体重定义巨大儿。临床上,我们认为胎儿生长的趋势比绝对出生体重或出生体重百分位更加重要。对于合并 2 型 DM 或 GDM 的孕妇,母亲肥胖是新生儿高出生体重的独立影响因素[39]。

系列超声还有助于发现匀称型和不匀称型胎儿生长受限(不匀称:与头围增长相比,腹围增长缓慢)。这种生长模式提示可能存在胎盘功能不良,可见于 1 型 DM 合并肾损伤、血管疾病或高血压的女性。如果发现,可能需要尽早终止妊娠。

(3)分娩时机和方式:孕早期即应告知合并 DM 的孕妇,过期妊娠对胎儿有害。可鼓励孕妇积极参与分娩计划的制订,她们需要了解分娩的确切时机和方式,应在孕 36 周超声评估胎儿生长后,根据母胎情况进行知情讨论。

合并糖尿病的孕妇孕晚期意外死胎的风险大约是非糖尿病人群的 4 倍[2,6,92]。因此,大多数权威机构建议使用胰岛素的孕妇在孕 38—39 周终止妊娠。合并 1 型 DM 的初产妇在孕 38 周引产通常起效较慢,甚至不成功;因此引产失败后的剖宫产率较高,这也是 1 型 DM 孕妇剖宫产率超过 50% 的原因之一[6]。相比之下,患有 2 型 DM 的孕妇多为经产妇,引产更可能成功。仅合并 GDM 而无其他并发症,通过二甲双胍或饮食控制血糖满意的孕妇,可能可以平稳妊娠至孕 40 周,并期待自然临产。

产伤风险的增加与新生儿出生体重相关;与非糖尿病人群相比,合并糖尿病使肩难产的风险增加数倍[93],胎儿胸/头比和肩/头比增加是原因之一。对于出生体重 4～4.5kg 的胎儿,发生肩难产的风险约为 3%,而对于出生体重 4.5kg 以上的胎儿,其肩难产风险为 10%～14%。但是,单纯靠超声估计出生体重(4000 或 4500g)即行剖宫产的话,剖宫产率会明显升高。糖尿病孕妇如超声提示胎儿大,需综合孕期产科并发症、孕妇体重和个人意愿来决定分娩方式[13,93]。

九、分娩

产程中和分娩时的胰岛素使用方案:分娩时孕妇血糖水平过高会造成新生儿低血糖[94];因此 2015 年 NICE 指南建议糖尿病孕妇在产程中监测指血血糖,维持血糖在 4～7mmol/L[26]。因为大多数糖尿病孕妇已提前做好分娩计划,无论是阴道分娩还是剖宫产,都需要有清晰的书面指导告诉孕妇和产房在产程中如何管理胰岛素需求。虽然给予胰岛素的方式并没有绝对正确或错误之分,但医院常见的用法是在产程活跃期或围术期使用 5% 葡萄糖加静脉输注的胰岛素,根据血糖灵活调整胰岛素用量（variable-rate intravenous insulin infusion，VRIII），直至产妇恢复正常饮食。在此期间，需每小时监测血糖；一旦分娩，因产后胰岛素需求量比孕前降低 20%～30%，对于怀孕前就使用胰岛素的女性，胰岛素需减量。这些孕妇孕期一般都在使用夜间长效基础胰岛素和晚餐前速效胰岛素，因此如果计划引产，则前一晚还应继续原胰岛素方案；入院后还可以继续使用餐前短效胰岛素，临产后或决定剖宫产时，将长效基础胰岛素更换为 VRIII。产程中应用胰岛素泵和持续血糖监测技术将有助于控制血糖在目标范围[95]。

大多数 GDM 的孕妇，尤其是通过饮食控制或服用二甲双胍控制血糖的孕妇，产程中不需要静脉使用胰岛素。即使是使用胰岛素的 GDM 孕妇，如果用量少于 1.0U/(kg·d)。如非必要，通常可以监测血糖而不用 VRIII[94]。

理想情况下，择期剖宫产应安排在早晨进行，孕妇在入院前一天晚餐前胰岛素用量不变，同时睡前基础胰岛素用量减为 2/3。入院后可以开始 VRIII，分娩后减少胰岛素用量。

十、产后管理

胎盘娩出后，胰岛素需求量会迅速下降，甚至低于孕前用量。患 1 型 DM 的女性一旦产后正常进食和饮水，就可以重新开始使用胰岛素，但用量需至少减少 25%。对于孕前血糖控制良好的女性，产后每日胰岛素总量的下降更明显，尤其是餐前胰岛素用量[96]。

分娩计划中应当清楚地写明产后的胰岛素使用方案。服用口服降糖药的 2 型 DM 产妇，如选择不进行母乳喂养，可以恢复孕前的口服用药；如孕前并未口服降糖药，产后可以停用胰岛素。胰岛素不进入乳汁，目前认为母乳喂养期间使用胰岛素是安全的。由于哺乳期间代谢率的小幅增加，母乳喂养的 1 型 DM 患者胰岛素需求通常会下降；二甲双胍也是安全的，因为只有很微量的二甲双胍随乳汁排泄[97]。磺脲类药物与蛋白质高度结合，由于这种结合不易解离，此类药物不太可能被其他药物替代且分泌入乳汁。从理论上讲，口服的胰岛素促泌剂可以引起新生儿低血糖，但相关的证据不足[97]。目前，二甲双胍和格列本脲是 2015 年 NICE 指南中赞同的哺乳期可口服的仅有的两种降糖药物[26]。

产后还需要给予患者避孕的相关建议。

十一、妊娠期糖尿病的管理

GDM 患者孕期血糖控制目标与其他合并糖尿病的孕妇相同，即空腹血糖低于 5.3mmol/L，餐后 1h 血糖低于 7.8mmol/L[26]。一些 GDM 孕妇可通过改变饮食、运动等生活方式来控制血糖，但有一部分仍需胰岛素治疗。口服降糖药的确切作用在一些国家仍存在争议，虽然孕 15 周后使用新型磺脲类药物似乎是安全的[97,98]，但是许多人仍然认为单独用药或与二甲双胍合用的有效性和灵活性都比胰岛素差一些。即使如此，在一些获取胰岛素受限的国家，口服降糖药不失为一种可行的替代治疗方案[99,100]。

孕前未合并糖尿病的 GDM 孕妇通常产后血糖会恢复正常，但是在之后的 20 年间，大部分患者会发展为 2 型 DM[101]。GDM 是远期发展为 2 型 DM 的预测指标之一。所有 GDM 患者都应在产后重新评估糖尿病风险，于产后 6 周复测空腹血糖或 HbA1c，并在其后每年复查 1 次[26]。

证据显示，生活方式干预如减少增重和增加运动可减缓产后 4～5 年进展为糖尿病的速度[102,103]。因此，给予 GDM 女性产后基本的生活方式建议，并使她们明白每年接受糖尿病筛查的必要性更为重要。

十二、糖尿病妊娠的新生儿近期和远期 预后

糖尿病母亲的新生儿除了先天性畸形的风险增加外，患代谢性疾病的风险也增加（见表 3-4）[104,105]，最常见的是新生儿低血糖。虽然来自母亲的葡萄糖停止了供应，但新生儿仍然存在高胰岛素血症，导致新生儿低血糖的发生。低血糖和其他新生儿代谢性疾病一样，都是暂时性的，都可归因于来自母亲的代谢底物过剩，以及胎儿的高胰岛素血症。另一种常见的疾病是新生儿肥厚性心肌病，虽然通常是暂时性的且无症状，但罕见

情况下也可导致新生儿的严重疾病甚至死亡[105]。

近期对患 1 型和 2 型 DM 的女性的研究发现，其后代儿童期肥胖和青春期代谢异常（如糖耐量异常）的风险明显增加[3,15,106]，尤其是当母亲的血糖控制较差时。这些孩子成年后患 2 型 DM 的风险也增加，且发病比他们的母亲更早[37]。

患 GDM 的女性后代发展为肥胖、2 型 DM 和代谢综合征的远期风险也会增加。纳入了多个种族受试者的 EPOCH 研究发现，GDM 与儿童期肥胖相关；在这个研究中，GDM 患者的子代与对照组相比，从 10—13 岁开始，其 BMI 和生长发育的增长速率明显增快；与背景人群相比，患 GDM 的白种人子代发生肥胖的风险增加 2 倍，发生代谢综合征的风险增加 4 倍；这提示遗传因素和宫内高血糖都在子代代谢综合征和肥胖的发生发展中起了重要的作用[107]。

动物实验的证据表明，糖尿病合并妊娠与子代的糖耐量异常、糖尿病和肥胖密切相关。尽管很难在除外人类遗传效应的条件下研究宫内高血糖的影响，但有证据表明，胎儿在围产期的发育编程可使糖尿病的一种表观遗传模式从母体传递给孩子。因此，糖尿病患者在妊娠期间控制血糖非常重要（框图 3-11）。

> **💡 框图 3-11**
>
> • 合并糖尿病的孕妇孕晚期意外死胎的风险大约是非糖尿病人群的 4 倍。
> • 使用胰岛素的孕妇合适的分娩时机是孕 38—39 周。
> • 无其他妊娠并发症，仅靠二甲双胍或饮食控制血糖的孕妇，可以安全妊娠至孕 40 周。
> • 孕前糖尿病的女性，分娩后应将胰岛素用量立即减至孕期用量的 25%～30%。
> • 合并 GDM 的女性产后大多可以停用治疗糖尿病的药物；部分 2 型 DM 女性产后可停用胰岛素。
> • 哺乳期使用二甲双胍、格列本脲和胰岛素是安全的。
> • GDM 患者应在产后 6 周复测空腹血糖或 HbA1c，并在其后每年复查 1 次。

十三、总结

妊娠合并糖尿病的发生率正在逐年上升；需要更加重视合并糖尿病的女性及其胎儿的健康风险，包括控制不佳的糖尿病对后代的远期不良影响。本节重点介绍了妊娠合并糖尿病从孕前至产后的治疗及管理，包括妊娠期糖尿病的筛查。管理的关键在于以咨询为主导的多学科团队的干预及以循证医学为基础的临床指南的应用，从而优化血糖控制并最大限度地降低糖尿病并发症的风险。

（王　佩　译　周希亚　校）

参考文献

[1] Macintosh MC，Fleming KM，Bailey JA et al. Perinatal mortality and congenital anomalies in babies of women with type 1 or type 2 diabetes in England，Wales，and Northern Ireland：population based study. *BMJ* 2006；333：177.

[2] Tennant PW，Glinianaia SV，Bilous RW，Rankin J，Bell R. Pre-existing diabetes，maternal glycated haemoglobin，and the risks of fetal and infant death：a population-based study. *Diabetologia* 2014；57：285-294.

[3] Dabelea D. The predisposition to obesity and diabetes in offspring of diabetic mothers. *Diabetes Care* 2007；30（Suppl 2）：S169-S174.

[4] Zhao P，Liu E，Qiao Y et al. Maternal gestational diabetes and childhood obesity at age 9-11：results of a multinational study. *Diabetologia* 2016；59：2339-2348.

[5] HAPO Study Cooperative Research Group. Hyperglycemia and adverse pregnancy outcomes. *N Engl J Med* 2008；358：1991-2002.

[6] Confidential Enquiry into Maternal and Child Health. *Pregnancy in Women with Type 1 and Type 2 Diabetes*，2002-2003. *England，Wales and Northern Ireland*. London：CEMACH，2005.

[7] Davenport MH，Campbell MK，Mottola MF. Increased incidence of glucose disorders during pregnancy is not explained by pre-pregnancy obesity in London，*Canada*. *BMC Pregnancy Childbirth* 2010；10：85.

[8] Diabetes care and research in Europe：the Saint Vincent declaration. *Diabet Med* 1990；7：360.

[9] Bell R，Bailey K，Cresswell T，Hawthorne G，Critchley J，Lewis-Barned N. Trends in prevalence

and outcomes of pregnancy in women with pre-existing type Ⅰ and type Ⅱ diabetes. *BJOG* 2008; 115:445-452.

[10] Fadl HE, Simmons D. Trends in diabetes in pregnancy in Sweden 1998-2012. *BMJ Open Diabetes Res Care* 2016;4:e000221.

[11] Coton SJ, Nazareth I, Petersen I. A cohort study of trends in the prevalence of pregestational diabetes in pregnancy recorded in UK general practice between 1995 and 2012. *BMJ Open* 2016;6:e009494.

[12] Lawrence JM, Contreras R, Chen W, Sacks DA. Trends in the prevalence of preexisting diabetes and gestational diabetes mellitus among a racially/ethnically diverse population of pregnant women, 1999-2005. *Diabetes Care* 2008;31:899-904.

[13] Athukorala C, Crowther CA, Willson K. Women with gestational diabetes mellitus in the ACHOIS trial:risk factors for shoulder dystocia. *Aust NZ J Obstet Gynaecol* 2007;47:37-41.

[14] Logan KM, Gale C, Hyde MJ, Santhakumaran S, Modi N. Diabetes in pregnancy and infant adiposity: systematic review and meta-analysis. *Arch Dis Child Fetal Neonatal Ed* 2017;102:F65-F72.

[15] Weiss PA, Scholz HS, Haas J, Tamussino KF, Seissler J,Borkenstein MH. Long-term follow-up of infants of mothers with type 1 diabetes:evidence for hereditary and nonhereditary transmission of diabetes and precursors. *Diabetes Care* 2000;23:905-911.

[16] Crowther CA, Hiller JE, Moss JR, McPhee AJ, Jeffries WS, Robinson JS. Effect of treatment of gestational diabetes mellitus on pregnancy outcomes. *N Engl J Med* 2005;352:2477-2486.

[17] Landon MB, Spong CY, Thom E *et al*. A multicenter,randomized trial of treatment for mild gestational diabetes. *N Engl J Med* 2009; 361: 1339-1348.

[18] American Diabetes Association. Classification and diagnosis of diabetes:standards of medical care. *Diabetes Care* 2016;39(Suppl 1):S13-S22.

[19] Chakera AJ, Carleton VL, Ellard S *et al*. Antenatal diagnosis of fetal genotype determines if maternal hyperglycemia due to a glucokinase mutation requires treatment. *Diabetes Care* 2012; 35: 1832-1834.

[20] Misra S, Dornhorst A. Gestational diabetes mellitus: primum nonnocere. *Diabetes Care* 2012; 35: 1811-1813.

[21] Metzger BE, Coustan DR. Summary and recommendations of the Fourth International Workshop-Conference on Gestational Diabetes Mellitus. *Diabetes Care* 1998;21(Suppl 2):B161-B167.

[22] Chen L, Magliano DJ, Zimmet PZ. The worldwide epidemiology of type 2 diabetes mellitus:present and future perspectives. *Nat Rev Endocrinol* 2011; 8: 228-236.

[23] Patterson CC, Dahlquist GG, Gyürüs E, Green A, Soltész G. Incidence trends for childhood type 1 diabetes in Europe during 1989-2003 and predicted new cases 2005-20:a multicentre prospective registration study. *Lancet* 2009;373:2027-2033.

[24] Buckley BS, Harreiter J, Damm P *et al*. Gestational diabetes mellitus in Europe:prevalence, current screening practice and barriers to screening. A review. *Diabet Med* 2012;29:844-854.

[25] Sacks DA, Hadden DR, Maresh M *et al*. Frequency of gestational diabetes mellitus at collaborating centers based on IADPSG consensus panel-recommended criteria: the Hyperglycemia and Adverse Pregnancy Outcome (HAPO) Study. *Diabetes Care* 2012;35:526-528.

[26] National Institute for Health and Care Excellence. *Diabetes in Pregnancy:Management from Preconception to the Postnatal Period*. NICE Guidance NG3. London: NICE, 2015. Available at nice. org. uk/guidance/ng3

[27] Catalano PM. Trying to understand gestational diabetes. *Diabet Med* 2014;31:273-281.

[28] Holden SH, Barnett AH, Peters JR *et al*. The incidence of type 2 diabetes in the United Kingdom from 1991 to 2010. *Diabetes Obes Metab* 2013;15: 844-852.

[29] Bilous R. Diagnosis of gestational diabetes:defining the net, refining the catch. *Diabetologia* 2015;58: 1965-1968.

[30] International Association of Diabetes and Pregnancy Study Groups Consensus Panel. International Association of Diabetes and Pregnancy Study Groups recommendations on the diagnosis and classification of hyperglycemia in pregnancy. *Diabetes Care* 2010; 33:676-682.

[31] Carolan M. Maternal age ≥45 years and maternal and perinatal outcomes:a review of the evidence.

Midwifery 2013;29:479-489.

[32] Teh WT，Teede HJ，Paul E，Harrison CL，Wallace EM，Allan C. Risk factors for gestational diabetes mellitus：implications for the application of screening guidelines. *Aust NZ JObstet Gynaecol* 2011;51:26-30.

[33] Lo JC，Feigenbaum SL，Escobar GJ，Yang J，Crites YM，Ferrara A. Increased prevalence of gestational diabetes mellitus among women with diagnosed polycystic ovary syndrome：a population-based study. *Diabetes Care* 2006;29:1915-1917.

[34] Hayes L，Bilous R，Bilous M *et al*. Universal screening to identify gestational diabetes：a multi-centre study in the North of England. *Diabetes Res Clin Pract* 2013;100:e74-e77.

[35] Meek CL，Lewis HB，Patient C，Murphy HR，Simmons D. Diagnosis of gestational diabetes mellitus：falling through the net. *Diabetologia* 2015;58:2003-2012.

[36] Meek CL，Murphy HR，Simmons D. Random plasma glucose in early pregnancy is a better predictor of gestational diabetes diagnosis than maternal obesity. *Diabetologia* 2016;59:445-452.

[37] Klingensmith GJ，Pyle L，Nadeau KJ *et al*. Pregnancy outcomes in youth with type 2 diabetes：the TODAY Study Experience. *Diabetes Care* 2016;39:122-129.

[38] Desai M，Jellyman JK，Ross MG. Epigenomics，gestational programming and risk of metabolic syndrome. *Int J Obes (Lond)* 2015;39:633-641.

[39] Catalano PM，McIntyre HD，Cruickshank JK *et al*. The hyperglycemia and adverse pregnancy outcome study：associations of GDM and obesity with pregnancy outcomes. *Diabetes Care* 2012;35:780-786.

[40] Guerin A，Nisenbaum R，Ray JG. Use of maternal GHb concentration to estimate the risk of congenital anomalies in the offspring of women with prepregnancy diabetes. *Diabetes Care* 2007;30:1920-1925.

[41] Bell R，Glinianaia SV，Tennant PW，Bilous RW，Rankin J. Peri-conception hyperglycaemia and nephropathy are associated with risk of congenital anomaly in women with pre-existing diabetes：a population-based cohort study. *Diabetologia* 2012;55:936-947.

[42] Mortagy I，Kielmann K，Baldeweg SE，Modder J，Pierce MB. Integrating preconception care for women with diabetes into primary care：a qualitative study. *Br J Gen Pract* 2010;60:815-821.

[43] Temple R. Preconception care for women with diabetes：is it effective and who should provide it? *Best Pract Res Clin Obstet Gynaecol* 2011;25:3-14.

[44] Cooper WO，Hernandez-Diaz S，Arbogast PG *et al*. Major congenital malformations after first-trimester exposure to ACE inhibitors. *N Engl J Med* 2006;354:2443-2451.

[45] Bateman BT，Hernandez-Diaz S，Fischer MA *et al*. Statins and congenital malformations：cohort study. *BMJ* 2015;350:h1035.

[46] Tripathi A，Rankin J，Aarvold J，Chandler C，Bell R. Preconception counseling in women with diabetes：a population-based study in the north of England. *Diabetes Care* 2010;33:586-588.

[47] Diabetes Control and Complications Trial Reseach Group. Pregnancy outcomes in the Diabetes Control and Complications Trial. *Am J Obstet Gynecol* 1996;174:1343-1353.

[48] Howorka K，Pumprla J，Gabriel M *et al*. Normalization of pregnancy outcome in pregestational diabetes through functional insulin treatment and modular outpatient education adapted for pregnancy. *Diabet Med* 2001;18:965-972.

[49] McIntyre HD，Knight BA，Harvey DM，Noud MN，Hagger VL，Gilshenan KS. Dose adjustment for normal eating (DAFNE)：an audit of outcomes in Australia. *Med J Aust* 2010;192:637-640.

[50] Keen AJ，Duncan E，McKillop-Smith A，Evans ND，Gold AE. Dose Adjustment for Normal Eating (DAFNE) in routine clinical practice：who benefits? *Diabet Med* 2012;29:670-676.

[51] Wahabi HA，Alzeidan RA，Bawazeer GA，Alansari LA，Esmaeil SA. Preconception care for diabetic women for improving maternal and fetal outcomes：a systematic review and meta-analysis. *BMC Pregnancy Childbirth* 2010;10:63.

[52] Schaefer-Graf UM，Buchanan TA，Xiang A，Songster G，Montoro M，Kjos SL. Patterns of congenital anomalies and relationship to initial maternal fasting glucose levels in pregnancies complicated by type 2 and gestational diabetes. *Am J Obstet Gynecol* 2000;182:313-320.

[53] Egan AM，Murphy HR，Dunne FP. The management of type 1 and type 2 diabetes in pregnancy. *Q J*

Med 2015;108:923-927.

[54] Feig DS, Asztalos E, Corcoy R *et al*. CON-CEPTT:Continuous Glucose Monitoring in Women with type 1 Diabetes in Pregnancy Trial: a multi-center, multinational, randomized controlled trial. *Study protocol*. *BMC Pregnancy Childbirth* 2016; 16:167.

[55] Stewart ZA, Wilinska ME, Hartnell S *et al*. Closed-loop insulin delivery during pregnancy in women with type 1 diabetes. *N Engl J Med* 2016; 375:644-654.

[56] UK Hypoglycaemia Study Group. Risk of hypogly-caemia in types 1 and 2 diabetes:effects of treatment modalities and their duration. *Diabetologia* 2007; 50:1140-1147.

[57] Arun CS, Taylor R. Influence of pregnancy on long-term progression of retinopathy in patients with type 1 diabetes. *Diabetologia* 2008;51:1041-1045.

[58] Rahman W, Rahman FZ, Yassin S, Al-Suleiman SA, Rahman J. Progression of retinopathy during pregnancy in type 1 diabetes mellitus. *Clin Exp Ophthalmol* 2007;35:231-236.

[59] Temple RC, Aldridge VA, Sampson MJ, Green-wood RH, Heyburn PJ, Glenn A. Impact of preg-nancy on the progression of diabetic retinopathy in type 1 diabetes. *Diabet Med* 2001;18:573-577.

[60] Klemetti MM, Laivuori H, Tikkanen M, Nuutila M,Hiilesmaa V, Teramo K. Obstetric and perinatal outcome in type 1 diabetes patients with diabetic ne-phropathy during 1988-2011. *Diabetologia* 2015; 58:678-686.

[61] Mathiesen ER, Ringholm L, Feldt-Rasmussen B, Clausen P,Damm P. Obstetric nephrology:pregnan-cy in women with diabetic nephropathy. The role of antihypertensive treatment. *Clin J Am Soc Nephrol* 2012;7:2081-2088.

[62] Odutayo A, Hladunewich M. Obstetric nephrology: renal hemodynamic and metabolic physiology in nor-mal pregnancy. *Clin J Am Soc Nephrol* 2012;7: 2073-20780.

[63] Purdy LP, Hantsch CE, Molitch ME *et al*. Effect of pregnancy on renal function in patients with mod-erate-to-severe diabetic renal insufficiency. *Diabetes Care* 1996;19:1067-1074.

[64] Tesfaye S, Boulton AJ, Dyck PJ *et al*. Diabetic neuropathies:update on definitions, diagnostic crite-ria,estimation of severity, and treatments. *Diabetes Care* 2010;33:2285-2293.

[65] Steel JM. Autonomic neuropathy in pregnancy. *Dia-betes Care* 1989;12:170-171.

[66] Olsen SE, Åsvold BO, Sand T *et al*. Impaired awareness of hypoglycemia in adults with type 1 dia-betes is not associated with autonomic dysfunction or peripheral neuropathy. *Diabetes Care* 2016;39: 426-433.

[67] Olsen SE, Åsvold BO, Frier BM, Aune SE, Han-sen LI,Bjørgaas MR. Hypoglycaemia symptoms and impaired awareness ofhypoglycaemia in adults with type 1 diabetes:the association with diabetes dura-tion. *Diabet Med* 2014;31:1210-1217.

[68] James AH, Jamison MG, Biswas MS, Brancazio LR,Swamy GK, Myers ER. Acute myocardial in-farction in pregnancy: a United States population-based study. *Circulation* 2006;113:1564-1571.

[69] Burchill LJ, Lameijer H, Roos-Hesselink JW *et al*. Pregnancy risks in women with pre-existing coro-nary artery disease, or following acute coronary syndrome. *Heart* 2015;101:525-529.

[70] Polewczyk A. Coronary disease in pregnancy. *Heart* 2015;101:502-503.

[71] de Veciana M. Diabetes ketoacidosis in pregnancy. *Semin Perinatol* 2013;37:267-273.

[72] Scott-Pillai R, Spence D, Cardwell CR, Hunter A, Holmes VA. The impact of body mass index on ma-ternal and neonatal outcomes:a retrospective study in a UK obstetric population, 2004-2011. *BJOG* 2013;120:932-939.

[73] Knight-Agarwal CR, Williams LT, Davis D *et al*. Association of BMI and interpregnancy BMI change with birth outcomes in an Australian obstetric popu-lation: a retrospective cohort study. *BMJ Open* 2016;6:e010667.

[74] Pederson J. Weight and length at birth of infants of diabetic mothers. *Acta Endocrinol* 1954; 16: 330-342.

[75] Freinkel N. Banting Lecture 1980. Of pregnancy and progeny. *Diabetes* 1980;29:1023-1035.

[76] Mills JL. Malformations in infants of diabetic moth-ers. *Birth Defects Res A Clin MolTeratol* 2010;88: 769-778.

[77] Murphy HR, Rayman G, Lewis K *et al*. Effective-ness of continuous glucose monitoring in pregnant

women with diabetes：randomised clinical trial. *BMJ* 2008；337：a1680.

[78] Secher AL，Ringholm L，Andersen HU，Damm P，Mathiesen ER. The effect of real-time continuous glucose monitoring in pregnant women with diabetes：a randomized controlled trial. *Diabetes Care* 2013；36：1877-1883.

[79] Wender-Ozegowska E，Wróblewska K，Zawiejska A，Pietryga M，Szczapa J，Biczysko R. Threshold values of maternal blood glucose in early diabetic pregnancy：prediction of fetal malformations. *Acta Obstet Gynecol Scand* 2005；84：17-25.

[80] Jovanovic L，Knopp RH，Brown Z et al. Declining insulin requirement in the late first trimester of diabetic pregnancy. *Diabetes Care* 2001；24：1130-1136.

[81] Garcia-Patterson A，Gich I，Amini SB，Catalano PM，de Leiva A，Corcoy R. Insulin requirements throughout pregnancy in women with type 1 diabetes mellitus：three changes of direction. *Diabetologia* 2010；53：446-451.

[82] Rowan JA，Hague WM，Gao W，Battin MR，Moore MP. Metformin versus insulin for the treatment of gestational diabetes. *N Engl J Med* 2008；358：2003-2015.

[83] Dhulkotia JS，Ola B，Fraser R，Farrell T. Oral hypoglycemic agents vs insulin in management of gestational diabetes：a systematic review and metaanalysis. *Am J Obstet Gynecol* 2010；203：457. e1-9.

[84] Feig DS，Moses RG. Metformin therapy during pregnancy：good for the goose and good for the gosling too? *Diabetes Care* 2011；34：2329-2330.

[85] Gilbert C，Valois M，Koren G. Pregnancy outcome after first-trimester exposure to metformin：a meta-analysis. *Fertil Steril* 2006；86：658-663.

[86] Evers IM，ter Braak EW，de Valk HW，van Der Schoot B，Janssen N，Visser GH. Risk indicators predictive for severe hypoglycemia during the first trimester of type 1 diabetic pregnancy. *Diabetes Care* 2002；25：554-559.

[87] Nielsen LR，Pedersen-Bjergaard U，Thorsteinsson B，Johansen M，Damm P，Mathiesen ER. Hypoglycemia in pregnant women with type 1 diabetes：predictors and role of metabolic control. *Diabetes Care* 2008；31：9-14.

[88] Ringholm L，Pedersen-Bjergaard U，Thorsteinsson B，Damm P，Mathiesen ER. Hypoglycaemia during pregnancy in women with type 1 diabetes. *Diabet Med* 2012；29：558-566.

[89] Heller S，Damm P，Mersebach H et al. Hypoglycemia in type 1 diabetic pregnancy：role of preconception insulin aspart treatment in a randomized study. *Diabetes Care* 2010；33：473-477.

[90] Desoye G，Nolan CJ. The fetal glucose steal：an underappreciated phenomenon in diabetic pregnancy. *Diabetologia* 2016；59：1089-1094.

[91] Padmanabhan S，McLean M，Cheung NW. Falling insulin requirements are associated with adverse obstetric outcomes in women with preexisting diabetes. *Diabetes Care* 2014；37：2685-2692.

[92] Mathiesen ER，Ringholm L，Damm P. Stillbirth in diabetic pregnancies. *Best Pract Res Clin Obstet Gynaecol* 2011；25：105-111.

[93] Politi S，D'emidio L，Cignini P，Giorlandino M，Giorlandino C. Shoulder dystocia：an evidence-based approach. *J Prenat Med* 2010；4：35-42.

[94] Ryan EA，Al-Agha R. Glucose control during labor and delivery. *Curr Diab Rep* 2014；14：450.

[95] Fresa R，Visalli N，Di Blasi V et al. Experiences of continuous subcutaneous insulin infusion in pregnant women with type 1 diabetes during delivery from four Italian centers：a retrospective observational study. *Diabetes Technol Ther* 2013；15：328-334.

[96] Roeder HA，Moore TR，Ramos GA. Changes in postpartum insulin requirements for patients with well-controlled type 1 diabetes. *Am J Perinatol* 2016；33：683-687.

[97] Feig DS，Briggs GG，Koren G. Oral antidiabetic agents in pregnancy and lactation：a paradigm shift? *Ann Pharmacother* 2007；41：1174-1180.

[98] Langer O，Conway DL，Berkus MD，Xenakis EM，Gonzales O. A comparison of glyburide and insulin in women with gestational diabetes mellitus. *N Engl J Med* 2000；343：1134-1138.

[99] Coetzee EJ. Pregnancy and diabetes scenario around the world：Africa. *Int J Gynaecol Obstet* 2009；104 (Suppl 1)：S39-S41.

[100] Ekpebegh CO，Coetzee EJ，van der Merwe L，Levitt NS. A 10-year retrospective analysis of pregnancy outcome in pregestational type 2 diabetes：comparison of insulin and oral glucose-lowering agents. *Diabet Med* 2007；24：253-258.

[101] Bellamy L，Casas JP，Hingorani AD，Williams D.

Type 2 diabetes mellitus after gestational diabetes: a systematic review and meta-analysis. *Lancet* 2009;373:1773-1779.

[102] Bao W, Tobias DK, Bowers K *et al*. Physical activity and sedentary behaviors associated with risk of progression from gestational diabetes mellitus to type 2 diabetes mellitus: a prospective cohort study. *JAMA Intern Med* 2014;174:1047-1055.

[103] Tobias DK, Hu FB, Chavarro J, Rosner B, Mozaffarian D, Zhang C. Healthful dietary patterns and type 2 diabetes mellitus risk among women with a history of gestational diabetes mellitus. *Arch Intern Med* 2012;172:1566-1572.

[104] Nold JL, Georgieff MK. Infants of diabetic mothers. *Pediatr Clin North Am* 2004;51:619-637, viii.

[105] Mitanchez D, Yzydorczyk C, Siddeek B, Boubred F, Benahmed M, Simeoni U. The offspring of the diabetic mother: short- and long-term implications. *Best Pract Res Clin Obstet Gynaecol* 2015;29:256-269.

[106] Lawlor DA, Lichtenstein P, Langstrom N. Association of maternal diabetes mellitus in pregnancy with offspring adiposity into early adulthood: sibling study in a prospective cohort of 280,866 men from 248,293 families. *Circulation* 2011;123:258-265.

[107] Clausen TD, Mathiesen ER, Hansen T *et al*. Overweight and the metabolic syndrome in adult offspring of women with diet-treated gestational diabetes mellitus or type 1 diabetes. *J Clin Endocrinol Metab* 2009;94:2464-2470.

第四节

妊娠期肝和内分泌系统疾病

Michael A. Heneghan[1] , *Catherine Williamson*[2]

[1] *Institute of Liver Studies, King's College Hospital, London, UK*
[2] *King's College London, Guys Campus, London, UK*

一、妊娠期肝疾病

(一)妊娠期正常生理变化

妊娠期间会发生类似于失代偿性慢性肝病和肝硬化的生理变化,这些变化在妊娠中期达到峰值。血容量增加50%,但流入肝的血流量保持不变,通常在妊娠期间无法触及肝。毛细血管扩张、蜘蛛痣和肝掌的体征变化是正常的,可能与肝硬化相混淆。胆汁成石倾向增加,胆结石形成的发生率也随之增加[1,2]。同样,胆囊的收缩力也会降低。这些变化都与雌激素增加有关。

在正常妊娠中,血浆容量导致包括清蛋白在内的许多血清标志物的下降,碱性磷酸酶活性因胎盘分泌而增加,转氨酶水平[丙氨酸转氨酶(alanine aminotransferase,ALT)和天冬氨酸转氨酶(aspartate aminotransferase,AST)]、胆红素和γ-谷氨酰转肽酶(gamma-glutamyl transpeptidase,GGT)在整个妊娠期间均保持正常。当这些参数存在异常时,有必要进一步检查。肝组织学通常正常。

表3-8总结了妊娠期间发生的实验室变化。

表 3-8 正常妊娠肝功能检测结果

项目	孕前	早孕期	中孕期	晚孕期
AST(U/L)	7~40	10~28	11~29	11~30
ALT(U/L)	0~40	6~32	6~32	6~32
胆红素(μmol/L)	0~17	4~16	3~13	3~14
GGT(U/L)	11~50	5~37	5~43	5~41
碱性磷酸酶(U/L)	30~130	32~100	43~135	130~418
胆汁酸(μmol/L)	0~9	0~9	0~9	0~9

ALT. 丙氨酸氨基转移酶;AST. 天冬氨酸氨基转移酶;GGT. 谷氨酰转肽酶。

Source:adapted from Girling et al[1] and Walker et al[19].

(二)妊娠期肝疾病的检查

经常需要进行肝的影像学检查。超声波是最安全的成像方式,但如果需要进一步的成像,无增强的磁共振成像(magnetic resonance imaging,MRI)是安全的。尽管越来越多的证据表明在妊娠晚期可以安全地进行,除必要情况外应避免使用钆增强磁共振成像,因为药物可经胎盘转运并对胎儿产生未知的影响。计算机断层扫描(computed tomography,CT)和内镜逆行胰胆管造影(endoscopic retrograde cholangiopancreatography,ERCP)也可用于妊娠期。然而,应采取预防措施来保护胎儿不受辐射,或在可能出现严重暴露的情况下提供剂量测定评估。

（三）妊娠期肝病疑似病例的探讨

肝大是妊娠期常见的异常现象，如果确定为肝大，可能是妊娠期急性脂肪肝、病毒性肝炎、甚至淋巴瘤或癌症等的浸润过程。由于妊娠本身是一种促凝血状态，因此还需要考虑以 Budd-Chiari 综合征的形式出现的肝静脉流出阻塞。黄疸和巩膜黄疸是一种异常表现，需要进一步的评估。

在妊娠期肝病患者的管理中，肝活检是非常罕见的。肝活检通常不影响分娩的时机或决定。在有临床指征时可以进行肝活检。

（四）妊娠相关肝病

表 3-9 总结了妊娠特异性肝病的典型生化特征。

表 3-9　妊娠特有肝病的特征时间和诊断实验室特征

疾病	妊娠时期	诊断
妊娠剧吐	早、中孕期	↑胆红素（×5） ↑ALT/AST（×2～4）
妊娠肝内胆汁淤积症	中、晚孕期	↑ALT/AST（×6） ↑胆汁酸
子痫前期	中、晚孕期	↑胆红素（×2～5） ↑ALT/AST（×10～50） ↑血小板
HELLP 综合征	中、晚孕期	↑ALT/AST（×10～20） ↑LDH ↑血小板 ↑尿酸盐
妊娠急性脂肪肝	中、晚孕期	↑胆红素（×5～10） ↑ALT/AST（×5～10），很少＞20 倍

HELLP. 溶血、肝酶升高和血小板减少；ALT. 丙氨酸转氨酶；AST. 天冬氨酸转氨酶；LDH. 乳酸脱氢酶。

1. 妊娠剧吐

恶心和呕吐在孕期很常见。然而，妊娠剧吐（hyperemesis gravidarum，HG）患病率的确切估计值差异很大。据报道范围为所有妊娠的 0.3%～2%，HG 通常发生在早孕期[3,4]，症状报道不足可能解释了文献中发病率差异大的原因。

HG 最常用的定义之一是难治性呕吐，导致酮症、脱水和体重减轻 5% 或以上。其病因尚不清楚，胃动力异常、激素因素和自主神经系统变化等因素起着关键作用。HG 的危险因素包括体重指数（body mass index，BMI）增加、精神疾病、葡萄胎妊娠、既往糖尿病和多胎妊娠，并且在约 60% 病例中发现甲亢[5-8]。高浓度的人绒毛膜促性腺激素（human chorionic gonadotropin，hCG）可刺激妊娠期甲状腺，出现上述结果[8]。

（1）临床特点、诊断和管理：HG 通常从妊娠第 4 周出现，到第 18 周时消失。虽然 AST 和 ALT 可能升高到 20 倍正常上限，但这是罕见的，黄疸也是如此。脱水可导致血清尿素和肌酐水平的升高，并可能有相关的低磷酸盐血症、低镁血症和低钾血症。生物化学异常通常能随着呕吐症状的缓解而改善。如果肝生物化学异常不改善，医师应注意其他诊断，如病毒性肝炎。无肝活检指征，但如进行肝活检，会呈现非特异性改变。症状持续超过孕 18 周应考虑胃镜检查以除外机械性梗阻。

（2）管理：HG 的全面管理是支持性的，包括静脉补液、止吐药和逐渐恢复经口进食。应补充维生素，特别是维生素 B_1，以预防 Wernicke 脑病，大多数患者需要住院 5～8d，复发很常见。在随后的妊娠中复发也很常见。对于临床病程较长的患者，应注意再喂养综合征的出现。

2. 与伴有肝功能异常的综合征重叠

子痫前期、HELLP（溶血、肝酶升高和血小板减少）综合征、妊娠期急性脂肪肝（acute fatty liver of pregnancy，AFLP）和肝破裂通常发生在妊娠晚期和分娩后。肝酶升高是常见的，通常与高血压有关，无论表现如何，都可能出现低血小板，这些情况通常在分娩后恢复。在某些情况下，疾病进行性进展可能导致多器官衰竭和极端情况下的产妇死亡。因高血压和蛋白尿通常是伴随的特征，HELLP 综合征通常认为是重度子痫前期的一种变异。更复杂的是，AFLP 和子痫前期在临床和生物化学上也可能有重叠，多达 50% 的 AFLP 患者会有子痫前期[9,10]。临床医师必须重新认识重叠综合征，并将其与产后无改善的不相关的情况区分开来。对于严重的情况，需要多学科团队合作。

脂肪酸氧化途径：脂肪酸氧化障碍在 AFLP、HELLP 综合征和子痫前期的病因中起着关键作用。在有氧的情况下，脂肪酸被代谢成二氧化碳

和水,在这个过程中产生的大约 40% 的自由能被保存为三磷腺苷(adenosine triphosphate,ATP),而剩下的则作为线粒体内的热量释放。

在这一途径中起中心作用的一种酶是长链 3-羟基酰辅酶 A 脱氢酶(long chain 3-hydroxyacyl CoA dehydrogenase,LCHAD)[11,12]。它是构成线粒体三功能蛋白(mitochondrial trifunctional protein,MTP)的酶复合物的一部分,位于线粒体内膜上。在 LCHAD 缺乏症中,长链羟基-酰基肉碱、游离血浆羟基-长链脂肪酸和二羧酸的积累导致细胞毒性。三功能蛋白缺陷作为常染色体隐性遗传,在婴儿早期会导致非酮症性低血糖和肝性脑病,如果不治疗,可能会导致昏迷和死亡[12]。它们也可引起心肌病、周围神经病变、肌病和猝死,但猝死在孤立的 LCHAD 缺乏症中不常见[12]。诊断 MTP 病变很重要,因为可通过饮食改变避免临床并发症。

AFLP、HELLP 综合征和重度子痫前期的患病率在育有 LCHAD 缺乏纯合子婴儿的杂合子母亲中有所增加[11-13]。后来的一项对 27 例妊娠合并 AFLP 的研究表明,5 名妇女有 MTP 突变的胎儿,每个病例中至少有一个常见 E474Q 突变拷贝[14]。研究者建议,对于合并 AFLP 的妊娠妇女的新生儿,应进行 MTP 病变或 E474Q 突变筛查,不建议对合并 HELLP 综合征的妊娠妇女的新生儿进行常规筛查,因为这些胎儿中 MTP 病变并不常见[14-16]。

在线粒体 β 氧化缺陷之外,AFLP 中还发现了包括短链缺陷和长链缺陷在内的其他异常。在一项 50 例母亲患有严重肝病的婴儿队列中,长链缺陷的发生率是对照组的 50 倍,而短链缺陷和中链缺陷是对照组的 12 倍[17]。

3. 妊娠期急性脂肪肝

AFLP 是一种罕见的、可能危及生命的、与妊娠有关的疾病,发生率为 1/7000～16 000 次妊娠[18],更可能发生在第一次妊娠、多胎妊娠和男性胎儿妊娠中[18,19]。在两项包括 32 例和 16 例患者的三级医疗中心病例系列中,产妇死亡率为 12.5%[9],最近一个系列报道的围产儿死亡率约为 10%[9,10,20],但其他病例系列报道了可能与早产相关的更高的死亡率[17]。

(1)发病机制:AFLP 的发病机制尚不完全清楚,脂肪酸氧化障碍导致大约 20% 的 AFLP[14]。在这些情况下,杂合子母亲的肝代谢长链脂肪酸的能力可能降低。虽然在非妊娠状态下有足够的功能储备,但当一个杂合子妇女妊娠时,她的肝需要代谢来源于胎盘和自身循环中的脂肪酸。脂肪酸的积累和代谢产物负荷的增加可能导致肝毒性。在正常妊娠中发生的脂质代谢变化可能进一步加剧这种情况。

(2)诊断:AFLP 通常出现在妊娠晚期,出现恶心和厌食症状,其他后期症状包括呕吐和腹痛,同时也可能出现多饮和多尿。任何主诉这些症状的孕妇都应进行肝功能检测,因为急性脂肪肝的快速诊断可使患者病情稳定和快速分娩。

通常很难区分 AFLP 和 HELLP 综合征。AFLP 患者通常具有高水平的胆红素、肌酐、尿酸和中性粒细胞、凝血酶原时间(prothrombin time,PT)延长、酸中毒和低血糖,患者经常出现弥散性血管内凝血。虽然肝转氨酶水平可以显著增加,但变异大。此外,谷丙转氨酶或谷草转氨酶的水平不能反映疾病的严重程度,因为如果肝细胞已经被严重损伤所破坏,它们就不能释放转氨酶。已建立了 AFLP 的诊断标准,并在表 3-10 中进行了总结。

表 3-10　妊娠急性脂肪肝诊断的 Swansea 标准

在没有其他原因的情况下需要 6 个或更多标准
• 呕吐
• 腹痛
• 多饮/多尿
• 脑病
• 胆红素升高＞14 μmol/L
• 低血糖＜4 mmol/L
• 尿素＞340μmol/L
• 白细胞增多＞11×10⁹/L
• 超声显示腹水或肝光亮
• 转氨酶升高(AST 或 ALT)＞42 U/L
• 氨＞47μmol/L
• 肾损害,肌酐＞150μmol/L
• 凝血障碍:凝血酶原时间＞14 s 或 APTT＞34 s
• 肝活检中的微泡脂肪变性

ALT. 丙氨酸转氨酶;AST. 天冬氨酸转氨酶;APTT. 激活部分凝血活酶时间。

Source:adapted from Ch'ng et al[21].

已用于诊断 AFLP 的影像学包括肝超声、MRI 和 CT，肝活检可用于通过油红染色获得最终诊断，但不应因肝活检而延误分娩。在可疑 AFLP 的患者中也应考虑其他可能的诊断，在一项 32 例患者的病例系列中，6 例为其他诊断，2 例为恶性肿瘤，1 例为酒精性脂肪肝，1 例伴有抗磷脂综合征的静脉阻塞性疾病，以及 1 例急性病毒性甲型肝炎[9]。对乙酰氨基酚中毒可产生难以与 AFLP 区分的临床表现，在 AST 或 ALT 水平高于 1000 U/L 的情况下应考虑该疾病。

（3）管理：AFLP 患者应由一个多学科团队管理，该团队包括产科医师、肝病医师、麻醉师、新生儿医师和重症医师。在严重病例中，母亲应在重症监护室接受治疗，检测生化和血液学至关重要，必须监测国际标准化比值（international normalized ratio，INR）和凝血酶原时间，或其他凝血障碍标志物。同样，应监测血糖水平、血小板、肌酐、肝功能测试结果和包括乳酸在内的动脉血气。需要时应提供新鲜冷冻血浆，通常需要静脉输注大量葡萄糖来纠正低血糖症。如果出现多系统功能障碍，可能需要使用透析和机械通气支持。乙酰半胱氨酸常被用来治疗 AFLP，我们建议使用。

AFLP 患者应定期进行脑病评估。建议在患者出现严重 AFLP、低血糖和（或）脑病时，咨询肝疾病专家，以获得有关暴发性肝衰竭详细管理的建议，因为可能需要评估肝移植的适用性。在一项对英国 56 例住院的肝衰竭患者的研究中，脑病和血乳酸水平升高与预后不良和肝移植需求密切相关[20]。最重要的管理策略是分娩。关于分娩方式的决定往往很复杂，因为母亲可能患有凝血障碍。虽然阴道分娩降低了出血的风险，但引产往往需要更长的时间，及时分娩可以改善产妇的结局。应避免局部麻醉，或在密切监测下谨慎使用，应经常进行血液检查，以确保在分娩后的几天内迅速纠正凝血障碍。

（4）预防：尽管文献中报道有复发病例，AFLP 通常不会在以后的妊娠中复发。对于脂肪酸氧化障碍杂合子的女性，确定胎儿是否为杂合子是可行的，这可以提示母亲的风险大小。受累胎儿分娩史的母亲有更大的复发风险。对于没有受累胎儿分娩史的杂合子母亲和其他没有脂肪酸氧化障碍的母亲，复发风险较低。然而，这种疾病

有潜在的灾难性后果，有过一次病史的妇女应该在专门从事高危妊娠的产科诊所进行管理。

4. 子痫前期和 HELLP 综合征

肝受累通常发生在重度子痫前期。尽管 HELLP 综合征的妇女可能没有严重的高血压，但在大多数情况下，有一定程度的伴发的高血压有助于将这种疾病与其他疾病区分开来。同样，如早先所讨论的，HELLP 综合征与 AFLP 之间可能存在重叠，但单纯重度子痫前期患者血清 AST/ALT 升高很少超过 500 U/L。HELLP 综合征患者的胆红素水平部分是肝损伤的结果，部分是对溶血的反应，但胆红素水平通常在 AFLP 中更高[14]。伴有脑病和凝血障碍的肝衰竭在子痫前期并不常见，应立即考虑不同诊断，包括脂肪肝和其他肝功能障碍的原因。表 3-11 总结了 HELLP 综合征的分类系统。

表 3-11　用于 HELLP 综合征的分类系统

田纳西系统
- AST＞70 U/L
- LDH＞600 U/L
- 血小板＜100×10⁹/L
- 所有三项：完整
- 一项或两项：部分

密西西比系统
- 一级：血小板＜50×10⁹/L
- 二级：血小板（50～100）×10⁹/L ⎫ AST＞40 U/L 和
- 三级：血小板（100～150）×10⁹/L ⎭ LDH＞600 U/L

AST. 天冬氨酸转氨酶；LDH. 乳酸脱氢酶。

约 10% 的重度子痫前期妇女发生肝受累[22]，右上腹疼痛通常意味着肝受累。AST/ALT 水平升高可能发生在疼痛发作数小时后，肝活检显示门周出血、窦状纤维蛋白沉积和细胞坏死[23]。然而，在实践中，很少需要肝活检。

患有子痫前期和肝受累的妇女通常应立即分娩，以类固醇作为促进胎儿肺成熟的方案。分娩后 1 周内患者的实验室检查结果改善，改善过程可能持续数周。由于 20% 的患者在产后可能出现 HELLP 综合征，如果产后出现腹痛、血小板减少或其他子痫前期的临床特征，应进行肝功能检

测和影像学检查。

5. 肝破裂和梗死

(1)流行病学:妊娠期肝破裂是一种罕见但往往是灾难性的事件,胎儿和产妇死亡的风险很大[20,24],妊娠期间的大多数病例发生于子痫前期或 HELLP 综合征[25],只有一小部分子痫前期妇女发生肝破裂,一项病例系列中 442 例中有 4 例(<1%)发生肝破裂[26]。肝血肿和破裂很少发生无并发症的妊娠中,与胆道疾病、感染、动脉瘤和肝肿瘤有关[26-29]。

(2)发病机制及临床特点:尽管肝破裂的发病机制尚不清楚,但子痫前期的尸检中常发现包膜下出血。高血压可能不存在,出现严重的右上腹疼痛和低血压应引发对这一结果的思考。其他症状包括恶心、呕吐、肩痛和头痛。腹膜出血可引起腹膜症状和低血容量性休克。

(3)诊断:需影像学检查明确诊断[30]。CT 或MRI 是显示肝血肿的首选技术,穿刺和血液发现有时会有帮助。对包膜下血肿或肝破裂妇女的实验室评估显示血小板减少、低纤维蛋白原血症或INR/PT 减少,通常出现贫血和溶血,胆红素、乳酸脱氢酶和肝转氨酶水平升高。未破裂肝血肿的鉴别诊断包括 AFLP、胎盘早剥伴凝血障碍、血栓性血小板减少性紫癜和胆管炎伴败血症。

(4)管理:未破裂的完整血肿可行非手术治疗,尤其是当患者血流动力学稳定时[30]。应在重症监护室中对患者进行治疗,并进行一系列影像学检查以确定包膜下出血的程度、进展情况,以及是否发生了渗漏。肝破裂的治疗方案包括肝动脉栓塞、肝切除、肝动脉结扎、压迫肝动脉和门静脉以暂时阻止出血(即肝门阻断术)。手术探查、血肿清除和暂时性肝填塞往往是适当的。液体置换、多次输血和凝血障碍纠正是控制肝出血的必要组成部分。对于相对稳定的患者,在为可能的腹腔镜手术做准备时,可以尝试进行血管造影。肝破裂患者死亡率接近 50%。在一项 7 名患者的病例系列中,4 名幸存者引流[24],3 名接受肝叶切除术的妇女没有存活。在另一组 10 名患者中,9 名患者接受了手术治疗,包括缝合病变、网膜修补、肝动脉栓塞和结扎,第 10 个患者在到达医院时死亡,5 例患者接受肝动脉结扎治疗,均存活[31]。文献结果表明,接受动脉栓塞治疗的患者,无论是否行开腹手术,其预后均优于其他单独治疗策略。

死亡通常是由大量失血和凝血障碍引起的。存活下来的患者通常会经历成人呼吸窘迫综合征或肺水肿、急性肝衰竭导致的呼吸功能不全。住院时间明显延长[22]。

(5)肝梗死:涉及肝实质许多区域的梗死可能是重度子痫前期或 HELLP 综合征的特征[32]。症状通常包括腹痛和发热。CT 显示许多边界清晰的肝段血管化不良区域,这些区域的组织学检查显示出血和邻近出血区域的白细胞浸润。在HELLP 综合征的情况下,许多邻近的门脉周围出血区最有可能形成这些梗死段。即使有严重的肝炎的实验室证据,分娩后也会发生改善。

6. 妊娠期肝内胆汁淤积症

妊娠期肝内胆汁淤积症(intrahepatic cholestasis of pregnancy,ICP),也称产科胆汁淤积症,是妊娠期最常见的肝特异性疾病[33],在英国患病率约 1/140,但存在地域差异,来自南美洲(特别是智利)和亚洲的妇女患病率较高,在非洲/加勒比裔妇女中较为罕见。

(1)发病机制:ICP 的病因有遗传因素,在一级亲属中,其发病率增加了 17 倍。已发现胆道转运体突变,最常见于 ABCB11/BSEP 和 AB-CB4/MDR3,它们分别将胆汁酸和磷脂酰胆碱从肝细胞运输到胆汁中[34]。有证据表明,怀孕期间生殖激素的升高会影响胆汁酸稳态的正常通路,从而导致胆汁淤积的发展,这在基因易感女性中可能更为严重。

(2)诊断:ICP 最常见的症状是瘙痒,其严重程度不同,重者可导致明显的抓痕(图 3-6)和睡眠剥夺。大多数女性在妊娠晚期会出现瘙痒,但妊娠 8 周时就会出现 ICP。女性通常主诉尿色暗,约 25% 的女性有继发于脂肪便的陶土样便。如果怀疑 ICP,应进行肝功能检查和血清胆汁酸检查。其特点是血清胆汁酸升高,而且大多数妇女也有转氨酶升高。约有 10% 的患者胆红素升高,这与相对罕见的黄疸症状一致。病情严重的患者可能会出现凝血异常,并伴有 PT 延长。

在瑞典[35]和英国[36]进行的两项最大样本的ICP 研究都显示了孕妇血清胆汁酸浓度达到或超过 $40\mu mol/L$ 的不良妊娠结局的风险增加。在这

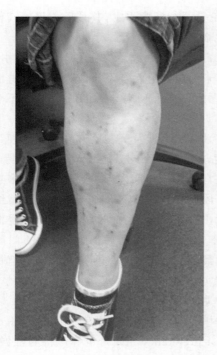

图 3-6　ICP 患者严重瘙痒的典型皮
肤抓痕外观

经 ICP 支持部门许可复制。

些妊娠中,自发性早产、死产、羊水粪染和新生儿住院时间延长的风险增加。这两项研究还表明,随着母体血清胆汁酸浓度的升高,不良妊娠结局的风险更大。尽管在大多数病例中肝转氨酶升高,但与胆汁酸相比,转氨酶与不良妊娠结局的关系并不明显。血清胆汁酸的升高可在症状出现后的几周内发生,因此建议 ICP 患者在诊断后继续每周监测血清胆汁酸,否则可能会遗漏严重病例(胆汁酸超过 $40\mu mol/L$)。

ICP 是一种排除性诊断,因此其他肝疾病必须予以重视。患者应该做血液检查以排除丙型肝炎和自身免疫性肝炎,并进行超声检查以排除胆结石。

(3)管理:最有支持使用证据的药物是熊去氧胆酸(ursodeoxycholic acid,UDCA)。大多数研究表明,UDCA 治疗可改善母亲瘙痒,改善生化紊乱[37]。虽然一项荟萃分析[38]和一项 UDCA 与安慰剂的初步试验[39]表明,在母亲接受治疗的 ICP 妊娠中,一些不良结局的发生率可能较低,但目前还没有完整的试验来确定 UDCA 治疗是否能降低 ICP 不良妊娠结局的发生率。具体来说,

荟萃分析结合了 8 项 UDCA 试验与其他治疗(安慰剂或其他药物,如地塞米松或 S-腺苷甲硫氨酸)的试验,包括 207 例 UDCA 治疗和 70 例安慰剂治疗的 ICP 患者的数据,这项研究报道了所有早产(包括医源性)、胎儿窘迫发生率减低和新生儿住院时间缩短[38]。UDCA 与安慰剂先导试验虽然在研究对妊娠结局的影响方面证据等级不足,但确实显示在接受 UDCA 治疗的妇女中,羊水粪染的比率降低,新生儿入院率和早产率有降低的趋势[39]。目前正在进行一项大型随机对照试验,目的是确定 UDCA 治疗是否能降低 ICP 患者的不良妊娠结局。

由于大多数死产都发生在妊娠晚期,因此有人提出在妊娠 37-38 周时引产可降低胎儿死亡的风险,但没有前瞻性研究支持或反驳这种观点。最近有几项研究对选择性分娩的优点进行了评估,目的是降低 ICP 中死产的风险,所有的研究都得出结论,妊娠 36 周时选择性分娩与风险降低有关。具体来说,一项对加利福尼亚州怀孕 34-36 周(有或无 ICP)的 1 604 386 例单胎妊娠的回顾性队列研究表明,在校正种族、母亲年龄、高血压、糖尿病、产妇和有限的围产期保健后,从 34 周起,每个胎龄的 ICP 死产风险增加[40]。本研究还报道了与妊娠 36 周后分娩相关的死亡风险低于期待期治疗的风险,这一点得到了采用 36 周或 37 周选择性分娩的妊娠结局的回顾性报道的支持[41,42],以及使用决策分析模型比较不同决策策略的研究结果的支持,该研究得出的结论是,ICP 妊娠的最佳策略是 36 周时立即分娩,不检测胎肺成熟度或使用类固醇药物[43]。

瘙痒和肝损伤通常在分娩后几周内缓解。应告知患者 ICP 在随后的妊娠中有很高的复发风险,并且在以后有更高的肝胆疾病风险,尤其是胆结石。患者还应该意识到口服联合避孕药会增加胆汁淤积的风险。然而,可以使用含孕酮的避孕方法。

(五)妊娠期偶发肝病

1. 妊娠期病毒性肝炎

病毒性肝炎是全世界妊娠期黄疸最常见的原因。妊娠期甲型肝炎病毒、乙型肝炎病毒(hepatitis B virus,HBV)、丙型肝炎病毒(hepatitis C virus,HCV)、巨细胞病毒或 EB 病毒感染的表现、

临床特征和一般结果与非妊娠期相似[44]。

(1)病毒性乙型肝炎:乙型肝炎可呈急性或慢性。对于急性乙型肝炎患者,50%的病例会将病毒传染给儿童,如果在妊娠晚期发生急性乙型肝炎感染,70%的儿童会被感染。对于慢性乙肝患者,病毒的传播依赖于病毒复制的程度和母亲血清中检测到的 HBV DNA 的载量。据报道,HBV DNA 阳性母亲的传播率超过 90%,这些母亲通常是乙肝 e 抗原阳性(HBeAg+)。

东南亚和发达国家的疫苗接种计划大大降低了传播率。垂直传播后,高达 80%的儿童成为慢性携带者。存在两种降低传播率的策略:第一,使用抗病毒治疗,如富马酸替诺福韦酯(每日 245mg),降低患者妊娠晚期 HBV DNA 水平,减少病毒负荷和垂直传播;第二,在新生儿出生后 7d 内,以及 1、2 和 12 个月时使用乙肝免疫球蛋白和接种乙肝疫苗也显著降低了传播率。

(2)病毒性丙型肝炎:慢性携带者中的慢性丙型肝炎病毒感染发生率为 8%。病毒载量较高的患者垂直传播率最高。丙型肝炎母婴传播已成为儿童感染的主要原因,发生率约 5%,母亲艾滋病毒共感染是母婴传播的一个重要危险因素。然而,怀孕期间的抗 HIV 治疗可以降低两种病毒的传播率。母体病毒载量高是一个重要但不可预防的危险因素,因为目前无妊娠期可使用的抗 HCV 治疗。对于可能使胎儿暴露于母体血液中的产科手术,如羊膜穿刺术或胎儿内部监护,尽管缺乏单一产科手术的真正风险的证据,但仍应谨慎。分娩方式和喂养类型不是母婴传播的显著风险因素。因此,没有理由选择剖宫产或不鼓励 HCV 感染患者母乳喂养。尽管测量丙型肝炎病毒的 RNA 水平有助于早期诊断,但传播后婴儿的抗体转化可能需要 6~12 个月。

(3)病毒性戊型肝炎:戊型肝炎病毒在妊娠期产生问题,通常在东南亚、印度次大陆和中东以流行形式出现。在妊娠中期和中期出现急性肝衰竭,与高达 20%的死亡率有关。

2. 肝硬化患者的妊娠

许多慢性肝病和肝硬化患者不宜怀孕。然而,患有自身免疫性肝病,如自身免疫性肝炎、原发性硬化性胆管炎和原发性胆汁性肝硬化的患者可能会怀孕。自身免疫性肝炎患者应在整个妊娠期保持基线免疫抑制(硫唑嘌呤加或不加泼尼松龙)。对于孕前用霉酚酸酯治疗的患者,应在计划妊娠前将其替换为另一种免疫抑制药,如硫唑嘌呤、他克莫司或环孢素。在分娩后的前 3 个月,自身免疫性肝炎发病率为 20%~25%,如果维持免疫抑制治疗,发病率会降低。

由于心输出量、奇静脉血流量、循环血容量增加和内脏血流动力学变化,甚至在正常妊娠期也会发生静脉曲张,因此肝硬化患者发生静脉曲张出血的风险可能会增加。已确诊的肝硬化患者应在妊娠中期进行静脉曲张筛查,这是为了促进和指导适当的围产期护理。在代偿良好的肝硬化患者中出现小静脉曲张时不应排除阴道分娩。然而,需要在孕期密切监测。

对于非肝硬化门脉高压患者,妊娠出血率为 13%。对于有怀孕计划的肝硬化患者,应进行孕前筛查,适当治疗严重的静脉曲张。普萘洛尔在妊娠期不是禁忌,静脉曲张破裂出血的发作应采用正常的内镜方法进行治疗,包括内镜带结扎或组织丙烯胶,而经颈静脉肝内分流器应保留用于抢救治疗和现场内镜治疗。血管收缩药(如特利加压素)的安全性数据有限,但可用于妊娠期危及生命的出血妇女。

(六)肝移植后妊娠

肝移植后的成功妊娠已被广泛报道,通常在移植后 6 个月内恢复生育能力。文献中肝移植术后 1 年以上的妊娠结局最好,因其可降低急性细胞排斥反应和其他感染性并发症的风险。他克莫司、环孢素、硫唑嘌呤和皮质类固醇治疗在妊娠期使用广泛且安全。据报道,妊娠期并发症,高血压/子痫前期和早产的患病率较高。服用霉酚酸酯的患者在怀孕前应转换成另一种免疫抑制药(框图 3-12)。

💡 框图 3-12

- 应使用正常范围评估妊娠期肝功能测试。
- 孕妇剧吐应使用硫胺素治疗,除纠正电解质紊乱和使用具有良好安全性数据的止吐药外,还应考虑预防血栓形成。
- 建议对患有严重 AFLP、低血糖和(或)脑病的患者在出现症状时与肝病专家讨论。

（续　框）

- 在 AFLP 和 HELLP 综合征中，出现脑病和血乳酸水平升高与预后不良和需要肝移植有关。
- ICP 患者血清胆汁酸浓度≥40μmol/L 时，不良妊娠结局风险增高，包括自发性早产、死产和新生儿住院时间延长。
- 肝硬化妇女应在妊娠中期进行静脉曲张筛查。
- 静脉曲张出血应采用正常的内镜方法治疗，包括内镜下结扎和组织丙烯胶。β受体阻滞药不是禁忌，特利加压素可用于妊娠期危及生命的出血妇女，尽管安全数据有限。
- 应在肝移植 1 年后妊娠，建议接受移植并计划妊娠的妇女将霉酚酸酯改为其他免疫抑制药。

二、妊娠期内分泌系统疾病

（一）甲状腺疾病

妊娠期甲状腺功能测试的正常范围有所改变，部分与 hCG 升高有关，hCG 升高致使促甲状腺激素（thyroid stimulating hormone，TSH）受体激活，导致甲状腺素的短暂增加和 TSH 的抑制，妊娠中期和晚期的血液稀释也与之有关。妊娠期甲状腺结合球蛋白增加，可能继发于雌激素水平升高，因此应使用游离甲状腺素测量。表 3-12 总结了不同妊娠时期甲状腺功能测试的正常范围。

表 3-12　妊娠期甲状腺功能检查的正常范围

正常范围*	FT$_4$（pmol/L）	TSH（mU/L）
非妊娠期	11～23	0～4
早孕期	11～22	0～1.6
中孕期	9～19	0.1～1.2
晚孕期	7～15	0.7～5.5

* 正常范围可能因种族而异。

Source：based on data from Parker[45]，Chan & Swaminathan[46]，Soldin et al[47].

1. 自身免疫性甲状腺功能减退症

孕妇自身免疫性甲状腺功能减退症发生率为1%。控制良好的患者有较好的妊娠结局，甲状腺功能过度减退与不良妊娠结局风险增加有关，包括流产、子痫前期、胎盘早剥和低出生体重[48]，以

及对婴儿后期的智力发育产生不利影响[49]。因此，确保受影响的妇女得到适当的治疗是重要的。然而，需要注意过度治疗与母体医源性甲状腺功能亢进相关，这一点应该避免[50]。亚临床甲状腺功能减退对胎儿后期智力的影响不明确，最近一项英国研究评估了从妊娠前 3 个月末开始甲状腺激素替代对亚临床甲状腺功能减退的影响，但在3 岁时婴儿的智力水平没有显著性差异，对出生体重和早产率也没有任何影响[51]。因此，确保甲状腺功能减退妇女接受甲状腺素治疗以使甲状腺功能测试在妊娠期的正常范围内很重要，但没有证据表明甲状腺功能测试正常的妇女需接受治疗。

管理：因为甲状腺结合球蛋白浓度的提高，一些妇女需要增加甲状腺激素的剂量。但是，不必对所有妇女增加剂量，应在怀孕前和每 3 个月通过测试甲状腺功能来指导。一项针对 100 例自身免疫性甲状腺功能减退孕妇增加甲状腺激素剂量的研究发现，50% 的妇女需要更多的甲状腺激素，但在大多数患者中，是由于怀孕前激素替代剂量不足、依从性差或近期诊断没有足够的时间来优化治疗所致，而不是因为妊娠期特异需要增加剂量的结果[41]。甲状腺激素剂量应按照妊娠期正常范围进行调整。

偶尔一名妇女会在妊娠早期出现超出妊娠正常范围的明显的甲状腺功能减退和 TSH 升高。对这组人最关心的是甲状腺功能减退是否会影响孩子的智力。遗憾的是，关于这方面的研究数据有限，但如果在妊娠中期和妊娠晚期优化甲状腺素替代疗法，影响可能会很小。

有证据表明，甲状腺自身抗体阳性的孕妇更容易流产和早产[52]，这可能部分是由于共存的自身免疫疾病，如抗磷脂综合征所致。

2. 甲状腺功能亢进症

甲状腺功能亢进症发生率占妊娠次数的1/800，大多数病例为 Graves 病。也可能继发于毒性结节、甲状腺腺瘤、癌或亚急性甲状腺炎。甲状腺功能亢进的症状包括心悸、怕热和掌部红斑，这些症状在正常妊娠中也可见到。然而，眼部症状和胫骨前黏液水肿是自身免疫性甲状腺疾病的特有症状，正常妊娠时不会发生体重减轻。

管理：关于治疗妊娠期甲状腺功能亢进的最

佳药物存在一些争论。甲巯咪唑和丙硫氧嘧啶用于治疗甲状腺功能亢进。这两种药物先天性畸形的风险大约增加了 1 倍[53,54]，而且在接受甲巯咪唑治疗的妇女中，这一风险更为一致。众所周知，丙硫氧嘧啶偶尔会出现 1/10 000 成人和 1/2000 儿童的暴发性肝衰竭，因此不建议作为一线治疗。然而，美国甲状腺协会建议孕妇服用丙硫氧嘧啶比甲巯咪唑更好，因为有更多的数据表明卡比马唑会致畸。然而，应该注意的是，丙硫氧嘧啶也可能导致先天性畸形[53,54]。因此，一个可行的管理方法是在怀孕前服用卡比马唑的妇女中继续使用甲巯咪唑，而妊娠早期新诊断的病例可使用甲巯咪唑或丙硫氧嘧啶，并对先天畸形的风险提出适当的建议。考虑到甲巯咪唑是首选的非妊娠期治疗方法，这往往是最理智的选择。重要的是，确保甲状腺功能亢进的妇女得到适当的治疗，因为未经治疗的甲状腺毒症会增加胎儿丢失、生长受限和早产的风险，而严重的病例可能会导致甲状腺危象的危及生命的并发症。与其他自身免疫性疾病一样，许多甲状腺功能亢进的妇女在怀孕期间会有所缓解，并且在部分患者中，抗甲状腺药物的剂量可能会减少甚至停止。然而，产后通常再需治疗。

患有自身免疫性甲状腺疾病的妇女应检查促甲状腺激素受体抗体，因为它们可以穿过胎盘并刺激胎儿甲状腺。这种影响通常取决于母亲是否服用抗甲状腺药物。如果服用药物，药物也会穿过胎盘，因此母体抗体在分娩前不太可能引起问题，但有可能在产后 2～4d 出现新生儿甲状腺毒症。这是因为药物会迅速从新生儿循环中清除，但母体抗体将存在约 3 个月。因此，让新生儿医师参与早期胎儿评估是非常重要的。相反，如果一名妇女没有服用抗甲状腺药物，例如既往接受过手术或碘治疗，妊娠期应密切关注胎儿甲状腺功能亢进或甲状腺肿，因为 TSH 受体抗体可以穿过胎盘，并且没有抗甲状腺药物来预防胎儿疾病。

甲巯咪唑和丙硫氧嘧啶可用于治疗哺乳期妇女。不考虑低维持剂量的两种药物进入婴儿体内，但如果使用高剂量药物，则应监测婴儿的甲状腺功能。

（二）垂体疾病

垂体瘤因会引起月经不规则，常在育龄妇女中诊断。最常见的是泌乳素瘤，分为微泌乳素瘤（直径＜10mm）和大泌乳素瘤（直径≥10mm），两者都用多巴胺激动药治疗，通常会恢复正常月经和生育。虽然微泌乳素瘤很少在妊娠期增大，但约 15％ 的大泌乳素瘤出现症状性增大[55]。因此，后一组妇女应每 3 个月进行正式的视力检查。许多临床医师对大泌乳素瘤妇女继续进行多巴胺激动药治疗。在孕妇中发现的第二常见的垂体肿瘤是无功能腺瘤。这些肿瘤可导致症状性视力损害，可能继发于妊娠期周围垂体组织的增大。库欣病、肢端肥大症和促甲状腺激素瘤是非常罕见的，通常会导致视力损害或引起激素过量相关症状。治疗应与内分泌医师协作，有垂体瘤的妇女可能发生垂体卒中，这种医疗紧急事件表现为视力受损、头痛和神经功能缺陷。

患有垂体功能减退的妇女，如果接受足量的激素替代，可能会怀孕。在压力、呕吐或分娩时，确保缺乏糖皮质激素的妇女获得增加剂量的激素替代是非常重要的。淋巴细胞性垂体炎是一种自身免疫性疾病，可表现为垂体功能减退，更常见于妊娠期。它对糖皮质激素或免疫抑制治疗有反应，但经常在治疗停止后复发，它可能会自行恢复。要确保患有淋巴细胞性垂体炎的妇女不被误诊为垂体瘤，因为手术会使病情恶化。继发于血管加压素缺乏症的糖尿病患者在妊娠期通常需要额外的治疗，这可能是胎盘分泌血管加压素酶的结果。如果受累妇女在怀孕期间增加去氨加压素的剂量，则应在分娩后立即减少到孕前剂量。

（三）肾上腺疾病

肾上腺功能不全的发生率约为 1/3000 名孕妇。在发达国家，通常是由肾上腺自身免疫性破坏引起，这种疾病被称为 Addison 病。大多数肾上腺功能不全的妇女在怀孕前都有表现，典型的症状是非特异性的，包括疲劳、低血压、恶心、呕吐、虚弱和色素沉着，患者也经常有低钠血症。这些临床特征中许多在正常妊娠中也有报道，因此诊断可能很困难，但却是必要的。既往诊断为肾上腺功能不全、正在接受糖皮质激素替代治疗的妇女，如果能够持续给予足够的治疗剂量，通常会有良好的妊娠结局。这可能是一个挑战，如果发展为妊娠剧吐，可能需要肠外或肌内注射糖皮质激素。需要增加糖皮质激素的替代剂量来治疗并发疾病,应增加剂量来应对分娩刺激。

　　肾上腺肿瘤在妊娠期非常罕见,但在患有非典型或严重高血压的妇女中应考虑[56]。嗜铬细胞瘤可引起阵发性严重高血压,尿或血浆儿茶酚胺可用于诊断,需要一个多学科团队进行管理,α受体阻断药应早于β受体阻断药使用。其他分泌激素的肿瘤包括原发性醛固酮增多症和肾上腺库欣综合征,两者都会导致严重的高血压。原发性醛固酮增多症也可引起低钾血症,受影响的妇女往往需要补充钾、使用抗高血压药物治疗。手术切除是治疗由肾上腺肿瘤引起的库欣综合征的首选方法。对于妊娠期的其他分泌激素的肾上腺肿瘤,在有效药物控制的条件下,手术可在妊娠期或产后进行。

(四)甲状旁腺疾病

　　甲状旁腺功能亢进通常由甲状旁腺腺瘤引起,但也可能发生于甲状旁腺增生或癌。患者会出现高钙血症,但由于循环清蛋白浓度降低和经胎盘向胎儿转移钙,通常比非妊娠者轻。母亲可能患高血压和肾结石,如果治疗后血钙浓度持续升高,尽管摄入大量液体,仍应给予治疗。应进行手术评估,因为许多妇女是通过切除肿瘤治愈的。然而,重要的是要确定肿瘤的位置,因为有些妇女为纵隔肿瘤,需要更复杂的手术方法,在这些情况下,可能更适合推迟手术到分娩后。医疗管理的主要关心点是难治性高钙血症或死产风险增加[57],这是由于胎儿高钙血症和新生儿手足强直的风险增加所致(框图 3-13)。

💡 **框图 3-13**

- 对于自身免疫性甲状腺功能减退的妇女,应使用正常妊娠参考范围监测甲状腺激素替代剂量,以保持在正常范围内。
- 在 TSH 受体抗体滴度升高的妇女中应考虑经胎盘转运:
  - 因自身免疫性甲状腺功能亢进而接受过放射性碘治疗或甲状腺手术的妇女有患胎儿甲状腺功能亢进的风险,应评估其胎儿是否患有甲状腺肿或生长受限。
  - 使用抗甲状腺药物治疗的婴儿有患新生儿甲状腺功能亢进的风险,应进行新生儿检查。

(续　框)

- 对于患有大泌乳素瘤(肿瘤直径≥10mm)的女性,有15%的机会出现症状性增大,应通过视野检查评估视野。
- 妊娠期垂体肿瘤患者中,有一小部分患者可能发生垂体卒中,应做急救处理。
- 患有肾上腺功能不全的妇女,如果出现妊娠剧吐,有危及生命的糖皮质激素缺乏的风险,并且还需要增加糖皮质激素剂量来应对分娩刺激。
- 妊娠期甲状旁腺功能亢进的妇女的高钙血症常不明显,部分原因是胎盘转运钙增强。因胎儿高钙血症可能导致死产,应考虑手术治疗。

(五)总结

　　肝和内分泌疾病可导致严重的母胎患病率,甚至导致死亡。采用多学科方法可以改善母婴的妊娠结局。如果一名妇女患有已知的既往疾病,必须进行孕前咨询。一旦发现有可能危及生命的妊娠期肝或内分泌疾病,应将其推荐给有这些疾病管理培训经验的医师进行处理。

致谢

　　作者要感谢 Leslie McMurtry 在编写稿件时给予的行政支持。

　　　　　　　　　　(张国瑞　译　周希亚　校)

参考文献

[1] Girling JC, Dow E, Smith JH. Liver function tests in pre-eclampsia: importance of comparison with a reference range derived for normal pregnancy. *BJOG* 2007;104:246-250.

[2] Bacq Y, Zarka O, Brechot JF *et al.* Liver function tests in normal pregnancy: a prospective study of 103 pregnancy women and 103 matched controls. *Hepatology* 1996;23:1030-1034.

[3] Fairweather DV. Nausea and vomiting during pregnancy. *Obstet Gynecol Annu* 1978;7:91-105.

[4] Kallen B. Hyperemesis during pregnancy and delivery outcome:a registry study. *Eur J Obstet Gynecol Reprod Biol* 1987;26:291-302.

[5] Kuscu NK, Koyuncu F. Hyperemesis gravidarum: current concepts and management. *Postgrad Med J* 2002;78:76-79.

［6］ Fell DB，Dodds L，Joseph KS，Allen VM，Butler B. Risk factors for hyperemesis gravidarum requiring hospital admission during pregnancy. *Obstet Gynecol* 2006；107；277-284.

［7］ Colin JF，Mathurin P，Durand F *et al*. Hyperthyroidism；a possible factor of cholestasis associated with hyperemesis gravidarum of prolonged evolution. *Gastroenterol Clin Biol* 1994；18；378-380.

［8］ Goodwin TM，Montoro M，Mestman JH. Transient hyperthyroidism and hyperemesis gravidarum；clinical aspects. *Am J Obstet Gynecol* 1992；167；648-652.

［9］ Pereira SP，O'Donohue J，Wendon J *et al*. Maternal and perinatal outcome in severe pregnancy-related liver disease. *Hepatology* 1997；26；1258-1262.

［10］ Fesenmeier MF，Coppage KH，Lambers DS *et al*. Acute fatty liver of pregnancy in 3 tertiary care centers. *Am J Obstet Gynecol* 2005；192；1416-1419.

［11］ Ibdah JA. Acute fatty liver of pregnancy；an update on pathogenesis and clinical implications. *World J Gastroenterol* 2006；12；7397-7404.

［12］ Ibdah JA，Bennett MJ，Rinaldo P *et al*. A fetal fatty-acid oxidation disorder as a cause of liver disease in pregnant women. *N Engl J Med* 1999；340；1723-1731.

［13］ Wilcken B，Leung KC，Hammond J *et al*. Pregnancy and fetal long-chain 3-hydroxyacyl coenzyme A dehydrogenase deficiency. *Lancet* 1993；341；407-408.

［14］ Yang Z，Yamada J，Zhao Y *et al*. Prospective screening for pediatric mitochondrial trifunctional protein defects in pregnancies complicated by liver disease. *JAMA* 200；288；2163-2166.

［15］ den Boer ME，Ijlst L，Wijburg FA *et al*. Heterozygosity for the common LCHAD mutation (1528G→C) is not a major cause of HELLP syndrome and the prevalence of the mutation in the Dutch population is low. *Pediatr Res* 2000；48；151-154.

［16］ Mutze S，Ahillen I，Rudnik-Schoeneborn S *et al*. Neither maternal nor fetal mutation (E474Q) in the alpha-subunit of the trifunctional protein is frequent in pregnancies complicated by HELLP syndrome. *J Perinat Med* 2007；35；76-78.

［17］ Browning MF，Levy HL，Wilking-Haug LE *et al*. Fetal fatty acid oxidation defects and maternal liver disease in pregnancy. *Obstet Gynecol* 2006；107；115-120.

［18］ Reyes H，Sandoval L，Wainstein A *et al*. Acute fatty liver of pregnancy；a clinical study of 12 episodes in 11 patients. *Gut* 1994；35；101-106.

［19］ Walker I，Chappell LC，Williamson C. Abnormal liver function tests in pregnancy. *BMJ* 2013；347；f6055.

［20］ Westbrook RH，Yeoman AD，Joshi D *et al*. Outcomes of severe pregnancy related liver disease；refining the role of liver transplantation. *Am J Transplant* 2010；10；2520-2526.

［21］ Ch'ng CL，Morgan M，Hainsworth I *et al*. Prospective study of liver dysfunction in pregnancy in Southwest Wales. *Gut* 2002；51；876-880.

［22］ Weinstein L. Syndrome of hemolysis elevated liver enzymes，and low platelet count；a severe consequence of hypertension in pregnancy. *Am J Obstet Gynecol* 1982；142；159.

［23］ Barton JR，Riely CA，Adamec TA *et al*. Hepatic histopathologic condition does not correlate with laboratory abnormalities in HELLP syndrome. *Am J Obstet Gynecol* 1992；167；1538.

［24］ Smith LG，Moise KJ Jr，Dildy GA III *et al*. Spontaneous rupture of liver during pregnancy；current therapy. *Obstet Gynecol* 1999；77；171.

［25］ Rinehart BK，Terrone DA，Magann EF *et al*. Preeclampsia-associated hepatic hemorrhage and rupture；mode of management related to maternal and perinatal outcome. *Obstet Gynecol Surv* 1999；54；196-202.

［26］ Sibai B，Ramadan M，Usta I *et al*. Maternal morbidity and mortality in 442 pregnancies with hemolysis elevated liver enzymes with low platelets (HELLP syndrome). *Am J Obstet Gynecol* 1993；169；1000.

［27］ Abdi S，Cameron IC，Nakielny RA *et al*. Spontaneous hepatic rupture and maternal death following an uncomplicated pregnancy and delivery. *BJOG* 2001；108；431-433.

［28］ Shaw C，Fattah N，Lynch D *et al*. Spontaneous rupture of the liver following a normal pregnancy and delivery. *Ir Med J* 2005；98；27-28.

［29］ Carlson KL，Cheryl LB. Ruptured subcapsular liver hematoma in pregnancy；a case report of non-surgical management. *Am J Obstet Gynecol* 2004；190；558-560.

[30] Barton JR, Sibai BM. Hepatic imaging findings in HELLP syndrome (hemolysis, elevated liver enzymes and low platelet count). Am J Obstet Gynecol 1996;174:1820.

[31] Araujo ACPF, Leao MD, Nobrega MH et al. Characteristics and treatment of hepatic rupture caused by HELLP syndrome. Am J Obstet Gynecol 2006; 195:129-133.

[32] Krueger K, Hoffman B, Lee W. Hepatic infarction associated with eclampsia. Am J Gastroenterol 1990;85:588.

[33] Westbrook RH, Dusheiko G, Williamson C. Pregnancy and liver disease. J Hepatol 2016; 64: 933-945.

[34] Dixon PH, Williamson C. The pathophysiology of intrahepatic cholestasis of pregnancy. Clin Res Hepatol Gastroenterol 2016;40:141-153.

[35] Glantz A, Marschall H-U, Mattson L-A. Intrahepatic cholestasis of pregnancy:relationships between bile acid levels and fetal complication rates. Hepatology 2004;40:467-474.

[36] Geenes V, Chappell LC, Seed PT, Steer PJ, Knight M, Williamson C. Association of severe intrahepatic cholestasis of pregnancy with adverse pregnancy outcomes:a prospective population-based case-control study. Hepatology 2014; 59: 1482-1491.

[37] Williamson C, Geenes V. Intrahepatic cholestasis of pregnancy. Obstet Gynecol 2014;124:120-133.

[38] Bacq Y, Sentilhes L, Reyes HB et al. Efficacy of ursodeoxycholic acid in treating intrahepatic cholestasis of pregnancy:a meta-analysis. Gastroenterology 2012;143:1492-1501.

[39] Chappell LCC, Gurung V, Seed PT, Chambers J, Williamson C, Thornton JG. Ursodeoxycholic acid versus placebo, and early term delivery versus expectant management, in women with intrahepatic cholestasis of pregnancy: semifactorial randomised clinical trial. BMJ 2012;344:e3799.

[40] Puljic A, Kima E, Page J et al. The risk of infant and fetal death by each additional week of expectant management in intrahepatic cholestasis of pregnancy by gestational age. Am J Obstet Gynecol 2015; 212:667.

[41] Kohari KS, Carroll R, Capogna S et al. Outcome after implementation of a modern management

strategy for intrahepatic cholestasis of pregnancy. J Matern Fetal Neonatal Med 2016;8:1-5.

[42] Friberg AK, Zingmark V, Lyndrup J. Early induction of labour in high-risk intrahepatic cholestasis of pregnancy:what are the costs? Arch Gynecol Obstet 2016;294:709-714.

[43] Lo JO, Shaffer BL, Allen AJ et al. Intrahepatic cholestasis of pregnancy and timing of delivery. J Matern Fetal Neonatal Med 2015;28:2254-2258.

[44] Sookoian S. Liver disease during pregnancy:acute viral hepatitis. Ann Hepatol 2006;5:231-236.

[45] Parker J. Amerlex free triiodothyronine and free thyroxine levels in normal pregnancy. BJOG 1985; 92:1234-1238.

[46] Chan BY, Swaminathan R. Serum thyrotrophin concentration measured by sensitive assays in normal pregnancy. BJOG 1988;95:1332-1336.

[47] Soldin OP, Soldin D, Sastoque M. Gestation-specific thyroxine and thyroid stimulating hormone levels in the United States and worldwide. Ther Drug Monit 2007;29:553-559.

[48] Blazer S. Maternal hypothyroidism may affect fetal growth and neonatal thyroid function. Obstet Gynecol 2003;102:232-241.

[49] Haddow JE, Palomaki GE, Allan WC et al. Maternal thyroid deficiency during pregnancy and subsequent neuropsychological development of the child. N Engl J Med 1999;341:549-555.

[50] Wiles KS, Jarvis S, Nelson-Piercy C. Are we overtreating subclinical hypothyroidism in pregnancy? BMJ 2015;12:h4726.

[51] Lazarus JH, Bestwick JP, Channon S et al. Antenatal thyroid screening and childhood cognitive function. N Engl J Med 2012;366:493-501.

[52] Thangaratinam S, Tan A, Knox E et al. Association between thyroid autoantibodies and miscarriage and preterm birth:meta-analysis of evidence. BMJ 2011;9:342.

[53] Yoshihara A, Noh JY, Yamaguchi T et al. Treatment of Graves' disease with antithyroid drugs in the first trimester of pregnancy and the prevalence of congenital malformation. J Clin Endocrinol Metab 2012;97:2396-2403.

[54] Andersen SL, Olsen J, Wu CS, Laurberg P. Birth defects after early pregnancy use of antithyroid drugs:a Danish nationwide study. J Clin Endocrinol

Metab 2013;98:4373-4381.

[55] Lambert K，Rees K，Seed PT *et al*. Macroprolacti-nomas and nonfunctioning pituitary adenomas and pregnancy outcomes. *Obstet Gynecol* 2017；129：185-194.

[56] Kamoun M，Mnif MF，Charfi N *et al*. Adrenal dis-eases during pregnancy：pathophysiology，diagnosis and management strategies. *Am J Med Sci* 2014；347：64-73.

[57] Norman J，Politz D，Politz L. Hyperparathyroidism during pregnancy and the effect of rising calcium on pregnancy loss：a call for earlier intervention. *Clin Endocrinol* 2009；71：104-109.

第五节

肾疾病

Liz Lightstone

Centre for Inflammatory Disease, Department of Medicine, Imperial College London, London, UK

产科医师需要掌握妊娠生理、产前保健和胎儿监测技术等方面的最新知识，从而为计划怀孕或已经怀孕的有肾基础疾病的妇女提供处理方案。医疗中心要具备处理高风险患者和她们的孩子的所有必要设施且需要多学科的团队合作。据估计，在高收入国家6%的育龄妇女患有慢性肾疾病（chronic kidney disease，CKD），而在孕妇中的患病率为3%。本节着重介绍了慢性肾疾病、接受透析治疗或肾移植女性的相关问题，旨在为忙碌的临床医师提供咨询和制定决策的相关信息。

一、孕前评估

孕前咨询的基本内容应统合风险分析、提供健康教育和咨询、任何可能有效的干预措施[1]。多学科小组必须决定什么是重要的，以便为怀孕做好积极的准备，以满足每个妇女的需要。鼓励患者伴侣也参与进来，从而能够讨论所有事宜，包括潜在的分歧，甚至必要时是否采用不孕症的治疗（框图3-14）。

> **框图 3-14**
> - 所有患有CKD的育龄女性，包括接受透析和肾移植的，都应了解其对生殖健康、避孕、治疗危险因素调整和药物优化的影响。
> - 应针对每个女性患者的需求个体化制定备孕计划，并应使其伴侣参与其中。
> - 这些女性患者需要在多学科诊所进行孕前评估和产前保健。

1. 女性想知道什么

所有管理患肾疾病育龄妇女的保健专业人员都需要考虑患者能否怀孕的问题。对女性患者来说，她的肾病看起来可能不会给她或婴儿造成任何损害。一旦得到提示，除了团队想要为女性患者和她伴侣讨论和实现的目标之外，她自己通常有4个直截了当的问题。

(1)我应该怀孕吗？什么时候才是我怀孕的最佳时机？

(2)我的怀孕会有并发症吗？

(3)我会有一个活得健康的婴儿吗？

(4)我怀孕后会有问题吗？

大多数妇女更关注第3个问题，但必须确保所有相关信息甚至严重病情都是根据事实而非轶事传递。

2. 女性患者的必备知识

她必须了解风险和提高自身知识的必要性，以便能够更好地利用指导和支持，对自己的行为、态度和药物治疗进行任何必要的改变。然而，了解甚至理解这些风险可能不足以确保患者做出改变，因为许多其他因素会影响她的行为。即使存在自我管理的因素［最好的例子可能是透析和（或）糖尿病］，这也会受到女性的信仰、技能、直觉和动机的影响，而不仅仅是她获得的所谓的知识。关键是与团队建立一种牢固、坚定、积极和支持的关系，使得孕前建议纳入到目标导向的整个治疗流程中。因此，应在解除避孕后、身体达到最佳健康状态时，有计划地怀孕。

即使不被赞同，作为一个自主的成年人，女性慢性病患者仍可能选择计划（或继续）怀孕，从而重新建立正常的生活[2]。事实上，有些女性患者在怀孕前可能不会寻求建议。偶尔,临床医师对忽视建议的女性患者的诊治责任可能存在道德困境;有趣的是,有些研究区分了假定风险的"健康"和"病态"水平,并试图理解那些尽管自己的健康和未出生的孩子面临巨大风险,仍要当母亲的女性患者的心理[3]。

二、正常妊娠

作为母体适应妊娠的系统变化的一部分,肾发生了明显的解剖学、血流动力学、肾小管和内分泌的改变[4,5]。肾增大是因为血管体积和肾间质增加,但没有肾生长的加速,也没有类似于代偿性肾肥大的形态学改变。90％的女性妊娠时,出现肾盏、肾盂和输尿管明显扩张,右侧尤著。

以 24h 肌酐清除率(creatinine clearance,C_{cr})测定的肾小球滤过率(glomerular filtration rate,GFR)在妊娠 6-8 周时增加。非妊娠期女性的血清肌酐(serum creatinine,S_{cr})和血清尿素(serum urea,S_{urea})平均值分别为 $70\mu mol/L$ 和 5mmol/L,而妊娠期平均值降低至 $50\mu mol/L$ 和 3mmol/L。S_{cr} 值为 $80\mu mol/L$,S_{urea} 值为 6mmol/L,在非妊娠状态下可接受,但在孕期则为异常。在足月时,C_{cr} 降低 15％~20％,这对 S_{cr} 的影响极小。

妊娠时 24h 尿总蛋白排泄量(total protein excretion,TPE)生理性增加,正常高限为每 24 小时 300mg[6]。所谓的显著蛋白尿(TPE＞300mg/24h)可能与随机尿样中 30mg/dl 的蛋白质浓度有关。故而可使用随机尿样的尿蛋白/肌酐比值准确地监测蛋白尿($\geqslant 30mg/\mu mol$),而不再需要定时收集尿液。

三、慢性肾疾病

1. 肾损害与妊娠及其预后

女性患者可能会失去高达 50％的肾功能,但由于剩余肾单位的超滤,仍然可以将 S_{cr} 维持在 $125\mu mol/L$ 以下;然而,如果肾功能受到更严重的损害,那么 GFR 的进一步小幅下降将导致 S_{cr} 显著增加[4,7-9]。在患有 CKD 的女性中,虽然生化检测和临床表现可能都无异常,但其肾的内部结构可能已经被破坏。大多数患者在 GFR 降至

正常值的 25％以下之前都没有症状,许多血清学化验结果在晚期肾病之前通常都是正常的。然而,在非妊娠个体中,并未破坏体内平衡的肾功能损害就可能危及妊娠。

2. 肾功能损害的评估及其对妊娠期 CKD 的影响

(1)估计 GFR:因为正常的肌酐不一定反映正常的肾功能,在过去的几年中,使用根据公式计算的 GFR 估算值[eGFR;单位,$ml/(min \cdot 1.73m^2)$]对非妊娠患者的肾功能进行分级已成为公认的做法,此公式基于 S_{cr},根据年龄、性别和种族(黑人非洲裔或非黑人)有所调整。

所谓的肾病改良饮食(MDRD)配方是在美国研发的,基于具有中度肾功能损害[eGFR＜$60ml/(min \cdot 1.73m^2)$]的多种族女性和男性人群。分类将 CKD 分为五个期别(表 3-13)。在非妊娠人群中,eGFR 在 CKD 1 期和 2 期患者中的可靠性较低,因为当其超过 60ml/min 时,它与实际 GFR 的相关性较差[10]。事实上,超过 95％的 CKD 女性患者在妊娠期间的实际 GFR 达到甚至超过 60ml/min。

表 3-13　根据美国国家肾脏基金会分类的 CKD 分期

期别		eGFR,ml/(min · 1.73m²)
1	肾损害(结构性或蛋白尿),GFR 正常甚至升高	≥90
2	肾损害(结构性或蛋白尿),GFR 轻度降低	60~89
3	GFR 中度降低	30~59
4	GFR 重度降低	15~29
5	肾功能衰竭	＜15 或透析

eGFR(estimated glomerular filtration rate):肾小球滤过率估算值。

Sources:Davison et al[5],Rich-Edwards et al[11],National Kidney Foundation[12],Davison & Lindheimer[13],and Imbasciati et al[14].

与许多预测公式不同,MDRD 方程式不是针对体表面积的个体化计算,因此理论上更适用于妊娠女性。因为妊娠期增加的体表面积并不能反映肌肉量的增加,而是增加了 S_{cr}。然而,迄今为

止尚未有研究证实这一点,且在怀孕期间,与金标准菊粉清除率相比,MDRD 公式大大低估了 GFR[15,16]。eGFR 倾向于低估真正的 GFR 这一事实引发了一个重要临床担忧,它的使用可能向临床医师发出 GFR 过度恶化的信号,可能导致不必要的分娩。因此,不建议在妊娠期间使用 MDRD 方程式来估算那些孕前已存在肾功能损害或在孕期发生肾并发症的女性的 GFR。CKD-Epi 公式[17]也是如此。此外,Cockroft-Gault 公式和许多其他公式在妊娠期是不准确的,并且对于使用胱抑素 C 监测肾功能也存在分歧[18]。然而,对孕前已知肾功能的女性进行的前瞻性研究中,结果显示与基于 eGFR 而非血清肌酐的妊娠前 CKD 分期相关。

(2)eGFR 与 S_{cr}:看起来基于 GFR 的系统优于基于 S_{cr} 的系统,也许文献中的数据库应该转换为这种新的 CKD 分级[13]。毋庸置疑,绝大多数怀孕的肾病患者处于轻度肾损害期(CKD 1 期和 2 期)。如前所述,虽然运用 CKD-Epi 有改善,但对于非孕期 eGFR 预计在 60ml/min 以上的女性患者,eGFR 公式并不可靠。此外,传统系统易于推广,非肾病专家也很熟悉。虽然捍卫 S_{cr} 的使用,但必须提到的是,体格小巧的女性可能出现 S_{cr} 正常或轻度升高;如果孕妇血清肌酐大于 $80\mu mol/L$,临床医师应该怀疑其肾功能是否正常(框图 3-15)。

框图 3-15

- 如果孕前肾功能正常或仅轻度下降($S_{cr} \leqslant 125\mu mol/L$)合并轻度高血压和(或)控制良好的高血压,通常产科预后良好。
- 产前并发症的风险增加,如子痫前期,胎儿生长受限和早产。
- 从早孕期开始,提供低剂量阿司匹林预防子痫前期。
- 妊娠期目标血压 <140/90 mmHg,蛋白尿性肾病患者的理想血压应 <130/80mmHg,但不低于 110/60mmHg[19,20]。
- 严重肾功能损害(S_{cr} > $125\mu mol/L$,尤其是 > $180\mu mol/L$)和(或)高血压控制不佳的孕妇,预后更差,至少对于母体本身,尤其是远期肾预后不佳。
- 建议不要在妊娠期使用 MDRD 或 CKD-Epi 公式计算 eGFR。

CKD 女性患者的首要问题是怀孕是否合适?怀孕的时机取决于 CKD 是否是由反复发作性疾病如系统性红斑狼疮(systemic lupus erythematosus,SLE)引起,或者是进行性疾病,肾功能可能随着时间的推移而下降,如成人多囊肾病(adult polycystic kidney disease,APKD)。在后一种情况下,如果所有其他方面都是稳定的,那么很明显,越早怀孕越好,因为随着时间的推移功能只会恶化,风险也会增加。如果是前者,疾病的活动性与不良预后密切相关,那么在孕前数月应保持病情稳定。许多女性患者仍然在没有事先咨询的情况下受孕,那么接下来就要考虑能否继续妊娠(表 3-14)。

表 3-14 慢性肾病的孕前评估

肾病的病理类型
健康状况良好
审查和优化孕前药物治疗
舒张压≤80mmHg 或使用"安全"药物将高血压控制稳定
理想的 S_{cr} <$125\mu mol/L$,至少≤$180\mu mol/L$,要特别关注 S_{cr} 为 180 至≤$250\mu mol/L$ 的患者
无或极低的蛋白尿
"控制良好"的并发症(如糖尿病,感染)
产科病史的相关性

不同程度肾功能障碍的女性患者的产科和长期肾预后不同(近期对妊娠和 CKD 的综述结论相同,Hladunewich 等[21]和 Webster 等[22])。基于三个功能参数进行咨询:肾功能不全的程度(表 3-14),是否存在高血压以及肾脏基础疾病。直到现在,CKD 女性妊娠结局的所有数据都是回顾性分析,研究中按照传统方式仅仅通过孕前 S_{cr} 对肾功能不全进行分级:≤$125\mu mol/L$ 为轻度、125~$250\mu mol/L$ 为中度、>$250\mu mol/L$ 为重度肾功能不全[23]。25 年来,孕前咨询主要使用 S_{cr} 评估病情及预后,结果表明,血压正常且肾功能完好或仅轻度下降但稳定的患者通常预后良好,活产率超过 95%,其中约 75% 是足月产。一项文献提供了出色的统计数据,结果显示自 20 世纪 80 年代以来围产期结局不断改善,表明产前和新生儿护理

都取得了显著进展[24-31]。在妊娠后半期，50％轻度肾功能不全患者发生子痫前期或妊娠期高血压的概率增加，蛋白尿的发生率亦增加，且超过肾病范畴(3g/24h)。怀孕似乎不会对 CKD 的病程产生不利影响，但这种乐观的前景也有例外[31,32]。

事实上，最早的关于 CKD3-5 期基础肾病女性的前瞻性研究，收集了 49 名非糖尿病白人女性长达 23 年的临床资料，这些女性孕前均为 CKD3-5 期 [孕前 eGFR < 60ml/(min·1.73m²)]，统计分析了其孕期至产后平均 39 个月的肾功能下降率[14]。

这项意大利的多中心研究证实了前期的观察结果，即这些妇女的围产期并发症多、围产期结局差，以及肾功能加速下降[33]。虽然研究中的整个群体在孕期均出现肾功能下降，但下降比率并未因妊娠有所增加；此外，尽管早产和(或)生长受限发生率较高，但活产率高达 95％，所以结论还是鼓舞人心的。妊娠前 eGFR 为 40～60ml/(min·1.73m²) 的女性患者预后最佳，相当于 S_{cr} 为 125～150μmol/L，或尿蛋白<1g/d。反之，eGFR<40ml/(min·1.73m²) 和尿蛋白>1g/d 的患者妊娠结局较差，尤其是多种高危因素合并存在时预后更差。虽然这些女性患者比其他群体更快地发生肾衰竭，但无法确定怀孕是否是决定性因素。

最近，来自 TOCOS 前瞻性研究[35]的数据表明，与未患 CKD 的女性相比，即使不合并高血压、尿蛋白>1g/d 或全身性疾病，CKD1 期女性患者(eGFR > 90ml/min，S_{cr} 可能远低于

125μmol/L)发生妊娠不良结局(早产，新生儿重症监护或小于胎龄)的风险增加(OR 1.88；CI 1.27～2.79)。此外，当合并高血压(OR 3.42)、蛋白尿(OR 3.69)、全身性疾病(OR 3.13)时，CKD 1 期女性患者的早产风险进一步增加。因此，所有患有 CKD 的女性都应被视为高危人群，并应评估其不良妊娠结局的风险。

Hladunewich 和 Webster 的综述均显示肾功能不全程度越重，预后越差[21]。中度肾功能不全时，活产率仍接近 90％，但子痫前期、胎儿生长受限和(或)早产的发生率超过 50％。重度肾功能不全时，预后更差。虽然有关这两个类别的数据分析很少，但显而易见的是 S_{cr} 的切割值为 250μmol/L 对于中度肾功能不全来说太高了，而 180μmol/L 更合适，因此建议将这些患者定为"中-重度"(表 3-15 和表 3-16)。这篇文献正在不断完善，结论也愈发清晰：这些女性患者常合并高血压(60％)，出现显著蛋白尿的概率增加(50％)，以及肾功能加速恶化并出现肾实质改变，尽管新生儿存活率高(80％～90％)，但早产(60％)和胎儿生长受限(40％)的发生率提示她们是产科并发症的极高危人群[36-39]。以前并未得到关注的是，相较于肾疾病的自然转归，30％～50％中度肾功能不全的女性更快地发生肾功能损害，并且控制不良的高血压可能是其预后不良的预测因素[40-43]。一旦 S_{cr} 高达 250μmol/L 或以上，肾功能加速丧失的风险就更大，甚至终止妊娠也不能逆转其衰竭(表 3-15)。

表 3-15　根据 CKD 患者妊娠前肾功能(S_{cr})预估产科结局和肾功能损害

肾功能不全	S_{cr} (μmol/L)	妊娠问题 (％)	产科结局良好(％)	肾功能永久丧失(％)(S_{cr}* 增加>25％)	产后 1 年内的 ESRF(％)
轻度	≤125	26	96	<2	—
中度	≥125	42	95	15	1
重度	≥180	80	74	52	38

数据来源于一篇回顾性分析了 1984—2010 年相关文献的综述，这些文献中的妊娠至少维持到 24 孕周。

ESRF. end-stage renal failure，肾衰竭终末期。

* 与妊娠前血清肌酐相比。

Sources：Lindheimer & Davison[34].

表 3-16 根据 CKD 患者妊娠前肾功能(S_{cr})预估产科结局和肾功能损害

S_{cr} ($\mu mol/L$)	胎儿生长受限(%)	早产(%)	子痫前期(%)	围产期死亡(%)	肾功能损失>25%		
					妊娠期(%)	产后持续存在(%)	1年内肾功能衰竭终末期(%)
≤125	25	30	22	1	2	—	—
125~180	45	70	40	6	40	20	3
≥180	70	>90	60	12	70	55	35

数据来源于 Davison & Winfield 未发表的文献,他们分析了 1985—2009 年的所有孕周至少达到 24 周的文献,后由 Williams & Davison[8] 修改和补充。

请注意,从最近对患有重度 CKD 的女性进行的分析显示,$250\mu mol/L$ 的 S_{cr} 切割值对于"中度"肾功能损害来说太高了,现在推荐使用 $180\mu mol/L$[1,13]。

3. 临时透析

当出现肾功能全面恶化[尤其是 S_{cr} 超过 $20mmol/L$ 和(或)存在难治性高钾血症]、严重代谢性酸中毒、对利尿药反应不佳的肺水肿,以及容量负荷过大导致心力衰竭的危险时,提倡在妊娠期间进行临时或紧急透析[5,31,39,44]。透析可能通过为胎儿的成熟"争取时间"而增加活产的机会,但它不能阻止肾功能不可逆的损害并最终发展为衰竭终末期。在尝试以这种方式避免极早产时,必须要权衡,采用这种对母体肾具有致命性危害的方式是否合理。然而,一些妇女认识到产前保健和新生儿护理方面的进展,她们准备抓住机会甚至采取辅助生育措施,以期待获得良好的妊娠结局。当前所有争议的重点是,我们的观点主要来源于回顾性研究,其中大多数患者只有轻度肾功能障碍,而患有中至重度肾功能不全的女性数量有限。因此,需要进行充分的前瞻性试验来制定指南和评估预后。在前瞻性 TOCOS 研究中,只有 10 名 CKD 晚期患者[妊娠前 eGFR < $30ml/(min \cdot 1.73m^2)$],即使这样,其中 90% 有不良妊娠结局,80% 发生了严重的并发症[35]。此外,20% 的孕妇在妊娠晚期肾功能恶化。

4. 产前策略与决策

理想情况下,这些女性应该在怀孕前接受咨询,以确保最佳的怀孕时机:疾病处于静止状态、药物和血压控制得到优化并且了解怀孕的风险。一旦怀孕,她们必须尽早就诊。此后,通常应至少每 4 周进行一次评估,直到妊娠 28 周,然后根据临床情况每 1~2 周进行一次评估[8,45]。

(1)通过血清肌酐和蛋白质排泄(见第 3 章第一节)来评估肾功能,理想情况下蛋白质排泄是取晨尿行随机蛋白/肌酐比测定。

(2)仔细监测血压,及早发现高血压(及其严重程度评估)和子痫前期,大多数女性在妊娠早期(12 周前)服用低剂量阿司匹林,以降低子痫前期的风险。

(3)早期发现和治疗贫血,通常采用口服/静脉铁剂治疗。应尽可能避免输血,因为有可能使随后需要肾移植的妇女致敏。如果贫血持续存在并且对铁具有耐药性,可以使用重组人促红细胞生成素,但可能加重高血压。

(4)早期发现隐性菌尿或确诊尿路感染(urinary tract infection,UTI)并及时治疗;如果是复发性 UTIs,那么应该在整个怀孕期间预防性给予抗生素。

(5)许多患有严重肾病的女性会出现蛋白尿;在孕前或妊娠早期停用肾素-血管紧张素阻滞药,这可能会增加尿蛋白。蛋白尿增加了血栓形成的风险,在大量蛋白尿的情况下(通常为 2~3g/24h),尤其在血清清蛋白水平较低时,孕妇应预防性使用低分子肝素。如果患者 S_{cr} 高于 $120\mu mol/L$ 或体重低于 $50kg$,则应减少剂量。

(6)胎儿大小、发育和健康的生物物理/超声监测。

(7)临床医师必须要平衡孕妇预后与胎儿预后:妊娠对某种疾病的影响及该疾病对妊娠的影响。表 3-16 总结了与特定肾疾病相关的临床观察点。

5. 肾基础疾病的影响

某些类型 CKD 女性患者在怀孕期间面临特

别高的风险,包括狼疮患者,尤其是有狼疮性肾炎病史的患者。此外,患有硬皮病和典型结节性多动脉炎的女性预后差[特别是当有明显的肾受累和相关的高血压和(或)肺动脉高压时],因此不建议这些患者怀孕。此外,对于妊娠是否会对 IgA

肾病、局灶性节段性肾小球硬化和反流性肾病的自然病程产生不利影响存在一些分歧。如果能保持孕前肾功能水平且没有高血压,这些肾病变的预后实际上可能与轻度肾功能不全的女性患者预后相似(表 3-17)。

表 3-17　慢性肾病和妊娠

肾病类型	临床观察点
慢性肾小球肾炎和局灶节段性肾小球硬化症(FSGS)	若无高血压和肾功能异常,大多数女性将正常妊娠,但出现妊娠晚期高血压和子痫前期的风险可能较高。若合并高血压和(或)肾功能损害,也许因为妊娠期足细胞(即肾小囊脏层上皮细胞)压力增大可能加速肾功能丧失
IgA 肾病	当肾功能稳定时,大多数妊娠结局良好。但也有人提出了高血压突然升高或难以控制和肾功能恶化的风险
慢性肾盂肾炎(感染性肾小管间质病变)	妊娠期间细菌尿、复发性尿路感染(通常需要预防性使用抗生素)和频繁高血压
反流性肾炎	一些观点强调了高血压突然加重和肾功能恶化的风险。现在的共识是,当孕前肾功能轻度损害且没有高血压时,预后良好。需要警惕尿路感染
尿石症	输尿管扩张和梗阻似乎不影响自然病程,但感染可能更频繁发作。已经有报道在孕期成功地放置输尿管支架或进行超声引导的输尿管造口术
多囊肾	基础肾功能和高血压与预后明确相关。应该建议妇女在失去肾功能前尽早妊娠
糖尿病肾病	妊娠期间尿蛋白可能显著增加,而水钠潴留可能是肾病进展的主要原因。大多数糖尿病女性在妊娠期无显性肾病;然而,随着高龄孕妇增多和年轻女性患 2 型糖尿病的概率增加,这种情况越来越普遍。糖尿病肾病增加感染、水肿或子痫前期的发生
人类免疫缺陷病毒相关肾病(HIVAN)	肾受累可能是肾病综合征或重度肾功能不全。需要确保在怀孕前优化抗反转录病毒治疗
系统性红斑狼疮	如果患者在孕前 6 个月病情缓解,狼疮抗凝物阴性,且非白人患者未合并高血压基础病,则预后最好。如果母亲抗 Ro 抗体阳性,她应该在孕 18 周时接受胎儿超声心动图检查以寻找先天性心脏传导阻滞的早期迹象
系统型血管炎(肉芽肿性或显微镜下多血管炎)	如果在病情缓解期,对怀孕几乎没有影响。然而,孕期可能发生病情活动,如果严重则可能要求提前终止妊娠以便充分治疗侵袭性肾病。罕见
硬皮病	如果在妊娠期间发病,可能会迅速整体恶化。在妊娠期间和产后可能会发生静息硬皮病的再次活动
既往泌尿外科手术史	根据手术的原始原因,可能还有其他泌尿生殖道畸形。尿路感染在孕期很常见,肾功能可能出现可逆性下降。虽然没有明显的梗阻问题,但如果存在人工括约肌或新尿道,由于外观异常或为避免损害控尿机制,必须采用剖宫产
肾切除术后、孤立肾和盆腔肾	对妊娠的耐受性好,可能合并其他泌尿生殖道畸形。盆腔肾患者很少发生难产

由于女性患有复发性尿路感染和高血压,反流性肾病通常在妊娠期间首次出现。超声可能显示肾皮质瘢痕形成、肾积水,其肾功能可能正常或异常。明确诊断很重要,从而确保不仅孕妇得到最佳护理,而且她的宝宝也能在出生后一年内得到适当的筛查。因为反流性肾病具有很强的遗传

易感性,对新生儿早期诊断可能会预防肾皮质瘢痕形成[46]。

SLE 最常见于育龄期妇女,而约 60% 的 SLE 患者出现肾受累,故而狼疮肾炎是孕妇常见的肾病之一。最近的一项前瞻性队列研究显示,385 例 SLE 病情稳定的女性中(伴有或不伴有狼疮性

肾炎史,尿蛋白<1 g/d,肌酐<106μmol/L,平素每日口服泼尼松龙少于 20mg),若无基础高血压或狼疮抗凝物为阴性,81%的患者可成功妊娠且很少出现病情活动[47]。Moroni 等[48]最近报道了 61 名意大利女性的 71 次怀孕,她们既往患有或正患活动性狼疮性肾炎,均接受了孕前咨询;绝大多数(78.9%)完全缓解,其余患有轻度活动性狼疮性肾炎。19.7%的女性发生疾病活动,都对治疗有反应。子痫前期的发生率为 8.4%(与 2010 年梅奥集团发表的系统综述的结果[49]非常一致),HELLP 综合征(溶血,肝酶升高,血小板减少)发病率为 2.8%;狼疮性肾炎史、疾病持续时间长和高血压基础病均与子痫前期和 HELLP 综合征的发生相关。流产率为 8.4%,早产率为 28.2%,16.4%的新生儿为小于胎龄儿(small for gestational age,SGA)。重要的是,服用抗疟药羟氯喹可以显著降低 SGA 的发生率[50]。此外,其他研究显示,对于抗 Ro 抗体阳性的孕妇,羟氯喹几乎可以绝对降低其新生儿先天性心脏传导阻滞和新生儿狼疮的风险。以下建议适用于所有 CKD 患者。

6. 肾功能

如果在妊娠的任何阶段出现肾功能明显恶化,应寻找可逆的原因,如 UTI、容量减少或电解质紊乱(偶尔由无意的利尿治疗导致)。近足月时,与正常妊娠一样,肾功能下降 15%~20%,对 S_{cr} 影响极小,这是可接受的。如果不能明确肾功能显著降低的可逆性因素,可能是早产的指征。但是,这将取决于基础肾病、肾功能损害是否如预期一样发展,以及在怀孕期间是否采用透析。若血压正常、肾功能稳定,即使新发且持续存在蛋白尿,仍可在严密监测下继续妊娠。若蛋白尿已达到肾病范畴,需要预防性应用低分子量肝素直至产后 6 周。前面已经提到了急性透析的应用。

7. 血压

产科高血压的传统分界线为 140/90mmHg。妊娠期高血压的大多数具体风险似乎与并发子痫前期有关(见第 3 章第一节)。CKD 女性并发子痫前期的真实发生率令人困惑。这是因为仅凭临床表现不能明确诊断:高血压和蛋白尿可能是 CKD 的表现,而单纯慢性高血压孕妇发生子痫前期的风险是正常血压孕妇的 4 倍。在正常妊娠的情况下,轻度高血压(舒张压中孕期<95mmHg 或晚孕期<100mmHg)不一定需要治疗,但大多会更积极地治疗患有 CKD 的孕妇,认为这能保留肾功能。CHIPS 研究显示,被分配到"严密"控制组(血压控制在 133/85mmHg)的女性极少发生严重高血压,使得产科群体与肾病群体更加接近。对于患有肾病的非孕妇,尤其是患有蛋白尿性肾病的妇女,目标血压应控制在低于 130/80mmHg,因此现在这似乎也是孕妇的合理目标[19]。

甲基多巴、钙通道阻滞药、拉贝洛尔和肼苯达嗪等药物在妊娠期是安全的。妊娠期不应服用血管紧张素转换酶(angiotensin-converting en-zyme,ACE)抑制药和血管紧张素受体阻滞药,即使患者在早孕期服用其中任一种(延续所谓的孕前肾保护),也不应继续服用,在中晚孕期同样不推荐使用。我们建议轻度蛋白尿患者在妊娠前将 ACE 抑制药或血管紧张素受体阻滞药调整为安全药物。在那些患有重度蛋白尿和进行性肾衰退的女性中,持续肾保护的益处可能超过早孕期妊娠药物暴露的风险。在这些女性中,我们建议明确怀孕后再立即停用这两种药物,以避免怀孕前数月没有肾保护。最近的数据表明,ACE 抑制药引起的先天性畸形可能实际上是由高血压而不是药物导致的[51]。早孕期后 ACE 抑制药和血管紧张素受体阻滞药仍是禁忌(除极少数患有硬皮病的女性外),因为有引起胎儿疾病的风险。

8. 胎儿监测和分娩时机

对胎儿状况进行连续评估,定期评估胎儿生长、羊水量和超声检查至关重要。在没有胎儿或产妇病情恶化的情况下,应在足月或接近足月时终止妊娠。如果出现并发症,根据胎儿状况明确干预的时机可能更明智(见第 5 章第七节)。无论胎龄如何,大多数体重超过 1500g 的婴儿在重症监护病房的存活率要高于在恶劣的宫内环境。如果即将发生胎死宫内、肾功能明显恶化、出现无法控制的高血压,或者发生子痫前期,则可能需要计划早产。产科因素应是选择剖宫产终止妊娠的主要决定因素。

9. 孕期肾活检的作用

妊娠期肾活检的经验相对较少,主要是因为临床情况很少被认为值得冒险[5,9]。然而,现在已有一些病例报道了在妊娠早期的特定病例中进行肾活检的安全性。如果怀疑有快速进展性肾小球肾炎或新发的肾病综合征,应考虑在早孕期行肾活检。在已知患有肾病(如狼疮肾炎史或膜性肾小球肾炎史)的妇女中,临床判断很可能不需要在孕期进行活检。然而,"盲目"地使用类固醇或其他免疫抑制药治疗并非没有风险,明确诊断是非常有帮助的。超过 18—20 孕周,大多数人不会进行活检,而是通过临床状态和血液检测来判断最有可能的诊断和治疗。实际上,妊娠期间的活检仍然是一个相对罕见事件[52]。必须确保那些在孕早期新发蛋白尿的妇女产后不失访,因为她们很可能在适当的时候需要行肾活检,以明确诊断并给予适当的治疗。在血压控制良好且凝血正常的孕妇分娩后立即进行肾活检,其患病率与非妊娠患者相似。

10. 妊娠对肾病患者的远期影响

读者可参考前面的章节了解怀孕对 CKD 的影响。虽然最近的 TOCOS 研究表明,即使在 CKD1 期,妊娠对肾的转归也有显著影响;但在大多数 eGFR 正常的女性中,若孕前肾功能损害极小和(或)未合并高血压或血压控制良好[24,31,33,44],怀孕不会导致 CKD 的恶化或不会以可能超过非妊娠期的预期速度影响 CKD 的进展。长期预后的一个重要因素是妊娠期肾血管长时间扩张可能对这些女性残留的(未受损的)肾小球产生硬化作用。单个肾患病时,情况可能更糟,因为硬化更易累及(未受损的)肾小球较少的肾。虽然对健康妇女和轻度肾病患者进行的研究结果并不认同孕期可发生超滤诱导的损伤,但毫无疑问,患有中度、重度肾功能不全的妇女在妊娠期或产后会立即出现不可预测的、加速的和不可逆转的肾功能下降。

现在人们已经清楚地认识到,CKD 和子痫前期会影响患者的远期预后,包括心血管疾病和终末期肾衰竭,但 CKD 并发子痫前期是否加速了进展至终末期,仍存在争论[53-57]。似乎子痫前期不是进展的危险因素("标志物"是一个更好的术语),但可能导致有基础肾病的患者的肾功能逐步下降(见第 3 章第一节)。TOCOS 研究表明,无论基础肾功能如何,有一部分女性在产后肾功能会恶化。

四、透析患者

1. 透析和妊娠预期及预后

尽管长期透析的妇女性欲减退且难以受孕,但她们确实能怀孕,因此如果她们不希望怀孕,必须采用避孕措施[14,21,58,59]。尽管受孕率低(引用的发生率为 1/200),但由于许多透析患者的妊娠可能以早期自然流产告终,所以真实受孕率尚不清楚。这组患者的治疗性流产率很高(从 20 世纪 90 年代的 40% 降至今天的 15% 以下),表明她们多是意外怀孕,这可能是因为她们不知道自己有可能怀孕。近期的数据表明,随着透析的增加,下丘脑-垂体-性腺轴可能正常化,正常月经周期亦恢复[60],从而提高了生育能力。这些数据已经说服一些人考虑增加透析时间,以帮助那些希望怀孕且在生育年龄不需要肾移植的女性受孕。

许多权威机构仍然不建议接受长期透析治疗的患者怀孕或者继续妊娠(如果已受孕)。然而,在过去的 20 年里,胎儿存活率从 50% 提高到接近 80%,其中 90% 妊娠达到了 36 孕周,这导致重新考虑对这些患者进行咨询[61,62,66]。成功妊娠的有利因素,包括透析时间少于 5 年、年龄小于 35 岁、仍能产生尿液或高血压控制良好,以及早期诊断怀孕,这有利于增加透析的频率和持续时间。多伦多研究组和其他研究小组现在有明确的数据表明,增加透析时间和剂量可显著改善母体和胎儿结局[61,62]。接受透析的孕妇应增加透析时间,目标是每周至少 24h。所有这类妊娠都应被视为高危妊娠,有可能出现容量负荷过大、早产、羊水过多(40%～70%;与透析的充分性直接相关)、高血压严重加重和(或)合并子痫前期(50%～80%),幸运的是很少发生胎盘早剥(框图 3-16)。

💡 **框图 3-16**

- 育龄期长期血液透析患者的受孕率为 1/200。
- 妊娠对孕妇有很大风险,但现在妊娠结局成功率为 80%,导致重新考虑对这些患者进行咨询。
- 一旦明确怀孕,就必须增加透析的频率,对贫血、营养问题和高血压的处理非常重要。

2. 产前策略和决策

在接受透析治疗的妇女中,月经不调很常见,月经延迟也常被忽略;患者本人或她的医师都很难考虑到她妊娠的可能,所以她们常常在妊娠中晚期才察觉。尿妊娠检验是不可靠的(即使有尿液可用),因此需要超声检查来明确妊娠日期。

(1)透析原则:一些患者在没有透析的情况下,肾功能不足以维持生命,但妊娠期的 GFR 仍有增加[9,23,58,63-69]。透析策略的规划有以下几个目标。

①将 S_{urea} 维持在 20mmol/L 以下(有些人认为<15mmol/L),因为如果数值超过 20mmol/L,则胎死宫内的可能性更大。较低的 S_{urea} 肯定与较高的出生体重和分娩时的孕周有关。每周总透析时间应在 24h 或以上,理想情况下为 30h 或更长,但除非提供夜间透析,否则通常不可行或无法实现。使用高钾、低钙和低碳酸氢盐的透析液。现在有很好的证据表明,夜间透析(每周长达 36h)的预后要好得多。增加透析时间,无论多么少,都使控制体重增加和饮食管理更容易。增加透析的潜在问题是电解质紊乱,因此始终需要仔细检查血生化指标。肝素可用于抗凝。

②在透析过程中应避免低血压和母体血容量减少,使用具有生物相容性的小面积透析可以减少每次治疗的超滤作用,可能在这方面有所帮助。在妊娠晚期子宫增大和仰卧的姿势可能通过减少静脉回流而加剧低血压的发作。

③确保在整个妊娠期间严格控制血压,理想的舒张压应保持在 80～90mmHg。

④直至晚孕期,将透析间期体重增加控制在 1kg 左右,可以避免血容量的快速波动。

⑤密切监测血清钙,避免出现高钙血症,并警惕低磷酸盐血症、低钾血症和水溶性维生素耗尽的可能性,以及硫酸镁输注的危害(如果需要)。

⑥应仔细检查是否有早产宫缩,因为透析和子宫收缩具有相关性。

(2)贫血:患有 CKD 的妇女,尤其是透析患者,通常在怀孕期间贫血会进一步恶化。有一些证据表明,孕妇的血红蛋白与成功的产科结局呈正相关;然而,尽管建议血红蛋白≥100 g/L,但尚未确定最佳血红蛋白水平的上限。在可能的情况

下,应避免输血,因为妊娠和输血都会使妇女致敏,使今后的移植更加困难。即使增加额外的透析,输血仍可能会加重高血压并损害控制循环超负荷的能力,故而需谨慎考虑输血的利弊(尤其是在分娩前)。如果在透析过程中输注浓缩红细胞,血容量的波动可以降到最低。重组人促红细胞生成素已被安全地用于治疗妊娠期 CKD 患者和透析患者的贫血,此时所需的剂量可能高于非怀孕状态。尚未出现理论上可能发生的高血压和血栓并发症,也没有对新生儿产生不良影响。女性都应该补铁,静脉铁剂可以维持血清铁蛋白在 200mg/L 左右。

(3)营养:尽管透析更频繁,但不鼓励无节制地饮食摄入[21,59]。建议每日摄入蛋白质 1.5g/kg,1.5g 钙,50mmol 钾和 80mmol 钠,补充维生素 C、维生素 B_2、烟酸、硫胺素和维生素 B_6,以及铁和叶酸补充剂。对于进行过甲状旁腺切除术的患者,维生素 D 的补充剂量很难判断。不应忽视对 25-羟基维生素 D 水平的测定,如果缺乏需要给予补充。此外,如果磷酸盐水平低,可以使用口服磷酸盐补充剂。每日透析经常导致严重的低磷酸盐血症,这可能导致宫颈缩短。女性患者可以放宽低磷酸盐饮食的限制,并停止服用磷酸盐结合剂,并且在透析期间可能需要静脉注射磷酸盐。

(4)胎儿监护和分娩时机:与 CKD 相同,早产宫缩很常见,甚至可能在透析期间出现。只有产科因素才需要剖宫产手术。

3. 腹膜透析

现在,在接受腹膜透析的年轻女性中已经有成功怀孕的报道[70]。妊娠结果并不取决于透析方式(血液透析与腹膜透析),但接受持续性非卧床的腹膜透析(peritoneal dialysis,PD)的女性更可能患不孕症。

对于 PD,虽然避免了抗凝治疗和血液透析相关的液体平衡和容量问题,但这些女性同样面临着高血压、贫血、足月分娩、胎死宫内和胎盘早剥的问题。在妊娠期间,必须增加 PD 交换的数量,液体量可能需要减少至 1.5L 以下,转换为自动 PD 可以更好地实现这一点。妊娠晚期子宫增大可能使 PD 无法进行,需要暂时转为血液透析。应该注意,腹膜炎是慢性非卧床 PD 的严重并发

症,是治疗失败的主要原因,但并没有孕期发病率增加的报道。如果需要剖宫产,从理论上讲,应采用腹膜外路径;但如果采用传统手术方式,应该转换为血液透析。

五、肾移植受者

1. 肾移植和妊娠预期及预后

移植术后肾功能、内分泌功能和性功能迅速恢复,并且可以施行辅助受孕技术。大约每 50 名接受肾移植的育龄妇女中就有 1 名会怀孕。在这些妊娠中,约有 25% 因为自然流产或治疗性流产而未能超过早孕期;但在那些妊娠得以继续的女性中,97% 的妊娠结局良好[1,3,5,9]。在妊娠早期,由于手术后盆腔粘连、PD、宫内节育器(intrauterine contraceptive device,IUCD)和(或)免疫抑制引发的盆腔炎,异位妊娠的风险可能会增加,尤其是胰腺和肾移植的妇女。因为不规则出血和疼痛可能被错误地归因于肾功能恶化和(或)盆腔移植物的存在,所以异位妊娠的诊断可能会延误。甚至在外科医师不知道受体处于早孕期的情况下,实施了肾移植手术。虽然在这种情况下,仍有成功妊娠的可能,但不能认定对所有肾衰竭患者进行避孕咨询的重要性,以及术前排除妊娠的重要性(框图 3-17)。

💡 **框图 3-17**

- 大约每 50 名接受肾移植的育龄妇女中就有 1 名会怀孕。
- 在那些妊娠超过早孕期的女性中,97% 的妊娠结局良好。
- 肾功能的持续监测对于早期诊断和治疗排斥反应(约 2%),控制血压和治疗感染至关重要。
- 有些免疫抑制药在孕期是禁忌。
- 阴道分娩时没有梗阻问题和(或)对移植物的机械性损伤。

从讨论肾衰竭的各种治疗方法和最佳康复的可能性开始,就应该向妇女提供咨询[1,22]。如本节开头所述,应该鼓励想要孩子的夫妇讨论所有可能的结局,包括母亲生存预期的严酷现实。指南各不相同,欧洲最佳实践指南推荐在移植后

24 个月再怀孕[71],而美国移植协会则不那么保守,建议女性应该推迟怀孕至移植后至少 1 年,并且仅当符合下列标准时才能妊娠:最初的 1 年没有排斥反应,肾功能良好且稳定(肌酐 < 1.5mg/dl 或 133μmol/L),无或极少蛋白尿,无急性胎儿毒性感染,非致畸性免疫抑制药保持功能稳定。大多数中心建议移植后至少等待 1 年。到那时,患者将会从手术及相关后遗症中恢复过来,移植物功能稳定,且免疫抑制处于稳态。此外,如果在移植术后 2 年肾功能保持良好,则同种异体移植物的 5 年存活率很高(表 3-18)。与 CKD 一样,妊娠前 S_{cr} 值低于 125 μmol/L 更可取,因为高于这个水平会有更多的并发症和问题(表 3-19)。

表 3-18 肾移植受者妊娠前的注意事项

移植后一年身体状况良好

与良好妊娠结局相应的身材

无或极少蛋白尿

无或控制良好的高血压

无移植排斥反应

近期超声或静脉尿路造影无肾盂扩张

稳定的移植物功能;$S_{cr} \leqslant 160\mu mol/L$,最好 $\leqslant 125\mu mol/L$

维持期药物治疗:泼尼松龙,硫唑嘌呤,环孢素和他克莫司都是"安全"的

忌用霉酚酸酯和西罗莫司

Source:Newcastle upon Tyne 1976,revised 1987 and 2006. See Damjanov et al[72] and Bramham et al[73].

2. 产前策略和决策

对肾移植孕妇的管理要求对肾功能进行连续评估,早期诊断和治疗排斥反应、控制血压、早期诊断或预防贫血、治疗任何感染,以及细致评估胎儿健康状况(表 3-20)。在整个妊娠期间,至少每月进行一次肾评估,包括定期检查 CNI(钙调神经磷酸酶抑制药)低谷水平、肝功能、钙和磷酸盐。如果各种血液学指标显示缺乏则需要药物补充。

(1)移植肾的功能:正常早孕期 GFR 持续增加的特征在肾移植受者中同样明显。移植后即刻肾功能和孕前 GFR 越好,妊娠期 GFR 的增加越明显。GFR 可在妊娠晚期短暂下降 20%～25%,但通常不代表出现永久性损害的恶化情况。然

表 3-19　肾移植受者孕前的肾功能（S_{cr}）水平与预期产科并发症、妊娠结局及移植物功能丧失

S_{cr}	胎儿生长	早产	子痫前期	围产期死亡	肾功能损失＞25%		
（μmol/L）	受限（%）	（%）	（%）	（%）	妊娠（%）	产后持续状态（%）	1 年内发生肾衰竭终末期（%）
≤125	30	35	24	3	15	4	—
125～160	50	70	45	7	20	7	10
≥160	60	90	60	12	45	35	70

根据文献综述，统计分析（1991—2007）1076 名妇女的 1498 次妊娠，所有妊娠至少达到孕 24 周。

Source：Davison（unpublished data）and Bramham *et al*[73].

表 3-20　肾移植患者的管理总结（对于所有患有 CKD 的女性，尤其是那些接受免疫抑制治疗的患者，在大多数方面都可推广）

怀孕前
患者应采取适当且可靠的避孕方式，直至移植术后至少 1 年再怀孕
评估移植肾的功能
近期的肾活检和（或）器官特异性检测
蛋白尿
S_{cr}
乙型肝炎和丙型肝炎、巨细胞病毒、弓形虫病和单纯疱疹状态
维持性免疫抑制药：硫唑嘌呤、环孢素、他克莫司和糖皮质激素都可以接受
硫唑嘌呤
环孢素
他克莫司
霉酚酸酯和西罗莫司是禁忌
并发症（如糖尿病、高血压）应该调整至最佳状态
如果需要，应给予疫苗接种（如肝炎，破伤风，肺炎球菌，人乳头瘤病毒和流感）。任何接受免疫抑制治疗的患者都不
　　能接种活疫苗
如果合适，探讨原发疾病的病因和遗传问题
探讨妊娠对移植肾功能的影响
探讨胎儿生长受限、早产和低出生体重的风险
孕期
早期诊断妊娠并明确孕周
每 2～4 周对移植物和免疫抑制药物浓度进行一次临床和实验室检测至 32 周，然后每 1～2 周一次至分娩
监测排斥反应，如有怀疑，则考虑肾活检
监测细菌或病毒感染（如巨细胞病毒、弓形虫病、妊娠早期肝炎，如果移植部位有排斥或压痛迹象，则重复监测）
每月一次尿培养
从 24—28 孕周开始胎儿监护（如非应激试验、超声评估）
监测和治疗高血压
监测子痫前期
筛查妊娠期糖尿病：糖皮质激素和钙调磷酸酶抑制药是致糖尿病药物，结合妊娠期胰岛素抵抗状态，可显著增加
　　GDM 的风险。在孕 28 周行 GTT 试验
分娩
依产科因素采取剖宫产
对于肾移植受者：在移植对侧行会阴切开术，剖宫产可能并不容易
应提前与移植外科医师讨论手术方法，理想情况下，他或她分娩时会在场，以确保移植的肾和（或）胰腺受到保护
产后
分娩后监测 3～4 周的免疫抑制药物浓度，必要时进行调整
母乳喂养是可行的（除非重新服用霉酚酸酯）；如果有担忧，可以监测胎儿的药物水平，例如在极早产儿中
避孕咨询至关重要

GDM. 妊娠期糖尿病；GTT. 葡萄糖耐量试验。

Source：modified and supplemented from Armenti *et al*[74].

而,一些患者在妊娠期间会出现明显的肾功能损害,这种情况可能会持续到产后,并且总是与妊娠前的 S_{cr} 水平相关(见表 3-18)。由于非妊娠患者的肾功能逐渐下降很常见,因此难以明确妊娠的具体影响。大多数人认为,除非在妊娠前已经存在移植物功能障碍,否则妊娠不会损害移植物的远期预后[22,74,75]。40% 的患者在接近足月时出现蛋白尿,但在产后消失。将晚发性蛋白尿与子痫前期区分开来仍然是一个挑战,但如果存在高血压,则通常认为合并子痫前期更为合理。将来,血管生成因子水平可能有助于将子痫前期与其他原因的蛋白尿区分开来[76],尽管最近的报道显示其降低[78]。与非妊娠患者相比,钙调神经磷酸酶抑制药是否对孕妇更具肾毒性尚不清楚。

(2)移植排斥反应:一项系统综述和荟萃分析表明,妊娠期排斥反应很少见,2412 例妊娠的急性排斥反应的总体发生率仅为 4.2%[77],而最近的报道显示这一比例更低[78]。抗体介导治疗的安全性尚不清楚,且可能通过胎盘,故而应该用大剂量类固醇治疗排斥反应,也可以考虑血浆置换。

(3)免疫抑制治疗:见表 3-21。

表 3-21 用于移植和其他肾疾病的免疫抑制药的妊娠安全性

	动物繁殖研究数据	妊娠药物分级
糖皮质激素(泼尼松龙、甲泼尼龙等)	有	B
硫唑嘌呤(依木兰)	有	D*
环孢素(新山地明等)	有	C
他克莫司(普乐可夫)	有	C
抗胸腺细胞球蛋白(Atgam,抗胸腺细胞丙种球蛋白)	没有	C
抗胸腺细胞球蛋白(胸腺素)	没有	C
莫罗单抗(强生公司 OKT3)	没有	C
霉酚酸酯(骁悉)	有	D
霉酚酸(麦考酚酸)	有	D
巴利昔单抗(舒莱)	有	B
达克珠单抗(赛尼哌)	没有	C
西罗莫司(雷帕鸣)	有	C

* 硫唑嘌呤对胎儿淋巴细胞和胸腺的发育可能有影响。然而,硫唑嘌呤在怀孕期间被广泛使用且通常认为是安全的。

B. 没有胎儿风险,没有对照研究;C. 不能排除胎儿风险;D. 证据显示有胎儿风险。

Source:US Food and Drug Administration classification. Modified from Webster et al[22], Armenti *et al*[82,83] and Coscia *et al*[84].

值得注意的是,本节适用于所有因肾疾病而接受免疫抑制治疗的女性,而不仅仅是肾移植受者。

需要调整免疫抑制疗法以确保在孕前就停止使用致畸药物,并在孕期使用合理剂量的其他药物。肾移植和狼疮性肾炎患者的主要问题是霉酚酸酯(mycophenolate mofetil,MMF)。它在这两种情况下都被广泛使用,且毫无疑问是致畸的。MMF 相关胎儿畸形具有一致的关键特征:唇裂和腭裂,伴有外耳道闭锁的小耳畸形,小颌畸形[79-81]。眼部异常、胼胝体发育不全、心脏缺陷、肾畸形和膈疝也可能是表型谱的一部分,这得到了实验动物研究的支持。到目前为止,报道显示婴儿的精神运动发育和生长均正常。MMF 现在被 FDA 列为致畸药,最近欧洲药品管理局和英国药物和保健产品监管署发布了关于在孕前使用 MMF 和孕期防范的指导(https://www.gov.uk/drug-safety-update/mycophenolate-mofetil-mycophenolc-acid-new-pregnancy-prevention-advice-for-women-and-men)。具体而言,不应该在妊娠期间使用 MMF,除非没有合适的替代疗法来预防移植排斥反应。妇女应在孕前至少 6 周停用 MMF。另一项基于更少证据的类似建议是，计划与伴侣孕育生命的男性患者应该在尝试怀孕前 90d 停用 MMF。无论是移植受者还是红斑狼疮患者，所有服用 MMF 的女性，在开始用药时都应被告知妊娠的风险，并使用安全的避孕措施。在开始服用 MMF 前应对妇女进行检测，以确保她们没有怀孕，并告知在孕前调整用药（通常为硫唑嘌呤）的安全性。

对于服用环孢素和他克莫司的患者，有许多令人鼓舞的登记和单中心（非复杂性）的妊娠报道。肾移植受者在非妊娠期服用钙调神经磷酸酶抑制药会带来很多不良反应，包括肾毒性、肝功能障碍、慢性高血压、震颤、惊厥、致糖尿病作用、溶血性尿毒症综合征和肿瘤形成。在怀孕期间，母体发生的一些正常的适应性改变可能在理论上被环孢素减弱或消除，尤其是血浆容量增加和肾血流动力学增强。有充分的证据表明肾移植患者更易患高血压且新生儿体重也更低[81,82]，但也可能与患者既往服用钙调神经磷酸酶抑制药导致肾功能较差有关，这可能是一个混杂因素。现在，常规使用低剂量。临床应用时要确定他克莫司和钙调神经磷酸酶抑制药的具体用量。根据他克莫司血药浓度调整他克莫司剂量。由于在妊娠期他克莫司代谢增加，使血药浓度下降，所以剂量可能需要增加多达 50%（且产后迅速减少）。然而，现在存在一些争议，因为在标准测定中未测量"游离"他克莫司水平——它可能保持稳定，从而使女性有他克莫司中毒的风险。当肾移植孕妇的肌酐出现无法解释的上升时，应该考虑这一点。

（4）高血压和子痫前期：高血压，特别是妊娠 28 周前出现的，与不良围产期结局相关，这可能是由于慢性高血压伴随和（或）加重隐匿性心血管变化。妊娠晚期出现的高血压，与肾功能恶化，以及慢性基础病理学改变和子痫前期的关系是个难题。事实上，在接受肾移植的孕妇中，20%～30% 被临床诊断为子痫前期[74]。

（5）感染：在整个妊娠期间，应仔细监测患者的细菌和病毒感染情况。无论多么微不足道，必须在任何外科手术前给予预防性抗生素。无症状性菌尿在孕期较常见，应该进行治疗，如果是复发的，推荐在妊娠期间使用预防性抗生素。

（6）糖尿病：一般来说，1 型糖尿病女性患者会在更大年龄妊娠，更有可能在孕前就已进入肾衰竭终末期，因此需要进行移植手术。妊娠并发症发生的频率至少是非糖尿病患者的 2 倍，这可能是由于存在广泛的心血管病理改变，即代谢危险因素综合征的一部分。目前，已有胰肾联合移植后成功妊娠的报道[86]。

（7）胎儿监护和分娩时机：CKD 讨论的要点同样适用于肾移植受者。由于产科因素及常见的先兆早产或胎膜早破，早产在肾移植孕妇中很常见（45%～60%）。早产通常与肾功能低下有关，但在某些情况下，长期免疫抑制可能会"削弱"结缔组织，并导致未足月胎膜早破的发生率增加。

阴道分娩应该是目标；通常没有梗阻问题和（或）对移植物的机械损伤[86]。除非有异常，否则可以等待自然分娩，但大多数建议不超过 38－39 孕周。在分娩过程中，必须仔细监测体液平衡、心血管状态和体温。无菌技术对于每个步骤都是至关重要的，引产操作（人工破膜）和会阴切开术都要使用抗生素。可以像健康孕妇一样行镇痛治疗。不能忽视增加糖皮质激素的用量。如果需要，应在移植物的对侧行会阴切开术。只应出于产科因素采取剖宫产，且手术操作可能并不容易。术前应与移植外科医师讨论手术方法，理想情况下，他或她分娩时会在场，以确保移植的肾和（或）胰腺受到保护。

3. 产后管理问题

（1）儿科治疗：超过 50% 的活产儿没有新生儿问题。早产（45%～60%）和胎儿生长受限（20%～30%）同样常见，有时这两个问题并存。肾移植术后小于 2 年的孕妇所生的婴儿出生体重较轻，使用钙调神经磷酸酶抑制药可能与低出生体重有关[84]。

（2）母乳喂养：母乳喂养有很多好处。由于孕期胎儿暴露于免疫抑制药及其代谢产物，因此不主张母乳喂养。母乳中的环孢素水平通常高于同时采集的血液样本的水平。然而，我们已经证明，服用他克莫司的母亲对足月新生儿进行母乳喂养是安全的，婴儿体内很少能检测到他克莫司；与硫唑嘌呤类似。有一种观点认为，只要婴儿苗壮成长，就应该鼓励想要母乳喂养的母亲[87,88]；如果有顾虑，可以监测婴儿的药物水平。如果产妇在产褥期需要 MMF,目前的建议是不能母乳喂养。

（3）远期预后：人们担心胎儿在宫内暴露于免疫抑制药,从理论上最终会引发恶性肿瘤、自身免疫性疾病和(或)下一代生殖道畸形。因此,需要对儿童进行随访(表 3-22)。迄今为止,关于幼儿期总体进展的信息一直很好。

表 3-22　肾同种异体移植受体新生儿的相关问题

早产和(或)小于胎龄儿
呼吸窘迫综合征
肾上腺皮质功能减退症
败血症
巨细胞病毒感染
造血功能低下
淋巴和胸腺发育不良
T 淋巴细胞和免疫球蛋白水平降低
白细胞染色体畸变

（4）肾移植或 CKD 女性妊娠后的随访：移植成功的最终衡量标准是患者和移植体的长期存活。由于肾移植被广泛应用于治疗肾衰竭终末期仅 40 年,因此缺少足够大样本的长期数据,难以得出结论。此外,目前肾移植的长期数据都来自一段时期,按照目前的标准,那时治疗的许多方面都是不合理的。世界范围内患者平均生存率的大数据表明,活体肾移植受者在移植后 5 年的存活率约 95%,而对于尸体肾移植受者,这个数字大约是 89%。如果移植后 2 年肾功能正常,移植物存活率进一步提高。这就是建议女性患者在移植术后 2 年再考虑怀孕的原因,尽管现在有观点认为 1 年也足够。

一个主要的担忧是,母亲可能无法存活或保持足够的健康状况来抚养她所生的孩子。怀孕有时会导致肾功能不可逆的下降。然而,因为都是首次移植、非难治性高血压且移植后基础肾功能良好,所以人们一致认为,妊娠虽然常常很复杂,但对移植物的长期功能或存活几乎没有影响[72,87,89]。同样,只要妊娠前肾功能得到良好的保护,高血压很轻和(或)控制满意,重复妊娠不会对移植物功能或胎儿发育产生不利影响。

（5）避孕：口服避孕药可引发或加重高血压、血栓栓塞和(或)免疫系统的细微变化。这并不表明一定禁止使用它,但仔细监测是必要的。一般来说,由于雌激素增加血栓形成的风险,不建议使用含有雌激素的避孕药。然而,单纯使用孕激素是高效、安全的替代方案,包括微粒化黄体酮、皮下埋植或含孕激素的宫内节育器。IUCDs 可能加重月经紊乱,进而可能掩盖早期异常妊娠的症状和体征,如先兆流产或异位妊娠。目前的数据表明,与未使用 IUCD 的一般人群相比,免疫抑制的女性患盆腔炎的风险没有增加[78]。

（6）妇科问题：有一种危险是,继发于真正盆腔病变的症状可能被错误地归因于移植肾,因为它的位置接近盆腔[5]。接受免疫抑制治疗的移植受者的恶性肿瘤发生率比正常人群估计高出 100 倍,女性生殖道也不例外。这种关联可能与丧失免疫监视、慢性免疫抑制允许肿瘤增殖(特别是在病毒驱动下)和(或)抗原持续刺激网状内皮系统等因素有关。因此,定期的妇科评估是必要的,任何妇科治疗都应采用常规方案,其结局很少受到停止或减少使用免疫抑制的影响,除非认为疾病由病毒引发。

（7）肾捐献者：一直以来,人们都认为活体肾捐献者发生几乎所有疾病的风险都很低。然而,最近的数据表明,在捐肾者中妊娠期高血压和子痫前期的发生率是未捐肾者的 2 倍。虽然这些数据需要进一步扩展,但值得考虑的是,潜在的捐赠者是否应该在完成生育计划以后再捐肾[90]。

六、总结

曾经不鼓励患有肾病的妇女怀孕。但现在认为只要有充分的孕前计划,绝大多数人都可以成功妊娠,且母胎结局良好。理想的受孕时机是,肾功能正常或稳定、蛋白尿极低和血压控制满意(安全用药)。如在怀孕期间首次出现肾疾病,应对这些患者进行产后随访,以明确肾疾病处于稳定状态,并确保制定长期合理的治疗计划。

（商　晓　译　周希亚　校）

参考文献

[1]　Davison J. Prepregnancy care and counselling in

chronic renal patients. *Eur Clin Obstet Gynaecol* 2006;2;24-29.

[2] McKay DB, Josephson MA, Armenti VT *et al*. Reproduction and transplantation; report on the AST Consensus Conference on Reproductive Issues and Transplantation. *Am J Transplant* 2005; 5; 1592-1599.

[3] Winfield S, Davison J. The patient with organ transplantion. In;Macklon N, Greer I, Steegers E (eds) *Textbook of Periconceptional Medicine*. London; CRC Press, 2008;57-68.

[4] Lindheimer M, Conrad K, Karumanchi S. Renal physiology and disease in pregnancy. In; Alpern R, Herbert S (eds) *Seldin and Giebisch's The Kidney*. San Diego;Elsevier, 2007;2339-2398.

[5] Davison JM, Nelson-Piercy C, Kehoe S, Baker P (eds) *Renal Disease in Pregnancy*. Cambridge; Cambridge University Press, 2008.

[6] Lindheimer MD, Kanter D. Interpreting abnormal proteinuria in pregnancy. *Obstet Gynecol* 2010;115; 365-375.

[7] Williams D. Renal disorder. In;James D, Steer P, Weiner C,Gonik B (eds) *High Risk Pregnancy*. Philadelphia;Elsevier, 2006;1098-1124.

[8] Williams D, Davison J. Chronic kidney disease in pregnancy. *BMJ* 2008;336;211-215.

[9] Williams D, Davison J. Renal disorders. In;Creasy R,Resnik R,Iams J (eds) *Maternal-Fetal Medicine; Principles and Practice*, 6th edn. Philadelphia;Saunders, 2009;767-792.

[10] Department of Health. Estimating glomerular filtration rate (GFR); information for laboratories. http;//webarchive. nationalarchives. gov. uk/ 20130124072732/http;//www. dh. gov. uk/prod_ consum_dh/groups/dh_digitalassets/@ dh/@ en/ documents/digitalasset/dh_4133025. pdf

[11] Rich-Edwards JW, Ness RB, Roberts JM. Epidemiology of pregnancy-related hypertension. In; Taylor RN,Roberts JM, Cunningham FG,Lindheimer MD (eds) *Chesley's Hypertensive Disorders in Pregnancy*, 4th edn. London, Academic Press, 2015;37-55.

[12] National Kidney Foundation. K/DOQI clinical practice guidelines for chronic kidney disease; evaluation,classification, and stratification. *Am J Kidney Dis* 2002;39;S1-S26.

[13] Davison JM, Lindheimer MD. Pregnancy and chronic kidney disease. *Semin Nephrol* 2011;31;86-99.

[14] Imbasciati E, Gregorini G, Cabiddu G *et al*. Pregnancy in CKD stages 3 to 5;fetal and maternal outcomes. *Am J Kidney Dis* 2007;49;753-762.

[15] Lin J, Knight EL, Hogan ML, Singh AK. A comparison of prediction equations for estimating glomerular filtration rate in adults without kidney disease. *J Am SocNephrol* 2003;14;2573-2580.

[16] Smith MC, Moran P, Ward MK, Davison JM. Assessment of glomerular filtration rate during pregnancy using the MDRD formula. *BJOG* 2008;115; 109-112.

[17] Smith M, Moran P, Davison J. Epi-CKD is a poor predictor of GFR in pregnancy. *Arch Dis Child Fetal Neonatal Ed* 2011;96;Fa99.

[18] Babay Z, Al Wakeel J, Addar M *et al*. Serum cystatin C in pregnant women;reference values, reliable and superior diagnostic accuracy. *Clin Exp Obstet Gynecol* 2005;32;175-179.

[19] Magee LA, von Dadelszen P, Rey E *et al*. Less-tight versus tight control of hypertension in pregnancy. *N Engl J Med* 2015;372;407-417.

[20] Cabiddu G, Castellino S, Gernone G *et al*. A best practice position statement on pregnancy in chronic kidney disease; the Italian Study Group on Kidney and Pregnancy. *J Nephrol* 2016;29;277-303.

[21] Hladunewich MA, Melamad N, Bramham K. Pregnancy across the spectrum of chronic kidney disease. *Kidney Int* 2016;89;995-1007.

[22] Webster P, Lightstone L, McKay D, Josephson MA. Pregnancy in chronic kidney disease and kidney transplantation. *Kidney Int* 2017;91;1047-1056.

[23] Davison JM, Katz AI, Lindheimer MD. Kidney disease and pregnancy; obstetric outcome and long-term renal prognosis. *Clin Perinatol* 1985; 12; 497-519.

[24] Katz AI, Davison JM, Hayslett JP, Singson E, Lindheimer MD. Pregnancy in women with kidney disease. *Kidney Int* 1980;18;192-206.

[25] Jungers P, Forget D, Henry M, Huoillier P. Chronic kidney disease and pregnancy. *Adv Nephrol* 1986;15;103-115.

[26] Surian M, Imbasciati E, Cosci P *et al*. Glomerular disease and pregnancy. A study of 123 pregnancies in patients with primary and secondary glomerular

diseases. *Nephron* 1984;36:101-105.

[27] Abe S. An overview of pregnancy in women with underlying renal disease. *Am J Kidney Dis* 1991; 17:112-115.

[28] Barceló P, López-Lillo J, Cabero L, Del Río G. Successful pregnancy in primary glomerular disease. *Kidney Int* 1986;30:914-919.

[29] Henry-Amar M. Specific controversies concerning the natural history of renal disease in pregnancy. *Am J Kidney Dis* 1991;17:116-122.

[30] Imbasciati E, Ponticelli C. Pregnancy and renal disease:predictors of maternal outcome. *Am J Nephrol* 1991;11:353-357.

[31] Jungers P, Chauveau D, Choukroun G *et al*. Pregnancy in women with impaired renal function. *Clin Nephrol* 1997;47:281-288.

[32] Jungers P, Houillier P, Chauveau D *et al*. Pregnancy in women with reflux nephropathy. *Kidney Int* 1996;50:593-599.

[33] Fischer MJ, Lehnerz SD, Hebert JR, Parikh CR. Kidney disease is an independent risk factor for adverse fetal and maternal outcomes in pregnancy. *Am J Kidney Dis* 2004;43:415-423.

[34] Lindheimer M, Davison J. Kidney:managing hypertension and renal disease during gestation. *NephSAP* 2016;15:109-114.

[35] Piccoli GB, Cabiddu G, Attini R *et al*. Risk of adverse pregnancy outcomes in women with CKD. *J Am Soc Nephrol* 2015;26:2011-2022.

[36] Hou SH, Grossman SD, Madias NE. Pregnancy in women with renal disease and moderate renal insufficiency. *Am J Med* 1985;78:185-194.

[37] Cunningham FG, Cox SM, Harstad TW, Mason RA,Pritchard JA. Chronic renal disease and pregnancy outcome. *Am J Obstet Gynecol* 1990; 163: 453-459.

[38] Fischer MJ. Chronic kidney disease and pregnancy: maternal and fetal outcomes. *Adv Chronic Kidney Dis* 2007;14:132-145.

[39] Bramham K, Briley AL, Seed PT, Poston L, Shennan AH, Chappell LC. Pregnancy outcome in women with chronic kidney disease:a prospective cohort study. *Reprod Sci* 2011;19:623-630.

[40] Jones DC, Hayslett JP. Outcome of pregnancy in women with moderate or severe renal insufficiency. *NEngl J Med* 1996;335:226-232.

[41] Jim B, Bramham K, Maynard S, Hladunewich M. Pregnancy and kidney disease. *NephSAP* 2016;15: 136-139.

[42] Bar J, Ben-Rafael Z, Padoa A, Orvieto R, Boner G, Hod M. Prediction of pregnancy outcome in subgroups of women with renal disease. *Clin Nephrol* 2000;53:437-444.

[43] Hous S. Historical perspective of pregnancy in chronic renal disease. *Adv Chronic Kidney Dis* 2007; 14:116-118.

[44] Chopra S, Suri V, Aggarwal N, Rohilla M, Keepanasseril A, Kohli HS. Pregnancy in chronic renal insufficiency:single centre experience from North India. *Arch Gynecol Obstet* 2009;279:691-695.

[45] Bramham K, Lightstone L. Pre-pregnancy counseling for women with chronic kidney disease. *J Nephrol* 2012;25:450-459.

[46] Tullus K. Vesicoureteric reflux in children. *Lancet* 2015;385:371-379.

[47] Buyon JP, Kim MY, Guerra MM *et al*. Predictors of pregnancy outcomes in patients with lupus:a cohort study. *Ann Intern Med* 2015;163:153-163.

[48] Moroni G, Doria A, Giglio E *et al*. Maternal outcome in pregnant women with lupus nephritis. A prospective multicenter study. *J Autoimmun* 2016; 74:194-200.

[49] Smyth A, Oliveira GHM, Lahr BD, Bailey KR, Norby SM, Garovic VD. A systematic review and meta analysis of pregnancy outcomes in patients with systemic lupus erythematosus and lupus nephritis. *Clin J Am SocNephrol* 2010;5:2060-2068.

[50] Moroni G, Doria A, Giglio E *et al*. Fetal outcome and recommendations of pregnancies in lupus nephritis in the 21st century. A prospective multicenter study. *JAutoimmun* 2016;74:6-12.

[51] Bateman BT, Patorno E, Desai RJ *et al*. Angiotensin converting enzyme inhibitors and the risk of congenital malformations. *Obstet Gynecol* 2017; 129: 174-184.

[52] Webster P, Webster L, Cook H *et al*. A multicentre cohort study of histological findings and long-term outcomes of kidney disease in women who have been pregnant. *Clin J Am Soc Nephrol* 2017; 12: 408-416.

[53] Munkhaugen J, Vikse B. New aspects of preeclampsia:lessons for the nephrologists. *Nephrol Dial*

Transpl 2009;24:2964-2967.

[54] Garg AX, Clark WF, Haynes RB, House AA. Moderate renal insufficiency and the risk of cardiovascular mortality: results from the NHANES I. *Kidney Int* 2002;61:1486-1494.

[55] Levey AS, Coresh J. Chronic kidney disease. *Lancet* 2012;379:165-180.

[56] Wu P, Haththotuwa R, Kwok CS *et al*. Preeclampsia and future cardiovascular health. *Circ Cardiovasc Qual Outcomes* 2017;10:e003497.

[57] Riise H, Sulo G, Tell G *et al*. Incident coronary heart disease after preeclampsia:role of reduced fetal growth,preterm delivery, and parity. *J Am Heart Assoc*. 2017;6:e0044158.

[58] Luders C, Martins Castro MC, Titan SM *et al*. Obstetric outcome in pregnant women on long-term dialysis:a case series. *Am J Kidney Dis* 2010;56:77-85.

[59] Hladunewich M, Hercz AE, Keunen J, Chan C, Pierratos A. Pregnancy in end stage renal disease. *Semin Dial* 2011;24:634-639.

[60] Van Eps C, Hawley C, Jeffries J *et al*. Changes in serum prolactin, sex hormones and thyroid function with alternate nightly nocturnal homehaemodialysis. *Nephrology* 2012;17:42-47.

[61] Shahir AK, Briggs N, Katsoulis J, Levidiotis V. An observational outcomes study from 1966-2008, examining pregnancy and neonatal outcomes from dialysed women using data from the ANZDATA Registry. *Nephrology* 2013;18:276-284.

[62] Hladunewich M, Hou S, Odutayo A *et al*. Intensive hemodialysis associates with improved pregnancy outcomes: a Canadian and United States cohort comparison. *J Am Soc Nephrol* 2014; 25: 1103-1109.

[63] Okundaye I, Abrinko P, Hou S. Registry of pregnancy in dialysis patients. *Am J Kidney Dis* 1998; 31:766-773.

[64] Gangji AS, Windrim R, Gandhi S, Silverman JA, Chan CTM. Successful pregnancy with nocturnal hemodialysis. *Am J Kidney Dis* 2004;44:912-916.

[65] Hou S. Pregnancy in women on dialysis:is success a matter of time? *Clin J Am Soc Nephrol* 2008;3:312-313.

[66] Piccoli GB, Conijn A, Consiglio V *et al*. Pregnancy in dialysis patients:is the evidence strong enough to lead us to change our counseling policy? *Clin J Am Soc Nephrol* 2010;5:62-71.

[67] Barua M, Hladunewich M, Keunen J *et al*. Successful pregnancies on nocturnal home hemodialysis. *Clin J Am SocNephrol* 2008;3:392-396.

[68] Asamiya Y, Otsubo S, Matsuda Y *et al*. The importance of low blood urea nitrogen levels in pregnant patients undergoing hemodialysis to optimize birth weight and gestational age. *Kidney Int* 2009; 75:1217-1222.

[69] Reddy SS, Holley JL. The importance of increased dialysis and anemia management for infant survival in pregnant women on hemodialysis. *Kidney Int* 2009;75:1133-1134.

[70] Hous S. Modification of dialysis regimens for pregnancy. *J Artif Organs* 2002;25:823-826.

[71] EBPG Expert Group on Renal Transplantation. European best practice guidelines for renal transplantation. Section Ⅳ: Long-term management of the transplant recipient. IV. 10. Pregnancy in renal transplant recipients. *Nephrol Dial Transplant* 2002;17(Suppl 4):50-55.

[72] Damjanov I, Sell S, Garcia B *et al*. Pregnancy in renal transplant recipients. *Transplant Proc* 2015; 28:55-60.

[73] Bramham K, Nelson-Piercy C, Gao H *et al*. Pregnancy in renal transplant recipients:a UK national cohort study. *Clin J Am Soc Nephrol* 2013; 8: 290-298.

[74] Armenti VT, Constantinescu S, Moritz MJ, Davison JM. Pregnancy after transplantation. *Transplant Rev* 2008;22:223-240.

[75] Sibanda N, Briggs JD, Davison JM, Johnson RJ, Rudge CJ. Pregnancy after organ transplantation:a report from the UK Transplant pregnancy registry. *Clin Transplant* 2007;83:1301-1307.

[76] Bramham K, Seed PT, Lightstone L *et al*. Diagnostic and predictive biomarkers for pre-eclampsia in patients with established hypertension and chronic kidney disease. *Kidney Int* 2016;89:874-885.

[77] Deshpande NA, James NT, Kucirka LM *et al*. Pregnancy outcomes in kidney transplant recipients: a systematic review and meta-analysis. *Am J Transplant* 2011;11:2388-2404.

[78] Sarkar M, Bramham K, Moritz M, Coscia L. Reproductive health in women following abdominal or-

gan transplant. *AM J Transplant* 2018；18：1068-76.

［79］ Perez-Aytes A，Ledo A，Boso V *et al*. In utero exposure to mycophenolate mofetil：a characteristic phenotype？ *Am J Med Genet A* 2008；146：1-7.

［80］ Sifontis NM，Coscia L，Constantinescu S，Lavelanet AF，Moritz MJ，Armenti VT. Pregnancy outcomes in solid organ transplant recipients with exposure to mycophenolate mofetil or sirolimus. *Transplantation* 2006；82：1698-1702.

［81］ Moritz MJ，Constantinescu S，Coscia LA，Armenti D. Mycophenolate and pregnancy：teratology principles and national transplantation pregnancy registry experience. *Am J Transplant* 2017；17：581-582.

［82］ Armenti VT，Moritz MJ，Cardonick EH，Davison JM. Immunosuppression in pregnancy：choices for infant and maternal health. *Drugs* 2002；62：2361-2375.

［83］ Armenti VT，Moritz MJ，Davison JM. Drug safety issues in pregnancy following transplantation and immunosuppression：effects and outcomes. *Drug Saf* 1998；19：219-232.

［84］ Coscia LA，Constantinescu S. Immunosuppressive drugs and fetal outcome. *Best Pract Res Clin Obstet Gynaecol* 2014；28：1174-1187.

［85］ Bramham K，Lightstone L，Taylor J *et al*. Pregnancy in pancreas-kidney transplant recipients：report of three cases and review of the literature. *Obstet Med* 2010；3：73-77.

［86］ Constantinescu S，Axelrod P，Coscia L，Moritz M，Armenti V. National Transplantation Pregnancy Registry（NTPR）：pregnancy in kidney-pancreas recipients. *Transplantation* 2014；98：851.

［87］ Rao S，Ghanta M，Moritz MJ，Constantinescu S. Long-term functional recovery，quality of life，and pregnancy after solid organ transplantation. *Med Clin North Am* 2016；100：613-629.

［88］ Bramham K，Chusney G，Lee J，Lightstone L，Nelson-Piercy C. Breastfeeding and tacrolimus：serial monitoring in breast-fed and bottle-fed infants. *Clin J Am SocNephrol* 2013；8：563-567.

［89］ Stoumpos S，McNeill SH，Gorrie M *et al*. Obstetric and long-term kidney outcomes in renal transplant recipients：a 40-yr single-center study. *Clin Transplant* 2016；30：673-681.

［90］ Garg AX，Nevis IF，Mcarthur E *et al*. Gestational hypertension and preeclampsia in living kidney donors. *N Engl J Med* 2015；372：1469-1470.

第六节

妊娠期血液疾病

Sarah Davis[1], *Sue Pavord*[2]

[1] *Milton Keynes University Hospital, Milton Keynes, UK*

[2] *Department of Haematology, Oxford University Hospitals NHS Foundation Trust, Oxford, UK*

妊娠期,血液系统会发生生理性改变。了解这些变化,将有助于区分正常状态和病理状态。某些血液并发症的可能性增加,血栓栓塞和出血是直接导致孕产妇死亡的主要原因。本节涵盖了血液系统的正常生理变化,与妊娠相关的血液并发症,以及可能影响妊娠或受妊娠影响的常见血液病。

一、妊娠期血液系统的生理变化

为适应发育中的子宫胎盘循环,在妊娠晚期孕妇血浆容量约增加 1250ml(45%),红细胞总量约增加 250ml(10%~20%),这导致总血容量增加约 1500ml,然而,血红蛋白浓度下降,这是因为血浆容量与红细胞总量不成比例地增加(表 3-23)。因此,怀孕期间红细胞计数和血细胞比容较低。随着体积较大的年轻红细胞数量增多和红细胞总量增加,除了平均细胞体积(mean cell volume, MCV)增加 4~6fl 外,其他红细胞指数基本保持稳定。

红细胞总量的扩增需要 450~600mg 铁,约有 300mg 铁被转移到胎儿和胎盘(主要在最后 4 周)。加上怀孕期间每天 0.8mg 铁的基础损失(怀孕期间共损失 240mg 铁)和分娩时损失约 250mg,这表明大多数女性在整个怀孕期大约需要 1250mg 铁。由于怀孕期间叶酸需求增加了 2 倍,但对红细胞叶酸水平影响小,因此血清叶酸水平下降了一半左右。功能性维生素 B_{12} 水平变化很小,即使血清水平看起来低,女性在怀孕期间真正的维生素 B_{12} 缺乏仍非常罕见。

通常,怀孕会引起中性粒细胞增多,从而导致白细胞增多,常引起循环系统中未成熟的中性粒细胞增加(左移)和出现中毒颗粒。中性粒细胞计数在分娩后可能会明显升高,但常会在产后 4 周恢复到正常水平。淋巴细胞计数通常会减少(特别在妊娠早中期),而单核细胞计数则可能会升高(特别在妊娠早期)。

孕期血小板计数的减少很常见,主要继发于血小板的超破坏和寿命缩短,约有 10% 的孕妇在妊娠晚期血小板计数低于 $150 \times 10^9/L$。孕期血小板计数减少通常很轻微,80% 孕妇的计数仍保持在 $115 \times 10^9/L$ 以上。计数减少可能是由妊娠期纤维蛋白原水平升高引起,似乎不会对血小板功能产生不良影响。

血管性血友病因子(von Willebrand factor, vWF)和因子Ⅶ、Ⅷ和Ⅹ随着妊娠而显著增加,并在产后早期保持升高的状态。因子Ⅸ保持不变。天然的抗凝血剂蛋白 S 降低,蛋白 C 水平则没有变化。这些因子和蛋白水平变化会导致高凝状态,通常在妊娠期活化部分凝血活酶时间(activated partial thromboplastin time, APTT)将缩短(框图 3-18)。

💡 **框图 3-18**

妊娠期的正常血液学变化

- 血红蛋白浓度下降。
- 白细胞增多(主要是中性粒细胞增多)。
- 轻度血小板减少,但对血小板功能无损害。
- 因子Ⅷ、血管性血友病因子及纤维蛋白原的增加和蛋白 S 的减少导致高凝状态。
- 对铁和叶酸的需求显著增加。

表 3-23　妊娠期血液成分的变化

	非妊娠	妊娠（孕周）		
		20	30	40
血浆容量(ml)	2600	3150	3750	3850
红细胞总量(ml)	1400	1450	1550	1650
总血容量(ml)	4000	4600	5300	5500
血细胞比容	35	32	30	30

二、妊娠期贫血

贫血的定义为血红蛋白(haemoglobin,Hb)比年龄匹配的健康人群低两个平均标准差。然而,现在对于妊娠期的正常状态还缺乏共识。英国血液学会(British Society of Haematology,BSH)和美国疾病控制和预防中心(Centers for Disease Control and Prevention,CDC)考虑到孕期血浆容量的显著增大,选择使用妊娠早期血红蛋白值低于 110g/L,妊娠中期和妊娠晚期血红蛋白值低于 105g/L 作为贫血标准。产后贫血定义为血红蛋白值低于 100g/L。非洲裔人群的血红蛋白水平一般低于高加索人。

1. 缺铁性贫血

妊娠期间胎儿和分娩过程对铁的需求量很大,一般女性至少需要 1250mg。西方饮食通常提供铁 15mg/d,其中有 10% 被吸收。在孕 30 周时,吸收率增加到 30% 左右,但通常仍不足以满足孕期需求。此外,许多女性由于不良饮食、孕期铁需求增加、月经影响及 2 年内的怀孕史,导致其在怀孕初期已经缺铁。

缺铁导致贫血和组织氧运输减少,并影响细胞中的铁依赖性酶。缺铁性贫血是一个世界范围内的重大问题,影响了全世界约 50% 的孕妇(发展中国家为 56%,发达国家为 18%)。

缺铁在早期阶段通常表现为无症状或非特异性症状,包括疲乏、注意力不集中和易怒。随着贫血进一步发展,乏力很常见,也有患者会抱怨头痛、心悸、头晕和呼吸急促。可能出现的体征包括黏膜苍白和高动力性循环。在严重的情况下可能出现口角炎、舌炎和凹甲等特异性体征。

缺铁可能会影响孕产妇患病率。缺铁导致细胞免疫和吞噬作用受损,使母体更易受感染,缺铁

对神经系统中铁依赖性酶的影响可能导致孕产妇工作表现不佳和情绪不稳定,特别是在产后。缺铁与低出生体重及早产可能存在相关性,但目前尚未得到证实。

胎儿相对不会受到缺铁的影响,因为胎盘转铁蛋白的上调促进了铁的优先传递。然而,铁缺乏的母亲所生的婴儿在出生后的 3 个月内更容易出现铁缺乏。

(1)诊断:最初,随着铁储备的耗尽,血清铁蛋白水平下降。低血清铁蛋白可作为缺铁的诊断,然而由于血清铁蛋白是炎症急性期反应物,在缺铁状态下它依然可以在炎症或感染中表现为升高。转铁蛋白是一种铁转运蛋白,当它试图将更多的铁运送到组织中时,其水平会升高。贫血随着红细胞生成所需铁的减少而恶化。由于怀孕期间 MCV 会生理性增加,所以以 MCV 作为贫血标准是不准的。血清铁和总铁结合力(total iron binding capacity,TIBC)会受到近期铁摄入和感染等因素的影响,也不适合作为评价贫血的标准。

英国血液学标准委员会(British Committee for Standards in Haematology,BCSH)[1] 提出以下建议。

①对于患有正细胞性贫血或小细胞性贫血的女性,检测口服铁剂 2 周后的 Hb 增加情况,作为首次"确诊试验"。

——例外的情况是:已知患有血红蛋白病的女性应在服用铁剂之前检测血清铁蛋白,以便明确诊断并排除铁负荷状态。

——血红蛋白病状态未知的贫血女性应同时开始铁剂治疗和血红蛋白病筛查。

②血清铁蛋白水平低于 15μg/L 即可诊断为铁缺乏症,低于 30μg/L 应积极治疗。

③对于铁缺乏高风险但尚未诊断为患有贫血的女性,应检查铁蛋白水平,并让血清铁蛋白低于 30μg/L 的女性开始口服铁剂。

(2)治疗:治疗缺铁的原则如下。

①确定原因;

②补充缺铁;

③补充铁储备。

孕妇的每天推荐铁摄入量为 30mg,所有女性都应摄入富含铁的食物,接受有助铁吸收的饮食建议,以及了解抑制铁吸收的因素(表 3-24)。

表 3-24　影响铁吸收的因素

促进铁吸收的因素
血红素铁（红肉、鱼和家禽）
酸，如维生素 C
铁形态（亚铁离子 Fe^{2+}）
阻碍铁吸收的因素
茶和咖啡中的单宁（酸）
富含钙的食物
抗酸药

表 3-25　口服铁剂中的元素铁含量

铁剂	片剂规格（mg）	每片铁含量（mg）
硫酸亚铁	200	65
富马酸亚铁	200	65
葡萄糖酸亚铁	300	35

怀孕期间缺铁不能单独通过饮食来纠正，因此补铁是必要的。现在有口服、肌内注射和静脉注射的制剂。对于大多数女性来说，口服铁剂是最好的选择，因为其有效、安全且便宜，并且可以在初级保健中使用。目前最佳补铁剂量未有定论，英国目前的建议是每日补充 100～200mg 铁，2 周后检查 Hb 水平。每 3～4 周 Hb 应增加约20g/L，治疗应该持续到 Hb 恢复正常值后至少 3个月，且直到产后至少 6 周。低血清铁蛋白（＜30μg/L）的非贫血女性应每天服用 65mg 元素铁，并在 8 周内重复测 Hb 和铁蛋白的水平。

Hb 低于 100g/L，血流动力学稳定且症状轻微的产后妇女，应每天补充 100～200mg 铁至少 3个月，用以恢复体内铁储备。

目前有几种不同的铁剂可供选择，可根据剂量和不良反应特征进行选择（表 3-25）。10%～20% 的患者有胃肠道不良反应，不良反应主要与剂量相关。

为保证最大限度的铁吸收，患者应空腹用橙汁服用铁剂，并在铁剂前后 1h 避免喝茶和咖啡，不要同时服用其他药物，尤其是抗酸药。尽管饭后会降低铁剂的吸收，但如果确实发生胃肠道不良反应且降低剂量无改善，还是建议饭后服用。

静脉铁剂可用于对口服铁剂无反应或不耐受的情况。由于担心氧化自由基可能对胎盘屏障造成不良反应，因此静脉铁剂在早孕期不可使用。

静脉铁剂在患有慢性肝病或活动性感染的患者中是相对禁忌。严重过敏反应的风险极为罕见，但其他非过敏反应比率约为 1/20 万。

早先的静脉铁剂提升 Hb 水平的速度并不比正确服用口服铁剂快。而新研发的制剂，如铁羧基麦芽糖，单次给药（大于 15min）即可产生更快的疗效（每周提升约 10g/L），因此对于怀孕晚期出现贫血症状的女性特别有益。

肌内注射铁剂很少使用，因为注射过程很疼且吸收不稳定，如果没有正确给药，会导致皮肤永久性色素沉着。

通过积极治疗，大多数女性在分娩时将不再贫血。然而，对于 Hb 低于 100g/L 的女性还是应该选择在医院分娩（＜95 g/L 则应在产科专科医院），需要建立静脉通路，并有专业团队积极处理第三产程以减少出血。

2. 巨幼红细胞性贫血

世界范围内由于不良饮食和孕期叶酸需求增加，继发于叶酸缺乏的妊娠期巨幼红细胞性贫血很常见。在英国巨幼红细胞性贫血患病率不到5%，得益于许多女性服用叶酸补充剂来预防胎儿神经管缺陷。然而，患有溶血性疾病、吸收不良综合征、骨髓增生性疾病和服用抗惊厥药物的女性患病风险很高，她们应补充叶酸。

MCV 升高提示叶酸缺乏，尽管 MCV 的生理性增加和可能与铁缺乏共存，使其不能成为诊断的可靠参数。血液涂片中可能出现多分叶核中性粒细胞和椭圆形巨细胞，如果同时存在铁缺乏，则显示双态图（两个红细胞群）。红细胞叶酸水平通常会降低，且不受近期叶酸摄入量的影响，但此特征在怀孕期的敏感度和特异性较差。确诊金标准是骨髓活检显示巨幼红细胞生成，补充叶酸试验及评估 Hb 反应更为实用。

有叶酸缺乏风险的患者在孕期应每天预防性服用 5mg 叶酸。确诊叶酸缺乏症的患者则应每天 3 次每次服用 5mg 叶酸，医师应给予所有患者饮食建议。

怀孕期间维生素 B_{12} 缺乏是非常罕见的，因为身体存储的维生素 B_{12} 足够维持数年。在英国，维生素 B_{12} 缺乏的最常见原因是恶性贫血，通常影响老年人。此外，维生素 B_{12} 缺乏通常与不孕不育有关（框图 3-19）。

三、妊娠期血小板减少症

妊娠期血小板计数低于 $100 \times 10^9/L$ 的发病率不到 1%。原因可能为妊娠期特异性改变或与妊娠同时发生,可导致孤立性血小板减少和全身性疾病相关的血小板减少。大多数病例继发于良性妊娠期血小板减少(图 3-7)。然而,血小板减少可能危及生命,对分娩方式的选择和母亲及新生儿的出血风险均有影响。在全血细胞计数中使用的 EDTA 管子可能引起血小板聚集,导致假性血小板减少。因此,如存在聚集现象,应通过重复全血细胞计数(full blood count,FBC),血液涂片及柠檬酸血小板计数来明确诊断。

1. 妊娠期血小板减少症

妊娠期血小板减少症是一种良性疾病,其发病机制尚不清楚,但可能反映了胎盘循环中的血小板消耗、血液被稀释和激素改变抑制巨核细胞生成。它通常会在妊娠晚期引起轻度血小板减少,但没有瘀伤或出血的症状,也没有非妊娠期血小板减少症的病史。妊娠期血小板减少对母亲或胎儿没有病理意义,血小板计数将在产后 6 周内正常,除此之外没有其他诊断方法。因此,妊娠期血小板减少症是一种排除性诊断,可能会使自身免疫性血小板减少症诊断困难,特别在孕前血小板计数不明的情况下。妊娠期血小板减少很少导致血小板计数低于 $70 \times 10^9/L$,因此低于此值的情况下应考虑其他诊断。

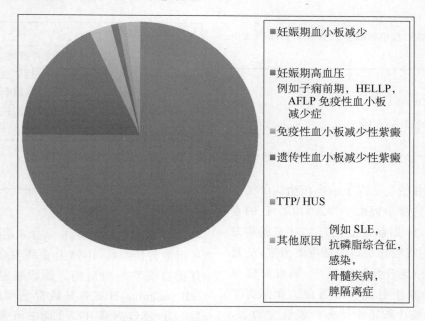

图 3-7　妊娠期血小板减少的原因

AFLP. 妊娠期急性脂肪肝(acute fatty liver of pregnancy);HELLP. 溶血,肝酶升高,血小板计数低(haemolysis,elevated liver enzymes,low platelet count);HUS. 溶血性尿毒症综合征(haemolytic uraemic syndrome);SLE. 系统性红斑狼疮(systemic lupus erythematosus);TTP. 血栓性血小板减少性紫癜(thrombotic thrombocytopenic purpura)。

2. 自身免疫性血小板减少性紫癜

免疫性血小板减少性紫癜（immune throm-bocytopenic purpura，ITP）是一种自身免疫性疾病，自身抗体选择性攻击血小板表面糖蛋白［GPⅡb/Ⅲa和（或）GP1b/Ⅸ］。自身免疫会导致网状内皮系统（主要是脾）中的Fc受体过早清除血小板。它通常是慢性的，且在妊娠期表现出特殊的问题：抗体可以穿过胎盘导致胎儿血小板减少。妊娠期的发病率为0.5‰，其中2/3是先前被诊断为ITP的女性，剩余1/3则是在孕期确诊的。它是孕早期血小板减少的最常见原因。

ITP属于排除性诊断，通常血小板计数小于$70×10^9/L$。对于怀孕前诊断为ITP的女性，应核查诊断的准确性，记录疗效及先前妊娠的过程和结局，包括新生儿血小板计数。

妊娠期ITP治疗的目的是将血小板计数维持在避免孕期母体出血的水平，并允许安全分娩。建议的血小板计数见表3-26。

表3-26　推荐的免疫性血小板减少性紫癜的妊娠期血小板水平

孕早期和孕中期：$>20×10^9/L$
阴道分娩：$>40×10^9/L$
手术/器械辅助分娩：$>50×10^9/L$
硬膜外麻醉：$>80×10^9/L$

这使得母体和胎儿暴露于治疗药物的可能性最小化。无症状且血小板水平$>20×10^9/L$的女性通常不需要在36周前接受治疗。对于那些需要治疗的患者，一线治疗是口服糖皮质激素，从每天20mg的泼尼松龙开始至有反应，如果需要更直观的疗效可静脉注射免疫球蛋白。如果ITP女性患者的血小板计数还未达标产程就发动了，应立即给予静脉注射1g/kg的免疫球蛋白，如遇难产或出血应输注血小板。

分娩方式应由产科因素决定。极少数情况下，母体抗体经胎盘转运给胎儿可导致胎儿发生血小板减少症，增加分娩时胎儿颅内出血的风险。为了尽量减少这种风险，应避免胎儿头皮监测、血液采样、胎吸和中高位产钳。积极处理第三产程可降低母体的出血风险，而且应避免使用非甾体类抗炎药。

因为母体和胎儿血小板计数之间没有相关性，所以预测哪些胎儿会患有血小板减少症十分困难，除非胎儿之前的兄弟姐妹受到过影响。因此，所有ITP母亲所生的新生儿都应该采脐血计数。如果正常则无须重复，如发现异常，则应在3～5d时重复检测，因为此时新生儿脾已发育。

3. 血栓性血小板减少性紫癜

血栓性血小板减少性紫癜（thrombotic thrombocytopenic purpura，TTP）是一种危及生命的疾病，其特征为血小板减少和微血管病性溶血性贫血。肾功能不全、发热和神经系统异常也时有发生。血栓性血小板减少性紫癜虽然罕见，但其中5%～25%的病例是由妊娠引起。它有可能与其他血栓性微血管病变的诊断混淆，如HELLP（溶血、肝酶升高、血小板降低）、子痫前期和弥散性血管内凝血。及时的血浆置换可挽救生命（框图3-20）。

> **框图3-20**
> - 妊娠期间常见轻度至中度血小板减少。
> - 血小板计数低于$100×10^9/L$时需要引起注意。
> - 妊娠期血小板减少是最常见的病因。
> - ITP对母亲和胎儿均有危险，应该进行多学科团队管理。

四、镰状细胞病

镰状细胞病（sickle cell disorders，SCDs）是一组遗传性疾病，由镰刀β基因突变形成异常血红蛋白引发的血液病。镰状细胞性贫血（sickle cell anaemia，HbSS）是最常见和最严重的形式，但SCD还包括镰刀型β地中海贫血（sickle Beta Thalassemia，HbSβThal）和镰刀型血红蛋白C病（sickle C disease，HbSC）等疾病。镰刀形血红蛋白（hemoglobin S，HbS）在低氧状态下聚合，形成镰刀状红细胞。镰刀状红细胞在狭小的血管移动不灵活且寿命短，导致血管闭塞和慢性溶血性贫血。临床表现多种多样，有的患者几乎过着正常的生活，而有的患者则经常出现危象。这些危象可能是溶血性的、血管闭塞性的、内脏的或再生障碍性疾病，许多患者会发生慢性器官损伤。

怀孕对于母亲和胎儿来说都是高风险。镰状细胞病发生频率可能会增加，通常贫血会加重，感染特别是尿路感染频发（继发于脾功能衰退和更复杂的免疫缺陷），约 1/3 的患者会发生子痫前期。妊娠和 SCD 都会增加血栓形成风险。流产、早产和胎儿宫内生长受限的风险增加。因此，患者应由包括助产士、血液学家、麻醉师和产科医师的多学科团队管理治疗。

理想情况下，女性应该有计划地怀孕以保持健康状态。患者应进行孕前筛查以评估末端器官损害情况，疫苗接种状态应当是最新的，并应停止任何可能致畸的药物。这些包括羟基尿素（用于控制镰状细胞病频发的危象）、血管紧张素转换酶（angiotensin-converting enzyme，ACE）抑制药和铁螯合剂。除非有禁忌证，女性应继续使用青霉素 V 预防感染，每天服用 5mg 叶酸。

产前护理应注重宣教，避免引发危急状况，如因呕吐引起的脱水。建议每月筛查无症状泌尿系感染和血液检查、监测妊娠期高血压和子痫前期，同时进行超声扫描，评估胎儿生长情况和羊水量[2]。常规输血不是必需的，但定期输血可能对有不良病史或不良孕产史的女性有帮助，可以抑制 HbS 的产生。例如，曾经服用羟基尿素、有卒中或胸痛病史，以及有过流产或早产的女性。在这些情况下，根据血红蛋白的状态，可能首选换血。在急性胸痛、子痫前期或其他紧急情况下，交换血红蛋白可以明显降低 HbS 水平，从而可能使患者受益。所有患者需要检测红细胞表型，因为许多人的红细胞有抗体，使得配型困难，难以快速输血，且可能有新生儿溶血性疾病的风险。

严重的妊娠风险最常发生在妊娠晚期，并可能促使需要分娩。治疗原则与非怀孕患者相同，包括保持体温，给予充足水分和氧气，充分镇痛，筛查和治疗任何感染情况。需要与血液学家讨论输血指征，还应始终关注胸痛并优先处理。患者存在血栓形成的风险，除非另有其他禁忌，则应使用低分子量肝素（low-molecular-weight heparin，LMWH），并对胎儿进行定期胎心监测（cardiotocography，CTG）。

分娩方式应由产科因素决定，通常是阴道分娩。孕妇应保持温暖，保证充足的水分和氧气，避免产程延长。建议持续胎心监测，硬膜外麻醉是首选的镇痛方式。患者产后出血，感染和血栓形成的风险增加，因此应密切监测产妇并注意预防血栓形成。

五、地中海贫血

地中海贫血（thalassaemia）是遗传性血液疾病，其特征在于血红蛋白 α 或 β 链产生减少或缺失，由此使得剩余链相对过量，导致无效的红细胞生成和慢性溶血。正常血红蛋白有 4 个编译 α-珠蛋白的基因和 2 个 β-珠蛋白的基因。完全缺失 α-链是致命的，此外还有多种多样的基因缺失异常。因此地中海贫血按照临床表型可分为隐性地中海贫血携带者、中间型地中海贫血症和重型地中海贫血症。严重的中间型和重型地中海贫血患者依赖输血为生，其发病和死亡的主要原因是由负荷过大引起的器官功能障碍。

孕前需告知夫妻俩胎儿发生血红蛋白病的风险，且建议女性患者在开始使用铁剂前检查铁蛋白，除此之外，隐性携带者或轻度中间型地中海贫血症患者可"正常"妊娠。

患有重型 β 地中海贫血症和严重的中型地中海贫血症的妇女妊娠风险高，应该接受多学科团队的治疗管理。应为妇女提供孕前咨询，包括性腺功能减退引起的不孕，胎儿血红蛋白病，以及如果患者患有心脏或肝功能障碍，怀孕可能有生命危险。应筛查铁诱导的脏器损伤，包括糖尿病、甲状腺功能，心脏和肝 T2 * 磁共振检查和超声心动图。在理想的情况下，患者在怀孕前应该没有心肌铁沉积和最小限度的肝铁沉积，否则应使用强化铁螯合剂进行孕前治疗。

在受孕前 3 个月应停用包括铁螯合剂、双膦酸盐和 ACE 抑制药等致畸药物。如果骨密度低，应每天补充 5mg 叶酸、钙和维生素 D。应进行红细胞表型分析和抗体筛选。

孕期管理应该是多学科的和个性化的，建议多关注输血、心脏和肝状态、糖尿病、血栓形成风险及骨骼问题。

通常怀孕期间输血需求会增加，即使是以前不依赖输血的患者也可能会变得需要输血。输血前血红蛋白应保持在 100g/L 以上，应监测所有红细胞抗体(包括 Kell 型,恒河猴 Rh 型),并警惕新生儿溶血性疾病的风险。

由于铁元素过量,有 6%～8% 的患者患有糖尿病。应根据妊娠期糖尿病的标准指南对这些患者进行管理。依赖输血的患者通常骨质疏松和骨量减少,并且可能在孕期加重。必要时应给予维生素 D、钙补充剂和镇痛药。许多患者身材矮小导致头盆不称,故而大多需要剖宫产。

血栓形成风险显著增加,特别是在脾切除的非输血依赖性的中间型地中海贫血患者中。英国皇家妇产科学院指南建议脾切除患者每天服用 75 mg 阿司匹林,若血小板计数超过 $600 \times 10^9/L$,则推荐同时使用阿司匹林和 LMWH 进行预防。

由于心力衰竭和心律失常是最常见的死因,地中海贫血患者应在孕前咨询心脏科专家。妊娠期常规监测超声心动图及去铁氧胺螯合剂,可能适用于心脏失代偿或高肝铁(伴有明显的心肌铁沉积)患者。

由于流产风险高,推荐在 7—9 周进行超声检查,并从 24 周开始每 4 周进行一次,监测胎儿发育情况。分娩方式应根据产科指征个体化选择。在输血依赖性患者中,建议使用围产期铁螯合剂,以尽量减少铁自由基在分娩期间引起心肌损伤。常规铁螯合剂对母乳喂养是安全的,应在产后重新开始使用。患有地中海贫血的女性患静脉血栓栓塞的风险很高(框图 3-21)。

框图 3-21

- 血红蛋白病患者怀孕风险很高。
- 应在孕前调整女性患者的身体状况,包括停用致畸药物。
- 治疗管理应由多学科团队合作进行。
- 血栓栓塞风险增加。

六、预防胎儿和新生儿的溶血性疾病

胎儿和新生儿的溶血性疾病(haemolytic disease of the fetus and newborn,HDFN)是由母体抗体"致敏"胎儿红细胞,引发免疫介导的破坏引起。急性溶血可能导致胎儿在出生的几天内出现水肿、贫血和有核黄疸等风险。ABO 血型不合很常见,但造成的溶血影响通常很轻微。严重的 HDFN 最常见于抗-D,可与多种其他抗体一起发生,包括抗-C、抗-E 和抗-K。这些抗体是在输血或怀孕期间暴露于非自身红细胞抗原后形成的。由于胎母输血,在分娩时同种免疫的风险最大,而其他潜在致敏事件见表 3-27。

表 3-27 导致同种免疫的潜在致敏事件

流产/先兆流产
异位妊娠
葡萄胎
妊娠终止
羊膜腔穿刺术/绒毛取样
腹部创伤
产前出血/子宫出血
胎儿外倒转
死胎
分娩(所有方式)

约 15% 的孕妇是 RhD 阴性。从历史数据上看,许多人在初次怀有 RhD 阳性胎儿时会产生抗-D 抗体,再次怀有 RhD 阳性胎儿时发生 HDFN。然而,在致敏事件后使用抗-D 免疫球蛋白,以及在产后和晚孕期预防性使用抗-D 免疫球蛋白几乎完全消除了这个问题。抗-D 免疫球蛋白与胎儿 RhD 阳性细胞结合,并在产生抗-D 抗体之前就通过网状内皮系统将其清除。与致敏事件无关,特别是在妊娠晚期一些胎儿细胞会在母体循环中出现,这就是常规行抗-D 免疫预防的原因。

在英国,所有怀孕女性都在建档时和 28 周时分别进行 ABO 血型、Rh 分型和抗体筛查[3]。应定期监测 RhD 阴性母亲,对其进行致敏事件教育,并提供常规产前抗-D 预防(routine antenatal anti-D prophylaxis,RAADP)。有两种常规使用的时间表:28 周、34 周时分别给予 500 U;28 周单次 1500 U。在怀孕早期胎儿的血容量很小,因此致敏机会少,但这种风险在整个孕期都会持续增加。因此如果有致敏事件,20 周前需给予 250U 的抗-D 免疫球蛋白,且不用计算胎母输血(fetomaternal haemorrhage,FMH)量。如果致敏事件发生在 20 周后,则需给予 500U 并进行 FMH 检测(Kleihauer 抗酸染色法或流式细胞术)。如果 FMH 量大于 4ml,则应予一步的抗-D 治疗(增加 1ml 的 FMH 则相应增加 125U 的抗-D 免疫球蛋白)。在致敏事件发生后应尽快给予有效剂量,且必须在 72h 内完成。然后,致敏事件发生 10d 内给予抗-D 治疗都可能受益。无论近期因致敏事件给予抗-D 治疗的剂量大小,之后都应给予常规抗-D 治疗,胎儿出生后脐血需送检 ABO 血型和 Rh 分型。育有 RhD 阳性孩子的母亲常规接受 500 U 抗-D 治疗和 FMH 检测,如有需要可增加剂量。

直到最近,才推荐所有 RhD 阴性女性都进行抗-D 免疫预防。然而,大约 40% 的 RhD 阴性女性将有 RhD 阴性婴儿,因此不需要抗-D 免疫预防。现在可以通过对妊娠 12 周后的母体血液检测胎儿游离 DNA 来确定胎儿 RhD 状态。因此,英国国家卫生与临床优化研究所(National Institute for Health and Care Excellence,NICE)常规给 RhD 阴性妇女提供无创 DNA 测试,以避免不必要的抗-D 免疫。

具有临床显著意义抗体量的妇女最好在怀孕前向专家咨询,以讨论 HDFN 的风险和潜在的交叉配型困难。尽管有 RAADP,抗-D 抗体仍然很常见。确定父亲的红细胞表型可用于预测胎儿携带相关红细胞抗原的机会。但应该指出的是,所述父亲可能不是生父。

怀孕后,如果父亲的抗原状态未知或已知其红细胞表达相应抗原,则从孕 16 周开始就有可能用母体血液样本中的胎儿游离 DNA 确定胎儿的 RhD、RhC 和 Kell 基因型。如果胎儿相应的抗原是阴性的,父母可以放心;如果是阳性,则需仔细监测母胎情况。

临床上一旦检测到显著表达的抗体,需确定其滴度。这与患 HDFN 的可能性相关(表 3-28)。

表 3-28　具有临床显著意义的抗体水平发生胎儿和新生儿溶血性疾病(HDFN)的风险

HDFN 发生风险	抗-C	抗-D	抗-K
轻度	<7.5 U/ml	<4 U/ml	即使是低滴度也可能发生严重的胎儿贫血,所以一旦检测到即需引起注意
中度	>7.5 到 <20 U/ml	>4 到 <15 U/ml	
重度	>20 U/ml	>15 U/ml	
需转诊胎儿医学专家	>7.5 U/ml	>4 U/ml	

抗-D,抗-C 和抗-K 的抗体滴度检测在 28 周前应每 4 周进行 1 次,28 周后每 2 周检测 1 次直至分娩。其他抗体应在 28 周后进行重复检测,如果滴度超过 1:32,或者有 HDFN 病史,应转诊给胎儿医学专家。一旦抗体滴度达到阈值,患者应每周行超声检查评估胎儿大脑中动脉收缩期最大流速。如果超过阈值中位数的 1.5 倍或存在胎儿贫血等其他迹象,则应考虑侵入性治疗,即宫内输血,其中红细胞需对致病抗原呈阴性(框图 3-22)。

七、胎儿/新生儿血小板减少症

胎儿/新生儿同种异体免疫性血小板减少症(fetal/neonatal alloimmune thrombocytopenia,FNAIT)类似于 HDFN,但影响的是血小板而不是红细胞。它是引起新生儿严重血小板减少症的

> 💡 **框图 3-22**
> - HDFN 是免疫介导的胎儿/新生儿红细胞破坏,可能导致水肿、贫血和黄疸。
> - 最好的“治疗”是预防,RAADP 大大降低了发病率。
> - 抗-C、抗-D 和抗-K 抗体的出现是最常见的 HDFN 致病原因。

最常见原因,是由母体抗体免疫介导的胎儿血小板破坏引起的。人血小板抗原(human platelet antigens,HPA)在妊娠 16 周左右在胎儿血小板上表达,而父源的血小板可能引起母体同种免疫,且母体免疫球蛋白通过胎盘转移。约 80% 的病例是由 HPA-1a 不相容引起的,在 1000 个婴儿中约有 1 个被检测到,但估计诊断不足。另外 15% 是由于 HPA-5b 不相容引起,其余 5% 是由其他

HPA 抗体引起。

尽管它通常影响第一次妊娠（与 HDFN 不同），英国还没有针对抗 HPA 抗体的常规筛查程序，依据临床表现提出诊断（表 3-29），再通过实验室检测明确诊断（表 3-30）。

表 3-29　胎儿/新生儿同种免疫性血小板减少症的临床疑似症状

新生儿血小板减少（母体自身免疫性疾病或药物摄入无法解释），新生儿败血症，DIC 或与已知血小板减少症相关的先天性异常

新生儿血小板计数<$50×10^9$/L

胎儿或新生儿颅内出血

原因不明的脑积水

DIC. 弥散性血管内凝血（disseminated intravascular coagulation）。

已知有 HPA 抗体的妇女，或其姐妹育有 FNAIT 婴儿的妇女，最好在怀孕前转诊给血液学家和妇幼保健机构，以讨论 FNAIT 风险和产前管理。最近几年，产前管理包括宫内评估胎儿血小板计数和通过脐带输注匹配的血小板。患严重血小板减少症的胎儿需要持续监测治疗，因为胎儿出血或输注浓缩血小板导致脐动脉血栓形成会增加胎死宫内的风险。最近的治疗策略是非侵入性的，包括静脉注射免疫球蛋白（或可联合使用糖皮质激素），以减少母体免疫球蛋白（框图 3-23）。

表 3-30　胎儿/新生儿同种免疫性血小板减少症的确诊实验检查

检测和鉴定母体 HPA 抗体

根据结果和有效性确定母亲，婴儿和父亲的 HPA 基因型

母亲血清和胎儿生父血小板的交叉匹配

💡 **框图 3-23**

- FNAIT 是同种免疫介导的胎儿/新生儿血小板的破坏。
- 治疗是非侵入性的，定期给予静脉注射免疫球蛋白（或可联合使用糖皮质激素）。
- 抗-HPA-1a 和抗-HPA-5b 是 FNAIT 最常见的原因。

八、产科出血的止血措施

产后大出血（分娩后出血量＞1000ml）是发达国家孕产妇死亡的主要原因。有多种病因，需要一个多学科团队，专注于复苏、局部控制出血和止血。本节仅介绍止血措施。

所有分娩中心都应该有专业的产科出血应急预案。方案应详细说明如何提醒关键人员，如何将样本运送到实验室并快速获得血液制品，非交叉配血政策，推荐的复苏措施，血液制品的使用以及止血剂监测。良好的沟通至关重要，需要指定的团队负责人与输血实验室人员联络。

产科出血的输血管理与其他原因的大出血类似，但产妇常规配血，可以迅速获得特殊血制品，且纤维蛋白原处于更高水平。孕期纤维蛋白原水平上升，在分娩时为 4～6g/L。当纤维蛋白原水平为 2～3g/L 时，意味着损耗显著，应使用冷沉淀物迅速替换。

最初采用红细胞和新鲜冰冻血浆（fresh frozen plasma，FFP）以 2:1 的比例进行复苏，直至出血得到控制或凝血功能监测结果可用于指导药物调整。建议使用以下参数。

- 使用新鲜冰冻血浆将活化部分凝血活酶时间（activated partial thromboplastin time，APTT）和凝血酶原时间（prothrombin time，PT）的比值保持在正常值的 1.5 倍内。
- 输注血小板将血小板水平保持在 $50×10^9$/L 以上。
- 使用冷沉淀物将纤维蛋白原水平保持在高于 2 g/L。

氨甲环酸可减少女性因产后出血而导致的死亡，且无不良反应。当用于产后出血治疗时，应在出血后尽快给予[4]。

标准凝血功能监测包括每 30～60min 检测一次血小板计数、APTT、PT 和纤维蛋白原。在大量出血时，任何延迟获得的检测结果都可能意味着无法准确反映临床情况。因此，许多中心会使用床旁测试，如血栓弹力图或 ROTEM。它们测量了全血凝块形成的整体黏弹性，并反映了血小板与凝血级联的相互作用。凝血功能障碍的常见原因是血小板减少和纤维蛋白溶解增加，它们

很容易被识别并用于指导调整血制品应用。这些床旁测试可以更准确地反映当前的临床情况,但由于缺乏临床实验数据支持,目前尚未能在指南中推荐(框图 3-24)。

> **框图 3-24**
>
> - 严重的产科出血仍是导致孕产妇死亡的主要原因。
> - 所有中心都应有产科出血的应急预案。
> - 血制品替代治疗类似于非怀孕患者,但需要更高的纤维蛋白原水平。

九、血栓形成和血栓栓塞

直接导致孕产妇死亡的主要原因是静脉血栓栓塞(venous thromboembolism, VTE),在 2011—2013 年,每 10 万例孕产妇中就有 1 例因此死亡[5]。半数发生在产前(50% 早孕期,25% 中孕期,25% 晚孕期)。但在识别高危人群、明确诊断和实施适当的治疗方面,均存在困难。

Virchow 三联征描述导致血栓形成的三个组成部分:血液淤滞,高凝状态和血管壁损伤。在孕 29 周后,下肢的血流速度将减慢高达 50%,并持续至产后 6 周。凝血因子Ⅷ和纤维蛋白原增加,天然抗凝剂血浆蛋白 S 减少,以及纤维蛋白溶解受损形成了高凝状态,而分娩时的各种操作导致血管壁损伤。虽然 VTE 发生的绝对风险低(1/1000 次怀孕),但其比率在孕期增加了 4~6 倍,在产后增加了 20 倍。

由于右髂动脉和卵巢动脉压迫左髂静脉,妊娠期 90% 的深静脉血栓(deep vein thrombosis, DVT)发生在左腿(非妊娠患者为 55%);70% 累及髂部(非妊娠患者为 10%),并且她们肺栓塞(pulmonary embolism, PE)的风险更高。

妊娠期 VTE 的诊断十分困难,因为在正常妊娠中也会出现许多症状和体征,如腿部肿胀、呼吸困难和胸痛。经过客观检查,临床中疑似 DVT 的孕妇只有 10% 确诊,疑似 PE 的孕妇只有不到 5% 确诊。然而,由于未经治疗的 PE 致死率很高,除非有明显的禁忌证,否则一旦怀疑诊断,患者就必须接受 LMWH 治疗。

当临床疑似 DVT 时,应进行整个近端静脉系统的超声检查。但即使结果为阴性仍有 DVT 可能,故患者应继续抗凝,并在 1 周内重复检查。如果怀疑髂静脉血栓形成,应进行髂静脉多普勒超声、磁共振静脉造影或常规静脉造影检查。

在血流动力学稳定的患者中,疑似 PE 的一线检查应该是胸部 X 线片和心电图。在怀孕的任何阶段,拍胸部 X 线片对胎儿的辐射可忽略不计,而且可能揭示引发症状的真实原因,如肺炎或气胸。只有在胸部 X 线检查正常时才能正确分析肺通气灌注扫描(V/Q 扫描)结果。妊娠期心电图比非孕妇更易出现异常,最常见的异常是 T 波倒置,S1 波 Q3 波 T3 波和右束支传导阻滞。

怀疑有 DVT 和 PE 的女性应该首先进行下肢血管超声检查。如果确认 DVT,则不需要进一步调查,因为 PE 和 DVT 的治疗是相同的。另一种观点认为,在没有腿部症状的情况下,怀疑患有 PE 的女性也应最先进行腿部扫描,因为 DVT 阳性则无需对母亲和胎儿进行有辐射的扫描。但是由于这种方法的检出率非常低,许多中心已停用。

对于疑似 PE 且无 DVT 的女性,可选择进行 CT 肺动脉造影(CT pulmonary angiography, CTPA)或 V/Q 扫描。选择取决于许多因素,包括等待时间、当地指南和患者偏好。如果胸部 X 线片异常,则不能使用 V/Q 扫描。

CTPA 的优点在于快速、等待时间短、结果可靠且可用于识别其他病变。在妊娠各阶段,与 V/Q 扫描相比,CTPA 对胎儿的辐射更小。它的主要缺点是对母亲乳房组织的高剂量辐射,乳腺癌的终身患病风险将增加 13%。因此,对于年轻女性和有乳腺癌家族史的人群中,肺灌注扫描可能是更好的选择。通气灌注扫描或单独的灌注扫描会使胎儿受到较高剂量的辐射,但远期发生致死性癌症的风险依然很低(15 岁时小于 1/28 000)。这些扫描无法评估除 PE 以外的其他病变,但对乳房组织辐射更小。

在非妊娠患者中,正常的 D-二聚体结合预试验概率检测,对 VTE 具有较高的阴性预测值。但由于 D-二聚体在正常妊娠中也会升高,目前还没有临床验证过妊娠期的预测概率评分,且 VTE 的孕妇也出现过假阴性,所以目前不推荐妊娠期使用 D-二聚体水平做判断。

1. 血流动力学稳定的 VTE 的治疗

临床上对疑似 VTE，除非有明确的禁忌证，则应予 LMWH 治疗，还应检测凝血功能、血小板计数和各种肝肾疾病的相关血液检查。尽管在孕期发生 VTE 的患者中，有一半会有潜在的遗传性或获得性血栓形成倾向，但在急性情况下不推荐进行血栓形成试验，因为结果难以解释且对治疗方案调整的意义不大。

LMWH 是妊娠期首选的治疗方法，因为它有效、给药方便且不需要常规监测，并且与普通肝素相比具有更低的出血、骨质疏松和肝素诱导的血小板减少的风险。静脉注射普通肝素对于可能需要快速停止抗凝的患者非常有用，如那些出血风险高或严重肾衰竭的患者。不应使用维生素 K 拮抗药，因为它们会穿过胎盘并引起流产、胚胎病和胎儿出血等并发症。非妊娠期常常使用新型口服抗凝药治疗 VTE，然而，这些药物的临床试验排除了孕妇，对人类的致畸性尚未明确，因此目前应避免使用。

LMWH 应根据妊娠早期体重计算剂量。由于肾小球滤过和分布容量在孕期会改变，以前建议每天给予达特肝素和依诺肝素 2 次，但最新证据表明每天一次给药是足够的，这应当根据当地水平决定。仅对极端体重（<50 或>90 kg）或其他病情复杂如肾功能不全的患者，建议常规监测 LMWH 抗-Ⅹa 水平。与肝素诱导的血小板减少的发生率相比，由 LMWH 引发的血小板减少可忽略不计，因此不需要进行血小板监测。

产时及产后需对接受抗凝治疗的女性的用药进行个体化调整。如果患者认为自己即将分娩或有任何出血情况，则不应再注射 LMWH。在最后一次治疗剂量的 LMWH 后 24h，或在最后一次预防剂量后 12h 才能进行区域性麻醉。引产前一天，将 LMWH 减少至预防剂量，可在鼓励使用区域性麻醉的同时减少对抗凝的中断。不应在 LMWH 注射后的 12h 内移除硬膜外置管，且在移除后至少 4h 不应给予 LMWH。产后应尽快恢复使用 LMWH：通常是在分娩后 4~6h 使用预防剂量（假设没有出血问题），12h 后使用治疗剂量。

一旦开始抗凝治疗，孕妇应该在剩余的孕期和产后至少 6 周内继续使用 LMWH，至少 3 个月。产后每天一次给药即可，也可改用华法林。在停止治疗之前，应评估个体持续血栓形成的风险。

2. 急性致命性 PE 的处理

严重的 PE 可能导致休克、难治性缺氧和（或）右心衰竭。这是一个医疗紧急情况，应由多学科团队协作管理，包括高年资医务人员、产科医师和放射科医师，他们将根据产妇自身状况决定是否静脉注射普通肝素、溶栓治疗或行开胸取栓术。

静脉注射普通肝素优于 LMWH，因为它更快起效更容易调整剂量，但它不会减少肺循环中血凝块的大小。因此，对于大范围危及生命且合并心血管损害（或危及肢体的 DVT）的 PE，应考虑溶栓。理想情况下，应首先做床旁超声心动图或紧急 CTPA；但在极端情况下，立即溶栓可能更合适。

最常用的药物是链激酶，然后减去负荷量静脉注射肝素。现在有几个妊娠期溶栓病例报道，没有出现孕产妇死亡；出血率（通常很低）与非妊娠患者相似（6%）（框图 3-25）。

> **💡 框图 3-25**
> - VTE 是直接导致英国孕产妇死亡的主要原因。
> - 除非有禁忌证，治疗剂量 LMWH 应在怀疑 VTE 时开始使用，并通过客观检测明确诊断。
> - CTPA 和 V/Q 扫描均可用于明确妊娠期 PE 的诊断。
> - CTPA 会增加母亲实体组织肿瘤的风险。
> - 疑似 PE 且伴有血流动力学不稳定的应给予溶栓治疗。

3. 孕期和产褥期 VTE 的预防

在 2/3 的 PE 女性患者中，存在可识别的高危因素（表 3-31 和表 3-32）。

尽管来自随机对照临床试验的数据有限，但多年来建议为高危妊娠女性进行预防血栓的治疗，并证实其有效、经济且安全[3]。女性应该在妊娠早期进行 VTE 风险评估，并在入院、分娩、产后及出现新问题时重复评估。医院应该留存 VTE 患者的信息表，并通过二级护理发布整个妊娠及产褥期的处方，以避免用药中断并使药剂师能够核对剂量[2]。

表 3-31　静脉血栓栓塞(VTE)的产前危险因素

危险因素	管理
高风险	
除了手术后偶发事件外的任何先前 VTE	孕期预防性使用 LMWH
中等风险	
住院	可考虑孕期预防性使用 LMWH
术后 VTE	
血栓形成高风险	
并发症,如癌症、肾病综合征、镰状细胞病、SLE、IVDU	
任何外科手术	
卵巢过度刺激综合征(孕早期)	
低风险	≥4 个危险因素:从妊娠早期开始预防;
BMI>30 kg/m²	≥3 个危险因素:从 28 周开始预防;
年龄>35 周岁	<3 个危险因素:多活动和避免脱水;无须使用药进行血
平均每天吸烟≥3 根	栓预防
严重静脉曲张	
子痫前期	
长期卧床	
直系亲属有自发性 VTE 或雌激素诱发 VTE 的家族史	
血栓形成低风险	
多胎妊娠	
体外受精/辅助生殖技术	
全身感染/妊娠剧吐/长途飞行导致脱水	

注:BMI. 体重指数(body mass index);IVDU. 静脉注射吸毒者(intravenous drug user);LMWH. 低分子量肝素(low-molecular-weight heparin);SLE. 系统性红斑狼疮(systemic lupus erythematosus)。

Source:adapted from Royal College of Obstetricians and Gynaecologists[6].

表 3-32　静脉血栓栓塞(VTE)的产后危险因素

危险因素	管理
高风险	
任何既往 VTE 史	产后预防性使用 LMWH 至少 6 周
孕期使用 LMWH	
血栓形成高风险	
血栓形成低风险但有 VTE 家族史	
中等风险	
产程中的剖宫产	产后预防性使用 LMWH 至少 10d
BMI>40 kg/m²	如果危险因素持续存在或超过 3 个,则应考虑产后
再次入院或产褥期≥3d 后入院	预防性使用 LMWH6 周
除产后即刻的会阴缝合术,在产褥期进行的任何外科手术	
并发症	
低风险	
BMI>30 kg/m²	≥2 个危险因素:产后预防性使用 LMWH 10d
年龄>35 周岁	<2 个危险因素:尽早运动和避免脱水;无需使用药
平均每天吸烟≥3 根	进行血栓预防

（续 表）

危险因素	管理
严重静脉曲张	
长期卧床	
VTE 家族史	
血栓形成低风险	
多胎妊娠	
全身感染状态	
选择性剖宫产	
子痫前期	
此次妊娠早产（＜37 周）	
此次妊娠死胎	
骨盆中手转胎头或手术助产	
产程过长（＞24h）	
产后出血＞1L 或输血	

高危妇女应在怀孕前接受咨询，并在妊娠试验阳性后立即开始接受 LMWH 治疗，以确保早孕期的药物覆盖。长期使用华法林治疗复发性 VTE 或脑血管疾病的女性在怀孕期间患 VTE 的风险很高。她们的治疗应个性化，听从产科血液学家的建议，有可能需要接受预防性高剂量或全剂量 LMWH 治疗。

表 3-31 和表 3-32 总结了推荐的血栓预防方案。需要教育女性了解预防血栓的原因和出血的风险，并培训她们为自己注射。应按照前一节的详细说明制定围产期的血栓预防方案。如果没有出血性问题，则应在产后尽快开始血栓预防治疗（框图 3-26）。

框图 3-26

- 所有女性都应在妊娠早期或怀孕前接受 VTE 风险评估，并在入院、出现新问题、分娩和产后重复评估。
- 血栓预防方案应根据风险等级而定。

十、遗传性出血性疾病

在怀孕期间，遗传性出血性疾病会增加母体出血的风险，并可能遗传给下一代，从而增加新生儿出血的风险[7]。产科人群中最常见的疾病是血管性血友病（von Willebrand disease）和 A 型和 B 型血友病（haemophilia A and B）。

血管性血友病（von Willebrand disease，vWD）是因血小板黏附所需的 vWF 功能障碍或数量缺乏引起的。严重程度因类型而异。

怀孕期间 vWF 水平上升，因此许多轻微上升的女性不需要干预。然而 vWF 异常或完全缺失的患者则有可能在没有治疗的情况下出现严重的出血并发症。产后 vWF 水平迅速下降，使产妇面临产后出血的风险。

对于 vWD 患者，应该在孕前就开始多学科合作的治疗管理，包括告知产妇出血的风险和她自身特定类型 vWD 的遗传特征、提供产前诊断的可能、监测 vWF 水平和活性，并制订详细的产时和产后计划。当接受侵入性手术或分娩的妇女因出血或因子缺乏时，需要接受治疗。应在血友病中心指导下给予治疗，通常包括去氨加压素或 vWF 浓缩液。分娩方式应由产科因素确定，硬膜外麻醉需要 vWF 活性大于 0.5U/ml，但由于存在硬膜外血肿的风险而不推荐使用。对于有中度至重度患病风险的新生儿，应避免胎儿头皮监测和取样，避免使用胎吸和产钳。建议积极处理第三产程，建议产后使用氨甲环酸 1~2 周以减少阴道出血。

血友病是 X 染色体连锁的遗传病，因此男性胎儿有 50% 的患病风险，女性胎儿有 50% 的机会成为携带者。大多数女性携带者是无症状的，但由于不相等的莱昂（Lyonization）化现象可能使其具有很低的因子水平，因此进行侵入性手术时、分娩及产后应该在血友病中心指导下进行止血支持治疗。莱昂化现象对 B 型血友病携带者影响更大，因为在孕期因子Ⅸ水平不会增加。

应为女性患者提供血友病的产前诊断。如果一对夫妇考虑终止受影响的胎儿，需要在早孕期进行。通常在 9—11 周可以通过母体血液采样得到胎儿游离 DNA 来确定胎儿性别。如果是女性，则不需要进一步检测；如果是男性，则需在 11—13 周进行绒毛活检。应鼓励不希望进行侵入性早期检测的妇女在 20 周超声检查时确定胎儿性别，且在一些中心为男性胎儿提供妊娠晚期羊膜腔穿刺，以确定他们是否患病并计划分娩。对于有血友病风险的男婴，应和 vWD 一样避免有创操作，并口服维生素 K。需要积极处理第三产程（框图 3-27）。

💡 **框图 3-27**

- 遗传性出血性疾病会给母亲和胎儿带来出血风险。
- 治疗管理应由多学科合作，在孕前开始并持续到产后。
- 在进行侵入性手术时、分娩和产后，母体可能需要止血支持治疗，应积极处理第三产程。
- 对于有血友病风险的胎儿，在分娩过程中应避免有创操作并给予口服维生素 K。

十一、妊娠期骨髓增生性疾病

骨髓增生性疾病（myeloproliferative disorders）是一组以一种或多种骨髓造血成分的克隆增殖为特征的病症。最常见的病症包括红细胞增多症、慢性粒细胞白血病、原发性血小板增多症和原发性骨髓纤维化。血栓形成和出血是这些疾病发病的主要原因，且妊娠结局通常不好。

对于产科医师来说，了解这些偶尔会出现在妊娠期间的疾病很重要。如果及时做出诊断并治疗，则可能改善妊娠结局。骨髓增生性疾病患者妊娠越来越普遍，她们应当接受多学科的管理，由血液学家和产科医师共同负责高危患者。患者管理应包括孕前优化（停用可能致畸的药物如羟基尿素和阿那格雷）、血栓风险评估及计划控制妊娠期的血细胞比容和血小板计数。静脉放血和（或）干扰素 α 可安全地控制血细胞比容和血小板计数，针对血栓形成高风险可使用阿司匹林（合用或不用 LMWH）。

十二、妊娠期血液系统的恶性肿瘤

在妊娠期可能出现血液系统恶性肿瘤（haematological malignancies），如急性白血病和淋巴瘤。对孕妇的最佳治疗可能导致胎儿畸形或死亡，因此会将患者、其家庭和医疗团队带入治疗困境。血液学家、产科医师和新生儿学家进行多学科合作管理患者，并在其做出决定时给予充分的指导。应权衡孕周、孕妇延迟治疗而面临的风险，以及母体所需治疗对胎儿的影响。一般情况下，妊娠早期的化疗和放疗与先天畸形和流产的风险显著相关，这种风险会随着孕周的增加而降低。通常建议在妊娠早期发现恶性肿瘤的孕妇终止妊娠。对于 32 周后发现恶性肿瘤的孕妇，通常可在分娩后再开始化疗。对于处在妊娠 24—32 周的孕妇，需要权衡胎儿暴露于化疗药物的风险和此时终止妊娠的早产风险。

（商　晓　译　周希亚　校）

参考文献

[1] Pavord S, Myers B, Robinson S, Allard S, Strong J, Oppenheimer C. UK guidelines on the management of iron deficiency in pregnancy. *Br J Haematol* 2012;156:588-600.

[2] Royal College of Obstetricians and Gynaecologists. *Management of Sickle Cell Disease in Pregnancy*. Green-top Guideline No. 61. London: RCOG Press,2011.

[3] White J, Qureshi H, Massey E *et al*. Guideline for blood grouping and red cell antibody testing in pregnancy. *Transfusion Med* 2016;26:246-263.

[4] Shakur H, Roberts I, Fawole B *et al*. Effect of early tranexamic acid administration on mortality, hysterectomy, and other morbidities in women with post-partum haemorrhage（WOMAN）: an international, randomised, double-blind, placebo-controlled trial. *Lancet* 2017;389:2105-2116.

[5] Knight M, Tuffnell D, Kenyon S, Shakespeare J, Gray R, Kurinczuk JJ（eds）*Saving Lives, Impro-*

ving Mothers' Care：Surveillance of maternal deaths in the UK 2011-13 and lessons learned to inform maternity care from the UK and Ireland Confidential Enquiries into Maternal Deaths and Morbidity 2009-13. Oxford：National Perinatal Epidemiology Unit，University of Oxford，2015.

[6]　Royal College of Obstetricians and Gynaecologists. *Reducing the Risk of Venous Thromboembolism during Pregnancy and the Puerperium*. Green-top Guideline No. 37a. London：RCOG Press，2015.

[7]　Pavord S，Rayment R，Madan B，Cumming T，Lester W，Chalmers E，Myers B，Maybury H，Tower C，Kadir R. On behalf of the Royal College of Obstetricians and Gynaecologists. Management of Inherited Bleeding Disorders in Pregnancy. Green-top Guideline No. 71. *BJOG* 2017；124：e193-e263.

第七节

妊娠期母体感染

Maddalena Morlando[1], Baskaran Thilaganathan[2]

[1] *Prenatal Diagnosis and High Risk Pregnancy Unit, Department of Women and General and Specialized Surgery, University "Luigi Vanvitelli", Naples, Italy*

[2] *Fetal Medical Unit, St George's University of London, London, UK*

围产期感染一直影响着英国及全世界的妊娠妇女。大多围产期感染在母体身上无症状表现，但可能对胎儿产生严重的后果。孕妇不仅暴露在社区普遍的感染中，还经常陪伴小孩，这是一个重要的额外感染因素。孕期感染很多会不治自愈或者很容易用抗菌药治愈。这些感染往往不会影响胎儿发育。然而，病原微生物可以侵袭入血并导致胎盘和胎儿感染。母体感染后经胎盘播散和侵袭入血是胎儿感染的常见途径。少数情况下，胎儿感染是由母体邻近器官和组织（包括腹部和生殖器）感染蔓延而来，通常发生在产时或一些侵入性操作中，如监护、绒毛活检、胎儿血取样和宫内输血等操作。在胎膜破裂之前，生殖道中的微生物可以侵入羊水并感染胎儿。这些微生物能通过胎膜的微观缺失部位入侵胎盘，尤其是宫颈口上方的胎膜失活区。

需要警惕的微生物包括首字母缩写的TORCH：toxoplasmosis（弓形虫）、rubella（风疹病毒）、cytomegalovirus（巨细胞病毒）和herpesvirus（疱疹病毒）。TORCH中的"O"最初代表了other infections（其他感染）。新的首字母缩略词应该包括其他一些宫内感染原因，如梅毒、乙型肝炎病毒、HIV（艾滋病病毒）和细小病毒。英国妊娠期传染病筛查计划主张常规筛查艾滋病、乙肝、风疹和细小病毒。这项政策和标准获国家筛查委员会同意并发表在国家卫生与临床优化研究所（National Institute for Health and Care Excellence, NICE）的产前保健指南上[1]。这四种病毒的流行在英国仍很严峻，特别是一些内陆城市，如

伦敦[2]（表3-32）。所以常规的产前筛查对于预防乙肝、HIV及梅毒的母胎垂直传播至关重要。筛查项目还确认了产后接种麻腮风疫苗（麻疹 measles、腮腺炎 mumps、风疹 rubella, MMR）可以保护将来的妊娠。该筛查项目规定如下。

1. 无论既往有无免疫史，所有孕妇在预约就诊时都要接受风疹抗体、梅毒、HIV和乙肝的筛查，作为她们初产或经产产前保健的一个部分。

2. 虽然每个人都有权拒绝筛查，但如果在初次产检时孕妇拒绝筛查，那么应当在孕28周时再次提供筛查。

3. 孕期没有接受过产前保健的孕妇在分娩就诊时，应进行传染病筛查。优先筛查乙肝和HIV。在结果最终确认之前，应对初步阳性患者采取可能阳性的措施。如果没有HIV筛查结果，应提供相应的预防措施。如果在分娩期间孕妇拒绝筛查，则在分娩后再次筛查。

4. 筛查标准规定对于梅毒、乙肝和HIV应进行第二次采样以确认筛查结果。根据这一结果，孕妇应到专科医师处咨询并进行适当的随访管理[3]（表3-33）。

表3-33 伦敦的流行情况（数据来源于年度报告）

传染病种	患病率（%）2011—2012年	患病率（%）2012—2013年	患病率（%）2013—2014年
梅毒	0.3	0.3	0.3
乙肝	1.1	1.5	0.9
艾滋病	0.4	0.7	0.3
风疹易感性	5.1	5.9	6.5

一、人类免疫缺陷病毒

1 型人类免疫缺陷病毒(human immunodeficiency virus type 1,HIV-1)大流行仍是 21 世纪最大的公共卫生挑战之一。对感染 HIV 的女性的保健工作比以往更有效,HIV 的母婴传播率在获得治疗的社区中也有下降。由于现在 HIV 常规产前筛查的广泛落实、妊娠期抗反转录疗法(antiretroviral therapy,ART)、择期剖宫产和避免母乳喂养等措施,HIV-1 的母婴传播在英国变得非常少见。但母婴传播仍然是婴幼儿患者中最常见的感染途径。据估计,2014 年英国有 103 700 人患有艾滋病,15-44 岁年龄组中 HIV 阳性率大约为 1.7/1000。HIV 的流行主要集中在同性恋、双性恋和非裔黑人中[4,5]。

1. 发病机制与传播途径

HIV 是一种反转录病毒,感染并破坏 T 淋巴细胞,导致免疫抑制并最终发展成为艾滋病(AIDS)。有两种类型的 HIV 病毒,分别为 HIV-1 和 HIV-2,它们都可以导致人类患艾滋病。HIV-1 和 HIV-2 都是属于反转录病毒科的慢病毒,具有复杂的基因结构[6]。其中,最常见及毒性最强的是 HIV-1,而 HIV-2 在西方国家相对不常见。

HIV 可以通过性接触或受污染的血液传播,如共用针具。HIV 的母婴传播可发生在宫内、产时或产后母乳喂养时。宫内传播可能是通过胎盘感染 HIV 或胎儿暴露在含有游离 HIV 或细胞相关 HIV 的羊水中导致的。宫内传播占全部母婴传播的 20%~25%,并且大多数发生在产前的几周之内,此时胎盘的血管完整性受到破坏。产时传播的发生可能是由于产时胎儿直接接触了已感染母体的分泌物。尽管许多母体、产科、胎儿、宿主遗传及病毒因素可能改变围产期 HIV 的传播风险,但母体血浆 HIV RNA 水平仍然是宫内及产时传播最好的预测因子。其他导致围产期 HIV 感染率升高的相关风险因子包括母体合并晚期临床疾病、妊娠期 HIV 急性感染及 CD4$^+$ 计数过低。传播率升高的产科相关风险因子包括阴道分娩、胎膜破裂时间延长、绒毛膜羊膜炎和有创的产科操作。

在没有干预的情况下,产后母乳导致的 HIV 传播占全部 HIV 感染的 1/3~1/2,并且当母乳时间延长时估算的感染风险为 15%。母乳 HIV 传播的风险因子包括母体在哺乳期间发生血清学转化、HIV DNA 或 RNA 载量在母体血浆或乳汁中过高、母体 CD4$^+$ 细胞计数过低、母体出现相关症状性疾病或艾滋病、母乳喂养时间长、混合喂养、婴儿口腔病损、突然断奶及母体乳房疾病等。

2. 诊断

英格兰的常规检测和推荐方案始于 2000 年,相似的政策随后在英国的其他地方开展。据报道,2008 年英国进行了产前 HIV 筛查的孕妇占到全部的 95%。2000-2004 年,大多数产前诊断了 HIV 感染的妇女是靠产前筛查发现的。而到 2011 年,超过 80% 的产前确诊病例在怀孕前就知晓自己感染情况,且多数是在前次妊娠中诊断的。孕妇应在首次产检时进行 HIV 感染筛查,因为合理的产前干预可以降低母婴传播导致的感染。如果首次产检时 HIV 筛查被孕妇拒绝,那么应在孕 28 周时再次提供筛查。未接受过产检的孕妇在分娩时需要进行 HIV 筛查。如果 HIV 检测结果还没出,应进行合理的防护措施。若孕妇在产时没有同意筛查,应在产后再次提供筛查[5]。

3. 治疗

如果实验室筛检结果为阳性(ELISA 为阳性),则样本应送专业实验室进行确证 HIV 特异性反应的检测(用 Western blot),包括至少 2 个进一步的独立试验。CD4 细胞计数及病毒载量情况有助于医生在接诊患者时第一时间获知患者疾病情况和治疗需要。所有确诊为 HIV 阳性的妇女均需要本人就诊专科,必要时可为其伴侣和家人提供专科咨询及支持。发现 HIV 阳性时孕产妇应转诊至专科,接受多科协作的 HIV 治疗。这包括了 HIV 感染的管理和降低母婴垂直传播及性传播风险的干预措施的相关建议,包括抗反转录病毒药物及实施剖宫产的讨论,儿童的早期治疗与保健,决定是否可以母乳。它还提供了一个机会去强化提高健康水平的建议,探讨伴侣知情的准备工作和已有子女的检测筛查。为了取得合适的医疗照护,尤其是在产妇到达产房分娩时,HIV 阳性的结果应是医疗同行随时可获取的信息。在产前确定一套儿科保健计划,确保产妇理解并同意分娩后进行筛查和预防性治疗也是非常重要的。已证明 ART 能显著降低垂直传播率。齐多夫定在产前和产时的预防用药能使新生儿垂直传播率从 27.7% 降低到 7.9%[7]。但齐多夫定单药在母体高病毒载量和低 CD4 计数时是不合适的,因为它不能抑制病毒复制且增加了病毒耐药的风险。英国艾滋病协会[5]推荐在确认需要治疗时使用齐多夫定联合 ART,可以延长病毒的抑制状态,以降低病毒载量到正常范围内。该协会还推荐孕妇的 HIV 治疗应与非妊娠状态妇女的治疗一致。因此,推荐晚期 HIV 感染孕妇应用联合 ART 治疗,以便更彻底地抑制病毒复制,使免疫功能恢复得更好更持久。女性患者因自己的健康状况需要 ART 治疗的,应尽早开始。但所有妊娠患者应在孕 24 周前就开始 ART 治疗。齐多夫定单药疗法可用于计划剖宫产的孕妇,前提是该孕妇病毒载量的基线低于 10 000 HIV RNA 拷贝数/ml 且 CD4 计数大于 350 个/μl。

如果孕 36 周时血浆病毒载量小于 50 HIV RNA 拷贝数/ml,且没有产科禁忌的情况,可以推荐有计划的阴道分娩。若孕 36 周时,病毒载量 ≥400 HIV RNA 拷贝数/ml,推荐择期剖宫产。为了预防垂直传播,推荐在孕 38-39 周完成剖宫产。对于以下情况,推荐孕妇产时静脉使用齐多夫定。产时、胎膜破裂时或计划择期剖宫产时病毒载量大于 1000 HIV RNA 拷贝数/ml 的孕产妇;产程中或胎膜破裂时病毒载量未知且未进行任何治疗的孕产妇;还有正在行齐多夫定单药治疗且拟行择期剖宫产的孕产妇。

新生儿暴露后的预防治疗(通常口服齐多夫定)应在产后尽早开始,最好在 4h 之内并持续用药 4 周。所有已知为 HIV 阳性的母亲,不管是否行 ART 治疗或婴儿预防治疗,都建议从出生起使用专门配方喂养(框图 3-28)。

> **框图 3-28**
> - 所有 HIV 阳性女性应在孕 24 周前开始 ART 治疗。
> - 孕 36 周时病毒载量 <50 HIV RNA 拷贝数/ml,推荐计划性阴道分娩。
> - 孕 36 周时病毒载量 ≥400 HIV RNA 拷贝数/ml,推荐择期剖宫产。

二、乙型肝炎

乙型肝炎(乙肝)是由乙型肝炎病毒(hepatitis B virus,HBV)引起的肝感染。许多乙肝病毒引起的新发感染都是亚临床表现或类似流感症状。乙肝引起的黄疸在成人中的发生率为 30%~50%。英国是乙肝的低流行国家,但乙肝的患病率在全国各地有差异。一些农村地区孕妇的患病率为 0.05%~0.08%,但在某些内地城市,孕妇的患病率上升至 1% 甚至更高。总体上看,英国孕妇的乙肝患病率大约为 0.14%。在某些生活方式或职业高危人群中,急性感染的发生率很高。在英国,大多数急性感染是注射吸毒或性接触传播的[8]。

1. 发病机制与传播途径

HBV 是具有特征性双链的 DNA 病毒。这种病毒凭借感染的血液及体液通过非消化道接触传播。传播大多发生在经阴道或肛门性交,发生血液/体液接触(例如共用针具或针刺伤)的行为及围产期母婴之间。

乙肝病毒的潜伏期为 40~160d(平均为 60~90d)。目前可以通过血清中的乙肝表面抗原(HBsAg)测定来判断是否感染。HBsAg 阳性者的血液和体液是具有传染性的。绝大多数情况下,病毒抗原和感染情况会从血液中清除,但病毒持续存在者会发展成慢性感染。慢性乙型肝炎定义为 HBsAg 在血清中持续阳性 ≥6 个月。患有慢性乙肝的个体也被称为病毒的慢性携带者。在 HBsAg 阳性者中,血清中乙肝 e 抗原(HBeAg)阳性说明传染性最强。HBsAg 阳性但 HBeAg 阴性者具有传染性,但通常传染性较低。一些慢性乙肝患者的 HBeAg 为阴性但 HBV DNA 载量很高,可能更具传染性。慢性乙肝病毒感染患者中有 20%~25% 进展为肝疾病,甚至导致一些患者患肝硬化。其进展风险与肝内乙肝病毒活跃复制的水平有关。慢性乙肝患者,尤其是炎性活动和(或)肝硬化者的肝细胞癌风险增加。

由于新生儿在产时或临产前会暴露在宫颈分泌物及母体血液中,所以围产期的母婴病毒传播常常发生在产时或接近产时。少数情况下,围产期 HBV 病毒感染是经胎盘传播,风险由母体是否 HBeAg 阳性,HBsAg 滴度和 HBV DNA 水平共同决定。母体 HBeAg 阳性及 HBV DNA 血清中高水平(大于等于 10^9 拷贝数/L)具有极高的经胎盘传播风险。70%～90% 的母体 HBeAg 阳性者导致婴儿感染 HBV。而其中 HBeAb(e 抗体)阳性者中 10% 会发生母婴传播。分娩方式不影响 HBV 的母婴传播率。还有一种 HBV 的母婴传播方式为 HBsAg 阳性患者行羊膜腔穿刺。虽然 HBsAg 可以在母乳中检测出来,但一些研究显示,母乳不额外增加婴儿的感染风险,只要进行了适当的主动和被动免疫预防。

2. 临床表现

HBV 感染的临床表现取决于感染年龄。新生儿感染后发生慢性感染的风险超过 90%,而成人 HBV 暴露的慢性感染率仅为 5%。抗乙肝病毒早期抗体阳性母亲所生的婴儿中约有 6% 在 2 月龄时发生急性肝炎,临床表现为发热、黄疸及上腹痛。血清转氨酶升高,肝活检为活动性炎症。约 1/3 的儿童及青少年的急性 HBV 感染会有以上典型症状。而绝大多数的婴儿、儿童及青少年患有无症状免疫抑制的慢性感染(感染持续超过 6 个月)。隐性携带者的特征是 HBeAg 阳性,HBeAg 血清学转化为 HBeAb,检测不到 HBV DNA 且转氨酶正常。活动性肝炎患者发展成为肝硬化及肝细胞癌的风险最高。

3. 诊断

HBV 感染的诊断通常是通过血清中检测到 HBsAg 确定的。英国指南建议所有妊娠妇女应在每次孕期筛查 HBV 感染情况。有感染的女性下一步应进行确诊试验及 HBeAg 的检测。孕期未产检或不能提供 HBV 感染信息的妇女在临产时应及时进行 HBsAg 检测,以确保婴儿出生 24h 内接种疫苗。婴儿的处理应综合以上检测结果及必要时的母体 HBV DNA 载量结果来决定。

4. 治疗

如果孕妇 HBV 筛查阳性,应在阳性结果的 6 周内转诊至专科(肝科、消化科或感染科),就所有急症情况和婴儿产后接种疫苗的安排进行全面评估和咨询。筛查阳性的孕妇所生子女应按时按量完成疫苗的接种。高传染性孕妇(如母体 HBeAg 阳性,母体 HBeAg 阳性且 HBeAb 阴性,HBeAg 情况未知,孕期急性乙型肝炎,HBV DNA 病毒载量≥$1×10^6$ U/ml)所生的婴儿应接受 HBV 免疫球蛋白及主动免疫治疗。在出生后 24h 内,可以同时注射 HBV 免疫球蛋白和疫苗,但需在不同部位注射。HBV 免疫球蛋白需在产前预约。也应该商量一下其他家庭成员的检测。告知乙型肝炎是合法要求(框图 3-29)。

> 💡 **框图 3-29**
>
> • HBsAg 阳性而 HBeAg 阴性的妇女,产后需为新生儿提供疫苗来阻断母婴垂直传播。
> • HBeAg 阳性者,产后新生儿需同时注射 HBV 免疫球蛋白及疫苗。

三、风疹

风疹对母体产生的影响通常很轻微,却是已知胎儿致畸感染中最严重的病毒之一。幸运的是,自风疹疫苗应用以来,风疹及先天性风疹综合征(congenital rubella syndrome,CRS)的发病率大幅下降。英国在 1988 年 10 月引进了麻疹、腮腺炎及风疹通用疫苗(measles,mumps and rubella,MMR)。该项政策的目的是阻断儿童中风疹的传播,从而保护易感的成年女性。引入 MMR 后幼儿风疹大幅下降,孕妇风疹感染率也同时下降,从 1987 年的 167 例下降到 2003 年的 1 例[8]。但最近英国卫生防护署国家监测系统的数据显示,全球女性易患风疹人数增加[3]。

1. 发病机制与传播途径

风疹是一种披膜病毒,可通过飞沫传播。鼻咽分泌物接触病毒后,几乎 80% 的易感个体被感染。病毒的复制通常发生在鼻咽和周围淋巴结,并在 5～7d 发生病毒血症。病毒血症通常导致胎盘和胎儿感染。潜伏期通常在 14～21d,大多数患者在暴露的 14～17d 出现皮疹。风疹在症状出现前的 1 周到出疹后 4d 具有传染性。

2. 临床表现

风疹是一种症状轻微的疾病。可能发生一些较轻的前驱症状,包括低热、乏力、鼻咽和轻度结膜炎。淋巴结病变可能发生在皮疹之前,通常涉及耳后及枕下腺。皮疹通常是短暂的红疹,大多位于头面部及耳后。通过临床表现诊断是不可靠的，因为皮疹很快消退且没有特异性。风疹的并发症包括血小板减少和感染后脑炎。成人感染风疹后，会出现关节炎或关节痛等症状。妊娠期母体感染风疹可以导致胎儿丢失或 CRS。CRS 会出现以下一项或多项表现。

- 白内障和其他眼部疾病；
- 耳聋；
- 心脏异常；
- 小头畸形；
- 宫内发育迟缓；
- 脑、肝、肺和骨髓的炎性病变。

耳聋是最常见的有时也是唯一的临床症状，尤其孕 16 周后的风疹病毒感染。心脏缺陷包括动脉导管未闭、肺动脉狭窄、房间隔缺损和主动脉缩窄。眼部疾病包括白内障、小眼畸形、色素性视网膜病和青光眼。神经系统疾病包括脑炎、小头畸形、精神障碍及行为异常等。其他异常包括肝炎、脾大，血小板减少及生长迟缓。CRS 的患者在童年晚期常发生糖尿病。

孕 8—10 周感染会导致 90% 的胎儿损害。当感染发生在孕 11—16 周时，胎儿损害风险下降到 10%～20%[9]。在孕 16 周后感染风疹病毒发生胎儿损害的风险很小。据报道，孕 20 周后感染风疹的症状只有耳聋。一些感染的婴儿在出生时表现正常，但在随后会出现感音性耳聋。

3. 诊断

风疹病毒感染的诊断通常基于血清学分析。风疹病毒 IgM 表示近期感染，但风疹病毒的二次暴露可以诱导低滴度的 IgM 再次出现。风疹病毒原发感染后 5～7d 可以检测出 IgM，并可以持续长达 2 个月之久。特异性 IgG 在 2 周时产生并终身存在。再次病毒暴露可致 IgG 滴度暂时升高。应当积极寻找妊娠早期的风疹病毒暴露史或可能的近期感染史，尤其是对近期移民，实验室检查时需告知可疑的病史，以便对原发风疹病毒感染进行合适的检测（IgM 或 IgG 抗体亲和力）[10]。如果第一次的样本有能检测出的抗体，并且样本为病毒暴露后的 7～10d 采集的，则没有感染风险，无须进一步评估。如果已知一名女性为易感人群且有暴露史，并且血清样本是在暴露后大约 28d 获得的，可以直接做出亚临床感染的诊断。如果是一名免疫状态未知的女性，亚临床感染的

诊断就比较困难。如果在确认暴露之后 5 周内尽快抽血获得急性期血清样本，则有助于诊断。如果既往 2 次分别采样的血清中风疹特异性 IgG 均为阳性，则无须筛查。孕妇应在首次产检时检测风疹病毒的免疫情况。易感人群需提供预防咨询，并在产后接种风疹疫苗。

4. 治疗

对风疹病毒暴露的孕妇按孕周不同及免疫状态不同施行个体化管理。确认诊断、医疗咨询应包括胎儿损伤及感染的风险，讨论可行的方案，包括免疫球蛋白的使用及是否终止妊娠，知情告知妊娠合并风疹病毒感染的疾病自然史和结局。先天性感染的处理，重点在于诊断与急性期及长期的疾病管理。隔离对减少风疹病毒传播也很重要。风疹感染无治愈方法，可以提供对症支持。皮疹出现后的 7d 内推荐防护措施。人免疫球蛋白不常规用于风疹感染后的保护治疗，因尚无证据支持有效。不建议免疫球蛋白用于风疹病毒暴露的孕妇，只有在无法终止妊娠时才考虑。

没有证据表明风疹疫苗是致畸的。但作为一种预防措施，MMR 疫苗不应在孕期接种。如果成年人接种 MMR 疫苗，应建议其避孕 1 个月。不推荐因孕期无意中接种疫苗而终止妊娠。无免疫保护的孕妇应在产后接种 MMR 疫苗。母乳喂养不是接种 MMR 疫苗的禁忌，MMR 疫苗可以在哺乳期接种，对婴儿没有任何风险[8]（框图 3-30）。

💡 框图 3-30

- 无免疫保护的孕妇应在产后接种 MMR 疫苗。
- 不论之前是否有风疹特异性 IgG 及免疫史的报告，都应在首次怀孕产检时进行风疹抗体检测。

四、梅毒

尽管梅毒从有相关描述开始已有 500 年历史，采取适当的治疗也已超过 50 年，成人和新生儿梅毒感染依旧是公共卫生服务行业要解决的问题。在 2013 年世界卫生组织关于确定消除梅毒母婴传播指南的框架下，提出了从英国消除先天

梅毒。确诊的孕龄期妇女梅毒感染人数从 2010 年的 268 例下降到 2013 年的 206 例。英格兰的产前筛查率从 2010 年的 96.6% 上升到 2013 年的 97.9%。尽管产前筛查的覆盖率很高，但人们对病例管控策略的有效性表现出担忧[11]。

1. 发病机制与传播途径

梅毒螺旋体为梅毒的致病因子，是一种革兰阴性细菌。梅毒可以通过接触在人与人之间水平传播，如在性活动期间，导致获得性梅毒；或垂直从母亲到婴儿传播，导致先天梅毒。因性接触为最常见的获得性传播模式，接触部位通常是性器官，但也有唇部、舌及皮肤擦伤部位。这些入侵的部位是识别最初溃疡及下疳发生的部位。妊娠期宫颈外翻、充血及变软的生理性变化增加了螺旋体侵入的风险。局部的螺旋体复制和淋巴扩散导致二期梅毒的系统性表现。根据宿主条件及接种的微生物载量，潜伏期为 3 周（3～90d）。虽然胎儿的梅毒传播可发生在整个孕期，但垂直传播的风险随妊娠进展而增加。新生儿偶然情况下可以在围产期通过接触产道或周围存在感染性病灶而发生接触传播。产后传播很少见。垂直传播的风险与母体梅毒的分期直接相关。早期原发性梅毒的传染性明显比晚期潜伏感染的传染性要强。在未经治疗的原发性或继发性早期梅毒感染孕妇中，传播率为 60%～100%，但在较晚期的母体感染中传播率下降，母体早期潜伏感染的传播率为 40%，晚期潜伏感染为 8%。

2. 临床表现

母体的梅毒感染要根据病程和临床特点来分期。原发性梅毒是初始阶段，标志性临床特征是"硬下疳"侵蚀样损伤，是一种典型、无痛、边界清晰的扁平溃疡，其基底部为黄色，溃疡壁稍硬且较浅表。因其一般不会引起症状，且常见于小阴唇、阴道内或宫颈及会阴部位，所以很难察觉。在原发病灶出现后的 2～10 周的时间，感染者可能发生继发性疾病，感染向全身播散，累及许多重要脏器。在患有二期梅毒的妇女中，90% 具有皮肤症状。二期梅毒的皮肤梅毒疹是粗糙、红色或褐色的皮疹，常见于手掌、脚掌和躯干，倾向于沿皮纹生长。通常可见足底和手掌的斑丘疹为靶形。累及毛孔时会导致斑片状脱发。35% 的患者的黏膜会发生黏膜斑。二期梅毒中系统性症状比较常见，约占 70%，主要表现为淋巴结大、发热、疲乏、体重减轻、厌食、咽喉炎、脾大、咽痛、头痛、肌肉痛及关节痛（夜间症状明显）。二期梅毒的体征和症状通常在治疗后或未治疗的情况下都可以消失，但如果不进行治疗，感染会进展为潜伏状态。

潜伏期梅毒的定义是感染后患者有血清反应，但未表现出临床症状。早期潜伏期梅毒是指梅毒潜伏不超过 12 个月。在这期间，20%～25% 的患者会复发。晚期潜伏梅毒的定义为感染后无症状长达 12 个月以上。在潜伏期，感染者也有传染性。未经治疗的感染者中，20%～30% 进展为三期梅毒。15 年后，3/4 的感染者表现为三期梅毒，50%～80% 的感染者会有心血管并发症。9% 的未治疗患者可在三期梅毒时发生牙龈症状，局部结节中可见中心坏死。约 15% 的未治疗患者在三期时发生神经梅毒。未经治疗的梅毒患者死亡率为 8%～14%[12]。

做孕产妇保健的临床医师应意识到任何溃疡，无论位置如何，如果是无痛、质硬并在 2 周内未愈合的，均需要排除梅毒。同样，任何普通的皮肤损伤，无论其形态如何，都应当作为梅毒进行排查。

先天性梅毒对胎儿的影响程度主要取决于感染时所处的阶段和感染未接受治疗的时间长度。早孕期感染并且未接受治疗的胎儿会发生死胎或晚期死产，也会发生早产或新生儿死亡。活产婴儿中，梅毒感染可以是显性的也可以是隐性的。先天性梅毒出现症状时，往往其特征表现为肝脾大、淋巴结大、皮疹、皮肤黏膜损伤、溶血性贫血或血小板减少、骨软骨炎和假性瘫痪、骨膜炎、鼻炎或累及中枢系统。以上症状均在出生后 2～8 周出现。

晚期先天梅毒病变是由早期先天梅毒或持续性炎症反应的损伤形成的瘢痕。常常发生在 2 岁以后和青春期早期，包括锯齿形牙（Hutchinson teeth）、桑葚磨牙、间质性角膜炎、愈合型脉络膜视网膜炎、继发性青光眼（葡萄膜炎）、瘢痕角膜、神经性聋、鞍鼻、下颌骨突出、靴裂、智力障碍、脑积水、痉挛性异常、视神经萎缩、青少年全身麻痹、颅神经麻痹及剑状胫骨（sabre shins）。先天性梅毒可以在胎儿期进行预防和治疗。

3. 诊断

所有孕妇在第一次产检时都应进行梅毒血清学筛查。如果孕妇初筛阴性后,再次出现感染风险,则应复查。诊断孕妇梅毒通常通过非密螺旋体血清学进行筛查,再进行密螺旋体血清学试验以确认。非密梅毒螺旋体抗体测试由快速血浆反应素(RPR)和性病研究实验室(VDRL)检测组成。密螺旋体抗体测试包括密螺旋体酶免疫测定(EIA),密螺旋体化学发光测定(CLIA)、苍白密螺旋体血细胞凝集测定(TPHA)和荧光密螺旋体抗体吸收测试(FTA-abs)。

EIA/CLIA 先检测 IgM 和 IgG,是筛查检测的首选。筛检阳性的应使用不同的密螺旋体试验(非 FTA-abs)和二次采样送检确诊试验。当筛检阳性时,应进行定量 RPR 或 VDRL 检测,因为指南推荐监测血清学变化指导治疗。初始 RPR/VDRL>16 则表明活动性感染,需要治疗。

先天梅毒的诊断比较困难。超声检查可发现包括胎儿水肿、肝大、胎盘增厚及羊水过多等异常。但更多见的是梅毒感染胎儿的超声表现正常。可以用羊水做聚合酶链反应(PCR)检测。

4. 治疗

对先天性梅毒垂直传播的孕妇进行治疗,可以显著降低婴儿期及以后的先天性梅毒、死产、早产、新生儿死亡和严重疾病的风险。孕妇本人也可以通过治疗防止疾病进展,并为其性伴侣提供治疗机会。一旦筛查结果得到确认,就应将该孕妇及其家人转诊给泌尿生殖医学专家进行评估咨询并进行可行的治疗。

在本次孕期治疗梅毒,尤其是在早期感染时,推荐孕 26 周之后开始使用经母体到达胎儿的药物。通过超声检查非免疫性水肿和肝脾大可以提示胎儿梅毒感染。胎儿的评估有助于产后保健及新生儿治疗。

单剂量 240 万 U 的苄星青霉素多数情况下有效。妊娠期生理变化会改变药物的药代动力学,并可能导致血浆青霉素浓度降低。因此,孕晚期开始治疗时,建议在第一次治疗后 1 周给予第二剂苄星青霉素,并仔细评估出生时的新生儿。高达 50% 的早期梅毒治疗女性会发生全身反应,称为 Jarisch-Herxheimer 反应。虽然只有轻微的很短暂的全身症状,早产和胎儿窘迫可能使治疗变得复杂。发热还引起宫缩。也有报道有胎心减慢的症状,常伴随母体发热,并可以在青霉素治疗的 24h 内可消退,发生率为 40%。

治疗后,观察到 RPR/VDRL 的滴度下降 4 倍需要几个月的时间,在此之前,患者大多已完成分娩。因此,在新生儿出生以前,无法出现血清学治愈[13](框图 3-31)。

> **框图 3-31**
> - 所有孕妇初次产检都需筛查梅毒,如果孕期有感染梅毒的风险,需要再次筛查。
> - 不能明确是否治疗过或血清学治愈存疑的孕妇患者都需要复治。
> - 梅毒早期感染的治疗如果开始于晚孕期,推荐初次苄星青霉素后 1 周行第二剂治疗。

五、弓形虫

弓形虫是一种细胞内寄生虫,可以感染人类和几乎所有温血动物。通过受感染的猫粪、未煮熟的生肉和经胎盘传播。弓形虫感染在全世界分布,包括英国,但很少报道感染人,也往往没有症状。每年在英格兰地区和威尔士约有 350 个病例报道。但据估计实际感染人数高达 35 万。先天性弓形虫在英国很少见,据估计,每 10 000～30 000 名新生儿中有一名先天性弓形虫感染患儿出生。不应对孕期弓形虫感染提供常规筛查,因为筛查的风险可能超过疾病的潜在风险。

1. 发病机制与传播途径

弓形虫具有复杂的生命周期,在哺乳动物和鸟类(次级宿主)中无性繁殖,在猫的消化道上皮(初级宿主)中发生有性繁殖。猫主要通过摄取被弓形虫(T. gondii)被覆的鲜肉而感染。受感染的猫每天排出数百万个囊合子(oocytes),这些囊合子形成孢子并变得具有传染性。三种主要的传播途径是摄入生肉或未煮熟的肉类、直接接触有囊合子的猫粪和垂直传播。孕期最常见的传播途径是食用生的或未煮熟的肉类或饮用受污染的水,以及直接接触土壤(未使用手套)或猫砂[14]。孕期受到感染,就会发生弓形虫病经胎盘传播。先天性弓形虫病的发病风险随着孕周的增加而增加。早孕期的经胎盘传播风险为 3%～9%,而晚孕期的经胎盘传播风险高达 60%～81%。相反,早孕期胎儿感染的严重程度远高于晚孕期,60%的胎儿有临床症状进展的风险。孕前感染具有一定的免疫力,垂直传播的风险最小[15]。

2. 临床表现

超过 90% 的弓形虫感染病例无症状,只有一小部分女性会有临床表现,主要表现为流感样症状、淋巴结大和疲乏无力。潜伏期是接触后 5～18d。症状通常是自限性的,在几周或几个月内消退。免疫功能低下的孕妇发生严重并发症的风险较高,如严重的脑炎、心肌炎、肺炎或肝炎。

先天性弓形虫病的临床特点是脉络膜视网膜炎、脑积水、颅内钙化和惊厥。超声检查提示有颅内钙化、小头畸形、脑积水和宫内生长受限时,母体有感染证据,则可以诊断胎儿弓形虫宫内感染。

3. 诊断

目前广泛使用的是检测弓形虫特异性 IgG 和 IgM 抗体的血清学试验。可在感染后 2～4 周鉴定抗弓形虫 IgG,在 2 或 3 个月后达到峰值,然后在平台稳定数月,最后在整个生命期内持续降至低水平。怀孕前阳性 IgG 检测意味着胎儿没有风险。通常 IgM 会与 IgG 同时检测。IgM 抗体是急性感染后(IgG 前 1 或 2 周)首先出现的抗体。因此,在易感人群中,IgM 在 IgG 抗体之前出现,就可能提示患者为急性感染期。随后的 1 个月中,IgM 抗体会持续存在一段时间。IgG 阳性而 IgM 阴性时,可以排除患者为新近感染。但 IgM 可以在数月甚至数年内保持阳性,对 IgM 的阳性解读应非常谨慎。因此,检测 IgG 亲和力适用于孕期首次检查抗体指标阳性的妇女。IgG 亲和力检测是测量抗原抗体的结合强度,它随感染时间的增加而增强。在初始感染的第一个月,IgG 抗体具有低亲和力,而在感染数月或数年后显示出高亲和力。高亲和力可以排除在过去 12 周内的感染,如果在早孕期检测,高亲和力指标可以排除孕期发生感染的风险。

胎儿感染的产前诊断要基于超声诊断及羊水或血液的 PCR 试验。胎儿的弓形虫感染的超声诊断特点有脑积水、脑实质或脑室周围的颅内钙化、胎盘增厚、肝钙化、肠管强回声、腹水和生长受限。

4. 治疗

孕期产检不常规筛查弓形虫,因为筛查风险超过疾病的潜在风险。孕妇预防弓形虫病至关重要。应告知孕妇一级预防措施,避免弓形虫感染,如接触食物时先洗手、彻底清洗所有的水果和蔬菜、彻底烹熟所有的生肉和现成食物、接触过园艺和土壤后清洁手和手套、避免接触猫砂和土壤中的猫粪便。

感染弓形虫的孕妇的治疗方案是变化的,随患者的免疫状态、孕周和胎儿感染的情况做出调整。原发性母体感染表现常常很轻并且具有自限性。在不治疗的情况下症状会在几周或几个月内消失。但采取治疗可以降低先天性感染并降低新生儿疾病的严重程度,因此针对孕妇感染要进行治疗。常用的药物主要是螺旋霉素和乙胺嘧啶/磺胺嘧啶组合。在每月进行产前血清学检测的国家,如法国和意大利,会使用用于预防胎儿感染的预防性药物螺旋霉素(spiramycin),在母体疑似感染时即可用药。当胎儿羊水检测证实胎儿感染时,停止螺旋霉素治疗,换为吡嗪胺和磺胺嘧啶组合治疗。

在胎儿出现重大的形态学异常时,应向孕妇提供终止妊娠的咨询。超过 90% 的先天性弓形虫新生儿没有临床症状。新生儿不进行治疗的情况下,有远期后遗症风险,包括脉络膜视网膜疾病(高达 85% 的受感染儿童)、严重的神经系统异常,以及精神运动和精神障碍(框图 3-32)。

💡 **框图 3-32**

• 孕期产检不常规筛查弓形虫,因为筛查风险超过疾病的潜在风险。

• 孕期有感染弓形虫的风险,应对胎儿超声提示可疑感染的孕妇进行筛查,包括颅内钙化、小头畸形、脑积水、腹水、肝脾肿大或宫内生长受限。

六、巨细胞病毒

巨细胞病毒(cytomegalovirus,CMV)是英国最常见的先天性感染,每千名新生儿中约有 3 例感染,并可引起听力损失等神经系统损害。CMV 血清阳性率在白人群体中为 40%～50%,但在一些非白人人种中高达 80%～100%[16]。在英国，据估计，每出生 200 名新生儿就有 1～2 名患有先天性 CMV。其中，大约 13% 的新生儿在出生时会出现听力下降和学习困难等问题，还有同样数量的新生儿会在以后出现疾病问题。

1. 发病机制及传播途径

CMV 是一种普遍存在的双链 DNA 疱疹病毒，通过性接触或直接接触受感染的血液、尿液、鼻咽分泌物或唾液传播。潜伏期为 28～60d，病毒血症可以在初次原发感染后 2～3 周检测到。初次感染后，CMV 在宿主细胞中潜伏，可能发生复发或继发感染。CMV 的垂直传播主要发生在原发或继发感染后的经胎盘传播，但也可以通过分娩时直接接触受污染的生殖道分泌物或母乳传播。在母体存在免疫的情况下，宫内传播来源于内源性病毒的再次激活或 CMV 其他株的再感染。对于原发性母体 CMV 感染，传播给胎儿的总体风险为 30%～40%。相比之下，只有 0.15%～1% 的复发感染患者会传播给胎儿。在原发感染孕妇传播的胎儿中，12%～18% 会在出生时有 CMV 症状和体征，高达 25% 会出现后遗症。母体为 CMV 复发感染的胎儿感染在出生时通常无症状。与其他先天性感染一样，晚孕期的传染性最强（40%～72%），而早孕期的传染率较低（为 30%）。但是，在早孕期传染的胎儿更容易发生胎儿受损。

2. 临床表现

大多数 CMV 感染的成人几乎没有症状或远期后遗症。一些感染者会经历单核细胞增多症状，包括不适、头痛、发热、肌痛、宫颈淋巴结病，以及不太常见的肺炎和肝炎。继发感染通常无症状。

在先天性感染的婴儿中，10%～15% 将在出生时出现多个器官，特别是网状内皮系统和中枢神经系统（CNS）的症状，伴或不伴有视力和听力的损伤。有症状的先天性感染的婴儿中最常见的异常是肝大、脾大、小头畸形、黄疸和瘀点，偶尔会出现脑积水、溶血性贫血和肺炎。最严重的有 10%～30% 的感染婴儿出现死亡，主要是弥散性血管内凝血、肝功异常或合并细菌感染。

近 90% 的先天性巨细胞病毒感染婴儿出生时没有任何体征或症状，但有 10%～15% 有发生

精神异常的风险，包括感音神经性耳聋、小头畸形、运动障碍、智力障碍、脉络膜视网膜炎、牙齿缺损和一些曾被认为仅限于有症状的先天性感染婴儿的异常。这些异常通常在出生后的头两年内变得明显。

3. 诊断

孕期的原发性 CMV 感染是基于原先血清阴性的孕妇血清中特异的 IgG 的首次出现或出现特异性 IgM 阳性伴随 IgG 低亲和度来诊断的。CMV IgM 在感染几天内可被检测到并持续 4～8 个月，在复发感染中 IgM 可再次出现。当 IgG 抗体滴度显著升高，而没有 IgM 阳性及高 IgG 亲和度时可以诊断为 CMV 继发感染。已经证实继发感染的患者，可以考虑羊膜腔穿刺。

根据超声结果提示感染的征象，可以在产前疑诊先天性 CMV。报道最多的是腹部和肝钙化、肝脾大、肠或肾回声、腹水、脑室性脑膜炎、颅内钙化、小头畸形、胎儿水肿、胸腔积液、羊水过少和生长受限。检测到异常的严重程度有助于确定胎儿的预后，但超声结果正常并不能排除感染。

羊穿获得羊水检测可以在产前诊断 CMV，如果在孕 21 周后进行测试，并假定是母体感染的 7 周后，PCR 检测的敏感度可以达到 100%。但不幸的是，阳性 PCR 结果不能鉴别感染婴儿是否会出现症状。有人建议当羊水中病毒载量达到或超过 10^5 的 CMV DNA 时，先天性 CMV 感染者出现症状的风险会相当高。

4. 治疗

目前，没有可用于治疗母体或胎儿 CMV 感染的治疗方法，也不建议常规使用抗病毒药物。同样，在研究之外也不推荐用 CMV 免疫球蛋白进行被动免疫治疗[17]。孕龄期女性 CMV 感染的主要来源是直接接触了 CMV 感染的儿童。对易感孕妇进行教育可以显著降低感染的发病率。需建议采取预防措施，例如勤洗手及减少直接接触托儿所等高风险地点。

不推荐孕期筛查 CMV，因为原发性和继发性 CMV 的自然史无法确定，和胎儿的风险有关。而且，对易感者的筛查检测缺乏足够的敏感度。对改善原发性感染孕妇的胎儿风险需要进一步研究，存在不确定性。最后，干预措施尚未证明可有效预防母体感染或降低胎儿的感染率。

当诊断近期原发感染时,可以提供侵入性检测以确诊胎儿感染。在接诊中,考虑感染的阶段和孕周很重要,要强调绝大多数先天性 CMV 感染的儿童(90%~95%)不会发生明显的神经系统后遗症,只有约 10% 会有不同程度的听力丧失。但母体确实存在 CMV 感染时,应告知父母胎儿有 30%~40% 的感染风险,并且有 20%~25% 的出生后后遗症风险。

由于没有针对产前的特异性抗病毒治疗,CMV 感染产前诊断后,唯一的选择是终止妊娠或观察。胎儿超声是否异常很大程度上决定着是否终止妊娠。胎儿 MRI 可以进一步评估,尤其是在超声提示胎儿大脑异常时(框图 3-33)。

框图 3-33

- 先天性 CMV 感染是胎儿智力障碍和感音性聋的首要原因。
- 不推荐孕期常规筛查 CMV,只有孕妇出现流感样症状或超声提示 CMV 感染症状时,才进行诊断试验。

七、细小病毒 B19

人细小病毒 B19 是一种单链 DNA 病毒,具有感染快速分裂细胞系的倾向,如骨髓红系造血干细胞,导致胎儿严重的贫血。50%~70% 的孕龄期女性对细小病毒 B19 具有免疫力,1%~3% 的女性易感人群会出现感染的血清学证据。感染风险增加的女性为学龄前儿童和学龄儿童的母亲、学校教师等。英国报道的感染人数为每年每 512 名孕妇有 1 名感染,而血清学转换率为 1%~13%[18]。

1. 发病机制及传播途径

细小病毒 B19 可能靠口腔或鼻分泌物的飞沫在人群中传播。病毒 DNA 在唾液中的浓度与血液中的相似。由于主要传播途径为呼吸道,所以细小病毒 B19 会发生流行。细小病毒还可以通过血制品或血制品输注而发生胃肠外传播或母胎垂直传播。潜伏期为 4~20d。患者在出疹前 10d 有传染性,传染性持续至出疹后 1~2d。宫内感染的风险随孕周增加而增加,从孕 16 周前的 15% 到孕 16 周后增加到 25%~70%。

2. 临床表现

细小病毒感染的临床表现是多种多样的,高达 50% 的感染病例无症状,高达 70% 的感染孕妇也无症状。细小病毒感染的儿童最常出现的症状有感染性红斑,特征性表现为流感样症状、发热和头痛,然后通常是出现面颊皮疹(第五疾病),1 周后蔓延到躯干和四肢。患有细小病毒 B19 感染的成人通常没有大范围皮疹,但可能有对称性多关节炎和关节炎。

细小病毒与胎儿水肿有关,总发病率为 2.9%;自发性流产和死产也有报道。水肿的病因可能是经胎盘感染后胎儿贫血,加上胎儿红细胞的半衰期较短,导致严重的贫血、缺氧和高输出性心力衰竭。另一种机制可能是病毒性心肌炎导致的心力衰竭。细小病毒感染是非免疫性胎儿水肿最常见的感染性病因。

3. 诊断

怀孕妇女因出现症状或因接触感染的儿童而疑似细小病毒感染,应进行血清学检测。如果患者有皮疹,应通过第一份血清样本进行细小病毒 B19 特异性 IgM 检测来确认或排除近期细小病毒感染。IgM 阴性且 IgG 阳性的妇女有既往暴露形成免疫的证据,所以没有风险。细小病毒 B19 特异性 IgM 阴性可以排除送检前 4 周内的感染。因此,如果在出现皮疹后超过 4 周进行血清学检测,则检测结果阴性也不能排除感染。如果在孕 20 周前细小病毒 B19 特异性 IgM 阳性,则需要进一步确认。如果 IgM 和 IgG 同时阳性,则表明最近 1 周至 6 个月内有感染。感染也可以通过初次产检样本与现在的血清样本平行测试进行研究,观察血清学转化。如果在超声观察到非免疫性水肿,应考虑胎儿细小病毒感染。胎儿感染可用羊水或胎儿血液样本 PCR 来检测其中的细小病毒 B19 DNA[19]。

4. 治疗

对于急性细小病毒 B19 感染的妇女,应在感染后每 1~2 周连续超声检查监测胎儿贫血的发生情况。针对胎儿贫血的超声检查应包括腹水、局部增大、心脏扩大、水肿和宫内生长受限的评估。除此之外,应该对胎儿大脑中动脉的收缩期峰值速度进行多普勒评估,作为胎儿贫血的精准预测。如果存在胎儿水肿或疑似有严重的胎儿贫血,应对胎儿血液采样检测以确定是否需要胎儿输血治疗。如果进行了输血治疗,胎儿存活,94%将在 6~12 周恢复。大多数胎儿仅需要一次输血,因为随着细小病毒感染的消退,胎儿造血功能可以恢复。在评估因细小病毒感染而接受宫内输血治疗的儿童远期神经发育结局时,标准神经发育检测未显示明显延迟(框图 3-34)。

八、疱疹病毒

生殖器疱疹病毒感染在发达国家及英国的患病率一直在上升,新生儿感染仍是生殖器疱疹带来的较为严重的后果。新生儿疱疹在英国很少见,1986—1991 年,英国儿科监测组(British Paediatric Surveillance Unit,BPSU)进行了积极监测,发现年发病率为每 10 万活产婴儿中 1.65 例。2004—2006 年的后续监测显示,发病率在 3 年内几乎翻了一番。这很可能是由于性传播途径的感染率上升,人群中的人口和社会发生变化,以及诊断技术的进步[20]。

1. 发病机制及传播途径

单纯疱疹病毒(herpes simplex virus,HSV)1 型和 2 型是疱疹病毒大家族的成员。疱疹病毒家族所有成员的共同特征是能够建立潜伏期,在脑神经或脊神经节中维持潜伏状态,时间长短不同,可以重新激活引起活动性感染(合并疾病或无疾病表现)和病毒传播。HSV 最常见的是人与人的接触传播。病毒必须与黏膜表面或磨损的皮肤接触才会引起感染。潜伏期为 3~6d。生殖器疱疹和新生儿疱疹可能是由 HSV-1 或 HSV-2 引起。HSV-1 最初定位于口腔区域,但最近数据显示,约 50% 的新生儿疱疹是由 HSV-1 引起,另 50%

是由于 HSV-2 引起。复发性生殖器疱疹大多继发于 HSV-2(>90%)。

新生儿 HSV 的风险取决于母体感染类型(原发型或复发型)、母体抗体的存在、胎膜早破的时间、胎儿头皮电极的使用和分娩方式等多种因素。晚孕期发生的原发感染,特别是在分娩前 6 周内,风险最大,因为病毒可能持续释放,新生儿常常在母体保护性抗体形成之前出生。极少数情况下,先天性疱疹可能由于经胎盘传播而发生宫内感染。在分娩时患有复发性疱疹的母亲(通常无症状或未察觉)所生的新生儿,具有发展为局限性新生儿疱疹的中度风险,包括局部 CNS 疾病和皮肤、眼睛及口腔感染。大多数患有新生儿感染性疾病的婴儿是由孕期及产时生殖器 HSV 感染完全无症状的产妇所生的。

2. 临床表现

母体 HSV 感染可以通过感染阶段(初次临床发作的感染或复发)或先前的免疫状态(原发性或非原发性)来描述。典型的临床表现包括位于生殖器皮肤或其邻近区域的具有红斑样基底的水疱病变。它们经常演变成脓疱,然后溃疡,最后,如果在角化的皮肤上,则病变结痂。非典型表现很常见,包括轻微的红斑、皲裂、瘙痒和疼痛,可检测到的体征很少。

复发性感染具有多种临床表现,从无症状病毒释放到症状明显的临床复发。在有既往 HSV 感染史的孕妇中,5%~10% 会出现症状性复发。最后,在没有任何症状和体征的情况下,可能发生无症状病毒释放。

新生儿或先天性 HSV 感染按临床表现分为三种程度:①皮肤、眼睛和口腔感染;②中枢神经系统疾病(表现为脑炎);③播散性疾病(是最严重的感染形式,如果不治疗死亡率为 90%)。产后 48h,新生儿的典型临床表现和(或)培养阳性结果可以诊断新生儿 HSV 感染。

3. 诊断

患者病史和临床查体可以帮助诊断 HSV 感染,但临床上可能很难区分原发性和复发性生殖器 HSV 感染,因为在报道为首次临床 HSV 感染的病例中,高达 15% 的病例实际为复发性感染。所有病变应取水疱液并进行液体培养。对于在妊娠晚期首次出现生殖器疱疹的女性,特别是在临近预产期的 6 周内,建议行特异性 HSV 抗体检测(HSV-1 和 HSV-2 的 IgG)。如果抗体类型与从生殖器拭子中分离的 HSV 类型相同,则证实该感染是复发而不是原发感染。对于这部分女性来说,感染的特征会决定疾病的管理和分娩方式,以及新生儿 HSV 感染风险的咨询。

4. 治疗

疑似生殖器疱疹的孕产妇应转诊至泌尿生殖医学专科医师,医师将确认或排除诊断,就生殖器疱疹的管理提出建议,并安排其他性传播疾病的筛查。治疗一般包括口服标准剂量的阿昔洛韦(400 mg,每天 3 次,通常为 5d),可以减少症状的持续时间和严重程度,并减少病毒释放的持续时间。阿昔洛韦未被批准用于妊娠,但与出生缺陷增加无关。从早、中孕期随访结果来看,如果 6 周内没有分娩,应该对妊娠进行有计划的管理并期待阴道分娩。从孕 36 周开始,每天 3 次阿昔洛韦,每次 400mg,可降低产时新生儿因 HSV 受到的损害,也降低了剖宫产率。在晚孕期,通常会持续每天 3 次阿昔洛韦 400 mg,直至分娩。对于所有在晚孕期发生第一阶段生殖器疱疹的女性,特别是在预计分娩后 6 周内出现症状的孕产妇,应推荐剖宫产分娩,因为新生儿 HSV 感染的风险高达 41%。在复发感染中,应告知孕妇新生儿疱疹的风险很低,即使分娩时存在生殖器病变(阴道分娩感染风险为 3%)(框图 3-35)。

> 💡 **框图 3-35**
> - 在原发性 HSV 感染后,如果接下来 6 周没有分娩,应该预期管理妊娠和阴道分娩。从孕 36 周起每天 3 次予阿昔洛韦 400 mg。
> - 患有原发性生殖器疱疹的妇女在晚孕期将 HSV 传染给新生儿的风险很高,应该进行剖宫产以降低传播风险。
> - 如果为复发感染,应告知新生儿疱疹的风险较低。

在进入产房分娩时,应询问有 HSV 感染史的孕产妇相关前驱症状(外阴瘙痒、灼热)和近期 HSV 病变情况。应仔细检查外阴、阴道和子宫颈。可疑病灶需留样培养。有前驱或活动性 HSV 感染症状的孕妇可推荐剖宫产。应在分娩时或临近预产期 6 周内向所有出现原发性生殖器疱疹病变的孕妇建议行剖宫产。医学咨询时应强调通过剖宫产可以降低 HSV 传播的风险,但不是消除风险,因为剖宫产还有 10%~15% 的 HSV 新生儿感染率。

九、水痘-带状疱疹病毒

水痘-带状疱疹病毒(varicella-zoster virus,VZV)是人类最常见的传染病之一,它的致病因子为水痘病毒(或原发性 VZV 感染),是一种常见的儿童疾病。在英格兰和威尔士,超过 90% 的 15 岁以上的人口 VZV IgG 抗体呈阳性。尽管孕期接触水痘比较常见,特别是在有小孩的妇女中,但妊娠期原发性 VZV 感染并不常见,估计只有 3‰。

1. 发病机制及传播途径

VZV 是一种疱疹病毒科的双链 DNA 病毒。它通过呼吸道飞沫和直接与囊泡液接触传播。潜伏期 10~21d,平均 15d,感染者在出现皮疹前 24~48h 具有传染性,并持续至囊泡结痂。在原发感染(如水痘)之后,病毒在感觉神经节中潜伏并且可以再次激活,从而引起带状疱疹或带状疱疹的水疱疹。

病毒也可以经胎盘传播,导致胎儿水痘综合征(fetal varicella syndrome,FVS)或先天性水痘。据报道,FVS 合并母体水痘,可以最早在孕 3 周,最晚孕 28 周时出现。据报道,孕 20 周前的发病率为 0.91%,而早孕期的风险似乎更低(0.55%)。在保护性母体抗体形成之前,分娩前 1 周至产后 1 周胎儿或新生儿暴露可发生新生儿感染。

2. 临床表现

原发性感染(水痘)的特征是发热、不适和瘙痒性皮疹,并发展成斑丘疹,愈合前还可以形成水疱、结痂。头部和躯干首先出现病损,然后零星地扩散到下腹部和四肢。囊泡会引起剧烈瘙痒。虽然成人水痘感染较儿童少得多,但成人感染与肺炎、肝炎、脑炎甚至死亡等并发症的风险增加有关。妊娠期水痘感染并发肺炎的发病率为 10%~14%,妊娠期水痘感染的死亡率为 0~14%。

FVS 的特征为以下一种或多种:皮肤瘢痕、眼部缺陷(小眼、脉络膜视网膜炎或白内障)、四肢发育不全；神经系统异常（小头畸形、皮质萎缩、智力低下或肠道、膀胱括约肌功能障碍）。在分娩前后发生的新生儿水痘死亡率接近 25%。临床表现包括肺炎、播散性皮肤黏膜病变和内脏感染。

3. 诊断

水痘通常是根据临床症状诊断的。当诊断不明确时，可以开窗取皮肤病变，从中分离 VZV，或者可以使用水痘病毒 PCR 法检测囊泡液。可以通过 IgG 抗体测定来记录血清学转化情况。

超声可以通过以下项目进行 FVS 的产前诊断：肢体畸形、小头畸形、脑积水、软组织钙化和胎儿生长受限。在超声已发现形态学异常的情况下，胎儿 MRI 可提供额外信息。可以通过 PCR 检测羊水中 VZV DNA。然而，VZV DNA 存在敏感度较高，但特异性较低，孕产妇应就这一局限性进行咨询。

4. 治疗

建议对症治疗和预防继发性细菌感染。对于患有水痘的孕妇，皮疹发作后 24h 内，应予以口服阿昔洛韦。避免与易感人群接触。对于患有严重或复杂水痘的高风险女性，应考虑进行医院评估。水痘孕妇的分娩时间和方式必须个体化。

对于易感和暴露的孕妇，使用 VZV 免疫球蛋白（VZIG）进行预防是重要手段。建议在接触后 10d 内，给予病毒暴露的 VZV 抗体阴性孕妇（在妊娠的任何阶段）VZIG。当 VZIG 的供应不足时，建议临床医师在向孕妇提供 VZIG 治疗前检查 VZIG 是否有用。有水痘病史的病毒暴露孕妇无须 VZIG。既往无水痘史的患者必须在给予 VZIG 之前检测 VZV 抗体。

孕期发生水痘的女性应在 16—20 周或感染后 5 周时转诊给胎儿医学专家，以讨论病情并做详细的超声检查。如果在怀孕的前 28 周出现水痘或血清学转换，那么该女性患 FVS 的风险很小，应该告知病情及其影响。

如果在妊娠的后 4 周发生母体感染，则新生儿的水痘风险很高。通常应该在母体皮疹发作后至少 7d 内避免计划性分娩，使抗体有充足的时间从母亲转运到胎儿。

对于患有水痘的产妇，母乳喂养并不是禁忌。VZV IgG 阴性的女性可以使用减毒活疫苗，可以选择在怀孕前或产后接种此疫苗[21]（框图 3-36）。

> **框图 3-36**
> - 已经有病毒暴露但不确定或无水痘病史的孕妇应进行血液检测以确定 VZV 的免疫情况。
> - 如果孕妇对 VZV 无法免疫并且有较大量的病毒暴露，应尽快提供 VZIG 治疗。VZIG 在接触后 10d 内使用有效。

十、寨卡病毒

寨卡病毒（Zika virus, ZIKV）感染正迅速在全球出现。上一次疫情始于 2015 年的巴西，现已迅速蔓延到美洲和加勒比地区的 30 多个国家，感染了 200 多万居民。最近的疫情及相关格林-巴利（Guillain-Barrè）综合征和小头畸形的关系尚不完全清楚。对这种迅速出现并对人类健康构成威胁的病毒感染仅有的有限认识，给我们提出了巨大挑战。

1. 发病机制及传播途径

ZIKV 是一种黄病毒，目前仅发现一种血清型，并且一次感染可以获得终身免疫。潜伏期为 3～12d。通过蚊子的叮咬传播，并且多种蚊子可以充当媒介。ZIKV 可以通过性接触传播，在感染后至少 2 个月可在精液中检测到病毒。ZIKV 与出生缺陷相关表明病毒可经胎盘传播。胎儿暴露于 ZIKV 的风险窗口，垂直传播率和伴有母体感染的出生缺陷率尚不清楚。

2. 临床表现

高达 80% 的 ZIKV 感染可能是亚临床感染[22]。其余通常是轻微的，自限性感染持续 5～7d。瘙痒性斑丘疹、结膜异物感、头痛和发热是主要特征，但没有一种症状是普遍出现的。关节痛，尤其是手、腕和脚踝较常见，通常与关节周围肿胀相关。ZIKV 感染与发生格林-巴利综合征有关，格林-巴利综合征通常是一种自限性神经系统疾病，如果与呼吸衰竭、严重或持续性麻痹或自主神经不全相关，则比较严重。

在妊娠的任何阶段，孕妇感染 ZIKV 可能与一系列严重和不良的胎儿结局有关，如胎儿死亡、胎盘功能不全、胎儿宫内生长受限和中枢神经系统异常,包括小头畸形和脑钙化(图 3-8)。小头畸形表现为头围异常小的脑部发育不全。最近的研究报道,30% 的 ZIKV 阳性孕妇超声检查发现胎儿异常。

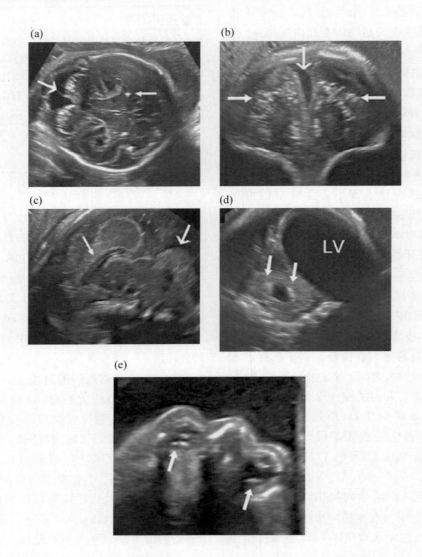

图 3-8 超声图像显示了弓形虫病、CMV 和 ZIKV 感染的常见胎儿脑畸形

(a)经腹轴向超声图像显示脑钙化,正常小脑蚓部未见(大箭)。钙化也存在于脑实质中(小箭)。(b)冠状面显示由于脑萎缩和双侧实质粗钙化(小箭)造成广泛的半球间裂(大箭)。(c)经阴道矢状位图像显示胼胝体(小箭)和小脑蚓部(大箭)发育不全。(d)第四脑室中脑室扩大(LV)和钙化(箭)。(e)轴向视图显示双眼钙化(箭)。注意,近端眼球非常小,缺乏正常的解剖标志。Source:Oliveira Melo *et al*. Zika virus intrauterine infection causes fetal brain abnormality and microcephaly:tip of the iceberg? *Ultrasound Obstet Gynecol* 2016;47:6-7. 经 Wiley Publishers 许可转载。

3. 诊断

已使用几种基于 RT-PCR 的诊断性测定法从感染者的体液和组织中鉴定 ZIKV。该病毒仅可在发病后 2～3d 在血清中检测到,这对疑似病例的诊断和血清 PCR 确诊提出挑战。用 PCR 检测尿液样本中 ZIKV 的时间长于血清样本。从发病 5d 起,血清中可以检测到 ZIKV 特异性 IgM 抗体。当 ZIKV 为原发性黄病毒感染发生时,血清学检测将提供最佳信息,但在既往黄病毒暴露或疫苗接种的情况下,帮助有限,甚至有可能会误诊。

4. 治疗

ZIKV 感染主要是支持治疗,包括休息、口服补液和用对乙酰氨基酚为基础的对症治疗。目前没有 ZIKV 特异性的抗病毒药物或疫苗,但疫苗正在研发中。对于任何出现皮疹的患者,以及有最近前往 ZIKV 疫情活跃地区的个人史或性伴侣有类似旅游史的患者,应高度怀疑 ZIKV 感染。怀疑或确诊 ZIKV 感染的孕妇应密切监测,行系列超声检查,评估胎盘功能不全的征象,同时提示胎儿死亡和胎儿宫内生长受限的风险。

疾病控制和预防中心建议,居住或曾前往 ZIKV 疫区的男性在返回后需使用避孕套至少 1 个月,以预防妊娠或非孕伴侣通过性传播感染 ZIKV。目前,建议非疫情地区的孕妇尽可能推迟到 ZIKV 疫区的旅行,如果不能避免,必须采取严格的措施避免蚊虫叮咬,并避免与到过疫区的男性伴侣发生性关系(框图 3-37)。

框图 3-37

- 尽管临床症状轻微,孕期的 ZIKV 感染可能与不良结局相关,包括胎儿死亡、胎盘功能不全、胎儿生长受限和中枢神经系统异常。
- 建议孕妇推迟前往 ZIKV 疫区旅行,并避免与到过疫区的男性伴侣发生性关系。
- 为了减少潜在的性传播风险,居住或到过 ZIKV 疫区的男性回国后,应至少 1 个月内进行更安全的性行为,以降低进一步性传播的潜在风险。

（丁文艳　译　周希亚　校）

参考文献

[1] National Institute for Health and Care Excellence. *Antenatal Care for Uncomplicated Pregnancies*. Clinical Guideline CG62. London: NICE, 2008. Available at http://guidance.nice.org.uk/CG62.

[2] Public Health England. Antenatal screening for infectious diseases in England: summary report for 2014. *Health Protection Report* 2015; 9(43). Available at https://www.gov.uk/government/publications/antenatal-screening-for-infectious-diseases-in-england-summary-report-for-2012

[3] Public Health England. NHS infectious diseases in pregnancy screening (IDPS) programme. Available at https://www.gov.uk/topic/population-screening-programmes/infectious-diseases-in-pregnancy

[4] Public Health England. HIV in the UK: Situation Report 2015. Incidence, prevalence and prevention. The second of two complementary reports about HIV in the UK in 2015. Available at https://www.gov.uk/government/uploads/system/uploads/attachment_data/file/477702/HIV_in_the_UK_2015_report.pdf

[5] British HIV Association guidelines for the management of HIV infection in pregnant women 2012 (2014 interim review). *HIV Medicine* 2014; 15 (Suppl 4): 1-77.

[6] Wilson CB, Nizet V, Maldonado Y, Remington JS, Klein JO (eds) *Remington and Klein's Infectious Diseases of the Fetus and Newborn Infant*, 8th edn. Philadelphia: Saunders Elsevier, 2015.

[7] Connor EM, Sperling RS, Gelber R et al. Reduction of maternal-infant transmission of human immunodeficiency virus type 1 with zidovudine treatment. *N Engl J Med* 1994; 331: 1173-1180.

[8] Public Health England and Department of Health. *Immunisation Against Infectious Disease*. London: Public Health England, 2013. Available at https://www.gov.uk/government/collections/immunisation-against-infectious-disease-the-green-book

[9] Miller E, Cradock-Watson JE, Pollock TM. Consequences of confirmed maternal rubella at successive stages of pregnancy. *Lancet* 1982; ii: 781-784.

[10] Mehta NM, Thomas RM. Antenatal screening for rubella: infection or immunity? *BMJ* 2002; 325: 90-91.

[11] Simms I, Tookey PA, Goh BT et al. The incidence of congenital syphilis in the United Kingdom: February 2010 to January 2015. *BJOG* 2017; 124: 72-77.

[12] Peeling RW, Hook EW III. The pathogenesis of syphilis: the Great Mimicker, revisited. *J Pathol* 2006; 208: 224-232.

[13] Kingston M, French P, Higgins S et al. UK national guidelines on the management of syphilis 2015. *Int J STD AIDS* 2016; 27: 421-446.

[14] Cook AJ, Gilbert RE, Buffolano W et al. Sources of toxoplasma infection in pregnant women: European

multicentre case-control study. *BMJ* 2000；321：142-147.

［15］ Montoya JG，Remington JS. Management of *Toxoplasma gondii* infection during pregnancy. *Clin Infect Dis* 2008；47：554-566.

［16］ Townsend CL，Peckham CS，Tookey PA. Surveillance of congenital cytomegalovirus in the UK and Ireland. *Arch Dis Child Fetal Neonatal Ed* 2011；96：F398-F403.

［17］ Nigro G，Adler SP，La Torre R，Best AM. Passive immunization during pregnancy for congenital cytomegalovirus infection. *N Engl J Med* 2005；353：1350-1362.

［18］ Public Health England. Parvovirus B19：guidance，data and analysis. 16 June 2012. Available at https://www. gov. uk/guidance/parvovirus-b19

［19］ Health Protection Agency. Guidance on viral rash in pregnancy. January 2011. Available at https://www. gov. uk/government/uploads/system/uploads/attachment_data/file/322688/Viral_rash_in_pregnancy_guidance. pdf

［20］ Royal College of Obstetricians and Gynaecologists. *Management of Genital Herpes in Pregnancy*. London：RCOG Press，2014.

［21］ Royal College of Obstetricians and Gynaecologists. *Chickenpox in Pregnancy*. Green-top Guideline No. 13. London：RCOG Press，2015.

［22］ European Centre for Disease Prevention and Control. Zika virus infection. Available at http://ecdc. europa. eu/en/healthtopics/zika_virus_infection/Pages/index. aspx

妊娠期和产后的精神疾病

Joanna V. MacLean[1], *Teri B. Pearlstein*[1,2]

[1] *Department of Psychiatry and Human Behavior and Department of Medicine, Alpert Medical School of Brown University, Providence, Rhode Island, USA*

[2] *Women's Behavioral Medicine, Women's Medicine Collaborative, Providence, Rhode Island, USA*

一、未经治疗的产前抑郁、焦虑和压力的影响

确认产前情绪和孕妇焦虑症很重要,因为未治疗的疾病可以对胎儿发育、出生结局和儿童发育造成负面影响。因此,对临床医师来说了解如何识别最常见疾病和治疗选择很重要。要区分未治疗的产前抑郁、焦虑和压力的影响是很困难的,因为如此多的研究都把它们放在了一起。妊娠期间的抑郁、焦虑和压力可以导致不良健康行为,包括不充分的围产保健、营养不良、缺乏运动、服用产前维生素和处方药的依从性差,以及吸烟、饮酒和滥用药物增多。最近的一篇系统回顾和荟萃分析报告未治疗的抑郁造成的早产(preterm birth, PTB)比值比(odds ratio, OR)为1.56,低出生体重(low birthweight, LBW)的OR为1.96[1]。由于PTB和LBW相关的婴儿发病率和死亡率都很高,未治疗的抑郁造成这些风险的增加对公众具有很大的意义。未治疗的产前抑郁、焦虑和压力还会使孕妇的皮质醇水平升高,与自然流产、子痫前期、剖宫产、低Apgar评分和胎盘早剥相关。已有研究报告未治疗的抑郁和焦虑与儿童发育的不良结局有关,如灰质密度降低、睡眠中断、发育迟缓和自闭、认知障碍、内化和外化行为(如注意力缺陷疾病、行为障碍、反社会行为)、抑郁、焦虑和精神疾病,以及肥胖和代谢障碍[2]。很难将产前暴露于母亲抑郁与生后暴露于母亲抑郁分开,也难以区分其他产后环境因素的影响。

母亲产前压力影响孩子结局可能的机制包括对健康行为的直接或间接影响、母体生理、胎盘和生后环境[2]。妊娠期间的心理社会压力会对母亲的行为造成负面影响,这些行为有吸烟、麻醉品使用、不健康饮食、睡眠障碍和身体活动,可能增加不良的妊娠和结局。孕妇暴露于压力会刺激下丘脑-垂体-肾上腺(hypothalamic-pituitary-adrenal, HPA)轴,继而释放皮质醇。皮质醇可能通过直接转运经胎盘进入胎儿循环,它还能增加胎盘促肾上腺皮质激素释放激素(corticotrophin releasing hormone, CRH)的产生,刺激胎儿HPA轴。宫内皮质醇高浓度会影响胎儿行为、免疫及脑发育,胎盘CRH浓度与胎儿生长减慢和出生时偏小有关。胎盘2型11β-羟类固醇脱氢酶(11β-hydroxysteroid dehydrogenase type 2, 11β-HSD2)的作用是将皮质醇转化为失活的皮质酮,一种对抗母体皮质醇浓度升高的内置保护因子。然而,母亲产前焦虑可能会下调11β-HSD2酶,允许更多的皮质醇进入胎儿血循环。

儿茶酚胺可能在母亲压力中也发挥了作用,影响婴儿结局。例如,母血中的儿茶酚胺造成胎盘血管收缩,减少了营养物质和氧气的供给,增加了胎儿的儿茶酚胺释放。慢性产前压力可能对母体免疫造成负面影响,导致感染风险增加、前炎症细胞因子增加(可能影响发育中的胎儿脑)或子代的免疫改变。产后环境对孩子的发育也起着核心作用,在评估产前压力的影响时,这一点难以控制。通常,产前的心理社会压力是生后环境的预测因素。有观点认为作为产前压力的结果,胎儿

程序化可能是保护性的,使孩子能够适应生后环境,只有产前和生后环境错配时,预计才会出现健康和行为问题[2](框图 3-38)。

框图 3-38

- 母亲的产前情绪和焦虑疾病会对胎儿发育、出生结局和儿童发育造成负面影响。
- 可能的机制包括对健康行为的直接或间接影响、母体生理、胎盘和生后环境。

二、妊娠期抑郁

据报道,高达 10%～15% 的妊娠期女性存在抑郁。这一患病率反映了重度抑郁症(major depressive disorder,MDD)和不太严重的抑郁。精神疾病诊断和统计手册(Diagnostic and Statistical Manual of Mental Disorders,DSM-5)将 MDD 定义为至少 2 周情绪低落,或丧失兴趣、欢乐,并至少有 5 个其他症状,例如食欲或体重改变、失眠或嗜睡、精神运动性激越或迟缓、精力下降或乏力、无用或愧疚感、集中注意力或做出决定困难,以及反复想到死亡或自杀[3]。围产期女性 MDD 的患病率与其他非围产期的育龄女性相似,但是某些女性可能在妊娠期间有风险。孕期 MDD 的风险因素包括正值青春期、社会经济状态差、既往患 MDD、目前焦虑、有并发症、生活压力、亲密伴侣暴力、社会支持少,以及非意愿妊娠。

成年人抑郁筛查指南在 2016 年初更新,包括了对妊娠和产后女性的筛查建议[4]。据报道,筛查产前和产后女性"很小甚至没有"伤害,筛查过程可以减轻抑郁症状。建议在医疗保健机构进行筛查,"有合适的系统确保诊断准确、治疗有效并有合适的随访"。在产前女性中应用最广的筛查方法是爱丁堡产后抑郁量表(Edinburgh Postnatal Depression Scale,EPDS),评分>10 分提示可能存在抑郁;患者健康问卷(Patient Health Questionnaire,PHQ-9)也被广泛用于抑郁筛查,可以用于围产期女性[4]。

三、产后忧郁

新的产后妇女中高达 80% 存在产后"忧郁"。

常见症状包括情绪不稳定、情绪低落、眼泪汪汪、易激惹、人际关系敏感、焦虑、乏力和混乱。症状发生的顶峰在产后最初的 3～5d,通常在产后 2 周自然缓解。支持和确保安心通常会有帮助。尽管症状的表现被认为与产后激素水平快速下降有关,这一关联并没有得到确实的证实。产后忧郁的临床意义在于,高达 25% 的女性症状不能自然缓解,可能发展为完全的抑郁发作。

四、产后抑郁

10%～15% 的新妈妈会发生产后抑郁(postpartum depression,PPD)。正如妊娠期抑郁部分所提到的,PPD 患病率与非围产期育龄女性相似,但是某些女性可能在产后阶段具有特别的风险。PPD 的风险因素与妊娠期发生 MDD 的风险因素相似,包括既往患有 MDD、目前抑郁或焦虑、伴侣或其他社会支持差、早产儿或分娩有并发症、正值青春期、社会经济状态差、心理社会压力和婚姻冲突。EPDS 和其他抑郁分级量表可以筛查是否存在 PPD。有指征除外甲状腺功能不良和贫血。

如同产后忧郁一样,研究未能确实地发现激素水平与 PPD 之间的关联。已有假设认为可能存在多种 PPD 表型。在"激素敏感"表型中,生殖激素在围产期的正常波动可能导致神经递质(5-羟色胺、单胺氧化酶)、HPA 轴功能、异烯醇酮响应、甲状腺功能、免疫功能、缩宫素功能和遗传表达的异常反应[5]。对于这组敏感的女性,激素波动激活了情感调节失调,表现出抑郁和焦虑症状。

DSM-5 将 PPD 定义为发生在分娩后 1 个月内的 MDD[3]。现实中,许多产后阶段抑郁的女性在孕期就存在抑郁,或者在产后 1 个月以后才发生。一项大规模研究采用 EPDS 在产后 4～6 周对 10 000 名产妇进行了评分,发现 14% 的产妇 EPDS 评分在 10 分以上。这些女性中,27% MDD 出现在孕前,22% 发生于孕期,40% 在产后出现[6]。这项研究还证实了 PPD 有很高的心理并发症。大约 2/3 的 EPDS 评分高于 10 分的女性合并焦虑障碍,23% 合并双向情感障碍,19% 有自残想法[6]。自杀是一些国家产后女性死亡的首要原因,通常是通过暴力方式。严重的 PPD 也是杀婴的危险因素。产后门诊应当询问有无自杀和杀婴的想法。

由于 PPD 会对婴儿和儿童发育造成负面影响,同时也会对母亲和家庭造成负面影响,因此治疗 PPD 很重要。PPD 可以造成母婴接触减少,减少母乳喂养的开始和维持。据报道,抑郁母亲的孩子会有性情困难、睡眠问题和自我调节不良。年幼儿童可能运动发育落后、行为抑制、外化障碍(例如品行问题)、情绪调节不良,并有认知功能改变。稍大的儿童和青少年如果母亲有 PPD、抑郁症、焦虑障碍、注意力不集中、品行疾病和其他医学疾病的患病率会增加。

已发表了 8 项抗抑郁药物治疗 PPD 的随机对照试验结果,纳入了 715 名女性,汇总了其中 3 项研究的数据。分析发现,舍曲林和帕罗西汀在减少 PPD 女性的抑郁症状方面比安慰剂更有效[7]。需要更多的研究比较抗抑郁药和心理治疗的有效性,以及两者联合治疗的有效性,并证实抗抑郁药物治疗后症状的改善还可以改善母亲的功能和婴儿、儿童的发育(框图 3-39)。

框图 3-39

- 新的产后妇女中高达 80% 存在产后"忧郁",症状包括情绪不稳定、情绪低落、眼泪汪汪、易激惹、人际关系敏感、焦虑、乏力和混乱。
- 据报道,高达 10%~15% 的孕妇会发生 PPD,定义为至少 2 周的情绪低落、丧失兴趣或欢乐、至少有 5 种其他症状,例如食欲或体重改变、失眠或嗜睡、精神运动性激越或迟缓、精力下降或乏力、无用或愧疚感、集中注意力或做出决定困难,以及反复想到死亡或自杀。
- 自杀是一些国家产后女性死亡的首要原因,通常是通过暴力方式,PPD 也是杀婴的危险因素。
- 由于 PPD 对婴儿和儿童发育、母亲和家庭产生的负面影响,治疗 PPD 很重要。

五、焦虑障碍

DSM-5 对焦虑障碍的定义是过度恐惧,是对假想或实际威胁的情感反应,以及焦虑,即对未来威胁的预期[3]。焦虑障碍往往同时合并另一种障碍,但诱发恐惧和焦虑的刺激或场景不同,相关信念也不同。与所有疾病一样,定义特征是恐惧和焦虑的过度、超出比例或持续时间超过了适当的阶段,这里要考虑到文化背景因素。症状可能不能归因于麻醉品、药物、另一种医学疾病或精神疾病的心理效应。大约 30% 的女性在人生中会经历一次焦虑障碍。由于焦虑障碍通常出现得相对较早,并呈慢性病程,许多女性在产后阶段会有症状,估计焦虑障碍的患病率为 4.4%~39%[8]。

1. 广泛性焦虑障碍

广泛性焦虑障碍(generalized anxiety disorder,GAD)是最常见的围产期焦虑障碍,根据过度焦虑和担心的时间过长,造成了功能障碍来进行诊断。DSM-5 对 GAD 的诊断标准需要症状至少持续 6 个月,因此如果孕期起病,可能排除了那些过度担心<6 个月者,很难鉴别新发的 GAD 和焦虑情绪的调整障碍。担心包括了许多事件和活动,感到难以控制。相关症状包括烦躁不安、容易疲劳、集中注意力困难、易激惹、肌肉紧张,以及睡眠障碍,通常在妊娠期和产后这些症状被认为是正常的。在普通人群中,患病率为 1.2%~6.4%,妊娠期患病率较高,为 8.5%~10.5%[9]。担心的事件通常包括妊娠并发症和胎儿状况、母体状况与伴侣疾病。GAD 史是妊娠期 GAD 最强的预测因子,其他危险因素包括焦虑障碍的个人史或家族史、社会支持较差、儿童期虐待和受教育程度低。产后的焦虑想法通常涉及如何当母亲和向母亲过渡、母乳喂养、经济、伴侣关系改变、患病率为 4.4%~10.8%[9]。GAD 有很高比例合并 MDD,通常会造成更严重和更长的病程。GAD 还可以预测 PPD 的发生增加。在一项研究中,妊娠期焦虑是围产期乙醇摄入最强的预测因子。

妊娠期母亲焦虑与 PTB 和 LBW 的风险增加相关。研究已经表明,GAD 和反复负面思考会造成母亲与其婴儿的互动和反应减少。这些婴儿是孤独的,情绪基调较低。母亲过度担心的结果是不太能看到婴儿开心的脸。妊娠期孕妇 GAD 被发现会导致新生儿脐血中胎儿脑源性神经营养因子水平下降,表明对胎儿脑发育具有潜在的负面影响[9]。

主流治疗是个体心理治疗和选择性 5-羟色胺重摄取抑制药（selective serotonin reuptake inhibitors，SSRIs）或 5-羟色胺-去甲肾上腺素重摄取抑制药（serotonin-noradrenaline reuptake inhibitors，SNRIs）。认知行为治疗（cognitive behavioural therapy，CBT）是轻到中度围产期 GAD 的一线治疗选择，目标是将担心降低至更合理的水平，减少母亲对其担心的顾虑，并减少自动觉醒。其他治疗技术包括正念训练、放松技术和心理教育。中到重度病例应当考虑 SSRIs/SNRIs，权衡不治疗的孕期焦虑及其对发育中婴儿的风险，以及药物治疗的潜在风险[9]。

2. 恐慌障碍

当个体反复经历非预期惊恐发作，并持续担心再发生惊恐发作或其后果时，可以诊断恐慌障碍。惊恐发作是根据突然涌来的强烈恐惧或不适定义的，同时至少有 4 个其他症状，例如心率加速、出汗、感觉气短、胸痛、恶心、感觉头晕或头部发轻、皮肤感觉异常、恐惧死去或失控、现实丧失感或人格解体。广场恐惧症，是指在一个可能很难逃脱的环境下或不能获得帮助的情况下发生惊恐样或窘迫症状，为此感到过度恐惧和焦虑，通常伴有恐慌障碍[3]。在普通人群中，惊恐障碍的 1 年患病率为 2%～3%，妊娠期间为 0.2%～5.7%，产后 6～10 周下降到 0.5%～2.9%。妊娠期恐慌障碍的发病从 0 到 54%，病程不可预测（加重、改善或维持原样），各研究之间差异很大。产后和断奶后也有恐慌障碍的发生风险，被假定为是孕激素水平下降引起的。比起没有恐慌障碍者，妊娠期恐慌障碍使 PPD 的风险增加了 4.2 倍（在产后第 1 年）[8]。新发的围产期惊恐发作应当考虑与医学疾病鉴别，包括甲状腺功能不全、贫血、子痫前期和嗜铬细胞瘤。

病例对照研究报道未治疗的妊娠期恐慌障碍与 PTB、LBW、孕龄缩短、小于胎龄儿、贫血、孤立唇裂和（或）腭裂，以及其他先天性异常有关[10]。

CBT 是恐慌障碍的治疗选择，已被证实能够减少惊恐症状。抗抑郁药被认为是药物治疗的一线选择，目标是减少惊恐症状和发作次数。苯二氮䓬类药物也有效，但是会增加滥用和依赖的风险。

3. 强迫症

强迫观念（obsession）是个体经历不想要或侵入进来的反复持续的想法、冲动或图像，导致明显的焦虑或痛苦。强迫行为（compulsion）是个体感到必须去完成的反复行为或精神行动。行为或行动是过度的，并不是以现实的方式达到她们预防令人畏惧的事件或情形的目标。强迫观念或强迫行为一定是耗时或造成有临床意义的痛苦或障碍，有助于鉴别围产阶段常见的偶尔的入侵想法或行为[3]。妊娠期间，强迫症（obsessive compulsive disorder，OCD）的患病率从 0 到 5.2%，研究显示疾病的病程各异。一项荟萃分析显示，患病率随着女性从孕期进入产后阶段而增加，妊娠或产后女性比普通人群经历 OCD 多 1.5～2 倍[11]。高达 47% 的女性将她们的第一次 OCD 追溯到了围产阶段。妊娠期的强迫观念或强迫行为通常包括害怕污染和清洁程序。产后经常入侵的是自我不相容的强迫观念（有意或意外地伤害婴儿的想法）、害怕污染婴儿造成反复清洗、害怕婴儿死亡、强迫检查、强迫指令和避免与婴儿独处。产后 OCD 表现的特征是在分娩后迅速出现强迫症状，最早可以出现在产后第 2 天[12]。重要的是知道大部分产妇（>65%）都入侵过婴儿将受到伤害的想法，但是她们不会对此采取行动或发展为 OCD。要注意到与儿童相关的进攻性想法，这对母亲来说是痛苦的，患 OCD 的女性伤害婴儿的风险并未增加[11]。这是区别于产后精神病的重要一点，精神病的母亲不会对此想法感到痛苦，并且实际伤害婴儿的风险也会增加。

妊娠期 OCD 与孕妇生活质量降低有关，PPD 的可能性也增加[8]。母亲 OCD 可能对婴儿发育有负面影响。母亲对伤害她孩子的恐惧和避免伤害可能会阻碍安全的母子关系，造成婴儿不能得到合适的照顾。越来越多的数据显示，母亲和婴儿之间早期互动不良会对孩子造成远期有害影响，例如对压力的脆弱，后期发生心理疾病的风险增加[12]。

非药物治疗对 OCD 有效，包括 CBT 和特定的行为治疗技术、暴露和反应预防。SSRIs 和三环类抗抑郁药（tricyclic antidepressant，TCA）氯丙咪嗪是一线治疗药物，通常需要比治疗 MDD

更高的剂量。

4. 分娩恐惧

多达 78% 的女性经历过某种程度的分娩恐惧，例如疼痛、健康并发症、胎儿死亡或失控。在一个亚组中（5%～6%），这种恐惧会持续存在，造成显著的痛苦，通常与之前的创伤性分娩、妊娠期焦虑和抑郁症状、缺乏支持、对伴侣不满意、高龄孕妇和剖宫产史有关。恐惧可能导致分娩过程中对疼痛耐受性变差，增加了择期和急诊剖宫产率，并增加了分娩的入侵记忆[13]。

5. 创伤后应激障碍

创伤后应激障碍（post-traumatic stress disorder，PTSD）是暴露于死亡或死亡威胁、严重伤害或性暴力后，伴有反复侵入症状超过 1 个月，包括避免与事件相关的刺激、认知发生负面改变，以及与事件相关的情绪和觉醒与反应的显著改变。有很高的比例会合并 MDD、GAD 和麻醉品滥用[3]。目前女性的患病率大约为 5%，终身 PTSD 为 10%～20%。在妊娠期间，高危女性（少数民族、年龄十几岁、受教育较少或贫穷）的患病率可能高达 24%[14]。之前经历过创伤的女性，特别是童年或生殖创伤，可能增加了围产期症状恶化的风险。产后第 1 年 PTSD 的患病率为 0.9%～4.6%，高达 24% 存在 PTSD 的症状[15]。与产后 PTSD 相关的风险因素包括之前发生过创伤性生活事件、性虐待、既往抑郁或心理治疗、既往创伤性分娩、妊娠并发症、分娩焦虑和分娩过程中的创伤性体验[15]。预防策略包括给予心理教育、额外支持、改善适应策略和增加女性的控制感。例如，制订分娩照护计划，并与保健团队分享，包括她对疼痛控制的期望和药物，以及产后即刻的希望。

围产期 PTSD 增加了不良妊娠和分娩结局，包括产前保健差、高危健康行为、流产、异位妊娠、PTB 和 LBW[14]。围产期 PTSD 与产后抑郁、与婴儿建立纽带障碍、与伴侣关系受损、性功能不全，以及对未来生育选择造成负面影响有关[14]。

PTSD 的心理治疗选择包括 CBT、暴露治疗和眼运动去敏感化。SSRIs 是一线治疗药物。哌唑嗪在治疗噩梦中的作用超出了说明书（框图 3-40）。

> **框图 3-40**
> - 焦虑障碍包括超出比例的过度恐惧或持续超过合适的时长。
> - 它们不能被归因于麻醉品、药品、其他医疗疾病或精神疾病的心理效应。
> - 它们发生在女性身上的机会是男性的 2 倍，大约 30% 的女性在一生中经历过一次焦虑障碍。
> - 产前母亲压力和焦虑与不良产科、胎儿和新生儿结局相关。

六、妊娠期抗抑郁药

高达 10% 的女性在妊娠期间的某个时间服用抗抑郁药。SSRIs 是使用最广泛的；使用 SNRIs 和 TCAs 的数据较少。研究表明，状态好的女性在受孕后停用抗抑郁药可能造成复发风险增加，对于过去多次反复发作的 MDD 或最近发作的女性尤其是这样。由于未治疗的产前抑郁具有潜在的不良效应，因此如果可能，治疗达到缓解很重要。SSRIs 的不良反应已有报道，因此应使用最小有效剂量。最近的筛查指南报告，使用 SSRIs/SNRIs 的母亲对胎儿的伤害被认为是"小到中度的"，严重伤害的可能性被评为"低"[4]。

大多数本节所讨论的不良反应的患病率较低。当妊娠期间暴露于抗抑郁药的潜在风险增加时，风险增加的绝对值通常还是很低。增加的风险的有害率从 1.5 到 2。对于多数不良反应来说，母亲的潜在疾病（治疗或未治疗）本身可能与不良反应有关。解释妊娠期抗抑郁药暴露的研究结果很困难，"因为这些是观察性研究，不能确定因果关系；不可能控制所有可能与抑郁相关的混淆因素，尤其是患有更严重抑郁的女性可能更容易在孕期服用抗抑郁药"[4]。

1. 流产和分娩结局

妊娠前半期服用抗抑郁药流产风险的研究结果不一。患抑郁且不服用抗抑郁药的女性自然流产率可能增加。因此，在报道 SSRI 用药增加了自然流产风险的研究中，风险的增加可能是由于潜在的抑郁。几个荟萃分析报道了妊娠期服用抗抑郁药与 PTB 风险增加相关；然而，最近的系统回顾报道妊娠期抗抑郁药与 PTB 没有显著相关性[16]。研究对抗抑郁药和 LBW 的关系结果也不一致。重要的是，注意到抗抑郁药的 PTB 和 LBW 风险与未治疗的产前抑郁的 PTB 和 LBW 风险量级相似[1]。

2. 先天性畸形

大多数最近的研究报道产前暴露于抗抑郁药不增加重大先天畸形的风险。尽管帕罗西汀与心脏畸形有关，数据仍然是不一致的[16]。最近的研究报道 SSRIs 小幅增加了心脏畸形的风险，但数据经潜在抑郁调整后没有显著性[17]。如果 SSRI 小幅增加了心脏畸形的风险，那么被认为是 5-羟色胺对心脏发育造成的影响。

3. 新生儿持续性肺动脉高压

每 1000 名活产儿中有 1～2 名发生新生儿持续肺动脉高压（persistent pulmonary hypertension of the newborn，PPHN），死亡率为 10%～20%，因病因不同而异。一项荟萃分析报道妊娠晚期暴露于 SSRIs 会使 PPHN 的风险比增加 2.5 倍，而早孕期暴露于 SSRIs 与 PPHN 无关[18]。晚孕期暴露于 SSRI 后发生 PPHN 的绝对风险差异为每 1000 名活产儿中 2.9～3.5 人。更近的队列研究表明 SSRI 使用和 PPHN 的比值比为 1.51，调整潜在混淆因素后有所降低但仍然显著[19]。SSRIs 可能增加胎儿 5-羟色胺的循环水平，这可能增加血管收缩和平滑肌细胞增殖[19]。PPHN 可能代表了 SSRI 暴露后呼吸困难的严重端。

4. 新生儿症状

围产期使用抗抑郁药最一致的发现之一是新生儿症状风险增加，包括呼吸窘迫[16]、体温不稳定、神经过敏、喂养差、张力低下和张力过高、震颤、发绀和抽搐发作。没有证据表明在预期分娩前减量抗抑郁药能减少新生儿症状，30% 的新生儿可以发生。新生儿症状通常轻微，需要很少的治疗并能在第一个月缓解。症状可能是不连续的，来自抗抑郁药突然撤退或新生儿抗抑郁药累积造成的 5-羟色胺毒性。新生儿症状有时被称为新生儿适应不良综合征，尤其是使用帕罗西汀、氟西汀、文拉法辛和 TCAs 的报道中可见。

5. 远期效应

最近一项对产前暴露于抗抑郁药和发育结局的系统回顾报道了不一致的发现[20]。一些研究表明运动发育和运动控制延迟，可能语言延迟，但没有研究报道与认知问题存在显著关联[21]。当注意到不良反应时，它们在正常范围内，并随着年龄缓解。很难将产前暴露于抗抑郁药的效应和暴露于潜在产前疾病的效应，以及产后因素的影响分开，例如未治疗的孕产妇抑郁。对于较大年龄儿童的研究报道，产前暴露于抗抑郁药会造成某些行为或情感问题，但文献结果不一。

妊娠期暴露于抗抑郁药的潜在远期结果是自闭症或自闭症谱系障碍（autism spectrum disorders，ASD）。过去 10 年发表了几项研究，结果是矛盾的。未治疗的母亲抑郁可能是 ASD 发生的危险因素，许多针对 ASD 风险与 SSRI 暴露的研究没有考虑妊娠期母亲的心理疾病诊断。报道了 SSRI 使用和 ASD 关联的研究通常报告风险增加 2%～3%，风险增加的绝对值仍然很小。从这些研究中不能得出因果关系的结论。最近的一项研究比较了妊娠期暴露于 SSRI 与未暴露于 SSRI 的产前抑郁，没有发现 ASD、注意力缺乏疾病或焦虑障碍在子代的风险增加[22]。然而，这项研究确实报道了显著的调整有害比，与暴露于不用药母亲心理疾病相比，妊娠期暴露于 SSRI 的青少年抑郁的有害比为 1.78[22]。

6. 其他效应

最近的研究报道了产前暴露于抗抑郁药会增加高血压和子痫前期的风险。与暴露于 SSRIs 相比，使用 SNRIs 的妊娠期高血压和子痫前期风险更高。最近的报道表明，SSRIs 会小幅增加产后出血的风险。病例报告发现新生儿 QTc 间隔延长，在几天后缓解。SSRI 暴露的正面效应包括婴儿语言认知加速、注意力增强。TCAs 的不良效应与 SSRIs 相似，包括 PTB、LBW 和新生儿症状风险增高。儿茶酚胺尤其和心血管疾病风险增高、更严重和延长的新生儿症状相关（框图 3-41）。

 框图 3-41

产前暴露于抗抑郁药

- 研究通常不会控制潜在疾病、并发症和相关行为。
- 未治疗的产前抑郁与 PTB 和 LBW 相关。

（续　框）

- 尽管某些研究表明暴露于 SSRIs、SNRIs 和 TCAs 增加的风险具有统计学显著性，绝对风险的增加很小，可能没有临床意义。
- 自然流产的风险可能增加。
- PTB 和 LBW 的风险可能增加。
- 先天畸形可能增多，但没有一致的受累器官系统。
- 服用帕罗西汀可能增加心脏畸形的风险。
- 孕 20 周后暴露于 SSRI，PPHN 的风险增加。
- 新生儿适应综合征的风险增加。
- 可能增加自闭症或 ASD 的风险。
- 对儿童发育的远期效应可能是一过性的，很难解决是来自持续的母体抑郁还是其他儿童期环境因素。

七、母乳喂养与抗抑郁药

与妊娠期的暴露风险相比，母乳喂养的抗抑郁药暴露风险相当低。通常认为，相对婴儿剂量是母体服用的精神药物剂量的 10% 或更低是低风险的，大多数抗抑郁药水平研究报道相对婴儿剂量为 10% 或更低[23]。已报道母乳喂养的婴儿中，曲舍林、帕罗西汀和去甲替林的婴儿血清水平低或测不出，曲舍林通常被认为是母乳喂养期间的一线选择。氟西汀和西酞普兰更容易使相对婴儿剂量超过 10%，病例报告与负面效应有关。可能发生不良效应，包括喂养不良、易激惹、腹部绞痛、镇静和睡眠困难[24]。由于抗抑郁药的代谢能力下降，早产婴儿可能对不良反应更脆弱（框图 3-42）。

> **框图 3-42**
> **母乳喂养和抗抑郁药**
> - 可以与大多数抗抑郁药同时存在。
> - 由于婴儿水平非常低，曲舍林、帕罗西汀和去甲替林是优先选择。
> - 病例报道氟西汀和西酞普兰的婴儿水平增加。

八、苯二氮䓬类

许多妊娠期有情绪和焦虑症状的女性仅服用苯二氮䓬类或同时服用抗抑郁药。苯二氮䓬类暴露的重大畸形患病率队列研究未发现风险增加，但是病例对照研究表明作为一类药，苯二氮䓬类的口裂风险增加，劳拉西泮的肛门闭锁风险增加。苯二氮䓬类与 PTB 和 LBW 的风险增加相关。晚孕期暴露会造成"松软婴儿"综合征，包括低 Apgar 评分、肌肉低张力和低体温。由于胎儿组织累及较少，劳拉西泮经常在妊娠期使用[9]。同时使用 SSRIs 和苯二氮䓬类尤其会增加新生儿戒断症状的风险。母亲使用苯二氮䓬类和母乳喂养的顾虑是婴儿镇静；这不是常报道的问题。

九、非药物治疗

非药物治疗策略可能是围产期女性抑郁和焦虑障碍的治疗选择，特别是想尽量减少精神病药胎儿暴露的女性，这也可以作为辅助治疗。然而，还没有关于产前抑郁和焦虑障碍非药物治疗是否能减少疾病风险的系统研究[1]。妊娠和产后女性心理治疗方式的荟萃分析表明，心理治疗与通常的保健相比，中度有效[25]。最近发表的筛查指南建议 CBT 作为有效治疗"没有或很少"有伤害，注意大多数研究都是在产后而不是妊娠期进行的[4]。人际心理治疗尤其适用于孕期，它关注的是角色转换、人际关系和建立社会支持[25]。研究得不够好但有希望的治疗包括运动、瑜伽、按摩和反复经脑磁刺激。使用 omega-3 脂肪酸、叶酸、圣约翰草、轻治疗和针灸的结果不一致。症状严重的孕妇如果对药物或非药物治疗无反应，可能需要电休克治疗（electroconvusive therapy，ECT）。尽管 ECT 已在妊娠期安全使用，仍有特殊的孕妇注意事项，已报道有胎儿心率下降、子宫收缩、早产和死胎的发生[26]。

十、双向情感障碍

双向情感障碍 I 型的定义是一生至少有一次躁狂发作，这是一个明显异常的阶段，具有持续高昂、豪爽或易激惹的情绪，异常而持久增加的目标导向活动或能量。症状必须持续至少 1 周，如果需要住院，任何时长都可以。必须存在 3 个或 3 个以上的其他症状，例如夸张、睡眠需要减少、强制言语或言语增多、快速思维、注意力分散或高危行为,并造成明显的功能障碍[3]。双向情感障碍Ⅱ型需要达到至少一次轻度躁狂发作的标准(症状与躁狂发作相似,但是只需要连续4d存在伴功能变化,或者需要住院),并至少有一次抑郁发作[3]。双向情感障碍在孕期复发的风险增加,尤其是在产后阶段。如果停用情绪稳定药,孕期和产后复发的风险会进一步增加。未治疗的双向情感障碍很多风险随着抑郁发作变得明显:产前保健不佳、营养不良和健康行为不良、滥用麻醉品和自杀想法。此外,妊娠时可并发冲动行为和判断不佳的行为。未治疗的双向情感障碍与PTB、小头和新生儿低血糖有关。

最近的一篇荟萃分析总结双向情感障碍在产后阶段复发的风险为37%[27]。使用药物治疗的患者产后复发率较低,尤其是锂,孕期用药复发率23%,停止药物治疗的女性为66%[27]。复发的风险因素包括停药、既往产后情绪发作或精神病、妊娠期情绪不稳定、双向情感障碍发病年龄小,以及初产。

十一、心理疾病和产后精神病

精神分裂症谱系和其他精神疾病的定义是5个域之中的一个或多个异常,包括错觉、幻觉、思想(语言)错乱、运动行为错乱或异常、负面症状[3]。大约50%的精神分裂症女性会怀孕,孕期和产后活动的精神症状与不良结局有关,包括母亲自残和对婴儿的身体伤害、对解除的负面影响、儿童发育轨迹不良。孕期精神分裂症病程的数据有限。根据一项最近出版的研究,与孕前一年相比,患有精神分裂症的女性孕期和产后第一年住院风险下降,但产后的最初9d风险增加,是个例外[28]。之前通过经典或一代抗精神病药(first-generation antipsychotics,FGAs)治疗过精神疾病,近年来非典型或二代抗精神病药(second-generation antipsychotics,SGAs)已经成为一线治疗,主要是因为锥体外系不良反应率较低。SGAs对泌乳素水平的影响很小,这被认为增加了精神分裂症女性的生育率。

在DSM-5中,产后精神病不被认为是一种明显的疾病,而是情绪和焦虑障碍,如果症状发生于孕期或产后4周之内,会使用指示语"产后发病"。普通人群中产后精神病的患病率为每1000次出生中1~2例。它可以作为慢性疾病复发,例如精神分裂症或双向情感障碍,或作为产后初次出现的症状,最常见的形式是狂躁、混合发作(特征为情绪高涨和低落)或严重的抑郁。双向情感障碍的患者发生产后精神病的风险最高。有一部分女性产后初次出现精神病,但不会进展为双向情感障碍,症状仅在产后阶段存在。产后精神病被认为是一种精神急症,是严重症状快速出现的结果,有很高的潜力造成毁灭性结局,例如杀婴或自杀。大约4%的产后精神病女性会杀婴,大约5%会自杀。最近的一项研究表明,与健康母亲相比,产后90d内出现严重精神病的母亲1年自杀风险升高(死亡率比值289)[29]。

在大多数病例中,产后精神病在产后2周内急性起病,临床特征包括情绪不稳定、混乱、失眠、行为奇怪、烦乱和错乱。精神症状经常和婴儿有关,错觉是自我协调的。有一个本体失落测试,对信念的强迫行为和不能识别行动结果,造成伤害的风险增加。这对鉴别自我失调的入侵想法很重要,入侵想法经常出现在产后抑郁和焦虑障碍中。治疗通常包括住院和药物治疗,与精神病或非围产阶段的情绪疾病类似,例如抗精神病药物、情绪稳定剂、苯二氮䓬类、睡眠调节、支持心理治疗和ECT。排除其他脑病或全身疾病至关重要,例如谵妄、感染、甲状腺疾病、药物毒性或撤退,以及其他。

一篇最近的荟萃分析总结了既往产后精神病的女性本次产后复发的风险为31%[27]。比起双向情感障碍的女性,严重的产后发作更可能出现在既往有产后精神病的女性(17%)。其他产后复发的风险因素包括妊娠期复发、双向情感障碍或产后精神病家族史、初产妇和产科并发症。那些孤立的产后精神病患者,应在产后立即开始药物治疗,而不是像孕期那样维持,可能有效预防产后精神病复发[27]。

十二、情绪稳定药

1. 锂

锂暴露和心脏Ebstein畸形的关系在20世纪70年代被报道,但是最近的研究没有发现锂的致畸性。然而，由于可能增加心脏畸形的风险，推荐在孕 16—18 周进行胎儿心脏超声和高解析度超声检查。在整个孕期需要监测锂水平和肾功能，因为中孕和晚孕期液体量和锂的排泄增加。通常需要锂水平随着妊娠进程而增加[30]。还需要在妊娠期间监测甲状腺功能和胎儿生长[31]。

在分娩前和分娩时可以将锂剂量减少 24～48h，但是如果最近的水平是正常的，可以维持剂量不变[30]。产程和分娩过程中充分水化很重要。产后锂剂量应当恢复到孕前水平，经常需要测定血清水平，排除中毒。新生儿并发症包括"松软婴儿"综合征、肾源性尿崩症、甲状腺功能减退、肌张力低、昏睡、心动过速、发绀和呼吸困难。探讨锂对神经发育的远期效应的研究很少，但是目前没有显著不良反应报道[30]。

2. 丙戊酸盐

如果可能，孕期应避免使用丙戊酸盐，因为有若干不良反应。暴露于丙戊酸盐与先天性畸形率增加高达 10% 有关，包括神经管缺陷、颅面部畸形、心脏缺损、尿道下裂和口裂[31]。畸形的风险随着剂量增加和多种抗癫痫药的使用而增加。新生儿症状包括张力高、易激惹、喂养差、肝毒性和低血糖。神经发育畸形是顾虑的问题，已有记载宫内暴露于丙戊酸盐的孩子直到 6 岁都有神经认知障碍；丙戊酸盐暴露还会增加自闭症和 ASD 的发生风险[30]。

孕期使用丙戊酸盐（和卡马西平）时，应定期监测全血细胞计数、甲状腺功能、肝功能和抗癫痫药血清学水平[31]。建议服用任何抗癫痫药的女性在孕前和妊娠过程中服用叶酸补充剂，这可能降低神经管缺陷的风险。甲胎蛋白检测可以评估神经管缺陷，建议在中孕早期通过高分辨超声检查面部、心脏和神经轴，建议对新生儿进行详细的形态学检查，监测戒断症状、镇静、异常凝血、低血糖或高血糖[31]。

3. 拉莫三嗪

最近的研究不能证实产前拉莫三嗪暴露会增加先天畸形率，尽管每项研究都表明口裂的风险增加了。随着妊娠进展，雌激素水平增加，导致葡萄糖醛酸化，造成拉莫三嗪的清除率增加。孕期可以预防性增加拉莫三嗪的剂量，或在情绪症状恶化时增加[30]。产后拉莫三嗪水平增加，应当将剂量在产后 2～3 周减至孕前剂量[30]。使用拉莫

三嗪母亲的新生儿症状不常见。至今还没有产前暴露造成神经发育受损的报告。

4. 其他抗癫痫药

卡马西平暴露会增加 PTB、LBW、脊柱裂、其他神经管缺陷、尿路畸形和其他畸形的风险。针对卡马西平对认知和运动发育的研究报道的结果不一。暴露于托吡酯会造成口裂风险增加，可能 LBW 风险增加。加巴喷丁与 PTB 和 LBW 的风险增加有关。大部分关于抗癫痫药暴露的文献来自对癫痫妇女的研究，而不是精神心理疾病。

十三、抗精神病药

大多数关于产前暴露于抗精神病药效应的文献没有对潜在的精神病或双向情感疾病进行调整，两者都是主要的混杂因素。最近的一篇荟萃分析报道与没有药物暴露相比，服用 FGAs 和 SGAs 的主要畸形风险增加 OR 值为 2.12，最常见的是心脏畸形[32]。PTB 的风险增加 OR 值是 1.86，平均出生体重较轻。自然流产或死胎率没有增加[32]。晚孕期暴露于 FGAs 和 SGAs 造成肌肉运动异常和分娩后的戒断症状。很少有针对儿童神经运动发育的研究，但是有报道产前暴露于 FGAs 和 SGAs 的 6 个月大的婴儿神经运动表现较差。已有孕妇服用抗精神病药物的国际注册研究[30]（框图 3-43）。

> 💡 **框图 3-43**
>
> **产前暴露于情绪稳定药和抗精神病药物**
> - 锂可能增加 Ebstein 畸形或其他心脏畸形的风险。
> - 整个孕期要监测锂水平和甲状腺、肾功能。
> - 妊娠期需要增加锂的剂量，但是产后要减量。
> - 卡马西平与脊柱裂和尿路畸形有关。
> - 由于致畸性高和新生儿症状，孕期禁忌使用丙戊酸盐。
> - 丙戊酸盐导致 IQ 降低和儿童神经认知发育延迟。
> - 整个孕期应监测丙戊酸盐和卡马西平水平、肝功能、全血细胞计数和甲状腺功能，孕前和孕期补充叶酸。
> - 拉莫三嗪不增加先天性畸形率。
> - 孕期通常需要增加拉莫三嗪的剂量，但是产后应当减量。
> - 抗精神病药可能增加先天畸形的风险，尤其是心脏，可能增加 PTB 和 LBW 风险，产后可能有锥体外系症状和戒断症状，6 个月的婴儿可能神经运动发育延迟。

十四、母乳喂养与情绪稳定药、抗精神病药

丙戊酸盐和卡马西平都被认为可以哺乳[23]。母乳喂养需要密切观察婴儿，因为据报道，婴儿的血清锂水平可以高达母亲血清水平的 50%。应当监测婴儿有无低张力、喂养不佳、持续行为改变和生长缓慢。应当监测婴儿的锂水平、肾功能和甲状腺状态[23]。据报道母乳中的拉莫三嗪水平高达母体水平的 50%，但是不良反应极少，拉莫三嗪被认为可以母乳喂养。有报道母亲服用拉莫三嗪时，婴儿有一过性皮疹[30]。拉莫三嗪可能导致早产儿窒息、镇静和虚弱[23]。据报道婴儿的血清托吡酯水平超过了母体水平的 10%，但是托吡酯被认为可以母乳喂养。很少有发表的报告研究母亲使用抗精神病药与母乳喂养婴儿的不良反应。目前，只有少量的病例报告，方式不一致。氯氮平在母乳喂养时禁用（框图 3-44）。

💡 **框图 3-44**

母乳喂养和情绪稳定药、抗精神病药

- 婴儿的锂水平可能高达母体水平的 50%，观察低张力、生长缓慢和喂养不佳。监测婴儿的锂水平、血尿素氮、肌酐和甲状腺刺激激素。
- 丙戊酸盐和卡马西平可以母乳喂养。
- 婴儿的拉莫三嗪水平可能高达母体水平的 50%，但是目前报道的不良反应很少。
- 很少有托吡酯、卡巴喷丁和左乙拉西坦的数据。
- 抗精神病药可以母乳喂养，但是数据很少。
- 氯氮平不建议母乳喂养。

十五、总结

对于患精神心理疾病的孕妇，没有无风险的决定。产科医师了解最常见的精神疾病的诊断、病程和治疗选择很重要，因为围产期疾病与不良产科、胎儿和新生儿结局相关。孕期和哺乳期间暴露于抗精神病药物也有可能对胎儿、新生儿和儿童造成不良影响。围产阶段女性的管理需要个体化，进行全面的风险-收益分析，考虑女性的精神心理疾病病程和对治疗的反应、未治疗疾病的潜在不良影响、暴露于精神病药物的不良反应，以及是否有非药物治疗选择。国家卫生与临床优化研究所（National Institute for Health and Care Excellence，NICE）制订了产前和产后精神卫生临床管理和服务指导，覆盖了备孕、怀孕、产后或过去一年怀孕的女性存在精神健康问题时的识别、评估和治疗（表 3-34），以及与所有健康卫生专业人员有关的识别、评估、转诊或妊娠期、产后提供干预的建议。

表 3-34　国家卫生与临床优化研究所临床指南 CG192 的关键建议，产前和产后精神健康：临床处理和服务指导

- 与所有有生育潜能且过去或现在有精神健康问题的女性讨论避孕、怀孕及分娩如何影响精神健康疾病，以及精神健康疾病或治疗对女性、胎儿或婴儿及养育子女的影响
- 有生育潜能的女性避免丙戊酸盐
- 通过与所有治疗该女性的卫生保健专业人员一起制订整合保健计划来协调保健
- 提供详细的关于治疗决定的信息、建议并监测该女性，同时指导启动、使用和停止治疗，考虑精神病药物的风险-效益比
- 识别妊娠期和产后阶段的精神健康问题，筛查抑郁和焦虑，并转诊给有恰当知识基础的人员
- 在产后考虑女性及其婴儿，尤其是创伤性分娩、死胎和流产后，由有经验的人员提供干预。
- 建立围产期精神健康服务临床网络，由卫生健康专业人员、行政人员、管理者和服务者及保健人员组成的协调委员会管理

＊ The complete list of recommendations can be viewed at http://www. nice. org. uk/guidance/cg192/chapter/1-Recommendations

（周希亚　译　周希亚　校）

参考文献

[1] Jarde A, Morais M, Kingston D et al. Neonatal outcomes in women with untreated antenatal depression compared with women without depression: a systematic review and meta-analysis. JAMA Psychiatry 2016;73:826-837.

［2］ Beijers R，Buitelaar JK，de Weerth C. Mechanisms underlying the effects of prenatal psychosocial stress on child outcomes；beyond the HPA axis. *Eur Child Adolesc Psychiatry* 2014；23；943-956.

［3］ American Psychiatric Association. *Diagnostic and Statistical Manual*，5th edn. Arlington，VA；American Psychiatric Association，2013.

［4］ O'Connor E，Rossom RC，Henninger M，Groom HC，Burda BU. Primary care screening for and treatment of depression in pregnant and postpartum women；evidence report and systematic review for the US Preventive Services Task Force. *JAMA* 2016；315；388-406.

［5］ Schiller CE，Meltzer-Brody S，Rubinow DR. The role of reproductive hormones in postpartum depression. *CNS Spectr* 2015；20；48-59.

［6］ Wisner KL，Sit DK，McShea MC et al. Onset timing，thoughts of self-harm，and diagnoses in postpartum women with screen-positive depression findings. *JAMA Psychiatry* 2013；70；490-498.

［7］ Molyneaux E，Howard LM，McGeown HR，Karia AM，Trevillion K. Antidepressant treatment for postnatal depression. *Cochrane Database Syst Rev* 2014；（9）；CD002018.

［8］ Goodman JH，Chenausky KL，Freeman MP. Anxiety disorders during pregnancy；a systematic review. *J Clin Psychiatry* 2014；75；e1153-e1184.

［9］ Misri S，Abizadeh J，Sanders S，Swift E. Perinatal generalized anxiety disorder；assessment and treatment. *J Womens Health* 2015；24；762-770.

［10］ Banhidy F，Acs N，Puho E，Czeizel AE. Association between maternal panic disorders and pregnancy complications and delivery outcomes. *Eur J Obstet Gynecol Reprod Biol* 2006；124；47-52.

［11］ Russell EJ，Fawcett JM，Mazmanian D. Risk of obsessive-compulsive disorder in pregnant and postpartum women；a meta-analysis. *J Clin Psychiatry* 2013；74；377-385.

［12］ Forray A，Focseneanu M，Pittman B，McDougle CJ，Epperson CN. Onset and exacerbation ofobsessive-compulsive disorder in pregnancy and the postpartum period. *J Clin Psychiatry* 2010；71；1061-1068.

［13］ Wenzel A. *Anxiety in Childbearing Women；Diagnosis and Treatment*. Washington，DC；American Psychological Association，2011.

［14］ Muzik M，McGinnis EW，Bocknek E et al. PTSD symptoms across pregnancy and early postpartum among women with lifetime PTSD diagnosis. *Depress Anxiety* 2016；33；584-591.

［15］ Shlomi Polachek I，Dulitzky M，Margolis-Dorfman L，Simchen MJ. A simple model for prediction postpartum PTSD in high-risk pregnancies. *Arch Womens Ment Health* 2016；19；483-490.

［16］ McDonagh MS，Matthews A，Phillipi C et al. Depression drug treatment outcomes in pregnancy and the postpartum period；a systematic review andmetaanalysis. *Obstet Gynecol* 2014；124；526-534.

［17］ Huybrechts KF，Palmsten K，Avorn J et al. Antidepressant use in pregnancy and the risk of cardiac defects. *N Engl J Med* 2014；370；2397-2407.

［18］ Grigoriadis S，VonderPorten EH，Mamisashvili L et al. Prenatal exposure to antidepressants and persistent pulmonary hypertension of the newborn；systematic review and meta-analysis. *BMJ* 2014；348；f6932.

［19］ Huybrechts KF，Bateman BT，Palmsten K et al. Antidepressant use late in pregnancy and risk of persistent pulmonary hypertension of the newborn. *JAMA* 2015；313；2142-2151.

［20］ El Marroun H，White T，Verhulst FC，Tiemeier H. Maternal use of antidepressant or anxiolytic medication during pregnancy and childhood neurodevelopmental outcomes；a systematic review. *Eur Child Adolesc Psychiatry* 2014；23；973-992.

［21］ Suri R，Lin AS，Cohen LS，Altshuler LL. Acute and long-term behavioral outcome of infants and children exposed in utero to either maternal depression or antidepressants；a review of the literature. *J Clin Psychiatry* 2014；75；e1142-e1152.

［22］ Malm H，Brown AS，Gissler M et al. Gestational exposure to selective serotonin reuptake inhibitors and offspring psychiatric disorders；a national register-based study. *J Am Acad Child Adolesc Psychiatry* 2016；55；359-366.

［23］ Rowe H，Baker T，Hale TW. Maternal medication，drug use，and breastfeeding. *Child Adolesc Psychiatr Clin North Am* 2015；24；1-20.

［24］ Sriraman NK，Melvin K，Meltzer-Brody S. ABM Clinical Protocol ＃ 18；Use of antidepressants in breastfeeding mothers. *Breastfeed Med* 2015；10；290-299.

[25] Stuart S, Koleva H. Psychological treatments for perinatal depression. *Best Pract Res Clin Obstet Gynaecol* 2014;28:61-70.

[26] Leiknes KA, Cooke MJ, Jarosch-von Schweder L, Harboe I, Høie B. Electroconvulsive therapy during pregnancy:a systematic review of case studies. *Arch Womens Ment Health* 2015;18:1-39.

[27] Wesseloo R, Kamperman AM, Munk-Olsen T, Pop VJ,Kushner SA,Bergink V. Risk of postpartum relapse in bipolar disorder and postpartum psychosis:a systematic review and meta-analysis. *Am J Psychiatry* 2016;173:117-127.

[28] Rochon-Terry G, Gruneir A, Seeman MV *et al*. Hospitalizations and emergency department visits for psychiatric illness during and after pregnancy among women with schizophrenia. *J Clin Psychiatry* 2016;77:541-547.

[29] Johannsen BM, Larsen JT, Laursen TM, Bergink V,Meltzer-Brody S, Munk-Olsen T. All-cause mortality in women with severe postpartum psychiatric disorders. *Am J Psychiatry* 2016;173:635-642.

[30] Khan SJ, Fersh ME, Ernst C, Klipstein K, Albertini ES, Lusskin SI. Bipolar disorder in pregnancy and postpartum:Principles of management. *Curr Psychiatry Rep* 2016;18:13.

[31] Galbally M, Snellen M, Walker S, Permezel M. Management of antipsychotic and mood stabilizer medication in pregnancy:recommendations for antenatal care. *Aust NZ J Psychiatry* 2010;44:99-108.

[32] Coughlin CG, Blackwell KA, Bartley C, Hay M, Yonkers KA, Bloch MH. Obstetric and neonatal outcomes after antipsychotic medication exposure in pregnancy. *Obstet Gynecol* 2015;125:1224-1235.

第九节

妊娠期自身免疫性风湿病和其他疾病

Andrew McCarthy[1], May Ching Soh[1,2,3]

[1] *Queen Charlotte's and Chelsea Hospital, Imperial College Healthcare NHS Trust, London, UK*

[2] *Women's Health Academic Centre, King's College London, London, UK*

[3] *John Radcliffe Hospital, Oxford University Hospitals NHS Foundation Trust, Oxford, UK*

一、背景

2009—2012 年母亲和婴儿:在全英国范围内通过审计和秘密调查降低风险(Mothers and Babies:Reducing Risk through Audits and Confidential Enquiries across the UK,MBRRACE)报告显示,孕产妇直接死亡率下降48%,但孕产妇间接死亡率却没有显著下降[1]。目前,孕产妇间接死亡率是直接死亡率的 2 倍(6.87/100 000 vs. 3.25/100 000)。2/3 的妇女在妊娠期死于疾病或心理健康问题,其中 74% 在妊娠前就存在此类问题。

随着更多辅助生殖治疗的成功,妇女的生育年龄大大延长;有些妇女在年龄较大的时候想做母亲,从而增加了妊娠合并偶发疾病的风险。在英国,2009—2012 年收集的最新数据显示,共有 3 182 873 例分娩,其中 3.9% 是 40 岁及以上的妇女;死亡孕产妇中 27% 为肥胖(BMI≥30kg/m²),1/4 为吸烟者。这反映了一个重大转变,即来自疾病的风险增加,可能在孕产妇死亡率调查中纳入了间接死亡的贡献因素。

虽然这个年龄组的许多疾病不会导致严重的发病率,但有些疾病(如癫痫、哮喘、自身免疫性风湿性疾病和感染等)却有可能。因此,妇女在孕前就得到关于疾病潜在影响的良好建议,怀孕时有恰当可信的用药方案,或妊娠早期有特定的计划来调整治疗方案都很重要。这就要求她们一旦发现妊娠,就可以获得专家意见。随着妊娠期药物安全性更多数据的出现,临床医师不再需要因此牺牲慢性病药物治疗的有效性。然而,改变妇女及其他不太熟悉妊娠的临床医师的心态仍是一个挑战。理想情况是在孕前就提出以下问题,包括妊娠期间继续使用妊娠友好的免疫抑制药或生物制剂,以及大多数抗癫痫药物的安全性。这样可以使妇女打消疑虑,不会在妊娠早期突然自行停药。因此,孕前咨询的重要性再怎么强调都不为过,2014 年在关于拯救生命、改善母亲关怀(Saving Lives,Improving Mother' Care)的报告中进一步强调了这一点[1]。

对患病妇女的管理通常最好在诊所内进行,由产科、内科和助产人员参与。这类诊所的门诊管理对孕妇更为方便,并能促进相关医疗团队之间的良好沟通。这里也可以作为孕妇联系的集中点,当妊娠早期可能需要立即改变治疗时,或在妊娠晚期有问题时可以集中解决。应为患有疾病的妇女制订综合治疗计划。在诊所内,如果没有正式的多学科会议讨论高风险案例,则需要考虑如何进行跨专业沟通。助产士和支助工作者的作用再怎么强调也不为过,确保提供更全面的治疗。

二、系统性红斑狼疮

系统性红斑狼疮(systemic lupus erythematosus,SLE)是最常见的累及育龄女性多系统的自身免疫性风湿性疾病。患病率取决于人种,在非洲、远东(中国、韩国)和拉美裔人群中会看到更严重的表型。约 30％ 与抗磷脂综合征(antiphospholipid syndrome，APS)重叠，被归类为继发性 APS。

SLE 通常对生育能力没有影响，除非以前有过明显的环磷酰胺暴露、继发性 APS 或目前病情活动严重。如果妊娠发生在疾病活动后的 4～6 个月，结局会更差，因此计划妊娠至关重要。同时应该与这些女性讨论避孕问题。联合口服避孕药与 SLE 病情活动风险增加无关，但在继发性 APS 患者中则为禁忌。

孕前咨询时可以将潜在致畸的药物(如环磷酰胺和霉酚酸酯)在病情稳定时调整为更适合妊娠的替代药品。至少在妊娠 3 个月前开始服用叶酸 5mg，要保证维生素 D 充足，羟氯喹(hydroxychloroquine，HCQ)必须继续使用，因为观察性研究表明，在妊娠期继续使用 HCQ 可以改善产科结局，减少病情活动。患有 SLE 的妇女应每天服用阿司匹林 75mg 和碳酸钙 2.5g，因为她们患子痫前期的风险明显高于正常人群。

1. SLE 对妊娠的影响

良好的产科结局与孕前病情保持稳定至少 4～6 个月、妊娠期持续使用 HCQ，以及没有重要的脏器损害(如狼疮性肾炎、狼疮性脑病)等因素有关[2]。

SLE 病情活动在妊娠期间并不常见。妊娠期间发生的病情活动模式通常与之前类似：孕前主要累及黏膜皮肤的将以类似的方式活动，而狼疮性肾炎将表现为肾受累。狼疮肾炎可以是新发的，如果在妊娠 20 周后出现，可能会被误认为子痫前期。

患有 SLE 的妇女因胎盘功能不足而导致不良妊娠结局的风险增加。高达 1/4 的 SLE 女性会发生子痫前期或子痫，20％～31％ 早产。5％～23％ 的 SLE 孕妇合并胎儿生长受限(fetal growth restriction，FGR)。

如果患者既往患有高血压或存在严重蛋白尿或血清肌酐升高，那么妊娠期间因狼疮性肾炎活动或子痫前期导致肾功能恶化的风险更高。一项荟萃分析显示，妊娠期间 11％～69％ 的患者会出现狼疮性肾炎活动，3％～27％ 会有肾功能受损，高达 10％ 会造成永久性的肾损害[3]。一项病例对照研究显示，28％ 的 Ⅲ 或 Ⅳ 级狼疮性肾炎患者

发生了子痫前期，其中 35％ 早产，出生体重明显低于无肾炎的 SLE 患者[4]。

对 SLE 孕妇的早期研究表明，血清可溶性 fms 样酪氨酸激酶-1(soluble fms-like tyrosine kinase-1，sFlt-1)水平较高。与普通人群相似，sFlt-1 和可溶性内皮糖蛋白(sEng)的循环水平升高、胎盘生长因子(PGF)降低和 sFlt-1/PGF 比值升高有助于预测 SLE 妊娠中的子痫前期。在妊娠结局预测因子抗磷脂综合征和 SLE 的生物标志物(Predictors of Pregnancy Outcome：Biomarkers in Anti-phospholipid Syndrome and SLE，PROMISSE)多中心研究中，低水平 sFlt(＜1872 pg/ml)和 PGF 升高(＞70.3 pg/ml)对 SLE 患者具有阴性预测价值，不到 5％ 出现不良妊娠结局[5]。

2. SLE 活动与子痫前期的鉴别

由于正常妊娠中补体 C3 和 C4 水平、红细胞沉降率(erythrocyte sedimentation rate，ESR)均升高，因此 SLE 病情活动的标志物在妊娠中不太有用；所以，C3 和 C4 较妊娠早期的基线测定值相对下降可能是一个有用的标志物。表 3-35 包括了鉴别 SLE 活动(尤其是狼疮性肾炎)和子痫前期的有用指标。

表 3-35　鉴别 SLE 活动(尤其是狼疮性肾炎)和子痫前期的有用特征

	SLE 活动/狼疮性肾炎	子痫前期
高血压	＋	＋＋
其他 SLE 的表现(如皮疹、口腔溃疡)	＋	－
补体 C3、C4	比早孕期基线↓	不变
ESR	↑	不变
ds-DNA	↑	不变
尿蛋白≥0.3g/24h	＋＋	＋
管型尿	可能有	－
血清尿酸	可能↑	↑↑
肝功	不变	ALT 可能↑
sFlt-1/PGF* 比值	↑	↑

＊ PGF 在 SLE 活动中可能升高。

＋. 现在；－. 缺席；↑. 提高；↓. 降低；ALT. 谷丙转氨酶；ESR. 血细胞沉降率；PGF. 胎盘生长因子。

3. 妊娠期 SLE 活动的管理

SLE 活动的管理取决于所累及的器官系统。最好是预防,因此在妊娠期间应继续使用 HCQ。类固醇仍然是治疗病情活动的主要手段,但从经验上讲,不应因预防病情活动而开始使用。注射"清除"循环中抗体的免疫球蛋白可用于中到重度病情活动的治疗;但由于其增加了血栓的风险,需要同时预防血栓的形成。非甾体抗炎药(nonsteroidal anti-inflammatory drugs,NSAIDs)是安全的、非致畸药物,但由于会造成新生儿动脉导管提早闭合,从而导致新生儿肺动脉高压,因此只能在妊娠 32 周前(并且不在分娩前的 48h 内)使用。

硫唑嘌呤在妊娠期相对安全。有越来越多的证据证实他克莫司治疗妊娠期狼疮性肾炎的疗效。另外,霉酚酸酯和环磷酰胺是致畸的,不应在妊娠前 12 周使用。然而,如果母体病情活动严重到需要使用细胞毒性药物,在器官形成的最初阶段之后可以使用环磷酰胺。对暴露于环磷酰胺的子代进行的长期随访研究表明,随访至青春期前,其生长和神经发育均正常[6]。利妥昔单抗(引起 B 细胞溶解)不致畸,但有很长的半衰期,在暴露后 6~8 个月内抑制新生儿 B 细胞产生。尽管如此,在暴露的子代中没有发现任何不良反应,他们能够对疫苗接种产生正常的免疫反应,也没有增加感染率。但是,子宫内暴露于利妥昔单抗的儿童数量仍然很少,妊娠期环磷酰胺的远期累计数据更多。

4. 先天性心脏传导阻滞和新生儿狼疮综合征

高达 30% 的 SLE 患者 Ro 抗体(+)。Ro 和 La 抗体是可提取核抗原的一部分,可以通过胎盘并可能损害新生儿心脏传导系统,导致不可逆的纤维化。在受影响的子代中 90%~100% 的母亲 Ro 抗体(+),68%~91% La 抗体(+)。在 Ro 阳性的孕妇中,先天性心脏传导阻滞的风险约为 2%,并且与母体内 Ro 抗体的滴度密切相关。如果受累,总体死亡率约为 20%,死亡通常发生在子宫内(发生水肿、胸腔和心包积液后)。大多数存活到新生儿期的婴儿表现良好,但有 2/3 需要心脏起搏器。如果之前的孩子曾受影响,在随后妊娠中发生先天性心脏传导阻滞的风险呈指数增加,至 15%~50%。

心脏传导阻滞的检测可以在孕 18 周后进行。

然而,一旦发生二度传导阻滞,这个过程几乎是不可逆转的,如果胎儿活着,治疗方法是分娩,然后为新生儿植入永久性起搏器。孕 28 周后很少发生心脏传导阻滞,尽管有在产后 3 年发生心脏传导阻滞的罕见情况。因此,大多数抗 Ro 或 La 抗体阳性的孕妇都从孕 18 周开始筛查计划,如果孕 28~32 周第二次超声心动图(以确定新生儿的 PR 间期)正常,则不需要进一步筛查,直到分娩时进行一次 ECG。

心脏传导阻滞的治疗仍存在争议,因为之前尝试的治疗方法未能有效逆转二度传导阻滞。已证实 HCQ 可以降低心脏传导阻滞的发生率,在抗 Ro 或 La 抗体阳性的无症状妇女中可以考虑使用[7]。大剂量地塞米松和反复输注免疫球蛋白未能有效逆转已存在的二度传导阻滞。

新生儿皮肤狼疮是一种环状红斑性皮疹,暴露于阳光或紫外线后很快发生。大约 5% 抗 Ro 或 La 阳性母亲的子代会受累。皮疹通常在 6~8 个月内,随着母体抗 Ro 和 La 抗体的清除而缓解。局部皮质类固醇用于严重病例,皮疹通常自然消退,仅有残留色素减退或毛细血管扩张,最多达 2 年(框图 3-45)。

框图 3-45

SLE 女性应继续服用 HCQ,因为 HCQ 对妊娠结局有积极作用,并降低了抗 Ro 和 La 抗体阳性母亲的胎儿发生先天性心脏传导阻滞的风险。

5. 继发性抗磷脂综合征

正常人群中,抗磷脂抗体通常是一过性的,可由多种因素诱导产生。中到高滴度的抗磷脂抗体,如果不伴有 10 周内的复发(和连续)性流产、不明原因的中期妊娠丢失、孕 34 周前因胎盘功能不足早产,或既往血栓史等临床特征,则与不良产科结局无关[8]。高达 50% 的 SLE 妇女有循环的抗磷脂抗体。狼疮抗凝物较抗心磷脂抗体预测不良结局的效力更强。

继发性 APS 的妇女如果曾发生血栓、晚期妊娠丢失、胎盘功能不全的特征,应预防性使用低分子量肝素(low-molecular-weight heparin,LMWH),并在产后继续使用至少 6 周。LMWH 用于预防早期复发性流产仍存在争议；一项荟萃分析总结与小剂量阿司匹林相比，LMWH 并没有额外的益处[9]。

6. 孕产妇远期的健康和心血管疾病

与正常人群相比，即使没有任何心血管相关危险因素，SLE 妇女患早发心血管疾病和死亡的风险都要高得多。SLE 女性如果妊娠合并胎盘功能不全，更易死于心血管疾病，心血管疾病进展也会加速。孕 34 周前早产可能是妊娠期 SLE 活动的替代标志物，也与心血管事件加速相关[10]。

三、类风湿关节炎和其他炎症性关节炎

以人群为基础的前瞻性研究发现，至少 40% 的孕妇出现疾病活动，因此类风湿关节炎（rheumatoid arthritis，RA）在妊娠期改善的说法不再成立。病情更重（侵蚀性疾病或关节畸形）和抗环瓜氨酸肽（抗-CCP）抗体阳性的患者往往比血清学阴性的 RA 患者更易出现病情加重。

血清学阴性的脊柱炎，如银屑病性关节炎、肠病性关节炎和强直性脊柱炎，对传统改善病情的抗风湿药（disease-modifying antirheumatic drugs，DMARD，例如 HCQ、甲氨蝶呤和柳氮磺吡啶）或泼尼松龙反应较差。

1. 炎症性关节炎妇女的预防和特殊注意事项

尽管患类风湿关节炎的妇女生育能力较低，但她们的产科结局与正常人群相似，除非她们在孕期出现病情活动。一项荷兰的全国性前瞻性研究表明，妊娠期病情活动与较低孕龄分娩和较低

出生体重有关。美国的研究表明，患类风湿关节炎的妇女如果合并严重侵蚀性疾病，发生 FGR 的风险增加。她们发生子痫前期的风险也有所增加，尽管与 SLE 女性相比，绝对风险很低。

与正常人群相比，RA 患者的择期剖宫产率更高，这很可能是医源性的。髋外展受限很少严重到阻碍阴道分娩。对于可能接受髋关节置换术的幼年特发性关节炎妇女，需要给予额外的保健。

患有炎性关节炎的妇女应由产科麻醉医师进行评估，包括颈椎受累程度和下颌偏移程度，以便预测产程中需要全麻时可能遇到的问题。寰枢椎半脱位和随后的麻痹是罕见的并发症，患有累及颈椎的侵蚀性疾病的孕妇，如果有适当的预防措施，可以使用全身麻醉。

2. DMARDs 和其他药物在孕期和哺乳期使用

DMARDs 可能导致炎症性关节炎妇女的生育力下降。在所有 RA 患者中曾用作一线治疗的甲氨蝶呤是一种众所周知的致畸药，必须在备孕前至少 3 个月停用，并同时服用高剂量（5 mg）叶酸。来氟米特是一种嘧啶合成抑制药，是另一种常用的具有致畸性的 DMARD。应在孕前给予 8mg 的考来烯胺，"冲洗"至少 11d，但必要时也可以在妊娠极早期开始。应确认考来烯胺洗脱成功，间隔 2 周检测不到药物水平（<0.03μg/ml）。如果这是不可能的，则应继续使用考来烯胺冲洗直至器官形成。

表 3-36 列出了许多 DMARDs 和其他药物，及其在妊娠与哺乳期的适用性。

表 3-36 风湿性疾病常用治疗药物及其对妊娠和母乳喂养的影响

药物	对器官形成的影响	对胎儿/新生儿的影响	哺乳	作者对妊娠期使用的建议
NSAIDs	无	孕27周后动脉导管可逆性收缩；羊水过少；短暂性无尿和肾功能衰竭（如果在分娩前 48h 内使用）	√	可能是所有 NSAIDs 的效应。如果有指征，孕 32 周前用最小剂量。分娩前 48h 内停用
COX-2 抑制药	人类中畸形似乎不增加	羊水过少并不严重，与 NSAID 相比，动脉导管早闭延迟	塞来昔布√	由于有更多关于 NSAIDs 的数据，在妊娠早期改用 NSAIDs 更为安全。然而，如果孕 32 周后仍需使用 NSAIDs，可以考虑选择性 COX-2 抑制药

（续　表）

药物	对器官形成的影响	对胎儿/新生儿的影响	哺乳	作者对妊娠期使用的建议
泼尼松/泼尼松龙	无	80%以上由胎盘代谢，胎儿通过肝结合使类固醇失活，因此可以接受小于10%剂量的非氟类固醇。理论上超过 80mg 可能发生白内障、肾上腺功能不全和感染	√	主要抑制母体免疫系统，使感染、胎膜早破、妊娠糖尿病和高血压的风险增加。应尽可能应用最低剂量；确保有减量的计划。如果疾病持续活动，则考虑加用 DMARDs/生物制剂，不长期使用大剂量激素
HCQ	无	无	√	妊娠期及哺乳期可继续使用
柳氮磺吡啶（其他 5-氨基水杨酸盐）	无	无	√除了极早产的黄疸新生儿	妊娠前 3 个月开始每天补充 5mg 叶酸。有生育问题的男性，由于它可能影响精子的发生和活动，可能需使用另一种药
MTX	甲氨蝶呤综合征；妊娠丢失率高；先天性畸形 15%	如无先天性畸形，暴露于 MTX 儿童的长期随访没有发现任何问题	×	建议采取可靠的避孕措施。孕前 3 个月停药，并每日补充 5mg 叶酸。应在孕 16 周时对暴露的胎儿进行超声检查，确定是否存在任何先天性畸形，以决定是否终止妊娠（如果孕妇希望）。父亲使用 MTX 没有影响
来氟米特	动物研究中，头、臀、脊柱及四肢畸形；流产率增加	如继续妊娠，没有发现主要结构畸形，尤其是在妊娠极早期考来烯胺洗脱后	×	建议采取可靠的避孕措施。用 8 g 考来烯胺洗脱 11d；重复上述步骤，直到间隔 2 周（或持续到孕 12 周）药物水平低于 0.03μg/ml。如果在早孕期暴露，给予洗脱治疗，并告知孕妇迄今为止暴露组与对照组相比结局相同
硫唑嘌呤[+]	无	无	√	妊娠期及哺乳期可继续使用
环孢素	无	新生儿一过性免疫改变	√	继续怀孕；母乳喂养可能安全，但母乳中的浓度范围很广
他克莫司	无	无	√	继续妊娠和母乳喂养安全
静脉用免疫球蛋白	无	无	√	建议同时预防血栓
环磷酰胺	伴随环磷酰胺胚胎疾病的高流产率	一过性细胞减少，如存活，对新生儿无长期影响	×	仅用于早孕期后危及生命的母体疾病。如果母体疾病必须在早孕期使用环磷酰胺，要讨论终止妊娠
霉酚酸酯	OMENS[*]，先天性心脏缺陷。表型不依赖于剂量	文献中描述的新生儿也曾在器官形成期暴露	×	孕前至少停用 3 个月

[*] OMENS：O. 眼部畸形；M. 颌骨发育不良；E. 耳部畸形；N. 第Ⅶ对颅神经受累；S. 软组织缺损。

[+] 硫唑嘌呤在 15min 内转化为活性代谢物 6-硫鸟嘌呤核苷酸，但在红细胞中活性代谢物的半衰期为数周至数月。

√. 哺乳期安全；×. 哺乳期不安全或不推荐。

Source：adapted from Soh & Nelson-Piercy[13]。

3. 抗肿瘤坏死因子和其他生物制剂的使用

"生物制剂"是经过修饰的部分小鼠和人类单克隆抗体,作用于靶向受体,以减少各种炎症分子的产生。它们被越来越多地应用于 RA、血清学阴性脊柱关节病和炎症性肠病的妇女。目前,仅用于难治性疾病且传统治疗"失败"的患者。因此,这些女性病情往往更重。目前,最常用的药物是抗肿瘤坏死因子(anti-tumor necrosis factor,TNF)制剂,通常是英夫利昔单抗、依那西普、阿达木单抗、格利木单抗和赛妥珠单抗,以及 B 细胞耗竭剂——利妥昔单抗和贝利木单抗。

多个机构致力于研究这些药物在妊娠期的作用,并没有发现致畸风险增加。胎儿畸形只是偶发,而不是一种器官形成被干扰的综合征的一部分。因此,不再建议孕前停用抗肿瘤坏死因子制剂。

作为单克隆抗体,这些药物不会通过胎盘(除了在妊娠早期缓慢扩散),直到孕 16 周后,合体滋养细胞会产生受体,与这些修饰的单克隆抗体 Fc 部分结合。这些药物经胎盘转运约在孕 22 周开始呈指数增长,在孕 28 周左右达最大效率。转运效率取决于药物的半衰期及其 Fc 部分。具有长半衰期的生物制剂和有利于经胎盘转运的 Fc 受体(例如阿达木单抗和英夫利昔单抗),如在妊娠晚期使用,脐血水平通常高于母体血清水平[11]。

关于停药多久可避免经胎盘转运存在很大争议,欧洲风湿病联盟(European League Against Rheumatisim,EULAR)[12]建议孕 20 周停用英夫利昔单抗和阿达木单抗,而依那西普(其改良的Fc 部分和短半衰期)在孕 30－32 周停药;英国风湿病学学会[13]则建议阿达木单抗和依那西普可以在妊娠中期结束时停用,英夫利昔单抗在孕 16 周时停药。专家一致认为,赛妥珠单抗具有大的聚乙二醇化分子,只能通过缓慢的扩散通过胎盘,整个妊娠期都可以使用。

在推荐孕周之后使用抗 TNF 的主要问题是新生儿有显著免疫抑制的风险。未成熟的网状内皮系统可能需要 6～8 个月才能清除药物,并且取决于停用抗 TNF 的妊娠周数。因此,如果怀疑感染,应立即对在子宫内暴露超出了推荐孕周的新生儿进行评估。在生后的最初 7 个月内应避免

接种活疫苗(通常是轮状病毒和卡介苗 BCG)。应当在分娩前告知孕妇、她的主要保健提供者及儿科团队,以便采取必要的预防措施。

利妥昔单抗的半衰期非常长,但不致畸。然而,它会造成高流产率,这很可能是由需要这种药物(以及可能的其他药物)治疗的潜在疾病造成的。EULAR 指南建议,如果临床需要,可在整个妊娠期间继续使用。在子宫内暴露的子代可能出现短暂的血细胞减少(由于 B 细胞耗竭);然而,新生儿感染或无法对疫苗接种产生反应并不是问题。

决定是否继续使用生物制剂需要个体化,考虑到潜在疾病的难治性及其他疗法无效。如果病情活动的风险显著,因病情活动产生相关母体(和胎儿)并发症,则可以考虑继续使用这些药物,前提是要及时评估新生儿中的疑似感染并避免在出生后的 7 个月内接种活疫苗。

产科医师应意识到,使用生物制剂的妇女免疫功能受到明显抑制,在每次就诊时应仔细检查是否有感染。由于这些女性无法对病原体产生足够的免疫反应,感染表现可能不典型(即无发热或心悸)。也应考虑非典型感染。从远期看,使用生物制剂的患者患恶性肿瘤的风险增加,如果女性出现不适,应考虑到这一点[11](框图 3-46)。

 框图 3-46

抗 TNF 药物和利妥昔单抗不致畸,但对母亲和暴露的胎儿可能有免疫抑制作用。在妊娠中晚期暴露的胎儿不应该在出生后的最初 7 个月接种活疫苗(轮状病毒和卡介苗)。

四、硬皮病和其他结缔组织疾病

硬皮病,或系统性硬化症,较 SLE 和其他炎症性关节炎少见,将其列入本节,是由于妊娠期间的潜在破坏性。其发病高峰在 30－50 岁,男女比例为 1∶3。

理想情况下应对怀孕进行计划,并仔细评估皮肤和全身受累的程度。患早期弥漫性疾病(起病 5 年以内)、严重肾损害、严重限制性肺病、肺动

脉高压或严重心肌病的患者应强烈建议不要怀孕。8%～12%的硬皮病患者会发生肺动脉高压，是目前疾病相关死亡率的主要原因。

1. 硬皮病产科预后差的危险因素

患早期（<5 年）或弥漫性皮肤病、全身受累（尤其是肺、心脏或肾）或抗拓扑异构酶（抗 Scl-70）抗体阳性的女性比患长期疾病、抗中心体抗体阳性的女性更易出现病情活动和进展。高达40%的患者会有抗 Ro 或 La 抗体，应在初次产检时筛查这些抗体。

弥漫性皮肤受累使流产风险增加 1 倍（24% vs.12%），早产率约为 9%。弥漫性疾病的活产率为 77%，而疾病局限者为 84%

诊断后妊娠应延迟至少 5 年，以确保可以用有效但有时致畸的免疫抑制药积极治疗早期疾病。此外，大多数肾危象发生在疾病早期[14]。

2. 硬皮病肾危象

硬皮病肾危象与子痫前期或 HELLP（溶血、肝酶升高和血小板减少）综合征的临床表现几乎相同。肾组织学改变可能有助于区分这两种病变。然而，由于硬皮病肾危象多发生于晚孕期，处理是尽快终止妊娠，以便开始使用血管紧张素转换酶（angiotensin converting enzyme, ACE）抑制药。硬皮病肾危象后不建议继续妊娠，因为停用ACE 抑制药（妊娠期禁忌）后的复发风险无法量化。

历史上，观察性研究发现大剂量皮质类固醇（泼尼松>30mg/d 或同等剂量）与诱发肾危象的风险有关。尽管这些数据存在争议，但许多专家主张避免使用大剂量类固醇（注意用于胎肺成熟的 4 mg 倍他米松或地塞米松大约相当于 30 mg泼尼松）。存在抗 RNA 聚合酶Ⅲ抗体可能有助于预测肾危象，但最强的预测因子仍然是新发的弥漫性疾病（<5 年），并伴有快速进展的皮肤受累[15]。因此，产前类固醇对胎儿肺成熟的益处应仔细权衡，以避免引起母体发生肾危象的风险，并且在正常情况下使用的类固醇，妊娠期可能必须停用。

3. 硬皮病孕妇的其他注意事项

皮肤受累可能使静脉穿刺、建立静脉通路、血氧饱和度和血压测量变得复杂。由于张口困难，气管插管通常很困难。此外鼻咽部毛细血管扩张

区域的吸入和创伤风险增加。椎管内神经阻滞（尤其是硬膜外麻醉）通常是首选方案。

钙通道拮抗药通常用于治疗 Raynaud 现象。妊娠期胃食管反流恶化，应用 H_2 受体拮抗药——组胺的基础上可以加用质子泵抑制药。

产后必须立即进行密切观察，特别是心脏、肺或肾受累的患者，她们更容易出现压疮（框图 3-47）。

💡 **框图 3-47**

硬皮病是一种多系统结缔组织病，对女性的肺部（肺动脉高压）、心脏（心肌病和心律失常）和肾（硬皮病肾危象）具有潜在的灾难性影响。这些并发症在疾病早期更为常见，因此应建议最近诊断（<5 年）硬皮病的女性避孕。

五、Ehlers-Danlos 综合征Ⅲ型和Ⅳ型

埃勒斯-当洛综合征（Ehlers-Danlos syndrome, EDS）是一组胶原蛋白代谢缺陷性疾病，通常为常染色体显性遗传，具有一系列临床表现，如皮肤脆弱、易擦伤、关节过度活动、关节半脱位、血管和内脏破裂等。

EDS Ⅲ型或良性过度活动综合征是年轻女性中最常见的类型，通常表现为全身性过度活动、复发性（通常是自发性）关节脱位和早发性骨关节炎，从而导致慢性疼痛和纤维肌痛。经常与功能性肠病和自主功能障碍重叠，如体位不耐受和体位性心动过速综合征。主动脉根部扩张的程度一般较轻，在没有明显扩张的情况下不会增加夹层的风险。在分娩时，需要采取预防措施避免髋关节脱位。

EDS Ⅳ型（血管型）的特征是小关节的高活动性、肌腱和肌肉断裂、动静脉瘘、肢体皮肤早老，联合血管（动脉）、内脏和子宫脆性或因Ⅲ型前胶原缺陷而破裂。在妊娠期，胎膜早破、胎儿畸形、胎儿生长受限、子宫破裂和产后出血的风险增加[16]。由于胎膜早破发生率高，应考虑预防性给予类固醇以促胎肺成熟，尽管时机可能很难把握。因此，EDS Ⅳ型患者需要多学科团队参与管理，仔细监测主动脉是否扩张。专家建议在孕 36 周

前(通常在孕 34 周时)行剖宫产,以避免临产和子宫破裂的风险。可能因主动脉破裂而产后死亡(框图 3-48)。

> 💡 **框图 3-48**
>
> EDS Ⅳ 型(血管型)女性由于并发症风险高,包括内脏和血管破裂,需要进行密切的多学科随访,并延伸到产后。

六、妊娠期血管炎

除多发性大动脉炎和白塞病外,大多数血管炎在老年男性中更为常见。

1. 多发性大动脉炎

多发性大动脉炎(Takayasu's arteritis)是发生在远东(日本和韩国)女性身上的"无脉搏疾病"。妊娠往往有积极的影响,C 反应蛋白水平降低,数字体积描记术(digital plethysmography)在产后 1 年内有所改善。然而,如果既往患有高血压并累及主动脉瓣和腹主动脉,叠加的子痫前期和 FGR 很常见,分别有 62% 和 11%~52% 的妊娠分别受累。孕前应排除肺动脉高压。

产科结局可能取决于血管受累的程度。FGR 很可能是由于腹主动脉及其分支血管损害,和高血压一起造成了胎盘灌注受损。疾病严重程度与不良产科结局之间存在相关性[17]。

2. 白塞病

白塞病(Behçet's disease)不会对母体和胎儿结局产生不良影响。妊娠可使病情活动减少 3 倍;病情活动更常见于停药的人,通常累及黏膜皮肤,并在晚孕期。然而,既往的血栓和血管并发症与较差的结局相关。血栓并发症更常于妊娠期复发。秋水仙碱是主要的治疗药物,不会致畸。然而,沙利度胺仍用于白塞病,育龄妇女应用此类致畸药物应采取可靠的避孕措施。

七、呼吸系统疾病

妊娠期呼吸系统疾病是发病率的常见构成因素,偶尔还导致死亡。鉴于确定呼吸性败血症、支气管痉挛和潜在心血管的发病率存在困难,建议出现急性呼吸受损的妇女由内科、麻醉医师或重症监护专家迅速评估[1]。

合并呼吸系统疾病的妇女需要在产前保健时进行仔细的多学科评估。所有合并已知严重肺病的妇女应在孕前进行肺动脉高压筛查[1]。对于可能出现呼吸受损的患者,在晚孕期之前进行麻醉会诊很有价值。

正常妊娠过程中也会出现呼吸困难。然而,同样的主诉可能是危及生命的并发症的表现,如血栓栓塞、心脏病或基础呼吸系统疾病恶化。应对患者进行仔细的血氧饱和度、动脉血气和胸部 X 线(chest X-ray,CXR)临床评估,这有助于区分生理性和病理性呼吸困难。妊娠期膈肌升高、潮气量增加,但气道流量测定如第 1 秒用力呼气量(FEV_1)和峰值呼气流速(PEFR)不变,在评估呼吸损害方面仍有价值。在孕产妇死亡率调查中,反复入院的妇女被确定为高危人群,应由经验丰富的临床医师进行评估。

治疗急性呼吸受损可能需要终止妊娠。虽然对妊娠的生理适应并非完全依赖于呼吸变化,由于妊娠的负面影响,包括膈肌上抬,可能意味着分娩是康复治疗计划的重要组成部分。在困难的情况下可能需要剖宫产,需要有经验的产科、内科和麻醉科参与。这些妇女可能需要全身麻醉及产后的重症监护。

1. 哮喘

哮喘是最常见的呼吸系统疾病,妊娠期患病率约为 4%,与死亡者中的患病率(15%)不相称。哮喘仍然是孕产妇死亡最常见的呼吸道原因[1]。大多数患有哮喘的妇女不会有不良产科结局,尽管"脆弱"的哮喘总是具有挑战性,并与更严重的围产期并发症有关,需要进行胎儿监测。所有用于控制和治疗哮喘恶化的常用药在孕期都是安全的,告诉哮喘孕妇这一点很重要,理想的控制对于良好的产科结局至关重要(见哮喘处理的英国指南: https://www.brit-thoracic.org.uk/document-library/clinical-information/asthma/bts-sign-asthma-guideline-2014/)。妊娠早期患者的教育应包括戒烟和接种流感疫苗。

通常,短期口服类固醇治疗(每天 0.5mg/kg 泼尼松,持续 5d)可以控制常规吸入治疗失败的患者症状。由于这些妇女可能直接出现在产房，应当有哮喘急性的治疗方案和医疗后备支持。国家指南强调患急性严重恶化哮喘的孕妇应放低转诊和收入监护病房的标准[1]。理想情况下，应在分娩前对哮喘进行最佳控制。脆性哮喘患者可能需要进行一系列的随诊以逐步升级治疗方案。产程中急性加重较罕见，可以通过常规方式治疗，并增加麻醉支持、吸氧、静脉类固醇和胎儿监护等预防措施（框图 3-49）。

> **框图 3-49**
>
> 除了较低的入院标准和重症监护专家的参与外，妊娠期间哮喘的治疗应与非妊娠期女性相同。

2. 肺炎

妊娠期肺炎的发病率与非妊娠期相似。除呼吸困难外，咳痰和胸痛是最常见的主诉。急性肺炎应由经验丰富的临床医师进行治疗，不应回避适当的影像学检查。妊娠期收入特护病房的标准应降低，监护的重点应当是氧合、抗微生物治疗（包括抗病毒药物）和血栓预防。许多人有基础呼吸系统疾病，在一个病例系列中，24％的患者还有哮喘。应积极治疗感染，大多数抗生素（除四环素外）可用于治疗孕妇肺炎；严重病例可以添加氨基糖苷类药物。预防潜在感染进展为血流动力学不稳定的脓毒症至关重要。不良结局包括早产和胎盘早剥风险高。需要紧急麻醉，因为随时可能需要分娩。

水痘性肺炎一个特别值得关注的原因——约5％的孕妇会得水痘。典型情况下，皮疹出现后几天发生肺炎，最可能发生于晚孕期。原发感染水痘，并有呼吸道症状、并发脑炎和肝炎的女性，应当静脉注射阿昔洛韦并给予支持治疗。阿昔洛韦对胎儿没有不良后遗症。阿昔洛韦治疗后病死率显著降低。

3. 妊娠期病毒性流感

2014 年孕产妇死亡率报告明确了流感暴发对孕产妇死亡率的影响，对流感易感性的戒备应延长至产后[1]。甲型 H1N1 流感为当时最流行亚型，并且仍然是孕妇所有病毒流感中被研究最多的类型。抗病毒药物（如奥司他韦 75mg，每天2 次，持续 5d，扎那米韦 5mg，每天 2 次，持续 5d）在妊娠期是安全的。如果高度怀疑病毒性流感，应立即开始治疗，等待鼻咽拭子或抽吸物进一步确认。不良预后因素包括晚孕期感染伴呼吸系统受损的证据、CXR 有浸润表现、肥胖和淋巴细胞减少。

两种高传染性冠状病毒呼吸道感染是 2003 年来自中国香港的严重急性呼吸系统综合征（severe acute respiratory syndrome，SARS）和 2012 年沙特阿拉伯首次报道的中东呼吸综合征冠状病毒（Middle East respiratory syndrome coronavirus，MERS-CoV）。它们可以导致严重的低氧血症，需要插管机械通气，尤其是妊娠晚期，死亡率高。幸运的是，受影响的孕妇人数仍然很少，文献中只有有限的病例报告或小宗病例系列。治疗方案包括利巴韦林、干扰素 α-2a、糖皮质激素和覆盖并发细菌感染的抗生素。治疗方法不应因孕妇而改变。迄今为止，还没有这些冠状病毒妊娠期垂直传播的报道。

妊娠早期患流感的女性有很高的流产率，但呼吸窘迫多发生在晚孕期。如果接近足月，应考虑终止妊娠以改善通气功能，并通过胎儿-胎盘娩出显著降低氧气需求。

治疗的首要原则是需要小心隔离这些孕妇，以防传播给其他易感孕妇。疑似高传染性冠状病毒的女性应在到达分诊/医院时安排在负压隔离室。照顾这些女性的工作人员除了使用标准的隔离装置外，还应使用 N95（或更高标准）口罩防止空气传播感染。

由于孕妇特别易患流感，疫苗在妊娠期间是安全的，因此必须强烈鼓励孕妇接种季节性流感疫苗，最好在孕 30 周前，确保母体抗体经胎盘充分转移到胎儿体内。

4. 结核

结核病可以在妊娠期首次发生。高危人群出现咳嗽、不适或体重减轻等症状应高度怀疑并予以治疗。妊娠会导致诊断困难，因为解释非特异症状更加困难。在英国，移民，特别是最近搬迁的移民（<5 年）风险最高，几乎所有病例都是索马里和亚洲妇女[18]。结核与早产和宫内生长受限有关。延迟诊断最多见于肺外疾病。大多数治疗方案——乙胺丁醇、利福平、异烟肼（与吡哆醇合

用)和吡嗪酰胺——在妊娠期是安全的。链霉素有第Ⅷ对脑神经损伤的风险,应避免使用。在英国,肺外疾病与肺部疾病一样常见,合并 HIV 共同感染会显著增加风险[18]。

5. 囊性纤维化

囊性纤维化的男性往往不育,但女性生育能力却得以保留。孕前应考虑这种常染色体隐性疾病的产前诊断。合并低氧血症、营养不良和肺动脉高压时不宜怀孕。其他顾虑包括肝病、囊性纤维化相关糖尿病,以及产妇应对新生儿需求的能力,尤其是在预期寿命有限的情况下(35 岁以后)。肺功能、超声心动图(排除肺动脉高压)及动脉血气分析都可以指导是否建议继续妊娠。肺部感染需要迅速而专业的治疗。建议麻醉人员尽早参与,最好在分娩时行椎管内神经阻滞。大多数囊性纤维化的妇女都会有好的妊娠结局,尽管最近的秘密调查强调在最佳照护下仍会发生孕产妇死亡[1]。目前有越来越多囊性纤维化肺移植术后成功妊娠的报道,但仍有很高的后续排斥风险,肺功能会逐渐下降,最终死于感染。

6. 产后呼吸衰竭

呼吸衰竭是一种急症,可能在产后首次出现。鉴别诊断包括成人呼吸窘迫综合征、羊水栓塞、肺栓塞、感染、宫缩的不良反应和继发于子痫前期的肺水肿、围产期心肌病、其他未确诊的心脏病或肾病综合征。在确诊之前,应予以支持治疗。

八、神经系统疾病

1. 癫痫

包括癫痫在内的神经系统原因造成的死亡是孕产妇间接死亡的第三大常见原因。2014 年的孕产妇死亡率报告中,7 人因癫痫死亡,17 人死于其他神经疾病。大多数死于癫痫的妇女没有孕前咨询,甚至在孕前癫痫也经常控制不良。报告总结医疗保健可以有很多改善,都会影响结局。还建议一名癫痫病护士加入照护团队。

癫痫直接死于抽搐发作或突发癫痫非预期死亡(sudden unexpected death in epilepsy, SUDEP)。后一类定义不明,通常没有人目击,可能出现在或不出现在抽搐过程中。

患癫痫的育龄妇女必须进行治疗,这是为了最大限度地提高孕期安全性和依从性。理想情况下,应由一名对妊娠特别感兴趣的神经科医师(或一名癫痫护理专家)和一名擅长孕妇用药的产科医师管理。孕前咨询时应讨论既往史(包括药物史)、抗癫痫药物(antiepileptic drug, AED)选择及其对器官发生的影响、抽搐控制的重要性和SUDEP[1]。孕前至少 3 个月开始服用叶酸 5mg,因为这类人群相对缺乏叶酸,并且叶酸对胎儿神经认知发育有益。

癫痫不仅对孕产妇健康构成直接威胁(如溺水、身体伤害),而且反复发作也使胎儿面临缺氧风险。约 1/5 的女性在妊娠期间出现癫痫病情恶化[19]。原因包括对药物的依从性差、因蛋白结合改变、血管容积扩大和妊娠期肾清除率增加所致的药物水平下降(尤其是新的 AED,如拉莫三嗪和左乙拉西坦)。对抽搐控制的负面影响还会因睡眠不足和焦虑而进一步加剧。

某些 AEDs 增加了先天性畸形的风险,女性可能因此而停止治疗,除非进行了咨询。先天性畸形的风险因 AEDs 而异,单药治疗致畸率最低:卡马西平 2.2%,拉莫三嗪为 3.2%,苯妥英3.7%,丙戊酸 6.2%。先天性畸形的风险增高与更大的剂量和多药疗法有关,特别是如果包含了丙戊酸盐。

丙戊酸钠不仅导致先天性畸形(10%),而且会影响随后的神经认知发育(30%～40%)[20]。因此,目前拉莫三嗪和左乙拉西坦是育龄妇女的一线药物选择。孕 20 周进行仔细的胎儿排畸超声检查可以排除服用 AEDs 妇女中的一些特定异常,但是不能达到 100% 的检出率。

妊娠期间必须随访,以确保药物足量,并尽可能减少药物种类。约 3% 在产程中抽搐发作,强烈建议妇女不要水中分娩。

如果妊娠期间增加了拉莫三嗪和左旋西坦剂量,应当在产后 2 周内适当减量,因为产妇生理会恢复到孕前水平。同时应向新妈妈提供关于儿童保健的具体建议,例如不自己给婴儿洗澡、在地板上换尿垫(而不是在高度可变的桌上)。患者组织通常会在他们的网站上提供有用的信息(see https://www.epilepsy.org.uk/info/caring-children)(框图 3-50)。

框图 3-50

妊娠期癫痫必须得到很好的控制,因为有很高的 SUDEP 风险,但应当在最小剂量的 AEDs 下控制病情,以避免胎儿毒性。

2. 头痛和偏头痛

孕妇可能会头痛,但在中孕期可以自行缓解。偏头痛在孕期很常见。妊娠期偏头痛的自然史表明妊娠各期的发生率都下降。妊娠期出现局部偏头痛时,需要经验帮助排除严重的潜在病因。治疗策略包括小剂量阿司匹林作为预防、对乙酰氨基酚(扑热息痛)、NSAIDs(间断使用至孕 32 周),以及急性发作时缓解疼痛的可待因。如果症状持续,可以加用普萘洛尔。雷公藤在妊娠期是安全的,对于令人烦恼的偏头痛是合理的选择。

妊娠期可以出现局部一过性神经症状,通常为良性病程。一项研究评估了首次出现发育不良或半球、半运动综合征的女性,发现脑影像中脑缺血发生率非常低[21]。大多数病例中,这些表现被总结为偏头痛发作,尽管缺乏既往史。之后,只有 29% 在随访中被证实为复发性偏头痛,表明妊娠可能降低了偏头痛的阈值。对于头痛患者,重要的是通过检眼镜评估,并排除颈部僵硬[1]。

3. 脑血管病

孕妇卒中通常是出血的结果[1],主要危险因素是血压控制不佳。孕期神经系统征象的检查与非孕期相同,包括脑成像。

2014 年 MBRRACE 报告中因脑出血孕产妇死亡的发生率为 0.75/10 万;26 例病例中有 13 例因蛛网膜下腔出血,其余均由脑出血引起。脑出血的危险因素包括高龄孕妇、非洲裔美国人、高血压疾病血压控制不佳、凝血功能障碍和药物滥用。风险最大的阶段是产后,并且风险随着母亲年龄的增加而增加。产后血压通常最难控制。

英国几位死于脑出血的孕妇发生在产程中,有人担心临产是一个潜在危险因素。从文献中不能确定产程中血管破裂的风险增加。对于先前有脑出血的患者,其分娩方式的决定必须个体化,并能反映患者的意愿、产科和神经外科医师的建议。

妊娠期间发现脑动脉瘤时,涉及栓塞的治疗决定(以及射线暴露程度)应当由产科医师和神经外科医师共同做出。不应因妊娠而改变急性卒中的治疗;孕妇应该转诊至卒中机构,并视为非妊娠患者进行溶栓[1]。

任何出现严重失能性头痛的妇女都应接受全面的神经系统检查并考虑神经影像学检查(框图 3-51)。

框图 3-51

妊娠期卒中通常表现为出血;危险因素包括高龄、高血压、凝血障碍和药物滥用。对于孕产妇和非孕妇,急性卒中的治疗方法应完全相同。

4. 脑静脉血栓形成

孕期脑静脉血栓形成更常见。临床表现包括非常严重的头痛、癫痫、畏光和颅内压升高。应寻求有经验的意见,确定是否需要磁共振血管造影。治疗涉及抗凝,并应当持续用到产后。血栓性疾病在这个人群中很常见,后续妊娠也需要用 LMWH 抗凝(框图 3-52)。

框图 3-52

脑静脉血栓在妊娠期更常见,妇女可能患有潜在的血栓性疾病,本次妊娠和后续妊娠需要抗凝治疗。

九、急腹症

有 2% 的孕妇需要行普通外科手术,最常见的手术是阑尾切除术和胆囊切除术。必须积极处理这些问题,尽量减少腹膜炎的风险,后者可能导致早产宫缩及败血症。如果阑尾穿孔,估计胎儿丢失风险为 20%,如果没有并发症,估计风险为 5%。这些并发症的诊断可能较难,需要有经验的意见。关于阑尾切除术和胆囊切除术手术路径的数据非常有限,流产和早产率的数据存在冲突。有人认为腹腔镜手术的胎儿丢失率更高,尽管手术时机(包括炎性损伤水平)比手术途径更重要[22]。考虑到早产的风险及围手术期镇痛可能掩盖宫缩，术中及术后都需小心。

所有新诊断的炎症性肠病（inflammatory bowel disease,IBD）半数发生在 35 岁以下。IBD 妇女流产、早产和 FGR 的风险增加，尤其在疾病活动的情况下。受孕时疾病稳定提示预后好，高达 80% 孕期病情稳定。复发通常与停药有关。

患 IBD 的女性妊娠期需要多学科保健，早产时在能提供新生儿支持的病房分娩。妊娠期和非妊娠期 IBD 治疗方法相同；主要治疗包括类固醇和 5-氨基水杨酸化合物（如柳氮磺吡啶、美沙拉嗪、奥沙拉嗪）。可能需要补血药和维生素 D。更严重的病例可以使用抗肿瘤坏死因子药物（参见生物制剂部分）。

如果会阴和肛周区域有疾病活动或腹腔内有粘连，需要讨论分娩方式。2015 年欧洲共识小组将回直肠吻合术或回肠袋列为剖宫产的相对适应证；然而，仍需个体化处理[23]。

十、恶性疾病

妊娠期恶性疾病的总发生率为 1/1000～1/5000。过去 10 年中，对恶性疾病的检查和治疗的准备越来越多，方式上孕期与非孕期大致相同。这反映了早孕期以后不同背景下有关化疗安全性的证据越来越多[24]。并非所有化疗药物都是安全的，如选择性雌激素受体调节药、他莫昔芬和血管生成抑制药。需要对每种药物、使用孕周，以及恶性程度和分期做出判断。由于与化疗相关的恶心和血栓形成风险增加，止吐治疗、皮质醇和预防血栓都需要成为治疗方案的一部分。

2015 年 MBRRACE 报告[25]包括了 2009—2013 年共 180 名死亡的孕产妇，显示器官受累的范围（主要为乳腺、脑、血液、黑色素瘤、肺和胃肠道）与非妊娠期相似。年龄较大的母亲患恶性肿瘤的风险更高，并因此而死亡。治疗方式与非妊娠期相同，除非有特定的证据表明这是有害的。需要多学科参与，有指定人员协作。

妊娠期的问题是可能延迟诊断，因为症状可能被归因为妊娠造成，或者体征被妊娠的腹部、胸部改变而掩盖。由于妊娠造成血供丰富，治疗选择可能更为有限，手术入路更为困难，并且血栓栓塞风险更大。由于化疗可靠的证据越来越多，可以考虑在妊娠期间行化疗和放疗。对于子宫内暴露于母体恶性肿瘤和化疗的儿童，有中等量的总体可信的数据关注其发育情况[26]。新生儿发育障碍最重要的预测因子是早产。因此，2015 年孕产妇死亡率报告建议尽可能避免早产。

妊娠可能加速激素依赖性肿瘤的生长，如乳腺癌。妊娠相关乳腺癌的发生率约为 1/1000，并可能随母体年龄的增长而增加。乳腺癌多在妊娠晚期发现，当允许进行分期时，预后与非孕期相似。如果早孕期诊断乳腺癌，最可能考虑终止妊娠，但是也可以考虑采用可以继续妊娠的治疗策略。如同非孕期患者，治疗方案包括手术，放疗也有应用，但需要根据孕周进行详细的咨询。可以使用不会对胎儿造成重大风险的化疗方案，但在分娩前几周避免使用，尽量减少中性粒细胞或血小板同时减少的风险[27]。

目前建议女性在确诊乳腺癌后推迟妊娠至少 2 年，疾病处于进展阶段应当更长。类似的原则也适用于其他肿瘤。在妊娠期诊断癌症后，必须采取务实的方法，考虑个人意愿、孕周和妊娠期大多数癌症治疗方法的可行性，以及合理的成功率。

在极少数情况下，肿瘤可能会转移到胎盘和胎儿。如果怀疑有转移性疾病或母亲因恶性肿瘤死亡，应行胎盘组织学检查。如果发现胎盘转移性疾病，需安排新生儿随访（框图 3-53）。

> **框图 3-53**
>
> 妊娠期可发生恶性肿瘤，检查应与非妊娠期相同。妊娠期可以行化疗；应当计划分娩以避免极早产。

十一、妊娠期影像学

不应因妊娠限制临床所需的影像学检查。来自 CXR 的辐射最小，是任何呼吸困难女性的一线影像学检查。在考虑进一步的肺通气-灌注（V/Q）显像前，CXR 必须正常。另外，腹部 CT 对腹部和胎儿有放射剂量（8～10 mSv），应优先考虑其他形式的成像（表 3-37）。

表 3-37 妊娠期临床影像的电离辐射:母亲和胎儿得到的剂量

方式	典型有效 剂量(mSv)*	乳腺组织吸收 的平均剂量(mGy)	子宫/胎儿吸收 的平均剂量(mGy)
胸部 X 线	0.02		
肺动脉 CT 血管造影	2.2~7.0(max.21.0)	44.35	0.46
肺通气/血流灌注(V/Q)显像	1.3~4.4	0.37	0.40
Q-显像	1.0~2.4	0.28	0.25
胸部 CT	7.0		
头颅 CT	2.0		
腹部 CT	8.0~10.0		

* 因为剂量取决于机器,较旧的机器具有较高的辐射剂量,提供了一系列数值。

Source:Astani SA,Davis LC,Harkness BA,Supanich MP,Dalal I. Detection of pulmonary embolism during pregnancy:comparing radiation doses of CTPA and pulmonary scintigraphy. Nucl Med Commun 2014;35:704-711.

长期以来,人们一直担心射线对胎儿造成风险。国际辐射防护委员会(International Commission for Radiological Protection)已就此类风险发布了指导意见[28]。在剂量低于 100 mGy(相当于 100 个腹部 CT)的情况下风险很低,先天性畸形的风险没有增加。透视引导的介入治疗或女性在进行放疗时可以达到这一剂量水平。儿童白血病的风险很低,10mGy 导致 1700 名暴露者中有 1 个额外病例出现。如果早期暴露(<孕 16 周)的辐射剂量超过 100 mGy,有 IQ 下降的风险。当剂量超过 1000 mGy 时,存在小头畸形和严重学习困难的风险。然而,大多数的成像(非介入性放射手术)不会导致胎儿受到如此高水平的照射。

更值得关注的是,检查呼吸困难的孕妇时,孕妇的乳腺组织在 CT 肺血管造影时受到的电离辐射。因此,孕妇或产后女性怀疑有肺栓塞时,选择的影像学是半剂量 V/Q 或 Q 扫描,如果既往 CXR 正常,有足够的阴性预测价值(框图 3-54)。

💡 框图 3-54

在对胎儿产生任何有害影响之前,有必要进行超高剂量的辐射(超出传统非介入成像的剂量)。另一方面,母体乳腺组织易感。不能因害怕妊娠期间的电离辐射而禁止检查。

(代倩文 译 周希亚 校)

参考文献

[1] Knight M, Kenyon S, Brocklehurst P, Neilson J, Shakespeare J,Kurinczuk JJ. *Saving Lives*, *Improving Mothers' Care. Lessons learned to inform future maternity care from the UK and Ireland Confidential Enquiries into Maternal Deaths and Morbidity* 2009-12. Oxford:National Perinatal Epidemiology Unit,University of Oxford,2014.

[2] Peart E, Clowse ME. Systemic lupus erythematosus and pregnancy outcomes:an update and review of the literature. *Curr Opin Rheumatol* 2014;26:118-123.

[3] Smyth A, Oliveira GH, Lahr BD, Bailey KR, Norby SM,Garovic VD. A systematic review and meta-analysis of pregnancy outcomes in patients with systemic lupus erythematosus and lupus nephritis. *Clin J Am Soc Nephrol* 2010;5:2060-2068.

[4] Carmona F, *et al*. Class Ⅲ-Ⅳ proliferative lupus nephritis and pregnancy. *Am J Reprod Immunol* 2005;53:182-188.

[5] Kim MY, Buyon JP, Guerra MM *et al*. Angiogenic factor imbalance early in pregnancy predicts adverse outcomes in patients with lupus and antiphospholipid antibodies:results of the PROMISSE study. *Am J Obstet Gynecol* 2016;214:108. e1-e14.

[6] Aviles A, Diaz-Maqueo JC, Talavera A, Guzman R,Garcia EL. Growth and development of children of mothers treated with chemotherapy during pregnancy:current status of 43 children. *Am J Hematol* 1991;36:243-248.

[7] Izmirly PM, Costedoat-Chalumeau N, Pisoni CN *et al*. Maternal use of hydroxychloroquine is associated with a reduced risk of recurrent anti-SSA/Ro-antibody-associated cardiac manifestations of neonatal

lupus. *Circulation* 2012;126:76-82.

[8] Soh MC, Pasupathy D, Gray G, McLaren J, Nelson Piercy C. Women with isolated antiphospholipid antibodies (APL) have better obstetric outcomes compared to those with obstetric antiphospholipid syndrome (APS). *Arch Dis Child Fetal Neonatal Ed* 2012;97:A32.

[9] de Jong PG, Kaandorp S, Di Nisio M, Goddijn M, Middeldorp S. Aspirin and/or heparin for women with unexplained recurrent miscarriage with or without inherited thrombophilia. *Cochrane Database Syst Rev* 2014;(7):CD004734.

[10] Soh MC, Dib F, Nelson-Piercy C, Westgren M, McCowan L, Pasupathy D. Maternal-placental syndrome and future risk of accelerated cardiovascular events in parous Swedish women with systemic lupus erythematosus:a population-based retrospective cohort study with time-to-event analysis. *Rheumatology (Oxford)* 2016;55:1235-1242.

[11] Soh MC, MacKillop L. Biologics in pregnancy:for the obstetrician. *The Obstetrician & Gynaecologist* 2016;18:25-32.

[12] Gotestam Skorpen C, Hoeltzenbein M, Tincani A *et al*. The EULAR points to consider for use of antirheumatic drugs before pregnancy, and during pregnancy and lactation. *Ann Rheum Dis* 2016;75:795-810.

[13] Flint J, Panchal S, Hurrell A *et al*. BSR and BHPR guideline on prescribing drugs in pregnancy and breastfeeding. Part I:standard and biologic disease modifying anti-rheumatic drugs and corticosteroids. *Rheumatology (Oxford)* 2016;55:1693-1697.

[14] Soh MC, Nelson-Piercy C. High-risk pregnancy and the rheumatologist. *Rheumatology (Oxford)* 2015;54:572-587.

[15] Codullo V, Cavazzana I, Bonino C *et al*. Serologic profile and mortality rates of scleroderma renal crisis in Italy. *J Rheumatol* 2009;36:1464-1469.

[16] Hurst BS, Lange SS, Kullstam SM *et al*. Obstetric and gynecologic challenges in women with Ehlers-Danlos syndrome. *Obstet Gynecol* 2014;123:506-513.

[17] Ishikawa K, Matsuura S. Occlusive thromboaortopathy (Takayasu's disease) and pregnancy. Clinical course and management of 33 pregnancies and deliveries. *Am J Cardiol* 1982;50:1293-1300.

[18] Knight M, Kurinczuk JJ, Nelson-Piercy C, Spark P,Brocklehurst P. Tuberculosis in pregnancy in the UK. *BJOG* 2009;116:584-588.

[19] Reisinger TL, Newman M, Loring DW, Pennell PB, Meador KJ. Antiepileptic drug clearance and seizure frequency during pregnancy in women with epilepsy. *EpilepsyBehav* 2013;29:13-18.

[20] Meador KJ, Baker GA, Browning N *et al*. Fetal antiepileptic drug exposure and cognitive outcomes at age 6 years (NEAD study):a prospective observational study. *Lancet Neurol* 2013;12:244-252.

[21] Liberman A, Karussis D, Ben-Hur T, Abramsky O, Leker RR. Natural course and pathogenesis of transient focal neurologic symptoms during pregnancy. *Arch Neurol* 2008;65:218-220.

[22] Juhasz-Boss I, Solomayer E, Strik M, Raspe C. Abdominal surgery in pregnancy:an interdisciplinary challenge. *Dtsch Arztebl Int* 2014;111:465-472.

[23] van der Woude CJ, Ardizzone S, Bengtson MB *et al*. The second European evidenced-based consensus on reproduction and pregnancy in inflammatory bowel disease. *J Crohns Colitis* 2015;9:107-124.

[24] Dekrem J, Van Calsteren K, Amant F. Effects of fetal exposure to maternal chemotherapy. *Paediatr Drugs* 2013;15:329-334.

[25] Knight M, Tuffnell D, Kenyon S, Shakespeare J, Gray R, Kurinczuk JJ. *Saving Lives, Improving Mothers' Care. Surveillance of maternal deaths in the UK* 2011-13 *and lessons learned to inform maternity care from the UK and Ireland Confidential Enquiries into Maternal Deaths and Morbidity* 2009-13. Oxford:National Perinatal Epidemiology Unit, University of Oxford, 2015.

[26] Vercruysse DC, Deprez S, Sunaert S, Van Calsteren K, Amant F. Effects of prenatal exposure to cancer treatment on neurocognitive development:a review. *Neurotoxicology* 2016;54:11-21.

[27] Vinatier E, Merlot B, Poncelet E, Collinet P, Vinatier D. Breast cancer during pregnancy. *Eur J Obstet Gynecol Reprod Biol* 2009;147:9-14.

[28] Valentin J. Pregnancy and medical radiation. *Ann ICRP* 2000;30:iii-viii, 1-43.

第十节

肥胖与妊娠

Mary Higgins, Fionnuala McAuliffe

UCD Perinatal Research Centre, University College Dublin, National Maternity Hospital, Dublin, Ireland

育龄期女性中体质指数(BMI)＞30kg/m² 的比例正在上升,许多国家这一比例超过了 25％。因此,孕期肥胖已成为一个重要的健康问题。在早孕期遇到肥胖孕妇时,产科医师通常关注的是妊娠的近期并发症风险,如妊娠期糖尿病(gestational diabetes mellitus,GDM)、子痫前期和血栓栓塞性疾病,超声和胎心监测评估胎儿时可能遇到的困难,以及分娩风险。随着 BMI 的增加,上述并发症的风险通常也会增加,并具有剂量效应。要严肃地考虑并发症问题,因为潜在的问题可能不小,而肥胖已显示会增加患病率和死亡率[1]。

尽管即刻风险对任何临床医师都很明显,但肥胖对妊娠造成的潜在风险可能未被意识到,譬如轻度肥胖可能会影响产程的进展、维生素和矿物质的相对营养不良、减肥手术导致的母体吸收不良及继发的营养不良,以及母亲肥胖对胎儿程序化的、心血管疾病远期风险的影响、儿童肥胖风险的增加。另外,虽然很多人都了解病态肥胖(BMI＞40,3 级肥胖;表 3-38)对于妊娠的风险,但可能还不完全了解即使是"轻度"肥胖也会对妊娠产生影响,以及妊娠对肥胖相关并发症的影响。脂肪组织是一个内分泌器官,可以合成和分泌一系列激素和炎症因子,包括细胞因子、瘦素和脂联素。这些脂肪细胞因子对妊娠也有一定影响。

众所周知,发达国家和发展中国家的肥胖患病率正在上升。久坐不动的生活方式、饮食模式的变化,不愿意实施大规模的公共卫生政策以改善肥胖现状[2],都导致了现在的人群与 20 世纪 50 年代 Friedman 提出 Friedman 曲线[3]时所描述的"正常"产程分娩人群差异极大。现今分娩人群的平均 BMI 与当时的平均 BMI 大致一致,但当时的 BMI 中位数是 20kg/m²,Friedman 曲线可能并不适于肥胖甚至是超重的女性。

针对超重、肥胖和病态肥胖的女性,产科医师需要在常规产前保健的基础上进行适当的个体化处理,为其提供最合适的产检方案,因此,本节旨在总结上述相关的最新证据。

表 3-38　孕期 BMI(kg/m²)分类及根据 BMI 诊断孕期肥胖的分级

BMI	分级
＜19.9	低体重
20～24.9	正常体重
25～29.9	超重
30～34.9	Ⅰ级肥胖(轻度)
35～39.9	Ⅱ级肥胖(中度)
≥40	Ⅲ级肥胖(重度)

一、避孕、生育力和受孕

研究显示,肥胖的青少年可能有更多的性伴侣、性伴侣年纪更大,并且更少使用避孕措施[4]。这种情况令人担忧,虽然不会持续到成年期,但还是要考虑对弱势群体怀孕风险的影响。

对于不想怀孕的人群,在考虑避孕措施时,肥胖是很重要的影响因素。与青少年不同,成年女性是否采取避孕措施并不因 BMI 而异。在对肥胖女性讨论最有效的避孕措施时应当注意以下几点。避孕措施的安全性,包括某些避孕方式的血栓栓塞性疾病风险,也应该进行讨论。

• 皮下埋植剂:有效性相同。体重增加可能是顾虑的问题。

- 长效孕激素:有效性相同。成年女性不用担心体重增长的风险,平均增重小于2kg;但青少年可能出现体重增加,肥胖青少年比正常体重者增重更多。
- 复方口服避孕药:虽然目前仍有争论,但整体来说,肥胖女性的有效性并无下降。需要在血栓栓塞风险和妊娠风险中进行平衡。
- 复方经皮避孕贴剂:体重超过90kg是避孕失败的显著危险因素。
- 紧急避孕药:左炔诺孕酮和醋酸乌利司他在肥胖女性人群的避孕有效性均低于正常人群(BMI>26 kg/m² 时左炔诺孕酮效果与安慰剂相当;醋酸乌利司他为 BMI>35 kg/m²)。无论体重多大,含铜宫内节育器是所有女性紧急避孕最有效的方法。
- 输卵管结扎:有效性相同。但肥胖女性存在手术并发症风险(手术入路、感染、麻醉风险)。
- 宫内节育器/节育系统:有效性相同。对肥胖女性的额外益处包括规律月经和降低子宫内膜癌风险。

目前,普遍认为肥胖女性的生育力会下降,肥胖女性的平均受孕时间为 5 个月,而正常体重女性仅需 3 个月。可能的原因如下[5]。

- 下丘脑-垂体-卵巢轴紊乱。
- 性激素结合蛋白(sex hormone-binding globulin,SHBG)减少,游离雌二醇和睾酮增加。
- 高胰岛素血症加重刺激卵巢分泌雄性激素和黄体激素。
- 多囊卵巢综合征(polycystic ovarian syndrome,PCOS)患病率增加,在易感女性中,肥胖促进了 PCOS 的发生发展。
- 卵母细胞质量不同。
- 子宫内膜容受性不同。
- 月经不规律。
- 炎症机制(如胰岛素抵抗、代谢综合征、C 反应蛋白白介素-6、肿瘤坏死因子水平升高)。
- 脂肪细胞因子的作用(脂肪组织分泌的激素)。

BMI 和生育力之间存在间接相关性,因为

BMI 超过 29kg/m² 时,即使校正了 PCOS 的影响,BMI 每增加 1,妊娠率会降低 5%。

考虑到妊娠期肥胖可能出现的并发症,为生育力较差的肥胖女性提供生育治疗在伦理上一直存在激烈的争论。一些中心主张夫妇在开始治疗前先减重,这也是孕前咨询的一个机会,相关内容将在后文中详述。减重可以增加受孕概率、妊娠和活产率,但是,希望接受生育治疗的女性可能还担心不能改变的因素,例如年龄。即使减掉 10% 的体重,也可使受孕率增加至 77%~88%。减重后自然受孕的成功率可加倍至 35%,与行体外受精(in vitro fertilization,IVF)的成功率相当;这表明减重是肥胖女性进行其他辅助生育治疗前的首选方法。

肥胖女性行生育治疗时须面对一些额外的挑战,包括以下几点。

- 更低的卵细胞利用率;
- 更高的胚胎废弃率;
- 冻存的胚胎较少;
- 平均胚胎等级较差;
- 促性腺激素使用量较大;
- 植入成功率较低。

即使辅助生殖成功,肥胖女性妊娠仍有一定风险,如 IVF 妊娠后早产风险会增加。从胚胎成活后直至足月前,早产风险在各孕周一直存在。IVF 双胎妊娠也存在此风险;BMI 高的女性双胎妊娠 28 周前分娩的概率是 BMI 正常女性的 2 倍(框图 3-55)。

💡 **框图 3-55**

- 进行避孕措施咨询时,需考虑到肥胖的影响。虽然大多数避孕措施在肥胖人群和正常人群中的效果并无差别,但复方经皮避孕贴剂在肥胖女性中的有效性会降低。
- 最有效的紧急避孕措施是含铜节育器。
- 肥胖会降低生育能力,减重可以提高生育能力。
- 肥胖女性辅助生殖的妊娠成功率低于正常女性。

二、孕前咨询

建议有并发症的女性(如糖尿病、心脏病、慢

性自身免疫性疾病等)考虑怀孕时,积极接受多学科的孕前咨询,目的不仅在于告知女性及其伴侣怀孕的可能风险,还在于调整行为和医疗照护,为怀孕做最好的准备。鉴于肥胖会明显增加母胎患病率,也要接受相似的咨询。实际上,对肥胖进行孕前咨询可能更有成效,因为这一危险因素与心脏病和自身免疫病不同,是可以改变的。孕前咨询时这些女性可自行选择,做出决定。这不仅可以改变肥胖对她们自己健康的影响,还可以改变肥胖对她们的妊娠和子代的风险。大多数研究着眼于生活方式干预对妊娠期的影响,但专家建议孕前干预能够在相当程度上改善孕期代谢健康。

1. 何时开始

上述的多学科孕前咨询包括全科医师、妇科医师、生殖医师和产科医师的全面评估。与其他慢性病不同,肥胖是可以改变的,即使体重只减轻一点,也能显著降低母儿风险。

2. 减肥手术

做过减肥手术的女性(即使 BMI 已经正常)应该接受关于营养补充的孕前咨询,特别是在妊娠时的营养补充。应根据患者本人的情况及接受的减肥手术类型制订营养支持方案;由经过专门训练的营养师提供。譬如接受了减肥手术的女性可能需要补充钙、铁、维生素 B_{12}、维生素 A、叶酸、碘和维生素 $K^{[6]}$。

建议减肥手术后 1 年尽量避免妊娠,因术后快速的体重减轻和营养吸收障碍可能会增加胎儿宫内生长受限、神经管畸形、新生儿低血糖和低出生体重的风险。减肥手术后的体重减轻可以降低 GDM、高血压、子痫前期的发生率,并且孕期增重会减少。

由于妊娠相关呕吐、腹内压增加、内脏为适应子宫和胎儿的生长而改变位置,妊娠期的机械性并发症逐渐被重视。文献报道的并发症有胃束带移位、束带泄漏、脱水、疝、扭转和电解质紊乱[5]。有些女性可能会在行减肥手术的同时行输卵管结扎。

3. 筛查与建议

筛查肥胖相关并发症是有价值的(如 2 型糖尿病、慢性高血压、睡眠呼吸暂停、蛋白尿、非酒精性脂肪肝和心脏病)。缺血性心脏病等特殊的并发症是妊娠的相对禁忌证。建议女性戒烟,因为

吸烟是患病与死亡的额外但可控的危险因素。建议既往有 PCOS 病史的女性评估心血管疾病风险,包括家族史、腰围、血压、血糖(口服糖耐量试验)和血脂水平[5];精确测量身高和体重以计算 BMI。可能需要适用于肥胖人群的特殊设备,譬如加长的血压计袖带,以便能准确地测量基线血压并评估风险。还可以使用肥胖量表。

由于肥胖造成的相对营养不良——孕期的饮食组成主要是糖类和脂肪,热量较高,而矿物质和维生素含量较少——通常推荐肥胖或超重女性补充更大量的叶酸,即 $4\sim5mg/d$,与糖尿病、癫痫或神经管畸形家族史的女性推荐量相同。

推荐肥胖女性 BMI 降至 $30kg/m^2$,最好是 $25kg/m^2$ 之后再妊娠。体重是一个非常个人的问题,如果给女性贴上“肥胖”或者“病态肥胖”的标签,她们可能会焦虑,这比起体重,对她们更为重要。因此,任何时候都应当以保持敏感并尊重的态度给予她们照护和交流(框图 3-56)。

💡 **框图 3-56**

- 肥胖应与其他慢性病一样,被认为是一种疾病。
- 所有 BMI 超过 30 kg/m^2 的女性都应当在孕前计划减重。
- 孕前咨询为筛查肥胖相关并发症提供了机会,譬如糖尿病、高血压、心脏病和睡眠呼吸暂停。

三、孕期并发症:妊娠期糖尿病、子痫前期和妊娠期高血压

对于许多女性,尤其是 BMI 刚刚超过肥胖临界值的女性,首次产检是进行第一次教育的机会,使其了解肥胖对妊娠、分娩和子代的影响。由于体重和自我形象属于个人的敏感问题,临床医师可能不好意思在咨询时强调肥胖的风险。一些人认为既然已经怀孕了,就很难再改变什么,不能实现明显减重。但是关于运动、孕期体重增长、营养选择、筛查并发症如 GDM 等的建议是适合的,因为妊娠是一个机会,这时孕妇有动力改变生活方式。

最好能反复给予建议,并从多种角度,由多个医师提出。开诚布公的对话意味着所有的团队成

员都是为肥胖的孕妇着想,告诉她在孕期可能发生什么。

与孕前咨询相似,首次产检是筛查既往疾病、准确评估预后的一个机会。测量身高、体重以计算 BMI;自报的体重通常不可靠。使用合适的血压计袖带测量血压,以明确孕期基线血压。

已发现肥胖孕妇的饮食富含饱和脂肪酸,但缺乏糖类、钙、铁、叶酸和维生素 D[7],这些微量营养素对妊娠非常重要。如果孕妇孕前未补充叶酸,则应在妊娠后立即开始补充大剂量叶酸以降低神经管畸形的风险(实际上孕前补充叶酸最为有效)。依地区不同,孕妇可考虑补充维生素 D(400U),因为肥胖预示着母婴维生素 D 缺乏。这取决于孕妇是否暴露于波长合适的日光及衣物(如生活在寒冷地区的人和那些穿衣更为严格的孕妇)。建议肥胖女性减少精加工高脂肪含量食品和糖果的摄入,同时增加复合糖类(全麦米饭、面食、面包和谷物)的摄入,以改善过多的营养摄入。可以转诊给营养师进行个体化的饮食建议,尤其是 BMI>40kg/m² 的女性。

上次妊娠后或在接受孕前咨询后减重值得祝贺,即使体重只减轻了一点,与肥胖相关的疾病都会减少。建议孕期体重小幅增加;医学研究所(Institute of Medicine)建议肥胖女性在孕期体重增长 5～8kg[8](表 3-39)。这不仅是为了妊娠,也是为了远期健康,因为产后 1 年体重滞留最强的预测因素就是孕期的体重增长。

在没有产科或其他禁忌证的情况下,鼓励肥胖女性和正常体重的女性一样,在妊娠期和产后进行锻炼。有 1/3 的肥胖孕妇在自我上报中表示自己根据孕期指导进行了锻炼,这一结果有待仔细调查,因为普遍认为,肥胖女性会夸大自己的运动量,同时少报告食物摄入[7]。

医疗记录中的书面评论应该实事求是,不带有评判性。

1. 专科门诊

对于肥胖女性,目前没有证据表明哪一种孕期保健模式是优于其他模式的。肥胖专科门诊可能会让肥胖女性蒙羞。鉴于人群的人口学特征,如果肥胖门诊的门槛设得太低,服务可能不堪重负。但是,专科门诊不仅传达出多学科团队成员对肥胖的重视,也能够为所有就诊者提供一致的服务包。

表 3-39 医学研究所关于孕期体重增长总量和增长速率的推荐,基于孕前 BMI(kg/m²)分组

孕前 BMI	总增重范围(lb)	中、晚孕期体重增长速率(平均范围,lb/周)
<19.9 (低体重)	28～40 *(12.7～18.2)*	1(1～1.3) *0.45(0.45～0.6)*
20～24.9 (正常体重)	25～35 *(11.4～15.9)*	1(0.8～1) *0.45(0.36～0.45)*
25～29.9 (超重)	15～25 *(6.8～11.4)*	0.6(0.5～0.7) *0.27(0.23～0.32)*
≥30 (肥胖,所有分级)	11～20 *(5.0～9.1)*	0.5(0.4～0.6) *0.23(0.18～0.27)*

* 斜体为相应的千克数。

Source:Institute of Medicine and National Research Council.*Weight Gain During Pregnancy:Reexamining the Guidelines*.Washington,DC:National Academies Press,2009.

2. 减肥治疗后的妊娠

在怀孕前接受过减肥手术的女性对妊娠健康最大化具有特殊需求。接受胃束带手术的女性在妊娠期可能需要将束带稍作松解。饮食是保证足够营养摄入的基础,鉴于减肥手术导致营养吸收不良的特性,上述建议也适用于术后 BMI 已正常的女性。

有几例减肥手术后妊娠期间发生肠扭转的个案报道,孕妇表现为严重的上腹痛,需要立即行急诊开腹手术评估和肠切除。这些个案中部分在开腹手术的同时行急诊剖宫产;术后有可存活的小孕周早产或死胎的情况。

3. 妊娠期糖尿病

肥胖与 GDM 的关系已经得到了很好的阐述,有趣的是孕妇在被诊断为 GDM 后普遍的反应是震惊。这种反应与 BMI 无关,即使是病态肥胖的孕妇,对于 GDM 的诊断也很惊讶且沮丧。不管当地指南针对 GDM 建议的是基于危险因素的筛查还是普遍筛查,肥胖女性均应在孕 24－28周进行筛查。

如有明确危险因素(如病态肥胖)的女性,应考虑提前进行筛查,如同首次产检和孕前咨询部分所讨论的那样。由于 GDM 的异质性,一些GDM 的女性可能存在未被诊断的 2 型糖尿病,因

此肥胖和病态肥胖女性经过筛查和诊断试验确定为 GDM,强烈建议产后重复糖耐量试验。

需要温和地告知被诊断为 GDM 的肥胖和病态肥胖的女性,妊娠期是以后健康的"平板运动试验",即 GDM 可能增加以后患糖尿病的风险,而改变这些危险因素可能会改善预后。

4. 高血压及妊娠期高血压疾病

肥胖是慢性高血压、妊娠期高血压和子痫前期的危险因素。首次产检时(明确基线血压)和后续产检中准确测量血压,对于筛查妊娠期高血压和子痫前期至关重要。病态肥胖(BMI＞40kg/m^2)的初产妇有 30% 的概率发展为子痫前期。肥胖孕妇患早发型和晚发型子痫前期的风险均会增加。

子痫前期的病理阶段(细胞滋养迁移,胎盘缺血,胎盘因子释放入母体循环,母体内皮和血管功能障碍)随肥胖相关的代谢因素而增加[9](框图 3-57)。

> 💡 **框图 3-57**
> - 首次产检是告知和制订计划的合适时机。
> - 肥胖女性需考虑补充钙和大剂量的叶酸。
> - 由于肥胖女性建立静脉通路和进行局麻或全身麻醉有一定困难,产前应考虑进行麻醉咨询。
> - 孕前检查是筛查的机会,尤其 GDM、妊娠期高血压疾病和子痫前期。

四、胎儿并发症:超声、畸形与胎死宫内

1. 流产

肥胖女性流产的风险会增加,与受孕方式无关。另外,复发性流产和胎死宫内的风险也会增加。鉴于肥胖会影响经腹超声检查的准确性,建议肥胖女性在早孕期行经阴道超声检查,尤其在做出流产的诊断时。

2. 胎儿畸形

肥胖使胎儿畸形的风险增加,尤其是神经管畸形和先天性心脏病的风险会增加。这可能与卵母细胞质量、辅助生殖技术、相对性营养不良和其他尚不明确的因素有关。

3. 超声评估

肥胖增加先天性畸形的风险,但是想要在肥胖孕妇中获得高质量的超声图像也很困难,因此解剖评估可能不完全。很多医院会在孕 20 周进行第一次排畸超声检查,如果评估不全,可以在孕 22 周重复检查;又或者孕妇及其伴侣选择终止妊娠,可以在孕 24 周前终止。近期的一项研究分析了肥胖孕妇(BMI＞30kg/m^2)在中孕早期增加一次经阴道排畸超声的效果,发现"完全"的排畸比例从 42% 上升到 51%。除了常规的孕 18—20 周的排畸超声外,在孕 14—16 周增加一次经阴道超声检查也可以改善胎儿头部、胸部、腹部的呈现,但不能改善脊柱的评估。肥胖孕妇完全排畸超声的比例并未升高,但这反映了评估肥胖孕妇胎儿解剖结构的难度[10]。

4. 生长评估

由于肥胖孕妇很难根据宫高来判断胎儿生长情况,以及巨大儿或胎儿宫内生长受限的风险,建议在晚孕期通过超声评估胎儿生长情况。

5. 早产

随着 BMI 增加,早产宫缩的比例也会增加。早产可能是医源性的(如子痫前期、GDM 或胎儿畸形)或自发性的。自发早产宫缩可能是巨大儿羊水过多造成的,也可能是母体炎症反应或感染加剧导致的未足月胎膜早破,子宫内膜因素及 IVF 的增加造成的,还可能是一些尚不明确的因素造成的。

6. 胎死宫内

与正常体重的孕妇相比,肥胖和病态肥胖的孕妇更易发生胎死宫内。与其他胎儿并发症相似,这可能与 GDM、子痫前期、胎儿畸形或其他尚未识别的因素有关。因此肥胖女性如主诉胎动减少或产程中出现并发症,需要更加关注(框图 3-58)。

> 💡 **框图 3-58**
> - 肥胖女性的新生儿发生畸形,尤其是神经管畸形和先天性心脏病的发生率增加。
> - 建议育龄期的肥胖女性补充大剂量的叶酸。
> - BMI＞30kg/m^2 的女性发生早产和胎死宫内的风险增加。

五、分娩相关问题

1. 分娩场所

肥胖孕妇并发症的发生率更高,因此 BMI > 35 kg/m² 的女性不适宜在家中分娩。

2. 引产

肥胖女性引产的比例较高,一方面是因为发生了并发症,如 GDM 等;另一方面是因为过期妊娠因孕妇肥胖而增加。随 BMI 增加,引产失败率逐渐升高,BMI > 40 kg/m² 的孕妇超过半数引产失败。BMI > 60 kg/m² 的初产妇引产成功率仅有 20%[11]。

既然 BMI 大于 40 kg/m² 的女性引产成功率无法得到保证,而紧急剖宫产的风险又高,那她们是否应该直接择期剖宫产呢? 一项纳入 661 对母婴、孕妇 BMI 均 > 40 kg/m² 的回顾性研究显示,择期剖宫产与引产的患病率相同。引产孕妇中有 40%需要产程中剖宫产。两组的新生儿患病率没有明显差别[12]。细读原文,引产失败和急诊剖宫产的母儿患病风险最高。母体复合患病率评分显示,45%的患病出现在紧急剖宫产的孕妇,而择期剖宫产为 24%,引产后阴道分娩为 18%。新生儿患病率的模式相似,紧急剖宫产为 21%,择期剖宫产 10%,引产后阴道分娩仅为 8%。从中可以发现,阴道分娩是一个合适的目标,也就是要正确选择孕妇和仔细管理引产过程。

涉及肥胖孕妇引产方式选择和促进产程方法有效性的研究很少[11]。已有的研究已经表明。

- 机械性引产:没有专门针对肥胖孕妇的数据。
- 地诺前列酮栓:肥胖孕妇需要再次使用促宫颈成熟药物的概率是非肥胖孕妇的 2 倍,产程通常持续 5h 以上。
- 米索前列醇:肥胖女性使用米索前列醇引产时产程较非肥胖女性更长(病态肥胖女性最多可延长 4h),剖宫产率更高。
- 地诺前列酮栓与米索前列醇(口服或经阴道用药)比较:校正混杂因素后,使用地诺前列酮的孕妇剖宫产率更高。
- 缩宫素:肥胖女性如使用缩宫素引产和促进产程进展,用药的剂量和时间均超过非肥胖孕妇。

3. 分娩的管理

(1)产房设备:肥胖孕妇的分娩过程面临诸多挑战,尤其是需要准备适合肥胖孕妇的产房设备。越来越多的机构设有专门的“肥胖室”,肥胖孕妇可在专门的产床上分娩,有专门的设备如患者起重设备、轮椅、座椅等。即便不是病理肥胖的孕妇,也有专门的加长腰穿针、加长窥器、加长血压袖带和特殊手术器械保证安全[12]。

(2)沟通:高质量沟通是照护患者的多学科团队工作的关键,在产房中也是如此。在医师交接的过程中可提及孕妇的 BMI,以便评估孕妇的相关风险。3 级或 3 级以上的肥胖孕妇临产入院时,应通知产科专科医师和麻醉医师。其他麻醉和产科团队的人员及助产士管理者也应知晓肥胖孕妇临产,因为肥胖孕妇患病风险增加,这样能够尽早建立静脉通路和硬膜外/椎管内/腰硬联合的镇痛通路。

(3)分娩镇痛:肥胖和病态肥胖孕妇应在临产前进行一次麻醉评估,计划临产后的麻醉方案及更详尽的知情同意。BMI 达到多少要这样做,在各医院是不同的,取决于患者的人口学特征;有些医院建议 BMI 超过 40kg/m² 的孕妇进行评估,有些则建议 50kg/m²。除了询问病史和查体,还要进行完整的讨论,包括风险、失败的可能、舒适度和安全性等。

无论是麻醉医师还是肥胖孕妇本人都很难选择一个合适的体位安全地进行硬膜外置管或椎管内麻醉。合适的器械(如加长腰穿针)会很有帮助。可以考虑在产程早期进行椎管内镇痛,由最资深的麻醉医师来操作,或至少在其监督下进行。肥胖孕妇的体表标志很难摸清,造成了置管困难,超声可能提供帮助[13]。肥胖女性的硬膜外间隙可能较小,因此麻醉和镇痛药用量可能需要减少。即使置管成功,镇痛失败和重新置管的概率仍比正常体重的孕妇要高[14]。

区域的技术难度使硬膜外血肿、脓肿(1/1000)和脑膜炎(1/50 000)的风险增加;然而,整体来讲,椎管内神经阻滞比全麻更为安全。全麻具有困难插管和插管失败的风险(普通孕妇人群的插管失败率是 1/250,孕妇 BMI > 30kg/m² 时因喉头水肿和困难气道,插管失败风险会增加)[15]。

（4）产程中的胎儿监护：产程中有三种方法监测胎心率，即间断胎心监护、持续性经腹胎心监护和持续性经阴道胎儿头皮电极监护。由于肥胖并发症和实际操作问题，肥胖孕妇通常不适合间断性 FHR 监护。经腹外监护虽然降低了肥胖这一感染高危人群的风险，但操作性不强，尤其病态肥胖的孕妇。胎儿头皮电极内监测有时是肥胖孕妇和病态肥胖孕妇持续 FHR 监护的唯一方法。

最近一项有趣的研究，提出使用经腹的胎儿心电图进行 FHR 监测，结果显示胎儿心电图比传统的经腹 FHR 监测更可靠。该研究中孕妇的平均 BMI 是 $32 kg/m^2$[16]。

（5）产程进展：超重和肥胖女性的产程明显延长。正常体重的女性平均产程为 6.2h，超重女性为 7.5h，而肥胖女性为 7.9h。超重女性的主要"延时点"是宫口开大 4cm 到 6cm 之间，而肥胖女性则是宫口开大 7cm 之前；在此之后，产程进展与正常体重者无异。

随着 BMI 增加，孕妇对缩宫素的反应越来越差，产程中剖宫产的风险越来越大。最近一项关于产程进展的综述报告了一项 5204 例最终阴道分娩的研究，旨在发现更能反映人口学特征变化的现代产程图。超过半数的参与者（53%，$n=2791$）BMI 大于 $30 kg/m^2$。BMI 超过 $30 kg/m^2$ 的孕妇第一产程时长增加，宫口 4cm 至 6cm 的时间在 0.5h 到 10h 不等。因此，肥胖孕妇的产程需要调整，以反映进展至活跃期需要更长时间，因为急诊剖宫产有风险，这种产程的调整尤其重要[17]。

（6）分娩方式：肥胖女性剖宫产分娩的比例更高，这可能由多种因素导致，包括并发症更多（如 GDM、子痫前期）、胎儿体重增加与巨大儿、难产风险增高，以及医师担心发生肩难产和急诊剖宫产的风险。如前所述，肥胖女性引产成功的概率低于正常体重孕妇。病态肥胖的孕妇剖宫产（包括择期剖宫产和自然临产或引产后的紧急剖宫产）的总体比例高达 50%。超重女性剖宫产分娩的比值比为 1.46，肥胖女性为 2.05，重度肥胖女性为 2.89[18]，但这种剖宫产比例的增加仅体现在急诊剖宫产。更高 BMI 的女性剖宫产后阴道分娩的成功率也降低。

肥胖和病态肥胖女性与正常体重的女性一样，有权要求剖宫产，但应当更加强调充分知情，包括剖宫产导致的母胎并发症风险、手术困难及感染风险高等。

如前所述，麻醉团队需要更长的时间建立有效的椎管内神经阻滞。转为全麻并不容易，因为妊娠和肥胖都增加了插管失败的风险。如果要进行紧急剖宫产，麻醉团队需要立即决定对母胎最安全的麻醉方式。与多学科团队成员进行良好的沟通，这意味着当场制订临时计划，以及能够立即到场的高年资医师。如果在产程早期建立了效果良好的硬膜外镇痛和静脉通路，那么产程中有紧急情况时可以更快施行剖宫产。如果有效麻醉延迟，必须持续进行母胎监护，并不断向麻醉团队反馈当前的母儿状况。

对于肥胖女性，有人建议可以改良标准剖宫产手术，包括考虑脐上或脐下的横行或纵向切口[19]，预防性使用皮下引流或负压伤口辅料。这些方法目前的证据有限，需要平衡潜在的获益（减少伤口感染，虽然有人认为使用引流可能增加感染）和风险（增加麻醉时间、增加出血、增加手术时间，以及切口不美观）。

如果患者的皮下脂肪厚度 ≥2cm，缝合皮下脂肪层可能减少伤口感染、伤口裂开及皮下血肿的形成。目前没有明确证据表明肥胖患者使用哪一种皮肤缝合方法是最好的。

（7）巨大儿和肩难产：肥胖和病态肥胖的孕妇新生儿出生体重更大，肩难产风险增加。对此的担忧导致了更高的引产率，并与更高的肩难产和剖宫产率相关。

（8）产后出血：肥胖和病态肥胖的产妇发生产后出血的风险增加。这再一次说明了应尽早建立静脉通道，尽早给予硬膜外置管，以及高质量的多学科团队在产程中充分沟通的重要性。肥胖和病态肥胖的产妇需要积极处理第三产程（框图 3-59）。

框图 3-59

- 肥胖女性引产失败率更高。
- 硬膜外镇痛置管可能有一定困难；早期行硬膜外镇痛可能是合适的。
- 剖宫产和器械助产的风险可能更高。
- 产后出血率增加。

六、产后保健

1. 感染与败血症

肥胖女性对细菌和病毒感染的易感性增高。妊娠期间辅助性 T 细胞从 1 型转变为 2 型,抑制抗体介导的免疫反应,刺激固有免疫系统的活化。母体免疫系统的改变允许遗传上异体胎儿形成而不被排斥,但不良作用是母体更易被感染,明确的病原体有李斯特菌、弓形虫、疟原虫、流感病毒、水痘病毒和麻疹病毒。肥胖人群的 CD4 和 CD8 细胞功能受到抑制,自然杀伤(natural killer,NK)细胞功能受损,细胞因子产生减少。临床发现,肥胖人群和妊娠人群都表现出免疫应答的差异,两者均使肥胖孕妇比普通体重人群更易发生感染。其他并发症,如贫血、糖尿病、早产,以及器械助产或手术产,都可能进一步增加感染风险。

肥胖和病态肥胖女性产后发生感染,如绒毛膜羊膜炎、伤口感染、乳腺炎、乳腺脓肿和尿路感染的风险增加。据报道 BMI 超过 $45kg/m^2$ 的女性发生子宫内膜炎或手术部位感染的概率高达 26%。肥胖和妊娠是 H1N1 流感病毒感染发生呼吸系统并发症的主要危险因素,肥胖孕妇人群住院率和死亡率都更高。呼吸系统并发症可能与肺容量受限和妊娠、肥胖介导的免疫变化的累加效应有关。

常规剖宫产手术后对镇痛的高需求可能提示了潜在感染,如亚临床的手术部位感染或坏死性筋膜炎。肥胖和病态肥胖产妇患医院获得性感染的风险增加,一方面是由于本身的感染风险就高,另一方面是由于活动较少和住院时间较长。产科患者可能不常规筛查耐甲氧西林的金黄色葡萄球菌(methicillin-resistant Staphylococcus aureus,MRSA),但以后可能会成为常规;美国的一项研究显示,50 名产后女性中就有 1 名 MRSA 筛查阳性。

目前普遍推荐所有接受择期或紧急剖宫产的女性都预防性使用抗生素;一些人还建议在分娩后重复使用,或者根据体重调整剂量。这些建议主要基于药代动力学的改变、伤口血流灌注较差,以及肥胖及病态肥胖女性的局部免疫反应较差等因素[14]。脂肪形成的肉褶使伤口难以暴露,形成

了一个潮湿、温暖和黑暗的环境,有利于细菌生长和感染。

使用压力敷料(例如 PICO)可以降低感染的发生率。病态肥胖的孕妇行剖宫产时,建议选择位置较高的垂直切口或横向的脐下或脐上切口,这不仅可以减少伤口感染,还可以降低切口的张力[19]。

2. 血栓栓塞性疾病

几乎普遍推荐所有行择期或急诊剖宫产、器械助产或其他产后手术的女性预防血栓形成。可以穿大小合适的抗血栓袜、正压腿套,或使用低分子肝素(low-molecular-weight heparin,LMWH)。需根据患者情况进行血栓风险的个体化评估,并根据近期的事件更新评估(如计划外的剖宫产、产后出血等);这些决定应当由高年资医师做出。建议病态肥胖的所有女性,无论是否存在其他危险因素,都要预防静脉血栓形成(venous thromboembolism,VTE);即便是正常阴道分娩后也要至少使用 10d 的 LMWH,如果存在其他危险因素,则考虑使用至产后 6 周[20]。

根据孕妇体重调整 LMWH 用量极为重要[20]。使用"标准"用量(LMWH 75U/kg,取决于肝素成分)时,一名体重 60kg 的女性常规用量为 4500U,但一名体重 100kg 的女性需用到 7500U,而一名体重 120kg 的女性要用到 9000U(几乎是常规量的 2 倍)。对一些病态肥胖的女性,预防剂量可能等同于别人的治疗用量;有些女性可能需要进行两次皮下注射才能获得足够的预防剂量,因此可能需要每天分剂量给药。

如果患者的症状提示 VTE,应当进行全面的检查和评估。Well 评分尚未在孕期得到验证,因此不应据此做出治疗决定。

3. 新生儿问题

肥胖孕妇的新生儿发生产伤、呼吸窘迫、细菌性败血症、新生儿低血糖和入住新生儿重症监护病房的概率较高。

4. 母乳喂养

肥胖和病态肥胖产妇较少能开始并坚持母乳喂养。考虑到孕期肥胖对儿童的长期影响和母乳喂养的保护作用,应鼓励肥胖和病态肥胖的妇女进行母乳喂养,可能需要额外服务帮助她们成功哺乳。接受了减肥手术的女性在哺乳期需在营养

师的指导下,继续营养补充剂的摄入。

5. 产后焦虑与抑郁

肥胖与焦虑症之间存在正相关关系,按照孕期或产后焦虑的基线水平,妊娠是焦虑的一个特殊风险组[21]。许多女性因为身份转变会经历暂时的生理性焦虑,但有一些女性会变为病理性焦虑,并持续至产后一段时间。研究已经表明,孕期的焦虑和抑郁增加了产后焦虑和抑郁的风险。肥胖和病态肥胖的女性即使在孕 20 周前,焦虑程度也明显高于正常体重女性;病态肥胖女性的焦虑的比例又明显高于肥胖女性。这可能与很多原因有关。普遍认为焦虑可能阻碍肥胖的治疗和预防,产后抑郁的风险也会增加。孕期肥胖及高脂肪饮食的摄入会增加子代精神或行为障碍的易感性。

为什么肥胖和病态肥胖女性更容易焦虑呢?妊娠期肥胖的围产期风险已得到了很好的认识,我们已经强调了在妊娠初期(理想状态下应在考虑妊娠之前)和孕妇进行全面讨论的重要性,以便她完全知晓潜在的风险。妊娠期肥胖的耻辱感可能是一个因素。社会经济地位较低及行为和神经生理学变化可能都与肥胖和焦虑有关。

6. 长期影响

胎儿的生长和发育是受多种因素影响的复杂过程,包括遗传、母体环境、宫内环境和激素水平。产科医师熟悉的 Barker 假说,认为胎儿期环境的影响将长期存在。最常见的例子就是胎儿宫内生长受限的影响,越来越多的证据表明母体肥胖改变了胎儿的糖代谢,母体因素诱导了胎儿发育轨迹的改变。效应有多种,包括子代患肥胖、糖尿病、心血管疾病、精神分裂症和哮喘的风险增加。相较而言,接受减肥手术的孕妇婴儿心血管指标得到了改善。这种"糖尿病-肥胖"表型被称为一个慢性的自我循环[22](框图 3-60)。

💡 **框图 3-60**

- 肥胖孕妇感染和静脉血栓栓塞的风险增加。
- 肥胖孕妇产后抑郁的风险增加。
- 与正常体重的女性相比,新生儿患病率较高。
- 肥胖女性的孩子患儿童期肥胖和心血管疾病的风险较高;这种影响可能会跨越子代。

七、干预

已经有人开始呼吁通过教育、环境、商业模式的改变影响人们的饮食和生活习惯,但是没有明确的指导和规则的改变,就难以有效地进行。在无法轻易改变国家政策的情况下,一些地方机构为降低妊娠期肥胖相关的患病率,已提出了针对肥胖和病态肥胖女性的生活方式建议。妊娠期的一些产前干预措施对妊娠结局产生了不同的影响。ROLO 研究(低升糖指数饮食降低巨大儿发生的随机对照试验)结果表明,孕期饮食干预可使体重增长更少,并能够改善母体的糖耐量[23]。LIMIT 试验(针对 BMI＞25kg/m² 的女性给予生活方式建议及标准医疗保健的随机对照试验)的结果是大于胎龄儿减少,但对妊娠期糖尿病没有影响[24];UPBEAT 试验(肥胖孕妇生活方式干预的随机对照研究)显示,妊娠期体重增长减少,但对出生体重和妊娠期糖尿病没有影响[25]。虽然改善饮食质量和减少妊娠期增重等干预措施已经取得了一些成功,还需要额外关注妊娠前后阶段,这段时间是改善孕妇代谢健康并为后续妊娠进行准备的好时机。

八、总结

肥胖是妊娠期母亲和胎儿患病和死亡的显著风险因素。对于肥胖和病态肥胖的孕妇,这种影响会延续至子代,甚至跨代传递下去。妊娠期间的干预研究因少有兴趣、依从性差,迄今为止并未显示出任何真正的差异。因此主要挑战还是降低肥胖人口的比例,使女性以更健康的 BMI 开始妊娠。

一个关于肥胖指南的有趣问题是,虽然肥胖的比例在逐渐上升,肥胖在妇科和产科的相应风险也得到了很好的认识,但回顾各国指南的一篇综述发现,31 个国家中只有 13 个国家有针对肥胖的指南。另外,没有一项指南总结了撰稿人考虑的与妊娠期肥胖管理有关的所有方面的内容。很多指南谈到了 GDM 的筛查与巨大儿的风险;但另一方面,很少有指南提及转诊及肥胖管理、专科助产士评估、血压监测(合适的袖带)、产程中胎儿头皮电极持续胎心监护、(根据体重)预防血栓形成,以及剖宫产时预防性应用抗生素[26]。

如果女性希望尽可能健康度过孕期,有一个健康的孩子,那么在下次怀孕之前应该达到健康的体重。以健康的 BMI 为目标,也是为了未来的健康和幸福着想。

(王　佩　译　周希亚　校)

参考文献

[1] Nair M, Kurinczuk JJ, Brocklehurst P, Sellers S, Lewis G, Knight M. Factors associated with maternal death from direct pregnancy complications: a UK nationalcasecontrol study. *BJOG* 2015; 122: 653-662.

[2] Datta S. The obesity epidemic: time for the Government 'heavies' to step in? *BJOG* 2016; 123: 161-162.

[3] Friedman E. The graphic analysis of labor. *Am J Obstet Gynecol* 1954; 68: 1568-1575.

[4] Simmons KB, Edelman AB. Contraception and sexual health in obese women. *Best Pract Res Clin Obstet Gynaecol* 2015; 29: 466-478.

[5] Talmor A, Dunphy B. Female obesity and infertility. *Best Pract Res Clin Obstet Gynaecol* 2015; 29: 498-506.

[6] Kumari A, Nigam A. Bariatric surgery in women: a boon needs special care during pregnancy. *J Clin Diagn Res* 2015; 9(11): QE01-QE05

[7] Lindsay KL, Heneghan C, McNulty B, Brennan L, McAuliffe FM. Lifestyle and dietary habits of an obese pregnant cohort. *Matern Child Health J* 2015; 19: 25-32.

[8] Institute of Medicine and National Research Council. *Weight Gain During Pregnancy: Reexamining the Guidelines*. Washington, DC: National Academies Press, 2009.

[9] Spradley FT, Palei AC, Granger JP. Increased risk for the development of preeclampsia in obese pregnancies: weighing in on the mechanisms. *Am J Physiol* 2015; 309: R1326-R1343.

[10] Gupta S, Timor-Tritsch IE, Oh C, Chervenak J, Monteagudo A. Early Second-trimester sonography to improve the fetal anatomic survey in obese patients. *J Ultrasound Med* 2014; 33: 1579-1583.

[11] Ruhstaller K. Induction of labor in the obese patient. *Semin Perinatol* 2015; 39: 437-440.

[12] Subramaniam A, Jauk VC, Reed Goss AR, Alvarez MD, Reese C, Edwards RK. Mode of delivery in women with class Ⅲ obesity: planned cesarean compared with induction of labor. *Am J Obstet Gynecol* 2014; 211: 700. e1-e9.

[13] Ghaffari N, Srinivas SK, Durnwald C. The multidisciplinary approach to the care of the obese parturient. *Am J Obstet Gynecol* 2015; 213: 318-325.

[14] Ellinas EH. Labor analgesia for the obese parturient. *Anesth Analg* 2012; 115: 899-903.

[15] Orr K, Chien P. Sepsis in obese pregnant women. *Best Pract Res Clin Obstet Gynecol* 2015; 29: 377-393.

[16] Cohen WR, Ommani S, Hassan S et al. Accuracy and reliability of fetal heart rate monitoring using maternal abdominal surface electrodes. *Acta Obstet Gynecol Scand* 2012; 91: 1306-1313.

[17] Higgins M, Farine D. Assessment of labour progress. *Expert RevObstet Gynaecol* 2013; 8: 83-95.

[18] Chu SY, Kim SY, Schmid CH et al. Maternal obesity and risk of cesarean delivery: a meta-analysis. *Obes Rev* 2007; 8: 385-394.

[19] Kingdom JC, Baud D, Grabowska K, Thomas J, Windrim RC, Maxwell CV. Delivery by caesarean section in super-obese women: beyond Pfannenstiel. *J Obstet Gynaecol Can* 2012; 34: 472-474.

[20] Royal College of Obstetricians and Gynaecologists. *Reducing the Risk of Venous Thromboembolism During Pregnancy and thePeurperium*. Green-top Guideline No. 37a. London: RCOG Press, 2015.

[21] Nagl M, Linde K, Stepan H, Kersting A. Obesity and anxiety during pregnancy and postpartum: a systematic review. *J Affect Disord* 2015; 186: 293-305.

[22] Dowling D, McAuliffe FM. The molecular mechanism of offspring effects from obese pregnancy. *Obes Facts* 2013; 6: 134-145.

[23] Walsh JM, McGowan CA, Mahony R, Foley ME, McAuliffe FM. Lowglycaemic index diet in pregnancy to prevent macrosomia (ROLO study): randomised control trial. *BMJ* 2012; 345: e5605.

[24] Dodd JM, Turnbull D, McPhee AJ et al. Antenatal lifestyle advice for women who are overweight or obese: LIMITRandomised trial. *BMJ* 2014;

348:g1285.

[25] Poston L，Bell R，Croker H *et al*. Effect of a behavioural intervention in obese pregnant women (the UPBEAT study)：amulticentre，randomised controlled trial. *Lancet Diabetes Endocrinol* 2015；

3:767-777.

[26] Schumann NL，Brinsden H，Lobstein T. A review of national health policies and professional guidelines on maternal obesity and weight gain in pregnancy. *Clin Obes* 2014；4：197-208.

第4章　胎儿医学

第一节

胎儿生长受限

Thomas R. Everett[1], Christoph C. Lees[2,3,4]

[1] *The Leeds Teaching Hospitals NHS Trust, Leeds, UK*
[2] *Imperial College London, London, UK*
[3] *Queen Charlotte's and Chelsea Hospital, London, UK*
[4] *KU Leuven, Belgium*

胎儿宫内生长受限是围产期发病率和死亡率的重要原因，30%以上的死胎原因之一是生长不良。生长受限的病因是多因素的，还没有能够预测高风险胎儿的有效手段，这其中部分是由于潜在病因分散所致。至今仍然没有关于胎儿生长受限的统一定义，越来越多的证据表明，胎儿的生长轨迹与单次测量同样重要（在很多病例中比单次测量更为重要）。医源性早产与后续发育问题，以及对孕妇的干预增多，都必须要与死胎风险增加进行权衡。在未足月的孕周，采用胎儿多普勒和计算机辅助的胎心监护（computerized cardiotocography，CTG）可以改善妊娠结局，而足月分娩并不增加不良结局的发生率；孕 32 周到 37 周之间的最佳处理尚有待证据确立。为了进一步降低死胎发生率，需要提高对胎儿生长受限的检出率，并进一步改进现有处理方案。

一、定义

对于小胎儿或生长受限的胎儿还没有统一的定义。有些学者将胎儿腹围或预估胎儿体重（estimated fetal weight，EFW）小于第 10 百分位称为小于胎龄儿（small for gestational age，SGA），其他学者则采用第 5 或第 3 百分位，或者同时还存在多普勒异常来定义。不仅单次的测量数据很重要，胎儿的生长速度显著降低时风险也会增加，即使其生物测量值依然在正常范围内[1]。

最近的一个多国专家共识描述了胎盘造成的胎儿生长受限，对早发型（＜32 周）和晚发型（＞32 周）胎儿生长受限给出了定义[2]（表 4-1）。

表 4-1　胎儿生长受限的定义

早发型生长受限
　AC 或 EFW 小于第 3 百分位，或脐动脉 EDF 消失
　或
　（1）AC/EFW 小于第 10 百分位，合并
　（2）子宫动脉 PI 大于第 95 百分位，和（或）
　（3）脐动脉 PI 大于第 95 百分位
晚发型生长受限
　AC 或 EFW 小于第 3 百分位
　或
　至少存在以下两项或 3 项：
　（1）AC/EFW 小于第 10 百分位
　（2）在生长百分数上跨越的百分数超过两个四分位数
　（3）CPR 小于第 5 百分位

AC. 腹围（abdominal circumference）；CPR. 大脑胎盘比（cerebroplacental ratio）；EDF. 舒张末期血流（end-diastolic flow）；EFW. 估测胎儿体重（estimated fetal weight）；PI. 搏动指数（pulsatility index）。

Source：adapted from Gordijn et al[2].

二、胎儿生长受限的影响

胎儿生长受限最明显的结果就是死胎。在

30％～50％的产前死胎病例中,胎儿生长未达标被认为是一个主要原因。SGA 胎儿有早产风险,既可能是自发的,也可能是医源性的。早产本身就具有依赖于孕周的风险,尤其是孕 30 周前的早产,这时 SGA 胎儿产生并发症的风险进一步增加,估计和实际出生孕周早 2 周时出生的风险相同。早产的并发症包括新生儿死亡、脑室内出血、坏死性小肠结肠炎和肺部疾病,后者可能是慢性的。

低出生体重,尤其是合并早产者,会对健康造成远期影响,尤其是在神经发育、心血管和代谢改变方面。Barker 假说来自于与 1944 年荷兰饥荒相关的历史队列,该假说提出宫内环境造成了"胎儿程序化",以优化胎儿的生长发育,尤其是那些低出生体重儿,但对心血管和代谢却有着远期不良影响。同时也应注意到,包括遗传学和出生后环境在内的进一步因素也对远期健康结局有着重要影响。

尽管处于危险的胎儿向脑部分流血液的现象有时候被称之为"脑保护",但将其考虑为脑血流的再分布可能是最好的,因为这些儿童还是会有脑发育异常。对生长受限胎儿的儿科随访显示这些孩子运动和认知功能更差、IQ 更低。在多普勒有脑血流再分布或显著胎盘功能不全(如脐动脉舒张末期血流消失或反向)的病例中更是如此[1,3],也有证据表明出生时生长受限的孩子存在灰质减少、髓鞘形成减少、皮质更薄、神经元数量减少、头围更小。然而,其他研究并没有这些发现,最终仍不清楚脑血流再分布是否与出生体重和孕周有关,以及是否与异常神经发育有关[2,4]。

血管形成受损导致小动脉和毛细血管形成减少,从而造成血管阻力增加和高血压。内皮细胞功能明显受损,内膜厚度和血管硬度增加。结果,除高血压外,成年期出现早发心血管疾病的风险增加[2,5]。生长受限的动物模型研究显示,低出生体重与成年期 2 型糖尿病、胰岛素抵抗和血脂异常的发生率增加相关。

三、胎儿生长的调节

胎儿生长的调节很复杂。遗传预先决定了一个胎儿的理想生长情况,但实际的生长是受到母亲健康状况、胎盘功能及环境因素影响决定的。早孕期的胚胎生长是显著一致的,随着子宫胎盘循环成为胎儿生长的主要决定因素,从中孕期早期开始胎儿生长的差异变得明显,这种情况到了晚孕期更加显著。

胎盘的功能是帮助将氧和营养物质转运给胎儿,同时将废弃产物转运出来。螺旋动脉的早期适应性变化和滋养细胞的侵蚀是基本的。这一过程尚未被充分理解,但涉及遗传和表观遗传学程序化之间复杂的相互作用,以及母体恰当的免疫反应。这一过程失败可能导致胎儿生长不理想,尽管这种情况并不是恒定的。异常的螺旋动脉转化也可能出现完全正常的结局,反之亦然。

与儿童和成人不一样,葡萄糖是胎儿最主要的能量来源,胎儿体内 95％以上的葡萄糖来源于母亲血浆葡萄糖。胎盘对葡萄糖的转运是由葡萄糖携带者 GLUT-1 通过易化扩散的机制来完成的[6]。胆固醇、脂肪酸和氨基酸的跨胎盘转运也受到了严密的调控。有证据表明在生长增加的病例中葡萄糖和脂肪酸的转运增加,例如妊娠糖尿病时。相反,生长受限胎儿的胎盘氨基酸的转运被打乱。

胰岛素样生长因子-2(insulin-like growth factor,IGF-2)在调节胎儿生长和氨基酸运输中发挥了重要的作用。出生后,IGF-2 是在生长激素(growth hormone,GH)作用下由肝产生的。然而在宫内,IGF-2 主要由胎盘的细胞滋养层合成。IGF-2 与 IGF 受体(IGF receptor,IGF-R)结合,IGF-R 有 IGF-1R 和 IGF-2R 两个类型。IGF-2 与 IGF-1R 结合会促进生长,而 IGF-2 与 IGF-2R 的结合会使 IGF-2 降解。值得注意的是,当 *IGF2* 基因为父源性等位基因表达时,*IGF2R* 基因由母源性等位基因表达,证实了生长增加和症状受限有相反的亲源效应[7]。IGF-2 对胎儿生长的调节在两种情况下较为突出:Beckwith-Wiedemann 综合征(Beckwith-Wiedemann syndrome,BWS),一种过度生长综合征,和 Russell-Silver 综合征(Russell-Silver syndrome,RSS),一种生长受限综合征。BWS 的甲基化增加,造成了 *IGF2* 基因的两个等位基因表达,继而过度生长。相反,RSS 的甲基化丢失,造成 *IGF2* 基因的两个等位基因失表达,从而生长受限。某些 BWS 和 RSS 病例可能有双等位基因的增加或丢失,这是由于携带这些基因的染色体的相关部分遗传自同一亲本,这种情况称为单亲二体。

BWS 和 RSS 是基因印迹和表观遗传学的例证。表观遗传学是基因组存在修饰作用,影响了基因的调控,它可以遗传,但也是潜在可逆的。DNA 的甲基化是最常见的修饰形式,尽管也可以发生更加复杂的组蛋白修饰。已有超过 100 个基因被发现受到了印迹的影响,许多都参与了胎儿和胎盘的生长,或者甲状腺、胰岛素和糖原的代谢,父源表达还是母源表达造成了差异。对表观遗传学作用的认识支持了亲源冲突假说:母源性表达的基因参与了资源保留(即较少流向胎儿),而父源性表达的基因参与了资源提取(即给予胎儿更多能量)[8]。这使得越来越多的父源性机制导致胎儿生长异常被识别。

子痫前期和妊娠期高血压疾病之间的关联已经众所周知。越来越多的证据表明母亲的血流动力学变化(可能是亚临床的)和胎儿生长受限有关。生长受限的病例中可以看到母亲的心输出量降低、心率减慢,以及外周血管阻力增加,这很可能早于生长受限的发生。同时,也有有关血管硬度增加和内皮细胞功能不良的证据。这些效应究竟是生长受限的结果还是其发生原因,仍有待进一步被阐明。

四、评估和研究

1. 耻骨联合-宫底高度

从孕 24 周开始,在每次产前检查时常规要测量从耻骨联合到子宫底之间的距离,即耻骨联合-宫底高度(symphysis-fundal height,SFH)。SFH 的厘米数相当于孕周数加或减 2cm。在孕 36 周之后,可接受的差异增加到 3cm。不过,SFH 在观察者自己和彼此之间的可重复性很差。SFH 还可能会因为一些与胎儿的生物学测量无关的因素而产生误差,如母亲肥胖、子宫肌瘤、羊水过多,以及胎位。

最近有学者通过引入训练包来使 SFH 的测量标准化,在预约产检时绘制 SFH 表格,并根据母体特征进行校正。这一举措的有效性和实用性尚有待证明。

2. 超声生物学测量

超声测量是目前评估胎儿生长的金标准。测量指标包括胎儿头围、腹围和股骨长。某些情况下也测量双顶径。将这些测量值代入计算公式(最常用的是 Hadlock 计算公式)可以计算 EFW,尤其是四参数模型。然后就可以转换为孕周特异性的百分位数。

3. 定制图表

胎儿生长是否在所有健康人群中都一致、是否存在特定差异,仍然存在争论。最近的 INTERGROWTH 和 WHO 两项研究,都在世界的不同中心开展,在这一点上得出了不同的结论。INTERGROWTH 研究表明,在全世界的健康女性中胎儿生长没有差异,而 WHO 研究则显示存在小但有显著性的差异。这一争议无疑还将继续,随之而来的问题是是否应当基于母亲特征定制出生体重百分位数。

4. 原因

评估造成胎儿 SGA 的原因对于产前处理及胎儿的远期预后有着重要影响。初次就诊时,应当确定孕周计算的准确性并确认预产期。应当在头臀长位于 45mm 到 84mm(孕 11^{+2} 到 13^{+6} 周)之间时确定孕周;超过这段孕周时应当使用头围,但是在体外授精妊娠(in vitro fertilization,IVF)时,可以采用胚胎移植日期(第 2 天或第 5 天移植)来纠正孕周。

胎盘形成不良、螺旋动脉适应失败及母体血管的适应,都可以通过子宫动脉阻力增加和(或)"切迹"来评估(图 4-1)。胎儿多普勒指标异常或羊水过少也提示胎盘功能不良是造成小胎儿的原因。

小胎儿可能存在染色体异常,尤其是中孕期即表现为小胎儿时,应当考虑进行介入性检查。应进行详细的系统超声扫查,因为任何畸形都会进一步增加胎儿染色体异常的风险。对于严重生长受限的胎儿应该进行巨细胞病毒和弓形虫的血清学检测。要记住,胎盘功能不良的特征(见上述)也可见于继发于染色体异常或感染的胎盘功能不良。

当除外上述原因之后,应当考虑小胎儿是否本质上就小。尽管这些胎儿都会呈现正常的生长轨迹,且预后良好,但还应对这种病例加强监测。

(a)

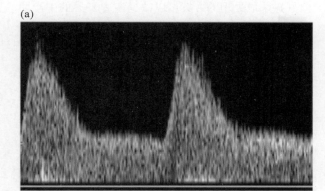

(b)

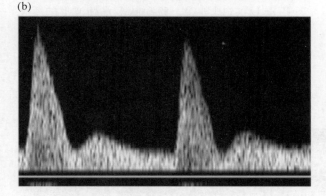

图 4-1　正常(a)和异常(b)的子宫动脉多普勒波形;(b)图中的波形舒张期血液流速降低并出现舒张早期切迹

表 4-2　与胎儿生长受限相关的母体因素

风险因素	OR(95% CI)
之前存在的母体因素	
年龄>40 岁	3.2(1.9~5.4)
吸烟>11 支/d	3.21(2.03~2.4)
使用可卡因	3.23(2.43~4.3)
剧烈运动	3.3(1.5~72)
母亲的产科病史	
既往 SGA 史	3.9(2.14~7.12)
既往死胎史	6.4(0.78~52.56)
母亲本身为 SGA	2.64(2.28~3.05)
母亲疾病	
慢性高血压	2.5(2.1~2.9)
伴有血管病变的糖尿病	6(1.5~2.3)
肾脏受损	5.3(2.8~10)
抗磷脂综合征	6.3(3.47~10.27)
父亲因素	
父亲 SGA 史	3.47(1.17~5.6)
妊娠并发症	
大出血	2.6(1.2~5.6)
妊娠期高血压疾病	2.5(2.3~2.8)
子痫前期	2.26(1.22~4.18)
肠管强回声	2.1(1.5~2.9)
不明原因的 APH	5.6(2.5~12.2)
PAPP-A<0.4 MoM	2.6
体重增加不足	4.9(1.9~12.6)

APH. 产前出血;MoM. 中位数倍数;SGA. 小于孕龄儿。

5. 预测

由于发病机制各不相同,胎儿生长受限的预测也很复杂,尤其是在早孕期。在预约登记时,通常是在孕 10—13 周,可以对孕妇的高危因素进行评估。根据病史,可以分为母体危险因素及母体疾病史既往妊娠史(表 4-2)。父亲 SGA 史也应该注意,因为对于 SGA 胎儿来说,比值比(odds ratio,OR)为 3.7。

随着妊娠的进展,一些风险因素会逐渐显现。在进行针对常见三体的联合筛查时,常规会检测妊娠相关血浆蛋白 A(pregnancy-associated plasma protein A,PAPP-A)。PAPP-A 是一种胎盘源性的蛋白酶,它主要的底物是胰岛素样生长因子结合蛋白,它的血清水平与胎盘的功能和大小都有相关性。低 PAPP-A 水平与低出生体重之间有关联。很多其他的血清学标志物也已被研究,包括那些和胎盘大小和功能相关的指标(如 ADAM-12、PP-13、IGFBP-1,IGFBP-3),那些和血管形成相关的指标(如 VEGF、内皮糖蛋白、PGFa 和 sFlt-1),以及那些和内皮细胞功能相关的指标(如非对称性二甲基精氨酸和同型半胱氨酸)。这些指标中没有一种具有临床预测价值[9]。

超声参数已经显示出具有一定的应用性,可以快捷地测定子宫动脉血流阻力。正常妊娠情况下子宫动脉血流阻力低,血流量大;异常的子宫动脉多普勒波形包括阻力增加和"切迹"(见图 4-1)。在孕 24 周时进行子宫动脉多普勒测量,对于预测因胎儿生长受限需要在孕 34 周前分娩的敏感度为 80%(假阳性率为 5%)。早孕期仅靠子宫动脉多普勒进行预测,敏感度很低。

各种预测胎儿生长受限的算法已经开发出来。常用的是将母亲既往史、母体生理测量值、血清学标志物和超声参数相结合。到目前为止,没有一种算法在可接受的假阳性率水平上具有足够的敏感度,因此不能在临床上常规应用。

五、SGA 的监测

胎儿生长受限和妊娠高血压疾病之间有着明确的相关性,尤其是子痫前期。75%的胎儿生长受限的孕妇都会发生子痫前期。因此,应当在每次产前检查时测量血压并检测尿蛋白。

1. 脐动脉多普勒

脐动脉多普勒波形是对生长受限的胎儿最主要的多普勒评估。根据脐动脉多普勒波形测量对高风险妊娠采取处理的方案可以减少多达29%的围产期死亡,尽管尚不清楚这种改善的决策基础是什么。

随着胎盘功能不良的进展,胎盘血管的阻力也增加。最初表现为脐动脉的阻力增加,检测时可以发现脐动脉的阻力指数(resistance index,RI)或搏动指数(pulsatility index,PI)增加。随着子宫胎盘循环受损的加剧,会发现脐动脉舒张末期血流(end-diastolic flow,EDF)消失,这提示60%~70%的绒毛失去了正常功能,随着剩余的胎盘正常功能的丢失,脐动脉多普勒波形会进展至 EDF 反向(图 4-2)。脐动脉多普勒波形的变化可以很快并且无法预测,尤其是在早发型胎儿生长受限(fetal growth restriction,FGR)中。已经显示孕 26 周后出现的 EDF 消失或反向是神经发育的独立影响因素。

(a)

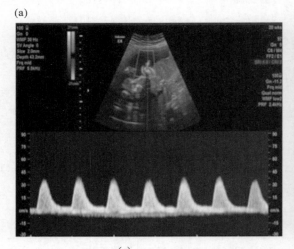

(b)

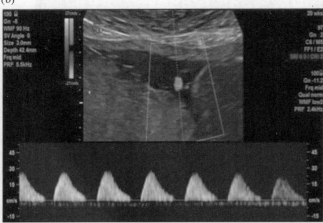

(c)

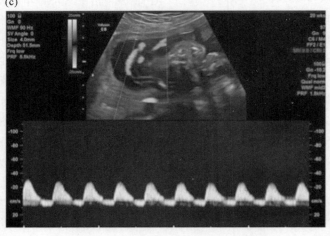

图 4-2 脐动脉多普勒波形

(a)正常;(b)舒张末期血流消失;(c)舒张末期血流反向。(亦可见于彩图 4-2)

最近的一项 Cochrane 系统性回顾和荟萃分析包括了 18 项研究和超过 10 000 例孕妇,证明进行多普勒评估的孕妇围产死亡率(1.2%)显著低于那些没有进行多普勒评估的孕妇(1.7%;相对风险或 RR 0.67;95% CI 0.46~0.96)。尽管次要结局的数据显示多普勒组的不良结局更少,但还没有达到统计学显著性[10]。有趣的是,多普勒组中的干预措施(包括引产和子宫下段剖宫产)减少。两组的阴道手术助产率或 5min Apgar 评分没有差异。值得注意的是,两组均缺乏婴儿远期神经发育的数据资料。

2. 大脑中动脉多普勒

和脐动脉多普勒不同,大脑中动脉(middle cerebral artery,MCA)多普勒可以作为缺氧的指标,在早发型 FGR 病例中其异常可达数周。大脑动脉的作用及血管发生的改变在慢性或者实际上是急性的缺氧胎儿的"脑保护"概念中很重要。尽管现在仍存在争议,"脑保护"的概念涉及通过扩张脑血管使血流再分布,从而增加了大脑的氧气供应和底物,对胎儿化学感受器或压力感受器的刺激做出反应。

MCA 多普勒在不良胎儿结局预测和危险胎儿评估方面的价值报道不同。有些研究表明 MCA 多普勒的评估是一个有用的工具,而其他研究则认为预测价值很低[11-14]。最近的一项荟萃分析纳入了 35 项研究,包括了 4025 例胎儿[15]。分析发现,MCA PI 值低和胎儿出生时酸中毒(pH<7.20)(尽管这一发现因其中一项研究人群为高风险人群而存在很大偏倚[16])、5min Apgar 评分低于 7 分或入住新生儿重症监护病房相关。

重要的是要认识到这些发现确实表明异常的 MCA 多普勒和不良妊娠结局相关,但相关性较弱。总体来说,这项荟萃分析表明在临床实践中单独应用 MCA 对于胎儿或新生儿不良状况的预测价值有限。

3. 大脑胎盘比

正如在前面所讨论的那样,MCA 舒张从而导致胎儿 MCA PI 降低,是胎儿暴露于急性或慢性缺氧时的正常生理反应。多数情况下(但不是全部情况下),同时会伴有脐动脉阻力升高。测量单个多普勒参数时数值可能处于正常范围内,这时胎儿可能处于代偿期。如果采用 MCA 和脐动脉 PI 的比值——大脑胎盘比[cerebroplacental ratio,CPR,也称为大脑脐带比(cerebro-umbilical ratio)],就有可能确定哪些胎儿有危险,因为 CPR 异常(即降低)提示胎儿已经无法达到其生长潜能[17,18]。

低 CRP[17,19] 可能与胎儿危险而进行的子宫下段剖宫产术相关,通过异常 CTG 或胎儿血样 pH 低于 7.20 可以确定胎儿危险,但两项研究都没有发现 Apgar 评分和动脉 pH(分娩时采样测定)方面存在差异,也没有证据表明低 CPR 组的新生儿结局不良。然而,其他研究[20]发现低 CPR(PI<1)与不良围产结局有关,包括胎儿宫内生长受限(intrauterine growth restriction,IUGR)及 2 岁时神经发育受损。

当脐动脉 PI 大于第 95 百分位但波形正常时,CPR 可能是最有用的指标,此时低 CPR 值对不良围产结局的 OR 值为 11.7(95% CI 6.0~22.9)。与单纯脐动脉 PI 升高(OR 6.9,95% CI 2.9~16.5)相比,它与脐动脉异常波形的预测价值相似(OR 10.8,95% CI 3.8~30.5)。应该记住孕周和出生体重仍是发病率和远期结局最重要的预测指标。

4. 静脉导管多普勒

静脉导管(ductus venosus,DV)是一条连接脐静脉腹内段和下腔静脉左边部分的胎儿血管,正好位于膈下[21]。DV 的功能是将来自胎盘的氧气和底物丰富的血液通过脐静脉分流到心脏。DV 将 25% 的血液分流至心脏,其余的分布到肝并经肝门脉系统加入到血循环中。尽管是通过右心房进入心脏的,但这种底物和氧气丰富的血液优先流入左心房,之后通过左心室和主动脉进入胎儿心脏和大脑[22,23]。

DV 波形主要应用于伴有异常脐动脉波形的极早产 IUGR 胎儿或早产胎儿(图 4-3)。DV-a 波反向或消失,尤其是伴有脐静脉搏动时,与脐血 pH 低于 7.20[24]及围产死亡率密切相关,无论孕周是多少,在早发型 FGR 病例中风险高达 100%。在 50% 的病例中 DV 异常早于 CTG 的改变,但是计算机辅助 CTG 仍然正常的病例中,等待 DV PI 或波形的改变是安全的[25]。

TRUFFLE 研究及其结果在早发型 IUGR 病例分娩时机选择中的应用将在后面讨论。

(a) 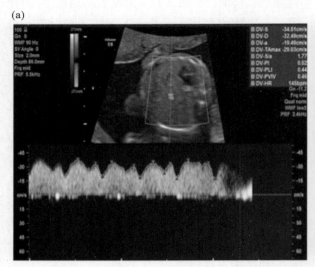　(b)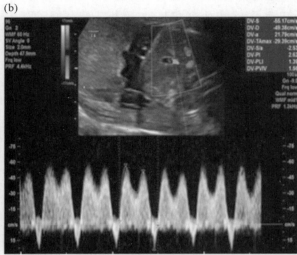

图 4-3　静脉导管波形

(a)正常;(b)a 波反向。(亦可见于彩图 4-3)

5. 胎心监护和生物物理评分

通过 CTG 监测评估胎儿状况已经成为产前检查的常规内容。然而,还没有证据表明高风险病例会从中获益,实际上可能导致了不必要的干预[26]。

不过,计算机辅助的 CTG 监测可以对胎儿短期变异性(short-term variability,STV)进行评估,这是仅凭肉眼无法做到的。STV 减少(<3ms)与胎儿代谢状态有关,STV 显著减少则与胎儿酸中毒密切相关[27-29]。与传统 CTG 相比,采用计算机辅助的 CTG 可以降低高风险人群的围产期死亡率(RR 0.20,95% CI 0.04～0.88)[26],尽管将因先天畸形所导致的胎儿死亡剔除后这一效应并不明显(OR 0.23,95% CI 0.04～1.29)。

因此,CTG 监测不应被用作 SGA 胎儿的唯一的监测方式。如果采用 CTG 监测,则应当根据计算机辅助 CTG 的 STV 的分析结果来进行解释[30]。

生物物理评分结合了 CTG 及超声评估胎动、胎儿肌张力、胎儿呼吸运动以及羊水量。每个参数评 0～2 分,总分最多为 10 分。正常评分(8 分及以上)较为令人放心。生物物理评分的假阳性率高,不是一个好的胎儿酸中毒预测指标。同时会增加剖宫产率,但并不改善围产期结局。不推荐将生物物理评分用作 SGA 胎儿的监测。

六、分娩时机

小胎儿或生长受限胎儿的分娩时机选择是具有挑战性的,尤其是在孕周非常小的时候,围产并发症发生率较高。在过去 10 年中,新生儿的发病率和死亡率都显著改善,孕 24 周的存活率可达 13%,孕 25 周的存活率可达 43%,孕 26 周的存活率高达 76%,孕 30 周的存活率高达 90%[31]。选择分娩时机不仅要考虑新生儿能否存活,也要考虑可能合并的严重并发症,如支气管肺发育不良、脑室内出血、坏死性小肠结肠炎,以及脑瘫。同样,随着孕龄的增加,不合并严重并发症的新生儿存活率也逐渐增加。

但是,对于极早产来说,出生体重百分位和孕龄都是重要的因素,当考虑新生儿结局的时候要同时考虑这两个因素。最近 PREM 评分系统通过了验证[32],建议将其与新生儿临床风险指数(Clinical Risk Index for Babies,CRIB)评分系统联合使用来校正新生儿死亡风险。小于孕 29 周的生长受限新生儿的结局与那些生长正常但提前 2 周分娩的新生儿结局相似[31]。

小于孕 32 周时,可以根据 DV 波形或计算机辅助的 CTG 的 STV 分析来确定分娩时机。

TRUFFLE 研究将孕 26 周到 32 周之间生长受限的胎儿随机分组,分别根据 DV PI 大于第 95％百分位、DV a 波消失或 STV 异常来作为分娩时机的选择依据[33]。结果显示,各组不伴有神经受损的新生儿存活率相似。但是,等待至晚期 DV 改变组分娩的存活新生儿 2 岁时的功能性结局优于 CTG 异常组。更早的 GRIT 研究显示,对于孕 24 周到 36 周之间的受累胎儿,立即分娩组和延迟分娩组的新生儿在 2 岁时的结局没有差异。基于孕 32 周之后分娩的新生儿存活率高、发病率低的事实[34,35],并考虑到 TRUFFLE 的数据有改善,应当建议脐动脉 EDF 消失或反向的 SGA 胎儿在 32 周终止妊娠。

在孕 36 周之后,可以根据足月妊娠不对称性宫内生长受限干预(Disproportionate Intrauterine Growth Intervention Study at Term,DIGITAT)研究的结果来决定分娩时机。这项研究选择了孕 36^{+0} 周到 41^{+0} 周、胎儿小于第 10 百分位

的孕妇,随机分组至 48h 内分娩或期待处理,结果两种处理策略的远期结局没有显著性差异[36]。分娩组的新生儿收入监护病房的比例更高[37]。重要的是,那些不同意参加该研究的孕妇,以及那些主要选择进行保守处理(即等待)而又没有明确监测方案的孕妇,新生儿围产期死亡率更高。

在不受伤害的情况下,孕 37 周后的 SGA 胎儿可以考虑分娩,如果有多普勒异常,包括脐动脉 PI 升高或 MCA PI 降低,应当建议终止妊娠。不过,在临床情况允许的情况下,将分娩推迟到孕 38^{+0} 周之后,可以减少新生儿的住院率。

目前,尚缺乏高质量的数据用于指导孕 32 周到 36 周之间分娩时机的选择。多中心的欧洲研究(TRUFFLE 2)目前正在进行这项研究。这些病例可以采用增加多普勒和 CTG 监测的保守处理策略。如上所述,孕 37 周应当考虑终止妊娠。在此之前,如果有任何临床情况,多普勒波形异常或生长速度减低,则应建议提前终止妊娠(框图 4-1)。

💡 **框图 4-1**

- 胎儿生长受限是围产期发病率和死胎的主要原因。
- 胎儿生长受限最好是通过胎儿小和异常多普勒(通常是脐动脉)表现共同定义。
- 准确预测胎儿生长受限仍很困难。
- 胎儿生长轨迹及胎儿的绝对大小,都很重要。
- 在孕 32 周之前,可以通过静脉导管多普勒改变联合计算机辅助的 CTG 来选择分娩时机,从而改善新生儿结局。

(戚庆炜 译 周希亚 校)

参考文献

[1] Sovio U,White IR,Dacey A,Pasupathy D,Smith GCS. Screening for fetal growth restriction with universal third trimester ultrasonography in nulliparous women in the Pregnancy Outcome Prediction (POP) study:a prospective cohort study. *Lancet* 2015;386:2089-2097.

[2] Gordijn SJ,Beune IM,Thilaganathan B *et al*. Consensus definition of fetal growth restriction:a Delphi procedure. *Ultrasound Obstet Gynecol* 2016;48:333-339.

[3] Miller SL,Huppi PS,Mallard C. The consequences of fetal growth restriction on brain structure and neurodevelopmental outcome. *J Physiol*(Lond) 2016;594:807-823.

[4] Meher S,Hernandez-Andrade E,Basheer SN,Lees C. Impact of cerebral redistribution on neurodevelopmental outcome in small-for-gestational-age or growth-restricted babies:a systematic review. *Ultrasound Obstet Gynecol* 2015;46:398-404.

[5] Abitbol CL,Rodriguez MM. The long-term renal and cardiovascular consequences of prematurity. *Nat Rev Nephrol* 2012;8:265-274.

[6] Larqué E,Ruiz-Palacios M,Koletzko B. Placental regulation of fetal nutrient supply. *Curr Opin Clin Nutr Metab Care* 2013;16:292-297.

[7] Kadakia R,Josefson J. The relationship of insulin-like growth factor 2 to fetal growth and adiposity.

Horm Res Paediatr 2016;85:75-82.

[8] Piedrahita JA. The role of imprinted genes in fetal growth abnormalities. *Birth Defects Res A Clin Mol Teratol* 2011;91:682-692.

[9] Conde-Agudelo A, Papageorghiou AT, Kennedy SH,Villar J. Novel biomarkers for predicting intrauterine growth restriction:a systematic review and-meta-analysis. *BJOG* 2013;120:681-694.

[10] Alfirevic Z, Stampalija T, Gyte GM. *Fetal and Umbilical Doppler Ultrasound in High-risk Pregnancies*. Chichester, UK: John Wiley & Sons, 2013.

[11] Hershkovitz R, Kingdom JC, Geary M, Rodeck CH. Fetal cerebral blood flow redistribution in late gestation:identification of compromise in small fetuses with normal umbilical artery Doppler. *Ultrasound Obstet Gynecol* 2000;15:209-212.

[12] Fieni S, Gramellini D, Piantelli G. Lack of normalization of middle cerebral artery flow velocity prior to fetal death before the 30th week of gestation:a report of three cases. *Ultrasound Obstet Gynecol* 2004;24:474-476.

[13] Oros D, Figueras F, Cruz-Martinez R, Meler E, Munmany M, Gratacós E. Longitudinal changes in uterine, umbilical and fetal cerebral Doppler indices in late-onset small-for-gestational age fetuses. *Ultrasound Obstet Gynecol* 2011;37:191-195.

[14] Severi FM, Bocchi C, Visentin A *et al*. Uterine and fetal cerebral Doppler predict the outcome of third trimester small-for-gestational age fetuses with normal umbilical artery Doppler.*Ultrasound Obstet Gynecol* 2002;19:225-228.

[15] Morris RK, Say R, Robson SC, Kleijnen J, Khan KS. Systematic review and meta-analysis of middle cerebral artery Doppler to predict perinatal wellbeing. *Eur J Obstet Gynecol Reprod Biol* 2012;165:141-155.

[16] Alataş C, Aksoy E, Akarsu C, Yakin K, Bahçeci M. Prediction of perinatal outcome by middle cerebral artery Doppler velocimetry. *Arch Gynecol Obstet* 1996;258:141-146.

[17] Prior T, Mullins E, Bennett P, Kumar S. Prediction of intrapartum fetal compromise using the cerebroumbilical ratio:a prospective observational study. *Am J Obstet Gynecol* 2013;208:124. e1-e6.

[18] Khalil AA, Morales Roselló J, Morlando M *et al*.

Is fetal cerebroplacental ratio an independent predictor of intrapartum fetal compromise and neonatal unit admission? *Am J Obstet Gynecol* 2015;213:54. e1-e10.

[19] Prior T, Paramasivam G, Bennett P, Kumar S. Are fetuses that fail to reach their growth potential at increased risk of intrapartum compromise? *Ultrasound Obstet Gynecol* 2015;46:460-464.

[20] Flood K, Unterscheider J, Daly S *et al*. The role of brain sparing in the prediction of adverse outcomes in intrauterine growth restriction:results of the multicenter PORTO Study. *Am J Obstet Gynecol* 2014;211:288. e1-e5.

[21] Bhide A, Acharya G, Bilardo CM *et al*. ISUOG practice guidelines:use of Doppler ultrasonography in obstetrics. *Ultrasound Obstet Gynecol* 2013;41:233-239.

[22] Baschat AA, Galan HL, Bhide A *et al*. Doppler and biophysical assessment in growth restricted fetuses:distribution of test results.*Ultrasound Obstet Gynecol* 2006;27:41-47.

[23] Baschat AA. Ductus venosus Doppler for fetal surveillance in high-risk pregnancies. *Clin Obstet Gynecol* 2010;53:858-868.

[24] Baschat AA, Gembruch U, Weiner CP, Harman CR. Qualitative venous Doppler waveform analysis improves prediction of critical perinatal outcomes in premature growth-restricted fetuses.*Ultrasound Obstet Gynecol* 2003;22:240-245.

[25] Wolf H, Arabin B, Lees CC *et al*. Longitudinal study of computerised cardiotocography in early fetal growth restriction. *Ultrasound Obstet Gynecol* 2017;50:71-78.

[26] Grivell RM, Alfirevic Z, Gyte GM, Devane D. Antenatal cardiotocography for fetal assessment. *Cochrane Database Syst Rev* 2015;(9):CD007863.

[27] Ribbert LS, Fidler V, Visser GH. Computer-assisted analysis of normal second trimester fetal heart rate patterns. *J Perinat Med* 1991;19:53-59.

[28] Turan S, Turan OM, Berg C *et al*. Computerized fetal heart rate analysis, Doppler ultrasound and biophysical profile score in the prediction of acid-base status of growth-restricted fetuses. *Ultrasound Obstet Gynecol* 2007;30:750-756.

[29] Smith JH, Anand KJ, Cotes PM *et al*. Antenatal fetal heart rate variation in relation to the respirato-

ry and metabolic status of the compromised human fetus. *Br J Obstet Gynaecol* 1988;95:980-989.

[30] Royal College of Obstetricians and Gynaecologists. *The Investigation and Management of the Small-for gestational Age Fetus*, 2nd edn. Green-top Guideline No. 31. London:RCOG Press, 2013.

[31] Visser GHA, Bilardo CM, Lees C. Fetal growth restriction at the limits of viability. *Fetal Diagn Ther* 2014;36:162-165.

[32] Guenther K, Vach W, Kachel W, Bruder I, Hentschel R. Auditing neonatal intensive care:is PREM a good alternative to CRIB for mortality risk adjustment in premature infants? *Neonatology* 2015;108:172-178.

[33] Lees CC, Marlow N, van Wassenaer-Leemhuis A *et al*. 2 year neurodevelopmental and intermediate perinatal outcomes in infants with very preterm fetal growth restriction (TRUFFLE):a randomised trial. *Lancet* 2015;385:2162-2172.

[34] GRIT Study Group. A randomised trial of timed delivery for the compromised preterm fetus: short term outcomes and Bayesian interpretation. *BJOG* 2003;110:27-32.

[35] Baschat AA, Cosmi E, Bilardo CM *et al*. Predictors of neonatal outcome in early-onset placental dysfunction. *Obstet Gynecol* 2007;109:253-261.

[36] van Wyk L, Boers KE, van der Post JAM *et al*. Effects on（neuro）developmental and behavioral outcome at 2 years of age of induced labor compared with expectant management in intrauterine growth-restricted infants:long-term outcomes of the DIGITAT trial. *Am J Obstet Gynecol* 2012;206:406. e1-e7.

[37] Boers KE, van Wyk L, van der Post JAM *et al*. Neonatal morbidity after induction vs expectant monitoring in intrauterine growth restriction at term:a subanalysis of the DIGITAT RCT. *Am J Obstet Gynecol* 2012;206:344. e1-e7.

晚孕期胎儿评估

Jon Hyett

RPA Women and Babies，Royal Prince Alfred Hospital，Camperdown，New South Wales，Australia

如果用胚胎发育和胎儿发育来定义早孕期和中孕期，晚孕期则是胎儿成熟、生长和为出生做准备的过程。传统的晚孕期定义为孕 28 周至 42 周的产前阶段，但根据其可能发生的并发症，还可以细分为几个阶段。胎儿可存活的孕周现在已提前至孕 24 周(或更早)，影响孕 28 周胎儿的许多生理病理过程在这些更早孕周也有同样的影响。胎儿宫内生长受限(intrauterine growth restriction，IUGR)的表型和潜在病因在孕 32 周至 34 周之前和之后是不同的，需要不同的方法来识别妊娠期并发症。孕 24—34 周需侧重于预测、预防和改善早产问题；而孕 37 周或更大孕周的评估应该侧重于预测和预防足月产相关并发症。同时，本节概述了晚孕期胎儿评估的工具和方法，重要的是认识到所有问题需放到临床的大背景中，首先识别孕产妇潜在的风险，其次是制定相应的监测策略。

死胎，广义的定义为孕晚期胎死宫内(国际上定义的妊娠终点不同)，一直是产科处理的主要问题，也应当有必要成为晚孕期胎儿评估的重中之重。死胎率在近 30 年来无较大改变，但通过早孕期和中孕期筛查，先天性异常导致的死亡率已经显著降低，新生儿死亡率也因新生儿救护水平的提高而下降。因此，这种典型的被埋没的不良结局，现已成为主要公共卫生和研究计划的主题。排除了先天性异常，死胎的主要原因大多为早产、IUGR、产后出血和感染。许多工具可以用来评估这些并发症的风险，应用这些工具可以改善胎儿生存结局。

一、早产的预测

早产问题困扰着约 10% 的妊娠，最常见是医源性早产，在识别了母体、胎盘和(或)胎儿并发症后，期待治疗比终止妊娠更容易导致不良产科结局[1,2]。一些可以降低这些并发症的干预措施，如早孕期预测和预防重度早发型子痫前期，正逐渐成为临床实践[3,4]。其他主要的早产原因有自发性早产和胎膜早破早产[2]。预防早产取得的进展较少，但有一些评估工具可用于晚孕期风险分层。

自发性早产可以通过经阴道评估宫颈长度预测[5,6]，这可以作为中孕期的筛查工具，在孕 20 周超声时进行。无症状孕妇宫颈缩短可能从黄体酮治疗中获益，据文献报道孕 34 周前的早产风险可以降低 45%[7-9]。晚孕期测量宫颈长度被用于有早产症状的女性[腹痛和(或)阴道出血]的评估(图 4-4)。宫颈缩短，被不同研究人员定义为闭合宫颈长度小于 15mm 或 25mm，与早产风险增高

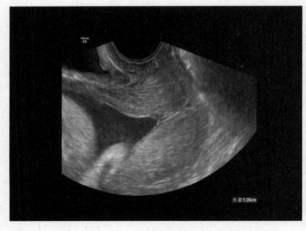

图 4-4　经阴道超声图像评估宫颈长度

部分子宫颈自内口开始展平(图像左侧)，宫颈看起来像"漏斗"状。宫颈的绝对长度(13mm)缩短，早产风险增加。

有关[10,11]。目前使用标准化测量方法测量宫颈[12]。阴道探头进入阴道并沿中线进入后穹窿，以便清晰地显示宫颈内口和外口的界限。探头应稍稍撤回，保持图像清晰，并保证不向宫颈加压而人为增加测量长度。应当使用良好的图像放大率进行测量，以提高精确度，并在宫颈内口和外口之间形成一条测量直线。由于宫颈是动态的，应取3～5min 内 3 次测量结果的最小值来预测早产风险。

这项检查在适当的训练后很好操作，并且可以显示宫颈下段的展平状态或窥器检查时无法显露的宫颈内口。因此，很多人主张经阴道超声来评估有早产风险的孕妇，而非窥器检查或直肠指诊[13]。宫颈长度预测 7d 内发生早产风险的敏感度和特异性分别为 100% 和 42%[10]。这与阴道生化筛查的效价相似，如胎儿纤维连接蛋白[14]。超声检查方法有诸多优点，如快速、即刻出结果、便于重复及花费低，但需要一名训练有素的检查者。生化检查的主观性较低，且在某些情况下会不准（如在性交后或有明显的阴道出血时），并花费较高，尤其是在需要重复检查时。不同的临床小组会倾向于不同的检查手段，甚至采用其他方法来评估早产风险，通常取决于当地的优势和短板，但也有证据显示，联合筛查（宫颈长度的测量作为基础，联合胎儿纤维连接蛋白检查）可以有效降低一些不会立即分娩的患者的住院率和类固醇的使用率[14]。

二、鉴别前置胎盘、胎盘植入、前置血管和瘢痕子宫

超声检查，特别是经阴道超声评估宫颈，也可以用于晚孕期胎盘位置和前置血管的评估。孕18-20 周经腹超声评估，高达 20% 的胎盘为低置状态[15]。这些病例会被视为有前置胎盘的风险，对产前出血风险和分娩方式均有影响。孕 20 周时胎盘位置较低的孕妇通常需要在孕 34-36 周时再次检查，以确认胎盘位置[16]。进行评估的时间选定在子宫下段充分形成之后，自然临产之前。胎盘下缘最好用经阴道超声测量，否则当胎盘附着于后壁时，胎盘下缘容易被前面的物体反射的超声信号掩盖，尤其当胎儿是头位时[17]。

在晚孕期进行经阴道超声扫查时，彩色多普勒可以用于区分绒毛膜覆盖的宫颈内口。这是识别前置血管的一种很敏感的方法，具有预防自发性胎膜破裂和快速失血后的胎儿发病率和死亡率的潜力[18]。是否所有的孕妇都应常规进行前置血管的筛查尚存争议，前置血管的发病率为 1/1500～1/2000。常规筛查可以确诊绝大多数病例，但假阳性结果会被建议进行剖宫产，从而造成损害[19]。筛查的阳性预测值较低（因为前置血管的发病率较低），所以需要对产生有害风险的后果进行仔细的前瞻性评估。另一种策略是对被认为处于高风险的孕妇进行常规的前置血管经阴道超声筛查，高风险孕妇是通过孕妇年龄、体外受精（IVF）妊娠和已知的前置胎盘或帆状胎盘[20]来定义的。前置血管的筛查可以在孕 20 周时进行而不是孕晚期，但目前没有前瞻性数据来比较这两种时间点筛查的效果。

宫颈长度也可用于预测引产成功率。通常会在某些情况下使用引产，如糖尿病孕妇，因为她们的围产期死亡风险升高。经阴道超声可以用于预测引产成功率，并且可以指导引产方式的选择，尽管目前没有前瞻性数据表明这种方式有利于分娩结局[21]。经阴道/经会阴评估的结果可以联合胎儿生物测量及其他母体体征，预测急诊剖宫产的概率[22]。一些研究者建议将这项检查用于筛查应该择期剖宫产的孕妇，但也有人认为这项检查的预测价值不足以用来决策如此重大的干预。

有剖宫产史或接受过其他子宫手术的患者，发生胎盘植入的风险大大增加。胎盘植入风险与既往剖宫产的次数相关[23]。经腹超声可以用来预测胎盘植入和穿透性植入，还可以结合 MRI 联合评估子宫外侵犯的风险和程度[24]。通常可用常规的二维灰阶成像，可以看到胎盘和子宫肌层间的低回声界面变薄和破坏情况。胎盘可出现大的腔隙，同时多普勒下可见肌层/胎盘血流信号的混杂和增多。

还有一些数据描述了测量肌层厚度对预测既往剖宫产史孕妇发生子宫瘢痕裂开风险方面的价值[26,27]。这项测量值很难变得很可靠，因为无论经腹还是经阴道超声方法都存在局限性。已经报道了不同的定义高风险人群的切割值，没有数据表明在晚孕期筛查所有剖宫产史孕妇的肌层厚度

可以改善围产结局[27]。尽管一直有着力于超声筛查剖宫产孕妇的研究,但目前认为将测量肌层厚度作为常规产检项目可能为时尚早。

三、胎儿宫内生长受限与产时胎儿缺氧的预测

死胎的第二常见原因(除外先天性异常)是IUGR[28]。晚孕期有两种不同表型的IUGR[29]。没有潜在染色体异常、遗传或结构畸形或胎儿感染的早发型IUGR(主要导致孕32周前的早产)通常是胎盘功能不良的表现,被定义为生长发育迟缓,表现为腹围和体重均小于预计值(第3、第5或第10百分位)[30]。胎儿代偿到失代偿的过程可以用临床工具进行评估,具体的处理已在第4章第一节中详述[31]。与此相反,晚期IUGR(大于孕34周)主要与胎盘功能衰竭有关[32]。所以,胎儿初始阶段的生长可以是正常的,而单一的生物测量可能无法提示生长速度的减缓。同理,传统上用于评估和管理胎盘功能不良的检测(脐动脉和静脉导管多普勒)可能没有意义,或者说需要用不同的方法来探索因胎盘衰竭导致的胎儿损害[29]。

死胎是一个定义明确的、灾难性的事件,但(在发达社会)并不常见。IUGR对胎儿可能还有其他潜在影响。生长受限的胎儿更容易在宫缩时受到不利影响,患缺氧缺血性脑病的风险更高。IUGR是新生儿脑病和足月脑瘫的最重要的产前危险因素[33];IUGR也与影响婴儿期、青少年期及成人期的非交通性心血管和代谢疾病有关,因此对个体健康产生终身影响[34,35]。通过晚孕期胎儿评估对IUGR胎儿的鉴别可以提供干预,改善相当多的妊娠结局。

定义正常胎儿生长的最佳方法和策略存在很多争议。胎儿不能在子宫中反复取出、测量和替换,制作出基于纵向测量的图表。大多数参数图表,如出生体重,包括了因某些先天异常而分娩的胎儿群体。基于这类群体数据绘制的图表百分位数值会过低,尤其是妊娠早期,病例数量较少导致准确性降低[36]。其他研究人员关注于群体多样性问题,并建议所有的图表都应根据母体的遗传特点来个体化定制[37]。第三种方法是基于观察来自不同种族的"完美"女性亚群,发现她们的成长模式相似,说明可以用国际标准化图表来降低异质性[38]。目前,没有数据显示使用定制化或标准化图表是否可以改善围产期死亡率,重点是要认识到胎儿生长干预(通过提前分娩)可能对胎儿造成危害[39,40]。

识别小于胎龄儿(small for gestational age,SGA)、IUGR风险增加及其后遗症的最简单方式是腹部触诊和测量宫高等临床评估手段。该评估的有效性已经有不同的报道,但是一项大型试验纳入了超过6000名孕妇,在特异性为95%时其敏感度较低(28%)[41]。单一测量的预测价值较差(在该项试验中为7%),尽管还没有前瞻性研究表明可以改善围产期发病率和死亡率[42],但通过连续测量和使用定制图表可以改善这一点。

超声可以用于胎儿生物测量,双顶径(biparietal diameter,BPD)、头围(head circumference,HC)、腹围(abdominal circumference,AC)和股骨长(femur length,FL)的测量通常用于估计胎儿体重(图4-5)[38,43]。随着晚孕期孕周的进展,成像和测量这些结构逐渐变得困难,敏感度、特异性及阳性和阴性预测值分别为53%(95%CI 49%~58%)、81%(95%CI 80%~83%)、26%(95%CI 23%~29%)和93%(95%CI 93%~94%)[44]。此外,单一生物测量指标不能识别既往生长良好的胎儿。

这些已经暴露于危害之中的胎儿只是目前在正常范围内。在Sovio等[45]做的一项涉及4000例妊娠的研究中,与常规组对比,连续生长评估使SGA的检出率提高了近3倍(57% vs. 20%,与"选择性"超声检查对比)。通过生长速度的计算机化分析和许多团队为这一评估制订的不同方法[46,47],似乎可以看到未来的进展。检测胎儿生长的超声系列评估方案尚未测试,以确定是否可以改善围产期发病率和死亡率。考虑到早产可能带来的危害和常规产检中增加系列扫描的可观花费,在实施前有必要先明确能带来的价值。

改善晚发型IUGR胎儿结局的首要问题是更好地识别受到危害影响的胎儿。鉴于胎儿的生物测量很困难,其他能提示胎儿生长受限、胎儿功能变化的测量可以改善筛查效价。最简单的工具包括孕妇本身,可以询问她胎动并及时上报胎动减少情况。

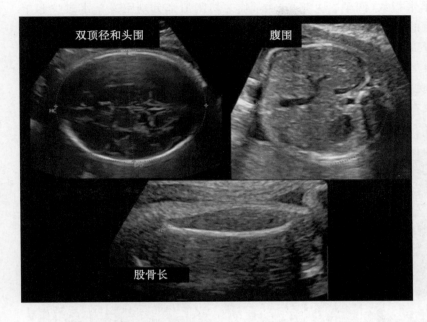

图 4-5　组合图中显示了双顶径、头围和股骨长的测量径线，用于估计胎儿体重。测量精确度受测量切面的影响：头部应在透明隔腔间隙水平和侧脑室的后角的轴向切面。腹部应在脐静脉肝内部分的轴向切面上成像。卡尺的放置也会影响测量精度。双顶径测量了颅骨从内到外的部分

20 世纪 80 年代进行的大规模随机对照试验未能证明胎动减少有任何意义。但数据质量存在争议，因为在未治疗组和随机报告胎动组的胎儿结局有（包括其他情况）显著的改善[48]。最新研究表明，孕妇评估胎动很重要，并且自我监测咨询组的围产期死亡率显著降低[49]。通过程序化流程对胎动减少的孕妇进行管理，通常包括胎心监护和靶向超声评估（targeted ultrasound），可以改善结局[50]。

澳大利亚和新西兰围产协会（The Perinatal Society of Australia and New Zealand，PSANZ）关于胎动减少处理指南建议，所有晚孕期胎动减少的孕妇进行胎心监护[51]。胎心监护提供连续的图形来记录子宫活动情况。胎心监护可用于各种情况，包括产时监测及产前胎儿评估。胎心监护的判读取决于临床，尤其需要关注的是产妇是否临产。因此，在判读胎心监护之前，获得病史和之前的检查结果很重要。我们的经验表明，产前不恰当的胎心监护判读可能造成临床决策失败，导致不良的妊娠结局。有限的证据表明，产前胎心监护改善了围产结局，这种监测工具临床常用且产检时普遍免费提供，所以容易获得[52]。应用的难度在于如何判读。可以通过计算机来定义胎心监护的某些指标，如胎心基线、加速、减速及短期或延长变异的测量等，还可以基于这些结果来定义进一步处理的算法[53]。一项纳入了 305 名

晚孕期胎动减少的孕妇的研究（Dutton 等）[54]发现，异常胎心监护与不良妊娠结局相关（OR 7.08，95％CI 1.31～38.18）。其他临床发现的影响明显较小，例如舒张期血压和低估的胎儿体重百分位数。

虽然产前胎心监护异常与胎动减少的孕妇胎儿结局不良密切相关，但这可能不是确定胎儿状况并决定分娩时机的最佳检查。产前胎心监护提示变异减少、无加速，或者轻微减速时，可能提示胎儿缺氧。但这些表现可能提示已经发生了不可逆的神经系统损伤，此时终止妊娠为时已晚；或者在某些紧急情况下，缺氧损伤并不能完全表现为心血管反应；基线心率、变异性及减速可能仅仅在死亡前几小时有所改变，也可能在此前的监测中被忽略。电子胎心监护检测胎心率和子宫活动度，获得的信息有助于确定分娩的时间。胎心监护不包括母体参数（如心率、体温和血压等），也不会提供关于胎儿大小的信息。因此，认识到该检测技术的局限性也很重要，并在充分了解临床情况和风险的前提下来解释这些信息。一项试验将过期孕妇随机分为引产或继续期待治疗组，令人放心的胎心监护与较高围产期死亡率有关，临床医师需要意识到个别测试可能提供了虚假的保证风险[55]。

除了胎儿生物测量，超声还可以用于评估胎儿生长发育不良的功能参数。生长受限的胎儿可以通过减少肾灌注来代偿，从而减少尿液的产生，

可以通过测量羊水量来评估[56]。羊水指数（四个象限的液体测量）用来作为羊水量的替代指标。应用标准化测量,使超声探头垂直腹部(不垂直会导致偏大)测量每个象限中的最大羊水池(无胎儿部分)(图 4-6)。正常羊水指数在晚孕期波动很大,有较大的标准差[56]。羊水指数在孕 34 周达最高峰,其后会逐渐降低。小于 5cm 和大于

25cm 通常作为切割值来分别定义羊水过少和羊水过多。最近一项荟萃分析研究了羊水指数与围产期不良结局的相关性,羊水过少与胎儿出生体重低于第 10 百分位(OR 6.31,95％ CI 4.15～9.58)及围产期死亡率(OR 8.72,95％ CI 2.43～31.26)有关,尽管这种关联对结局并没有很强的预测价值[57]。

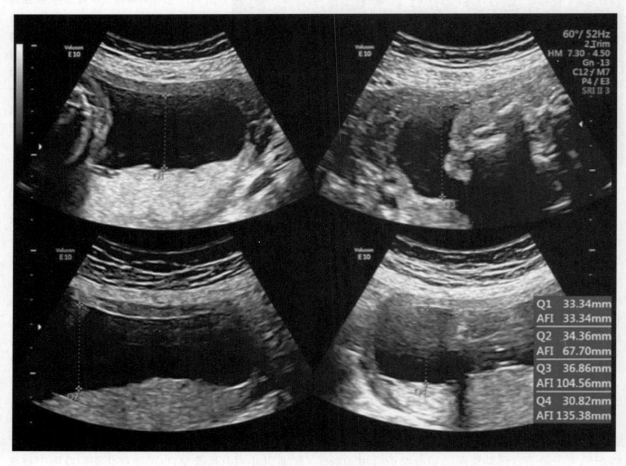

图 4-6　测量子宫各个象限羊水池最大垂直深度,计算羊水指数

还有许多不同的子宫胎盘多普勒测量方法可以通过超声完成,可能在胎儿生长和状况评估中有价值。晚孕期最常评估的血管是脐动脉(图 4-7)。在早发型 IUGR 中,即与胎盘功能不良相关型,脐动脉多普勒波形通常随着舒张期前向血流的减少和血管内搏动指数(PI)的增加而变化。一项荟萃分析纳入了对胎儿生长受限高风险孕妇进行脐动脉多普勒参数测量的研究,发现舒张末期血流消失或反流显著增加了围产期死亡风险[58]。在许多产科中心,脐动脉多普勒参数被用作晚孕

期的常规检查。但是其结果需要在相应的临床背景下进行解读。与其他研究结果一样,这项检查对于晚孕期低风险孕妇的胎儿状况评估没有价值[59]。IUGR 的处理、胎盘功能不良和异常脐动脉多普勒结果在第 4 章第一节中有详细介绍。

晚孕期生长不良导致死胎的最终病理更可能是胎盘衰竭而非胎盘功能不良。其他多普勒指数在胎儿健康监测方面变得更加重要。最新研究表明,晚孕期的后期(即孕 32 或 34 周以上),胎儿缺氧代偿的最佳指标是脑血流增加,致使更多的氧

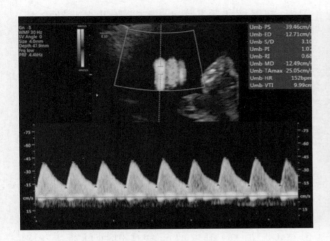

图 4-7 通常超声定位在一个游离的脐带环上进行脐动脉的评估,用彩色多普勒对静脉和动脉进行识别,用脉冲波显示波形特征,并与标准图进行测量和对比。在本图的例子中,舒张期有正向血流,这是晚孕期的正常现象(另见彩图 4-7)

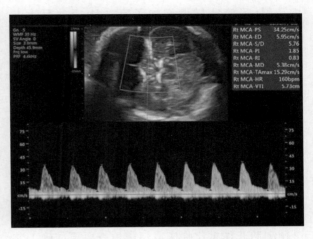

图 4-8 大脑中动脉血流频谱也可以通过先识别出流出大脑 Willis 环的血管,然后用脉冲波显示波形(在距中线 5～10mm 处采样)来评估。本例中,舒张期低血流,是灌注正常的一个特征(另见彩图 4-8)

气进入大脑。可以检查大脑中动脉(middle cerebral artery,MCA),显示出血管阻力降低,PI 降低作为有效地代偿(图 4-8)[60,61]。许多研究团队报道,低 MCA PI 与低胎儿出生体重、胎儿窘迫及急诊剖宫产分娩有关[62-64]。有人提出,将大脑中动脉和脐动脉多普勒 PI 比值(脑胎盘比)作为参考数据,可以改善这项检查识别高风险妊娠时的敏感度和特异性[65]。到目前为止,几乎没有证据表明常规检查或对特定的高风险人群(如胎动减少者)检查大脑胎盘血流比可改善妊娠结局,但正在对这一检查的潜能和晚孕期多普勒监测进行进一步的临床探索[66]。

胎儿生长、羊水指数和血流动力学的超声评估在很大程度上取代了生物物理评分这种更正式的评估。一套正式的生物物理评分包括 4 种基于超声的评估——胎儿呼吸、运动、张力和羊水指数,然后结合电子胎心监护的非应激试验[67]。检查的各项中,正常得 2 分,异常不得分。最后得分小于 10 分的需要进一步的监测或引产,这取决于得分水平和妊娠周数。虽然生物物理评分提供了一种清晰的评估胎儿健康状况的方法,但它未能涵盖所有重要的参数(生物测量和多普勒检查),且没有充分权衡各项组成部分与疾病病理生理的关系。有些情况下,评分经调整应用于各种高或低风险人群环境中,并采取各种持续的处理策略[68,69]。尽管如此,没有明确证据显示与解读超声和(或)通过较少结构化的方式解读胎心监护相比,生物物理评分更加有益[70]。

四、巨大儿、产程停滞和肩难产的风险预测

巨大儿在晚孕期是发生不良妊娠结局的高风险因素之一。巨大儿与死胎和产时损伤(肩难产、臂丛神经损伤和肢体骨折)及手术分娩率、会阴裂伤增加有关[71]。产后,巨大新生儿的住院率较高,且更容易发生低血糖和高胆红素血症[72]。巨大儿在儿童时期及成年后糖尿病、代谢综合征及心血管疾病的发病率均增加[73]。世界范围内,生活方式和饮食习惯的改变导致妊娠期糖尿病和高血糖的发病率增加,全球面临着巨大儿及其后遗症的流行[74]。

尽管如此,与 IUGR 相比,巨大儿的定义并不明确,研究不足。传统上,巨大儿的定义使用了一个固定的出生体重切割值(通常是 4000g 或 4500g),不考虑分娩孕周。这些阈值是根据高于这些界限的发病率增高来定义的,而现实情况是体重是连续变量,更好的办法是根据孕周相关百分位的算法来描述风险,而不是不考

虑孕周,尽管这样做增加了复杂性[75]。巨大儿与死胎的关系及潜在的死亡机制也还未被了解,使得对巨大儿风险进行功能评估变得很有挑战性。许多巨大儿是妊娠期糖尿病孕妇分娩的,并且有人认为死胎是合并代谢性酸中毒引起的[76]。有趣的是,另一些人认为是胎儿细胞总质量超过胎盘的氧合能力,所以导致死亡。并且有人提出,这种情况下,母体心力衰竭可能会导致胎儿死亡[77]。

临床医师在晚孕期的后期对胎儿体重评估的准确性很差。1992 年 Chauhan 等[78]报道女性自己预测胎儿体重比临床或超声检查要更准确。文献的异质性(用不同的量表和切割值来定义巨大儿)导致很难确定超声的绝对敏感度,研究报告巨大儿的检出率为 15%～79%[79]。研究人员比较了不同的胎儿体重估算法和巨大儿预测方法,结果显示这些不同算法有显著差异。单纯通过超声测量标准的生物学参数来预测风险,似乎不能有效地在常规产检中确诊巨大儿[80]。有证据表明,对于糖尿病孕妇和非糖尿病孕妇,应使用不同的算法[81]。

风险评估可以通过确认不同产妇的特点,使用贝叶斯多变量方法(Bayesian multivariate approach)筛查来改进[82]。可以根据妊娠早期阶段筛查试验的发现进行分层,但还不清楚筛查是否应当仅用于高风险人群[可能通过母体特征和(或)病史确定]还是整个人群[83]。

对于巨大胎儿足月管理的意见存在分歧,很少有前瞻性的数据可以指导临床实践。一些人认为,引产可以预防过度生长的胎儿分娩相关的母儿并发症,而其他人的观点是引产过程本身存在风险。荟萃分析目前包括了 4 项随机对照试验,引产可能有益,可以减少新生儿损伤(臂丛神经损伤和肢体骨折)[84]。这个荟萃分析中的一些试验规模相对较小,也没有报道所有的结局指标。还有一些相对不常见的结局,因此需要 60 次引产来预防一个不良结果。结合目前我们尚没有一种确切、预测力较强的筛查试验,在没有进一步研究的情况下,很难提倡常规筛查和干预[85]。

除了开发可以识别巨大儿的算法外,一些团队在研究预测引产成功可能性或自然临产可能性的算法。这些算法彼此不同,包括了母体人口学因素、超声评估胎儿大小和(或)胎儿多普勒检查、宫颈长度测量和(或)盆底可动性[86-89]。目前,对预测模型内需要考虑哪些因素尚未达成共识,也没有前瞻性研究验证或表明通过应用这种预测模型可以改善母体和围产儿结局[90]。

五、总结

超声是晚孕期用途多样的工具。在许多机构,晚孕期超声目前还不是常规产前筛查策略的一部分,仅有有限的数据支持基于人群的常规筛查。但是,很重要的是认识到目前许多产科问题都集中在晚孕期,超声在识别个体风险及确保维持妊娠的适宜策略和促进分娩时扮演着重要的角色。超声通常最适于作为多变量风险评估的一部分,这是很多在研项目的主题,其应用范围广泛,如预防死胎、肩难产或产妇会阴裂伤。基于目前医疗法律环境,这些风险评估的方法很有可能成为晚孕期管理的一部分,使临床医师能更好地和患者进行风险的告知谈话(框图 4-2)。

💡 **框图 4-2**

- 胎儿在晚孕期面临一系列风险,这些风险各不相同,对于胎儿状况的检查需要根据所监测的问题来制订。
- 早产的预测工具(超声和生化检查)改善了预防的可能性和早产的结局。
- 超声评估可以帮助早期识别侵入性胎盘,并在分娩时提供合理的管理来改善母亲的结局。
- IUGR 的病理生理机制在孕 32 周之前和之后有所不同,需要不同的检测来识别胎儿受损。需要进一步研究来确定晚孕期常规超声监测是否可以降低死胎发生率。

(郭　琦　译　周希亚　校)

参考文献

[1] Morken NH, Magnus P, Jacobsson B. Subgroups of preterm delivery in the Norwegian Mother and Child Cohort Study. *Acta Obstet Gynecol Scand* 2008;87: 1374-1377.

［2］ Poon LC，Kametas NA，Maiz N，Akolekar R，Nicolaides KH. First-trimester prediction of hypertensive disorders in pregnancy. *Hypertension* 2009；53：812-818.

［3］ Park F，Russo K，Williams P *et al*. Prediction and prevention of early-onset pre-eclampsia：impact of aspirin after first-trimester screening. *Ultrasound Obstet Gynecol* 2015；46：419-423.

［4］ Chang HH，Larson J，Blencowe H *et al*. Preventing preterm births：analysis of trends and potential reductions with interventions in 39 countries with very high human development index. *Lancet* 2013；381：223-234.

［5］ Iams JD，Goldenberg RL，Meis PJ *et al*. The length of the cervix and the risk of spontaneous premature delivery. *N Engl J Med* 1996；334：567-572.

［6］ Honest H，Bachmann LM，Coomarasamy A，Gupta JK，Kleijnen J，Khan KS. Accuracy of cervical transvaginal sonography in predicting preterm birth：a systematic review. *Ultrasound Obstet Gynecol* 2003；22：305-322.

［7］ Fonseca EB，Celik E，Parra M，Singh M，Nicolaides KH. Progesterone and the risk of preterm birth among women with a short cervix. *N Engl J Med* 2007；357：462-469.

［8］ Hassan SS，Romero R，Vidyadhari D *et al*. Vaginal progesterone reduces the rate of preterm birth in women with a sonographic short cervix：a multicenter，randomized，double-blind，placebo-controlled trial. *Ultrasound Obstet Gynecol* 2011；38：18-31.

［9］ Romero R，Nicolaides KH，Conde-Agudelo A *et al*. Vaginal progesterone decreases preterm birth≤ 34 weeks of gestation in women with a singleton pregnancy and a short cervix：an updated meta-analysis including data from the OPPTIMUM study. *Ultrasound Obstet Gynecol* 2016；48：308-317.

［10］ Tsoi E，Akmal S，Rane S，Otigbah C，Nicolaides KH. Ultrasound assessment of cervical length in threatened preterm labor. *Ultrasound Obstet Gynecol* 2003；21：552-555.

［11］ van Baaren GJ，Vis JY，Wilms FF *et al*. Predictive value of cervical length measurement and fibronectin testing in threatened preterm labor. *Obstet Gynecol* 2014；123：1185-1192.

［12］ Heath VC，Southall TR，Souka AP，Novakov A，Nicolaides KH. Cervical length at 23 weeks of gestation：relation to demographic characteristics and previous obstetric history. *Ultrasound Obstet Gynecol* 1998；12：304-311.

［13］ Pinton A，Severac F，Meyer N *et al*. A comparison of vaginal ultrasound and digital examination in predicting preterm delivery in women with threatened preterm labour：a cohort study. *Acta Obstet Gynecol Scand* 2017；96：447-453.

［14］ Bruijn MM，Kamphuis EI，Hoesli IM *et al*. The predictive value of quantitative fibronectin testing in combination with cervical length measurement in symptomatic women. *Am J Obstet Gynecol* 2016；215：793. e1-e8.

［15］ Chapman MG，Furness ET，Jones WR，Sheat JH. Significance of the ultrasound location of placental site in early pregnancy. *Br J Obstet Gynaecol* 1979；86：846-848.

［16］ Kapoor S，Thomas JT，Petersen SG，Gardener GJ. Is the third trimester repeat ultrasound scan for placental localisation needed if the placenta is low lying but clear of the os at the mid-trimester morphology scan? *Aust NZ J Obstet Gynaecol* 2014；54：428-432.

［17］ Smith RS，Lauria MR，Comstock CH *et al*. Transvaginal ultrasonography for all placentas that appear to be low-lying or over the internal cervical os. *Ultrasound Obstet Gynecol* 1997；9：22-24.

［18］ Ruiter L，Kok N，Limpens J *et al*. Systematic review of accuracy of ultrasound in the diagnosis of vasa previa. *Ultrasound Obstet Gynecol* 2015；45：516-522.

［19］ Swank ML，Garite TJ，Maurel K *et al*. Vasa previa：diagnosis and management. *Am J Obstet Gynecol* 2016；215：223. e1-e6.

［20］ Ruiter L，Kok N，Limpens J *et al*. Incidence of and risk indicators for vasa praevia：a systematic review. *BJOG* 2016；123：1278-1287.

［21］ Verhoeven CJ，Opmeer BC，Oei SG，Latour V，van der Post JA，Mol BW. Transvaginal sonographic assessment of cervical length and wedging for predicting outcome of labor induction at term：a systematic review and meta-analysis. *Ultrasound Obstet Gynecol* 2013；42：500-508.

［22］ Hernández-Martínez A，Pascual-Pedreñ AI，Baño-Garnés AB，Melero-Jiménez MR，Tenías-Burillo JM，Molina-Alarcón M. Predictive model for risk of cesarean section in pregnant women after induction of labor. *Arch Gynecol Obstet* 2016;293:529-538.

[23] To WW, Leung WC. Placenta previa and previous cesarean section. *Int J Gynaecol Obstet* 1995;51:25-31.

[24] Riteau AS, Tassin M, Chambon G et al. Accuracy of ultrasonography and magnetic resonance imaging in the diagnosis of placentaaccreta. *PLoS ONE* 2014;9:e94866.

[25] Quant HS, Friedman AM, Wang E, Parry S, Schwartz N. Transabdominal ultrasonography as a screening test for second-trimester placenta previa. *Obstet Gynecol* 2014;123:628-633.

[26] Bujold E, Jastrow N, Simoneau J, Brunet S, Gauthier RJ. Prediction of complete uterine rupture by sonographic evaluation of the lower uterine segment. *Am J Obstet Gynecol* 2009;201:320. e1-e6.

[27] Kok N, Wiersma IC, Opmeer BC, de Graaf IM, Mol BW, Pajkrt E. Sonographic measurement of lower uterine segment thickness to predict uterine rupture during a trial of labor in women with previous Cesarean section: a meta-analysis. *Ultrasound Obstet Gynecol* 2013;42:132-139.

[28] Headley E, Gordon A, Jeffery H. Reclassification of unexplained stillbirths using clinical practice guidelines. *Aust NZ J Obstet Gynaecol* 2009; 49: 285-289.

[29] Figueras F, Gratacós E. Update on the diagnosis and classification of fetal growth restriction and proposal of a stage-based management protocol. *Fetal Diagn Ther* 2014;36:86-98.

[30] Royal College of Obstetricians and Gynaecologists. *The Investigation and Management of the Small-for-gestational Age Fetus*, 2nd edn. Green-top Guideline No. 31. London: RCOG Press, 2014. Available at https://www. rcog. org. uk/ globalassets/documents/guidelines/gtg_31. pdf

[31] Baschat AA, Gembruch U, Harman CR. The sequence of changes in Doppler and biophysical parameters as severe fetal growth restriction worsens. *Ultrasound Obstet Gynecol* 2001;18:571-577.

[32] Heazell AE, Worton SA, Higgins LE et al. IFPA Gábor Than Award Lecture: Recognition of placental failure is key to saving babies' lives. *Placenta* 2015;36(Suppl 1):S20-S28.

[33] McIntyre S, Blair E, Badawi N, Keogh J, Nelson KB. Antecedents of cerebral palsy and perinatal death in term and late preterm singletons. *Obstet Gynecol* 2013;122:869-877.

[34] Skilton MR, Evans N, Griffiths KA, Harmer JA, Celermajer DS. Aortic wall thickness in newborns with intrauterine growth restriction. *Lancet* 2005; 365:1484-1486.

[35] von Ehr J, von Versen-Höynck F. Implications of maternal conditions and pregnancy course on offspring's medical problems in adult life. *Arch Gynecol Obstet* 2016;294:673-679.

[36] Joseph FA, Hyett JA, McGeechan K et al. A new approach to developing birth weight reference charts: a retrospective observational study. *Fetal Diagn Ther* 2017,doi:10. 1159/000475662.

[37] Carberry AE, Gordon A, Bond DM, Hyett J, Raynes-Greenow CH, Jeffery HE. Customised versus population-based growth charts as a screening tool for detecting small for gestational age infants in low-risk pregnant women. *Cochrane Database Syst Rev* 2014;(5):CD008549.

[38] Papageorghiou AT, Ohuma EO, Altman DG et al. International standards for fetal growth based on serial ultrasound measurements: the Fetal Growth Longitudinal Study of the INTERGROWTH-21st Project. *Lancet* 2014;384:869-879.

[39] MacKay DF, Smith GC, Dobbie R, Pell JP. Gestational age at delivery and special educational need: retrospective cohort study of 407, 503 schoolchildren. *PLoS Med* 2010;7:e1000289.

[40] Bentley JP, Roberts CL, Bowen JR, Martin AJ, Morris JM, Nassar N. Planned birth before 39 weeks and child development: a population-based study. *Pediatrics* 2016;138:pii, e20162002.

[41] Bais JM, Eskes M, Pel M, Bonsel GJ, Bleker OP. Effectiveness of detection of intrauterine growth retardation by abdominal palpation as screening test in a low risk population:an observational study. *Eur J Obstet Gynecol Reprod Biol* 2004;116:164-169.

[42] Gardosi J, Chang A, Kalyan B, Sahota D, Symonds EM. Customised antenatal growth charts. *Lancet* 1992;339:283-287.

[43] Hadlock FP, Harrist RB, Martinez-Poyer J. In utero analysis of fetal growth: a sonographic weight standard. *Radiology* 1991;181:129-133.

[44] De Reu PA, Smits LJ, Oosterbaan HP, Nijhuis

JG. Value of a single early third trimester fetal biometry for the prediction of birth weight deviations in a low risk population. *J Perinat Med* 2008;36: 324-329.

[45] Sovio U, White IR, Dacey A, Pasupathy D, Smith GCS. Screening for fetal growth restriction with universal third trimester ultrasonography in nulliparous women in the Pregnancy Outcome Prediction (POP) study: a prospective cohort study. *Lancet* 2015;386:2089-2097.

[46] Owen P, Burton K, Ogston S, Khan KS, Howie PW. Using unconditional and conditional standard deviation scores of fetal abdominal area measurements in the prediction of intrauterine growth restriction. *UltrasoundObstet Gynecol* 2000; 16: 439-444.

[47] Mondry A, Pengbo L, Loh M, Mongelli M. Z-velocity in screening for intrauterine growth restriction. *Ultrasound Obstet Gynecol* 2005;26:634-638.

[48] Grant A, Elbourne D, Valentin L, Alexander S. Routine formal fetal movement counting and risk of antepartum late death in normally formed singletons. *Lancet* 1989;ii:345-349.

[49] Frøen JF. A kick from within: fetal movement counting and the cancelled progress in antenatal care. *J Perinat Med* 2004;32:13-24.

[50] O'Sullivan O, Stephen G, Martindale E, Heazell AE. Predicting poor perinatal outcome in women who present with decreased fetal movements. *J Obstet Gynaecol* 2009;29:705-710.

[51] Preston S, Mahomed K, Chadha Y *et al*. for the Australian and New Zealand Stillbirth Alliance (ANZSA). *Clinical Practice Guideline for the Management of Women who Report Decreased Fetal Movements*. Brisbane:ANZSA, 2010.

[52] Grivell RM, Alfirevic Z, Gyte GM, Devane D. Antenatal cardiotocography for fetal assessment. *Cochrane Database Syst Rev* 2015;(9):CD007863.

[53] Dawes GS, Moulden M, Redman CW. Improvements in computerized fetal heart rate analysis antepartum. *J Perinat Med* 1996;24:25-36.

[54] Dutton PJ, Warrander LK, Roberts SA *et al*. Predictors of poor perinatal outcome following maternal perception of reduced fetal movements:a prospective cohort study. *PLoS ONE* 2012;7:e39784.

[55] Hannah ME, Hannah WJ, Hellmann J, Hewson S,

Milner R, Willan A. Induction of labor as compared with serial antenatal monitoring in post-term pregnancy:a randomized controlled trial. *N Engl J Med* 1992;326:1587-1592.

[56] Hughes DS, Magann EF. Antenatal fetal surveillance:assessment of the AFV. *Best Pract Res Clin Obstet Gynaecol* 2017;38:12-23.

[57] Morris RK, Meller CH, Tamblyn J *et al*. Association and prediction of amniotic fluid measurements for adverse pregnancy outcome: systematic review and meta-analysis. *BJOG* 2014;121:686-699.

[58] Alfirevic Z, Neilson JP. Doppler ultrasonography in high-risk pregnancies:systematic review with meta-analysis. *Am JObstet Gynecol* 1995;172:1379-1387.

[59] Alfirevic Z, Stampalija T, Medley N. Fetal and umbilical Doppler ultrasound in normal pregnancy. *Cochrane Database Syst Rev* 2015;(4):CD001450.

[60] Baschat AA, Gembruch U. The cerebroplacental Doppler ratio revisited. *Ultrasound Obstet Gynecol* 2003;21:124-127.

[61] Cruz-Martinez R, Figueras F, Oros D *et al*. Cerebral blood perfusion and neurobehavioral performance in full-term small-for-gestational-age fetuses. *Am J Obstet Gynecol* 2009;201:474. e1-e7.

[62] Morales-Roselló J, Khalil A, Morlando M, Papageorghiou A, Bhide A, Thilaganathan B. Changes in fetal Doppler indices as a marker of failure to reach growth potential at term.*Ultrasound Obstet Gynecol* 2014;43:303-310.

[63] Twomey S, Flatley C, Kumar S. The association between a low cerebro-umbilical ratio at 30-34 weeks gestation, increased intrapartum operative intervention and adverse perinatal outcomes. *Eur J Obstet Gynecol Reprod Biol* 2016;203:89-93.

[64] Cruz-Martinez R, Savchev S, Cruz-Lemini M, Mendez A,Gratacos E, Figueras F. Clinical utility of third trimester uterine artery Doppler in the prediction of brain hemodynamic deterioration and adverse perinatal outcome in small-for-gestational-age fetuses.*Ultrasound Obstet Gynecol* 2015;45:273-278.

[65] Oros D, Figueras F, Cruz-Martinez R, Meler E, Munmany M, Gratacos E. Longitudinal changes in uterine, umbilical and fetal cerebral Doppler indices in late-onset small-for-gestational age fetuses. *Ultrasound Obstet Gynecol* 2011;37:191-195.

[66] Akolekar R, Syngelaki A, Gallo DM, Poon LC,

Nicolaides KH. Umbilical and fetal middle cerebral artery Doppler at 35-37 weeks' gestation in the prediction of adverse perinatal outcome. *Ultrasound Obstet Gynecol* 2015;46:82-92.

[67] Manning FA, Baskett TF, Morrison I, Lange I. Fetal biophysical profile scoring:a prospective study in 1, 184 high-risk patients. *Am J Obstet Gynecol* 1981;140:289-294.

[68] Nageotte MP, Towers CV, Asrat T, Freeman RK. Perinatal outcome with the modified biophysical profile. *Am J Obstet Gynecol* 1994;170:1672-1676.

[69] Bardakci M, Balci O, Acar A, Colakoglu MC. Comparison of modified biophysical profile and Doppler ultrasound in predicting the perinatal outcome at or over 36 weeks of gestation. *Gynecol Obstet Invest* 2010;69:245-250.

[70] Lalor JG, Fawole B, Alfirevic Z, Devane D. Biophysical profile for fetal assessment in high risk pregnancies. *Cochrane Database Syst Rev* 2008; (1):CD000038.

[71] American College of Obstetricians and Gynecologists' Committee on Practice Bulletins—Obstetrics. Practice Bulletin No. 173:Fetal Macrosomia. *Obstet Gynecol* 2016;128 e195-e209.

[72] Hedderson MM, Weiss NS, Sacks DA *et al.* Pregnancy weight gain and risk of neonatal complications:macrosomia, hypoglycemia, and hyperbilirubinemia. *Obstet Gynecol* 2006;108:1153-1161.

[73] Barker DJ. In utero programming of chronic disease. *Clin Sci* 1998;95:115-128.

[74] Mitchell S, Shaw D. The worldwide epidemic of female obesity. *Best Pract Res Clin Obstet Gynaecol* 2015;29:289-299.

[75] Ye J, Torloni MR, Ota E *et al.* Searching for the definition of macrosomia through an outcome-based approach in low- and middle-income countries:a secondary analysis of the WHO Global Survey in Africa, Asia and Latin America. *BMC Pregnancy Childbirth* 2015;15:324.

[76] Mathiesen ER, Ringholm L, Damm P. Stillbirth in diabetic pregnancies. *Best Pract Res Clin Obstet Gynaecol* 2011;25:105-111.

[77] Thilaganathan B. Placental syndromes:getting to the heart of the matter. *Ultrasound Obstet Gynecol* 2017;49:7-9.

[78] Chauhan SP, Lutton PM, Bailey KJ, Guerrieri JP,

Morrison JC. Intrapartum clinical, sonographic, and parous patients' estimates of newborn birth weight. *Obstet Gynecol* 1992;79:956-958.

[79] Bamberg C, Hinkson L, Henrich W. Prenatal detection and consequences of fetal macrosomia. *Fetal Diagn Ther* 2013;33:143-148.

[80] Rosati P, Arduini M, Giri C, Guariglia L. Ultrasonographic weight estimation in large for gestational age fetuses:a comparison of 17 sonographic formulas and fourmodels algorithms. *J Matern Fetal Neonatal Med* 2010;23:675-680.

[81] Wong SF, Chan FY, Cincotta RB, Oats JJ, McIntyre HD. Sonographic estimation of fetal weight inmacrosomic fetuses: diabetic versus non-diabetic pregnancies. *Aust NZ J Obstet Gynaecol* 2001; 41:129.

[82] Lindell G, Marsal K, Kallen K. Predicting risk for large-for-gestational age neonates at term:a population-based Bayesian theorem study. *Ultrasound Obstet Gynecol* 2013;41:398-405.

[83] Souka AP, Papastefanou I, Pilalis A, Michalitsi V, Panagopoulos P,Kassanos D. Performance of the ultrasound examination in the early and late third trimester for the prediction of birth weight deviations. *Prenat Diagn* 2013;33:915-920.

[84] Boulvain M, Irion O, Dowswell T, Thornton JG. Induction oflabour at or near term for suspected fetal macrosomia. *Cochrane Database Syst Rev* 2016: (5):CD000938.

[85] Caughey AB. Should pregnancies be induced for impending macrosomia? *Lancet* 2015;385:2557-2559.

[86] Rane SM, Guirgis RR, Higgins B, Nicolaides KH. The value of ultrasound in the prediction of successful induction of labor. *Ultrasound Obstet Gynecol* 2004;24:538-549.

[87] Peregrine E, O'Brien P, Omar R, Jauniaux E. Clinical and ultrasound parameters to predict the risk of cesarean delivery after induction of labor. *Obstet Gynecol* 2006;107:227-233.

[88] Nader R, Shek KL, Dietz HP. Predicting the outcome of induction of labour. *Aust NZ J Obstet Gynaecol* 2010;50:329-333.

[89] Garcia-Simon R, Figueras F, Savchev S, Fabre E, Gratacos E, Oros D. Cervical condition and fetal cerebral Doppler as determinants of adverse perinatal outcome after labor induction for late-onset

small-for-gestational-age fetuses. *Ultrasound Obstet Gynecol* 2015;46:713-717.

[90] Verhoeven CJ, Oudenaarden A, Hermus MA, Porath MM, Oei SG, Mol BW. Validation of models that predict Cesarean section after induction of labor. *Ultrasound Obstet Gynecol* 2009;34:316-321.

第三节

胎儿疾病

Janet Brennand

The Ian Donald Fetal Medicine Unit，Queen Elizabeth University Hospital，Glasgow，UK

一、胎儿甲状腺功能

胎儿血液取样的出现使胎儿甲状腺功能的直接和准确定量成为可能。胎儿甲状腺激素合成始于妊娠 10－12 周，在此之前，胎儿依靠母体甲状腺激素的胎盘转运。胎儿血清促甲状腺激素（thyroid stimulating hormone，TSH）、甲状腺素结合球蛋白（thyroxine binding globulin，TBG）、游离甲状腺素和总甲状腺素（thyroxine，T_4）和三碘甲状腺原氨酸（triiodothyronine，T_3）在 14－16 周随妊娠进展而增加[1,2]。妊娠 36 周时，总 T_4 和游离 T_4（FT_4）浓度达到成人水平。相反，整个妊娠期间，T_3 浓度低于成人水平。母体和胎儿甲状腺激素水平之间没有关系，证实胎儿垂体-甲状腺轴的发育独立于母体。妊娠 15 周至 18 周前胎儿促甲状腺激素浓度较低，与甲状腺激素浓度之间缺乏相关性，说明甲状腺成熟与促甲状腺激素无关。胎儿促甲状腺激素受体在妊娠 20 周时对促甲状腺激素产生反应。

甲状腺激素促进正常生长、发育和神经功能。因此，如果不加以识别和治疗甲状腺功能异常，可能会有严重的远期后遗症。胎儿甲状腺功能异常可由影响胎儿的原发性问题引起，更常见的是继发于母体甲状腺疾病和（或）治疗。

在排除了胎儿颈部肿块的其他鉴别诊断，如囊性湿疹、颈部畸胎瘤和血肿情况下，胎儿甲状腺肿的存在表明甲状腺功能异常。甲状腺肿可能提示胎儿甲状腺功能亢进或减退。胎儿甲状腺功能亢进的严重不良后果是流产和宫内死亡，甲状腺功能减低的后果是新生儿克汀病。

1. 胎儿甲状腺功能亢进

胎儿甲状腺功能亢进最可能继发于母体 Graves 病，这是胎盘自身抗体转运的结果。促甲状腺激素受体刺激抗体（thyroid hormone receptor stimulating antibody，TRAb）属于 IgG 类，因此很容易穿过胎盘并刺激胎儿甲状腺。TRAb 能在 20 周后刺激胎儿的甲状腺。至少 80% 的 Graves 病妇女的 TRAb 增加。据估计患有 Graves 病的妇女有 2%～10% 的新生儿出现甲状腺毒症[3]。胎儿甲状腺功能亢进的风险与 TRAb 浓度有关。妊娠后半期胎盘对 IgG 更具渗透性，妊娠约 30 周时，胎儿 TRAb 浓度达到母体水平。因此，胎儿甲状腺功能亢进通常发生在妊娠后半期。

（1）有风险的妊娠：患有 Graves 病的孕妇可分为以下几类[3]。

①甲状腺功能正常，不在药物治疗中，但既往接受过甲状腺药物治疗：胎儿/新生儿甲状腺功能亢进的风险可忽略不计，无须测量 TRAbs。

②甲状腺功能正常，以前接受过放射性碘治疗或外科手术：应在怀孕早期测量 TRAbs，以检测是否存在，如果存在，则检测其浓度。高浓度抗体可确定为有胎儿甲状腺功能亢进风险的妊娠，应在妊娠晚期再次测量 TRAbs，以确定新生儿甲状腺功能亢进的风险。

③需要抗甲状腺药物来达到正常的甲状腺功能：应在妊娠晚期测量 TRAbs。

（2）特征：胎儿心动过速（＞160bpm）是胎儿甲状腺功能亢进最常见的特征，但并不总是出现，其他发现包括宫内生长受限（intrauterine growth restriction，IUGR）、骨成熟加速、心脏肥大、心力衰竭和积水。胎儿甲状腺肿过大可导致胎儿颈部过度伸展,导致胎位不正,食管压迫可能导致羊水过多及其相关的早产风险。

（3）管理:超声可发现胎儿甲状腺肿,这是胎儿甲状腺功能障碍最早的超声特征,出现在胎儿心动过速之前。胎儿甲状腺肿定义为甲状腺周长等于或大于胎龄的第 95 百分位数,并定义了标准的胎儿甲状腺测量值[4]。彩色多普勒有助于区分甲状腺功能亢进和甲状腺功能减退的甲状腺肿,甲状腺功能亢进与整个腺体的信号有关,而腺体周围信号提示甲状腺功能减退[5,6]。在高危妊娠中,应在妊娠 20 周左右每月进行超声检查,以评估甲状腺大小。

脐血穿刺是评价胎儿甲状腺功能的唯一直接的方法。这是一种具有流产风险的侵入性手术,用于临床上无法区分胎儿甲状腺功能亢进与胎儿甲状腺功能减退的病例,或用于胎儿对治疗反应不如预期（如治疗后恶化）的病例。

（4）治疗:母亲服用抗甲状腺药物治疗胎儿甲状腺功能亢进既安全又有效。丙硫氧嘧啶是首选药物,因为它降低了不良反应的风险。如果母亲甲状腺功能正常,可能需要补充甲状腺素。这对于已经服用抗甲状腺药物的妇女来说也是必要的,因为她们需要增加剂量。

2. 胎儿甲状腺功能减退

在世界范围内,碘缺乏是导致胎儿甲状腺功能减退的主要原因,其他原因包括甲状腺发育不全、甲状腺激素生成障碍、促甲状腺激素受体突变和促甲状腺激素受体阻断 IgG、抗甲状腺药物和妊娠 10—12 周后的放射性碘[7]。与甲状腺自身疾病相关的母体甲状腺疾病可导致胎儿甲状腺功能减退,抗甲状腺激素氧化酶抗体在妊娠晚期通过胎盘,但对胎儿甲状腺功能影响不大。一般 TRAb 是抑制性的,导致胎儿甲状腺功能减退。

（1）特征:超声特征包括宫内生长受限、甲状腺肿和胎儿运动减少,可能有心动过速或心动过缓,严重时可出现完全性心脏传导阻滞,可能发生心脏肥大和骨骼发育迟缓。胎儿甲状腺功能减退通常未被认识,在所有有甲状腺疾病和（或）抗甲状腺药物病史的妇女中都应考虑。

（2）管理:如果胎儿甲状腺功能减退是继发于母亲抗甲状腺治疗,则应减少药物剂量,使母亲的

FT_4 水平保持在妊娠期正常范围的上限。胎儿甲状腺的超声检查间隔不应超过两周,以确保甲状腺尺寸减小,这通常在减量治疗后 2 周内发现[8]。

T_4 经胎盘转运不足以治疗胎儿甲状腺功能减退性甲状腺肿,可使用羊膜内途径每间隔 4d 使用 $250\sim500\mu gT_4$ 方案[9]。超声评估可以监测治疗的成功率,如果治疗后胎儿情况恶化,则需要进行脐血穿刺以测量胎儿 TSH 和 FT_4 水平（框图 4-3）。

💡 框图 4-3

- 甲状腺受体抗体阳性或服用抗甲状腺药物的妇女有胎儿甲状腺功能异常的风险。
- 如果排除其他鉴别诊断,超声显示胎儿甲状腺肿表明胎儿甲状腺功能异常。
- 在大多数情况下,临床上能区分胎儿的甲状腺功能亢进和甲状腺功能减退。
- 脐血管穿刺术用于那些临床上无法区分的病例。
- 胎儿甲状腺功能障碍可在子宫内成功治疗。

二、先天性肾上腺增生

先天性肾上腺增生（congenital adrenal hyperplasia,CAH）发生时,异常的肾上腺类固醇生成导致雄激素过量。5 种酶参与到胆固醇转化为皮质醇的过程,其中任何一种酶的缺陷都会导致前体物质转移到雄激素的产生中。CAH 是一种常染色体隐性疾病,90%～95%的病例是由于 21-羟化酶缺乏引起的。子宫内雄激素过多导致女性胎儿男性化,严重时导致醛固酮缺乏引起的钠丢失。雄激素过多不影响胎儿男性生殖器的发育。女性胎儿男性化在出生时可能被分配到错误的性别,并且可能需要矫正性生殖手术。

治疗的目的是防止女性胎儿的男性化。母体给予地塞米松可抑制胎儿肾上腺,建议的治疗方案是每千克妊娠前体重至少 $20\mu g$（分两次服用）,必须在妊娠 6—7 周（外生殖器开始分化）开始治疗[10]。

管理方法

- 应为有先证病例的家庭提供孕前咨询和遗传突变鉴定。
- 后续妊娠中胎儿受影响的风险为 1/4,女

性胎儿男性化的风险为 1/8。

- 妊娠 6—7 周开始地塞米松治疗。
- 在妊娠 11—12 周时进行绒毛穿刺取样（chorionic villous sampling, CVS），以确定受影响的胎儿。
- 所有男性胎儿和所有未受影响的女性胎儿，停止地塞米松治疗。
- 如果胎儿是受影响的女性，妊娠期继续治疗。

这个方案意味着 7/8 的孕妇在妊娠早期接受不必要的类固醇治疗。对母体血液中胎儿游离 DNA 的非侵入性分析可在孕 7 周识别 Y 染色体，而对男性胎儿的妊娠无须等待 CVS 结果即可中断治疗，如果胎儿是女性，则必须继续治疗，直到获得 CVS 的遗传结果，8 个胎儿中的 3 个仍有可能接受不必要的治疗。未来通过非侵入性手段检测遗传缺陷将是消除早期盲目治疗方法的唯一途径。目前还没有报道产前地塞米松治疗的致畸作用。关于长期影响的资料有限，在讨论治疗的利弊时父母必须意识到这一点。

三、胎儿心律异常

包括胎儿心律不规则、心动过速和心动过缓。常规超声检查发现约 2% 的妊娠出现胎儿心律异常。M 超声和脉冲波多普勒超声心动图是主要诊断方法。在这里讨论常见的心律异常，读者需在文献中对所有的心律异常及其诊断进行全面的探讨[11-13]。

1. 胎儿心律不齐

典型描述为"漏跳"，通常是由于房性期前收缩（早搏）所致，这些早搏更常见于妊娠晚期，36 周后 1.7% 的胎儿可检测到，室性早搏更为罕见。早搏是良性的，通常在分娩前缓解。偶尔（2%～3% 的病例）会出现持续性心动过速，建议定期对心脏进行听诊以确保不会发生这种情况。

2. 心动过速

胎儿心动过速是指持续心率超过 180bpm，胎儿心动过速发生在 0.5% 的妊娠，因此比较常见。室上性心动过速（supraventricular tachycardia, SVT）是最常见的类型（66%～90%），其次是心房扑动（10%～30%）。心房颤动（房颤）和混乱

性房性心动过速的发病率要低得多，而室性心动过速在胎儿期极为罕见。

（1）室上性心动过速：最常见的 SVT 是一种重入现象，在这种现象中，辅助传导通路允许电脉冲从心室快速返回至心房，建立重入电路。这被定义为房室（atrioventricular, AV）再入性心动过速。在这种类型的 SVT 中，心室和心房收缩之间的时间间隔（VA 间期）很短。在由心房异位性心动过速或永久交界性折返性心动过速引起的 SVT 中，VA 间隔较长。确定 VA 间隔的长度在决定治疗时很重要。在 SVT 中，胎儿心率通常在 240bpm，变异性降低。房室收缩率（AV 比）为 1:1。

（2）心房扑动：心房率非常快，在 350～500 bpm，以如此快的速度 1:1 房室传导是不可能的，更常见的是有一定程度的房室传导阻滞，通常为 2:1，但也可能更大。

（3）处理选择：持续性心动过速的胎儿有心力衰竭（心衰）、水肿和最终死亡的危险。非手术治疗是一种选择，密切监测胎儿，以发现心衰的早期迹象。如果接近足月，分娩和产后治疗是一种选择，但一般认为在新生儿期无法直接通过药物控制心率。宫内治疗能有效恢复窦性心律，是治疗未足月儿的首选方法，对于那些对间接或直接胎儿治疗没有反应的病例，可考虑分娩。

经胎盘途径是胎儿治疗的首选途径。许多药物可用于治疗胎儿心动过速。地高辛、氟卡尼和索他洛尔被认为是治疗 SVT 和心房扑动（atrial flutter, AF）的一线药物。地高辛和氟卡尼是治疗 SVT 最好的药物，索他洛尔对 AF 最好。SVT 比 AF 有更好的控制效果。胎儿积水或不停止的 SVT/AF 与缓慢的心脏复律独立相关。地高辛可给予负荷剂量，0.5～1mg 静脉注射，随后给予维持治疗，0.25～0.5mg，每日 3 次。如果存在胎儿水肿，母体给药无效。氟卡尼是一种抗心律失常药物，剂量为 100mg，每日 3 次。一般在 72h 内出现效果。索他洛尔也是抗心律失常药物，给药剂量为 80～160mg，每日 2 次。由于其良好的胎盘转运，如果存在胎儿水肿，索他洛尔和氟卡尼是首选药物。由于潜在的致心律失常效应（氟卡尼、索他洛尔、胺碘酮），孕妇用药应在医院进行。应在开始用药前进行基线心电图、尿素和电解质检

查,在开始治疗或增加药物剂量后重复,以期延长心电图上的 QT 间期。如果设施允许,应检测血清药物水平。

如果母亲用药没有反应或有严重水肿,则需要直接胎儿治疗。这可以通过穿刺脐血管内、胎儿腹膜内或肌肉内实现。在有水肿的情况下,与脐血管穿刺相关的风险更大。地高辛和胺碘酮是直接治疗胎儿的首选药物。

在没有水肿的情况下,经胎盘治疗的成功率可达 100%。如果有水肿,胎儿死亡率为 17%。

3. 心动过缓

这是指胎心率持续低于 100 bpm。

房室传导阻滞:房室传导阻滞中存在心房与心室之间电传导紊乱,有 3 种类型,在一度传导阻滞中,存在较长的房室间隔,常规超声无法检测到;二度传导阻滞有两种类型,Ⅰ 型房室传导时间逐渐延长,直到电活动被阻断,这导致心律不规则,但胎儿心率可能正常,Ⅱ 型二度传导阻滞中,部分搏动传导,而其他搏动则不传导,不延长传导时间。在 M 型中心房率可能是心室率的两倍(2:1传导阻滞),偶尔会出现 3:1 传导。

在完全房室传导阻滞(complete atrioventricular block,CAVB)中,心房和心室收缩完全分离。这种罕见的疾病(15 000~22 000 活产中的 1 例)有两个重要原因:先天性心脏病(congenital heart disease,CHD)和免疫介导疾病。CHD 占 CAVB 病例的 50%,最常见的缺陷是左心房异构和先天性大血管转位。免疫介导疾病一直是胎儿治疗的主题。经胎盘转运母体抗-Ro 和抗-La 抗体可导致炎症、胎儿心肌和传导组织损伤。这些抗体可能存在于有干燥综合征或系统性红斑狼疮病史的妇女。有抗体的妇女患 CAVB 的风险约为 2%,复发风险为 16%。妊娠 16 周至 26 周对胎儿的风险最大。CAVB 预后不良的特征包括水肿、心率低于 55bpm 和早产,死亡率为 18%~43%。

没有明确有效的治疗方案。类固醇,无论地塞米松或倍他米松,使用的结果各异。β-拟交感神经药也是如此,其目的是提高胎儿心率。在评价是否治疗时,必须考虑到目前缺乏证据证实治疗的有效性,以及药物治疗潜在的母胎不良反应(框图 4-4)。

> **框图 4-4**
> - 胎儿心律失常很常见,影响 1%~2%的妊娠。
> - 异位搏动通常自发消退。
> - 治疗胎儿心动过速优于早产。
> - 在完全性心脏传导阻滞的情况下,应进行详细的胎儿超声心动图和母体抗-Ro 和抗-La 抗体检测。
> - 目前还没有针对完全性心脏传导阻滞明确有益的治疗。

四、胎儿和新生儿同种免疫性血小板减少症

胎儿和新生儿同种免疫性血小板减少症(fetal and neonatal alloimmune thrombocytopenia,FNAIT)的发病率为 1/350~1000 次妊娠[14],但可能因诊断不足而低估。当母体血小板缺乏胎儿血小板上的抗原时,就会发生这种情况。母体产生抗体(IgG)并通过胎盘,引起胎儿血小板破坏和血小板减少。胎儿血小板在妊娠早期表达特定抗原。FNAIT 等同于发生在血小板的红细胞同种免疫。然而,与红细胞同种免疫相比,FNAIT 可使至少 50%的初次怀孕复杂化。

迄今为止,已有 24 种人类血小板抗原(human platelet antigen,HPAs)被分为以下系统:HPA-1、HPA-2、HPA-3、HPA-4、HPA-5 和 HPA-15。HPA 系统的分布受种族影响,2%的高加索妇女 HPA-1a 阴性。HPA-1a 抗体占 FNAIT 病例的 85%。在白种人中最常见的其他抗体是 HPA-5b 和 HPA-3a。HPA-5b 比 HPA-1a 诱导的 FNAIT 更温和。在某些情况下,尽管 FNAIT 的临床诊断明确,但无法确定一种相关的抗体。

FNAIT 是罕见的,但血小板不相容并不罕见,50 次妊娠中有 1 次为 HPA-1a 不相容,观察到的同种免疫的频率远低于此。HPA-1a 同种抗体的发展与 HLA 表型有关。在缺乏 HLA-DRB3 *0101 表型的情况下,同种免疫是罕见的。暴露于 HPA-1a-阳性血小板的 HPA-1a-阴性妇女的同种免疫率仅为 10%,其中 30%的胎儿将发生血小板减少[15]。

大多数受影响的婴儿无症状或出现轻微出血迹象,如瘀点。在更严重的情况下,会有内出血,颅内出血(intracranial haemorrhage,ICH)是最常见的,患 FNAIT 的未经治疗的首次妊娠中,有 7%~26% 发生 ICH[14]。ICH 的后遗症可能很严重,包括围产期死亡、脑积水和长期神经功能丧失。当父亲有同型的致病抗原时,在随后的妊娠中血小板减少的风险至少是相似的或增加。与产科病史相关,如果表征妊娠(index pregnancy)中没有 ICH,随后受累妊娠中 ICH 的风险为 7%;如果以前的兄弟姐妹受 ICH 影响,复发风险为 75%[16]。国际非颅内出血(No IntraCranial Haemorrhage,NOICH)观察队列研究报道,54% 的 ICH 病例发生在妊娠 28 周前,63% 的 ICH 病例影响第一胎。ICH 有以下灾难性结果:35% 在分娩后 4d 内死亡,53% 存活但伴有严重的神经功能障碍[17]。

管理

治疗的目的是降低宫内和围产期 ICH 的风险。评估胎儿血小板计数的唯一方法是脐血管穿刺术,该病早期治疗策略依赖于这种技术。然而,如果胎儿是血小板减少症,脐血管穿刺导致失血的风险更大。脐血管穿刺时直接输注血小板会增加胎儿血小板计数,但血小板的寿命只有 4~5d,如果要维持正常的血小板计数,则必须每隔 7~10d 重复输注。如果选择脐血管穿刺和血小板输注作为治疗策略,则累计胎儿丢失率可高达 8%[18]。另一种方法是将脐血管穿刺术推迟到分娩前,如果需要,可在分娩前进行单次血小板输注,几天后分娩,这明显降低了与多次操作相关的风险。然而,胎儿可能已经暴露于长期血小板减少症和 ICH。

侵入性策略不再被视为主要的治疗选择,FNAIT 治疗的非侵入性方法已有所发展。Bussel 等首次报道了静脉内免疫球蛋白(intravenous immunoglobulin,IVIG)在 FNAIT 治疗中的应用[19]。每周 1 g/kg 的剂量使胎儿血小板计数显著增加。IVIG 的作用机制尚不清楚,但有许多可能的解释[14]。首先,母体循环中的抗 HPA 抗体将被免疫球蛋白稀释,因此通过胎盘的较少;其次,IVIG 可阻断胎盘 Fc 受体,从而阻止母体抗体的传播;最后,IVIG 可阻断胎儿巨噬细胞上的 Fc

受体,防止抗原-抗体复合物包被的细胞的破坏。即使在血小板计数没有增加的胎儿中,IVIG 也能降低发生 ICH 的风险,提示这种治疗还有一些额外的保护作用。

数百例孕妇接受了 IVIG 治疗,没有发生颅内出血。关于剂量(0.5、1.0 或 2.0g/kg)和治疗方案、开始治疗的妊娠期及皮质类固醇的作用,目前仍在讨论中。类固醇在某些对 IVIG 无反应的病例中是有效的,泼尼松龙是首选药物。产前治疗应根据疾病严重程度进行调整,认识到极高危病例最早可在妊娠 12 周后开始治疗。未来改善预后的关键之一是确定预测严重 FNAIT 的因素。

分娩是血小板减少症胎儿发生颅内出血的高风险时期。尽管不能消除颅内出血的风险,选择性剖宫产是常用的分娩方式。如果分娩前胎儿血小板计数在 $(50\sim100)\times10^9$/L 以上,可考虑阴道分娩。对于低风险妇女,即那些既往妊娠未合并 ICH 的妇女,有一项小规模的研究证据表明阴道分娩与新生儿不良结局无关[14](框图 4-5)。

💡 **框图 4-5**

- 脑出血是 FNAIT 的灾难性并发症。
- FNAIT 未经治疗的首次妊娠中,ICH 发生率为 7%~26%。
- 妊娠 28 周前,50% 的患者出现出血,最早可在妊娠 18~20 周时发生。
- 建议采用 IVIG 进行无创治疗,最佳治疗方案尚未确立。

五、胎儿贫血

这可由红细胞同种免疫或细小病毒感染引起。这里就胎儿贫血的发病机制、处理和治疗方法进行讨论。

1. 红细胞同种免疫

如果孕妇接触到的胎儿红细胞与自己的红细胞具有不同的抗原(即抗原来源于父亲),她会产生免疫反应。最初的反应是产生不穿过胎盘的 IgM 抗体,因此首次检测到抗体的妊娠不太可能受到影响。然而,当进一步暴露于外来红细胞抗原时,会产生穿过胎盘的 IgG 抗体,并可导致胎儿溶血性贫血。最常见的与胎儿和新生儿溶血性疾病(haemolytic disease of the fetus and newborn,HDFN)相关的抗体是恒河系统抗体 RhD、RhC、RhE 和 Kell。

第 3 章第六节讨论了高 HDFN 风险妊娠的评估和管理。图 4-9 概述了 Rh 致敏妊娠的管理策略。要认识的重点包括以下几点。

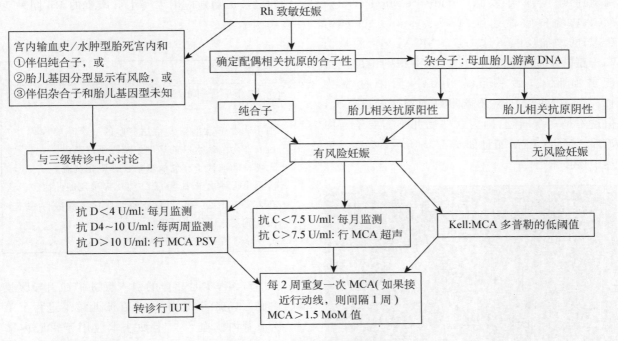

图 4-9　Rh 致敏妊娠的处理流程

U. 国际单位;MCA. 大脑中动脉;PSV. 收缩期峰值速度;IUT. 宫内输血;MoM. 中位数的倍数。

Source:Fisher DA. Fetal thyroid function:diagnosis and management of fetal thyroid disorders. *Clin Obstet Gynecol* 1997;40:16-31. Reproduced with permission of Elsevier.

- 如果父亲是相关抗原的杂合子,则应使用评估母体血液中胎儿游离 DNA 的无创技术确定胎儿血型。
- 抗-D 和抗-C 浓度可以量化,抗-E 或 Kell 抗体不可定量。
- 抗体浓度上升的趋势与特定的界值同样重要。

(1)监测:大脑中动脉多普勒。在确定妊娠有红细胞同种免疫继发胎儿贫血的风险后,监测的目的是在胎儿严重贫血之前确定需要进行胎儿治疗的时间点。胎儿水肿表明有严重贫血。积液的早期超声表现为腹水和心脏肿大,接着是进行性皮肤水肿、心包和胸膜积液和胎盘水肿。本文所述监测的全部目的是在发生水肿之前进行干预(图 4-10)。

由于血流的一些基本原理,多普勒在胎儿贫

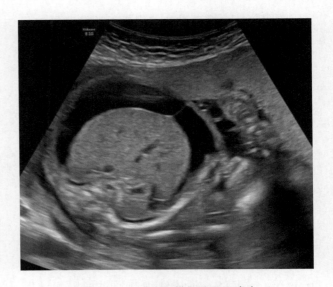

图 4-10　胎儿腹部横切面显示腹水

血中是有用的。如果血管的横截面积保持不变，则血流速度与血流量成正比。此外，降低血液黏度会增加血流量[20]。贫血的胎儿血液黏度降低、超动力血液循环，这两种都会增加血流，从而提高血流速度。大脑中动脉（middle cerebral artery，MCA），峰值收缩速度（peak systolic velocity，PSV）的增加反映了这一点。MCA PSV 测量值高于正常孕周中位数的 1.5 倍，可识别中度至重度贫血胎儿，敏感度为 100%，假阳性率为 12%[21]。MCA PSV 不能很好地预测轻度贫血，但这不是一个问题，因为这些胎儿不需要子宫内治疗。MCA PSV 测量如图 4-11 所示，Mari 等描述了该技术[21]。

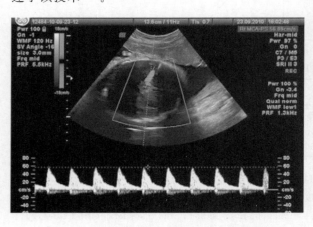

图 4-11　大脑中动脉收缩期峰值速度测量

使用 MCA 多普勒的非侵入性监测已经取代了连续羊膜腔穿刺术治疗高危妊娠。羊膜腔穿刺术是一种侵入性手术，手术相关妊娠丢失率高达 1%。在同一妊娠中，重复手术通常是必要的，而且每一次手术都有发生胎儿外出血的风险，从而加剧胎儿贫血的程度。一项比较 MCA 多普勒和羊膜腔穿刺术监测高危妊娠的多中心研究表明，MCA 多普勒具有更高的准确性和敏感度[22]。此外，如果完全依赖 MCA 多普勒超声，51% 的女性就不会进行侵入性手术。因此，它是大多数中心首选的监测模式（框图 4-6）。

（2）治疗：宫内输血。1963 年 Liley[23] 通过腹膜内途径进行了第一次宫内输血（intrauterine transfusion，IUT），供体红细胞通过横膈膜淋巴管被吸收进入循环，这会导致胎儿血红蛋白的恢复速度比血液直接进入血液循环的恢复速度慢，

因此不再是胎儿治疗的首选途径，但在那些需要在妊娠 18－20 周前输血的病例中，当不可能建立血管内通路时，这种治疗方式可用。从妊娠 16 周开始直到妊娠期间可以实现血管内通路，腹膜内输注已经成功地应用于一小群严重的 Rh 同种免疫病例中[24]。

> 💡 框图 4-6
> - 引起胎儿贫血的主要抗体是抗 RhD、抗 Kell 和抗 RhC。
> - 细小病毒感染是导致胎儿贫血的一个重要原因，在所有非免疫性水肿的病例中都应予以考虑。
> - 无创检测取代了有创检测来管理胎儿贫血。
> - 应根据母体血液中胎儿游离 DNA 确定胎儿血型。
> - 在大多数中心，MCA 多普勒已取代羊膜腔穿刺术，用于确定宫内输血时机。
> - 应在水肿发生前预测宫内输血的需求。

1977 年，实时超声的引入促进了针引导腹膜内输血。1981 年 Rodeck 等在胎儿镜下进行了第一次血管内输血[25]。多种技术应用于宫腔内输血，直接血管内输血是首选的技术，其中额外的容量被胎儿胎盘循环吸收，从而保护胎儿免受液体负荷过多的危害。在脐带进入胎盘处（图 4-12）或脐静脉肝内部分进入胎儿循环，还有心脏内输血的描述。胎盘位置和胎儿体位会影响路径的选择，如果胎盘位于前壁，则最容易进入脐带入胎盘处。当进入脐带入胎盘处时，目标是静脉，而不是动脉，后者容易痉挛，并发症的风险增加。

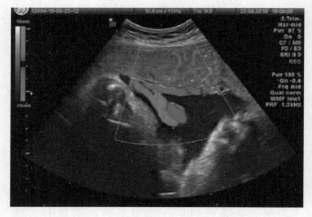

图 4-12　针引导下胎盘脐带处前方插入

操作的技术点包括以下几点。

- 母亲镇静、抗生素、孕 26 周和 26 周以上给予单疗程类固醇；
- 无菌技术；
- 穿刺针引导和自由手方式（free-hand），使用 20G 针；
- 脐带入胎盘处或肝内静脉；
- 交叉匹配，O 型 Rh 阴性，巨细胞病毒阴性、辐照血液；
- 每隔 2 周重复 1 次；
- 目标妊娠期为 34—35 周。

一旦选定的血管被刺穿，立即由现场实验室工作人员分析胎儿血液样本，以获得胎儿血细胞比容。输血量是通过结合胎儿血细胞比容、供体红细胞比容和胎儿胎盘血容量的公式计算的。重要的是供者的血细胞比容尽可能高（≥75%），以降低容量负荷过大的风险。目的是输血后血细胞比容为 40%～45%，估计术后血细胞比容每天下降 1%～2%，一般情况下，输血间隔为 14d，不同病例个体之间有差异，不同中心的策略也各不相同。如果胎儿严重贫血和（或）水肿，则进行逐步输血，目标是血细胞比容为 30%，1 周后再次输血。

（3）宫内输血并发症：宫内输血存在许多与手术相关的并发症。围产儿死亡率为 1.6%～2%[26]，并发症包括血管痉挛和胎儿心动过缓、绒毛膜羊膜炎和早产、紧急分娩和增强同种免疫对以后妊娠的影响。

（4）结果：对 19 项宫内输血的研究的综述显示，总生存率为 84%[26]，非水肿胎儿（94%）的存活率高于水肿胎儿（74%）。有证据表明，受 Rh 疾病严重影响的婴儿的出生体重低于对照组，接受宫内输血治疗的婴儿的宫内生长和出生体重与对照组相当。在宫内输血之后，现有的短期神经发育数据表明，90% 以上的病例可达正常，与水肿的病史无关[27,28]。

（5）Kell 同种免疫：会导致严重的胎儿贫血、水肿和宫内死亡。它与 Rh 同种免疫有很多不同之处。既往产科病史不能可靠地预测以后的妊娠结局。母亲的抗体滴度与胎儿贫血的严重程度没有相关性，低滴度的结局较差。贫血的类型不仅是溶血，还有红系抑制。由于这些原因，Kell 免疫妊娠的管理是一个挑战。幸运的是，Kell 导致的 HD-FN 发病率很低，只有 9% 的白人是 Kell 阳性，0.2% 是纯合子[29]。MCA PSV 监测在 Kell 同种异体免疫管理中具有可靠的应用价值。一旦抗体滴度为 1:32，每两周测量一次 MCA PSV 是一种有效的管理方法。然而，由于 Kell 免疫的不可预测性，因此应更早进行 MCA 测量（框图 4-7）。

💡 **框图 4-7**

- 超声引导下的脐血管穿刺术彻底改变了胎儿的检查和治疗。
- 子宫内输血可治疗同种免疫或细小病毒感染引起的贫血。
- 在脐带入胎盘处或脐静脉肝内部分获得血管内通路。
- 宫内输血操作相关的妊娠丢失率为 1%～2%。
- 存在胎儿水肿时风险更高。

---

2. 细小病毒

出现非免疫性水肿的胎儿应考虑细小病毒感染。另外，怀孕期间感染细小病毒的妇女需要进行适当的监测，以检测胎儿贫血。其他作者对该主题进行了广泛的回顾[30-32]。

细小病毒 B19 被认为是一种仅限感染人类的病毒，它与存在于造血前体细胞、内皮细胞、胎儿心肌细胞和胎盘滋养层细胞上的血型 P 抗原细胞受体结合，其对造血系统的影响导致严重贫血和胎儿非免疫性水肿（non-immune hydrops fetalis，NIHF）。此外，在胎儿心肌组织中发现病毒颗粒，心肌炎引起的心脏功能障碍也可能导致心力衰竭的发生。

大约 50% 的孕妇易受感染，每 3～4 年暴发一次，最常见于冬末和春季。妊娠 17—24 周时，水肿的发病率最高。如果感染发生在妊娠 13 周至 20 周，发生水肿的风险为 7.1%。病毒感染胎儿肝，胎儿肝在妊娠中期是造血的主要来源。为了满足胎儿生长的需要，在妊娠期血细胞生成增加，红细胞的寿命缩短，使胎儿特别容易受到血细胞生成停滞的影响。在妊娠晚期 P 抗原水平可忽略，因此贫血和水肿的风险很低。妊娠期垂直传播的风险为 30%，从母体感染到 NIHF 发生的平均间隔为 2～6 周，但也有更长时间间隔的报道。

母亲血清学证实近期的感染。如果 IgM 滴度超过 IgG 滴度，则感染发生在前 1 个月，即使在最初没有表现，胎儿仍有发生并发症的风险。如果接触后 7d 内检查母体血清学，可能会产生误导，因为此时 IgG 和 IgM 都可能是阴性的。同样，到临床确定水肿时，IgM 水平可能已经很低，或者少数人中无法检测到。胎儿血清学在诊断上没有帮助，因为胎儿免疫系统不成熟，无法产生可检测到的 IgG、IgM 免疫反应。需要聚合酶链反应技术检测病毒 DNA。

治疗：MCA PSV 是预测继发于细小病毒感染的胎儿贫血的可靠方法。宫内输血可以成功治疗贫血，从而降低严重水肿的死亡率。通常需要一次输血。脐血管穿刺和宫内输血是有风险的，

胎儿水肿时风险较高。血小板减少通常是细小病毒感染的一个特征，这可能会增加与手术相关的出血风险。除红细胞输注外，还应考虑对严重血小板减少的胎儿输注血小板。

妊娠 24 周前，孕妇血清转换后需要密切监测胎儿。应每周进行 MCA PSV，并考虑高于中位数 1.5 倍的患者进行宫内输血。建议血清学转换后进行 8～12 周的连续监视。由于细小病毒引起的贫血有可能随着胎儿自身免疫反应的增强而消退，因此，MCA 多普勒监测可识别出一些胎儿表现为贫血，但实际上处于感染恢复阶段。如果出现胎儿健康的其他迹象，如良好的胎动和羊水量正常，可能需要继续非手术治疗，并在这些特殊情况下避免宫内输血。建议的管理计划如图 4-13 所示。

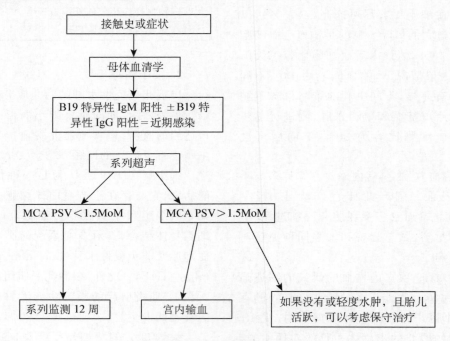

图 4-13　细小病毒感染处理流程
MoM. 中位数的倍数。

（张国瑞　译　周希亚　校）

参考文献

[1]　Ballabio M，Nicolini U，Jowett T，Ruiz de Elvira MC，Ekins RP，Rodeck CH. Maturation of thyroid function in normal human foetuses. *Clin Endocrinol* 1989;31:565-571.

[2]　Thorpe-Beeston JG，Nicolaides KH，Felton C，Butler J，McGregor AM. Maturation of the secretion of thyroid hormone and thyroid stimulating hormone in the fetus. *NEngl J Med* 1991;324:532-536.

[3]　Laurberg P，Nygaard B，Glinoer D，Grussendorf

M，Orgiazzi J. Guidelines for TSH receptor antibody measurement in pregnancy：results of an evidence-based symposium organised by the European Thyroid Association. *Eur J Endocrinol* 1998；139：584-586.

[4] Ranzini AC，Ananth CV，Smulian JC，Kung M，Limbachia A，Vintzileos AM. Ultrasonography of the fetal thyroid：normograms based on biparietal diameter and gestational age. *J Ultrasound Med* 2001；20：613-617.

[5] Polak M，Leger J，Luton D *et al*. Fetal cord blood sampling in the diagnosis and the treatment of fetal hyperthyroidism in theoffsprings of a euthyroid mother producing thyroid stimulating immunoglobulins. *Ann Endocrinol* 1997；58：348-342.

[6] Luton D，Fried D，Sibony O *et al*. Assessment of fetal thyroid function by colored Doppler echography. *Fetal DiagnTher* 1997；12：24-27.

[7] Fisher DA. Fetal thyroid function：diagnosis and management of fetal thyroid disorders. *Clin Obstet Gynecol* 1997；40：16-31.

[8] Thorpe-Beeston JG. Goitre. In：Fisk NM，Moise KJ Jr（eds）*Fetal Therapy*. Cambridge：Cambridge University Press，1997：252-260.

[9] Polak M，Le Gac I，Vuillard E *et al*. Fetal and neonatal thyroid function in relation to maternal Graves' disease. *Best Pract Res Clin Endocrinol Metab* 2004；18：289-302.

[10] Van Vliet G，Polak M，Ritzen EM. Treating fetal thyroid and adrenal disorders through the mother. *Nat Clin Pract Endocrinol Metab* 2008；4：675-682.

[11] Simpson JM，Silverman NH. Diagnosis of cardiac arrhythmias during fetal life. In：Yagel S，Silverman NH，Gembruch U（eds）*Fetal Cardiology*. London：Taylor & Francis，2005：333-343.

[12] Jaeggi E，Blom NA，Bharucha T. Fetal dysrhythmias：the effects of anti-arrhythmic therapy on the immature heart. In：Kilby MD，Oepkes D，Johnson A（eds）*Fetal Therapy：Scientific Basis and Critical Appraisal of Clinical Benefits*. Cambridge：Cambridge University Press，2013：78-86.

[13] Carvalho JS. Fetal dysrhythmias：clinical management. In：Kilby MD，Oepkes D，Johnson A（eds）*Fetal Therapy：Scientific Basis and Critical Appraisal of Clinical Benefits*. Cambridge：Cambridge University Press，2013：87-99.

[14] Madani K，Oepkes D. Fetal and neonatal alloimmune thrombocytopenia. In：Kilby MD，Oepkes D，Johnson A（eds）*Fetal Therapy：Scientific Basis and Critical Appraisal of Clinical Benefits*. Cambridge：Cambridge University Press，2013：67-77.

[15] Mella MT，Eddleman KA. Neonatal alloimmune thrombocytopenia. *Int J Clin Transfus Med* 2015；3：29-40.

[16] Radder CM，Brand A，Kanhai HHH. Will it ever be possible to balance the risk of intracranial haemorrhage in fetal or neonatal alloimmune thrombocytopenia against the risk of treatment strategies to prevent it? *Vox Sang* 2003；84：318-325.

[17] Tiller H，Kamphuis MM，Flodmark O *et al*. Fetal intracranial haemorrhages caused by fetal and neonatal alloimmune thrombocytopenia：an observational cohort study of 43 cases from an international multi centre registry. *BMJ Open* 2013；3：pii，e002490.

[18] Overton TG，Duncan KR，Jolly M，Letsky E，Fisk NM. Serial aggressive platelet transfusion for fetal alloimmune thrombocytopenia：platelet dynamics and perinatal outcome. *Am J Obstet Gynecol* 2002；186：826-831.

[19] Bussel JB，Berkowitz RL，McFarland JG，Lynch L，Chitkara U. Antenatal treatment of neonatal alloimmune thrombocytopenia. *N Engl J Med* 1988；319：1374-1378.

[20] Giles WB，Trudinger BJ. Umbilical cord whole blood viscosity and the umbilical artery flow velocity time waveforms：a correlation. *Br J Obstet Gynaecol* 1986；93：466-470.

[21] Mari G，Deter RL，Carpenter RL *et al*. Noninvasive diagnosis by Doppler ultrasonography of fetal anemia due to maternal red-cell alloimmunization. Collaborative group for Doppler assessment of the blood velocity in anemic fetuses. *N Engl J Med* 2000；342：9-14.

[22] Oepkes D，Seaward G，Vandenbussche FP *et al*. Doppler ultrasonography versus amniocentesis to predict fetal anemia. *N Engl J Med* 2006；355：156-164.

[23] Liley AW. Intrauterine transfusion of foetus in haemolytic disease. *BMJ* 1963；2：1107-1109.

[24] Fox C，Martin W，Somerset DA，Thompson PJ，Kilby MD. Early intraperitoneal transfusion and ad-

juvant maternal immunoglobulin therapy in the treatment of severe red cell alloimmunisation, prior to fetal intravascular transfusion. *Fetal Diagn Ther* 2008;23:159-163.

[25] Rodeck CH, Kemp JR, Holman CA, Whitmore DN, Karnicki J, Austin MA. Intravascular fetal blood transfusion by fetoscopy in severe rhesus iso-immunisation. *Lancet* 1981;i:625-627.

[26] Schumacher B, Moise KJ. Fetal transfusion for red blood cell alloimmunization in pregnancy. *Obstet Gynecol* 1996;88:137-150.

[27] Janssens HM, de Haan MJ, van Kamp IL, Brand R,Kanhai HH, Veen S. Outcome for children treated with fetal intravascular transfusions because of severe blood group antagonism. *J Pediatr* 1997; 131:373-380.

[28] Hudon L, Moise KJ Jr, Hegemier SE *et al*. Long-term neurodevelopmental outcome after intrauterine transfusion for the treatment of fetal hemolytic disease. *Am J Obstet Gynecol* 1998;179:858-863.

[29] Weinstein L. Irregular antibodies causing haemolytic disease of the newborn. *Obstet Gynecol Surv* 1976; 31:581-591.

[30] de Jong EP, de Haan TR, Kroes AC, Beersma MF,Oepkes D, Walther FJ. Parvovirus B19 infection in pregnancy. *J Clin Virol* 2006;36:1-7.

[31] Heegaard ED, Brown KE. Human parvovirus B19. *Clin Microbiol Rev* 2002;15:485-505.

[32] Enders M, Weidner A, Zoellner I, Searle K, Enders G. Fetal morbidity and mortality after acute human parvovirus B19 infection in pregnancy: prospective evaluation of 1018 cases. *Prenat Diagn* 2004;24:513-518.

第四节

胎儿畸形

Sailesh Kumar[1,2,3]

[1] *University of Queensland, Queensland, Australia*
[2] *Mater Mothers' Hospital, Brisbane, Australia*
[3] *Imperial College London, London, UK*

大约 5% 的新生儿会有一种先天畸形。大多数都是小的次要畸形,不影响新生儿的近期和远期结局。然而,大的先天畸形是围产儿患病率和死亡率的主要原因之一,实际上发现这些畸形一直是全世界产前筛查的目标。在许多国家,产前发现胎儿畸形,继而终止妊娠是近 30 年来围产儿死亡率下降的主要原因。胎儿结构畸形通常是通过超声检出的,更多复杂技术包括三维/四维超声、胎儿 MRI 和胎儿镜,被用于复杂病例,后者通过标准二维超声难以做出诊断。

产前筛查的目标应当是:①向孕妇提供合适的信息,使她们能对筛查方案和妊娠处理知情选择;②发现致死性或致病性的严重胎儿畸形,使孕妇能及时就妊娠结局做出决定;③发现能够通过产前干预获益的胎儿畸形;④发现需要产后尽早干预的胎儿畸形。一个产前胎儿畸形的筛查计划能否成功实施取决于很多因素,包括给患者提供充分的信息、训练有素的超声医师、良好的超声设备,以及诊断畸形后清晰的处理流程。

根据欧洲出生缺陷监测系统(European Surveillance of Congenital Anomalies,EURO-CAT)记录,从 2003 年到 2007 年,主要先天畸形的总体患病率为 23.9/1000 次出生(23.9/1000)。先天性心脏病(congenital heart defects,CHDs)是最常见的非染色体畸形(6.5/1000),其次是肢体缺陷(3.8/1000)、泌尿系统畸形(3.1/1000)和神经系统畸形(2.3/1000)。据估计,和先天畸形相关的围产儿死亡率为(0.9~1)/1000 次出生。

尽管早、中孕期的非整倍体筛查已经在英国、欧洲、北美和澳大利亚很多地区广泛存在,对许多孕妇而言,第一次产前超声检查仍然是中孕期胎儿畸形超声,通常在孕 18 周到孕 22 周之间进行。大多数胎儿结构畸形都能通过此次检查被发现。有了更高分辨率的仪器和经过训练的超声医师,现在大多数结构畸形都能在早孕晚期或中孕早期被诊断,这显然对孕妇更有利。

一、胎儿畸形发生的时间和发展

胎儿形态发生的关键窗口期是胚芽形成期(从受精直至受孕 27~28d 后的原肠胚形成末期),这段时间胎儿特别易感。这段时间内,任何干扰都可能导致结构畸形,包括发育缺陷引起的各种形式的多发先天畸形。严重损伤可能会导致胎儿死亡,也可能因为胚胎或早期胎儿的多能性,发生代偿性变化使得胎儿发育正常或接近正常。当大多数器官完成发育后,胎儿对损伤易感程度降低,在胎儿期致畸物暴露最常引起的畸形是胎儿生长受限(宫内发育迟缓)和轻微的表型畸形(内眦赘皮,手指弯曲变形等)。然而,致畸药物能导致各种不同的后果,从不育、产前开始的生长受限、结构缺陷、中枢神经系统(central nervous system,CNS)功能异常到流产或胎儿死亡。同样,各种围产期感染(特别是病毒)对发育过程中的胎儿都会产生明显的致畸作用,导致的畸形表现差异极大(框图 4-8)。

- 最初的 4 周内,胎儿最脆弱。
- 许多母体疾病、药物和感染能够导致特定器官系统的结构畸形。
- 超声是妊娠期间常用的影像学方法,能发现绝大多数畸形。

二、特定器官系统的胎儿畸形

1. 心血管系统畸形[1]

胎儿心脏由脏壁中胚层发育而来,最初、最基本的形态是两根心管,然后融合,再形成管腔。反复旋转、形成间隔,最终发育为四腔室器官。

心脏的结构和功能异常是胎儿产前最常见的疾病之一,估计每 1000 个活产儿中就有 6~12 个先天性心脏病患儿,其中至少有一半应该在产前就被发现。胎儿心脏畸形有很多危险因素,有些导致结构畸形,有些造成功能紊乱或心率、心律的异常。常见的母体危险因素包括孕前糖尿病、苯丙酮尿症、药物、系统性红斑狼疮(systemic lupus erythromatosus,SLE)等母体自身免疫性疾病,以及风疹等感染。其他危险因素还包括母亲或父亲患有先天性心脏病、非整倍体、遗传综合征和双胎输血综合征(特别是受血儿),或者存在其他结构畸形或肿瘤。

以下情况应当考虑行胎儿心脏超声检查。

- 一级亲属患有先天性心脏病:一个兄弟姐妹患病,风险为 2%~4%;两个或两个以上兄弟姐妹患病,风险为 10%;母亲患病,风险为 5%~12%;父亲患病,风险为 1%~3%。
- 孕妇患有胰岛素依赖型糖尿病,风险为 3%~4%。
- 自身免疫抗体阳性(抗 Ro 和抗 La)。
- 药物治疗(锂剂,风险为 10%)或癫痫(单药治疗,风险为 4%~7%;多药治疗,风险为 15%)。
- 单绒毛膜双胎,风险为 4%。
- NT ≥3.5 mm,风险为 3%;NT ≥5.5 mm,风险为 23%。

- 高风险型结构畸形:气管-食管瘘,风险为 15%~40%;十二指肠闭锁,风险为 17%;脐膨出,风险为 20%~30%;膈疝,风险为 10%~20%。

发现任意一种心脏畸形后,应该立即仔细评估是否存在心脏外畸形。应当根据畸形的类型行染色体核型分析(风险为 1%~50%)。患有 CHD 的胎儿脑部结构异常的风险增加。CHD 的胎儿产前颅脑结构异常的罹患率约为 28%(95% CI 18%~40%)。较为常见的畸形包括脑室扩张、胼胝体发育不全、脑室出血、轴外空间增大、小脑蚓部发育不良、白质异常和脑发育延迟。CHD 的胎儿也更容易出现脑容量减少和脑成熟延迟,以及多普勒超声上的胎儿脑循环改变。这些改变通常在晚孕期明显,尽管也有报道早在中孕期就有表现的。流出道畸形的胎儿应当同时行 22q 缺失的检测(总体风险 1%,但是流出道缺陷时为 10%)。心脏畸形的胎儿应该都在三级医院分娩。分娩方式和时机通常根据标准的产科指征决定。

(1)主动脉瓣狭窄和左心发育不良综合征:主动脉瓣狭窄占所有心血管畸形的 4%~6%,男性更常见,是女性的 4 倍。发生率为(3~4)/10 000 活产儿。分为主动脉瓣、瓣上或瓣下狭窄。继发于瓣膜发育异常的狭窄通常是由于主动脉瓣单叶或二叶瓣化畸形导致的。二叶主动脉瓣的发生率约为 1/100 新生儿。严重的主动脉瓣狭窄导致左室输出量减少、舒张期充盈压增加,造成左室肥大,继而扩张。

严重的主动脉瓣狭窄还会导致冠状动脉灌注不足、心内膜下缺血和严重的代谢性酸中毒。如果发展为胎儿水肿,预后很差。鉴别诊断包括左心发育不良综合征(hypoplastic left heart syndrome,HLHS)、主动脉瓣缩窄和心肌病。HLHS 常伴有主动脉瓣和二尖瓣闭锁。

HLHS 是一种重要的先天性心脏畸形,占先天性心脏异常的 1%。HLHS 涉及一系列异常,首要特征为左心无法维持体循环。最严重的情况包括二尖瓣和主动脉瓣闭锁、左心室严重发育不良,发育不良的程度决定了产后的结局。其他导致 HLHS 的原因还有主动脉近段和左心室发育不良。如果不治疗,HLHS 的新生儿通常都会死亡,约占生后 1 周内所有心脏病导致新生儿死亡的 25%。HLHS 相关的重要畸形包括肺静脉回流异常。CNS 畸形，包括胼胝体发育不全、小头畸形和前脑无裂畸形也有报道。HLHS 还和非整倍体、遗传综合征（Holt-Oram，Noonan's）及心脏外畸形相关。

大多数 HLHS 发生于妊娠极早期，无法进行任何干预；然而，有一组胎儿是在孕中期或更晚受到损害后才发展为 HLHS 的，其中一部分可以接受胎儿心脏干预。宫内主动脉瓣球囊扩张的目的是通过打开主动脉瓣和促进前向血流来改善疾病进展，从而促进左心结构发育。最终的目标是维持两个功能正常的心室，使得胎儿能在产后行双心室修复手术。在很多先天性心脏病中心，对于动脉导管依赖型或是低心输出量型的主动脉瓣狭窄新生儿，初治手术选择是经导管球囊瓣膜成形术。产后，应该使用前列腺素（prostaglandin，PG）E_2 维持动脉导管开放，并纠正代谢性酸中毒。应该进行早期新生儿心脏超声检查，证实心脏畸形，然后计划治疗方案。产检和分娩都应该在三级医院，由多学科团队综合管理，包括胎儿医学专家、围产期心脏病学专家、儿科重症监护医师和心外科医师。胎儿应该行染色体核型分析。大多数病例预后很差，因此应该和夫妇讨论终止妊娠的选择。

（2）肺动脉瓣狭窄和右心发育不良综合征：这是一种相当常见的畸形，诊断经常是在出生后。发生率约为 1/1500 活产儿。肺动脉瓣狭窄可以是孤立的，也可以和其他畸形（如法洛四联症）、遗传综合征（Williams 综合征，Noonan 综合征）同时出现，或是继发于先天性风疹感染。肺动脉瓣狭窄会导致右心室肥厚，严重情况会引起右心室发育不良。病情在宫内会逐渐进展，导致三尖瓣反流、心力衰竭和水肿。

胎儿应该在三级医院分娩。产后，应该注射 PGE_2 维持动脉导管开放。通过早期心脏超声检查确诊，并除外其他的心脏畸形。治疗上可以选择心脏导管和球囊瓣膜成形术，但有些情况还是需要开胸手术。

右心发育不良综合征通常是由于肺动脉瓣闭锁但室间隔完整所致，有时三尖瓣也会闭锁。此时，体循环和肺循环都由左心室供血（由动脉导管逆向供血）。当两个心室大小差异明显时，要考虑右心发育不良的可能。如果还存在其他畸形，就有染色体核型分析的指征，尽管非整倍体的总体风险很低。应该和夫妇讨论终止妊娠的选择，特别是出现水肿时。

（3）房室间隔缺损：这是一组先天性心脏畸形，特征是拥有共同的房室通道同时伴有房室间隔缺损。在原发孔型的房间隔缺损中，尽管有共同的通道，但是房室瓣膜孔是分开的；而完全型房室间隔缺损有一个共同的瓣膜。房室间隔缺损和唐氏综合征密切相关（30%～50%）。超过 70% 的房室间隔缺损病例合并了其他心脏畸形。从四腔心切面看，关键诊断特征是存在一个共同的房室瓣。一旦发现畸形，建议转诊至三级医院，并请小儿心脏病学专家会诊。染色体核型分析是必要的，仔细评估是否存在其他畸形也很重要。如果缺损大并伴胎儿水肿，或者发现非整倍体，或是有其他重大相关畸形，应该建议终止妊娠。

（4）法洛四联症：法洛四联症的发生率约为 1/3600 活产儿，占婴儿先天性心脏病的 3.5%。四联症包括室间隔缺损、右心室流出道梗阻、主动脉骑跨于室间隔和右心室肥厚。疾病的严重程度差异大，从右心流出道梗阻到肺动脉瓣闭锁都有。15% 的法洛四联症和 DiGeorge 综合征有关，是由 22 号染色体长臂上的缺失（22q11.2）造成的。一旦怀疑法洛四联症，必须转诊至小儿心脏病学专家处。应当行染色体核型分析（包括 22q 缺失的检测）。发生水肿是预后不良的征象，此时应当讨论终止妊娠。

2. 中枢神经系统畸形

人类 CNS 发育涉及几个复杂的步骤，包括神经元增殖、神经母细胞迁移和神经元分化。这是一个极其复杂的过程，同时受遗传和环境因素影响，产后还要持续数年。有些类型的 CNS 畸形染色体微阵列分析结果异常的发生率增加。Dandy-Walker 综合征和前脑无裂畸形的胎儿致病性拷贝数变异更常见。对于神经系统畸形的胎儿，应该把染色体微阵列分析纳入产前检查。

（1）胼胝体发育不全[2]：胼胝体发育不全（agenesis of the corpus callosum，ACC）是指连接两个大脑半球的大纤维束未能发育。发生率为 1/4000，估计在活产儿中为 1.4/10 000。ACC 可以是完全性的，也可以是部分性的。它可以孤立出现,可以与非整倍体相关,也可以是遗传综合征(如 Aicardi 或 Andermann 综合征)的一部分,或是和其他颅脑畸形相关。各种致畸物(乙醇、抗癫痫药物和可卡因)、环境因素和病毒感染(风疹),也和 ACC 有关。如果怀疑 ACC,必须仔细检查是否存在其他颅内和颅外畸形。胎儿应该行染色体核型分析,非整倍体的总体发生率为 17%~18%。由于 ACC 和其他颅脑畸形增加了神经系统损伤的可能性,因此所有怀疑 ACC 的病例都应该行胎儿 MRI。

向小儿神经病学专家进行咨询是必要的,因为潜在的问题涉及面很广。ACC 的预后取决于是否合并其他畸形。对于完全性 ACC,大约 84%的个体神经发育正常,接近 8%有严重的残疾。一些证据表明,部分性 ACC 的预后可能更差。完全性和部分性 ACC 的结局是冲突的,大多数研究表明两者的行为和医学结局没有差异,神经发育延迟的总体发生率为 25%~30%。大多数孤立性 ACC 的儿童有轻微的行为问题。

(2)Dandy-Walker 畸形[3,4]:Dandy-Walker 畸形是最常见的小脑先天畸形,发生率为 1/5000。经典型 Dandy-Walker 畸形的特征是小脑蚓部缺失,伴有第四脑室扩张和颅后窝囊肿。小脑本身可能发育不全。在 Dandy-Walker 变异中,后颅窝轻微增宽,小脑蚓部部分发育不良,第四脑室和蛛网膜下隙相通,不存在脑积水。其他相关的后颅窝畸形包括巨小脑延髓池、Blake 凹陷囊肿或孤立性小脑蚓部发育不良。Dandy-Walker 畸形和许多遗传综合征、染色体异常、感染和环境致畸物有关。没有相关 CNS 或 CNS 外畸形的 Dandy-Walker 畸形胎儿中,非整倍体的发生率约为 16%,最常见的是染色体缺失。经常可以看到脑室扩张。巨小脑延髓池、Blake 凹陷囊肿或孤立性小脑蚓部发育不良的病例中非整倍体,或是其他 CNS 或 CNS 外畸形明显较少。相反,Dandy-Walker 畸形病例中相关 CNS 畸形的发生率高达 68%,最常见的是胼胝体缺失或发育不全。

所有 Dandy-Walker 畸形的病例都应该行染色体核型分析。胎儿 MRI 对于确诊和明确是否存在其他 CNS 畸形非常有帮助。对于经典型 Dandy-Walker 畸形,无论孕周大小,都应考虑终

止妊娠,因为远期预后非常差。孤立性 Dandy-Walker 变异的处理更为困难,因为许多孩子的远期结局可能良好。向小儿神经病学专家咨询是必要的。

(3)前脑无裂畸形[5]:前脑无裂畸形(holo-prosencephaly,HPE)是一组涉及颅脑和面部的先天畸形,特征是胚胎前脑(前脑)中线分离受阻或者不完全分离。HPE 的发生率为 1/16 000 活产儿。只有 3%的 HPE 胎儿能存活至出生。和 HPE 相关的面部畸形包括独眼畸形、头发育不全畸胎、猴头畸形、正中唇裂和一些相对不严重的面部畸形。大多数(>80%)HPE 病例存在面部中线结构缺陷。HPE 的活产儿中约 40%存在染色体畸形,其中 13 三体占半数以上。

无脑叶型 HPE 是最严重的一种。大脑半球不完全分离,有一个中线前脑室(单脑室),通常和背侧的囊肿相通。大脑半球间裂和胼胝体完全缺失。半脑叶型 HPE 中,前半球分离失败,后半球有部分分离。侧脑室的额角缺失,但后角存在。前半部分的胼胝体缺失。在脑叶型 HPE(最轻微的类型)中,大脑半球分离较好,只在最头侧/腹侧融合。

必须行染色体核型分析。胎儿 MRI 通常对于确诊和 HPE 严重程度的分级都非常有帮助。应该和夫妇讨论终止妊娠的选择。无脑叶型和大多数半脑叶型 HPE 无法在宫外长期生存。脑叶型 HPE 能长期生存,但需要对内分泌异常和(或)颅面部手术进行评估。遗传咨询是必要的,某些病例可能需要产前诊断。整倍体非综合征 HPE 的经验再发风险为 6%。

(4)脑室扩张[6]:根据确诊孕周,脑室扩张的患病率不同,在 0.3~1.5/1000 次出生儿。任何孕周侧脑室前角或后角宽度>10mm 时,称为脑室扩张。如果>15mm,考虑为重度脑室扩张。脑室扩张可以是单侧或双侧的、对称或不对称的。孤立性单侧脑室扩张的胎儿中,5%的病例脑室扩张增加。一旦发现脑室扩张,应该仔细询问病史,特别是近期病毒感染史、母体严重外伤史、家族遗传史、先天畸形儿史或胎儿/新生儿血小板减少病史。尽管孤立性单侧脑室扩张的胎儿染色体异常的风险非常低,但应当讨论进行染色体核型分析(非整倍体的总体风险为 7%~15%)。羊水还应

该送检病毒聚合酶链反应（polymerase chain reaction，PCR）分析。应该检测母血样本，对病毒感染，特别是弓形虫/巨细胞病毒（cytomegalovirus，CMV）和风疹病毒进行筛查。如果脑室扩张和颅内出血有关，应该寻找胎儿同种免疫性血小板减少的证据（抗血小板抗体/HPA 分型）。

应当进行胎儿 MRI 和小儿神经病学专家会诊，特别是在预后不肯定的情况下。对于孤立性单侧脑室扩张的胎儿，产前和产后分别能够在 5% 和 6% 的病例中发现胎儿 MRI 存在其他颅脑畸形。轻度孤立性脑室扩张（<15 mm）的胎儿神经系统发育结局与普通人群没有显著差异。总体上，6%～7% 的脑室扩张胎儿会有不同严重程度的神经发育延迟，但不对称性双侧脑室扩张的预后较差，这些儿童行为异常的风险明显增加。预后不良的因素包括合并其他颅脑畸形，以及脑室扩张持续进展。严重脑室扩张的胎儿结局可能仍有不同，不到 30% 的胎儿发育正常。如果胎儿存在重度脑室扩张（>15 mm）、非整倍体、脊柱裂或其他相关重大畸形，应该和夫妇讨论终止妊娠的选择。分娩方式根据产科标准决定，如果存在严重的巨头畸形，可能需要行剖宫产或头颅穿刺术。头颅穿刺术的术中/产时胎儿死亡率高。

（5）神经管缺陷[7,8]：大多数神经管缺陷的起源是多因素的，由一个遗传因素与多个环境风险因素相互作用导致。最常见的类型为开放性神经管缺陷，指神经组织暴露于体表。神经管缺陷包括无脑畸形、颅脊柱裂和脊髓脊膜膨出。2%～16% 的孤立性开放性神经管缺陷与非整倍体或单基因缺陷相关。如果存在其他结构畸形，风险可能高达 24%。抗惊厥药物、亚甲基四氢叶酸还原酶（methylenetetrahydrofolate reductase，MTH-FR）基因突变、母体高热、肥胖、糖尿病和阳性家族史都是危险因素。受孕前后服用大剂量叶酸（4～5mg）能显著降低后续妊娠的再发风险。一些神经管缺陷是致死性的（无脑畸形和颅脊柱裂），而其他的可以长期生存，但是明显疾病，包括行动问题、排便和排尿功能障碍的风险增加，因此咨询神经病学专家是必要的。

目前，经过选择的脊髓脊膜膨出病例可以选择产前手术关闭缺损，证据表明与标准的产后关闭缺损手术相比，这可以显著减少脑室-腹腔分流的需求。此外，产前手术可以改善脑疝的逆转，以及生后 30 个月的行走能力。然而，产前手术干预与羊水过少、绒毛膜羊膜分离、自发性胎膜早破和早产的发生率显著增高有关。

3. 胃肠道畸形

（1）十二指肠闭锁[9]：十二指肠闭锁的发生率为 1/5000～10 000 活产儿。超声发现羊水过多和双泡征（扩大的胃泡和近端十二指肠）时，要怀疑十二指肠闭锁的可能。十二指肠闭锁是孕 7 周后十二指肠管腔再通失败造成的，这可能是由于一次缺血事件导致，有时遗传因素也会发挥作用。尽管有时见于更早的孕周，诊断通常在孕 24 周后做出。约 50% 的十二指肠闭锁病例存在相关结构畸形。大约 30% 与唐氏综合征相关，其他畸形通常和 VACTERL 综合征（脊柱、直肠肛门、心脏、气管食管、肾和肢体畸形）相关。如果产前超声怀疑该诊断，必须行染色体核型分析，因为唐氏综合征的风险很高。由于羊水过多的风险明显增加（50%），所以需要定期行超声检查，当羊水指数明显增加或孕妇出现症状时可能需要羊水减量。大约 40% 的病例会发生早产。应当在有新生儿和儿科手术设施的三级医院分娩。出生后要放置鼻胃管或口胃管，减压胃肠以减少吸引，常规的支持治疗通常包括静脉补液。一旦临床情况稳定，就可以开腹或腹腔镜手术修补。术中很重要的一点是要除外任何相关的旋转不良、其他小肠闭锁或环状胰腺。十二指肠闭锁的远期预后很好，存活率接近 90%。

（2）胎粪性肠梗阻/腹膜炎[10,11]：胎粪性肠梗阻是远端回肠内异常稠厚的胎粪嵌塞引起的。当发生子宫内肠穿孔时，就会发生胎粪性腹膜炎，造成无菌性化学性腹膜炎。胎粪性腹膜炎的超声特点包括腹腔内钙化点、肠管强回声、腹水和肠管扩张；也可能出现羊水过多。应该进行系列超声评估肠管扩张的进展情况，出现腹水或腹腔内囊肿及羊水过多时，可能提示并发了胎粪性腹膜炎，50% 需要行新生儿手术。如果存在这些情况，应该考虑在具备新生儿手术条件的三级医院分娩。

父母应该行囊性纤维化携带者检测和（或）有创性胎儿检测。如果诊断了囊性纤维化，应该进行遗传咨询；并如果在妊娠早期诊断，可以讨论终止妊娠的选择。胎粪性腹膜炎的远期结局取决于潜在病因，单纯的孤立性胎粪性腹膜炎预后通常很好。简单型中，稠厚的胎粪在宫内开始形成，导致回肠中段梗阻，引起近端扩张、肠壁增厚充血；复杂型中，稠厚的胎粪和梗阻引起并发症，比如节段性肠扭转、闭锁、坏死、穿孔、胎粪性腹膜炎（弥漫性）和巨胎粪假囊形成。囊性纤维化的婴儿，远期预后评估要谨慎，因为可能出现其他腹腔外的并发症。

4. 腹壁缺损

（1）脐膨出/脐疝[12,13]：这是一种前腹壁中线缺损，大小各异，特征是腹壁肌肉、筋膜和皮肤缺失。可以发生在上、中、下腹。颅褶缺损导致高位或脐上腹壁膨出，经典情况下见于 Cantrell 五联症（脐上腹壁膨出、膈肌前部缺损、胸骨裂、心包缺损和心脏异位）。侧褶缺损导致中腹壁脐膨出。尾部缺损导致脐下腹壁膨出，见于膀胱或泄殖腔外翻。疝出的内脏表面覆盖有一层膜，内表面为腹膜，外表面为羊膜，两层之间为 Wharton 胶。脐带插入囊内而非体壁。脐膨出的发生率为 1.5～3/10 000 次出生。脐膨出可以分为小型、巨型和破裂型三组。巨型脐膨出通常是指腹部缺损＞5cm，或有 50%～75% 以上的肝位于疝囊内。缺损面积越大，生后并发症的风险越高，如肺发育不良、呼吸衰竭、神经发育延迟。

大多数脐膨出都是散发的，与母亲高龄有关。它可以是孤立的，或者与非整倍体（40%）相关，或是遗传综合征的一部分。如果存在非整倍体，最常见的是 18 三体。较小的缺损更可能和染色体异常相关。相关畸形常见（50%～70%），最常见的是心脏缺损（30%～40%）。胎儿死亡率和是否存在其他结构异常密切相关。早孕期就可能做出诊断，但大多数还是通过中孕期排畸超声发现的。母体血清中甲胎蛋白的水平通常会达到平均值的 4 倍。

一旦发现脐膨出，孕妇应转诊至三级医院，对胎儿进行详细的评估。应该行染色体核型分析和胎儿心脏超声检查。如果发现巨舌和其他脏器增大，应该怀疑 Beckwith-Wiedemann 综合征，告知细胞遗传实验室检测时特别关注 11p15.5 区域是否存在异常。

Beckwith-Wiedemann 综合征是一种生长疾病，特征是巨舌、巨大儿、脐膨出、低血糖惊厥、内脏增大、偏侧发育过度、肾畸形、耳部皱褶和凹陷、鲜红斑痣和胚胎性肿瘤（如肾母细胞瘤、肝母细胞瘤和视网膜母细胞瘤）。脐膨出也可能是 OEIS 综合征（脐膨出、膀胱外翻、肛门闭锁和脊柱裂）的一部分。

应该进行多学科专家咨询，包括小儿外科医师、新生儿学家、小儿心脏病学家和胎儿医学专家。应当告知父母胎儿宫内生长受限、早产和胎死宫内的风险增加。应该在三级医院分娩。尽管阴道分娩是合理的，并且似乎不影响结局，但也可以考虑择期剖宫产，以便在更可控的环境中分娩，也可以更好地安排新生儿手术的时间。巨型脐膨出的胎儿最好选择剖宫产分娩，因为阴道分娩过程中可能出现产伤或软组织难产。

手术目的是将疝出的内脏还纳入腹腔，关闭筋膜和皮肤，构建一个坚固的腹壁和外观相对正常的肚脐。然而，根据腹壁缺损的类型和大小、胎儿的大小和相关的新生儿问题，治疗可能有所不同。很多外科医师愿意在可能的情况下一期闭合。然而，大的缺损合并明显的内脏疝出时，可能需要逐渐或分期手术，在一段时间内通过 silo 袋减少疝大小，最后关闭腹部缺损。

（2）腹裂[12-14]：腹裂是由于发育中的腹壁受到缺血打击造成的畸形。孕 6 周时，侧褶不完全关闭导致腹壁全层缺损，右侧脐旁是最常受累的区域。腹裂的发生率为（0.4～3）/10 000 次出生，似乎还有增加的趋势。腹裂和孕妇年龄小（＜20 岁）、吸烟、毒品（可卡因）、非处方血管活性药物（如伪麻黄碱），以及环境中的有毒物质密切相关。通常在早孕期（孕 11 到孕 14 周）行颈部透明层超声检查时发现并诊断，表现为羊水中自由漂浮的肠管，偶尔还有肝，表面没有腹膜覆盖。鉴别诊断包括脐膨出疝囊破裂或肢体-体壁综合征。

10%～20% 的病例合并有其他畸形，最常见的是胃肠道畸形。有观点认为，腹裂应分为简单（孤立）型和复杂型（如果合并肠道闭锁、穿孔、狭窄或扭转）。染色体异常或遗传综合征非常少见。心脏畸形的发生率轻度升高，但低于脐膨出中的发生率。腹裂畸形会增加早产（30%）、胎儿生长受限（70%）、羊水过少（25%）和死胎（5%）的风险。胎儿生长受限的病因不明,部分原因可能是暴露的内脏导致蛋白质丢失增多。疝出的肠管扭转、长节段坏死和(或)更多节段闭锁狭窄的风险增加。肠管逐渐扩张、羊水进行性减少或胎儿生长速度减慢可能都提示胎死宫内的风险增高或新生儿并发症更严重。转诊至能够多学科管理的三级医院是必要的。由于伴有心脏畸形的风险增加,因此应该行胎儿心脏超声检查。应当进行一系列超声评估胎儿生长和羊水量、肠管扩张程度和肠壁厚度。没有阴道分娩的禁忌,但和脐膨出类似,也可以选择择期剖宫产,以便照护新生儿。膀胱疝和明显的肠管扩张可能是产程中胎儿受损(窒息)、需要手术助产的危险因素。大多数医院建议在孕 37 周前分娩,因为之后胎儿死亡的风险增加。

腹裂的理想治疗是立即将疝出的肠管还纳入腹腔并关闭腹壁(一期还纳和修复)。然而,如果还纳可能造成腹腔间隔室综合征或严重的呼吸困难,最好考虑分期修补。把塑料 silo 袋置于肠管周围,数日后将疝出的内脏逐渐还纳入腹腔,直到确实可以关闭腹壁。胎儿的总体存活率较好(90%~95%),大多数死亡发生在肠管丢失太多的婴儿、败血症,以及短肠综合征的远期并发症。肠蠕动不良综合征的风险为 10%,需要长期住院和静脉营养。胃肠反流的发生率为 10%。由于粘连,远期发生梗阻的风险为 5%~10%。因为术后腹腔内压力增加,很多病例会出现腹股沟疝。后续妊娠的再发风险小,但应当避免暴露于血管活性物质。

5. 泌尿生殖道畸形[15,16]

肾和尿路的先天畸形占到常规胎儿超声发现的所有畸形的 1/3。孕 8-9 周前,人类胎儿肾小球发育,孕 14 周后肾小管开始有功能,出生时肾发育大致完成。孕 20 周后,90% 以上的羊水由肾产生。任何双侧的肾畸形都会引起羊水过少/无羊水、肺发育不良、关节挛缩和面部畸形,统称 Potter 序列征。

(1)肾缺如[17,18]:单侧肾缺如的发生率为 1/500~1000 次出生,双侧肾缺如的发生率为 1/5000~10 000 次出生。双侧肾缺如的胎儿在宫外不能存活。男孩肾缺如的发生率高于女孩,双胎中的发生率增加。母体糖尿病控制差或摄入肾毒性药物是其他致病因素。大多数病例通过中孕期排畸超声诊断。尽管有时能够更早诊断,但早孕期通常很困难,因为这个阶段羊水量减少并不明显。双侧肾缺如的胎儿到中孕期通常表现为无羊水。单侧肾缺如的胎儿羊水量通常正常,健侧肾由于代偿,可能更大。

其他畸形的发生率增加,尤其是生殖系统(无阴道、子宫畸形、精囊囊肿)、心血管和胃肠道,高达 44%。如果产前诊断双侧肾缺如,必须告知父母胎儿预后极差并建议终止妊娠。染色体核型分析和尸检是必要的,能帮助对非整倍体或特定的综合征做出诊断。夫妇双方应该考虑行肾超声检查并进行遗传咨询。单侧肾缺如的再发风险较低(2%~4%),但是双侧肾缺如的再发风险高达 6%~10%。

(2)多囊性肾发育不良[19,20]:单侧多囊性肾发育不良(multicystic dysplastic kidney,MCDK)的发生率为 1/3000~5000 活产儿,双侧 MCDK 的发生率为 1/10 000。这是新生儿期腹腔肿物最常见的原因之一。畸形肾内含有未分化的细胞和化生的组织,比如软骨。超声表现为肾增大,呈强回声,内含多个大小不等的囊泡。对侧肾畸形的发生率为 30%~50%。胎儿的预后取决于 MCDK 是单侧还是双侧的。双侧 MCDK 通常致死,生后会死于肺发育不良。这样的胎儿应该建议终止妊娠。

孤立性的单侧 MCDK 不需要特殊干预。应该通过系列超声监测畸形肾的大小和羊水量。偶尔,患侧肾会发生自切除,逐渐吸收消失。应该行染色体核型分析排除非整倍体。分娩方式根据标准的产科指征决定。预后通常良好,远期高血压、发育不良肾恶变的风险小。儿童会有一个具有正常功能的肾,代偿性肥大,未来肾功能不全的风险很小。此外,高滤过损伤的风险增加,表现为高血压和尿蛋白,需要长期监测。和普通人群相比,MCDK 的儿童膀胱-输尿管反流的风险增加,特别是对侧肾畸形时。无论男女,内生殖器畸形的风险增加。

(3)下尿路梗阻[21]:男性胎儿中,后尿道瓣膜是膀胱出口梗阻最常见的原因(90%)。女性胎儿最常见的原因是尿道闭锁。先天性下尿路梗阻不常见的原因,包括前尿道瓣膜/前尿道憩室、梅干腹综合征、尿道闭锁、脱垂的输尿管膨出、尿道球腺腺管膨出、巨尿道症、巨膀胱-细小结肠-肠蠕动不良综合征、泄殖腔畸形的女性胎儿阴道积水导致的梗阻，或者罕见情况下由肿瘤导致的梗阻，比如骶尾部畸胎瘤。

羊水过少、巨大厚壁的膀胱伴钥匙孔征、双侧输尿管积水和肾盂积水在超声上通常很明显。中孕期羊水过少时得到诊断的病例预后较差(死亡率为95%)。提示预后不良的特征，包括尿路上段扩张、膀胱壁增厚、羊水过少，以及肾发育不良的表现(肾皮质回声改变、肾囊性变)，尤其是在孕24周前。梗阻可以是完全性的或部分性的，羊水量的多少通常提示梗阻的严重程度。完全性梗阻的胎儿将迅速出现无羊水。此外，如果梗阻严重，妊娠早期就会出现肾发育不良。染色体核型分析非常重要，因为高达10%的病例为非整倍体。终止妊娠是一种选择，尤其是无羊水/严重羊水过少、妊娠早期就被诊断或超声有肾发育不良的证据时。

胎儿治疗是可能进行的，包括系列膀胱穿刺术、经皮膀胱-羊膜腔分流术(vesico-amniotic shunting，VAS)或膀胱镜手术。VAS的基本原理是给尿路减压，减轻肾的后负荷，希望能阻止肾发育不良的进展。分流还能使胎儿的尿液归入羊膜腔，避免造成肺发育不良。与VAS相比，后尿道瓣膜的胎儿进行膀胱镜手术更能有效改善6个月时的生存率和肾功能，而VAS只能改善6个月时的生存率，对肾功能没有影响。胎儿膀胱镜手术的创伤比VAS更大，膀胱出口梗阻的胎儿激光消融术后尿瘘的发生率为10%。严重病例之后发生肾功能不全和需要透析的风险为30%~50%。迄今为止，胎儿期的干预不能显著改变患病个体的远期肾结局。其他远期问题包括反流、反复感染、膀胱顺应性和排尿问题，以及性功能。

6. 头部和颈部畸形

(1)唇裂和腭裂[22-24]：不同种族和地区的人群，唇裂和腭裂的发生率不同，高加索人群唇腭裂的发生率为1/800~1000，单独腭裂的发生率为1/100。根据是否存在其他先天畸形，口面裂可以分为非综合征型(孤立)和综合征型。所有口面裂中20%~50%被认为是综合征型。诊断通常是

在中孕期排畸超声时做出的。胎儿三维超声和(或)胎儿MRI可能有助于判断腭裂的范围。唇裂/腭裂的病因复杂，是多因素的，包括遗传和环境因素。许多环境因素和口面裂有关，包括孕妇饮酒和吸烟。叶酸缺乏可能也和唇裂/腭裂有关，产前补充叶酸能降低风险。孕妇服用皮质类固醇会使胎儿口面裂增加3~4倍。抗惊厥药，包括苯妥英和丙戊酸，也会导致唇腭裂。苯妥英导致面裂的风险增加将近10倍。

相关畸形包括脑、心脏和肢体/脊柱畸形。中线裂合并颅脑畸形的风险很高。所有病例应当行染色体核型分析。确诊后应尽早转诊至多学科颅面团队，并和父母讨论婴儿管理的各个方面，包括喂养、手术，以及整形的结果。出生后除外潜在的综合征非常重要，对再发风险应当进行遗传咨询。

(2)水囊瘤/淋巴管瘤[25,26]：水囊瘤是一种罕见的淋巴系统先天畸形，发生率在1/6000~1/16 000次出生。流产胎儿中的发生率可能高达1/300。大约75%位于颈部，通常在后三角，左侧多见，20%位于腋窝部。大约70%的病例存在染色体异常，Turner综合征和唐氏综合征尤为常见。非染色体疾病(Noonan综合征、多发性翼状胬肉综合征)也与之相关。一旦发现，首要任务仔细检查有无其他畸形。应该常规行染色体核型分析。出现水肿提示预后不良，围产儿死亡率超过80%。胎儿应该行心脏超声检查。早产和羊水过多的风险增加，特别是当水囊瘤影响胎儿吞咽时。病变非常大时，会引起咽喉部梗阻，插管操作非常困难。在断脐前可能需要行产时宫外治疗(ex-utero intrapartum treatment，EXIT)。

7. 骨骼系统畸形

骨骼发育不良是一组异质性的遗传病，特征为大小、形状和骨骼系统的矿化程度不同，通常会导致不成比例的矮小身材。一般通过临床特点、影像学表现和家族史做出诊断，现在通过遗传检测确诊的病例越来越多。大约每10万个新生儿中有30~45个存在骨骼发育不良。产前处理依赖于对骨骼发育不良的识别，以及对疾病致死性的评估。应该行染色体核型分析，尤其是存在其他畸形时。应当留存DNA做进一步的遗传检测。精确的诊断通常需要等到产后或流产后进行影像学检查或分子检测才能确认。大多数骨骼发

育不良为常染色体隐性遗传病,遗传咨询非常重要。其他可能是新发显性突变所致。要了解有无骨骼发育不良、畸形和身材矮小的家族史。大多数骨骼发育不良的预后差,因此对大多数病例而言终止妊娠是一个选择。胸廓狭窄或严重的羊水过多尤其提示致死性肺发育不良的风险很高。已知某些骨骼发育不良是由特定基因突变引起的,比如软骨发育不全和致死性骨发育不全与 *FG-FR3* 突变;躯干发育不良与 *SOX9* 突变;骨畸形发育不全与 *DTDST* 突变;成骨不全与 *COL1A* 或 *COL2A* 突变。因此在经过选择的病例中产前诊断是可行的。

8. 胸部畸形

肺发育需要正常的胎儿呼吸运动、充分的胸腔内空间、足够的羊水量、正常的肺内液体容量和肺血流。孕妇的健康情况,包括营养、内分泌因素、吸烟和疾病都会对胎肺发育产生不良影响。胎肺发育有五个阶段:胚胎期(孕 0—7 周)、假腺期(孕 7—17 周)、小管期(孕 17—27 周)、囊状期(孕 28—36 周)和肺泡期(孕 36 周到生后 2 年)。

(1)膈疝[27,28]:先天性膈疝的发生率为 1/3000～5000 次出生。左侧(75%～80%)比右侧(20%～25%)更常见。膈疝合并肺发育不良、肺不成熟、肺动脉高压和其他畸形时死亡率高。肺发育不良的程度完全取决于对胎肺压迫的时间和疝入器官的程度。30%～60% 的病例可能存在其他畸形,可以累及任何器官系统。10%～20% 的病例为非整倍体,也可能与一些遗传综合征(Fryn 综合征,Beckwith-Wiedemann 综合征)相关。如果胎胃不在腹腔内常规的位置,应当怀疑先天性膈疝的可能。肝、肠系膜、肠管和脾也可能疝入胸腔。鉴别诊断包括先天性肺囊性腺瘤样畸形、支气管囊肿、肺隔离症或是胸部胎瘤。有时可能还会出现羊水过多和(或)水肿。羊水量的增多通常是由于吞咽功能障碍,如果心脏明显受压可能出现水肿。肝疝入胸腔是肺发育不良的不良预后因素。

处理包括详细评估胎儿有无其他异常、染色体核型分析和胎儿心脏超声检查。有时可以考虑胎儿 MRI 或三维超声评估肺容量。父母应该就新生儿处理方案咨询小儿外科医师。如果重要脏器(特别是肝)疝入胸腔,可以选择终止妊娠。目

标是足月分娩。分娩方式根据标准的产科指征决定。必须在三级医院分娩,婴儿能够得到密切监测,在手术前评估肺受损的程度(发育不良和肺动脉高压)。通过胎儿镜下腔内气管阻塞术(feto-scopic endoluminal tracheal occlusion,FETO)进行产前干预现在也是一个选择,主要目的是改善胎肺发育。有证据表明宫内治疗能提高产后存活率,无论是左侧还是右侧膈疝。但是,产前治疗只能在某些胎儿治疗中心进行,未足月胎膜早破和早产的风险也很高。

(2)先天性肺气道畸形[29-31]:先天性肺气道畸形(congenital pulmonary airway malformations,CPAMs),既往被称为先天性肺囊性腺瘤样畸形,是一种罕见的下气道发育畸形。CPAMs 占先天性肺囊性畸形的 95%,是产前筛查最常诊断的肺囊性病变。其特征是缺乏正常肺泡,终末细支气管过度增生、囊性扩张。CPAM 的发生率为 1/11 000～35 000 活产儿,男性略多于女性。通常为单侧(＞85%),仅累及单个肺叶,且大多数(60%)位于左侧。通常通过产前超声诊断,可以看到增大的强回声肺组织,有时内含大小不一的囊肿。还可能发现纵隔移位、心脏受压、羊水过多或水肿。产前发现的 CPAMs 中 45%～85% 会自行缓解。但是大囊肿型或实性病变会导致水肿、肺发育不良、心功能不全和围产期死亡。大多数病灶遵循特征性生长模式,并和孕周密切相关。病变通常在孕 17—26 周增大,孕 30 周后可能会消退。大的病灶会导致肺发育不良、胎儿吞咽障碍、羊水过多、心脏受压和水肿。应该通过系列超声监测病灶的大小(特别是大囊肿型 CPAM)、心脏受压和(或)水肿的进展情况。产前治疗选择包括给予孕妇使用类固醇、微创手术,或罕见情况下行开放性胎儿手术。干预的目的是减轻病灶产生的效应、阻止并发症进展、改善胎儿结局。经过挑选的大囊肿型病灶可以选择胎儿治疗(囊肿穿刺减压或置入分流装置引流囊内液)。已有报道孕妇使用类固醇可能对小囊肿型的大 CPAMs 有益。分娩方式和时机根据标准的产科指征决定。婴儿在产后需要密切监测和胸部 X 线检查。手术可延期至生后 24 个月。

(3)胸腔积液[32,33]:胎儿胸腔积液的发生率为 1/10 000～15 000 次妊娠。胸腔积液可以是

原发的(乳糜液漏出到胸腔引起)或继发的(见胎儿水肿)。并发症包括纵隔移位、心脏受压、水肿和肺发育不良。患病胎儿出生时窒息的风险很高。一旦发现胸腔积液,应该转诊至胎儿医学中心行进一步检查。需要排除其他畸形。5%的病例存在心脏畸形,因此应该行胎儿心脏超声检查。应当行染色体核型分析,10%与非整倍体有关。孕妇应该行血清学检测明确有无感染。应该通过系列超声评估积液量、水肿的发生或羊水过多,后两者是预后不良的特征。治疗选择有几种:如果胎儿没有水肿,只有少量或中等量的积液,可以选择期待观察;还可以选择胸腔穿刺术或胸腔-羊膜腔分流术。胸腔-羊膜腔分流术的相关风险包括流产或早产宫缩、胎膜早破、分流装置堵塞和移位。分流术后的存活率约为80%。

三、胎儿肿瘤

畸胎瘤[34-36]:是包含所有三个生发层(内胚层、中胚层和外胚层)组织的肿瘤。产前诊断的畸胎瘤大多数位于脑、咽部、骶尾部、纵隔、腹部和性腺。畸胎瘤是围产期最常见的肿瘤,占先天性肿瘤的37%～52%,估计每年的发生率为1/40 000活产儿。大多数畸胎瘤位于骶尾部(60%),其次是性腺(20%)和胸腹部(15%)。

骶尾部畸胎瘤是胎儿和新生儿中最常见的肿瘤,患病率为1/30 000～40 000。女性为主,是男性的3倍。当发现脊柱底部(骶尾部)的混合性包块时,通常能够做出诊断。它可以是有血供的实性为主的包块,也可以是囊性为主、血供相对较少的包块,或者囊实性成分含量相当。10%～40%的病例存在其他相关畸形。肿瘤血管的动静脉分流会导致水肿、羊水过多和高输出量心力衰竭。预后不良因素包括实性肿瘤>10cm、水肿和羊水过多。其他并发症包括胃肠道或膀胱出口梗阻。组织学上大多数都是良性的,恶性情况多见于实性肿瘤和男性。肿瘤体积大或是生长迅速,以及羊水过多提示胎儿出生后的结局更为复杂。

分娩过程中肿瘤破裂、出血及肿瘤导致的难产是围产儿患病和死亡的主要原因。此外,羊水过多增加早产的风险。如果胎盘增大、胎儿水肿,

母亲可能发生子痫前期(镜像综合征)等并发症。应该在具备紧急手术设施的三级医院分娩。分娩方式应该选择择期剖宫产,手术时要加倍小心,避免损伤肿瘤。手术分娩时要备血,以便肿瘤出血时使用。产后,出血并发症导致的死亡率相对较高,是新生儿期死亡的首要原因。

四、胎儿水肿[37,38]

水肿是许多胎儿疾病的终末阶段,导致组织水肿和(或)不同部位的液体聚积(腹水、胸腔积液、心包积液)。根据是否存在红细胞同种免疫,病因分为免疫性和非免疫性。非免疫性原因占所有胎儿水肿的90%以上,可能的原因有先天性心脏病、心律失常(室上性心动过速、完全性传导阻滞)、双胎输血综合征、先天性畸形、非整倍体、感染、先天性贫血和先天性乳糜胸。无论病因是什么,水肿的结局都很差(死亡率>80%),早发性水肿的预后尤其差。先天性畸形的新生儿死亡率最高(60%),先天性乳糜胸的新生儿死亡率最低(6%)。早产儿和在较差环境中分娩的婴儿死亡风险明显增加。

了解详细的家族史、既往史、孕产史和遗传病史非常重要。之前可能有病毒感染的病史(孕妇皮疹、关节痛/肌痛)尤为重要。应该行详细的超声检查,明确有无结构异常,特别是心脏和胸部畸形。仔细检查脐带和胎盘,排除血管畸形。检查胎儿心率和节律,排除胎儿心动过速或心动过缓。采取孕妇血进行全面的感染筛查(CMV、细小病毒、风疹、疱疹)、弓形虫血清学、血型和抗体筛查,以及血红蛋白电泳。应该监测胎儿大脑中动脉收缩期峰值流速,除外胎儿贫血。所有病例都应该行胎儿心脏超声。如果怀疑贫血,最可能的原因是细小病毒感染,这是可以治疗的,通常单次胎儿输血就可以。所有受累胎儿都应该行染色体核型分析。样本应当送检细胞遗传学检测和感染的PCR筛查。如果水肿继发于心律失常,孕妇服用抗心律失常药可能有益。但治疗效果会滞后,因为药物通过胎盘进入胎儿循环比较慢。有时,胎儿室上性心动过速对母体治疗无反应,可能需要直接进行胎儿治疗。如果水肿继发于结构畸形(如胸腔积液),可能需要宫内治疗(胸腔-羊膜腔

分流术）。如果水肿严重，或是存在重大畸形、非整倍体，应该建议终止妊娠。应该告诉父母，未经治疗的水肿胎儿围产期死亡率非常高（＞80%），结局差。

五、总结

当发现胎儿存在结构畸形时，无论孕周多少，都必须考虑几个关键问题。首先，必须牢记发现任何畸形都会给孕妇带来巨大的焦虑和压力。应该在一个确保隐私、能提供支持的环境中，及时、清楚、并富有同情心地告诉孕妇异常的超声发现。适当的时候应该转诊至三级胎儿医学中心。重要的是，高年资产科医师或胎儿医学专家应该和孕妇就诊断和妊娠的后续处理进行开诚布公的全面讨论。可能需要进一步检测（羊膜腔穿刺、绒毛取样或脐静脉穿刺）。更为复杂的胎儿 MRI 有时可以帮助描绘解剖（特别是神经系统畸形）。此外，可能需要遗传咨询师或遗传学专家的额外咨询。咨询应当是没有指向性的，尊重患者的选择、文化、宗教和信仰。

许多病例需要行系列超声评估异常情况的进展情况，并试图发现之前没有识别的其他畸形，这些都会影响咨询及产科和新生儿处理。某些病例还需要父母行检测和影像学检查。应当考虑转诊给合适的儿科或外科专家，使孕妇获得有关畸形及相关预后最准确的信息。有一点可能要强调，大的和小的结构畸形，无论是孤立还是多发的，可能是某个遗传综合征的一部分（无论胎儿核型是否正常），这种情况并不少见。远期预后取决于最终诊断。重要的是，产前超声的作用是评估结构而不是功能，有时结构正常不一定代表功能正常，反之亦然。

尽管胎儿治疗在有些情况下是可行的，但对于大多数结构畸形来说通常不能选择。如果出生后需要尽早或紧急处理，应该考虑在具备新生儿照护条件的中心分娩。对终止妊娠、死胎或新生儿死亡的病例，医疗人员应该鼓励由围产期病理学家进行全面的尸检，提供关于胎儿畸形尽可能多的信息。如果夫妇拒绝完整尸检，至少应该考虑部分或外部尸检（包括 X 线检查或拍照）（框图 4-9）。

框图 4-9

- 发现畸形后应该考虑进一步检查，包括微阵列和染色体核型分析、父母检测、胎儿 MRI 和胎儿心脏超声。
- 咨询应当是非指令性的、富有同情心的，只要可能，应当有儿科专家在场。
- 有些情况下，终止妊娠是一种选择，但提出时必须谨慎。
- 应当向父母解释尸检的重要性。
- 适时就遗传问题进行讨论。
- 对有些父母，孕前咨询可能会有帮助。

（吕　嫣　译　周希亚　校）

参考文献

[1] Donofrio MT, Moon-Grady AJ, Hornberger LK et al. Diagnosis and treatment of fetal cardiac disease: a scientific statement from the American Heart Association. Circulation 2014;129:2183-2242.

[2] D'Antonio F, Pagani G, Familiari A et al. Outcomes associated with isolated agenesis of the corpus callosum:a meta-analysis. Pediatrics 2016;138: pii,e20160445.

[3] D'Antonio F, Khalil A, Garel C et al. Systematic review and meta-analysis of isolated posterior fossa malformations on prenatal ultrasound imaging (part 1):nomenclature, diagnostic accuracy and associated anomalies. Ultrasound Obstet Gynecol 2016;47: 690-697.

[4] D'Antonio F, Khalil A, Garel C et al. Systematic review and meta-analysis of isolated posterior fossa malformations on prenatal imaging (part 2):neurodevelopmental outcome. Ultrasound Obstet Gynecol 2016;48:28-37.

[5] Kaliaperumal C, Ndoro S, Mandiwanza T et al. Holoprosencephaly:antenatal and postnatal diagnosis and outcome. Childs Nerv Syst 2016;32: 801-809.

[6] Pisapia JM, Sinha S, Zarnow DM, Johnson MP, Heuer GG. Fetal ventriculomegaly:diagnosis, treatment, and future directions. Childs Nerv Syst 2017;33:1113-1123.

[7] Kondo A, Matsuo T, Morota N, Kondo AS, Okai

I，Fukuda H. Neural tube defects：risk factors and preventive measures. *Congenit Anom （Kyoto）* 2017；57：150-156.

[8] Peranteau WH，Adzick NS. Prenatal surgery for myelomeningocele. *Curr Opin Obstet Gynecol* 2016；28：111-118.

[9] Adams SD，Stanton MP. Malrotation and intestinal atresias. *Early Hum Dev* 2014；90：921-925.

[10] Borowitz D，Gelfond D. Intestinal complications of cystic fibrosis. *Curr Opin Pulm Med* 2013；19：676-680.

[11] Carlyle BE，Borowitz DS，Glick PL. A review of pathophysiology and management of fetuses and neonates with meconium ileus for the pediatric surgeon. *J Pediatr Surg* 2012；47：772-781.

[12] Lakshminarayanan B，Lakhoo K. Abdominal wall defects. *Early Hum Dev* 2014；90：917-920.

[13] Gamba P，Midrio P. Abdominal wall defects：prenatal diagnosis，newborn management，and long-term outcomes. *Semin Pediatr Surg* 2014；23：283-290.

[14] Allman R，Sousa J，Walker MW，Laughon MM，Spitzer AR，Clark RH. The epidemiology，prevalence and hospital outcomes of infants with gastroschisis. *J Perinatol* 2016；36：901-905.

[15] Rosenblum S，Pal A，Reidy K. Renal development in the fetus and premature infant. *Semin Fetal Neonatal Med* 2017；22：58-66.

[16] Nef S，Neuhaus TJ，Sparta G *et al*. Outcome after prenatal diagnosis of congenital anomalies of the kidney and urinary tract. *Eur J Pediatr* 2016；175：667-676.

[17] Sarhan OM，Albedaiwi K，Al Harbi B，Al Otay A，AlGhanbar M，Nakshabandi Z. Unilateral renal agenesis：necessity of postnatal evaluation in a contemporary series.*Urology* 2016；98：144-148.

[18] Lankadeva YR，Singh RR，Tare M，Moritz KM，Denton KM. Loss of a kidney during fetal life：long-term consequences and lessons learned. *Am J Physiol* 2014；306：F791-F800.

[19] Psooy K. Multicystic dysplastic kidney （MCDK） in the neonate：the role of the urologist. *Can Urol Assoc J* 2016；10：18-24.

[20] Khare A，Krishnappa V，Kumar D，Raina R. Neonatal renal cystic diseases. *J Matern Fetal Neonatal Med* 2017，doi：10. 1080/14767058. 2017. 1358263.

[21] Farrugia MK. Fetal bladder outlet obstruction：em-bryopathology，in utero intervention and outcome. *J Pediatr Urol* 2016；12：296-303.

[22] James JN，Schlieder DW. Prenatal counseling，ultrasound diagnosis，and the role of maternal-fetal medicine of the cleft lip and palate patient. *Oral Maxillofac Surg Clin North Am* 2016；28：145-151.

[23] Costello BJ，Edwards SP，Clemens M. Fetal diagnosis and treatment of craniomaxillofacial anomalies. *J Oral Maxillofac Surg* 2008；66：1985-1995.

[24] Gillham JC，Anand S，Bullen PJ. Antenatal detection of cleft lip with or without cleft palate：incidence of associated chromosomal and structural anomalies. *UltrasoundObstet Gynecol* 2009；34：410-415.

[25] Grapsa D，Mavrigiannaki P，Kleanthis C，Hasiakos D，Vitoratos N，Kondi-Pafiti A. Autopsy findings in fetuses with cystic hygroma：a literature review andour center's experience. *Clin Exp Obstet Gynecol* 2012；39：369-373.

[26] Ha J，Yu YC，Lannigan F. A review of the management of lymphangiomas. *Curr Pediatr Rev* 2014；10：238-248.

[27] Coughlin MA，Werner NL，Gajarski R *et al*. Prenatally diagnosed severe CDH：mortality and morbidity remain high. *J Pediatr Surg* 2016；51：1091-1095.

[28] Kardon G，Ackerman KG，McCulley DJ *et al*. Congenital diaphragmatic hernias：from genes to mechanisms to therapies. *Dis Model Mech* 2017；10：955-970.

[29] Downard CD，Calkins CM，Williams RF *et al*. Treatment of congenital pulmonary airway malformations：a systematic review from the APSA outcomes and evidence based practice committee. *Pediatr Surg Int* 2017；33：939-953.

[30] Fowler DJ，Gould SJ. The pathology of congenital lung lesions. *Semin Pediatr Surg* 2015；24：176-182.

[31] Gajewska-Knapik K，Impey L. Congenital lung lesions：prenatal diagnosis and intervention. *Semin Pediatr Surg* 2015；24：156-159.

[32] Attar MA，Donn SM. Congenital chylothorax. *Semin Fetal Neonatal Med* 2017；22：234-239.

[33] Jeong BD，Won HS，Lee MY，Shim JY，Lee PR，Kim A. Perinatal outcomes of fetal pleural effusion following thoracoamniotic shunting. *Prenat Diagn*

2015;35:1365-1370.

[34] Brodsky JR, Irace AL, Didas A et al. Teratoma of the neonatal head and neck: A 41-year experience. *Int J Pediatr Otorhinolaryngol* 2017;97:66-71.

[35] Peiro JL, Sbragia L, Scorletti F, Lim FY, Shaaban A. Management of fetal teratomas. *Pediatr Surg Int* 2016;32:635-647.

[36] Peiro JL, Sbragia L, Scorletti F, Lim FY. Perinatal management of fetal tumors. *Curr Pediatr Rev*

2015;11:151-163.

[37] Norton ME, Chauhan SP, Dashe JS. Society for Maternal-Fetal Medicine (SMFM) clinical guideline ♯7:nonimmune hydrops fetalis. *Am J Obstet Gynecol* 2015;212:127-139.

[38] Bellini C, Donarini G, Paladini D et al. Etiology of non-immune hydrops fetalis:An update. *Am J Med Genet A* 2015;167:1082-1088.

第五节

多胎妊娠

Mark D. Kilby[1], Dick Oepkes[2]

[1] *Centre for Women's and Newborn Health, Institute of Metabolism and Systems Research, College of Medical and Dental Sciences, University of Birmingham, Birmingham, UK*

[2] *Department of Obstetrics, Leiden University Medical Centre, Leiden, The Netherlands*

多胎妊娠增加了世界范围内的孕妇风险和围产期风险,并具有经济和社会两方面的影响。人群健康状况的改善,特别是围产保健的改善,使妊娠并发症(对孕妇和围产儿)总体减少。然而,由于双胎和多胎妊娠造成的妊娠并发症仍在增加,并且这些并发症十分重要。几乎所有的孕妇和产科问题在多胎妊娠中的发生率都更高,因此,在常规处理之外,还要考虑很多潜在的问题。多胎妊娠的现代管理最初集中在对胎儿风险的识别上,这些风险是由绒毛膜性造成的,之后是超声对胎儿生长与状态的监测。试图降低孕妇的早产和子痫前期风险同样重要,但也同样令人感到挫败(如同单胎妊娠),在过去的 20 年中这些疾病的总体处理几乎没有改善。认识到多胎妊娠管理的特殊性,英国皇家妇产科学院(Royal College of Obstetricians and Gynaecologists,RCOG)的两个学组发表了建议[1,2],英国国家卫生与临床优化研究所(National Institute of Health and Care Excellence,NICE)也在 2009 年编写了多胎妊娠保健的推荐意见(并于 2011 年出版)[3]。多胎妊娠保健的核心是建议由专业的多学科团队在经过设计的多胎妊娠诊所来管理多胎妊娠,以实现产前、产时和真正的产后保健。

一、发生率

多胎妊娠的发生率在地理上和时间上存在很大差异,说明发生率受多种因素的影响,包括多排卵造成的双卵双胎[4]。双胎的发生率从日本的每

1000 次分娩中 4 例到尼日利亚某些地区的每 1000 次分娩中 54 例不等。此外,这一"并发症"更常见于高龄妊娠(被认为与尿促卵泡素的浓度升高有关)。多排卵(通常是双合子双胎)可能存在家族倾向,目前最好的解释是常染色体显性遗传方式。相反,单合子双胎是单个囊胚早期分裂的结果,发生率相对稳定,大约为每 1000 次分娩中 3.9 例。

多胎妊娠的发生率随时间改变,说明生殖行为及其结果发生了显著变化。根据 18 世纪来自斯堪的纳维亚的一些记载,那时的多胎妊娠发生率可能高于现在,顶峰时为每 1000 次妊娠中 17 例[5]。然而,20 世纪的双胎妊娠率有所下降,直至 70 年代早期,发生率再次上升[6]。从 80 年代早期开始,英国的双胎率从每 1000 次妊娠中 9.8 次增加至 13.6 次,三胎从每 1000 次妊娠中 0.14 次增加到 0.44 次。这种增长是国际性的,增加最为显著的是美国。2007 年,多胎妊娠占英国所有分娩的 1.6%,其中约 98% 为双胎分娩[6]。这种增加相当大的比例是由于辅助生殖技术,如超促排卵(使用抗雌激素或促性腺激素)和体外受精(*in vitro* fertilization,IVF)-胚胎移植。有证据表明多胎妊娠的数量受到了移植胚胎数目的影响,并且因此,与 IVF 相关的多胎妊娠数量在推荐减少移植胚胎数目后也有所下降。此外,流行病学证据表明,两种辅助生育技术均增加了单卵双胎的发生率,最多增加了 8 倍[7]。这与"囊胚辅助孵出(blastocyst hatching)"技术特别有关。单绒毛膜双胎占自然双胎妊娠的 20%,占医源性双

胎妊娠的 5%。这一点很重要,因为单绒毛膜双胎具有最高的妊娠相关并发症发生率。

然而,认识到其他影响因素也是很重要的。母亲年龄增加(最显著的相关性是在 30－39 岁)与自然双合子双胎之间的关系值得注意。生育年龄推迟、高龄孕妇中辅助生育技术的高使用率,共同造成了双胎发生率的增加[6]。

二、围产期丢失

双胎的累计胎儿丢失率比相应的单胎妊娠高 5 倍(三胎高 10 倍)。由于多胎妊娠造成的死胎发生率和新生儿死亡率分别为每 100 次活产中 14.9 次和 19.8 次。围产期胎儿丢失和发病率高的原因主要是早产风险增加,以及胎儿宫内生长受限(intrauterine growth restriction,IUGR)造成的医源性早产(无论绒毛膜性,见后面的章节)。

双胎的脑瘫发生率约比单胎高 3 倍,三胎的脑瘫发生率约比单胎高 10 倍。这个数字是针对每个胎儿而言的,而在父母咨询时,更相关的数字是他们多胎妊娠时每一个孩子出现这些并发症的机会。

三、绒毛膜性和合子性

大约 2/3 的双胎是双合子双胎,1/3 为单合子双胎。然而,是绒毛膜性而不是合子性决定了多胎妊娠围产期风险的程度。绒毛膜性是最为重要的,也是临床可以识别的。与双绒毛膜双胎相比,单绒毛膜双胎的累计胎儿丢失率和围产期死亡率是其 5 倍[8]。这项研究,以及更近的(实行现代管理的阶段,包括对双胎输血综合征有更广泛的认识,对胎儿镜引导的治疗有更多了解[9])一项研究表明,单绒毛膜双羊膜囊双胎妊娠有 85% 能够获得两个活产儿,7.5% 获得一个活产儿,7.5% 没有存活的孩子。这些死胎可以是自然发生的,也可以是医源性的。围产期患病的相关性与之相似,在早产双胎中,高达 1/3 的单绒毛膜双胎在新生儿早期超声检查时能够发现产前获得性脑损伤的证据,而双绒毛膜双胎只有 3%[10]。超出的死亡率与发病率,主要(但不仅限于)是双胎之间胎盘血管吻合,使两个胎儿的循环相连所致。

单合子妊娠可以解释 3 种胎盘构造中的一种。受精后 3d 内分裂,产生了两个分开的双绒毛膜胎盘,多达 50% 的病例在超声上可以看到两个胎盘彼此邻近并"融合"。受精后第 4 天,在内细胞团形成后分裂,会产生一个单绒毛膜双羊膜囊胎盘,而受精 7d 后分裂会造成单绒毛膜单羊膜囊双胎。所有双胎中大约 1/5 是单绒毛膜性的。

1. 超声确定绒毛膜性

临床上使用超声可以确定妊娠的绒毛膜性,早孕期的准确性高达 90%～100%。超声可以确定如下特征:

- 确定组成隔膜的层数(以及隔膜厚度)。
- 准确测量双胎之间隔膜/隔的厚度,定性解释隔膜是"厚"(双绒毛膜)还是"薄"(单绒毛膜)。
- 证实在双胎之间膜的基底部是否有舌状的胎盘组织伸入,称为"双胎峰"征象,对双绒毛膜双胎具有诊断意义。相反,如果是一个胎盘,只有薄薄的分隔,提示为单绒毛膜。
- 是(或不是)一个单独的胎盘。

所有的多胎妊娠都应当通过超声确定绒毛膜性,作为筛查,理想情况下在孕 11 周至孕 14 周进行(此时特异性和敏感度最佳)。确定绒毛膜性征象的数字图像或打印图像应当被存储。因为绒毛膜性与以下问题有关。

- 和父母亲咨询围产期发病率与死亡率;
- 和父母亲咨询遗传与结构畸形的风险;
- 侵入性检查及双胎先天性畸形不一致的处理;
- 多胎妊娠减胎的可行性;
- 多胎妊娠可能出现的并发症风险,以及可能因此产生的序列征;
- 对双胎输血综合征的早期识别和处理。

应当常规进行这项检查,使未来的孕期保健可以分层进行。此外,在妊娠后期或者妊娠合并羊水显著过少时,通过超声看双胎之间的隔膜/隔,以及外生殖器可能很困难。最初对于绒毛膜性的超声定位应当在孕 11 周至孕 14 周之间进行,恰好是大量妊娠进行颈部透明层筛查的时候[11]。多胎妊娠时通过超声确定性别是出于医学原因而非社会因素,因此要求有较高的准确性,通常是在孕 16 周至孕 20 周。

2. 确定合子性

根据定义，单绒毛膜双胎来自单合子，而性别不一致的双胎是双合子。对于其余的 50％，要进行 DNA 印迹才能确定合子性，如采用聚合酶链式反应技术比较双核苷酸和三核苷酸短串联重复序列的亲本遗传方式，它们在拷贝数上呈现高度的多态性。临床实践中很少前瞻性地进行这样的检测。就像分娩时会再次检查胎盘的绒毛膜一样（通常通过临床或组织病理学检查），可能会向合子性不明确的双胎父母提供脐带血的合子性研究。不仅是父母亲好奇，对于合子性的了解还会影响到双胎的抚养、他们的身份认同、遗传风险，以及他们的器官移植相容性。然而，目前英国NHS 并不常规提供这项检查。罕见情况下可能有在宫内进行合子性检测的指征，通过侵入性操作收集胎儿组织，排除污染，在胎儿情况不佳时推断遗传风险或证实双绒毛膜性。

四、流产

双胎具有较高的早期妊娠自然丢失率。估计大约 12％ 的人类妊娠开始时是双胎[12]。超声或流产病理学研究表明，孕早期的双胎至少是出生时的两倍。之前在超声上不确定的双胎，其一在孕早期妊娠丢失和吸收被称为"双胎之一停育"（vanishing twin），据估计发生于多达 20％ 的双胎妊娠中[13]。据估计，多胎妊娠中大约有 50％ 会在孕早期自然丢失一个或多个胎儿。中孕期双胎之一胎死宫内时，分娩后会随着胎盘找到纸样胎（被挤压的纸样胎儿残留）。某些病例中这是仅存的、可识别的组织病理。

五、产前诊断

超声在孕早期的广泛使用及孕中期用于胎儿畸形扫描，发现先天性结构畸形和唐氏综合征，同样适用于所有的多胎妊娠。合子性决定了先天性畸形的风险，绒毛膜性决定了如果存在畸形能够做什么。

单绒毛膜或外生殖器不一致（双合子）时可以确切地推测出合子性，而双绒毛膜且性别一致的双胎为双合子的可能性是 75％～80％。单合子双胎中每个胎儿结构畸形的风险增加 50％。特别是先天性心脏病的发生率为 2 倍（每次妊娠增加 4 倍）。咨询怀有双合子双胎的孕妇时，可以告知理论上怀有一个唐氏综合征胎儿的风险是她们年龄风险的 2 倍，而单合子双胎的孕妇怀有两个非整倍体胎儿的风险与其年龄风险相同。总体而言，血清学筛查不适用于多胎妊娠。相反，颈部透明层和孕早期超声筛查作为胎儿特异性筛查，可以便捷地应用，并得到了英国国家筛查委员会的推荐。应当向孕 18－24 周的多胎妊娠孕妇提供孕中期胎儿排畸超声（包括检视四腔心和大血管流出道），无论绒毛膜性如何（如同单胎妊娠一样）。对于终止妊娠的孕周限制在孕 24 周之前的国家，排畸超声最好在孕 22 周前进行。此外，在孕 11 周至 13[+6] 周，应当向所有多胎妊娠的孕妇提供颈部透明层筛查，发现染色体畸形（同时正式记录绒毛膜性）。对于双绒毛膜双胎，非整倍体的风险是每一个胎儿的风险。对于单绒毛膜双胎，非整倍体风险是两个胎儿的平均值。孕早期血清学筛查是颈部透明层的辅助，考虑到绒毛膜性，可能轻微改善双胎唐氏综合征的检出率，但还需要大规模前瞻性研究的结果[14]。

通过母亲血浆样本进行游离 DNA 测序筛查唐氏综合征，也称为无创产前检测（non-invasive prenatal testing，NIPT），对于单绒毛膜双胎而言应当与单胎同样可靠。然而，仍然缺乏可靠的科学数据。已经有小规模病例系列研究双绒毛膜双胎的 NIPT，看上去有前景，但其失败率高于单胎，准确性低于单胎[15]。

侵入性手术

双胎和多胎妊娠的侵入性手术技术复杂，应当只在胎儿医学转诊中心开展[15]。通过超声可以绘制出子宫内的"地形"（胎盘和胎膜）。应当注意胎儿位置、胎盘部位和隔膜平面的三维分布并记录。这是解释双胎不一致结果和选择性终止妊娠的先决条件。进行诊断性手术的术者应当是实施选择性减胎的人，以便将不确定性最小化，并且不需要再进行确证性侵入检查。

对于单绒毛膜双胎，仅对一个胎儿进行羊膜腔穿刺或绒毛取样（chorionic villous sampling，CVS）是可以的。然而，罕见情况下会遗漏异常核型的单绒毛膜双胎(发生率<1%)。因此,如果单绒毛膜双胎在结构畸形、颈部透明层或生长发育上不一致,应考虑对两个羊膜囊都进行穿刺。

对于双绒毛膜双胎,CVS 是否不如羊膜腔穿刺更适合核型分析一直存在争论。由于有污染的问题,一些研究者建议仅对高危病例进行 CVS,如单基因病或非整倍体风险大于 1/50。污染的风险似乎高于报道的数字(2%),因为文献只研究了性别不一致的双胎。CVS 的所有好处都无法超过污染造成的误诊带来的灾难性后果,可能会终止掉一个二倍体胎儿或导致一个染色体异常胎儿的错误出生。因此,RCOG 指南[15]讨论了羊膜腔穿刺的优势,建议作为双绒毛膜双胎核型分析的首选。进行这样的选择还必须要衡量孕周增加后选择性减胎风险的增高。当进行胎儿血取样时,可以选择肝内静脉,避免混淆双胎脐带血样。

没有关于双胎侵入性手术相关妊娠丢失率的随机对照试验。然而,其背景风险相当高。最近一项对于双胎妊娠 CVS 和羊膜腔穿刺风险的文献系统回顾发表于 2012 年。这项研究指出,对于CVS,有 9 个研究符合入组标准。总体的妊娠丢失率为 3.84%(95% CI 2.48%～5.47%;$n=4$)。孕 20 周前的妊娠丢失率为 2.75%(95% CI 1.28%～4.75%;$n=3$),孕 28 周前为 3.44%(95% CI 1.67%～5.81%;$n=3$)。羊膜腔穿刺的总体妊娠丢失率为 3.07%(95% CI 1.83%～4.61%;$n=4$)。孕 20 周前的妊娠丢失率为 2.25%(95% CI 1.23%～3.57%;$n=2$),孕 24周前为 2.54%(95% CI 1.43%～3.96%;$n=9$),孕 28 周前为 1.70%(95% CI 0.37%～3.97%;$n=5$)。从 4 项病例对照研究合并的数据显示,孕 24 周前进行羊膜腔穿刺的妊娠丢失率较高(2.59% vs. 1.53%)(相对风险 RR 1.81;95%CI 1.02～3.19)[16]。

一项国际注册研究表明,对于双绒毛膜双胎之一胎儿畸形来说,通过使用药物使胎心停止搏动的选择性减胎会造成 8% 的妊娠丢失,如果在孕 16 周以前进行操作,妊娠丢失率会更低[17]。单绒毛膜双胎选择性减胎不能使用注射药物的方法,因为血管吻合支的循环会导致健康胎儿也受到药物影响。目前已有多种闭合脐带的技术用于选择性减胎。但有证据表明另一胎发生死胎或疾病的风险因此增加[18]。根据许多单中心的报道,双胎之一另一胎的存活率从 70% 到 80% 不等。

六、孕妇的内环境平衡反应

多胎妊娠时,所有正常的生理适应都进一步增加,如心输出量、肾小球滤过率和肾血流的增加。双胎孕妇的血浆容量比单胎孕妇多增加1/3;红细胞体积比单胎妊娠多大约 300ml,但是由于增加比例小于血浆容量的增加,所以血红蛋白和血细胞比容数值下降。双胎孕妇铁储备下降40%,因而建议常规补充补血药(通常同时补充硫酸亚铁和叶酸)。

妊娠剧吐在多胎妊娠更为常见,处理与单胎妊娠相同。严重的病例可能对母体类固醇治疗有反应,并需要补充维生素 B_6。大多数轻微妊娠并发症都会增加,如背痛、耻骨联合功能障碍、水肿、静脉曲张、痔和妊娠纹,这是因为更大的子宫造成的生理效应和更多的胎盘激素的效果[19]。

多胎妊娠中,妊娠高血压疾病和子痫前期比单胎妊娠增加了 10 倍,一旦诊断,按照标准原则进行处理(如同单胎)。应当考虑小剂量阿司匹林预防,但是还没有国家/国际推荐。母亲妊娠相关高血压仍是多胎妊娠孕妇发病(和死亡)的主要原因,也是医源性早产的主要原因,增加了围产期发病率和死亡率。双胎妊娠中发生率为 15%～20%,三胎妊娠为 25%,更多胎妊娠时可以高达 60%[20]。

产后,为适应两个或更多婴儿需求,身体上的困难和社会经济上的影响都很可观。喂养双胎的产妇比单胎更容易发生产后抑郁[21]。由于围产期胎儿丢失率较高,经常会有产后悲伤和丧亲之痛的问题。多胎妊娠的孕妇家庭,产后可能需要额外的社会支持。

七、宫内生长受限

超声是监测多胎妊娠生长发育的基本工具,这有几方面的原因。IUGR 的风险(25%)高于单胎妊娠,并且 2/3 的病例存在生长不一致(仅影响一个胎儿)。此外,腹部触诊和宫高测量不可靠,它们反映的是整个宫内生长的情况,不能作为每个胎儿的生长指数。

对于理想的超声检查频次还没有共识。然而,常用的策略是孕 24 周后每隔最多 4 周对双绒毛膜双胎进行一次超声扫描,根据情况,同时进行或不进行多普勒测量。单绒毛膜双胎需要更频繁的超声检查,根据国际妇产科超声协会(the International Society of Ultrasound in Obstetrics and Gynecology,ISUOG)的指南,从孕 16 周开始每隔 2 周 1 次。在这个孕龄,双胎输血综合征和选择性 IUGR 的诊断会有明显的重叠。对于应当使用单胎还是双胎的生物特征曲线存在争议。单胎曲线更为敏感,由于双胎 IUGR 患病的风险更高,因此使用双胎的曲线与使用其他高危组的曲线相似。此外,应当更多地关注生长情况和胎儿状况(如估计羊水量和脐动脉多普勒流速测量)。许多中心通过预估胎儿体重(estimated fetal weight,EFW,通过多个超声参数可以估算)作为选择性 IUGR 的指数:

$$EFW = 100 \times (EFW_{大胎儿} - EFW_{小胎儿})/EFW_{大胎儿}$$

这一参数对于单绒毛膜双胎的双胎输血综合征不良结局及死胎具有一定的预测值[22],但是对于双绒毛膜双胎的围产期死亡预测效果相对较差[23]。

处理双胎妊娠 IUGR 时,需要对标准原则(即继续妊娠的风险超过宫外生存时选择分娩)进行调整,要考虑两个胎儿的风险。双胎中 IUGR 发生舒张末期血流消失到出现"死亡前"因素、需要即刻分娩的时间间隔长于单胎妊娠。此外,这一时间间隔在单绒毛膜双胎最长。然而,需要对大脑、外周和心内的动脉、静脉多普勒流速进行详细和专业的监测。例如,单胎妊娠在孕 26 周时胎儿生长停止,动脉和静脉多普勒为死亡前表现,有必要分娩。然而,双绒毛膜双胎在这么早的孕周出现不一致 IUGR 时,选择严重 IUGR 的胎儿在宫内死亡可能是更好的处理方案,使健康的胎儿免于医源性早产。这样的风险与决策平衡总是很困难的,并且应当个体化。应当与父母亲和多学科团队(包括新生儿科医师)共同做出决定。

对于单绒毛膜双胎,这样的决定更为复杂。一些证据表明舒张期脐动脉多普勒血流存在或消失标志着预后。当单绒毛膜双胎之间生长明显不一致时,舒张末期的正向血流是预后最佳

组。舒张末期血流消失是中间风险组,而舒张末期血流间歇性消失是预后最差组,特别是围产期患病率最差[24]。实际上,单绒毛膜双胎妊娠合并一个胎儿 IUGR 时,有证据表明"大胎儿"神经发育序列征的发病率可能最高。某些病例(早发型)可能需要考虑选择性脐带闭塞术,而不是分娩两个胎儿(取决于诊断时的孕龄)。然而,这个决策也是很困难的,要考虑临床复杂性和父母亲的焦虑程度。因此必须在三级中心进行处理,必须对手术相关发病及死亡进行个体化的讨论。

八、早产

多胎妊娠对早产的贡献较大。最近的数据表明,总体上有 52.2% 的多胎在孕 37 周前出生,10.7% 早于孕 32 周[25]。这是多胎妊娠新生儿死亡的主要原因:双胎的死亡率是单胎妊娠的 7 倍;三胎和更多胎妊娠时,有记录的死亡率为 1000 次活产中接近 40 次[26]。双胎和三胎的中位分娩孕周分别为孕 37 周和 34 周。然而,孕 30 周前分娩的比例(双胎 7%;三胎 15%)更令人担忧,因为远期疾病患病更多。应当告知父母亲先兆早产的症状和征象,建议早就诊。还不能确定哪些刺激因素增加了风险,肯定的是(如同羊水过多)子宫张力(即伸展)增大,可能影响子宫肌层内的自分泌和旁分泌过程。还有人关注母胎内分泌相互作用,可能会导致早产风险增加。

几乎没有证据表明现有的筛查技术对早产有很好的预测性(尽管某些证据证实有希望);然而,如果使用有效的干预措施,那么更可靠地识别哪些双胎妊娠具有早产风险可能改善结局。对多胎妊娠早产宫缩的处理与单胎区别不大,而早产的后果影响着更多的新生儿。后面的讨论集中在那些属于多胎妊娠的问题。

1. 预测

如同单胎一样,预测双胎和多胎妊娠的早产宫缩有很多问题。预测双胎自发宫缩最有希望的方法之一,是使用经阴道超声测量孕妇的宫颈长度。对 11 项研究(1436 次妊娠)已发表文献的系统回顾表明,宫颈长度对预测双胎自发早产风险具有潜在的有效性。在孕 23 周至孕 24 周之间,孕妇平均宫颈长度与单胎妊娠相似(38mm)。在

这个孕周,宫颈长度≤25mm 对孕 34 周前分娩的阳性总似然比为 5.02(95% CI 3.21~7.61),阴性总似然比为 0.75(95% CI 0.54~106)。检测结果为阴性时,它预测的早产可能性从检测前的 18.5% 变为检测后的 14.2%(12.9~15.9),检测结果为阳性时,检测后预测的可能性为 47.6%(38.9~56.4)[27]。

通过在家监测子宫活动或胎儿纤维连接蛋白[28]被证实不能有效预测早产,因此不推荐使用。

2. 预防

多胎妊娠早产(如同羊水过多)的原因包括子宫张力过大("伸展")。相应地,没有特别的预防措施(除了多胎妊娠减胎外,后面会进行讨论)。

尽管住院卧床休息曾在过去被广泛应用,几乎没有证据支持这样做。对 4 项随机对照试验的荟萃分析和对文献的鉴定评价说明卧床休息会显著增加双胎早产的机会,并有更高的围产期死亡趋势[29]。而 1 项随机对照试验证实在三胎中,卧床休息没有显著减少早产和降低新生儿死亡,但是病例数非常少[30]。

对 7 项随机对照试验的荟萃分析证实,预防性给予 β₂ 拟交感神经药对预防双胎妊娠早产没有益处[31]。这并不奇怪,这类药物在单胎妊娠中就缺乏有效性,推测是由于快速抗药反应造成的。如同单胎妊娠,这类药物不再使用。此外,宫颈环扎和最近的阴道孕激素治疗都未能显示有帮助,实际上可能有害[32]。实际上,对"短"宫颈(孕 20—23 周进行超声)孕妇宫颈环扎的随机试验进行的基于患者个体的荟萃分析显示,孕 35 周之前早产的风险增加[33]。

最近的焦点集中在给予孕妇黄体酮是否能降低早产风险上。黄体酮预防双胎早产研究(the Study Of Progesterone for the Prevention of Preterm Birth In Twins,STOPPIT)是一项随机、双盲、对照试验,评估从孕 24 周起每天给予阴道黄体酮(90mg)共 10 周的作用[32]。该研究表明,黄体酮不能减少双胎分娩的复合结局风险或孕 34 周前胎死宫内的风险。这一效果与绒毛膜性无关(尽管单绒毛膜双胎有结局恶化的趋势)。这样的发现与其他证实无效的研究是一致的[34,35],其他那些研究给予的黄体酮是肌内注射的 17-己酸羟

孕酮(250mg)。尽管有这些发现,患者个体数据分析表明阴道黄体酮可能减少宫颈长度≤25mm 的孕妇的围产期不良结局;然而,还需要进一步的研究证实这一发现[36]。

最近,物理干预,如放置 Arabin 宫颈托,是否能降低短宫颈(<25mm)双胎妊娠早产风险引起了业界的兴趣。最近的一项研究是在胎儿医学基金会(Fetal Medicine Foundation)的协作网进行的,发现干预组的早产风险未能得到明显改善(与保守组相比)。

因此,没有证据表明预防措施能够预防多胎妊娠发生自发性早产,无论是物理或是药物措施。

3. 处理

多胎妊娠输注 β-拟交感药物,以及皮质激素和液体负荷过量,是肺水肿这一潜在罕见致命并发症的危险因素。如同单胎妊娠,这种积极的抑制宫缩治疗已经被终止。同样,给孕妇口服硝苯地平或静脉阿托西班(一种缩宫素受体拮抗药)抑制宫缩只能导致妊娠周数相对轻微延长,并且涉及多胎妊娠使用有效性的研究很少。当然,如同单胎妊娠,提倡这些治疗通常也只是为了应用皮质类固醇。示例是一项包含了 432 个双胎妊娠的回顾性队列研究(1982—1986),它指出 54% 的双胎为自发性早产分娩;23% 为未足月胎膜早破,另 23% 为医源性早产[37]。在医源性指征里,44% 继发于母亲高血压,33% 继发于胎儿窘迫和(或)IUGR,9% 继发于产前出血,7% 与一个或多个胎儿死亡有关。

大量随机对照试验说明,母体使用糖皮质激素已被明确证实能够降低呼吸窘迫综合征及其围产期结果的发生率[38]。然而,有一项采用多胎妊娠零散数据的无对照研究说明多胎妊娠给予产前皮质类固醇的益处低于单胎妊娠[39]。与单胎妊娠相比,已有假设认为多胎妊娠对肺表面活性物质促成熟相对"抵抗",并提出了多胎妊娠可能需要更大剂量,但是这仍然需要客观检测[40]。

Holmes 等[41]的报道指出,325 例双胎妊娠有 18% 在孕 34 周前分娩,70% 在出现宫缩的 24h 内分娩,这是皮质类固醇最大有效性通常所需要的时间间隔。因此认为,应当预防性给予皮质类固醇。这样的建议也存在争议。理论上当然可能伤害多于好处,因为这样的治疗可能需要每周给

药,但没有证据表明重复使用类固醇更有价值。此外,随访研究对类固醇的安全性提出了疑问,仍有担心重复疗程的类固醇对胎儿有潜在的不良反应,影响宫内暴露者儿童时期的神经胶质形成和海马趾的发育。

九、单绒毛膜双胎并发症

单绒毛膜双胎占所有双胎妊娠的 20%,可能被称为存在先天性胎盘畸形,通过胎盘血管吻合形成双胎之间的循环交通。这几乎发生于所有的单绒毛膜双胎妊娠。双向、浅表的动脉-动脉或静脉-静脉吻合可能代偿深部单向动脉-静脉吻合造成的血流动力学不平衡。因此,相对少量的双胎间"输血"可能是单绒毛膜双胎的正常生理事件。然而,双胎之间的血流不平衡很可能是病理性的,并且总是对妊娠造成风险(增加了相当多的围产期死亡)。

1. 急性双胎输血

当单绒毛膜双胎之一胎死宫内时,缺血损伤的风险显著增加,主要是对胎儿大脑(单绒毛双胎中的 18%),尽管也有对肺和肝造成损伤、小肠闭锁、肢体缺损和肾坏死的报道。对双胎妊娠总体而言,最近的系统回顾得到的神经系统畸形的风险为 9%(95% CI 6%~13%)[42]。单绒毛膜双胎之一死亡会增加另一个胎儿胎死宫内的风险。一篇最近的综述报道,孕 20 周后双胎之一死亡,存活的单绒毛膜双胎胎儿发生胎死宫内的风险(12%)是最初存活的双绒毛膜双胎(4%;OR 6,95% CI 1.8%~19.8%)的 6 倍[42]。胎儿宫内死亡时的孕龄会影响胎儿脑损伤的程度和类型。孕中期后一个胎儿宫内死亡会导致脑室周围脑白质软化、多囊性脑软化或室管膜下生发层出血。孕晚期可能发生皮质下脑白质软化、基底神经节损伤或豆状核纹状体血管病。关于这些中枢神经系统(central nervous system,CNS)畸形的发生是否具有孕周依赖性还存在争论。然而,孕 14 周前发生这一事件的远期发病情况报道不一致,其关联性相对较少。

不同于双绒毛膜双胎,单绒毛膜双胎如果胎儿状态不一致,其中之一有胎死宫内的风险时,必须与另一个胎儿医源性早产的不良反应相平衡。

这有时是复杂的讨论,不仅涉及对状况不好的胎儿宫内死亡的预防,还涉及另一个胎儿序列征的预防。然而,一旦单绒毛膜双胎之一发生了宫内死亡,应当立刻分娩。应当首先通过超声评估继发的序列征。这样的评估应当在三级胎儿医学中心进行。评估通常包括序列超声扫描,前瞻性地评估前哨事件后的 4 周内可能发生的 CNS 神经病变。

2. 慢性胎儿输血

大约 15% 的单绒毛膜妊娠(双胎和三胎)会发生慢性胎儿输血综合征(feto-fetal transfusion syndrome,FFTS)。它能够解释多达 40% 的单绒毛膜双胎死亡,发生于双胎时更常被称为双胎输血综合征(twin-twin transfusion syndrom,TTTS)。其病理生理为血液发生从供血胎到受血胎的慢性短路,导致双胎之间的血流动力学不平衡。这样的恶性循环导致了"供血胎"低灌注、生长受限,从而少尿和羊水过少。另一个胎儿,即"受血胎",多尿并且发生严重的羊水过多及高动力循环,可能导致舒张期和收缩期心功能都不全,最终发生胎儿水肿和死亡(如果不进行治疗)。当单绒毛膜双胎羊水量明显不一致,受血胎胎囊羊水过多而供血胎胎囊羊水过少时,可以诊断 FFTS/TTTS。如果发生在孕 26 周之前,则疾病严重。已有分期系统,使得能够用统一的方式来解释病情,但是分期系统并不总能预示疾病发展的逻辑顺序(表 4-3)。总体上,早期疾病(Ⅰ期和Ⅱ期)的预后较好,进展期疾病(Ⅲ期和Ⅳ期)的预后较差。然而,Ⅰ期(根据 Quintero 分期)胎儿有多达 20% 存在心功能不全,并且因此单绒毛膜双胎可以进展至更不好的阶段,而没有警示。

表 4-3　FFTS/TTTS 分期系统

Ⅰ期	羊水过多/羊水过少,供血胎的膀胱仍可见
Ⅱ期	供血胎的膀胱不可见
Ⅲ期	任何一个胎儿出现脐动脉舒张末期血流消失、静脉导管反向血流或脐静脉搏动
Ⅳ期	任何一个胎儿水肿
Ⅴ期	双胎之一或两个胎儿死亡

如果不进行治疗,孕中期的胎儿丢失率接近 95%。主要的临床问题是严重的羊水过多可能导致未足月胎膜早破或早产宫缩(或者同时出现),

通常发生在孕 26 周前。此外,双胎之间血流动力学的差异会造成一个或两个胎儿死亡(合并先前的 CNS 疾病)。胎儿镜激光消融/凝固双胎间交通血管已被文献评价证实是 FFTS/TTTS 的理想治疗方法[43]。因此,孕 26 周前发生这一并发症的单绒毛膜双胎妊娠可以选择这一治疗。胎儿镜激光技术经过了改良,之前是选择系列法消融,使用 SOLOMON 法消融动静脉吻合之间的赤道面后,能够进一步降低新生儿发病率,特别是双胎贫血-多血序列征(twin anaemia polycythaemia sequence,TAPS)的并发症[44]。

3. 双胎贫血-多血序列征

单绒毛膜双羊膜囊双胎中 TAPS 的自然发生率可达 5%。然而,13% 的 TTTS 病例在激光消融后可以发生这一并发症。TAPS 被认为是极小的动静脉吻合(<1mm)造成的,使血液可以缓慢地从供血胎流向受血胎,导致出生时的血红蛋白浓度很不一致(图 4-14)。TAPS 的生后诊断是根据供血胎慢性贫血(包括网织红细胞增多)、受血胎红细胞增多做出的。诊断标准包括双胎之间的血红蛋白浓度差异>80g/L、网织红细胞计数比>1.7 或胎盘有小的血管吻合支(直径<1mm)。TAPS 的产前诊断是基于双胎大脑中动脉(middle cerebral artery,MCA)多普勒异常的

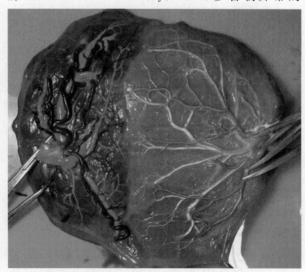

图 4-14　TAPS 被认为是极小的动静脉吻合(<1mm)造成的

Source:Dr E. Lopriore. Reproduced with permission of Dr E. Lopriore. (还可以看彩图 4-14)

不一致,包括供血胎的 MCA 收缩期峰值血流速度(peak systolic velocity,PSV)超过 1.5 倍中位数倍数(multiples of the median,MoM),提示胎儿贫血,以及受血胎的 MCA PSV<1.0 MoM,说明红细胞增多。TAPS 的其他超声发现还包括胎盘回声反射及厚度不一致,供血胎部分增厚明亮,受血胎部分薄而透声。红细胞增多的双胎肝脏可能有"星空"表现,因为肝实质回声反射消失,而门静脉壁亮度增加。

并发 TAPS 的双胎妊娠结局各异。严重的 TAPS 可能造成两个胎儿的宫内死亡。而在另一端,轻度的 TAPS 两个健康的新生儿仍可以出生(除了血红蛋白存在差异)。主要的新生儿疾病包括贫血(需要输血)和红细胞增多症(可能需要部分交换输血)。然而,也有 TAPS 的新生儿严重大脑损伤的病例报告。最近的证据表明单绒毛膜双胎并发 TAPS 时,神经发育迟缓的风险增加(20%)。因此,推荐在孕晚期进行脑部成像,2 岁时评估神经发育。

处理的选择取决于评估时的孕龄、疾病的严重程度及宫内治疗的技术可行性。因此,双胎妊娠并发 TAPS 的处理应当个体化。最常见的选择包括保守观察、早分娩、激光消融或给贫血胎进行宫内输血(intrauterine transfusion,IUT)、贫血胎 IUT 联合多血胎部分交换输血以稀释血液。为了筛查 TAPS,应当从孕 20 周起对两个胎儿进行 MCA PSV 的测定,并在 TTTS 治疗病例随访期间进行测定。通过胎儿镜激光消融改良技术预防 TAPS 仍是预防发病的最佳途径。

4. 双胎反向动脉灌注序列征

这种罕见的疾病(35 000 次妊娠中有 1 例)出现在单绒毛膜双胎,两根脐带经常通过大的动脉-动脉吻合相连。血流从一个胎儿"泵血胎",以逆行方式供向另一个"被灌注胎"。被灌注胎几乎总是有显著的先天性畸形,通常包括一个始基心脏和主动脉。名词"双胎反向动脉灌注序列征(twin reversed arterial perfusion,TRAP)"受到青睐,这样命名是因为反向缺氧的动脉血供会造成胎儿内上半部身体结构只有始基发育。因此,无心胎的灌注是靠另一个胎儿(泵血胎)通过双胎间的胎盘吻合完成的。在未治疗的病例中,泵血胎的围产期死亡率大约为 50%,这是由羊水过多和心功能

衰竭造成的[45]。尽管羊水减量可以减轻羊水过多，能够闭塞被灌注（无心）胎脐带或始基主动脉的确切治疗是各种胎儿镜或超声引导技术（胎儿内激光消融、射频温度消融和胎儿镜脐带凝固）。对何时进行干预，是选择性干预还是仅在出现心功能不好的征象时干预，以及最佳的干预孕龄，仍存在争议。更早进行干预似乎出生孕周能够更大。经过仔细的病例选择，泵血胎的结局能够改善至85%[46,47]。最明显的并发症包括另一胎死亡或低灌注（合并大脑疾病）和（或）未足月胎膜早破。

5. 单羊膜囊双胎

在单合子双胎中，1%位于同一个羊膜囊（单羊膜囊）中，面临着脐带缠绕的风险。这在产程中会是最常见的（但不是仅有的）问题。因此大多数病例都是通过选择性剖宫产分娩的。据报道这类双胎的围产期死亡率总体更高，大约为30%。很多是不可解释的突发胎死宫内（通常在孕34周前）。因此，这类双胎的分娩时间存在争议。个案和队列研究提示母亲预防性使用舒林酸（环氧合酶-2抑制药）能够减少胎儿尿量，使羊水量减少，从而降低脐带缠绕的风险[48]。同时，其他人建议从孕26-28周就住院，到孕32-34周选择性早产。最近的证据提示这些事件的风险相对较低，建议密切门诊监测，而不是非常早地进行选择性分娩[49-51]。然而，共识仍建议对这些罕见的双胎妊娠在孕33周时给予一个疗程的预防性皮质类固醇，然后选择性剖宫产分娩。

十、双胎与多胎妊娠的产程和分娩

无论双胎的绒毛膜性是哪种，最好能够在晚孕期较早的时候对产程中照护进行讨论，并制订多学科计划。选择性剖宫产的指征相对较少。先天性畸形会显著增加头盆不称的风险（包括联体双胎），这是明确的手术指征，单羊膜囊双胎是另一个（见后文）。此外，单绒毛膜妊娠合并胎盘异常会增加围产期死亡率（即TTTS或TRAP），通常在孕34-36周剖宫产分娩[2]。

双胎的围产期死亡率在孕38周后轻微上升，因此很多产科医师选择在这时分娩。然而，没有数据表明超声生长和状态都正常的双胎是否存在这种死亡率的上升。双胎妊娠不是引产的禁忌证。分娩方式是根据第一个胎儿的先露（70%为头位，30%为臀位）、胎儿理想生长和状态的记录，按标准原则做出的。之前有剖宫产瘢痕的孕妇最好通过再次剖宫产分娩，因为她们的瘢痕裂开/破裂的风险最大，这是由子宫伸展和第二个胎儿的宫内操作造成的。最近的数据表明，有计划的选择性剖宫产与阴道分娩相比，可以将围产期死亡风险降低75%，这是通过降低酸中毒和缺氧风险实现的（特别是对第二个胎儿）[52-55]。

当第一个胎儿为臀位时，建议剖宫产，可以避免罕见的双胎交锁的风险及臀位胎儿的头嵌顿于第二个头位胎儿的上方。产程中使用超声可以发现这些问题，尽早改为急诊剖宫产。然而，没有证据表明在经过选择的病例中，满足阴道分娩标准（EFW小于3.5~4kg，头部俯屈，非足）的臀先露不应阴道分娩。第一个胎儿分娩后，第二个胎儿的先露不重要。

即便第一个胎儿为头先露（足月时），可能仍需要对第二个胎儿进行助产，并且围产期发病风险增加。然而，一项Cochrane回顾（对第二个胎儿非头位的分娩情况的回顾）表明，剖宫产会增加母亲发热率而不改善新生儿结局[56]，但这还需要进一步评价。

对于阴道分娩来说，对双胎持续进行宫缩胎心监护，最好是采用双通道记录仪进行内外联合监测。静脉输液并采母血进行配型和备血，因为剖宫产和产后出血的发生率增加。可以和单胎妊娠一样采用缩宫素加强宫缩。强烈建议进行硬膜外麻醉镇痛，因为可能在未计划的情况下需要对第二个胎儿进行内操作。如果没有事先进行硬膜外麻醉，那么分娩时就需要一名麻醉医师，以便需要时尽早进行脊髓甚至全身麻醉。分娩地点存在争议，但在手术室分娩双胎已呈增加趋势，以便需要时能够立即进行急诊剖宫产。

第一个双胎的分娩进程与单胎相同。脐带被钳夹以防胎儿出血（从第二个胎儿的任何胎盘吻合处）。一名有经验的产科医师可以通过腹部或阴道检查辨别第二个胎儿的先露，现在越来越多的是通过经腹部超声。斜位或横位可以通过外倒转转为纵产式，并由一名助手固定位置。应当监测子宫收缩情况，必要时使用缩宫素加强宫缩。应保留胎膜完整以便观察。可以通过胎头外倒转使胎头位于骨盆入口上方。许多有经验的产科医师更愿意将内倒转作为首选，因为它比起外倒转有更高的成功率和更少的并发症。抓住一只脚（最好抓住两只脚），然后向下牵至阴道内，然后在宫缩和母亲的努力下进行臀位助产。

既往的病例系列表明，第二个胎儿分娩等待的越久，风险越大。经典情况下，间隔＞30min 是可以接受的，但要求宫缩胎心监护满意且先露部持续下降。子宫乏力、第二个胎儿为纵产式时，可以通过输注缩宫素改善，这在双胎的产时处理中并不少见。

遇胎儿窘迫时可以采用胎吸助产，即便是在胎头位置高或臀牵引的情况下。第一个胎儿分娩后阴道组织已经伸展，使得正常情况下禁忌的情况在这里可以实施。偶尔会发生头盆不称，有指征对第二个胎儿进行剖宫产，通常第二个胎儿会大于第一个胎儿。第三产程要预防性输注缩宫素，使产后出血的风险最小化。

一些证据表明，与双绒毛膜双胎相比，单绒毛膜双胎在晚孕末期发生围产期胎儿丢失的风险较高。然而，在孕 36 周前选择性分娩以改善结局的证据并不足。大多数目前的以共识为基础的指南推荐在孕 36 周至 38 周之间分娩[3]。

十一、多个胎儿的妊娠

随着胎儿数的增加，围产期和母体的风险都进一步增加。大多数多个胎儿的多胎妊娠都是辅助生殖技术的结果，因此更严密地监测卵泡反应并在 IVF 时移植单个（或者最多两个）胚胎应当可以预防多个胎儿妊娠。实际上，已经证实将移植胎儿数限制为 1 个可以使双胎和三胎的风险最小化，并且在允许更多周期的情况下，这一做法对活产率的不良影响是有限的[57,58]。

每个怀有多个胎儿的孕妇/夫妻都应当和高年资产科医师进行一次讨论，告知母亲围产期风险增加。讨论应当涉及多胎妊娠减胎的选择。除了围产期死亡率，父母亲应当被告知分娩的平均孕周（三胎为孕 33 周，四胎为孕 31 周）。此外，

10％的三胎和 25％的四胎会在孕 28 周前分娩，存活者伴有严重神经系统序列征的比例（分别）为 12％和 25％[59]。多个胎儿妊娠减胎主要的问题是完全流产，减胎通常是通过经皮向胎儿胸腔内注射流产药（通常为氯化钾）完成的。国际注册数据证实减至双胎时流产率最低，从三胎和四胎减至双胎，流产率分别为 7％和 15％[60]。目前的共识是推荐在孕 10 周到 12 周对四胎和更多胎妊娠进行减胎，这时的母胎风险更低。

三胎妊娠的争议更多，许多人认为这是父母亲的一个社会问题。然而，最近的数据表明减胎组（$n=482$）与期待观察组（$n=411$）相比，流产率显著升高（8.1％ vs. 4.4％，RR 1.83，95％ CI 1.08～3.16；$P=0.036$），早产率更低（10.4％ vs. 26.7％，RR 0.37，95％ CI 0.27～0.51；$P<0.0001$）[61]。

应当在有胎儿医学服务的三级围产保健中心对多个胎儿妊娠进行管理。处理可以按双胎的标准路线进行，但是应当更重视早产的预防和胎儿生长、状态的监测。尽管已有三胎甚至四胎成功阴道分娩的报道，大多数多个胎儿妊娠目前是通过剖宫产分娩的。这减轻了电子胎心监护的困难，可以避免未识别的低氧血症（特别是因为 IU-GR 发生率高）并预防对非头位胎儿进行助产时造成的产伤。由于孕中期早产发生率更高，在先露胎儿分娩后应当考虑选择保守处理，被动等待留存的胎儿以延长孕龄[62]。

多胎妊娠诊所的概念

越来越多的共识意见认为，多胎妊娠的处理应当集中在一个经过设计的"多胎妊娠门诊"进行，具备有经验的助产士，能够进行产科讨论和决策，并能够立刻进行诊断性超声，获得多学科团队（即麻醉、新生儿科和心理服务）的意见。这种保健应当是整合模式（从广义上），并由区域或亚区域中心组织，取决于本地人群的需求和数量。这样的诊所应当能够及时地诊断多胎妊娠并发症，制订产前、产时和产后阶段对多胎妊娠孕妇的个体化保健计划。

十二、总结

多胎妊娠的发生率呈上升趋势，这一现象随

着母亲年龄的增加和辅助生育技术的应用而增加。即便如此,多胎妊娠中占比最大的是双胎。围产保健应当由多胎诊所的专家团队来进行,使产前保健(受绒毛膜性影响)、产时照护及产后健康状况都能够提前被讨论和计划。希望这样的发展能将这种复杂妊娠的母亲和围产期风险增加最小化(框图 4-10)。

框图 4-10

- 世界范围内双胎和三胎妊娠的发生率都在增加。这会造成母亲和围产期不良结局的风险显著增加。
- 人工生育技术的改良(单个胚胎移植)能够显著降低(不是完全消除)多胎妊娠的风险。
- 通过孕早期超声确定绒毛膜性是一个重要的因素。单绒毛膜双胎妊娠会造成围产期死亡和发病风险增加。
- 应当在经过设计的多学科门诊对多胎妊娠进行管理,在这里可以以整体模式对妊娠进行管理。这包括了对产时照护的讨论和计划。
- 在产后阶段,多胎妊娠儿童的母亲需要更多的支持,因为她们的情感/心理疾病风险增加,还可能导致社会经济压力增大。

(周希亚 **译** 戚庆炜 **校**)

参考文献

[1] Ward RH, Whittle MJ (eds) *Multiple Pregnancy*. London:RCOG Press, 1995.

[2] Royal College of Obstetricians and Gynaecologists. Multiple pregnancy:Study Group Statement. In:Kilby M, Baker P, Critchley H, Field D (eds)*Multiple Pregnancy*. London:RCOG Press, 2006.

[3] National Institute for Health and Care Excellence. *Multiple Pregnancy:Antenatal Care for Twin and Triplet Pregnancies*. Clinical Guideline CG129. London:NICE, 2011. Available at https://www. nice. org. uk/guidance/cg129

[4] Martin NG, Robertson DM, Chenevix-Trench G, de Kretser DM, Osborne J, Burger HG. Elevation of follicular phase inhibin and luteinising hormone levels in mothers of dizygotic twins suggests non-ovarian control of human multiple ovulation. *Fertil Steril* 1991;56:469-474.

[5] Eriksson AW, Fellman J. Demographic analysis of the variation in the rates of multiple maternities in Sweden since 1751. *Hum Biol* 2004;76:343-359.

[6] Office for National Statistics. *Birth Statistics*. Multiple birth: birth characteristics. https://www. ons. gov. uk/peoplepopulationandcommunity/birthsdeathsand marriages/livebirths/datasets/birthcharacteristics inenglandandwales

[7] Derom C, Derom R, Vlietinck R, Maes H, Van den Berghe H. Iatrogenic multiple pregnancies in East Flanders, Belgium. *Fertil Steril* 1993;60:493-496.

[8] Sebire NJ, Snijders RJ, Hughes K, Sepulveda W, Nicolaides KH. The hidden mortality of monochorionic twin pregnancies. *Br J Obstet Gynaecol* 1997;104:1203-1207.

[9] Lewi L, Jani J, Blickstein I *et al*. The outcome of monochorionic diamniotic twin gestations in the era of invasive fetal therapy:a prospective cohort study. *Am JObstet Gynecol* 2008;199:514. e1-e8.

[10] Bejar R, Vigliocco G, Gramajo H *et al*. Antenatal origin of neurological damage in newborn infants. II. Multiple gestations. *Am J Obstet Gynecol* 1990;162:1230-1236.

[11] Royal College of Obstetricians and Gynaecologists. *Management of Monochorionic Twin Pregnancy*. Green-top Guideline No. 51. November 2016. Available at http://onlinelibrary. wiley. com/doi/10. 1111/1471-0528. 14188/pdf

[12] Boklage CE. Survival probability of human conceptions from fertilisation to term. *Int J Fertil* 1990;35:75, 79-80,81-94.

[13] Landy HJ, Keith LG. The vanishing twin:a review. *Hum Reprod Update* 1998;4:177-183.

[14] Spencer K, Kagan KO, Nicolaides KH. Screening for trisomy 21 in twin pregnancies in the first trimester:an update of the impact ofchorionicity on maternal serum markers. *Prenat Diagn* 2008;28:49-52.

[15] Royal College of Obstetricians and Gynaecologists. *Amniocentesis and Chorionic Villus Sampling*. Greentop Guideline No. 8. London:RCOG Press, 2010. Available at https://www. rcog. org. uk/globalassets/documents/guidelines/gtg_8. pdf

[16] Agarwal K, Alfirevic Z. Pregnancy loss after chorionic villus sampling and genetic amniocentesis in twin pregnancies:a systematic review. *Ultrasound*

Obstet Gynecol. 2012;40:128-134.

[17] Evans MI, Ciorica D, Britt DW, Fletcher JC. Update on selective reduction. *Prenat Diagn* 2005;25:807-813.

[18] O'Donoghue K, Rutherford MA, Engineer N, Wimalasundera RC, Cowan FM, Fisk NM. Transfusional fetal complications after single intrauterine death in monochorionic multiple pregnancy are reduced but not prevented by vascular occlusion. *BJOG* 2009;116:804-812.

[19] Malone FD, D'Alton ME. Multiple gestation: clinical characteristics and management. In: Creasy RK, Resnik R (eds) *Creasy and Resnik's Maternal-Fetal Medicine*, 6th edn. Philadelphia: Saunders Elsevier, 2009:453-476.

[20] Malone FD, Kauffman GE, Chelmow D, Athanassiou A, Nores JA, D'Alton ME. Maternal morbidity in twin and triplet pregnancies. *Am J Perinatol* 1998;15:73-76.

[21] Thorpe K, Golding J, MacGillivray I, Greenwood R. Comparison of prevalence of depression in mothers of twins and mothers of singletons. *BMJ* 1991; 302:875-878.

[22] Blickstein I, Goldman RD, Smith-Levitin M, Greenberg M, Sherman D, Rydhstroem H. The relation between inter-twin birth weight discordance and total twin birth weight. *Obstet Gynecol* 1999; 93:113-116.

[23] Bronsteen R, Goyert G, Bottoms S. Classification of twins and neonatal morbidity. *Obstet Gynecol* 1989; 74:98-10.

[24] Gratacós E, Lewi L, Muñoz B et al. A classification system for selective intrauterine growth restriction in monochorionic pregnancies according to umbilical artery Doppler flow in the smaller twin. *Ultrasound Obstet Gynecol* 2007;30:28-34.

[25] Information Services Division, NHS Scotland. Scottish Perinatal and Infant Mortality and Morbidity Report, 2008. http://www. healthcareimprovementscotland. org/our_work/reproductive,_maternal_child/programme_resources/spimmr_2008. aspx

[26] Confidential Enquiry into Maternal and Child Health. *PerinatalMortality* 2007. London: CEMACH, 2009. Available at https://www. oaa-anaes. ac. uk/assets/_managed/editor/File/Reports/2007_Perinatal_mortality. pdf

[27] Honest H, Bachmann LM, Coomarasamy A, Gupta JK, Kleijnen J, Khan KS. Accuracy of cervical transvaginal sonography in predicting preterm birth: a systematic review. *Ultrasound Obstet Gynecol* 2003;22:305-322.

[28] Goldenberg RL, Iams JD, Miodovnik M et al. The preterm prediction study: risk factors in twin gestations. National Institute of Child Health and Human Development Maternal-Fetal Medicine Units Network. *Am J Obstet Gynecol* 1996;175:1047-1053.

[29] Crowther C, Han S. Hospitalisation for bed rest in twin pregnancy. *Cochrane Database Syst Rev* 2010; (7):CD000110.

[30] Dodd JM, Crowther CA. Hospitalisation for bed rest for women with a triplet pregnancy: an abandoned randomised controlled trial and meta-analysis. *BMC Pregnancy Childbirth* 2005;5:8.

[31] Keirse MJ. New perspectives for the effective treatment of pretermlabour. *Am J Obstet Gynecol* 1995; 173:618-628.

[32] Norman JE, Mackenzie F, Owen P et al. Progesterone for the prevention of preterm birth in twin pregnancy (STOPPIT): arandomised, double-blind, placebocontrolled study and meta-analysis. *Lancet* 2009;373:2034-2040.

[33] Berghella V, Odibo AO, To MS, Rust OA, Althuisius SM. Cerclage for short cervix on ultrasonography: meta-analysis of trials using individual patient-level data. *Obstet Gynecol* 2005;106:181-189.

[34] Rouse DJ, Caritis SN, Peaceman AM et al. A trial of 17 alpha-hydroxyprogesterone caproate to prevent prematurity in twins. *N Engl J Med* 2007;357:454-461.

[35] Fonseca EB, Celik E, Parra M, Singh M, Nicolaides KH. Progesterone and the risk of preterm birth among women with a short cervix. *N Engl J Med* 2007;357:462-469.

[36] Schuit E, Stock S, Rode L et al. Effectiveness of progestogens to improve perinatal outcome in twin pregnancies: an individual participant data meta-analysis. *BJOG* 2015;122:27-37.

[37] Gaardner MO, Goldenberg RL, Cliver SP, Tucker JM, Nelson KG, Copper RL. The origin and outcome of preterm twin pregnancies. *Obstet Gynecol* 1995;85:553-557.

[38] Brownfoot FC, Crowther CA, Middleton P. Different corticosteroids and regimens for accelerating fe-

tal lung maturation for women at risk of preterm birth. *Cochrane Database Syst Rev* 2008; (4):CD006764.

[39] Burkett G, Bauer C, Morrison J, Curet L. Effects of prenatal dexamethasone administration on prevention of respiratory distress syndrome in twin pregnancies. *J Perinatol* 1986;6:304-308.

[40] Choi SJ, Song SE, Seo ES, Kim JH, Roh CR. The effects of single or multiple courses of antenatal corticosteroids therapy on neonatal respiratory distress syndrome in singleton vs. multiple pregnancies. *Aust NZ J Obstet Gynaecol* 2009;29:173-179.

[41] Holmes R, Wardle P, Tuohy J. Antenatal steroids administration in twin pregnancy. *Contemp Rev Obstet Gynaecol* 1996;8:181-184.

[42] Ong SS, Zamora J, Khan KS, Kilby MD. Prognosis for the co-twin following single-twin death: a systematic review. *BJOG* 2006;113:992-998.

[43] Roberts D, Neilson JP, Kilby MD, Gates S. Interventions for the treatment of twin-twin transfusion syndrome. *Cochrane Database Syst Rev* 2008; (1):CD002073.

[44] Slaghekke F, Lopriore E, Lewi L et al. Fetoscopic laser coagulation of the vascular equator versus selective coagulation for twin-to-twin transfusion syndrome: an open-label randomised controlled trial. *Lancet* 2014;383:2144-2151.

[45] Moore TR, Gale S, Benirschke K. Perinatal outcome of forty-nine pregnancies complicated by acardiac twinning. *Am J Obstet Gynecol* 1990;163:907-912.

[46] Lee H, Wagner AJ, Sy E, Ball R, Feldstein VA, Goldstein RB. Efficacy of radioferequency ablation in management of TRAP. *Am J Obstet Gynecol* 2007; 196:459.e1-e4.

[47] O'Donoghue K, Barigye O, Pasquini L, Chappell L, Wimalasundera RC, Fisk NM. Interstitial laser therapy for fetal reduction in monochorionic multiple pregnancy:loss rate and association with aplasia cutis congenita. *Prenat Diagn* 2008;28:535-543.

[48] Peek MJ, McCarthy A, Kyle P, Sepulveda W, Fisk NM. Medical amnioreduction with sulindac to reduce cord complications in monoamniotic twins. *Am J Obstet Gynecol* 1997;176:334-336.

[49] Dias T, Mahsud-Dornan S, Bhide A, Papageorghiou AT, Thilaganathan B. Cord entanglement and perinatal outcome in monoamnionic twin preg-

nancies. *Ultrasound Obstet Gynecol* 2010; 35: 201-204.

[50] Hack KE, Derks JB, Schaap AH et al. Perinatal outcome of monoamniotic twin pregnancies. *Obstet Gynecol* 2009;113:353-360.

[51] Baxi LV, Walsh CA. Monoamniotic twins in contemporary practice:a single-center study of perinatal outcomes. *J Matern Fetal Neonatal Med* 2010;23:506-510.

[52] Smith GCS, Shah I, White IR, Pell JP, Dobbie R. Mode of delivery and the risk of perinatal death amongst twins at term. *BJOG* 2005;112:1139-1144.

[53] Smith GCS, Fleming KM, White IR. Birth order in twins and the risk of perinatal death related to delivery in England, Northern Ireland and Wales, 1994-2003. *BMJ* 2007;334:576.

[54] Armson BA, O'Connell C, Persad V, Joseph KS, Young DC, Baskett TF. Determinants of perinatal mortality and serious neonatal morbidity in the second twin. *Obstet Gynecol* 2006;108:556-564.

[55] Herbst A, Kallen K. Influence of mode of delivery on neonatal mortality in the second twin, at and before term. *BJOG* 2008;115:1512-1517.

[56] Crowther CA. Caesarean delivery for the second twin. *Cochrane Database Syst Rev* 2000; (2):CD000047.

[57] Templeton A, Morris JK. Reducing the risk of multiple births by transfer of two embryos after in vitro fertilisation. *N Engl J Med* 1998;339:573-577.

[58] Gelbaya TA, Tsoumpou I, Nardo LG. The likelihood of live birth and multiple birth after single versus double embryo transfer at the cleavage stage:a systematic review and meta-analysis. *Fertil Steril* 2010;94:936-945.

[59] Lipitz S, Reichman B, Uval J et al. A prospective comparison of the outcome of triplet pregnancies managed expectantly or by multifetal reduction to twins. *Am J Obstet Gynecol* 1994;170:874-879.

[60] Evans MI, Berkowitz RL, Wapner RJ et al. Improvement in outcomes of multifetal pregnancy reduction with increased experience. *Am J Obstet Gynecol* 2001;184:97-103.

[61] Papageorghiou AT, Avgidou K, Bakoulas V, Sebire NJ, Nicolaides KH. Risks of miscarriage and early preterm birth intrichorionic triplet pregnancies with embryo reduction versus expectant management:new data and systematic review. *Hum Reprod*

2006;21:1912-1917.

[62] Antsaklis A，Daskalakis G，Papageorgiou I，Aravantinos D. Conservative treatment after miscarriage of one fetus in multifetal pregnancies. Report of three cases and review of the literature. *Fetal DiagnTher* 1996;11:366-372.

第5章 分娩

第一节

正常分娩机制

Andrés López Bernal[1], Errol R. Norwitz[2]

[1] *Translational Health Sciences, University of Bristol, Dorothy Hodgkin Building and St Michael's Hospital, Bristol, UK*

[2] *Department of Obstetrics and Gynecology, Tufts Medical Center, Boston, Massachussetts, USA*

一、分娩启动

分娩的启动是子宫内一系列生化事件级联反应的结果,这些事件最终导致宫颈软化、扩张及子宫收缩力增加(图 5-1)。不合适的出生时机是导致新生儿死亡及患病的主要原因。分娩启动的机制目前仍不明确,因此我们还不能很好地预测和治疗早产,后者导致潜在的新生儿严重并发症、父母的心理创伤和高昂的医疗费用。自发性早产的内分泌和细胞内途径与导致足月生理性分娩启动的途径可能相同,也可能不同。尽管新生儿重症监

(a)

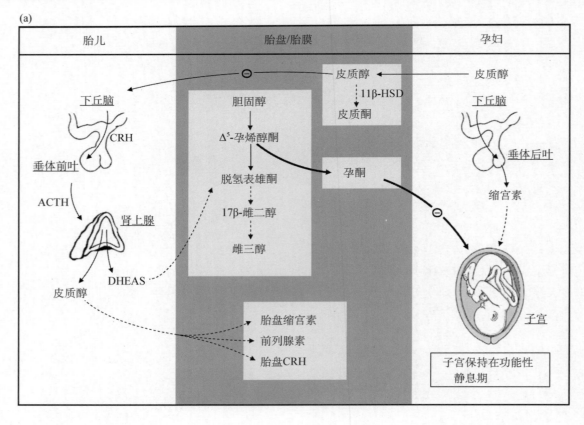

(b)

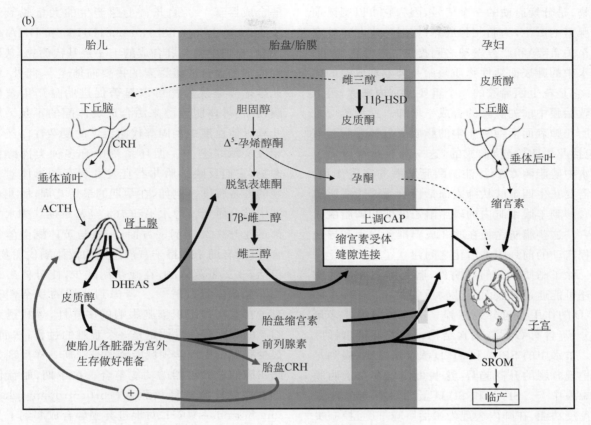

图 5-1 设想的启动足月分娩的"分娩级联反应"

  足月孕妇的一套整合的分娩级联反应通过一系列的旁分泌/自分泌激素调控着足月孕妇的自然临产。图中展示了有助于维持整个孕期子宫处于静息状态的因素(a)和足月产程发动的因素(b)。这一过程包括了对子宫收缩起抑制作用的孕酮撤退,也包括了促进雌三醇产生、上调子宫内收缩相关蛋白表达的相应级联反应的激活。ACTH. 促肾上腺皮质激素;CAP. 收缩相关蛋白;CRH. 促肾上腺皮质释放激素;DHEAS. 硫酸脱氢表雄酮;11β-HSD. 11β羟基类固醇脱氢酶;SROM. 胎膜自发破裂。

护病房的条件有了很大的改善,但早产儿的围产期死亡率仍保持稳定,存活婴儿也可能会出现各种短期和长期的并发症和残疾[1,2]。另一方面,我们对这个生理机制的认知不足,也会导致引产困难。超过 25% 的孕妇会因为过期妊娠(孕 41 周或以上)、妊娠期高血压疾病、胎膜早破或其他适应证需要引产[3]。阴道前列腺素联合静脉输注缩宫素是常见的引产方法;缩宫素还可以用于自发临产的宫缩加强。诱发宫缩存在失败、增加剖宫产分娩的风险。在一项关于初产妇剖宫产原因的研究中,大多数(70%)是由于"引产失败/难产",29% 是由于胎儿窘迫,1% 是由于临床紧急状况(如脐带脱垂、胎盘早剥)[4]。包括了超过 200 万女性、涉及多个国家的研究显示,足月引产孕妇

的剖宫产率为 30%～40%,这导致了近十年剖宫产分娩量增加了 50%[5]。这一令人信服的流行病学证据表明,足月引产是导致母儿患病率的一个主要原因,并强调了提高对人类分娩机制的了解的重要性,这样有助于我们开发出更有效的引产和加速产程的方法(框图 5-1)。

框图 5-1

产科医疗工作者目前尚不能很好地预测和预防早产临产和早产,因而导致了潜在的新生儿严重并发症、父母的心理创伤和高昂的医疗费用。

1. 胎儿信号

胎儿肺表面活性物质(脂质和载脂蛋白的混

合物)是分娩启动的一个信号,因为它可以刺激前列腺素的产生,为胎儿肺成熟(这对新生儿宫外存活至关重要)和产程发动之间提供了联系的纽带。羊水中的肺表面活性物质是胎儿肺发育成熟的体现,它是花生四烯酸的一个重要的宫内来源,可以导致胎膜中前列腺素的合成率增加。这种效应是由胎儿肺表面活性物质中的脂质成分释放脂肪酸(包括花生四烯酸)形成的,这一释放过程既需要羊水中磷脂酶 C 和甘油三酯脂肪酶的序贯作用,也需要花生四烯酸从肺表面活性物质磷脂酰胆碱中转移到羊膜细胞内的磷脂酰乙醇胺和磷脂酰肌醇[6]。这些脂肪途径在胎儿成熟准备出生和导致产程启动的前列腺素活化之间建立了联系。

除了脂质成分的影响外,胎儿肺表面活性物质还可能通过肺表面活性物质相关蛋白 SP-A 和 SP-D 的作用参与分娩过程。这些蛋白都是多聚体分子,含有 C 型凝集素结构域和胶原蛋白样区域。羊水中的 SP-A 和 SP-D 浓度从孕 26 周到足月呈现急剧的升高趋势,这些蛋白也存在于胎膜和蜕膜中[7]。SP-A 和 SP-D 蛋白具有与生俱来的免疫功能,在肺内表现为激活巨噬细胞、控制炎症和清除微生物、凋亡及坏死细胞。这些蛋白对羊膜腔的非免疫性防御机制具有重要作用。SP-A 与巨噬细胞表面的 Toll 样受体 TLR-2 和 TLR-4 相互作用,促进白细胞介素(interleukin,IL)-1β 和核因子(nuclear factor,NF)-κB 的表达[8]。在小鼠中,羊膜腔内注射 SP-A 诱发早产的过程便包括了 NF-κB 的活化[9]。SP-A 通过激活 NF-κB 和丝裂原活化蛋白(mitogen-activated protein,MAP)激酶途径,对人类子宫肌细胞产生直接的刺激作用[10]。另一方面,SP-A 似乎抑制了羊膜上皮中促炎细胞因子的表达[11]。SP-D 在肺宿主防御中的作用,尤其在早产儿肺内,得到了很好的证实。SP-D 可以与细菌 DNA 或死亡细胞表面结合,促进核酸的清除,限制感染或凋亡部位的炎症反应。SP-D 在分泌期子宫内膜和胎盘绒毛中均有表达,可能对着床或孕期预防宫内感染有一定作用[12]。

类固醇:人类胎儿胎盘单元内不同部位的酶活性分布存在互补,从而使类固醇具有复杂多样的代谢途径[13]。胎儿肾上腺和肝、母体肾上腺和肝以及胎盘整合在一起,共同构成了孕期的类固醇合成器官[14]。胎儿肾上腺产生的大量脱氢表雄酮(dehydroepiandrosterone,DHA)和 DHA 硫酸盐,再加上胎儿肝合成的 16α-羟基代谢物,共同构成了胎盘合成雌激素的重要前体[15]。此外,胎儿孕烯醇酮硫酸盐可以显著促进胎盘产生黄体酮,弥补母体胆固醇来源合成黄体酮的不足。胎儿和母体血液中类固醇代谢组学的复杂性已经有相关文献综述[16]。循环系统中有多种类固醇代谢物,它们反映了胎儿器官发育状态和母体对分娩的准备程度。例如,在孕期的最后几周,胎儿血液中结合雄烯二醇水平和 16α-羟基雄烯二酮水平都迅速升高[15]。另一方面,一些与黄体酮受体结合、可能有助于维持子宫静息期的黄体酮代谢物,包括 5β-二氢黄体酮,在晚孕期减少,使母体出现功能性黄体酮撤退[17]。考虑到代谢的复杂性和对子宫及宫颈组织细胞影响的多样性,寻找诱发临产的类固醇信号注定是一个艰难的过程;然而,很少有哪个生理学领域能够像孕晚期一样出现如此明确的母胎脏器的功能整合。在孕期,胎盘促肾上腺皮质激素释放激素(corticotrophin-releasing hormone,CRH)对促进类固醇合成起到了关键作用,尤其促进了胎儿肾上腺的胎儿带产生 DHA 和其他硫酸类固醇。母体循环中的 CRH 水平升高被认为是预测分娩和早产的指标[18],不过预测效果很差[19]。在孕晚期或临分娩期同时检测多种类固醇化合物的预测效果可能会优于单独检测 CRH[16]。

2. 炎性反应

(1)蜕膜活化:蜕膜细胞,尤其是组织巨噬细胞,可能通过促进前列腺素和促炎性因子的合成和释放,在分娩机制中发挥作用[20]。前列腺素是不少物种产程发动最终的共同途径,它们通过高度整合的运输系统和子宫蜕膜及肌层内的特异性受体信号途径实现子宫收缩和宫颈成熟的同步化[21,22]。此外,蜕膜是免疫耐受发生的地方,可以保护胎儿和胎盘免受感染。人类蜕膜细胞合成的前列腺素(prostaglandin,PG)$F_{2α}$ 在产后获得的样本中高于产程开始时,而其他前列腺素(PGE_2,PGD_2)和它们的代谢产物合成量保持相对稳定[23]。足月时,从胎盘、羊膜和绒毛膜蜕膜释放到羊水中的 PGF 异构体 $PGF_{9α}$,$11β-PGF_2$ 明显增加[24]。$PGF_{2α}$ 和 $PGF_{9α}$,$11β-PGF_2$ 对子宫肌层细胞有直接影响,可以通过刺激 FP 受体,增加细胞内钙、促进子宫收缩[25]。目前尚不明确是什么原因导致分娩时 PGF 的释放选择性增加,但似乎与巨噬细胞产生的细胞因子活性相关,这些巨噬细胞迁移定居于蜕膜组织中,在孕期起到重要的调节作用。巨噬细胞具有高度的可塑性,它们的行为受到周围组织微环境的影响。促炎性因子(IL-1;肿瘤坏死因子 α,tumour necrosis factor-α,TNF-α)对蜕膜巨噬细胞有强烈的旁分泌和自分泌作用,可以促进前列腺素合成酶的上调[24,26]。在有的孕妇中,由于蜕膜组织感染或出血可能诱发前列腺素的未足月释放,进而导致极早期早产(孕 30 周前),对新生儿产生重大不良影响[27,28]。

(2)炎症和分娩启动:炎症导致的细胞破坏,尤其在感染情况下,可以导致子宫收缩及临产,但是这并不被认为是自发临产的普遍机制。在一项入组 200 多名足月剖宫产孕妇的研究中,最常见出现组织病理学炎性反应的宫内部位便是蜕膜组织[29]。如果在尚未临产时进行选择性剖宫产,蜕膜炎的发生率较低(6%),然而一旦临产后再行剖宫产,蜕膜炎的发生率明显升高(29%)。这种现象可以被解释为炎症和自然临产之间的因果关系;然而,大多数发生炎性反应(86%)的孕妇处于宫口开大 5cm 及以上亚组。蜕膜炎也可能是临产后的结果,而不是原因[29]。在早产分娩中,胎膜炎症的发生率明显高于足月分娩组。最近的一项研究发现,在早产妊娠中,急性绒毛膜羊膜炎发生率为 30%,但是足月妊娠中仅有 5.1%[30],该研究进一步证实了之前的一些观察性研究结果:胎膜中出现细菌或组织学证实的绒毛膜羊膜炎的发生率和孕周之间存在负相关[31]。与临产无关的因素(如手术创伤、缺氧、潜在疾病)也可以导致子宫肌层不少急性期反应基因的表达增加;这些改变可能是由于产程后期继发的炎性反应,而不是临产所必需的改变[32]。在感染相关的早产中,炎症可能是自发临产的触发因素,但这不能被认为是足月临产发动的潜在机制。继续寻找孕妇分娩启动的生理途径十分重要。我们向大家展现了蜕膜功能和分娩启动之间关系的一些新的展望,强调了生物学因素(前列腺素、细胞因子、生长因子和活性氧类)、遗传易感性和免疫防御机制对人类分娩调节的复杂的相互作用(框图 5-2)。

> **框图 5-2**
>
> 前列腺素是分娩级联反应中的最终共同通路。以任何途径、对任何物种、在孕周任何期别给予前列腺素都可以导致妊娠终止。

3. 内源性递质

(1)缩宫素的作用:很多基因可能参与了子宫收缩的调节,它们的表达受到雌激素、孕激素和其他妊娠激素的调节。缩宫素(oxytocin,OXT)是古老的非肽类激素家族的一员,由于它能刺激子宫收缩,因此其人工合成物被广泛地用于引产和加速产程。在人类分娩过程中 OXT 分泌的脉冲频率增加[34],一般认为这对于产褥期减少产后子宫出血和启动泌乳都很重要。然而,OXT 在分娩启动中的作用尚不明确。妊娠期子宫对 OXT 的高度敏感度是由于子宫肌层的缩宫素受体(oxytocin receptor,OXTR)浓度较非孕期显著升高导致[35,36]。足月时子宫对 OXT 的敏感度依然维持在高位,但分娩时并没有明显增加;临产前也没有发出预警,子宫对血循环中 OXT 的敏感度并未改变[37]。OXT 对人类分娩有促进宫缩,有助于分娩并减少产后出血、帮助子宫为分娩启动做好准备等作用。除了通过子宫肌细胞中的磷脂酶 C/钙通路促进子宫收缩外,OXT 还可以通过依赖钙调神经磷酸酶的途径激活 NFAT(nuclear factors of activated T cells,活化 T 细胞核因子)转录因子[38]。钙调神经磷酸酶-NFAT 信号级联位于许多细胞表面受体的信号通路下游,包括 G 蛋白偶联受体(如子宫肌细胞的 OXT 受体和前列腺素受体)和酪氨酸激酶受体(如生长因子和细胞因子受体),为各种激素、生长因子和其他参与子宫和宫颈的临产准备的内源性调节物的作用汇合和放大提供了便利。NFAT 参与了 OXT 介导的促进人类子宫肌细胞内 PTGS2(prostaglandin-endoperoxide synthase 2,前列腺素内过氧化物合成酶 2,又被称为 COX2)表达的过程,对前列腺素合成的限速步骤进行调节。而且,OXT 可以通过其他途径,包括 NF-κB 复合物途径,诱导 PTGS2 的表达,促进人类子宫肌细胞和羊膜细胞的前列腺素释放,为子宫对各种细胞因子和其他炎性刺激物的反应提供了联系纽带[39]。OXT 对人体子宫肌细胞钙环境稳定的影响凸显了其在正常产程发动中的重要性[40,41]。

(2)缩宫素受体：OXT 是一种强效的刺激性肽类，人们认为子宫内 OXTR 的浓度增加可能是导致临产的触发因素[35]。这也意味着，子宫肌层的 OXTR 低水平表达可能会有利于妊娠维持期保持子宫的静息状态。然而，晚孕期子宫肌层的 OXTR 浓度非常高，且并没有证据证实在产程发动后其浓度会进一步增高[42-44]。可能有人会说，OXTR 在临产前一直处于解偶联或阻断状态可能是导致子宫收缩受抑制的原因。然而，在孕期的最后几周，人类子宫对 OXT 的敏感度十分稳定，并且在自然分娩前也不会增加[37]。不管是 OXT 还是 OXTR 缺陷的小鼠，它们的妊娠和分娩均正常[45,46]。在小鼠实验中，越来越多的证据表明，OXTR 功能抑制与妊娠期子宫松弛无关，尽管 OXT 依然被认为对黄体功能[47]、医疗干预反应[46]和社会学行为[45,48]有重要影响。不管怎样，OXTR 拮抗药的设计被认为是一种不错的早产治疗方案，因为这些药物有相对更高的子宫选择性和更少的不良反应[41,49,50]。

(3)表皮生长因子：孕期羊水内的表皮生长因子（epidermal growth factor，EGF）浓度逐渐升高[51]。母血中 EGF 的浓度范围在 70～800pg/ml[52]，但是脐带血中的浓度更高（500～3000pg/ml）[53]。一般认为，EGF 对胎儿的成熟有重要影响，最近的研究认为它可能参与了子痫前期的发病病理过程[52]。不过，EGF 是否作为生理学递质参与了分娩启动，我们仍了解不多。EGF 可以促进人类羊膜[54]和子宫肌细胞[55]表达 PTGS2，相关机制的研究已经取得了部分进展。EGF 通过一种特殊的受体（EGFR，ErbB 酪氨酸激酶家族的第一个成员）起作用，该受体也是多种临床批准的抗癌药物的靶点。在人类子宫肌细胞中，通过 EGFR 与丝裂原活化蛋白激酶（即 MEK1/2 和 ERK1/2）家族成员的相互作用，EGF 可以起到促进 PTGS2 表达的作用。这种作用的前提条件是蛋白激酶 C 的活化[55]。有趣的是，OXT 通过某种机制刺激子宫肌细胞内 ERK1/2，OXTR 对 EGFR 的激活和钙离子作用可能参与了该机制[56]。EGF，可能还有其他的生长因子和

细胞因子，它们对子宫前列腺素释放和急性期反应产生影响，这种影响是由类固醇受体辅助激活的相互作用蛋白和多种转录因子介导的[57]。OXT 和 EGF 可以通过受体激活和细胞内信号的整合促进 PTGS2 的表达和前列腺素的释放。这些合作效应促进了孕妇在生理上为分娩做好准备。此外，促炎性因子可以通过 NF-κB 和蛋白激酶 C 增强 PTGS2 的转录表达，从而进一步激活这些途径[39,55]。IL-1β 和 TNF-α 在人类子宫肌细胞内不仅会刺激 PTGS2，还会刺激前列腺素合成终端酶 AKR1B1（前列腺素 F 合成酶）和 PTGES（前列腺素 E 合成酶）[58]。分娩机制很可能原本设定主要对内源性激素和生长因子做出应答，同时这个系统也具有对各种炎性刺激物的应答能力，引起提前临产或早产（图 5-2）。许多研究数据来源于使用孤立子宫组织的体外试验，因此可能无法解释产程发动时体内母儿各脏器相互作用产生的复杂生物反应。

4. 子宫作为平滑肌器官

子宫为囊胚植入提供了一个安全的环境。富于营养的子宫内膜层此时容受性好，有利于有活力的囊胚和滋养层的发育。在跨度 40 周的妊娠期内，胎儿、胎盘和羊水在质量上有显著增加，对母亲的血流动力学、代谢和身体承受力提出明显的挑战。同时，子宫必须在体积扩张的同时保持相对稳定，宫颈要闭合，使胎儿有足够的时间进行生长和分化，直到其为宫外存活做好充分准备。然而，在产程发动时，子宫要负责通过结构上、生化和电生理变化来驱动分娩过程，这些变化可以导致宫颈软化和扩张，并使子宫收缩达到同步化。随着胎儿和胎盘的娩出，这个过程结束，此后是子宫重塑和复旧的剧烈动荡期。

子宫肌层中含有一种特殊的平滑肌细胞，它们成束排列在胶原结缔组织基质中。胶原纤维有助于传导子宫肌束产生的力量。宫颈的成熟过程包括结缔组织中胶原溶解性的增加、基质蛋白聚糖的改变。这一过程被认为是一种炎性反应[59]，伴有细胞因子[60]和其他促炎性分子的水平升高，参与了自发临产时宫颈重塑机制的 Toll 样受体（TLR2，TLR4）介导了该信号通路[61]。

5. 子宫收缩的基础

子宫平滑肌细胞内的肌动蛋白（细肌丝）和肌

(a)

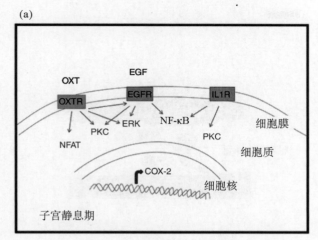

(b)

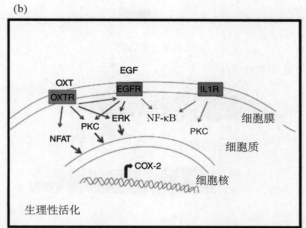

(c)

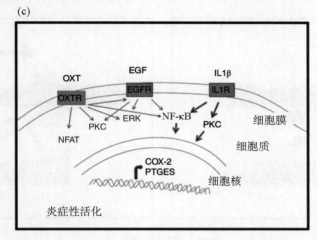

图 5-2　子宫激活的简化机制

（a）孕期子宫处于相对静息期，由于前列腺素内过氧化物合成酶 2（也称为 COX2）表达水平极低，前列腺素的合成也极少。（b）通过对缩宫素受体（OXTR）和表皮生长因子受体（EGFR）的刺激，COX2 的表达和前列腺素的产生增加，两种受体可以独立或协同地通过主要信号级联反应达到上述效果，涉及的信号通路包括丝裂原活化蛋白激酶（如 ERK）、蛋白激酶 C（protein kinase C，PKC）和转录因子如 NFAT（活化 T 细胞核因子，nuclear factor of activated T cells）。（c）存在炎症刺激时（感染或出血后继发的白细胞浸润和巨噬细胞活化），白介素 1β 受体（interleukin 1βreceptors，IL1R）可以通过对 COX2 和其他终端前列腺素合成酶（如 PTGES）的强刺激，使前列腺素的释放达到极高的水平。所涉及的通路包括 PKC 和 NF-κB（核因子 κB，nuclear factor of kappa B），还可能涉及 OXTR 和 EGFR 信号通路的中断。

球蛋白（粗肌丝）排列方式不像横纹肌那样整齐，但是依赖于复杂的细胞骨架结构，它们依然组成了有效的收缩单元[62]。哺乳动物的平滑肌肌球蛋白属于 II 型肌球蛋白，其特征是由两条重链（约 200kDa）和两对轻链组成的六聚体蛋白质结构，每对轻链由 20kDa 的调节性肌球蛋白轻链（MYL_{20}）和 17kDa 的核心轻链构成。肌球蛋白按功能划分，可以分为 3 个区域：与肌动蛋白相互

作用并与 ATP 结合的运动区域；与轻链结合并作为钙调蛋白作用位点的颈部区域；帮助运动区域定位以便与肌动蛋白相互作用的尾部区域或锚定区域[63]。肌球蛋白通过向相反方向的两极牵拉肌动蛋白纤维产生收缩力（图 5-3）。

　　肌球蛋白不仅是一种结构性蛋白，也是一种酶（Mg-ATP 酶），它可以水解 ATP 产生机械能。肌球蛋白的 ATP 酶区域位于头部，可以被肌动蛋

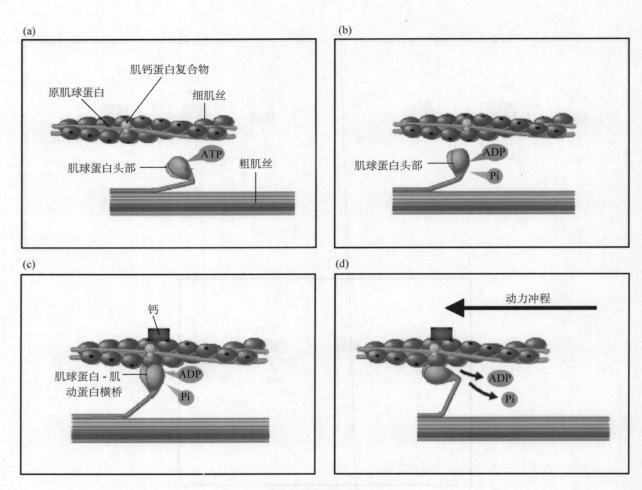

图 5-3 肌肉收缩机制

　　(a)收缩单元静息状态的外观。粗肌丝代表肌球蛋白,细肌丝代表肌动蛋白。肌动蛋白表面的肌球蛋白结合位点被一种称为原肌球蛋白的细纤维遮挡覆盖,阻止了肌球蛋白头部与肌动蛋白的结合及横桥形成。三磷腺苷(adenosine triphosphate,ATP)被水解为二磷腺苷(adenosine diphosphate,ADP)和无机磷酸盐(Pi)。肌钙蛋白复合物附着于原肌球蛋白纤维上。(b)随着细胞内钙浓度的增加,钙与肌钙蛋白复合物结合,导致其构象发生改变,肌动蛋白和肌球蛋白的结合位点暴露,形成肌动蛋白-肌球蛋白横桥。(c)肌动蛋白-肌球蛋白横桥的形成导致 Pi 和 ADP 的释放,使肌球蛋白头部弯曲并滑过肌球蛋白纤维。这种"动力冲程"会导致收缩单元的缩短及肌肉力量的产生。(d)在动力冲程最后,肌球蛋白头部释放肌动蛋白结合位点,向后仰至最大幅度,并与新的 ATP 分子结合,为下一次收缩做好准备。肌球蛋白头部的结合并非同步进行(即,有的肌球蛋白头部处于结合状态,而其他的处于游离状态),这样使肌肉产生持续的平滑的力量。每一次肌肉收缩必须伴随横桥的反复形成。

白活化;然而,如果 MYL_{20} 未磷酸化,这种活化的水平极低,但当调节轻链磷酸化后活化程度会有成倍增加。导致 MYL_{20} 磷酸化的酶是钙-钙调蛋白依赖性肌球蛋白轻链激酶(myosin light chain kinase,MYLK)。MYLK 有骨骼肌型、心肌型和平滑肌型三种。这三种类型有一个共同的保守的丝氨酸-苏氨酸激酶区域,但平滑肌型 MYLK 有一个独特的免疫球蛋白和纤连蛋白区域[64]。虽

然被称为平滑肌 MYLK,但它其实在体内几乎所有组织中都有表达,不仅参与了肌肉收缩,也参与了很多其他的细胞活动。激酶通常被认为是可以与多种底物发生反应的混杂酶;然而,尽管 MYLK 在组织内普遍表达,其唯一的已知底物只有肌球蛋白。无论在非孕期还是足月妊娠的子宫组织中,人类子宫肌层都有 137kDa 和 218kDa 两种亚型的 MYLK 表达[65,66]。有趣的是,与非孕

期子宫肌层相比，有一种被称为端蛋白的 19kDa 非催化性 C-末端片段在孕期高度表达，这表明它可能在孕期具有调节作用[66]。平滑肌 MYLK 的 N 末端有一个肌动蛋白结合区域，它们可以与纯化的多聚肌动蛋白（F-肌动蛋白）结合；不过，MYLK 对包含了 II 型肌球蛋白和包括 F-肌动蛋白在内很多其他蛋白的肌丝的亲和力要高得多。MYLK 还具备肌球蛋白和钙调蛋白结合区域。纯化的 MYLK 只能在钙的协助下与钙调蛋白结合。MYLK 的蛋白结构显示，它是一种长而有弹性的分子，可以通过 N-末端与肌动蛋白结合，也可以通过 C-末端的端蛋白区域与肌球蛋白的颈部区域结合。在这个位置时，该酶的催化核心可以在紧紧固定于细肌丝的同时，磷酸化粗肌丝中的 MYL_{20}。MYLK 本身可以被磷酸化，调节其在子宫肌收缩过程中的活性。

6. 子宫收缩力的产生

子宫肌层的平滑肌是肌源性的，它可以在没有外界干预的情况下自发产生收缩。子宫肌细胞的收缩是由动作电位引起的，动作电位可以导致细胞膜去极化，使钙离子通过电压控制通道快速进入细胞（图 5-4）。Ca^{2+} 感受器钙调蛋白可以感受到细胞内钙浓度的升高（$[Ca^{2+}]_i$），激活 MYLK，促进 MYL_{20} 的磷酸化。子宫肌层的 MYLK 的活性对 Ca^{2+} 100～200nM 范围内的微小改变都十分敏感，一般认为，该酶在子宫肌细胞内达到最大活性所需要的 Ca^{2+} 浓度低于其他平滑肌细胞内。MYL_{20} 的磷酸化可以促进肌动蛋白和肌球蛋白纤维形成横桥，促进动力产生[65,67]。分娩时子宫肌层收缩的阶段性特点（阵发性收缩之间间隔有松弛期）十分必要，在长达数小时的分娩时长内，依然保障了胎盘的血供及与胎儿的氧气和代谢废物交换。为了实现宫缩间期的松弛，子宫肌层细胞具有高效的 Ca^{2+} 挤压机制，包括细胞膜内的 Ca^{2+} 泵和 Na^+/Ca^{2+} 交换器，以及将 Ca^{2+} 转移至细胞内存储器，如肌浆网（sarcoplasmic reticulum，SR）[68,69]（图 5-4）。

孕期类固醇激素和胎盘生长激素的升高对子宫的结构有重要影响。子宫肌层组织血管增多，肌细胞增生肥大。与非孕期细胞相比，孕期细胞内的肌动蛋白、肌球蛋白、肌动蛋白结合蛋白包括钙调结合蛋白和钙结合蛋白含量都会成倍增加[65]。

钙调结合蛋白的孕期表达增加被认为是收缩肌纤维这辆肌球蛋白摩托车上的"刹车"，通过 Ca^{2+} 脱敏机制实现刹车效应[70]。在体外实验中比较妊娠期和非妊娠期的子宫肌层，发现在妊娠组织中 MYL 的磷酸化水平和收缩力大小之间的关系更有利[65]。

（1）钙的稳态：子宫收缩的阶段性特点是子宫平滑肌的固有特性，与子宫肌细胞通过可逆性的激活/抑制膜表面受体、离子通道和 Ca^{2+} 泵来调节 $[Ca^{2+}]_i$ 的能力相关。Ca^{2+} 的主要来源是细胞外液，但是细胞内存储器如 SR 也起到了重要的调节作用[71]。

动作电位诱发 Ca^{2+} 通过电压控制通道内流，从而导致子宫肌细胞的去极化[72,73]。有趣的是，孕妇子宫肌细胞的自发动作电位受到缺钠或无钙溶液的抑制[74-76]。这是由于在动作电位产生及肌源性收缩过程中，细胞外 Ca^{2+} 浓度和细胞膜上 Na^+/Ca^{2+} 交换器所起到的核心作用导致的。硫酸镁是钙的天然拮抗药，也是潜在的 L-型钙通道抑制药。硝苯地平是一种常用的阻止外源性 Ca^{2+} 进入细胞内的药物，它也是通过作用于 L-型通道起效的。在使用足月孕妇子宫组织片进行的体外研究中，我们发现，在硝苯地平作用下，无论是自发的还是 OXT 诱导的收缩都不再存在，这也证实了外源性 Ca^{2+} 对孕晚期子宫阶段性收缩特性形成的重要作用。L 型钙通道已经成为治疗早产的药物靶点，如硫酸镁或硝苯地平。这些药可以有效地松弛子宫，但是它们缺乏子宫肌层特异性，会导致多种不良反应。人们也研究了 T 型通道在子宫肌细胞动作电位传递和收缩频率调节中的作用，但这些通道的普遍表达，使之很难成为控制子宫活动的良好药物靶点[77,78]。

（2）细胞内钙存储器：对平滑肌中钙存储器的研究得益于荧光钙指示剂染料的发展，这种染料使人们可以测量分散的细胞腔内的游离 Ca^{2+} 一过性升高。人们对与人类子宫肌层有相关性的多种组织进行了不少大体观察[79]。

① $[Ca^{2+}]_i$ 的零星增加是由于 Ca^{2+} 从细胞内存储器（如 SR）中释放，而不是由于 Ca^{2+} 通过细胞膜进入引起的。

② 这种升高通常是一过性的，并后续伴有 Ca^{2+} 通过电压控制通道进入细胞，如果没有 Ca^{2+} 内流，细胞内储备很快会耗竭。

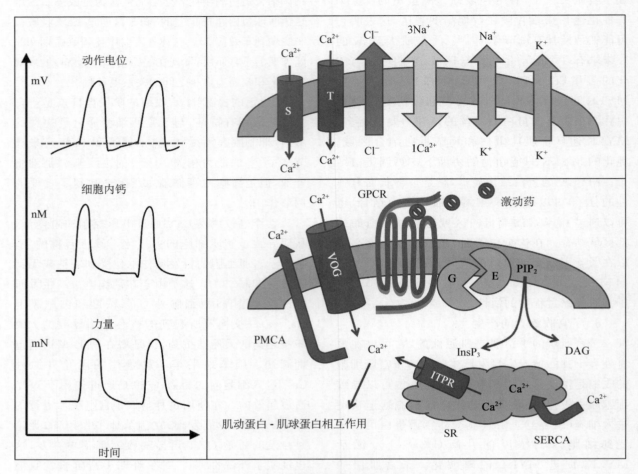

图 5-4 子宫肌层收缩的生理学基础

动作电位由细胞膜（顶部）的定速器去极化产生，该去极化受到多个通道和离子泵的复杂相互作用调控。这些调控通道包括存贮型（S）和 T-型钙通道及钙敏感度氯（Cl⁻）通道，所有这些通道都参与了细胞膜的去极化。这种去极化又受到 Na^+/Ca^{2+} 交换器、具有强烈超极化效应的 Na^+/K^+ 泵和钙敏感的 K^+ 泵的调控。动作电位（以 mV 衡量）打开电压控制的 L 型通道（voltage-operated L-type channels，VOC），促进 Ca^{2+} 快速进入细胞；细胞内 Ca^{2+} 浓度的增加（通常由 100nM 增加到 500nM）可以促进肌动蛋白-肌球蛋白相互作用，产生张力（以 mN 衡量）。缩宫素等刺激性激动药通过 G 蛋白偶联受体（G protein-coupled receptors，GPCR）激活 G 蛋白效应复合物（G protein effector complexes，G/E）。常见的 G/E 相互作用包括 G_q/磷脂酶 C，它可以利用细胞膜的 4,5-二磷酸磷脂酰肌醇（PIP₂）产生两种第二信使，分别为 1,4,5-三磷酸肌醇（InsP₃）和二酰甘油（DAG）。InsP₃ 通过 ITPR 通路，释放存储于细胞内肌浆网（sarcoplasmic reticulum，SR）的 Ca^{2+}，从而促进收缩。DGA 可以促进蛋白激酶 C。子宫肌层收缩的阶段性特点需要有一个快速的 Ca^{2+} 挤压装置，以迅速降低细胞内 Ca^{2+} 浓度，减少张力。Ca^{2+} 可以经由细胞质膜 Ca^{2+}-ATP 酶（plasma membrane Ca^{2+}-ATPases，PMCA）转运出细胞，也可以经由光滑内质网-Ca^{2+} ATP 酶（smooth endoplasmic reticulum Ca^{2+}-ATPases，SERCA）摄取。磷脂酶是一种抑制 SERCA 的蛋白质，但是通过环磷酸腺苷依赖性激酶对磷脂酶的磷酸化，这种抑制作用可以被阻断。

Sources：adapted from Noble et al.[83]，Berridge[84] and Sanborn[89].

③两种类型的细胞内存储器，它们的调控机制各不相同：一种含有雷诺丁受体（ryanodine receptors，RYRs），可以被雷诺丁或咖啡因激活；另一种是含有 1,4,5-三磷酸肌醇受体（inositol 1,4,5-trisphosphate receptor，ITPR）的存储器。后者与细胞膜中 G 蛋白偶联受体（GPCRs）的活化和

磷脂酶 C 的活化有关。

④细胞内存储器可能可以通过靠近细胞膜来帮助自身实现钙的再补充,该过程可能与去极化电流的产生有关。

人类子宫肌层中存在多种 RYR 和 ITPR 的异构体[42,80]。RYR 起到 Ca^{2+} 通道的作用,使用人类子宫肌细胞的研究也证实了在该组织中存在功能性 RYR[81]。在体外实验中,雷诺丁和环 ADP-核糖(cyclic ADP-ribose,cADPR)可以通过"钙诱导的钙释放"帮助 Ca^{2+} 从细胞外基质进入细胞,从而促进子宫肌层组织的细胞内 Ca^{2+} 的释放,增强缩宫素诱导的 $[Ca^{2+}]_i$ 增加效应[82]。有趣的是,炎症性递质,如 TNF-α 可以诱导子宫肌细胞表达 CD38;这显示了炎症可能通过促进 cADPR 系统达到增强分娩级联反应的效果[82]。

ITPR 也起到了细胞内 Ca^{2+} 通道的作用,由 1,4,5-三磷酸肌醇($InsP_3$)激活,内源性子宫肌层刺激因子(如 OXT,内皮素或 α-肾上腺能激动药)如果和 GPCR 结合,GPCR 又与可以激活磷酸酯酶 C 的 G_q 家族蛋白偶联,这样可以产生 $InsP_3$。$InsP_3$ 可以和子宫肌层的 ITPR 结合,促进 Ca^{2+} 释放[42,71]。利用晚孕期孕妇的子宫肌层组织片进行的实验[71]和可以直观观察脂质微观结构域中离散的 Ca^{2+} 流动的成像技术[69],两者都提示在 OXT 激活子宫的过程中,ITPR 通路的激活是早期事件;然而,在没有细胞外 Ca^{2+} 的情况下,产生的力量很短暂,因为细胞内钙储备很快就耗竭了;换言之,子宫收缩的阶段性特点完全取决于子宫肌细胞可获得的细胞外 Ca^{2+} 浓度。在正常生理条件下(如没有炎症),SR 中的 ITPR 通路似乎比 RYR 通路对子宫肌层的功能更为重要[71]。利用晚孕期孕妇子宫肌层组织片进行的试验还显示,雷诺丁对自发宫缩或 OXT 诱发宫缩的影响微乎其微[71],这显示了在这种前提下,RYR 并无实际功能。此外,用环二氮酸(子宫肌层 Ca-ATP 酶的一种抑制药)阻断 SR 摄取 Ca^{2+},可以增加收缩力和 $[Ca^{2+}]_i$。这表明 SR 通常有助于在子宫收缩的松弛阶段降低 $[Ca^{2+}]_i$[71]。细胞内钙储存器的复杂作用仍需进一步研究,因为,它们不仅是激动药诱导的 Ca^{2+} 移动的触发因素,在刺激过程中 SR 还可以作为 Ca^{2+} 的"接收器",并可以通过促进细胞质膜的 Ca^{2+} 流出,帮助维持 Ca^{2+} 在松弛阶段的稳态[83]。

(3)电生理机制:人们根据电生理和受体机制,提出了一种人类子宫肌层激活的模型[84],该模型部分基于现有的试验证据[69,85,86]。在这个模型中,产程中子宫收缩功能的激活是由动作电位驱动的,而后者由一束束的子宫肌层定速细胞缓慢去极化过程激活。动作电位通过 L 型电压控制通道触发 Ca^{2+} 进入细胞内,$[Ca^{2+}]_i$ 的上升会引起宫缩,从而实现电信号与收缩力的关联(激发-收缩耦联)。该模型设想,细胞膜的极化和超极化的平衡受到多个泵和通道的调控,包括 Na^+/Ca^{2+} 交换器、Na^+/K^+ 泵和有助于子宫松弛(超极化)的 Ca^{2+} 激活的 K^+ 通道。另一方面,对 Ca^{2+} 敏感的氯通道、T 型通道,还有一个假定的可以感知 SR 存储器内 Ca^{2+} 是否过低的通道(存储依赖性通道,store-operated channel,SOC)可以使"定速细胞"的天平向去极化方向倾斜[84]。像 OXT 之类的 GPCR 激动药可以通过生成 $InsP_3$、通过 ITPR 通道清空 SR 存储来启动去极化,进而激活 SOC,而 RYR 通道则通过增加 $[Ca^{2+}]_i$ 直接促进肌细胞收缩。子宫肌层的激活通过 Ca^{2+}-ATP 酶进行进一步调节完善,它可以促进 Ca^{2+} 通过质膜外流(PMCA)或被摄取进入 SR(SERCA)。

该模型中部分内容得到了大量的实验证据支持,包括 L 型 Ca^{2+} 通道是 Ca^{2+} 进入子宫肌细胞的主要通道;GPCR/磷脂酶 C/$InsP_3$ 通路毫无疑问参与了子宫肌层中的 ITPR 通道的激活[76,87]。然而,RYR 通道在人类子宫肌层中的作用仍然存疑。已经证实该组织中存在 Ca^{2+} 激活的 K^+ 通道,但是它们对产程中子宫肌层阶段性收缩的影响尚不明确。有人发现,子宫肌层内 Ca^{2+} 激活的 K^+ 通道和 $α_2$-巨球蛋白之间存在某种有趣的相互作用,在 OXT 作用下,$α_2$ 巨球蛋白可以导致 Ca^{2+} 激活的 K^+ 通道活性出现波动,促进 Ca^{2+} 通过 SOC 进入[88]。已经发现了一些内源性 Ca^{2+}-ATP 酶调节剂,包括受磷蛋白,一种可以抑制 SERCA 介导的 Ca^{2+} 进入 SR 的膜相关蛋白。有趣的是,受磷蛋白可以被 cAMP 依赖性激酶磷酸化,导致其失活和解除对 SERCA 的抑制[83]。

(4)受体调节的子宫肌层收缩:除了由动作电位驱动的自发子宫收缩以外,有强有力的证据表明受体及其细胞信号通路对子宫收缩力的调节具有生理影响。子宫上有各种各样的受体,其中很多会在孕期上调表达,并对经典的激素、递质(如 OXT、5-羟色胺)及一些局部调节剂(如前列腺素和血栓素)做出反应。在大多数情况下,子宫肌层细胞膜受体和信号级联反应的触发之间通过一种调节性 GTP 结合蛋白实现。G 蛋白可以激活效应酶,如磷脂酶 Cβ(phospholipase Cβ,PLCB)、腺嘌呤环化酶(adenylyl caclase,ADCY)或磷酸肌醇 3-激酶。促进子宫收缩的 G_q 蛋白与受体耦联,激活 PLCB 通路。内源性激动药包括:肽类激素(OXT、内皮素)、前列腺素(PGF_{2a}、血栓素 A_2)、儿茶酚胺、毒蕈碱类物质和炎性递质(缓激肽、血清素)。细胞膜中对受体敏感的 4,5-二磷酸磷脂酰肌醇(PIP_2)的水解是该反应的第一步。PIP_2 的降解产生两种具有信号传导效应的分子 $InsP_3$ 和 1,2-二酰甘油(diacylglycerol,DAG),前者可以使 SR 释放钙,后者可以激活蛋白激酶 C(protein kinase C,PRKC),促进很多靶向蛋白的磷酸化。PRKC 的潜在底物包括离子通道、钙泵、参与 GPCR 功能,并与磷脂酶 C 耦联的蛋白质、参与 ITPR 调节和收缩机制各元素的蛋白质[89]。此外,DAG 具有 PRKC 非依赖性作用,如在人类子宫肌细胞中,DAG 类似物可以促进存储器控制或受体控制的 Ca^{2+} 内流入细胞膜,该过程通过 L 型通道和 Na^+/Ca^{2+} 交换器[90]。

有的配体可以激活不同类型的子宫肌层受体,根据每个受体亚型的相对丰度和亲和力、与相关受体存在竞争或相互作用的其他激动药的存在与否,产生出复杂的反应。对于每个受体,对子宫肌层收缩力的影响将取决于这些信号的整合、不同内分泌状态下器官的生理状态。子宫肌层对激动药敏感度的改变可能是维持子宫静息期和收缩期平衡的重要机制。子宫对 OXT 十分敏感,后者通常用于引产和加强产程;然而,其作用机制仍有很多未知之处。例如,在针对妊娠子宫肌层片的研究中,Ca^{2+} 与张力关系的分析显示,在 OXT 诱导的收缩过程中,"Ca^{2+} 致敏"具有很重要的作用[91,92],这可能与抑制肌球蛋白磷酸化有关。这些通路涉及了 Rho 家族的小 GTP 结合蛋白和 Rho-依赖性激酶的活化[93]。

7. 子宫的松弛

导致妊娠子宫从长期的相对松弛期过渡到分娩时短期的活动收缩期的生理机制尚不明确。深入了解导致子宫从静息期走出的因素,将有助于预测和预防早产。抑制早产宫缩的治疗方法目前尚不成熟[94],使用的药物有的无效,有的有潜在严重不良反应。因此,需要提高自身对分娩的内分泌和生理调控的认识。

(1)环核苷酸的作用:关于环核苷酸(cGMP 和 cAMP)在平滑肌功能中的重要性,再怎么强调都不过分。这些分子为多种信号提供快速的细胞内反应,并通过激活特定蛋白激酶对调节蛋白产生深远影响。对环鸟苷酸是否介导了一氧化氮(nitric oxide,NO)[95]对子宫肌层的作用,目前尚有争议。初步研究表明,NO 产生、cGMP 产生和子宫松弛之间存在联系[96]。然而,cGMP 在气管和血管平滑肌中的抑制作用比在子宫肌层中更为有效[97,98]。产后在紧急情况下,可以静脉注射硝酸甘油来松弛子宫[99,100],但不建议将 NO 供体药物作为常规的宫缩抑制药使用[101]。

GPCR 正向耦联 ADCY 后激活,从而使 ATP 变为环腺苷酸。cAMP 对各种生理事件包括子宫平滑肌的松弛都有影响[102]。与其他细胞类型一样,子宫肌细胞内的 cAMP 的作用受到多种 ADCY、磷酸二酯酶和蛋白激酶 A(protein kinase A,PRKA)异构体的动态相互作用影响,从而使 cAMP 水平的时空改变转化为细胞内的分区效应。cAMP 的大部分作用来自于其与 PRKA 结合的能力。PRKA 的细胞内活性取决于与"A 激酶锚定蛋白"(A kinase anchor proteins,AKAP)的可逆相互作用。尽管有很强的证据表明,激动药介导的 cAMP 水平升高会导致子宫松弛,但 cAMP 在子宫肌层的作用机制尚不清楚。在怀孕的人类子宫肌层中可以发现 PRKA-AKAP 复合物[103-105],但在 cAMP 诱导的松弛过程中磷酸化的生理靶点,我们知之甚少。新的研究表明,cAMP 与黄体酮受体相互作用,调节人类子宫肌细胞中 COX2 的表达[106]。

(2)G 蛋白偶联受体及其第二信使途径:子宫上有多种内源性激动药对应的 GPCR,根据 G 蛋白的类型和激活的第二信使途径的不同,使子宫肌层表现为收缩或松弛。一般来说,与 G_q 结合的受体通过激活 PLCB 起到刺激作用,与 G_s 结合的受体通过刺激 ADCY 起到抑制作用(促进松弛)(表 5-1)。有的配体可以激活多种类型的子宫肌层受体,根据每个受体亚型的相对丰度和亲和力、与相关受体存在竞争或相互作用的其他激动药的存在与否,产生出复杂的反应。G 蛋白是一个三聚体($\alpha\beta\gamma$ 三种亚基),Gα 亚基对 PLCB、ADCY 和其他效应器的作用受到 G$\beta\gamma$ 亚基的调节,尤其是那些从 $G_{i/o}$ 或 G_{12} 中释放的亚基,G$\beta\gamma$ 亚基可以和同一种或不同的效应蛋白,包括 ADCY、ARF6、GRK、PLCB、PLCD、磷脂酰肌醇激酶和离子通道等相互作用,实现调节。每一个受体对子宫肌层收缩力的影响,将取决于这些信号的整合以及在不同内分泌状态下器官的状态。子宫对激动药敏感度的改变可能是维持子宫静息期和收缩期平衡的重要机制。例如,怀孕会导致子宫肌层对 OXT[35] 和组胺[96]的反应增强,而对速激肽的反应降低[95]。目前仍需更多的研究探讨妊娠期和非妊娠期子宫肌层对选择性 GPCR 激动药和拮抗药的反应,使我们对子宫肌层有更全面的了解。

表 5-1　子宫肌层中 G 蛋白偶联受体及其信号通路举例*

内源性配体	受体	G 蛋白类别	信号通路	对子宫肌层收缩的影响
胺类化合物				
儿茶酚胺类	ADRA1	$G_{q/11}$	↑ PLCB/InsP$_3$-Ca^{2+}/DAG-PRKCB	刺激
			↑ PLCD/ InsP$_3$-Ca^{2+}	
	ADRA2	$G_{i/o}$	↓ ADCY/cAMP/PRKA	刺激
	ADRB2	G_s	↑ ADCY/cAMP/PRKA	抑制
	ADRB3	G_s	↑ ADCY/cAMP/PRKA	抑制
		$G_{i/o}$	↓ ADCY/cAMP/PRKA	
组胺类	HRH1	$G_{q/11}$	↑ PLCB/InsP$_3$-Ca^{2+}/DAG-PRKCB	刺激
	HRH2	G_s	↑ ADCY/cAMP/PRKA	抑制
血清素	HTR1,2	$G_{i/o}$	↓ ADCY/cAMP/PRKA	刺激
		$G_{q/11}$	↑ PLCB/InsP$_3$-Ca^{2+}/DAG-PRKCB	
	HTR4,7	G_s	↑ ADCY/cAMP/PRKA	抑制
类花生酸				
前列腺素 D$_2$	PTGDR	G_s	↑ ADCY/cAMP/PRKA	抑制
前列腺素 E$_2$	PTGER1	$G_{q/11}$	↑ PLCB/InsP$_3$-Ca^{2+}/DAG-PRKCB	刺激
	PTGER2	G_s	↑ ADCY/cAMP/PRKA	抑制
	PTGER3	$G_{i/o}$	↓ ADCY/cAMP/PRKA	刺激/抑制
		G_s	↑ ADCY/cAMP/PRKA	
		$G_{q/11}$	↑ PLCB/InsP$_3$-Ca^{2+}/DAG-PRKCB	
	PTGER4	G_s	↑ ADCY/cAMP/PRKA	抑制
前列腺素 F$_{2\alpha}$	PTGFR	$G_{q/11}$	↑ PLCB/InsP$_3$-Ca^{2+}/DAG-PRKCB	刺激
前列环素	PTGIR	G_s	↑ ADCY/cAMP/PRKA	抑制
血栓素 A$_2$	TBXA1R	$G_{q/11}$	↑ PLCB/InsP$_3$-Ca^{2+}/DAG-PRKCB	刺激
		$G_{12/13}$	↑ ARHGEF/RHOA/ARF6/PLD	
肽类				
血管紧张素	AGTR2	$G_{12/13}$	↑ ARHGEF/RHOA/ARF6/PLD	刺激

（续　表）

内源性配体	受体	G 蛋白类别	信号通路	对子宫肌层收缩的影响
缓激肽	BDKRB2		↑PLCB/InsP$_3$-Ca^{2+}/DAG-PRKCB	刺激
降钙素相关	CL-RAMP	G$_s$	↑ADCY/cAMP/PRKA	抑制
内皮素	EDNRA	G$_{q/11}$	↑PLCB/InsP$_3$-Ca^{2+}/DAG-PRKCB	刺激
		G$_i$	↓ADCY/cAMP/PRKA	
缩宫素/加压素	OXTR/	G$_{q/11}$	↑PLCB/InsP$_3$-Ca^{2+}/DAG-PRKCB	刺激
	AVPR1A	G$_i$	↓ADCY/cAMP/PRKA	

*此表并不详尽，仍需进一步研究探讨孕期子宫肌层的其他受体[127-129]。

ADCY. 腺嘌呤环化酶；ARF6. ADP-核糖基化因子 6；ARHGEF. RHO 鸟嘌呤核苷酸交换因子；DAG. 1,2-二酰甘油；InsP$_3$. 1,4,5-三磷酸肌醇；PLCB. 磷脂酶 Cβ；PLCD. 磷脂酶 Cδ；PRKA. 蛋白激酶 A；PRKCB. 蛋白激酶 Cβ。

（3）受体介导的子宫松弛：β$_2$-肾上腺素受体（β$_2$-adrenoceptor，ADRB2）多年来一直是拟 β 能药物松弛子宫的药物靶点。在体外试验中，将人妊娠子宫肌层片暴露于 β$_2$ 受体激动药异丙肾上腺素可以显著减低肌层收缩力和自发收缩频率。利托君，一种早产时常用的拟 β 能宫缩抑制药，也可以达到相似的研究结果[107,108]。表 5-2 列出了一些可以松弛子宫的内源性配体。其中一些，如儿茶酚胺和前列腺素，由于子宫肌层存在多种受体而具有复杂的促进和抑制作用。抑制性受体如 ADRB2 或前列腺素 PTGER2 受体均是通过 Gα$_s$ 与 ADCY 进行耦联。与 G$_{i/o}$ 结合的受体（如 α$_2$-肾上腺素受体，α$_2$-Adrenoceptors，ADRA2）可以抑制 ADCY 并减少 cAMP 的产生，有利于子宫收缩；然而在许多系统中，对 G$_{i/o}$ 耦联受体的长期刺激会使 ADCY 对后续由其他 G$_s$ 耦联受体导致的刺激也产生敏感度（异源性致敏）[109]。通过 ADRB2、PTGER2 和其他与 cAMP 产生有关的受体，内源性激动药（儿茶酚胺、前列腺素）的敏感度发生改变，这可能是导致子宫由静息期向分娩开始过渡的原因。这个假设很动人，尽管需要更多的证据支持。拟 β 能药物（利托君、特布他林、沙丁胺醇）是临床上最早用于抑制宫缩的一类药物，但其疗效仍存在质疑[110]。ADRB2 受体在许多器官中都有广泛表达，因此妊娠期使用拟 β 能药物存在潜在的严重心血管、神经肌肉和代谢不良反应。在临床上使用 PTGER2 激动药来松弛子宫前，需要考虑一些新的反对信息[111]。

表 5-2　分娩过程中影响子宫肌层收缩的内源性和外源性因子

子宫刺激因子

内源性

缩宫素

前列腺素

内皮素

表皮生长因子

外源性

缩宫素

前列腺素

子宫松弛因子

内源性

松弛素

一氧化氮

L-精氨酸

镁

促肾上腺皮质激素释放激素

外源性

β-肾上腺能激动药（盐酸利托君、硫酸特布他林、沙丁胺醇、芬诺特罗）

缩宫素受体拮抗药（阿托西班）

硫酸镁

钙通道阻滞药（硝苯地平、地尔硫䓬、维拉帕米）

前列腺素抑制药（吲哚美辛）

磷酸二酯酶抑制药（氨茶碱）

一氧化氮供体（硝酸甘油、硝普钠）

（4）GPCRs 的脱敏：对 GPCRs 的持续刺激往往会导致脱敏（面对持续刺激时反应降低），从而保护细胞不受过度刺激，脱敏机制包括了多种具有特征性时间框架的适应性机制。在刺激后的几秒到几分钟，大多数 GPCRs 由于 G 蛋白受体激酶（G-protein receptor kinases，GRK）或第二信使调节蛋白激酶的受体磷酸化而脱敏，后者在人类子宫肌层中含量非常丰富[112]。这种磷酸化可以抑制 G 蛋白活化（即导致受体脱敏），但 GRK 介导的磷酸化最重要的功能是促进抑制蛋白的结合[113]。这样不仅阻止了 G 蛋白的活化，而且还可以选择性针对脱敏的受体。随后的细胞表面受体数量的减少也可能是导致中间数分钟到数小时产生脱敏的基础。在较长的时间内（数小时或数日），许多适应性过程通过改变受体和下游效应器的合成和降解速率来增强或逆转之前的脱敏。抑制蛋白还有许多其他作用，包括作为支架，促进离散的细胞间室内丝裂原激活蛋白激酶（mitogen-activated protein kinases，MAPKs）在受体作用下激活。在人类子宫肌细胞中，已经证实缓激肽 B_2 受体具有这种机制[114]。

使用 $G\alpha_s$ 耦联受体激动药来促进子宫松弛的困难之一是，GPCRs 易于发生脱敏和下调。在 ADRB2 受体中这一过程研究得十分充分，但是一直以来人们都认为它与其他的子宫松弛受体（如 PTGER2 和 PTGIR）一起作用[115]。多年前，人们就发现了利托君在治疗早产中宫缩抑制作用的消失[116]（框图 5-3）。

> **框图 5-3**
> G 蛋白偶联受体是控制子宫活性的有效的药物靶点，但是还需要考虑到不良反应的风险。

（5）缝隙连接蛋白：子宫肌层平滑肌细胞间的电活动和代谢活动缺乏协调一致可能是导致孕期子宫松弛的原因。缝隙连接是一种特殊的蛋白通道，它有助于电活动的传播和细胞间小分子的交换。在动物和人类中，子宫肌层中缝隙连接的出现被认为预示着分娩即将启动[117-119]。连接蛋白 43（GJA1）是缝隙连接的主要结构蛋白之一，其在子宫肌层的表达受到雌二醇的刺激、孕酮的抑制[120]。对 GJA1 基因的调控机制研究表明，激活蛋白-1 的转录因子家族对 GJA1 在子宫肌层中的表达起到了决定性作用[121,122]。维 A 酸可能会通过核受体上调子宫内膜和肌层细胞中 GJA1 表达[123,124]。GJA1 的 C 末端特定丝氨酸残基的磷酸化对缝隙连接的功能进行了严格的调控。许多蛋白激酶参与了 GJA1 的功能调节，包括 PRKA、PRKC 和 MAPK1。Ser-368 位点的磷酸化可能对 GJA1 从细胞质中发生移位、在细胞膜上进行组装具有十分重要的作用。另一方面，GJA1 和其他连接蛋白的磷酸化也可能诱发内化和降解。如果激活妊娠大鼠子宫肌层的 MARK1，可以导致 GJA1 的 Ser-255 位点磷酸化，进而导致子宫收缩丧失放大性及同步性[125]。在小鼠中，条件性敲除 GJA1 基因会导致分娩的显著延迟[126]。随着对人类子宫肌层中 GJA1 表达及磷酸化调控途径的深入了解，人们将更清晰地了解这些蛋白对妊娠和分娩的影响。

二、正常足月分娩机制

临产及分娩并不是一个被动过程，不是想象中通过宫缩将坚硬的物体推过一个固定的腔隙。胎儿是否可以成功通过骨盆，取决于产力、过客和产道三个因素的复杂相互作用。

产力是指子宫肌层产生的力量。宫缩通常采用频率、幅度（强度）和持续时间三个维度来进行描述。产力的评估可以通过观察、触诊、外部监测仪（如胎心外监测，它测量的是宫缩导致的腹壁外形的改变，因此检查的定性更甚于定量）及宫内压力的直接测量仪（需要将压力传感器直接插入宫腔，通常在胎膜破裂后经宫颈放入）。一般认为，产力越佳，阴道分娩的成功率越高；然而，鲜有数据可以支持这一说法。传统上，产程中宫缩"充分"的定义为 10min 内 3～5 阵宫缩，在足月自然分娩中约 95% 孕妇会出现这样的宫缩。人们设计了不同的单位通过宫腔内压力传感器来客观测量宫缩强度，其中最常用的是 Montevideo 单位（以 mmHg 记录的平均宫缩压力乘以每 10 分钟的宫缩次数），这种测量方法兼顾了平均频率和高于基线的宫缩幅度；产力充分的定义为 200～250 个 Montevideo 单位[130,131]。子宫收缩力衡量的终极标准是临床表现。如果宫缩"充分"，则会发生以下两种情况之一：要么宫颈展平、扩张，胎头下降；要么先锋头（头皮水肿）和（或）颅骨塑形（颅缝重叠)越来越严重。后一种情况意味着存在头盆不称。

产道的过客就是胎儿。胎儿的多个因素都可能影响分娩的进程。①胎儿大小:可以通过 Leopold 四步触诊法或超声来评估胎儿大小。②胎儿产式:指的是胎儿纵轴与子宫纵轴的相对关系。③胎先露:指直接位于骨盆入口上方的胎儿部分。④胎姿势:指胎头相对于胎儿脊柱的位置[即,胎头俯屈和(或)仰伸程度]。⑤胎方位:指胎先露部分指示点与母体骨盆的相对位置。⑥先露高低:胎儿先露部分在产道中下降情况的一种评估。

多胎妊娠会增加产程中胎产式异常和胎先露异常的发生概率。

产道由盆骨(骶骨、髂骨、坐骨和耻骨)和骨盆软组织(宫颈和盆底肌)提供的阻力构成。人们对女性骨盆的各径线进行了精确的测量,既有在尸体上进行的直接测量,也通过影像学技术(CT 和 MRI)对活体女性进行的检测,最终将骨盆按照形状分了 4 个类型(女性型、类人猿型、男性型和扁平型)。然而,在实践中,使用临床上常用的骨盆测量法来评估骨盆形状和容积,意义并不大。唯一可以判断特定胎儿能否安全通过特定骨盆的方法就是试产。

1. 产程分期

尽管分娩是一个持续的过程,但出于研究和有助于临床管理的目的,Friedman 将产程分为 3 个阶段(图 5-5)[132,133]。第一产程指从临产到宫口开全(10cm)的时间间隔。根据宫口扩张的程度,第一产程又被分为不同期别。初产妇和经产妇的第二产程的持续时间和宫口扩张速度有显著差别(表 5-3)。第二产程指宫口开全至婴儿娩出的时间间隔。第三产程指的是胎盘和胎膜的娩出,通常耗时少于 10min,不过如果没有大出血,最长可以观察 30min,此后需考虑积极干预。

2. 产程中的基本运动

分娩机制,也被称为基本运动,是指胎头通过产道时经历的位置改变。由于胎头和母体骨盆的形状不对称,胎儿需要经历这一系列的旋转才能顺利通过产道。尽管分娩是一个连续的过程,但人们还是将其分解为相对独立的 7 个基本运动:衔接(胎先露部位的最大径线到达骨盆入口平面以下)、下降、俯屈、内旋转、仰伸、外旋转(又称为

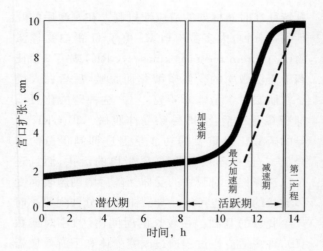

图 5-5　初产妇产程的宫口扩张曲线特点
虚线表示了 2h 的"干预线"。

Source:Friedman EA. Labor:Clinical Evaluation and Management, 2nd edn. New York:Appleton-Century-Crofts,1978. Reproduced with permission of Appleton-Century-Crofts.

复位)和娩出(图 5-6)(框图 5-4)。

表 5-3　足月自然临产的产程进展

参数	平均值	第五百分位
初产妇		
总产程	10.1h	25.8h
第一产程时长	9.7h	24.7h
第二产程时长	33.0min	117.5min
潜伏期时长	6.4h	20.6h
活跃期宫口扩张速度	3.0cm/h	1.2cm/h
第三产程时长	5.0min	30min
经产妇		
总产程	6.2h	19.5h
第一产程时长	8.0h	18.8h
第二产程时长	8.5min	46.5min
潜伏期时长	4.8h	13.6h
活跃期宫口扩张速度	5.7cm/h	1.5cm/h
第三产程时长	5.0min	30.0min

Source:data from Friedman EA. Labor:Clinical Evaluation and Management, 2nd edn. New York:Appleton-Century-Crofts,1978. Reproduced with permission of Appleton-Century-Crofts.

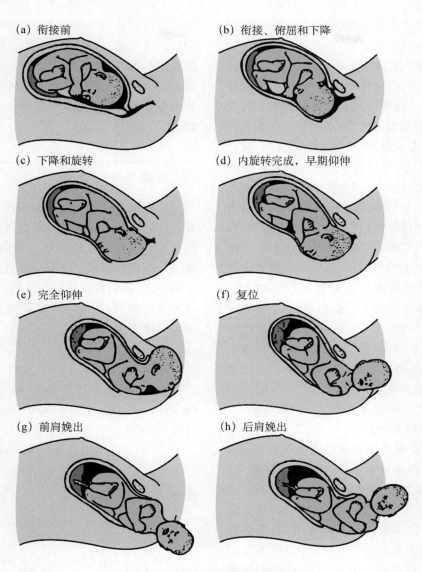

(a) 衔接前　　　　　　　(b) 衔接、俯屈和下降

(c) 下降和旋转　　　　　(d) 内旋转完成，早期仰伸

(e) 完全仰伸　　　　　　(f) 复位

(g) 前肩娩出　　　　　　(h) 后肩娩出

图 5-6　胎儿在产程中的基本运动

> **框图 5-4**
>
> 临产是一种临床诊断，其特征是规律性宫缩，频率和强度进行性增加，导致宫颈的展平和扩张。胎儿顺利通过骨盆的能力取决于 3 个变量的复杂相互作用：产力、过客和产道。

三、无并发症的产程处理

1. 产程中处理

产程中的初步评估应包括重点病史（阵缩开始时间、胎膜是否破裂、有无阴道出血、有无胎动）、体格检查和常规必要的实验室检查（全血细胞计数、血型）。体格检查应该包括患者生命体征的记录、胎方位和先露的记录、胎儿健康状态的评估，以及宫缩的频率、持续时间、强度的评估。应通过腹部触诊来评估胎儿的大小、产式、先露和衔接状态。如无禁忌，应行盆腔检查评估宫颈扩张情况、展平程度、胎膜状态、胎先露的方位和高低。如果医师对胎儿的先露部位不确定，或临床检查提示有异常（如多胎妊娠、羊水过少或宫内生长受限），则需要进行超声检查。应适时评估子宫收缩的强度和宫口扩张程度，以随诊产程的进展。应尽量减少阴道检查，以避免增加宫内感染。如有需要，应讨论并实施疼痛管理。第一产程中，至少每 30 分钟需记录 1 次宫缩前、中、后的胎心率，第二产程中每 15 分钟 1 次。

2. 接生时的手法辅助

在准备接生时，应考虑到患者的产次、胎先露和产程进展情况。接生时进行手法辅助的目的是减少产妇创伤，预防胎儿损伤，必要时为新生儿提供初步复苏。当胎头着冠，分娩迫在眉睫时，接生者应手上施加压力，帮助胎头俯屈，控制分娩速度，防止娩出速度过快，以减少会阴裂伤和新生儿颅内损伤的风险。一旦胎头娩出，下一步进行外旋转（复位）。如有脐带绕颈，应将其沿头部绕出，如脐带不可复位，可将其两端钳夹后切断。目前尚无证据证明，吸引胎儿嘴部、口咽部和鼻孔的清亮分泌物可以降低胎粪吸入综合征的发生[134]，因此，该操作并不常规推荐。此后，将两手放置于胎头两侧顶骨隆突处，在下一阵宫缩时，朝向产妇的骶骨方向向下牵拉，配合产妇的向下用力，娩出胎儿前肩；然后，改为向上牵拉娩出后肩。一定要牢牢接住婴儿，并用无菌毛巾擦干。断脐时间根据临床便利决定，通常胎儿娩出后立即断脐。

3. 胎盘和胎膜的娩出

第三产程的处理可以是被动或主动的。所谓被动处理包括等待胎盘剥离的 3 个经典征象（脐带延长、提示胎盘与子宫壁剥离而从阴道涌出的一股血流、子宫底形态由盘状变为球形并伴有宫底升高），然后牵拉脐带。有证据表明，积极处理第三产程可以减少总出血量，降低产后出血发生率[135]，但是如果在忽略性双胎或胎盘植入的病例中，积极处理可能会使后续治疗更棘手。积极处理第三产程包括胎儿娩出时立即给予促宫缩药（如 OXT）以促进胎盘娩出。有两种控制性牵拉脐带的方法可以有助于胎盘的剥离和娩出：①Brandt-Andrews 操作，一手放置于腹部固定宫底，防止子宫内翻，另一手持续向下有力牵拉脐带；②Créde 操作，用下方的手固定脐带，腹部手固定宫底并持续向上牵拉宫底。需注意避免脐带断裂。

胎盘娩出后应仔细检查胎盘、脐带和胎膜。如有胎盘小叶缺失或胎膜缺损，可能提示胎盘部分残留，这可能导致产后出血或感染。在这种情况下，可能需对子宫进行手工或器械探查以移除问题组织。另外还需要仔细检查宫颈、阴道和会阴是否有损伤的迹象。如果发现有裂伤，应记录裂伤长度及位置，并进行修复。充分的镇痛（区域阻滞或局麻）对修复至关重要。应特别注意会阴体、直肠外括约肌和直肠黏膜的修复。如果未能识别并修复直肠损伤，可能导致严重的长期并发症，尤其是粪便失禁。

四、总结

产程的及时启动是决定围产期结局的重要因素。分娩是一个生理的连续的过程。导致足月孕妇临产并维持产程的因素目前尚未完全了解，仍需进一步积极探索。随着对产程发动相关机制的了解深入，我们可以更好地了解产程发动异常，如早产或过期产，并进一步提高我们获得良好妊娠结局的能力。

致谢

这里讲述的工作得到了 Wellbeing of Women，the Wellcome Trust 和 Action Medical Research（A. L. B.）的支持。

（汤萍萍　译　周希亚　校）

参考文献

[1] Wen SW, Smith G, Yang Q, Walker M. Epidemiology of preterm birth and neonatal outcome. *Semin Fetal Neonatal Med* 2004;9:429-435.

[2] Lozano R, Naghavi M, Foreman K *et al*. Global and regional mortality from 235 causes of death for 20 age groups in 1990 and 2010:a systematic analysis for the Global Burden of Disease Study 2010. *Lancet* 2012;380:2095-2128.

[3] Mealing NM, Roberts CL, Ford JB, Simpson JM, Morris JM. Trends in induction of labour, 1998-2007:a population-based study. *Aust NZ J Obstet Gynaecol* 2009;49:599-605.

[4] Chauhan S, Beydoun H, Hammad I *et al*. Indications for caesarean sections at ≥34 weeks among nulliparous women and differential composite maternal and neonatal morbidity. *BJOG* 2014;121:1395-1402.

[5] Ananth CV, Wilcox AJ, Gyamfi-Bannerman C. Obstetrical interventions for term first deliveries in the

US. *Paediatr Perinat Epidemiol* 2013; 27: 442-451.

[6] López Bernal A, Phizackerley PJ. Fetal surfactant as a source of arachidonate in human amniotic fluid. *Prostaglandins Other LipidMediat* 2000; 60: 59-70.

[7] Miyamura K, Malhotra R, Hoppe HJ et al. Surfactant proteins A (SP-A) and D (SP-D): levels in human amniotic fluid and localization in the fetal membranes. *Biochim Biophys Acta* 1994;1210:303-307.

[8] Crouch E, Wright JR. Surfactant proteins a and d and pulmonary host defense. *Annu Rev Physiol* 2001;63:521-554.

[9] Condon JC, Jeyasuria P, Faust JM, Mendelson CR. Surfactant protein secreted by the maturing mouse fetal lung acts as a hormone that signals the initiation of parturition. *Proc Natl Acad Sci USA* 2004;101:4978-4983.

[10] Garcia-Verdugo I, Tanfin Z, Dallot E, Leroy MJ, Breuiller-Fouche M. Surfactant protein A signaling pathways in human uterine smooth muscle cells. *Biol Reprod* 2008;79:348-355.

[11] Lee DC, Romero R, Kim CJ et al. Surfactant protein-A as an anti-inflammatory component in the amnion: implications for human pregnancy. *J Immunol* 2010;184:6479-6491.

[12] Leth-Larsen R, Floridon C, Nielsen O, Holmskov U. Surfactant protein D in the female genital tract. *Mol HumReprod* 2004;10:149-154.

[13] Diczfalusy E. Steroid metabolism in the human foeto-placental unit. *Acta Endocrinol (Copenh)* 1969; 61:649-664.

[14] Pasqualini JR. Enzymes involved in the formation and transformation of steroid hormones in the fetal and placental compartments. *J Steroid Biochem Mol Biol* 2005;97:401-415.

[15] Hill M, Parizek A, Cibula D et al. Steroid metabolome in fetal and maternal body fluids in human late pregnancy. *J Steroid Biochem Mol Biol* 2010;122: 114-132.

[16] Hill M, Paskova A, Kanceva R et al. Steroid profiling in pregnancy: a focus on the human fetus. *J Steroid Biochem Mol Biol* 2014;139:201-222.

[17] Mitchell BF, Mitchell JM, Chowdhury J et al. Metabolites of progesterone and thepregnane X receptor: a novel pathway regulating uterine contractility in pregnancy? *Am J Obstet Gynecol* 2005; 192: 1304-1313; discussion 13-15.

[18] Smith R. *Parturition*. N Engl J Med 2007;356: 271-283.

[19] Ellis MJ, Livesey JH, Inder WJ, Prickett TC, Reid R. Plasma corticotropin-releasing hormone and unconjugated estriol in human pregnancy: gestational patterns and ability to predict preterm delivery. *Am J Obstet Gynecol* 2002;186:94-99.

[20] Nagamatsu T, Schust DJ. The immunomodulatory roles of macrophages at the maternal-fetal interface. *Reprod Sci* 2010;17:209-218.

[21] Kang J, Chapdelaine P, Laberge PY, Fortier MA. Functional characterization of prostaglandin transporter and terminal prostaglandin synthases during decidualization of human endometrial stromal cells. *Hum Reprod* 2006;21:592-599.

[22] Olson DM. The role of prostaglandins in the initiation of parturition. *Best Pract Res Clin Obstet Gynaecol* 2003;17:717-730.

[23] Norwitz ER, Starkey PM, Lopez Bernal A. Prostaglandin D2 production by term human decidua: cellular origins defined using flow cytometry. *Obstet Gynecol* 1992;80:440-445.

[24] Mitchell MD, Chang MC, Chaiworapongsa T et al. Identification of 9alpha, 11beta-prostaglandin F2 in human amniotic fluid and characterization of its production by human gestational tissues. *J Clin EndocrinolMetab* 2005;90:4244-4248.

[25] Carrasco MP, Phaneuf S, Asboth G, Lopez Bernal A. Fluprostenol activates phospholipase C and Ca^{2+} mobilization in human myometrial cells. *J Clin EndocrinolMetab* 1996;81:2104-2110.

[26] Norwitz ER, Lopez Bernal A, Starkey PM. Tumor necrosis factor-alpha selectively stimulates prostaglandin F2 alpha production by macrophages in human term decidua. *Am J Obstet Gynecol* 1992;167: 815-820.

[27] López Bernal A, Hansell DJ, Canete Soler R, Keeling JW, Turnbull AC. Prostaglandins, chorioamnionitis and pretermlabour. *Br J Obstet Gynaecol* 1987;94:1156-1158.

[28] Blank V, Hirsch E, Challis JR, Romero R, Lye SJ. Cytokine signaling, inflammation, innate immunity and preterm labour. *Placenta* 2008; 29 (Suppl

A）:S102-S104.

[29] Keski-Nisula L，Aalto ML，Katila ML，Kirkinen P. Intrauterine inflammation at term: a histopathologic study. *Hum Pathol* 2000;31:841-846.

[30] Horvath B，Lakatos F，Toth C，Bodecs T，Bodis J. Silent chorioamnionitis and associated pregnancy outcomes:a review of clinical data gathered over a 16-year period. *J Perinat Med* 2014;42:441-447.

[31] Hillier SL，Martius J，Krohn M，Kiviat N，Holmes KK,Eschenbach DA. A case-control study of chorioamnionic infection and histologic chorioamnionitis in prematurity. *N Engl J Med* 1988;319:972-978.

[32] Havelock JC，Keller P，Muleba N *et al*. Human myometrial gene expression before and during parturition. *Biol Reprod* 2005;72:707-719.

[33] Norwitz ER，Bonney EA，Snegovskikh VV *et al*. Molecular regulation of parturition: the role of the decidual clock. *Cold Spring Harb Perspect Med* 2015;5(11):a023143.

[34] Fuchs AR，Romero R，Keefe D，Parra M，Oyarzun E,Behnke E. Oxytocin secretion and human parturition: pulse frequency and duration increase during spontaneous labor in women. *Am J Obstet Gynecol* 1991;165:1515-1523.

[35] Fuchs AR，Fuchs F，Husslein P，Soloff MS. Oxytocin receptors in the human uterus during pregnancy and parturition. *Am J Obstet Gynecol* 1984;150:734-741.

[36] Maggi M，Del Carlo P，Fantoni G *et al*. Human myometrium during pregnancy contains and responds to V1 vasopressin receptors as well as oxytocin receptors. *J Clin Endocrinol Metab* 1990;70:1142-1154.

[37] Turnbull AC，Anderson AB. Uterine contractility and oxytocin sensitivity during human pregnancy in relation to the onset oflabour. *J Obstet Gynaecol Br Commonw* 1968;75:278-288.

[38] Pont JN，McArdle CA，Lopez Bernal A. Oxytocinstimulated NFAT transcriptional activation in human myometrial cells. *Mol Endocrinol* 2012; 26: 1743-1756.

[39] Kim SH，MacIntyre DA，Firmino Da Silva M *et al*. Oxytocin activates NF-kappaB-mediated inflammatory pathways in human gestational tissues. *Mol Cell Endocrinol* 2015;403:64-77.

[40] Sanborn BM，Dodge K，Monga M，Qian A，Wang W，Yue C. Molecular mechanisms regulating the effects of oxytocin on myometrial intracellular calcium. *Adv Exp Med Biol* 1998;449:277-286.

[41] Arrowsmith S，Wray S. Oxytocin:its mechanism of action and receptor signalling in the myometrium. *J Neuroendocrinol* 2014;26:356-369.

[42] Rivera J，Lopez Bernal A，Varney M，Watson SP. Inositol 1,4,5-trisphosphate and oxytocin binding in human myometrium. *Endocrinology* 1990; 127: 155-162.

[43] Bossmar T，Akerlund M，Fantoni G，Szamatowicz J,Melin P，Maggi M. Receptors for and myometrial responses to oxytocin and vasopressin in preterm and term human pregnancy:effects of the oxytocin antagonistatosiban. *Am J Obstet Gynecol* 1994;171:1634-1642.

[44] Phaneuf S，Rodriguez Linares B，TambyRaja RL，MacKenzie IZ，López Bernal A. Loss of myometrial oxytocin receptors during oxytocin-induced and oxytocin-augmented labour. *J Reprod Fertil* 2000;120:91-97.

[45] Takayanagi Y，Yoshida M，Bielsky IF *et al*. Pervasive social deficits，but normal parturition，in oxytocin receptor-deficient mice. *Proc Natl Acad Sci USA* 2005;102:16096-16101.

[46] Nishimori K，Young LJ，Guo Q，Wang Z，Insel TR，Matzuk MM. Oxytocin is required for nursing but is not essential for parturition or reproductive behavior. *Proc Natl Acad Sci USA* 1996;93:11699-11704.

[47] Imamura T，Luedke CE，Vogt SK，Muglia LJ. Oxytocin modulates the onset of murine parturition by competing ovarian and uterine effects. *Am J Physiol* 2000;279:R1061-R1067.

[48] Kavaliers M，Choleris E，Agmo A *et al*. Inadvertent social information and the avoidance of parasitized male mice:a role for oxytocin. *Proc Natl Acad Sci USA* 2006;103:4293-4298.

[49] Melin P. Oxytocin antagonists in preterm labour and delivery. *Baillieres Clin Obstet Gynaecol* 1993;7:577-600.

[50] Moraitis AA，Cordeaux Y，Charnock-Jones DS，Smith GC. The effect of an oxytocin receptor antagonist（retosiban，GSK221149a）on the response of human myometrial explants to prolonged mechanical stretch. *Endocrinology* 2015;156:3511-3516.

［51］ Hofmann GE，Abramowicz JS. Epidermal growth factor（EGF）concentrations in amniotic fluid and maternal urine during pregnancy. *Acta Obstet Gynecol Scand* 1990；69；217-221.

［52］ Armant DR，Fritz R，Kilburn BA *et al*. Reduced expression of the epidermal growth factor signaling system in preeclampsia. *Placenta* 2015；36；270-278.

［53］ Versura P，Buzzi M，Giannaccare G *et al*. Cord blood serum-based eye drops；the impact of donor haematological and obstetric factors on the variability of epidermal growth factor levels. *Blood Transfus* 2014；12（Suppl 1）；s44-s50.

［54］ Zakar T，Mijovic JE，Eyster KM，Bhardwaj D，Olson DM. Regulation of prostaglandin H2 synthase-2 expression in primary human amnion cells by tyrosine kinase dependent mechanisms. *Biochim Biophys Acta* 1998；1391；37-51.

［55］ Wouters E，Hudson CA，McArdle CA，López Bernal A. Central role for protein kinase C in oxytocin and epidermal growth factor stimulated cyclooxygenase 2 expression in human myometrial cells. *BMC Res Notes* 2014；7；357.

［56］ Zhong M，Yang M，Sanborn BM. Extracellular signalregulated kinase 1/2 activation by myometrial oxytocin receptor involves Galpha（q）Gbetagamma and epidermal growth factor receptor tyrosine kinase activation. *Endocrinology* 2003；144；2947-2956.

［57］ Hudson CA，McArdle CA，Lopez Bernal A. Steroid receptor co-activator interacting protein（SIP）mediates EGF-stimulated expression of the prostaglandin synthase COX2 and prostaglandin release in human myometrium. *Mol Hum Reprod* 2016；22；512-525.

［58］ Phillips RJ，Al-Zamil H，Hunt LP，Fortier MA，Lopez Bernal A. Genes for prostaglandin synthesis，transport and inactivation are differentially expressed in human uterine tissues，and the prostaglandin F synthase AKR1B1 is induced in myometrial cells by inflammatory cytokines. *Mol Hum Reprod* 2011；17；1-13.

［59］ Liggins GC. Initiation of parturition. *Br Med Bull* 1979；35；145-150.

［60］ Sennstrom MB，Ekman G，Westergren-Thorsson G *et al*. Human cervical ripening，an inflammatory process mediated by cytokines. *Mol Hum Reprod* 2000；6；375-381.

［61］ Dubicke A，Andersson P，Fransson E *et al*. High-

［62］ Yu JT，Lopez Bernal A. The cytoskeleton of human myometrial cells. *J Reprod Fertil* 1998；112；185-198.

［63］ Sellers JR. Myosins；a diverse superfamily. *Biochim Biophys Acta* 2000；1496；3-22.

［64］ Takashima S. Phosphorylation of myosin regulatory light chain by myosin light chain kinase，and muscle contraction. *Circ J* 2009；73；208-213.

［65］ Word RA，Stull JT，Casey ML，Kamm KE. Contractile elements and myosin light chain phosphorylation in myometrial tissue from nonpregnant and pregnant women. *J Clin Invest* 1993；92；29-37.

［66］ Moore F，López Bernal A. Myosin light chain kinase and the onset oflabour in humans. *Exp Physiol* 2001；86；313-318.

［67］ Mackenzie LW，Word RA，Casey ML，Stull JT. Myosin light chain phosphorylation in human myometrial smooth muscle cells. *Am J Physiol* 1990；258；C92-C98.

［68］ Szal SE，Repke JT，Seely EW，Graves SW，Parker CA，Morgan KG. ［Ca^{2+}］i signaling in pregnant human myometrium. *Am J Physiol* 1994；267；E77-E87.

［69］ Wray S，Shmygol A. Role of the calcium store in uterine contractility. *Semin Cell Dev Biol* 2007；18；315-320.

［70］ Morgan KG. The importance of the smooth muscle cytoskeleton to pretermlabour. *Exp Physiol* 2014；99；525-529.

［71］ Kupittayanant S，Luckas MJ，Wray S. Effect of inhibiting the sarcoplasmic reticulum on spontaneous and oxytocin-induced contractions of human myometrium. *BJOG* 2002；109；289-296.

［72］ Shmygol A，Blanks AM，Bru-Mercier G，Gullam JE，Thornton S. Control of uterine Ca^{2+} by membrane voltage；toward understanding the excitation-contraction coupling in human myometrium. *Ann NY Acad Sci* 2007；1101；97-109.

［73］ Young RC，Schumann R，Zhang P. Nifedipine block of capacitative calcium entry in cultured human uterine smooth-muscle cells. *J Soc Gynecol Investig* 2001；8；210-215.

［74］ Inoue Y，Nakao K，Okabe K *et al*. Some electrical

properties of human pregnant myometrium. *Am J Obstet Gynecol* 1990；162：1090-1098.

[75] Sanborn BM. Relationship of ion channel activity to control of myometrial calcium. *J Soc Gynecol Investig* 2000；7：4-11.

[76] Sanborn BM, Ku CY, Shlykov S, Babich L. Molecular signaling through G-protein-coupled receptors and the control of intracellular calcium in myometrium. *J Soc Gynecol Investig* 2005；12：479-487.

[77] Ohkubo T, Inoue Y, Kawarabayashi T, Kitamura K. Identification and electrophysiological characteristics of isoforms of T-type calcium channel Ca(v) 3. 2 expressed in pregnant human uterus. *Cell Physiol Biochem* 2005；16：245-254.

[78] Blanks AM, Zhao ZH, Shmygol A, Bru-Mercier G, Astle S, Thornton S. Characterization of the molecular and electrophysiological properties of the T-type calcium channel in human myometrium. *J Physiol* 2007；581：915-926.

[79] Bolton TB. Calcium events in smooth muscles and their interstitial cells：physiological roles of sparks. *J Physiol* 2006；570：5-11.

[80] Awad SS, Lamb HK, Morgan JM, Dunlop W, Gillespie JI. Differential expression of ryanodine receptor RyR2 mRNA in the non-pregnant and pregnant human myometrium. *Biochem J* 1997；322：777-783.

[81] Chini EN, Chini CC, Barata da Silva H, Zielinska W. The cyclic-ADP-ribose signaling pathway in human myometrium. *Arch Biochem Biophys* 2002；407：152-159.

[82] Barata H, Thompson M, Zielinska W *et al*. The role of cyclic-ADP-ribose-signaling pathway in oxytocininduced Ca^{2+} transients in human myometrium cells. *Endocrinology* 2004；145：881-889.

[83] Noble K, Matthew A, Burdyga T, Wray S. A review of recent insights into the role of the sarcoplasmic reticulum and Ca entry in uterine smooth muscle. *Eur J Obstet Gynecol Reprod Biol* 2009；144 (Suppl 1)：S11-S19.

[84] Berridge MJ. Smooth muscle cell calcium activation mechanisms. *J Physiol* 2008；586：5047-5061.

[85] Young RC. Myocytes, myometrium, and uterine contractions. *Ann NY Acad Sci* 2007；1101：72-84.

[86] Nakao K, Inoue Y, Okabe K, Kawarabayashi T, Kitamura K. Oxytocin enhances action potentials in pregnant human myometrium：a study with microelectrodes. *Am J Obstet Gynecol* 1997；177：222-228.

[87] López Bernal A. Mechanisms of labour：biochemical aspects. *BJOG* 2003；110(Suppl 20)：39-45.

[88] Wakle-Prabagaran M, Lorca RA, Ma X *et al*. BK-Ca channel regulates calcium oscillations induced by alpha-2-macroglobulin in human myometrial smooth muscle cells. *Proc Natl Acad Sci USA* 2016；113：E2335-E2344.

[89] Sanborn BM. Hormonal signaling and signal pathway crosstalk in the control of myometrial calcium dynamics. *Semin Cell Dev Biol* 2007；18：305-314.

[90] Chung D, Kim YS, Phillips JN *et al*. Attenuation of canonical transient receptor potential-like channel 6 expression specifically reduces thediacylglycerol-mediated increase in intracellular calcium in human myometrial cells. *Endocrinology* 2010； 151：406-416.

[91] McKillen K, Thornton S, Taylor CW. Oxytocin increases the $[Ca^{2+}]i$ sensitivity of human myometrium during the falling phase of phasic contractions. *Am J Physiol* 1999；276：E345-E351.

[92] Woodcock NA, Taylor CW, Thornton S. Effect of an oxytocin receptor antagonist and rho kinase inhibitor on the $[Ca^{++}]_i$ sensitivity of human myometrium. *Am J Obstet Gynecol* 2004；190：222-228.

[93] Lartey J, Lopez Bernal A. RHO protein regulation of contraction in the human uterus. *Reproduction* 2009；138：407-424.

[94] Keirse MJ. New perspectives for the effective treatment of preterm labor. *Am J Obstet Gynecol* 1995；173：618-628.

[95] Pennefather JN, Patak E, Ziccone S *et al*. Regulation of the stimulant actions of neurokinin a and human hemokinin-1 on the human uterus：a comparison with histamine. *Biol Reprod* 2006；75：334-341.

[96] Buhimschi I, Yallampalli C, Dong YL, Garfield RE. Involvement of a nitric oxide-cyclic guanosine monophosphate pathway in control of human uterine contractility during pregnancy. *Am J Obstet Gynecol* 1995；172：1577-1584.

[97] Word RA, Casey ML, Kamm KE, Stull JT. Effects of cGMP on $[Ca^{2+}]i$, myosin light chain phosphorylation, and contraction in human myometrium. *Am J Physiol* 1991；260：C861-C867.

[98] Buxton IL，Kaiser RA，Malmquist NA，Tichenor S. NO-induced relaxation of labouring and nonlabouring human myometrium is not mediated by cyclic GMP. *Br J Pharmacol* 2001;134:206-214.

[99] Peng AT，Gorman RS，Shulman SM，DeMarchis E，Nyunt K，Blancato LS. Intravenous nitroglycerin for uterine relaxation in the postpartum patient with retained placenta. *Anesthesiology* 1989;71:172-173.

[100] Bayhi DA，Sherwood CD，Campbell CE. Intravenous nitroglycerin for uterine inversion. *J Clin Anesth* 1992;4:487-488.

[101] Bisits A，Madsen G，Knox M *et al*. The Randomized Nitric Oxide Tocolysis Trial（RNOTT）for the treatment of preterm labor. *Am J Obstet Gynecol* 2004;191:683-690.

[102] Word RA. Myosin phosphorylation and the control of myometrial contraction/relaxation. *Semin Perinatol* 1995;19:3-14.

[103] Ayres AW，Carr DW，McConnell DS，Lieberman RW，Smith GD. Expression and intracellular localization of protein phosphatases 2A and 2B, protein kinase a, AKinase anchoring protein（AKAP79）, and binding of the regulatory（RII）subunit of protein kinase A to AKAP79 in human myometrium. *J Soc Gynecol Investig* 2003;10:428-437.

[104] MacDougall MW，Europe-Finner GN，Robson SC. Human myometrial quiescence and activation during gestation and parturition involve dramatic changes in expression and activity of particulate type II（RII alpha）protein kinase A holoenzyme. *J Clin Endocrinol Metab* 2003;88:2194-2205.

[105] Ku CY，Word RA，Sanborn BM. Differential expression of protein kinase A，AKAP79，and PP2B in pregnant human myometrial membranes prior to and during labor. *J Soc Gynecol Investig* 2005;12:421-427.

[106] Chen L，Lei K，Malawana J *et al*. Cyclic AMP enhances progesterone action in human myometrial cells. *Mol Cell Endocrinol* 2014;382:334-343.

[107] Saade GR，Taskin O，Belfort MA，Erturan B，Moise KJ Jr. In vitro comparison of four tocolytic agents，alone and in combination. *Obstet Gynecol* 1994;84:374-378.

[108] Chanrachakul B，Pipkin FB，Warren AY，Arulkumaran S，Khan RN. Progesterone enhances the tocolytic effect of ritodrine in isolated pregnant human myometrium. *Am J Obstet Gynecol* 2005;192:458-463.

[109] Watts VJ，Neve KA. Sensitization of adenylate cyclase byGalpha i/o-coupled receptors. *Pharmacol Ther* 2005;106:405-421.

[110] The Canadian Preterm Labor Investigators Group. Treatment of preterm labor with the beta-adrenergic agonist ritodrine. *N Engl J Med* 1992;327:308-312.

[111] Kandola MK，Sykes L，Lee YS，Johnson MR，Hanyaloglu AC，Bennett PR. EP2 receptor activates dual G protein signaling pathways that mediate contrasting proinflammatory andrelaxatory responses in term pregnant human myometrium. *Endocrinology* 2014;155:605-617.

[112] Brenninkmeijer CB，Price SA，López Bernal A，Phaneuf S. Expression of G-protein-coupled receptor kinases in pregnant term and non-pregnant human myometrium. *J Endocrinol* 1999; 162:401-408.

[113] Luttrell LM，Lefkowitz RJ. The role of beta-arrestins in the termination and transduction of G-proteincoupled receptor signals. *J Cell Sci* 2002;115:455-465.

[114] Willets JM，Brighton PJ，Windell LN，Rana S，Nash CA，Konje JC. Bradykinin-activated contractile signalling pathways in human myometrial cells are differentially regulated byarrestin proteins. *Mol Cell Endocrinol* 2015;407:57-66.

[115] Tougui Z，Do Khac L，Harbon S. Modulation of cyclic AMP content of the rat myometrium:desensitization to isoproterenol，PGE2 and prostacyclin. *Mol Cell Endocrinol* 1980;20:17-34.

[116] Caritis SN，Lin LS，Toig G，Wong LK. Pharmacodynamics of ritodrine in pregnant women during preterm labor. *Am JObstet Gynecol* 1983;147:752-759.

[117] Garfield RE，Hayashi RH. Appearance of gap junctions in the myometrium of women during labor. *Am J Obstet Gynecol* 1981;140:254-260.

[118] Cluff AH，Bystrom B，Klimaviciute A *et al*. Prolonged labour associated with lower expression of syndecan 3 and connexin 43 in human uterine tissue. *Reprod Biol Endocrinol* 2006;4:24.

[119] Chow L，Lye SJ. Expression of the gap junction protein connexin-43 is increased in the human

myometrium toward term and with the onset of labor. *Am J Obstet Gynecol* 1994;170:788-795.

[120] Petrocelli T, Lye SJ. Regulation of transcripts encoding the myometrial gap junction protein, connexin-43, by estrogen and progesterone. *Endocrinology* 1993;133:284-290.

[121] Echetebu CO, Ali M, Izban MG, MacKay L, Garfield RE. Localization of regulatory protein binding sites in the proximal region of human myometrial connexin 43 gene. *Mol Hum Reprod* 1999; 5:757-766.

[122] Mitchell JA, Lye SJ. Differential activation of the connexin 43 promoter by dimers of activator protein-1 transcription factors in myometrial cells. *Endocrinology* 2005;146:2048-2054.

[123] Tanmahasamut P, Sidell N. Up-regulation of gap junctional intercellular communication and connexin43 expression by retinoic acid in human endometrial stromal cells. *J Clin Endocrinol Metab* 2005; 90:4151-4156.

[124] Tyson-Capper AJ, Cork DM, Wesley E, Shiells EA,Loughney AD. Characterization of cellular retinoidbinding proteins in human myometrium during pregnancy. *Mol Hum Reprod* 2006; 12: 695-701.

[125] Chung D, Loch Caruso R. 2,2'-Dichlorobiphenyl decreases amplitude and synchronization of uterine contractions through MAPK1-mediated phosphorylation of GJA1 (connexin43) and inhibition of myometrial gap junctions. *Biol Reprod* 2005;73: 974-982.

[126] Doring B, Shynlova O, Tsui P *et al*. Ablation of connexin43 in uterine smooth muscle cells of the mouse causes delayed parturition. *J Cell Sci* 2006; 119:1715-1722.

[127] López Bernal A, Europe-Finner GN, Phaneuf S, Watson SP. Pretermlabour:a pharmacological challenge. *Trends Pharmacol Sci* 1995;16:129-133.

[128] López Bernal A. The regulation of uterine relaxation. *Semin Cell Dev Biol* 2007;18:340-347.

[129] Olcese J, Beesley S. Clinical significance of melatonin receptors in the human myometrium. *Fertil Steril* 2014;102:329-335.

[130] Caldeyro-Barcia R, Sica-Blanco Y, Poseiro JJ *et al*. A quantitative study of the action of synthetic oxytocin on the pregnant human uterus. *J Pharmacol ExpTher* 1957;121:18-31.

[131] Miller FC. Uterine activity, labor management, and perinatal outcome. *Semin Perinatol* 1978;2: 181-186.

[132] Friedman EA. The graphic analysis of labor. *Am J Obstet Gynecol* 1954;68:1568-1575.

[133] Friedman EA. Primigravid labor:a graphicostatistical analysis. *Obstet Gynecol* 1955;6:567-589.

[134] Vain NE, Szyld EG, Prudent LM, Wiswell TE, Aguilar AM, Vivas NI. Oropharyngeal and nasopharyngeal suctioning of meconium-stained neonates before delivery of their shoulders:multicentre, randomised controlled trial. *Lancet* 2004;364: 597-602.

[135] Rogers J, Wood J, McCandlish R, Ayers S, Truesdale A, Elbourne D. Active versus expectant management of third stage oflabour:The Hinchingbrooke randomised controlled trial. *Lancet* 1998;351:693-699.

第二节

过期妊娠

Aaron B. Caughey

Department of Obstetrics and Gynecology, Oregon Health and Science University, Portland, Oregon, USA

孕周是围产结局的一个重要决定因素。对此问题的关注最为集中的是早产的预测和预防,早产的定义是孕 37 周之前分娩。这看上去合情合理,因为早产是围产期发病率、死亡率和花费的最大原因[1,2]。然而,过期妊娠也与围产期发病率和死亡率增加有关[3]。此外,过期妊娠很容易通过引产娩出胎儿来预防。因此,这一潜在的妊娠疾病值得进一步关注、研究和认真考虑。本节讨论过期妊娠现有流行病学和相关的结局,与过期妊娠研究有关的方法学,与过期妊娠相关的持续升高(而不是在某一个特定阈值后突然升高)的并发症,过期妊娠分娩的管理和预防,以及将来临床处理和研究的方向。

一、定义

过期妊娠目前的定义是妊娠达到或超过 42 周(294d)[4]。其他术语,如"延长"或"过预产期"等也在使用,但是出于命名法,应该使用"过期"[5]。此外,虽然 42 周是目前过期妊娠的阈值,但直到 20 世纪 80 年代阈值还是 43 周,而当下许多临床医师使用这一术语描述妊娠 41 周及以后的妊娠。

应该有一个术语来描述妊娠 41 周到 41^{+6} 周的范围,最近的名称"足月晚期(late term)"得到了美国妇产科学院(the American College of Obstetricians and Gynecologists,ACOG)和母胎医学会(the Society for Maternal-Fetal Medicine,SMFM)的同意和认可。这个术语与"完全足月(full term)"相对应,描述妊娠 39^{+0} 周到 40^{+6} 周,而"足月早期(early term)"描述的是妊娠 37^{+0} 周到 38^{+6} 周[6]。

鉴于术语的定义范围跨度较大,为了清楚起见,最好包括孕周的具体描述,如"过期妊娠 42^{+1} 周"或"足月晚期妊娠 41^{+2} 周"。

二、发生率

为了准确地确定过期妊娠的"自然"发生率,就必须要在早孕期细致地核对预产期,对所有孕妇进行普遍性随访,并且不进行产科干预。

来自夏威夷考艾岛[7] 14% 的过期妊娠发生率可能可以被视为有用的信息,因为其产科干预率低且随访完整,但缺乏对孕周预产期误差的校正。在英国,过期妊娠的发生率从 1958 年的 11.5%[8] 下降到 1970 年的 4.4%[9],这是同一时期内引产率从 13% 上升到 26% 的结果。在美国,2005 年 14% 的妊娠进展到超过 41 周,只有不到 6% 持续到妊娠 42 周后[10]。而在 1998 年,大约有 18% 的妊娠超过 41 周和 10% 的妊娠超过 42 周,这些变化归因于引产的应用,但也有部分原因是早孕期妊娠孕周核对的改善[11,12]。一项对 1989-1991 年泰晤士河东北地区居民的研究分析了 171 527 名新生儿的数据,得出过期妊娠的发生率为 6.2%[13]。在一项 1514 名健康孕妇的研究中,基于末次月经和基于孕早期头臀长(crown-rump length,CRL)的预产期差别小于-1d 到+1d,用时间-事件分析法估计妊娠时长:非择期分娩作为事件,剔除择期分娩。从末次月经到非择期分娩的中位时间为 283d。该研究发表的寿命表法给出的过期妊娠发生率约为 6%。这个研究可能强调了准确推算预产期对实际过期妊娠发生率的重要性。

如前所述,孕周的准确性是确定妊娠是否过期的重要决定因素。这在几项妊娠预产期的研究中已经得到了证实。例如,一项研究发现基于末次月经的预产期得出的过期妊娠发生率为10.7%,而使用基础体温(basal body temperature,BBT)表得出的发生率则低至4.7%[15]。在另一项研究中,常规使用超声确认妊娠预产期时,过期妊娠的总发生率从12%降至3%[16]。BBT或超声确认预产期的效果类似,因为相比提前排卵和多次排卵,女性往往更容易延迟排卵和少排卵。在确定的月经周期中,延迟排卵会使妊娠的实际孕周比根据末次月经第一天推算的孕周小。

其他的研究也表明,使用超声确认孕周降低了过期妊娠的发生率。Eik-Nes等研究[17]显示,在妊娠17周时测量双顶径复核调整预产期,过期妊娠的发生率为3.9%。另外3项关于常规超声检查确认预产期的研究显示,降低了过期妊娠诊断的假阳性率,过期妊娠的总发生率从10%～15%降到了2%～5%[18-20]。在常规超声和中孕期择期超声随机比较试验的Cochrane综述中,发现常规的中孕期生物学测量减少了分类到过期妊娠的例数[21]。

此外,早孕期超声检查确认孕周可能优于中孕期超声。在一项小规模的前瞻性随机试验中,Bennett等[22]证实,与中孕期超声相比,常规的早孕期超声确认孕周使过期妊娠的发生率从13%降至5%。另一项研究证明,早孕期超声确定孕周不仅会使超过42周的过期妊娠的发生率更低,而且超过41周妊娠的结果也一样[23]。更好地核对孕周后,足月和过期妊娠间围产期并发症发生率显示出了更大的差异。这是由于错误分类偏倚通常与错误的预产期发生。将足月妊娠当成过期妊娠,与将过期妊娠当成足月妊娠,都会导致足月和过期妊娠两组间并发症的差异更小。因此,一些较早的研究没有经过超声确认孕周,会低估过期妊娠并发症的发生率。多中心早中孕期非整倍体试验研究(the multicentre First and Second Trimester Evaluation for Aneuploidy Trial,FASTER)纳入的3588名女性都在早孕期做了超声[24],孕周的确认采用CRL法而不是LMP,降低了妊娠超过41周的发生率,从22.1%降到了

8.2%(P<0.001)。值得注意的是,孕12－14周与孕18－22周的超声相比,虽然前者时间更早一些,但对孕周的确认更差。因此,依赖于标准的颈部透明层超声而不是更早的早孕期超声可能存在问题,需要进一步研究(框图5-5)。

框图 5-5
- 过期妊娠定义为妊娠达到或超过42周。
- 许多其他术语,如"预产期后""延期妊娠""过期"可以替换。
- 许多所谓的过期妊娠很可能是源于预产期的错误。
- 经超声核对过预产期者不太可能成为过期妊娠。
- 就预防过期妊娠的错误诊断来说,早孕期超声检查优于中孕期。

三、病因

大多数过期妊娠可能代表了正态分布的上限。此外,如上所述,过期妊娠最常见的"原因"是预产期不准确。然而,似乎确实存在一系列预测因子与之存在特别的关联,可能有助于指出这些过期妊娠的潜在病因。

罕见但经典的过期妊娠的原因包括胎盘硫酸酯酶缺乏症(一种X连锁隐性遗传病,以循环低雌三醇水平为特征)、胎儿肾上腺功能不全或发育不良和胎儿无脑畸形(没有羊水过多)[25,26]。

遗传因素也可能在延长妊娠方面发挥作用。在一项研究中,孕妇自己是妊娠超过41周出生时,更有可能会妊娠持续超过41周(相对危险度,RR 1.3)[27]。类似的,有过期妊娠史的女性也更有可能再次妊娠过期[27,28]。例如,一次妊娠超过41+0周,第二次发生这种情况的风险增加2.7倍(从10%增加到27%)。如果连续两次延期妊娠,则发生率将上升到39%。父亲的基因在胎儿胎盘单位的表达也会影响妊娠时间。在最近丹麦的一项关于连续两次妊娠的女性的病例对照研究中,21 746例第一次分娩时过期的女性第二次妊娠过期的风险是20%,而在7009例第一次妊娠足月分娩的女性第二次过期妊娠的风险是7.7%。然而,当第一胎和第二胎的父亲不同时,再次发生过期妊娠的风险就降到了15%(比值

比，OR 0.73，95% CI 0.63～0.84）。

妊娠 39 周时阴道内胎儿纤维连接蛋白水平较低可以预测过期妊娠的可能性增加[31]。Ramanathan 等研究[32]显示，在妊娠 37 周时可以通过经阴道测量宫颈长度预测过期妊娠和引产失败。这些观察结果表明，在成功临产前宫颈重塑的延迟或缺失可能会导致过期妊娠，也可能与某些过期妊娠造成的难产明显增加相关。

过期妊娠可能是由于促肾上腺皮质激素释放激素（the corticotrophin-releasing hormone，CRH）系统在怀孕期间的变化引起的，如子宫肌层受体亚型的表达或数量的改变、信号转导机制的改变或 CRH 结合蛋白结合和失活 CRH 能力的增加。前瞻性纵向研究表明，那些注定在足月前分娩的女性中孕期 CRH 水平往往会呈更快的指数上升，而那些过期妊娠分娩的女性，这种上升就比较慢[33]。目前，旨在研究足月前产程发动的努力可能有助于对过期妊娠的病因有更多的了解。

四、流行病学

有很多危险因素与过期妊娠相关，可能具有生物学因果关系。这些因素中第一位的是初产妇，到达孕 40 周、41 周或 42 周的初产妇比例更高，初产妇与经产妇相比中位妊娠时间要长 2d。最近的数据也显示了与男性胎儿的相关性[34]。此外，已有报道非裔美国女性早产率较高[35]，这增加了种族/民族可能与总的孕周相关的可能性，特别是妊娠延长。最近的一项研究发现，非裔、亚裔、拉丁裔与白人女性相比过期妊娠的风险降低[36]。此外，一些种族/民族的影响被描述为肥胖和非肥胖患者之间的差异[37]。有几项研究都发现，肥胖与过期妊娠相关[38,39]。这种关联可能有实际的因果关系：研究一致证明了这一发现，并显示出一种因果关系剂量-反应效应，其中肥胖的女性比超重的女性反应更大。

肥胖与过期妊娠之间关联的理论机制仍然不清楚。因为脂肪组织存在激素活性[40]，且肥胖女性可能存在新陈代谢状态的改变，参与产程启动的内分泌因子在肥胖女性中发生了变化。很久以前就注意到了孕前体质指数（body mass index，

BMI）低和自发早产增加之间的关系[41,42]，与我们的研究结果一致，可能通过一种常见、但尚不清楚的与分娩相关的机制来解释，可能与循环中雌激素或孕激素的水平潜在相关。因为从进化上来说，作为一个物种，人类已经进化到由于肥胖要面对粮食短缺的环境压力，而在 1 万年前，人类主要是作为 BMI 中位值较低的游牧民族存在。因此，妊娠超过 42 周对胎儿来说可能没有什么好处，过期妊娠可能是目前内在和环境因素的产物（框图 5-6）。

> **框图 5-6**
>
> 过期妊娠更常见于：
> - 无脑畸形；
> - 胎盘硫酸酯酶缺乏症；
> - 胎儿肾上腺发育不全；
> - 男性胎儿；
> - 过期妊娠史；
> - 母亲肥胖；
> - 初产妇；
> - 白色人种。
>
> 过期妊娠的原因看上去母体和胎儿的成分都有。过期妊娠似乎还有一些遗传倾向。

五、与过期妊娠相关的风险

1. 围产期死亡率

过期妊娠与围产期死亡风险增加有关，既有产前死胎，也有新生儿死亡。当通过孕周来考量并发症时，有一个重要的方法学上的区别。有一些并发症只会发生在特定孕周分娩的孕妇和婴儿身上。其他一些并发症会发生在该孕周仍在怀孕的所有孕妇身上，包括分娩的孕妇和仍怀孕妇女。举例来说，产前死胎可以发生在给定孕周的任何孕妇身上，即正在妊娠中。或者，新生儿死亡只能发生在那个孕周实际分娩的人[43]。当考虑过期妊娠相关结局时，无论如何测量效应，我们都只看与产前死胎的关联，但是当用正在妊娠作为分母时，我们看到的产前死胎的风险从孕 39 周的早期和孕 40 周开始增加。Yudkin 等[44]质疑使用围产期死亡率作为孕龄相关结局的有效性，争论点

在于特定孕周有死胎风险的人群是在该孕周宫内有胎儿的人群,而不是在该孕周分娩的人群。然而,有产时风险和新生儿并发症如脐带脱垂或胎粪吸入综合征风险的人群,就是该孕周分娩的人群[45]。Smith[45]清楚地解释了这些问题,他将每一个孕周的围产期风险与合适的分母相关联。产前死亡与正在妊娠数相关,产间死亡与该孕龄除外了产前死胎的所有分娩相关,而新生儿死亡与活产数相关。Yudkin 等[44]表述的是妊娠未来两周死胎的前瞻性风险;Hilder 等[13]将这种风险表达为未来 1 周的率;Cotzias 等[3]表达为剩余妊娠的前瞻性死胎风险,这引起了相当大的争议[46,47]。对大多数产科医师来说,这是一个反直觉的概念,而许多人发现未来 1 周的前瞻性死亡

风险概念是一个易于理解的概念,特别是在孕40—42 周("如果这个孕妇在接下来的 7d 内仍然没有分娩,则在子宫内发生胎儿死亡的概率是多少?")。

在大量文献中,将孕 42 周分为两组的研究证实围产期死亡率增加(表 5-4)。该表呈现的结局比较了满足过期妊娠流行病学定义的妊娠和那些"足月"分娩的妊娠。在现代产科实践中,那些具有流行病学和产科危险因素的孕妇更可能在孕42 周之前分娩。因此双胎妊娠、子痫前期、确诊为宫内生长受限、产前出血或前次围产期死亡的孕妇在孕 37—41 周的人群中比例过高,而在孕42 周及以后分娩的人群中比例过低,使得进展到过期妊娠所增加的风险被低估。

表 5-4 足月与过期妊娠的围产期死亡率

参考文献	来源	结局	37—41 周	42 周及以上
Campbell et al[58]	444 241 次出生 挪威 1978—1987	围产期死亡的相对风险	1	1.30(1.13~1.50)
Fabre et al[133]	547 923 次出生 西班牙 1980—1992	死胎率	3.3	3.6
		早期新生儿死亡率	1.7	2.8
		围产期死亡率	4.9	6.4
Olesen et al[28]	78 033 次过期妊娠 丹麦出生注册 1978—1993 足月分娩 5%样本	调整的 OR:死胎	1	1.24(0.93~1.66)
		调整的 OR:新生儿死亡	1	1.60(1.07~2.37)
		调整的 OR:围产期死亡	1	1.36(1.08~1.72)

研究还按孕周对这些结局进行了分析,包括不同孕周的所有足月妊娠,得到了相似的发现(表5-5)。特别是,该表引出了论点,即妊娠过程是连续的,围产期风险并不是在妊娠的第 294 天突然发生了改变。结局是从孕 37 周开始按周呈现的,直到孕 43 周。如上所述,结局的统计以各种形式呈现。

表 5-5 妊娠 37—43 周根据孕周划分的围产结局

参考文献	来源	结局	38—39	39—40	40—41	41—42	42—43	≥43
Bakketeig & Bergsjo	157 577 次出生,瑞典 1977—1978	围产期死亡率	7.2	3.1	2.3	2.4	3	4
Ingemarsson & Kallen[51]	914 702 次出生,瑞典 1982—1991	初产死胎率	2.72	1.53	1.23	1.86	2.26	
		初产新生儿死亡率	0.62	0.54	0.54	0.9	1.03	
		经产死胎率	2.1	1.42	1.35	1.4	1.51	
		经产新生儿死亡率	0.55	0.45	0.53	0.5	0.86	

（续　表）

参考文献	来源	结局	38—39	39—40	40—41	41—42	42—43	≥43
Divon et al[134]	181 524 次单胎妊娠，可靠的预产期，≥40 周，瑞典 1987—1992	胎儿死亡的比值比			1	1.5	1.8	2.9
Hilder et al[13]	171 527 次出生，伦敦 1989—1991	死胎率	3.8	2.2	1.5	1.7	1.9	2.1
		婴儿死亡率	4.7	3.2	2.7	2	4.1	3.7
		每 1000 个 OP* 的死胎率	0.56	0.57	0.86	1.27	1.55	2.12
		每 1000 个 OP 的婴儿死亡率	0.7	0.83	1.57	1.48	3.29	3.71
Caughey & Musci[54]	基于医院，加州 1992—2002，45 673 次出生于 37 周后	每 1000 个 OP 的胎儿死亡率	0.36	0.4	0.26	0.92	3.47	
Smith[45]	700 878 次出生于苏格兰，1985—1996，除外多胎和先天性畸形	产前死胎的累积概率	0.0008	0.0013	0.0022	0.0034	0.0053	0.0115
		产间和新生儿死亡的预估概率	0.0006	0.0005	0.0006	0.0006	0.0006	0.0008

OP. 继续妊娠。

第一眼会看研究是否使用了阈值，如孕 42 周和 43 周或逐周研究并发症，这是因为统计效力如需加强，就需要增加亚组样本量。然而，通过阈值或连续方式检查这些结局是一个重要的方法学问题。如果并发症发生率随着孕龄的增加而增加，那么，无论选择何种阈值都会看到增加。如果一个人研究孕 39、40、41、42 或 43 周之前和之后的死胎率，那么总是有超出阈值的更高的率。更重要的是，如何将这些信息用于临床管理。因此，将 1 周跟下 1 周比较才是真正需要研究的。是在给定的孕周分娩风险更高，还是再等 1 周风险更高？对于这种比较，逐周研究并发症比简单地给定阈值更实用。

文献还存在其他方法上的问题。当然，可能在记录孕周相关信息时存在误差或偏倚。已经反复显示预产期不确定的女性围产期死亡的风险增加[48,49]。将她们纳入可能会使过期妊娠的围产期死亡风险明显虚高。既往对过期妊娠围产期结局的研究显示，约 25% 的过期妊娠过量死亡风险与先天性畸形相关[25]。在表 5-4 和表 5-5 引用的研究中，只有 Smith[45] 详细说明了分析中已经排

除致死性先天畸形的病例。Hilder 等[46] 重新分析了 1998 年研究报告中提供的数据[13]，经先天性畸形校正后，显示的结局并不受在过期妊娠中优先表现出来的先天性畸形的影响而有偏倚。另一个潜在的偏倚是死胎和分娩之间的间隔。胎儿于妊娠 41 周在宫内死亡，在 42 周分娩时将被计数为妊娠 42 周的围产期死亡。如果这种情况经常发生，这就提示了围产期死亡风险实际上要早半周到 1 周增加。

上述两表均显示，过期妊娠与围产期死亡风险增加有关。然而，研究之间关于临产前胎儿死亡、新生儿早期死亡，或甚至婴儿死亡的风险增加的时机并不一致。表 5-4 中总结的研究表明，新生儿死亡风险增加是围产期风险增加的主要原因。最近一项加利福尼亚的研究进一步证实了这一点，即使在低危人群中，妊娠 41 周及以上的出生婴儿死亡风险也更高[50]。但是，表 5-5 显示，妊娠 42 周终止与 41 周终止相比，每增加一个不良结局都是 Smith 研究"产时和新生儿死亡预估概率"的例外[45]。如果将 41 周终止妊娠与 40 周终止相比，结局也没有变化，与 Ingemarsson 和 Kallen 系列研究[51]中新生儿死亡率、Hilder 研究中婴儿死亡率一样[13]。所有其他结局从 40 周到 41 周恶化,从 41 周至 42 周的结果也是。

2. 围产期发病率

流行病学研究确定妊娠 41 周后出生或 42 周后出生是各种新生儿不良结局的危险因素。一项回顾性队列研究了旧金山加州大学 1976—2001 年所有低危、足月、头位的单胎妊娠在 40、41 和 42 周时出生的新生儿不良结局发生率,并将这些与妊娠 39 周分娩的发生率进行比较,在控制了人口统计数据、产程长度、引产、分娩方式和出生体重(巨大儿除外)之后[52],与妊娠 39 周的结局相比,胎粪吸入的相对风险从 40 周时的 2.18 显著增加到 41 周时的 3.35 和 42 周时的 4.09(95%CI 2.07～8.08)。"严重的新生儿并发症"结局组成包括颅骨骨折和臂丛神经损伤、新生儿惊厥、颅内出血、新生儿败血症、胎粪吸入综合征和呼吸窘迫综合征,相对风险从 40 周时的 1.47 增加到 41 周时的 2.04 及 42 周时的 2.37(95%CI 1.63～3.49)。类似的发现已经在多项其他研究中得到证实,研究的围产期发病率包括子痫前期、胎粪、胎粪吸入综合征、巨大儿、新生儿酸中毒、新生儿需要机械通气、剖宫产终止妊娠和围产期感染病率[53-57]。

例如,难产、肩难产和产伤在过期妊娠中都有所增加[58]。风险随着胎儿体重的增加而增加,但是胎龄仍然是一个独立于出生体重的危险因素。在一项病例配对研究中,285 名没有并发症的单胎过期妊娠自然临产的女性,匹配的是 855 名没有并发症的单胎足月妊娠女性,Luckas 等研究[59]显示,在过期妊娠组剖宫产更常见(RR 1.90,95%CI 1.29～2.85)。剖宫产的增多平均分配在产程未能进展(RR 0.74,95%CI 1.02～3.04)和胎儿窘迫(RR 2.00,95%CI 1.14～3.61)。这一发现与某些过期妊娠病例与临产生理的缺陷相关假说是一致的,此外胎儿缺氧的风险增加。然而,也存在对过期妊娠处理的偏倚造成剖宫产率升高的可能性。

新生儿惊厥与妊娠 41 周或之后分娩存在强相关性,在之前的病例对照研究中也已经确认。Minchom 等[60]发现,妊娠 41 周后分娩相关的比值比为 2.7(95%CI 1.6～4.8)。Curtis 等[61]研究了 89 名妊娠 42 周后在都柏林出生的患有早期新生儿惊厥的婴儿;妊娠 42 周后分娩的有 27 例,而对照组 89 例中有 6 例(OR 4.73,95% CI 2.22～10.05)。

3. 脑瘫

新生儿脑病可能随后发生脑瘫,而其他脑瘫的病例可能发生在临床上正常的新生儿期之后。已经被接受的一点是存在新生儿脑病提示在分娩过程中或是新生儿早期就已经发生神经损伤,但是没有脑瘫提示损伤发生于妊娠更早阶段[62]。Gaffney 等[63]检查了来自牛津脑瘫登记系统的 141 名儿童的产科背景;41 名患有脑瘫的儿童继发于新生儿脑病,与之比较的 100 名患儿之前没有新生儿脑病。这些有新生儿脑病的孩子更可能是在妊娠 42 周或更晚的时间分娩的(OR 3.5,95%CI 1～12.1)。对初产妇来说,42 周或以后出生的宝宝尤其有这类事件的风险(或 11.0,95% CI 1.2～102.5)。

4. 出生体重和产次的影响

这些结局,它们的率、峰值和谷底是否受其他人口统计学数据,如母亲年龄、种族/民族、社会经济地位和妊娠并发症影响的研究很少。但是,对于产次已有研究。一系列研究显示[51],孕龄越大,不良结局风险增加在初产妇中更明显(见表 5-5)。产次对这些结局造成影响的原因并不清楚,可能是源于两组间真正的生物学差异或精确预产期的可能差异。出生体重也已经作为孕龄对结局的修正因子被研究。在 181 524 例 1987—1992 年瑞典出生的有可靠预产期的孕 40 周及以后的单胎妊娠的分析中,发现低于相应孕周出生体重平均值 2 个标准差及以上时,胎儿死亡(OR 7.1～10.0)和新生儿死亡(OR 3.4～9.4)[51]的比值比显著增加。一项挪威的队列[58]也显示小于胎龄儿过期妊娠的风险更大。在这项研究中,与体重在第 10 到第 90 百分位的婴儿相比,婴儿称重低于第 10 百分位数的妊娠在 42 周或之后的围产期死亡相对风险为 5.68(95% CI 4.37～7.38)。在这个研究中,出生体重在第 90 百分位以上的婴儿围产期死亡的相对风险最低(RR 0.51,95% CI 0.26～1.0)。这些发现具有生物学意义,人们可能会怀疑有一组胎儿的生长受到宫内因素的影响,增加了胎儿或新生儿死亡的风险。因此,这些发现支持在较早的孕周分娩这些胎儿(框图 5-7)。

 框图 5-7

与过期妊娠相关:
- 死胎;
- 剖宫产;
- 巨大儿;
- 羊水粪染;
- 产伤;
- 新生儿酸中毒;
- 脑瘫;
- 新生儿/婴儿死亡率。

方法学上的关键点是按孕周研究足月和过期妊娠时,要正确认定高危人群,即正在妊娠(所有特定孕周的孕妇)或分娩(仅指在特定孕周分娩的女性)。因为列出的结局在孕 42 周或之后发生得更为频繁,但在孕 41 周也会增加(虽然没有那么高)。

六、管理

过期妊娠的管理实际上在妊娠过期之前就开始了。低危妊娠管理的目标是为了预防过期妊娠的并发症及预防过期妊娠本身。因此,管理主要涉及的是通过产前检测降低期待治疗的并发症风险。它还包括在妊娠过期之前通过准确确定预产期、门诊促宫颈成熟和引产来降低过期妊娠的风险。接下来将广泛讨论这些主题。

1. 产前检测

与妊娠 39 周或 40 周分娩相比,足月晚期和

过期妊娠的围产期死亡率和发病率增加,通过这些证据得出结论,有些过期妊娠的病例可以通过提早分娩来预防。使用筛查检测识别那些有不良结局的妊娠并选择性地干预看起来是合乎逻辑的。

过期妊娠胎儿健康状况的理想检测可以识别所有有不良结局风险的胎儿,识别分娩能普遍获得良好结局的阶段。因此"阴性"检测结果表明胎儿在子宫内是安全的,持续数天,直到分娩或重复再做检测为止,直至孕妇获得好的结局。目前没有任何检测方法有强有力的证据支持。有一些观察型证据支持一些有不良结局风险的妊娠可以被识别,但预测不良结局后能实现预防的证据较少。

(1)计数胎动:侵入性最少的监测方法是孕妇对胎动的评估,也称计数胎动。这个检测通常用于足月和过期妊娠(表 5-6),但没有确切疗效证据的支持。一般来说,孕妇会被要求每天计数1 次或两次胎动,预期在 20~30min 有 4~6 次胎动。两项随机试验已经回答了基于胎动采取临床行动是否能改善胎儿结局这个问题[64,65]。这些试验中规模较大的 1 项涉及 68 000 多名女性[65]。这些试验共同提供的证据是常规正式的胎动计数并不能降低晚孕期胎儿宫内死亡的发生率。常规计数导致更频繁地报告胎儿活动减少,使得其他胎儿评估技术更多地使用,更频繁地住院,以及择期分娩率增加。过期妊娠时行胎动计数可能比在低危妊娠时进行更有效。然而,如果这项检测最终确实证明了围产期发病率或死亡率的降低,这个方案很可能导致孕妇的焦虑及很高的假阳性率。

表 5-6　孕 41-42 周常规引产与选择性引产的随机试验

参考文献	例数	试验入组的孕龄(d)	引产方法	胎儿监测方法	围产期死亡
Augensen et al[135]	409	290	缩宫素和破膜	CTG	0
Bergsjo et al[123]	188	284	胎膜剥离,缩宫素,破膜	胎动,超声,尿雌三醇	1 例引产组 2 例选择组
Cardozo et al[124]	363	290	PGE$_2$,缩宫素,破膜	胎动,CTG	1 例选择组 1 例引产组

（续 表）

参考文献	例数	试验入组 的孕龄(d)	引产方法	胎儿监测方法	围产期死亡
Chanrachakul & Her- abutya[136]	249	290	破膜和缩宫素	CTG,AFI	0
Dyson et al[121]	302	287	PGE₂,缩宫素,破膜	CTG,AFI	1 例选择组
Hannah et al[111]	3407	287	PGE₂,缩宫素,破膜	胎动,CTG,AFI	2 例选择组
Heden et al[137]	238	295	破膜,缩宫素	CTG,AFI	0
Henry[122]	112	290	破膜和缩宫素	羊膜镜	2 例选择组
Herabutya et al[138]	108	294	PGE₂,缩宫素	CTG	1 例选择组
James et al[139]	74	287	如果 Bishop 评分<5 羊膜外 盐水;胎膜剥离,破膜和缩 宫素	胎动,BPS	0
Katz et al[120]	156	294	破膜,缩宫素	胎动,羊膜镜,OCT	每组各 1 例
Martin et al[140]	22	287	海藻棒,缩宫素	CTG,AFI	0
NICHD[141]	440	287	CTG,缩宫素,破膜	CTG,AFI	0
Roach & Rogers[142]	201	294	PGE₂	CTG,AFI	0
Suikkari et al[143]	119	290	破膜,缩宫素	CTG,人胎盘催乳素, 雌三醇,AFI	0
Witter & Weitz[144]	200	287	缩宫素,破膜	雌三醇,OCT	0

AFI. 羊水指数;BPS. 生物物理评分;CTG. 胎心监护。

（2）胎心监护:产前胎心监护（cardiotocography,CTG），又称无应激试验，已被广泛应用监测中高危妊娠 20 余年。观察性研究已报道这种方式监测的高危孕妇围产期胎儿丢失率非常低[66,67]。Cochrane 的综述回顾了 6 项随机对照试验，比较 CTG 与其他产前胎儿监测方法[68]。有过期妊娠的孕妇被纳入了这些试验。根据这篇综述提供的信息，产前 CTG 对于围产结局或者干预措施（比如择期分娩）无明显影响。Miyazaki 和 Miyazaki[69] 报道了一组 125 例过期妊娠的孕妇，在分娩 1 周内记录到了有反应型的 CTG。该组病例报告了 10 例不良后果，4 例产前胎儿死亡、1 例新生儿死亡、1 例新生儿脑病和 4 例在产程早期入院的时候出现胎儿窘迫。这组病例和随机试验中产前 CTG 表现不佳可能与解读误差或监测之间的间隔时间过长有关。使用基线速率和可变性的计算机化的数值分析可能减少人为的误差[70]。Weiner 等[71] 比较了计算机化 CTG、常规 CTG、生物物理评分和脐动脉多普勒的产前检测

价值;337 位在妊娠 41 周后分娩的女性纳入了本研究，共纳入了 610 次产前检测。其中 12 例胎儿在计算机化 CTG 中胎心变异减少，10 例进行了试产。在这 10 个胎儿中，9 个在分娩期间出现胎儿窘迫。在 12 例胎心率变异降低的胎儿中，7 例在分娩时有酸中毒（脐动脉 pH<7.2）。

总体而言，研究组在分娩时有 10 例酸中毒胎儿，其中只有 2 例脐血管收缩/舒张期比值高于第 95 百分位数，3 例羊水指数>5，5 例胎心率生产前有减速。产间胎心率异常或者分娩时酸中毒在生产前有很高的比例出现胎心率变异降低或减速。作者得出结论，计算机化 CTG 可能会改善过期妊娠的胎儿监测。对这项研究的明显批评是使用产前 CTG 异常来预测产时 CTG 异常的循环论证。

（3）超声评估羊水:超声监测羊水量在 1980 年被首次描述，基于胎儿四肢与胎儿躯干或子宫壁之间是否存在无回声区而主观分为"正常""减少""缺失"[72]。为了检测这种分类的价值，150 例

妊娠 42 周或以上的孕妇在分娩前 48h 内接受了超声检查。被归为羊水减少或缺失的孕妇胎粪污染、胎儿酸中毒和出生时窒息和胎粪吸入的发生率显著上升。Manning 等[73]描述了一种基于最大羊水池深度的半定量方法,胎儿可疑生长受限以 1cm 羊水池深度作为干预的切割值。之后调整到 2cm,以改善胎儿生长受限的检出[74]。Crowley 等[75]发现当过期妊娠最大羊水池深度<3cm 时不良结局增加。Fischer 等[76]发现最大垂直池小于 2.7cm 是围产期异常结局的最佳预测因子。

Phelan 等[77]描述了羊水指数(the amniotic fluid index,AFI),四个象限中最大羊水池深度的总和。Fischer 等[76]发现最大羊水池深度在预测过期妊娠的不良结局时表现优于 AFI。Alfirevic 和 Walkinshaw[78]将过期妊娠的女性随机分配至测量最大羊水池深度或 AFI。除了测量羊水情况,两组均每 3 天进行一次计算机化的胎心监测。干预的阈值是最大羊水池深度<1.8cm 或 AFI<7.3cm。这些数值是当地人口的第三百分位数。发现 AFI 异常的女性人数显著多于最大羊水池深度异常的孕妇,试验中 AFI 组有更多的孕妇进行了引产。两组没有围产期死亡,组间也没有统计学意义上的围产期结局的显著差异。

Morris 等[79]在牛津进行了一项 1584 例妊娠 40 周或以上孕妇的观察性研究,羊水检测同时使用羊水池的最大深度和 AFI。这些超声测量的结果护理人员是不知道的。这些作者同意 Alfirevic 和 Walkinshaw 的意见[78],采用 AFI 比使用单个羊水池的最大深度有更多的孕妇"检测结果阳性";125 例孕妇(7.9%)的 AFI<5cm,而与之相比的最大羊水池深度<2cm 的孕妇为 22 例(1.4%)。没有围产期死亡,有 7 例严重的围产期发病率,发生率 0.44%。其中 2 例 AFI<5cm,有 4 例 AFI<6cm。7 例中没有一例羊水池最大深度<2cm,这也强调了特异性和敏感度之间的权衡。

Locatelli 等[80]进行了类似的研究,但是从妊娠 40 周开始每周两次测量 AFI 直至分娩。不良妊娠结局的组成有胎儿死亡,5min Apgar 评分<7 分,脐动脉 pH 值<7 和胎儿窘迫需剖宫产分娩。在 AFI<5 的孕妇组中发生率为 19.8%,而

AFI>5 的孕妇组发生率为 10.7%(P=0.001)。

有关妊娠 40 周后羊水的这些研究表明,羊水量的减少与不良结局间存在某种联系,但总体而言,它的敏感度和特异性较差,没有证据表明其可以作为妊娠 41 周后的检测手段。在一项羊水量与不良胎儿结局间关系的荟萃分析中,Chauhan 等[81]得出结论,在羊水过少和因不乐观的胎心监护类型剖宫产分娩风险增加及低 Apgar 评分之间存在某种联系,但与新生儿酸中毒相关的数据不足。从根本上来说,羊水量减少可能先于足月或过期妊娠并发症发生,在生物学上存在合理性,但是没有足够的数据明确表示此类评估后进行干预将会对围产期结局产生影响,以及影响多少,在什么时间节点。此外,对超声评估羊水量的信心也在逐渐丧失,研究显示,超声检测的 AFI 和通过染料稀释测量的实际羊水量之间相关性差[82,83]。开发一种围产期更好的检测来识别老化的胎盘或足月和过期妊娠胎儿-胎盘-母体的生理变化至关重要。

(4)生物物理评分:观察性研究表明,生物物理评分低的婴儿不良结局风险较高[84]。然而,预测不良结局的证据不能被解释为预防这些不良结局能力的证据。

一项系统综述纳入 4 个试验,将生物物理评分与其他形式的产前胎儿监测进行比较,产生的数据不足以显示生物物理评分优于任何其他形式的胎儿监测[85],其中只有一个随机对照试验专门针对过期妊娠[78]。该试验比较了过期妊娠的监测,使用改良的生物物理评分(由计算机化 CTG、AFI 和其他传统的生物物理评分项目组成)、CTG 单纯监测和羊水深度测量。对过期妊娠更复杂的监控方法更容易产生异常结果,但以脐带血的 pH 值为证据并不会改善妊娠结局。

一项过期妊娠处理中进行生物物理评分的观察性研究显示,293 例孕妇中,有 32 例生物物理评分异常,胎儿窘迫行剖宫产和胎粪吸入的发生率跟生物物理评分可靠的孕妇相比明显高很多[86]。对 131 例生物物理评分正常时过期妊娠的进一步观察性研究表明,正常的生物物理评分能高度预测正常结果,但异常结果对新生儿不良结局只有 14%的预测价值[87]。

(5)多普勒血流测速:过期妊娠常规脐动脉多

普勒测速[88,89]的两项研究表明没有任何受益。一项小型观察性研究比较了 CTG、AFI、生物物理评分和大脑中动脉（middle cerebral artery, MCA）与脐动脉多普勒的比值，Devine 等[90]发现，MCA 多普勒与脐动脉的多普勒比值是"不良结局"的最佳预测因子，在这项研究中，不良结局的定义是因胎粪吸入综合征或胎儿宫内窘迫剖宫产分娩或胎儿酸中毒。

2. 过期妊娠的预防

过期妊娠预防主要是确保没有因预产期不正确导致误诊，鼓励在发展到过期妊娠前发动产程。首先要求公共卫生确保所有孕妇可以选择在早孕期通过超声确认预产期，这一点在临床尚未广泛实施。但大多数女性有中孕期超声检查，也会减少被误诊为过期妊娠的风险，尽管没有早孕期超声有效。

过期妊娠当然可以通过所有患者在妊娠 42 周之前引产来简单预防。这似乎是一种合理的方法，但是由于引产会延长产房的住院时间，确实会带来一些费用。一种更好的预防过期妊娠的方法是使用促进自发临产的技术。建议采用促进足月临产和预防过期妊娠的微创干预措施，包括胎膜剥离、无保护的性交和针灸。胎膜剥离指的是用手指把胎膜从宫颈和子宫下段分离下来。这种技术很可能通过释放来自子宫颈的内源性前列腺素而起作用，需要操作者用手指充分扩张子宫颈。尽管胎膜剥离可以缩短自发临产的时间间隔，但没有一致的证据证明可以降低手术助产分娩、剖宫产率或孕妇、新生儿发病率[91-93]。无保护的性生活通过精液中的前列腺素的作用引起子宫收缩，进而类似于剥离胎膜而引起的潜在的内源性前列腺素释放。实际上，前列腺素最初是从前列腺和精囊腺中提取的，因此才有了它们的名字。尽管有一些相互矛盾的数据，但看上去这样无保护的性生活可能会引起临产的早发动，降低过期妊娠率和更少的引产率[94-96]。一项小型随机试验试图回答这个问题，孕妇被随机分配到两组，一组建议有性生活，一组没有建议。在这项研究中，建议孕妇性交组更频繁（60% vs. 40%），但是在这证据力度不足的研究中，自发临产率没有可测量的差异[97]。同样的，针灸引产的功效也不能明确地评估，因为缺乏试验数据，需要进一

步确认[98,99]。

（1）超声确认准确的孕周：过期妊娠管理的第一步是通过对所有妊娠提供超声确认孕周来降低过期妊娠的病例数。系统综述显示，常规中孕期超声减少了大量过期妊娠的病例[21]。最近关于早孕期与中孕期的随机对照研究显示，早孕期确定预产期的过期妊娠率更低[22]。对 FASTER 试验数据的二次分析显示，早孕期超声测定 CRL 确认孕周与 LMP 相比降低了超过妊娠 41 周的发生率，从 22.1% 显著降低到 8.2%[24]。在第一次就诊的时候就获得早孕期超声评估存活情况和孕龄是一个好主意，可能会对诊断过期妊娠的总数产生影响。

（2）过期妊娠的引产：鉴于患者如果在妊娠 41 周时引产，则在妊娠 42 周时就不会是死产，引产已经被认为是降低过期妊娠围产期发病率的主要干预措施。然而，人们担心这样的引产继而会引起剖宫产率的升高。因此，产科工作者已经以各种方式回应了过期妊娠相关的围产期死亡率和发病率的增高。可能的临床选择包括足月引产以预防妊娠达到 42 周，常规妊娠 41 或 42 周前短时间内引产，根据监测确认有不良结局风险的病例在妊娠 41 周或 42 周选择性引产。幸运的是，这些策略的好处和危害已经在随机对照研究中评估过。随机或准随机试验比较了足月引产与期待治疗，以及在妊娠 41 周之后选择性引产与监测，通过使用 Cochrane 妊娠和分娩小组的搜索策略，形成了对过期妊娠管理选择的系统综述的基础[100]。感兴趣的主要结局是在过期妊娠分析时已经确认的围产期死亡率、新生儿脑病、羊水粪染、剖宫产。此外，需要与各种处理效果的孕妇满意度相关的证据。随后，有其他的系统综述对妊娠 41 周及之后[101]和妊娠 41 周及之前[102]的引产和期待治疗进行了比较。

关于引产，主要关注的一点是增加剖宫产手术的风险。然而，这一结论尚未被普遍接受[103]。很多回顾性研究显示引产患者剖宫产分娩率较高[104,105]。这些研究方法上的问题是与引产孕妇比较的是那些自发临产的孕妇[106]。一项最近的研究比较了引产与接受期待处理的孕妇，实际上发现引产组的剖宫产率更低[107]。此外，在最近三项小规模的妊娠 41 周前选择性引产的研究的

荟萃分析中,引产的剖宫产率相对降低[108]。

预防过期妊娠的另一个可选择的方法,是对过期妊娠的病例进行选择性或预防性引产,而不是在较早的孕周常规引产。在一项关于足月妊娠风险积极管理的小型初步研究(active management of risk in pregnancy at term, AMOR-IPAT)中,建议所有有头盆不称危险因素或分娩期间胎心监测不乐观的孕妇在妊娠 41 周时引产,Nicholson 等[109]发现能够将剖宫产率从期待治疗组(引产率,26%)的 17% 降低到有高危因素干预组(引产率,63%)的 4%。在最近的一项前瞻性随机对照研究中,高危因素管理组的剖宫产率更低,但是这个结局的效力不足[110]。然而,确实发现高危因素管理组的新生儿重症监护的入住率较低和不良结局指数有改善,这组病例中绝大部分进行了引产。

①孕 41 周引产:16 项随机试验比较了在特定孕周"常规"引产与在分娩前监测不正常而选择性引产的策略,总结在表 5-6 中。这些试验构成了 Sanchez-Ramos 等的系统综述[101]。其中有 12 项曾经纳入 Crowley[100]的 Cochrane 综述中。其中有一项试验比其他所有试验的规模都要大,并且在两篇荟萃分析中的权重都可观[111]。两项荟萃分析均采用包容的方法,纳入研究的病例数和质量变异大。试验入组时的孕龄从妊娠 287d 到 294d。各种产前胎儿检测方法被用于监测试验中期待治疗组的妊娠情况。

如上所述,妊娠 41 周的常规引产可能价格昂贵。但是,有一项研究发现妊娠 41 周的常规引产与期待治疗相比是具有成本效益的(即成本更高,但改善了结局)[112]。在最近的 ACOG 指南上也推荐了妊娠 41 周常规引产,以安全地降低初次剖宫产[113]。

②孕 40 周或之前的引产:优先引产,也就是没有并发症的孕妇在妊娠 40 周或之前常规进行引产。在 20 世纪 70 年代,一些国家的一些产科机构这样实施。6 项随机试验将妊娠 39 周[114,115]或 40 周[116-119]"常规"引产的策略,与没有明确期限的"期待治疗"或直至妊娠 42 周的期待治疗进行比较。这些试验显示妊娠 40 周的"常规"引产没有任何重大获益或风险的证据。这些试验的期待治疗组有 2 例围产期死亡,引产组没有。显然,

没有显著性差异。对于剖宫产率(OR 0.60,95% CI 0.35~1.03),分娩过程中器械助产或分娩镇痛的使用没有影响。不出意外的是关于孕周与分娩过程中羊水粪染的关系,妊娠 40 周左右引产组分娩时羊水粪染的发生率降低(OR 0.50,95%CI 0.31~0.86)。遗憾的是,这些试验的作者没有陈述孕妇对于在这个孕周引产的看法这个重要问题。作者因此错过了一个评估孕妇对其护理工作满意度的黄金机会。妊娠 40 周"常规"引产已经不再是过期妊娠的预防中考虑采纳的选择。为了预防妊娠 41 周或 42 周时的不良结局而进行引产的数量将过大,这种水平的干预也不受孕妇、产科医师和助产士的欢迎。目前,这个问题的大型前瞻性研究:在妊娠 39 或 40 周时常规引产与期待处理,正在美国进行中。

③引产和围产期发病率和死亡率:即使是最大规模的试验[111]也没有足够的统计数据证实围产期死亡率显著减少。围产期死亡率 3/1000,为了有 80% 的机会检测到围产期死亡率降低 50%,需要的样本量是 16 000。表 5-6 记录了随机试验中发生的 13 例围产期死亡,有 3 例分布在引产组(3159 名孕妇)中,有 10 例分布在选择性引产组(3067 名孕妇)中。其中 1 个形态正常的婴儿在引产组中,因引产 2h 后出现羊水粪染和胎心慢而行紧急剖宫产手术,死于窒息[120]。常规引产组的另外 2 例死亡发生在具有致命先天性畸形的婴儿身上。在选择性引产组中有 3 例婴儿的死亡事件是由于畸形,其他 7 例死亡发生在正常婴儿身上。加拿大过期妊娠试验中[111]有 2 例死亡,虽然坚持了每日胎动计数和每周 3 次 CTG 和超声评估羊水量。这些婴儿都很小,体重为 2600~3175g。在 Dyson 等的试验中[121],1 例新生儿因胎粪吸入而死亡,发生在妊娠 43 周,自发临产后出现急性胎心心动过缓。自发临产前胎心监测和羊水超声评估可以令人放心 48h。Herry 试验中[122]的 1 例新生儿死亡归因于妊娠期糖尿病。第 2 例死于胎粪吸入,发生在一位拒绝引产的孕妇身上,之后在羊膜镜检查时发现了胎粪。Bergsjo 等[123]和 Cardozo 等[124]试验中的死亡病例分别是由于肺炎和胎盘早剥。

系统综述的作者采用了不同的方法纳入胎儿异常导致的围产期死亡。这些被 Cochrane 综

述[100] 排除在外，但被 Sanchez-Ramos 等收录[101]。因此，Cochrane 系统综述显示引产与正常胎儿的围产期死亡率降低（OR 0.23,95% CI 0.06~0.90）显著相关，而 Sanchez-Ramos 等确认了围产期死亡的风险降低（0.9% vs.0.33%），但比值比为 0.41 时 95% 的置信区间超过了 1（95%CI.14~1.28）。

两篇系统综述都报道了羊水胎粪污染的发生率显著减少，但这不会影响胎粪吸入的发生率（0.82,95% CI 0.49~1.37）[100]。对产程中胎儿心率异常没有影响。基于少量报道的结局，新生儿黄疸的比值比（3.39,95% CI 1.42~8.09）会因引产而增加。系统综述没有显示出对 Apgar 评分、新生儿重症监护室入住或新生儿脑病的任何有益或有害影响。

④引产对于剖宫产风险的影响：Sanchez-Ramos 等[101] 报道引产与剖宫产率的降低有关（OR 0.88,95% CI 0.78~0.99）。Crowley[100] 报道了类似的结果，但将其解释为"常规"引产策略不增加剖宫产分娩可能性。在 Hannah 的研究中[111]，她相信随机后的偏倚可能增加结果朝向剖宫产风险假性降低的权重。Hannah 试验中期待治疗组因为异常产前检测需要引产的孕妇拒绝阴道使用前列腺素，而分配到"常规"引产组的孕妇使用前列腺素 E_2 引产。那些拒绝前列腺素引产的孕妇会潜在增加难产或引产失败的可能。但是，这并不能解释在 Hannah 研究中选择性引产组因胎儿窘迫行剖宫产分娩的比率为 8.3%，而常规引产组的发生率是 5.7%。在试验综述中，引产策略对于胎儿窘迫剖宫产率的影响是一致的。Sanchez-Ramos 等[101] 未检测到显著的异质性。这些作者还绘制了漏斗图，显示是对称的，表明没有出版物偏倚的证据。

因为与引产相关的剖宫产率降低的观点与产科医师们关于引产增加剖宫产分娩的传统观点矛盾，Crowley[100] 进行了大量的二次数据分析，这些结果表明过期妊娠的引产不会增加剖宫产率，无论产次、宫颈成熟度、引产方法或周围的剖宫产率。如上所述，妊娠 41 周的常规引产最近也纳入到了 ACOG 的建议中，以安全地减少初次剖宫产分娩[113]。

七、女性对过期妊娠引产的看法

遗憾的是，关于女性对引产和非手术治疗的观点的随机试验几乎没有提供相应的信息。只有一项研究评估了产妇对引产的满意度[124]。这些作者提示了满意度与生产和分娩的最终结局有关，而不是临产的方式。孕妇的观点很可能受到当地人的文化、她们照顾者的态度和实际因素（如带薪产假的持续时间）等影响。很少有产科医师、助产士或分娩教育工作者能够为女性提供无偏见的关于过期妊娠风险及引产的获益和危害的信息。一项前瞻性问卷调查研究了女性对于过期妊娠引产的态度，Roberts 和 Young[125] 发现，尽管产科宣称倾向于非手术处理，但在妊娠 37 周时只有 45% 的女性同意如果在妊娠 41 周还没有分娩时进行非手术处理。在妊娠 41 周的人中，31% 仍然希望非手术处理。这一显著减少不受产次和孕周确定性的影响。在随后一项研究中，Roberts 等[126] 为孕妇在妊娠 42 周时提供了非手术和引产的选择；45% 的孕妇选择非手术治疗。当然，考虑到对孕妇及新生儿的影响，在绝大多数发达国家，有 20%~25% 的妊娠常用干预措施值得临床进一步研究。

八、过期妊娠和家中分娩

关于过期妊娠在家中分娩的结局缺乏高质量的流行病学证据。Bastian 等[127] 使用多种病例确认和随访方法在澳大利亚收集了以人群为基础的 7002 例在家分娩的孕妇队列；发生了 50 例围产期死亡，给出的围产期死亡率为 7.1‰。在已知胎龄的 44 例围产期死亡中，7 例（15.9%）发生在过期妊娠（≥42 周）。在对美国原住民进行的一项研究中，由助产士参加的过期妊娠家中分娩与由医师参与的相比，围产期死亡率增加，两组之间死亡率的差别源于确认的过期妊娠、臀位分娩和双胎[128]。鉴于这些相对较弱的发现，结合关于过期妊娠和产间并发症、围产期发病率和死亡率的总体证据，许多家庭分娩服务提供者会将这些患者转诊到住院系统（框图 5-8）。

> **框图 5-8**
>
> **产前检查**
>
> 以下的检查通常在孕 40—41 周开始：
>
> • 胎动或"踢"计数；
>
> • CTG 或 NST；
>
> • 羊水量的评估；
>
> • 生物物理评分。
>
> **过期妊娠**
>
> 可以通过以下方式预防过期妊娠：
>
> • 引产；
>
> • 胎膜剥离；
>
> • 经阴道性交；
>
> • 针灸。
>
> 之前的回顾性文献认为引产与剖宫产相关，但目前的前瞻性文献支持的假设是孕 41 周或 42 周引产比超过这个孕周期待处理的剖宫产率低。

九、过期妊娠处理的临床指南

继加拿大过期妊娠试验[111]和 Cochrane 过期妊娠管理综述[114]后，加拿大妇产科医师学会（the Society of Obstetricians and Gynecologists of Canada，SOGC）发布了临床实践指南[129]，建议如下。

1. 妊娠 41 周后，如果预产期确定，应该提供选择性分娩终止妊娠。

2. 如果宫颈条件不好，应该促宫颈成熟。

3. 如果选择期待治疗，应该启动胎儿状况的评估。

皇家妇产科医师学院（the Royal College of Obstetricians and Gynecologists，RCOG）2001 年发布了关于引产的临床指南，有关于过期妊娠管理的建议[130]。

1. 应在妊娠 20 周之前提供超声确认孕周，因为这样可以减少因为过期妊娠而要引产的需求。

2. 没有并发症的孕妇妊娠超过 41 周应该提供引产。

3. 从妊娠 42 周开始，拒绝引产的孕妇应该增加产前监测，包括每周两次的 CTG 和最大羊水池深度的超声检测。

ACOG 实践指南[5]有些类似，但具体包括以下内容。

1. 过期妊娠的定义应该保留在妊娠 42 周及以后。

2. 过期妊娠的孕妇宫颈条件不好可以进行引产或期待治疗。

3. 前列腺素可用于过期妊娠促进宫颈成熟和引产。

4. 如果有胎儿受损或者羊水过少的证据，应该终止妊娠。

5. 尽管缺乏证据表明监测可以改善围产期结局，但是在妊娠 41 周和 42 周间开始过期妊娠的产前监测是合理的，因为有证据表明随着孕周的增加围产期发病率和死亡率增加。

6. 最近 ACOG 关于降低剖宫产率的指南建议妊娠 41 周有指征常规引产。

SOGC 指南引起了热烈反应[103]。作者们质疑随着妊娠进展死亡率和发病率增加的证据，来自随机试验的过期妊娠引产不会增加剖宫产率和可能降低围产期死亡率的证据。特别是，他们担心 SOGC 和 RCOG 建议在妊娠 41 周应该"提供"引产将被解读为妊娠 41 周的强制性引产策略。

如此，这三个专业组织，每个都有有能力和有思想的成员，得出了各种各样的结论。当然这些建议，至少需要在引产的效果、足月晚期和过期妊娠的筛查和预防这方面做进一步的研究。

十、过期妊娠的实际管理

RCOG 的建议是很好的实践指南。应尽一切努力确保预产期尽可能准确。当孕妇到妊娠 41 周时她应该见产科医师。孕妇对于妊娠 41 周后继续妊娠与风险增加有知情权。Thornton 和 Lilford[131]指出，孕妇比她们的照顾者更加规避风险。阴道检查后，在妊娠 41 周后应该进行引产，这无论对孕妇还是医院都是可以接受的。阴道检查的同时进行胎膜剥离，做这些前要告知孕妇可能的不适并获取同意。胎膜剥离降低了"正式"引产的需要[93]。阴道检查使得产科医师告诉孕妇引产可能的安逸和成功。对于之前有过阴道分娩经历、宫颈条件好的女性，引产可能不是一个困难的过程。希望避免引产的孕妇也应该得到支持，但应该警惕缺乏可靠的产检检查手段,知道为了降低剖宫产分娩而避免引产缺乏证据支持。与自发性临产相比[132],使用前列腺素进行引产增加了子宫瘢痕裂开的风险,特别是那些没有经历过阴道分娩的妇女,要在妊娠41周时进行谨慎的个性化管理。

(胡惠英 译 周希亚 校)

参考文献

[1] Schmitt SK, Sneed L, Phibbs CS. Costs of newborn care in California: a population-based study. *Pediatrics* 2006;117:154-160.

[2] Saigal S, Doyle LW. An overview of mortality and sequelae of preterm birth from infancy to adulthood. *Lancet* 2008;371:261-269.

[3] Cotzias CS, Paterson-Brown S, Fisk NM. Prospective risk of unexplained stillbirth in singleton pregnancies at term: population based analysis. *BMJ* 1999;319:287-288.

[4] World Health Organisation. *International Classification of Disease*, 10th edn. Geneva: WHO, 2003: chapter XV, 048.

[5] ACOG Committee on Practice Bulletins. ACOG Practice Bulletin. Clinical management guidelines for obstetricians-gynecologists. Number 55, September 2004. Management of Postterm Pregnancy. *Obstet Gynecol* 2004;104:639-646.

[6] Spong CY. Defining 'term' pregnancy: recommendations from the Defining'Term' Pregnancy Workgroup. *JAMA* 2013;309:2445-2446.

[7] Bierman J, Siegel E, French F, Simonian K. Analysis of the outcome of all pregnancies in a community. *Am J Obstet Gynecol* 1965;91:37-45.

[8] Butler NR, Bonham DG. *Perinatal Mortality*. Edinburgh: Churchill Livingstone, 1963.

[9] Chamberlain R, Chamberlain G, Howlett B, Masters K. *British Births* 1970, *Vol. 2. Obstetric Care*. London: Heinemann Medical, 1978.

[10] Martin JA, Hamilton BE, Sutton PD *et al*. Births: final data for 2005. *Natl Vital Stat Rep* 2007;56 (6):1-103.

[11] Ventura SJ, Martin JA, Curtin SC, Mathews TJ, Park MM. Births: final data for 1998. *Natl Vital Stat Rep* 2000;48(3):1-100.

[12] Sue A, Quan AK, Hannah ME, Cohen MM, Foster GA, Liston RM. Effect of labour induction on rates of stillbirth and caesarean delivery in post-term pregnancies. *Can Med Assoc J* 1999; 160: 1145-1149.

[13] Hilder L, Costeole K, Thilaganathan B. Prolonged pregnancy: evaluating gestation-specific risks of fetal and infant mortality. *Br J Obstet Gynaecol* 1998; 105:169-173.

[14] Smith GC. Use of time to event analysis to estimate the normal duration of human pregnancy. *Hum Reprod* 2001;16:1497-1500.

[15] Boyce A, Mayaux MJ, Schwartz D. Classical and true gestational postmaturity. *Am J Obstet Gynecol* 1976;125:911-913.

[16] Savitz DA, Terry JW Jr, Dole N, Thorp JM Jr, Siega-Riz AM, Herring AH. Comparison of pregnancy dating by last menstrual period, ultrasound scanning, and their combination. *Am J Obstet Gynecol* 2002;187:1660-1666.

[17] Eik-Nes SH, Okland O, Aure JC, Ulstein M. Ultrasound screening in pregnancy: a randomised controlled trial. *Lancet* 1984;i:1347.

[18] Waldenstrom U, Axelsson O, Nilsson S *et al*. Effects of routine one-stage ultrasound screening in pregnancy: a randomised controlled trial. *Lancet* 1988;ii:585-588.

[19] Saari-Kemppainen A, Karjalainen O, Ylostalo P, Heinonen OP. Ultrasound screening and perinatal mortality: controlled trial of systematic one-stage screening in pregnancy. *The Helsinki Ultrasound Trial. Lancet* 1990;336:387-391.

[20] Ewigman BG, Crane JP, Frigoletto FD, LeFevre ML, Bain RP, McNellis D. Effect of prenatal ultrasound screening on perinatal outcome. RADIUS Study Group. *NEngl J Med* 1993;329:821-827.

[21] Neilson JP. Ultrasound for fetal assessment in early pregnancy. *Cochrane Database Syst Rev* 1998; (4):CD000182.

[22] Bennett KA, Crane JM, O'Shea P, Lacelle J, Hutchens D, Copel JA. First trimester ultrasound screening is effective in reducing postterm labor induction rates: a randomized controlled trial. *Am J Obstet Gynecol* 2004;190:1077-1081.

[23] Caughey AB, Nicholson JM, Washington AE. First-versus second-trimester ultrasound: the effect on

pregnancy dating and perinatal outcomes. *Am J Obstet Gynecol* 2008;198:703. e1-5.

[24] Bukowski R, Saade G, Malone F, Hankins G, D' Alton M. A decrease in postdate pregnancies is an additional benefit of first trimester screening for aneuploidy. *Am J Obstet Gynecol* 2001;185(Suppl): S148.

[25] Naeye RL. Causes of perinatal mortality excess in prolonged gestations. *Am J Epidemiol* 1978;108: 429-433.

[26] Shea KM, Wilcox AJ, Little RE. Postterm delivery:a challenge for epidemiologic research. *Epidemiology* 1998;9:199-204.

[27] Mogren I, Stenlund H, Hogberg U. Recurrence of prolonged pregnancy. *Int J Epidemiol* 1999;28: 253-257.

[28] Olesen AW, Basso O, Olsen J. Risk of recurrence of prolonged pregnancy. *BMJ* 2003;326:476.

[29] Boyd ME, Usher RH, McLean FH *et al*. Obstetric consequences of postmaturity. *Am J Obstet Gynecol* 1988;158:334-338.

[30] Laursen M, Bille C, Olesen AW, Hjelmborg J, Skytthe A, Christensen K. Genetic influence on prolonged gestation:a population-based Danish twin study. *Am J Obstet Gynecol* 2004;190:489-494.

[31] Lockwood CJ, Moscarelli RD, Lynch L, Lapinski RH,Ghidini A. Low concentrations of vaginal fetal fibronectin as a predictor of deliveries occurring after 41 weeks. *Am J Obstet Gynecol* 1994;171:1-4.

[32] Ramanathan G, Yu C, Osei E, Nicolaides KH. Ultrasound examination at 37 weeks' gestation in the prediction of pregnancy outcome:the value of cervical assessment. *Ultrasound Obstet Gynecol* 2003;22: 598-603.

[33] McLean M, Bisits A, Davies J, Woods R, Lowry P, Smith R. A placental clock controlling the length of human pregnancy. *Nat Med* 1995;1:460-463.

[34] Divon MY, Ferber A, Nisell H, Westgren M. Male gender predisposes to prolongation of pregnancy. *Am J Obstet Gynecol* 2002;187:1081-1083.

[35] Stotland NE, Caughey AB, Lahiff M, Abrams B. Weight gain and spontaneous preterm birth:the role of race or ethnicity and previous preterm birth. *Obstet Gynecol* 2006;108:1448-1455.

[36] Caughey AB, Stotland NE, Washington AE, Escobar GJ. Who is at risk for prolonged and postterm

pregnancy? *Am J Obstet Gynecol* 2009;200:683. e1-5.

[37] Ramos GA, Caughey AB. Interrelationship between ethnicity and obesity on obstetrical outcomes. *Am J Obstet Gynecol* 2005;193:1089-1093.

[38] Usha Kiran TS, Hemmadi S, Bethel J, Evans J. Outcome of pregnancy in a woman with an increased body mass index. *BJOG* 2005;112:768-772.

[39] Stotland NE, Washington AE, Caughey AB. Prepregnancy body mass index and length of gestation at term. *Am J Obstet Gynecol* 2007;197:378. e1-5.

[40] Baranova A, Gowder SJ, Schlauch K *et al*. Gene expression of leptin,resistin, and adiponectin in the white adipose tissue of obese patients with nonalcoholic fatty liver disease and insulin resistance. *Obes Surg* 2006;16:1118-1125.

[41] Dietz PM, Callaghan WM, Cogswell ME, Morrow B, Ferre C, Schieve LA. Combined effects of prepregnancy body mass index and weight gain during pregnancy on the risk of preterm delivery. *Epidemiology* 2006;17:170-177.

[42] Hickey CA, Cliver SP, McNeal SF, Goldenberg RL. Low pregravid body mass index as a risk factor for preterm birth:variation by ethnic group. *Obstet Gynecol* 1997;89:206-212.

[43] Caughey AB, Stotland NE, Escobar G. What is the best measure of maternal complications of term pregnancy:ongoing pregnancies or pregnancies delivered? *Am J Obstet Gynecol* 2003; 189: 1047-1052.

[44] Yudkin PL, Wood L, Redman CW. Risk of unexplained stillbirth at different gestational ages. *Lancet* 1987;i:1192-1194.

[45] Smith GC. Life-table analysis of the risk of perinatal death at term and post term in singleton pregnancies. *Am J Obstet Gynecol* 2001;184:489-496.

[46] Hilder L, Costeloe K, Thilaganathan B. Prospective risk of stillbirth. Study's results are flawed by reliance on cumulative prospective risk. *BMJ* 2000; 320:444-445.

[47] Yudkin P, Redman CW. Impending fetal death must be identified and pre-empted. *BMJ* 2000;320:444.

[48] Buekens P, Delvoie P, Woolast E, Robyn C. Epidemiology of pregnancies with unknown last menstrual period. *J Epidemiol Community Health* 1984;

38:79-80.

[49] Hall MH, Carr-Hill RA. The significance of uncertain gestation for obstetric outcome. *Br J Obstet Gynaecol* 1985;92:452-460.

[50] Bruckner TA, Cheng YW, Caughey AB. Increased neonatal mortality among normal-weight births beyond 41 weeks of gestation in California. *Am J Obstet Gynecol* 2008;199:421. e1-7.

[51] Ingemarsson I, Kallen K. Stillbirths and rate of neonatal deaths in 76,761postterm pregnancies in Sweden,1982-91:a register study. *Acta Obstet Gynecol Scand* 1997;76:658-662.

[52] Caughey AB, Washington AE, Laros RK. Neonatal complications of term pregnancy:rates by gestational age increase in a continuous, not threshold, fashion. *Am JObstet Gynecol* 2005;192:185-190.

[53] Cheng YW, Nicholson J, Nakagawa S, Bruckner TA,Washington AE, Caughey AB. Perinatal outcomes in term pregnancies:do they differ by week of gestation? *Am J Obstet Gynecol* 2008; 199: 370. e1-7.

[54] Caughey AB, Musci TJ. Complications of term pregnancies beyond 37 weeks of gestation. *Obstet Gynecol* 2004;103:57-62.

[55] Caughey AB, Bishop J. Maternal complications of pregnancy increase beyond 40 weeks of gestation in low risk women. *J Perinatol* 2006;26:540-545.

[56] Heimstad R, Romundstad PR, Eik-Nes SH, Salvesen KA. Outcomes of pregnancy beyond 37 weeks of gestation. *Obstet Gynecol* 2006; 108: 500-508.

[57] Caughey AB, Stotland NE, Washington AE, Escobar GJ. Maternal obstetric complications of pregnancy are associated with increasing gestational age at term. *Am J Obstet Gynecol* 2007;196:155. e1-6.

[58] Campbell MK, Ostbye T, Irgens LM. Post-term birth,risk factors and outcomes in a 10-year cohort of Norwegian births. *Obstet Gynecol* 1997; 89: 543-548.

[59] Luckas M, Buckett W, Alfirevic Z. Comparison of outcomes in uncomplicated term and post-term pregnancy following spontaneous labor. *J Perinat Med* 1998;26:475-479.

[60] Minchom P, Niswander K, Chalmers I *et al*. Antecedents and outcome of very early neonatal seizures in infants born at or after term. *Br J Obstet Gynae-*

col 1987;94:431-439.

[61] Curtis P, Matthews T, Clarke TA *et al*. The Dublin Collaborative Seizure Study. *Arch Dis Child* 1988;63:1065-1068.

[62] MacLennan A. A template for defining a causal relation between acute intrapartum events and cerebral palsy: international consensus statement. *BMJ* 1999;319:1054-1059.

[63] Gaffney G, Flavell V, Johnson A, Squier M, Sellers S. Cerebral palsy and neonatal encephalopathy. *Arch Dis Child* 1994;70:F195-F200.

[64] Neldam S. Fetal movement as an indication of fetal wellbeing. *Lancet* 1980;i:1222-1224.

[65] Grant A, Elbourne D, Valentin L, Alexander S. Routine formal fetal movement counting and risk of antepartum late death in normally formed singletons. *Lancet* 1989;ii:345-349.

[66] Keegan KA, Paul RH. Antepartum fetal heart rate testing. IV. The non-stress test as the primary approach. *Am J Obstet Gynecol* 1980;136:75-80.

[67] Mendenhall HW, O'Leary J, Phillips KO. The nonstress test:the value of a single acceleration in evaluating the fetus at risk. *Am J Obstet Gynecol* 1980;136:87-91.

[68] Grivell RM, Alfirevic Z, Gyte GM, Devane D. Antenatal cardiotocography for fetal assessment. *Cochrane Database Syst Rev* 2015;(9):CD007863.

[69] Miyazaki FS, Miyazaki BA. False reactive nonstress tests inpostterm pregnancies. *Am J Obstet Gynecol* 1981;140:269-276.

[70] Dawes GS, Moullden M, Redman CWG. System 8000:computerised antenatal FHR analysis. *J Perinat Med* 1991;19:47-51.

[71] Weiner Z, Farmakides G, Schulman H, Kellner L, Plancher S, Maulik D. Computerised analysis of fetal heart rate variation in post-term pregnancy: prediction of intrapartum fetal distress and fetal acidosis. *Am J Obstet Gynecol* 1994;171:1132-1138.

[72] Crowley P. Non-quantitative estimation of amniotic fluid volume in suspected prolonged pregnancy. *J Perinat Med* 1980;8:249-251.

[73] Manning FA, Hill LM, Platt LD. Qualitative amniotic fluid volume determination by ultrasound:antepartum detection of intrauterine growth retardation. *Am J Obstet Gynecol* 1981;151:304-308.

[74] Chamberlain PF, Manning FA, Morrison I, Har-

man CR，Lange IR. Ultrasound evaluation of amniotic fluid. 1. The relationship of marginal and decreased amniotic fluid volumes to perinatal outcome. *Am J Obstet Gynecol* 1984;150;245-249.

[75] Crowley P，O'Herlihy C，Boylan P. The value of ultrasound measurement of amniotic fluid volume in the management of prolonged pregnancies. *Br J Obstet Gynaecol* 1980;91;444-448.

[76] Fischer RL，McDonnell M，Bianculli RN，Perry RL，Hediger ML，Scholl TO. Amniotic fluid volume estimation in the post-date pregnancy;a comparison of techniques. *Obstet Gynecol* 1993;81;698-704.

[77] Phelan JP，Smith CV，Broussard P，Small M. Amniotic fluid volume assessment with the fourquadrant technique at 36-42 weeks' gestation. *J Reprod Med* 1987;32;540-542.

[78] Alfirevic Z，Walkinshaw SA. A randomised controlled trial of simple compared with complex antenatal fetal monitoring after 42 weeks of gestation. *Br J Obstet Gynaecol* 1995;102;638-643.

[79] Morris JM，Thompson K，Smithey J *et al*. The usefulness of ultrasound assessment of amniotic fluid in predicting adverse outcome in prolonged pregnancy;a prospective blinded observational study. *Br J Obstet Gynaecol* 2003;110;989-994.

[80] Locatelli A，Zagarell A，Toso L，Assi F，Ghidini A，Biffi A. Serial assessment of amniotic fluid index in uncomplicated term pregnancies;prognostic value of amniotic fluid reduction. *J Matern Fetal Neonatal Med* 2004;15;233-236.

[81] Chauhan SP，Sanderson M，Hendrix NW，Magann EF，Devoe LD. Perinatal outcome and amniotic fluid index in the antepartum and intrapartum periods;a metaanalysis. *Am J Obstet Gynecol* 1999; 181; 1473-1478.

[82] Chauhan SP，Magann EF，Morrison JC，Whitworth NS，Hendrix NW，Devoe LD. Ultrasonographic assessment of a mniotic fluid does not reflect actual amniotic fluid volume. *Obstet Gynecol* 1994; 84; 856-860.

[83] Magann EF，Chauhan SP，Barrilleaux PS，Whitworth NS，Martin JN. Amniotic fluid index and single deepest pocket;weak indicators of abnormal amniotic volumes. *Obstet Gynecol* 2000;96;737-740.

[84] Manning F，Morrison J，Lange IR，Harmann CR，Chamberlain PF. Fetal assessment based on fetal biophysical profile;experience in 12，620 referred-highrisk pregnancies. 1. Perinatal mortality by frequency and etiology. *Am J Obstet Gynecol* 1985; 151;343-350.

[85] Alfirevic Z，Neilson JP. Biophysical profile for fetal assessment in high risk pregnancies. *Cochrane Database Syst Rev* 1996;(1);CD000038.

[86] Johnson JM，Harman CR，Lange IR，Manning F. Biophysical scoring in the management of theposttterm pregnancy. An analysis of 307 patients. *Am J Obstet Gynecol* 1986;154;269-273.

[87] Hann L，McArdle C，Sachs B. Sonographic biophysical profile in the postdate pregnancy. *J Ultrasound Med* 1987;6;191-195.

[88] Guidetti DA，Divon MY，Cavalieri RL，Langer O，Merkatz IR. Fetal umbilical artery flow velocimetry in postdate pregnancies. *Am J Obstet Gynecol* 1987; 157;1521-1523.

[89] Stokes HJ，Roberts RV，Newnham JP. Doppler flow velocity analysis in postdate pregnancies. *Aust NZ J Obstet Gynaecol* 1991;31;27-30.

[90] Devine PA，Bracero LA，Lysikiewicz A，Evans R，Womack S，Byrne DW. Middle cerebral to umbilical artery Doppler ratio in post-date pregnancies. *Obstet Gynecol* 1994;84;856-860.

[91] Kashanian M，Akbarian A，Baradaran H，Samiee MM. Effect of membrane sweeping at term pregnancy on duration of pregnancy and labor induction;a randomized trial. *Gynecol Obstet Invest* 2006; 62; 41-44.

[92] de Miranda E，can der Bom JG，Bonsel GJ，Bleker OP，Rosendaal FR. Membrane sweeping and prevention of post-term pregnancy in low-risk pregnancies; a randomised controlled trial. *BJOG* 2006; 113; 402-408.

[93] Boulvain M，Stan C，Irion O. Membrane sweeping for induction of labour. *Cochrane Database Syst Rev* 2005;(1);CD000451.

[94] Tan PC，Andi A，Azmi N，Noraihan MN. Effect of coitus at term on length of gestation，induction of labor，and mode of delivery. *Obstet Gynecol* 2006; 108;134-140.

[95] Schaffir J. Sexual intercourse at term and onset of labor. *Obstet Gynecol* 2006;107;1310-1314.

[96] Kavanagh J，Kelly AJ，Thomas J. Sexual intercourse for cervical ripening and induction of labour.

Cochrane Database Syst Rev 2001；(2)；CD003093.

[97] Tan PC，Yow CM，Omar SZ. Effect of coital activity on onset of labor in women scheduled for labor induction. *Obstet Gynecol* 2007；110；820-826.

[98] Rabl M，Ahner R，Bitschnau M，Zeisler H，Husslein P. Acupuncture for cervical ripening and induction of labor at term：a randomized controlled trial. *Wien Klin Wochenschr* 2001；113；942-946.

[99] Smith CA，Crowther CA. Acupuncture for induction of labour. *Cochrane Database Syst Rev* 2004；(1)；CD002962.

[100] Crowley P. Interventions for preventing or improving the outcome of delivery at or beyond term. *Cochrane Database Syst Rev* 2000；(1)；CD000170.

[101] Sanchez-Ramos L，Olivier F，Delke I，Kaunitz AM. Labor induction versus expectant management for postterm pregnancies：a systematic review with meta-analysis. *Obstet Gynecol* 2003；101；1312-1318.

[102] Caughey AB，Sundaram V，Kaimal A *et al*. Elective induction of labor vs. expectant management of pregnancy：a systematic review. *Ann Intern Med* 2009；151；252-263.

[103] Menticoglou SM，Hall PF. Routine induction of labour at 41 weeks gestation：nonsensus consensus. *BJOG* 2002；109；485-491.

[104] Vahratian A，Zhang J，Troendle JF，Sciscione AC，Hoffman MK. Labor progression and risk of cesarean delivery in electively induced nulliparas. *Obstet Gynecol* 2005；105；698-704.

[105] Seyb ST，Berka RJ，Socol ML，Dooley SL. Risk of cesarean delivery with elective induction of labor at term in nulliparous women. *Obstet Gynecol* 1999；94；600-607.

[106] Caughey AB. Measuring perinatal complications：methodologic issues related to gestational age. *BMC Pregnancy Childbirth* 2007；7；18.

[107] Caughey AB，Nicholson JM，Cheng YW，Lyell DJ，Washington AE. Induction of labor and cesarean delivery by gestational age. *Am J Obstet Gynecol* 2006；195；700-705.

[108] Gülmezoglu AM，Crowther CA，Middleton P. Induction oflabour for improving birth outcomes for women at or beyond term. *Cochrane Database Syst Rev* 2006；(4)；CD004945.

[109] Nicholson JM，Kellar LC，Cronholm PF，Macones GA. Active management of risk in pregnancy at term in an urban population：an association between a higher induction of labor rate and a lower cesarean delivery rate. *Am J Obstet Gynecol* 2004；191；1516-1528.

[110] Nicholson JM，Parry S，Caughey AB，Rosen S，Keen A，Macones GA. The impact of the active management of risk in pregnancy at term on birth outcomes：a randomized clinical trial. *Am J Obstet Gynecol* 2008；198；511. e1-15.

[111] Hannah ME，Hannah WJ，Hellman J *et al*. Induction of labour as compared with serial antenatal monitoring in post-term pregnancy. A randomised controlled trial. Canadian Multicenter Post-Term Pregnancy Trial Group. *N Engl J Med* 1992；326；1587-1592.

[112] Kaimal AJ，Little SE，Odibo AO *et al*. Cost-effectiveness of elective induction oflabour at 41 weeks in nulliparous women. *Am J Obstet Gynecol* 2011；204；137. e1-9.

[113] American College of Obstetricians and Gynecologists，Society for Maternal-Fetal Medicine，Caughey AB，Cahill AG，Guise JM，Rouse DJ. Safe prevention of the primary cesarean delivery. *Am J Obstet Gynecol* 2014；210；179-193.

[114] Cole RA，Howie PW，MacNaughton MC. Elective induction of labour. A randomised prospective trial. *Lancet* 1975；i；767-770.

[115] Martin DH，Thompson W，Pinkerton JHM，Watson JD. Randomised controlled trial of selective planned delivery. *Br J Obstet Gynaecol* 1978；85；109-113.

[116] Breart G，Goujard J，Maillard F，Chavigny C，Rumeau-Rouquette C，Sureau C. Comparison of two obstetrical policies with regard to artificial induction of labour at term. A randomised trial. *J Obstet Biol Reprod* (Paris) 1982；11；107-112.

[117] Egarter CH，Kofler E，Fitz R，Husselein PI. Is induction of labour indicated in prolonged pregnancy? Results of a prospectiverandomised trial. *Gynecol Obstet Invest* 1989；27；6-9.

[118] Tylleskar J，Finnstrom O，Leijon I，Hedenskog S，Ryden G. Spontaneous labor and elective induction：a prospective randomised study. Effects on mother and fetus. *Acta Obstet Gynecol Scand* 1979；58；513-518.

[119] Sande HA, Tuveng J, Fonstelien T. A prospective randomised study of induction of labor. *Int J Gynaecol Obstet* 1983;21:333-336.

[120] Katz Z, Yemini M, Lancet M, Mogilner BM, Ben-Hur H, Caspi B. Non-aggressive management of post-date pregnancies. *Eur J Obstet Gynecol Reprod Biol* 1983;15:71-79.

[121] Dyson D, Miller PD, Armstrong MA. Management of prolonged pregnancy: induction oflabour versus antepartum testing. *Am J Obstet Gynecol* 1987;156:928-934.

[122] Henry GR. A controlled trial of surgical induction of labour and amnioscopy in the management of prolonged pregnancy. *J Obstet Gynaecol Br Commonw* 1969;76:795-798.

[123] Bergsjo P, Gui-dan H, Su-qin Y, Zhi-zeng G, Bakketeig LS. Comparison of induced vs non-induced labor in post-term pregnancy. *Acta Obstet Gynecol Scand* 1989;68:683-687.

[124] Cardozo L, Fysh J, Pearce JM. Prolonged pregnancy: the management debate. *BMJ* 1986; 293: 1059-1063.

[125] Roberts LJ, Young KR. The management of prolonged pregnancy: an analysis of women's attitudes before and after term. *Br J Obstet Gynaecol* 1991; 98:1102-1106.

[126] Roberts L, Cook E, Beardsworth SA, Trew G. Prolonged pregnancy: two years experience of offering women conservative management. *J Royal Army Med Corps* 1994;140:32-36.

[127] Bastian H, Keirse MJ, Lancaster PA. Perinatal death associated with planned home birth in Australia: a population based study. *BMJ* 1998; 317: 384-388.

[128] Mehl-Madrona L, Madrona MM. Physician- and midwife-attended home births. Effects of breech, twin, and post-dates outcome data on mortality rates. *J Nurse Midwifery* 1997;42:91-98.

[129] Society of Obstetricians and Gynaecologists of Canada. *Post-term Pregnancy*. SOGC Clinical Practice Guideline No. 15, 1997. Available at www. sogc. org/guidelines/index_e. asp

[130] Royal College of Obstetricians and Gynaecologists. *Induction of Labour*. Evidence-based Clinical Guideline No. 7, 2001. Updated July 2008 by National Institute for Health and Care Excellence, Clinical Guideline CG70. Available at http://guidance. nice. org. uk/CG70/Guidance/pdf/English

[131] Thornton J, Lilford R. The caesarean delivery decision: patients' choices are not determined by immediate emotional reactions. *J Obstet Gynaecol* 1989;9:283-288.

[132] Lydon-Rochelle M, Holt VL, Easterling TR, Martin DP. Risk of uterine rupture during labor among women with a prior caesarean delivery. *N Engl J Med* 2001;345:3-8.

[133] Fabre E, Gonzalez de Aguero R, de Agustin JL, Tajada M, Repolles S, Sanz A. Perinatal mortality in term and post-term births. *J Perinat Med* 1996; 24:163-169.

[134] Divon MY, Haglund B, Nisell H, Otterblad PO, Westgren M. Fetal and neonatal mortality in the post-term pregnancy: the impact of gestational age and fetal growth restriction. *Am J Obstet Gynecol* 1998;178:726-731.

[135] Augensen K, Bergsjo P, Eikeland T, Ashvik K, Carlsen J. Randomised comparison of early versus late induction oflabour in post-term pregnancy. *BMJ* 1987;294:1192-1195.

[136] Chanrachakul B, Herabutya Y. Postterm with favorable cervix: is induction necessary? *Eur J Obstet Gynecol Reprod Biol* 2003;106:154-157.

[137] Heden L, Ingemarsson I, Ahlstrom H, Solum T. Induction of labor vs conservative management in prolonged pregnancy: controlled study. *Int J Fetomaternal Med* 1991;4:148-152.

[138] Herabutya Y, Prasertsawat PO, Tongyai T, Isarangura Na Ayudthya N. Prolonged pregnancy: the management dilemma. *Int J Gynaecol Obstet* 1992;37:253-258.

[139] James C, George SS, Gaunekar N, Seshadri L. Management of prolonged pregnancy: a randomised trial of induction of labour and antepartum foetal monitoring. *Natl Med J India* 2001;14:270-273.

[140] Martin JN, Sessums JK, Howard P, Martin RW, Morrison JC. Alternative approaches to the management of gravidas with prolonged post-term postdate pregnancies. *J Miss State Med Assoc* 1989;30:105-111.

[141] National Institute of Child Health and Human Development Network of Maternal-Fetal Medicine Units. A clinical trial of induction of labor versus ex-

pectant management in postterm pregnancy. *Am J Obstet Gynecol* 1994;170;716-723.

[142] Roach VJ，Rogers MS. Pregnancy outcome beyond 41 weeks gestation. *Int J Gynaecol Obstet* 1997; 59;19-24.

[143] Suikkari AM，Jalkanen M，Heiskala H，Koskela

O. Prolonged pregnancy;induction or observation. *Acta Obstet Gynecol Scand Suppl* 1983;116;58.

[144] Witter FR，Weitz CM. A randomised trial of induction at 42 weeks of gestation vs expectant management for postdates pregnancies. *Am J Perinatol* 1987;4;206-211.

第三节

引产与促进产程

Jane E. Norman, Sarah J. Stock

MRC Centre for Reproductive Health, University of Edinburgh Queen's Medical Research Institute, Edinburgh, UK

一、定义

引产的定义是人为地启动产程[1]。对胎儿和（或）孕妇来说，如果胎儿娩出的获益要大于留在孕妇子宫内，就应考虑实施引产。在英国，引产率从 2003—2004 年的 15.4%，经过 10 年时间上升到 2013—2014 年的 21.2%[1]。在美国，2010 年的单胎引产率为 23.3%，但在接下来的两年中有适度的下降[2]。

二、引产的适应证

英国、美国和世界卫生组织（the World Health Organization, WHO）已经制订了关于这一常见临床过程的适应证和方法的指南[3-5]。可能的引产适应证包括一系列与母亲或胎儿受到威胁有关的情况（表 5-7），尽管这些特殊情况下引产的风险和获益大多未经随机对照试验全面评估。在实际工作中，引产的时机需要谨慎的临床判断，这些疾病或生理过程中通过引产终止妊娠对于孕妇或胎儿或两者的获益并不总是显而易见的。

在实践中，临床情况并不是影响引产率的唯一因素，最近的一项研究表明，超过 25% 的引产率的变化无法用这些因素来解释[6]。这种变化可能反映了医师进行引产的意愿在不同的情况下不同，可能是出于孕妇或护理人员的方便考虑，或来自孕妇的或多或少的意愿，或者是对于引产的一系列情况的收益或风险不确定。

表 5-7 引产的可能适应证

胎盘早剥
绒毛膜羊膜炎
胎儿死亡
妊娠期高血压疾病
子痫前期, 子痫
胎膜早破
过期妊娠
孕妇的医疗情况
胎儿受到威胁
足月高龄产妇
足月妊娠期糖尿病
足月大于胎龄儿
计划

Source: adapted from ACOG Committee on Practice Bulletins[4] with further additions.

三、引产的禁忌证

关于引产的禁忌证有更多的共识。禁忌证或者与不适合临产或阴道分娩的因素有关，或者是需要立即终止妊娠的指征（后者包括完全性前置胎盘、前置血管、横位、脐带脱垂和古典式剖宫产史）。美国妇产科学会（the American College of Obstetricians and Gynecologists, ACOG）也将"进宫腔的子宫肌瘤切除术史"纳入引产的禁忌证[4]。这些都是绝对禁忌证，且无可争议。然而，在临床实践中，一个常见但富有挑战性的情况是剖宫产史的女性，这些孕妇通常有公认的引产适应证，但子宫破裂的风险增加了。她们的管理将在下文剖宫产史孕妇引产章节中进一步讨论。

四、预测引产成功

当引产的时候宫颈已经"成熟",引产最容易成功[7,8]。宫颈成熟是临产前子宫颈性状发生改变的过程,胶原蛋白含量与交联下降,含水量增加[9]。生理上,一旦产程启动,这有利于子宫颈随着子宫肌层的收缩逐渐扩张。临产前,成熟度可以通过使用应变仪来确定扩张宫颈所需要的力。但在临床实践中,最常用的评估宫颈成熟度的方法是改良Calder 宫颈 Bishop 评分[8](表5-8)。

表 5-8　改良 Calder 宫颈 Bishop 评分

分数	0	1	2	3
宫口开大(cm)	<1	1~2	2~4	>4
子宫颈长度(cm)	>4	2~4	1~2	<1
先露位置(相对于坐骨棘)	−3	−2	−1/0	+1/+2
宫颈硬度	硬	中	软	—
宫口位置	后	中/前		

Source：Calder AA，Embrey MP，Tait T. Ripening of the cervix with extra-amniotic prostaglandin E_2 in viscous gel before induction of labour. BJOG 1977；84：264-268. Reproduced with permission of John Wiley & Sons.

该评分包括了经阴道检查子宫颈的 5 个方面:宫颈长度、宫口开大情况、宫颈位置、宫颈软硬度及先露相对于坐骨棘的位置。宫颈未成熟进行引产会需要更多的子宫活动来实现宫颈扩张,这样可能导致产程更长,对孕妇和胎儿来说痛苦和压力更大,子宫破裂的风险也更高,有证据显示剖宫产终止妊娠的比值比(OR)也增加(2.29,95% CI 1.53~3.41)[10]。尽管如此,一项系统综述显示 Bishop 评分对于足月引产分娩结局的预测不理想,不应使用[11]。

鉴于 Bishop 评分的不足,超声宫颈长度的测量看上去是预测引产成功更富有吸引力的手段。各种宫颈长度,范围从 16~32mm,都已用来提示宫颈成熟度。当这些不同的宫颈长度放在一起评估时,宫颈长度"短"预示着引产成功,而宫颈长度"长"预示着引产失败,检测阳性后成功的似然比(likelihood ratio,LR)为 1.66(95% CI 1.20~2.31),检测阴性后的似然比为 0.51(95% CI 0.39~0.67)[12]。这些数据基于 3065 名孕妇 19 项试验的结果,引产"成功"的定义包括实现阴道分娩,引产 24h 内实现阴道分娩,或临产进入活跃期。虽然超声测量出的宫颈长度短与引产成功之间存在统计学上的显著相关性,但这些检测的预测值并不支持在临床实践中进行这项检测。广为接受的诊断测试的 LR 值应为 5 或更高,或者阴性 LR 为 0.2 或更低才能应用于临床。根据这一衡量标准,超声测量宫颈长度用于预测引产成功显然不是最理想的选择[13]。

一项比较 Bishop 评分与其他评估女性入院引产前宫颈成熟度方法的随机对照研究的系统综述仅确定了两项研究(都是比较经阴道超声与 Bishop 评分)[14]。招募的女性总人数不到 250 人。总体来说,并没有显示出一种检测优于另一种。

宫颈-阴道分泌物中的胰岛素样生长因子结合蛋白(insulin-like growth factor-binding protein,IGFBP-1)也被用于预测 193 名初产孕妇人群中的引产成功率。经超声检查和 Bishop 评分调整宫颈长度后,IGFBP-1 预测阴道分娩相关的调整 OR 值为 5.5(95%CI 2.3~12.9)[15]。需要做更多的研究来确定临床实践中的可能潜在作用。

总之,无论是 Bishop 评分还是(目前)经阴道超声都不能作为有效的工具来预测引产成功,这并不意味着 Bishop 评分应该被放弃使用,因为它可能有助于确定子宫颈是否成熟或是否需要进一步使用前列腺素来促进宫颈成熟。但是,通过更有效的检测方法来预测引产结局毫无疑问会有帮助。

五、引产的药物和机械方法

为了降低与宫颈不成熟引产相关的不良事件的风险,引产通常先采取促进宫颈成熟的方案。在英国,最常使用前列腺素来达成目标,通常是阴道内使用前列腺素(prostaglandin,PG)E_2。在过去的 30 年间,苏格兰地区与引产相关前列腺素的使用越来越多[16]。

在美国,前列腺素有更广泛的种类和使用途径得到认可,包括宫颈内和阴道内 PGE₂ 和阴道内米索前列醇片。口服途径的前列腺素通常不推荐用于足月引产,因为与胃肠道不良反应有关。英国和美国常用的剂量方案如表 5-9 所示。

表 5-9　可用于促宫颈成熟的药物

药物	给药途径	剂量	最大剂量
PGE₂ 片剂	阴道内	每 6 小时 3mg	6mg
PGE₂ 凝胶(地诺前列酮)	阴道内	每 6 小时 1mg	3mg(不敏感初产妇 4mg)
PGE₂ 控释子宫托(地诺前列酮)	阴道内	24h 内子宫托释放 10mg	一枚
PGE₁(米索前列醇)片剂 *	阴道内	每 3～5 小时 25μg	未说明
PGE₁(米索前列醇)阴道释放系统	阴道内	24 小时内以 7μg/h 的速率释放 200μg	一枚
PGE₂(地诺前列酮) *	宫颈内	每 6～12 小时 0.5mg	1.5mg

* 美国的做法。

1. 前列腺素用于宫颈成熟和引产

前列腺素用于宫颈成熟的疗效在 Calder 等[17]的一篇开创性论文中被揭示。虽然在这方面非常有效,但前列腺素促宫颈成熟的作用不易与它们对子宫收缩的刺激作用分开,在很大程度上前列腺素用于引产时会导致潜在的不良反应。过度的子宫收缩被称为“过度刺激”,并且与胎心率(fetal heart rate,FHR)异常有关。对一些孕妇,异常的 FHR 可能需要立即通过剖宫产终止妊娠。

现在有大量关于前列腺素用于引产的试验数据。显示出 PGE₂ 用于宫颈成熟与安慰剂或没有处理相比,获益包括“可能”降低 24h 内未能实现阴道分娩的风险,“可能”降低了剖宫产的风险,但增加了子宫过度刺激伴随 FHR 变化的风险(4.8% vs.1.0%;风险比,RR 3.16,95% CI 1.67～5.97)[18](框图 5-9)。

> **框图 5-9**
>
> 前列腺素用于引产降低了该女性在引产开始 24h 内未分娩的风险,并降低了剖宫产的需求,但增加了子宫过度刺激伴随 FHR 变化的风险。

当比较阴道内给药的 PGE₂ 配方时,最新的 Cochrane 综述表明,“片剂、凝胶和子宫托看上去彼此效果相当,配方之间存在的差异都很微小,但

也可能很重要”[18]。

另一项 Cochrane 综述显示宫颈内给药的 PGE₂ 用于宫颈成熟的效果优于安慰剂,但在足月妊娠引产 24h 内未实现阴道分娩的风险方面,表现不及阴道内给药的前列腺素(RR 1.26,95% CI 1.12～1.41)[14],这使得英国国家卫生与临床优化研究所(the National Institute for Health and Care Excellence,NICE)得出结论,“ PGE₂ 宫颈内给药不应用于引产”。

使用安慰剂作为直接参照物时,阴道或口服 PGE₁(通常作为米索前列醇给药)的效果与使用 PGE₂ 的效果相当;换句话说,与安慰剂相比,PGE₁ 也可以降低 24h 内未完成阴道分娩的风险[19,20]。但是,阴道给药 PGE₂ 和阴道给药米索前列醇的直接比较显示,阴道米索前列醇引产与 24h 内完成阴道分娩可能相关(RR 0.77,95% CI 0.66～0.89),有更大的伴随胎心变化的子宫过度刺激风险(RR 1.43,95% CI 0.97～2.09)[21]。随机比较的系统综述显示与阴道给药 PGE₂ 相比,口服米索前列醇剖宫产率相对较低(RR 0.88,95% CI 0.78～0.99)[20]。同一篇系统综述显示,比较米索前列醇阴道给药与口服用药,口服组低 Apgar 评分的新生儿较少,产后出血率较低,但是剖宫产率和 24h 内阴道分娩率的结果不一致[20]。一篇系统综述和网络荟萃分析比较了前列腺素的使用,阴道给药组实现阴道分娩的失败率最低,口

服组剖宫产率最低[22]。在英国和一些其他的欧洲国家[23]，一种新型的米索前列醇缓释配方已经批准上市，但尚未与用于引产的其他阴道给药前列腺素进行全面的比较。

英国和美国权威机构对于米索前列醇应用的获益高于 PGE₂ 结论有所不同。在英国，NICE 目前建议不常规使用米索前列醇，除非发生胎死宫内的情况。相比之下，ACOG 认可使用米索前列醇用于宫颈不成熟孕妇的引产（假设之前没有子宫手术史）[4]。Cochrane 建议，如果使用米索前列醇，口服比阴道给药更安全，一剂 $20\sim25\mu g$ 的解决方案最合适[20]。

2. 其他促宫颈成熟和引产的方法

为了避免前列腺素对子宫收缩的刺激作用，从而避免前列腺素引产的不良反应，已经对各种可替代的引产方案进行了研究。机械方法通常涉及羊膜外盐水溶液灌注和海藻棒，或羊膜外置入 Foley 导管或促宫颈成熟球囊。随着一项 Foley 尿管作为促宫颈成熟/引产前试剂的大型随机试验结果的发表，观察到 Foley 尿管组与 PGE₂ 相比剖宫产率相当，而孕妇的不良反应相对较低，对 Foley 导管的热情随之增加[24]。随后的一项随机试验比较了 Foley 导管与口服米索前列醇用于引产，并再次显示相似的不良反应率[25]。一个重要的网络荟萃分析比较 Foley 导管、米索前列醇和用于引产的地诺前列酮提示，伴有 FHR 改变的子宫过度刺激在使用 Foley 尿管组的比率最低。尽管如此，阴道内放置米索前列醇是 24h 内实现阴道分娩最有效的药物[26]。

推荐在过预产期后的常规产检中进行胎膜剥离，作为引产的辅助手段，可以降低妊娠延长超过 41 周的风险[27]。在用药方案中，一氧化氮[28]和宫颈内透明质酸酶[29]都有在不引起子宫收缩的情况下促使子宫颈成熟的特点，但尚无足够的证据推荐在临床实践中使用。米非司酮，一种黄体酮拮抗药，跟前列腺素相比，对子宫的刺激作用较少，但是没有足够的证据表明可以安全地用于胎儿存活的情况[3,30]。

一旦子宫颈成熟，后续的引产可能涉及前羊膜囊破膜（人工破膜），用或不用缩宫素来促进产程。用于引产的前羊膜囊破膜术（没有 PGE₂，但有时同时用缩宫素）通常用作具有成熟宫颈的孕

妇引产的主要方法，但不做常规建议，因为如果单独使用，增加了缩宫素促进产程[31]的需求，与前列腺素相比，其与缩宫素联合可接受性相对较低[3]。这可能就是在英国不常使用人工破膜联合或不联合缩宫素作为引产的主要方法的原因。

六、促进产程

促进产程是加快第一产程的过程。几十年来，人工破膜加用或不加用缩宫素已成为标准的干预措施，但最近的系统综述显示这些做法可能并没有证据支持。

人工破膜

一项针对近 5000 名女性的 14 项试验的荟萃分析显示，常规人工破膜对于第一产程的持续时间、孕妇的满意度或者分娩时的 Apgar 评分没有影响，但有增加剖宫产风险的趋势（RR 1.26，95%CI 0.98～1.62）[32]。这些事实支持了作者的结论，即"我们不建议将人工破膜作为标准促进产程和护理的一部分常规引入"。

更多的支持使用人工破膜加缩宫素促进产程的证据很少。与使用前列腺素一样，缩宫素的使用也必须小心，因为其诱发的子宫收缩会导致子宫血流的减少。血流量的减少可导致胎儿窘迫，尤其是那些胎儿已经受到威胁的情况。Cochrane 系统综述和荟萃分析显示，在产程停滞之前应用早期人工破膜和缩宫素降低了剖宫产的风险（RR 0.87，95%CI 0.77～0.99）并缩短了产程时间（平均差异 1.28h，95%CI −1.97～−0.59）[33]。新生儿结局或产妇满意度没有任何差异（框图 5-10）。

 框图 5-10

缩宫素用于促进产程，总产程缩短了约 75min，剖宫产风险降低刚过 10%。

子宫对于缩宫素的反应在不同女性及同一个体产程的不同阶段变异性很大。因此，如果使用缩宫素，应该先以低剂量开始，随着临床反应而增加剂量，并在宫缩频繁时减少剂量。较大剂量缩宫素的可能好处是可以更快速地进展（与较低的剂量

相比),包括产程更快和剖宫产风险降低,但代价是增加了子宫过度刺激的比例,但这方面的证据是比较弱的[3,34]。通常建议的起始剂量范围为0.0005~0.006U/min 至最大 0.004~0.042U/min。英国国家处方集(the British National Formulary,BNF)建议缩宫素的起始方案为 0.001~0.002U/min,并注意到虽然在英国最大许可剂量为 0.02U/min,在临床实践中,以 0.032U/min 的最大剂量给予缩宫素是合理的。BNF 和 NICE 产程管理指南[35]都提示,缩宫素应该间隔不少于30min 增加 1 次。无论使用何种方案,子宫收缩的目标频率为每 10 分钟 3~5 次。

七、引产的并发症

引产的最常见并发症是引产不成功和没有临产,大约 15% 子宫颈不成熟的初产妇会发生,但经产妇或引产时宫颈 Bishop 评分较高的女性没有那么常见[36]。

虽然现在有很好的证据证明这种观点是不正确的,但很多临床医师认为剖宫产是引产的并发症。事实上,在有证据的过期妊娠中,荟萃分析表明,与期待治疗相比,引产可以降低剖宫产风险[37,38]。在比较引产与期待治疗的随机研究的系统综述中,也观察到剖宫产风险的下降(OR 0.83,95% CI 0.76~0.92)[39]。我们的大样本人群观察性研究中,比较选择性引产与期待治疗也观察到了类似现象[16]。

过度刺激

子宫对前列腺素的收缩反应在人与人之间变化很大,很难预测。这并不奇怪,一些女性在给予标准剂量的前列腺素时就出现宫缩过频。子宫过度刺激被定义为 10min 内宫缩超过 5 次或者一次宫缩时间超过 2min;当子宫过度刺激伴随着不正常的 FHR 类型时,就发生了子宫收缩过频。NICE 引用的一系列引产用药的子宫过度刺激的发生率为 1%~5%[3],虽然在英国,小剂量 PGE2 方案时这种情况可能不太常见。

FHR 类型的剧烈变化可能需要通过剖宫产立即终止妊娠。在 FHR 的变化不太严重时,宫缩抑制药(如使用特布他林 250μg 静脉或皮下注射)可能足以处理绝大多数女性的子宫过度刺激。

八、引产的监测和地点

1. 监测

引产期间孕妇和胎儿健康监测的证据基础很少。绝大部分专家建议胎心监护应该在放置前列腺素之前进行,以确认 FHR 正常。其后,产程开始可以通过宫缩来确认。如果没有自发宫缩,宫颈指诊评估的频率应该不超过每 6 小时 1 次,来确定宫颈的 Bishop 评分是否有任何变化。胎心监护的评估应该在宫缩开始时重复,通常在前列腺素给药后 2~6h 时。

2. 地点

对于在门诊引产的兴趣在增加,引产药物可以在家或在医院给予,然后孕妇回家等待产程的发动。事实上,最近的一项调查显示,18% 的英国产科机构提供了这一选项[40]。虽然有证据显示在门诊进行促宫颈成熟更受孕妇的欢迎[41],在门诊促宫颈成熟可以提高产妇对于引产过程的满意度[42],但目前的证据还不足以确认门诊促宫颈成熟是否足够安全以作为常规使用推荐。另外,一项随机试验显示,随机入组进行门诊引产促宫颈成熟的孕妇中,有超过 50% 由于 FHR 监测异常不能回家[43];一项大型观察性研究显示,在医院和在家促宫颈成熟组的分娩前住院时间类似[44]。

九、足月引产(妊娠>37 周):风险和收益

1. 过期妊娠

引产风险和收益的最高质量证据与过期妊娠的临床情况相关。围产期死亡的累计风险在妊娠38 周之后逐渐上升[45],很多专家建议引产可能降低围产期死亡。最近的一项 Cochrane 协作组的荟萃分析纳入了 17 项随机研究,共计 7407 名女性,比较对于过期妊娠的女性采取引产策略与顺其自然等待自发临产[38]。引产组孕妇的新生儿明显有较低的围产期死亡、胎粪吸入综合征或剖宫产分娩率(表 5-10)。各孕周的亚组间没有明显的交互作用。将上述数据翻译成需要治疗的人数(numbers needed to treat,NNT),为了避免一例围产期死亡需要对 410(95% CI 322~1492)位孕妇实施引产。但是,这些数据也应该谨慎解读,因

为胎儿或新生儿死亡的总数很小,在最近的这项荟萃分析中,引产组中有 1 例,积极管理组中有 13 例[38]。

表 5-10 过期妊娠引产的影响

结局	RR	95%CI	证据量
围产期死亡	0.31	0.12~0.81	17 项试验,7407 名女性
胎粪吸入综合征	0.50	0.34~0.73	8 项试验,2371 名女性
剖宫产	0.89	0.81~0.97	21 项试验,8749 名女性

Source: data from Gulmezoglu et al[38].

总之,这些数据表明 41 周或以上的引产可以降低围产期死亡而不增加剖宫产的风险。出于这些原因,许多权威机构(包括 NICE)建议为了改善新生儿结局,应常规在妊娠 41 周及以上进行引产。此外,还有一些证据显示,与保守处理相比,大多数处于妊娠期的女性更喜欢引产[46](框图 5-11)。

框图 5-11

过期引产降低了围产期死亡(估计 NNT,410)和剖宫产的需求。

---

2. 胎膜早破

引产的另一个常见适应证是足月临产前胎膜破裂,而产程没有启动。如果妊娠继续,胎儿没有被娩出,则存在上行感染的风险,可能导致绒毛膜羊膜炎和随之而来的胎儿和母亲的安全受到威胁。但是,95% 的女性会在胎膜破裂后 24h 内自发临产,因而过早地诉诸引产可能对于顺其自然会自发临产的孕妇增加了引产的副作用。这个问题再次成为随机试验的主体。妊娠 37 周或更大的孕周,与期待治疗相比(至少 24h 没有积极干预),24h 内引产降低了绒毛膜羊膜炎(RR 0.74,95%CI 0.56~0.97),子宫内膜炎(RR 0.30,95% CI 0.12~0.74)和(对于婴儿)新生儿重症监护入院(RR 0.72,95% CI 0.57~0.92)的风险,且不增加剖宫产率(RR 0.94,95% CI 0.82~1.08)[47]。重要的是,进行引产的孕妇比期待治疗的孕妇心

理上更开心。但是,如果孕妇愿意,考虑到引产并不显著降低新生儿感染(RR 0.83,95%CI 0.61~1.12)的风险,保守处理等待产程的自然发动也是合理的。目前来自 NICE 的建议是那些足月(妊娠≥37 周)胎膜早破的孕妇可以选择引产或期待治疗顺其自然,如果胎膜破裂后接近 24h 没有临产,那么引产是合适的[3]。在临床实践中,处理的决策可能要基于当地医疗机构的护理和孕妇的需求。

早产的孕妇,至少对于那些"晚期"早产,最近的一项随机试验显示,新生儿败血症的发病率(主要结局)在妊娠 34—36 周的胎膜早破孕妇中没有显著性差异,提示在这一组保守的处理可能是最合适的[48]。

3. 孕妇的要求

最具争议的领域,就是随机试验没有任何证据的问题,与之相关的就是在没有任何医学指征的情况下去引产,如根据母亲的要求引产。女性及其伴侣越来越能够控制自己生活的许多方面,并希望他们对生活的规划(对许多女性而言)延伸到何时何地,以及何种方式生孩子。虽然在英国,产妇自己的选择越来越多,至少在分娩地点和更"自然"的分娩方面(如水下分娩),但对于选择择期剖宫产或希望在妊娠 41 周前引产的支持较少,除非有医疗指征的支持。根据孕妇的要求行择期剖宫产可能会增加一些产妇的并发症,也可能对卫生服务资源产生影响;这些问题已在其他地方进行了全面的讨论。

要求引产(选择性引产)对于希望选择宝宝出生日期又希望阴道分娩的女性来说,可能是一个合适的妥协。流行的迷信是选择性引产与剖宫产风险增加有关。但是,只有三项随机试验评估了在妊娠 41 周之前这种适应证下引产的效果,没有一项是最佳质量。虽然剖宫产的相对风险是 1.73,当结合来自这些试验的数据看时,置信区间交叉一致,这样明显增加的剖宫产手术率没有统计学上的显著性(95% CI 0.67~4.50)[49]。Caughey 等综述了围绕选择性引产的观察性数据,并且发现与顺其自然相比,选择性引产的孕妇剖宫产率并没有显著增加。我们随后完成了一个回顾性队列研究,1981—2007 年在苏格兰接受过引产的 30 多万名女性在调整分娩年龄、产次、出

生时间、出生体重小于第五百分位等混杂变量后，显示选择性引产并没有增加或非常适度地增加剖宫产率[16]。此外，我们的研究显示围产期死亡率有所降低，妊娠 40 周 NNT 是每避免 1 例围产期死亡需要引产的次数是 1040 次。围产期死亡有益减少的代价是每 131 例引产的女性增加了一例入住 NICU。我们相信，这些数据可以给同意个别女性选择性引产和延伸到选择分娩时间的要求提供支持（框图 5-12）。

💡 框图 5-12

没有证据表明，与期待处理的策略相比，"要求"引产对于没有并发症的妊娠且没有剖宫产史的女性可能会增加剖宫产的风险。

---

4. 预防肩难产

在预计出生体重较大的情况下（如胎儿已经被诊断为巨大儿，或是妊娠糖尿病孕妇的胎儿），引产策略已经被认定为防止胎儿进一步宫内生长，从而降低巨大儿和肩难产的风险，并增加阴道分娩的机会。最近的系统综述（1190 名女性，4 个试验）显示，可疑出生体重超过 4000g 的胎儿近足月引产降低了肩难产（RR 0.60，95% CI 0.37～0.98）和任何部位骨折的风险（RR 0.20，95% CI 0.05～0.79），但不降低臂丛神经损伤及剖宫产的风险[50]。这些结果不同于以往的关于这个主题的系统综述的结论，也尚未反映在国家级的指南中。如果女性因为巨大儿而建议引产，她们应该被告知在引产组盆底损伤的发生率将增加。

5. 高龄孕妇

如上所述，足月引产减少围产儿死亡的风险，39-40 周引产的女性与 41 周以上引产相比没有显著性差异。胎死宫内的风险随着年龄的增加而逐渐上升，综合起来，这些数据促使皇家妇产科医师学院（the Royal College of Obstetricians and Gynaecologists，RCOG）发布了科学影响论文，指出"因此为 40 岁以上女性在妊娠 39-40 周提供引产存在争议"，为了预防 1 例胎死宫内而有 550 位孕妇需要引产[51]。随后一项随机试验针对的是 35 岁及以上女性在 39 周选择性引产的效果，

有力地评估了选择性引产对于剖宫产的影响而不是围产期死亡率或胎死宫内，表明 35 岁或以上女性的选择性引产并不会增加剖宫产的风险，且两组间女性生产的体验没有差异[52]。

6. 胎死宫内

在没有引产的情况下，90% 的孕妇将会在宫内胎儿死亡后 3 周内自发临产分娩。期待治疗的风险包括弥散性血管内凝血（特别是在胎膜早破的情况下）和上行感染。此外，很多女性在诊断了宫内胎儿死亡之后希望尽快将胎儿娩出。没有比较这种情况下的引产与期待治疗的随机研究，NICE 建议如果"女性看起来身体健康，胎膜完整，没有感染或出血的证据"，期待治疗是合理的[3]。

在胎儿宫内死亡的情况下，米非司酮 200mg，每日 3 次，能够显著降低引产到分娩的间隔[53]。在实践中，24 周或更大孕周的胎死宫内通常是给予单一剂量的米非司酮（200mg），后续阴道给予低剂量米索前列醇（如每 4 小时 25～50μg，最多给药 6 次），或阴道给药 PGE_2 用于引产；如果孕周较小，可能需要更高剂量的前列腺素，而对于有剖宫产史的女性使用的剂量就应该减少。

7. 剖宫产史孕妇的引产

与自发临产相比，剖宫产史的女性引产被认为会增加再次剖宫产并有子宫破裂的风险。一项系统综述显示，前次剖宫产的女性自发临产剖宫产手术分娩的概率为 24%（范围 18%～51%），而用 PGE_2 引产后剖宫产的风险为 48%（范围 28%～51%）[54]。一项大样本队列研究显示，当用前列腺素引产生产时，与自发临产相比子宫破裂的概率增加（OR 2.9，95% CI 2.0～4.3）[55]。14% 的子宫破裂女性，胎儿将面临围产期死亡。我们在另一项大型队列研究中，分析了剖宫产史女性的结局[56]，比较了引产与期待治疗和择期再次剖宫产女性的结局。与期待治疗相比，引产与更低的剖宫产率相关（调整 OR 0.81，95% CI 0.71～0.91），新生儿病房入住率更高（调整 OR 1.29，95% CI 1.08～1.55），而对于围产期死亡率没有影响。相比之下，与引产相比，择期再次剖宫产与较低的围产期死亡率相关（调整 OR 0.23，95% CI 0.07～0.75）。

鉴于这些数据，剖宫产史女性的引产应该谨

慎,如果可能,要在可以快速诊断和治疗子宫破裂的环境中进行。一些临床医师可能会觉得有剖宫产史的孕妇引产的潜在风险太大,这样的孕妇如果有立即终止妊娠的指征,最好择期剖宫产终止妊娠。考虑到该领域缺乏随机试验研究,做出这样的决定需要基于患者的个体情况[57]。关于引产的最佳药物,没有充分的随机试验研究结果来帮助决策[58],Foley 尿管值得作为可选择的方法来研究,因为它降低了子宫过度刺激的风险。

8. 子痫前期

引产的最后一条指征是轻度子痫前期。严重的足月子痫前期是终止妊娠的绝对适应证,通过剖宫产或者试图通过引产加快阴道分娩。轻度子痫前期通常是非手术治疗,但最近的证据表明,36周后轻度子痫前期或妊娠期高血压疾病的女性放宽引产指征可改善母亲的结局,表现为孕产妇死亡率、产妇病率、进展为严重高血压或蛋白尿,以及大量产后出血的发生率降低(RR 0.71,95% CI 0.59～0.86)[59]。相比之下,轻度高血压的女性在妊娠 34—37 周时,期待处理看上去是一个更好的策略[60]。

十、总结

引产是产科实践中最常采用的手段之一。前列腺素是最常用的药物,有充分的证据支持前列腺素可以加快引产的过程。需要进一步的随机试验来确定引产在各种临床情境中的作用。同时,在临床处理决策前,临床医师应该与孕妇就目前的文献及相应的影响进行讨论。

(胡惠英 译 周希亚 校)

参考文献

[1] Health and Social Care Information Centre. NHS Maternity Statistics, England, 2013-14. Available at https://digital. nhs. uk/catalogue/PUB16725

[2] Osterman M, Martin J. Recent declines in induction of labor by gestational age. *NCHS Data Brief* 2014;(155):1-8.

[3] National Collaborating Centre for Women's and Children's Health on behalf of NICE. *Inducing Labour*. Clinical Guideline CG70. London: NICE, 2008. Available at https://www. nice. org. uk/guidance/CG70

[4] ACOG Committee on Practice Bulletins: Obstetrics. ACOG Practice Bulletin No. 107: Induction of labor. *Obstet Gynecol* 2009;114:386-397.

[5] World Health Organization. *WHO Recommendations for Induction ofLabour*. Geneva: WHO, 2010.

[6] Humphrey T, Tucker JS. Rising rates of obstetric interventions: exploring the determinants of induction oflabour. *J Public Health (Oxf)* 2009;31:88-94.

[7] Bishop EH. Pelvic scoring for elective induction. *Obstet Gynecol* 1964;24:266-268.

[8] Calder A, Embrey M, Tait T. Ripening of the cervix with extra-amniotic prostaglandin E_2 in viscous gel before induction of labour. *Br J Obstet Gynaecol* 1977;84:264-268.

[9] Norman JE. Preterm labour. Cervical function and prematurity. *Best Pract Res Clin Obstet Gynaecol* 2007;21:791-806.

[10] Vrouenraets FP, Roumen FJ, Dehing CJ, van den Akker ES, Aarts MJ, Scheve EJ. Bishop score and risk of cesarean delivery after induction of labor in nulliparous women. *Obstet Gynecol* 2005; 105: 690-697.

[11] Kolkman DG, Verhoeven CJ, Brinkhorst SJ et al. The Bishop score as a predictor of labor induction success: a systematic review. *Am J Perinatol* 2013; 30:625-630.

[12] Hatfield AS, Sanchez-Ramos L, Kaunitz AM. Sonographic cervical assessment to predict the success of labor induction: a systematic review with metaanalysis. *Am J Obstet Gynecol* 2007; 197: 186-192.

[13] Honest H, Forbes CA, Duree KH et al. Screening to prevent spontaneous preterm birth: systematic reviews of accuracy and effectiveness literature with economic modelling. *Health Technol Assess* 2009; 13(43):1-627.

[14] Ezebialu IU, Eke AC, Eleje GU, Nwachukwu CE. Methods for assessing pre-induction cervical ripening. *Cochrane Database Syst Rev* 2015; (6):CD010762.

[15] Vallikkannu N, Lam WK, Omar SZ, Tan PC. Insulinlike growth factor binding protein 1, Bishop

score, and sonographic cervical length: tolerability and predictionof vaginal birth and vaginal birth within 24 hours following labour induction in nulliparous women. *BJOG* 2017;124:1274-1283.

[16] Stock SJ, Ferguson E, Duffy A, Ford I, Chalmers J,Norman JE. Outcomes of elective induction of labour compared with expectant management: population based study. *BMJ* 2012;344:e2838.

[17] Calder AA, Embrey MP, Hillier K. Extra-amniotic prostaglandin E2 for the induction of labour at term. *J Obstet Gynaecol Br Commonw* 1974;81:39-46.

[18] Thomas J, Fairclough A, Kavanagh J, Kelly AJ. Vaginal prostaglandin (PGE2 and PGF2α) for induction of labour at term. *Cochrane Database Syst Rev* 2014;(6):CD003101.

[19] Hofmeyr GJ, Kulier R. Operative versus conservative management for'fetal distress' in labour. *Cochrane Database Syst Rev* 2012;(6):CD001065.

[20] Alfirevic Z, Aflaifel N, Weeks A. Oral misoprostol for induction of labour. *Cochrane Database Syst Rev* 2014;(6):CD001338.

[21] Hofmeyr GJ, Gulmezoglu AM, Pileggi C. Vaginal misoprostol for cervical ripening and induction of labour. *Cochrane Database Syst Rev* 2010;(10):CD000941.

[22] Alfirevic Z, Keeney E, Dowswell T et al. Labour induction with prostaglandins: a systematic review and network meta-analysis. *BMJ* 2015;350:h217.

[23] Wing DA, Miller H, Parker L, Powers BL, Rayburn WF. Misoprostol vaginal insert for successful labor induction:a randomized controlled trial. *Obstet Gynecol* 2011;117:533-541.

[24] Jozwiak M, Rengerink KO, Benthem M et al. Foley catheter versus vaginal prostaglandin E2 gel for induction of labour at term (PROBAAT trial): an open-label, randomised controlled trial. *Lancet* 2011;378:2095-2103.

[25] Ten Eikelder ML, Oude Rengerink K, Jozwiak M et al. Induction of labour at term with oral misoprostol versus a Foley catheter (PROBAAT-II): a multicentre randomised controlled non-inferiority trial. *Lancet* 2016;387:1619-1628.

[26] Chen W, Xue J, Peprah MK et al. A systematic review and network meta-analysis comparing the use of Foley catheters, misoprostol, anddinoprostone

for cervical ripening in the induction of labour. *BJOG* 2016;123:346-354.

[27] Boulvain M, Stan C, Irion O. Membrane sweeping for induction of labour. *Cochrane Database Syst Rev* 2005;(1):CD000451.

[28] Ledingham M, Thomson A, Lunan C, Greer I, Norman J. A comparison of isosorbide mononitrate, misoprostol and combination therapy for first trimester preoperative cervical ripening:a randomised controlled trial. *Br J Obstet Gynaecol* 2001;108:276-280.

[29] Kavanagh J, Kelly AJ, Thomas J. Hyaluronidase for cervical ripening and induction of labour. *Cochrane Database Syst Rev* 2006;(2):CD003097.

[30] Hapangama D, Neilson JP. Mifepristone for induction of labour. *Cochrane Database Syst Rev* 2009;(3):CD002865.

[31] Bricker L, Luckas M. Amniotomy alone for induction of labour. *Cochrane Database Syst Rev* 2000;(4):CD002862.

[32] Smyth RM, Markham C, Dowswell T. Amniotomy for shortening spontaneouslabour. *Cochrane Database Syst Rev* 2013;(6):CD006167.

[33] Wei S, Wo BL, Qi HP et al. Early amniotomy and early oxytocin for prevention of, or therapy for, delay in first stage spontaneous labour compared with routine care. 2013;(8):CD006794.

[34] Budden A, Chen LJ, Henry A. High-dose versus low-dose oxytocin infusion regimens for induction of labour at term. *Cochrane Database Syst Rev* 2014;(10):CD009701.

[35] National Institute for Health and Care Excellence. *Intrapartum Care for Healthy Women and Babies*. Clinical Guideline CG190. London: NICE, 2014.

[36] Rayburn WF. Prostaglandin E2 gel for cervical ripening and induction of labor:a critical analysis. *Am J Obstet Gynecol* 1989;160:529-534.

[37] Sanchez-Ramos L, Olivier F, Delke I, Kaunitz AM. Labor induction versus expectant management for postterm pregnancies:a systematic review with meta-analysis. *Obstet Gynecol* 2003; 101: 1312-1318.

[38] Gulmezoglu AM, Crowther CA, Middleton P, Heatley E. Induction oflabour for improving birth outcomes for women at or beyond term. *Cochrane*

Database Syst Rev 2012；(6)：CD004945.

[39] Wood S，Cooper S，Ross S. Does induction of labour increase the risk of caesarean section? A systematic review and meta-analysis of trials in women with intact membranes. BJOG 2014；121：674-685；discussion 85.

[40] Sharp A，Stock SJ，Alfirevic Z. Outpatient induction of labour in the UK：A survey of practice. Eur J Obstet Gynecol Reprod Biol 2016；204：21-23.

[41] Howard K，Gerard K，Adelson P，Bryce R，Wilkinson C，Turnbull D. Women's preferences for inpatient and outpatient priming for labour induction：a discrete choice experiment. BMC Health Serv Res 2014；14：330.

[42] Kelly AJ，Alfirevic Z，Ghosh A. Outpatient versus inpatient induction of labour for improving birth outcomes. Cochrane Database Syst Rev 2013；(11)：CD007372.

[43] Wilkinson C，Bryce R，Adelson P，Turnbull D. A randomised controlled trial of outpatient compared with inpatient cervical ripening with prostaglandin E(2) (OPRA study). BJOG 2015；122：94-104.

[44] Stock SJ，Taylor R，Mairs R et al. Home cervical ripening with dinoprostone gel in nulliparous women with singleton pregnancies. Obstet Gynecol 2014；124：354-360.

[45] Smith GC. Life-table analysis of the risk of perinatal death at term and post term in singleton pregnancies. Am J Obstet Gynecol 2001；184：489-496.

[46] Heimstad R，Romundstad PR，Hyett J，Mattsson LA，Salvesen KA. Women's experiences and attitudes towards expectant management and induction of labor for post-term pregnancy. Acta Obstet Gynecol Scand 2007；86：950-956.

[47] Dare MR，Middleton P，Crowther CA，Flenady VJ，Varatharaju B. Planned early birth versus expectant management (waiting) forprelabour rupture of membranes at term (37 weeks or more). Cochrane Database Syst Rev 2006；(1)：CD005302.

[48] Morris JM，Roberts CL，Bowen JR et al. Immediate delivery compared with expectant management after preterm pre-labour rupture of the membranes close to term (PPROMT trial)：arandomised controlled trial. Lancet 2016；387：444-452.

[49] Caughey AB，Sundaram V，Kaimal AJ et al. Systematic review：elective induction of labor versus expectant management of pregnancy. Ann Intern Med 2009；151：252-263，W53-63.

[50] Boulvain M，Irion O，Dowswell T，Thornton JG. Induction of labour at or near term for suspected fetal macrosomia. Cochrane Database Syst Rev 2016；(5)：CD000938.

[51] Royal College of Obstetricians and Gynaecologists. Induction of Labour at Term in Older Mothers. Scientific Impact Paper No. 34. London：RCOG Press，2013.

[52] Walker KF，Bugg GJ，Macpherson M et al. Randomized trial of labor induction in women 35 years of age or older. N Engl J Med 2016；374：813-822.

[53] Cabrol D，Dubois C，Cronje H et al. Induction of labor with mifepristone (RU 486) in intrauterine fetal death. Am J Obstet Gynecol 1990；163：540-542.

[54] McDonagh MS，Osterweil P，Guise JM. The benefits and risks of inducing labour in patients with prior caesarean delivery：a systematic review. BJOG 2005；112：1007-1015.

[55] Smith GC，Pell JP，Pasupathy D，Dobbie R. Factors predisposing to perinatal death related to uterine rupture during attempted vaginal birth after caesarean section：retrospective cohort study. BMJ 2004；329：375.

[56] Stock SJ，Ferguson E，Duffy A，Ford I，Chalmers J，Norman JE. Outcomes of induction oflabour in women with previous caesarean delivery：a retrospective cohort study using a population database. PLoS ONE 2013；8：e60404.

[57] Dodd JM，Crowther CA，Grivell RM，Deussen AR. Elective repeat caesarean section versus induction of labour for women with a previous caesarean birth. Cochrane Database Syst Rev 2014；(12)：CD004906.

[58] Jozwiak M，Dodd JM. Methods of term labour induction for women with a previous caesarean section. Cochrane Database Syst Rev 2013；(3)：CD009792.

[59] Koopmans CM，Bijlenga D，Groen H et al. Induction of labour versus expectant monitoring for gestational hypertension or mild pre-eclampsia after 36 weeks' gestation (HYPITAT)：amulticentre，open-label randomised controlled trial. Lancet 2009；374：979-988.

［60］ Broekhuijsen K，van Baaren GJ，van Pampus MG *et al*. Immediate delivery versus expectant monitoring for hypertensive disorders of pregnancy between 34 and 37 weeks of gestation （HYPITAT-Ⅱ）：an open-label，randomised controlled trial. *Lancet* 2015;385:2492-2501.

第四节

产科急症

Sara Paterson-Brown[1], Timothy J. Draycott[2]

[1] Queen Charlotte's Hospital Imperial NHS Trust, London, UK

[2] Department of Women's Health, Southmead Hospital, Bristol, UK

本节旨在详细介绍如何最大限度地降低产科急症的风险和后果,以及各种急症的处理。我们先讨论包括急救技能培训的各个方面,再介绍一些流程图。这些流程图的内容与其他更简明的流程图一致,但考虑到这是一本参考书,并非单纯复制"清单"之类的图表,因此,它会包含更多细节内容,融合其他附加信息。

一、降低紧急事件发生风险的总体原则

1. 促进良好的产前健康

良好的身体健康状态和支持性的家庭环境有助于孕期的健康。英国多项三年期的保密调查[1-3]显示,孕妇死亡风险的增加不仅在已经身患疾病(包括精神疾病与肥胖)的人群中,还存在于像移民、滥用药物、经受虐待这类被社会排斥和弱势的女性群体中。良好的产前保健对促进健康至关重要:女性应接受各种危险因素的筛查,并对任何确认的问题采取行动[4]。从我们多年来的保密调查中了解到,对于这些明显的产前危险因素,有时无法识别、交流或采取措施。在进行产时护理时,尤为重要的是尽可能复习女性产前保健中任何已确认的此类风险,并留意产前阶段对此的记录。

2. 有组织的产时照护

不良的团队合作直接影响母亲和婴儿的可预防的发病率和死亡率。在产房,当值的高级护士和资深产科医师应该作为一个团队协同工作,协调临床活动。值得一提的是,有些人负责产房时,无论多忙,事情都能平稳运行并且尽在掌握之中;而有些人负责的时候,即使是安静的一天也会让人感到忙碌。协调工作量和调配人员的能力涉及多个方面,并且通常需要多年积累才能获得,但如果您意识到与您合作的人员中具备上述任何一种特质,请花一些时间来确定他们做事方法的不同之处,取其精华,去其糟粕。

3. 急救分类

有效分诊实际上取决于 ABC 方法,即根据她们是否有气道(A)问题(如果不及时治疗会在数分钟内导致死亡)、呼吸困难(B)以及循环问题(C),对伤员进行优先排序的方法。虽然这在产科也很有用,但它没有解决产科医师必须在母亲和婴儿两个患者之间选出优先者的问题。事实上,关于产科的急救分类[5,6]及如何将胎儿(F)纳入考量的文章很少。显然,它并不是 ABCF 那么简单,并且可能出现拯救婴儿优先于急诊处理一个不那么危及产妇生命的情况。然而,不得不说在大多数社会认知中,母亲的生命要优先于一个未出生婴儿的生命,更重要的是,最好通过充分、快速和有效的复苏或稳定母亲生命来治疗胎儿[5](框图 5-13)。

框图 5-13

控制工作负荷的提示

- 了解所有正在进行的工作。
- 努力协调各项工作,使其依次按序进行,而不是同时发生。
- 聆听助产士和医师的疑虑,并解决相应问题。
- 根据风险(急诊分类)确定优先级。

（续　框）

- 快速完成简单的工作,因为一旦解决可以降低员工的负担。
- （工作才开始建立时）避免不必要地推迟决策。
- 给每位患者配备一位合适的护理员,其技能水平与临床问题复杂程度相匹配。
- 了解每位医师或助产士的工作是否超出其能力范围;帮助她们并鼓励她们寻求帮助。
- 定期关注具有风险因素的患者,并确保病情没有恶化（不要指望她们会主动找你）。

二、最大限度降低急症不良结局的总体原则

如果危险因素已确定,做好准备可以解决好预料中的问题,同时应让工作人员知晓并简要了解其承担的角色,以及角色的定义。当这些问题都做好准备时,很少有进展不顺利的情况发生,这并不意味着成员过于谨慎;相反,意味着他们的表现很好。可悲的是,事情并不总能顺利进行,或者发生意外的紧急情况,在这种情况下,这些基本护理的特征很重要。

1. 沟通和团队协作

最近对孕产妇保健团队合作的总结[7]发现,在最佳运作团队中,良好的团队沟通、协调和领导能力都很明显。在一项关于模拟子痫的研究[8]中,更有效率的团队使用闭环通信（明确且大声地委托任务、接受、执行和完成确认）,可能更早地发现（识别并口头宣布）紧急情况（子痫）。

整合和传授这些简单的团队行为在临床演练中看起来具有临床有效性[9]。美国的一项研究已经重申了这一点。该研究报告显示,在那些接受团队训练与临床演习相结合课程的医院中,围产期发病率持续改善了37%,具有统计学意义,而仅接受团队训练或控制的医院没有改善。

好的领导力经常在报道中提及,但临床实践中如何体现却不够明确。最近的研究表明,领导角色最好由对处理紧急情况最有经验的人来担任[10];在紧急情况发生前,只有当领导者了解多学科产科治疗团队中所有成员及其承担的相关角色（通过此前的共同培训或从移交开始建立的）

时,他带领团队工作才会更有效。再次强调,领导者应注意与团队其他成员保持当前情况的三个组成部分（团队、情况、患者焦点）:建立环境［使用SBAR,即情况（situation）、背景（background）、评估（assessment）、建议（recommendation）］,采用闭环分配关键任务（指导-了解-确认）,如有必要,将领导权交给对手头特定紧急情况更有经验的团队成员[11]。

患者及其家人在紧急情况下也希望得到类似的信息。在叙述的过程中,同伴们常常把当时的病情和治疗的目的交代给孕产妇,这是因为她们响亮并清晰地听到了关于紧急情况的病因、婴儿的状况及直接和最终治疗的信息[11]。

每年对所有员工进行本地多专业培训,将团队培训整合纳入临床培训,似乎是改善团队合作的最有效方法（框图5-14）。

框图 5-14

良好沟通的建议

- 需要有人发挥领导作用、系统地协调工作,使成员进行团队合作。
- 明确状况并向团队通报。
- 向任何不明状况的工作人员解释清楚的能力。
- 分配工作时,能够指派与相关人员能力匹配的任务。
- 特定的工作交给特定的人,避免重复或者遗漏。
- 当安排某人工作时,应确认他们是否理解相关要求并且愿意承担指派的工作,然后明确告知他们应何时完成。
- 需要专人记录时间和操作。
- 需要专人与患者（和她的配偶）进行病情告知和沟通,即使只是短暂几句的交流,也有助于让他们了解情况并保持冷静,使他们感受信心和支持。

2. 记录

这一点前面已简单地提及,在所有紧急情况下,有人看着钟表,拿着纸和笔,负责记录发生的重要事实,这是非常有用的。请记住,如果这个人（这是常有的事）年资较低,他或她可能无法完全了解正在发生的事情,也可能无法记录关键的（医疗）活动,因此非常重要的是,团队的高年资成员必须确保所有关键信息都传达到位。一旦紧急情况结束,要认真、全面地做好记录,并签字清楚。这是解释所发生情况的最佳时机,任何相关的诊

断、后续治疗计划和未来妊娠的预后都应在这一阶段任何可能的时候阐述清楚。

3. 风险管理

紧急情况结束后，与工作人员一起回顾事件是非常值得赞赏的行为，也是非常重要的：这通常是多学科的协作，但有时也会分成小组。医疗助理和护工可能也需要这种支持，他们的工作不应被遗忘。如果一切顺利，每个人都应该受到祝贺；如果有些事情不尽如人意，讨论"为什么会遇到困难，以及做什么会使事情变得更容易/下次工作得更好"通常是有益的。这是一个积极的批判性反思的时刻；任何负面反馈都可以等待，并且私下处理。

4. 坦率的义务

如果事件对患者(妇女/婴儿)造成了伤害，那么即使是作为典范的高级医师也应该亲自与她和(或)她的伴侣/亲属交谈，表达对事件发生的遗憾和对当前情况或结局的同情，并解释说，对此类案例已进行审查，以确保所有应当做的事都已经做到，并且非常及时。这种对话应进行记录，以便在患者/家属愿意的情况下向他们提供反馈。自2015年以来，NHS诉讼管理局和护理质量委员会以坦诚的法定义务，直接推动了这种透明的、加强沟通与关怀的方法[12]。

5. 急诊培训

在过去的20年中，初级医师的培训时间缩短，加之他们大幅减少的工作时间，难怪在产科急诊方面的临床经验比他们的前任要少得多。他们越来越依赖于远离临床的培训，因此毫无疑问，改善产时急诊情况的培训在英国乃至更远的地区都至少是一种改善结局的潜在解决方案。

2009年发表的一篇关于产科急诊培训的有效性综述[13]通过分析许多课程得出结论，它们具备共同的特征：机构层面的培训激励措施；对本单位所有员工进行多专业培训；与临床教学相结合的团队培训和高度还原的模拟模型的使用。最近对产科培训的一项综述[14]也反映了这些主题，该综述得出的结论是，所有产科和新生儿专业保健人员都应参加在职培训课程。此外，与模拟中心的非现场培训相比，采用低技术、高度现实模型的现场"内部"培训更容易实施，而整合入机构临床管理和质量改进方案的培训可能会取得更好的效果。

不同区域和国家的多学科培训课程各有侧重、互为补充，并补充地方培训。这里列出了这些专业课程的一些实例。

- ALSO (advanced life support in obstetrics，产科高级生命支持)。本课程面向助产士、产科高年资实习医师(译者注：按照英联邦医疗体系，house officer为实习医师，相当于中国医疗体系中的低年资住院医师)和初级专科医师，以系统性、结构化的方式处理主要产科急症。申请人应该对问题有充分的了解，获得处理急症的结构性方法(www.also.org.uk)。

- mMOET (Managing Medical and Obstetric Emergencies and Trauma，医疗和产科急症、创伤的管理)。本课程面向更高级和多学科的小组：产科顾问医师和高级专科医师(已完成MRCOG且至少专科培训第5年)、麻醉顾问医师和麻醉高级专科医师，以及高级急诊医师。这些课程还包括助产士和产科医师，他们的存在强调并促进团队工作方法，这一点在产科急症中尤为重要。该课程申请人接受大约25个急诊情境和技能训练，并处理更高级和更复杂的产科急症情况和急诊行为(www.moet.org.uk)。

- MOSES (Multidisciplinary Obstetric Simulated Emergency Scenarios，多学科产科模拟紧急情况)。本课程的重点是针对产科患者的紧急行为和团队工作动力，而不是进行知识或技术培训。它面向助产士、麻醉师和产科医师，他们经常来自同一个部门一起参加。本课程与MOET或ALSO (blsimcentre @ bartsandthelondon.nhs.uk)有很大的不同，并相互补充。

- PROMPT (PRactical Obstetric Multi-Professional Training，实用产科多专业培训)。这是一项由英国布里斯托尔开发，面向产房的培训课程，可由产房购买，并在当地授课。

6. 急症培训的效果

虽然我们越来越依赖这些培训课程，不过目

前的证据支持每年 1 次、以当地（产房）为基础的、多专业方法最可能转化为改善的临床结局。不是所有的培训都是有成效的，甚至同样的教学材料在不同设定情境下也会有截然相反的结果[15]。但迄今为止最好的来自于 PROMPT 小组，有证据表明可预防的出生伤害显著减少[16-19]，相关的诉讼也减少了 90%[20]。

三、晕厥

产科医师面对的晕厥可能是多种原因造成的，从无害的血管迷走性晕厥到心搏骤停，但对患者的初步评估和治疗是非常相似的，需要一个系统的、有规则的 ABC 方法，结合子宫的手动移位或孕妇的侧卧，尽量减少主动脉腔的压迫。图 5-6 总结了如何处理明显没有生命迹象的患者的基本步骤，目的是对心搏骤停做出关键性诊断（而不是由于其他原因导致意识下降），以便能够尽早开始心肺复苏（CPR）。其他大多数情况下需要基本的复苏，包括注意维持气道和呼吸，建立静脉通路和循环支持，寻找问题的原因并积极治疗（表 5-11）。

1. 心搏骤停（图 5-7）

心肺复苏不仅难于实施，而且特别困难。由于以下原因，孕妇 CPR 效率低下。

表 5-11 产科患者晕厥的原因、临床特征及初始治疗（用于鉴别的特征以粗体显示）

	原因/风险因素	特定的临床特征	具体的治疗要点：未分娩前所有患者都需要 ABC＋侧向倾斜治疗
肾上腺功能不全	以前服用类固醇药物者，其类固醇分泌不足或缺失	既往吸毒史 低血压性晕厥 代谢失衡	静脉输液支持 （检查电解质，特别是钠可能很低） 氢化可的松（200mg 立即静脉注射） 检查 BM：可能需要葡萄糖
羊水栓塞	宫缩过频 催产素过度刺激 子宫手术史 多次分娩 羊水过多	躁动、呼吸急促和发绀 **由于散漫性血管凝血，30min 内发生阴道出血**[2]	氧气＋通气 尽快接生孩子 氢化可的松（200mg 立即静脉注射） （氨茶碱、利尿药、肾上腺素、吗啡）*
过敏反应	药品管理如抗生素、双氯芬酸、麻醉药、尿联明胶（血浆代用品）、乳胶	毒品/乳胶使用史 皮疹 喘鸣 **水肿**	肾上腺素（1/1000 浓度 1ml，肌内注射或 1/10 000 浓度 1ml 静脉注射需要时重复给入）配合静脉输液 氢化可的松（200mg 立即静脉注射） 氯苯那敏（20mg 静脉注射）
误吸（Mendelson 综合征）	呕吐物吸入/被动反流（意识降低且气道无保护）	呼吸困难 **烦躁、发绀** **支气管痉挛**	氧气＋通气 （氨茶碱、类固醇、利尿药和抗生素）*
细菌性休克	革兰阴性杆菌或链球菌引起严重的败血症	低血压 温暖/发热/皮肤花斑	败血症处理组合套：扩容改善循环、系统支持。静脉输注抗生素（如亚胺培南）
心源性休克	先天性或后天性疾病 心肌病	病史 躁动、**呼吸困难、胸痛**	**坐起** 氧气＋呋塞米
子痫	与脑血管事件，或肺水肿，或镁中毒有关	高血压 蛋白尿	硫酸镁（解救药是葡萄糖酸钙） 用降压药控制血压
高血糖	糖尿病	过度通气和酮症	静脉输液、胰岛素（以及钾）

（续 表）

	原因/风险因素	特定的临床特征	具体的治疗要点：未分娩前所有患者都需要 ABC＋侧向倾斜治疗
低血糖	糖尿病，Addison 病，垂体功能减退，甲状腺功能减退	**出汗/痉挛**意识丧失	静脉输注葡萄糖
颅内出血	动静脉畸形	抽搐、中枢神经系统体征和**颈强直**	支持性的、紧急的神经系统影像
大面积肺栓塞	通常为深部盆腔血栓形成	躁动不安、发绀、**颈静脉压升高**	躺下、吸氧、静脉输液抗凝/溶栓
神经源性	迷走神经源性（子宫内翻）	**阴道检查**	静脉输液±阿托品减少子宫内翻
血容量减少	出血（可能为隐匿性）	**心动过速，苍白和肢端厥冷**	恢复循环，关闭出血点[24]
气胸纵隔气肿	既往分娩史/用力	胸痛、呼吸困难	抽吸/引流

*这些治疗应在高度依赖的麻醉下或重症监护病房进行。

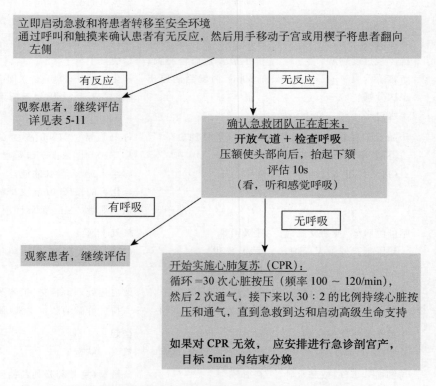

图 5-7　基础生命支持：接诊和处理明显无生命迹象的患者

- 妊娠期心肺复苏困难：子宫需要用手移开；如果人手不足，必须倾斜患者。
- 妊娠期氧需求量增加（静息耗氧量增加 20%）。
- 膈肌收缩导致胸部顺应性下降（功能残气量下降 20%）。
- 由于下腔静脉受压导致的静脉回流减少，限制了胸部按压产生的心输出量（足月时按压的每搏输出量为非孕期状态的 30%）。
- 胃反流和误吸的风险（贲门括约肌松弛）。

出于这些原因，为了提高产妇存活的机会，如果心肺复苏（实施 CPR 时子宫移位或者侧卧）无效，那么在 4～5min 内进行临终剖宫产来排空子宫被认为是合适的[5]。为了实现这一点，产科医师在发现心搏骤停时应该立即准备剖宫产。再次重申，排空子宫的目的是帮助母亲复苏，并不是出于考虑胎儿的因素。不应顾虑胎儿的存活能力问题而延误这一过程，当妊娠子宫的大小足以影响复苏时就值得这么做；作为指引，当宫底达脐水平时，就应该考虑剖宫产排空子宫。

为了快速进行临终剖宫产，皮肤切口应该选择术者最熟悉的切口，子宫切口则受到孕周的影响。与紧急排空子宫的需要和使母亲更有效地接受救命的复苏技术相比，这些细节无关紧要。一个大的剖宫产手术包是不必要的，在极端情况下所需要的只是一把手术刀，产科医师即可开始手术，同时准备其他的手术器械。

再次强调，这么做并不是因为胎儿因素，但毫无疑问，越是妊娠晚期，分娩越早结束，胎儿存活可能性越高：如果 5min 内娩出，胎儿完好存活的概率为 70%，10min 后降至 13%[21]。

详细说明每一种可能导致产妇晕厥情况的处理超出了本节的范围，但表 5-11 总结了可能出现的各种情况，并针对不同情况从危险因素、临床特征和治疗的具体要点进行总结。更多详细说明可以在 MOET 手册的参考资料中找到，此处强调了一些总结要点[5]。

2. 气道问题

产科患者的呼吸道比非怀孕状态更易出现问题。不仅气道肿胀和水肿的机会增加，并且在孕激素的作用下，胃排空减少和贲门括约肌放松增加了胃内容物的反流和吸入的机会。基于这些原因，处理任何意识下降的产科患者都应当注意维持和保护呼吸道，这需要麻醉医师的参与。在简单的情况下，应该先让患者至少侧卧，推压下颌和抬高下颏可以帮助舌头向前张开气道。子痫前期或过敏反应引起的严重喉头水肿严重影响产科患者气道的情况；在这种情况下，迫切需要麻醉师来建立和维持气道（通常使用有袖袋的气管导管）。

3. 呼吸问题

如果呼吸道通畅，但呼吸困难或意识受损，那么补充氧气至关重要。在紧急情况下应采用储氧面罩给氧，氧流量应该在墙壁上调到最大值。呼吸频率升高、烦躁不安和精神错乱都是低氧血症的症状，可先于晕厥出现，应予以高度重视。血氧饱和度应通过脉搏血氧计在空气中测量，如果有任何疑问，应抽取动脉血气进行气体分析，并由值班的麻醉医师复核这些结果。

4. 循环问题

循环系统问题可能是由于心脏病（其病理结果通常是肺水肿和低输出心力衰竭）、静脉回流不足导致低输出心衰（大面积肺栓塞）或血循环不足（由于出血或败血症导致的低血容量）。早期使用大口径套管针建立静脉通道至关重要，但治疗必须针对具体病因。心力衰竭患者不需要扩容（实际上可能会致命），但可以通过坐位和服用利尿药来缓解，并且可能需要肌力支持。另一方面，有肺栓塞或低血容量的患者需要扩容和平卧。区分这些情况至关重要，因为低血容量的治疗是通过扩张血容量来进行的，低血容量可能是由于血管内腔室的丢失（如出血）或由于血管扩张引起的相对充盈不足（如败血症）。使用晶体或胶体进行液体替代的治疗策略仍有争议，但在危重患者中使用晶体的方法得到了 Cochrane 综述[22]的支持，Hartmann 溶液优于葡萄糖[23]。

四、出血

产科出血是孕产妇发病率和死亡率最常见的原因之一[24,25]，英国连续的机密报告显示，每 100 000 例产妇约有 0.5 例死亡[3]。多年来，这些保密调查重点描述了各种不合处理标准的问题，并强调清晰的当地处理步骤和政策对启动快速且恰当反应的重要性,这些应当进行定期演习。此外,在高风险病例中应该有高级投入(senior input),特别是剖宫产史和胎盘低置的孕妇,因为她们患有病态胎盘粘连的风险增加。在这种情况下,提倡产前和产时多科会诊协助处理,提前制定明确的手术计划和保守治疗方案[26](框图 5-15)。

框图 5-15

对可疑胎盘植入患者的处理组合套餐
- 产科顾问医师参与制订产前计划,分娩时到场。
- 麻醉顾问医师参与制订产前计划,分娩时到场。
- 现场备好血液和血液制品。
- 术前多学科制订围术期计划。
- 对可能的干预措施签署知情并同意。
- 准备好 2 级急救监护床。

临床护理应关注识别所有患者出血的危险因素,以便做好准备并采取预防措施。然而,一旦发生大出血,应遵循图 5-8 和图 5-9 所示的诊断逻辑顺序和治疗方案进行处理(框图 5-16)。

框图 5-16

减少出血并发症的提示
- 产前出血:如果是因为严重的胎盘早剥并伴有心动过缓,分娩的紧迫性是明确的,从决定分娩到分娩的时间间隔为 20min 或更短能有效地减少新生儿不良结局[27]。
- 像"恶露特别多"或"她的出血像涓涓细流"这样的描述是危险的,也是不应该出现的:应该仔细检查患者,并在问题恶化之前解决。
- 在出血急性期,床旁血红蛋白检测可能错误地得出令人安心的结果(因为液体复苏之前不会发生稀释),循环容量和血液替代应根据失血量、生命体征和即将可能发生的临床情况进行评判,而不是血红蛋白值[24]。
- 子宫收缩好而持续阴道出血是由于胎盘/胎膜/血凝块残留或软产道损伤导致,需要积极处理而不能忽视。忽视只会将问题变得更糟,所以应该在产妇状态好的时候进行麻醉下检查。
- 低血压的症状出现非常滞后:出血的产科患者,其血压会一直维持直到很晚期,应尽早关注心动过速、外周静脉灌注、肤色和尿量。

(续 框)

- 体型较小的女性血液循环量相对较少,因此在估算失血量的程度时应将身体特征纳入考虑[24]。
- 如果子宫下段或子宫颈充满血液或血凝块,可能会引起迷走神经刺激,产生心动过缓,具有误导性。如果可疑,应进行阴道检查。
- 可能被掩盖的出血:
  - 宫底上升提示宫腔内充盈。
  - 腹腔内出血:腹腔内可以容纳大量积血而不影响腹围,这些测量没有益处,并且会导致错误地安心。
  - 子宫不位于中央而偏向一侧,需要引起警示:这提示阔韧带血肿。
  - 虽然心动过速可以帮助识别隐匿性出血,但可被 β 受体阻滞药抑制,有时也可被腹腔内出血刺激迷走神经反应抑制。
- 皮肤瘀点提示弥散性血管内凝血[28]。

抢救措施和治疗大量产后出血的高级技术

(1)液体复苏、血制品和凝血因子补充:在等待血制品的同时,用热的晶体和胶体快速补充循环容量可暂时维持住循环,但仍急需血液和凝血制品,并且应当预先给入;大出血时几乎不可避免地发生凝血异常,但应尽量减少。为此,需要 1:1 的血液/新鲜冰冻血浆(FFP);如果出血持续,在等待凝血化验结果时,应根据经验给予冷沉淀[24,29]。如果血小板水平低于 $50×10^9/L$,则应给予血小板。氨甲环酸可减少 PPH 死亡,早期治疗可优化疗效。如果出血持续或重新开始(从 30min 到 24h)[30],应静脉注射并重复注射免疫球蛋白。

(2)主动脉压迫:如果出血失控,麻醉师需要稳定住患者,在等待高级医师或专家到场协助前,尝试主动脉压迫是值得的。对于已经完成阴道分娩的妇女,将子宫向前倾斜,用紧握的拳头压向肚脐下方的腹部。如果腹腔已经打开,将小肠肠系膜向上向肝方向摊开,用棉棒或者用手指和拇指挤压主动脉。效果非常显著,可以挽救生命。

(3)宫腔填塞:宫腔填塞对于胎盘附着面出血有用,但是当存在子宫张力因素导致的出血时,也可用于子宫乏力。这项技术虽并不算新,但不是用纱布包,而是用充气的气囊,其优点是快速和可膨胀。关于这项技术,已经报道了各式各样的球囊导管,包括Sengstaken-Blakemore和专门设计

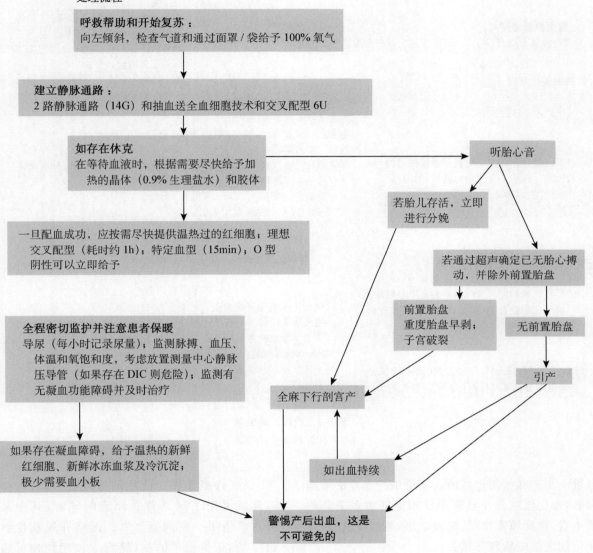

产前大量出血
面色苍白，心动过速，休克，可能不伴随疼痛，可能存在隐匿性出血

隐匿性出血（胎盘早剥或腹腔内出血）是痛性的，而前置胎盘、宫颈或下生殖道引起的显性出血可以是无痛的

处理流程

呼救帮助和开始复苏：
向左倾斜，检查气道和通过面罩 / 袋给予 100% 氧气

建立静脉通路：
2 路静脉通路（14G）和抽血送全血细胞技术和交叉配型 6U

如存在休克
在等待血液时，根据需要尽快给予加热的晶体（0.9% 生理盐水）和胶体

听胎心音

若胎儿存活，立即进行分娩

一旦配血成功，应按需尽快提供温热过的红细胞；理想交叉配型（耗时约 1h）；特定血型（15min）；O 型阴性可以立即给予

若通过超声确定已无胎心搏动，并除外前置胎盘

前置胎盘
重度胎盘早剥；子宫破裂

无前置胎盘

全程密切监护并注意患者保暖
导尿（每小时记录尿量）；监测脉搏、血压、体温和氧饱和度，考虑放置测量中心静脉压导管（如果存在 DIC 则危险）；监测有无凝血功能障碍并及时治疗

引产

全麻下行剖宫产

如果存在凝血障碍，给予温热的新鲜红细胞、新鲜冰冻血浆及冷沉淀；极少需要血小板

如出血持续

警惕产后出血，这是不可避免的

图 5-8　产前大量出血
DIC. 弥散性血管内凝血。

的球囊导管，但泌尿外科的 Rusch 球囊导管更便宜和有效[31]。有些人在导尿管末端连接安全套替代，但是普通导尿管本身的气囊并不适合，因为它的容量实在太小。所需的容量取决于个体差异，关键是插入气囊导管并轻轻地充满，同时尽可能保持子宫能够收缩。作为一个粗略的指引，通常需要 200～400ml；当球囊膨胀时，会遇到阻力，出血会减少。如果出血得到控制，球囊一般放置约 24h，然后再分次放气，这也是优于传统宫腔填塞之处。如果球囊充气后仍继续出血，则需要采

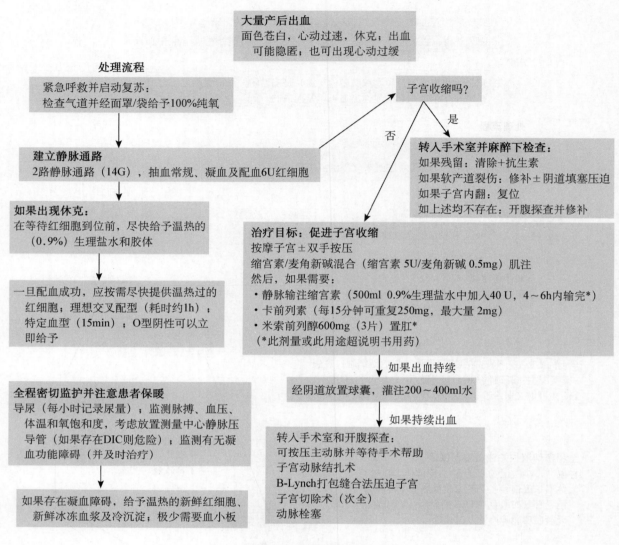

图 5-9　产后大量出血
DIC. 弥散性血管内凝血。

取进一步措施关闭出血面。无论用什么方法填塞宫腔，都应该在操作过程中使用能够覆盖菌群的抗生素，直到填塞物/气囊被取出；类似地，在取出压迫物之前应膀胱导尿。

（4）子宫背包缝合：B-Lynch 背包缝合术于 1997 年被首次提出[32]，可避免因子宫收缩乏力导致产后出血而行的子宫切除术。缝合时使用如图 5-10 所示的一根长长的缝线，目的是对子宫纵向和横向进行压迫，同时产生子宫填塞效应。这项技术的关键是应先检查一个假设，即通过从子宫外部加压和压迫是否有效（出血应该得到控制），有效才能继续。自首次提出以

来，已有许多其成功使用的报道，但也有一些修改建议混淆了对其背后原理的理解，其中某些修改产生了一些问题[33-36]。远期并发症也有报道[37,38]，值得重申的是，缝线应选用快速可吸收的材料，避免子宫复旧后，缝合材料的游离环长时间存在于腹腔[37]。

（5）放射介入：据报道，动脉栓塞越来越多地应用于产后出血的治疗中[39,40]。对于手术控制失败或者损伤难以触及的生殖道创伤，它止血特别有效。然而，只要髂内动脉和子宫动脉可以插管，其分支可以栓塞时，它可以帮助更多的非特异性出血，如子宫收缩乏力。在紧急情况发生前就

首次报道中使用的是 1 号含铬肠线,但可选用 Vicryl(薇乔)作为替代品缝合。不要使用长效或永久性缝线,如聚二氧烷可吸收缝线(PDS)或聚丙烯(Prolene)材质

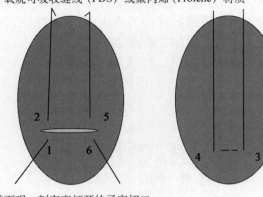

前面观:剖宫产打开的子宫切口　　　背面观
　　　挤压子宫后打结

图 5-10　B-Lynch"背包"缝合法用于治疗因宫缩乏力引起的出血,但子宫仍需要一定的张力

与介入放射科建立联系并了解细节,以便使紧急转诊变得更容易。有报道指出,如果在子宫切除术之前而不是之后进行栓塞,并发症率会更低[41],但这显然取决于当地的医疗设施和安排,以及患者的稳定性。如果髂内动脉已然结扎,栓塞是非常困难的,因为这种操作也可能威胁到髂内静脉,有损伤的风险(血管外科医师的噩梦),产科医师应该尽少尝试。已经报道的栓塞并发症,有子宫和膀胱坏死[42],但长期随访表明,生育能力可以维持,但妊娠结局复杂,32% 的风险会再次发生严重的产后出血[43]。

　　(6)自体血回收:目前,在产科围术期自体血液回收和再输的技术得到了英国国家卫生与临床优化研究所(NICE)[44]、产科麻醉医师协会[45]和皇家妇产科学院(RCOG)[29,46]的支持。一项综述证实了它的价值和安全性[47],也被耶和华见证人(Jehovah's witnesses)所接受[48,49]。

　　(7)重组的活化 Ⅶ 因子:一些病例报告显示,当产科出血出现严重凝血障碍的情况下给予这种治疗是有价值的[50],但这些治疗的应用主要以研究为基础。不仅花费昂贵,而且只有同时给患者补充其他凝血因子时才能发挥作用。实际上,这往往是在研究范围内,或经血液科和产科顾问级医师讨论后,在指定患者的身上应用,同时进一步收集证据。早期的病例报告令人鼓舞,并且这一主题已得到充分审阅[51],并在 RCOG 关于产科输血[29]和产后出血的指南[46]中提到。

五、产科晕厥原因

1. 子痫

子痫可因子痫发作及发作后期、颅内重大病变、镁中毒或肺水肿而出现晕厥。治疗原则同其他原因导致的晕厥,除此还应该控制血压、使用硫酸镁解痉,以及严格的液体平衡,避免液体负荷过重是良好护理的基础。如果发生在产前,在分娩前必须使母亲稳定下来(见第 3 章第一节)。图 5-11 显示了这种情况的应急处理流程图。

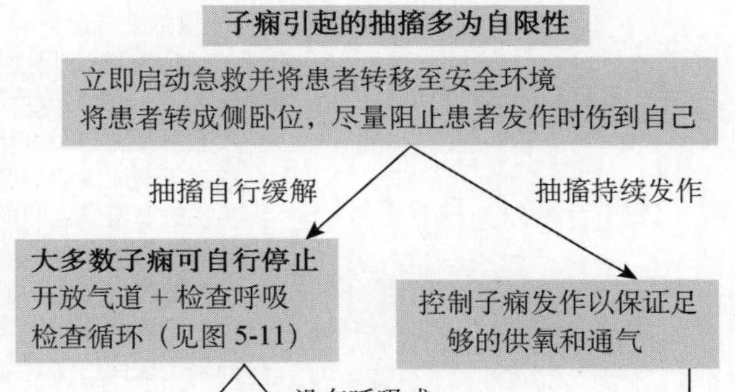

> **子痫引起的抽搐多为自限性**

> 立即启动急救并将患者转移至安全环境
> 将患者转成侧卧位,尽量阻止患者发作时伤到自己

抽搐自行缓解　　　　　　　　　　　　抽搐持续发作

> **大多数子痫可自行停止**
> 开放气道 + 检查呼吸
> 检查循环(见图 5-11)

> 控制子痫发作以保证足够的供氧和通气

有呼吸,循环存在　　　没有呼吸或者脉搏

> 观察患者
> 面罩给氧
> 肺部听诊(吸气相)
> 建立静脉通路和抽血送检
> 给予硫酸镁
> 降压
> 评估胎儿
> 一旦患者稳定计划分娩

> **启动基础生命支持**
> (见图 5-7)

> 紧急需要麻醉医师
> 开放和保护气道
> 建立静脉通路
> 4g 负荷剂量的硫酸镁 15min
> 内静脉给入可以重复(2g
> 或者 4g 取决于患者 BMI)

> **如果子痫仍然持续**
> 需要地西泮或者硫喷妥钠
> 镇静,需要麻醉医师进行插管,保护气道以保证通气应当给予降压
> 一旦稳定,如果是产前,需要 CS 终止妊娠
> **如果再次抽搐,　需要全身麻醉 + 肌松**

图 5-11　子痫
BMI. 体重指数;CS. 剖宫产。

2. 子宫内翻和子宫破裂

子宫内翻和子宫破裂都可能导致产妇晕厥，其处理如图 5-12 和图 5-13 所示。值得注意的是，CESDI 的报道中 42 例子宫破裂中有 18 例在诊断之前已进行了开腹手术[52]。体征可能不明显，存在子宫瘢痕的孕妇出现胎心异常时应该慎重对待；如果有的话，可通过胎儿血液采样来验证，但是很少这样做。同样，多胎妊娠的患者如果出现继发的（心脏）停搏应该引起怀疑，产科医师只有在对患者进行仔细的临床评估、排除阻塞性难产后才能使用缩宫素滴注加强宫缩。

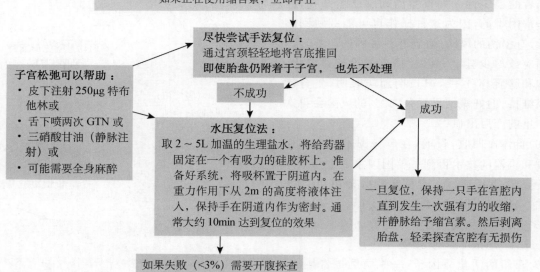

子宫内翻伴休克/出血
子宫内翻的主要特征是休克与失血不成比例，以及迷走神经张力增加引起的心动过缓。
紧急的阴道检查会发现阴道内有肿块，耻骨联合以上感觉不到正常的明显的。
尽管子宫收缩，但不完全子宫内翻伴随的持续性产后出血表现得更为微妙：宫底可能有凹陷感

处理流程：子宫内翻
评估：气道 - 保持维持意识所需水平
呼吸 - 如果需要，用面罩或储氧面罩提供 100% 氧气
循环 - 休克，通常很严重
· 建立两路宽口径（14G）静脉通路
· 抽血查全血细胞计数、凝血、配血红细胞 4U
· 尽快静脉给予温热的晶体
· 如果心率 <60/min，阿托品 300～600µg 静脉注射
· 监护脉搏、血压、监测尿量（通过尿管）
· 建立足够的镇痛措施，并在可能的情况下寻求高级医师的帮助
· 如果正在使用缩宫素，立即停止

尽快尝试手法复位：
通过宫颈轻轻地将宫底推回
即使胎盘仍附着于子宫，也先不处理

不成功

成功

子宫松弛可以帮助：
· 皮下注射 250µg 特布他林或
· 舌下喷两次 GTN 或
· 三硝酸甘油（静脉注射）或
· 可能需要全身麻醉

水压复位法：
取 2～5L 加温的生理盐水，将给药器固定在一个有吸力的硅胶杯上。准备好系统，将吸杯置于阴道内。在重力作用下从 2m 的高度将液体注入，保持手在阴道内作为密封。通常大约 10min 达到复位的效果

一旦复位，保持一只手在宫腔内直到发生一次强有力的收缩，并静脉给予缩宫素。然后剥离胎盘，轻柔探查宫腔有无损伤

如果失败（<3%）需要开腹探查

图 5-12 子宫内翻
GTN. 硝酸甘油。

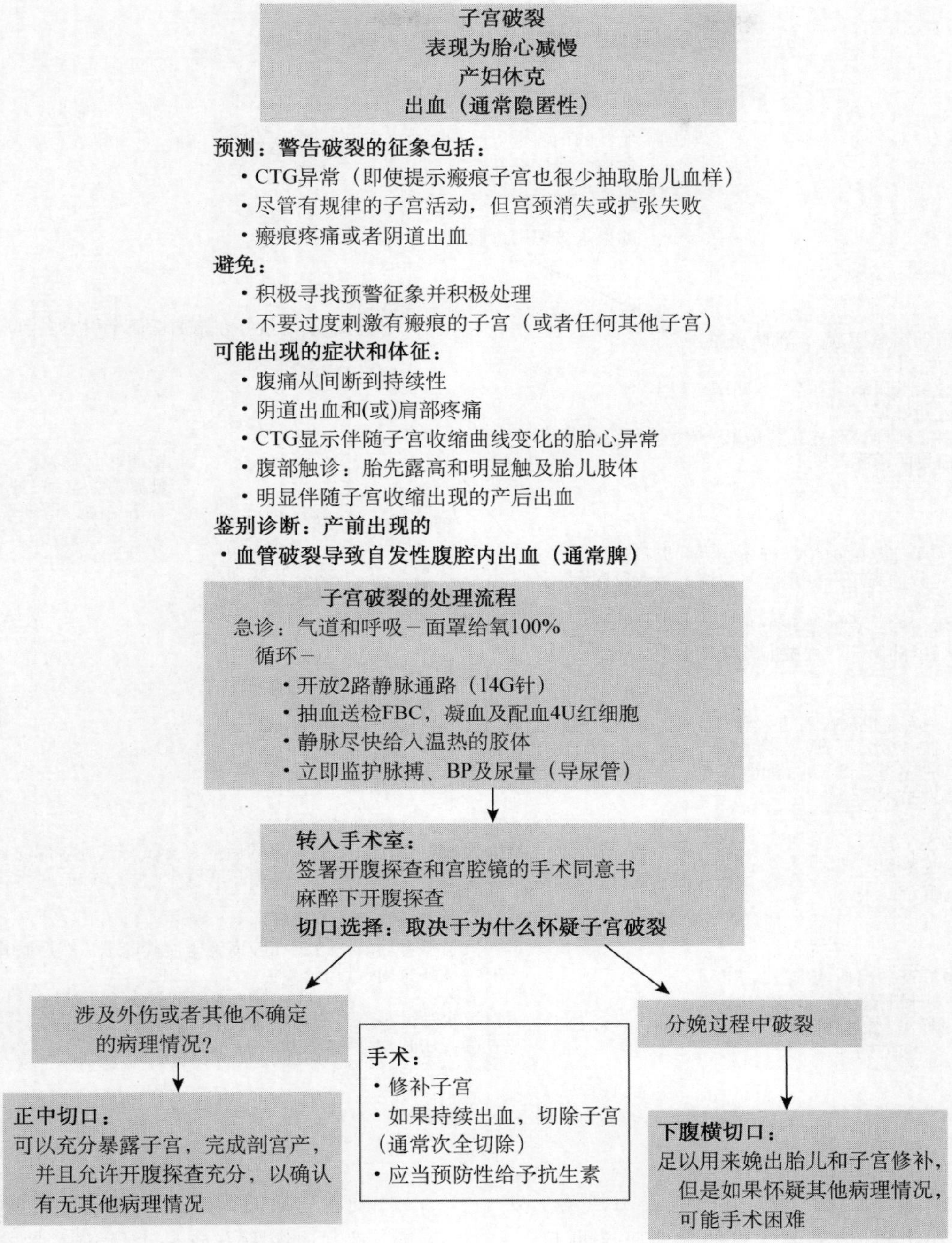

子宫破裂
表现为胎心减慢
产妇休克
出血（通常隐匿性）

预测：警告破裂的征象包括：
- CTG异常（即使提示瘢痕子宫也很少抽取胎儿血样）
- 尽管有规律的子宫活动，但宫颈消失或扩张失败
- 瘢痕疼痛或者阴道出血

避免：
- 积极寻找预警征象并积极处理
- 不要过度刺激有瘢痕的子宫（或者任何其他子宫）

可能出现的症状和体征：
- 腹痛从间断到持续性
- 阴道出血和(或)肩部疼痛
- CTG显示伴随子宫收缩曲线变化的胎心异常
- 腹部触诊：胎先露高和明显触及胎儿肢体
- 明显伴随子宫收缩出现的产后出血

鉴别诊断：产前出现的
- 血管破裂导致自发性腹腔内出血（通常脾）

子宫破裂的处理流程
急诊：气道和呼吸－面罩给氧100%
循环－
- 开放2路静脉通路（14G针）
- 抽血送检FBC，凝血及配血4U红细胞
- 静脉尽快给入温热的胶体
- 立即监护脉搏、BP及尿量（导尿管）

转入手术室：
签署开腹探查和宫腔镜的手术同意书
麻醉下开腹探查
切口选择：取决于为什么怀疑子宫破裂

涉及外伤或者其他不确定的病理情况？

分娩过程中破裂

正中切口：
可以充分暴露子宫，完成剖宫产，并且允许开腹探查充分，以确认有无其他病理情况

手术：
- 修补子宫
- 如果持续出血，切除子宫（通常次全切除）
- 应当预防性给予抗生素

下腹横切口：
足以用来娩出胎儿和子宫修补，但是如果怀疑其他病理情况，可能手术困难

图 5-13　子宫破裂

六、紧急产科分娩

大多数的急诊手术分娩（剖宫产、器械助产、臀位和双胎分娩，以及因胎儿窘迫采取的干预）及新生儿复苏在相关章节中都会提及，肩难产和脐带脱垂的处理详见图 5-14 和图 5-15 所示，并在此处进行讨论。

1. 肩难产

肩难产是每位产科医师和助产士的噩梦，事实也的确如此。现在临床上致力于通过使用精密的人体模型来进行实践训练[53]，并且这种努力改

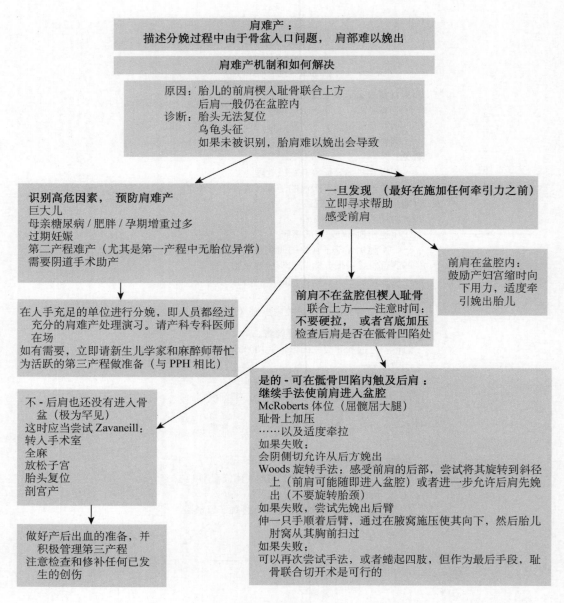

肩难产：
描述分娩过程中由于骨盆入口问题，肩部难以娩出

肩难产机制和如何解决

原因：胎儿的前肩楔入耻骨联合上方
　　　后肩一般仍在盆腔内
诊断：胎头无法复位
　　　乌龟头征
　　　如果未被识别，胎肩难以娩出会导致

识别高危因素，预防肩难产
巨大儿
母亲糖尿病 / 肥胖 / 孕期增重过多
过期妊娠
第二产程难产（尤其是第一产程中无胎位异常）
需要阴道手术助产

一旦发现（最好在施加任何牵引力之前）
立即寻求帮助
感受前肩

前肩在盆腔内：
鼓励产妇宫缩时向
下用力，适度牵
引娩出胎儿

在人手充足的单位进行分娩，即人员都经过
　　充分的肩难产处理演习。请产科专科医师
　　在场
如有需要，立即请新生儿学家和麻醉师帮忙
为活跃的第三产程做准备（与 PPH 相比）

前肩不在盆腔但楔入耻骨
联合上方——注意时间：
不要硬拉， 或者宫底加压
检查后肩是否在骶骨凹陷处

是的 - 可在骶骨凹陷内触及后肩：
继续手法使前肩进入盆腔
McRoberts 体位（屈髋屈大腿）
耻骨上加压
……以及适度牵拉
如果失败
会阴侧切允许从后方娩出
Woods 旋转手法：感受前肩的后部，尝试将其旋转到斜径
　　上（前肩可能随即进入盆腔）或者进一步允许后肩先娩
　　出（不要旋转胎颈）
如果失败，尝试先娩出后臂
伸一只手顺着后臂，通过在腋窝施压使其向下，然后胎儿
　　肘窝从其胸前扫过
如果失败：
可以再次尝试手法，或者蜷起四肢，但作为最后手段，耻
　　骨联合切开术是可行的

不 - 后肩也还没有进入骨
盆（极为罕见）
这时应当尝试 Zavaneill：
转入手术室
全麻
放松子宫
胎头复位
剖宫产

做好产后出血的准备，并
积极管理第三产程
注意检查和修补任何已发
生的创伤

图 5-14　肩难产

善了临床结局[17]。图 5-14 中的流程图强调了处
理的过程和步骤，但需要注意的其他要点如下。

- 永远记住问题是出在骨盆上缘（pelvic
  brim），牵拉婴儿或向下推动宫底都是无
  益而且危险的。
- 时间具有欺骗性，只是数分钟的时间仿佛
  漫长地过了一辈子（试着看一眼时钟或让
  别人注意时间）。
- 如果仍然有空间进行胎头复位（cephalic
  replacement）和机会性耻骨联合切开都是

挽救生命的操作。检查后肩是否仍然位于
骨盆边缘上方或是否已进入骨盆，同时在
骶骨凹陷处感觉以确定哪种手法最适合。

- 过后，必须详细而准确地做好文字记录。

2. 脐带脱垂

图 5-15 强调了急症的主要特征。治疗原则
如下。

- 尽可能地减少触碰脐带。
- 如果考虑阴道手术助产，过程应尽可能简
  单和快速完成；如果不是，应尽早放弃；

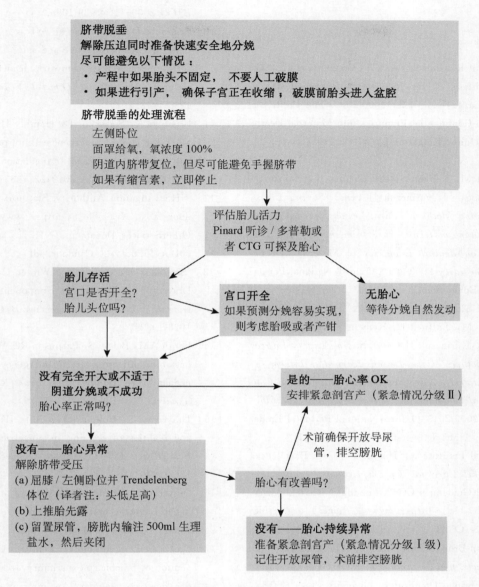

图 5-15 脐带脱垂

- 如果没有胎儿心动过缓,在全身麻醉下不必惊慌地分娩,让患者侧躺实施局部阻滞可能是合适的。
- 如果膀胱充满生理盐水,请记住,手术前排空膀胱(只把 Foley 导尿管的小泡取出是不够的)。

七、总结

良好的产前保健,预测可能存在的问题并为其做好准备,以及运行协调良好的分娩室是应对产科紧急情况的主要方法。培训和演练有助于集中精力进行团队合作,并提供支持性系统以减少不良结局的发生。保持简单,专注于手头的问题。ABC 原则对于处理任何患病的患者来说都是一个很好的原则,尤其是对于那些没有明显生命迹象的患者和需要复苏的患者,但对于孕妇而言,重要的是记住用手挪开子宫或将患者向一侧倾斜。无论发生任何产科急症,都要时刻牢记基本对的病理机制:为什么会发生这种情况?问题是什么?以及如何治疗?

(梁 硕 译 周希亚 校)

参考文献

[1] Cantwell R, Clutton-Brock T, Cooper G et al. Saving Mothers' Lives: Reviewing maternal deaths to make motherhood safer 2006-2008. The Eigth Report on Confidential Enquiries into Maternal Deaths in the United Kingdom. *BJOG* 2011;118(Suppl 1): 1-203.

[2] Knight M, Kenyon S, Brocklehurst P, Neilson J, Shakespeare J, Kurinczuk JJ (eds). *Saving Lives, Improving Mothers' Care. Lessons learned to inform future maternity care from the UK and Ireland Confidential Enquiries in Maternal Deaths and Morbidity* 2009-2012. Oxford: National Perinatal Epidemiology Unit, University of Oxford, 2014.

[3] Knight M, Tuffnell D, Kenyon S, Shakespeare J, Gray R, Kurinczuk JJ (eds). *Saving Lives, Improving Mothers' Care. Lessons learned to inform future maternity care from the UK and Ireland Confidential Enquiries in Maternal Deaths and Morbidity* 2009-2013. Oxford: National Perinatal Epidemiology Unit, University of Oxford, 2015.

[4] National Institute for Health and Care Excellence. *Antenatal Care for Uncomplicated Pregnancies*. Clinical Guidelines CG62. London: NICE, 2008. Available at https://www. nice. org. uk/ guidance/CG62

[5] Paterson-Brown, Howell C. *Managing Obstetric Emergencies and Trauma : The MOET Course Manual*. Cambridge: Cambridge University Press, 2016.

[6] Sen R, Paterson-Brown S. Prioritisation on the labour ward. *Curr Obstet Gynaecol* 2005;15:228-236.

[7] Cornthwaite K, Edwards S, Siassakos D. Reducing risk in maternity byoptimising teamwork and leadership: an evidence-based approach to save mothers and babies. *Best Pract Res Clin Obstet Gynaecol* 2013;27:571-581.

[8] Siassakos D, Bristowe K, Draycott TJ et al. Clinical efficiency in a simulated emergency and relationship to team behaviours: a multisite cross-sectional study. *BJOG* 2011;118:596-607.

[9] Siassakos D, Hasafa Z, Sibanda T et al. Retrospective cohort study of diagnosis-delivery interval with umbilical cord prolapse: the effect of team training. *BJOG* 2009;116:1089-1096.

[10] Siassakos D, Fox R, Bristowe K et al. What makes maternity teams effective and safe? Lessons from a series of research on teamwork, leadership and team training. *Acta Obstet Gynecol Scand* 2013; 92: 1239-1243.

[11] Bristowe K, Siassakos D, Hambly H et al. Teamwork for clinical emergencies: interprofessional focus group analysis and triangulation with simulation. *Qual Health Res* 2012;22:1383-1394.

[12] NHS Litigation Authority. Statutory Duty of Candour 2015. Available at http://www. nhsla. com/ OtherServices/Documents/NHS% 20LA% 20-% 20Duty%20of%20 Candour. pdf

[13] Siassakos D, Crofts JF, Winter C, Weiner CP, Draycott TJ. The active components of effective training in obstetric emergencies. *BJOG* 2009;116: 1028-1032.

[14] Bergh AM, Baloyi S, Pattinson RC. What is the impact of multi-professional emergency obstetric and neonatal care training? *Best Pract Res Clin Obstet Gynaecol* 2015;29:1028-1043.

[15] Draycott, T, Collins KJ, Crofts JF et al. Myths and realities of training in obstetric emergencies. *Best Pract Res ClinObstet Gynaecol* 2015; 29: 1067-1076.

[16] Draycott T, Sibanda T, Owen L et al. Does training in obstetric emergencies improve neonatal outcome? *BJOG* 2006;113:177-182.

[17] Crofts J, Lenguerrand E, Bentham GL et al. Prevention of brachial plexus injury: 12 years of shoulder dystocia training. An interrupted time-series study. *BJOG* 2016;123:111-118.

[18] Draycott TJ, Crofts JF, Ash JP et al. Improving neonatal outcome through practical shoulder dystocia training. *Obstet Gynecol* 2008;112:14-20.

[19] Weiner C, Samuelson L, Collins L. 61:5-year experience with PROMP (PRactical Obstetric Multidisciplinary Training) reveals sustained and progressive improvements in obstetric outcomes at a US hospital. *Am J Obstet Gynecol* 2014; 210 (1 Suppl):S40.

[20] Sagar R, Draycott T, Hogg S. The role of insurers in maternity safety. *Best Pract Res Clin Obstet Gynaecol* 2015;29:1126-1131.

[21] Katz VL, Dotters DJ, Droegemueller W. Perimor-

tem cesarean delivery. *Obstet Gynecol* 1986;68:571-576.

[22] Perel P, Roberts I, Ker K. Colloids versus crystalloids for fluid resuscitation in critically ill patients. *Cochrane Database Syst Rev* 2013;(4):CD000567.

[23] Department of Surgical Education, Orlando Regional Medical Center. Fluid resuscitation. http://www.surgicalcriticalcare. net/Guidelines/fluid _ resuscitation_2009. pdf

[24] Paterson-Brown S, Bamber J. Prevention and treatment of haemorrhage. In: Knight M, Kenyon S, Brocklehurst P, Neilson J, Shakespeare J,Kurinczuk JJ (eds) *Saving Lives, Improving Mothers' Care. Lessons learned to inform future maternity care from the UK and Ireland Confidential Enquiries in Maternal Deaths and Morbidity* 2009-2012. Oxford:National Perinatal Epidemiology Unit, University of Oxford, 2014:45-55.

[25] Brace V, Penney G, Hall M. Quantifying severe maternal morbidity:a Scottish population study. *BJOG* 2004;111:481-484.

[26] Paterson-Brown S, Singh C. Developing a care bundle for the management of suspected placenta accreta.*Obstetrician and Gynaecologist* 2010;12:21-27.

[27] Kayani SI, Walkinshaw SA, Preston C. Pregnancy outcome in severe placental abruption. *BJOG* 2003;110:679-683.

[28] Baglin T. Disseminated intravascular coagulation:diagnosis and treatment. *BMJ* 1996;312:683-687.

[29] Royal College of Obstetricians and Gynaecologists. *Blood Transfusion in Obstetrics*. Green-top Guideline No. 47. London:RCOG Press, 2015. Available at https://www. rcog. org. uk/globalassets/documents/guidelines/gtg-47. pdf

[30] WOMAN Trial collaborators. Effect of early tranexamic acid administration on mortality, hysterectomy, and other morbidities in women with post-partum haemorrhage (WOMAN):an international,randomised, double-blind, placebo-controlled trial. Lancet 2017.

[31] Johanson R, Kumar M, Obhrai M, Young P. Management of massive postpartum haemorrhage:use of a hydrostatic balloon catheter to avoid laparotomy. *BJOG* 2001;108:420-422.

[32] B-Lynch C, Coker A, Lawal AH, Abu J, Cowen MJ. The B-Lynch surgical technique for the control of massive postpartum haemorrhage:an alternative to hysterectomy? Five cases reported. *Br J Obstet Gynaecol* 1997;104:372-375.

[33] B-Lynch C. Partial ischemic necrosis of the uterus following a uterine brace compression suture. *BJOG* 2005;112:126-127.

[34] El Hamamy E. Partial ischemic necrosis of the uterus following a uterine brace compression suture. *BJOG* 2005;112:126.

[35] Joshi VM, Shrivastava M. Partial ischemic necrosis of the uterus following a uterine brace compression suture. *BJOG* 2004;111:279-280.

[36] Treloar EJ, Anderson RS, Andrews HS, Bailey JL. Uterine necrosis following B-Lynch suture for primary postpartum haemorrhage. *BJOG* 2006;113:486-488.

[37] Cotzias C, Girling J. Uterine compression suture without hysterotomy:why a non-absorbable suture should be avoided. *J Obstet Gynaecol* 2005; 25:150-152.

[38] Kumara YS, Marasinghe JP, Condous G, Marasinghe U. Pregnancy complicated by a uterine fundal defect resulting from a previous B-Lynch suture. *BJOG* 2009;116:1815-1817.

[39] Hansch E, Chitkara U, McAlpine J, El-Sayed Y, Dake MD,Razavi MK. Pelvic arterial embolisation for control of obstetric haemorrhage:a five-year experience. *Am J Obstet Gynecol* 1999; 180:1454-1460.

[40] Doumouchtsis SK, Papageorghiou AT, Arulkumaran S. Systematic review of conservative management of postpartum hemorrhage:what to do when medical treatment fails. *Obstet Gynecol Surv* 2007;62:540-547.

[41] Bloom AI, Verstandig A, Gielchinsky Y, Nadiari M,Elchalal U. Arterial embolisation for persistent primary postpartum haemorrhage:before or after hysterectomy? *BJOG* 2004;111:880-884.

[42] Porcu G, Roger V, Jacquier A *et al*. Uterus and bladder necrosis after uterine artery embolisation for postpartum haemorrhage. *BJOG* 2005; 112:122-123.

[43] Sentilhes L, Gromez A, Clavier E, Resch B, Verspyck E,Marpeau L. Fertility and pregnancy following pervic arterial embolisation for postpartum haemorrhage. *BJOG* 2009;117:84-93.

[44] National Institute for Health and Care Excellence. *Intraoperative Blood Cell Salvage in Obstetrics*. Intervention Procedure Guidance IPG144. London: NICE, 2005. Available at https://www.nice.org.uk/guidance/ipg144

[45] Obstetric Anaesthetists Association and the Association of Anaesthetists of Great Britain and Ireland. *OAA/AAGBI Guidelines for Obstetric Anaesthetic Services* 2013. London: OAA/AAGBI, 2013. Available at https://www.aagbi.org/sites/default/files/obstetric_anaesthetic_services_2013.pdf

[46] Royal College of Obstetricians and Gynaecologists. *Prevention and Management of Postpartum Haemorrhage*. Green-top Guideline No. 52. London: RCOG Press, 2016. Available at https://www.rcog.org.uk/en/guidelines-research-services/guidelines/gtg52/

[47] Allam J, Cox M, Yentis SM. Cell salvage in obstetrics. *Int J Obstet Anesth* 2008;17:37-45.

[48] de Souza A, Permezel M, Anderson M, Ross A, McMillan J, Walker S. Antenatal erythropoietin and intra-operative cell salvage in a Jehovah's Witness with placenta praevia. *BJOG* 2003;110:524-526.

[49] Currie J, Hogg M, Patel N, Modgwick K, Yoong W. Management of women who decline blood and blood products in pregnancy. *Obstetrician and Gynaecologist* 2010;12:13-20.

[50] Boehlen F, Morales MA, Fontana P, Ricou B, Irion O, de Moerloose P. Prolonged treatment of massive postpartum haemorrhage with recombinant factor VII a: case report and review of the literature. *BJOG* 2004;111:284-287.

[51] Franchini M, Lippi G, Franchi M. The use of recombinant activated factor VII in obstetric and gynaecological haemorrhage. *BJOG* 2007;114:8-15.

[52] Confidential Enquiry into Stillbirths and Deaths in Infancy. *5th Annual Report. Focus Group on Ruptured Uterus*. London: Maternal and Child Health Consortium, 1998.

[53] Crofts JF, Attilakos G, Read M, Sibanda T, Draycott TJ. Shoulder dystocia training using a new birth training mannequin. *BJOG* 2005;112:997-999.

[54] Vaithilingham N, Davies D. Cephalic replacement for shoulder dystocia: three cases. *BJOG* 2005;112:674-675.

[55] Wykes CB, Johnston TA, Paterson-Brown S, Johanson RB. Symphysiotomy: a lifesaving procedure. *BJOG* 2003;110:219-221.

先露异常，胎位异常，头盆不称及产科手术

Kim Hinshaw[1,2], *Sabaratnam Arulkumaran*[3]

[1] *Sunderland Royal Hospital，Sunderland，UK*
[2] *University of Sunderland，Sunderland，UK*
[3] *St George's University of London，London，UK*

一、先露异常、胎位异常和头盆不称

（一）定义

所谓头顶点（vertex），是指胎儿头颅骨上的一个菱形区域，由前、后囟和两侧的顶骨隆突包围构成。顶先露占足月分娩的95%，并且伴有胎头的俯屈。臀先露、额先露、面先露和肩先露构成了另外5%，统称为先露异常。先露异常的病因通常尚不明确，不过可能与以下因素有关：巨大儿、多产、羊水过多、多胎妊娠、前置胎盘、早产和子宫或骨盆异常（先天性或后天性，如子宫下段肌瘤），极少数情况也可能与胎儿有关。

所谓指示点（denominator），是胎先露部位的一个骨性隆起（顶先露为"枕骨"，面先露为"颏骨"，肩先露为"肩峰"，臀先露为"骶骨"）。胎方位是指先露部的指示点与孕妇骨盆骨性结构的相对关系。在90%的孕妇中，胎头以枕横位（occipito-transverse，OT）入盆，在下降过程中逐渐转为枕前位（occipito-anterior，OA）。这种胎方位下通常胎头俯屈良好，胎头能够以最小的前后径（枕下前囟径）和横径（双顶径）（均为9.5cm）通过骨盆。胎位异常是指在产程进展过程中，枕骨一直处于横位或后位。如果胎位异常持续，会导致俯屈障碍，胎头以较大的前后径（枕额径，11.5cm）入盆。这样会增加前/后不均倾的角度，即某一顶骨先于矢状缝进入盆腔（后不均倾位为后顶骨先入盆；图5-16）。不均倾的角度过大会导致难产，并增加手术产的风险[1]。

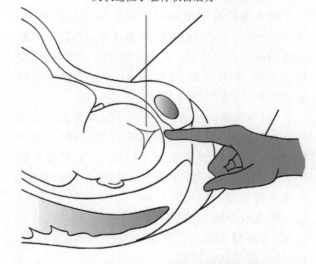

不均倾位

矢状缝位于耻骨联合后方

图5-16 头位后不均倾位：后顶骨位置低于矢状缝

在多数孕妇中，当头顶点下降到达盆底时会发生俯屈，这样可以纠正胎位异常，使之更利于自然分娩。在观察产程进展时，一定要严格评估胎先露的水平。在腹部检查时，第一产程末期的胎头应下降至可触及部位不到1/5。阴道检查时，坐骨棘平面是判断先露高低的标志。评估先露高低时必须注意以最低的骨性部分计算。胎位异常往往会导致胎儿颅骨塑形，并产生明显的先锋头，在评估胎头下降程度时一不注意可能造成乐观的假象。在现代产科实践中，如果颅骨最低点仍位于坐骨棘上方（即，"0"以上；图5-17），不应尝试阴道手术助产。

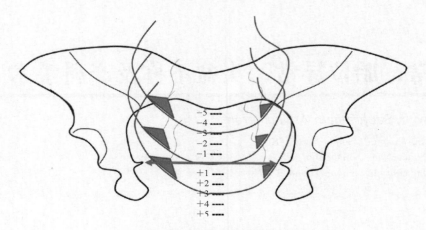

图 5-17 以坐骨棘为参照的先露高低水平

(二)先露异常

1. 臀先露

臀先露的发生率根据孕周不同而有所不同，孕 30 周时为 20％，足月时降至 4％。多数足月臀先露的病因尚不明确，不过已知的高危因素包括：胎盘前置、羊水过多、双角子宫、子宫肌瘤及脊柱裂或脑积水（极少数情况下）。

（1）臀先露的类型：50％～70％的臀先露表现为髋关节屈曲、膝关节伸直（腿直臀先露）。完全（或屈曲）臀先露更常见于经产妇，占足月臀先露的 5％～10％（髋关节和膝关节均屈曲；图 5-18）。不完全臀先露（占 10％～30％），又称足先露，是指一侧或双侧髋关节伸直，或先露部为一只或两只脚，这种臀先露的脐带脱垂发生率最高（5％～10％）。膝先露极罕见。

高达 20％的臀先露会出现临床漏诊，这取决于对胎头的识别能力，在季肋部的一侧或另一侧触及一个明确的质硬圆球体，完全"像球一样"。在臀先露孕妇中臀部的触诊更宽，有一句古老的谚语一直提醒着我们："小心胎头衔接过深的孕妇——很可能是臀位！"如果听诊时胎心在孕妇脐上方，需要考虑进行超声检查确认胎位。

（2）产前处理：如果孕 36 周时怀疑臀先露，推荐进行超声全面评估，包括臀先露的类型、胎盘位置、胎儿估重，确认胎儿正常，排除脐带绕颈或胎儿颈部过伸。

鉴于孕 37 周后臀位自发转为头位的概率仅有 8％，推荐在孕 36 周或更晚行胎头外倒转术（external cephalic version，ECV）。外倒转术的绝对禁忌证不多，包括前置胎盘、近 7d 有出血、胎心监护（cardiotocography，CTG）异常、子宫重大畸形、胎膜破裂和多胎妊娠[2]。实施操作前应向

| 屈曲臀先露 | 足先露 | 腿直臀先露（单臀） |

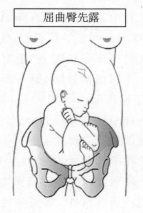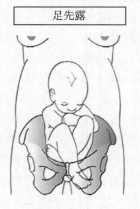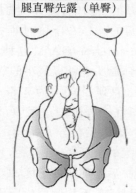

图 5-18 臀先露的常见类型

夫妻双方充分告知操作流程、成功率和并发症,以及如果操作失败的后续处理方案。宫缩抑制药的使用可以增加操作成功率,平均可达50%(波动于30%~80%)。应告知孕妇,即便ECV后胎儿转为头先露,与不需要ECV的孕妇相比,仍有较高的产科干预风险。ECV应该在可以实施紧急剖宫产(caesarean section,CS)的场所进行,以防在ECV过程中或之后迅速出现胎儿窘迫。为了确认胎儿的健康状况,在ECV前后应行30~40min CTG。经产、屈曲臀先露和足够的羊水量有助于提高ECV的成功率。孕33—35周时进行艾灸配合针灸可能会降低CS分娩率。培训专科助产士可能更具有成本效益,她们的操作成功率可以达到与高级顾问医师相当的水平(51%~66%)[3]。

ECV的第一步一般为解除臀位衔接,将胎臀尽力向上推离盆腔,将其推向侧方,接下来将胎头向前翻滚,使之移向下极;如果失败也可以尝试向后翻滚。因为可疑胎儿窘迫行紧急剖宫产的发生率约为0.5%。Rh阴性的孕妇应在操作后行Kleihauer-Betke试验并接受抗D免疫球蛋白注射。对特别希望避免CS的孕妇,如果ECV失败,还可以在神经轴阻滞下再次尝试。这样可以增加成功率(58.4% vs.43.1%;相对风险,RR 1.44,95% CI 1.27~1.64)并降低CS率(46.0% vs.55.3%;RR 0.83,95% CI 0.71~0.97)[4]。应告知孕妇其他可行的处理方案,如择期CS或臀位阴道助产。

(3)分娩方式的决定:尽管越来越多的证据支持对足月臀位孕妇施行择期CS,专家组们仍有不少反对或争议之处。

①产前发现的足月臀先露:足月臀位临床试验是目前已发表的最大的随机对照临床试验,研究的主要结果(严重的围产期病率和死亡率)倾向于择期CS优于择期阴道分娩:17/1039(1.6%) vs. 50/1039(5.0%;RR 0.33,95% CI 0.19~0.56;P<0.0001)[5]。该试验得出结论,对足月臀先露的孕妇,择期CS优于择期VB;两组的孕妇严重并发症发生率相当。尽管关于这个试验的设计和结果解读仍存在很多争议和批评,但它还是明显改变了不少国家的诊疗常规。而且,最新的系统回顾依然证实了,择期阴道分娩会显著增加围产风险[6]。

②产时发现的臀先露和早产臀位分娩:针对产时才发现的"漏诊"足月臀先露的观察性研究认为,这组人群的阴道分娩率较高,围产期病率相对更低。同样的,早产臀先露分娩的临床实践所能采用的各种证据也模棱两可,通常来自于根据单一数据的解释和各地的传统和操作习惯。

(4)臀位阴道分娩的实施:对希望阴道分娩的孕妇,我们需要进行产前筛选以确保母儿的良好结局,但是这种筛选目前仍相对主观。单臀先露和完全臀先露(胎儿体重<4000g)的孕妇发生意外风险最低,而足先露的孕妇由于脐带脱垂风险太高,还是建议择期CS。CT或X线骨盆测量似乎并不能改善结局。更推荐等待自然临产,产程处理与头位相似。良好的母儿结局取决于正常速度的宫口开大和先露下降,以及正常的胎心率(fetal heart rate,FHR)图形。如果产程进展不顺,出现宫缩乏力时,可以审慎考虑使用缩宫素滴注,但如果进展仍慢(<0.5cm/h),需尽早改行急诊CS,尤其在第一产程末期。

硬膜外麻醉可以避免孕妇在宫口开全前向下屏气用力,这在早产臀位临产时尤其重要,否则如果过早开始向下用力,宫颈尚未充分扩张,确实存在胎头嵌顿于宫颈的风险。所有的臀位分娩时,均应鼓励孕妇尽量晚地开始向下屏气用力。最好等到孕妇的会阴可以看到胎儿的前臀和肛门,且宫缩间期不回缩。通常,这时孕妇的腿放置于膀胱截石位(后面还会讲到一种替代的直立臀位助产技术)。初产妇通常需要在恰当的镇痛条件下施行会阴切开术,经产妇可以在会阴体绷紧时再评估决定。

胎臀以骶横位娩出时,应鼓励孕妇在宫缩时向下用力,尽量在胎儿脐部娩出前不人工干预。如有脐带缠绕,不必向下推开。接生人员应在做好手部准备后坐下,将双肘支撑于自己的大腿休息。只有当胎儿腿部不能自然娩出时才需要提供帮助。轻柔外展胎儿大腿同时尽量屈髋,然后在膝关节处屈曲小腿,牵拉出脚和腿(图5-19)。

如果可以看到肩胛骨,且胎儿手臂屈曲于胸前,可以用手指顺着肱骨长径将胎儿手臂沿胎儿胸部侧方扫过,分次娩出手臂。如果很难看到肩胛骨或根本不能触及手臂,他们可能伸展至肩部上方。这时需要使用Løvset手法。

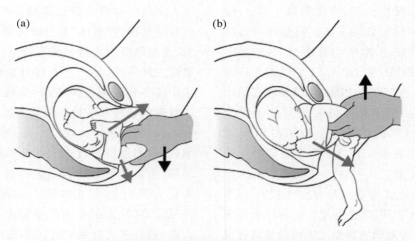

图 5-19 如何娩出伸直的大腿,轻柔外展大腿,使髋关节过屈,随后屈膝
(a)右腿;(b)左腿。

①双手握持胎臀,注意不要用力压迫胎儿柔软的腹部。

②旋转 180°将后肩转至前方,即向前转(图 5-20a)。

③轻柔地将新生儿向外向下朝向地面屈曲,可以轻而易举地将前臂自耻骨支下方完全娩出(图 5-20b)。

④向相反方向再次旋转 180°,将后肩转至前方,同样向外下方屈曲新生儿,娩出第二个胳膊。

颈部错位(胳膊嵌顿于胎儿颈部后方)很少见。如果左臂嵌顿,可以沿顺时针旋转新生儿,使其解除嵌顿并可被接生者触及。如果右臂嵌顿,则行逆时针旋转。

允许胎头在胎儿重力的辅助下下降至盆腔,直至耻骨联合下方可以看到胎儿项背部。可以选择以下 4 种方法中的一种来确保胎头以缓慢可控的方式娩出。

①Mauriceau-Smellie-Veit 手法,将两个手指放置于上颌上,让新生儿躺在接生者前臂上。用另一手的示指和环指沿胎肩固定颈部,中指放置于胎儿枕部帮助俯屈。如有必要,还可以在助手耻骨上加压辅助下牵拉胎肩(图 5-21)。

②Burns-Marshall 法,抓住新生儿足部,轻轻牵拉并摆动新生儿,将胎体向上牵拉并高于孕妇腹部,直至其嘴和鼻子显露。

③助手扶住胎体使之处于水平位,避免过度仰伸,接生者从下方用产钳夹住胎头,向上牵拉产

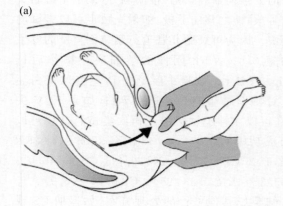

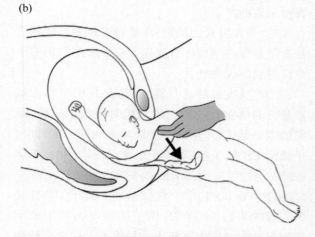

图 5-20 Løvset 手法娩出伸直手臂:(a)将后(左)臂转至前方,然后(b)从耻骨支下方娩出左臂(现在为前臂)

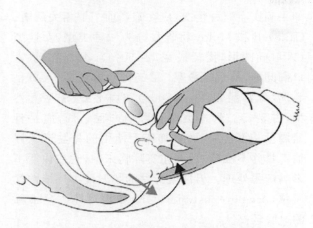

图 5-21　耻骨上加压下辅助 Mauriceau-Smellie-Veit 手法娩出头部

钳直至嘴和鼻子显露。不具有骨盆弧度的 Kielland 产钳更适合在这种情况下使用。

④越来越多的助产士推崇直立臀位接生技术。鼓励孕妇采用各种体位分娩，包括四肢着地、坐姿（坐于分娩凳上）、跪姿、站立位或侧卧位。采用该技术可以使 70% 的病例在无须人工辅助的情况下自然分娩，并可减少会阴创伤的发生率（14.9%）。

（5）后出头嵌顿：这种罕见的并发症通常在以下情况下发生。

①如果将胎背向后转，颏部可能嵌顿于耻骨联合后方。校正方法是将手伸入阴道，向外推开颏部使之解除嵌顿。该操作施行困难，McRoberts 操作和耻骨上加压可能会有帮助。耻骨联合切开是最后的手段，可以增加可用的骨盆直径。

②早产分娩时，可能宫口尚未开全胎体便已滑出，从而导致胎头嵌顿。如果不能通过手指"撑开"宫颈，就需要在宫颈 2 点，6 点和 10 点处切开宫颈环（Dührssen 切口）。在 CS 时也可能遇到胎头被收缩的子宫上段嵌顿。可能需要立即使用宫缩抑制药和（或）延长子宫切口来娩出胎头。

鼓励孕妇密切参与臀位分娩方式的决定，并正确告知孕妇现有的相关证据。必须要有对臀位阴道助产有经验的资深助产士或医师在场。随着臀位阴道分娩率的降低，臀位阴道分娩技术的培养现在依赖于模拟培训和 CS 时的臀位分娩经验（框图 5-17）。

框图 5-17

- ECV 成功率高达 51%～66%，应鼓励施行。
- 臀位分娩时要确保胎背勿向后转。
- 臀位阴道分娩必须在最有经验的产科医师直接监视下进行。

2. 额先露

每 1500～3000 例分娩可能发生 1 例额先露。额先露时头部未充分俯屈（仰伸），以胎头最大径（额顶径，13.5cm）进入产道。最低的先露部位为前额，诊断依赖于摸到两侧突起的眶嵴。在眶嵴的侧面可能还可以触及眼球和鼻梁。额先露的胎位以额骨作为指示点（即"额位"）。持续性额先露会导致真正的头盆不称，不过如果在产程早期发现的话，应当在仔细评估产程进展的前提下试产。50% 的病例会俯屈为顶先露或进一步仰伸成面先露，阴道分娩依然可行。缩宫素滴注加强的使用需谨慎，只适用于活跃期早期出现产程延长的初产妇。如果持续性额先露，推荐行急诊 CS。额先露阴道分娩只在极度早产的情况下可能实现。早产分娩的产程处理最好参考足月分娩，如果产程进展缓慢或停滞，建议 CS。脐带脱垂在额先露中更常见，另外，虽然很少见，但在忽略性额先露分娩或不恰当使用缩宫素的情况下，可能会出现子宫破裂。因此，对明确诊断额先露的经产妇，即便产程进展缓慢，也不建议加强宫缩。

3. 面先露

每 500～800 例分娩可能发生 1 例面先露。所有常见导致先露异常的原因都可能致使面先露，不过还需注意排查胎儿畸形（颈部或甲状腺肿物，脑水肿和无脑儿）。面先露时胎头过度仰伸，在胎儿脊柱侧可以触到更高更突起的枕骨。不过，面先露极少在产前诊断。临产后阴道检查时，如果触及胎儿的嘴、颧骨、鼻和眶嵴，可以诊断面先露。面先露的胎位指示点为颏骨。嘴和颧骨构成的三角形有助于区分面先露和臀先露，后者肛门与两侧突出的坐骨结节位于一直线上。面先露通常在产程后期首次诊断。颏下前囟径（9.5cm）是可以实现正常分娩的，但只有在颏前位的情况下（60%）（图 5-22）。持续性颏后位（25%）虽然径线相同，但由于胎儿颈部已经仰伸至最大限度，因此不能实现阴道分娩。额先露是使用胎儿头皮夹、头皮血样采集和胎头吸引的绝对禁忌。对于颏前位或颏侧位的患者，可以由有经验的产科医师进行低位产钳助产，不过如果胎儿下降不满意，仍需进行 CS。

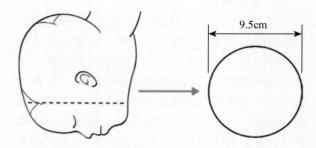

图 5-22　面先露时前后径为颏下前囟径

4. 肩先露

足月时每 200 例分娩可能发生 1 例肩先露，表现为胎儿横产式或斜产式。常见于经产妇（子宫松弛）和早产情况，必须注意排除胎盘前置可能。临产前随着子宫张力的增加，该产式往往会自发纠正，不过如果发生胎膜早破、脐带和手臂的脱出会成为一个严重的风险。因此，对持续性横位的患者，建议从孕 38 周起入院观察。可以采用外倒转（产程极早期的横产式也可以考虑行外倒转）。阴道检查时，指示点为肩峰，但是胎位的判断十分困难。如果胎儿已足月，出现胎膜破裂并伴有规律宫缩，必须立即行 CS 以避免不良结局。如果子宫已经沿胎儿轮廓产生塑形，推荐行古典式 CS 避免母儿的创伤。如果横位伴胎死宫内，早期早产儿可能可以通过躯体的极度屈曲经阴道分娩（自然排出）。不过，中孕期以后的胎儿往往还是需要 CS 取出，尽管可以采用子宫下段切口。

（三）胎位异常和头盆不称

在高收入国家，头盆不称的诊断通常是"相对性"的，由持续性胎位异常或相对胎儿过大（巨大儿）导致。通常，我们认为这些问题与产道、胎儿或产力有关，由其中一个或多个因素导致。

1. 产道

在高收入国家，由骨盆狭窄导致的绝对性头盆不称十分罕见，通常由于严重的骨盆外伤导致，

如果确实有这种情况，应在临产前了解相关病史。Caldwell 和 Moloy 将骨盆分为 4 种类型：女性型（入口椭圆形，横径最宽，占 50%），类人猿型（入口椭圆形，前后径最宽，占 25%），男性型（入口呈心形，骨盆漏斗样，占 20%）和扁平型（扁平女性型，占 3%）。骨盆类型会影响产程结局，但是骨盆测量并不常用，而且临床上使用的骨盆形状评估工具并不准确，因此在实际临床中，它往往并不影响产程处理。男性型骨盆的孕妇发生持续性枕后位（occipito-posterior，OP）和相对性头盆不称的风险较高。

2. 胎儿和 OP 胎位异常

产前往往需要行相应的评估除外可能导致产程中胎位异常的胎儿畸形（如脑积水、腹水），必要时考虑择期 CS 分娩。巨大儿的发生率越来越高，这与孕妇人群的体重指数（body mass index，BMI）越来越高有关。是否需要对没有糖尿病、可疑胎儿体重超过第 90 百分位（或＞4000g）的孕妇进行引产来降低头盆不称发生率，这种行为在循证医学方面仍有争议。胎位异常成为导致头盆不称的越来越常见病因，这可能与人们久坐不动的生活习惯相关。OP 往往伴有俯屈不良和（或）不均倾位，导致胎头以较大径线先露。如果宫缩充分，75% 的胎位异常可以得到校正。当枕骨抵达盆底时，胎头发生俯屈并旋转 135° 至 OA 位，这样自然分娩成功可能性仍很高。颅骨的塑形和骨盆的弹性（由耻骨联合的改变产生）动态改变会有助于产程进展。短旋转 45° 至正枕后位可能会导致自发的"脸朝耻骨"分娩，尽管在娩出枕骨时往往需要行会阴切开术。高达 25% 的病例会出现持续性 OP，这与胎头俯屈不良加重有关。由于先露颅骨的径线增加，会导致相对性头盆不称，并相应增加阴道助产的风险。如果胎头位于中盆腔（0 到＋2）且处于 OP 位，分娩方式的选择一定要慎重，经仔细评估后再决定是经阴道还是经腹，在后续的章节中也有相关讨论。

3. 产力

胎位异常与难产和产程停滞密切相关。英国国家卫生与临床优化研究所（National Institute for Health and Care Excellence，NICE）指南推荐，如果 4h 内宫颈扩张小于 2cm 应考虑第一产程延长，应行人工破膜消除前羊膜囊。如果此后

2h 宫口扩张小于 1cm,可以确诊产程延长,应行缩宫素滴注加强[6]。这样可以缩短产程,但不影响手术助产率。大剂量缩宫素可以降低 CS 率,但是这种剂量缩宫素的常规使用仍需要大样本的临床试验证实。若经产妇出现产程停滞,是否使用缩宫素一定要由最高年资的产科医师决定,且操作中一定要尤为谨慎,以防子宫破裂的发生。

在第二产程中,尤其对使用硬膜外镇痛的孕妇,推荐在鼓励孕妇主动屏气向下用力前,至少有 1h 的被动下降期,如果孕妇要求,这段时间还可以更长一些。在局部镇痛和胎心监护正常的前提下,无论产次如何,宫口开全后 4h 内应娩出新生儿[7]。在被动期,初产妇如果出现宫缩欠佳,尤其是持续性 OP 者,可以使用缩宫素。第二产程下降停滞并伴有明显先锋头或颅骨塑形往往意味着胎位异常,需要认真评估后决定分娩方式(框图 5-18)。

框图 5-18

- 伴有胎头俯屈不良和不均倾的 OP 位会导致相对性头盆不称,宫缩乏力进一步加重之。
- 在硬膜外镇痛的前提下,鼓励延长被动下降期到至少 1h。
- 产程停滞的经产妇使用缩宫素滴注加强时一定要万分谨慎。

二、器械阴道助产

1. 背景

器械阴道助产(instrumental vaginal delivery,IVD)的发生率各地差异巨大,在欧洲的发生率波动于 0.5%(罗马尼亚)~16.4%(爱尔兰),尽管它与 CS 率之间没有直接相关性[8,9]。硬膜外镇痛与 IVD 发生率升高有相关性。允许第二产程有更长的被动下降期可能可以减少胎位旋转性分娩,因而可能降低第二产程 CS 发生率[10,11]。IVD 的常见指征包括因宫缩乏力导致的第二产程延长、相对头盆不称导致的胎位异常、孕妇体力耗竭和胎儿宫内窘迫。合并严重心脏病、呼吸系统疾病、高血压或颅内病变的孕妇也可能出于缩短第二产程的目的使用 IVD(这种情况下产钳更

适合)。

2. IVD 的评估和准备工作

在进行 IVD 前,一定要认真评估孕妇、胎儿和产程进展情况。应该和孕妇及其伴侣面对面进行沟通,解释使用 IVD 的原因,向她们保证会有高年资医师保驾护航、孕妇会得到足够的支持。谈话中一定要解释目前的情况、下一步行动计划和操作具体如何施行,所有的讨论内容应认真记录在档,应取得口头或书面知情同意。孕妇及其伴侣这时可能在躯体和精神上都已经处于濒临崩溃的状态,因此我们在行为、语言和医疗干预中都要注意给予充分的关心和爱护。

腹部检查时,胎儿头部的可触及部分应不到 1/5(最好 0/5)。下腹呈舟状可能提示胎位为 OP 位。应注意评估 FHR 图像,关注胎儿受损的任何临床征象(如新鲜胎粪)。如果出现急性胎儿受损(如严重胎心过缓、脐带脱垂),应该立即迅速娩出胎儿,这种情况下可能只能对孕妇及伴侣进行简明扼要的解释。

如果宫缩频率或持续时间不够,且没有胎儿受损的征象,应该考虑缩宫素静脉滴注。胎吸和产钳助娩与自然分娩相比,肩难产的风险都会增加将近 3 倍,对此现象要有心理预期。不过,这种风险的增加到底是因还是果尚不明确[12]。

阴道检查时宫颈应开全,且胎膜破裂。羊水量和颜色应予以记录。明显的先锋头或颅骨塑形提示头盆不称可能。轻轻加压时颅骨重叠不能减轻可以定义为"塑形+++";手指加压下颅骨重叠减轻为"塑形++";颅骨彼此接触但没有重叠为"塑形+"。对胎位、先露高低、俯屈程度和不均倾状态的确认会帮助我们决定是否需要使用 IVD、何种状态下进行 IVD,以及由谁来操作。

如果先露位于棘下,且向下用力时胎头持续下降,预示着 IVD 成功可能性大。如果从腹部可触及 1/5 胎头,意味着胎头骨性部分最低点位于坐骨棘水平(中盆腔)。如果胎头可触及部分大于 1/5 和(或)先露位于棘上,推荐 CS 分娩。

胎位可以通过颅骨缝和囟门来判断。稍小的后囟(posterior fontanelle,PF)位于矢状缝和人字缝交界的 Y 字形连接处,但有明显先锋头时很难触及。前囟(anterior fontanelle,AF)是一个稍大的菱形凹陷,位于两块顶骨和两块额骨的交界处。

通过判断构成囟门的四条骨缝可以与 PF 鉴别。在俯屈不良（尤其 OP 位）状态下，AF 位于中央，很容易摸到。通过对胎儿耳郭的触摸可以帮助我们确认胎位，如果耳郭可向前摆动，意味着枕骨位于相反方向。能触及耳郭也意味着胎儿已降至中盆腔以下。另外还应评估不均倾的程度（参见图 5-16），角度越大意味着头盆不称，IVD 的操作会更困难。OP 位和肥胖孕妇的先露和胎位评估会更困难一些。如果经过仔细的临床检查仍有疑虑，推荐进行超声检查。寻找胎儿眼眶并注意观察胎儿脊柱位置。这项操作简便易行，可减少胎位误诊，并且不会延误分娩，尽管它本身并不能降低 IVD 相关病率的发生[13]。

进行 IVD 时，通常孕妇取半坐卧位，大腿屈曲外展，由截石位脚蹬或类似物支撑。操作应在良好的照明和理想的无菌条件下进行。清洁外阴和会阴，如果孕妇不能自行排尿应留置尿管。

充分的镇痛十分必要，需要仔细进行个体化评估。中盆腔 IVD（即棘平到坐骨棘下方+2cm；参见图 5-17）可考虑硬膜外镇痛。如果之前没有留置硬膜外管，也可考虑行单次腰麻。+2cm 或更低平面的 IVD 被称为"低位助产"，可以采用局部会阴体浸润麻醉（20ml 的 1% 利多卡因）进行区域或阴部内阻滞。如果胎头已经达到或接近会阴体，无须扒开阴唇便可显露头皮，可以施行"出口"IVD。胎头下降至这个水平是胎位往往已经是 OA 位，助产时只需轻微甚至不需旋转，会阴的浸润麻醉便可以达到有效的阴部镇痛。

头顶部位于坐骨棘下方时，可以根据胎位和先露高低、医师对 IVD 的熟悉程度和经验，采用不同的产钳或胎吸器械进行 IVD。总体而言，在比较不同 IVD 结局时，按照使用器械时的胎位和先露水平（如左枕后，S+3）进行分类比较更优于仅仅按照中位、低位或出口 IVD 分类[11,14]。

3. 器械的选择：产钳还是吸引器

选择何种器械取决于操作者的经验、对器械的熟悉度、先露高低和胎位。因此，对先露水平和胎位的了解至关重要。对已经到达中/低盆腔的 OA 位胎儿，助产器械可以选择不带旋转的、长柄或短柄产钳，或胎吸装置，包括硅胶、塑料或前半部分金属（吸引管从吸头的背侧发出）的吸头。如果胎儿以 OT 位位于中盆腔或低盆腔，或以 OP

位位于中盆腔，可以使用 Kielland 产钳或胎吸装置来校正胎位异常；还可以考虑手转胎头。

如果胎头正枕后位位于低盆腔，可以使用"脸朝耻骨"方式分娩，但这种方法在娩出枕部时可能会导致严重的会阴损伤。因此，更倾向于使用 OP 位胎吸头（吸引管从吸头的边缘发出）。这种吸头有助于胎头俯屈，在胎儿娩出前瞬间在会阴体部往往会出现胎头旋转至 OA 位。Kiwi OmniCup[R] 是一种全功能一次性胎吸装置，它的吸头为塑料的，自带手泵，可用于头位的所有胎方位。后面的模型也会展示如何牵拉避免吸头滑脱。（http://clinicalinnovations. com/portfolio-items/kiwi-complete-vacuum-delivery-system/）

（1）产钳助产：产钳为成对器械，叶片上一般有孔，叶片的远端与近端弧度与胎头和骨盆相契合。近端延续最后成为产钳手柄。产钳两叶的手柄汇聚在一起，形成锁扣。沿胎头任意一侧，将产钳沿颏顶径放置于上颌骨或颧骨隆突上，使头部曲线与产钳弧度贴合（图 5-23a）。如果放置正确，胎头受力均匀，最大拉力作用于颧骨隆突上。手柄位于俯屈点上方，使牵引力有效作用在正确的方向上。非旋转性产钳（长柄的包括 Neville Barnes 或 Simpson，短柄的有 Wrigley）有明显的骨盆弧度，可以实现叶片沿骨盆轴放置而手柄为水平位。Kielland 产钳的骨盆弧度很小，这样可以实现盆腔内的旋转，从而校正胎位。

在使用产钳前，应先组装两个叶片判断其是否配套。所有的产钳手柄上有印好的配套数字，使用前须核对数字。

当头顶部轴线偏离正枕前位不大于 45°时（即右 OA 到左 OA 间），可以使用非旋转性产钳。虽然在正枕后情况下使用产钳也有可能完成分娩，但会阴损伤风险增加，因此不常规推荐。产钳使用时先放置左叶，左手以"握铅笔法"轻轻拿住产钳，右手放置于阴道左侧壁以保护阴道组织，左手根据骨盆和胎头的弧度不断调整方向，使叶片在胎头和操作者右手之间的缝隙内调整移动。接着换手用同样的方法放置右叶。放置正确的话，最后产钳手柄应是水平位，右叶在左叶上方，手柄自然扣合。在进行牵拉前，需要确认以下情况：①矢状缝位于中线位置，与两侧叶片距离相等且平行；②枕骨位于手柄顶端上方2～3cm距离内（即胎

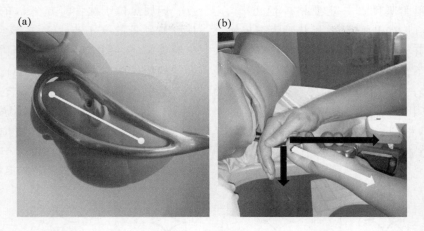

图 5-23　产钳助产
（a）沿颏顶径将产钳放置于颧骨部；（b）牵拉产钳（Pajot 操作）。

头俯屈良好）；③叶片近端与胎头贴合紧密，其孔内至多可容纳一个指尖穿过。

　　中盆腔和低盆腔产钳都应采用 Pajot 操作，一只手向外牵拉，另一手对手柄向下施压（图 5-23b，白色箭），两力互相抵抗。手柄维持水平位，避免产钳叶片远端对阴道前壁的损伤。牵拉力应和孕妇的宫缩和主动用力同步，最终使胎头沿骨盆轴向外向下移动，直至胎头着冠。当会阴体绷紧时往往需要行会阴切开术。一旦双侧顶骨隆突出现在耻骨弓下方，牵引力的方向需要改为向上，胎头仰伸娩出。产妇通常会要求将新生儿尽快转交给自己（除非新生儿需要积极复苏）。第三产程结束后，修复会阴损伤，清点手术器械。整个操作过程，包括镇痛方案和排尿管理，都应记录在案。

　　旋转性产钳：Kielland 产钳骨盆弧度最小，可以使胎头在中盆腔内旋转。这种产钳十分有力，只有经验丰富者才可以使用，并且如果进展达不到预期，应该果断放弃操作。现在在英国，有能力教学 Kielland 产钳的使用，并使学员具备独立操作能力的机构日益减少。

　　产钳的左右叶必须配套，并正确放置，手柄的把手应该正对胎头枕骨。Killand 产钳可以通过两种操作方法实现 OT 位和 OP 位的校正。

　　①如果空间许可，将叶片沿胎头一侧直接滑入，这在 OP 位时更容易实现。

　　②如果胎头为 OT 位，反复试探放置法十分

有用。第一个叶片需要放置于胎儿脸部之前，在这个地方，通常需要轻柔地"反复试探"才能将产钳正确地沿颧骨放置。后叶可以利用骨盆骶骨弧度直接放置。

　　如果产钳放置困难，或叶片不能对合，必须放弃该操作。必须确保使用的器械无误。两叶对合后，至关重要的一点是将手柄以一个较陡的角度沿中骨盆轴线向下压，这样有助于胎位的旋转。

　　不均倾位也可以通过产钳校正，将两叶的手柄沿着锁扣方向滑动位移，直至把手达到完全对合。胎位的旋转应该在宫缩间期进行，用力需轻柔。旋转胎位时可能会使胎头受到轻微影响，方向可能向上或向下，但位移不应超过 1cm。旋转后需要再次确认产钳放置正确。向下牵拉产钳预期会看到胎头进行性下降，通常需要行会阴切开术。由于缺乏骨盆弧度，在胎儿娩出时，Kielland 产钳的把手只是略高于水平面。如果在孕妇的腹压配合下，牵拉产钳达三阵宫缩胎头仍没有下降，应当放弃该操作。不管是在产房还是在产科手术室进行 Kielland 产钳助产，都需要仔细评估胎儿和孕妇的情况、麻醉和产程进展。如有任何疑问，都应该进行一个正式的产钳使用评估。

　　（2）胎头吸引器助产：在第二产程中，胎吸助产和产钳助产的使用适应证相似，但是胎吸助产越来越受到青睐。胎吸助产前要满足的先决条件和所有不同形式的 IVD 是一样的。孕周小于 34^{+0} 周是胎吸助产的禁忌证，在孕 34^{+0} 周到

36⁺⁰ 周之间使用胎吸助产一定要格外慎重[11]。总而言之，如果胎儿有出血倾向（帽状腱膜下出血风险）或宫口未开全，禁止使用胎吸助产[11]。在某些情况下，有经验的操作者可以考虑对宫口开到 8cm 以上的经产妇进行胎吸助产。

在临床使用中，有各种类型的胎吸头，它们的材料及形状各不相同。不过不管使用哪种胎吸头，目的都是为了保证吸头的中部直接位于俯屈点。俯屈点位于枕骨前方 3cm 的中线位置，是颏顶径与颅骨的交汇点[15]。在该点进行牵引有助于胎头俯屈，使其以最小径线下降通过骨盆：这是最佳的俯屈中线位置（图 5-24a）。吸头放置于其他位置会增加胎吸头滑脱、助产失败和头皮损伤的风险。按有效性越来越差排序，分别为俯屈旁中线位置（图 5-23b）、仰伸中线位置（图 5-24c）和仰伸旁中线位置（图 5-24d）。

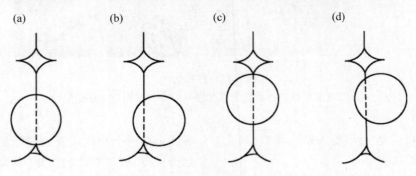

图 5-24　胎吸头的放置，从最有利的（a）到最不利的（d）
（a）俯屈中线；（b）俯屈旁中线；（c）仰伸中线；（d）仰伸旁中线。

如何根据胎位和胎头俯屈状态选择合适的胎吸头十分重要。软性的 Silc、Silastic 或前半部为金属的胎吸头（吸引管附着于吸头的背侧）不适用于 OT 或 OP 位，因为它们的形状和构造使其不能正确放置于俯屈点。它们适用于可以在中线部位够到俯屈点的 OA 位。

金属胎吸头有不同尺寸，直径为 4cm、5cm 或 6cm 不等。一项系统性回顾研究认为，它和软性胎吸头相比成功率更高（RR 1.63，95% CI 1.17~2.28），但头皮损伤的风险更高（RR 0.67，95% CI 0.53~0.86），头颅血肿的风险也更高（RR 0.61，95% CI 0.39~0.95）[16]。OT 位和 OP 位时应当使用特殊设计的胎吸头：可以使用吸引管从吸头侧方发出的金属 OP 头，也可以使用吸头背侧有凹槽、可容纳软性操作杆的 Kiwi OmniCup。这两种吸头可以被放置于更靠外侧或后方的俯屈点。尽管有一项更大样本量的研究表明，OmniCup 的总体失败率为 12.9%[11]，但手持式真空装置较金属吸引装置失败率更高[16]。

Aldo Vacca（1941—2014）是胎吸助产的先驱，他有一句名言：“总比你想的要靠后”（关于俯屈点和胎吸头放置）。确认放置于俯屈点后，吸头必须牢牢固定于头皮，以手指沿吸头边缘触摸一周，确认没有产妇组织卷入。通过手持泵或机械泵产生 0.2bar（150mmHg 或 0.2kg/cm² 负压）的真空，然后再次确认吸头放置于俯屈点位置，未卷入产妇组织。将真空压力一次性增加到 0.7~0.8bar（500~600mmHg 或 0.8kg/cm²），等待 2min 使吸头内形成“产瘤”。沿着骨盆轴轴向牵拉，牵拉力与宫缩和孕妇腹压同步。将拇指放置于吸头上，示指放置于吸头边缘的头皮，这样使操作者可以在发出滑脱声（这时往往太晚，不能预防滑脱）前就感受到潜在的滑脱。胎头的下降会促进胎头自然转为 OA 位，通常不需要行会阴切开术。需要安慰父母，形成的“产瘤”会在 2~3d 消失。

（3）手转胎头：持续性 OP 位除了 IVD，还可以选择手转胎头。操作者需将一手放置于阴道后穹帮助胎头俯屈和旋转。仔细筛选患者至关重要，必须确保患者得到有效的镇痛。左枕后位者使用右手，右枕后使用左手。四个手指放置于胎儿枕骨后方作为胎头旋转的“轴点”，拇指沿着前顶骨放置。当产妇随着宫缩向下用力时，拇指施压俯屈胎头，这样转至枕前位所需力量最小。有一项系列研究（N＝61）将 OP 位分为两组，手转胎头组的自然分娩率可以从 27% 增加到 77%（$P<0.0001$）[17]。

4. IVD 的并发症

在一项纳入 32 个研究（$N=6597$）的 Cochrane 研究中，产钳与胎吸相比，阴道分娩的失败率更低（RR 0.65,95% CI 0.45~0.94）[16]。但产钳也比胎吸导致了更多的阴道和会阴裂伤，包括三度和四度裂伤；偶尔还会出现肛提肌下方血肿，如果血肿太大或有症状需要行引流；张力性失禁或尿便控制改变的发生率也较高。

对使用低位或出口 IVD 的产妇进行随诊显示，绝大多数的新生儿有正常的生理和神经发育结局。在新生儿结局方面，胎吸组的头颅血肿发生率更高，但是面部损伤发生率更低。面部和头皮的擦伤通常比较轻微，数日内可恢复。单侧的面神经瘫痪极其少见，通常在数日或数周内自然缓解，通常并非由于操作不当引起。颅骨骨折极其罕见，除非为凹陷性骨折需要手术将骨板抬升，多数不需要治疗。胎吸助娩可能会导致视网膜出血、局限于一侧颅骨的血肿和新生儿黄疸。严重的头皮裂伤往往由操作不当引起，幸运的是这种情况不常见。帽状腱膜下血肿可能会导致轻微或严重的并发症，但极少是致命性的[18]。在回顾 IVD 相关并发症时，很重要的一点是记住我们的备选项第二产程 CS 也会导致母儿的并发症增加。

5. 安全操作：循序使用器械及试验性器械助产

对所有的 IVD，如果"在中等的牵拉力下胎头没有随着每阵宫缩进行性下降，或有经验的操作者在正确放置的前提下助产三阵宫缩后仍不能马上分娩"，必须放弃该操作[11]。根据对新生儿损伤的大小循序使用器械助产，在决定采用更高级别的助产时，必须要充分考虑到在胎头深陷盆腔的情况下行第二产程 CS 的相对风险。决定是否需要继续进行 IVD 可能很难，尤其对那些胎头位于坐骨棘平面的中盆腔胎位异常患者。对这些患者，应该考虑在手术室局部麻醉下进行试验性器械助产，并有完整的手术团队和新生儿科医师在场。试验性器械助产的预计发生率为 2%~5%。必须要时刻跟进对患者产程进展的了解，当进展未达预期时应果断放弃尝试，迅速改行 CS。应该将我们的处理方案告知患者夫妻，在进行操作前获得必要的知情同意，这项工作应由在场的最高年资的产科医师执行。如果发生胎儿窘迫，考虑急诊 CS 分娩会更谨慎一些，而不是继续尝试可能很困难的 IVD。对每一例试验性 IVD 患者，都应进行脐带血采样并将结果记录在档。

6. IVD 的当代进展

近年来有一些新的方案被用于 IVD 的实施，包括可以测量牵拉力的一次性塑料产钳（see http://www.medipex.co.uk/success-stories/pro-nata-yorkshire-obstetric-forceps/和图 5-25）和通过包绕胎头和颈部的塑料袋施加牵引力的 Odon 设备。该设备目前正在进行由世界卫生组织主持的临床试验（see http://www.who.int/reproductivehealth/topics/maternal_perinatal/odon_device/en/）（框图 5-19）。

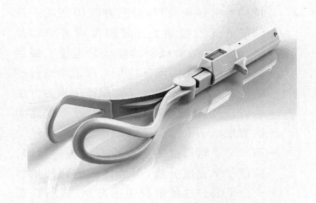

图 5-25　Pro-Nata 约克郡产钳，经 Mar Jessup 许可转载

> **框图 5-19**
> - 在进行 IVD 前必须认真评估先露水平和胎位，超声是一个有效的辅助手段。
> - 将合适的胎吸头正确地放置于俯屈点，将有助于成功施行阴道分娩。
> - IVD 的安全施行要求操作者在任何时候都愿意果断放弃操作。

三、剖宫产

整个欧洲的 CS 率差异很大，最低的冰岛为 14.8%，最高的塞浦路斯为 52.2%[8,9]。2015 年，世界卫生组织确认了 CS 率一旦高于 10%，就不会进一步降低母儿死亡率，但 CS 率对其他结局（孕妇和围产儿病率、儿科结局、心理健康）的影响尚不明确，需要进一步研究[19]。而这个结论其实是 21 世纪的产科医师十分关注的地方，鉴于当下因为非产科指征行 CS 的比率越来越高。这些非产科指征包括应孕妇要求行择期 CS，这反映在私营机构的剖宫产率往往显著高于公立机构。

1. 剖宫产指征

CS 指征根据手术的急迫程度可以分为 4 个类别。

- 第 1 类。对母亲或胎儿的生命有急迫的威胁。例如子宫破裂、脐带脱垂、瘢痕破裂、胎儿头皮血 pH 低于 7.20 和持续胎儿心动过缓。尽管从决定到分娩的 30min 时间窗是一个有效的核查工具，可以帮助各机构考察自身流程，但它并与围产期不良结局并无直接相关。时间窗应有个体差异，取决于每个病例的临床急迫性。最最紧急的病例需要团队成员之间清晰而及时的沟通。可以采用"消防"模拟演练的方法练习快速转运患者至手术室，进而提高团队表现水平[21]。

- 第 2 类。对母儿的生命没有急迫的威胁。应该尽早完成分娩，但个体化的评估依然十分重要。这种情况包括 CTG 进行性恶化，胎儿头皮血 pH 值临界（尤其在活跃期早期），或者产程进展缓慢但孕妇疼痛没有得到控制。临床医师根据自己的判断决定剖宫产类型，不同人可以有不同见解。

- 第 3 类。需要提前分娩，但目前母儿状态良好。这一类剖宫产指征范围很宽泛，包括足月胎膜早破但没有宫缩的择期 CS，或 Doppler 血流异常但 FHR 图像正常的生长受限的未足月胎儿。

- 第 4 类。可以根据孕妇或医疗团队的意愿选择分娩时机。这个词替代了"选择性 CS"，一般应该在 39 周后进行，以减少新生儿呼吸窘迫发生的可能性。

2. 剖宫产的类型

（1）子宫下段切口：CS 手术最常使用的切口是子宫下段（lower uterine segment，LUS）横切口。通常采用 Pfannenstiel 切口（耻骨上横切口）入腹。Joel-Cohen 切口使用手指钝性分离，利用组织的天然层次分离，尽量不使用锐性分离，不关闭腹膜层。与 Pfannenstiel 切口和传统切口（下腹正中切口）相比，该切口的优点是短期结局改善，包括手术时间缩短、估计出血减少和发热减少。一次性双环牵开器为切口提供了 360°环向非创伤性牵拉力，在胃肠道手术中减少了 45% 的手术部位表浅感染。它们可以为 CS 提供良好的暴露，对 BMI 高的患者尤其有用，可以在娩出胎儿和子宫修补的时候有效支撑脂肪层。可伸缩双环的一个环经切口放置于腹壁，术者和助手将卷好的薄薄的聚乙烯圆筒向上打开，套在放置于腹壁外的第二个环上（图 5-26）。

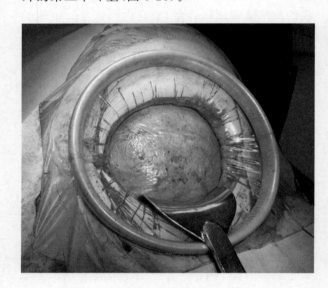

图 5-26 剖宫产手术用的一次性牵开器

首先确保子宫没有明显右旋。分离膀胱腹膜反折，将膀胱向下牵拉，在 LUS 做横切口，注意避免损伤到胎儿。子宫切口可以用剪刀或手指扩开，前者会增加非预期沿裂的风险。最新的系统回顾证实，手指向头尾两侧扩张切口，而不是横向扩张，会进一步减低非预期沿裂、子宫血管损伤和超过 1500ml 的大出血风险[22]。在产程后期行 CS 时，需要注意避免将切口取得太低，否则可能会导致不慎从宫颈水平下方的阴道前壁娩出胎儿。

先将一手伸入子宫切口，引导先露部分从子宫下段娩出。头先露时也可以使用 Wrigley 产钳辅助分娩。胎盘娩出后，应检查宫腔确保无残留。

即使在选择性 CS 中,沿宫颈插入手指帮助恶露排出并不能使患者获益。CAESAR 试验证实,子宫的缝合是单层还是双层、腹膜是否关闭,这些因素都不会影响近期患病率,包括感染[23]。不过,由于远期患病率的数据缺乏,目前仍不能提出明确的指南。根据观察性研究数据发现,单层缝合的患者,尤其是使用锁边缝合的,子宫破裂的风险为双层缝合的 4 倍,因此,目前依然推荐传统的双层缝合法。无论选用哪种缝合方法,确保各层的对合整齐都很重要,包括蜕膜对合蜕膜、肌层对合肌层、浆膜对合浆膜。与上段切口 CS 相比,子宫下段切口的出血明显减少。

在关腹前仔细检查腹腔,清除积血及液体,检查双侧附件。需要记住,即便在有效的神经轴阻滞下,抓持腹膜依然可能导致患者的不适。腹直肌鞘可以使用 1 号聚乳酸羟基乙酸缝线缝合。对于再次 CS 或 BMI≥30 的患者,推荐使用延迟吸收缝线(聚二氧杂环丁酮)或不吸收的聚丙烯缝线进行缝合,因为这样可以明显降低后期伤口裂开的风险。皮下脂肪层如果厚度超过 2cm,建议缝合,这样会进一步降低伤口裂开的风险。最后,与使用皮钉或夹子相比,皮内缝合可以降低伤口表面裂开的风险。手术一般常规预防性使用抗生素和低分子肝素,后者是为了预防血栓栓塞的发生。加速康复计划为术后康复提供了循证医学支持的方案,包括尽早活动和进食。对没有并发症的患者,应考虑在术后 4～6h 拔除尿管及静脉通路。

(2)子宫上段切口:古典式 CS 采用切透子宫上段(upper uterine segment,UUS)的高位正中垂直切口。垂直的 DeLee 切口 1/3 位于下段,2/3 位于上段。UUS 切口在产程中子宫破裂的风险较高,因此后续妊娠推荐行选择性 CS。但即便未临产也有较小的自发破裂的风险,选择性 CS 一般在孕 37-38 周进行(预先使用类固醇激素促进胎肺成熟)。使用 UUS 切口的指征主要包括胎膜早破的阻生横位、LUS 狭窄尚未形成的早产 CS、LUS 巨大子宫肌瘤,还有一些病例是因为前壁前置胎盘导致 LUS 密布大血管。对胎盘植入的患者,至关重要的一点是远离胎盘附着部位切开子宫,否则可能导致血流如注,发生危及生命的大出血。如果胎盘植入累及 LUS,可以采用古典式切口,也可以采用宫底处横切口甚至子宫后壁切口。

UUS 通常厚达 2～3cm,进入宫腔时需注意。不过,该切口暴露良好,胎儿娩出通常比较容易。切口的关闭需要分 3 层,推荐使用 1 号或 0 号聚乳酸羟基乙酸缝线。助手将 UUS 的肌壁对合在一起,同时术者进行各层缝合并打结。缝合第一层时出于止血需要,一般使用间断 8 字缝合或 Z 行缝合。接下来的两层根据出血情况可能仍需要间断缝合。可以在原位放置非负压型引流管。UUS 切口的术后患病率(包括麻痹性肠梗阻)更常见,需要密切观察。

(3)围死期剖宫产(peri-mortem caesarean section,PMCS)或复苏性剖宫取子术

心搏骤停的发生率仅有 1/12 500 例次妊娠。对孕周大于 20 周,经过 4min 积极心肺复苏(cardiopulmonary resuscitation,CPR)仍不能恢复自主心律的患者,建议行围死期 CS。首要目标是拯救孕妇生命,因为子宫的排空可以有助于静脉回流及下一步复苏。理想状态下,应该在 1min 以内娩出胎儿。实际临床上几乎不可能实现,不过以下一些简单的步骤可能会帮助我们尽快完成分娩:皮肤准备尽量简易,避免全套外科"刷手"(戴一副手套即可),只使用手术刀一个器械。对于不熟悉 Pfannestiel 切口和下段横切口 CS 操作的医师,推荐使用下腹正中切口和子宫竖切口。出血一般会很少,胎盘可以留在原位。如果复苏成功,患者将被麻醉并转运到手术室完成手术。遗憾的是,在多数病例中复苏都不会成功。在英国,还需要通知必要的法律人员(在英格兰是验尸官),后续可能需要进行尸检。因此,死者身上所有的管子和通路应留于原位,子宫保持未缝合状态,腹部盖上单子但不要外科缝合。对所有的家庭成员、亲属和工作人员来说,适度的支持安慰是必不可少的。

3. 剖宫产相关并发症

剖宫产相关的并发症率和死亡率并不能完全避免。并发症包括出血、泌尿道损伤、麻醉相关并发症、感染和静脉血栓。单纯的膀胱损伤可以使用 2/0 聚乳酸羟基乙酸缝线分两层缝合。应留置尿管长期开放保证尿液引流,7～10d 后拔除尿管。Ogilvie 综合征(假性结肠梗阻)是 CS 后的罕见并发症,并会伴随小肠梗阻的征象(进行性疼痛和明显腹胀)。如果呕吐现象并不突出,临床上需要高度怀疑本病诊断。如果腹部 X 线检查证实

显著的盲肠扩张,应该考虑急诊手术。当盲肠扩张到直径>10cm 时,发生穿孔的可能性更大,并可能导致 30%～72% 的死亡率。膀胱阴道瘘或尿道阴道瘘极其罕见。CS 相关的产妇死亡率估计低于 0.33/1000,通常与以下 CS 的手术指征、大出血或更罕见的麻醉并发症因素有关。

4. 低位嵌顿胎头的娩出

第二产程 CS 的发生率越来越高,这个操作具有一定的复杂性和困难性,并会增加母儿的并发症,包括子宫切口的沿裂和产后大出血。尤其在尝试 IVD 未成功的患者中,胎头深陷于盆腔,手术风险更高。术者可以从子宫切口外侧缘 J 形延长切口至 UUS,也可以在切口中间做一个倒 T 切口。后者必然会导致子宫瘢痕中出现薄弱点,不过不管采用这两种切口中的哪一种,后续分娩都推荐选择性 CS。低位阻生胎头的娩出分为推和拉有两种主要的方法[24]。推荐常规或选择性使用宫缩抑制药,不过目前并没有充分的证据证明松弛子宫是一种有效方案[16]。

(1)推法:有的医师倾向于在急诊 CS 前从阴道解除胎头的嵌顿;也有人会在子宫切开后,请助手帮忙将一只手伸入阴道向上推胎头。等待子宫松弛是十分重要的。不要盲目向上推,助手应确认枕骨位置,在解除胎头嵌顿的过程中轻柔地俯屈胎头。这样使胎头能以较小的径线沿骨盆上升。在俯屈状态下,胎头一旦朝向骨盆入口方向上升到达中/上盆腔时,会自动旋转为 OT 位。切

口的沿裂常常发生于枕骨侧。可能由于在操作、旋转和解除嵌顿过程中胎儿枕部位于术者手中,增加了该部位的总径线。

(2)拉法:又被称为反向臀位提拉。术者将一手伸入子宫上段,抓住胎儿双足,然后轻轻上拉胎儿,先娩出胎儿臀部。接着娩出胸部和双肩,最后将头提拉出盆腔。在一篇比较推和拉两种方法的系统回顾中,使用拉的方法可以明显减少子宫切口沿裂、平均出血量和感染[24]。

(3)其他方法:有人在 1957 年描述了 Patwardhan 法,特点是先娩出一侧或两侧胎肩。它是印度次大陆上的一种传统方法。如果胎背在前方或侧方,子宫切口位于前肩上方,娩出顺序如下:肩膀(先前肩后后肩,包括手臂),屈曲的躯干(宫底加压下),腿,最后将胎头提拉出盆腔。如果胎背在后方的话,顺序可做如下修改:前肩/臂,双腿,屈曲的躯干,后肩/臂,头。这种方法与推法相比可能有一定的优势,但是没有足够的证据可以提供明确的指导。

目前还有很多正在开发或评估的胎头抬升设备。Fetal Pillow[R] 是一种软性可折叠底盘,一侧表面附着球囊。将它插入胎头下方,在子宫切开前,向球囊充入 180ml 生理盐水。胎头可以升高 3～4cm(图 5-27)。在一项非盲法的随机试验(N=240)中,使用 Fetal Pillow 可以显著降低子宫切口沿裂的风险:6(5.0%) vs. 39(32.5%)(RR 0.23,95% CI 0.11～0.48)[25](框图 5-20)。

(a)　　　　　　　　　　　　　(b)

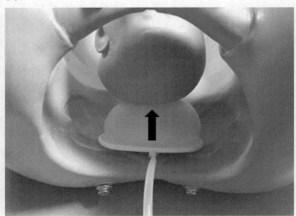

图 5-27　使用 Fetal Pillow 抬高嵌顿胎头:(a)未充气状态;(b)充气状态

- CS 率差异较大，但是 10% 以上的 CS 率与母亲和新生儿结局改善无关。
- 围死期剖宫产的主要目的是在 4min 有效 CPR（孕 20 周后）后循环不能建立的情况下，改善母体存活率。
- 胎盘植入时，避开胎盘行子宫切口，以免发生威胁生命的出血。
- 第二产程中的 CS，拉的技术可以减少子宫切口延裂的发生。

四、会阴切开术和会阴裂伤

会阴裂伤可以发生在正常分娩或 IVD 中。根据会阴体的受累范围对会阴裂伤进行以下分类。

一度裂伤只累及皮肤。

二度裂伤累及皮肤和会阴部肌肉。

肛门括约肌受损被称为三度裂伤，并可进一步分为 3a：累及小于 50% 的肛门外括约肌（external anal sphincter，EAS）；3b：累及 50% 以上的 EAS；3c：同时累及 EAS 和肛门内括约肌（internal anal sphincter，IAS）。如果裂伤损伤了括约肌和肛管上皮，被称为四度裂伤。这些损伤归纳在一组，被称为产科肛门括约肌损伤（obstetric anal sphincter injuries，OASI）[26]。

1. 会阴切开术

会阴切开术是经患者知情同意后在会阴体施行的手术切开，目的是为了增加软产道出口径线，有助于胎儿娩出。会阴切开的随意使用并不能减少 OASI 的发生。令人惊讶的是，欧洲各国的阴道分娩会阴切开率波动于 4.9%（丹麦）～72.9%（葡萄牙），显示出多数临床实践受到各地传统而非医疗证据的指导[9]。

在英国我们选择性使用会阴切开术。以下情况下助产士会考虑行会阴切开：①因为会阴体僵硬导致胎儿娩出明显延迟；②出现急性胎儿宫内窘迫，需要立即分娩；③避免严重的会阴创伤。这是根据临床经验做出的个人决定。会阴切开有助于 IVD，尽管在吸引器助产及会阴扩张良好的状态下，会阴切开的必要性有所下降。在 IVD 时明智地选用侧中切口可以将 OASI 发生率降低 6 倍。对需要进行阴道内操作的病例，如臀位助产或肩难产，会阴切开有助于将手伸入阴道。

在美国，从阴唇系带朝向肛门的正中切开是主流。这样出血更少，修补时切口易于对齐，术后镇痛需求减少。但是，OASI 的风险明显升高，很多国家更倾向于选择中侧切口。对于因正常分娩或出口胎吸助产而行的会阴切开术，会阴体的局部浸润麻醉便足够有效，但如果是其他情况的话，应该考虑区域性镇痛。在施行会阴切开前检查镇痛效果十分重要，必要时可以追加局部浸润麻醉。切口只有一个，但是长度各异，根据会阴的大小和分娩的方式决定。胎头着冠、会阴体绷紧时行会阴切开可以减少出血。切口应该与中线成 60° 角，朝向坐骨结节。这与传统的 45° 角切口相比，可以降低 OASI、肛门失禁和会阴疼痛的发生[27]。第三产程结束后尽早进行修补可以减少不必要的出血；如有明显出血的血管应先钳夹后结扎。

2. 会阴修补

在修补前应该再次确认镇痛效果。侧切部位以外的裂伤如需缝合，可能需要额外的局部浸润麻醉。在操作前应进行全面仔细地检查，确保没有发生隐性的括约肌损伤，必要时需进行直肠阴道的联合检查。良好的灯光和充分的显露对满意的修补至关重要。子宫出血可能会导致创面边界的判断困难，但可以通过置入阴道棉条或带尾纱布来解决。

传统的缝合分为三层，包括阴道锁边缝合、间断缝合会阴肌肉和间断缝合皮肤。还有一种两步法，操作相似，不过皮肤只是对合拉近而不缝合（皮缘相距不超过 0.5cm）。根据目前的实践，更推荐三步法，连续不锁边缝合阴道[28]。这样操作的短期疼痛最少，对于不熟练的操作者来说简单易行，并且具有经济学优势，因为只需要使用一根缝线。尽管可以使用标准的聚乳酸羟基乙酸缝线，但更推荐使用快速吸收的聚乳酸羟基乙酸缝线（2/0，36mm 圆针）。确保缝合的第一针一定要位于切口顶端的上方。如果切口有沿裂，在阴道裂伤口的上方中途先缝一针作牵拉，会有助于显露切口顶端。采用单层连续不锁边缝合法对合阴道黏膜及下方组织。处女膜环在组织对齐中十分有用，因为由于组织水肿，切口的两侧边缘往往并不对称。使用同一根缝线对合会阴肌肉、在皮肤表面下方的浅筋膜内缝合对合皮肤。全程只需在处女膜环后方打一个结。如果肌肉层血管丰富，可能需要使用间断缝合法。

修补完成后，需进行直肠检查，以防不慎将缝线穿透直肠或肛管（如果发现，应拆除缝线，必要时重新缝合）。清点器械、针和纱布是必不可少的，并且需要记录在案。阴道纱布的残留是常见的诉讼原因，因此必须行阴道检查确认是否有不慎遗漏的纱布。手术记录中应该包括修补的详细情况、出血量和术后护理计划。应该给患者必要的镇痛药，在知情同意的前提下可以使用直肠用双氯芬酸。此后仍需要持续观察，是否有大出血、剧烈疼痛或血肿形成，这些可能会需要进一步药物治疗或手术干预。晚期并发症包括感染、伤口裂开、疼痛、瘢痕形成或性生活困难。

3. 产科肛门括约肌损伤

据报道，欧洲的 OASI 发生率波动于 0.1%（波兰和罗马尼亚）～4.2%（丹麦和冰岛），尽管不同报道的质量也有差异[9]。未识别或未经充分修补的 OASI 可以导致远期的便失禁，伴或不伴排气失禁。OASI 最好在手术室在区域性麻醉下修补。良好的照明、合适的器械和有经验的术者及助手对于成功的修补来说是必要的。应先仔细检查，判断括约肌和（或）黏膜的损伤程度。除外较高位置的直肠黏膜纽扣孔样的孤立损伤也很重要。可以使用 3/0 聚乳酸羟基乙酸缝线进行连续或间断缝合直肠黏膜。括约肌使用单丝 3/0 的聚二氧杂环丁酮缝线或编织 2/0 聚乳酸羟基乙酸缝线都可以取得相似的效果[26]。所有的 IAS 修补和部分肌层受累的 EAS（即 3a 和一部分 3b）都应当采用端-端缝合法。EAS 全层撕裂者可以采用端-端缝合或重叠缝合法，两者可以取得相当的效果[26]。

术后的治疗应包括抗生素使用，心理治疗支持也会有帮助。推荐常规使用缓泻药，降低伤口裂开的风险，但应避免使用膨松剂。在后续随访时，一定要询问是否有排便或排气的失禁、排便急迫、疼痛和性生活困难。对有条件的医院，在有指征的情况下，应行经直肠超声和（或）肛管测压。如果症状持续不缓解，且非手术治疗不能改善的话，应安排患者转诊至妇科专科医师和（或）直乙状结肠外科医师。

Jango 等[29]回顾了再次阴道分娩对曾经发生 OASI 的女性的影响。OASI 后出现便失禁的患者推荐后续分娩采用选择性 CS。对没有便失禁的患者，尽管远期的便失禁风险并没有明显升高，但阴道分娩有很高的风险会加重肛门失禁的症状（框图 5-21）。

> 💡 **框图 5-21**
>
> - 不推荐常规或随意使用会阴切开术。
> - 会阴中侧切开时与中线的角度应当为 60°，可减少 OASI 的风险。
> - 在所有修复之前，通过系统的直肠和阴道检查可以排除 OASI。
> - 常规会阴修复应当使用连续非锁边缝合。
> - 在 OASI 修复时应当寻找并除外纽扣孔样孤立损伤。

五、总结

当代的产科医师必须了解各种可能发生的先露异常和胎位异常，并了解如何处理这些情况。我们强调，准确评估孕妇盆腔内胎儿的胎方位、胎姿势和先露高低极其重要，对于学员来说这是一个需要培养的关键技能，对有经验的医师来说这是一个需要不断保持的技能。有了这些技能，我们才能关注于胎位异常和坐骨棘水平（即中盆腔水平）的第二产程停滞的处理。在这种情况下，超声是临床技能的一个有效辅助手段。我们已经讲述了有助于安全助产的目前已知的各项手术技能（IVD，手转胎头和 CS），我们也鼓励产科医师认真考虑各种方法的优缺点，选择对各个病例最安全最合适的方法。

NICE 产时指南对异常分娩提供了有用的信息[7]，但仍有很多争议和未回答的问题，仍需进一步严格的随机临床试验去证实。模拟培训可以有助于教导一些必要的操作技能，这些技能对产时操作的安全施行是必要的，在学员可以独立操作前必须得到高年资医师的直接监督并完成胜任性的客观评估。产时操作对患者夫妇、胎儿和临床医师来说都是充满压力的。充分的知识、培训、沟通技能（操作前和操作后）和准确的记录对缓解压力会有帮助。保持对病情变化的了解、慎重的决策、清晰的沟通和有效的团队合作是人为因素,这些非技术因素对保证产科的安全质量也是不可或缺的[30]。

(汤萍萍 译 周希亚 校)

参考文献

[1] Malvasi A, Barbera A, Di Vagno G et al. Asynclitism: a literature review of an often forgotten clinical condition. *J Matern Fetal Neonatal Med*. 2015;28: 1890-1894.

[2] Royal College of Obstetricians and Gynaecologists. *External Cephalic Version and Reducing the Incidence of Term Breech Presentation*. Green-top Guideline No. 20a. London: RCOG Press, 2017.

[3] Taylor P, Robson S. Midwifery-led ECV. *BJOG* 2016;123:425.

[4] Magro-Malosso ER, Saccone G, Di Tommaso M, Mele M, Berghella V. Neuraxial analgesia to increase the success rate of external cephalic version: a systematic review and meta-analysis of randomized controlled trials. *Am J Obstet Gynecol* 2016; 215: 276-286.

[5] Hannah ME, Hannah WJ, Hewson SA, Hodnett ED, Saigal S, Willan AR. Planned caesarean section versus planned vaginal birth for breech presentation at term: arandomised multicentre trial. *Lancet* 2000; 356:1375-1383.

[6] Berhan Y, Haileamlak A. The risks of planned vaginal breech delivery versus planned caesarean section for term breech birth: a meta-analysis including observational studies. *BJOG* 2016;123:49-57.

[7] National Institute for Health and Care Excellence. *Intrapartum Care for Healthy Women and Babies*. Clinical Guideline CG190. London: NICE, 2014. Available at https://www.nice.org.uk/guidance/cg190 (accessed 30 September 2016).

[8] Macfarlane AJ, Blondel B, Mohangoo AD et al. Wide differences in mode of delivery within Europe: risk-stratified analyses of aggregated routine data from the Euro-Peristat study. *BJOG* 2016;123:559-568.

[9] Zeitlin J, Mohangoo A, Delnoord M (eds) *European Perinatal Health Report. Health and Care of Pregnant Women and Babies in Europe in 2010*. Available at http://www.europeristat.com/reports/europeanperinatal-health-report-2010. html (accessed 30 September 2016).

[10] Roberts CL, Torvaldsen S, Cameron CA, Olive E. Delayed versus early pushing in women with epidural analgesia: a systematic review and meta-analysis. *BJOG* 2004;111:1333-1340.

[11] Royal College of Obstetricians and Gynaecologists. *Operative Vaginal Delivery*. Green-top Guideline No. 26. London: RCOG Press, 2011.

[12] Dall'Asta A, Ghi T, Pedrazzi G, Frusca T. Does vacuum delivery carry a higher risk of shoulder dystocia? Review and meta-analysis of the literature. *Eur J Obstet Gynecol Reprod Biol* 2016; 204: 62-68.

[13] Ramphul M, Ooi PV, Burke G et al. Instrumental delivery and ultrasound (IDUS): amulticentre randomised controlled trial of ultrasound assessment of the fetal head position versus standard care as an approach to prevent morbidity at instrumental delivery. *BJOG* 2014;121:1029-1038.

[14] Hale RW. Forceps classification according to station of head in pelvis. In: Hale RW (ed.) *Dennen's Forceps Deliveries*, 4th edn. Washington, DC: American College of Obstetricians and Gynecologists, 2001:11-29.

[15] Vacca A. *Handbook of Vacuum Delivery in Obstetric Practice*, 3rd edn. Brisbane: Vacca Research, 2009.

[16] O'Mahony F, Hofmeyr GJ, Menon V. Choice of instruments for assisted vaginal delivery. *Cochrane Database Syst Rev* 2010;(11):CD005455.

[17] Reichman O, Gdansky E, Latinsky B, Labi S, Samueloff A. Digital rotation from occipito-posterior to occipito-anterior decreases the need for caesarean section. *Eur J Obstet Gynecol Reprod Biol* 2008; 136:25-28.

[18] Uchil D, Arulkumaren S. Neonatal subgaleal hemorrhage and its relationship to delivery by vacuum extraction. *Obstet Gynecol Surv* 2003;58:687-693.

[19] WHO Health Reproduction Programme. WHO statement on caesarean section rates. Executive summary, April 2015. http://www.who.int/reproductivehealth/publications/maternal_perinatal_health/cs-statement/en/ (accessed 30 September 2016).

[20] Royal College of Obstetricians and Gynaecologists

Clinical Effectiveness Support Unit. *The National Sentinel Caesarean Section Audit Report*. London: RCOG Press, 2001:49-53.

[21] Royal College of Obstetricians and Gynaecologists. *Classification of Urgency of Caesarean Section: a Continuum of Risk*. Good Practice Statement No. 11. London:RCOG Press, 2010.

[22] Xodo S, Saccone G, Crom A, Ozcan P, Spagnolo E, Berghella V. Cephalad-caudad versus transverse blunt expansion of the low transverse uterine incision during cesarean delivery. *Eur J Obstet Gynecol Reprod Biol* 2016;202:75-80.

[23] CAESAR Study Collaborative Group. Caesarean section surgical techniques: arandomised factorial trial (CAESAR). *BJOG* 2010;117:1366-1376.

[24] Jeve YB, Navti OB, Konje JC. Comparison of techniques used to deliver a deeply impacted fetal head at full dilation: a systematic review and meta-analysis. *BJOG* 2016;123:337-345.

[25] Seal SL, Dey A, Barman SC, Kamilya G, Mukherji J, Onwude JL. Randomized controlled trial of elevation of the fetal head with a fetal pillow during ce-

sarean delivery at full cervical dilatation. *Int J Gynecol Obstet* 2016;133:178-182.

[26] Royal College of Obstetricians and Gynaecologists. *The Management of Third- and Fourth-degree Tears*. Greentop Guideline No. 29. London: RCOG Press, 2015.

[27] Kalis V, Landsmanova J, Bednarova B, Karbanova J, Laine K, Rokyta Z. Evaluation of the incision angle of mediolateral episiotomy at 60 degrees. *Int J Gynaecol Obstet* 2011;112:220-224.

[28] Kettle C, Dowswell T, Ismail KMK. Continuous and interrupted suturing techniques for repair of episiotomy orsecond degree tears. *Cochrane Database Syst Rev* 2012;(11):CD000947.

[29] Jango H, Langhoff-Roos J, Rosthøj S, Sakse A. Mode of delivery after obstetric anal sphincter injury and the risk of long-term anal incontinence. *Am J Obstet Gynecol* 2016;214:733. e1-13.

[30] Hinshaw K. Human factors in obstetrics and gynaecology. *Obstet Gynaecol Reprod Med* 2016; 26: 368-370.

第六节

产程中的胎儿监测

Sara Paterson-Brown[1]*, Tracey A. Johnston*[2]

[1] *Queen Charlotte's Hospital Imperial NHS Trust, London, UK*
[2] *Birmingham Women's and Children's NHS Foundation Trust, Birmingham, UK*

本节不能提供全面的胎儿生理学、胎心率解读和胎心监测技术的内容,这里讨论的是主要原则,推荐读者参考其他关于胎心监测的学习工具,包括标准教科书、皇家妇产科医师学院电子学习项目[1]和在线 K2 胎儿监测训练系统[2]。这些电子学习系统涵盖母胎生理学和病理生理学、胎心率和胎心电子监护,以及大量的临床病例。读者可以解读和处理这些病例,然后与专家的看法进行对比学习。

一、胎儿生理

1. 胎儿正常

胎儿由子宫胎盘单位(uteroplacental unit)维持,在正常情况下,供应富余,使胎儿茁壮成长,并建立能量储备。葡萄糖的有氧代谢为胎儿提供能量,氧气在这个过程中至关重要,并且通常是充足的。因此,在正常妊娠中,子宫胎盘单位提供的氧气多于胎儿所需的氧气,多余的能量以糖原的形式存储在胎儿体内。

2. 胎儿受损

当氧供应减少、氧需求量增加(如败血症)或运输氧能力下降(严重的胎儿贫血,如 Rh 疾病、胎母出血或一些宫内感染,如细小病毒)时,胎儿会受到损害。损伤的严重程度和持续时间因病因各异,同理,对胎儿的影响也同样相当广泛,但最主要的胎儿反应描述如下。

- 急性。如果氧气输送下降,胎儿循环中的氧气就会减少(低氧血症);如果氧浓度进一步下降,就会发生缺氧(胎儿组织中的氧

气减少)。低氧血症和缺氧出现后,胎儿体内将发生以下两种反应:循环进行调整以维持对重要器官(大脑和心脏)的支持;利用储存的糖原储备释放的葡萄糖进行无氧代谢,持续进行能量供应。无氧代谢的效率低于有氧代谢将近 20 倍,其主要后果是胎儿储备相当迅速地消耗殆尽,而乳酸作为这种代谢的废物,会导致代谢性酸中毒,对胎儿有害。

- 慢性:如果存在子宫胎盘疾病且胎儿的供应受限,那么糖原可能不会储存积累,胎儿的储备也将缺乏。在供氧慢性减少的病例中,胎儿的循环如上所述进行适应,保留颅内血供,有效地减少周围循环。根据这种损伤的程度和持续时间,病理生理学的改变导致肾灌注下降,从而导致羊水过少(如果情况更严重,无羊水)及胎儿生长受限。如果病情进一步恶化,就会发生无氧代谢,进而出现代谢性酸中毒。

- 慢性缺氧急性加重:如果一个已经受损的胎儿发生急性加重,那么它对缺氧的耐受要比营养良好的胎儿差,因为他的糖原储备较少,而且可能已经为保证重要的脑灌注进行适应。

因此,任何胎儿对低氧损伤的反应和耐受性将在很大程度上取决于:①损伤发生时胎儿的状态;②该损伤的严重程度;③该损伤持续的时间。胎儿的状况会急速恶化,想要确定损伤将持续的时间是不可能的,因为每个胎儿存在个体差异,且损伤各不相同:对于正常的、生长良好和成熟的胎

儿,良好的储备可以使他们短时间耐受严重的缺氧,而同样的损伤对于宫内生长受限的胎儿来说则是灾难性的(框图 5-22)。

💡 **框图 5-22**

进行性缺氧合并代谢性酸中毒进展迅速。低氧导致代谢性酸血症,意味着:

• 胎儿储备耗尽;
• 组织缺氧、酸血症进展迅速;
• 胎儿损伤的可能性越来越大。

---

3. 代谢性酸血症

分娩时成对的脐带血样本可以直接测量子宫胎盘功能(脐静脉)和胎儿酸碱状态(脐动脉)。目前已发表了许多常规成对脐带样本的检测数据[2-5],结果

基本一致,估计值如表 5-12 所示。脐动脉碱缺失提示胎儿代谢性酸中毒程度,>12mmol/L 提示明显缺氧,随后可能发生胎儿损伤[6]。如果静脉 pH 值和碱缺失是正常的,则排除了慢性缺氧。动脉与静脉 pH 值差的平均值为 0.08,如果这个差值<0.03,那么两个样本可能都是采自脐静脉。出生后断脐的时机也会影响到脐带样本[7]。

4. 胎儿和新生儿缺氧的后果

缺氧性损伤造成的损害因胎儿的脆弱程度、损伤的性质和持续时间而有所不同,可从轻微的临床症状到脑损伤、死亡。尽管新生儿并发症往往随着脐动脉 pH 值下降而增加[8],尤其是在 pH 低于 7.0[9-11] 的情况下,但许多出生时具有这种数值的新生儿表现良好[9,10,12],而约有 1/4 的新生儿出现神经系统疾病或死亡[13]。

表 5-12 常规配对脐血数值

	pH 值(中位数)	pH(2.5~97.5 百分位)	中位碱不足(mmol/L)	碱不足(mmol/L)(2.5~97.5 百分位)
脐静脉	7.35	7.17~7.48	3.7	9.0~0.5
脐动脉	7.25	7.05~7.38	4.3	11.1~0.5

(1)死亡:缺氧会导致产时死亡。在英国,产时死亡发生率约为 0.22/1000[14],产时相关死亡(包括死产和新生儿死亡)占围产期死亡的 1/12[15]。虽然对这些病例的审查确定存在一些不合格诊治的因素,但即使许多管理良好的病例,死亡仍然发生。保密调查显示,大约有一半的死产被认为是可以避免的[16,17],护理方面的错误包括在产前阶段未发现问题和(或)分娩过程中认识到但未能对胎儿受损的体征采取措施[17]。

(2)新生儿病理学:脐带配对血气结果是一项客观评价胎儿宫内代谢的指标,反映了是否存在宫内缺氧,尽管它们与新生儿的结局相关,但它们既无法预测,也不能提示新生儿是否需要进行复苏。事实上,许多婴儿脐带血气含氧量低但出生时活力很好。另一方面,Apgar 评分是提示新生儿需要复苏的主观指标,但无法说明问题的原因。因此,是否复苏是根据临床需要进行的,推测可能的病因则是通过脐带血气结果明确的。宫内缺氧会导致新生儿出现一系列的问题,包括低血糖、体

温失调和坏死性小肠结肠炎,但最令人担心的是缺氧性脑损伤,因其与远期发病率相关。

①缺氧缺血性脑病:新生儿脑病病因多样,但缺氧缺血性脑病(hypoxic-ischaemic encephalopathy,HIE)是一种由围生期缺氧引起的新生儿脑病。表 5-14 中列出的百分位数说明 2.5% 的新生儿出生时脐带动脉 pH<7.05。更严重的酸血症(脐带血 pH<7.0)发生率接近 3.7 例/1000 个活产新生儿,而足月 HIE 发生率约为 2.5 例/1000 个活产新生儿[13]。HIE 的诊断需要产时缺氧的证据,虽然有不同的定义[18-20],但本质上需要包含以下所有证据。

• 产时损伤(如分娩中的前哨事件或病理性胎心记录);
• 新生儿代谢性酸中毒(pH<7.0,碱剩余>12 mmol/L);
• 新生儿中、重度脑病;
• 新生儿期特定的影像学表现。

HIE[21] 可导致一系列永久性的脑损伤,从痉

挛性四肢瘫痪或不随意运动型脑瘫[18,20]到不合并运动障碍的学习困难[22]。脑瘫的发病率是 1～2 例/每 1000 次分娩,尽管其中大部分是由于产前并发症,但至少有 10%～15% 是由分娩过程中的事件引起的[13]。

②HIE 的治疗及预后:出生时严重的酸血症(pH<7.0)并不总是导致 HIE,而 HIE 又不会自动导致脑瘫,但分娩时的代谢性酸中毒越严重,HIE 越严重,新生儿预后越差。婴儿的个体临床特征和反应有助于提示可能的结局,脑部影像学也是如此。

该领域最大的进展是对 HIE 足月新生儿的全身控制性低温。低温需要在出生后 6h 内启动,并已被证明可以提高完好新生儿的存活率(intact neonatal survival)(脑瘫的相对风险为 0.67,95% CI 0.47～0.96),需要治疗的数量为 8(95% CI 5～17)[23,24]。产科医师在这个过程中扮演的角色是与新生儿科同事进行早期沟通和坦率地讨论,帮助明确产科病史和可能的诊断,这应该有助于促进早期低温治疗或者当地无法进行低温治疗时,帮助转诊至有条件的中心(见第 6 章第二节)(框图 5-23)。

框图 5-23

胎儿供氧减少的因素

子宫胎盘病变
- 孕妇的人口学特征(年龄、吸烟)。
- 孕妇疾病(高血压、糖尿病、镰状细胞贫血)。
- 宫内生长受限。
- 胎盘分离(边缘出血和早剥)。
- 过期妊娠

胎儿病变
- 胎儿贫血:同种免疫性溶血,细小病毒感染,胎母出血。

分娩
- 子宫收缩(特别是强直宫缩或产程延长)。
- 脐带受压。
- 母体低血压(主动脉受压)。
- 产科急症(孕妇晕倒、子宫破裂、早剥、脐带脱垂)。

助产士和产科医师
- 不恰当使用前列腺素或缩宫素。

二、产程

本节的后续部分将着重介绍产程的正常生理机制和胎儿对产程的反应,然后重点介绍异常产程模式,其增加对胎儿的挑战及其产生的问题。如果不了解产程的生理学和病理生理学,就可能忽略对缺氧早期症状的预测和识别。如果在产程开始时没能识别出有风险的胎儿,或者在随后的产程中未能寻找并识别出缺氧的早期体征,就可能会错失及时、快速采取措施的机会,而这对于避免不可逆的损害至关重要。

1. 正常产程的挑战

(1)子宫收缩:在正常产程中,胎儿会因为子宫收缩而感到"窘迫"。子宫胎盘血液循环是一个低压力系统,在第一产程子宫收缩高峰时(子宫内压力近 90 mmHg)及第二产程产妇用力时,几乎贯穿每次宫缩(子宫内压力高达 250 mmHg),子宫胎盘的灌注都会中断。因此,在这些阶段胎儿的供氧有效地中断了。

正常妊娠的胎儿有充足的氧气储备,只要子宫在两次宫缩之间能够充分地放松,使气体进行传输,从而补充氧气供应,胎儿就能耐受这种短暂的、暂时的损伤。因此,宫缩的间隔对于恢复至关重要(图 5-28),相邻两次宫缩之间需要 60～90s 的时间使子宫放松。

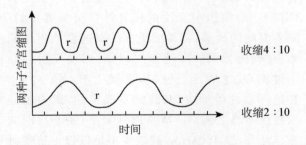

图 5-28　每 10 分钟子宫收缩次数与其持续时间的关系,及其如何影响子宫松弛(r)期胎儿恢复需要的时间,两者相似,大约在 4min

营养欠佳的胎儿,即使在子宫放松时也没有同等的氧储备,能量储备也会减少或降至最低,因此可能无法耐受与每次宫缩相关的间歇性缺氧。

（2）胎头受压：宫缩将胎头压向宫颈方向并通过骨盆，因此胎儿的头部受到压力，继而这个过程因母亲向下用力而加剧。由于颅内压力的变化，胎头受压可反射性引起心动过缓。这是一种正常的自主神经反应，但很明显，在任何心动过缓的发作过程中，胎儿的血液循环都会减少，因此，由于心率减慢，已经受损的胎儿将再次受到组织暂时供氧减少带来的更大影响。

（3）脐带受压：在子宫内，脐带在胎儿周围随意分布，可以缠绕或靠近胎儿的任何部位，因此宫缩时会被挤压。一旦胎膜破裂，这种情况发生的可能性更大。健康胎儿对脐带受压的正常自主反应是压力感受器和化学感受器受到刺激的结果，其过程如下。

- 最初，较大的、肌肉较少的脐静脉阻塞导致心脏回流减少，从而刺激压力感受器，引起心动过速。
- 脐静脉阻塞后继发缺氧，刺激化学感受器，引起副交感神经反应，产生心动过缓。
- 随着进一步受压，脐动脉闭塞会增加外周阻力，加重心动过缓。
- 随着宫缩逐渐消失，这个过程是相反的。

脐带受压很常见，因此，在一个健康的胎儿中，作为一种正常的自主反应，胎儿心率（FHR）减慢的模式相当经典（见图5-29，模式"a"）。然而，正如上文所述，每次出现减速，胎儿的循环就会减少，因此，宫缩间期的充分放松对于胎儿循环恢复，继而组织灌注的恢复都是至关重要的。随着时间的推移，持续或重复的减速会产生累积效应：首先"双肩峰"征消失，然后出现反射性心动过速，减速后延迟恢复，基线上升（图5-29）。在最严重的类型中，基线是不确定的，因为胎心恢复到基线之前下一次宫缩到来了，胎心再次减速。此外，当Wharton胶减少不足以保护脐带血管的情况下，脐带受压更常见，如早产儿或生长受限的胎儿，因此，他们更易出现脐带受压并且已经受损。

2. 异常产程的挑战

（1）感染：产程中发热与胎儿缺氧损伤和脑瘫的风险增加有关[25,26]。缺氧和败血症这两个过程似乎是相互增强的，而不是简单的叠加，这个过程可以迅速恶化，需要早期识别和恰当的处理。

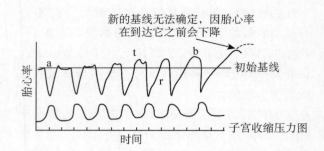

图5-29 脐带受压相关的变异减速，演示典型的下降（a）上升的基线，（b）反射性的心动过速（t）以及延迟恢复（r）均为可疑的征象

问题之一是硬膜外麻醉与核心体温升高有关，因此产程中轻度发热相当常见。这有可能导致人们对发热的态度变得相当放松，而不是将其视作敲响的警钟。对于产时发热需要保持临床警惕，并进行恰当的评估和治疗。

- 如果有感染的临床症状，即使是体温轻度升高也是意义的。
- 如果没有区域阻滞（分娩镇痛），37.5℃的发热是有意义的。
- 如果有区域阻滞（分娩镇痛），38℃的发热是有意义的。
- 乙酰氨基酚（扑热息痛）本身并不是一种治疗感染的方法：它可能由于其解热作用而降低温度，这是有用的，但这并不意味着感染得到了治疗。以这种方式"隐藏"感染的体征之一（发热）是危险的。

在所有这些情况，应采取适当的微生物培养，并开始抗生素治疗。临床对感染的认识及它对胎儿状况的影响、胎儿储备，以及胎儿对后续产程的耐受性都在决定分娩时机上扮演重要作用。

（2）产程延长：产程延长时胎儿必须耐受更多的子宫收缩。这在胎位异常中很常见，同样也与过期妊娠引产或胎膜早破时间长有关，两者都增加了胎儿的风险（分别增加了子宫胎盘功能不全或感染的风险）。

（3）子宫过度活动：这包括宫缩过频（10min内超过5次收缩）或子宫张力过高（宫缩延长不缓解或子宫基础张力增高），两者均可自然发生或医源性造成。当过多的子宫活动自然发生时，它可能是非常危险的，因为它可能与病理过程有关，如感染（额外的风险和脆弱性已经讨论过）或出血。

在出血的情况下（这可能是隐藏的胎盘后分离），加重胎盘分离，且子宫缺乏足够的间歇让胎儿来应付。这种情况非常危险，胎儿情况恶化可能很快。

相反，如果识别并能立即处理，医源性心动过速和子宫张力高是可逆的。这可能是前列腺素敏感或过量，以及缩宫素过量所致。使用缩宫素引产时，一个常见的产科和助产目标是每 10 分钟进行一定数量的宫缩，但由于这一目标关注的是宫缩而不是放松，所以很容易理解为什么子宫过度活动是一个相对常见的问题[27-29]。如果一阵宫缩持续 1min，那么 10min 内 4 次宫缩的目标是合理的，但如果一阵宫缩持续 2min，那么将 4 次宫缩挤进 10min 内会导致胎儿缺氧（见图 5-28）。此外，另一个问题是缩宫素倾向用于异常分娩（如胎膜早破时间长、过期妊娠引产、产程延长），因此有许多其他危险因素导致胎儿的损害。宫缩过频常常被忽略，合成缩宫素持续滴注，或甚至进一步增加，直到胎心出现异常，从而出现过度刺激（宫缩过频伴胎心异常）。

（4）子宫破裂：子宫破裂导致胎儿供氧灾难性地中断，需要在几分钟内完成分娩。然而，即使发生这种显著的病理过程，除了异常的胎心监护外，其他体征可能是不易察觉的，通常要等到开腹探查[30]才能做出诊断。在产程进展困难或高危人群中，考虑到这种可能性或许有助于诊断的预判，并在必要时快速反应，进行干预。

（5）胎盘早剥：由于出血可能被掩盖，疼痛又难以与临产的阵痛相区分，胎盘早剥可能被临床忽略，特别是后壁胎盘。宫缩过频和子宫张力过高是经常被忽略的症状，因为人们的注意力往往集中在胎心率上，而不是临床症状和宫缩压力图。因此，再次强调，胎心异常是一个出现相对较晚的体征，却又往往是唯一的提示，表明哪里一定出了问题。

（6）脐带脱垂：脐带脱垂可导致胎儿供氧灾难性地中断，需要紧急分娩，通常在发现胎儿胎心异常后经阴道检查证实。

（7）脐带受压发展为脐带梗阻：虽然脐带受压在分娩中相对常见（通常随着产妇体位的改变或胎儿部位的旋转和下降而自行纠正），但它会恶化并导致长时间的脐带梗阻。在第二产程中，当产妇开始用力使胎头下降时，存在这样一个独有的危险因素。因此，如果存在与脐带受压保持一致的胎心表现，在产妇开始用力前就为快速分娩做好准备是明智的决定。

三、发现胎儿缺氧

1. 识别胎儿风险

由于任何胎儿应对产程的能力取决于其临产时的状况，因此产前对风险的识别对于计划安全分娩至关重要。在产程中，任何产妇被确认为胎儿损害高危者都应该得到相应的照顾，而对那些低危的产妇则不需要那么密切地监测。无论采用哪种技术，产时监测胎儿的目的是"筛查"出早期缺氧迹象，以便在发生不可逆转的损伤之前及时干预和安全分娩。低危妊娠的首要任务是有一个假阳性率较低的检测系统，以便将不必要的干预保持在最低水平；相反，对高危胎儿来说，优先考虑的是有一个假阴性率低和敏感度良好的，能够早期识别问题的检测系统。

以下章节将讨论产程中监测胎儿的不同技术，但值得指出的是，并非所有高危病例都能在产前检测出，这是不可避免的；并且由于怀疑指数降低，那些未知的"高危"胎儿在分娩中尤其脆弱。因此，重要的是，每一位因"临产"入院的产妇和胎儿，都应经过深思熟虑，努力根据病史和检查来重新筛查（高危因素），确保其正常，然后再进行计划生育（框图 5-24）。

💡 **框图 5-24**

临产入院时的临床检查：警惕风险的线索
- 可能遗漏了产前危险因素（回顾产前病史）。
- 自末次产检后危险因素可能就出现了（潜伏期延长/胎膜破裂或出血）。
- 仔细查体：胎儿生长情况、羊水量及性状、发热情况。
- 分娩特点：宫缩的模式、胎先露及胎位。

---

2. 羊水和胎粪的排出

良好的羊水量是一个确保胎儿孕期没有发生慢性缺氧的征象（如上所述）。如果临产破膜（自然或人工）后发现没有羊水，那么很可能是羊水过少/无羊水，同时相关的问题是一个未被识别出的生长受限胎儿。所有的助产士和产科医师在接生了一个之前缺氧但没有被发现的新生儿后,会看到浓稠的胎粪,呈"绿豌豆汤"样。临床的秘密就是思考这种可能性,并且在找到其他证据之前(如在产房,这可以通过超声扫描进行评估)要清楚没有羊水意味着羊水过少/无羊水/胎儿生长受限。

产时另一个体征为羊水的颜色。英国国家卫生与临床优化研究所(NICE)关于产时护理的指南讨论了微粒化胎粪的存在是否重要[31,32],但从病理生理学原理出发,似乎是解释这些征象的更合乎逻辑的方法。

- 足月儿胎龄成熟时可能排出胎粪,但如果这是"无害的"胎粪,应有足够的羊水来稀释胎粪。
- 如果胎儿早产,胎粪排出不正常,可能提示感染或缺氧。
- 如果胎粪稠厚,那么根据定义,羊水量会减少,这反映了子宫胎盘功能不足和可能的胎儿损害。
- 如果羊水清澈,但在分娩过程中变为粪染,说明胎儿可能已经受到损害,这可能是由缺氧或感染所致。

3. 产程中的胎儿监护

在产程中寻找胎儿的体征、了解胎儿的状况及胎儿所受到的正常压力或病理生理的损伤,是胎儿监护中唯一最重要的部分。分娩入院时省略这一基本步骤,而直接进行 FHR 监测是假定所有胎儿都具有相同的储备和脆弱性。我们先前的讨论证明了这样的假设是多么错误:对一个特定的胎儿,持有一定的有根据的怀疑指数,并且无论产前阶段还是分娩期间对任何可能的病理生理学变化都有了解,这些都会增加早期发现受损迹象的可能性。等到事情明摆着的时候再做决定是不明智的,也是危险的,因为可能为时已晚。指望任何监测系统来指导临床决策都是不切实际、不合逻辑和危险的。

另一个值得探讨的问题是,在产程中不同胎儿监测技术之间的误差范围,从无法识别胎儿处于危难之中(因此会造成伤害/死亡)到错误地将健康的胎儿视为窘迫状态,让他和他的母亲遭受不必要的手术分娩。

当回顾这些不同的监测技术时,有趣的是注意到通常是在增加手术分娩和增加新生儿发病率之间进行权衡的,这些相对风险则取决于病理学的背景患病率;因此,NICE 建议对低危妊娠和高危妊娠进行不同的监测[31,32]。这并不免除在产前与孕妇讨论利与弊的义务,以便使她了解并参与有关分娩护理的决定,特别是胎儿监测计划。脑性瘫痪和死亡的长期结局是罕见的,尽管新生儿癫痫发作是一个值得关注的问题,也不应被忽视,但在低危妊娠中,不同的监测模式仍然显示出统计学上的显著差异。

从历史上看,听胎心一直是临产后监测胎儿情况的主要方法,但这一步骤脱离了重要的信息,即氧供应是否足以满足胎儿组织代谢。如果没有,并且无氧代谢已经开始,那么根据定义,即存在胎儿缺氧,并且情况可能会变得更糟。问题是没有直接连续测量胎儿组织 pH 值的方法,即使有也会是侵入性的,因此用于常规监测也是不实际的。周期性胎儿血液采样(FBS)可以用于那些显示有可能损伤迹象的胎儿;目前,在胎心异常的情况下(稍后将详细讨论),已经有这种方法使用的经验。对将胎儿脉搏血氧仪作为一种测量胎儿氧饱和度的手段进行了探索研究,并与胎心监测相结合使用,但随机试验未能提供令人信服的证据,证明它是有益的[33-35]。对近红外光谱也进行了探索[36,37],但尚未进行随机临床试验[38]。

(1)胎儿心率:胎心率监测是帮助临床观察产时胎儿监护的主要手段。胎心率受许多因素的影响,这些因素主要通过自主神经系统的两个相反的部分起作用:交感神经系统的刺激加快心率,副交感神经系统的刺激减慢心率。由于这两种相互对立因素的影响,维持体内平衡,心率其实处于一个恒定的变化状态。两者都对产时的各种应激产生反应,包括氧分压的变化(通过化学感受器)、胎儿循环的变化(通过压力感受器)和感染,并且这些应激间接地反映在胎心监护图中。此外,心肌缺血也会导致胎儿心动过缓。正是由于这些原因,胎心率提供了一种可靠的胎儿状况指标。线上英国妇产科医师协会(RCOG)和 K2 教学计划对这一主题有很好的涉及[1,2](框图 5-25)。

胎心率的特征

- 基线变异是筛查胎儿缺氧最有效且唯一的参数。
- 慢性应激状态下（包括感染和缺氧），胎心率基线上升。
- 产程中，胎心基线不应下降，除非对治疗感染有反应；如果有反应，这反映了缺氧。
- 加速是健康的标志。
- 发生减速是由于：
  - 胎头受压（均匀，应与子宫收缩同步，即早期减速）；
  - 脐带受压（可变异，较早出现；见图 5-29）；
  - 缺氧（较晚出现，或为均匀的，或上述减速的延迟恢复或延长）。
- 减速右侧发生的情况显示胎儿是如何应对应激的（图 5-30）。

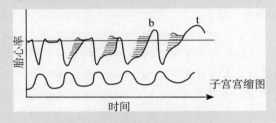

图 5-30　胎儿受损的可疑征象

连续的收缩（阴影区）和胎心基线上升（b）及反射性心动过速（t），使得每次减速（每次下降的右侧）的恢复期需要更长的时间。

有不同的分类系统来帮助解释胎心。在英国，最常用的一种系统是 NICE 产时监护指南[31]中描述的方法，该指南更新于 2014 年 12 月[32]。2015 年 10 月，国际妇产科联盟（FIGO）也发布了胎儿监护指南[39-43]。复习这两种分类系统的证据基础，实际上是相同的，但它们之间存在的一些差异导致混淆产生。英国的一些产房现在选择使用更新的 NICE 指南，而其他产房则使用 FIGO 指南。英国妇产科医师协会（RCOG）要求 NICE 审查他们的推荐，并于 2017 年 2 月进行了进一步的修订，如表 5-13 所示。两种系统都对心率特征进行分类，以帮助解释胎儿的健康状况，并提供管理指导（表 5-13 和表 5-14）。尽管这些系统略有不同，但真正的问题是必须了解胎儿心脏生理学，在完整的临床图像的背景下仔细解释胎儿心脏的轨迹，并仔细分析随时间推移而产生的变化。

例如，正常基线值取自健康婴儿的人群；但这并不意味着如果一个胎儿的胎心基线在产程中发生改变，如从每分钟 110 次升到 160 次或从每分钟 160 次降到 110，其基线仍然保持正常。产程中基线值的小幅上升（20 bpm）很常见，由交感神经刺激（通过肾上腺素）造成；但更重要的是，这点表明胎心基线加快是继发于如缺氧或感染等应激状况；产程中基线罕有下降（如除非败血症得到治疗），如果发生应该怀疑缺氧。

表 5-13　2017 年 NICE 胎心参数分类修订版[32]

参数	正常	可疑	异常
基线*	110～160	100～109 和 161～180	>180，<100
变异*	(5～25)/min	<5/min 持续 30～50min，或者>25/min 持续 15～25min	<5/min，超过 50min；或者>25/min 持续超过 25min，或者正弦型波
减速*	无，早期减速，或者无须关注要素的变异减速，持续时间<90min	变异减速不合并需关注要素持续时间>90min ＜50%的宫缩中出现变异减速并任一需关注要素持续时间>30min >50%的宫缩中出现变异减速合并任一需关注要素持续时间<30min >50%的宫缩中出现晚期减速，持续时间<30min，不合并其他高危因素	>50%的宫缩中出现变异减速合并任一需关注要素持续时间 30min（如有危险因素，可少于 30min） 晚期减速持续 30min（如有危险因素，可少于 30min） 急性心动过缓或者单纯延长减速持续超过 3min
分类*	所有正常=正常/确切	一项可疑+两项正常=可疑	一项异常或者两项可疑=异常

（续 表）

参数	正常	可疑	异常
处理*		考虑全面评估:解释/升级/保守措施(改变体位、宫缩、补液、扑热息痛、抗生素)	如果心动过缓持续时间过长(如果在9min内恢复,可重新考虑),则应根据临床情况采取升级、保守治疗和进一步措施,如FBS或紧急分娩。

* 需要关注的要素包括:减速持续超过1min,变异减少,无法回归基线;正弦形状;"肩峰征"消失。

表5-14 胎儿心脏特征的FIGO分类概述[42]:胎心宫缩监护图分类标准、解读和推荐管理*

	正常	可疑	病理性
基线	(110~160)/min	缺少至少一项正常的特征,但是没有病理性的特征	<100/min
变异	(5~25)/min	缺少至少一项的正常特征,但是没有病理性的特征	变异减少,变异增多或者正弦型波
减速	无重复性减速†	缺少至少一项的正常特征,但是没有病理性的特征	超过30min内重复性晚期减或延长减速†,或者20min内并伴有变异减少,或者1次延长减速超过5min
解读	胎儿无缺氧/酸中毒	胎儿存在缺氧/酸中毒的可能性小	胎儿存在缺氧/酸中毒的可能性大
临床处理	无须干预以改善胎儿氧合状态	明确可以逆转的因素,密切监护,或者加用其他方法评估胎儿氧合状态‡	立即采取措施纠正可以逆转的因素,加用其他方法评估胎儿氧合状态,或者即使这样也不可能加速分娩。在紧急情况下(脐带脱垂、子宫破裂或胎盘早剥),应立即分娩

* "加速"存在意味着胎儿没有缺氧/酸中毒,但它们在分娩期间的缺失则意义不明。

† 减速实际上是重复性的,即超过50%的宫缩出现减速。

‡ 胎儿血液采样。

这些基线变化非常重要。值得注意的是,纸质胎心率描记图通常在打印时折叠起来,然后整齐地摞起来;而计算机描记图只是显示胎心监护图任意时间的一小段。在这两种情况下,恰当阅读胎心监护的做法要求有意地展开或(鼠标滚轮)滑回到之前的监护图,以便对其进行全面的评估。不能做到这一点的后果是,恶化的重要迹象可能被忽略。

胎心率监测技术:如何最好地监测胎心?有两种选择,一种是间断听诊(直接使用Pinard听诊器或手持多普勒设备);另一种是通过腹部多普勒传感器或胎儿头皮电极进行连续电子记录。

（2）间断的听诊:过去,用Pinard听诊器直接听取胎儿心脏的声音是很有用的,这种设备体积小且价格便宜,但缺点是只有使用的人能听到,而且需要听者来计算心率。手持多普勒探测仪也具

备体积小、携带方便的优势,除此之外还有一个优点就是可以放大声音,这样孕妇和其他工作人员都能听到心跳,并且它还可以显示心率的数值。这些心率的唯一记录是在病例记录中通过手工完成的。没有足够的证据支持一种技术优于另一种技术,但在津巴布韦的一项试验发现,与使用Pinard听诊器相比,使用多普勒设备时,产科干预更多,新生儿并发症更少[44]。

根据NICE[31,32]的研究,应在每次宫缩后听诊胎心满1min:第一产程中每15分钟听1次,第二产程中至少每5分钟听1次。FIGO也推荐在第一产程每15分钟听1次胎心,在第二产程每5分钟听1次,但建议在宫缩时至少听60s,宫缩后至少听30s[41]。这一方法可以探测到因"胎头受压"引起的良性的早期减速(这种减速通常出现在第一产程和第二产程的后期),但可能会错失晚期

减速。两者都建议在胎心出现异常时开始连续的胎儿电子监护（EFM），但 FIGO 建议在开始连续的 EFM 前，连续听诊 3 次宫缩以确认异常持续存在[41]。间断听胎心存在一些问题：首先，在临床实践中，听诊往往持续不到 1min[45]；其次，鉴于 1min 内心率会发生变化，建议将心率求取平均值[31,32,41]。后一点值得注意的是，基线的变异和基线的变化对评估胎儿的健康状况至关重要，因此平均心率会消除这两点。记录一个范围是常见的做法（如 120～150bpm，有加速，没有减速），但不定义基线的范围并不理想；即使是在胎心监护图上，也很难区分加速和减速，更不要说是单纯听诊，将更难区分。这可以解释了为什么随机对照试验一致显示，与持续性 EFM 相比，使用间断听诊监测的低危妊娠的新生儿癫痫发作的发生率增加[31,46]（表 5-15）。然而，由于脑瘫或婴儿死亡率在统计上没有显著差异，因此必须将这一劣势与间断听诊降低手术分娩的风险进行权衡。

表 5-15 临床随机对照试验比较了电子胎儿监护和间断听诊（数值为相对危险度，括号内 95% 的置信区间）

	所有女性*	低危妊娠+
新生儿健康	0.5（0.31～0.80）	0.36（0.16～0.81）
围生期发病率	0.85（0.59～1.23）	1.02（0.31～3.31）
阴道手术助产	1.16（1.01～1.32）	
剖宫产	1.66（1.30～2.13）	
总手术产		1.35（1.09～1.67）

* 超过 37 000 妊娠（12 项临床试验）[46]。

+ NICE 三项关于低危妊娠的临床试验[31]。

（3）住院胎心监护：由于评估与风险分层在产妇临产入院时具有重要意义，以及间断听诊的潜在缺点，入院时行"快照式"胎心监护（cardiotocography，CTG）在帮助区分高危和低危胎儿的概念是合乎逻辑的。然而不幸的是，在临床低危妊娠中引入 CTG 并没有获益，因为它与临床干预增加相关，且不改善结局[47]，因此不推荐在低危人群中使用 CTG[32,41]。

（4）胎心宫缩监护图：可打印输出的胎心电子记录允许连续记录心率的同时并永久保留。基线及其变异也相对容易定义，从基线的变化可以研

究加速或减速。因此，它是一个敏感的记录心率变化的工具。与间断听诊相比，它的使用改善了胎儿结局，减少新生儿癫痫发作[45]，但它影响了产妇的活动（除非使用遥测传感器），而且它往往将看护的注意力从产妇转移到监测上[44]，并与产科干预措施的增加有关（所有形式的手术分娩）。

EFM 的优点是，它非常敏感，可以检测到胎儿可能存在的风险，但它的特异性较差，即异常的（胎心）描记曲线并不意味着胎儿一定是缺氧的。为了提高 EFM 的预测价值和降低手术分娩率增加的不利因素，研究关注了胎心曲线不正常时，其他可用于补充 EFM 的技术。脉搏血氧测定法和近红外光谱法已被简要提及，但尚未在临床上应用[33-37]。虽然振动声刺激用于产前胎儿的评估看起来很有希望，但仍需要进一步的研究，包括产时研究，去探索产程中任何潜在的益处[48]。产程中更侵入性的技术——间断地经胎儿头皮抽取胎儿血——作为 EFM 的辅助手段，已充分纳入产时护理，并已经进行了临床试验。

（5）胎儿血液采样（fetal blood sampling，FBS）：近年来，FBS 的价值一直备受争议[49,50]，但目前仍是产时胎儿监测的重要组成部分。除了急性胎儿损伤（需要紧急分娩）、产妇感染（如艾滋病毒感染和肝炎）、胎儿失血性疾病和早产（＜34周），NICE[32] 和 FIGO[42,43] 仍然推荐使用 FBS。

大多数 FBS 测量都是检测 pH 值和气体值，但最近已经对胎儿乳酸进行了测量。只需要较小的血容量，因此对 pH 值的估计具备潜在的优势。现在，测量和比较胎儿血液酸碱度和乳酸水平，已成为随机对照试验的主题，尽管胎儿结局和手术分娩率没有差异，但乳酸组的 FBS 成功率更高，因为分析需要的血标本量更少[51]。所有 FBS 标本采集时，产妇均应左侧卧位，避免主动脉-下腔静脉受压[31]。

① FBS 结果的解读：FBS 结果的解读必须包括临床情况与影响母亲和胎儿的危险因素，并且必须考虑到一个结果只能反映当时的酸碱度/乳酸。一个孤立的读数，即使正常，也不能认为是没有问题的，因为代谢性酸中毒的过程可能只是刚刚开始（低氧血症发展到缺氧之后，如之前详细描述的那样），并可能根据不同原因迅速加速。即使先前 FBS 结果是正常的，病理

性的 CTG 也需要重复 FBS，以帮助评估胎儿恶化的趋势。重复采血的时机取决于 CTG 的性质、最初的结果，以及病例的临床特征，临床特征也是最重要的一点。NICE 产时指南描述了 FBS 分类和操作[31]（表 5-16）。FIGO 指南[43]包含乳酸测量（表 5-17）。

表 5-16　胎儿血样的 NICE 分类[31]

pH	解读	NICE 推荐的处理[31]	恰当的临床处理
≥7.25	正常	如果存在病理性迹象，应在 1h 内重复；或者根据迹象，尽快重复	临床特征也应该影响时机，下降的结果提示受损（见正文）
7.21～7.24	临界	根据迹象，30min 内或尽快重复	临床特征将决定重复采血是否明智还是应该加速结束分娩
≤7.20	异常	请示产科顾问医师的意见	终止妊娠，并告知产科顾问医师，这个过程不能推迟分娩

表 5-17　胎儿血样的 FIGO 分类[43]

pH	乳酸浓度（mmol/L）	解读	处理
>7.25	<4.2	正常	如果 CTG 仍然异常，60min 内重复
7.20～7.25	4.2～4.8	临界	保守处理；如果不正常，20～30min 内重复
<7.20	>4.8	异常	保守处理/快速结束分娩

其目标是在胎儿发生不可逆转的损伤之前实现分娩，如果阴道分娩的机会很渺茫，且胎儿状况已经在恶化，那么等到出现严重的酸血症才进行干预是不合逻辑的。因此，两份连续、相隔 1h 的胎儿血样的 pH 分别为 7.35 和 7.25 不应该令人安心：这个胎儿正在迅速恶化，再过 1h，下一个 pH 很可能会低于 7.20。这里，临床决策将很大程度上取决于产妇宫口是否已经扩张为 9cm，并迅速扩张和进展（在这种情况下，在接下来的 30min 内重复 FBS 可能允许进展至宫口开全和阴道分娩）或她是否在过去 4h 内，尽管已使用缩宫素加强宫缩，但宫口仍然停留在 4cm（在这种情况下，通过剖宫产尽快结束产程可能更合适）。这就是为什么指南建议的基本规则与临床判断必须相结合，而不是盲目地遵循这些规则。

②胎儿采血的困境：缩宫素滴注后，胎心异常会造成很多问题；临床处理各有不同，有停止缩宫素滴注以阻止胎心异常，有先暂停缩宫素直到抽取胎儿血并确认正常，还有继续缩宫素滴注同时行 FBS。应该牢记的是，因为产程进展需要宫缩，所以决策的关键是评估宫缩情况。如果宫缩和宫缩间期是合适的（见上文），应该继续缩宫素滴注；

但如果胎心需要 FBS，那么就应该继续进行。NICE 推荐，如果胎心曲线令人不放心或者存在异常，应停止缩宫素，直到胎儿血样检测结果回报为止；如果正常，可以重新开始滴注缩宫素[32]。需要记住的是，FBS 需要重复以便确认胎儿的情况没有随着增强的宫缩而恶化。

对于病理 CTG 而言，分娩通常是更合适的处理，因此 FBS 很少在宫口完全开大时进行；但正常的结果可允许下降和旋转的时间，将原本更复杂的手术分娩转变为更直接的分娩。然而，如果这是计划，应该记住第二产程中胎儿状况的恶化速度（因为产妇在用力）比第一产程快，以及这样的策略具有相当高的风险，因此，如果 CTG 恶化，产科医师应随时准备分娩。

关于是否在子宫瘢痕产妇的胎儿进行 FBS 检查一直存在争议，因为胎心异常往往是子宫瘢痕完整性问题的第一个迹象，在胎儿可能很快死亡之前，FBS 会错误地让人放心。另一方面，子宫瘢痕破裂是一个比胎心异常更为罕见的事件，不进行 FBS 而直接进行剖宫产不可避免地导致"不必要的"干预增加。基于这些原因，在剖宫产后阴道分娩（vaginal birth after previous caesarean delivery，VBAC）的情况下，是否进行 FBS 应由产科医师决定。

应由产科高年资医师谨慎地决定，在产程早期（宫口开大≤3cm）行 FBS 或多次重复 FBS（宫口开大≥3cm），不过这可能是适当的，并可实现安全的阴道分娩[52]。

在尝试 FBS 时，如果无法获得足够的样本量（如果是抽血测乳酸浓度则较少出现），则面临两难境地，是继续观察产程（如果胎心模式是病理性的，那么胎儿不安全）还是直接分娩；但最近建议可以刺激胎儿头皮帮助指导临床，如果刺激头皮产生加速，胎心恢复正常，那么这是令人安心的[43]。

（6）胎儿心电图

①ST 分析：在过去的几十年里，利用计算机分析胎儿心电图，特别是 ST 段，已被引入临床实践。胎儿心电图是通过一个内电极（附着于胎儿头皮上）来检测的，当出现 ST 事件时，打印出来会突出显示，即 ST 段抬高提示心肌缺氧。最初支持 CTG 监测作为产时监护补充的随机试验[53-55]表明，新生儿结局更好，手术分娩更少，但现实情况令人失望，在常规临床实践中使用该技术时出现了一些问题[56-58]。美国一项备受期待的大型随机对照试验表明，胎儿心电图 ST 段分析作为常规产时电子胎心监测的辅助手段，并没有改善围产期结局或降低手术助产率[59]。Cochrane 最新的综述中纳入了这些数据，同样不支持 ST 分析[60]。

这种监测方法的困难如下。

- 在对照组中，即 CTG 和脐带血气值正常组[58]，ST 事件发生频率较高（50％）[58]；
- ST 事件和异常的 CTG 模式在缺氧过程中出现较晚，且不一致（50％为中度代谢性酸中毒 50％，67％为重度酸中毒）[58]；
- 如果监护开始之前发生 ST 事件，则可能不会登记[57]。

对英国一家教学医院监测的前 1502 例病例的回顾性分析[56]显示，在急诊手术分娩或新生儿脑病发生率方面没有改善。争论的关键在于，使用该工具进行临床决策应包括准确的 CTG 解读以及登记 ST 事件，但问题是 ST 分析被市场营销定位为可减少临床干预，因为它比 CTG "更好"，

因此，如果 ST 事件不触发，用户倾向于忽视病理性 CTG 是不足为奇的[61]。

②非侵入性胎儿心电图：ST 分析的另一个缺点是头皮内螺旋电极，这有可能会导致头皮损伤和感染的风险。对放置在母体腹部的外电极的信号采集和可行性已经进行了探索[62]，但仍处于研究阶段。这将避免螺旋电极的问题，但 ST 分析仍然存在困难，如何将其与临床实践中的 CTG 解释联系起来，从而进一步发展这项技术是值得商榷的。

（7）CTG 计算机解析：有证据表明，CTG 的计算机分析降低了产前阶段的围产死亡率[63]，但在产时监测中并非如此。初步试验旨在增加一个专家系统帮助解释胎心曲线和改善干预率和新生儿的结局，但缺乏支持；一项大型、多中心的英国试验将 47 000 多名妇女随机分为有决策支持组和无决策支持组进行产时 CTG 监测[65]，结果显示，除了决策支持组中 FBS 的发生率略有增加外，母亲和婴儿的结局没有差异。作者的结论是，他们的假设，即不合格的护理在很大程度上与未能识别病理性 FHR 模式有关，这一假设没有得到支持；而大多数与可预防的不合格护理相关的不良后果都涉及一旦发现 CTG 异常后，未能做出适当的管理决策。

四、展望

监测胎儿是否处于危险之中和在避免不必要干预的同时加快分娩速度之间的矛盾仍然存在。下面的建议或研究实例表明，进一步的发展可能改进这一不精确的科学。

- 对生长受限的产前检测可以通过系统地使用生长图来定期绘制耻骨联合-宫底高度图来改进，适当使用超声波、全面的产前保健和入院评估将进一步帮助将妇女和她们的孩子划分为较低或较高的风险群体。
- 对于低风险妊娠，间歇性听诊技术可以进一步探索，以确定是否可以通过严格指定基线（以及基线的变异性）来改善新生儿结局，而不仅仅是记录 FHR 的平均发生率或范围。
- 计算机化 CTG 分析在产前胎儿 EFM（未

达到 Dawes-Redman 标准与酸血症和宫内死亡有关）中得到了很好的建立，并提高了准确性[63,66,67]。这种用于产时 CTG 的工具的开发已经取得了有希望的结果[68]，但是来自最终 INFANT 试验的结果没有证实任何益处[65]。然而，进一步的发展，包括临床参数，而不仅仅是模式识别设计，可能有助于把重点回到治疗胎儿，而不是 CTG。

- 在 EFM 过程中实时提醒临床医师，并考虑临床因素和 CTG 参数的临床标志都可能提高对胎儿损害的探测，但不会取代临床敏锐度。始终需要对整个临床情况保持警惕、询问和批判性的审查，并给予高度重视。我们不能自满，指望机器告诉临床医师该做什么是不切实际的。

五、总结

产时胎儿监护必须以一个临床好学的态度开始，即吸收所有产前因素并将其添加到对分娩表现的观察中。区分低危妊娠和高危妊娠将倾向于一种特定的胎儿监测方法，但应该记住，无论选择哪种技术，都不是万无一失的，需要对产程中的临床发展保持警惕和认识。这种对缺氧的预期应该有助于及早发现问题，以便采取适当的行动，避免不必要的干预和不适当的不作为，因为这可能导致对胎儿造成不可逆转的损害。

（梁　硕　译　周希亚　校）

参考文献

[1] Royal College of Obstetricians and Gynaecologists. RCOG e-learning accessed by registering on http://www.e-lfh.org.uk/home

[2] K2 fetal monitoring training system. Available at https://training.k2ms.com.

[3] Eskes TK, Jongsma HW, Houx PC. Percentiles for gas values in human umbilical cord blood. *Eur J Obstet Gynecol Reprod Biol* 1983;14:341-346.

[4] Westgate J, Garibaldi JM, Greene KR. Umbilical cord blood gas analysis at delivery:a time for quality data. *Br J Obstet Gynaecol* 1994;101:1054-1063.

[5] Arikan GM, Scholz HS, Petru E, Haeusler MCH, Haas J, Weiss PAM. Cord blood oxygen saturation in vigorous infants at birth:what is normal? *BJOG* 2000;107:987-994.

[6] Low JA, Lindsay BG, Derrick EJ. Threshold of metabolic acidosis associated with newborn complications. *Am J Obstet Gynecol* 1997;177:1391-1394.

[7] Mokarami P, Wiberg N, Olofsson P. Hidden acidosis:an explanation of acid-base and lactate changes occuring in umbilical cord blood after delayed clamping *BJOG* 2013;120:996-1002.

[8] Malin GL, Morris RK, Khan KS. Strength of association between umbilical cord pH and perinatal and long term outcomes:systematic review and meta-analysis. *BMJ* 2010;340:1471.

[9] Yeh P, Emary K, Impey L. The relationship between umbilical cord arterial pH and serious adverse neonatal outcome:analysis of 51,519 consecutive validated samples *BJOG* 2012;119:824-831.

[10] Goldaber KG, Gilstrap LC III, Leveno KJ, Dax JS, McIntire DD. Pathologic fetal acidemia. *Obstet Gynecol* 1991;78:1103-1107.

[11] Sehdev HM, Stamilio DM, Macones GA, Graham E,Morgan MA. Predictive factors for neonatal morbidity in neonates with an umbilical arterial cord pH less than 7.00. *Am J Obstet Gynecol* 1997;177:1030-1034.

[12] Goodwin TM, Belai I, Hernandez P, Durand M, Paul RH. Asphyxial complications in the term newborn with severe umbilical acidemia. *Am J Obstet Gynecol* 1992;167:1506-1512.

[13] Graham EM, Ruis KA, Hartman AL, Northington FJ,Fox HE. A systematic review of the role of intrapartum hypoxia-ischemia in the causation of neonatal encephalopathy. *Am J Obstet Gynecol* 2008;199:587-595.

[14] Birthplace UK 2011, www.homebirth.org.uk/birthplace2011.htm

[15] Manktelow BM, Smith LK, Evans TA *et al*. *Perinatal Mortality Surveillance Report UK*. *Perinatal Deaths from Births from January to December* 2013. Leicester:Infant Mortality and Morbidity Group, Department of Health Sciences, University of Leicester, 2015.

[16] Confidential Enquiry into Maternal and Child Health (CEMACH). *Perinatal Mortality* 2007. London:

CEMACH，2009. Available at https://www. oaa-anaes. ac. uk/assets/_ managed/editor/File/Reports/2007_Perinatal_mortality. pdf

[17] Maternal and Child Health Research Consortium. *Confidential Enquiry into Stillbirths and Deaths in Infancy*，*4th Annual Report 1 January-31 December* 1995. London：Maternal and Child Health Research Consortium，1997.

[18] MacLennan A. A template for defining a causal relation between acute intrapartum events and cerebral palsy：international consensus statement. *BMJ* 1999;319:1054-1059.

[19] Committee on Obstetric Practice and American Academy of Pediatrics;Committee on Fetus and Newborn. American College of Obstetricians and Gynaecologists. ACOG Committee Opinion. Use and abuse of the Apgar score. Number 174，July 1996 (replaces No. 49，November 1986). *Int J Gynaecol Obstet* 1996;54:303-305.

[20] American College of Obstetricians and Gynecologists Task Force on Neonatal Encephalopathy and Cerebral Palsy. *Neonatal Encephalopathy and Cerebral Palsy:Defining the Pathogenesis and Pathophysiology*. Washington，DC;ACOG，2011.

[21] Rennie JM，Hagmann CF，Robertson NJ. Outcome after intrapartum hypoxic ischaemia at term. *Semin Fetal Neonatal Med* 2007;12:398-407.

[22] Gonzalez FF，Miller SP. Does perinatal asphyxia impair cognitive function without cerebral palsy? *Arch Dis Child Fetal Neonatal Ed* 2006；91：454-459.

[23] Azzopardi DV，Strohm B，Edwards AD *et al*. Moderate hypothermia to treat perinatal asphyxial encephalopathy. *N Engl J Med* 2009；361：1349-1358.

[24] Edwards AD，Brocklehurst P，Gunn AJ *et al*. Neurological outcomes at 18 months of age after moderate hypothermia for perinatal hypoxic ischaemic encephalopathy：synthesis and meta-analysis of trial data. *BMJ* 2010;340:c397.

[25] Grether JK，Nelson KB. Maternal infection and cerebral palsy in infants of normal birth weight. *JAMA* 1997;278:207-211.

[26] Neufeld MD1，Frigon C，Graham AS，Mueller BA. Maternal infection and risk of cerebral palsy in term and preterm infants. *J Perinatol*. 2005;25:108-113.

[27] Jonsson M，Norden SL，Hanson U. Analysis of malpractice claims with a focus on oxytocin use in labour. *Acta Obstet Gynecol Scand* 2007；86：315-319.

[28] Berglund S，Grunewald C，Pettersson H，Cnattingius S. Severe asphyxia due to delivery-related malpractice in Sweden 1990-2005. *BJOG* 2008；115：316-323.

[29] Jonsson M，Norden-Lindeberg S，Ostlund I，Hanson U. Metabolic acidosis at birth and suboptimal care:illustration of the gap between knowledge and practice. *BJOG* 2009;116:1453-1460.

[30] Maternal and Child Health Research Consortium. *Confidential Enquiry into Stillbirths and Deaths in Infancy:5th Annual Report:Focus on Ruptured Uterus*. London：Maternal and Child Health Research Consortium，1998.

[31] National Institute for Health and Care Excellence. *Intrapartum Care:Care of Healthy Women and their Babies during Childbirth*. Clinical Guideline CG55. London：NICE，2007. Available at https://www. nice. org. uk/guidance/CG55

[32] National Institute for Health and Care Excellence. *Intrapartum Care for Healthy Women and Babies*. Clinical Guideline CG190. LOndon;NICE，2014. Available at https://www. nice. org. uk/guidance/cg190.

[33] Garite TJ，Dildy GA，McNamara H *et al*. A multicentre controlled trial of fetal pulse oximetry in the intrapartum management of non-reassuring fetal heart rate patterns. *Am J Obstet Gynecol* 2000;183:1049-1058.

[34] Kuhnert M，Schmidt S. Intrapartum management of non-reassuring fetal heart rate patterns:a randomised controlled trial of fetal pulse oximetry. *Am J Obstet Gynecol* 2004;191:1989-1995.

[35] East CE，Begg L，Colditz PB，Lau R. Fetal pulse oximetry for fetal assessment in labour. *Cochrane Database Syst Rev* 2014;(10):CD004075.

[36] Peebles DM，Edwards AD，Wyatt JS. Changes in human fetal cerebral haemoglobin concentration and oxygenation during labour measured by near-infrared spectroscopy. *Am J Obstet Gynecol* 1992；166：1369-1373.

[37] Aldrich CJ，D'Antona D，Wyatt JS，Spencer JA，Peedles DM，Reynolds EO. Fetal cerebral oxygena-

tion measured by near-infrared spectroscopy shortly before birth and acid-base status at birth. *Obstet Gynecol* 1994;84:861-866.

[38] Mozurkewich EL, Wolf FM. Near-infrared spectroscopy for fetal assessment during labour. *Cochrane Database Syst Rev* 2000;(3):CD002254.

[39] Ayres-de-Campos D, Arulkumaran S and FIGO Intrapartum Fetal Monitoring Expert Consensus Panel. FIGO consensus guidelines on intrapartum fetal monitoring: introduction. *Int J Gynecol Obstet* 2015;131:3-4.

[40] Ayres-de-Campos D, Arulkumaran S and FIGO Intrapartum Fetal Monitoring Expert Consensus Panel. FIGO consensus guidelines on intrapartum fetal monitoring:physiology of fetal oxygenation and the main goals of intrapartum fetal monitoring. *Int J Gynecol Obstet* 2015;131:5-8.

[41] Lewis D, Downe S and FIGO Intrapartum Fetal Monitoring Expert Consensus Panel. FIGO consensus guidelines on intrapartum fetal monitoring: intermittent auscultation. *Int J Gynecol Obstet* 2015; 131:9-12.

[42] Ayres-de-Campos D, Spong CY, Chandraharan E and FIGO Intrapartum Fetal Monitoring Expert Consensus Panel. FIGO consensus guidelines on intrapartum fetal monitoring:cardiotocography. *Int J Gynecol Obstet* 2015;131:13-24.

[43] Visser GH, Ayres-de-Campos D and FIGO Intrapartum Fetal Monitoring Expert Consensus Panel. FIGO consensus guidelines on intrapartum fetal monitoring:adjunctive technologies. *Int J Gynecol Obstet* 2015;131:25-29.

[44] Mahomed K, Nyoni R, Mulambo T et al. Randomised controlled trial of intrapartum fetal heart rate monitoring. *BMJ* 1994;308:497-500.

[45] Altaf S, Oppenheimer C, Shaw R, Waugh J, Dixon-Woods M. Practices and views on fetal heart monitoring: a structured observation and interview study. *BJOG* 2006;113:409-418.

[46] Alfirevic Z, Devane D, Gyte GML. Continuous cardiotocography (CTG) as a form of electronic fetal monitoring (EFM) for fetal assessment during labour. *Cochrane Database Syst Rev* 2013; (5):CD006066.

[47] Devane D, Lalor JG, Daly S, McGuire W, Smith V. Cardiotocography versus intermittent ausculta-

tion of fetal heart on admission to labour ward for assessment of fetal wellbeing. *Cochrane Database Syst Rev* 2012;(2):CD005122.

[48] Tan KH, Smyth RMD, Wei X. Fetal vibroacoustic stimulation for facilitation of tests of fetal wellbeing. *Cochrane Database Syst Rev* 2013;(12):CD002963.

[49] Mahendru AA, Lees C. Is intrapartum fetal blood sampling a gold standard diagnostic tool for fetal distress? *EurJ Obstet Gynecol Reprod Biol* 2011; 156:137-139.

[50] Chandraharan E. Fetal scalp blood sampling during labour: is it a useful diagnostic test or a historical test that no longer has a place in modern clinical obstetrics? *BJOG* 2014;121:1056-1062.

[51] East CE, Leader LR, Sheehan P, Henshall NE, Colditz PB, Lau R. Intrapartum fetal scalp lactate sampling for fetal assessment in the presence of a non-reassuring fetal heart rate trace. *Cochrane Database Syst Rev* 2015;(5):CD006174.

[52] Heazell AEP, Riches J, Hopkins L, Myers JE. Fetal blood sampling in earlylabour: is there an increased risk of operative delivery and fetal morbidity? *BJOG* 2011;118:849-855.

[53] Westgate J, Harris M, Curnow JS, Greene KR. Plymouth randomised trial of cardiotocogram only versus ST waveform plus cardiotocogram for intrapartum monitoring in 2400 cases. *Am J Obstet Gynecol* 1993;169:1151-1160.

[54] Amer-Wahlin I, Hellsten C, Noren H et al. Cardiotocography only versus cardiotocography plus ST analysis of fetal electrocardiogram for intrapartum fetal monitoring: a Swedish randomised controlled trial. *Lancet* 2001;358:534-538.

[55] Ojala K, Vaarasmaki M, Makikallio K, Valkama M,Tekay A. A comparison of intrapartum automated fetal electrocardiography and conventional cardiotocography: a randomised controlled study. *BJOG* 2006;113:419-423.

[56] Doria V, Papageorghiou AT, Gustafsson A, Ugwumadu A, Farrer K, Arulkumaran S. Review of the first 1502 cases of ECG-ST waveform analysis during labour in a teaching hospital. *BJOG* 2007; 114:1202-1207.

[57] Westerhuis ME, Kwee A, van Ginkel AA, Drogtrop AP,Gyselaers WJ, Visser GH. Limitations of ST analysis in clinical practice:three cases of intrap-

artum metabolic acidosis. *BJOG* 2007; 114: 1194-1201.

[58] Melin M, Bonnevier A, Cardell M, Hogan L, Herbst A. Changes in the ST-interval segment of the fetal electrocardiogram in relation to acid-base status at birth. *BJOG* 2008;115:1669-1675.

[59] Belfort MA, Saade GR, Thom E *et al*. A randomized trial of intrapartum fetal ECG ST-segment analysis. *N Engl J Med* 2015;373:632-641.

[60] Neilson J. Fetal electrocardiogram (ECG) for fetal monitoring during labour. *Cochrane Database Syst Rev* 2015;(12):CD000116.

[61] Apantaku OO. Review of the first 1502 cases of ECG-ST waveform analysis during labour in a teaching hospital [Letter]. *BJOG* 2008; 115: 922-923.

[62] Cleal JK, Thomas M, Hanson MA, Paterson-Brown S, Gardiner HM, Greene LR. Noninvasive fetal electrocardiography following intermittent umbilical cord occlusion in the preterm ovine fetus. *BJOG* 2010;117:438-444.

[63] Grivell RM, Alfirevic Z, Gyte GML, Devane D. Antenatal cardiotocography for fetal assessment. *Cochrane Database Syst Rev* 2015;(9):CD007863.

[64] Lutomski JE, Meaney S, Greene RA, Ryan AC, Devane D. Expert systems for fetal assessment in labour. *Cochrane Database Syst Rev* 2015; (4):CD010708.

[65] Brocklehurst P, Field D, Greene K *et al*. Computerised interpretation of fetal heart rate duringlabour (INFANT): a randomised controlled trial. *Lancet* 2017;389:1719-1729.

[66] Dawes GS, Moulden M, Redman CWG. Short-term fetal heart rate variation, deceleration and umbilical flow velocity waveforms before labour. *Obstet Gynecol* 1992;80:673-678.

[67] Street P, Dawes GS, Moulden M, Redman CWG. Short-term variation in abnormal antenatal fetal heart rate records. *Am J Obstet Gynecol* 1991;165: 515-523.

[68] Schiermeier S, Pildner von Steinburg S, Thieme A *et al*. Sensitivity and specificity of intrapartum computerised FIGO criteria for cardiotocography and fetal scalp pH during labour: multicentre, observational study. *BJOG* 2008;115:1557-1563.

深入阅读

Brocklehurst P, Field D, Greene K *et al*. Computerised interpretation of fetal heart rate duringlabour (INFANT): a randomised controlled trial. *Lancet* 2017; 389:1719-1729.

Confidential Enquiry into Maternal and Child Health. *Perinatal Mortality* 2007. London: CEMACH, 2009. Available at www. cemach. org. uk/getattachment/ bc6ad9f0-5274-486d-b61a-8770a0ab43e7/Perinatal-Mortality-2007. aspx

FIGO Intrapartum Fetal Monitoring Expert Consensus Panel. FIGO consensus guidelines on intrapartum fetal monitoring. *Int J Gynecol Obstet* 2015;131:3-29.

K2 fetal monitoring training system. Available at https://training. k2ms. com.

National Institute for Health and Care Excellence. *Intrapartum Care: Care of Healthy Women and their Babies during Childbirth*. Clinical Guideline CG55. London: NICE, 2007. Available at https://www. nice. org. uk/guidance/CG55

National Institute for Health and Care Excellence. *Intrapartum Care for Healthy Women and Babies*. Clinical Guideline CG190. LOndon: NICE, 2014. Available at https://www. nice. org. uk/guidance/cg190.

Royal College of Obstetricians and Gynaecologists. *Intrauterine Infection and Perinatal Brain Injury*. Scientific Impact Paper No. 3, 2007.

第七节

早　产

Phillip Bennett

Imperial College Faculty of Medicine，*Institute for Reproductive and Developmental Biology*，*Hammersmith Hospital Campus*，*London*，*UK*

一、流行病学

1. 定义

早产的定义是妊娠满 37 周之前胎儿娩出。在英国，1992 年修订的婴儿生命保护法（the Infant Life Preservation Act）在法律上规定了可以存活的界限是孕 24 周。然而，少数孕 23 周出生的婴儿也可以存活。孕 32 周后，早产儿的死亡率与足月儿的死亡率相似。早期早产儿（very preterm infant，定义为孕 28 周到 32 周之间出生）的新生儿死亡率或残疾的风险显著增高，但是极早产儿（extremely preterm infant，定义为孕 28 周以前出生）最高（图 5-31）。现代产科对孕龄的评估主要是根据孕早期或孕中期超声对胎儿的测量，而不是根据末次月经日期确定的。然而，过去对于孕龄的评估不总是准确的，儿科的统计数字是根据出生体重而不是孕龄数据获得的。低出生

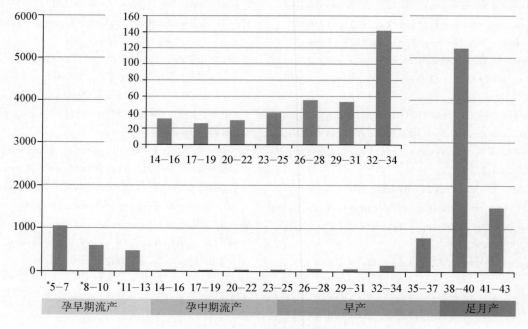

图 5-31　10 000 例妊娠的预期妊娠结局

早孕期胎儿丢失率和时间来自 CONCEIVE 研究（Foo FL，Collins A，McEniery CM，Bennett PR，Wilkinson IB，Lees CC。健康妇女孕前和孕早期的母体血流动力学改变与妊娠存活有关。*Hum Reprod* 2017；32：985-992）。孕中期和孕晚期结局来自英国国家统计办公室。

体重定义为小于 2.25kg,极低出生体重为低于 1.5kg,超低出生体重为低于 1kg。应用这些定义对结局数据进行描述会导致早产儿和小于胎龄儿之间难以区分,尤其是低出生体重这个类别,并且不能鉴别正常生长的早产儿和既是早产又是小于胎龄儿的新生儿。

2. 发生率

全球每年大约有 1500 万早产儿出生。早产的发生率在全球差异很大,大多数发达国家的早产发生率低于 10%,英国的发生率大约在 7%,美国的数字波动在 9%~12%,因为地理面积大,各州之间有差异。早产发生率超过 15% 的国家包括马拉维、刚果、科摩罗、津巴布韦、赤道几内亚、莫桑比克、加蓬、巴基斯坦、印度尼西亚、毛里塔尼亚和博茨瓦纳。早产发生数量最高的国家是印度、中国、尼日利亚、巴基斯坦、印度尼西亚和美国[1]。

根据可靠数字,几乎所有国家的早产率都在增长,特别是在发达国家,这和辅助生殖增加了多胎妊娠率有关,也与产科干预呈增加趋势有关。美国的策略是鼓励产科医师在处理生长受限和子痫前期时降低对选择性早产的依赖,这已经显著降低了当地的早产率,尽管这种做法很大程度上减少的是晚期早产。

自孕 32 周起,各孕龄或孕周的早产比例几乎以指数增加。这意味着绝大多数的早产发生在更晚的孕龄。在英格兰,大约 15% 的早产发生在孕 32 周前,而 70% 发生在孕 35 周至 37 周之间(图 5-32)。英国孕 32 周前的早产率相对保持稳定,相差 1%~2%。大约 1/4 的早产是选择性的,通常是因为子痫前期、宫内生长受限或母体疾病,其他原因是早产宫缩。

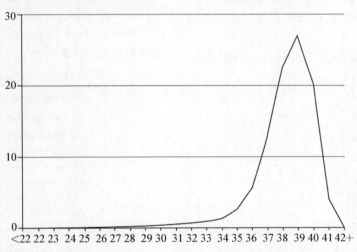

图 5-32 不同孕周的活产百分比,英格兰及威尔士 2011 年分娩队列
Source:UK Office for National Statistics.

自发性早产的发生率在 20 多岁的孕妇中最低。十几岁和 30 岁以上的孕妇发生率均有所增加。第一次妊娠的早产宫缩发生率较高。孕次增加本身不是早产的危险因素。实际上随着每一次成功足月产,早产的发生率进行性降低。婚姻状况、吸烟、环境压力、营养状况差和饮酒、喝咖啡、摄入街头药物(特别是可卡因)都已被证实会增加早产风险。然而,这些因素很多是彼此相关的,并且所有因素都与社会地位低下有关。种族与早产风险存在相关性。在英国,白种欧洲人的早产风险是 6%,非洲或非洲-加勒比黑人的风险是 10%,尽管很难区分是遗传变异的原因还是社会剥夺造成的。在对生活方式、收入水平、医疗服务相似的白人和黑人妇女进行的研究中(例如美国军队中),早产率没有显示出明显的种族差异。然而,对增加早产风险的特异性遗传多态性的检测提示,遗传与环境因素可能都参与了早产,这可以解释为何某些种族的早产风险增加。干预研究显示,产前戒烟计划降低了早产的风险,尽管目前没有证据表明其他干预措施能够降低早产风险,例如增加产检频次、节食或增加社会支持(框图 5-26)。

二、早产后的新生儿结局

2014 年，早产是全世界 5 岁以下儿童死亡的单项首要病因[2]。2013 年，630 万 5 岁以下的儿童死亡，52% 死于感染，44% 死于新生儿阶段。死因的前三位是早产并发症（15.4%）、肺炎（14.9%）、产程及分娩并发症（10.5%）。感染曾是这个年龄组的首要死因，但自世纪之交后，全球对于肺炎、腹泻和麻疹处理的改善降低了这些疾病造成的儿童死亡率。

全球的早产儿生存率差异巨大，这取决于他们在哪里出生。90% 以上出生在低收入国家的极早产儿（<28 周）死于出生后的最初几天，而高收入国家这个孕龄出生的婴儿死亡率<10%，生存差距为 10:90。非洲因早产并发症造成的新生儿死亡风险是欧洲婴儿的 12 倍以上。

在发达国家，特别是英国，早产儿的生存率在过去的 30 年稳步改善，主要是由于使用了表面活性物质、新生儿呼吸管理改善，以及更广泛地使用了产前皮质激素（图 5-33）。Epicure 研究纳入的是 1995 年出生的极早产儿，研究收入新生儿监护病房的孕 21、22、23 周早产儿的死亡率，分别为 100%、90%、80%。而后的 Epicure Ⅱ 研究对 2006 年出生的相似队列进行了分析，发现尽管孕 22—25 周出生的婴儿存活率自 1995 年后提高，但新生儿主要疾病的构成和存活的比例未发生改变。因此，早期早产儿生存率的改善造成了早产儿脑瘫比例增加。孕 32 周至孕 28 周的新生儿死亡率逐渐上升，从 2% 至 8%，然后在孕 23 周呈指数增加至 80%（表 5-18）。

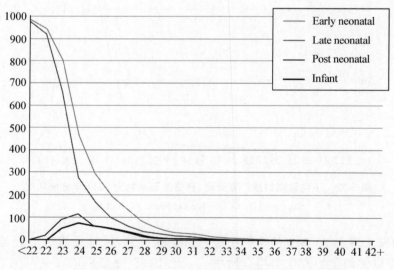

图 5-33 英国和威尔士 2011 年分娩队列不同孕周的婴儿死亡率

Source：UK Office for National Statistics.

过去，因表面活性物质缺乏导致的新生儿呼吸窘迫综合征（respiratory distress syndrome，RDS）是早产儿发病和死亡的主要原因。肺泡表面活性物质从孕 30—32 周开始产生。因此孕 30 周以前出生的早产儿风险最高。通过产前使用皮质类固醇和外源性肺表面活性物质替代治疗，过去 30 年 RDS 对新生儿发病和死亡的影响已经大大降低。孕 36 周出生时患慢性肺病，也就是需要通气或给氧的风险仍然持续上升，因为存活的极早产儿增多了。胎儿及新生儿大脑在孕 20 周至 34 周之间对损伤特别敏感。远期最可能出现神经发育问题的是孕 28 周前出生的婴儿，或出生体

表 5-18　根据体重和孕龄预测早产儿生存情况

孕龄(周)	体重第5百分位(g)	体重第10百分位(g)	体重第90百分位(g)	生存(%)	无主要疾病生存(%)
23	600	450	970	6	2
24	700	550	1180	15	5
25	790	620	1250	45	15
26	880	700	1350	60	20
27	960	780	1450	75	50
28	1080	820	1600	85	60
29	1220	940	1720	90	80
30	1400	1050	1900	93	85
31	1600	1180	2100	96	90
32	1760	1300	2300	97	92
33	1980	1480	2500	97	95
34	2200	1650	2700	98	97

Source：adapted using data from Draper ES，Manktelow B，Field DJ，James D. Prediction of survival for preterm births by weight and gestational age：retrospective population based study. *BMJ* 1999;319:1093-1097.

重小于 1000g 的婴儿。Epicure 研究显示，孕 26 周前出生的婴儿大约有半数在 30 个月时存在一定程度的残疾，大约 1/4 有严重残疾[3]。脑瘫可能与脑室周围出血、出血后脑积水和脑室周围脑白质软化有关。低氧-缺血是新生儿脑损伤的主要危险因素。然而，越来越多的证据表明绒毛膜羊膜炎、胎儿感染和脑室周围脑白质软化有很强的关联性。

脑瘫的总体风险和各个孕龄的早产（即孕 23—26 周）相关，风险是足月分娩新生儿的 7 倍；随着孕龄的降低，脑瘫风险显著增加，在孕 34 周、31 周和 28 周前出生的婴儿脑瘫相对风险分别为 14、46 和 70 倍。由于早产视网膜病变造成的视力障碍与出生时的孕龄呈负相关，与氧治疗的浓度和时长直接相关。孕 26 周出生的婴儿早产视网膜病变的风险小于 10%，孕 24 周出生婴儿的风险大于 50%。孕 28 周前分娩的婴儿大约 3% 需要助听器，50% 在学龄期被发现存在学习困难，需要额外的教育支持。

早产还会增加其他残疾，以及学习困难、行为和心理问题的发生，即便是没有脑瘫的儿童。孕 28 周前分娩的早产儿自闭症和智力低下的风险会增加 10 倍，精神分裂症的风险增加 5 倍。早产儿童由于认知过程存在困难，学校问题的风险增加。孕 28 周前分娩的儿童仅有半数能够顺利进入学前班。存在学习困难的早产儿的比例随着年龄增加而增加，因为学校作业的复杂性在增加。即便是没有明显疾病的早产的成年人，受高等教育的比例较低，低收入并依赖社会保障福利的比例较高。

早产儿的母亲出现抑郁症状的风险增加。早产儿必须留院的时间长短也影响了母亲在家庭中履行她的职责，家庭对早产儿的护理面临着长期的多重挑战。早产对于家庭的影响是长时间的，包括对父母亲、兄弟姐妹、经济和家庭运转都有影响。家庭需要不断地应对早产带来的问题，包括孩子学习走路时，学龄期和青春期，某些病例直至成年时。父母的婚姻关系也因此存在压力，经常会导致离婚，以及后续的育儿困难。当管理孩子遇到困难时，孩子的伙伴关系和自我评价出现问题时，孩子的困境对家庭日常生活造成影响时，以及担心孩子的未来时，父母亲会承受更大的压力。因为从父母那里得到的关注减少，兄弟姐妹受到影响。家庭作为一个单位很可能不再要孩子，经济上出现负担，家庭社会生活被限制，家庭压力大，父母难以继续工作（框图 5-27）。

三、宫缩的内分泌学和生物化学

为了有效地预测和预防宫缩,需要很好地理解人类产程发动的内分泌和生化基础,无论是足月宫缩还是早产宫缩[4,5](图 5-34)。我们对人类产程发动机制的理解仍然是不完全的,某种程度上是因为不同物种分娩发动的机制进化有差异,造成动物模型获得的数据不能直接外推至人类。

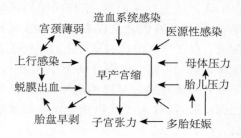

图 5-34　早产综合征病因的相互作用

1. 宫缩是一个炎症过程

在整个妊娠期间,子宫颈都要保持紧闭,同时子宫体因细胞增生和肥大而生长,子宫底部没有明显的收缩。宫缩有效时,宫颈会转变为柔软可塑形的结构,能够消退并扩张,而子宫成为有力的可收缩器官。人类并没有单一的内分泌或生化开关能够将子宫从非临产状态转变为临产状态。产程发动是一个逐渐的过程,子宫下极从分娩前几周开始发生改变,宫颈变成熟并消退。临床可识别的收缩开始得相对较晚。宫颈成熟是从胶原分解开始的,蛋白聚糖浓度改变,水分增加。子宫下段延展放松,相比于子宫上段的收缩性,子宫下段的生理行为更像宫颈。子宫下段的这些变化使炎症因子的生成增加,特别是来自胎膜、蜕膜和宫颈本身的白介素(interleukin,IL)8 和前列腺素增加。宫颈成熟会使炎症细胞进入宫颈,释放基质金属蛋白,产生与宫颈成熟相关的解剖改变。而后子宫底部的明显收缩增加,这与缝隙连接蛋白的缩宫素和前列腺素受体表达增多有关,该蛋白介导了子宫肌细胞之间的电连接,以及细胞间信号通路更为复杂的改变,从而增加了肌细胞的收缩性。

2. 孕激素、促肾上腺皮质激素释放激素和缩宫素的作用

在很多物种中,孕激素都被认为在抑制产程发动中发挥了十分重要的作用[6]。孕激素在子宫内具有广泛的抗炎作用。如同上面所讨论的,许多与宫颈成熟和产程发动有关的生化事件都与在炎症部位看到的相似。大多数物种产程发动前都有孕激素的撤退。

例如啮齿动物,前列腺素介导的黄体萎缩会导致孕激素浓度在产程发动前立即下降。绵羊胎儿肾上腺生成的皮质醇增加,预示着胎儿成熟,皮质醇诱导胎盘 17α 羟化酶,后者会增加雌激素的合成并消耗孕激素,再次导致产程发动前孕激素的迅速撤退。人类产程发动前并没有孕激素的系统性撤退,尽管之前被孕激素抑制的基因表达会增加,孕激素或孕激素受体功能所需的辅助因子的表达或功能发生改变,形成了"功能性孕激素撤退"假说。另一个假说是宫缩时子宫内看到的炎症事件与转录因子核因子(nuclear factor,NF)-κB 和 AP-1(转录因子与其他背景的炎症强烈相关,例如哮喘、炎性肠病或关节炎)的活性增加有关。NF-κB 和 AP-1 抑制了孕激素受体的功能,从而介导了功能性孕激素撤退。尽管小鼠的孕激素浓度在产程前的即刻会因为黄体萎缩而下降,仍然有足够浓度的孕激素循环活化孕激素受体。对于小鼠而言,最终导致分娩的事件看上去是胎肺分泌的表面活性蛋白 A 生成增加,刺激了子宫内的 NF-κB 活性,导致炎症细胞的涌入及炎症细胞因子合成的增加,以及孕激素受体残余功能被抑制。有一个富有吸引力的假说是人类的肺成熟可能预示着产程发动的最后阶段,但是目前没有直接的证据证实该机制可以用于人类。

胎盘合成的促肾上腺皮质激素释放激素(corticotrophin-releasing hormone, CRH)的循环水平,在妊娠过程中进行性升高,尤其在产程发动前的数周升高明显。CRH 结合蛋白的浓度随着孕龄的增加而下降,到产程发动前大约 3 周,CRH 的浓度会超过它的结合蛋白浓度。与下丘脑的 CRH 不同,胎盘 CRH 根据皮质醇上调。一些研究认为,分娩时胎盘会生成 CRH,并证实 CRH 的提前上升与早产有关。皮质醇造成的 CRH 上调表明,胎儿可能通过增加肾上腺皮质醇生成预示胎儿的成熟,并控制了分娩时间[7]。妊娠的大多数时间里,子宫肌层表达的 CRH 受体与促使子宫松弛的第二信使系统有关。但接近足月时,CRH 可能增强了缩宫素的收缩反应,刺激胎膜和胎盘的前列腺素生成。

　　猴子的子宫收缩仅在夜间出现。白天继续着之前的产程,但仅有夜间非宫底部的收缩,称为"挛缩"(contractures)。从挛缩到收缩的转化是通过母体垂体后叶的缩宫素分泌增加介导的[8]。因此,胎猴可能通过肾上腺皮质醇生成的增加提示它已经准备好出生,而分娩的精确时间是由母体发出的信号。这可能是防御捕食者的一种机制,可以保证分娩总是在夜间。与许多产科医师的经验相反,这一现象不能应用于人类。与早产或足月产产程发动或进展有关的缩宫素生成并没有增加。然而,子宫内缩宫素受体的表达增加,子宫内、蜕膜和胎膜局部生成了缩宫素。尽管缩宫素在人类分娩的准确时间中可能并没有发挥重要的作用,缩宫素受体密度的增加还是表明缩宫素在介导宫缩中发挥了作用。近期的研究显示,缩宫素的作用不仅是刺激子宫收缩,还能够上调子宫内的炎症递质,因此增加了额外的"产程前"激素作用机制。缩宫素还有重要的产后功能,介导泌乳反射,使子宫收缩预防产后出血,并对母儿间的纽带产生作用。

四、早产的病因

　　早产不是单一的疾病种类,而是一个综合征,可能有一种或多种病因[9,10]。对早产预测和预防的研究在某种程度上变得更为困难,因为许多研究者将该综合征作为单一疾病进行研究。除多胎妊娠和宫颈缩短的人群外,大多数对预防或延迟早产的干预措施的临床研究未能根据潜在的病因鉴别研究对象。相似的,许多研究尝试识别早产的生物学指标,但没有考虑它的多种原因。

　　已经发现早产与宫颈功能不全、止血异常、宫内感染、胎盘早剥或蜕膜出血、胎儿或母体压力、多胎妊娠有关。这些不同的因素可能共同作用,增加了早产的可能性,或影响了早产发生的孕龄。多胎妊娠导致早产的机制至少有 3 个。子宫张力过大导致收缩相关蛋白和促使宫颈成熟的因子提前上调,这些蛋白和因子对机械牵拉敏感。多胎妊娠具有多个胎盘,因此循环中胎盘的 CRH 浓度上升得更早。多个黄体发育会导致松弛素生成增加,宫颈提早成熟。由于生育年龄延迟,多胎妊娠发生率增加,因为高龄母亲出现多胎的概率更高。然而,主要的贡献因素是辅助生育技术的使用。英国在一定程度上进行了控制,严格限制体外受精时移植的胚胎数量,尽管对促排卵治疗的控制不佳可能仍会导致这一问题。

1. 宫颈功能

　　随着小孕龄新生儿生存率的改善,现在中孕期妊娠丢失和早期早产之间有所重叠。历史上,反复出现的,通常是快速、无痛的中孕晚期妊娠丢失女性会被诊断为宫颈功能不全。最近,宫颈功能完整的概念逐渐形成。宫颈长度、力量及宫颈黏液的质量都可能对宫颈功能产生影响,保持妊娠物在子宫内,并阻止细菌性病原体从阴道上行。大量研究已经证实宫颈长度和早产风险之间有很强的关联性。手术治疗宫颈癌,或者罕见情况下,困难的器械阴道助产后,或者宫口完全扩张时剖宫产,宫颈可能受到破坏(或被完全切除)。既往发现宫内暴露于己烯雌酚会造成生殖道畸形及宫颈薄弱。由于 20 世纪 60 年代暴露于该药物的妇女已经过了生育年龄,现代产科已经不再有这个问题。一个缩短的或者部分扩张的宫颈可能会使细菌能够上行进入子宫下极,与能够识别细菌成分的先天性免疫系统的 Toll 样受体相作用,刺激产生炎症细胞因子、前列腺素和炎症反应。这会进一步导致宫颈软化和缩短,继而降低宫颈作为机械性或微生物屏障的能力,最终导致局部或广泛的绒毛膜羊膜炎及早产。短小或薄弱的宫颈可能因此与早产有关,造成孕中期流产,或者上行感染导致更为经典的自发早产。宫口完全扩张或近完全扩张时进行剖宫产目前被认为是早产的一个危险因素。困难分娩、器械助产失败造成的创伤、通过宫颈而非下段的子宫切口都可能导致宫颈的机械损伤,手术时娩出深深衔接的胎头也可能损伤宫颈。

宫颈上皮内瘤变(cervical intraepithelial neoplasia,CIN)和早产风险有关[11]。患 CIN 的妇女中,风险最大的是接受了深部大移行带环切(large loop excision of the transformation zone,LLETZ)或冷刀锥切的人。接受了深部 LLETZ 或冷刀锥切的女性,对宫颈完整性的机械破坏可能是早产风险的主要病因。然而,CIN 本身的相关风险较小。人乳头瘤病毒(human papilloma virus,HPV)感染是早产的独立危险因素。与 HPV 感染后发生 CIN 相关的因素可能也会是造成该个体早产风险增加的因素。

2. 生殖道感染

子宫内感染与自发早产发动之间有很强的关联性。如同之前讨论的,炎性递质的活化是分娩正常生物学的核心部分。因此子宫内感染可能活化了所有的生化通路,最终导致宫颈软化和子宫收缩。据估计,所有早产中大约 40% 与细菌感染有关。感染最可能的来源是细菌自阴道上行,经宫颈进入子宫下段。然而,细菌还可能通过血行传播或在介入性手术时进入羊膜腔。早产后,相对于胎盘表面的胎膜和脐带,组织学的绒毛膜羊膜炎通常在胎膜破裂的部位更常见、更严重。几乎所有的先天性肺炎病例都存在胎膜感染。绝大多数先天性感染病例中找到的细菌通常也能在母体的下生殖道找到,并且在双胎早产后,相对于第二个胎儿,绒毛膜羊膜炎在先露的胎儿更常见、更严重(尽管不总是这样)。这些因素都说明,来自下生殖道的上行感染是绒毛膜羊膜炎最常见的机制。

早产女性羊膜腔分离得到的微生物最常见的是解脲支原体、梭杆菌和人型支原体。超过 50% 的早产患者从羊膜腔中能够分离出一种以上的微生物。大多数足月产和早产的女性都能从胎膜中分离出微生物。某些自发早产的病例可能是因为对少量侵入羊膜腔的细菌产生了过度的炎症反应。例如,细菌性阴道病(见后文)可能对携带高分泌型肿瘤坏死因子(tumour necrosis factor,

TNF)-α 基因的女性而言是一个更大的危险因素。

目前阴道微生态在早产病因中的作用引起了相当多的关注。阴道内各种细菌被统称为"阴道菌群"。所有细菌的基因统称为"阴道微生物组"(尽管"阴道微生物组"一词通常可以和"阴道菌群"相互替换使用,来定义占据特别物理化学性质、界定较为明确的栖息地的微生态)。对于阴道微生物组中存在的细菌基因的研究被称为环境基因组学。

在阴道菌群的繁殖过程中,通常占优势的是乳杆菌,占存在的细菌种类的 90% 以上。乳杆菌分泌乳酸,保持低 pH 值,阻碍了其他微生物的生长并具有抗炎作用。乳杆菌还分泌特异性抗菌蛋白。少数妇女具有乳杆菌剥夺的阴道菌群,这可能会导致细菌性阴道病(bacterial vaginosis,BV)-相关的厌氧微生物过度生长,如阴道加德纳菌,形成了生物膜,允许其他条件致病菌生存。妊娠雌激素浓度的增加提高了阴道黏膜的糖原水平,后者是乳杆菌的能量来源。因此,总体而言,阴道内乳杆菌的比例在妊娠期间增加。阴道菌群的结构与早产风险之间的关系随着人群的不同而不同。美国的某些人群(但不是所有人群)乳杆菌剥夺很常见,生态失调的乳杆菌剥夺 BV 样阴道菌群是早产的一个危险因素。在英国,妊娠期生态失调的阴道菌群的发生率很低,但可能依然是一个危险因素。然而,一种特定的优势菌群——乳酸杆菌内酯类(*Lactobacillus iners*)——似乎是宫颈缩短和早产的危险因素。乳酸杆菌内酯类分泌抗炎乳酸异构体或抗菌蛋白的能力较差,可能是阴道健康菌群和阴道菌群失调或细菌性阴道病中间的过渡型微生物。

3. 出血

胎盘早剥可能导致早产发动。这是通过凝血酶释放,蛋白水解酶活化受体刺激子宫肌层收缩发生的,与前列腺素合成无关。这可能能够解释临床上看到的与绒毛膜羊膜炎相关的早产通常进展较快,而与胎盘早剥相关的早产通常进展较慢,因为子宫颈并未成熟。凝血酶的生成可能在与绒毛膜羊膜炎相关的早产中发挥作用,蜕膜出血可能导致凝血酶释放。

4. 胎儿和母亲压力

有证据表明胎儿和母亲的压力可能都是早产的危险因素。胎盘形成异常和生长受限可能增加胎儿的压力。母亲压力可能是环境因素造成的。两种情况都被假设是皮质醇分泌过度导致了胎盘 CRH 的生成增加(框图 5-28)。

框 5-28

- 早产与宫颈功能不全、止血异常、子宫内感染、胎盘早剥或蜕膜出血、胎儿或母亲压力,以及多胎妊娠有关。
- LLETZ 或冷刀锥切与早产的风险有关。
- 阴道内乳酸杆菌在酯类的聚集或乳酸杆菌剥夺的高差异性群落结构是早产和早产胎膜早破的危险因素。

五、早产的预测

绝大多数早产病例的产科处理主要是尝试抑制已有的宫缩。这种策略基本是无效的,后面对此会进行更多的讨论。为降低早产相关的围产期发病率和死亡率,产科策略应当包括早期识别高危女性,并采取预防性治疗。有两种广义的情景可以考虑对早产进行预测。第一,在没有宫缩的情况下进行预测,旨在进行直接的可能的预防性治疗。第二,对有症状的孕妇进行预测,旨在鉴别真正的早产临产和有早产宫缩但不会分娩的情况。

已经有人设计出了基于社会-人口特征、人格特征、既往史、患者行为和习惯,以及本次妊娠各因素的风险评分系统。这些系统无一被证实具有阳性预测值或敏感度,不能在临床上用于识别个体风险。大多数系统严重依赖于既往产科病史,因此不能用于初产妇。目前没有筛查试验能够常规用于初产妇,或没有早产高危因素的经产妇。早产高危因素最初仅通过产科既往史就可以发现。相比于前次为足月产,有一次早产史会使后续妊娠的早产风险增加 4 倍。产科既往史中一次足月产后发生一次早产,比一次早产后发生一次足月产,第三次妊娠的早产风险更高。这可能是因为早产后足月产这一组中,"非复发因素"造成的早产数量不成比例,如胎盘早剥,而在足月产后

早产组中,早产可能是足月产过程中宫颈损伤所致。

1. 超声测量宫颈长度

有非常好的证据表明经阴道超声测量宫颈长度可被用于识别具有早产风险的孕妇,无论是低危、高危妊娠还是有症状的妇女[12](图 5-35)。经腹测量宫颈长度是不可靠的,因为要求膀胱充盈,宫颈受压迫会导致长度被过度估计,并且获得理想的宫颈图像也更为困难。进行经阴道超声必须排空膀胱。探头被放置在阴道前穹,对宫颈不加压,应当识别宫颈内口、外口及子宫颈内黏膜,测量宫颈管长度。为了识别无症状女性(那些没有宫缩的女性)的风险,目前常用的两种策略是:孕中期单次测量,或在中孕和晚孕早期进行宫颈长度的系列测量。

(a)

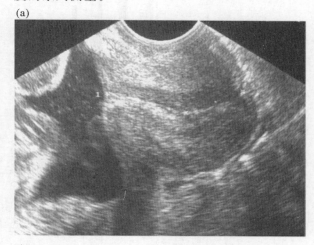

(b)

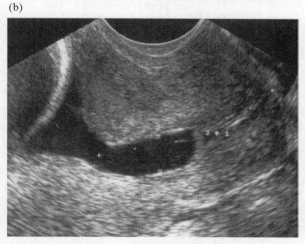

图 5-35　经阴道超声中的宫颈形态:(a)正常宫颈;(b)漏斗形成导致宫颈缩短

单次测量宫颈长度通常是在孕 18－22 周常规进行超声扫描时,这一策略已被广泛用于识别早产的高危个体,用于干预试验的入组。如果筛查策略使用的是单次超声测量宫颈长度,在孕 21 周至 24 周之间评估预测早产风险似乎优于孕 20 周前。然而,这在某种程度上是一种自证预言,因为宫颈长度评估的时间越接近早产实际发动的时间,宫颈越可能是缩短的。有争论认为到孕 23 周才识别早产风险可能对采取干预措施来说过晚,导致治疗有效性不佳。此外,这一策略不能发现孕 23 周之前的妊娠丢失或早产。许多研究对孕龄、宫颈长度和早产风险之间的关系进行了研究(图 5-36)。很多研究使用的是单一切割值。例如,低危人群孕 20－24 周时宫颈长度≤15mm,预测孕 34 周前的早产风险大约是 50%。自发早产的主要预测因子是宫颈长度的绝对值,而不是是否形成了漏斗(尽管形成漏斗肯定会使宫颈长度更短)。

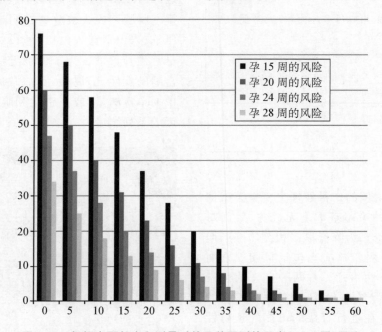

图 5-36　根据宫颈长度和测量时的孕龄预测的早产(＜32 周)风险

Source:adapted using data from Iams JD,Berghella V. Care for women with prior preterm birth. *Am J Obstet Gynecol* 2010;203;89-100.

已有建议低危人群在中孕期排畸超声时常规测量宫颈长度。这一预测要求存在有效的干预措施(见孕激素和宫颈环扎部分)。宫颈长度的常规测量值还取决于短宫颈的发生率和人群的早产背景风险。在英国人群中,这一方式只能发现大约 15% 的早产,反映了早产综合征多病因的本质。

早产高风险女性可能会做一系列的宫颈长度测量,评估早产风险。这个方法优于单次测量评估早产风险。这被广泛建议用于妊娠期可能从孕激素预防中获益的女性。对于有早产史或中孕期妊娠丢失,但诊断宫颈功能不全依据不足的女性尤其有用,能够减少不必要的宫颈环扎。在这一治疗策略中,宫颈环扎的指征或者是宫颈长度降低到某一切割值,通常为 25mm,或者是宫颈长度低于该孕龄宫颈长度的第 10 或第 3 百分位。欧洲大陆常常会在每次产前咨询时通过阴道评估宫颈长度,尽管多中心试验已显示这一策略对预测早产风险并无益处。

2. 细菌性阴道病

如同之前所讨论的,BV 是早产的危险因素,尽管大多数研究显示抗生素治疗 BV 不能使风险降低。与 BV 相关的早产风险研究结果差异很大。然而,看上去 BV 大约会使早产的风险增加 1 倍。诊断 BV 的孕周与早产风险之间存在关系,BV 在妊娠期诊断得越早,早产的风险越高。不建议在低危人群中常规进行 BV 的筛查。一些产科医师确实会对高危人群进行 BV 筛查,目前采用的是非遗传学技术,未来引入以 DNA 测序为基础的细菌学可能会改变这一状况。目前,BV 的诊断是根据 Nugent 或 Spiegel 标准,通过阴道液体的革兰染色做出的,通过阴道液体(找到高比例的琥珀酸/乳酸)的气液态色谱法或根据临床情况,基于阴道高 pH 值、鱼腥气味及均质稀薄的阴道分泌物,以及分泌物湿片找到线索细胞做出的。每种诊断方法预测早产的能力没有显著差异。

尽管有尚可的证据认为 BV 是早产的一个危险因素,但是抗生素治疗是否有益还不是很清楚。一部分可能是因为 BV 的不同研究使用的是不同方案的不同抗生素,但也可能反映了抗生素不一定有助于正常菌群的重建。治疗 BV 常用的两种抗生素是口服甲硝唑或克林霉素,后者可以口服或阴道用药。克林霉素可能优于甲硝唑,因为它对经常与 BV 同时出现的厌氧菌和人型支原体、解脲支原体具有更好的活性。如果根据产科既往史或其他因素认为一名孕妇是早产的高危人群,那么对她的筛查是合理的,但是目前没有强证据推荐对普通产科人群进行常规筛查和治疗(框图 5-29)。

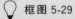

框图 5-29

预测早产可能通过:
- 中孕期经阴道超声测量宫颈长度;
- 中孕期测量宫颈阴道液体中的胎儿纤维连接蛋白。

3. 胎儿纤维连接蛋白

胎儿纤维连接蛋白是纤维连接蛋白家族的一种糖蛋白变异体,存在于羊水、胎盘和蜕膜的细胞外物质中。产程发动前的机械和炎症事件会导致它的合成和释放增加。纤维连接蛋白常常被描述为是从子宫下段的胎膜和蜕膜剥离面"漏出"的,与分娩的早期生化事件有关。然而,它也是一个炎症反应基因,因此阴道液中的纤维连接蛋白浓度也可以被认为是炎症的一个标志物(可能是足月产程开始的正常部分或病理部分)。

正常情况下孕 20 周前或孕 36 周后,在阴道分泌物中可能检测到水平超过 50ng/ml 的胎儿纤维连接蛋白。孕 20 周前可能检测到,因为羊膜绒毛膜直到孕 20 周才与蜕膜完全融合。接近足

月时能检测到,是导致正常足月产程的机械和生化事件的特征。因此,孕 20 周至孕 36 周之间在阴道分泌物中检测到 50ng/ml 以上的纤维连接蛋白是不正常的,可能用于早产风险预测[13,14]。最初作为商业检测出现时,纤维连接蛋白分析的主要对象是那些有早产宫缩的人,鉴别哪些人有早产分娩的风险。然而,它现在更多地被用于预测无症状但有其他风险因素的孕妇,特别是宫颈缩短的女性。现有的床旁检测试剂盒可以对阴道液中的纤维连接蛋白浓度进行定量,改善了检测的预测效力。因此,孕 22 - 28 周、宫颈长度＜25mm,但胎儿纤维连接蛋白浓度＜10ng/ml 的孕妇,孕 34 周前的早产风险＜10%;而纤维连接蛋白浓度＞200ng/ml 的女性,该风险＞50%。

目前已有预测公式(如 QUIPP,苹果商店),结合既往产科病史、孕龄、宫颈长度和纤维连接蛋白浓度估算一个特定时间(如 7d)内或特定孕龄(如孕 34 周)之前的分娩风险。这些公式是根据采取治疗干预措施的高危人群获得的,因此它们是否通用,特别是用于低危人群,还不确定。尽管如此,它们可以有效地指导临床医师考虑早产的所有危险因素,并指导患者的治疗和咨询,告知风险及干预措施的收益。

六、早产的预防

对于没有其他早产高危因素的初产妇,目前没有有效的方法能够预测早产,因此治疗只能在出现宫缩时开始。然而,产前有可能根据既往产科病史、存在生殖道畸形、经阴道超声测量宫颈长度和检测阴道分泌物中的胎儿纤维连接蛋白识别具有早产风险的孕妇[15]。

为了降低早产风险而采取的治疗始终存在一个问题,即缺少合适的工具将高危孕妇按不同的病因分组。大多数针对干预措施的研究或者未分类,或者选择了亚组,如多胎妊娠或宫颈短的孕妇。然而,即便是在这些亚组中,潜在的病因也可能是不同的。因此,CIN 切除治疗造成的宫颈损伤可能造成宫颈功能不全和缩短的宫颈。这样的孕妇可能从宫颈环扎中获益。然而,宫颈结构完整性受损不一定就会变短,仍然可能从环扎中获益。宫颈缩短可能是阴道和宫颈内的炎症活化导

致的,这种情况下环扎可能不利。不同临床试验所看到的干预措施有效性的巨大差异可能是因为入组孕妇早产风险的潜在病因不同,尽管典型表现是相似的,如都有宫颈缩短。

目前,没有预防治疗措施被证实肯定能够预防高危人群早产宫缩的发动。常用治疗包括宫颈环扎和孕激素。此前使用过非甾体抗炎药和口服β拟交感神经药。阴道宫颈托正在研究中。

1. 宫颈环扎

MRC/RCOG 关于宫颈环扎的多中心随机试验的结果发表于 1993 年,其目的是评估宫颈环扎是否能够延长宫颈功能不全高风险孕妇的孕周,以及是否能够改善胎儿和新生儿的结局。然而,孕妇只有在产科医师不确定是否建议环扎时才会被随机化分组。因此,与宫颈环扎相比较的是除非有明确指征、否则不做环扎手术的策略。这是关于这个问题最大样本的研究,环扎组的总体早产率为 28%,孕 33 周前分娩的更少(13% vs. 17%)。这一差异反映在以宫颈功能不全为特征的分娩中:无痛性宫颈扩张和产程前胎膜早破。宫颈环扎使产褥发热的风险增加了 1 倍。

英国目前的指南很大程度上是根据这些数据制订的,建议以病史为指征的环扎应当用于有 3 次或 3 次以上早产和(或)中孕期胎儿丢失的孕妇[16,17]。不同的检测,包括宫颈阻力指数评估、子宫造影或置入宫颈扩张器,已被发现不能预测宫颈是否薄弱。而对宫颈进行临床检查评估风险是有益的。临床检查可以发现先天性或获得性的宫颈畸形,在手术前识别环扎对哪些人更困难。

许多产科医师目前使用经阴道超声测量宫颈长度,评估早产风险,并在宫颈环扎的益处不确定的情况下帮助判断。以超声为指征的宫颈环扎还没有被广泛接受的合适的阈值,尽管宫颈长度<25mm 是常用的切割值。宫颈环扎时可以看到胎膜是早产很强的预后指标。宫颈长度>15mm 时不会看到胎膜。

基于每个患者数据的、对 4 项大规模研究的荟萃分析发现,来自普通产科人群、早产背景风险没有增加但宫颈短的孕妇,宫颈环扎并无益处。因此总结认为,宫颈环扎对仅有宫颈短但没有其他早产危险因素的女性无益。然而,分析过程中发现选择的宫颈长度切割值各异,从<15mm

到<25mm 不等,且超声检查进行的相对较晚,在孕 22—24 周。这项荟萃分析的结果与较早的小规模研究形成了鲜明的对比,该项研究认为由一个高年资有经验的产科医师实施的宫颈环扎明显有益。如同后面将要讨论的,手术技术的各个方面会影响结局。不能证明宫颈环扎对宫颈短的普通孕妇人群有益,一部分原因可能是采用的宫颈长度切割值小、筛查孕龄晚、手术者的技术和经验各异,以及手术技术不同。还有可能是中孕末期宫颈短、有早产风险的孕妇人群既包括了真正具有宫颈机械问题的女性(可能从宫颈环扎中获益),也包括了因其他原因宫颈短的女性(可能不能获益,甚至有害,见关于缝合材料效果的讨论)。

尽管现有的证据认为,宫颈环扎对唯一早产风险是中孕晚期宫颈短的孕妇没有益处,仍有很好的证据表明有中孕期自然妊娠丢失史或早产史且宫颈缩短的孕妇,下一次中孕期妊娠丢失/早产的风险增加,可能从以超声为指征的环扎中获益,而那些宫颈长度保持在较长状态的孕妇风险较低。有 4 项随机对照研究针对的是之前有中孕期妊娠丢失或孕 36 周前早产史的、以宫颈长度为指征的环扎,对这 4 项研究的荟萃分析显示环扎组孕 35 周前分娩的人数大约减少了 50%。曾做过 LLETZ 的孕妇代表了另一组,可能从宫颈环扎中获益,并在产科人群中成了越来越大的队列。这组孕妇现在的处理方式相似,采用宫颈长度切割值 25mm 为指征决定是否进行宫颈环扎。尽管对于这组患者还没有随机对照试验,目前的观察性数据表明这一策略能够将早产风险降低至背景人群的水平。孕 12 周时宫颈长度 38mm 或孕 16 周时宫颈长度 36mm 可用于筛查这组孕妇,是否需要进行进一步的监测。

2. 宫颈环扎技术

已有多种技术被用于宫颈环扎。最初普及的手术是 20 世纪 50 年代的 Shirodkar 手术,上推膀胱从后方分离,经阴道在宫颈内口水平进行荷包缝合。20 世纪 60 年代,更为简单的 McDonald 手术变得流行,不需要上推膀胱即可进行经阴道荷包缝合。一些倡导 McDonald 手术的人会有意将缝线置于宫颈中部,以减少膀胱损伤的风险并容易拆线。目前明确的是宫颈环扎是否成功取决于缝线的位置,要尽可能靠近宫颈内口。我个人的经验是,50%以上的病例都需要将膀胱与宫颈分离。

宫颈环扎最常用的是编织慕斯灵带(Mersilene tape)缝线,两端各带一根针。然而,有证据表明相比更为惰性的尼龙材料,使用慕斯灵带可能会增加妊娠丢失率和早产率。慕斯灵带在用于宫颈环扎或其他形式的外科手术时,可能易于形成细菌生物膜,对阴道菌群造成不利影响,导致阴道/宫颈炎症[18]。一些使用慕斯灵带的术者会将缝线完全包埋,这种做法的结局会更好,但是拆除缝线变得更为困难。相似的,环扎后保留大段的慕斯灵带在阴道内有利于拆线,但是可能增加不良结局的风险。慕斯灵带用于宫颈环扎可以解释大规模试验中较高的产褥期脓毒症率,也可以解释经腹环扎的女性结局得到显著改善,因为经腹可以更容易地将缝线准确缝合在子宫峡部,而缝线本身的解剖位置并未暴露于阴道菌群。

尽管数量不多,但现有的证据表明,如果早产的唯一风险是多胎妊娠,那么进行宫颈环扎没有益处;实际上还会增加早产和妊娠丢失的风险。相似的,环扎对于多胎妊娠合并短宫颈,但没有其他早产风险因素的孕妇没有益处。这体现了单胎和多胎妊娠之间早产风险的病因学差异。对于有中孕期妊娠丢失或早产既往史的双胎孕妇,还没有关于环扎是否有作用的大样本研究。然而,对于之前曾经从宫颈环扎中获益,本次妊娠为双胎的孕妇,拒绝进行环扎是不合逻辑的。

3. 急诊"挽救"环扎

对于入院时宫颈已默默扩张、胎膜凸向阴道但没有宫缩的孕妇,可以进行挽救性宫颈环扎。典型情况下,这些孕妇有轻微的阴道出血、阴道水样分泌物,或盆腔、阴道的隐痛。现有文献多为个案报告和小样本病例分析,表明与期待治疗/卧床相比,挽救性环扎平均可以将分娩推迟5～7周,孕34周前分娩的风险降低2倍。然而,也有人担心紧急或挽救性环扎可能将一次中孕期妊娠丢失变为一次带有残疾风险的早产,特别是在有绒毛膜羊膜炎的情况下。挽救性宫颈环扎的禁忌证包括了绒毛膜羊膜炎的证据:母亲发热、腹痛、宫缩、白细胞或C反应蛋白水平升高。对于这些病例,抗生素是否有益还不明确。

4. 非甾体抗炎药

足月产程发动和早产病因学中前列腺素及炎症细胞因子的核心作用表明,非甾体抗炎药(nonsteroidal anti-inflammatory drugs,NSAIDs)可能对预防早产有益。NSAIDs的作用主要是抑制环氧合酶,环氧合酶能够催化前列腺素的合成。然而,不同的NSAIDs还有其他的作用机制,包括对细胞内信号通路和对炎症转录因子如 NF-κB 和 AP-1 的作用。尽管有几项关于 NSAIDs 用于早产紧急处理的研究,但是没有很好的用于预防的随机化试验。NSAIDs 与明显的胎儿不良反应相关,尤其是羊水过少和动脉导管收缩。暴露于吲哚美辛的胎儿中多达30%会发生羊水过少。这个效应具有剂量依赖性,短期暴露和长期暴露都可能发生。停止治疗后胎儿尿排出量通常会迅速恢复正常,羊水过少因而缓解。

孕龄＞32周、暴露于吲哚美辛的胎儿中有多达50%会发生动脉导管收缩。药物剂量、治疗时长与孕龄有关。动脉导管收缩较少见于孕32周前,孕28周前罕见。吲哚美辛长期治疗,特别是孕32周后长期使用,会显著增加持续性肺动脉高压的风险。更为详细的超声研究显示,给予吲哚美辛会造成胎儿每小时尿量快速减少,但羊水过少出现得较慢,在15d到28d之间才变得明显。

环氧合酶有两种主要的异构体,COX1 和 COX2。大多数细胞都表达 COX1,而 COX2 是可诱导的,在炎症部位催化前列腺素的合成。由于 COX1 的功能可能对胎儿肾功能和动脉导管通畅性很重要,希望能够使用对 COX2 具有选择性或特异性的 NSAIDs,使胎儿不良反应的风险更低。然而,尼美舒利对 COX2 的抑制作用比对 COX1 有效约100倍,造成的羊水过少发生率与暴露于吲哚美辛的胎儿相似,并有致死性胎儿肾脏衰竭的孤立个案报道。预防性使用 COX2 特异性的罗非西布,尽管它对胎儿肾功能和动脉导管的作用比吲哚美辛或尼美舒利弱,早产发生率有所增加。其中的原因还不清楚,但可能反映了对抗炎及对促炎症前列腺素的作用[19]。

因此,目前没有很好的证据证实 NSAIDs 可以有效地预防早产。它们可能显著增加不良反应的风险,这些不良反应可能威胁生命。如果要使用 NSAIDs,如吲哚美辛,可能在宫颈环扎时短期治疗用,特别是孕28周后如果治疗超过数日,就应当超声监测胎儿尿量或羊水指数,以及动脉导管情况,胎儿不良反应明显时应当停药。

5. 孕激素

孕激素可能是全世界预防早产应用最广的干预措施。目前常用的有两种不同的孕激素制剂。合成的17α己酸羟孕酮在化学结构上与睾酮相似,不是天然的黄体酮代谢物,它能够降低根据既往史具有高风险,但没有短宫颈的孕妇的早产风险。现有证据表明,17α己酸羟孕酮对于根据短宫颈预测具有早产风险的孕妇无效,对于因多胎妊娠而具有早产风险的孕妇也无效。

17α己酸羟孕酮的作用机制不明。正常妊娠循环中孕酮的浓度大于孕酮受体的 K_d。如同所讨论的,不同于其他物种,人类循环中的孕酮浓度在足月或早产时不下降。没有证据表明有早产风险的孕妇组织中或循环中的孕酮浓度偏低。17α己酸羟孕酮与核孕酮的相对结合亲和力只有天然孕激素的30%。17α己酸羟孕酮在体外不能抑制子宫肌层的收缩。

有几项多胎妊娠的大规模随机试验显示暴露于17α己酸羟孕酮是有害的,因此合成的药物对这组人群是禁忌使用的。此外,17α己酸羟孕酮需要每周肌内注射,本身非常疼痛,因此患者的依从性可能也不佳。因此,在美国之外17α己酸羟孕酮并没有受到广泛青睐。

阴道给予天然黄体酮可能是应用最广泛的预防早产的孕激素。阴道黄体酮主要对因短宫颈而具有早产风险的患者有效。它对于宫颈长度正常、有早产风险的患者无效,对多胎妊娠的益处也未得到证实,尽管某些证据表明它对于合并短宫颈的双胎孕妇可能有益。不同于17α己酸羟孕酮,天然黄体酮对母儿均无害。

对5项随机对照试验的基于患者个体数据的荟萃分析,以及对36项随机对照试验的系统回顾都支持使用阴道黄体酮降低短宫颈的单胎妊娠孕妇发生早产的风险。系统回顾的结果主要受到2011年国际PREGNANT试验的影响,这是一项针对早产低危孕妇的随机对照试验,经阴道超声筛查宫颈长度,如果测量值在10～20mm给予黄体酮[20]。总体上,研究显示黄体酮对降低这组孕妇的早产风险具有明确的好处,尽管试验还显示不同研究地点之间有潜在的异质性。美国外的几项研究显示黄体酮十分有效,但是对美国人群的早产率没有显著的效果。FDA未批准在美国使用阴道黄体酮,一部分是因为在美国的研究中心没有显著降低早产率。对阴道黄体酮最大的随机对照试验是英国进行的OPPTIMUM,研究结果发表于2016年[21,22]。这项研究纳入了因各种原因而具有早产风险的孕妇,主要结局有3个:早产、新生儿死亡或严重疾病、儿童期神经发育。试验结果显示,阴道黄体酮没有减少任何一种主要结局,但也没有黄体酮使用相关的害处。研究确实显示,由于短宫颈而随机化至黄体酮组的孕妇早产风险没有统计学显著性的降低,同时因依从性低于其他研究而被诟病,因此该研究对于宫颈短的患者不是一项有充分效力的研究。OPPTIMUM发表后进行的一项荟萃分析,仍显示阴道黄体酮对短宫颈的孕妇明显有益。

天然黄体酮的作用机制还未完全明确。正常妊娠循环中的孕酮浓度大于核孕酮受体的 K_d。没有证据表明有早产风险的孕妇循环中孕酮浓度较低,给予她们阴道黄体酮不能提高循环中孕酮的水平。似乎天然黄体酮的作用是局部而不是全身性的,它可能通过母体激素和代谢物发挥作用。黄体酮可能增加宫颈黏液的质和量,因此会改善上行感染的物理和生化屏障。一个被广泛接受的假说是孕激素可能作为抗炎因子起作用。在细胞培养模型研究中,孕激素会抑制细胞因子或脂多糖对炎症转录因子、前列腺素合成酶、前列腺素和细胞因子合成的刺激活化。然而,临床研究显示,孕激素不能抑制宫颈-阴道炎症介导因子,对阴道菌群也没有任何作用(框图5-30)。

💡 **框图 5-30**

- 目前的证据显示宫颈环扎对仅因中孕晚期宫颈短而具有早产风险的孕妇没有益处。

- 有很好的证据表明具有中孕期自然妊娠丢失或早产史的孕妇,如果本次妊娠宫颈缩短,会从超声为指征的环扎中获益。

- 宫颈环扎应当尽可能靠近宫颈内口。

- 阴道用黄体酮不能降低因既往史而具有早产风险的、正常宫颈长度的孕妇的风险。它可能降低中孕期宫颈短的孕妇的早产风险。

七、未足月胎膜早破

未足月胎膜早破(preterm pre-labour rupture of membrane,PPROM)占所有妊娠的大约 2%,占早产分娩的 1/3。PPROM 最常见的结果是早产,大约 50% 的病例在 1 周内分娩,75% 在 2 周内,85% 在 1 个月内分娩。孕龄与分娩间隔之间是反向关系,孕周越大,胎膜破裂和早产之间的间隔越短。如同早产一样,PPROM 后的产后生存与分娩时的孕周和出生体重直接相关。然而,可能存在额外的并发症,当 PPROM 发生在孕 23 周前,新生儿肺发育不良导致新生儿死亡风险增加,即便分娩发生在结局通常较好的孕周,也可能存在这个问题。孕 19 周 PPROM 后的肺发育不良大约占 50%,孕 25 周会降至 10%。子宫内羊水量的保持与更好的结局相关。羊水池>2cm,发生肺发育不良的风险更低。

尽管许多未足月胎膜早破的孕妇之后进入产程相对较快,但 PPROM 后未能很快进入产程的孕妇有绒毛膜羊膜炎的风险。这可能代表感染上行至宫腔,尽管某些病例在 PPROM 之前就已经存在绒毛膜羊膜炎。无论哪一种情况,感染都有害,对母儿可能是致命的,因此 PPROM 需要仔细的临床监测,以便早期发现并治疗宫内感染和绒毛膜羊膜炎。

因此,PPROM 的准确诊断很重要。可以根据病史、阴道看到液体池和超声羊水过少做出诊断。PPROM 的生化检测是通过阴道液的硝嗪(pH 值)检测、胎盘 α 微球蛋白(placental α-microglobulin,PAMG)-1 或胰岛素样生长因子结合蛋白(insulin-like growth factor binding protein,IGFBP)-1 检测。硝嗪(pH)检测对诊断 PPROM 没有用,它的阳性预测值在临床上没有意义。PAMG-1 或 IGFBP-1 的阳性预测值具有临床意义,因此可以用于临床不明确的 PPROM 的评估,但是如果能看到明确的羊水池,可能不需要进行检测。

一旦证实了 PPROM,处理是在积极鼓励分娩的早产分娩风险与期待治疗时母儿感染风险之间的平衡。很重要的一点,是通过延长间隔时间而推迟分娩孕周不能改善新生儿和儿童结局,特别是在 PPROM 的情况下。绒毛膜羊膜炎,特别是脐带炎与肺病和脑瘫的关系说明,有意将胎儿保留在不良的子宫环境中会使早期新生儿结局恶化,因此具有脑瘫的风险。

开始于 2001 年的 ORACLE Ⅱ 研究[23]显示,预防性使用红霉素可以改善新生儿发病情况,降低败血症风险,并能够获得更长的间隔时间;而阿莫西林-克拉维酸会增加坏死性小肠结肠炎的风险,应避免使用。预防性给予任何类型的抗生素都不能降低围产儿死亡或新生儿脑病的发生率,也不影响母亲败血症发生率或母亲死亡率。这些发现已被后续研究[24,25]的荟萃分析证实。对 ORACLE Ⅰ 研究中婴儿的随访显示,PPROM 后给予或不给予抗生素,7 岁时严重儿童疾病的发病率没有差异,特别是脑瘫发病率没有差异。与其他抗生素相比,红霉素对 PPROM 有很多优势。它可以口服给药,能够有效地对抗 B 族链球菌、其他链球菌、葡萄球菌和支原体感染,所有这些病原体都可能是绒毛膜羊膜炎的病因。因此,英国目前推荐在诊断 PPROM 后预防性应用红霉素,不超过 10d。然而,这一方案是不对 PPROM 的病因进行分层的。最近的研究证实阴道菌群、PPROM 和红霉素之间存在更为复杂的关系。当阴道菌群以乳杆菌为优势菌时,红霉素可能会去除保护性的乳杆菌,而建立生态失调的 BV 样菌群。阴道菌群失调与绒毛膜羊膜炎和脐带炎的发生有关,因此是后期神经发育问题的危险因素。如果有了临床可用时间标准内评估阴道菌群的诊断性工具,可能还需要再次评价红霉素的作用。

PPROM 的处理一直存在争论。目前对于如何处理孕 34 周至 37 周之间胎膜破裂的孕妇没有共识。大多数产科医师会对孕 34 周前无并发症的 PPROM 采取非手术治疗,许多人会对孕 34 周至 37 周胎膜破裂的孕妇相对早地开始引产。如果有很好的证据证实感染,应当进行引产,尽管做出绒毛膜羊膜炎的诊断并不容易(见后面的讨论)。

荷兰一项大规模随机对照试验,PRROMEX-IL(PPROM 期待治疗与引产比较)发表于 2012 年,比较了孕 34 周至 37 周的 PPROM 立即引产与期待治疗的结局[26]。与期待治疗组相比,引产组绒毛膜羊膜炎的风险轻度降低,但新生儿败血症、RDS 或剖宫产率没有差异。由于期待治疗组婴儿发生新生儿败血症的风险低于预期,实验对这一结局的效力不足;然而,之后对 8 项试验的荟萃分析证实了所有这些发现。2016 年,一项多中心随机对照试验 PPROMT 在 11 个国家的 65 个中心进行,显示期待治疗不增加新生儿败血症的风险,但早分娩会造成 RDS 风险增加[27]。期待治疗组的母亲在分娩时更容易有败血症的证据,但需要剖宫产的较少。从这些研究得出结论,在缺少感染或胎儿窘迫征象的情况下,对孕 37 周前 PPROM 的孕妇应当采取期待治疗、恰当监护母儿状况。PPROM 发生得越晚,越应当减少因怀疑绒毛膜羊膜炎而进行的引产。

应当对 PPROM 的孕妇常规采取下生殖道拭子。病原体的阳性培养结果与绒毛膜羊膜炎的发生或风险关联性不强;尽管如此,一旦发生绒毛膜羊膜炎,拭子结果对确定病原微生物及指导孕妇、早产新生儿的抗生素治疗有用。保守处理应当包括对绒毛膜羊膜炎征象的临床监测,包括定期记录孕妇体温和母儿心率。白细胞(white cell count,WCC)和 C 反应蛋白(C-reactive protein,CRP)的作用是最常被误解的,WCC 或 CRP 对绒毛膜羊膜炎都不是高度特异的。组织学证实,存在和不存在绒毛膜羊膜炎的病例在数值范围的低值有广泛的重叠,绒毛膜羊膜炎的 WCC 或 CRP 数值经常是正常的。妊娠期 WCC 在正常情况下可以升高,产前皮质类固醇治疗后会反应性升高,范围相对较窄,无论是否存在绒毛膜羊膜炎,很少低于 $10 \times 10^6/L$,也很少超出 $20 \times 10^6/L$。CRP 是绒毛膜羊膜炎更好的指标,但不是筛查绒毛膜羊膜炎发生的良好指标,因为要获得高敏感度,切割值的特异性就不佳,并且它不能"预测"绒毛膜羊膜炎(换言之 CRP 到绒毛膜羊膜炎已经发生时都是正常的)[28]。大多数研究使用的 CRP 切割值是 5、12 或 20mg/L。如果使用较低的切割值,敏感度会改善(即真阳性的绒毛膜羊膜炎病例可以被正确识别),但会牺牲特异性(即许多检测阳性的孕妇实际上没有绒毛膜羊膜炎)。当提高切割值时,假阳性的数量会减少,但代价是很多绒毛膜羊膜炎的病例未被识别。当 CRP 的上限设在 30、35、40mg/L 时,绒毛膜羊膜炎分娩前最后一

次的 CRP 特异性分别为 90%、95% 和 100%。因此,尽管低 CRP 数值不能排除绒毛膜羊膜炎,但高数值(>50mg/ml)与绒毛膜羊膜炎有很强的关联,特别是快速上升时。因此如果有临床证据[压痛、发热、孕妇和(或)胎儿心动过速]及 CRP 快速上升,或者如果单次 CRP 数值非常高而临床不能解释,即没有肺炎、肾盂肾炎、深静脉血栓或肺栓塞,就应当高度怀疑绒毛膜羊膜炎。缺少胎动或胎儿呼吸运动也是一个不良征象。

是否应通过超声测量 PPROM 孕妇的宫颈长度不确定。一些研究显示,宫颈长度可以预测从胎膜破裂到产程开始的间隔时间,其他研究则显示不能。超声评估可能优于指检,因为引入感染的风险低。然而,目前该技术在 PPROM 的处理中还不能普遍使用。

目前的证据是,对 PPROM 后有早产宫缩的孕妇采取抑制宫缩治疗会导致母亲绒毛膜羊膜炎增加,对婴儿没有明显的好处。抑制宫缩药物的潜在收益对大多数 PPROM 病例来说都用不到,因为绝大多数病例在早产宫缩出现之前都有时间给予皮质类固醇并进行宫内转运。PPROM 病例何时引产的难题通常不会发生,因为 50% 的接受保守处理的孕妇都会在 7d 之内分娩。绒毛膜羊膜炎的发生会刺激引发产程的机制,因此临产本身是潜在绒毛膜羊膜炎的标志,不应当抑制(框图 5-31)。

💡 **框图 5-31**

• 所有妊娠中 2% 会出现 PPROM,占早产分娩的 1/3。
• 50% 的病例在 PPROM 后的 1 周内早产分娩。
• PPROM 的处理是在早产风险和母儿感染风险之间进行平衡。
• 在存在绒毛膜羊膜炎时,通过增加胎膜破裂后的间隔时间延长孕周不能改善新生儿和儿童期结局。
• 没有绒毛膜羊膜炎时,目前的证据支持保守处理至孕 37 周。

八、有症状早产宫缩的处理

1. 预测有症状早产宫缩的分娩风险

因早产宫缩去医院并被认为是先兆早产的孕

妇,超过 70% 在 14d 后未分娩。如同后面将详细讨论的,没有证据表明使用宫缩抑制药,即目的为抑制子宫收缩的药物,对有早产宫缩的病例有明显的益处。孕周较大后新生儿发病率和死亡率的改善常常会成为使用宫缩抑制药对推迟早产有益的争论依据。然而,没有证据表明抑制宫缩的药物具有这些益处,并且刻意延长妊娠确实有风险,特别是在存在绒毛膜羊膜炎的情况下,可能对在不良宫内环境中存留的胎儿有害。

及时给予硫酸镁(magnesium sulfate,MgSO4)和皮质类固醇具有明确的好处,能够降低新生儿患病风险(见后文),并宫内转运至有合适新生儿监护设备的围产中心。不恰当地给予多个疗程的皮质类固醇对胎儿有害,而不必要的宫内转运很昂贵,并且会占用产科床位和新生儿监护病床,损害其他需要转运的孕妇和胎儿的利益。因此非常需要预测方法确定哪些有早产宫缩的孕妇确实在未来 7d 内有分娩风险,哪些人没有。如同无症状孕妇,目前常用的两种预测方式为经阴道测量宫颈长度及检测阴道液中的胎儿纤维蛋白浓度。

2. 超声测量宫颈长度

世界各国是否使用超声测量先兆早产有宫缩孕妇的宫颈长度各不相同。在美国,几乎所有的产科住院医师都掌握了超声测量宫颈长度,并且在产房有合适的超声仪器。在英国和世界上大多数其他国家,产房没有配备经阴道探头的超声仪器,并且大多数产科专科医师未掌握该技术。研究使用了各种宫颈长度切割值来定义风险,常用的有 15、20 或 25mm。每个长度的阴性预测值通常是稳定的,但阳性预测值在使用 15mm 时才有改善。有早产宫缩的孕妇,宫颈长度为 15mm 时,48h 或 7d 内分娩的阳性预测值分别为 28% 和 44%,阴性预测值分别为 97% 和 94%。因此,宫颈长度 15mm 可以作为是否给予皮质类固醇和宫内转运的合理切割值。美国的研究显示,使用这一策略,早产低风险组没有婴儿在未完成全量产前皮质类固醇治疗之前出生,这一组婴儿暴露于类固醇和宫缩抑制药的总体比例明显更低。

3. 生物标志物:胎儿纤维连接蛋白、磷酸化 IGFBP-1 和 PAMG-1

在英国,产房缺少经阴道超声设备和有资质、有经验的医师进行超声检查,以及有现成的床旁检测方法,都使阴道生物标志物检测成了目前理想的诊断性检测。在 3 种现有的方法中,胎儿纤维连接蛋白检测是被研究最多的,可能也是应用最广泛的(表 5-19)。最早引入这些检测时,"检测阳性"设定的浓度具有很好的阴性预测值,其代价是牺牲了阳性预测值。换言之,如果检测结果是"阴性"的,那么未来 48h 内或 7~14d 早产分娩的风险足够低,大多数病例不需要使用皮质醇或宫内转运。常用的"定性"胎儿纤维连接蛋白检测使用的"检测阳性"切割值是 50ng/ml。这里,有症状的孕妇纤维连接蛋白检测阳性时,预测她未来 7d 内早产分娩的风险大约为 40%,但是检测阴性时该风险小于 1%。现在已有胎儿纤维连接蛋白定量检测,使检测得到了改善。可以通过采用不同的切割值解释结果,也可以直接用定量结果进行解释。例如,如果将筛查阳性切割值从最初的 50ng/ml 提高至 200 和 500ng/ml,14d 内分娩的阳性预测值会从 20% 分别增加至 37% 和 46%,而阴性预测值从 98% 只降至了 97% 和 96%。使用更低的切割值,10ng/ml 时,阳性预测值会降至 10%,对阴性预测值没有影响。

表 5-19　胎儿纤维连接蛋白定量检测对有症状孕妇早产的预测表现

胎儿纤维连接蛋白浓度(ng/ml)	个体数量	7d 内分娩(%)	14d 内分娩(%)	孕 34 周前分娩(%)
<10	170(57%)	1	1.8	1.5
10~49	62(21%)	0	1.6	8.2
50~199	41(14%)	0	7.7	11.5
200~499	14(5%)	14	29	33
>499	13(4%)	38	46	75

Source:adapted from Abbott DS,Radford SK,Seed PT,Tribe RM,Shennan AH. Evaluation of a quantitative fetal fibronectin test for spontaneous preterm birth in symptomatic women. *Am J Obstet Gynecol* 2013;208:122. e1-6.

如果有两种检测方法和设备,可将经阴道宫颈长度测量的结果和阴道液中的纤维连接蛋白浓度结合,以改善风险分层。纤维连接蛋白检测应当在经阴道超声检查前进行。大多数研究将宫颈长度检测和纤维连接蛋白结果相结合,纤维连接蛋白的切割值采用 50ng/ml,研究证实在保持高阴性预测值的情况下,该方案具有较高的敏感度和阳性预测值。采用纤维连接蛋白定性检测时,高纤维连接蛋白浓度比单独的宫颈长度短具有更好的预测值。例如,宫颈长度小于 10mm 但纤维连接蛋白浓度为 10ng/ml 的孕妇 7d 内分娩的风险极低;而宫颈长度为 30mm 但纤维连接蛋白浓度在 500ng/ml 以上的孕妇非常高危。然而,这两种情况都非常罕见。与宫颈长度相比,定量化纤维连接蛋白对预测值的改善可能反映了孕妇个体早产宫缩的生化路径。大多数病例宫颈的缩短会促进胎儿纤维连接蛋白在几周内释放到阴道液中。因此,纤维连接蛋白对识别即将发生早产分娩的孕妇最为有用;测量宫颈长度对识别早产风险相对更远的孕妇可能更有价值。一些对预防早产干预措施的研究是根据纤维连接蛋白阳性纳入患者的,这也许无可非议,但它们受到了诟病,因为纳入患者可能过晚,已经在分娩过程中,干预措施无效。现在,计算公式的产生(如 QUIPP,苹果商店)使胎儿纤维连接蛋白浓度可以作为连续变量被解释,并能根据病史和宫颈长度测量值(如果有)提供个体化风险评估。

4. 急性宫缩抑制药[29]

(1)拟交感神经药:产前给予皮质类固醇后,早产新生儿最大获益时间是第一剂用药后的 24h 到 7d。已显示宫内转运能够改善新生儿的发病率和死亡率,而将有早产宫缩的孕妇从一家医院转移到另一家肯定需要时间。因此,抑制子宫收缩被视为明确的解决方案。使用宫缩抑制药物的目的是抑制子宫收缩,最初使用的是乙醇,20 世纪 70 年代 β-拟交感神经药进入了产科临床。早期临床试验表明 β-拟交感神经药能够很有效地抑制早产宫缩;生产厂家进行了广泛推广,大多数产科医师都形成了印象,宫缩抑制药(特别是 β-拟交感神经药,如利托君和沙丁胺醇)是急性早产宫缩的有效治疗。由于安慰剂有非常高的反应率,这一印象被强化,错误地表明药物是有效的。更多

的现代研究显示,利托君对少数患者可以将分娩推迟 24~48h,但它的使用不会改善新生儿死亡率或新生儿发病率的任何指标。利托君和沙丁胺醇与显著的、潜在致命的母体不良反应相关(特别是与皮质类固醇联合使用时),包括液体负荷过量、肺水肿、心肌缺血、高血糖和低钙血症。已经有很多母亲死亡被报道,β-拟交感神经药在其中发挥了作用。因此,现在有早产宫缩时很少将 β-拟交感神经药作为宫缩抑制药,因为现在已经有了更为安全的抑制宫缩药物,尽管不是更为有效。β-拟交感神经药的使用可能应当被完全废止。足月引产时,β-拟交感神经药在抑制过多的或前列腺素刺激的强烈宫缩时仍有作用,这种情况下短期使用风险很低。

(2)非甾体抗炎药:作为急性宫缩抑制药被研究最广的 NSAID 是吲哚美辛。较早的相对小规模的随机安慰剂-对照研究表明吲哚美辛在短期内可以推迟早产,但这些试验入组的孕妇总数很少。如同前面所讨论的,吲哚美辛对胎儿肾功能和胎儿心血管系统具有明显的影响,特别是对胎儿动脉导管的影响。使用吲哚美辛作为宫缩抑制药还会增加坏死性小肠结肠炎、脑室内出血和新生儿凝血异常的发生率。后面的研究通常规模都很小,总体质量较低。一些协作组的荟萃分析和间接比较提示吲哚美辛比安慰剂组和 β-拟似物在推迟分娩方面有益,比 β-拟似物和硫酸镁的母体不良反应小。然而,这些间接比较(如吲哚美辛与沙丁胺醇比较,沙丁胺醇与硫酸镁比较,因此吲哚美辛可以间接地与硫酸镁比较)会受到入组标准的严重影响,最初研究中安慰剂的高反应率也会影响结果。目前缺乏儿童期更远期的结局,研究数量受限,并且针对安全性的数据也有限。没有证据表明吲哚美辛或任何其他 NSAID 比一线宫缩抑制药有优势,如钙通道阻滞药或缩宫素拮抗药,后者对母胎的不良反应都更小。

(3)缩宫素拮抗药:尽管没有很好的证据表明足月或早产宫缩时循环中缩宫素的浓度有所增加,足月和早产宫缩时子宫肌层中的缩宫素受体表达仍然有所增加,子宫内、子宫肌层和蜕膜中的缩宫素合成也有所增加。这导致了将拮抗缩宫素受体的药物作为宫缩抑制药的研究。目前没有特异性的缩宫素拮抗药用于临床,尽管欧洲药物监

督局认证了阿托西班(Atosiban)用于治疗早产宫缩,但它混合了精氨酸血管加压素(arginine vasopressin,AVP)和缩宫素受体拮抗药。阿托西班已经与安慰剂和β-拟交感神经药进行了比较试验。美国进行的 2000 年安慰剂-对照试验[30]在某种程度上来讲是有瑕疵的,在较早孕龄的随机化有偏倚,造成与安慰剂相比,使用阿托西班治疗的孕妇分娩的早期早产儿新生儿死亡率增高(图 5-37)。阿托西班可以通过胎盘,但药物不会因更久的输注率而在胎儿蓄积。尽管它会作用于 AVP 受体,阿托西班不会影响母亲或胎儿的心血管指标或胎儿氧合。大多数与阿托西班暴露有关的婴儿死亡发生在出生体重低于 650g 的新生儿,说明极早产不是阿托西班造成的。

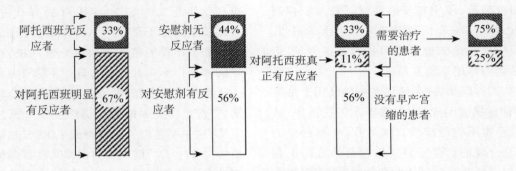

图 5-37 对阿托西班安慰剂-对照试验 48h 结局数据的分析

所有分配至阿托西班治疗组的患者,仅有 11% 显示真正有临床反应(而不是对安慰剂有反应),这占潜在获益者的 1/4。这一效果仅适用于孕 28 周以后的孕妇。

Soure:Romero et al[30].

安慰剂-对照试验的主要结局(即开始治疗到治疗失败的时间,治疗失败定义为早产分娩或需要另一种宫缩抑制药)显示,阿托西班与安慰剂没有差异。出于这个原因,以及阿托西班没有显示能够改善总体发病或死亡率,未能获得 FDA 认证。在 24h、48h 和 7d 时间点上,未分娩并且不需要其他宫缩抑制药的孕妇人数存在统计学显著差异,尽管只用于孕 28 周后的孕妇。与之前的宫缩抑制药物试验相同,这一试验有非常高的安慰剂反应率。数据分析显示,如在随机化后 48h,尽管 70% 随机化到阿托西班组的孕妇显示对药物有反应,实际上她们中的大多数对安慰剂也有反应。可以计算出仅有 11% 的孕妇真正是阿托西班临床有反应的。这占真正进入早产产程并且对阿托西班真正有临床反应的孕妇的 1/4。

比较阿托西班和 β-拟交感神经药的试验显示,阿托西班在临床上与 β-拟交感神经药同样有效,但母体不良反应明显改善。然而,这些试验中对阿托西班或 β-拟交感神经药的临床反应率如此之高(>90%),以至于可能大多数入组研究的患者并没有真正进入早产产程。无论是安慰剂-对照试验还是 β-拟交感神经药比较试验,都未能证实使用阿托西班后新生儿患病或新生儿死亡率得到了任何改善。

最近发现缩宫素通过它的受体至少介导了两种途径:一是刺激子宫收缩;二是活化炎症路径并增加前列腺素和细胞因子的合成。阿托西班是子宫收缩的抑制药,但它能够部分活化炎症。宫缩抑制药的炎症前作用不理想,可能解释阿托西班效果有限。目前,对缩宫素受体特异的二代缩宫素受体拮抗药还在研究中,它们不活化炎症。

(4)钙通道阻滞药:钙在子宫肌层收缩中具有核心作用,这导致了将钙通道阻滞药用于宫缩抑制药的探索,特别是硝苯地平。由于药物生产厂家没有兴趣推广硝苯地平的这一适应证,大多数随机对照研究都是硝苯地平与拟交感神经药和其他宫缩抑制药的比较试验。两个小规模的比较硝苯地平和安慰剂或无治疗的试验显示,钙通道阻滞药在 48h 内能够显著降低分娩风险,但母体不良反应增加。

最多数量的试验比较的是硝苯地平和 β-拟似物。对这些研究的荟萃分析显示母体的不良反应更少,试验入组和分娩之间的间隔增加,早产和早期早产率降低,RDS、坏死性小肠结肠炎、脑室内出血、新生儿黄疸和新生儿监护病房入住率都降低。

已有三项小规模和一项大规模的（APOSTEL Ⅲ）随机试验比较硝苯地平和阿托西班。三项小规模试验显示的结果不一致。与更早的宫缩抑制药试验不同，APOSTEL Ⅲ 的优势是通过宫颈长度和纤维连接蛋白更好地定义了先兆早产的人群。研究显示，使用硝苯地平或阿托西班抑制宫缩48h对妊娠的延长和围产期结局比率相似。因不良反应停用硝苯地平或阿托西班很少见，但是两种药物的停用率没有差异。

目前，产科医师（除美国仍将硫酸镁用于抑制宫缩，尽管证据表明无效）的选择是阿托西班、硝苯地平或根本不使用抑制宫缩治疗，根据目前的知识，这是合理的。更特异的缩宫素拮抗药正在研发中，如同针对其他受体的药物，比如前列腺素受体。也许目前大多数宫缩抑制药试验的结果令人失望是因为试验设计不佳，特别是仅采用宫缩诊断早产时，安慰剂反应率高。未来的宫缩抑制药物试验能够针对确实进入早产产程的孕妇，如将宫颈长度测量或胎儿纤维连接蛋白测定的优势利用起来，可能能更加准确地定义抑制宫缩治疗的价值。

5. 产前皮质类固醇治疗

Graham（"Mont"）Liggins 爵士教授在绵羊实验中发现，产前给予皮质类固醇可以加速肺成熟，在实验中，注射皮质类固醇可以诱导早产宫缩。不同于剖宫产分娩的早产绵羊，这些实验中的绵羊没有发生致命的 RDS。很多（人类的）随机试验都是 20 世纪 70 年代到 80 年代进行的，这些试验显示给予孕 24－34 周、7d 内有早产风险的孕妇单疗程的倍他米松或地塞米松，对新生儿发病和死亡率具有明显的益处。尽管儿科应用表面活性物质对 RDS 的发生率和后果具有很大影响，产前皮质类固醇治疗仍然能够降低新生儿死亡率，这主要是因为显著降低了 RDS 和脑室内出血的发生率。产前皮质类固醇对 2 型肺泡上皮细胞的表面活性物质系统的所有成分都具有受体介导效应。它们还对肺的结构发育有作用，导致胎儿小肠加速成熟，并对心肌和儿茶酚胺敏感度有效，这可以解释极早产儿坏死性小肠结肠炎和脑室内出血的发生率降低，并且与 RDS 的效应无关（表 5-20）。

表 5-20　产前皮质类固醇对新生儿结局的影响（世界卫生组织分析）

间隔	死亡	RDS	CV 出血
<24h	RR 0.6(0.39～0.94)	RR 0.87(0.66～1.15) 不显著	
<48h	RR 0.59(0.41～0.86)	RR 0.67(0.49～0.93)	RR 0.26(0.09～0.75)
1～7d	RR 0.81(0.6～1.09) 不显著	0.46(0.35～0.6)	
>7d	RR 1.42(0.91～2.23) 不显著	0.82(0.53～1.28) 不显著	

CV. 脑室；RDS. 呼吸窘迫综合征；RR. 相对风险。

Source：World Heath Organization. *WHO recommendations on intervenetions to improve preterm birth outcomes*. Geneva：WHO，2015.

孕 24 周至 35 周，具有早产风险的孕妇应当被给予单疗程的产前皮质类固醇。对于孕 23 周以后的孕妇，都应当根据胎儿预估体重和父母亲的愿望考虑给予产前皮质类固醇。产前皮质类固醇在给予第二剂药后的 24h 到 7d 内降低 RDS 最为有效，即便是在最初的 24h 内分娩，对新生儿死亡率也是有效的，因此如果预期 24h 内会分娩，也应当给予类固醇。

单疗程皮质类固醇不会造成短期内母亲或胎儿的不良反应，唯一的例外是糖尿病或妊娠期糖耐量受损的孕妇血糖控制会不稳定。糖尿病不应当成为产前皮质类固醇促胎肺成熟的禁忌证，特别是因为 RDS 更常见于糖尿病孕妇的婴儿。葡萄糖耐量受损或糖尿病的孕妇使用类固醇时应根据共识方案额外使用胰岛素，并密切监测。

遗憾的是，单疗程皮质类固醇的良好效果导致了常规处方多疗程皮质醇，通常每周 1 次用于有早产风险的孕妇，特别是那些多胎妊娠的孕妇。对于重复暴露于高剂量类固醇的婴儿的远期结局存在一些顾虑，即对发育和行为的不良反应，通常会导致停用这一策略。尽管一个或多个重复疗程的皮质类固醇能够减少严重肺部疾病及严重婴儿疾病，但重复疗程的皮质醇会增加宫内生长受限的风险。因此，产科医师面临的挑战是结合病史、感染或炎症标志物、宫颈长度测量和胎儿纤维连接蛋白或其他生化标志物的结果，估计孕妇个体早产的风险，正确地选择早产前应用一个疗程皮质类固醇的时间，将重复疗程控制在 1 次或不用。

已有随机试验对地塞米松和倍他米松进行了研究，对 RDS 发生率具有相似的效应。法国的研究表明，倍他米松能够降低脑室周围脑白质软化的风险，而地塞米松没有这一保护效应；然而，这可能是由于法国的地塞米松制剂使用了硫酸盐作为防腐剂。一项具有历史的队列研究使用的是多变量逻辑回归分析，比较两个皮质醇治疗组，发现倍他米松组的新生儿死亡风险低于地塞米松。在其他研究中，地塞米松与倍他米松相比，降低了脑室内出血的发生率。目前，没有明确的证据支持地塞米松和倍他米松哪一个更好。因此，皮质醇的选择为倍他米松 12mg 肌内注射，两剂或地塞米松 6mg 肌内注射，四剂，促胎肺成熟。

6. 硫酸镁

在 20 世纪 80 年代以前，硫酸镁在美国广泛用于产程中子痫前期和子痫的处理，临床印象认为硫酸镁使引产变得更困难，导致将它作为了一种宫缩抑制药。随着 β-拟交感神经药退出美国市场，阿托西班未能获得 FDA 批准，美国医师没有经过认证的抑制宫缩药物可以使用，因此常用硫酸镁。然而，硫酸镁的随机安慰剂对照试验没有显示出明显的短期延迟分娩、增加出生体重或在围产期死亡率上与安慰剂有差异。硫酸镁对于延迟分娩或预防早产无效，作为宫缩抑制药使用时，对新生儿和母亲结局没有明显的优势[31]。然而，比较硫酸镁与拟交感神经药或吲哚美辛的研究表明它们的效果相同。这两个明显相悖的发现可能是因为缺乏有力的、能发现显著性差异的研究，药物没有效果但安慰剂反应率高。

20 世纪 90 年代后期发现，使用过硫酸镁的孕妇生出的婴儿囊性脑室周围脑白质软化和脑瘫的风险降低，无论是因预防子痫还是抑制宫缩使用硫酸镁。那时进行的一系列随机对照试验都证实在早产分娩前使用硫酸镁的孕妇分娩的婴儿脑瘫和潜在的大运动神经障碍的风险降低[32]。硫酸镁对孕龄小的孕妇好处最明显，尤其是孕 24—30 周的孕妇。对孕 34 周以上的孕妇可能没有作用或收效甚微。因此，应当尽一切努力于孕 30 周以前、有早产风险的孕妇给予硫酸镁，如果可能的话孕 32 周前都可以使用。

硫酸镁对新生儿大脑的作用机制尚未明确。它可能是通过抑制 N-甲基-D-门冬氨酸（N-methyl-D-aspartate，NMDA）受体发挥作用的，该受体介导了低氧-缺血中的神经胶质损伤过程。硫酸镁可能还通过抑制钙流入受损细胞、抑制血管收缩、减少细胞因子介导的细胞损伤发挥作用，并通过与 ATP 形成的复合物和广泛的细胞功能相互作用。如果在临近早产分娩时给药，硫酸镁比皮质类固醇的效果更有优势。如果是在子痫前期时使用，硫酸镁对母亲具有潜在的不良反应，导致恶心、呕吐、没有精神、心律不齐、低血压、尿潴留和呼吸心搏骤停。因此，在用于预防脑瘫时同样要警惕这些反应。

硫酸镁的理想剂量方案尚未确定。不同研究使用了不同的方案，尽管这些方案通常是基于子痫前期或作为宫缩抑制药的方案使用的。典型方案是 4g 入壶，而后 1g/h 静脉注射。

7. 抗生素

2001 年 ORACLE Ⅰ 期临床试验主要分析了无临床明确感染的有症状的、胎膜完整的早产孕妇使用抗生素的情况[33]。研究显示胎膜完整、有自发早产宫缩的孕妇给予抗生素不能推迟分娩或改善新生儿的发病或死亡率，唯一的短期健康益处是降低了母亲的感染率。然而，对先兆早产、妊娠期间使用了抗生素的儿童结局随访研究发现，7 岁时与抗生素使用相关的脑瘫风险增加。令人惊奇的是，这主要发生在足月出生的婴儿。将这些数据汇总显示，对无并发症、有早产宫缩、无感染证据的孕妇不应给予抗生素。然而,很重要的是,要强调早产宫缩、绒毛膜羊膜炎、肺炎、肾盂肾炎和下尿路感染之间是相关的。需要注意除外这些诊断,这些诊断确实需要抗生素治疗,以降低并发产褥期败血症的风险(框图 5-32)。

💡 **框图 5-32**

- 因早产宫缩来医院的孕妇中,70%能继续妊娠至 14d 后。
- 有早产风险的孕妇如果有症状,可以通过胎儿纤维连接蛋白或超声测量宫颈长度评估,但是低纤维连接蛋白浓度有更好的阴性预测值。
- 宫缩抑制药的益处微乎其微。
- 抑制宫缩可能对宫内转运和(或)皮质醇治疗有价值,但尚未证实。
- 目前产科医师(除美国仍在使用硫酸镁抑制宫缩,没有证据表明其有效)的选择是阿托西班和硝苯地平。以我们目前的知识水平,不使用抑制宫缩治疗是合理的。
- 被认为孕 24—35 周有早产分娩风险的孕妇,应当给予单疗程的产前皮质类固醇。
- 应当尽一切努力给孕 30 周前有早产分娩风险的孕妇静脉硫酸镁,如果可能,孕 32 周前的都给予硫酸镁。
- 不应当给没有感染证据、无并发症、有早产宫缩的孕妇处方抗生素。

九、不可避免的早产的处理

宫外转运至新生儿监护病房的婴儿与出生在三级转诊中心的婴儿相比,新生儿发病和死亡率都更高。因此,应当尽一切努力将孕妇在早产前转运至与新生儿监护病房相连的产科病房。

1. 宫缩胎心监护

除了极早产(孕 26 周前),在大多数情况下,一旦明确确定了早产,就应当进行持续电子胎心率监护。对早产临产后宫缩胎心监护(cardiotocography,CTG)的价值不如足月时确定。早产胎儿与足月胎儿相比,胎心率的生理控制存在差异,造成了 CTG 解读的困难。胎心率基线更高,孕 24 周前平均为 155bpm,而足月胎儿为 140bpm。未足月时胎心率基线变异正常情况下可能减少,变异减少可能继发于胎儿心动过速而无明显缺氧的情况。

足月时看到的正常醒睡周期可能不那么常见或缺乏。在孕 30 周前加速的频率和幅度减少,而没有宫缩时的胎心率减速在孕 20—30 周的健康未足月胎儿中经常能看到。产程中的胎心监护应当个体化,将早产的背景、孕龄及预估胎儿体重、绒毛膜羊膜炎的可能性及其他并发症、新生儿总体预后,以及父母亲的愿望考虑进去。现代以超声为基础的 CTG 机器很大程度上不再需要胎儿头皮电极,孕 34 周以下的婴儿尤其应避免使用。

2. 阴道分娩或剖宫产分娩

没有证据表明头先露时常规剖宫产分娩有益。然而,低氧是发生脑损伤的主要危险因素,因此出现异常胎心率图形时应相对放宽剖宫产。尽管如此,早产产程通常很迅速。胎头较小,因此不会发生足月时看到的相对头盆不称,意味着胎头不需要塑形。很多情况下,宫颈在宫缩开始前已成熟消退。

臀位早产一直是一个产科难题。尽管目前足月臀位倾向于选择性剖宫产,但已证实不可能对未足月臀位开展剖宫产的随机试验。选择性剖宫产分娩未足月臀位(或者实际上是未足月头先露)胎儿的一个潜在缺点是先兆早产发生率高,并不真的会导致早产。通过剖宫产分娩早产婴儿的积极策略可能导致医源性早产。另一种情况是近足月时,胎臀已经在阴道中,这时剖宫产比阴道分娩造成的创伤更大。目前,在有进一步的证据之前,未足月臀位的分娩方式需要根据具体情况由当时的产科医师决定。没有证据表明以往的选择性产钳分娩能够在早产时保护胎头,并且很少需要会阴切开。如果需要对孕 34 周以下的早产婴儿进行器械助产,应当避免使用胎头吸引。通常未足月胎头很容易手转至枕前位,或者可以由仍然会使用 Keilland 产钳的人完成。现在已经有很好的证据表明,如果母儿情况稳定,延迟脐带钳夹并等待至少 30s 是有益的,但不要超过 3min。如果早产儿需要复苏或者产妇出血多,则选择向新生儿侧撸脐带,然后更快钳夹。如果需要剖宫产分娩,可能需要在子宫上做纵切口(即古典式剖宫产),尤其是对于早期早产孕周子宫下段形成差的情况。偶尔,最初在下段做的切口不够分娩,此时可以将切口变为"J 型"切口。特别是对存活率有限的孕周,分娩过程应该尽可能无创伤,理想情况下婴儿带着完整的胎膜被娩出。这可以大大降低胎儿损伤的风险,如同海员的民间传说所说的"一个头上带着胎膜出生的孩子永远不会溺死在大海里"(框图 5-33)。

框图 5-33

- 没有证据表明头先露时,早产产程中常规剖宫产分娩有益。
- 除了极早产,一旦早产临产,应当进行持续电子胎心率监护。

（周希亚 译 吕 嬿 校）

参考文献

[1] World Health Organization. *Born Too Soon: The Global Action Report on Preterm Birth*. Geneva: WHO, 2012.

[2] Liu L, Oza S, Hogan D et al. Global, regional, and national causes of child mortality in 2000-13, with projections to inform post-2015 priorities: an updated systematic analysis. *Lancet* 2015; 385: 430-440.

[3] Moore T, Hennessy EM, Myles J et al. Neurological and developmental outcome in extremely preterm children born in England in 1995 and 2006: the EPICure studies. *BMJ* 2012; 345: e7961.

[4] Smith R, Paul J, Maiti K, Tolosa J, Madsen G. Recent advances in understanding the endocrinology of human birth. *Trends Endocrinol Metab* 2012; 23: 516-523.

[5] Smith R. Parturition. *N Engl J Med* 2007; 356: 271-283.

[6] Astle S, Slater DM, Thornton S. The involvement of progesterone in the onset of human labour. *Eur J Obstet Gynecol Reprod Biol* 2003; 108: 177-181.

[7] Mendelson CR, Montalbano AP, Gao L. Fetal-to-maternal signaling in the timing of birth. *J Steroid Biochem Mol Biol* 2017; 170: 19-27.

[8] Blanks AM, Thornton S. The role of oxytocin in parturition. *BJOG* 2003; 110(Suppl 20): 46-51.

[9] Challis JR, Lye SJ, Gibb W, Whittle W, Patel F, Alfaidy N. Understanding preterm labor. *Ann NY Acad Sci* 2001; 943: 225-234.

[10] Romero R, Dey SK, Fisher SJ. Preterm labor: one syndrome, many causes. *Science* 2014; 345: 760-765.

[11] Arbyn M, Kyrgiou M, Simoens C et al. Perinatal mortality and other severe adverse pregnancy outcomes associated with treatment of cervical intraepithelial neoplasia: meta-analysis. *BMJ* 2008; 337: a1284.

[12] Honest H, Bachmann LM, Coomarasamy A, Gupta JK, Kleijnen J, Khan KS. Accuracy of cervical transvaginal sonography in predicting preterm birth: a systematic review. *Ultrasound Obstet Gynecol* 2003; 22: 305-322.

[13] Foster C, Shennan AH. Fetal fibronectin as a biomarker of preterm labor: a review of the literature and advances in its clinical use. *Biomark Med* 2014; 8: 471-484.

[14] Kuhrt K, Hezelgrave N, Foster C, Seed PT, Shennan AH. Development and validation of a tool incorporating quantitative fetal fibronectin to predict spontaneous preterm birth in symptomatic women. *Ultrasound Obstet Gynecol* 2016; 47: 210-216.

[15] Iams JD. Clinical practice. Prevention of preterm parturition. *N Engl J Med* 2014; 370: 254-261.

[16] Alfirevic Z, Stampalija T, Roberts D, Jorgensen AL. Cervical stitch (cerclage) for preventing preterm birth in singleton pregnancy. *Cochrane Database Syst Rev* 2012; (4): CD008991.

[17] Rafael TJ, Berghella V, Alfirevic Z. Cervical stitch (cerclage) for preventing preterm birth in multiple pregnancy. *Cochrane Database Syst Rev* 2014; (9): CD009166.

[18] Kindinger LM, MacIntyre DA, Lee YS et al. Relationship between vaginal microbial dysbiosis, inflammation, and pregnancy outcomes in cervical cerclage. *Sci Transl Med* 2016; 8: 350ra102.

[19] Reinebrant HE, Pileggi-Castro C, Romero CL et al. Cyclo-oxygenase (COX) inhibitors for treating preterm labour. *Cochrane Database Syst Rev* 2015; (6): CD001992.

[20] Hassan SS, Romero R, Vidyadhari D et al. Vaginal progesterone reduces the rate of preterm birth in women with a sonographic short cervix: a multicenter, randomized, double-blind, placebo-controlled trial. *Ultrasound Obstet Gynecol* 2011; 38: 18-31.

[21] Norman JE, Marlow N, Messow CM et al. Vaginal progesterone prophylaxis for preterm birth (the

OPPTIMUM study)：a multicentre，randomised，double-blind trial. *Lancet* 2016；387：2106-2116.

[22] Romero R，Nicolaides KH，Conde-Agudelo A *et al*. Vaginal progesterone decreases preterm birth ≤34 weeks of gestation in women with a singleton pregnancy and a short cervix：an updated meta-analysis including data from the OPPTIMUM study. *Ultrasound Obstet Gynecol* 2016；48：308-317.

[23] Kenyon SL，Taylor DJ，Tarnow-Mordi W *et al*. Broad-spectrum antibiotics for spontaneous pretermlabour：the ORACLE Ⅱ randomised trial. *Lancet* 2001；357：989-994.

[24] Kenyon S，Boulvain M，Neilson J. Antibiotics for preterm rupture of membranes. *Cochrane Database Syst Rev* 2003；(2)：CD001058.

[25] King J，Flenady V. Prophylactic antibiotics for inhibiting preterm labour with intact membranes. *Cochrane Database Syst Rev* 2002；(4)：CD000246.

[26] van der Ham DP，Vijgen SMC，Nijhuis JG *et al*. Induction of labor versus expectant management in women with preterm prelabor rupture of membranes between 34 and 37 weeks：a randomized controlled trial. *PLoS Med* 2012；9(4)：e1001208.

[27] Morris JM，Roberts CL，Bowen JR *et al*. Immediate delivery compared with expectant management after preterm pre-labour rupture of the membranes close to term（PPROMT trial)：a randomised con-trolled trial. *Lancet* 2016；387：444-452.

[28] Trochez-Martinez RD1，Smith P，Lamont RF. Use of C-reactive protein as a predictor of chorioamnionitis in preterm prelabour rupture of membranes：a systematic review. *BJOG* 2007；114：796-801.

[29] Navathe R，Berghella V. Tocolysis for acute preterm labor：where have we been，where are we now，and where are we going? *Am J Perinatol* 2016；33：229-235.

[30] Romero R，Sibai BM，Sanchez-Ramos L *et al*. An oxytocin receptor antagonist（atosiban）in the treatment of preterm labor：a randomized，doubleblind，placebo-controlled trial with tocolytic rescue. *Am J Obstet Gynecol* 2000；182：1173-1183.

[31] Crowther CA，Brown J，McKinlay CJ，Middleton P. Magnesium sulphate for preventing preterm birth in threatened preterm labour. *Cochrane Database Syst Rev* 2014；(8)：CD001060.

[32] Jacquemyn Y，Zecic A，Van Laere D，Roelens K. The use of intravenous magnesium in non-preeclamptic pregnant women：fetal/neonatal neuroprotection. *Arch Gynecol Obstet* 2015；291：969-975.

[33] Kenyon SL，Taylor DJ，Tarnow-Mordi W *et al*. Broad spectrum antibiotics for preterm，prelabour rupture of fetal membranes：the ORACLE Iran-domised trial. *Lancet* 2001；357：979-988.

第八节

死 胎

Bryony Jones[1,2]

[1] Queen Charlotte's and Chelsea Hospital, Imperial College Healthcare NHS Trust, London, UK
[2] Imperial College London, London, UK

在英国,死胎(译者注:原文死胎与死产统一用 stillbirth,不做区分,翻译统一采用死胎一词)定义为孕 24 周或 24 周以后出生的无生命迹象的婴儿[1]。为了国际上进行比较,世界卫生组织(WHO)推荐的定义是,孕 28 周或之后出生的无生命迹象的婴儿[2]。英文中 Stillbirth 可以进一步分为产前和产时。在英国,产前死胎(antepartum stillbirth)的定义为孕 24 周或以上的出生时无生命迹象的婴儿,并且已知在产程发动前胎儿已经死亡。产时死胎(intrapartum stillbirth)在英国被定义为孕 24 周或以后出生的无生命迹象的婴儿,胎儿在产程发动时活着。

不同国家的死胎发生率有所不同,英国的发生率多达 1/200 次妊娠[3]。虽然在过去几十年中妇女健康有了许多改善,但是英国和全世界的死胎发生率没有显著变化[4]。死胎率确实在地区间有差异。由于死胎并不是由单一因素造成的,死胎率被认为是女性一般健康状况的指标,也是产前及产时医疗质量的衡量标准,因而被用于区域比较[5]。

死胎是一种毁灭性的妊娠结局。每次死胎都是一场悲剧,不仅给父母、家庭和朋友带来了巨大的痛苦和悲伤,也给所有为之提供医疗服务的专业人员带来了巨大的痛苦和悲伤。妊娠晚期的死胎尤其令人痛苦,特别是那些没有明显先天性异常的胎儿,或者如果分娩孕周更早,婴儿的死亡率或发病率就会更低时。

一、死胎率

英国的死胎率为每 1000 次分娩中 4.16 例[6]。这一死亡率高于其他高收入国家报道的死亡率,全球估计平均死胎率(采用孕 28 周)约为每 1000 次分娩中 3.5 例(图 5-38)。全球有 260 万例的死胎,每天超过 7178 例[2]。大多数死胎发生在发展中国家,98% 出现在低收入和中等收入国家。

死胎率的显著区域差异已经受到关注[7]。死胎率的不同可能主要反映了多元文化差异,社会经济状况较差的女性发生死胎的风险是社会经济状况较好的女性的 2 倍。遗憾的是,数据收集、定义(特别是孕周切割值)和研究方法存在重大差异,很难直接进行各国之间的比较。此外,不同国家获得终止妊娠服务的可能性不同,对死胎率的影响难以估计。死胎率最高的地区在数据质量方面存在最大的局限性[8]。与 5 岁以下儿童死亡率和孕产妇死亡率相比,死胎数量下降得更慢,这些都是产科学发展目标中的明确目标[9,10]。

死胎率存在区域和国家差异的事实客观存在,和更广泛的影响女性健康的因素有关,这表明死胎率有可能下降,并有潜力成为社会经济和健康保健系统改善的有力指标。公布年度下降率,可以比较一个地区或国家自身死胎率随时间的变化。

二、死胎的分类

从广义上讲,死胎可分为产间和产前的死亡,进一步可以通过孕龄分层。在全球范围内,大约一半的死胎发生在产间,说明这是风险最大的阶段。据估计,产间死胎的比例从发达地区的 10% 到南亚的 59% 不等[2,11]。

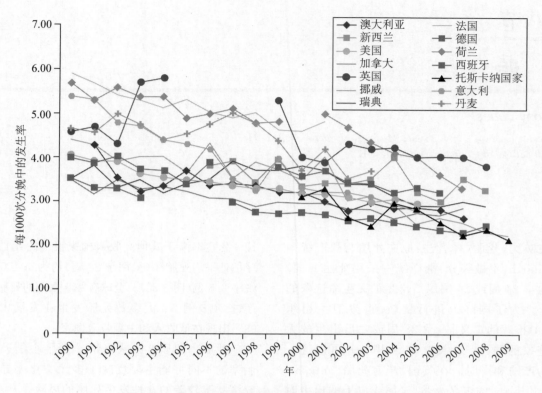

图 5-38 自 1990 年开始高收入国家的死胎率逐年下降

Source：Gardosi J，Kady SM，McGeown P，Francis A，Tonks A. Classification of stillbirth by relevant condition at death（ReCoDe）：population based cohort study. BMJ 2005；331：1113-1117. Reproduced with permission of the BMJ Publishing Group Ltd.

死胎的病因是多因素的,尽管对潜在原因进行了深入调查,但许多病例仍然无法解释。另一个复杂因素是,在一个病例中通常存在不止一种导致死胎的原因(如未足月胎膜早破、继发于胃肠道梗阻的羊水过多的胎儿合并感染)。此外,有些疾病可能与死胎有关,但并不直接导致死胎(控制良好的妊娠期糖尿病和脐带事件)。

目前,已经有几种死胎病因的分类系统。每种系统都有其优缺点,所以尚无被普遍接受的单一分类系统。在考虑分类时还存在其他的混淆因素。首先,死胎的定义因调查者、国家、卫生组织和分类方案而异;其次,许多系统旨在对围产期死亡率进行分类,因此定义包括了死胎和新生儿死亡。死胎和新生儿死亡可能有许多相似之处,重叠但却有各自独特的疾病状态。然而,新生儿死亡的病因可能与宫内胎儿死亡无关,如在孕 20 周时。此外,分类系统可能包括了单个病因,但是死胎的复杂性使得单一原因可能不适用于大多数病例。

最近的一篇系统回顾分析了 81 个根据死胎病因分类的系统[12]。许多不同的系统目的不同,如找到最可能的原因作为对患者的安慰并用于未来妊娠的咨询,或帮助临床医师确定最好的决策,或通过医疗服务的组织性改变来预防死胎。因此,不同的分类系统以不同的方式优先处理信息,这意味着它们不能直接进行比较。

国内和国际均有驱动力去降低死胎率。一个被强调的关键因素是医疗保健系统通过研究归因,理解改善死胎率需要采取的措施和改变的重要性。为此,需要统一的分类系统。鉴于死胎病因的复杂性,不存在完美的系统。英国最近采用 Frøen-Codac 2009 分类系统[13]进行全国围产期死亡率监测。这个分类系统显示所有死胎中 46%～47%的原发病因"未知"[14,15]。该系统旨在用于社会经济水平高的国家和低的国家,需要详细的记录和进一步分析。

替代分类系统包括 Wigglesworth 系统[16]（66.2%的死胎仍原因不明）和死亡时的相关状况，或是 ReCoDe 系统[17]（表 5-21）。后者提到了对死胎的原发和继发"原因"编码，目的是确定子宫内死亡时存在的相关疾病。它是一种分层分类，层次结构从直接影响胎儿的条件开始，并在结构分组中"向外"移动。这些作者强调了胎儿生长受限的重要作用，大约 50%的死胎与胎儿生长受限有关。ReCoDe 分类可以为 85%的死胎案例归于某一原因。

表 5-21　根据死亡时相关疾病进行分类的系统（ReCoDe）

A 组：胎儿
　致死性先天畸形
　感染（慢性，急性）
　非免疫性水肿
　同种免疫
　胎母输血
　双胎输血
　胎儿生长受限*
B 组：脐带
　脱垂
　缠绕受压或打结+
　帆状插入
　其他
C 组：胎盘
　早剥
　前置
　前置血管
　其他"胎盘功能不全"‡
　其他
D 组：羊水
　绒毛膜羊膜炎
　羊水过少+
　羊水过多+
　其他
E 组：子宫
　破裂
　子宫畸形
　其他
F 组：母体
　糖尿病
　甲状腺疾病
　原发性高血压

（续　表）

　妊娠期高血压疾病
　狼疮或抗磷脂综合征
　胆汁淤积
　药物滥用
　其他
G 组：产间
　窒息
　产伤
H 组：创伤
　外源性
　医源性
I 组：未分类
　无明确的相关病情
　无可获得信息

---

*小于该孕周体重曲线的第 10 百分位。
+如果考虑病情严重程度具有相关性。
‡病理学诊断。

Source：Gardosi J，Kady SM，McGeown P，Francis A，Tonks A. Classification of stillbirth by relevant condition at death（ReCoDe）：population based cohort study. *BMJ* 2005；331：1113-1117. Reproduced with permission of the BMJ Publishing Group Ltd.

三、病因

死胎与母体和胎儿危险因素相关（表 5-22）。2/3 最终死胎的妊娠存在一个以上已知与死胎相关的因素，因此通常不清楚造成死亡的实际原因是什么。

表 5-22　与死胎相关的疾病

感染
　严重的母体感染
　胎盘感染导致低氧
　胎儿感染导致先天畸形
　胎儿感染导致重要脏器损伤
　在早产宫缩前出现，胎儿在产程中死亡
母体内科并发症
　高血压类疾病
　糖尿病
　甲状腺疾病
　肾疾病

（续　表）

肝疾病

结缔组织病（系统性红斑狼疮）

胆汁淤积

抗磷脂综合征

遗传性易栓症

红细胞同种免疫

血小板同种免疫

先天畸形

染色体异常，包括限制性胎盘嵌合体

胎母输血

胎儿生长受限

胎盘异常包括血管前置和胎盘早剥

脐带因素包括帆状插入、脱垂、受压和缠绕

多胎妊娠包括双胎输血综合征和双胎之一动脉反向灌注

羊膜带综合征

中枢神经系统损伤

Source：Reddy UM，Goldenberg R，Silver R *et al*. Stillbirth classification： developing an international consensus for research. Executive summary of a National Institute of Child Health and Human Development Workshop. *Obstet Gynecol* 2009；114：901-914. Reproduced with permission of Wolters Kluwer Health，Inc.

有几种死胎危险因素孕前即存在，包括产次、种族、社会经济状况和心理健康问题。有趣的是，死胎和产次的风险曲线呈双峰，初产和第三胎或者更多次的妊娠是死胎的风险因素。在初产和多次产的女性中，死胎的根本原因很可能是不同的，并且需要不同的策略来解决[18]。在英国和非洲、加勒比及南亚裔的孕妇死胎风险高于高加索女性。第一代移民，不论其种族，都比英国出生和长大的女性发生死胎的风险更高。产妇年龄似乎呈双峰分布，25 岁以下和 35 岁以上的女性妊娠死胎风险更大。

死胎主要的风险之一是胎盘功能不良，通常会导致胎儿发育障碍[3]，极低出生体重（小于第 3 百分位）会使死胎风险增高 10 倍[19]。尽管胎盘功能不全目前尚不能治疗，识别胎儿生长速度与死胎的关系有助于对妊娠风险进行分层，对宫内发育迟缓的胎儿加强监护并考虑分娩时机，平衡死胎的风险和新生儿死亡的风险[20]。

死胎的特定人群归因风险（population attributable risk，PAR）因素也已经明确。PAR 因素评分表明在高收入国家，一些与死胎相关的特定因素风险增加。PAR 因素非常重要，因为许多情况有可能改善，评分表明死胎风险的增加与风险因素是相关的[10]（见图 5-38）。关键的风险因素包括母体感染、高血压、糖尿病、潜在的慢性疾病，以及营养、肥胖和吸烟。吸烟与死胎的增加有很强的相关性，PAR 因素评分为 7％。吸烟会导致胎儿生长受限，尽管致病机制尚不明确，可能是因为对胎盘功能的影响。已证实妊娠早期戒烟可以降低胎儿宫内生长受限、早产和死胎的发生率[21]。因此妊娠早期戒烟项目对母亲和孩子的健康都非常重要。

母体肥胖是一个特别重要的可改善风险因素。肥胖相关的 PAR 评分为 8％～18％。而母亲年龄超过 35 岁和母亲吸烟的 PAR 评分均在 7％左右。死胎的风险在高体重指数（body mass index，BMI）的妇女中增加 1 倍（2. 19，2. 03～2. 36）。一些孕期并发症与母体肥胖有关，已发现妊娠期糖尿病和子痫前期与死胎相关[22]。肥胖引起死胎的原因尚不明确。有一些可能的机制，并且肥胖可能通过多种方式造成死胎[23]。肥胖会增加妊娠期糖尿病和高血压疾病的风险。而妊娠期糖尿病和高血压是已知的导致死胎的高危因素[24]。最近 MBRRACE 出版的报告表明，如果能够在早期筛查阶段诊断妊娠期糖尿病并进行适宜的管理，一些死胎是可以避免的[15]。肥胖也会增加孕期高脂血症的风险。高脂血症减少前列腺素的分泌，同时增强过氧化物酶的生成。这造成了血管的收缩和血小板的聚集，并通过这种机制导致了子痫前期的发生[24]。其他并发症如睡眠呼吸暂停在肥胖人群中更常见，肥胖的孕妇比非肥胖的孕妇打鼾的时段更长，出现更多呼吸暂停缺氧的状况，其导致的低氧可能减少了输送给胎儿的氧气，因此增加了死胎的风险[25]。肥胖的孕妇可能对胎动的变化感受力低于正常 BMI 的妇女，这可能导致有产前死胎风险的孕妇延迟就诊。肥胖孕妇可能在产程和分娩中经历更多的困难，同时产程中的监测也会出现一些技术性的挑战。

社会经济因素在死胎的病因学中同样重要。在英国，生活在社会剥夺最严重地区的孕妇发生死胎或新生儿死亡的风险比社会剥夺最少的地区高出 50% 以上[5]。生活贫困的第一代女性移民，发生死胎的概率是在英国出生的女性的 2 倍，即使她们处于同一社会经济阶层和拥有相同人种背景[26]。这种差异可能是多因素导致的，经济贫困背景下的妇女肥胖、营养不良和吸烟的发生率更高，同时也缺乏足够的产前检查。许多死胎病例中都存在一个潜在的共同因素，即产前和产时没有得到医疗护理或质量较低，这意味着不太可能会为加强监测而转诊[27]。

最后，家庭虐待是一个重要的病因。家庭虐待导致围产期死亡率增加的机制尚不完全清楚。第一种可能是钝性的物理创伤直接导致胎盘早剥和胎儿死亡。第二种可能的机制是母体应激水平升高和营养不良，两者都与低出生体重或早产有关，并且是已知的围产期和婴儿死亡的危险因素。第三种也许是最重要的，遭受家庭虐待的女性得到产前保健服务尤其困难。保证遭受家庭虐待的妇女能到获得产前保健也是设计产前保健流程的一个关键考量点[28]。

四、胎死宫内和产前死胎的诊断

在产程中死胎的孕妇可能会主诉胎动消失，虽然更常见于有产间死胎相关疾病的女性，如子痫前期、绒毛膜羊膜炎和胎盘早剥。产间胎儿死亡的诊断不能通过临床或胎心监护做出。产时胎儿死亡只能通过实时超声进行确诊，超声必须证实没有胎儿心脏活动[29]。超声可能会另外表现出 Spalding 征（胎儿颅骨塌陷伴骨片重叠）或者胎儿水肿。超声对诊断隐形胎盘早剥并不可靠。

一旦确诊，可以在分娩之前告诉父母亲，让他们对娩出死婴有所准备。诊断死胎后，所有医护人员一致的情感反应是非常重要的[30]，务必通过清晰并有同情心的方式告诉父母这一诊断。与父母交代诊断的方式会影响接下来的悲痛反应。一项大型的系统回顾显示，父母亲和工作人员的反应通常是相关的，当医疗人员感性地进行描述时，其行为和举动对父母有巨大的影响[31]。

五、产前死胎的处理

在母体状况没有问题的前提下，诊断宫内胎儿死亡后必须告诉夫妇双方引产和等待自然产程的选择。等待自然产程具有风险，包括母体弥散性血管内凝血（DIC）和绒毛膜羊膜炎。如果胎死宫内发生在 4 周内，DIC 的风险为 10%，4 周后升高至 30%。应定期监测母体血液学指标，包括血小板计数、纤维蛋白原和凝血功能，以监测 DIC 的发生[32]。

由于存在并发症的风险，应告知孕妇引产通常是最安全的选择，阴道分娩可能是计划后续妊娠的女性的最佳选择。晚孕期妇女使用米非司酮引产可以减少从开始引产到分娩的时间。对于中孕期胎死宫内、宫颈不成熟的孕妇，引产时阴道使用米索前列醇比静脉注射缩宫素更有效[33]。然而，需要注意的是，米索前列醇在英国仍然未经许可用于中孕期死胎引产。对于剖宫产史的妇女，或其他手术后的瘢痕子宫，帮助指导引产处理的证据很有限。大多数具有子宫手术史的女性引产的主要风险大多与胎儿不良结局相关，而不是与母体不良结局相关，因此死胎后使用前列腺素引产被认为是合理的[34]。虽然米索前列醇与子宫破裂风险增加有关，但使用较低剂量（25～50μg）会减少这种情况[35]。药物诱导分娩的替代方案是机械促宫颈成熟。这可能会降低药物引起子宫破裂的风险，但感染风险和随后的产妇发病率可能会增加[36,37]。

六、死胎后的法律问题

关于死胎登记的现行法律始于 1953 年"出生及死亡登记法"，经 1992 年死产（定义）法案修订。死胎的法律定义是"孕 24 周后从母体排出的任何没有呼吸或无其他生命迹象的婴儿"。

一个完全注册的医师或助产士必须在医学上证明死胎；医师或助产士必须在其出生时在场或在出生后检查婴儿。如果对出生状况有疑问，必须联系 HM 验尸官；如果怀疑故意人为造成的死胎，应联系警方。在英国，对于没有医疗保健专业人员参加的明显的新鲜死胎，或者可疑有犯罪行为，如伤害他人身体，也应该转介验尸官。

胎儿死亡在孕 24 周后娩出，但明确发生在孕 24 周之前的，不必须进行认证或登记。孩子可以登记为性别不明待进一步检测。

在英国,母亲(如果这对夫妇在出生时已结婚,则是父亲)负责登记死胎,通常在 42d 内(苏格兰为 21d),但对例外情况最终限期为 3 个月。出生登记需要常规出生信息和父母信息,并进行死胎登记,死胎登记与标准出生登记是分开的。然后向父母发放死胎证明和埋葬或火葬文件。在未登记前不能签发火化证明。

除北爱尔兰外,目前法律未规定死胎要常规尸检。当父母认为当地医院的评估不充分时,有些父母会请求将他们孩子的死亡情况提交给验尸官(苏格兰是地方检察官)。在这样的病例中,尸检报告体现了医疗质量方面的重大差距[38]。

七、抑制泌乳

对于一些失去婴儿的妇女来说,抑制泌乳在心理学方面有重要意义。可以采用简单的措施,如支撑胸罩、冰袋和镇痛药,但即使采取这些措施,也会有多达 1/3 的人出现严重的乳房疼痛[39]。明确产妇的诉求是非常重要的,许多女性希望抑制泌乳,而一些女性则希望对母乳库做出无私的捐赠。

单次剂量的卡麦角林(1 mg)似乎与使用 14d 溴隐亭(2.5 mg 每日 2 次)对于抑制泌乳一样有效[40]。多巴胺拮抗药可能引起短暂性高血压,因此在高血压患者中禁用[41]。

八、心理支持

婴儿的死亡是一个巨大的损失[42],婴儿死亡后的悲痛可能与其他类型的丧亲之痛不同。从怀孕确认的那一刻起,父母就为自己和宝宝设想了一生。这些期望在怀孕期间发展,随着婴儿的死亡,父母将失去整个未来[43]。承认家庭必要的悲痛并提供适当的个性化支持是非常重要的[44,45]。

悲伤和哀悼的方式存在相当大的个人差异。这种差异对不同的家庭成员来说是真实存在的,当他们无法同步他们的悲伤时,夫妻之间可能会出现问题,这可能是性格差异和人际关系压力的来源。最终,这将显著的增加死胎后夫妻关系破裂的风险[46,47]。

丧亲也是导致精神疾病的重要风险因素。母亲因精神疾病住院的相对风险在孩子死亡后的第 1 年最高,但在死亡后 5 年或更长时间内仍然显著升高[48]。

多胎妊娠中失去了一个婴儿,对家庭来说是一种特殊的情感挑战。父母对幸存婴儿的依恋通常很困难,大约 1/3 的夫妇在孩子出生后会经历家庭配合困难[49]。应该对失去亲人的夫妇的提供非正式和正式支持[50]。

九、随诊调查

了解他们的孩子如何或为何死亡可以帮助父母渡过悲伤。任何调查结果均可用于告知父母后续怀孕是否存在风险,以及风险程度,并有助于确定未来妊娠期间是否需要其他治疗或监测。应该向所有父母提供调查,帮助确定死胎的原因,同时尊重他们的意愿。

皇家妇产科医师学院(Royal College of Obstericians and Gynaecologists,RCOG)有一份建议的调查清单[29]。

- 血清学检查包括母体血液学研究和常规生化(可能有助于诊断和治疗子痫前期及其并发症,败血症和肝内胆汁淤积症,并识别糖尿病),Kleihauer 试验(胎-母出血与抗 RhDγ-球蛋白测试)和母体感染筛查(细小病毒 B19、风疹、巨细胞病毒、单纯疱疹和弓形虫等,根据指征)。尽管遗传性易栓症栓与宫内胎儿死亡之间的关联尚不确定,目前推荐易栓症和抗磷脂筛查。

- 如果担心胎儿贫血或水肿,有指征行抗体筛查和抗 Ro 和抗 La 抗体检测。如果有证据表明其他原因不明的胎儿出血,提示应对其父母进行胎儿/新生儿同种免疫性血小板减少症的筛查。

- 应提供细胞遗传学分析(特别是如果有证据表明有畸形特征或先天性异常),可在验尸时采集样本,或在分娩时留取胎盘或脐带[51]。

- 建议所有死胎病例进行胎盘组织病理学检查。虽然有些报道在死胎中发现病因性或相关的胎盘异常高达 60%,但在许多情况下这些发现的重要性仍然不确定[52]。

应为父母提供全面的尸检，以帮助解释胎儿宫内死亡的原因，这可以提供比其他（侵入性更小）检查更多的信息，并且有时对未来怀孕的管理至关重要[53]。由于个人、文化或宗教信仰的原因，父母可能无法接受尸检，应尊重他们的决定。可以考虑进行替代有创验尸的选择，包括尸体的 MRI 检查和组织诊断[54,55]。对婴儿进行的任何侵入性操作前，包括活检用于遗传分析，必须获得书面同意。同意书应当由接受过特殊问题知情和围产期尸检训练的产科医师或助产士获得，或者在其督导下获得。

还需要进行大规模的卫生经济学研究，明确死胎后做哪些研究最为合适[56]。

十、后续妊娠的管理和预防

有限的证据可以帮助指导后续妊娠时机。历史数据表明，死胎后 6 个月内再孕与早产、低出生体重和小于胎龄儿的风险增加有关。但是，应告知父母，其绝对风险仍然很低[29,57-59]。

两种干预措施可能有助于减少死胎：首先，如果需要，应提供戒烟建议；其次，应建议超重女性（BMI＞30 kg/m^2）减肥[60,61]。关于充足营养和健康生活方式的进一步建议也可以减少随后的死胎率。除上述所倡导的全球策略外，还包括筛查及治疗梅毒、疟疾预防性治疗、经杀虫剂处理的蚊帐、分娩准备、获得紧急产科治疗的途径、臀位剖宫产和过期妊娠引产[62]。

后续妊娠期间应该由专门的机构为她们提供产前检查，并由产科医师领导保健。怀孕的管理将取决于死胎病史，如通过小剂量阿司匹林降低子痫前期风险，连续超声评估可疑生长受限和（或）子痫前期的胎儿生长，以及宫颈长度的评估和可能的宫颈环扎术以预防早产。

足月后较早引产可能适用于子痫前期史和发生过胎盘问题（如胎盘早剥）的患者，同时要了解支持这一处理的证据尚有限[63]。

后续妊娠的管理是重要的，因为一次死胎后子痫前期和胎盘早剥的再发风险增加[64,65]。通常需要额外的心理支持[50]。也可能存在延迟的悲伤反应并对母婴关系产生影响[66]。

在国际上，降低死胎率一直是焦点之一。每个新生儿行动计划（Every Newborn Action Plan）的目标是到 2030 年，每个国家的死胎率降至每 1000 次分娩中 12 例或更少；94 个主要高收入国家和中高收入国家已经实现了这一目标，尽管仍存在明显的差异[9,67]。

减少死胎的社会效益是显而易见的，成本效益分析也表明，为减少死胎数量采取的干预措施有显著的投资回报。孕产妇、新生儿和儿童健康服务的改善可以带来多达 10 倍至 25 倍的经济和社会效益回报[68]。《柳叶刀》的一个专题系列表明预防死胎在减少孕妇死亡、新生儿死亡和死胎方面可以获得 3 倍的回报。与干预措施成本相比，减少死胎带来了经济和社会效益，这是在孕产妇保健方面进行医疗投入方面的一个有力案例[69]（框图 5-34）。

> 💡 **框图 5-34**
> - 过去 20 年来，尽管全国和国际上已经为降低其发生率制订了行动计划，英国的死胎率没有发生显著的变化。
> - 许多死胎被认为是"无法解释的"，因此是不可避免的。然而，在许多病例中发现了诸如肥胖、吸烟和胎儿生长受限等风险因素，这些风险可能是可改善的。
> - 胎儿生长受限通常未在产前发现，需要改善检查的策略。

（郭　琦　译　周希亚　校）

参考文献

[1] Reddy UM, Goldenberg R, Silver R et al. Stillbirth classification: developing an international consensus for research. Executive summary of a National Institute of Child Health and Human Development workshop. *Obstet Gynecol* 2009;114:901-914.

[2] World Health Organization. Maternal, child and adolescent health: stillbirths. http://www.who.int/maternal_child_adolescent/epidemiology/stillbirth/en/

[3] Smith GC, Fretts RC. Stillbirth. *Lancet* 2007;370:1715-1725.

[4] Froen JF, Friberg IK, Lawn JE et al. Stillbirths: progress and unfinished business. *Lancet* 2016;387:574-586.

[5] Draper ES, Kurinczuk JJ, Kenyon S (eds.) on behalf of MBRRACE-UK. *MBRRACE-UK Perinatal Confidential Enquiry: Term, Singleton, Normally Formed, Antepartum Stillbirth*. Leicester: The Infant Mortality and Morbidity Studies, Department of Health Sciences, University of Leicester. 2015.

[6] Knight M, Nair M, Tuffnell D, Kenyon S, Shakespeare J, Brocklehurst P, Kurinczuk JJ (eds) *Saving Lives, Improving Mothers' Care. Surveillance of maternal deaths in the UK 2012-14 and lessons learned to inform maternity care from the UK and Ireland Confidential Enquiries into Maternal Deaths and Morbidity 2009-14*. Oxford: National Perinatal Epidemiology Unit, University of Oxford, 2016.

[7] Blencowe H, Cousens S, Jassir FB et al. National, regional, and worldwide estimates of stillbirth rates in 2015, with trends from 2000: a systematic analysis. *Lancet Glob Health* 2016; 4: e98-e108.

[8] Cousens S, Blencowe H, Stanton C et al. National, regional, and worldwide estimates of stillbirth rates in 2009 with trends since 1995: a systematic analysis. *Lancet* 2011; 377: 1319-1330.

[9] Lawn JE, Blencowe H, Waiswa P et al. Stillbirths: rates, risk factors, and acceleration towards 2030. *Lancet* 2016; 387: 587-603.

[10] Flenady V, Koopmans L, Middleton P et al. Major risk factors for stillbirth in high-income countries: a systematic review and meta-analysis. *Lancet* 2011; 377: 1331-1340.

[11] Stillbirth Collaborative Research Network Writing Group. Causes of death among stillbirths. *JAMA* 2011; 306: 2459-2468.

[12] Leisher SH, Teoh Z, Reinebrant H et al. Seeking order amidst chaos: a systematic review of classification systems for causes of stillbirth and neonatal death, 2009-2014. *BMC Pregnancy Childbirth* 2016; 16: 295.

[13] Frøen JF, Pinar H, Flenady V et al. Causes of death and associated conditions (Codac): a utilitarian approach to the classification of perinatal deaths. *BMC Pregnancy Childbirth* 2009; 9: 22.

[14] Manktelow BM, Smith LK, Evans TA et al. on behalf of the MBRRACE-UK collaboration. *Perinatal Mortality Surveillance Report UK Perinatal Deaths for births from January to December 2013.* Leicester: The Infant Mortality and Morbidity Group, Department of Health Sciences, University of Leicester, 2015.

[15] Manktelow BN, Smith LK, Seaton SE et al. on behalf of the MBRRACE-UK Collaboration. *MBRRACE-UK Perinatal Mortality Surveillance Report, UK Perinatal Deaths for Births from January to December 2014.* Leicester: The Infant Mortality and Morbidity Studies, Department of Health Sciences, University of Leicester, 2016.

[16] Wigglesworth JS. Monitoring perinatal mortality. A pathophysiological approach. *Lancet* 1980; ii: 684-686.

[17] Gardosi J, Kady SM, McGeown P, Francis A, Tonks A. Classification of stillbirth by relevant condition at death (ReCoDe): population based cohort study. *BMJ* 2005; 331: 1113-1117.

[18] Gardosi J, Madurasinghe V, Williams M, Malik A, Francis A. Maternal and fetal risk factors for stillbirth: population based study. *BMJ* 2013; 346: f108.

[19] Moraitis AA, Wood AM, Fleming M, Smith GC. Birth weight percentile and the risk of term perinatal death. *Obstet Gynecol* 2014; 124: 274-283.

[20] Royal College of Obstetricians and Gynaecologists. *The Investigation and Management of the Small-for-Gestational-Age Fetus*. Green-top Guideline No. 31. London: RCOG Press, 2013.

[21] McCowan LM, Dekker GA, Chan E et al. Spontaneous preterm birth and small for gestational age infants in women who stop smoking early in pregnancy: prospective cohort study. *BMJ* 2009; 338: b1081.

[22] Poston L, Caleyachetty R, Cnattingius S et al. Preconceptional and maternal obesity: epidemiology and health consequences. *Lancet Diabetes Endocrinol* 2016; 4: 1025-1036.

[23] Chu SY, Kim SY, Lau J et al. Maternal obesity and risk of stillbirth: ametaanalysis. *Am J Obstet Gynecol* 2007; 197: 223-228.

[24] Stone JL, Lockwood CJ, Berkowitz GS, Alvarez M, Lapinski R, Berkowitz RL. Risk factors for severe preeclampsia. *Obstet Gynecol* 1994; 83: 357-361.

[25] Maasilta P, Bachour A, Teramo K, Polo O, Laitinen LA. Sleep-related disordered breathing during pregnancy in obese women. *Chest* 2001; 120:

1448-1454.

[26] Seaton SE, Field DJ, Draper ES *et al*. Socioeconomic inequalities in the rate of stillbirths by cause: a population-based study. *BMJ Open* 2012; 2:e001100.

[27] Flenady V, Wojcieszek AM, Middleton P *et al*. Stillbirths:recall to action in high-income countries. *Lancet* 2016;387:691-702.

[28] National Institute for Health and Care Excellence. *Pregnancy and Complex Social Factors:A Model for Service Provision for Pregnant Women with Complex Social Factors*. Clinical Guideline CG110. London:NICE, 2010. Available at https://www. nice. org. uk/guidance/cg110

[29] Royal College of Obstetricians and Gynaecologists. *Late Intrauterine Fetal Death and Stillbirth*. Green-top Guideline No. 55. London:RCOG Press, 2017. Available at https://www. rcog. org. uk/ globalassets/documents/guidelines/gtg_55. pdf

[30] Farrow V, Goldenberg RL, Fretts R, Schulkin J. Psychological impact of stillbirths on obstetricians. *J Matern Fetal Neonatal Med* 2013;26:748-752.

[31] Ellis A, Chebsey C, Storey C *et al*. Systematic review to understand and improve care after stillbirth: a review of parents' and healthcare professionals' experiences. *BMC Pregnancy Childbirth* 2016; 16:16.

[32] Parasnis H, Raje B, Hinduja I. Relevance of plasma fibrinogen estimation in obstetric complications. *J Postgrad Med* 1992;38:183-185.

[33] Abediasl Z, Sheikh M, Pooransari P, Farahani Z, Kalani F. Vaginal misoprostol versus intravenous oxytocin for the management of second-trimester pregnancies with intrauterine fetal death:a randomized clinical trial. *J Obstet Gynaecol Res* 2016;42: 246-251.

[34] Royal College of Obstetricians and Gynaecologists. *Birth after Previous Caesarean Birth*. Green-top Guideline No. 45. London:RCOG Press, 2015. Available at https://www. rcog. org. uk/ globalassets/documents/guidelines/gtg_45. pdf

[35] Gómez Ponce de León R, Wing D, Fiala C. Misoprostol for intrauterine fetal death. *Int J Gynaecol Obstet* 2007;99(Suppl 2):S190.

[36] Jozwiak M, Bloemenkamp KWM, Kelly AJ, Mol BWJ,Irion O,Boulvain M. Mechanical methods for induction of labour. *Cochrane Database Syst Rev* 2012;(3):CD001233.

[37] Heinemann J, Gillen G, Sanchez-Ramos L, Kaunitz AM. Do mechanical methods of cervical ripening increase infectious morbidity? A systematic review. *Am J Obstet Gynecol* 2008;199:177-187.

[38] SANDS (Stillbirth and Neonatal Death Charity). Sands' position statement:Coroners' inquests into stillbirths. Available at https://www. uk-sands. org/sites/default/files/Position statement inquests intostillbirthsupdated Jan 2016. pdf

[39] Pitz A, Lee N, Peterson H. Treatment for lactation suppression:little progress in one hundred years. *Am J Obstet Gynecol* 1998;179:1485-1490.

[40] European Multicentre Study Group for Cabergoline in Lactation Inhibition. Single dose cabergoline versus bromocriptine in inhibition of puerperal lactation:randomised, double blind, multicenter study. *BMJ* 1991;302:1367-1371.

[41] British National Formulary. Bromocriptine. Available at https://bnf. nice. org. uk/drug/bromocriptine. html # contraIndications

[42] Homer CS, Malata A, ten Hoope-Bender P. Supporting women, families, and care providers after stillbirths. *Lancet* 2016;387:516-517.

[43] Kowalski K. Perinatal loss and bereavement. In: Sonstegard L, Kowalski K, Jennings B (eds) *Crisis and Illness in Childbearing*. Women's Health Vol 3. New York:Grune and Stratton, 1987.

[44] Canadian Paediatric Society. Guidelines for health care professionals supporting families experiencing a perinatal loss. *Paediatr Child Health* 2001; 6: 469-477.

[45] Garstang J, Griffiths F, Sidebotham P. What do bereaved parents want from professionals after the sudden death of their child:a systematic review of the literature. *BMC Pediatr* 2014;14:269.

[46] Gold K, Sen A, Hayward R. Marriage and cohabitation outcomes after pregnancy loss. *Pediatrics* 2010;125:1202-1207.

[47] Fish W. Differences of grief intensity in bereaved parents. In: Rando T (ed.) *Parental Loss of a Child*. Champaign, IL: Research Press, 1986: 415-428.

[48] Li J, Laursen TM, Precht DH, Olsen J, Mortensen PB. Hospitalization for mental illness among parents

after the death of a child. *N Engl J Med* 2005;352: 1190-1196.

[49] Pector E. How bereaved multiple-birth parents cope with hospitalization, homecoming, disposition for deceased, and attachment to survivors. *J Perinatol* 2004;24:714-722.

[50] SANDS (Stillbirth and Neonatal Death Charity). *Pregnancy Loss and the Death of a Baby: Guidelines for Professionals*, 4th edn. Coventry: Tantamount, 2016.

[51] Wellesley D, Dolk H, Boyd PA et al. Rare chromosome abnormalities, prevalence and prenatal diagnosis rates from population-based congenital anomaly registers in Europe. *Eur J Hum Genet* 2012;20:521-526.

[52] Ptacek I, Sebire NJ, Man JA, Brownbill P, Heazell AE. Systematic review of placental pathology reported in association with stillbirth. *Placenta* 2014;35: 552-562.

[53] Michalski S, Porter J, Pauli R. Costs and consequences of comprehensive stillbirth assessment. *Am J Obstet Gynecol* 2002;186:1027-1034.

[54] Griffiths P, Paley MN, Whitby EH. Post-mortem MRI as an adjunct to fetal or neonatal autopsy. *Lancet* 2005;365:1271-1273.

[55] Sabire NJ, Taylor AM. Less invasive perinatal autopsies and the future of postmortem science. *Ultrasound Obstet Gynecol* 2012;39:609-611.

[56] Heazell AEP, Byrd LM, Cockerill R, Whitworth MK. Investigations following stillbirth: which tests are most useful and cost effective? *Arch Dis Child Fetal Neonatal Ed* 2011;96:Fa135.

[57] Getahun D, Lawrence JM, Fassett MJ et al. The association between stillbirth in the first pregnancy and subsequent adverse perinatal outcomes. *Am J Obstet Gynecol* 2009;201:378. e1-6.

[58] DaVanzo J, Hale L, Razzaque A, Rahman M. Effects of interpregnancy interval and outcome of the preceding pregnancy on pregnancy outcomes in Matlab, Bangladesh. *BJOG* 2007;114:1079-1087.

[59] Wendt A, Gibbs CM, Peters S, Hogue CJ. Impact of increasing inter-pregnancy interval on maternal and infant health. *Paediatr Perinat Epidemiol* 2012;26(Suppl 1):239-258.

[60] Kristensen J, Vestergaard M, Wisborg K, Kesmodel U, Secher NJ. Pre-pregnancy weight and the risk of stillbirth and neonatal death. *BJOG* 2005; 112:403-408.

[61] Sebire NJ, Jolly M, Harris JP et al. Maternal obesity and pregnancy outcome: a study of 287,213 pregnancies in London. *Int J Obes Relat Metab Disord* 2001;25:1175-1182.

[62] Barros FC, Bhutta ZA, Batra M, Hansen TN, Victora CG, Rubens CE. Global report on preterm birth and stillbirth (3 of 7): evidence for effectiveness of interventions. *BMC Pregnancy Childbirth* 2010;10 (Suppl 1):S3.

[63] Smith G. Prevention of stillbirth. *Obstetrician and Gynaecologist* 2015;17:183-187.

[64] Sharma PP, Salihu HM, Kirby RS. Stillbirth recurrence in a population of relatively low-risk mothers. *Paediatr Perinat Epidemiol* 2007;21(Suppl 1):24-30.

[65] Black M, Shetty A, Bhattacharya S. Obstetric outcomes subsequent to intrauterine death in the first pregnancy. *BJOG* 2008;115:269-274.

[66] Hughes PM, Turton P, Evans CD. Stillbirth as risk factor for depression and anxiety in the subsequent pregnancy: cohort study. *BMJ* 1999; 318: 1721-1724.

[67] de Bernis L, Kinney MV, Stones W et al. Stillbirths: ending preventable deaths by 2030. *Lancet* 2016;387:703-716.

[68] ten Hoope-Bender P, Stenberg K, Sweeny K. Reductions in stillbirths: more than a triple return on investment. *Lancet* 2016;387:e14-16.

[69] Heazell AE, Siassakos D, Blencowe H et al. Stillbirths: economic and psychosocial consequences. *Lancet* 2016;387:604-616.

第九节

镇痛、麻醉和复苏

Felicity Plaat

Queen Charlotte's & Chelsea Hospital, Imperial College Healthcare NHS Trust, London, UK

在专科医师领导的中心里,超过 70% 的产科患者需要麻醉镇痛,其中包括分娩镇痛、剖宫产麻醉和其他外科手术干预麻醉,对需要重症监护的患者进行管理和复苏。由于麻醉师的业务范围增加,目前的指南建议,至少应该在工作日有专门的麻醉会诊,并应单独配备产科工作人员[1]。

一、疼痛

国际疼痛研究协会将疼痛定义为"与实际或潜在损伤相关的或用这种损伤来描述的一种不愉快的,主观感受到的感觉和情绪体验"。简单来说,疼痛就是伤害。超过 95% 的妇女分娩时有强度不同的疼痛。Melzack[2] 使用 McGill 疼痛问卷测量了产妇的疼痛,显示分数范围虽然是从轻微到极度痛苦,但只有手指截肢和烧灼相关的疼痛才等于或大于分娩疼痛,分娩痛超过癌痛、疱疹后神经痛和骨折疼痛。

虽然疼痛被认为是正常分娩的生理现象,但它也可能是疾病过程的先兆,如难产、胎位不正、子宫过度刺激、子宫破裂,或已有的疾病,如纤维瘤或其他肿瘤,痔和粘连或前次手术瘢痕。

剧烈疼痛刺激交感神经的自主神经反射,其程度反映了疼痛的严重程度,并且因患者脱水和衰竭而加重。特征是过度通气、心动过速、高血压、氧耗和葡萄糖消耗增加,以及血管收缩、胎盘血流减少。在没有镇痛的分娩过程中,母体血浆肾上腺素和去甲肾上腺素浓度分别增加 200% 和 600%。母体儿茶酚胺水平升高可能与分娩功能障碍相关[3]。在存在母体疾病和(或)胎儿损伤的情况下应当避免这种影响,甚至在某些情况下可能危及生命(框图 5-35)。

框图 5-35
严重且长久的疼痛与交感神经自主功能过度活跃,母体心率和血压升高,血管收缩,氧耗增加和胎儿氧合减少有关。

二、产程中非区域镇痛

非药物性缓解疼痛的方法有产前教育、芳香疗法、催眠疗法(分娩催眠,hypno-birthing)、针灸、注水、水浸、按摩和其他放松技术(以上并不详尽)。最近的一项研究显示,训练有素的接产人员或"导乐(doula)"的持续支持可以降低镇痛需求,缩短分娩时间,提高满意度并改善新生儿的预后。如果提供支持的人员既不来自女性社交网络也不隶属于医院,支持效果最佳。但值得注意的是,这种效果只针对不能常规进行椎管内镇痛的医疗机构[4]。临床经验证明,当没有一对一产妇护理时,往往需要椎管内镇痛。其他镇痛技术的证据质量通常不高,但有些技术如水中分娩(分娩水池)非常受欢迎,可能会降低镇痛需求。

Entonox(氧气中 50% N_2O)在英国广泛使用。虽然 80% 使用过的产妇表示愿意再次使用,且有证据表明此方法有效,但它与恶心、呕吐和头晕等不良反应有关[5]。尽管七氟醚和其他吸入型麻醉药的使用已被研究,但目前它们还不是主流临床应用的药物。全身阿片类药物(哌替啶和二醋吗啡)几乎广泛应用于英国的各个分娩中心,尽管有证据表明它们的作用是镇静[6],与安慰剂相比,它们对分娩没有镇痛作用[5]。当提供这种形式的药物时,应告知产妇这一点。二醋吗啡可能比哌替啶更有效,并且可能对新生儿的影响小于哌替啶,在英国的一些中心正在慢慢取代哌替啶。

如果有局麻禁忌,可以选择患者自控静脉镇痛(patient-controlled intravenous analgesia,PCA)。超短效阿片类药物瑞芬太尼具有较短的潜伏期和较快的代谢速度,理论上优于其他阿片类药物。但超过30％的女性发生了呼吸抑制,并且已有低氧心搏骤停的报道,镇痛效果一般[7]。如果瑞芬太尼PCA用于分娩,必须有专业人员进行持续脉搏血氧饱和度监测,这种镇痛只能应用于对这类镇痛有经验且定期照护这类镇痛产妇的单位[1]。

三、区域镇痛

椎管内阻滞(硬膜外或鞘内)毫无疑问是分娩镇痛最有效的方式。很少有女性不能从这种形式的镇痛中获益(表5-23)。根据2011年英国70％的产科中心的数据,产科麻醉医师协会(www.oaa-anaes.ac.uk)估计2007年的平均区域镇痛率为22.7％,各个中心的区域麻醉率有所不同,从4.1％～37.6％。现代局部阻滞技术的目的是提供止痛,同时保持感觉,尽量减少运动障碍(肌肉无力)和减少对分娩的影响。实现这一目标的基础是减少局部麻醉药的用量,通常被称为“低剂量”或“可自主活动”硬膜外麻醉。2008年,有80％的英

国产科中心在使用低剂量阻滞技术[8]。2014年,国家卫生与临床优化研究所(NICE)发布的指南明确指出,低剂量阻滞方案可应用于镇痛[9]的启动和维持阶段。减少局麻药量的方法包括局麻药联合阿片类药物以达到协同作用(通常为芬太尼),避免使用常规剂量(通常为高浓度局麻药),并使用腰-硬联合技术。后者包括放置硬膜外导管之前先鞘内注射初始剂量。需鞘内注射1/10的局麻剂量才能起作用,这样几乎可以瞬间缓解疼痛。因此,腰-硬联合技术在产程后期和多胎妊娠预计可短时间内分娩的孕妇中效果最好,它可以在整个产程中提供有效镇痛,用于分娩镇痛的腰硬联合麻醉方式的使用正在增加(表5-24)[10]。

表 5-23 区域镇痛禁忌证

绝对禁忌
产妇拒绝
缺乏人员/设施
既往有凝血障碍
穿刺部位局部感染
颅内压高
药物过敏
相对禁忌
血流动力学不稳定
解剖异常
神经系统疾病
全身感染

表 5-24 单次腰麻、腰硬联合和硬膜外麻醉技术

	单次腰麻*	硬膜外麻醉	腰硬联合
启动时间(min)	快(1～5)	慢(10～20)	快(1～5)
60～90min 疼痛中位评分	0	0～3	0
总药物剂量	低	高	低
观察到的下肢无力(％)†	100	5～50	0～40
硬膜外穿刺后头痛(％)	1～2	0.3～1.0	0.2～0.7
低血压(％)†	20～80	5～10	5～10
失败(例如需要 GA)†	1.7～6.0	2～6	0.3～0.7
瘙痒(％)†	50～80	20～80	20～80
用时(min)	60～240		

*单次腰麻剂量为腰硬联合麻醉剂量的2～3倍。

†这些不良反应是剂量依赖性的硬膜外麻醉和腰硬联合技术。与全麻剂量相关的范围。

Source:Paech M. Newer techniques of labor analgesia. *Anesthesiol Clin North Am* 2003;21:1-17. Reproduced with permission of Elsevier.

越来越多的证据表明,区域阻滞对分娩过程和结局的影响与药物剂量有关。对比区域与非区域(阿片类)阻滞的随机对照试验的系统回顾分析表明,区域阻滞不会增加剖宫产总体风险,但可能与胎儿宫内窘迫[11]相关的剖宫产增加相关。无论是在产程早期还是晚期使用,效果一样[12]。区域镇痛会延长第二产程(约15min),增加了加强宫缩和使用阴道助产的需要[11,13]。随机对照研究的证据表明,与传统硬膜外镇痛相比,低剂量椎管内镇痛方案与减少助产分娩有关[14]。因为担心第二产程的产力不够,所以惯用的办法是产程后期减少局麻药量[15]。然而,最近的一项综述表明,在缺乏大规模试验的情况下,有证据表明这使得第二产程镇痛效果不满意[16]。目前也没有证据支持潜伏期不能使用椎管内镇痛[9]。区域镇痛的其他不良反应包括导尿次数增加、产妇发热(非感染性,有认为是区域麻醉导致)和椎管内阿片类药物引起的瘙痒。

产程中运动行走对分娩方式没有明显影响,但是,步行可以减少镇痛需要,还可以避免长期仰卧位导致的相关风险。有证据证明区域麻醉后运动行走是安全的,进行了区域阻滞镇痛的产妇[17]对此也表示乐观。为了保证运动及行走的安全性,所有产房工作人员都需要接受适当的训练并具备一定的能力(表5-25)。需排除运动和感觉障碍。研究表明,产妇自己就能够可靠地判断自己是否能够安全行走[18]。目前在等待一项研究的结果,该研究比较了处于第二产程的初产妇在分娩过程中直立位和平卧位与椎管内镇痛的效果(ISRCTN Registry 35706297)(框图5-36)。

除了缓解疼痛外,还有一些产科和医学适应证在产时需行椎管内阻滞(表5-26)。有较高概率需要干预的分娩可以通过预置的硬膜外阻滞导管(已经过测试证明有效)快速补充药量进行干预(如后文所讲的双胎病例)。在母体疾病中,疼痛或瓦氏呼吸法(Valsalva manoeuvre)造成的推挤可能造成伤害,也可以获益于分娩局麻镇痛。肥胖可能成为这类镇痛的指征,因为肥胖产妇产科并发症整体在增加。椎管内阻滞时的定位很困难,所以产程早期使用是可取的。

表 5-25 产时安全的"可活动的硬膜外阻滞"的要求

配合并理解的产妇
胎儿先露部衔接并且压迫宫颈
几乎没有本体感觉和运动障碍
无体位性低血压
必要时连续胎心监护
有合适的条件
良好的硬膜外导管固定
有助产士协助
断开静脉通路(封管)
脱去鞋子
安全平整的地板,无线缆、台阶或垫子

表 5-26 分娩的区域阻滞镇痛指征

缓解疼痛
避免疼痛产生的有害影响(母体疲惫、儿茶酚胺升高、母体和胎儿酸中毒)
减少过早地二产程动力
手取胎盘的麻醉
减少急诊全麻
多胎妊娠(如有需要,分娩双胎时可快速麻醉)
臀位
疑似头盆不称/巨大儿
? 剖宫产史
? 肥胖
改善子宫胎盘血流/胎儿状况
子痫前期
早产
子宫胎盘功能受损(多普勒/电子胎心监护提示异常)
改善母体情况
降低氧耗(尤其母体患有心血管/呼吸系统疾病)
降低循环内儿茶酚胺(尤其是母体心输出量固定的状态)
减少第二产程急迫用力(Valsalva动作)

表5-27列出了区域神经阻滞的严重并发症。英国皇家麻醉医师学院进行的一项全国性调查发现,死亡或永久性后遗症等严重并发症发生率比

以往估计的[19]要少。虽然约50%的神经阻滞是应用于产科人群的,但发病率与其他人群相比较低,可能是由于产科患者总体健康水平良好。无死亡。总体上,产科人群中每10万人中有0.3～1.24人因椎管内阻滞而产生永久性伤害;腰硬联合镇痛的发生率最高(3.9/10万),硬膜外镇痛的发生率最低(0.62/10万)。

表 5-27 区域神经阻滞的严重并发症

并发症	发生率
心血管衰竭	罕见
高位阻滞(局麻相对/绝对过量)	
局麻毒性(意外入血)	
感染(硬膜外脓肿)	1/145 000
脑膜炎	
硬膜外血肿	1/168 000
外伤(脊髓直接损伤/神经根损伤)	
永久性	1/240 000
暂时性	1/6700

Source：Ruppen W，Derry S，McQuay H，Moore RA. Incidence of epidural hematoma，infection，and neurologic injury in obstetric patients with epidural analgesia/anesthesia. *Anesthesiology* 2006；105：394-399. Reproduced with permission of Wolters Kluwer Health，Inc.

四、剖宫产麻醉

剖宫产术中椎管内神经阻滞的使用越来越多,有助于降低麻醉相关的产妇死亡率。绝大多数麻醉相关的产妇死亡是由于全麻,特别是急诊全麻。全麻风险在产科患者中尤其高,因为妊娠相关的各种变化会增加置管难度或增加置管失败、缺氧和误吸的风险。全麻通常作为急诊抢救的保留措施,因为麻醉医师没有提前看患者,对患者的评估时间有限。有人提出,随着全麻在产科应用的减少,由于技能训练不足反而会增加产科全麻的风险。英国皇家麻醉医师学院建议,95%以上的择期麻醉和85%以上的急诊麻醉应在区域麻醉下进行[20]。但在紧急情况下,可能有高达15%的概率中转为全麻。2013年,英国只有10%的剖宫产术是在全麻下进行的[21]。

英国皇家妇产科医师学院(Royal College of Obstetricians and Gynaecologists)和英国皇家麻醉医师学院(Royal College of Anaesthetists)认可的急诊剖宫产四级分级标准(The four-grade classification of urgency of caesarean section)应被普遍采用,有利于沟通病情,尤其在急诊情况下[22]。在计划的手术前,无论计划的麻醉类型如何,患者都应禁食(固体6h,液体2h),并给予提前用药(口服雷尼替丁和甲氧氯普胺)。有剖宫产风险的产妇应仅限小口喝水,并在分娩过程中每8小时口服150mg雷尼替丁。可在诱导后30min内给予静脉注射雷尼替丁50mg,而枸橼酸钠仅在15～30min有效,应在诱导全麻前及时给药。紧急情况下,应在麻醉准备过程中进行胎儿宫内复苏(表5-28)[23]。胎儿严重窘迫的情况下,仍推荐氧气疗法,虽然证据等级不高[24]。

表 5-28 宫内复苏

解除主动脉下腔静脉腔受压:左侧卧位倾斜≥15°,子宫位置改变
确保有效镇痛:补充硬膜外镇痛(降低母体儿茶酚胺水平,改善子宫胎盘血流量)
快速静脉输液(暂时降低子宫活动性)
停止输注缩宫素(经常被忽视)
抑制宫缩(特布他林/硝酸甘油)
母体高流量吸氧(优化氧输送)

重度子痫前期患者推荐区域麻醉,因为区域麻醉时血流动力学稳定性比血压正常的产妇维持得更好,而且子痫前期进一步增加全麻风险。胎盘异常不再是全麻的绝对指征。全麻和椎管内麻醉可以使母亲在分娩时保持清醒,又可以诱导全麻行剖宫产子宫切除术或其他复杂的手术。胎儿手术或其他孕期手术也类似,通常是联合全麻和局部神经阻滞。腰硬联合技术可按需延长有效麻醉时间,硬膜外麻醉可用于术后镇痛(框图5-37)。

 框图 5-37

绝大多数与麻醉直接相关的产妇死亡与急诊全麻有关。英国皇家麻醉师学院建议,85%以上的急诊剖宫产手术和95%以上的择期剖宫产应该在区域麻醉下进行。

五、心肺复苏和重症监护

孕期心搏骤停很少见,通常被报道的发病率是 1/30 000。美国最近的一项调查发现,在分娩住院期间发生的心搏骤停的发生率远高于此(1/12 000)。近 60% 的患者可复苏出院[25]。与心搏骤停相关的最常见疾病主要是产科出血、羊水栓塞、血栓栓塞和脓毒症。英国最近完成的一项研究中,导致围死期剖宫产心搏骤停最常见的单一因素是麻醉灾难(Virginia Beckett,personal communication)。在英国,大多数致命的心搏骤停是由"间接"原因引起的,其中最主要的是心脏疾病。虽然英国总体孕产妇死亡率有所下降,但与 2003 年间接死亡率相比,这一数字没有变化[26]。产科患者中,无脉电活动/停搏比心室颤动骤停更常见。出血引起的低血容量可能是最常见的原因;肺栓塞是无脉电活动的另一个原因。在英国,羊水栓塞导致产妇死亡正在增加,通常表现为心搏骤停,常伴有严重缺氧。局麻药中毒和镁过量也是重要因素。产科医护人员缺乏复苏急救知识(包括基础和高级)也是一再被强调的原因[27]。英国许多产妇死亡率的病例被评定为复苏技能不足。2003—2005 年报告的"十大建议"之一是"所有员工必须接受定期、书面及审核的培训,以提高基本的、即时的和最新的生命支持技能"。目前提供的课程越来越多,培训应有团队心搏骤停演习,以确保抢救措施得当[28]。

妊娠期复苏与非妊娠期成人复苏不同。在产科患者中,心肺复苏的实施难度更大,效果也不佳。下腔静脉闭塞是足月仰卧位的常见病,导致静脉回流量减少 60% 以上。为了减少腔静脉受压,需要骨盆倾斜移动子宫解除压迫。由于不间断心脏按压的重要性,以及随着产妇身体倾斜程度的增加,有效的心脏按压变得困难,所以子宫移位是首选的方法[29]。由于需氧量增加和氧气储备减少,缺氧进展迅速。由于乳房增大和子宫增大导致肺顺应性下降,人工通气变得更加困难。食管下段括约肌张力降低会增加反流的风险,需要尽早气管插管。

急救的反应速度对母体和孩子[30]的预后都至关重要。最大限度地减少主动脉腔静脉压力、进行气道保护、心脏按压位置正确(复苏委员会现在不建议修改按压位置)和早期排空子宫完成分娩是孕妇足月复苏的基础(表 5-29)。目前指南建议,孕 20 周起,不管胎儿的生存能力如何,都应该早期(5min 内)排空子宫,以提高成功复苏的机会[29]。在这种复苏情况下,子宫排空时无须止血,直到循环恢复。由于无菌操作导致的延时,可能是致命的。可能整个过程只需要一把手术刀、一把镊子和一双用来保护操作者的手套[29,30]。建议采用腹部中线切口,因为晚孕期腹直肌分离可以方便操作;但如果操作人员更熟悉 Pfannenstiel 切口,则应使用该切口。

表 5-29 孕产妇心肺复苏

基础生命支持
向左移动子宫位置(手动移位/倾斜/推开)
双手置于胸骨
环状软骨加压,防止反流*
高级生命支持
早期安全气道
早期完成子宫排空(心搏骤停 5min 内)
除颤前移除胎心监护仪
避免下肢静脉通路(药物剂量不能更改)

* 环状软骨加压在英国推荐,而未在美国推荐[29,30]。

一份关于重症病房接收产科病例的报告显示,接诊的大多数是产后病例(>80%)。其中最常见的原因是出血(>30%)。产前入住重症监护的病例中,非产科因素占主要地位,肺炎是最常见的单个因素[31]。尽早提供重症监护治疗可降低发病率和死亡率。如果需要转入重症监护病房,产房麻醉医师需要尽可能早地识别(表 5-30)。

表 5-30 转入重症监护室的适应证

通常
缺乏人员/设施
心血管
使用强心药
肺水肿的治疗
呼吸
机械通气
气道保护

（续 表）

气道盥洗
肾
肾替代治疗
神经系统
意识水平显著下降
其他
多器官功能衰竭
严重的酸中毒
体温过低

产房可以安全地提供何种监护，一般受当地资源限制。必须考虑重症监护治疗对胎儿的影响[32]。应提高母体携氧能力，充分考虑药物对子宫胎盘血流量的影响，确保母体营养充足，尽量减少放射性检查。产后保持母婴同室有显著优势。对于产房的重症监护标准已有一些推荐[32]。产科麻醉医师在新生儿复苏中的作用尚无明确规定。人们普遍认为首先要为母亲的安危负责[33,34]。由于高达 1/3 的新生儿复苏病例是在急诊情况下发生的，因此也有共识认为，所有在分娩现场的人，包括产科麻醉医师，都应该接受过新生儿复苏的培训（框图 5-38）。

> **框图 5-38**
>
> 在对孕妇进行心肺复苏时，必须采用子宫移位方法，尽量减少主动脉腔静脉受压，插管以保护气道防止误吸，心搏骤停后 5min 内子宫排空，最大限度地提高产妇和胎儿的生存概率。

六、总结

绝大多数产妇需要麻醉镇痛。为降低产时和对分娩结局的不良反应，对区域镇痛进行了改善。通过在产房增设麻醉医师，在紧急情况下尽量减少全麻，麻醉相关的孕产妇发病率和死亡率有所下降。应有效识别高危孕产妇并寻求产前麻醉镇痛干预。麻醉医师在为产科患者提供重症监护方面发挥着关键作用。

（丁文艳　译　周希亚　校）

参考文献

[1] Obstetric Anaesthetists' Association/Association of Anaesthetists of Great Britain and Ireland. *Guidelines for Obstetric Anaesthetic Services* 2013. London:AAGBI, 2013.

[2] Melzack R. The myth of painless childbirth. *Pain* 1984;19:321-337.

[3] Lederman RP, Lederman E, Work B Jr, McCann DS. Anxiety and epinephrine in multiparous women in labor: relationship to duration of labor and fetal heart rate pattern. *Am J Obstet Gynecol* 1985;153: 870-877.

[4] Hodnett ED, Gates S, Hofmeyr GJ, Sakala C. Continuous support for women during childbirth. *Cochrane Database Syst Rev* 2013;(7):CD003766.

[5] Jones L, Othman M, Dowswell T *et al*. Pain management for women in labour:an overview of systematic reviews. *Cochrane Database Syst Rev* 2012; (3):CD009234.

[6] Olofsson C, Ekblom A, Ekman-Ordeberg G, Hjelm A, Irestedt L. Lack of analgesic effect of systemically administered morphine or pethidine onlabour pain. *Br J Obstet Gynaecol* 1996;103:968-972.

[7] Muchatuta NA, Kinsella SM. Remifentanil for labour: time to draw breath? *Anaesthesia* 2013;68: 227-235.

[8] Prabhu A, Plaat F. Regional analgesia for labour:a survey of UK practice. *Int J Obstet Anesth* 2009; 18:S28.

[9] National Institute for Health and Care Excellence. *Intrapartum Care for Healthy Women and Babies*. Clinical Guideline CG190. London:NICE, 2014. Available at nice.org.uk/guidance/cg190

[10] Plaat F. The dura is too vulnerable to be breached routinely inlabour. *Int J Obstet Anesth* 1999;8: 58-61.

[11] Anim-Somuah M, Smyth R, Jones L. Epidural versus nonepidural or no analgesia in labour. *Cochrane Database Syst Rev* 2011;(12):CD000331.

[12] Wong CA, Scavone BM, Peaceman AM *et al*. The risk of cesarean delivery with neuraxial analgesia given early versus late in labor. *N Engl J Med* 2005;352:655-665.

[13] Leighton BL, Halpern SH. The effects of epidural analgesia on labor, maternal, and neonatal out-

comes: a systematic review. *Am J Obstet Gynecol* 2002;186(5 Suppl Nature):S69-S77.

[14] Comparative Obstetric Mobile Epidural Trial (COMET) Study Group UK. Effect of low-dose mobile versus traditional epidural techniques on mode of delivery:a randomised controlled trial. *Lancet* 2001;358:19-23.

[15] Rathinam S, Plaat F. Pain relief in the second stage of labour: room for improvement? *Int J Obstet Anesth* 2008;17:S25.

[16] Torvaldsen S, Roberts CL, Bell JC, Raynes-Greenow CH. Discontinuation of epidural analgesia late in labour for reducing the adverse delivery outcomes associated with epidural analgesia. *Cochrane Database Syst Rev* 2004;(4):CD004457.

[17] Plaat F. Ambulatory analgesia in labour. In: Collis R,Plaat F, Urquhart J (eds) *Textbook of Obstetric Anaesthesia*. London: Greenwich Medical Media, 2002:99-112.

[18] Plaat F, Singh R, Al Saud SM, Crowhurst JA. Selective sensory blockade with low dose combined spinal/epidural allows safe ambulation in labour: a pilot study. *Int JObstet Anesth* 1996;5:220.

[19] Cook TM, Counsell D, Wildsmith JA. Major complications of central neuraxial block: report on the Third National Audit Project of the Royal College of Anaesthetists. *Br J Anaesth* 2009;102:179-190.

[20] Purva M, Russell IF, Kinsella M. Caesarean section anaesthesia: technique and failure rate. In: Kinsella M (ed.)*Raising the Standards:A Compendium of Audit Recipes. Section 8:Obstetrics*. London: Royal College of Anaesthetists, 2012.

[21] Sury MRJ, Palmer JH, Cook TM, Pandit JJ. The state of UK anaesthesia:a survey of National Health Service activity in 2013. *Br J Anaesth* 2014; 113: 575-584.

[22] Lucas DN, Yentis SM, Kinsella SM *et al*. Urgency of caesarean section:a new classification. *J R Soc Med* 2000;93:346-350.

[23] Thurlow JA, Kinsella SM. Intrauterine resuscitation:active management of fetal distress. *Int J Obstet Anesth* 2002;11:105-116.

[24] Fawole B, Hofmeyr GJ. Maternal oxygen administration for fetal distress. *Cochrane Database Syst Rev* 2003;(4):CD000136.

[25] Mhyre JM, Tsen LC, Einav S *et al*. Cardiac arrest during hospitalization for delivery in the United States, 1998-2011. *Anesthesiology* 2014; 120: 810-818.

[26] Nair M, Knight M. Maternal mortality in the UK 2011-13: surveillance and epidemiology. In: Knight M,Kenyon S, Brocklehurst P, Neilson J, Shakespeare J,Kurinczuk JJ (eds) *Saving Lives, Improving Mothers' Care. Lessons learned to inform future maternity care from the UK and Ireland Confidential Enquiries into maternal deaths and morbidity* 2009-12. Oxford:National Perinatal Epidemiology Unit, University of Oxford, 2014.

[27] Lipmann SS, Daniels KI, Carvalho B *et al*. Deficits in the provision of cardiopulmonary resuscitation during simulated obstetric crises. *Am J Obstet Gynecol* 2010;203:179. e1-5.

[28] Vercken PM, van Hooff MH, van der Weiden RM. Improved performance of maternal-fetal medical staff after maternal cardiac arrest simulation-based training. *Am J Obstet Gynecol* 2012;206:e4.

[29] Jeejeebhoy FM, Zelop CM, Lipman S *et al*. Cardiac arrest in pregnancy. A scientific statement from the American Heart Association. *Circulation* 2015;132: 1747-1773.

[30] Paterson-Brown S, Howell C (eds) *Managing Obstetric Emergencies and Trauma. The MOET Course Manual*, 3rd edn. Cambridge:Cambridge University Press, 2014.

[31] Harrison DA, Penny JA, Yentis SM, Fayek S, Brady AR. Case mix, outcome and activity for obstetric admissions to adult, general critical care units:a secondary analysis of the ICNARC Case Mix Programme Database. *Crit Care* 2005;9(Suppl 3): S25-S37.

[32] Plaat F, Naik M. Critical care in pregnancy. *Crit Care* 2011;15:1014.

[33] Obstetric Anaesthetists' Association. Providing equity of critical and maternity care for the critically ill pregnant or recently pregnant woman. Available at http://www. oaa-anaes. ac. uk

[34] Gaiser RR. Newborn resuscitation and anesthesia responsibility post-cesarean section. *J Clin Anesth* 1999;11:69-72.

第6章　产后护理

第一节

产褥期和哺乳

D. Keith Edmonds[1,2]

[1]*Imperial College London, London, UK*
[2]*Queen Charlotte's and Chelsea Hospital, London, UK*

产褥期是从胎盘娩出到产后 6 周。这段时间对于产妇和婴儿具有极为重要的意义,但母亲保健在这段时间得到的关注少于妊娠期和分娩期。在产褥期,盆腔器官会恢复到非妊娠状态,妊娠造成的代谢改变恢复,建立了哺乳。如果没有母乳喂养,将会在几星期内重新开始生殖周期。产褥期是一段深受神话、文化信条、老规矩影响的时期,实际上许多关于产褥期的医学建议并不是基于科学,而是根据社会可接受的传统进行调整而产生的。

产褥期也是心理调整的阶段。大多数母亲在新生儿降生后都会兴高采烈,但是向一个负责任的母亲过渡,以及对于孩子安全和健康的焦虑,都会对产妇的适应能力造成影响。如果产妇经历了一次困难的分娩,或者她有并发症,那么这种焦虑可能有多种来源。然而,大多数女性面临的另一个问题是新妈妈非常难应对的,这就是医师、助产士、亲朋好友给出的大量建议是冲突的,虽然都是出于好意。这些文化影响可能与产妇自身的信念是矛盾的,因此尽管可以理解这些人都是希望给予产妇支持,但非常重要的是创造氛围,让产妇学习按照她自己的方式自信地应对她的孩子。助产士和产科工作人员在对这一生活态度的支持中扮演着非常重要的角色。在产褥早期护理产妇时,产科医师和助产士的作用是监测产褥期的生理改变、诊断和治疗产后并发症、建立新生儿喂养、给予产妇情感支持、给予避孕建议及其他对未来健康有益的措施建议。很重要的是,认识到产褥期依然存在产妇发病和死亡的风险,因此其重要性不言而喻。

一、产褥期生理

在产褥期有哺乳的建立和从妊娠向非妊娠状态的生理转变两大生理事件发生。某些改变发生得非常迅速(在 2 周之内),而另一些需要 6～12 周才能完成。

1. 子宫

足月时妊娠子宫的重量约为 1000g,而非妊娠子宫的重量只有 50～100g。从临床的角度来说,产后 10d 就不能从腹部触及宫底了;到分娩后 6 周,子宫恢复到正常大小。宫颈在产后变得非常软,因为临产前宫颈重塑导致胶原成分减少,但是在分娩的数天后就可以恢复到原来的状态。产后的最初 3d 胎盘部位被粒细胞和单核细胞浸润,这个过程会延伸到子宫内膜和浅肌层。到第 7 天,有证据表明子宫内膜腺体再生;到产后第 16 天,子宫内膜晚期复旧。产后第 1 天开始蜕膜坏死,到第 7 天,坏死组织和存活组织之间出现分界清楚的区域。单核细胞和淋巴细胞会持续存在大约 10d,并被认为是某种形式的抗菌屏障。产后即刻止血是通过动脉平滑肌收缩和子宫肌肉对血管的压迫实现的。产后的最初 8d,胎盘部位的血管特征为血栓形成、透明样化和闭塞性纤维蛋白样内膜炎。分娩后,出血会持续几个小时,然后迅速减少,在产后第 3 或第 4 天变为红褐色分泌物。阴道分泌物被称为恶露,第 3 或第 4 天后变为黏液脓性,有时伴臭味。这被称为浆液性恶露,平均持续 22～27d。然而,10％～15％的产妇浆液性恶露至少会持续 6 周[1]。产后 7～14d,子宫出血突然一过性增多并不少见。这与胎盘部位蜕膜的脱落有关,而此时子宫肌层血管仍然比正常时粗大,因此可以解释为何大量出血。一些女性会发生这一事件,但出血是自限性的,在 1～2h 就会减少。子宫内膜将会从蜕膜的基底层增殖,但这会受到婴儿喂养方式的影响。如果哺乳被抑制,那么子宫腔会在 3～4 周被新的子宫内膜覆盖;然而,如果建立了哺乳,那么大多数女性子宫内膜的生长会受到抑制,直到母乳喂养结束。这是因为哺乳抑制了卵巢功能,生理性的低雌激素状态阻止了子宫内膜细胞的生长。

2. 卵巢功能

母乳喂养的女性在很长时间内将会闭经,通常直到孩子断奶。然而,未哺乳的女性最早在产后 27d 就可能恢复排卵,尽管平均时间是 70～75d。母乳喂养的女性平均排卵时间是 6 个月。70％不哺乳的女性在产后 12 周月经恢复,首次月经的平均时间是产后 7～9 周。完全母乳喂养的女性产后 6 个月内排卵的比例在 1％～5％[2]。产褥期哺乳女性排卵抑制的激素基础是血清泌乳素水平持续升高,这可能抑制了脂肪细胞的脂肪瘦素分泌。未哺乳的女性产后第 3 周时泌乳素水平会降至正常范围,但是哺乳女性产后 6 周时泌乳素仍升高。此后泌乳素只在哺乳过程中上升。

3. 心血管和凝血系统

表 6-1 总结了心血管和凝血系统发生的具有实际临床意义的改变。尽管心率和心输出量在产褥早期都下降,每搏输出量可能在产后早期上升,同时伴有血压的上升,这是由于外周阻力增加,因此这是患有心脏疾病产妇的高危时期,这些女性需要额外的监测(见第 3 章第二节)。尽管产妇的身体在 6 周时已经恢复到非妊娠状态,但是从表 6-1 可以看出心输出量可能到产后 24 周都保持在升高的水平。产后即刻,纤溶活性增加,1～4d 降低,1 周时恢复至正常水平。血小板计数在妊娠期间是正常的,但是产后会迅速上升,此时是血栓

栓塞疾病的高风险时期[3]。

表 6-1　产褥期心血管和凝血系统的改变

产褥早期	产褥后期	
心血管		
心率	下降:48h 14％	2 周时正常
每搏输出量	48h 内上升	2 周时正常
心输出量	保持升高,48h 后下降	24 周时正常
血压	4d 内升高	6 周时正常
血浆量	最初增多,然后减少	第 1 周进行性下降
凝血		
纤维蛋白	第 1 周增多	6 周时正常
凝血因子	大多数保持升高	3 周时正常
血小板计数	下降,而后上升	6 周时正常
纤维蛋白溶解	妊娠对组织纤溶酶原激活物的抑制迅速解除	3 周时正常

4. 泌尿道

在产后最初几天,膀胱和尿道可能因分娩而有轻度受损的表现,这些变化通常与局部水肿有关。这是一过性的,不会持续很久。妊娠期间泌尿道发生的改变与其他复旧改变以相似的方式消失,在 2～3 周,输尿管扩张和肾的扩张几乎消失,产后 6～8 周完全恢复正常。

5. 体重减轻

由于胎儿、胎盘娩出,羊水和失血,体重在产后立即下降 4.5～6kg。产后 6 周,28％的女性恢复到孕前体重;那些妊娠期间体重增加未超标的女性,应当在产后 6 个月时恢复到孕前正常体重。妊娠期间体重增加过多的女性(>15kg)在产后 6 个月时可能仍然多出 5kg,并可能永远存在[4]。母乳喂养对产后体重下降没有作用,除非哺乳持续超过 6 个月[5]。节食和锻炼对母乳喂养的婴儿的生长发育没有影响,因此应当鼓励产妇恢复正常活动,尽管在哺乳期,也应当恢复体重[6]。

6. 甲状腺功能

妊娠期间甲状腺的体积大约增加 30％,在产后 12 周可恢复正常大小。甲状腺素和三碘甲腺原氨酸在产后 4 周恢复正常水平。

7. 脱发

产褥期毛发生长减慢,产妇经常会发生脱发,

因为头发脱落的比再生的多。这是一个暂时的现象,但是对女性很重要,可能在产后 6 个月到 1 年恢复正常。低水平的循环雌激素是这一现象的原因,因此哺乳的产妇更为常见。

二、产褥期的处理

与产褥期相关的疾病是被低估的,一篇重要的综述显示很多妇女在产后都有问题。接近 1/3(31%)的女性感到她们有大的问题,最长达到产后 8 周。为了努力降低这些疾病的影响,在计划产后护理时需要应用很多原则。

持续护理:理想的护理模式是从产前持续护理至分娩及产褥期,包括能与产妇产生共鸣的最小的专业团队。

母婴结合:目前已经认识到产妇及其伴侣在产后应当尽可能快地拥抱并触摸婴儿。良好的产后设施保证了母婴同室、隐私和密切接触的机会,这些都在帮助父母亲获得早期养育经验中发挥了重要的作用。

弹性出院政策:产后住院的理想时间因人而异,每个产妇及其孩子的需求是不同的。有些孕妇选择在家分娩,有些选择产后 6h 出院,而其他人可能有更多的需求,尤其是那些有分娩并发症的产妇,以及希望在回家前建立母乳喂养的产妇。目前西方世界对于孕产妇服务的压力使得住院时间是根据医疗必要性决定的,而不是适应母亲需求,这会限制弹性出院。尽管这对成功母乳喂养没有影响,但可能会增加心理疾病。

情感和身体支持:产后需要帮助并支持产妇,这些帮助和支持可以来自伴侣、亲属和朋友。良好的专业支持也很重要,医院员工、社区助产士、全科医师(general practitioner,GP)和家访护士之间的交流是基本的。

1. 常规观察

患者住院期间,应常规检查脉搏、体温、血压、宫底高度、恶露和任何主诉。如果分娩过程中有任何损伤、会阴切开或其他伤口,应当每天检查有无感染征象。另一个很重要的问题是尿量是否满意,膀胱排空是否完全。这些观察项目是必需的,可以为任何可能的并发症尽早提供警示。

2. 产褥期的活动

目前已经很好地认识到分娩后早活动是极为重要的。一旦产妇从艰苦的分娩过程中恢复,就应当鼓励她尽早活动。物理治疗师在产褥期患者的健康恢复中起着重要的作用。腿部锻炼对于因任何原因卧床不动的产妇保持静脉血流尤其重要。腹部和盆底肌肉的张力在妊娠期可能丧失,锻炼对恢复正常张力最为重要。

三、产褥期并发症

产褥期可能出现严重、有时是致命的并发症。最严重的并发症是血栓栓塞、感染和出血,但是也可以发生精神疾病和乳腺疾病。

1. 血栓和栓塞

MBRRACE-UK 2014 报道[7]显示,肺栓塞仍然是产褥期死亡的主要原因。很多年产后肺栓塞的死亡率都没有改变,大约为 50%(表 6-2)。作者认为,这些数字变化不大并不奇怪,因为肺栓塞

表 6-2　MBRRACE-UK 报道的肺栓塞造成的死亡

年份	总死亡数	每 10 万人死亡率	产后	每 10 万人死亡率
1985—1987	30	1.3	13	0.6
1988—1990	24	1.0	11	0.5
1991—1993	30	1.3	17	0.7
1994—1996	46	2.1	25	1.1
1997—1999	31	1.5	13	0.6
2000—2002	25	1.3	16	0.8
2003—2005	33	1.56	15	0.8
2006—2008	18	0.79		
2010—2012	26	1.08		

与肥胖直接相关。死于肺栓塞的妇女中大约 49%或者超重或者肥胖,这是一个主要的国际化问题。来自美国的数据表明,他们的孕产妇死亡率在上升,一个公认的因素就是肥胖。美国超过 60%的孕妇严重超重。其他造成风险增加的因素包括孕妇年龄增大、种族改变、妊娠并发症增多。

应当对所有的孕妇进行妊娠期静脉血栓栓塞(venous thromboembolism,VTE)的评估,在分娩时或分娩后应当重复评估,以确定是否需要预

防血栓。如果预防血栓是合适的,中度风险的妇女应当接受 10d 的预防,高风险的妇女应当坚持 42d。

2. 产褥期感染

产褥期发热可能致命,病因可能很多,这是一个值得认真检查的重要临床征象。许多部位都可以发生感染,因此体温升高时需要逐一检查。

(1)生殖道感染:生殖道感染一直都是威胁生命的疾病,表 6-3 列出了过去几年孕产妇死亡报告中产褥期败血症和产妇死亡的风险。最致命的微生物是 β-溶血性链球菌,但是更常见的病原体是衣原体、大肠埃希菌和其他革兰阴性菌。表 6-4 总结了产后发热的主要原因。如果远期序列征是可以避免的,那么早期诊断和治疗非常重要。尽管过去 5 年的死亡率已经减半,但仍然没有回归到 1985 年的水平。谨慎诊断并快速给予抗生素非常重要,并需要感染性疾病医师的参与,特别是当一线抗生素治疗无效时。

表 6-3　MBRRACE-UK 报道的产褥期败血症造成的死亡

年份	总死亡数	每 10 万人死亡率	产后	每 100 万人死亡率
1985—1987	9	0.4	2	0.9
1988—1990	17	0.72	4	1.7
1991—1993	15	0.65	4	1.7
1994—1996	16	0.73	11	5.0
1997—1999	18	0.85	4	1.9
2000—2002	13	0.65	5	2.5
2003—2005	18	0.85	3	1.4
2006—2008	26	1.13		
2010—2012	12	0～5		

表 6-4　产后发热的原因

尿路感染
生殖道感染
　子宫内膜炎
　会阴切口感染
乳腺炎
剖宫产后伤口感染
深静脉血栓
其他感染,如肺部感染、病毒感染

患者表现的病症可能更急,伴有目前已知的系统性炎症反应。新发生的不安、心率持续超过 90bpm、呼吸每分钟超过 20 次、体温超过 38.3℃ 或低于 36℃,这其中任意两项即可证实诊断,应当立即给予抗生素,不需要等检查结果。如果出现下述征象中的任何一个,应当做出严重败血症的诊断,并考虑转至重症监护室。

①收缩压低于 90mmHg;
②心率超过 130bpm;
③氧饱和度低于 91%;
④呼吸次数超过每分钟 25 次;
⑤只对疼痛有反应或无反应。

(2)尿路感染:这是产褥期的常见感染,发生于产程中放置导尿管后(不经常放置)。一些女性可能还会发生尿潴留,需要留置尿管。大肠埃希菌是最常见的病原体,建议早期治疗。

(3)呼吸道感染:正常情况下,产褥期肺部感染不严重,尽管最近暴发了潜在致命的流感病毒,增加了担忧的程度。由于通常不使用全身麻醉,降低了产后即刻肺部感染的风险,但任何表现出严重肺部感染征象的女性都必须除外潜在的肺栓塞可能性。

(4)其他原因:应当检查手术伤口,寻找感染证据,这对于剖宫产后的伤口尤其重要。伤口感染本身可以表现为切口周围发红、有压痛,伴有肿胀和变硬。治疗取决于感染的程度和严重性。如果感染很局限,它可能自己排出,但脓肿可能需要切开引流。需要广谱抗生素并应当送检细菌涂片。有时必须重新缝合伤口,但是伤口经常会从基底部长出肉芽并自然愈合。如果产褥期发热,应当检查腿部,因为有血栓静脉炎的风险,它也可能是深静脉血栓的征象。应当对乳房进行检查,是否有乳腺感染的征象,尽管乳腺脓肿形成在产后 14d 内是非常罕见的。

3. 泌尿系统并发症

(1)尿潴留:除感染外,尿潴留是产后最常见的并发症,特别是尿道受到损伤时,会造成膀胱颈周围的水肿。会阴切口疼痛可能导致产妇自主排尿非常困难,可能发生尿潴留。在硬膜外麻醉之后,膀胱功能的正常感觉刺激会暂时受到干扰,膀胱可能过度充盈。极为重要的是避免产后即刻尿潴留,因为过度膨胀会导致无张力膀胱,而后不能自主排空。如果膀胱膨胀,在腹部通常可以触及,但如果未能触及,或者临床医师对腹部体征不确定,应当进行超声扫描确定膀胱残余尿量。尿潴留的治疗是留置尿管持续引流 48h。患者在这段时间不需卧床。膀胱持续排空后可以去除尿管,然后可以监测尿量。如果怀疑仍然有尿潴留,应当放置耻骨上导管,膀胱可以继续被持续引流,然后间断夹闭导管,直到恢复正常膀胱功能。

(2)尿失禁:很多刚刚经历分娩的女性都会发生尿失禁,大约 15%的女性尿失禁会持续至产后 3 个月[8]。然而,Glazener 等[9]的一项研究显示,产后 3 个月仍有尿失禁的女性 3/4 在 6 年后仍有尿失禁。一项进一步的随访研究显示,12 年后仍没有改善,75%依然存在尿失禁[10]。器械助产后尿失禁更为常见,而择期剖宫产后尿失禁发生率最低。现代产科中尿瘘不常见,偶尔产钳会造成直接损伤。输尿管并发症最常见于剖宫产术后,输尿管损伤可能造成输尿管瘘或输尿管梗阻。有这类泌尿系问题的女性不应由产科医师处理,而是应当转诊至泌尿科同事那里进行手术处理。

4. 大便失禁

目前发现 35%的女性在第 1 次阴道分娩后会发生肛门括约肌损伤[11,12]。大约 10%在产后 3 个月仍有排便急迫或失禁的症状。Glazener 等[10]的 12 年随访研究发现,肛门失禁率同样未能随着时间改善,实际上,产后 6 年时大便失禁的比例增加到了 13%。这类肛门括约肌损伤的原因是复杂的,因为控制排便的机制就很复杂,而器械助产、第二产程延长、出生体重超过 4.0kg、枕后位和会阴切开术都是造成损伤的原因。器械助产是已识别的造成损伤的原因,随机试验表明使用真空吸引器造成的会阴损伤少于产钳助产[13,14]。发生率的数字证实,产钳分娩的大便失禁发生率为 32%,真空吸引器的发生率为 16%。不同中心三度和四度裂伤的发生率差异很大,表明临床识别这类损伤的能力可能不同。对于那些已被发现有肛门括约肌断裂的女性,37%在括约肌修复后仍然有大便失禁[15]。一篇最近的 Cochrane 综述回顾了剖宫产在避免大便失禁中的作用,结论是没有足够的证据推荐将剖宫产用于避免大便失禁[16]。

5. 继发性产后出血

1%～2%的患者会发生晚期产后出血。最常发生于产后 8～14d,大多数病例是由于胎盘部位的蜕膜脱落。然而,如果出血不是自限性的,就需要进一步检查。对子宫腔进行超声检查通常能够确定是否有相当量的残留组织,尽管很难鉴别是血块还是残留的胎盘组织。吸刮宫是治疗选择,如果需要,应当给予抗生素。如果不需要立即刮宫止血,最好在抗生素开始应用 12h 后再进行。这会降低子宫内膜炎造成宫腔粘连的风险。有子宫内膜炎但没有妊娠物残留的患者可以联合使用甲硝唑和复合阿莫西林-克拉维酸。有残留组织需要刮宫的患者,可以静脉使用甲硝唑和头孢菌素,克林霉素或庆大霉素也是可以选择的抗生素。刮宫时必须非常小心,因为感染的宫腔很软,容易穿孔。在少见情况下,这样的措施不能使出血停止,在威胁生命的情况下可以选择子宫动脉栓塞来控制出血,同样也可以使用一根 Foley 导管的球囊来进行子宫填塞止血。如果这些措施都失败,可能需要子宫切除来挽救生命。

要记住绒毛膜癌可能以这种方式表现,如果怀疑是绒毛膜癌,可以通过高水平的人绒毛膜促性腺激素诊断。罕见情况下,凝血疾病的患者也可以表现为继发性出血。

6. 产褥期心理疾病

轻度心理障碍和一过性的抑郁在产后数天极为常见。这种一过性的眼泪汪汪、焦虑、易激惹和烦躁不安的状态被描述为"忧郁",多达 70%的产妇都可能发生。通常会在产后 10d 缓解,这可能与睡眠模式受到破坏、对有一个新生儿的焦虑有关。分娩后立即发生的皮质激素水平的变化与一过性的抑郁状态没有关系,由于是暂时性的,不需要进行治疗。产后抑郁和精神病的处理见第 3 章第八节。

围产期胎儿死亡后的相关咨询,见第 5 章第八节。

7. 哺乳期药物使用

母乳喂养的母亲服用的药物可能传递给孩子,很重要的是考虑是否服用的是可能对婴儿产生影响的特定药物。这通常是一个棘手的问题,读者可以参考 Schaefer 等[17]的书获取更多信息。

四、婴儿喂养

产褥期主要的生理事件就是建立哺乳。某些发达国家的产妇仍然拒绝母乳喂养,倾向于人工喂养,但是越来越多的证据表明母乳喂养短期和长期都具有重要的益处。世界卫生组织(WHO)目前推荐完全母乳喂养 6 个月。

1. 母乳喂养的优势

(1)乳汁的营养:人类的乳汁成分不一致:初乳和成熟乳汁不同,产褥早期的乳汁和晚期哺乳的乳汁也不同。实际上,乳汁的成分在喂养的不同阶段是不一样的。不过,人的乳汁和牛奶的成分浓度也有本质差异(表 6-5),人的乳汁蛋白质较少,但脂肪和乳糖较多。人类的乳汁和配方奶在一些特定成分上也有差异,如长链多不饱和脂肪酸,这可能对孩子的神经发育有重要影响[18]。母乳无疑是婴儿理想的营养来源。

表 6-5　人类乳汁和牛奶的成分比较

成分	人类乳汁	牛奶
能量(J/100ml)	314	276
蛋白质(g/100ml)	1.1	3.5
脂肪(g/100ml)	4.5	3.7
乳糖(g/100ml)	6.8	4.9
钠(mmol/L)	7	2.2

(2)保护婴儿免于感染:母乳喂养最重要的功能之一就是保护婴儿免于感染。这在发展中国家尤其重要,据估计发展中国家每年有 5 亿例婴儿和儿童腹泻,大约 2000 万例是致命的。然而,发达国家母乳喂养保护婴儿免于感染的程度是一个有争议的问题。一项来自苏格兰邓迪市的研究发现,至少接受 3 个月母乳喂养的婴儿与自出生就采取人工喂养或在分娩后短时间内完全断奶的婴儿相比,呕吐和腹泻的发生率大大降低[19]。这项研究还发现,母乳喂养的婴儿免于胃肠道疾病的保护作用可以持续到母乳喂养结束之后,并且不会被早期给予的添加物削弱,至少在发达国家是这样。母乳喂养对呼吸道感染的保护作用较小,对其他疾病的保护作用也不大。

母乳抗感染的特性有许多机制。乳汁含有乳铁蛋白,能够与铁结合,由于大肠埃希菌需要铁才能生长,因此这一微生物的增加被抑制。母乳喂养还会促进非致病菌群在消化道的定植,它们能够竞争性地抑制致病菌。此外,乳汁中存在杀菌酶,如溶菌酶,具有保护效应。

然而,最特异的抗感染机制是免疫机制。如果母亲摄入了一种她之前遇到过的病原体,位于小肠 Peyer 斑内的消化道相关淋巴样组织会产生特异性 IgA,后者通过胸导管被运送到乳汁中(图 6-1)。这种免疫球蛋白大量存在于乳汁中,不会被婴儿的胃肠道吸收,但是能够留在婴儿的消化道内,对抗特定入侵的病原体。通过该途径,母乳喂养的婴儿获得了保护,免于受到环境中母亲已获得免疫的地方性传染病的感染[20]。乳汁还含有活细胞,例如多形体、淋巴细胞和浆细胞,尽管它们的功能还未能得到完全的了解,但它们可以积极对抗侵入的病原体。

(3)母乳喂养与神经发育:之前的研究表明,母乳喂养的婴儿具有神经发育优势,这在很多年里都是鼓励母乳喂养运动的一部分。然而,当控制了混杂变量,包括父母亲的 IQ 和社会经济状态后,母乳喂养对神经发育可能没有这么大的影响。在一项 10 年的随访研究中,Jedrychowski 等[21]认为随着母乳喂养时长的不同,IQ 会增加 2.1～3.8 分。因此在和孕产妇咨询母乳喂养的好处时,不要过高估计这一效应。

(4)母乳喂养与特应性疾病:有一些报道显示,母乳喂养的婴儿特应性疾病的发生率较低,如湿疹和哮喘。当有特应性疾病家族史时,这一效应尤其重要[22]。特应性疾病的存在通常与 IgE 水平升高有关,特别是对牛奶蛋白的 IgE。Oddy 等[23]认为,除阳性家族史外,特应性疾病最重要的易感因素是早期给予断奶食品。因此,母乳对于特应性疾病的保护效应可能不是原发而是继发的,因为母乳喂养的母亲会在更晚的阶段给予孩子辅食。尽管如此,应当告知有特应性疾病家族史的母亲母乳喂养的好处,以及过早添加辅食的风险。

(5)母乳喂养与生命后期疾病:母乳喂养可能减少青春期发生的糖尿病[24]和儿童期肿瘤[25]。这些益处可能与生命早期避免了牛奶,而不是与

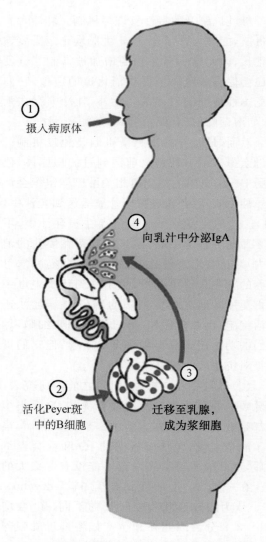

① 摄入病原体

④ 向乳汁中分泌IgA

② 活化Peyer斑中的B细胞

③ 迁移至乳腺，成为浆细胞

图 6-1　通过肠道乳腺循环乳汁中分泌 IgA 的途径

母乳喂养本身有关，比如早期暴露于小牛血清蛋白可能激活自身免疫过程，导致青春期发生的糖尿病。乳汁在早产儿的膳食中是一种特别重要的成分，因为它可以帮助这些非常脆弱的婴儿减少发生坏死性小肠结肠炎的概率。

（6）母乳喂养与乳腺癌：西方发达国家的女性乳腺癌发病率高。许多最近的研究显示，母乳喂养过婴儿的女性发生绝经前乳腺癌的风险降低（约 10%）[26]。母乳喂养对绝经后的乳腺癌发生率没有影响，因此它的总体保护效应相对较小，但是哺乳提供的保护对于这样一个令人恐惧且常见的疾病来说，依然是一个重要的优势。

（7）母乳喂养与生育：母乳的天然避孕作用在西方世界不太受到关注，因为这不是一种可靠的

计划生育方法。尽管如此，以人群为基础，母乳喂养的避孕作用是巨大的，在发展中国家具有重要意义。要记住绝大多数发展中国家的女性不使用人工避孕，而是依赖于生育力的自然选择。目前这些自然选择中最重要的就是母乳喂养对生育的抑制。在许多发展中国家，母亲会母乳喂养 2 年或 2 年以上，她们的孩子年龄间隔大约为 3 岁。比起计划生育的所有其他方法，发展中国家更多的妊娠是通过母乳喂养避免的。目前发展中国家母乳喂养减少的趋势令人担忧，因为如果没有大幅度采用避孕措施，这些国家的人口将会快速增加。

哺乳期闭经的机制：哺乳期闭经的机制是复杂的，尚未完全了解。关键因素是吸吮使下丘脑对卵巢激素的反馈发生了变化。在哺乳期，下丘脑对雌激素的负反馈作用更为敏感，而对其正反馈作用敏感度减弱。这意味着如果垂体分泌了足够的卵泡刺激素启动卵泡发育，之后的雌激素和抑制素分泌会抑制尿促卵泡素的产生，卵泡将无法成熟。在哺乳期间，来自垂体前叶的黄体生成激素正常的脉冲式分泌被抑制，这与观察到的情况是一致的。

从临床的角度来说，主要因素是吸吮刺激的频率和时长，尽管其他因素可能也是重要的混杂因素，如母亲体重和饮食。如果早期增加辅食，吸吮刺激就会减弱，排卵恢复早，从而生育能力恢复。

（8）母乳喂养与肥胖：人工喂养的孩子发生儿童期肥胖的风险是母乳喂养儿童的 2 倍[27]。母乳喂养的儿童血压也明显较低[28]。这些儿童成年后肥胖和过早死于心血管病的机会显著下降。这些结果主要来自观察性研究，因此必须注意观察到的风险可能是多因素的。

2. 英国婴儿喂养的趋势

由于母乳喂养具有很多优点，因此很重要的是向产妇提供准确的信息并鼓励在任何时候进行成功的母乳喂养。另一方面，也应当给予选择人工喂养的母亲正确的指导，并支持她们的决定。在英国，大约 74% 的产妇会开始母乳喂养，但是很多人在短时间后就不再坚持了。英国到 2013 年的母乳喂养率如表 6-6 所示，数字显示之前的 10 年间没有显著变化，尽管出生时的母乳喂养有

小幅增加。与更高的母乳喂养率相关的因素,包括更高的社会阶层、初产妇、产妇年龄更大,以及居住地(英国南部的母乳喂养率更高)。为了改善这令人失望的低母乳喂养率,很重要的是医务工作者应当了解哺乳的生理学。

表 6-6 1985－2013 年从出生到 9 个月的母乳喂养率

	1985	1990	1995	2000	2005	2013
出生	63	62	66	69	76	74
6 周	41	42	42	42	41	
4 个月	26	28	27	28	27	12
6 个月	23	22	21	21	22	
9 个月	14	14	14	13	12	1

五、哺乳的生理学

青春期时,从乳头通向分泌腺泡的乳导管在雌激素的刺激下生长并分支,形成了腺体组织芽,从此将会发育出分泌乳汁的腺体(图 6-2)。在妊娠期,乳腺组织受到进一步的刺激,之前存在的腺泡—小叶结构过度生长并有新的形成。与此同时,乳汁收集管也经历了分支和增生。雌激素和孕激素对妊娠期乳腺发育都是必需的,但是泌乳素、生长激素和肾上腺皮质激素可能也参与在其中。在妊娠期,尽管有高水平的泌乳素和胎盘催乳素,乳腺只形成很少量的乳汁。这是因为这些催乳激素

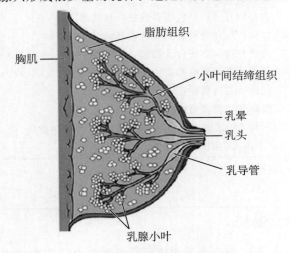

图 6-2 哺乳乳房的结构

的作用受到了胎盘分泌的高水平雌激素和孕激素的抑制,直到分娩后才能诱导大量乳汁产生。

1. 乳汁生成

两种相似但是彼此独立的机制参与了成功哺乳(乳汁生成)的建立:第一种造成了泌乳素的释放,作用于乳腺的腺体细胞并刺激乳汁分泌(图 6-3);第二种诱导了缩宫素的释放,作用于乳腺的肌上皮细胞,诱导了泌乳反射(图 6-4)。尽管这两种机制相似,都可以被吸吮激活,但它们是通过两种完全不同的神经内分泌通路介导的。如同在图 6-3 和图 6-4 中所看到的,乳汁生成中的关键因素是吸吮,乳腺的敏感度会与这一重要活动相适应。在妊娠期,乳晕的皮肤对触觉刺激相对不敏感,但是产后立即变得更为敏感。这是一种巧妙的生理适应,保证了从乳头到下丘脑的传入神经刺激量适当,能够启动并保持泌乳素及缩宫素的释放,两者都是成功哺乳所必需的。

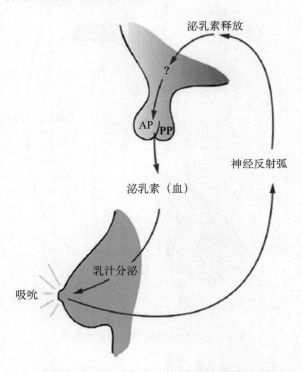

图 6-3 垂体前叶(anterior pituitary,AP)释放泌乳素的路径

2. 泌乳反射

成功的母乳喂养很大程度上取决于有足够量的乳汁有效地从乳腺传递给婴儿。泌乳反射是由垂体后叶释放的缩宫素介导的(图 6-4)。缩宫素

使位于乳汁分泌腺体周围的敏感的肌上皮细胞收缩,还可以作用于导管壁内纵向排列的肌细胞,使导管扩张。这些细胞的收缩有双重效应,使乳汁从腺体排出并促进乳汁从扩张的导管流出。乳汁量"令人失望"的产妇可能发现婴儿吸吮时另一侧乳房会有乳汁流出。泌乳素仅在吸吮时分泌,与之不同,缩宫素可以在感觉输入时反应性释放,如产妇看到孩子或听到孩子啼哭时。缩宫素在循环中的半衰期非常短,它以脉冲方式从垂体后叶释放。吸吮前婴儿啼哭时缩宫素释放得最多,而泌乳素仅在吸吮开始后才释放。泌乳反射很容易被情感压力抑制,这可能解释了为什么产妇焦虑经常会导致哺乳失败。成功的母乳喂养取决于产妇的信心、保证正确的固定和吸吮乳头。

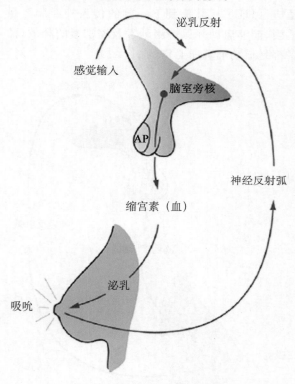

图 6-4 垂体后叶释放缩宫素的路径

另一个具有重要生理意义的因素是乳汁的抑制因子,如果乳汁不能在每一次哺乳时有效地从乳房被吸出,那么会抑制乳汁形成,并导致乳量减少。

3. 乳量

在产褥期的最初 24h,人的乳房通常会分泌少量乳汁,但是随着规律吸吮,乳汁量会稳步增加,到产褥期的第 6 天时,婴儿平均摄取的乳量达

到 500ml。一旦哺乳完全建立,平均每天的乳汁量大约为 800ml。如果哺乳建立得很好,婴儿仅靠母乳喂养可以长达 4～6 个月。

六、母乳喂养的处理

尽管母乳喂养是一个生理事件,但许多妇女在建立母乳喂养时经历了困境。对于喂奶的母亲来说,最有用的就是来自有经验和有同情心的咨询师的支持。这个咨询师可以是一位助产士、一位家访护士,或者一位非专业人士,但创造一个宽松和自信的环境对成功的母乳喂养至关重要。婴儿是独立个体,因此没有简单的策略可以用于每一个情况;应当鼓励母亲学会与自己的孩子互动,但往往出于好意的建议是彼此冲突的。最好的方法是给产妇所有的选项,让她们自己做决定;她们很快就能通过试验和犯错学会什么对她们的孩子是最好的。作为促进有效母乳喂养的一个重要刺激方法,"爱婴"医院的概念已经建立起来,母乳喂养成了评估的一个重要部分。爱婴倡议(Baby-Friendly Initiative)已经通过了 10 条母乳喂养的成功步骤作为其核心策略,列在表 6-7 中。对母乳喂养产妇的支持既是一种艺术,也是一门科学,读者可以参考相关问题的详细材料[29,30]。

表 6-7 成功母乳喂养的十个步骤

1. 有一个书面的母乳喂养方针政策
2. 培训所有的人员
3. 告知所有孕妇母乳喂养的好处和处理
4. 帮助产妇在分娩后 30min 内开始母乳喂养
5. 给产妇演示如何母乳喂养
6. 帮助建立母乳喂养支持小组
7. 实践 24h 母婴同室
8. 鼓励按需母乳喂养
9. 不给新生婴儿其他食物或饮品,除非有医学指征
10. 不用人工奶嘴

七、退奶

不应当给予不希望母乳喂养的女性药物常规退奶。应当鼓励她们使用非药物手段,仅在这些

方法失败时才使用药物。可以选择的药物是卡麦角林 1mg 静脉注射抑制哺乳，或者 0.25mg 每天两次，用 2d 抑制哺乳的建立。禁用溴隐亭，因为有心脏病发作和卒中的风险（框图 6-1）。

💡 **框图 6-1**

- 妊娠期间发生的生理改变会在产后恢复，并回到妊娠前的正常状态，这个时间从 6 周到 6 个月。
- 血栓栓塞仍然是孕产妇死亡的主要原因，其中大多数病例通过迅速适当的治疗可以避免。
- 产褥感染仍然是世界范围内孕产妇死亡的主要原因，大多数病例通过及时识别临床症状、体征并给予后续治疗，可以避免死亡。
- 产后必须监测排尿功能，避免尿潴留和后续长期的膀胱功能障碍。
- 产后自杀是孕产妇一个正在增加的死因，因此产前和产后都需要警惕，识别具有风险的孕产妇，并确保其接受适宜的心理支持。

（周希亚 **译** 邓 姗 **校**）

参考文献

［1］ Oppenheimer LW，Sheriff EA，Goodman JD et al. The duration of lochia. *Br J Obstet Gynaecol* 1986；93：754-757.

［2］ Kovacs GT. Post-partum fertility：a review. *Clin Reprod Fertil* 1985；3：107-114.

［3］ Greer IA. Prevention of venous thromboembolism in pregnancy. *Best Pract Res Clin Haematol* 2003；16：261-278.

［4］ Rooney BL，Schauberger CW. Excess pregnancy weight gain and long-term obesity：one decade later. *Obstet Gynecol* 2002；100：245-252.

［5］ Dewey KG. Impact of breastfeeding on maternal nutritional status. *Adv Exp Med Biol* 2004；554：91-100.

［6］ Larson-Meyer DE. Effect of postpartum exercise on mothers and their offspring：a review of the literature. *Obes Res* 2002；10：841-853.

［7］ Knight M，Kenyon S，Brocklehurst P，Neilson J，Shakespeare J，Kurinczuk JJ（eds）on behalf of MBRRACE-UK. *Saving Lives，Improving Mothers' Care. Lessons learned to inform future maternity care from the UK and Ireland Confidential Enquiries into Maternal Deaths and Morbidity 2009-12.* Oxford：National Perinatal Epidemiology Unit，University of Oxford，2014.

［8］ Chaliha C，Stanton SL. Urological problems in pregnancy. *BJU Int* 2002；89：469-476.

［9］ Glazener CM，Herbison GP，Macarthur C，Grant A，Wilson PD. Randomised controlled trial of conservative management of postnatal urinary incontinence and faecal incontinence：six year follow up. *BMJ* 2005；330：337.

［10］ Glazener CM，MacArthur C，Hagen A，Lancashire R，Herbison GP，Wilson PD. Twelve-year follow-up of conservative management of postnatal urinary and faecal incontinence and prolapse outcomes：a randomised trial. *BJOG* 2014；121：112-120.

［11］ Donnelly VS，Fynes M，Campbell D. Obstetric events leading to anal sphincter damage. *Obstet Gynecol* 1998；92：955-961.

［12］ Sultan AH，Kamm MA，Hudson CN，Thomas JM，Bartram CI. Anal-sphincter disruption during vaginal delivery. *N Engl J Med* 1993；329：1905-1911.

［13］ Bofill JA，Rust OA，Schorr SJ et al. A randomized prospective trial of the obstetric forceps versus the M-cup vacuum extractor. *Am J Obstet Gynecol* 1996；175：1325-1330.

［14］ Johansson RB，Rice C，Doyle MA. A randomised prospective study comparing the new vacuum extractor policy with forceps delivery. *Br J Obstet Gynaecol* 1993；100：524-530.

［15］ Dudding TC，Vaizey CJ，Kamm MA. Obsteric anal sphincter injury：incidence，risk factors and management. *Ann Surg* 2008；247：224-237.

［16］ Nelson RL，Furner SE，Westercamp M，Farquhar C. Cesarean delivery for the prevention of anal incontinence. *Cochrane Database Syst Rev* 2010；（2）：CD006756.

［17］ Schaefer C，Peters PW，Miller RK. *Drugs During Pregnancy and Lactation*，3nd edn. San Diego：Academic Press，2014.

［18］ Howie PW，Forsyth JS，Ogston SA，Clark A，Florey CD. Protective effect of breast feeding against infection. *BMJ* 1990；300：11-16.

［19］ Lundqvist-Persson C，Lau G，Nordin P，Strandvik B，Sabel KG. Early behaviour and development in breast fed premature infants are influenced by omega-6 and omega 3 fatty acid status. *Early Hum Dev* 2010;86:407-412.

[20] Brandtzaeg P. The mucosal immune system and its integration with the mammary glands. *J Pediatr* 2010;156(2 Suppl):S8-S15.

[21] Jedrychowski W, Perera F, Jankowski J *et al*. Effect of exclusive breastfeeding on the development of children's cognitive function in the Krakow prospective birth cohort study. *Eur J Pediatr* 2012; 171:151-158.

[22] Matheson MC, Erbas B, Balasuriya A *et al*. Breast feeding and atopic disease: a cohort study from childhood to middle age. *J Allergy Clin Immunol* 2007;120:1051-1057.

[23] Oddy WH, Peat JK, de Klerk NH. Maternal asthma,infant feeding, and the risk of asthma in childhood. *J Allergy Clin Immunol* 2002;110:65-67.

[24] Gerstein HC. Cow's milk exposure and type I diabetes mellitus. A critical overview of the clinical literature. *Diabetes Care* 1994;17:13-19.

[25] Davis MK. Review of the evidence for an association between infant feeding and childhood cancer. *Int J Cancer Suppl* 1998;11:29-33.

[26] Scoccianti C, Key TJ, Anderson AS *et al*. European Code against Cancer, 4th edition: breastfeeding and cancer. *Cancer Epidemiol* 2015; 39 (Suppl 1): S101-S106.

[27] von Kries R, Koletzko B, Sauerwald T *et al*. Breast feeding and obesity: cross sectional study. *BMJ* 1999;319:147-150.

[28] Martin RM, Ness AR, Gunnell D, Emmett P, Davey Smith G. Does breastfeeding in infancy lower blood pressure in childhood? The Avon Longitudinal Study of Parents and Children (ALSPAC). *Circulation* 2004;109:1259-1266.

[29] NHS Choices. Breastfeeding. Available at www. nhs. uk/planners/breastfeeding/pages/breastfeeding. aspx

[30] UNICEF. Baby Friendly Initiative. Available at www. babyfriendly. org. uk

第二节

产科医师要了解的新生儿护理

Simon Hannam

Neonatal Intensive Care Unit，Great Ormond Street Hospital for Children，London，UK

妊娠期间和产程中的处理决策需要新生儿护理和结局的知识。已了解相关知识的产科医师在提前处理家长的问题时会更为自信，也更能投入围产保健的合作计划中，尤其是高危妊娠或胎儿具有新生儿并发症高风险时。因此，本节集中在产科医师需要的新生儿基础知识上，同时还提供了来自围产保健成功决定因素和偶然失败经验的个人观点。更多关于过渡生理、新生儿复苏、新生儿疾病的细节应当阅读新生儿参考书，本节后面包括了处理要点。

一、新生儿护理的预期和水平

90%的婴儿在产后由母亲照护，医务工作者应当使这一自然过程更加便利。8%～10%的婴儿需要比正常情况更多的护理，2%～3%需要加强护理（3级）；由于即将早产、胎儿存在畸形或顾虑胎儿状况，这其中大多数是可以预见的。复杂病例的照护需要多学科参与、良好的计划和产科医师、助产士将各自职责向新生儿团队转移。在产前阶段预期到问题有利于更好的护理，并能帮助避免未预期的问题成为无法控制的急诊。

其他护理类别包括特别护理（1级）或高依赖护理（2级）。1～3级是在新生儿病房确定的。如果婴儿情况允许，有时将护理级别称为"过渡护理"，通常是在产后病房定级的，旨在避免母婴分离并促进母乳喂养。对于在家不安全的情况，医务人员支持母亲寻求医疗护理；提倡并支持母乳喂养适用于所有级别的新生儿护理（框图 6-2）。

> **框图 6-2**
>
> **促进高危分娩的良好新生儿结局**
> - 多学科交流对于需要专业新生儿护理的问题的预判和处理有促进作用。
> - 对于新生儿分娩后预期状况的清晰、详细的解释和记录，可以使护理有清晰的路径，并于分娩前得到父母亲的同意。

二、产前沟通和护理计划

多学科交流对于需要专业新生儿护理的问题的预判和处理有促进作用。新生儿学家参与产前讨论的基本作用是保证有全面的分娩计划（时间、方式和地点）和清晰的复苏计划。需要和父母亲就出生后可能的情况进行清晰的讨论，确保商定计划时他们的观点和要求得到了考虑。新生儿治疗计划包括分娩时需要的所有人员及其专业知识，以及被认为恰当的复苏级别。对于产前诊断存在外科疾病的婴儿来说，分娩地点的选择尤其重要。产科医师、新生儿科医师、外科医师和父母亲应当在产前进行多学科讨论，提供关于生存情况和治疗选择的信息。

1. 文件记录

应当对复杂婴儿的新生儿期计划进行清晰的记录，并在孕妇的病历记录、便携式孕妇记录和新生儿待用文件中保留复印件。这些计划涉及复苏、专业处理（如心脏或外科）和可能需要不同护理路径的情况。计划还应当包括母亲的喂养意愿，特别是预计产后哺乳可能存在问题时（如极早产和一些手术病例）。某些情况只需要人文关怀，详细的计划应当包括缓解疼痛、舒缓治疗，可能还包括临终护理计划。

2. 产前咨询和晚期核型

在考虑高危胎儿的远期预后时，了解核型可以减少不确定性。如果父母亲了解核型异常后仍希望继续妊娠，那么在计划复苏程度时，新生儿科医师不一定会考虑核型的价值。对于这些病例，为了早期新生儿处理而在妊娠后期获得核型没有价值，并可能影响积极复苏，更合适的计划可能提供人文关怀并给予家庭支持。

3. 分娩时机

在选择性分娩后多学科处理婴儿有利于团队合作。如果需要，应当有合适的人员、设备、研究和手术室。此外，焦虑的父母不应有不切实际的期望或自信。

4. 高危分娩复苏计划

某些高危分娩需要正式的复苏计划，如在可存活孕周边界的极早产、某些可能需要专业干预的严重胎儿畸形，或是不确定是否能存活及远期预后时。对于分娩后预期的新生儿情况清楚、详细的解释和良好的记录可以使护理有清晰的路径，并于分娩前得到父母亲的同意。出于善意，保证儿科医师或新生儿科医师分娩时在场并无帮助。因此，所有需要复苏和早期平稳的病例在开始处理之前都需要高年资的新生儿科医师与相关专业人员（产科医师、助产士、胎儿医学专家、临床遗传学医师、胎儿心内科或心外科医师）进行及时的交流。这样的参与和交流能够为家庭提供完整且详细的信息，并与父母亲一起达成书面计划，特别是如果自然临产和分娩发生在非日常工作时间或计划时间之前，做计划能够避免混淆。

复苏指南：制定复苏计划时，需要考虑国际和国内已有的各种复苏指南，如国际复苏联络委员会（the International Liaison Committee on Resuscitation，ILCOR）、皇家围产医学院及英国围产学会（the Royal Colleges and the British Association for Perinatal Medicine）的指南[1]。应当就开始、持续或终止复苏和新生儿监护的伦理和实际问题进行清楚的考量，并与家庭进行讨论[2,3]。姑息治疗可能是一个正向选择，但是需要进行详细讨论和规划。这些讨论有助于不同收入的家庭

和人员进行出生后的准备。

在英国，指南很大程度上是根据 1995 年[4]和 2006 年[5]基于人群的 EPICure 研究获得的数据制订的。健康服务组织和围产期处理都获得了明显的进步，包括产前类固醇的使用、表面活性物质和通气技术的使用。EPICure 2 的结局数据显示，孕 22 周至 25 周出生的婴儿存活率从 1995 年的 40% 增加至 2006 年的 53%（$P < 0.001$）[5]。生存率的改善表明，需要根据护理的进步，不断审视指南。

5. 人文关怀和姑息护理

出生后姑息护理可能对一些婴儿是理想的选择。已经有越来越多的人意识到需要减轻痛苦、改进处理，新生儿姑息护理的资源也越来越多。出生之前对姑息护理路径的计划可以帮助父母亲与护理人员建立联系，并计划在需要时参观姑息护理中心，避免在医院延误时间。

6. 新生儿死亡后的交流

当结局为新生儿死亡时，新生儿相关人员给予家庭的支持应当包括产前团队的支持。当结局为新生儿死亡或早期出现明显疾病时，产科人员持续参与孩子的生后护理和家庭支持特别有帮助。产前和生后团队之间的持续交流可以改善每个家庭及所有婴儿的护理质量，开放的对话能够促进尊重和支持。

三、新生儿服务的组织

为产妇和（或）她的婴儿提供适宜级别的护理需要仔细计划、良好组织和整合为一体的健康服务。

1. 受监督的新生儿临床网络

受监督的健康服务网络旨在为地区人群以最有效的方式提供适宜的医疗保健。专业化的新生儿护理是高花费、低容量的，在受监督的网络中不断增加。2009 年，英国卫生部高质量新生儿服务工具包（Toolkit for High-Quality Neonatal Services）[6]设置了应当为早产或患病婴儿提供的护理标准。这些建议中包括新生儿护理应当在受监督的临床网络中开展的规定。

在每个网络中，不同的医院提供的保健范围要经过网络的认可。每家医院提供的护理级别是根据资源、能力、地理位置和是否有经过培训且技

能熟练的人员来确定的。网络包括至少一个新生儿监护病房（3 级），具有加强监护设施、专业人员及设备。各网络医院之间协作，保证每个婴儿能够获得最适当级别的护理。相似的孕妇网络的建设也会使围产服务的组织加强。

在英国，新生儿监护病房（3 级）为极早产儿和疾病最严重、需要各级别高级呼吸支持和肠外营养的足月儿提供护理。这些病房 24h 都有专业的护理人员和新生儿专科医师。地区新生儿病房（2 级）为孕 28 周以上的婴儿提供呼吸支持，特殊护理病房（1 级）为不需要呼吸支持的婴儿提供一段时间的护理（通常只有 24～48h）。

2. 新生儿转运

理想情况下，要保证婴儿得到适当级别的护理，需要在正确的地点分娩，前提是分娩可以预测且孕妇能够在产前安全地转运。产后也要有条件将婴儿转运至恰当级别的病房。专业的新生儿转运服务正在发展，这些服务需要经验和设备，因此能帮助避免转运病房或专业中心耗尽专业人员。新生儿网络的一个主要角色是当预测到婴儿需要的护理可能比所在医院能提供的护理级别更高时，保证孕妇能够被转运至最恰当的机构。为了使家庭能够参与，还期望婴儿在网络内得到护理，而不是被转运到距离遥远的地方。

四、出生和出生适应：新生儿复苏

正常出生体重的婴儿仅有 1% 需要在出生后积极复苏，仅有 0.2% 需要高级复苏，包括气管内插管。尽管可以根据危险因素预测是否需要复苏，30% 需要复苏的婴儿不可预测。没有辅助可能不能成功适应的婴儿包括：早产（通常 < 36 周）、已知有胎儿并发症、糖尿病母亲的婴儿、胎儿窘迫、羊水新鲜粪染、先露异常和臀位、多胎妊娠、全麻剖宫产或胎儿窘迫行剖宫产、有胎儿感染风险和器械助产。

在英国，皇家儿科和儿童健康学院（the Royal College of Paediatrics and Child Health，RCPCH）、皇家妇产科学院（the Royal College of Obstetricians and Gynaecologists）、皇家助产士学院（the Royal College of Midwives，RCM）已经发表了建议，分娩时在场的所有专业人员都应当

熟练掌握新生儿复苏[7]。基础的新生儿复苏目前是产科医师和助产士的培训要求，高级复苏是新生儿儿科医师的培训要求。

五、产前和新生儿筛查

产前筛查会延续到出生后的新生儿筛查计划。在英国，产前筛查包括国家健康服务体系（the National Health Service，NHS）的胎儿畸形、妊娠期感染性疾病、镰状细胞和地中海贫血筛查计划。这些结果会影响母儿的产前处理，在一些病例中还会影响新生儿的产后处理。NHS 国家筛查委员会建议为新生儿提供系统筛查包括如下内容。

- 出生后 72h 内进行的 NHS 新生儿和婴儿体格检查（newborn and infant physical examination，NIPE）筛查计划，在产后 6～8 周时重复。包括的特殊部位有先天性白内障（红反射）、先天性心脏病、髋关节发育性脱位和男孩的隐睾。
- 新生儿听力筛查计划（newborn hearing screening programme，NHSP）在出生后 2 周内进行，对健康婴儿进行自动化耳声发射（automated otoacoustic emission，AOAE），对监护治疗或经过特殊护理的新生儿进行自动听觉脑干反应筛查（automated auditory brainstem response，AABR）。
- NHS 新生儿血斑点筛查计划是在足月儿出生后 5～8d 采血样。目前英国不同地区的检测项目有差异（表 6-8）。

表 6-8　NHS 新生儿血斑点筛查计划*

	英格兰	威尔士	苏格兰	北爱尔兰
先天性甲状腺功能减退	√	√	√	√
囊性纤维化	√	√		√
镰状细胞病	√	√		√
苯丙酮尿症	√	√		√
中链酰基脱氢酶缺乏	√	√		√
枫糖尿症	√	√	—	—

（续 表）

	英格兰	威尔士	苏格兰	北爱尔兰
异戊酸血症	√	√	—	—
戊二酸尿症1型	√	√	—	—
同型半胱氨酸尿症	√	√	—	—

*出生后5～8d采集血样。

六、新生儿结局

1. 早产

早产是发达国家新生儿结局的主要决定因素。欧洲的早产率（发生在孕37周之前的活产）为5%～9%，美国为12%～13%，并且仍在增加。在美国，早产自1981年起增加了31%[8]。英格兰和威尔士2013年有700 000活产儿，7%为早产，1.0%小于孕32周[9]。

足月婴儿的婴儿死亡率（1岁前死亡）是每1000个活产中3.8个，而早产婴儿为每1000个活产中21.1个。在孕32周前出生的婴儿中，15%最终死亡，这占所有婴儿死亡的半数以上。差别可能是因为方法学差异，如病例确定、选择偏倚、不同结局的定义及随诊间隔。按照地理位置确定的人口为基础的研究显示的生存率低于单中心选择性研究，这被认为是偏倚。

早产率（所有分娩）的差异对不同人口的新生儿死亡率也具有重要影响。与欧洲其他地区相比，英格兰两个地区每1000次分娩中孕22周至31+6周的分娩率（特伦特：16.8，95%CI 15.7～17.9；北部：17.1，95%CI 15.6～18.6）明显高于平均的13.2（95%CI 12.9～13.5）[10]。活产率趋势相似。如果在调整了早产率后对地区进行比较，存活结局的差异缩小。

将围产期处理政策和围产保健差异作为生存率的决定因素，未被正确定量。产科医师使用产前皮质醇及积极处理分娩的程度，以及新生儿医师是否进行复苏、监护过程中护理的重新定向，都对报道的生存和结局有影响。

在可能有生机的孕周，生物学差异和伦理考量在决定处理策略时都很重要。单纯根据分娩时的孕龄制订政策是不合适的，如果考虑孕龄的同

时还考虑性别、产前皮质醇暴露、单胎或多胎，以及出生体重，那么预测结局可能更为准确。

2. 存活率

围产期保健的进步使早产婴儿的存活率显著上升。晚期早产婴儿（32～36周）的存活率为98%～99%。这组婴儿更远期疾病状况的数据有限，但是最近的报道表明这些被忽略的领域值得更深入的研究。与孕32周前出生的婴儿相比，早产时间更晚的婴儿有5倍之多，因此他们所需要的医疗保健资源更为可观。

自现代围产保健开展以来，孕28周前出生的婴儿生存率增加最为显著。在20世纪六七十年代出现呼吸支持技术以前，很少有小于孕28周的婴儿能够存活。在之后的20年，产前皮质类固醇的应用、表面活性物质的应用及呼吸支持的改善都使报道的生存率大幅增加。

1995年，在英国和爱尔兰共和国对所有孕22—25周出生的婴儿进行的EPICure研究，为出生在有生机临界孕周的婴儿提供了重要的以人口为基础的信息[4,11]。在研究期间，区域化的新生儿护理发展得很不好。2006年，这项研究又在英国重复进行，对象为孕22—26周在英格兰出生的婴儿[5]。总体的生存率从40%增长到53%，同时各孕周的生存率也有增加。在上述两个研究之间，更多区域化的新生儿护理在英国得到了发展，受监督的新生儿网络使用有所增加，可能都对生存率的改善做出了贡献。

3. 新生儿死亡率和早期发病率

早产新生儿的死亡很大程度上是因为呼吸系统并发症、脑室周围出血和感染。产前类固醇、早期表面活性物质的使用，以及持续呼吸道正压都减少了死亡和发病。

4. 儿童期发病率

早产的神经发育序列征出现在出生后的最初5年，包括脑瘫、认知表现差、感觉障碍（视觉和听觉受损）。此后可能出现学业成就低和行为序列征。各研究用于神经发育障碍和缺陷的定义并不统一，但是更为严格的定义正逐渐形成。研究报道的缺陷（disability）通常指一个或多个严重的功能障碍，包括非动态脑瘫、发育商或IQ低于正常的2或3个标准差、眼盲，以及助听不能改善的听觉障碍。

（1）神经运动领域：尽管脑瘫是早期早产后最常被提到的结局，发育和认知障碍其实更为常见。该名词指的是对发育中大脑的静态损伤，影响了运动功能。已有多种模式被描述，早产后最常见的是痉挛性双侧瘫痪。EPICure2 评估了孕 22—26 周出生的婴儿，3 岁时有 14％ 患有脑瘫，孕周越小比例越高[12]，男孩更多见。总体发生率并未随着生存率的增加而显著改变，但随着最不成熟婴儿生存率的提高，绝对患病率将增加。

（2）发育领域：3 岁时最常见的缺陷是发育或认知障碍，极早产儿中有 45％ 受累[12]。随着孕龄的增加，发育障碍的比例降低。在学龄期，该障碍更为显著。

（3）感觉及沟通领域：早期早产儿严重听觉和视觉障碍的患病率相对较低（助听不能改善的听觉障碍＜2％，眼盲＜3％）。相对不太严重的障碍更为常见，包括斜视和屈光不正。

（4）学业能力：认知障碍是学龄期表现的主要决定因素。8—9 岁时，大约 20％ 的极低出生体重儿需要特殊教育，上常规学校的孩子 25％ 需要重读 1 年，11％～15％ 需要接受特殊帮助。EPICure 队列在 11 岁时的学业能力明显低于对照组[13]。极早产组需要特殊教育支持的比例是 62％，而足月对照组为 11％（比值比 OR 13.1，95％ CI 7.4～23.3）。34％ 的早产队列需要特殊教育陈述（statements of special educationla needs），对照组为 0.7％（OR 76，95％ CI 10～552）。

（5）行为/心理序列征：早产儿中有过多的注意缺陷多动障碍（attention deficit hyperactivity disorder，ADHD）。对 6 项随访研究的荟萃分析显示，早产儿的相对风险为 2.64（95％ CI 1.85～3.78）。EPICure 研究发现早产儿中有 11.5％ 存在 ADHD，足月对照中为 2.9％（OR 4.3，95％ CI 1.5～13），早产儿中 8％ 有自闭症，足月对照为 0[14]。

（6）青少年和成年存活者的结局：出生体重低于 750g 的存活儿在刚过 10 岁时有 86％ 存在各种功能受限。可以看到生长疾病（49％）、精神或情感问题（58％）、身体活动受限（32％）和视力障碍（31％），75％ 使用辅助设施如眼镜和药物。然而，在一项针对出生体重低于 1000g 的青少年的健康相关生活质量研究中，评分在正常范围内的比例与正常出生体重的青少年相似。与同龄人相比，极低出生体重的

成年人进入更高等教育的比例更低，他们不愿意参与要承担风险的行为，社会融入不受影响。

（7）健康和社会护理及教育资源利用：极早产儿对于公共健康、社会和教育服务的利用显著增加。EPICure 研究估计在生命的第 11 年，对照组的公共部门花费为 4007 英镑（标准差 2537 英镑），早产队列为 6484 英镑（标准差 2537 英镑），显著平均花费差异为 2477 英镑（95％ CI 1605～3360；P＜0.001）[15]。

（8）其他发病：许多早产存活下来的孩子问题相对不太严重，如笨拙、视力障碍（斜视、屈光不正）、生长障碍和呼吸问题。

①呼吸：超过 50％ 的超低出生体重儿从新生儿病房出院后的最初 12 个月需要再次入院。再次入院通常是因下呼吸道感染而发生呼吸系统疾病。据报道，极低出生体重儿中的存活者高达 40％ 会出现早产的慢性肺病或肺支气管发育不良（bronchopulmonary dysplasia，BPD）。这一比例随着出生体重和孕周的下降而升高。这些存活者在青少年时期进行肺功能检测时会发现明显的通气受限。

②生长：生长障碍在婴儿和儿童早期常见，但成年时的身高通常能在正常范围内。尽管生长能追赶上，超低出生体重儿与正常出生体重对照组相比，身高仍处于劣势。在更远期，体重加速增长可能导致高血压、其他心血管疾病和 2 型糖尿病的风险增加。

③对家庭的影响：高危早产儿的家长在出生后的第一个月经历的心理压力最大，并会持续到 2 岁。压力对低收入和文化程度较低、儿童期功能障碍更严重的家庭影响最大。到青少年时期，尽管之前情绪低落，家庭与朋友间、家庭内部仍然有积极的互动，个人成就感增加，而对婚姻关系既有积极作用也有负面效应（框图 6-3）。

 框图 6-3

发达国家的新生儿结局

- 大多数 1 岁前的死亡（婴儿死亡率）都发生在早产之后（66％）。
- 围产期保健的发展使早产婴儿的存活率显著增加。
- 早产的神经发育序列征出现在出生后的最初 5 年，包括脑瘫、认知表现差、感觉障碍（视觉和听觉受损）。

七、新生儿重要的临床疾病

新生儿需要治疗或住院最常见的原因是需要处理早产、呼吸窘迫和可能的感染。

1. 新生儿护理中的常见问题

（1）早产

①体温控制：早产儿对低温尤其敏感，因为他们的体脂和能量贮存较少。因此，产房的温度应当保持在25℃左右。此外，将早期早产儿置于塑料袋中可以明显提高去新生儿病房住院时的体温，并改善早期存活率[16]。

②呼吸窘迫综合征（肺表面活性物质缺乏）：肺表面活性物质生成不足造成的呼吸窘迫综合征主要是早产儿疾病。然而，足月婴儿也可以发生，尤其是糖尿病孕妇的孩子或无宫缩的剖宫产后。患病婴儿可能需要机械通气和监护。经典临床表现是婴儿有呼吸急促、肋下和肋间凹陷、鼻翼翕动，并在出生后的最初60h内进行性恶化，胸片呈毛玻璃样表现伴支气管充气征。这与气胸和脑室内出血有关，尽管在更为成熟的婴儿中可以正常缓解而没有序列征。联合使用产前皮质类固醇和表面活性物质能够使疾病减轻、改善生存率并减少并发症发生率，但对降低BPD或慢性肺病发生率的效果甚微，后两者主要发生于早产儿。

③肺支气管发育不良或早产慢性肺病：这是一种慢性疾病，孕26周或更小孕周出生的婴儿有多达50%受累。对于孕32周或更小孕周出生的婴儿，其定义为或者需要在末次月经后36周时需要氧气，或者在出院时需要氧气，取决于先到哪个时间点[17]。早产分娩、产前或生后炎症及感染、通气、氧气及营养不良是导致BPD发生和持续的众多因素，潜在的问题是肺泡和周围血管停止发育。其严重程度各异，从需要补充氧气数周至延长呼吸机或持续正压通气进行呼吸支持，最严重者死亡。小部分婴儿出院回家时需补充氧气；到12个月时通常会超出需求。所有早产儿在生命的最初几年呼吸疾病的风险都会增加。BPD组该风险增加，呼吸疾病可能持续至成年。

④早产视网膜病：未足月出生的婴儿或宫内生长受限（intrauterine growth restriction，IUGR）的婴儿有形成异常视网膜血管的风险，可能导致眼盲。因此，所有孕32周前出生的婴儿和出生体重小于1501g的婴儿都必须进行视网膜筛查。早产视网膜病与高浓度的氧有关，尽管BOOST Ⅱ试验证实较低水平的氧饱和度与死亡率增加有关[18]。激光消融异常血管能够改善结局。作为激光治疗的替代方案，玻璃体内注射抗VEGF（vascular endothelial growth factor，VEGF）单克隆抗体还在研究中。

⑤早产婴儿的脑损伤：早产儿具有脑损伤和后续神经发育障碍的高风险。受损伤和具有障碍的早产儿比例与孕周成负相关。脑损伤主要有两种形式。

一是脑室内出血。可能只影响生发层或脑室，预后较好。然而，出血性梗死会造成脑实质出血，与神经发育障碍有关。

二是脑室周围脑白质软化。反映了白质丢失，有时伴有空泡形成。出血性脑实质梗死通常可以通过脑部超声看到，而脑室周围脑白质软化很难看到，因此可能诊断不足。

这些疾病与更为隐匿的脑实质丢失相比更为少见。因此，单独应用脑部超声预测极早产儿的神经预后是有局限性的。超声正常且更为成熟的早产儿从监护病房出院时神经发育障碍的风险非常低，而那些因各种原因确定有脑组织丢失的孩子出现远期障碍的机会超过50%。对早产儿脑部进行早期MRI扫描正越来越多地被用于解释神经元损伤，并预测远期神经结局[19]。

⑥坏死性小肠结肠炎：这种目前了解不多的炎性疾病基本上是一种早产儿和患有先天性心脏病的孩子患有的疾病。它表现为出生后的数天或数星期发生急腹症，严重程度从轻度到致命性不等。诊断是临床的，特征性放射改变作为辅助，如肠壁内或胆道内的空气。可以非手术治疗，应用抗生素并停止肠内喂养，但是如果肠管穿孔或药物治疗失败，必须进行手术。最近的试验表明益生菌可能降低坏死性小肠结肠炎的发病率[20]，但这尚未得到PiPS试验的支持，该试验使用双歧杆菌未能证实该发现[21]。

（2）小于胎龄儿相关的IUGR：宫内慢性缺氧可能影响合并IUGR的新生儿的许多器官。特别是，胎儿减少了向肠道的血流分布，导致坏死性小肠结肠炎。婴儿的体温调节较差，可能发生体温过低或体温过高,低血糖或高血糖可能也是问题。红细胞增多症可能造成高凝状态,导致肾静脉栓塞,还可能因红细胞数量增多而发生黄疸。IU-GR 的胎儿更可能发生新生儿窒息和呼吸窘迫综合征。

(3)低钙血症:与一过性低血糖相关的常见疾病有低体温、感染、早产、IUGR 和母亲糖尿病。有些婴儿会发生一过性高胰岛素血症,特别是糖尿病产前血糖控制不佳的孕妇,或严重溶血性疾病的孕妇所生的婴儿。罕见病因包括 Beckwith-Wiedemann 综合征和代谢缺陷,如皮质醇缺乏、半乳糖血症和其他糖原分解酶缺陷、葡萄糖异生作用酶缺陷或脂肪酸氧化酶缺陷。早产儿比较不能应对酮症反应,应当立即治疗低血糖。最初的治疗是喂奶或静脉给予葡萄糖。如果持续低血糖,需要检测胰岛素和反调节激素。

(4)黄疸:黄疸是最常见的需要关注的新生儿临床疾病。60% 的足月儿和 80% 的早产儿在第 1 周都会发生黄疸。出生后 24h 内开始的黄疸通常是病理性的,通常是间接胆红素升高,最常见的病因是溶血性贫血或感染。出生后 2～5d 出现的黄疸通常是生理性的,但是间接高胆红素血症可能有很多病因,包括溶血性疾病、ABO 不相容和葡萄糖-6-磷酸脱氢酶缺乏。

在有指征治疗时,光疗是核心措施。如果光疗不能控制胆红素水平,需要换血治疗,以避免神经毒性,如核黄疸和听力障碍。英国国家卫生与临床优化研究所(the National Institute for Health and Care Excellence,NICE)筛查和处理新生儿黄疸的指南发表于 2010 年[22]。直接高胆红素血症意味着肝病,需要急诊专业检查。这些婴儿可能具有并发症的风险,如明显出血和神经损伤。

2. 呼吸系统疾病

(1)呼吸窘迫:呼吸窘迫是新生儿阶段最常遇到的问题。它的临床征象包括呼吸急促(持续每分钟超过 60 次)、肋间凹陷、哼哼、鼻翼翕动和心动过速。如果婴儿低氧,而后发绀,可能出现呼吸暂停和心动过缓。出现任何呼吸窘迫的征象都需要进一步评估和检查。呼吸急促伴肋间凹陷、鼻翼翕动通常是呼吸或心脏疾病的表现,而呼吸暂停可能是许多系统疾病的表现,如败血症、脑膜炎、胃肠道梗阻或心脏病。

(2)先天性肺炎:先天性肺炎是一种相对常见的问题,与各种微生物相关。婴儿表现为呼吸窘迫,胸片显示为斑片状深浅不一的阴影。治疗采用抗生素,需要时进行监护。

(3)胎粪吸入:在分娩之前或分娩过程中吸入胎粪,如果发生肺动脉高压伴肺灌注降低,出现严重低氧血症,可能是非常严重的问题。胎粪可能阻塞大气道或小气道或二者都被阻塞,导致通气不足。尽管胎粪吸入在出生时可能明显,严重疾病往往出现在 1h 或更长时间以后,因此很重要的是对怀疑有吸气音的孩子进行仔细地观察。

胎粪吸入和相关肺动脉高压的治疗需要专业的监护。早期使用表面活性物质可能有益,而高频振动通气和给予一氧化氮可以减少死亡率。当其他措施失败时,应当考虑体外膜肺氧合(extracorporeal membrane oxygenation,ECMO)。

(4)新生儿一过性呼吸急促:新生儿一过性呼吸急促是由于肺液重吸收延迟,导致中等程度的肋间塌陷和呼吸急促。对于早产儿,这会导致明显的呼吸窘迫,但是足月儿需要的是高浓度吸氧,并除外呼吸窘迫的其他原因。

3. 感染

新生儿尤其容易发生围产期感染。危险因素包括低出生体重、胎膜破裂时间长、母亲发热或绒毛膜羊膜炎。留置插管、中心静脉导管和有创机械通气会增加,需要监护的新生儿发生院内感染的风险。造成后来新生儿感染的微生物通常来自皮肤或消化道。母乳喂养有利于形成正常消化道菌群,并降低获得性新生儿感染的风险。所有工作人员、父母亲和探视人员保持良好的洗手习惯可以显著降低获得性感染的风险。

(1)败血症:全身败血症的征象不特异。婴儿可能表现为呼吸暂停、心动过缓或发绀发作、喂养不良。这些孩子可能无精打采、低张力、体温过高或过低。败血症经常表现为代谢性酸中毒或休克,偶尔会造成点状皮疹或严重黄疸。

新生儿阶段造成感染的微生物通常包括 B 组链球菌(B Streptococcus,GBS)和革兰阴性微生物,如大肠埃希菌或克雷伯菌。在产前长期使用或多次更换抗生素可能增加耐药微生物感染的风险。需要使用抗生素快速治疗、立即复苏和机械通气。检查包括胸片、血培养、尿培养和胎盘检查及培养。一旦婴儿情况稳定并能耐受，就进行腰穿。新生儿阶段发生败血症的婴儿死亡率很高，存活者有相当数量发生继发缺陷。

（2）B组链球菌感染：在产程中给予孕妇抗生素治疗，以及对有感染证据的婴儿进行早期治疗，能够减少由于母体 GBS 定植造成的死亡。大约 2% 有链球菌定植的母亲分娩的婴儿会发生感染，其中 70% 在出生时存在危险因素，如早产、胎膜破裂时间长或羊水粪染。这些婴儿有紧急抗生素治疗的指征。表面培养存在链球菌定植的婴儿不需要治疗。GBS 可以反复感染，但 GBS 感染更常发生在婴儿期的后期，表现为脑膜炎。

（3）脑膜炎：新生儿脑膜炎的征象不特异。脑膜炎通常存在败血症，可能合并脑水肿、脑梗死、脑脓肿或聋。常见的致病病原体是 GBS 和大肠埃希菌（E. coli）。李斯特菌是英国围产期感染的罕见病因。

（4）眼部感染：大多数眼睛发黏都不是感染，而是由于鼻泪管阻塞。如果结膜没有发红肿胀，不需要检测感染和使用局部抗生素治疗。简单的措施，如用煮开过的水清洁和泪管按摩，症状通常在 3～6 个月缓解。造成新生儿结膜炎的微生物包括金黄色葡萄球菌、沙眼衣原体、流感嗜血杆菌、肺炎链球菌和淋病奈瑟菌。淋菌性眼炎通常出现在分娩后的 24h 内，伴有大量脓性结膜分泌物，需要立即诊断和治疗（全身和局部），预防对角膜的损伤。

支原体眼炎目前是新生儿结膜炎最常见的原因之一，出现在出生后的 5～12d，某些感染的新生儿会在婴儿期的晚些时候发生支原体肺炎。角膜结痂罕见。需要进行 2 周的全身和局部治疗。发现婴儿有淋病奈瑟菌或支原体时，应当让母亲和她的性伴侣进行检测和治疗。

（5）皮肤感染：简单的卫生措施如洗澡和洗手可以预防许多皮肤感染。婴儿的皮肤容易发生葡萄球菌感染，常会导致小的脓包或皮损，但也可以导致烫伤皮肤综合征，伴有重度表皮脱落。因此，在已经进行了培养后应当用抗生素治疗葡萄球菌感染。链球菌也可以造成皮肤感染，两者都会导致全身疾病。

脐带感染通常局限于脐周，发红并有少量分泌物。存在水肿提示蜂窝织炎，偶尔会导致并发症，如腹壁播散性蜂窝织炎、筋膜炎和败血症，需要使用全身抗生素进行治疗。

念珠菌通常发生在第 1 周后，合并尿布疹，伴有或不伴有口腔念珠菌病。需要局部或口服治疗预防念珠菌重现，因为念珠菌在肠道定植。母乳喂养的母亲乳头可以发生念珠菌感染。

（6）结核：结核是一种再次新兴的疾病，很多医院现在都提供新生儿杆菌 Calmette-Guérin（BCG）免疫。感染了活动性结核的孕妇生出的婴儿应当接种抗异烟肼 BCG 疫苗，母儿双方接受适当药物治疗时，婴儿可以和产妇在一起。应当鼓励母乳喂养。

（7）破伤风：卫生不佳会造成脐带残端感染破伤风杆菌，导致新生儿破伤风，这是痛苦且严重的疾病，死亡率极高。特征为角弓反张和下颌、肢体的肌肉痉挛，在产后可以发生得极为迅速。预防的核心是妊娠期接种疫苗，并教育孕妇改善卫生状况，改变当地文化习俗。

4. 神经疾病

（1）新生儿脑病：缺氧缺血导致的新生儿脑病可以是出生时窒息造成的，也可以是其他疾病造成的，包括代谢病和感染。在明确诊断出生窒息造成缺血缺氧脑病（hypoxic-ischaemic encephalopathy, HIE）之前，应当除外这些疾病。

缺血缺氧之后进行复苏，婴儿在明显恢复之后的 6～8h 开始出现无法改变的恶化，最终严重脑损伤。因此，出生后即刻通常很难仅根据临床背景确定预后。然而，如果为重度窒息，或者发生在分娩前的一段时间，婴儿不会有自然呼吸；因此，如果给予高级生命支持，在出生后 20min 仍没有自然呼吸征象，结局尤其差。

HIE 的分级是根据临床情况，经常采用的分级系统是 Sarnat 和 Sarnat[23] 描述的。1 级脑病的婴儿预后非常好，而 3 级脑病的婴儿几乎都会死亡或严重残疾。2 级脑病的婴儿大约半数有严重的神经发育障碍。遗憾的是，大量有风险落入 2 级的婴儿限制了该系统的应用。

围产期 HIE 的中度低体温：采用治疗性低体温时，婴儿被保持在 33～35℃，以预防窒息损伤后的神经元丢失。可以通过选择性降温诱导低体温，头部戴帽子或者全身置于降温床垫上。已有研究对 HIE 的婴儿采用治疗性低体温 72h,证实显著减少了死亡和残疾。围产期窒息脑病治疗(treatment of perinatal asphyxial encephalopathy,TOBY)研究显示治疗组在 18 个月时无神经异常的生存率显著增加(相对风险,RR 1.57,95% CI 1.16～2.12;$P = 0.003$)[24]。存活者的脑瘫风险降低(RR 0.67,95% CI 0.47～0.96;$P = 0.03$),贝利婴儿发育量表(Bailey Scales of Infant Development)11 中的智力发育指数(mental development index,MDI)和心理运动发育指数(psychomotor development index,PDI)都有显著改善,大体运动功能分类系统(gross motor function classification system)也有改善。对三项试验(767 例患者)的荟萃分析证实 18 个月时的死亡和严重残疾显著降低(风险比 0.81,95% CI 0.71～0.93;$P = 0.002$),需要治疗的数量是 9 例(95% CI 5～17)[25]。6 岁时,与对照组相比,低体温组有更多没有神经异常的孩子存活(45% 比 28%,RR1.6,CI 1.15～2.22)[26]。

治疗性低体温现在已被英国的大多数新生儿医师接受,作为围产期 HIE 的标准护理。提高低体温获益的额外干预措施研究正在进行。很重要的是出生后很快就要考虑婴儿入组(36 周或更大孕周)治疗,因为降温应当在出生后 6h 内开始。英国围产医学会(British Association of Perinatal Medicine)最近发表了在英国使用治疗性低体温的建议[27](框图 6-4)。

框图 6-4

缺血缺氧脑病

• 新生儿脑病可以因出生时窒息造成的缺氧缺血引起,但是需要排除其他原因。

• HIE 的严重程度是根据临床进行分级的。

• 治疗性低体温可以显著降低围产期 HIE 后的死亡和残疾,现在是标准护理。

---

(2)脑瘫:脑瘫是一个概括性术语,描述的是发育中的大脑受到非进行性损伤的后果。临床表现包括运动、感觉和认知缺陷,可能直到 1 岁后才有明显表现,出生时不能做出肯定的诊断。虽然新生儿脑病与脑瘫之间有关联,但是以人群为基础的研究已显示所有中到重度的足月新生儿脑病病例中大约只有 10% 与产程中的危险因素有关。其他脑瘫的危险因素是早产或极低出生体重、围产期感染、先天畸形或多胎妊娠[28-30]。

(3)痉挛:足月儿分娩后即发生的痉挛可能是 HIE、代谢病、感染、低血糖、低血钙和低血镁、吡多醇缺乏造成的。许多除此之外的特发性痉挛是由重要部位的脑梗死造成的,预后明显好于全面的缺氧缺血损伤,但是没有 MRI 很难做出诊断。

(4)臂丛神经损伤:每 1000 个活产儿中有 0.4～2.5 个会发生臂丛神经损伤。最常见的类型是 Erb 麻痹,累及 C_5 和 C_6 神经根。在过去的几十年中发生率没有降低,但康复的预后有所改善,大多数 Erb 麻痹的婴儿预期可以完全康复。也可能存在锁骨骨折。需要进行详细的神经系统检查来确定损伤的水平,因为这会影响功能康复的预后。相关的 Horner 综合征是预后差的征象。

(5)母亲用药的影响:服用药物(如阿片类、可卡因、安非他命、巴比妥酸盐、苯二氮䓬类和某些其他药)的母亲生出的婴儿可能发生戒断综合征,伴有易激惹、喂养差、呼吸暂停和痉挛。乙醇或尼古丁摄入量大的母亲生出的婴儿也可能出现戒断。无论在哪里,只要可能,母儿应当在一起;许多情况下母乳喂养不是禁忌。如果在产前已知孕妇有滥用药物的历史,在分娩前可以对处理计划取得一致意见并转至社会工作团体。有药物戒断风险的婴儿的处理,包括密切观察和熟练的照护。如果戒断严重,可能需要使用阿片类药物治疗。绝对不应将纳洛酮给予有阿片类戒断风险的婴儿,因为它可能引发痉挛。很多产房不再储备纳洛酮,担心会在无意间给予滥用药物的母亲生出的婴儿。

5. 先天畸形

(1)心脏:每 1000 个活产儿中有 7～9 个患有某种形式的先天性心脏病,其中大约 1/4 在新生儿阶段会有表现。胎儿排畸超声可以发现许多异常,但是某些很难诊断。新生儿的表现是由于发绀、心力衰竭、呼吸窘迫和休克造成的。某些疾病没有症状,是在新生儿查体时发现的,如杂音、股动脉搏动消失或快速心律失常。

①发绀:紫绀性心脏病的病因包括大动脉转位和使肺血流减少的疾病,如法洛四联症、肺动脉

或三尖瓣闭锁。这些疾病中,肺血流依赖于未闭合的动脉导管,以及心室之间血液混合的程度。在新生儿阶段出现症状的孩子需要立即治疗,以预防动脉导管闭合(通过注入前列腺素 E_1),并转运至专业的儿科心脏中心。

②心脏呼吸窘迫和心衰:肺血流增加或心衰造成心脏呼吸窘迫的原因包括了室间隔缺损的左向右分流。最常见的病因是大的室间隔缺损和动脉导管持续开放。

③休克:新生儿休克通常是由于败血症、明显的低血容量、失血或先天性心脏病。先天性心脏病造成的休克包括全身循环受到干扰,如左心发育不良综合征、严重的主动脉狭窄或复杂的心脏缺损。

④无症状杂音:新生儿的心脏杂音常见,通常只是单纯杂音。应当全面检查寻找心脏病的其他征象,并给出专家意见。很重要的是记住即使是最为平静的父母,告知孩子有心脏杂音也会造成恐慌,因此需要很好地处理。通过心脏超声快速确诊是成功处理的关键。

(2)呼吸:先天性膈疝是腹腔内容物疝入胸腔,会导致严重的呼吸困难,伴有持续的肺动脉高压和肺动脉发育不良。大多数病例在产前即获得诊断,但是婴儿可以在出生时意外地出现呼吸窘迫和发绀。早期的基本处理包括向胃内放置大孔径的鼻胃管预防胀气、通气及快速转运至监护病房。所有这样的婴儿都需要三级水平的监护,能够获得复杂的机械通气和现代血管舒张药治疗,如一氧化氮。手术要推迟到婴儿的呼吸状态稳定时才能进行。存活情况取决于肺发育不良的程度及是否存在相关先天畸形,如心脏缺陷。在咨询父母亲时,通常引用的总体存活数字在 60% 左右。如果先天性膈疝治疗失败,可以使用 ECMO,尽管这种情况使用 ECMO 仍存在争议。远期并发症包括持续胃食管反流和呼吸问题;如果新生儿缺氧严重,可能出现神经发育问题,在使用 ECMO 治疗的婴儿中情况更不佳。

(3)胃肠和腹壁缺损

①食管闭锁和气管-食管瘘:羊水过多或出生时口腔黏液过量时,应怀疑这些疾病。婴儿可能迅速出现呼吸窘迫和发绀,尤其是在第 1 次喂养后。放置鼻胃管后的放射影像能够证实诊断,表现为鼻胃管或口胃管在食管憩室内卷曲(如果存在闭锁)。50% 或更多的婴儿存在相关先天畸形。存活情况通常是由相关先天畸形的严重程度而不是食管缺陷本身决定的。

②腹壁裂:脐膨出时,部分或所有小肠和腹部器官在腹壁外的腹膜囊袋内,这种情况应当与腹壁裂鉴别,后者是腹壁先天性缺损,腹部内容物疝出但没有腹膜囊袋。前者通常合并其他的先天性缺陷,后者通常不合并。如果羊膜囊破裂或者是腹壁裂,需要急诊手术;即刻处理采用塑料膜包裹腹部内容物,小心不要扭转肠管和破坏血供。这能够预防肠管暴露、液体丢失导致的低血容量。大多数脐膨出的远期结局取决于是否存在相关先天畸形。目前 90% 以上的腹壁裂都能存活。然而,他们产后的经历通常是长时间的,可能需要数周的肠外营养,存在相应的风险和并发症。此外,可能出现肠道闭锁和坏死性小肠结肠炎。

③肠梗阻:高位肠梗阻通常表现为呕吐,呕吐物可能含有胆汁,出现这一不好的预兆时需要尽快进行检查。腹部平片可以证实是否存在梗阻,表现为低位肠道不充气,或出现十二指肠闭锁的"双泡征"。任何呕吐物被胆汁染色的婴儿都需要上胃肠道对比检查,以排除旋转不良和(或)肠扭转。这两种疾病需要尽快治疗,呕吐物被胆汁染色的婴儿应当在出现症状后的 4h 内到手术中心进行评估。幽门肥厚性梗阻通常要到出生后 2～6 周时才有表现。

低位肠梗阻通常表现为 24h 内没有排便,继之出现腹胀,伴或不伴呕吐。病因包括 Hirschsprung 病、囊性纤维化导致的胎粪性肠梗阻、低位肠闭锁或发育不良和肛门闭锁。有时胎粪性便秘很像肠梗阻,尤其是早产儿。

八、母乳喂养

母乳和营养的重要性怎么强调都不过分。对早产和足月儿来说,人类的乳汁是很好的营养来源,能够显著降低发病率和死亡率。应当尽一切努力鼓励母亲母乳喂养。正常产后 30min 内的母乳喂养,以及早产后 6h 内的早期乳房按摩和开奶对母乳喂养的建立是基本的。所有照顾产妇和婴儿的专业人员都需要为他们提供支持和专业的咨询,在压力和疾病的挑战下促进成功的母乳喂养。

母乳喂养的禁忌证很少,但包括了一些罕见的婴儿先天代谢异常,如半乳糖血症。英国不鼓励 HIV 阳性的母亲进行母乳喂养,但发展中国家的情况可能不同。如果母亲需要服药,母乳喂养通常是安全的;罕见情况下是绝对禁忌。需要慎用的药物示例在表 6-9 中。在给一位母乳喂养的女性处方药物时,检查该药物是否安全是一个明智的举措。在英国国家药典(*British National Formulary*)中可以查到信息;如果有禁忌证、慎用或发现了潜在问题,应当询问当地儿科药师或当地药物信息中心给出的建议。通常可以处方其他药物并继续母乳喂养。通过网站也可以找到信息,www. ukmi. nhs. uk。

表 6-9 药物和母乳喂养

母乳喂养禁忌
　细胞毒性药物、免疫抑制药、麦角胺、锂、苯茚二酮、氯霉素、四环素
母乳喂养期间慎用药物举例
　抗心律失常药:胺碘酮
　抗生素:甲硝唑
　抗惊厥药:加巴喷丁、左乙拉西坦、奥卡西平、苯巴比妥、苯妥英、普瑞巴林、扑米酮、托吡酯、氨己烯酸
　抗抑郁药:多塞平、选择性五羟色胺重吸收抑制药(SSRIs)
　降压药:β 抑制药
　抗焦虑药:苯二氮䓬类、丁螺环酮
　放射性同位素

许多小的生理学改变会引起患者警惕。某些常见的问题和回答在表 6-10 中。在没有疾病的情况下,唯一有需要的就是安心。

表 6-10 常见问题

新生儿乳房有乳汁分泌是否正常
　回答:男孩和女孩都正常
女孩阴道出血是否正常
　回答:正常

(续 表)

什么造成了培养和治疗感染后眼部持续发黏
　回答:鼻泪管阻塞。能够自然再通。不需要探针
婴儿多久需要"按需喂养"
　回答:通常 2～4h,但是健康婴儿每 6 小时喂 1 次也不少见
我的孩子正在眯眼斜视,这正常吗
　回答:是的,出生后第 1 周正常
我母乳喂养的孩子是否得到了足够的母乳
　回答:如果婴儿体重增加合适,是的

致谢:作者和本书编辑感谢 Glynn Russell 之前的贡献。

(周希亚 译 戚庆炜 校)

参考文献

[1] Wilkinson AR, Ahluwalia J, Cole A *et al*. Management of babies born extremely preterm at less than 26 weeks of gestation:a framework for clinical practice at the time of birth. *Arch Dis Child* 2009;94: F2-F5.

[2] Nuffield Council on Bioethics. *Critical Care Decisions in Fetal and Neonatal Medicine*:*Ethical Issues*. Available at www. nuffieldbioethics. org/publications

[3] Royal College of Paediatrics and Child Health. *Withholding or Withdrawing Life Sustaining Treatment in Children*:*A Framework for Practice*, 2nd edn. London:RCPCH, 2004. Available at www. rcpch. ac. uk

[4] Wood NS, Marlow N, Costeloe KL *et al*. Neurological and developmental disability after extremely preterm birth. The EPICure Study Group. *N Engl J Med* 2000;343;378-384.

[5] Costeloe KL, Hennessy EM, Haider S *et al*. Short term outcomes after preterm birth in England:comparison of two birth cohorts in 1995 and 2006 (the EPICure studies). *BMJ* 2012;345;e7976.

[6] Department of Health. *Toolkit for High-Quality Neonatal Services*. London:Department of Health, 2009.

[7] Royal College of Obstetricians and Gynaecologists. *Safer Childbirth*:*Minimum Standards for the Organisation and Delivery of Care in Labour*. Lon-

don:RCOG Press,2007. Available at https://www. rcog. org. uk/globalassets/documents/guidelines/wprsaferchildbirthreport2007. pdf (accessed 17 August 2016).

[8] Goldenberg RL, Culhane JF, Iams JD et al. Epidemiology and causes of preterm birth. *Lancet* 2008; 371:75-84.

[9] Office for National Statistics. Pregnancy and ethnic factors influencing births and infant mortality:2014. Available at https://www. ons. gov. uk/releases/pregnancyandethnicfactorsinfluencingbirthsandinfantmortality 2014 (accessed 17 August 2016).

[10] Field D, Draper ES, Fenton A et al. Rates of very preterm birth in Europe and neonatal mortality rates. *Arch Dis Child* 2009;94:F253-F256.

[11] Costeloe K, Hennessy E, Gibson AT et al. The EPICure study:outcomes to discharge from hospital for infants born at the threshold of viability. *Pediatrics* 2000;106:659-671.

[12] Moore T, Hennessy EM, Myles J et al. Neurological and developmental outcome in extremely preterm children born in England in 1995 and 2006:the EPICure studies. *BMJ* 2012;345:e7961.

[13] Johnson S, Hennessy E, Smith R et al. Academic attainment and special educational needs in extremely preterm children at 11 years of age:the EPICure study. *Arch Dis Child* 2009;94:F283-F289.

[14] Johnson S, Hollis C, Kochhar P et al. Psychiatric disorders in extremely preterm children:longitudinal finding at age 11 years in the EPICure study. *J Am Acad ChildAdolesc Psychiatry* 2010; 49: 453-463.

[15] Petrou S, Abangma G, Johnson S et al. Costs and health utilities associated with extremely preterm birth:evidence from the EPICure Study. *Value Health* 2009;12:1124-1134.

[16] De Almeida MF, Guinsburg R, Sancho GA et al. Hypothermia and early neonatal mortality in preterm infants. *J Pediatr* 2014;164:271-275.

[17] Kinsella JP, Greenough A, Abman SH. Bronchopulmonary dysplasia. *Lancet* 2006;367:1421-1431.

[18] Stenson BJ, Tarnow-Mordi WO, Darlow BA et al. Oxygen saturation and outcomes in preterm infants. *NEngl J Med* 2013;368:2094-2104.

[19] Logitharajah P, Rutherford MA, Cowan FM. Hypoxic-ischemic encephalopathy in preterm infants:

antecedent factors, brain imaging and outcome. *Pediatr Res* 2009;66:222-229.

[20] Al Faleh K, Anabrees J. Probiotics for prevention of necrotizing enterocolitis in preterm infants. *Cochrane Database Syst Rev* 2014;(10):CD005496.

[21] Costeloe K, Hardy P, Wilks M et al. *Bifidobacterium breve* BBG-001 in very preterm infants:a randomised controlled phase 3 trial. *Lancet* 2016;387: 649-660.

[22] National Institute for Health and Care Excellence. *Jaundice in Newborn Babies Under 28 Days*. Clinical Guideline CG98. London:NICE, 2010. Available at https://www. nice. org. uk/guidance/CG98

[23] Sarnat HB, Sarnat MS. Neonatal encephalopathy following fetal distress. A clinical and electroencephalographic study. *Arch Neurol* 1976;33:696-705.

[24] Azzopardi DV, Strohm B, Edwards AD et al. Moderate hypothermia to treat perinatalasphyxial encephalopathy. *N Engl J Med* 2009;361:1349-1358.

[25] Edwards AD, Brocklehurst P, Gunn AJ et al. Neurological outcomes at 18 months of age after moderate hypothermia for perinatal hypoxic ischaemic encephalopathy: synthesis and meta-analysis of trial data. *BMJ* 2010;340:c363.

[26] Azzopadi D, Strohm B, Marlow N et al. Effects of perinatal asphyxia on childhood outcomes. *N Engl J Med* 2014;371:140-149.

[27] British Association of Perinatal Medicine. Position statement on therapeutic cooling for neonatal encephalopathy. Available at https://www. bapm. org/resources/position-statement-therapeutic-cooling-neonatal-encephalopathy-2010

[28] Nelson KB, Ellenberg JH. Antecedents of cerebral palsy. Multivariate analysis of risk. *N Engl J Med* 1986;315:81-86.

[29] Badawi N, Kurinczuk JJ, Keogh JM et al. Intrapartum risk factors for newborn encephalopathy:the Western Australian case-control study. *BMJ* 1998; 317:1554-1558.

[30] Gaffney G, Sellers S, Flavell V, Squier M, Johnson A. Case-control study of intrapartum care, cerebral palsy,and perinatal death. *BMJ* 1994;308:743-750.

深度阅读

Abman SH, Fox WW, Polin RA (eds) *Fetal and Neo-*

natal Physiology，3rd edn. London：Saunders，2003.

Rennie JM（ed.）*Rennie and Roberton's Textbook of Neonatology*，5th edn. Philadelphia：Elsevier，2012.

Resuscitation Council UK. *Newborn Life Support：Resuscitation at Birth*，4th edn. London：Resuscitation Council UK，2016.

第三节

围产期流行病学和统计

Dharmintra Pasupathy

Department of Women and Children's School of Life Course Sciences，*King's College London*，*London*，*UK*

一、背景

John Last 在《流行病学词典》中将流行病学定义为"对特定人群中健康相关状态或事件的分布和决定因素的研究，以及应用该研究控制健康问题"。它并不代表一个知识体系或研究一个特定的器官系统，如心脏学或神经学，而是聚焦更好理解疾病决定因素的方法学。现代流行病学仍然是一门年轻的学科。尽管以往有很多杰出的研究，但直到 20 世纪才有了能够提供大量信息的流行病学研究，显著影响着临床实践和公共健康。这包括但不仅限于 Framingham 心脏研究，这是一项 1948 年开始的耗时费力的队列研究，最初目的是识别对心血管疾病（cardiovascular disease，CVD）有贡献的常见因素或特征，研究对一大组尚未出现 CVD 症状、没有心脏病或卒中发作的参加者进行了长时间的观察。最初的队列共有 5209 名男性和女性，年龄在 30－62 岁，来自弗雷明翰、马萨诸塞州的城镇，通过全面体格检查和生活方式调查来研究与 CVD 发生相关的常见方式。自 1948 年起，最初的参加者定期返回，收集他们的详细病史信息、临床检查和实验室检查资料。而后又招募了第二代参加者，2002 年，研究进入了一个新阶段，开始入组第三代参加者，也就是最初队列的孙辈。英国也有大规模的队列研究，包括 20 世纪 50 年代由 MRC 资助的 Richard Doll 研究，该研究将全科医师作为队列，随访研究了吸烟对健康和疾病的影响[1]。这一开拓性的工作具有全球化的影响，对理解吸烟的有害性起了关键的作用。英国是很多大规模队列研究的故乡，包括世界上运行时间最长的出生队列，1946 年出生队列，以及南安普顿女性调查，后者募集了受孕前的女性。2014 年，MRC 队列战略回顾（MRC Cohort Stratigic Review）报道大约 3.5% 的英国人口都是队列研究的成员[2]。

生殖和围产期流行性学是流行病学的一个分支，聚焦于生殖疾病和（或）围产期事件。围产期流行病学包括对母亲和新生儿事件的研究。人类生殖和发育相互关联的本质为开展设计良好的前瞻性队列研究提供了机会，可以在妊娠期发育的关键时期收集纵向数据并随访至出生，以了解妊娠和发育对母亲和后代远期健康的影响。Avon 父母亲和儿童纵向研究（the Avon Longitudinal Study of Parents and Children，ALSPAC）也被称为"90 年代的儿童"，是布里斯托大学开展的一项世界领先的出生队列研究，该研究在 1991 年 4 月至 1992 年 12 月期间募集了超过 14 000 名孕妇。ALSPAC 的这些妇女和儿童被随访了 20 余年，每年对母亲、父亲和 5 岁以上的孩子进行问卷调查。根据该队列收集的数据，共有超过 1200 篇文章发表。围产医学也受到了随机对照试验的影响，包括一些大规模的国际多中心研究。这些研究在很多地方影响并改善了产科实践，包括重度子痫前期的处理（MAGPIE 试验，2002）、胎儿生长受限（GRIT 试验，2003；TRUFFLE 试验，2015）和臀位分娩（足月臀位试验，2000）。

本节对不同研究设计和定量方法学进行了概述，介绍了很多该学科中的关键研究问题。最后还对常用的定义、统计学方法和推论进行了阐述。

二、研究设计

任何研究问题的假设或假说都是根据所感兴趣的暴露与结局之间的关系做出的。在流行病学中,"暴露"是潜在的原因特征。它可以是治疗(药物治疗或非药物的行为干预)、行为(如吸烟、吸毒)、基因型或特征(如镰状细胞疾病、*BRCA* 1 基因突变)或环境(如尘土、污染);"结局"指疾病状态(如死产)或可能增加不良结局的临床表型(如小于胎龄儿)。

研究设计是指研究者或研究团队将感兴趣的假说通过一个详细的计划转变为可操作研究的过程。研究类型可以分为观察性研究和干预性研究(图 6-5)。观察性研究主要集中在收集与暴露和结局相关的健康和社会-人口变量。这些变量从以人口为基础的数据(如人口普查数据)到特别设计的健康相关问卷、临床检查,以及生物指标样本的收集。特别的是,观察性研究中来自研究个体的数据不依赖于研究人员给予的干预。观察性研究可以进一步被分为描述性或分析性研究。描述性研究是横断面研究,报告特定时间点健康相关状态的发病率或患病率。这类研究不会试图给出暴露与结局的关系。观察性研究中的分析性研究通过不同的研究设计,集中在确定暴露和结局之间的关系上。相对而言,在干预性研究中会给予某种干预,旨在研究干预措施对健康相关结局的作用。研究者选择的研究设计依赖于被研究的暴露与结局的类型。后面会对所有类型的观察性和干预性研究进行详述。

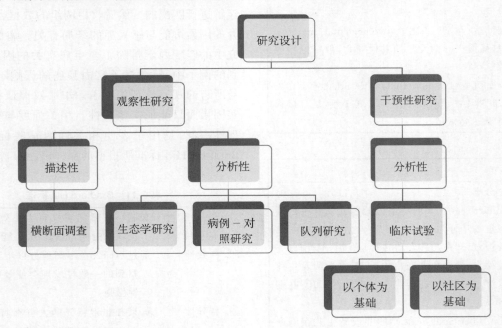

图 6-5　研究设计

1. 横断面研究

横断面研究是在一个指定时间对总体人口或其中一个随机亚组的观察。研究提供的是被研究的所有人口的信息,可以描述绝对风险,而不仅是相对风险。它们可以描述疾病的患病率。国家对于孕产妇和围产期死亡的监测属于横断面调查的变化形式[3](框图 6-5 和框图 6-6)。

2. 队列研究

队列研究是一种纵向观察性研究,通过回顾性或前瞻性(更倾向使用的方法)研究未患某种疾病的人群,分析危险因素。它属于分析观察性研究,通过感兴趣的暴露因素分组,比较组间的健康结局。按照暴露情况定义队列中的参加者,并在特定的时间段随访。近年来妊娠期间队列研究的例子包括 SCOPE 队列(Screening for Pregnancy Endpoint,筛查妊娠终点),一项针对初产妇的国际多中心前瞻性队列研究,以及 POPS 研究(Pregnancy Outcome Predictive Study,妊娠结局

💡 框图 6-5

孕产妇死亡检测中使用的定义

- 孕产妇死亡比（maternal mortality ratio，MMR）：每 10 万活产中孕产妇的死亡人数。
- 孕产妇死亡率（maternal mortality rate）：每 10 万孕产妇中的孕产妇死亡人数。
- 孕产妇总数（total number of maternities）：最终在任何孕龄活产，或在孕 24 整周后发生的死产，以及需要法律认定的妊娠总数。多胎妊娠仅按 1 次计数。
- 直接孕产妇死亡（direct maternal death）：由于干预、疏忽、错误治疗造成的妊娠、分娩或产褥期并发症，或者由于上述任何之一造成的一系列事件，结果孕产妇死亡。
- 间接孕产妇死亡（indirect maternal death）：患者发生妊娠相关死亡，患者之前已有或新发生的健康问题不是产科原因直接造成的，但妊娠的生理效应会使其加重恶化。
- 巧合（偶然）孕产妇死亡（coincidental maternal death）：妊娠或产褥期发生的其他死亡，但与妊娠或产褥无关。
- 晚期孕产妇死亡（late maternal death）：死亡发生在人工流产、自然流产或分娩后的 42d 到 1 年，是直接或间接母亲病因造成的。

💡 框图 6-6

围产期死亡分类

- 死产（stillbirrh）：孕 23 周后出生的婴儿没有生命迹象。可以进一步分为
  - 产间死产：已知在产程发动时胎儿存活，但死产。
  - 新生儿死亡：活产婴儿在出生后 28 整天前发生死亡。可以进一步分为，①早期（0～6 整天）和②晚期（7～27 整天）。
- 围产期死亡（perinatal death）：胎儿或新生儿在围产期死亡，围产期指从孕 24 整周* 开始到出生后 7 整天（所有的死产和早期新生儿死亡）。

* 译者注：我国围产期的开始时间为孕 28 周，与英国不同。

预测研究），一项在剑桥开展的针对低危初产妇的前瞻性研究[4,5]。两个队列的焦点都是识别早产、子痫前期和小于胎龄儿（small-for-gestational-age，SGA）的预测因子。SCOPE 最初集中在与感兴趣结局有关的早孕期因素上，而 POPS 研究的是纵向临床数据，收集整个妊娠期可能为疾病发生提供信息的血清生物学标志样本和超声测量数据。还可以通过特定事件选择队列，如出生年份（出生队列），例如前面提到的 1946 年出生队列和 ALPSAC 研究。队列设计可以是回顾性或前瞻性的，允许研究有多个结局和暴露，以及特定的罕见暴露因素（如石棉）。队列研究不适于需要很长时间才能发生感兴趣结局的罕见病，并且研究花费大。

3. 病例-对照研究

病例-对照研究可以用于回顾性和前瞻性研究。在病例-对照研究中，参加者是根据感兴趣的结局来选择的。患病人群是病例组，没有感兴趣结局的人群经选择为对照组，比较二者之间感兴趣的暴露因素。通常会对对照组内的特征进行匹配，以减少组间比较时的偏倚。例如，在研究绝经后妇女子宫内膜癌（病例）的决定因素时，健康对照是按照年龄进行匹配的。然后收集两组的数据，组间有差异的因素可能与感兴趣的结局有关。病例-对照研究中的匹配因素排除了与疾病有关的因素。在提到的例子中，年龄对子宫内膜癌的影响不能确定。与所有的观察性研究一样，病例-对照研究不能证实因果而只能证实相关性。相关强度与生物学合理性一起，是用于表明相关性的某些标准，如同 Bradford Hill 标准所报道的那样（表 6-11）[6]。

表 6-11　Bradford Hill 标准

1. 效应大小的强度	关联小不意味着没有因果效应，尽管关联性越大，是病因的可能性越大
2. 一致性	通过不同人在不同地方以不同样本观察到的一致性发现会使效应的可能性增强
3. 特异性	如果有非常特异的人群在特定地点，而疾病没有其他可能的解释，那么可能是病因
4. 时序性	效应必须出现在原因之后（如果在原因和预期效应之间有预期延迟，那么效应必须发生在延迟之后）
5. 生物梯度	更大的暴露通常应当导致更高的效应发生率。然而在某些病例中，仅凭因素存在就可以激发效应。其他一些病例中观察到反比：更大的暴露导致更低的发生率
6. 合理性	原因和效应之间合理的机制是有帮助的

（续　表）

7. 连贯性	流行病学和实验室发现之间的连贯性增加了效应的可能性
8. 试验性	偶尔可能需要试验性证据
9. 类推	可能需要考虑相似因素的效应

在病例-对照研究设计内，研究者选择的病例和对照排除了任何对疾病发生率的估计。然而，相对风险可以通过两组之间的比较证实。对照组是来自总体人群的样本，因没有患该疾病而被选择。为了确定真实的人群风险（在一个人群内疾病的发生率），需要更大的横断面研究或队列研究。这种方法的变异是巢式病例-对照研究，确定一个队列为患病的病例队列（巢），并为每一个病例选择特定数字的配对对照，这些对照是同一队列中尚未患该疾病的个体。巢式病例-对照设计更为简单，比整个队列花费更少。病例-对照研究对于罕见病和潜伏期较长的疾病尤其有用。如果设计得好，该方法还可以分析多个暴露因素。有时很难通过一个病例-对照研究来确定暴露和疾病的时序性，当然研究罕见暴露因素时需要研究样本量足够大，这通常限制了设计。

回顾性研究是在所有事件和结局都已经发生后，对记录进行的研究。从给出的人群收集数据。在已知不同结局的亚组之间比较危险因素或疾病结局。可以使用病例-对照或队列模型来设计研究。这与前瞻性研究不同，后者是从开始进行时就根据危险因素或随机化分为两个组，注意之后的结局。回顾性研究有下列好处：便宜、更容易收集到大样本、更容易选择疾病和无疾病队列、耗时较少（因为主要的精力就是收集数据）。然而，它们的局限性是数据收集不全和回忆偏倚。相对而言，前瞻性研究一直随访人群至研究结局。在人群风险研究中，大量阴性对照的收集取决于疾病发生率。尽管这些研究的花费明显更多，它们有机会收集到专门的特定数据。

所有的观察性研究都受到混杂和偏倚的局限。一个设计良好的研究有可能限制这些问题。混杂（comfounding）是指对暴露与结局相关性的其他解释。一个混杂因素必须和暴露、结局都有关联，并且不在暴露和结局的因果关系路径中。例如，在喝咖啡和癌症的关系中，吸烟是混杂因素。喝咖啡的人更可能会吸烟，而吸烟当然和癌症有关。识别潜在的混杂因素会让研究者正确地设计并收集数据，并能够使混杂最小化。在设计阶段，这包括限制研究人群、病例-对照研究中的配对、干预研究中的随机化。在分析分层时，标准化和统计模型（回归）是可以使混杂最小化的方法。然而，这依赖于按潜在混杂因素收集的数据。

偏倚（bias）是系统性错误，导致结果不能反映真相（如信息偏倚、数据收集和报告偏倚、研究参加者选择偏倚）。遗憾的是，偏倚是不能通过统计学分析纠正的，只能通过适宜的研究设计最小化。

4. 随机对照试验

随机对照试验（randomized controlled trials，RCTs）是一类干预研究，其设计方法学在医学统计研究中具有优势，因为它们通过随机选择参加者进入一种干预组或者另一种干预、无干预或安慰剂组而减少了潜在的偏倚。参加者可以是患者、健康志愿者或社区（随机群组试验），这最大限度地降低了混杂变量在两组间存在差异的可能性。然而，并非所有的研究都适合RCTs，之前提到的方法学可能更合适。为了进一步减少偏倚，随机试验可以被设计为双盲RCT，临床医师和参加者都不知道所采用的治疗；或者单盲RCT，临床医师知道但参加者不知道所采用的治疗。某些情况下会实施开放标签试验，这是因为临床医师或患者都不可能采用盲法，但是随机化依然可以进行，使治疗时没有偏倚。

5. 荟萃分析

独立的试验尽管具有很好的效能，并在开始时就有很好的设计，但有时不能证实干预措施的效果。试验被重复时也经常会得到冲突的结果。荟萃分析提供了机会，如果试验人群和感兴趣的结局足够相似（异质性），可以将不同研究的结果汇集起来。这一途径增加了对单个研究不能识别的较小差异的检测效能。它还提高了观察的效应大小的精确度。经过权重的联合效应大小的平均值被估计。这和每一个研究的样本量、观察的效应大小有关。

荟萃分析的过程可以是系统回顾的一部分，如Boulvain等[7]向Cochrane Collaboration报道的那样。图6-6描述了对孕37—40周的可疑巨大儿进行引产与肩难产风险的荟萃分析结果。这是一个森林（Peto）图，生动地显示了不同试验中治疗效应的相关强度。左侧列出的是包括的试验。上面所提到的试验是列出的四个试验中的最后一个（第一作者 Boulvain）。右侧是每一个研究的风险比图，可信区间以水平线表示。图形是根据对数绘制的，使可信区间对称地分布在平均数两侧，以避免比值大于 1 与比值小于 1 比较时被夸大。每一个方块的面积都与研究的权重成比例。荟萃分析对效果的总体测定在底部以菱形表示，外侧的点代表可信区间。竖线的绘制是一致的，如果某个研究的可信区间或总体效果与这条线有重叠，那么结果是不显著的。这项荟萃分析中包含的一项研究没有针对这一结局（Libby 1998）。两项研究没有达到显著性（Gonen 1997，Tey 1995），但是最近发表于 2015 年的研究（Boulvain）给出了有总体显著性的结果。这是四项研究中规模最大的，汇总集中的结果还表明孕 37—40 周引产与肩难产的风险降低有关。

分析 1.3 比较引产与期待处理，结局 3 肩难产。

回顾：足月或近足月对可疑巨大儿进行引产

比较：引产与期待处理

结局：3 肩难产

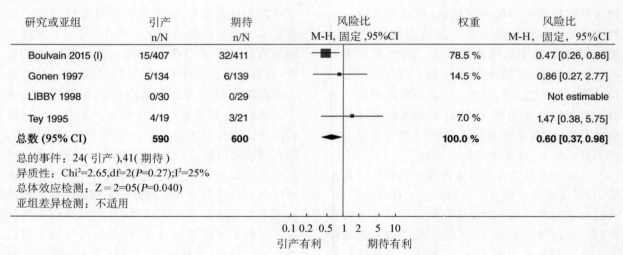

研究或亚组	引产 n/N	期待 n/N	风险比 M-H, 固定 ,95%CI	权重	风险比 M-H, 固定，95%CI
Boulvain 2015 (I)	15/407	32/411		78.5 %	0.47 [0.26, 0.86]
Gonen 1997	5/134	6/139		14.5 %	0.86 [0.27, 2.77]
LIBBY 1998	0/30	0/29			Not estimable
Tey 1995	4/19	3/21		7.0 %	1.47 [0.38, 5.75]
总数 (95% CI)	590	600		100.0 %	0.60 [0.37, 0.98]

总的事件：24(引产),41(期待)
异质性：Chi²=2.65,df=2(P=0.27);I²=25%
总体效应检测：Z＝2=05(P=0.040)
亚组差异检测：不适用

0.1 0.2 0.5 1 2 5 10
引产有利　　　期待有利

(I) 任何肩难产

图 6-6 荟萃分析的总结输出[7]

三、统计

通常没有被很好描述或理解的统计学基本原则是，对一个研究人群进行的分析只代表了人群中的一个样本。因此对于研究人群的任何发现或者研究组间的比较，反映的都是研究参与者来自的被抽样人群。抽样过程的稳健性将会影响到统计学推理的强度，决定了是否能够将从研究人群获得的发现用于潜在人群。如果与潜在人群相比，研究人群的样本量较小，或者与结局的发生率有关，那么统计学发现的不确定性就会增加，反映在可信区间更宽。

1. 发病率和患病率

（1）发病率：衡量的是一段特定时间内某种新发疾病的发生风险。尽管有时被简单宽泛地表示为某段时间内的新病例数，发病率更好的表达形式是一个特定分母内的比例或率，以便进行有意义的比较。因此，发病率通常是以某个人群在指定时间内的新病例数给出的。在前面所提到的妊娠的例子中，人群和时间段是自己选择的：人群是孕妇，时间段是妊娠期和产褥期。这在非妊娠人群中更为困难。时间段通常固定为 1 年，但是人群分母是一个更困难的问题。在妇科学中，所研究的疾病不同，女性风险人群可能不同。子宫内膜异位症典型但不绝对发生在生育年龄；据估计在某一点会影响所有女性的大约10%，但这是终生风险，不是发生率，后者是风险人群在一个固定时间段里的新发病例风险。这也不是患病率。

（2）患病率：衡量的是某个特定人群在任何一个时间段的病例总数，而不是新病例的发生比率。这表明了疾病对社会造成的负担，由新发病例数和疾病存在的时间长度共同决定（患病率＝发病率×时长）。这个公式说明了发病率与患病率之间的关系：当发病率升高时，患病率必然上升。发病率在理解疾病病因时更为有用，因为它反映了疾病的发生和对干预措施的反应。在 Semmelweis[8]描述的产褥期发热的经典示例中，一个组的发病率更高表明某致病因素仅与该组有关，而洗手后发病率的下降则证实这是一种成功的干预措施。因此，发病率会随着致病因素和干预措施的改变而不同。患病率取决于疾病的病程及是否有治愈方法。疾病病程越长，患病率越高。患病率还取决于研究人群。以子宫内膜异位症为例，

它的总体患病率为 5%～10%。在一项对无症状妇女的研究中，子宫内膜异位症的患病率为 6%，而不孕女性的患病率为 21%，合并盆腔痛的女性中为 60%[9]。子宫内膜异位症被认为会影响生育并造成盆腔痛。这可以解释在这些亚组中看到的更高的患病率。

一段时间内的发病率也可以通过 Kaplan-Meier 散点图来研究，发病率数据是通过某段时间的累积发病率散点来表示的，并考虑到事件比率的不同。这种方法被用于我们最近的研究，探索系统性红斑狼疮（systemic lupus erythematosus，SLE）女性妊娠期的母体胎盘综合征（maternal placental syndrome，MPS）对母亲心血管事件（cardiovascular event，CVE）远期发病率的影响（图 6-7）[10]。该图表明了不同时间的无病发生率（无 CVE 生存的可能性）。在所有组中无病发生率都随着时间下降。然而，对于妊娠期有 MPS 史的女性，无病发生率进一步下降，特别是在 MPS 还造成孕 34 周前的早产时。这可能表明有共同的致病路径导致了妊娠期的 MPS 和远期心血管疾病。

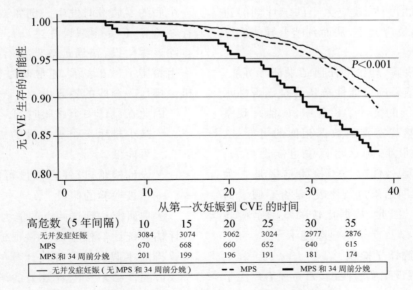

图 6-7　SLE 产妇 CVE 的 Kaplan-Meier 生存预期[10]

2. Pearl 指数

一个疾病或事件的发生率通常以每年百分率的形式给出，例如，避孕失败率使用的是 Pearl 指数[11]。计算 Pearl 指数需要如下信息：妊娠数量和女性暴露的月份或周期总数。然后按照下面的方法计算指数。

- 研究中的妊娠数量除以暴露的月份数，然后乘以 1200。
- 研究中的妊娠数量除以该女性的月经周期数，然后乘以 1300；使用 1300 而不是 1200 是因为平均月经周期为 28d，每年有 13 个周期。

正常情况下,Pearl 指数是通过 1~2 年的试验周期计算的,以 100 位妇女用药 1 年的妊娠风险或 10 位妇女用药 10 年的妊娠风险给出。这里假设用药期间的妊娠风险是相同的,并根据第 1~2 年的率计算。同样,在比较不同避孕方法时,Kaplan-Meier 散点图可以用于检测一段时间的累积妊娠率,而不是仅采用 Pearl 指数。

3. 统计学显著性

在比较两组或更多组结局的研究中,确定观察到的差异是出于偶然还是真的有差异很重要。如果结果不太可能仅仅是因为偶然而发生的,这个结果被称为具有统计学显著性。在对两组进行比较时,研究者希望确定两组间是否存在差异。在 MPS 的作用和远期 CVE 的例子中,观察到的组间差异仅仅是偶然造成的,还是真的存在差异?很重要的是记住具有统计学差异不意味着结果是重要的或临床相关的。在大规模研究中,小的差异也可以具有统计学显著性,但几乎没有临床或实际相关性。相关性检验可能提示显著关联,但没有因果关系,或者因果关系很小。显著性检验应当总是和相关性评估、效应大小的统计同时进行,后者可以评估效应大小,从而判断差异的实际重要性。

经过足够的检验,理论上任何结果都有可能,但因偶然而造成结果的可能性被认为是显著性水平或 P 值。在传统的统计学检验中,P 值是观察到数据与仅为偶然观察到的数据相似的可能性。如果获得的 P 值很小,那么可以说可能性不大,结果具有统计学显著性。为了检验结果是否为真,会将结果与预期结果进行比较,是否零假设为真或者没有差异。因此,数据比较的基础是检验零假设是否为真,以及期望的显著性水平。

4. 零假设和统计学检验

统计学约定假设是实验假设(如一种治疗优于另一种)是错误的,而零假设或无差异是正确的,检验会评估这一约定是否是错的(即该治疗更好)。当零假设无效时(可接受的可信区间内不支持),替代假设(一种治疗优于另一种)被接受。因此,零假设通常是一个陈述,认为特定治疗无效或无益处,或者研究中两种特定治疗变量之间无差异。

统计学检验的结果以 P 值的形式给出。P 值的大小与结果因偶然发生的可能性相关。P

值越低,零假设越可能是无效的,结果具有统计学显著性。$P < 0.05$ 意味着结果因偶然造成的可能性小于 5%,因此结果存在差异的可能性达 95%。越接近 P 值的统一性,零假设越可能被接受,即不存在差异,但是应当记住"零假设从未被证实或成立,但它可能被证明是不对的"。换言之,如果没有发现显著性差异,检验并没有证实不存在差异,但是未能显示出差异。

如前所述,统计学发现取决于所研究的人群。任何检验的 P 值都取决于检验结果的差异程度和试验人群的数量或数值。如果试验样本量不合适,就会造成两个基本的统计学误差,Ⅰ型和Ⅱ型误差。Ⅰ型误差也被称为假阳性,当统计学检验错误排斥了零假设时发生,例如一个试验中的治疗组之间没有差异,正如零假设所述,但是检验排斥了假设,错误地表明治疗有益处。Ⅰ型误差率由希腊字母 α 表示,等于检验的显著性水平,按惯例通常采用 0.05 或者更低。这意味着任何阳性结果正确的可能性为 95% 水平。

Ⅱ型误差,也被称为假阴性,当检验不能排斥一个假的零假设时发生。例如试验的治疗组之间存在差异,但是零假设陈述没有差异,而检验未能排除该零假设,错误地表明没有差异。Ⅱ型误差率由希腊字母 β 表示,通常设为 0.8,即有 80% 的机会排斥一个假的零假设。

因此在设计一个试验时,必须评估两点。

- 减少排斥一个真假设的机会,数值应该尽可能低。
- 设计检验,以便在假设可能是假的时候排斥被检验的假设。

一项研究达到这两点的能力可以通过效力进行评估。统计学检验效力是根据零假设为假时,检验排除零假设的可能性计算的,不产生Ⅱ型误差或假阴性结果。随着效力的增加,Ⅱ型误差发生的机会下降,计算公式为效力 $= 1 - \beta$。统计学效力可能取决于很多因素,但是至少,效力几乎总是取决于下面 3 个因素。

- 期望的统计学差异;
- 治疗效应的大小或检验组之间的差异;
- 用于检测效应的样本量。

期望的统计学差异是选择的最大 P 值,在该 P 值下结果被接受为具有统计学显著性,通常是

0.05，但如果进行的是多重检验，P 值可以更低。一旦 P 值被接受，就可以通过效力分析计算出发现特定效应大小（或差异）所需的最小样本量。相似的，反向计算也是可以的，通过效力分析可以计算一项研究给定样本量后可能检测出的最小效应大小。总体上，更大的样本量能够允许检测更大的效应大小，并提高统计学效力。

检验的特异性等于 $1-\alpha$（$1-0.05=0.95$）。

检验特异性增加会降低假阳性误差的可能性，但会增加假阴性误差的可能，后者反映了检验的敏感度。效力没有正式标准，但最常用的是依据 P 值 0.05（95% 特异性）和 0.80 避免 Ⅱ 型误差（80% 敏感度）计算的。这一惯例意味着 Ⅱ 型（β）风险和 Ⅰ 型（α）风险之间四对一的权衡，可以根据假阳性或假阴性率是否被认为更重要而改变（框图 6-7）。

💡 **框图 6-7**

统计学术语

特异性

检测识别阴性结果的能力：

真阴性/总的疾病阴性＝d/b＋d

其中 d 是被正确识别的真阴性，b 是假阳性。高特异性意味着有很大的可能一个阳性结果就是阳性，Ⅰ（α）型错误率低。

敏感度

检测识别阳性结果的能力：

真阳性/总的疾病阳性＝a/a＋c

其中 a 是被正确识别的真阳性，c 是假阴性。高敏感度意味着有很大的可能一个阴性结果就是阴性，Ⅱ（β）型错误率低。

效力

检测不产生Ⅱ型错误的可能性：＝$1-\beta$

阳性预测值（PPV）

真阳性占阳性结果的比例：

真阳性/总的检测结果阳性＝a/a＋c

高PPV给出了阳性结果是真阳性可能性的估计

阴性预测值（NPV）

真阴性占阴性结果的比例：

真阴性/总的检测结果阴性＝d/b＋d

高 NPV 给出了阴性结果是真阴性可能性的估计

阳性似然比

从之前检测阳性可能性中获得一个阳性结果的可能性：

＝敏感度/（1－特异性）＝[a/(a＋c)]/1－[d/(b＋d)]

常被用于评估疾病的治疗或预测因子。阳性可能等于检测前可能乘以阳性似然比。

阴性似然比

从之前检测阴性可能性中获得一个阴性结果的可能性：

＝（1－敏感度）/特异性＝1－[a/(a＋c)]/[d/(b＋d)]

常被用于评估疾病的治疗或预测因子。阴性可能等于检测前可能乘以阴性似然比。

比值比（OR）

检测效应的大小，通过研究中一组的阳性可能性除以另一组中的阳性可能性获得比值：

OR＝(a/b)/(c/d)＝ad/bc

相对危险度（RR）

检测一个事件的发生相对于比较组中发生的可能性：

RR＝[a/(a＋b)]/[c/(c＋d)]

---

5. 显著性的术语

OR 是对效应大小的检验。有人说"统计学意味着我们从不必说我们确定"。这通过可信区间测定，可信区间是指可能性范围（通常为95%），如果检验被重复很多次，结果总是落在给定范围内。为了观察两组间的真正差异，很重要的是可信区间不要跨过 1（或统一），意味着在所有病例中差异的方向都是相同的。RR 是指相对于比较组风险的事件发生的可能性。这种效应大小的测量与 OR 不同,它比较的是可能性而非概率。可能性小时,RR 和 OR 相似。

6. 预测检验

列联表的另一种应用是用于评估疾病筛查的新的检测方法研究。每个接受检测的个体可能发生或者不发生疾病。可以评估检测用于疾病预测的价值。

- 真阳性:正确预测发生疾病的人群。
- 假阳性:预测发生疾病但患者没有发病。
- 真阴性:预测不发生疾病且患者没有发病。
- 假阴性:预测不发生疾病而患者发生了疾病。

敏感度和特异性之间的平衡可以通过受试者工作特征(receiver operating characteristic,ROC)曲线评估。ROC 曲线是假阳性率(1-特异性)下的敏感度或真阳性。它被称为 ROC 曲线是因为它比较了两个工作特征,不同切割值下的真阳性率和真阴性率。通过该曲线找到该检测理想的敏感度和特异性,可以确定某个疾病诊断性检测或预测检测的理想切割值(图 6-8)。

在图 6-8 中,从 0 到 1 的直线只是偶然。任何位于该直线左侧的曲线均优于偶然。曲线越靠

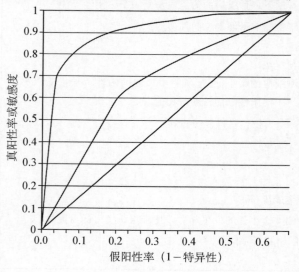

图 6-8 受试者工作特征(ROC)曲线

Source:Edmonds DK. Dewhurst's Textbook of Obstetrics and Gynaecology,8th edn. Oxford:Wiley-Blackwell,2012. Reproduced with permission of John Wiley & Sons.

左,越靠近"完美的"左上角,检测越好。在这个例子里左手曲线给出的结果最佳,敏感度 80%~90%,特异性 80%~90%(假阳性率=1-敏感度)。采用哪个切割值一定程度上取决于它是否能更好地发现最多的疾病,或漏诊更少。随着曲线向左移动,检测的区分度越好,敏感度越高且假阳性率越低。

四、描述性统计

到目前为止,我们已经讨论了一个人群中给出问题的率和发生率的评估,但是统计学还用于描述一个人群,以及哪些数值落在了正常范围以外,可以用于诊断。

1. 什么是正常

"正常"是医学统计学和流行病学中最容易被误解的术语之一。它纯粹的意思是指整个人群,无论好坏,都应当纳入正常范围。然而,在医学检测中,正常通常是指所有没有异常的个体,即未患有所研究的疾病。当进行比较或进行预测因子评估时就会产生问题,因为"没有异常"是检测后值。当使用一个预测因子时,很重要的就是将其用于整个人群,包括可能发生该疾病或其他疾病的人,因为这就是它在真实世界中所起的作用。如果没有这样做,那么大多数预测检验的值都是夸大的。

2. 正态分布

大多数"正常"人群的图形都能很好地按照高斯分布呈现钟形曲线,平均值在中间,两侧呈镜像分布(图 6-9)。它是统计学标准之一,意味着在大多数人群中,在平均值周围是相对展开的(对称)。平均值的计算是用所有测量值的总和除以测量的总量。它与平均数是一样的。如果数据集是来自人群的一个样本的一系列观察值,它可以称为样本平均值,可能与真的人群平均值相关,但不一定完全相同。了解人群的平均值只是开始。不同人群有不同的测量值范围,某些数值的范围更加宽泛。

范围的计算是用最大值减去最小值,给出样本分布情况。它的单位和数据本身是一致的。例如,如果在一个给定的数据集中平均体质量指数(body mass index,BMI)是 29.6,最低值是 15.2,最高值是 47.3,那么范围就是 47.3-15.2=

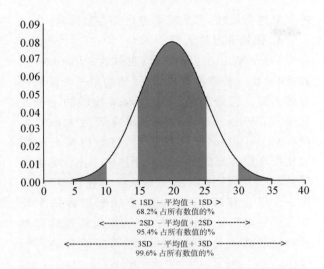

图 6-9 正常分布和标准差。平均值是 20，SD 是 5。条带对应的是与平均值相差 1、2、3SD。平均值 ± 1SD 占所有数值的 68.2%；平均值 ± 2SD 占所有数值的 95.4%，相当于 95% CI；平均值 ± 3SD 占所有数值的 99.6%，等于范围

Source：Edmonds DK. Dewhurst's Textbook of Obstetrics and Gynaecology，8th edn. Oxford：Wiley-Blackwell，2012. Reproduced with permission of John Wiley & Sons.

32.1。因为它是由两个测量值减去最低值和最高值计算得到的，它是一个较弱的统计学分布指标，不能给出测量值是如何分布在整个范围内的。此外，由于它通常是更大人群的一个样本，不必给出该人群的整个范围。

有很多种方法可以评估数值在平均值周围的分布或变异情况，但是最常用的是标准差。平均值和标准差描述了一个样本人群，可以用于评估与其他样本人群的差异。标准差（standard deviation，SD）是对每个个体测量值与平均值差异的评估，通过计算每个测量值与平均值差值的平均数得到。一个较小的 SD 说明测量值非常接近平均值，差异很小，分布密集，会产生一个比较窄的峰值曲线，而一个较大的 SD 说明数据分布在一个较大的范围中，会产生一个较宽较平坦的曲线。

图 6-9 显示了一个正态分布的图形和 SD。正态分布时，大约 68% 的测量值位于平均值的一个标准差内，而平均值的两个标准差包括了大约 95% 的数值，三个标准差包括了大约 99.7% 的数值。因此，平均值 ± 1SD 的范围包含了大多数测

量值；人群的 95% 可信区间在平均值 ± 2SDs 的范围内，平均值 ± 3SDs 与范围接近。这个 68/95/99.7 的规则适用于所有的正态分布，无论范围的大小是多少。因此，如果样本分布超过了平均值的 2SDs，它在统计学上不属于 95% 可信水平。与之相似，如果对两个人群进行比较，人群平均值的分离程度超过了每个人群的 SD，那么这两个人群可能存在统计学差异，尽管还应当进行更多正式的检验。

在科学实验中，有时会使用平均值的标准误差（standard error of the mean，SEM）来代替 SD。SEM 是研究样本估计平均值的 SD，而不是人群真正平均值的。因此，SD 是每个样本个体测量值在样本平均值周围的分布或范围，SEM 是在计算样本平均值周围的分布或范围。SEM 可以通过 SD 除以样本量的平方根得到。因此，它取决于样本范围和样本大小。

3. 比较样本组

检验两个样本人群最常用的方法是 Students t 检验。该检验要求被比较的两个人群都呈正态分布。可以通过两种形式之一进行，非配对或者配对 t 检验。

在比较两个分开的、没有关联的人群时，可以使用非配对 t 检验。例如，如果你在研究两种引产方法，研究共纳入了 100 个个体，每个治疗组随机分配了一半的个体，那么就有两个各自独立的样本用于结局的比较，在此情况下结局是引产到分娩的时间间隔。使用的检验方法是非配对 t 检验。它不需要两个随机化的组，只需要两个组有单个指标的不同，例如，初产妇和经产妇，在应用相同引产物时比较初产妇的结局与经产妇的结局。

配对 t 检验包括了配好的对，一组患者会被检验两次，例如一次在干预措施之前，一次在干预措施之后。一个例子是检验阴道前列腺素使用后 Bishop 评分的变化。当使用被检测变量评估两组中个体的相似性时，证实两组是相似的，此时非配对 t 检验可以被转变为非独立 t 检验（dependent t-test）。这可以在研究吸烟对出生体重影响的队列研究中使用，每个吸烟者配对一个对照，按照产次、BMI 和分娩时的孕龄进行配对。

应当在人群组被认定为正态分布的情况下使

用 t 检验。正态性检验可以用于评估任何给定的数据集,看它来自一个正态分布人群的可能性,是否允许进行 t 检验。如果数据不呈正态分布或者是倾斜的,就应当使用非参数检验。最常见的简单检验是配对样本的 Wilcoxon 符号秩检验(Wilcoxon signed-rank test)和独立人群的 Mann-Whitney U 检验。

偏斜度是对人群在平均值周围分布不对称的一种测量,不对称是由于在一段有更大更长的尾部。它可以是正偏斜或负偏斜,取决于平均值的哪一侧存在偏斜。负偏斜说明左侧的尾部长于右侧,正偏斜与之相反。尾部影响着平均值,使其向尾部所在的一方移动,说明平均值不再能够代表整个样本,因此会高估或者低估人群的"平均水平"。这种情况下更好的测量值是中位数。

中位数是将人群中更高的一半与更低的一半区分开的数值。它的计算是通过将所有样本数值从最低到最高排列,找到位于中间的数值。如果数值的个数为偶数,那么中位数中间两个数值的平均值。在这种情况下,半数人群的数值低于中位数,而半数人的数值高于中位数。

在一个倾斜的人群中,SD 不是人群在中位数周围分布的准确数值,这种情况下更好的描述符号是百分位。正如中位数是描述范围内的中间数值一样,百分位描述的是在给定的数值范围内包含的数值百分比。在这种情况下,中位数是第 50 百分位,因为它描述的点是 50% 的人群数值低于它,50% 高于它。相似的,第 90 百分位描述的是 90% 的数值低于它,10% 高于它;第 10 百分位是 10% 的数值低于它,90% 高于它。

必须记住,在统计学上正常范围是包括了所有数值的人群范围,而不是被设计为"正常"的或没有疾病的人群范围。例如,如果宫内生长受限的定义是胎儿小于第 10 百分位,那么 10% 的正常胎儿人群将会落入该范围,包括那些真正生长受限的孩子。可能需要进一步的评估来评价是真正的生长受限还是仅仅是一个正常的孩子。然而,如果使用第 5 百分位,孩子就会位于预期体重的 95% 可信限之外;相似的,第 3 百分位的孩子更容易落入生长受限的范围,因为预期 97% 的孩子体重都会更重。第 3 百分位相当于正态分布人群平均值的 2SDs。如果将两个倾斜的或不对称

的人群进行比较,那么需要进行非参数检验。

4. 比较非对称人群

Mann-Whitney U 检验(也称为 Wilcoxon 秩和检验)是一种非参数检验,评估的是两个彼此独立的人群。它是最早的 Wilcoxon 检验的一种变化形式,Wilcoxon 检验用于研究等量大小的人群。Mann-Whitney U 检验时,将每组所有的数值从最高到最低放入一个秩序柱中。比较每组的秩总和,用于计算 U 值。如果样本存在差异,那么一个组会有较小的 U 值,意味着更高的平均秩。然后用于显著性表格,评估组间是否具有差异的显著性。大多数统计学包都能够自动进行操作。

Wilcoxon 符号秩检验是一种配对的非参数检验,评估两个相关的人群,例如将一个人群检测两次,在干预措施之前和之后各一次。它是非正态分布人群中替代配对 Student t 检验的一种方法。因为是配对检验,会从检测 1 的数值中减去检测 2 的数值,得到数值 Z。这些数值被类似 Mann-Whitney U 检验那样进行秩次排序,秩次 1 给予最小的 Z 绝对值。将 Z 的正值与负值的秩次分别相加。将两个秩和中较小的一个与一个给定样本量的临界值表格相比较,评估是否存在显著性差异,在干预后是增加了还是降低了。这种检验的效力较高,因为它较少依赖于个体配对量的变化,并且测量了人群变化,尽管具有变化可能非常小的问题,但仍然具有统计学显著性。如同所有的统计学,结果必须由临床相关性来解释。

5. 相关性和依赖性

所有讨论过的检验都在关注被研究人群是否存在差异。其他检验寻找的是被研究人群内数值之间的关联。这些检验研究了两个或更多数值之间的变化,看这些数值的变化是否相关,如研究母体 BMI 对剖宫产发生率的影响。在国家前哨剖宫产监测(National Sentinel Caesarean Section Audit)中,女性的 BMI 越高,剖宫产率越高。逻辑告诉我们 BMI 的升高影响了剖宫产率,而不是剖宫产率影响了 BMI。然而,统计学不能做出这个假设,这必须由研究者做出解释。关联可以证实一个预测的关系,如 BMI 升高应当造成了剖宫产率升高,这可以被用于预测妊娠女性的 BMI 将如何影响一个机构的剖宫产率。相似的,它还表

明 BMI 的下降可能降低任何一名女性的剖宫产风险。然而，仅仅是数值相关并不意味着它们具有因果关系；统计学上的相关性不足以证实存在这样的关系。两个变量可能是因为第三个常见因素而各自受到了影响。

相关性检验的结果是以相关系数给出的，通常以 r 表示，测量的是相关的程度。最常见的检验是 Pearson 相关性检验，它检验的是线性关联。r 越接近 1 或 −1，关联越紧密，意味着一个变量每升高一个单位，另一个变量都会有等量单位的升高（$r=1$）或下降（$r=−1$）。与其他统计学检验相似，可以给出 P 值，表明了对该检验准确性的信心（例如，如果 $P<0.05$，可信性为 95%），但是不能给出两个变量有多么相关。r 值的平方给出了一个变量变化对另一个变量影响百分比的近似值。因此，一个检验给出的结果是 $r=0.5$ 且 $P<0.01$，表明统计学上确定存在关联，但是仅有 25%（r^2）的变量 2 的任何改变会造成变量 1 的改变。只有当 r 大于 0.7 时，变量 1 对变量 2 的作用超过 50%。

之前的部分描述的是标准统计学，以及什么被视为统计学显著性。此外，还建议从临床视角对获得的结果进行评估，评价其真实性，以及这些结果如何影响检验前的想法。这就是贝叶斯（Bayesian）推断背后推理的一部分。

6. 贝叶斯推断

贝叶斯推断是使用检验结果的先验设想或概率来确定一个新的检验结果为真的概率。换言之，根据我们的经验或看法，这个新的结果是否可能是真的？用通俗的话来说，这是我们改变看法和实践的基础。如果一项研究证实了我们的预想，毫无疑问我们会接受它，但是如果它和我们的预想不一致，那么我们可能会努力接受它并在一定程度上改变我们的实践。然而，随着更多证据的积累，一个检验结果的可信程度会改变。在有足够证据时，可信度会变得非常高或者非常低。这意味着结果可能因为检测前的偏见而产生偏倚，但是也允许通过更多确凿的证据改变偏倚。这就是我们在真实世界中的做法。许多观察性研究表明臀位阴道分娩风险增加，但是很多从业者不接受这些结果，因为他们预先存在偏见。Term Breech 试验是大规模随机试验，研究说服了那些原本相信它的人及部分持怀疑态度的人，但其他人仍然会找到研究的瑕疵，使他们不必改变看法。在统计学上，贝叶斯推断估计了收集证据之前先验设想的程度，然后在观察到证据之后将先验值与检验结果相结合，再次估计可信度。这个过程会在获得额外证据后被不断重复，直至结果是真或假的概率改变。

五、如何应用统计学

本节给出了如何使用统计学的示例。无论结果如何，所有的结果都是根据我们自己的经验来进行解释。如果我们没有预想，我们会对任何试验结果持开放的态度。如果我们有一个预先的想法，而试验为零结果，那么它证实我们所做的是对的，但是对那些预想与我们相反的人来说也是真的。Term PROM 试验显示未足月胎膜早破立即引产或延迟引产没有差异，这说明没有证据支持任何一种措施。这使得人们可以继续按照他们之前做的那样去做，相信他们自己是正确的，但是应当告诉大家没有正确的答案，应当给予孕妇选择的机会。

统计学是医学研究和流行病学中一个有力的工具，但是很重要的是在正确的时间以正确的方式使用统计学。如果提出的是错误的问题，结果就是没有价值的，无论结局和统计学显著性如何。仔细思考被提出的问题、给出正确的假设并通过具有恰当效力的研究检验它都非常重要。统计学不能掩盖设计不佳、没有足够的被检验量、假设错误的试验。评估结果的临床相关性，以及改变措施后可能造成的未预见的、未被检验的结果也很重要（框图 6-8）。

 框图 6-8

描述性统计

- 平均值：所有测量值的总和除以测量的总数。
- 范围：通过最大测量值（maximum）减去最小测量值（minimum）得到。
- 标准差（SD）：评估单个测量值与平均值的差异，通过每个测量值与计算得到的平均值的差值的平均值得到。

（续　框）

- 平均值的标准误差（SEM）：与真正的人群平均值相比，研究样本估计平均值的标准偏离。
- Student *t* 检验：用于比较正态分布人群。人群可以被配对或不配对。
- 倾斜度：测量人群在平均值周围分布的不对称性。
- 中位数：将人群样本中较高的一半数值与较低的一半数值分开的数值。
- 百分位：描述在一个给定数值范围内包含的数值百分比。
- Mann-Whitney *U* 检验：评价两个独立人群的非参数检验。
- Wilcoxon 符号秩检验：配对非参数检验，用于评估两个相关人群。
- 关联：研究一个人群中两个或更多数值之间的变化，看这些数值的变化是否相关。
- 贝叶斯推断：使用先验知识或检测结果的概率来确定一个新的检测结果为真的概率。

（周希亚 译 吕 嬿 校）

参考文献

[1] Doll R, Hill AB. Mortality in relation to smoking: ten years' observations of British doctors. *BMJ* 1964;1:1460-1467.

[2] Medical Research Council. *Maximising the Value of UK Population Cohorts. MRC Strategic Review of the Largest UK Population Cohort Studies*. London:MRC, 2014.

[3] MBRRACE-UK. Mothers and babies. Reducing risk through audit and confidential enquiries across the UK. National Perinatal Epidemiology Unit. Available at https://www.npeu.ox.ac.uk/mbrrace-uk

[4] North RA, McCowan LM, Dekker GA *et al*. Clinical risk prediction for pre-eclampsia in nulliparous women:development of model in international prospective cohort. *BMJ* 2011;342:d1875.

[5] Pasupathy D, Dacey A, Cook E, Charnock-Jones DS,White IR, Smith GCS. Study protocol. A prospective study of unselected primiparous women:the Pregnancy Outcome Prediction Study (POPS). *BMC Pregnancy Childbirth* 2008;8:51.

[6] Hill AB. The environment and disease:association or causation? *Proc R Soc Med* 1965;58:295-300.

[7] Boulvain M, Irion O, Dowswell T, Thornton JG. Induction of labour at or near term for suspected fetal macrosomia. *Cochrane Database Syst Rev* 2016;(5):CD000938.

[8] Semmelweis IP. *Die Aetiologie, der Begriff und die Prophylaxis des Kindbettfiebers*. [*The aetiology, concept,and prophylaxis of childbed fever*]. Budapest and Vienna, 1961.

[9] Mahmood TA, Templeton A. The impact of treatment on the natural history of endometriosis. *Hum Reprod* 1990;5:965-970.

[10] Soh MC, Dib F, Nelson-Piercy C, McCowan LM, Westgren M, Pasupathy D. Maternal placental syndrome and future risk of accelerated cardiovascular events in parous Swedish women with systemic lupus erythematosus:a population-based retrospective cohort study with time-to-event analysis. *Rheumatology (Oxford)* 2016;55:1235-1242.

[11] Shelton JD, Taylor RN Jr. The Pearl Pregnancy Index reexamined:still useful for clinical trials of contraceptives. *Am J Obstet Gynecol* 1981;139:592-596.

下篇 妇科学

第7章　基础知识

第一节

骨盆和生殖道临床解剖

Alan Farthing

West London Gynaecological Cancer Centre, Queen Charlotte's Hospital, Imperial College Healthcare NHS Trust, London, UK

本节旨在总结妇产科医师应该掌握的腹部及盆腔重要解剖知识点。良好的解剖学知识是我们日常工作中检查和治疗的基础。

一、腹壁解剖

通过以脐部为中心的横、纵两线将前腹壁分为 4 个区域(图 7-1)。上腹壁是腹上区,其上界为剑突,下腹壁为左、右髂窝及腹下区。

支配前腹壁的皮神经来自胸椎和腰椎神经的前支。前腹壁重要结构的皮神经支配区域分别来自 T_7(剑突)、T_{10}(脐)和 L_1(耻骨联合)。

腹壁的主要供血动脉是腹壁上动脉(胸廓内动脉的分支)和腹壁下动脉(髂外动脉的分支)。在腹腔镜手术中,可看到腹壁下动脉走行于壁层腹膜和腹直肌之间,在腹股沟韧带内侧向上斜行。腹腔镜术中辅助套管穿刺时需小心避开此动脉;在行腹部 Maylard 切口时也需确保避开腹壁下动脉。

二、前腹壁

在皮肤和前腹壁浅筋膜的脂肪下,是腱鞘及相关肌肉,包括腹直肌、腹外斜肌、腹内斜肌和腹横肌(图 7-2)。这些肌肉腱膜在中线处交织、构成

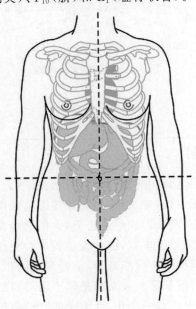

图 7-1　腹部可分为 4 个区域

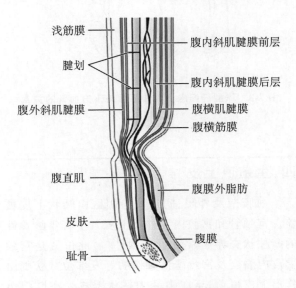

图 7-2　横断面显示腹壁各层

白线。几乎所有女性都有锥状肌,锥状肌起于耻骨前表面,止于白线。手术医师所看到的肌肉形状取决于切口位置。

三、脐

脐其实是脐带残端的瘢痕,位于白线处,位置可因胖瘦程度等有所变化。脐轮基底部是前腹壁最薄弱的部位,腹腔镜手术中第一个穿刺孔常选择于此处。脐尿管是胎儿尿囊的残迹,从膀胱顶端延伸至脐;此结构在新生儿有时仍存在。在胚胎早期,卵黄管从发育中的中肠穿过脐部。虽然分娩前导管就已中断,但 2% 的人群中仍有结构残迹,称为 Meckel 憩室。

在多数身材纤细的女性中,主动脉在脐平面下方 1~2cm 处分为髂总动脉(图 7-3)。髂总静脉在脐平面下方汇合形成下腔静脉,腹腔镜操作套管穿刺时需注意潜在风险。

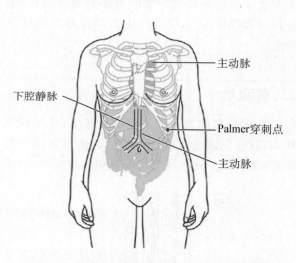

图 7-3 体型纤细患者中脐平面与下方血管的关系

四、生殖道上皮

前腹壁及外阴、阴道及会阴区由鳞状上皮覆盖。宫颈管和宫腔内为柱状上皮。生育年龄女性的鳞柱状交界通常位于宫颈外口,此位置是宫颈上皮内瘤变及宫颈恶性肿瘤的好发部位。膀胱由移形上皮覆盖,至尿道变为柱状上皮。在肛门边缘仍有鳞状上皮,在肛门及直肠内转换为柱状上皮。

生殖道是一个开放的腔道,从阴道、子宫、通过输卵管进入腹腔,是精子在受精过程中跨越的重要通道,但病原体也可由此穿过、引起上行性感染。

五、腹膜

腹膜是衬覆于腹、盆壁内面的一层薄浆膜。简单来看,盆腔包含膀胱、子宫和直肠等脏器(图 7-4),而腹膜则是衬覆于脏器表面的单层膜。腹膜完全包被输卵管,输卵管及卵巢分别自两侧穿出;直肠后部由腹膜中穿过,与乙状结肠相连;子宫后壁、骶韧带及直肠组成道格拉斯窝,为液体聚积处,此区域在妇科很重要。异位妊娠、感染及经血逆流相关子宫内膜异位症中,该处会有积血。

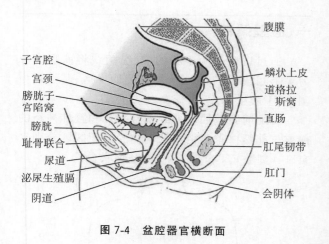

图 7-4 盆腔器官横断面

六、外阴

外阴是会阴区域,包括阴阜、大阴唇、小阴唇、阴道及尿道口(图 7-5)。大阴唇是包含皮下脂肪垫的皮肤皱襞,形成阴道边界;大阴唇内侧是小阴唇,小阴唇血供丰富,在性交过程中会充血。

两侧小阴唇前端融合,前叶形成阴蒂包皮,后叶形成阴蒂系带。处女膜是位于阴道口的黏膜皱襞,多在中央有一小孔,性活跃的女性中仅残留处女膜痕。

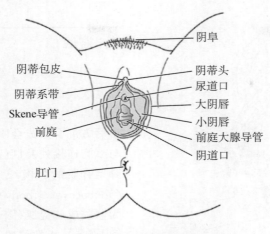

图 7-5　外阴表面解剖

在阴道口的两侧有前庭大腺导管,通常称为巴氏腺,在性交过程中会产生较多的润滑黏液。

外阴供血来自阴部动脉,淋巴引流通过腹股沟淋巴结;神经支主要来自阴部神经和盆腔神经丛,其中会阴神经和股后皮神经的分支主要位于后部区域。

七、阴蒂

阴蒂与男性阴茎为同源器官,同样是由 3 部分勃起组织构成(图 7-6)。前庭球与尿生殖膈的下面相连,因阴道而一分为二。两侧阴蒂脚演变为阴蒂海绵体,坐骨海绵体肌覆盖于其表面。

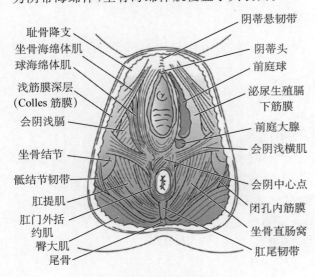

图 7-6　外阴深层组织

八、骨盆

骨盆包含左、右两个髋骨(由髂骨、坐骨、耻骨 3 部分组成);两个髋骨由后面的骶骨和前面的耻骨联合相连(图 7-7 和图 7-8),尾骨位于骶骨下方。由骶岬、耻骨联合上缘连线构成骨盆入口平面,由第 5 腰椎顶端、耻骨联合下缘连线构成骨盆出口平面。

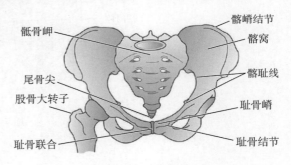

图 7-7　骨质骨盆

在临床中经阴道可触及坐骨棘,其意义重大。坐骨棘可作为评估产程进展的指示点;另外,它也是骶棘韧带的起始点。骶棘韧带另一端附着于骶骨下段外侧缘。骶棘韧带、骶结节韧带和骨盆一起,构成坐骨大孔(坐骨神经由此穿过)和坐骨小孔(阴部神经由此进入骨盆)。

骶骨和髂骨由稳固的骶髂关节相连。骶髂关节由骶髂后韧带和骶髂骨间韧带支撑,属于滑膜关节。耻骨联合由纤维软骨板将左右耻骨隔开,属于软骨性关节。左右耻骨由支撑韧带紧密连接,该关节通常不可活动。

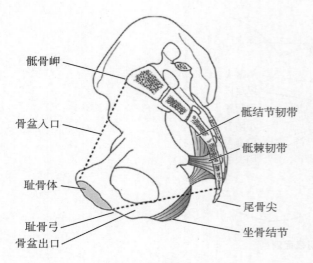

图 7-8　骨质骨盆

骶骨岬
骨盆入口
耻骨体
耻骨弓
骨盆出口
骶结节韧带
骶棘韧带
尾骨尖
坐骨结节

九、盆底

　　闭孔内肌位于坐骨内侧，与耻骨共同构成支撑盆底起源的壁。盆底本身是由各种肌肉组成的支持结构，尿道、阴道和直肠贯通其中。肌肉在阴道后方汇合形成会阴体。耻骨直肠肌围绕在肛管与直肠连接处及肛门后方，形成环状结构，包含耻骨尾骨肌的肌肉纤维在中线处汇合形成肛门体（anococcygeal body）（图 7-9），这些肌肉通常被称为盆膈或肛提肌（图 7-10）。这些肌肉支撑盆腔器官、维持其正常位置，并对抗咳嗽或用力时腹腔内压力的增加，其神经供应来自第 4 骶神经和阴部神经。

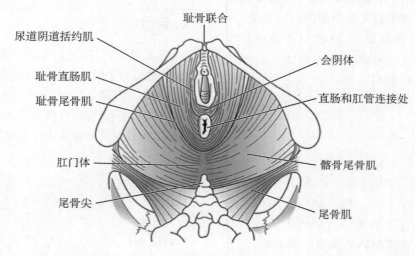

耻骨联合
尿道阴道括约肌
耻骨直肠肌
耻骨尾骨肌
肛门体
尾骨尖
会阴体
直肠和肛管连接处
髂骨尾骨肌
尾骨肌

图 7-9　盆底肌

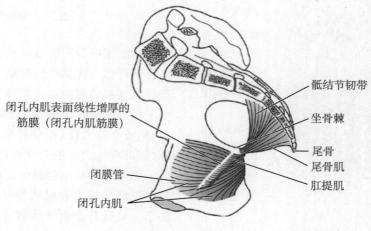

闭孔内肌表面线性增厚的筋膜（闭孔内肌筋膜）
闭膜管
闭孔内肌
骶结节韧带
坐骨棘
尾骨
尾骨肌
肛提肌

图 7-10　盆底肌横断面

十、盆腔器官(图 7-11)

1. 阴道

阴道是自阴道口通向宫颈的具有伸展性的肌性管道。它贯通盆底,并以盆底作为支撑结构,平置于其后方表面。阴道长约 8cm、前后壁相对应。解剖教科书中显示阴道壁是开放的管腔,这容易造成混淆。正常阴道在影像学上应该未扩张且不含空气。子宫颈位于阴道顶端;阴道环绕宫颈的部位称为阴道穹窿,包括阴道前、后和左、右穹窿。

阴道壁肌层由外、内两层环形平滑肌纤维交错排列而成;绝经前妇女的阴道壁上皮细胞不含腺体,且富含糖原。乳酸杆菌作为阴道正常菌群,可促进糖原分解、维持阴道酸性环境。

2. 子宫

子宫是有腔厚壁的肌性器官,其形态与大小呈梨形(图 7-12)。子宫浆膜面即紧贴表面的腹膜,其下为肌层。肌层由平滑肌构成,其间有结缔组织,肌层主要包括外层、中间层、内层 3 层。在临床中,表浅切口剔除子宫肌瘤时,肌肉分层缝合对保持肌层的完整性有重要意义。3 层肌肉的方向相互交织,收缩时可促进血管闭塞,这是经期和产后止血的关键。子宫内膜是内衬于宫腔和子宫肌层内的黏膜层;子宫内膜腺体穿过肌层,其表面

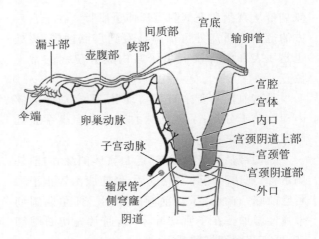

图 7-12　子宫和输卵管

的单层柱状上皮随月经周期的变化而变化。

子宫由宫底、宫体、峡部(内口)和下部宫颈(外口)组成。宫颈呈圆柱形,上部为平滑肌组织,下部与阴道相连处主要为纤维结缔组织。宫颈管内衬分泌碱性黏液的柱状上皮,可中和阴道酸性的影响。

宫颈和宫体并非总处于同一平面,当宫体朝向前方时称为"前屈",朝向后方时称为"后屈";按宫体纵轴相对于阴道纵轴的关系,宫体分为"前倾"和"后倾"(图 7-13)。

子宫的位置由盆底肌肉及三个结缔组织韧带维持。耻骨宫颈韧带从子宫颈向前延伸到耻骨,主韧带从宫颈及上部阴道的侧方延伸到盆壁,宫

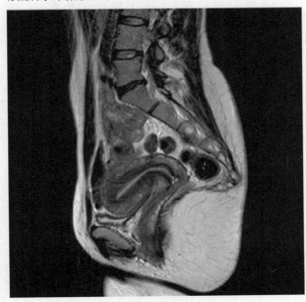

图 7-11　盆腔磁共振成像

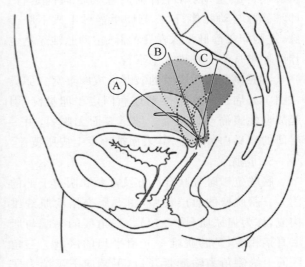

图 7-13　子宫与阴道的轴向关系

A. 前倾;B. 水平(中位);C. 后倾。

骶韧带从宫颈和上部阴道延伸至骶骨。在子宫后方的道格拉斯窝处可清晰地看到宫骶韧带,该处也是浅表和深部浸润型子宫内膜异位症的常见位置。

子宫血供主要来自子宫动脉,子宫动脉为髂内动脉前干分支;子宫动脉的分支在卵巢系膜处与卵巢动脉末梢吻合。

圆韧带是引带的残迹,起自宫体侧缘,向前外侧走行,到达两侧骨盆侧壁后,经腹股沟管止于大阴唇前端,有维持子宫前倾的作用。怀孕期圆韧带弹性增加。在子宫切除术中,通常先切断圆韧带,再打开阔韧带前叶。

3. 输卵管

输卵管是一对细长而弯曲的肌性管道,为宫腔和卵巢间运送卵子与精子的通道。输卵管分为潜行于子宫壁内宫角处的间质部、其外侧的峡部、峡部外侧的壶腹部及漏斗部,以及末端的伞端。输卵管内层由柱状上皮及纤毛覆盖。纤毛摆动、协同平滑肌层的收缩,将受精卵运送至宫腔。输卵管的血供来自走行于输卵管系膜内的子宫及卵巢动脉。

4. 卵巢

卵巢约为 2cm×4cm,大小因年龄和功能而异。卵巢长轴近于垂直位,借卵巢系膜与阔韧带后叶相连。此外,卵巢由卵巢固有韧带(近子宫侧)和骨盆漏斗韧带悬于盆壁和子宫之间。卵巢动脉起自腹主动脉,经骨盆漏斗韧带向内走行。卵巢静脉与动脉伴行,右侧卵巢静脉汇入下腔静脉,左侧卵巢静脉汇入左肾静脉;主动脉神经丛也伴随卵巢从第 1 腰椎水平下行。

盆腔侧壁表面腹膜的皱襞形成卵巢窝。卵巢常由于其周围的病理性粘连而固定于卵巢窝,引起周期性腹痛或性交痛。卵巢表面无腹膜,由一层薄的卵巢白膜覆盖,其表面被生发上皮所覆盖。

5. 膀胱

膀胱位于耻骨联合后方及宫颈和阴道上部的前方。膀胱壁的肌层较厚,由 3 层交错的肌纤维构成,称为逼尿肌(图 7-14)。三角区的黏膜与肌层直接相连,是膀胱唯一光滑平坦的区域。三角区的上缘侧角为输尿管开口,下端向下延续为尿道。膀胱镜检查中,可在输尿管口之间看到横行的输尿管间襞,可作为定位标志。膀胱的其他部

位伸缩性很大,以便储存尿液,使充盈过程中膀胱内压保持不变。

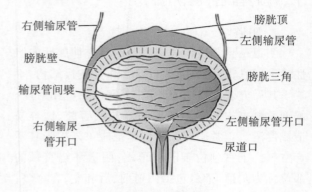

右侧输尿管　膀胱顶
　　　　　　左侧输尿管
膀胱壁
输尿管间襞　　膀胱三角
右侧输尿管开口　左侧输尿管开口
　　　　　　尿道口

图 7-14　膀胱

膀胱血供来自膀胱上动脉和膀胱下动脉,均起自髂内动脉。膀胱神经来自下腹下丛,其中交感神经来自第 1、第 2 腰脊髓节段,副交感神经来自第 2、第 3、第 4 骶脊髓节段。

6. 尿道

成年女性的尿道长约 4cm,始于膀胱三角顶端,穿过盆底,到达阴道前庭部。尿道外口被覆鳞状上皮,距外口 2.5cm 处内为移行上皮,再内侧为维持尿道张力的肌肉组织。没有解剖意义上的括约肌,但膀胱颈部的肌肉环绕尿道内口起"内括约肌"作用,盆底则自动起外括约肌作用。

7. 输尿管

输尿管起于肾门,止于膀胱三角区,长约 30cm。输尿管在骨盆入口跨髂总动脉分叉处进入盆腔,然后在侧盆壁继续下行,在髂内动脉分出子宫动脉处于子宫动脉下方绕过并进入膀胱。输尿管毗邻卵巢动静脉,在有些病例中可能会与血管或卵巢粘连。在靠近子宫动脉处,其可能被错夹、切断,此为少见的子宫切除术并发症。

输尿管是由移行上皮覆盖的肌性管道。在输尿管走行过程中血供是变化的,分离输尿管时需小心保留其表面的小血管。

8. 直肠

直肠长约 12cm,起始于从第 3 骶椎水平,是乙状结肠的延续。盆底的耻骨直肠肌围绕在肛管与直肠连接处及肛门后方,形成环状悬索状结构。在解剖图谱中,直肠通常被描绘成扩张结构,而其他盆腔器官则被推向前方。这是由于最初的解剖图谱是根据尸体描绘的,但活体中直肠通常为空

腔,因此其他结构可以支撑于盆底。直肠黏膜呈柱状,由内环外纵的平滑肌纤维包绕,浆膜面由腹膜覆盖。

直肠血供来自肠系膜下动脉的直肠上动脉,直肠中、下动脉来自髂内动脉后干分支。直肠神经来自下腹下丛,并确保直肠仅对扩张敏感。

十一、结论

许多妇科诊断和手术都是基于清晰的解剖知识,但不少临床医师直到开始手术后才逐渐对盆腔解剖有全面了解,却又极少再去翻阅解剖教科书。复杂盆底手术,尤其是微创手术的出现,对妇科医师的手术技巧提出了更高的要求,需要更多的实用解剖知识。

（宋晓晨　**译**　张　颖　**校**）

深度阅读

Pimal Pictures. The Interactive Pelvis and Perineum：Female. Available at www. primalpictures. com/Male_Female_Pelvis. aspx

Snell RS. *Clinical Anatomy for Medical Students*，6th edn. Philadelphia：Lippincott，Williams and Wilkins，2000.

生殖道的正常和异常发育

D. Keith Edmonds[1,2]

[1] *Imperial College London, London, UK*
[2] *Queen Charlotte's and Chelsea Hospital, London, UK*

性别分化及其控制对物种的形成至关重要，对每一位妇科医师来说，了解生殖道的发育很重要。近年来，我们对这一过程的认识有了很大的提高，同时也对正常和异常的性发育有了一定的了解。受精后，正常胚胎含 46 条染色体，其中 22 对常染色体来自双亲。哺乳动物发育的基础是，46XY 胚胎发育为雄性，46XX 胚胎发育为雌性。其中，Y 染色体的存在决定了未分化性腺是发育成睾丸还是卵巢。

虽然性腺分化和生殖道发育所需要的基因序列仍有待明确，但性别决定取决于性腺。接下来的过程，称为性别分化。性腺发育的遗传控制研究是建立在动物资料基础上的。Y 染色体上存在一个称为 SRY 的区域（Y 染色体的性别决定区域），已经证明睾丸决定因素在 Yp11.31 上。在男性中，这种基因会使未分化的性腺[1]发育形成睾丸，但 SRY 只是存在于 HMG 同源基因家族的一个成员。这些基因被称为 SOX 基因，它们共同作用，将性腺分化为睾丸。SRY 基因突变导致单纯性腺发育不良或两性畸形。卵巢发育也依赖于 X 染色体短臂上的基因，尽管这些基因引发卵巢发育的确切机制有待确定。

卵巢分化似乎是由两条 X 染色体决定的，而卵巢决定因子位于 X 染色体的短臂上；这是通过观察短臂缺失可导致卵巢发育不全[2]而发现的。目前认为 DAX1 是决定潜能性腺发育为卵巢的基因。其他常染色体基因位点肯定也参与了卵巢的发育，而午非管和苗勒管的发育也受遗传因素

控制。因此，这被认为是一种多基因多因素遗传，包括常染色体隐性基因也可能与此[3]有关。性腺的分化对其他生殖器官的发育有根本性的影响，睾丸的发育将导致男性生殖器官的发育，而睾丸的缺失意味着无论有无卵巢，个体都会发育成为女性生殖器官（框图 7-1）。

框图 7-1

哺乳动物的发育依赖于染色体的核型：一个 46XY 的胚胎发育为雄性，但如果染色体的核型不是雄性，则默认为雌性。

一、生殖器官的发育

尽管对阴道的发育有争议，但大多数胚胎学者都赞同生殖道发育的基本原则。泌尿生殖器官起源于体节外侧的中胚层，逐渐与体节分离形成纵行泌尿生殖嵴。前肾是一些有分泌功能的小管，短暂存在后很快退化。此后，中肾小管在头侧至尾侧分育成一些横行小管，称为中肾管，即午非管。男性的中肾细胞作为男性生殖系统的排泄部分持续存在；女性中只有少数残存（图 7-15）

每个性别的性腺都在生殖嵴中发育，这时可见中脐内侧的膨大。女性生殖道的大部分将从副中肾管（苗勒管）发育而成。体腔上皮细胞向内生长形成一个凹槽，然后形成一根管子并下沉到生殖嵴表面以下。

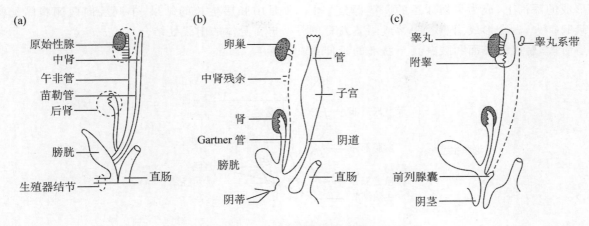

图 7-15　生殖道发育示意图
（a）未分化阶段；（b）女性发育；（c）男性发育。

1. 子宫和输卵管

两个副中肾管向尾部延伸直到妊娠约 9 周时到达泌尿生殖窦。重要的是，在此期间，在苗勒管和午非管的尾端融合，盲端进入窦后壁，成为苗勒管结节（图 7-16）。在第 3 个月初，所有的苗勒管、午非管和中肾小管都存在并能发育。从这以后，雌性的中肾管系统就开始退化而苗勒管开始明显地生长。在男性，相反的情况发生是由于胎儿睾丸产生抗苗勒管激素。苗勒管的下端在中线处融合并发展成子宫和宫颈。苗勒管的头端保持分离，形成输卵管。子宫和子宫颈的厚肌壁是由导管融合部分周围的间叶组织增生形成的。

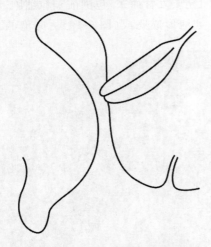

图 7-16　胎儿 9 周时，成对的副中肾管作为苗勒管结节突出到泌尿生殖窦

2. 阴道

在副中肾管的实性尖端突入泌尿生殖窦后壁的苗勒结节处，有明显的组织生长，阴道由此形成，称为阴道板。这个板向四周生长，大大增加了子宫颈和泌尿生殖窦之间的距离，后来这个板的中心细胞溶解形成阴道腔。阴道的彻底腔化通常要在妊娠的 20～24 周才发生，如果腔化失败，可能会导致各种各样的隔，造成以后的流出道阻塞。阴道胚胎发育多年来一直是争论的话题，但目前的分子研究表明，整个阴道是由副中肾管衍生而来。

3. 外生殖器

原始泄殖腔由横隔分为前泌尿生殖部分和后直肠部分。

在分裂后不久，泄殖腔膜的泌尿生殖部分就溶解，这个泌尿生殖窦发育成 3 个部分（图 7-17）。有一个向外扩张的生殖器部分，它位于较深的狭窄的盆腔部分与苗勒管结节之间，还有一个膀胱尿道部分与尿囊上部相连。在这个区域的外部，生殖结节在泄殖腔膜的前部形成一个圆锥形的突起。泌尿生殖窦末端周围的中胚层增生形成两对隆起，一对为内侧（生殖褶），另一对为外侧（生殖隆起）。妊娠 10 周时，雄性和雌性的发育是一样的，然后发生分化。膀胱和尿道来自泌尿生殖窦的膀胱尿道部分，前庭来自盆腔和生殖器部分。生殖器结节仅稍微增大，变成阴蒂。生殖褶变为小阴唇，生殖隆起扩大为大阴唇。男性生殖结节增大形成阴茎，生殖褶融合在它们之间形成的深沟上,成为男性尿道的阴茎部分。生殖隆起扩大,融合形成阴囊。阴蒂或阴茎发育的最后阶段,膀胱前表面和腹壁直至脐部的延伸都

是中胚层生长的结果,中胚层向两侧腹侧延伸,再在身体的中线处结合。

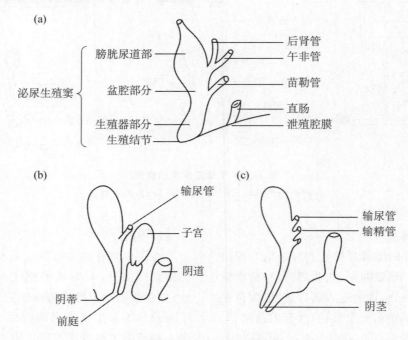

图 7-17 下生殖道发育示意图

(a)未分化阶段;(b)女性发育;(c)男性发育。

4. 性腺

妊娠 5 周左右胚胎中开始出现原始性腺。此时体腔上皮在泌尿生殖嵴的内侧发育,随后的增殖导致性腺嵴的形成。然后,上皮索发育成间质索(初级性索),性腺形成外皮质和内髓质。在具有 XX 核型的胚胎中,皮质分化为卵巢,髓质退化。原始生殖细胞第 4 周在卵黄囊的内胚层细胞中发育,在第 5 周,它们沿着后肠的背侧肠系膜迁移到性腺嵴,最终在妊娠第 6 周结束且形成间质和初级性腺。

睾丸的分化在妊娠 7 周左右明显,表现为外周的生殖细胞消失,剩余细胞逐渐分化为成纤维细胞,形成白膜。性索深部产生睾丸网和生精小管和直小管。性腺将发育为卵巢的第一个迹象是这些睾丸的变化没有发生。上皮下性索广泛发育,在活跃的细胞区可见许多原始生殖细胞(图 7-18)。这一层的上皮细胞称为前颗粒细胞。随后,活跃的生长阶段开始,包括前颗粒细胞和生殖细胞,它们的体积已经明显缩小。这种增殖使性腺

体积大大扩增。

到下一阶段(20 周以后),原始的生殖细胞,现在称为卵母细胞,被前颗粒细胞包围;基质细胞由卵巢间充质发育而来,包围前颗粒细胞,称为颗粒细胞,卵泡形成完成(图 7-19)。卵泡的形成和

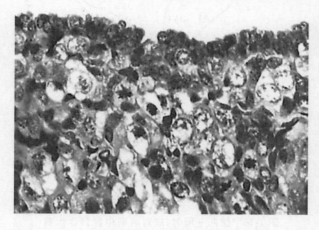

图 7-18 未成熟卵巢的小上皮细胞(前颗粒细胞)和大生殖细胞

间质发育的一个有趣的特征是那些不能成功地被前颗粒细胞包围的卵母细胞解体。

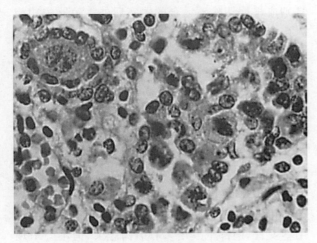

图 7-19 晚期卵巢(31 周)显示一个发育良好的初级卵泡(左上)和一个生殖细胞(右上),生殖细胞尚未完全被颗粒细胞包围

卵母细胞的数量在胎儿宫内发育期间最多,此后逐渐减少。Baker[4] 发现,生殖细胞的总数从 2 个月的 60 万个上升到 5 个月时的 700 万个。出生时这个数字又下降到 200 万,其中一半是闭锁。28 周后胎儿在宫内存活,卵泡发育的各个阶段都可以看到,也可以看到不同大小的卵泡(图 7-20)。

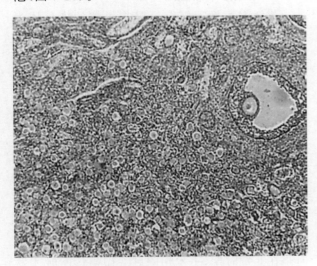

图 7-20 38 周死胎的胎儿卵巢中许多的初级卵泡和早期发育

二、性发育异常

Hughes[5] 对性发育异常(DSD)进行了重新分类,现在已被采纳为对这些疾病进行分类的最佳方法(表 7-1)。

表 7-1　性发育异常的分类

性染色体 DSD
(A)47XXY(克氏综合征及相关异常)
(B)45X(特纳综合征及相关异常)
(C)45X/46XY(混合性腺发育不良)
(D)46XX/46XY(嵌合体)
46XY DSD
(A)性腺(睾丸)发育异常
　①完全或部分性腺发育不全
　②卵睾 DSD
　③睾丸退化
(B)雄激素合成或功能障碍
　①雄激素合成障碍
　　LH 受体突变
　　Smith-Lemli-Opitz 综合征
　　类固醇生成急性调控蛋白突变
　　胆固醇侧链裂解
　　3β-羟类固醇脱氢酶缺陷
　　17β-羟类固醇脱氢酶缺陷
　　5α 还原酶缺陷
　②雄激素作用障碍
　　雄激素不敏感综合征
　　药物与环境调节剂
(C)其他
　①男性生殖器发育的相关综合征(如泄殖腔异常、Robinow、Aarskog、hand-foot-genital 综合征、popliteal pterygium 综合征)
　②持续性 Müllerian 管综合征
　③无睾症
　④孤立尿道下裂
　⑤原发性性腺缺陷
　⑥隐睾症
　⑦环境影响
46XX DSD
(A)性腺(卵巢)发育异常
　①性腺发育不全
　②卵睾 DSD

（续　表）

③睾丸 DSD
(B)雄激素过多
　　①胎儿
　　　3β-羟类固醇脱氢酶缺陷
　　　21α-羟化酶缺乏
　　　P450 氧化还原酶缺陷
　　　11β-羟化酶缺陷
　　　糖皮质激素受体突变
　　②胎儿胎盘
　　　芳香化酶缺陷
　　　氧化还原酶缺陷
　　③母体
　　　母体男性化肿瘤(如黄体瘤)
　　　雄激素药物
(C)其他
　　①症状相关(如泄殖腔异常)
　　②Müllerian 管缺失/发育不全(如 MRKH)
　　③子宫异常(如 MODY5)
　　④阴道闭锁(如 McKusick-Kaufman)
　　⑤阴唇融合

（一）性染色体异常

这类疾病包括特纳综合征（46XO），它是这类疾病中最重要和最常见的。特纳综合征患者的性腺中没有卵母细胞，只有纤维组织，因此他们没有第二性征发育（见第 8 章第一节）。

（二）46 XY

这类疾病可分为 3 组。

1. 性腺（睾丸）发育障碍

妇科医师偶尔会遇到一个卵睾性 DSD 的案例，即卵巢和睾丸组织都存在于同一个人。这些患者在欧洲和美国很少见，但在南非较常见。他们表现出不同程度的性别模糊，男性在一些患者中占主导地位，而女性在其他患者中更为明显。大多数患者存在子宫和阴道，核型通常为正常女性（46 XX）；在最大的系列报道中，Van Niekerk[6]发现 58％的病例核型正常，13％的病例为 46XX/XY，11％的病例为 46XY，6％的病例为 46XY/47XXY，其他嵌合体占 10％。性腺分化十分有趣，最常见的卵睾体是卵巢睾丸在一侧、卵巢在另一侧。而睾丸在一侧、卵巢在另一侧的情况也会经常出现。卵睾体可以在两侧，也可以是极少见的卵睾和睾丸的组合形式。只有在性腺活检后才能诊断出真正的卵睾性发育异常，而社会性别应根据切除不适合的器官后外生殖器的功能来确定。在某些情况下，可以确定卵睾体的卵巢和睾丸部分，并只切除不需要的部分。如果这不可能实现，那么两个性腺都必须切除，然后病人以合适的社会性别成长，而激素的替代要从青春期开始。

2. 雄激素合成障碍

在 B1 组（表 7-1），虽然罕见，但最常见的是 5α 还原酶缺乏症。这些患者都是基因上的男性，他们在出生时生殖器模糊不清，到了青春期则开始像正常男性一样出现男性的第二性征。可出现阴茎发育，面部毛发增多和肌肉肥大，但不会出现乳房发育。阴茎较小，并有会阴尿道开口。雄激素合成的障碍与 5α 还原酶缺乏相关，这个酶将睾酮转化为双氢睾酮，在胚胎发生过程中可使外生殖器雄性化。睾酮在胎儿时期不能诱导男性化，但在青春期，雄激素受体对循环的睾酮水平变得敏感，因此可以发生一定程度的男性化。对这些青春期后的患者进行处理可能会很困难，因为他们自己可能会发现性取向困难，可能希望改变自己的性别角色，但在做出任何永久性决定之前，必须对他们进行充分的评估。

3. 雄激素不敏感综合征

雄激素不敏感综合征是指个体的染色体为 46XY，但雄激素受体的功能缺乏。完全型雄激素不敏感综合征指在胎儿时期，女性外生殖器发育，但由于睾丸产生苗勒管抑制剂，苗勒管内部结构退化。然而，午非管因为缺乏雄激素受体也不能发育。这些人通常在青春期无月经来潮。他们有双侧睾丸和盲端阴道，在青春期，由于睾丸中雌激素的分泌导致乳房的生长，她们很可能变得非常女性化。

雄激素受体缺失意味着阴毛和腋毛生长稀疏，临床上容易诊断。睾丸通常大小正常，位于腹部或腹股沟管，可表现为腹股沟疝。这种情况有时是在儿童时期，手术切除肿块做出诊断时才发现的。与正常女性相比，身高略有增加。睾丸的肿瘤虽然增多，但在 30 岁以下是非常少见的。因此，完全可以将性腺留在原位，直到青春期发育完成，然后将其移除。

当雄激素受体发生突变,并存在部分功能时就会发生部分型雄激素不敏感的情况。因此,在青春期,个体就像完全型雄激素不敏感的患者一样女性化,但由于他们在雄激素受体中有一些功能,他们的外生殖器发生了变化,阴茎增大和部分阴唇融合。同样双侧睾丸存在于腹腔或腹股沟管中,且有与男性相同的正常循环睾酮水平。在出生时,由于不完全的男性化,可能已经出现了阴茎增大,而在出生时需要评估两性的状态,并确定抚养的性别(框图 7-2)。

💡 **框图 7-2**
- 雄激素的不敏感可能是完全的,也可能是部分的,这取决于雄激素受体的缺陷程度
- 表型变化取决于雄激素受体的功能程度

(三)46 XX

这类疾病的患者大多伴有先天性肾上腺皮质增生(CAH)。21α-羟化酶缺乏是最常见的,可导致雄烯二酮、17-羟孕酮和睾酮水平升高。这是一种胎儿时期就可能发生的疾病,雄激素水平的升高导致胎儿的男性化,因此临床上女性胎儿表现为阴蒂增大和阴唇融合。尿道口错位通常沿着阴蒂的腹侧分布,男性化的程度可以有很大的差异。苗勒管的发育和卵巢一样正常。最严重的出生时情况是可能危及生命的低钠综合征,通常需要使用促肾上腺皮质激素和补钠,同时纠正高钾血症。尽管皮质醇的需求量会随着年龄的增长而减少,但皮质醇的服用在整个生命过程中都是必需的。

这些患者在出生后不久就因 17-羟孕酮水平升高被诊断出。除非有明显的男性化,否则很少需要关注解剖结构,在明显男性化情况下,应该考虑与父母讨论手术干预。然而,关于应该在婴儿期还是青春期进行手术干预的争论仍在继续,青春期时患者可参与决策过程。对此的进一步讨论不在本节讨论范围。

46 XX 苗勒管发育不全

这类疾病中最常见的是 Mayer-Rokitansky-Kuster-Hauser(MRKH)综合征,其特征是染色体为 46XX 的个体先天缺乏子宫和阴道。这些患者通常在 12—16 岁时发现原发性闭经,但因为卵巢发育和功能正常而使得第二性征发育正常。正常的第二性征与原发性闭经同时存在提示了解剖学上的原因。检查外阴会发现,外阴是正常的,但有一个短的阴道是盲端(图 7-21)。无阴道的诊断可以很容易做出,但随后腹部的超声将确定没有苗勒管结构。必须记住,很短的阴道也可能发生在雄激素不敏感综合征的患者,但这两组患者的染色体核型是不同的。

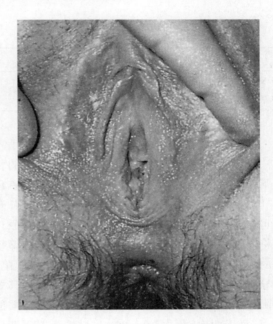

图 7-21　无阴道时外阴的外观

在所有发现有 MRKH 综合征的患者中,由于约 40％的患者有肾异常,15％的患者肾缺失,应使用超声检查肾。如果需要进一步的研究,静脉尿路造影可以用来描述其他肾异常[7]。需要腹腔镜检查来明确诊断的情况非常罕见,但如果要进行腹腔镜必须非常小心,因为可能存在盆腔肾。一旦诊断明确,治疗可以分为两个阶段,一是对患者进行心理咨询;二是对阴道解剖的重建。有些患者可能已经尝试过性交,实际上可能是令人满意的,因此不需要对她们进行解剖学方面的处理。然而重要的是,所有的 MRKH 综合征患者都要仔细评估,以便在正确的时间进行适当的治疗。在开始任何治疗之前,必须进行全面的心理评估,否则成功率将极其有限。

对这些患者进行心理咨询是必要的,因为他们可能表现出破坏性和深层次的心理问题。他

们有恐惧和困惑的感觉,特别是关于他们的性别取向,并可能表达被排斥和孤立的感觉。她们担心是否有能力发展异性恋关系,担心自己无法生育,这是可以理解的。有一个成熟的心理医师帮助管理这些患者及多学科合作管理才意味着治疗的整体成功,而不仅仅是解剖学的成功。除非患者在心理上有足够的准备接受治疗,否则任何医生不能强迫其开始治疗[8-9](框图7-3)。

> **框图 7-3**
> • MRKH 综合征是原发性闭经的第二大常见病因。
> • 特纳综合征是最常见的。

(1)非手术治疗:阴道的成形应始终以非手术方法作为首选治疗方法,只有在极少数失败的情况下才应考虑手术解决。这项技术是 Frank 首创的[10]。而且 Edmonds[7]最近的一项研究表明,现在可以达到 95% 以上的成功率。该方法的原理是将阴道的浅凹拉伸到一个充满相对松散结缔组织的潜在空间,这样就能形成一个可控制的凹陷。指导患者使用刻度玻璃扩张器(图 7-22),将其置于阴道口和阴道盲端上,并向后向上施加轻柔的压力,每天两次,每次 10～20min。扩张器逐渐地使空间扩张,然后增加扩张器的尺寸,直到形成一个新的阴道。一般来说,需要 8～10 周的反复使用才能达到满意的效果。这种非手术治疗的性满意度远远超过阴道成形术(框图7-4)。

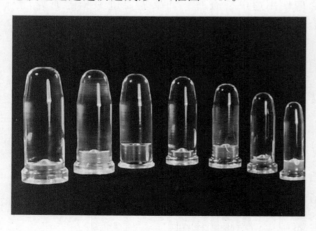

图 7-22　分级玻璃扩张器

> **框图 7-4**
> 阴道扩张治疗是对 MRKH 综合征患者的首选治疗方法。

(2)外科手术:对于少数非手术治疗失败的患者,需要考虑阴道成形术。有人已经设计了大量的方法来成形阴道,其中最广泛使用的是 McIndoe 和 Banister[11]。这个手术要在膀胱和肠道之间原本应该是阴道的位置建立一个穴道,然后用一块从大腿上取下来的厚度不均匀的皮肤移植到穴道的位置,并用一个塑料模具放置在穴道内。解剖上的结果是非常成功的,在性生活方面也是非常好的。回顾 1311 例的报道中,成功率为 92%[7]。

然而,这项技术有许多困难和缺点,尤其是术后的疼痛和愈合延迟。移植物并不总是理想,可能会形成肉芽、隆起、排出。模具与尿道、膀胱或直肠之间的压力性坏死可导致瘘管形成,但最重要的缺点是,阴道有收缩的趋势,除非戴上扩张器或经常使用阴道进行性交。因此,最好在术后不久就需要性交时进行这个手术,因为如果患者不能保持阴道就意味着手术失败。这项技术的另一个缺点是移植物供体采集部位术后可见两种情况:一方面它提示患者阴道有病变;另一方面大多数妇女不喜欢有任何外部瘢痕。为了避免使用皮肤移植,已经使用了包括羊膜在内的许多其他材料,但由于有传播感染的风险,所以不再需要这种材料。其他报道的技术包括使用肠[12]和皮肤皮瓣[13],这些都有各自的并发症。Vecchietti 的手术在欧洲已经流行很多年,这是在没有阴道的凹陷里放置一个小橄榄[14,15],通过腹腔镜将金属线从凹陷处穿过到达前腹壁,然后施加压力在弹簧装置上,从而产生一种模仿 Frank 非手术的方式创造一个新的阴道。这种方法虽不要求女性自己使用扩张器,但在 7～9d 后,橄榄被移除,拉伸的阴道仍需进一步使用玻璃扩张器来扩张。最近对这项技术的总结显示,成功率接近 90%[7]。

三、其他解剖异常

1. 融合异常

各种融合异常并不少见(图 7-23),临床上可能与妊娠有关,也可能与妊娠无关。融合程度较轻的缺陷相当常见,子宫的角部分开,具有心脏形状的外观,称为双角子宫。没有证据表明这种小程度的融合缺损会引起临床症状或体征。然而,子宫腔纵隔的存在可能会引起临床问题。这种纵隔子宫或不全纵隔子宫可能存在正常的外观或双角的轮廓。临床上,患者可能在怀孕期间出现反复的自发性流产或胎位异常。妊娠晚期胎儿持续

横位或臀位可能提示子宫形态异常,因为胎儿倾向于头在一个角,臀位在另一个角。

在融合失败的更严重的病例中,其临床特征可能更不明显,而不是更明显。与融合缺陷较轻的病例相比,两个几乎完全分开的子宫腔和一个子宫颈发生异常的可能性较低。双子宫双宫颈通常在阴道里存在一个隔。这个隔在怀孕前应切除。

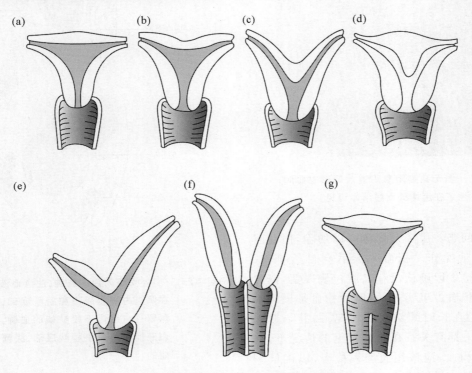

图 7-23　子宫与阴道各种融合异常

(a)外观正常;(b)弓形底,对空腔形状影响不大;(c)双角子宫;(d)外观正常的不全
纵隔子宫;(e)残角子宫;(f)双子宫;(g)正常子宫,部分阴道隔。

残角子宫怀孕,可能会导致非常严重的情况。随着孕周的增加,子宫的增大,残角子宫破裂和出血可能会发生。临床表现将类似于破裂的宫外孕,不同之处在于闭经可能是几个月而不是几周,休克可能更严重。如果残角子宫与子宫腔或阴道之间不通畅,发育不良或未发育完全的残角子宫可能引起痛经和盆腔疼痛。如果这样,就有指征切除这个残角子宫(图 7-23)。

2. 阴道横膈/处女膜闭锁

在阴道的下端可能存在一层无孔的膜,被称为处女膜闭锁,但处女膜通常是有孔的(图 7-24)。只有少数新生儿会发现存在阴道积血表现,绝大

多数这类病例会直到青春期月经流出受阻、导致阴道血肿出现时才能被发现。血肿的临床表现主要是腹痛、闭经和偶尔干扰排尿。患者通常是14—15岁,但可能更大,并且既往存在明确的周期性下腹痛的病史。如果出现尿路梗阻,患者也可能出现急性起病。检查显示下腹部肿胀,直肠指诊阴道内可能有一个巨大的包块(图 7-25)。外阴检查可以发现无孔膜,如果膜较薄,膜的颜色可能是蓝色的。如果阴道下段有一段距离无孔,或者有隔阴道的一半存在梗阻,诊断可能会更困难。

治疗可能相对简单,也可能相当复杂。如果膜很薄,那么简单地切除膜并释放留存的血就可

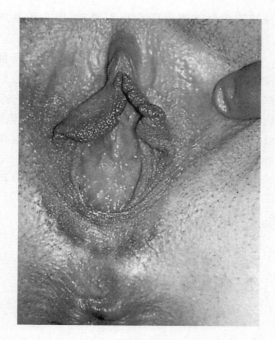

图 7-24　一例无孔膜阻塞阴道入口形成血肿，注意在远端处女膜清晰可见

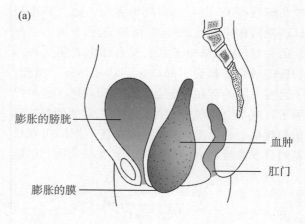

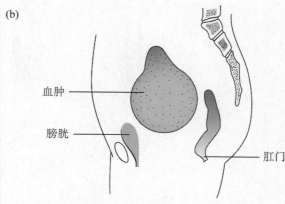

图 7-25　(a)处女膜闭锁的血肿，注意血液是如何淤积在阴道内挤压尿道和膀胱底部，最终导致尿潴留；(b)阴道下段缺如的血肿，注意淤积的血液现在是高于膀胱底部，尿潴留是不太可能的

以解决这个问题。膜多余部分可以切除，但此时不应再做其他操作。积血几天后会自然排出。几周后可做检查以确认没有盆腔包块残留，以除外是输卵管积血。事实上，输卵管积血是最不常见的，除非是在长时间站立的情况下，并与血液淤积在阴道上部有关。在这些罕见的情况下，当出现输卵管积血，应该用腹腔镜检查，以确认膨胀的输卵管是切除还是保留。宫腔积血是一个不常见的临床表现，厚厚的子宫壁只能留存相对较少的血液在其中。虽然继发子宫内膜异位症的患者可能存在一些生育问题，但成功治疗的患者随后的月经史和生育能力可能与正常女性没有显著差异。

当梗阻的范围不只是一层薄膜，而是阴道的一段缺如时，诊断和治疗就不那么简单了，对生育能力最终的干扰也更大。切开缺失的阴道部分并重建阴道可通过端-端吻合术或部分阴道成形术来完成。

阴道下段大部分缺失，但子宫功能正常，这是一个难题。阴道的上半部分将淤积经血，会出现一个类似于阴道积血的临床图像。然而，尿路梗阻很罕见，因为淤积的血位于膀胱底部以上的水平（图 7-25）。诊断更加困难，而且可能根本无法确定阴道缺失了多少，也无法确定手术需要多大范围才能疏通残留的积血、重建正常的解剖结构。成像可以通过超声或 MRI，这两种技术都可以成功地确定手术前确切的解剖关系。然而，在临床情况下，手术入路很少只通过会阴，通常包括开腹手术，以最终确定如何最好地重建解剖。

治疗是困难的，按照 McIndoe-Read 的手术过程重建阴道上部的解剖，积血流出来。但一段时间后积血的流出可能会影响模具和皮肤移植物的应用。如果可能，应该将阴道的上半部和下半部缝合在一起，这样就可以创造出有自己皮肤的新阴道，从而避免阴道挛缩的风险。然而，上面的补片倾向于向上收缩，导致阴道上端的一个狭窄的收缩区域，会导致随后的性交困难（框图 7-5）。

3. 阴道纵隔

阴道纵隔贯穿阴道的全部或部分并不少见；若常用阴道的一侧性交可能会使隔膜偏移，以至于在检查时隔膜可能不明显。但这样的隔膜是位于中线的矢状面上。这种情况常与双子宫双宫颈或者单子宫双宫颈相关。在产科，如果要尝试阴道分娩，这个隔可能存在一定的阻碍。在这种情况下，狭窄的半阴道可能不足以让胎儿通过。如果此时纵隔仍然完好，可能会发生严重的撕裂。因此，无论在怀孕前还是怀孕期间，只要发现阴道纵隔，就应谨慎地安排外科手术将其切除。当出现同房困难时同样需要类似的方式处理。

有时，可能存在双阴道，其中一侧是不通畅的可以发生血肿和出血。在这种情况下，必须切除阴道隔膜，以便引流阻塞的生殖道，效果一般很好。

4. 外阴的异常

在极少数情况下，肠或膀胱发育异常可能导致外阴出现明显异常。肛门可以紧贴外阴，也可以直接开口在阴道里。除膀胱畸形外，膀胱外翻还会导致阴蒂分叉和阴道前移。这些复杂问题的进一步讨论可以在 Edmonds[16] 中找到。

5. 午非管异常

午非管下半部分的残余可能表现为明显的阴道囊肿，而上半部分的残余可能表现为位于阔韧带层内的薄壁囊肿（卵巢冠囊肿）。阴道囊肿本身是否需要手术切除是值得怀疑的，囊肿引起的性交困难，可能是发现囊肿和手术切除囊肿最可能的原因。位于阴道上端的囊肿可能会深入阔韧带区域和膀胱底部，手术时应特别小心。腹痛和可疑的卵巢冠囊肿需要手术，但它的性质可能需要开腹或腹腔镜探查时才能确认。这种囊肿通常很容易从阔韧带上剔除。

6. 泌尿系统异常

已经提到先天性生殖道畸形和泌尿系畸形之间的关系。当生殖器官出现严重畸形时，应对泌尿系进行检查以确定或排除泌尿系的异常。进行 1 次超声波扫描就够了；如果有任何疑问，可以进行泌尿道造影。病变可能为一侧肾缺如、一侧或双侧双肾、双输尿管或盆腔肾（图 7-26）。这些病例可能不需要立即治疗，但需要稍后治疗；此外，如果要检查腹部或治疗生殖道疾病，也要注意这种异常。

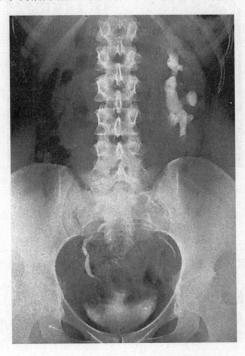

图 7-26　无阴道患者的静脉肾盂造影，显示一侧肾和输尿管明显异常

7. 异位输尿管

异位输尿管可以有明显的妇科症状（图 7-27）。开口异常的输尿管，通常是"双输尿管"中的一根，但偶尔也可以是唯一的一根。最常见的开口部位是前庭，其次是尿道和阴道；其他位置则不那么常见。主要症状是无法控制的排液。如果排液很轻，有时会被误认为是阴道分泌物。这种不明显的症状，即使怀疑有异位输尿管，也难以确诊，许多这类患者在确诊前需要接受很多检查。前庭的孔口可能可以清楚地看到，但通常需要仔细检查才能找到。膀胱镜和尿道镜检查可能是必要的，以确定膀胱是否存在正常的输尿管开口。影像学可以帮助发现单侧或双侧存在两根输尿管，治疗需在泌尿外科医师的帮助下进行，可施行部分肾切除、输尿管切除术或异位输尿管膀胱再植。

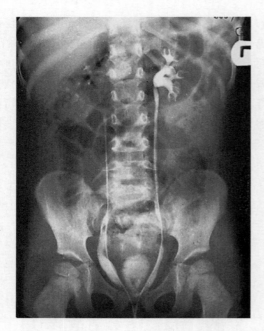

图 7-27 阴道闭锁儿童的静脉肾盂造影,双侧输尿管向外开放进入后尿道

四、XY 女性

雄激素产生异常

在雄性激素分泌缺陷的患者中,雄激素的产生可能由于解剖或酶的原因导致不足。

1. 睾丸解剖的异常

正常睾丸分化和发育的失败可能是染色体嵌合作用影响性染色体的结果,也可能与异常的等臂染色体[17]有关,但多数性染色体表现正常,这种情况被称为单纯性腺发育异常。临床上,这些病例表现出不同的特征,取决于睾丸分化的程度。由于分化往往较差,大多数患者有轻微的或完全没有男性化,一般都有子宫、输卵管和阴道。这点与下面描述的因合成酶缺乏导致发育异常的无子宫是不一样的。

这些患者的治疗涉及前面描述的重建外生殖器,同时要考虑到条索或未发育的性腺可能增加患癌的风险因而需要切除。这类患者的男性化程度通常很低,如果仅限于阴蒂轻微增大,生殖器皱襞很少或没有融合,则无须进行手术。胎儿睾丸恶性肿瘤的风险在 30% 左右,在儿童时期即切除性腺是明智的。在青春期开始前后,必须开始雌孕激素治疗,以启动第二性征发育和月经。

2. 酶的异常

从胆固醇到睾酮的合成需要几个代谢步骤(图 7-28)。在这一过程的每个阶段都可能存在一些生物合成缺陷,因此,临床特征有所不同。但由于这些酶的缺陷通常是不完全的,睾丸产生的苗勒管抑制因子是正常的,所以存在不同程度的外生殖器模糊,子宫、输卵管和上段阴道则缺失。

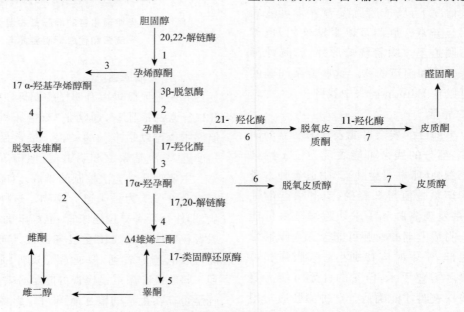

图 7-28 将胆固醇转化为醛固酮、皮质醇和睾酮的步骤

注意,3β-脱氢酶(标记 2)在两点活化,如 17-羟化酶(标记 3),17,20-解链酶(标记 4),21-羟化酶(标记 6)和 11-羟化酶(标记 7)。

社会性别的选择将取决于外生殖器男性化的程度,通常选择女性角色较多手术治疗如前所述。酶缺陷的精确定位是困难的,但是可以通过人绒毛膜促性腺激素刺激性腺和测量各种雄激素来确定酶功能阻断发生的位置。

（宋晓晨 杨 华 译 张 颖 校）

参考文献

[1] Sinclair AH，Berta P，Palmer MS et al. A gene from the human sex determining region encodes a protein with homology to DNA-binding motif. *Nature* 1990；346：240-244.

[2] Simpson JL. Genetic control of sex differentiation. *Semin Reprod Med* 1987；5：209-220.

[3] Mullen RD，Behringer RR. Molecular genetics of Mullerian duct formation，regression and differentiation. *Sex Dev* 2014；8：281-296.

[4] Baker TG. A quantitative and cytological study of germ cells in human ovaries. *Proc R Soc Lond B* 1963；158：417-433.

[5] Hughes IA. Disorders of sexual development：new definition and classification. *Best Pract Res Clin EndocrinolMetab* 2008；22：119-134.

[6] Van Niekerk W. True hermaphroditism. *Am J Obstet Gynecol* 1976；126：890-907.

[7] Edmonds DK. Congenital malformations of the genital tract and their management. *Best Pract Res Clin Obstet Gynaecol* 2003；17：19-40.

[8] Heller-Boersma JG，Schmidt UH，Edmonds DK. Psychological distress in women with uterovaginal agenesis （Mayer-Rokitansky-Küster-Hauser syndrome，MRKH ）. *Psychosomatics* 2009；50：277-281.

[9] Heller-Boersma JG，Schmidt UK，Edmonds DK. A randomised controlled trial of a cognitive-behavioural group intervention versus waiting-list control for women with uterovaginal agenesis （Mayer-Rokitansky-Küster-Hauser syndrome；MRKH）. *Hum Reprod* 2007；22：2296-2301.

[10] Frank RT. The formation of the artificial vagina without operation. *Am J Obstet Gynecol* 1938；35：1053-1056.

[11] McIndoe AH，Banister JB. An operation for the cure of congenital absence of the vagina. *J Obstet Gynaecol Br Commonw* 1938；45：490-495.

[12] Parsons JK，Gearhart SL，Gearhart JP. Vaginal reconstruction using sigmoid colon. *J Pediatr Surg* 2002；37：629-633.

[13] Wee JT，Joseph VT. A new technique of vaginal reconstruction using neurovascular pudendal thigh flaps. *Plast Reconstr Surg* 1989；83：701-709.

[14] Borruto F. Mayer-Rokitansky-Kuster syndrome：Vecchietti's personal series. *Clin Exp Obstet Gynecol* 1992；19：273-274.

[15] Fedele L，Bioanchi S，Zanconato G et al. Laparoscopic creation of a neovagina in patients with Rokitansky syndrome. *Fertil Steril* 2000；74：384-389.

[16] Edmonds DK. Sexual developmental anomalies and their reconstruction：upper and lower tracts. In：Sanfilippo JS （ed.）*Pediatric and Adolescent Gynecology*，2ndedn. Philadelphia：Saunders，2001：553-583.

[17] Hammema SE，Hughes I. Regulation of Wolffian duct development. *Horm Res* 2007；67：142-151.

深度阅读

Gidwani G，Falconi T. *Congenital Malformations of the Female Genital Tract. Diagnosis and Management.* Philadelphia：Lippincott，Williams and Wilkins，1999.

Sanfilippo J，Lara-Torre E，Edmonds K，Templeman C （eds） *ClinicalPaediatric and Adolescent Gynaecology.* New York：Informa Healthcare，2008.

第三节

影像学在妇科中的作用

Wouter Froyman，Dirk Timmerman

Department of Development and Regeneration，University Hospitals KU Leuven，Leuven, Belgium

良好的病史采集和临床检查是管理妇科患者的第一步。为了确认或排除诊断，通常需要使用影像学检查方法。

超声波的引入改变了许多妇科疾病的治疗方法，其重新定义了早孕的诊断标准和管理策略，避免使子宫异常出血或不孕的患者接受不必要的侵入性操作。此外，借助于超声技术，使盆腔肿物得以更准确的诊断，盆腔疼痛的治疗也取得了显著进展。但是，超声评估无法准确诊断所有病例，对于超声无法确诊的病例可能需要进行 MRI 等其他检查。本节将重点讨论妇科超声成像的应用实践，以及不同影像学检查手段在妇科常见临床问题中所起的作用。

一、超声波技术

盆腔超声检查是妇科最常见的检查方法之一，大多数女性在诊治过程中都会接受该检查。与其他影像学检查相比，超声检查具有方便、安全、低成本和省时的特点。超声检查的另一优势是能进行动态评估，这有助于了解病变来源、探查盆腔粘连或特异性触痛部位[1]。超声检查潜在的缺点是其成像质量不仅受仪器设备影响，还受仪器调节及检查者经验的影响。因此，掌握如何调节仪器十分重要。

1. 物理属性和调节

"超声波"一词描述了人类无法听到的高频率声波。探头频率越高，波长越小，在提高分辨率的同时降低了穿透力。因此，需要根据检查的感兴趣区域选取合适的探头。在妇科检查中，经腹部探头的频率为 3～5MHz，经阴道探头的频率为 5～8MHz。探头技术上的改进使其具有了更强的适应性。除了频率的调节，聚焦区的调节也很重要，它能够优化图像在感兴趣深度的分辨率[2]。为了获得合适的亮度，增益的调节是必不可少的。谐波成像可以进一步提高图像质量，尤其用于囊性病变（如卵巢肿块）时。一旦确定了感兴趣区域，就可以放大图像以最大限度地获取细节信息。

彩色多普勒或能量多普勒用于评估血流量和血流模式，这有助于寻找正常的解剖结构（如寻找卵巢），以及确定结构的来源。此外，标准化的彩色多普勒或能量多普勒检查还有助于明确病变的病理学特征。三维超声是超声技术的另一项新进展，其有助于明确先天性子宫异常的分型，还能更好地显示子宫内膜-肌层交界处，有利于后天性子宫疾病的评估[7,8]。

2. 超声检查方法

经阴道超声是妇科超声首选的检查方法，因为检查时探头与妇科脏器距离近，能获得最佳的成像质量。子宫肌瘤较大或附件增大超出盆腔范围时，则需要采用经腹部超声检查。若不适合进行经阴道检查（如无性生活，阴道痉挛，萎缩、手术或盆腔照射导致的阴道狭窄），同时经腹部途径显示不满意时，则应考虑改用经直肠超声检查。

经阴道超声检查时，用手按压腹部有助于优化图像，还能评估脏器的移动性或触痛情况[1]。虽然膀胱充分充盈有利于经腹部的超声探查，但在许多情况下并不需要。一个扫查技巧是识别股血管，然后向上追踪至髂血管最后到主动脉分叉。卵巢肿物和淋巴结病变均可通过该方法进行评估。学习超声的妇科医师应该意识到经腹部超声检查的范围不止局限在盆腔，检查者还应当熟悉上腹部脏器的正常表现及妇科恶性肿瘤可能的转移部位，包括腹膜、大血管周围的淋巴结、脾、肝、网膜。有时腹水可能分布于上腹部。

疑似腹腔出血时，宫底或子宫膀胱陷凹会出现明显的液性暗区。严重腹腔出血的另一个标志是肝和肾之间的莫里森囊出现液性暗区[9]。

对子宫进行矢状面检查，包括对宫颈、宫体、宫底、宫腔的仔细扫查。横切面的扫查有助于病灶的定位。对先天性子宫异常最好使用三维超声检查，因为三维超声独特的冠状面能更好地显示大多数的子宫异常表现[10]。

子宫内膜厚度是一个重要的评估指标，它是矢状切面子宫内膜的最大测量值，包括双层子宫内膜的厚度。绝经前妇女的子宫内膜厚度一般在卵泡期为 4～8mm，分泌期为 7～14mm。对于育龄期妇女进行超声检查的最佳时机为增殖早期（周期第 4～6 天）[3]。最近发表的共识对描述子宫内膜病变和子宫肌层病变的术语进行了总结[3,6]。

子宫位置的变化（特别是轴向）或子宫旋转（子宫内膜异位症或粘连）会给超声扫查带来困难，解决的方法是用手按压腹部或是充盈膀胱。显示卵巢可以从子宫横切面追踪阔韧带至髂外血管旁的盆壁，必要时可在腹部施加压力推挤卵巢周边的肠管或是采用经腹部的检查方式[1]。

3. 宫腔超声造影技术

宫腔超声造影是通过导管将液体作为阴性对比剂注入宫腔，以显示宫腔内的局灶性病变。造影剂可使用无菌生理盐水或凝胶[3]。灌注生理盐水可使用新生儿吸入导管，为了克服回流的问题可能需要使用更昂贵的球囊导管，以获得更稳定的宫腔充盈。与生理盐水相比，凝胶的黏度更高，灌注体积更小，因此受检者耐受性更好[11]。鉴于超声检查无法完全排除子宫内膜恶性肿瘤的可能性，而使用凝胶发生输卵管溢液的可能性更低，因此使用凝胶代替生理盐水是一个更好的选择。一个小的新生儿吸入导管（2mm）足以用于灌注凝胶，将凝胶加热到 37℃ 有助于促进其在导管内的流动。

对于育龄期妇女，建议在计划进行宫腔超声造影期间采取避孕措施。一些检查者建议，育龄期妇女进行宫腔超声造影前应预防性使用抗生素，以避免盆腔炎的发生[11,12]。

宫腔超声造影的适应证包括子宫内膜增厚或不规则、子宫内膜显示不佳（如子宫轴向位置），还可用于对局灶性宫腔病变的进一步评估，如息肉、黏膜下肌瘤和宫腔粘连（图 7-29）。大量研究数据表明，在评估大多数局灶性子宫内膜病变方面，宫腔超声造影与宫腔镜的诊断效能具有可比性，而普通超声的准确性明显低于宫腔超声造影。在子宫内膜检查结果不确定的情况下，宫腔超声造影是一个很好的选择。需要注意的是，育龄期妇女的子宫内膜是动态变化的，因此[14]大多数情况下，简单地通过月经后复查超声即可以明确是否存在局灶性宫腔病变[13]。

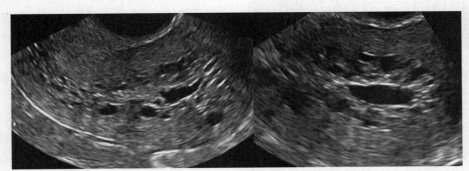

图 7-29　凝胶灌注宫腔超声造影
（左）使用他莫昔芬的患者子宫内膜未增强，内膜线显示不佳；（右）凝胶灌注后，除他莫昔芬诱导的变化外，子宫内膜形态规则，可以排除局灶性病变。

4. 子宫输卵管增强造影技术和子宫输卵管泡沫造影技术

评价输卵管通畅性的金标准是腹腔镜下亚甲蓝染色法。然而，这种操作与全身麻醉下腹腔镜手术的风险相关。因此，作为一种侵入性较低的放射成像技术，X线子宫输卵管造影用于不孕症患者的临床诊断已经数十年[15]。子宫输卵管增强造影可以通过追踪悬浮在输卵管内的造影剂气泡实现成像，同时避免了X线子宫输卵管造影的辐射风险和造影剂过敏风险[16]。子宫输卵管增强造影通常使用球囊导管。可以购买专用的超声造影剂，一个更经济的选择是在宫腔内交替注射水和空气，并用超声探测卵巢周围的气泡和子宫直肠陷窝中的游离液体[17]。最近，子宫输卵管泡沫造影被引入临床，其使用的"凝胶泡沫"与生理盐水相比，具有更好的物理性能（图7-30）。子宫输卵管增强造影和子宫输卵管泡沫造影的受检者耐受性较好，在评估输卵管通畅性方面与腹腔镜下输卵管造影有很好的一致性[18-20]。

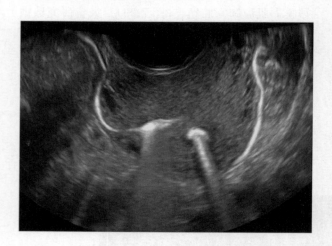

图7-30　子宫输卵管泡沫造影通过追踪输卵管内的泡沫高回声实现动态观察
图中显示双侧输卵管峡部管腔通畅。

5. 超声引导下操作

超声可以引导不同的妇科侵入性操作，除了广泛应用于取卵，也越来越多的应用于妇科肿瘤领域。超声引导下微创活检具有精准、安全的特点，可用于晚期或复发性妇科肿瘤的治疗，也可用于其他原发灶来源的盆腔转移性疾病的诊断[21,22]。

一般情况下，该操作是通过安装在阴道探头上的导管针来进行粗针穿刺活检。经阴道入路不需要局部麻醉。使用类似的方法，将抽吸针与注射器或真空容器连接，在不怀疑存在恶性肿瘤的情况下，可用于引流有症状的盆腔囊肿，如较大的腹膜假性囊肿、单纯性卵巢囊肿或输卵管-卵巢脓肿[23]（框图7-6）。

> 💡 **框图7-6**
> - 超声成像的质量受设备调节的影响，因此掌握超声设备技术原理相关的基础知识十分重要。
> - 妇科超声的评估和报告都应基于国际共识。
> - 经阴道超声是妇科超声检查的首选方法。在某些情况下，可以考虑使用经腹或经直肠途径。
> - 使用非检查用手按压腹部能够改善成像质量，并且有助于评估盆腔粘连或特定部位的压痛。
> - 宫腔超声造影可用于评估增厚或不规则的子宫内膜，也可用于评估宫腔局灶性病变，如息肉、黏膜下肌瘤和宫腔粘连。
> - 在评估输卵管通畅性方面，子宫输卵管增强造影和子宫镜输卵管泡沫造影能取代其他有创或有害的检查手段。
> - 在妇科肿瘤学领域，超声引导下活检越来越多地被用作诊断工具。

二、常见妇科疾病的影像学检查

1. 异常子宫出血

近年来，经阴道超声检查显著提高了妇产科医师准确处理异常子宫出血的能力。超声检查结果根据国际共识进行规范化描述[3,6]。在某些情况下，MRI等其他成像方式可作为第二阶段的检查方法。

（1）绝经前出血：2011年，国际妇产科联合会（FIGO）发布了PALM-COEIN系统说明异常子宫出血的病因，包括子宫内膜息肉；子宫腺肌病；平滑肌瘤；子宫内膜恶变与不典型增生；凝血障碍；排卵功能障碍；子宫内膜源性；医源性；未分类。影像学方法只能确认或排除其中解剖异常相关的病因，即"PALM"。然而，这些并不一定是出血的原因，因为它们也可能在无症状的妇女中发现。在大多数绝经前妇女中，子宫异常出血与子宫内膜息肉或黏膜下平滑肌瘤等良性病变有关，而子宫内膜癌较少见。在明确异常子宫出血的病因方面，超声对于绝经前妇女的使用价值低于绝经后妇女[25]。

子宫内膜息肉在异常子宫出血的患者中较常见。子宫内膜息肉在超声声像图上通常表现为高回声，具有"明亮的边缘"（图7-31）。在大部分患者中，彩色多普勒成像可以显示滋养血管，即所谓的"蒂动脉"征，这是局灶性子宫内膜病变的病理征象（图7-32）。如果子宫内膜在普通灰阶超声检查中显示不清，或在增厚的子宫内膜内彩色多普勒检查未显示蒂动脉，则应考虑进行液体灌注[27]。在评估子宫内膜息肉的影像学检查中，MRI不被认为是一种有效的检查方式[28]。

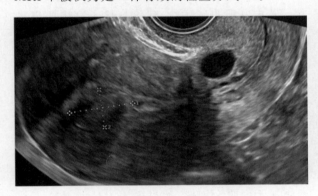

图7-31 "边缘明亮"的子宫内膜息肉

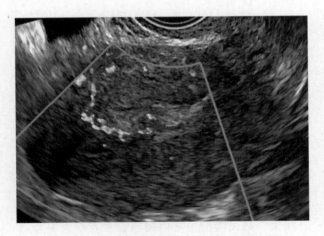

图7-32 彩色多普勒超声显示子宫内膜息肉伴蒂动脉征（另见彩图7-32）

子宫平滑肌瘤是最常见的子宫肿瘤。根据FIGO平滑肌瘤定位分型，黏膜下病变（即0-2型）

最有可能导致异常子宫出血[24]。除了肌瘤的数量和大小，子宫内膜与肌瘤的关系是影响手术方案选择的重要因素，尤其是宫腔镜或腹腔镜下肌瘤剔除术。子宫肌瘤在超声声像图上通常为肌层内或附着在肌层周围的圆形病灶，钙化常使病灶边缘和（或）内部出现声影。在彩色或能量多普勒成像上，常可显示病灶周围的环形血流（图7-33）。然而，一些肌瘤缺乏以上的典型特征[6,29]。三维超声有助于确定子宫肌瘤与宫腔的相对位置。MRI和超声对子宫肌瘤的诊断效能相近，但MRI能更准确地对病灶进行定位，尤其是在子宫体积较大合并多发肌瘤的情况下[30]。

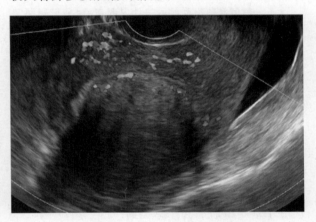

图7-33 具有典型征象的子宫肌瘤：边界清楚的圆形病灶，可见声影，彩色多普勒超声成像显示环形血流（另见彩图7-33）

鉴别间质来源的肌瘤和恶性肿瘤，即平滑肌肉瘤，通常是非常具有挑战性的。超声或MRI的某些影像学表现可以提示子宫肉瘤的诊断，但是均缺乏特异性[31]。肉瘤在超声声像图上通常为单发，体积较大，椭圆形，内部回声不均。由于内部坏死或出血，可能出现不规则的无回声区。在彩色多普勒成像上，肉瘤通常血流丰富，血流分布不规则的情况比肌瘤更常见，血管大小不等、分支不规则。由于生长迅速，大多数肉瘤在诊断时体积较大。对于较大的肌层病变（如＞8cm）应谨慎处理[6,29]（图7-34）。

子宫平滑肌肉瘤的MRI表现各不相同，可表现为T2加权像上高信号强度的分叶状肿块，或与平滑肌瘤非常相似的低信号强度的边缘锐利的肿块，或局部边缘浸润的肿块。伴出血或坏死的

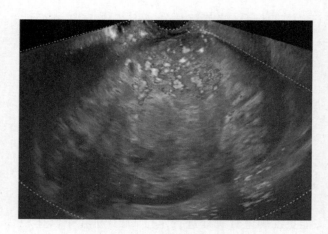

图 7-34　子宫肉瘤：较大的椭圆形病灶，回声不均匀，彩色多普勒超声显示病灶内部血流（另见彩图 7-34）

散在病灶可能提示子宫平滑肌肉瘤的诊断。子宫平滑肌肉瘤的另一个共同特征是不伴钙化[32]。若出现以上影像学特征，则提示临床医生应当放弃选择微创手术，以避免恶性肿瘤发生碎裂和腹腔内播散[29]。

需要注意的是，计算机断层扫描（CT）不能区分不同类型的子宫病变。已有研究表明 CT 不能区分子宫平滑肌瘤和子宫肉瘤[31]。

子宫平滑肌瘤的另一个鉴别难点是与子宫腺肌症相鉴别。子宫腺肌症可能存在于子宫壁内的一个或多个部位，或累及子宫肌层的大部分。病变可能分散在子宫肌层内，即弥漫性子宫腺肌症；也可能仅存在于某一部分肌层内，即局灶性子宫腺肌症。在罕见的情况下，子宫腺肌症还可能表现为大囊肿（腺瘤性囊肿或囊性腺肌瘤）[6]。

子宫腺肌症的超声表现为肌层厚度不对称、肌层内囊性区、岛状高回声、扇形声影，病变内部可见血管穿行，这区别于平滑肌瘤周边型的血流分布特点。三维超声冠状面可以显示不规则或间断的子宫内膜-肌层交界区，这对于子宫腺肌症具有较高的诊断准确性。与超声相比，MRI 可以更加准确地诊断子宫腺肌症，可用于经阴道超声不能明确诊断的病例或合并其他异常的诊断困难病例（如合并多发的子宫平滑肌瘤）[33]。

对于带蒂肌瘤和阔韧带肌瘤，检查者的诊断信心与其是否认为该肿物来源于卵巢有关。恶性的卵巢实性肿物多为卵巢纤维瘤[34]。解决的方法之一是显示双侧的正常卵巢。此外，多普勒超声如果显示来自子宫的血供则可以证实其为子宫来源的病变，声影也是另一个可供鉴别的征象。

（2）绝经后出血：绝经后出血的病因包括子宫内膜息肉、子宫肉瘤、子宫内膜癌，在 10％ 的绝经后出血患者中可发现子宫内膜癌[35]。通过经阴道超声检查测量子宫内膜厚度便能有效地评估子宫内膜癌发生风险的高低。无论是否使用激素替代疗法，如果子宫内膜厚度≤4mm，其子宫内膜癌发生率降低 10 倍[35]。如果子宫内膜厚度≥5mm，需使用灰阶超声和多普勒超声成像评估子宫内膜的形态和血流情况，必要时可以选择超声造影。发现病灶后应进行宫腔镜下局部病灶切除。若未发现明确病灶，建议盲检子宫内膜以排除子宫内膜癌。

应用超声对绝经后出血伴子宫内膜增厚的患者进行病变的良恶性鉴别，是当前研究的重点。在充满液体的宫腔内，回声不均匀、病灶或子宫内膜表面不规则似乎是预测恶性肿瘤的有效指标[36]。但是这些特征需要在更大样本的前瞻性试验中进行证实[3]。约 1/5 的子宫内膜癌患者在出现绝经后出血时，普通的经阴道超声检查无法清晰显示内膜。因此，如果内膜无法测量或不能清晰显示，应该怀疑存在异常的可能，并进行宫腔超声造影的检查[37]。

其他影像学方法不作为绝经后出血的首选检查，但可用于子宫内膜癌的分期。MRI 通过高空间分辨率 T2 加权图像和对比增强 T1 加权图像，能精确显示肿瘤轮廓，为评估肌层受侵程度提供依据。在过去十年中，MRI 技术随着扩散加权成像等新功能的加入得以迅速发展。几项研究表明，超声和 MRI 在评估深部间质浸润和宫颈浸润方面诊断准确性相近。

已有研究表明，子宫内膜癌的灰阶表现和血管形态与子宫内膜癌的分期、分级及病灶大小显著相关。高风险的子宫内膜癌通常表现为混合回声或低回声，彩色多普勒评分更高，血管为多支多个来源；而进展较慢的子宫内膜癌通常表现为低回声，彩色多普勒评分低或为零，血管为单一来源的单支或多支。研究表明，在评估子宫肌层和宫颈受累程度方面，超声主观评价的效果不逊于所有的客观测量方法。最佳的客观测量方法是肿瘤-子宫的前后比；然而，其临床价值和最佳临界值仍需在更大样本的研究中进一步验证。CT 和正电子发射断层扫描（PET）-CT 的作用主要是检测转移性淋巴结及其他转移病灶。

此外，绝经后出血还应当考虑一些其他病因，如宫颈息肉，附件疾病和膀胱疾病。经阴道超声的优点是能对盆腔进行全面的扫查（框图 7-7）。

💡 **框图 7-7**

- 对于绝经后出血的患者，通过经阴道超声测量子宫内膜厚度即可有效地区分子宫内膜癌风险的高低。
- 子宫内膜息肉在异常子宫出血患者中较常见。超声成像的"蒂动脉"征是局灶性内膜病变的特征性表现。
- 普通超声无法清晰显示子宫内膜时，应当考虑采用宫腔超声造影。
- MRI 和超声对子宫肌瘤的诊断效能相近，但 MRI 能更准确地对病灶进行定位，尤其是在子宫体积较大合并多发肌瘤的情况下。
- 超声或 MRI 的某些影像学表现可以提示子宫肉瘤的诊断，但是均缺乏特异性。

---

2. 附件肿物

对于盆腔肿物的评估，当超声排除了非附件来源的病因（如有蒂肌瘤，见绝经前出血部分）后，区分病理性和功能性显得十分重要。子宫肌瘤见于绝经前的妇女，有可能自行消退，大多不需要手术干预。

卵泡囊肿起源于无排卵卵泡。通常表现为单房、薄壁的无回声，直径一般不超过 8～10cm，多可在 6 周内自行消失。*出血性黄体囊肿*是排卵后形成的，为厚壁囊肿，通常表现为环形血流，即超声描述的"火环"征。囊肿内容物可能呈"蛛网状"或含有血凝块，超声表现类似实性成分（图 7-35）。在这些病例中，可以通过多普勒超声检查（血块没有血流信号）和探头"推挤"病变（血块有典型的果冻状运动）来帮助区分凝血块和实性成分[1]。大多数情况下，出血性囊肿在 6～12 周消退，无须干预[39]。如果病变不符合功能性改变的临床和超声特征，或在随访期间持续存在，则建议进一步检查。

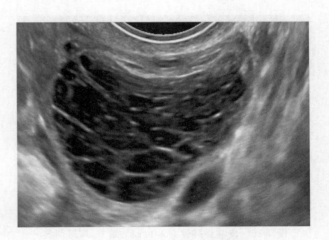

图 7-35 出血性黄体囊肿，呈"蛛网状"

鉴别附件肿物的良恶性对于减轻患者不必要的焦虑、选择最佳的个性化治疗方案具有重要的影响。根据患者的临床表现，良性病变最佳的治疗方法可能是非手术治疗，或是在普通妇科使用微创的治疗方法。而怀疑恶性肿瘤的患者（如卵巢癌）则应转诊至专科进行肿瘤分期和治疗，以期提高患者的生存率[40]。

某些类型的卵巢肿瘤具有特征性的超声表现，使其容易被识别。成熟性畸胎瘤或皮样囊肿是育龄期妇女最常见的非功能性卵巢肿物。由于脂肪、骨骼、毛发和液体等不同组织成分的存在，其通常表现为回声混杂的单房囊肿。常可见声影，可能导致囊肿无法完全显示（"冰山一角"现象），不同的高回声组织常形成 Rokitansky 结节（图 7-36），毛发常显示为多个条状高回声（"皮样网"）[39]，一般血流信号少。子宫内膜异位囊肿的典型表现为含陈旧性出血（毛玻璃样改变）的单房囊肿，可能有少许血流信号（图 7-37）。囊内碎屑在声像图上类似实性成分，为不典型的超声表现。当病变具有子宫内膜异位囊肿的声像图特征时，需要结合患者年龄进行临床判断，因为这类病变在绝经后妇女中恶变风险会显著增加[41]。

由经验丰富的检查者对附件肿物的形态和血流特点进行主观评估，即"模式识别"，被认为是评估附件肿物的最佳策略。除了预测肿物的良恶性，在大多数情况下，还能对组织学进行合理的预测[42,43]。然而，由于模式识别具有较强的检查者

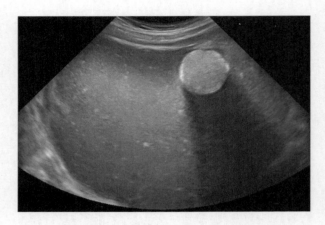

图 7-36 皮样囊肿伴 Rokitansky 结节,声影明显

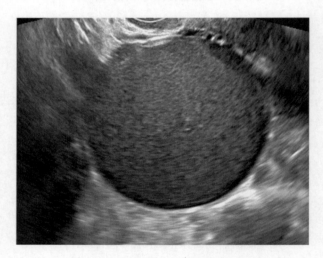

图 7-37 子宫内膜异位囊肿:单房肿瘤,回声表现为陈旧出血("磨玻璃"外观)

依赖性[44],因此需要更多的客观方法辅助缺乏经验的检查者进行准确的超声评估。恶性肿瘤风险指数(RMI)自 20 世纪 90 年代开始使用,它将超声信息与绝经状态、血清 CA-125 相结合,得出一个数值评分,其结果≥200 通常提示恶性肿瘤[45]。由于 RMI 评分受血清 CA-125 的影响较大,而 CA-125 对早期和交界性肿瘤的敏感度相对较低,尤其是在绝经前妇女中[46]。尽管越来越多的证据支持基于超声的新模型,许多国家的指南对于卵巢肿物的管理仍然提倡使用 RMI。

2000 年,国际卵巢肿瘤分析组织(IOTA)发表共识,以规范描述卵巢病变所使用的术语、定义和测量方法[5]。该前瞻性的多中心项目共纳入 2 万多名患者,目的是建立诊断附件肿物的算法模型。2008 年,IOTA 小组发布了简单规则,该规则基于提示良性病变的五个超声特征超声征象(B-特征)和提示恶性病变的 5 个超声征象(M-特征)。简单规则得到了广泛的验证,即使是在缺乏经验的检查者,通过使用简单规则也能很好地对附件肿物进行良恶性鉴别[47]。

IOTA 简单规则应用十分广泛,因为它们不需要访问计算机,而且易于使用。英国皇家妇产科学院(RCOG)在对绝经前妇女附件肿物的管理中,将简单规则纳入了指南。IOTA 简单规则的缺点是不能将所有的附件肿物进行归类[48]。这意味着在大约 20% 的病例中,需要另一种诊断方法来对"不确定的"肿物进行分类。一个合理的选择是将这类肿物归为恶性,因为其中 40% 的病例最终组织病理学结果为恶性[49]。表 7-2 显示了简单规则的超声特征,通过简单的勾选系统可以有效地评估肿物性质。

表 7-2 鉴别附件肿物良恶性的简单规则

提示恶性肿瘤的特征(M-特征)
M1 不规则的实性肿瘤
M2 存在腹腔积液
M3 存在至少 4 个乳头状结构
M4 不规则的多房性肿物,最大径≥100 mm
M5 血流信号丰富(彩色评分 4 分)
提示良性肿瘤的特征(B-特征)
B1 单房性囊肿
B2 实性成分的最大径<7mm
B3 存在声影
B4 光滑的多房性肿物,最大径<100 mm
B5 无血流信号(彩色评分 1 分)
简单规则
如果无 B-特征,有 M 特征,归类为恶性
如果无 M-特征,有 B 特征,归类为良性
如果同时具有 B-特征,M-特征,则不能分类
如果不具备任何特征,则不能分类

2013 年的一项荟萃分析纳入了 96 项研究,通过 19 种不同的超声诊断方法对 26 438 个附件肿物进行评价。Kaijser 等[47]的研究表明,在术前对于附件肿物进行良恶性鉴别的方法中,IOTA 策略(如简单规则)效果最佳。简单规则的诊断效能优于 RMI,其敏感度和特异性分别

为 93% 和 81%，而 RMI 的敏感度和特异性分别为 72% 和 92%。2016 年，Meys 等[46]纳入 47 篇文章共 19 674 例肿瘤，对 IOTA 方法、RMI 和主观评价进行荟萃分析。他们的结论是，对不确定的肿瘤采取以简单规则作为第一步的两步法效果最佳，与超声专家的检查结果具有较高的一致性。

一般来说，卵巢肿物的个体特征不被认为可以用来预测组织病理学。因此，研究者的注意力更多转向多变量数学模型的应用。IOTA 基于回归分析建立了不同的预测模型，来评估患者个体的恶性肿瘤风险[50-52]。与简单规则不同，风险预测模型需要使用计算机、智能手机应用程序或整合在超声设备中的计算器来获取结果。最近推出的 ADNEX 模型是一种多级预测模型，其整合了临床和超声信息，不仅能计算附件肿物的恶性风险，还能计算交界恶性、I 期原发性浸润性卵巢癌、II ～ IV 期原发性浸润性卵巢癌、卵巢转移癌的可能性[52]。鉴于不同亚型的肿瘤在临床管理策略上存在差异，该模型具有较高的临床价值。

在超声信息中增加血清 CA-125 结果，似乎并不能提高模型对病变良恶性的鉴别能力。在 ADNEX 中也是如此，CA-125 是一个可选变量。但在 ADNEX 中，CA-125 的加入使得对不同亚型恶性肿瘤[53]的风险预测更加准确。临床应用中可采用 ADNEX 两步法进行风险预测：第一步，根据各个中心对恶性肿物定义的阈值，通过风险预测计算模型鉴别肿物良恶性，该阈值可能取决于当地的卫生保健政策；第二步，使用亚组的风险预测模型来区分 4 个恶性肿瘤亚组。绝对风险及相对风险的预测有助于为患者制定适合的个性化诊疗方案。虽然应用时间不长，但 ADNEX 在 IOTA 三期数据的前瞻性验证以及在其他验证研究中[52]，均显示了出色的鉴别能力[54,55]。ADNEX 可以免费在线使用（http://www.iotagroup.org/adnexmodel/）或下载为智能手机的应用程序。图 7-38 显示了应用 ADNEX 模型进行风险评估所使用的临床和超声特征。

无论是使用简单规则还是超声专家主观评估，研究结果表明仍有 8% 的肿瘤是无法确定分类的。Anthoulakis 等[56]通过系统回顾和荟萃分析得出结论，对于超声检查无法确定分类的附件肿物，盆腔 MRI 静脉造影是目前最佳的评估方法，优于包括 CT 在内的其他成像方法。

对恶性疾病分期的详细描述不在本节讨论范围之内。虽然由经验丰富的检查者[57]进行超声检查被证明可以准确评估妇科恶性肿瘤的腹部播散情况，但大多数中心仍使用 CT 进行术前分期和随访[58]。此外，全身弥散加权 MRI 也越来越受到关注，因为与 CT 和 PET-CT 相比，该技术在评估腹膜和远处转移方面显示出更高的准确性[59]（框图 7-8）。

> **框图 7-8**
> - 由经验丰富的超声检查者进行主观判断是评价附件肿物的最佳策略
> - 某些类型的卵巢肿瘤，如子宫内膜异位囊肿或皮样囊肿，具有特征性的超声表现，易于识别。
> - IOTA 的简单规则已得到广泛验证，且无论检查者的经验水平高低均有较高的诊断效能，是目前附件肿物的良恶性鉴别方面最佳的诊断工具。
> - 最近的 IOTA ADNEX 模型应用临床和超声信息，不仅可以计算附件肿物的恶性风险，还可以计算出 4 个恶性肿瘤亚分类的可能性。
> - 在超声信息的基础上加入血清 CA-125 结果并不能改善附件肿物良恶性鉴别的数学模型。
> - 盆腔 MRI 静脉造影可作为第二阶段的检查，以评估超声检查后仍无法确定分类的附件肿物。

3. 非妊娠期妇女的盆腔疼痛

在进行影像学检查之前，了解盆腔疼痛的性质和部位是很重要的。引起盆腔疼痛的原因众多，其中很多可能并非妇科原因，仅依赖影像学检查进行判断可能会产生误诊。例如，偶然发现单纯卵巢囊肿或输卵管积水等盆腔病变，但其可能并非引起疼痛的原因。超声检查应当作为妇科双合诊的补充；事实上，无论是急性或慢性盆腔疼痛，盆腔检查正常且超声检查阴性的女性不太可能有明显的妇科疾病。Haider 等[60]对就诊于妇科急诊的患者进行研究，结果发现在 94.5% 的病例中，正常的超声检查结果与症状的缓解相关。Okaro 等[61]发现，对于有慢性盆腔疼痛但超声检查

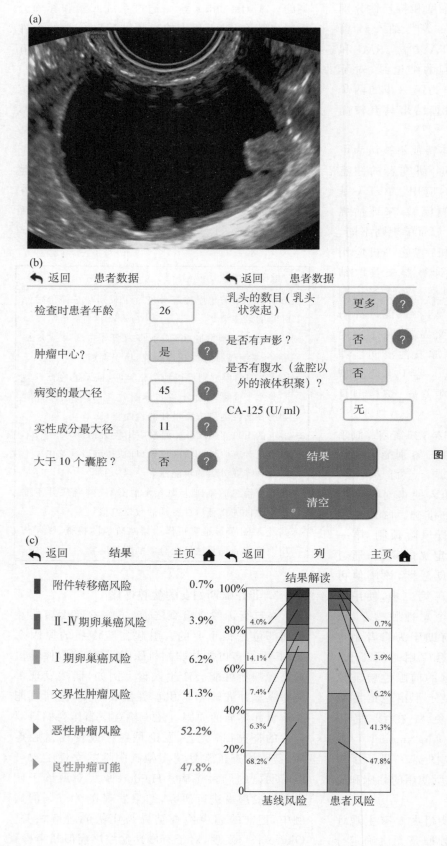

图 7-38 （a）在一例 26 岁患者中检出最大径为 45mm 的单房实性卵巢肿瘤。共有 4 个乳头状突起，最大直径为 11mm。无声影及腹水。（b）在 ADNEX 智能手机应用程序中填入该患者的临床和超声信息。患者检查时未获取 CA-125 结果。（c）ADNEX 计算结果。左边是恶性肿瘤的风险和 4 个不同亚型的风险。右边的柱状图显示了与基线风险（一般 IOTA 人群）相比的相对风险。绝对风险最高（41.3%），交界性卵巢肿瘤的相对风险最高（6.6）。该患者的手术病理结果为浆液性交界性卵巢肿瘤

正常的女性,后续的腹腔镜检查仅 20% 的病例发现异常,低于预期的异常比例 58%。超声可以发现的导致盆腔疼痛的最常见病因是囊肿、子宫内膜异位症和盆腔炎。子宫腺肌症也可能与盆腔疼痛有关(见子宫异常出血部分)。

(1)附件肿物的并发症:单纯的附件囊肿一般不会引起疼痛,而且很少有数据显示囊肿的大小与疼痛相关。然而,囊肿发生急性改变,如出血、破裂或扭转可能导致不同程度的急性盆腔疼痛。

出血可以发生于黄体囊肿(见附件肿块)等功能性囊肿,也可发生于其他任何卵巢病变。增大的卵巢可有多种超声表现,因为血液在声像图上可由急性期的无回声逐渐变为血凝块、收缩和

吸收。此外,可能伴有盆腔积血,探头推挤肿物时出现触痛。出血也可表现为磨玻璃样改变,这是子宫内膜异位囊肿典型的陈旧性积血表现(见附件肿物部分)。新鲜的出血性囊肿内部可见液平面。

附件扭转可发生于有卵巢肿物的患者,也可发生于接受生育治疗的多囊卵巢患者,甚至发生于正常女性。卵巢肿物发生附件扭转的病例中,成熟囊性畸胎瘤是最常见的病因。扭转的卵巢表现为充血水肿,边缘可见卵泡(图 7-39)。多普勒成像常产生误导,因为扭转后静脉血流先消失,但仍可显示动脉血流。在某些情况下,血供可显示为螺旋形(即所谓的"旋涡征")。约 1/3 的病例会出现盆腔游离液体。

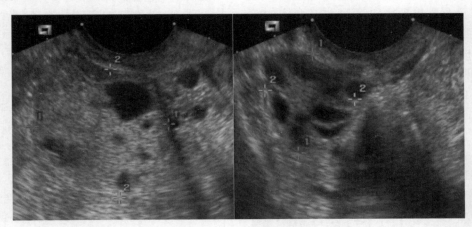

图 7-39　附件扭转
(左)左侧卵巢扭转,出现充血水肿;边缘可见卵泡;(右)正常的对侧卵巢。

囊肿破裂时,卵巢可能表现为正常或囊壁塌陷,子宫直肠陷窝出现游离液体。用探头推动可能会引起特定部位的触痛[62]。皮样囊肿破裂可能导致化学性腹膜炎。

大多数情况下,超声足以诊断卵巢囊肿急症。然而,这些患者常出现在急诊科,接受其他影像学检查作为一线检查的情况并不少见,这可能与 CT 或 MRI[63] 能显示典型的影像学表现有关。CT 或 MRI 可用于进一步的鉴别诊断,尤其对于其他非妇科的病因。

(2)子宫内膜异位症:子宫内膜异位症可能引起慢性盆腔痛。2006 年,Okaro 等[61] 提出了一个概念,即特定部位的盆腔触痛和卵巢活动性降低(称为"软标记")与子宫内膜异位症有关。经阴道

超声检查是可疑子宫内膜异位症患者的首选检查。超声对于卵巢子宫内膜异位症和深部浸润性子宫内膜异位症(肠道和非肠道)的探查有助于安排多学科的手术方式[64]。最近发表的一项共识,明确了子宫内膜异位症的超声标准化检查流程、描述和测量[65]。

本书附件肿物部分已经讨论了卵巢子宫内膜异位囊肿的特征。经阴道超声对宫骶韧带、阴道直肠隔、阴道、膀胱的深部浸润子宫内膜异位灶的诊断特异性高[66],对直肠乙状结肠深部子宫内膜异位症的检出率较高[67]。对超声检查结果阴性的有症状患者,建议在术前通过 MRI 进行深部浸润子宫内膜异位病灶的检查[68]。

(3)盆腔炎性疾病:急性盆腔炎是一种临床诊

断,对于性生活活跃的妇女,若出现盆腔疼痛、阴道分泌物或经间出血,均应考虑急诊盆腔炎的可能。在正常情况下,输卵管一般很难在超声声像图上显示。然而,发生急性输卵管炎时,输卵管发炎水肿,有脓液或渗出物积聚,此时输卵管会清晰显示。输卵管积脓具有单房香肠状结构,壁厚,管腔内液体呈无回声或低回声,皱褶表现为不完整分隔。在横切面上,中央的液体被增厚的管壁包围,常表现为"齿轮"征[69]。彩色或能量多普勒检查常显示血流信号增多。常见子宫直肠陷窝积液[39]。炎性病变用超声探头推动时通常质地较软。盆腔结构之间可见粘连,部分病例经腹部超声检查时上腹部肝周可见粘连,如衣原体感染引起的 Fitz-Hugh-Curtis 综合征。卵巢可能受累或不受累,卵巢受累则出现输卵管-卵巢复合体。正常卵巢实质可见,但用探头推动时不能分离卵巢与输卵管结构。术语"输卵管-卵巢脓肿"用于急性盆腔炎后期,此时无法分辨卵巢组织,卵巢的正常结构被完全破坏,形成脓液和碎屑[69](图 7-40)。在实际临床中,脓肿的临床特征使其相对容易诊断。

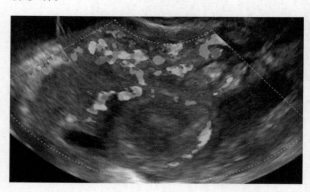

图 7-40 卵巢-输卵管脓肿:壁水肿,彩色多普勒超声显示血流丰富。正常卵巢组织不可见(另见彩图 7-40)

急性炎症消退后,慢性变化可能会持续存在,出现输卵管积液。声像图中,输卵管呈细长的充满液体的结构,可见不完整分隔,但管壁不增厚。其典型的超声表现为"串珠"征,为横切面上输卵管壁上 2~3mm 的高回声结构[69]。腹腔粘连可能导致腹膜假性囊肿。

超声引导下治疗是输卵管卵巢脓肿的一种重要治疗方法。在一项纳入 302 例妇女的研究中,共有 282 例患者(93.4%)成功地经阴道抽吸脓液及使用抗生素治疗,其余 20 例患者(6.6%)行手术治疗[23]。

在超声诊断困难的情况下,CT 或 MRI 可被作为第二阶段的检查手段。但在急诊科,通常使用 CT 作为一线检查手段。CT 或 MRI 能够鉴别盆腔炎、胃肠道疾病和泌尿系疾病。需要指出的是,生殖器炎引起的盆腔水肿可能具有欺骗性,因为它会导致邻近器官的管壁增厚导致误诊(尤其是阑尾炎)[70]。

> **框图 7-9**
> - 某些盆腔病变可能是偶然发现的,而并非导致患者出现临床症状的原因。
> - 出血可发生在任何卵巢病变内,但最常见于黄体囊肿等功能性改变。超声表现取决于出血的时间。
> - 附件扭转多发生在存在附件包块的情况下(如皮样囊肿),但在正常卵巢中也可能发生。应当注意疼痛患者的某些超声表现。
> - 超声检查对卵巢子宫内膜异位症和深部浸润性子宫内膜异位症的检出有助于制订多学科的手术方案。
> - 如果患者存在子宫内膜异位症的临床症状,但超声检查阴性,推荐术前通过 MRI 探查深部浸润性子宫内膜异位症。
> - 根据感染的不同阶段,盆腔炎可能具有不同的超声表现。急性炎症缓解后,慢性变化可能会持续存在(如输卵管积液,盆腔粘连)。

4. 不孕症

经阴道超声可作为低生育能力妇女的一种筛查手段。Strandell 等[71]的研究表明,一种更经济的基于超声的子宫输卵管增强造影可以取代包括子宫输卵管造影和腹腔镜在内的侵入式检查。子宫输卵管泡沫造影技术在评价输卵管通畅性方面近期也取得了显著的进展(参见前面章节)。

普通二维超声是排除无症状妇女先天性子宫发育异常的首选检查。欧洲人类生殖与胚胎学学会(ESHRE)/欧洲妇科内镜学会(ESGE)一致建议使用三维超声来评估高危患者(症状提示存在生育异常或有不良孕史)。MRI 和内镜检查适用于合并复杂异常或诊断困难的患者[7]。此外,三维检查方法也可用于探查黏膜下肌瘤,因为这类肌瘤被认为与生殖功能障碍有关。最近,研究者十分关注子宫内膜-肌层交界处(或交界区),及其与胚胎着床、早期妊娠的关系[8]。

长期以来,卵巢超声检查一直是月经不规律或闭经患者的主要检查手段之一,其主要目的是鉴别多囊卵巢(PCO)。这种形态学表现是根据鹿特丹标准定义的,即 1 个或两个卵巢中有 12 个或以上的卵泡,大小在 2～9mm,卵巢体积大于 10ml[72](图 7-41)。对于超声定义的 PCO 是否具有临床意义,研究者存在一些争议。有研究表明,在不少正常人群中也能发现这种外观的卵巢,尤其是在使用现代超声设备进行检查时。因此,有人建议将 PCO 定义中的单个卵巢卵泡数量的阈值增加到 25 个或更多[73]。超声通过卵巢内小卵泡(2～6mm)的数目来评价卵巢功能储备[74]。目前自动卵泡计数软件的应用可以提供各种临床情况下卵泡数量和分布的信息,进一步激发了研究者对该领域的兴趣[73,75]。最后,在不孕症患者中,超声对于盆腔子宫内膜异位症的评估也具有重要的临床价值(参见非妊娠期妇女盆腔疼痛部分)(框图 7-10)。

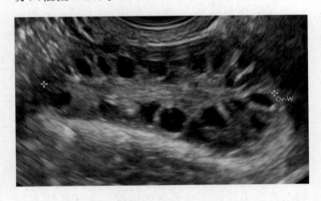

图 7-41　多囊卵巢的形态学表现:至少一个卵巢中存在 12 个或以上的卵泡,大小为 2～9mm,卵巢体积大于 10ml(鹿特丹标准)

框图 7-10

- 超声是子宫先天发育异常的一线检查方法。MRI 和内镜检查作为第二阶段的检查方法。
- 多囊卵巢的超声特征是根据鹿特丹标准定义的。

---

5. 超声在早期妊娠的作用

当妇女在怀孕早期出现疼痛或出血时,可能

的诊断主要是宫内妊娠、流产或先兆流产、异位妊娠。如果尿液或血清妊娠检测呈阳性,但经阴道超声不能显示宫内妊娠或异位妊娠,这种情况称为不明位置妊娠(PUL)。CT 检查被禁止用于妊娠早期的妇女。对于妊娠早期出现出血或疼痛的患者,虽然 MRI 可以使用,但临床价值有限,因为大多数情况通过超声即可明确诊断[76]。

(1)正常妊娠:经阴道超声检查是妊娠早期的主要诊断工具。妊娠早期的一系列事件几乎遵循固定的模式。妊娠约 5 周时,妊娠囊呈小的液体积聚,边缘呈圆形,无明显内容物,位于增厚的高回声子宫内膜之间(蜕膜)。妊娠约 5.5 周时,出现卵黄囊,为直径 3～5mm 的圆形结构。妊娠 6 周左右,胎芽在卵黄囊附近出现,可见胎心搏动[77]。

早期妊娠可以通过比较胚胎的头臀长与通过大量正常妊娠数据形成的参考曲线来确定孕龄[78]。通常认为在妊娠前 3 个月可以通过胚胎大小推测孕龄,但是早孕期胚胎的大小和生长速度受到母亲年龄、种族、胚胎染色体异常、先兆流产的影响[79,80]。发现小于预期的胚胎不一定是孕龄不准,这种情况需要考虑到潜在的流产风险,应当进行随诊复查。

敏感的妊娠检测会在女性发现停经前显示阳性。Bottomley 等[81]指出这一结果存在潜在影响:在妊娠 35—41d 和妊娠 42—48d 宫内妊娠不确定是否存活的可能性分别为 60% 和 29%;如果女性在妊娠检测结果呈阳性后不久即进行超声检查,可能由于无法确认胚胎存活而造成误诊[81]。

(2)流产:在诊断早期妊娠失败时,与假阴性的诊断相比,假阳性的诊断会带来更不良的后果。假阳性的诊断会导致胚胎因药物或手术治疗受到损害,而假阴性的诊断可能会使对失败妊娠的干预短暂延迟。因此,诊断早期妊娠失败的标准应当尽量避免假阳性[77]。2011 年,数篇研究报道表明,此前定义妊娠失败的标准并不安全。英国皇家妇产科学院(RCOG),英国国家健康和保健研究所(NICE)和美国放射学会此后更改了对流产的定义[82-84]。他们基于头臀长和平均妊娠囊直径的测量,对初始检查的标准达成了共识,该临界值特异性达 100%,并且置信区间较窄[85]。

- 平均直径≥25mm 的空孕囊;

• 头臀长≥7mm 未见胎心搏动。

然而,对再次检查的标准各指南的意见并不一致。基于专家意见,Doubilet 等[77]指出,初次检查显示空孕囊后 14d 以上仍未见胎心搏动,或初次检查显示妊娠囊和卵黄囊后 11d 以上仍未见胎心搏动,均提示流产。目前的指南没有将孕龄纳入考虑因素。

所有进行早孕期超声操作的检查者,应当始终记住医生不应该损害患者的利益。因此如果对结果存在疑问,应当间隔一段时间后复查超声。

(3)异位妊娠:异位妊娠的临床特征在本书的其他部分有详细的讲解,要强调的是具有生育能力的妇女都有发生异位妊娠的可能。过去对可疑异位妊娠的评估建立在不能确定宫内妊娠的基础之上,即排除性诊断。目前大多数情况下,异位妊娠的诊断均基于阳性的异常发现[2]。

对于可疑异位妊娠且临床稳定的患者,经阴道超声是主要的诊断工具[86]。在这类患者中,73.9%在初次评估时得以诊断[87],94%在手术干预前得以诊断[88]。出现这一差异的原因是受孕龄影响,很多异位妊娠的病例在早期被归类为不明位置妊娠。在妊娠早期,异位妊娠的包块可能太小以至超声无法显示[89]。异位妊娠中以输卵管妊娠最为常见(约占 60%),表现为不均质或非囊性的附件肿块,有时称为"斑点"征。肿块通常是球形的,但如果出血造成输卵管积血则可能呈管状。有时能显示宫外孕囊或"面包圈"征,它可能包含一个卵黄囊和(或)一个胚胎,伴或不伴胎心搏动(图 7-42)。"异位活胎"一词用于描述可见胎心搏动的异位妊娠[88,89]。多普勒成像对异位妊娠的诊断没有显著作用。

异位妊娠包块的形态特点对于诊断十分关键,大多数表现为不均质。卵黄囊或胎心可见具有一定的临床意义,因为这些病例在使用甲氨蝶呤药物治疗时往往效果不佳[90]。没有特异的子宫内膜形态特征或厚度能够支持异位妊娠的诊断。宫腔内可能显示液体积聚,常称为"假孕囊"[9]。盆腔的积液量与手术结果密切相关。根据经验,若宫底或于子宫膀胱陷凹可见积液,则认为腹腔大量出血[2]。

约 7%的异位妊娠发生在输卵管外,其诊断标准的效能尚不确定,因此必须谨慎鉴别。例如,

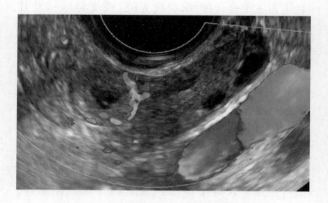

图 7-42 输卵管异位妊娠伴"面包圈"征

输卵管横切面可见宫外孕囊,用探头推动可见其与正常卵巢存在相对移动(另见彩图 7-42)

鉴别弓形子宫内妊娠囊着床于一侧和间质部妊娠,鉴别妊娠囊位于剖宫产瘢痕处但不向瘢痕内延伸和瘢痕妊娠。对这些病例的正确评估是制订临床管理方案的关键,必要时可将患者转诊到专门的超声中心以明确诊断[9]。

(4)不明位置妊娠:不明位置妊娠是妊娠早期的一个常见问题[81]。该临床情况定义为尿或血清妊娠试验阳性,但经阴道超声无法显示宫内妊娠或异位妊娠。不明位置妊娠包括很早期的宫内妊娠、异位妊娠或妊娠失败[91]。不明位置妊娠的发生受到多因素的影响,包括医疗机构的患者就诊量、超声设备的使用情况,以及检查者的经验。据报道,不明位置妊娠的发生率为 8%~31%[92]。大多数情况下,无法确定妊娠部位仅仅与孕龄有关。对于无症状的妇女若将检查时间限定为妊娠 49d,将在不遗漏异位妊娠的情况下显著降低不明位置妊娠的发生率[81]。由于缺乏标准化流程,不明位置妊娠的管理方法存在差异,这可能增加患者的负担,使其在确诊前反复地接受血液检测和超声检查。因此,对不明位置妊娠管理的重点不是检出异位妊娠,而是筛选出极有可能排除异位妊娠的患者从而减少随访[93]。

临床上,人绒毛膜促性腺激素(hCG)比值(血清 hCG48h 与 0h 的比值)是预测不明位置妊娠预后情况最常用的方法。hCG 比值<0.87 与妊娠失败相关,hCG 比值>1.66 则与正常的宫内妊娠相关。0.87 和 1.66 之间提示异位妊娠的风险增加[94]。为了规范不明位置妊娠的管理,研究者建

立了多种对异位妊娠具有较高预测价值的数学模型。目前应用最广泛的预测模型是 M4[95,96]，该模型基于血清 hCG 初始值和 hCG 比值。如果预测异位妊娠的风险为 5% 或更高，则将不明位置妊娠归类为"高风险"（可能的异位妊娠）。该模型可以减少 70% 不明位置妊娠病例的随访，对异位妊娠的阴性预测值为 97%。最近的一项研究对 M4 模型的安全性进行了验证，结果表明在 1000 多例不明位置妊娠中，正确使用 M4 模型可以很好地实现临床分诊[92]。若 M4 模型显示存在 5% 或以上的异位妊娠风险（或 hCG 比值超过 0.87），同时患者没有临床症状，建议 48h 后重复血清 hCG 检测和超声检查，此时可能提示异位妊娠。如果患者出现疼痛或异常出血，应立即进行评估。M4 模型可以在网上免费获得（http://www.earlyancycare.com/m4triage/index.html）。（框图 7-11）。

> **框图 7-11**
> - 妊娠早期的一系列事件几乎遵循固定的模式。
> - 在诊断早期妊娠失败时，与假阴性的诊断相比，假阳性的诊断会带来更不良的后果。因此如果对检查结果不确定，应该间隔一段时间后复查超声。
> - 对于怀疑异位妊娠并且临床稳定的患者，经阴道超声检查是一线的检查方法。
> - 输卵管外的异位妊娠可能诊断较困难。必要时建议转诊至专业的超声中心。
> - hCG 比值是预测不明位置妊娠患者预后最常用的方法。数学模型的建立能较准确地预测异位妊娠，有利于实现管理流程标准化。

三、结论

目前，许多妇科决策均依赖于超声检查。在处理子宫异常出血、附件肿物、不孕、盆腔疼痛、早孕和许多其他情况时，超声是首选的诊断工具。在某些特殊情况或超声诊断较困难时，应用 MRI 等其他影像学检查手段作为第二步的评估方法。需要注意的是，不要被单独的超声检查结果所误导，因为许多超声异常仅为偶然发现，并非临床问题的真正原因。因此，必须注意结合临床病史和体格检查。如果这些结果与超声检查结果不一致，建议进一步检查排除其他病因（非妇科病因）。

由于超声检查具有检查者依赖性，因此参考国际共识，使用公认的定义和测量方法十分重要。作为一项实践技能，超声检查技术的掌握也需要时间，需要操作者在重复、反馈和强化的基础上积累经验并且进行改进。学习超声检查最好的方法是做出诊断，然后随访患者的最终结果从而进行验证[2]。

（王若蛟　译　张　颖　校）

参考文献

[1] Testa AC, Van Holsbeke C, Mascilini F, Timmerman D. Dynamic and interactive gynecological ultrasound examination. *Ultrasound Obstet Gynecol* 2009;34:225-229.

[2] Bourne T. The role of ultrasound in gynaecology. In: Edmonds DK (ed.) *Dewhurst's Textbook of Obstetrics and Gynaecology*, 8th edn. Oxford: John Wiley & Sons Ltd, 2012.

[3] Leone FP, Timmerman D, Bourne T et al. Terms, definitions and measurements to describe the sonographic features of the endometrium and intrauterine lesions: a consensus opinion from the International Endometrial Tumor Analysis (IETA) group. *Ultrasound Obstet Gynecol* 2010;35:103-112.

[4] Timmerman D, Testa AC, Bourne T et al. Simple ultrasound-based rules for the diagnosis of ovarian cancer. *Ultrasound Obstet Gynecol* 2008; 31: 681-690.

[5] Timmerman D, Valentin L, Bourne T, Collins WP, Verrelst H, Vergote I. Terms, definitions and measurements to describe the sonographic features of adnexal tumors: a consensus opinion from the International Ovarian Tumor Analysis (IOTA) group. *UltrasoundObstet Gynecol* 2000;16:500-505.

[6] Van den Bosch T, Dueholm M, Leone FP et al. Terms, definitions and measurements to describe sonographic features of myometrium and uterine masses: a consensus opinion from the Morphological Uterus Sonographic Assessment (MUSA) group. *Ultrasound Obstet Gynecol* 2015;46:284-298.

[7] Grimbizis GF, Di Spiezio Sardo A, Saravelos SH et al. The Thessaloniki ESHRE/ESGE consensus on

diagnosis of female genital anomalies. *Hum Reprod* 2016;31:2-7.

[8] Naftalin J, Jurkovic D. The endometrial-myometrial junction:a fresh look at a busy crossing. *Ultrasound Obstet Gynecol* 2009;34:1-11.

[9] Kirk E, Bottomley C, Bourne T. Diagnosing ectopic pregnancy and current concepts in the management of pregnancy of unknown location. *Hum Reprod Update* 2014;20:250-261.

[10] Jurkovic D, Geipel A, Gruboeck K, Jauniaux E, Natucci M, Campbell S. Three-dimensional ultrasound for the assessment of uterine anatomy and detection of congenital anomalies: a comparison with hysterosalpingography and two-dimensional sonography. *Ultrasound Obstet Gynecol* 1995;5:233-237.

[11] Van den Bosch T, Betsas G, Van Schoubroeck D *et al*. Gel infusion sonography in the evaluation of the uterine cavity. *Ultrasound Obstet Gynecol* 2009;34: 711-714.

[12] Werbrouck E, Veldman J, Luts J *et al*. Detection of endometrial pathology using saline infusion sonography versus gel instillation sonography:a prospective cohort study. *Fertil Steril* 2011;95:285-288.

[13] Seshadri S, El-Toukhy T, Douiri A, Jayaprakasan K,Khalaf Y. Diagnostic accuracy of saline infusion sonography in the evaluation of uterine cavity abnormalities prior to assisted reproductive techniques:a systematic review and meta-analyses. *Hum Reprod Update* 2015;21:262-274.

[14] Schwärzler P, Concin H, Bösch H *et al*. An evaluation ofsonohysterography and diagnostic hysteroscopy for the assessment of intrauterine pathology. *Ultrasound Obstet Gynecol* 1998;11:337-342.

[15] Saunders RD, Shwayder JM, Nakajima ST. Current methods of tubal patency assessment. *Fertil Steril* 2011;95:2171-2179.

[16] Campbell S, Bourne T, Tan SL, Collins WP. Hysterosalpingo contrast sonography (HyCoSy) and its future role within the investigation of infertility in Europe. *Ultrasound Obstet Gynecol* 1994; 4: 245-253.

[17] Volpi E, Zuccaro G, Patriarca A, Rustichelli S, Sismondi P. Transvaginal sonographic tubal patency testing using air and saline solution as contrast media in a routine infertility clinic setting. *Ultrasound Obstet Gynecol* 1996;7:43-48.

[18] Emanuel MH, van Vliet M, Weber M, Exalto N. First experiences with hysterosalpingo-foam sonography (HyFoSy) for office tubal patency testing. *Hum Reprod* 2012;27:114-117.

[19] Van Schoubroeck D, Van den Bosch T, Meuleman C,Tomassetti C, D'Hooghe T, Timmerman D. The use of a new gel foam for the evaluation of tubal patency. *Gynecol Obstet Invest* 2013;75:152-156.

[20] Luciano DE, Exacoustos C, Johns DA, Luciano AA. Can hysterosalpingo-contrast sonography replace hysterosalpingography in confirming tubal blockage after hysteroscopic sterilization and in the evaluation of the uterus and tubes in infertile patients? *Am J Obstet Gynecol* 2011;204:79. e1-5.

[21] Fischerova D, Cibula D, Dundr P *et al*. Ultrasound-guided tru-cut biopsy in the management of advanced abdomino-pelvic tumors. *Int J Gynecol Cancer* 2008;18:833-837.

[22] Zikan M, Fischerova D, Pinkavova I, Dundr P, Cibula D. Ultrasound-guided tru-cut biopsy of abdominal and pelvic tumors in gynecology. *Ultrasound Obstet Gynecol* 2010;36:767-772.

[23] Gjelland K, Ekerhovd E, Granberg S. Transvaginal ultrasound-guided aspiration for treatment of tubo-ovarian abscess:a study of 302 cases. *Am J Obstet Gynecol* 2005;193:1323-1330.

[24] Munro MG, Critchley HO, Broder MS, Fraser IS. FIGO classification system (PALM-COEIN) for causes of abnormal uterine bleeding in nongravid women of reproductive age. *Int J Gynaecol Obstet* 2011;113:3-13.

[25] Dueholm M, Lidang M, Laursen H, Kracht P. Can the endometrial thickness as measured by trans-vaginal sonography be used to exclude polyps or hyperplasia in pre-menopausal patients with abnormal uterine bleeding? *Acta Obstet Gynecol Scand* 2001; 80:645-651.

[26] Timmerman D, Verguts J, Konstantinovic ML *et al*. The pedicle artery sign based on sonography with color Doppler imaging can replace second-stage tests in women with abnormal vaginal bleeding. *Ultrasound Obstet Gynecol* 2003;22:166-171.

[27] Dijkhuizen FPHLJ, De Vries LD, Mol BWJ *et al*. Comparison of transvaginal ultrasonography and saline infusion sonography for the detection of intracavitary abnormalities in premenopausal women. *Ul-*

trasound Obstet Gynecol 2000;15:372-376.

[28] Dueholm M, Lundorf E, Hansen ES, Ledertoug S, Olesen F. Evaluation of the uterine cavity with magnetic resonance imaging, transvaginal sonography, hysterosonographic examination, and diagnostic hysteroscopy. *Fertil Steril* 2001;76:350-357.

[29] Amant F, Van den Bosch T, Vergote I, Timmerman D. Morcellation of uterine leiomyomas: a plea for patient triage. *Lancet Oncol* 2015; 16: 1454-1456.

[30] Dueholm M, Lundorf E, Hansen ES, Ledertoug S, Olesen F. Accuracy of magnetic resonance imaging and transvaginal ultrasonography in the diagnosis, mapping, and measurement of uterine myomas. *Am J Obstet Gynecol* 2002;186:409-415.

[31] Van den Bosch T, Coosemans A, Morina M, Timmerman D, Amant F. Screening for uterine tumours. *Best Pract Res Clin Obstet Gynaecol* 2012; 26:257-266.

[32] Amant F, Coosemans A, Debiec-Rychter M, Timmerman D, Vergote I. Clinical management of uterine sarcomas. *Lancet Oncol* 2009;10:1188-1198.

[33] Dueholm M, Lundorf E. Transvaginal ultrasound or MRI for diagnosis of adenomyosis. *Curr Opin Obstet Gynecol* 2007;19:505-512.

[34] Froyman W, Landolfo C, Amant F et al. Morcellation and risk of malignancy in presumed ovarian fibromas/fibrothecomas. *Lancet Oncol* 2016; 17: 273-274.

[35] Smith-Bindman R, Kerlikowske K, Feldstein VA et al. Endovaginal ultrasound to exclude endometrial cancer and other endometrial abnormalities. *JAMA* 1998;280:1510-1517.

[36] Epstein E, Valentin L. Gray-scale ultrasound morphology in the presence or absence of intrauterine fluid and vascularity as assessed by color Doppler for discrimination between benign and malignant endometrium in women with postmenopausal bleeding. *Ultrasound Obstet Gynecol* 2006;28:89-95.

[37] Van den Bosch T, Ameye L, Van Schoubroeck D, Bourne T, Timmerman D. Intra-cavitary uterine pathology in women with abnormal uterine bleeding: a prospective study of 1220 women. *Facts Views Vis Obgyn* 2015;7(1):17-24.

[38] Epstein E, Blomqvist L. Imaging in endometrial cancer. *Best Pract Res Clin Obstet Gynaecol* 2014;

28:721-739.

[39] Sayasneh A, Ekechi C, Ferrara L et al. The characteristic ultrasound features of specific types of ovarian pathology (review). *Int J Oncol* 2015; 46: 445-458.

[40] Woo YL, Kyrgiou M, Bryant A, Everett T, Dickinson HO. Centralisation of services for gynaecological cancers: a Cochrane systematic review. *Gynecol Oncol* 2012;126:286-290.

[41] Van Holsbeke C, Van Calster B, Guerriero S et al. Endometriomas: their ultrasound characteristics. *Ultrasound Obstet Gynecol* 2010;35:730-740.

[42] Timmerman D. The use of mathematical models to evaluate pelvic masses: can they beat an expert operator? *Best Pract Res Clin Obstet Gynaecol* 2004; 18:91-104.

[43] Valentin L, Hagen B, Tingulstad S, Eik-Nes S. Comparison of 'pattern recognition' and logistic regression models for discrimination between benign and malignant pelvic masses: a prospective cross validation. *Ultrasound Obstet Gynecol* 2001; 18: 357-365.

[44] Van Holsbeke C, Daemen A, Yazbek J et al. Ultrasound experience substantially impacts on diagnostic performance and confidence when adnexal masses are classified using pattern recognition. *Gynecol Obstet Invest* 2010;69:160-168.

[45] Jacobs I, Oram D, Fairbanks J, Turner J, Frost C, Grudzinskas J. A risk of malignancy index incorporating CA 125, ultrasound and menopausal status for the accurate preoperative diagnosis of ovarian cancer. *Br J Obstet Gynaecol* 1990;97:922-929.

[46] Meys EM, Kaijser J, Kruitwagen RF et al. Subjective assessment versus ultrasound models to diagnose ovarian cancer: a systematic review and meta-analysis. *Eur J Cancer* 2016;58:17-29.

[47] Kaijser J, Sayasneh A, Van Hoorde K et al. Presurgical diagnosis of adnexal tumours using mathematical models and scoring systems: a systematic review and meta-analysis. *Hum Reprod Update* 2014; 20:449-462.

[48] Royal College of Obstetricians and Gynaecologists. *Management of Suspected Ovarian Masses in Premenopausal Women*. Green-top Guideline No. 62. London: RCOG Press, 2011.

[49] Timmerman D, Ameye L, Fischerova D et al. Sim-

ple ultrasound rules to distinguish between benign and malignant adnexal masses before surgery: prospective validation by IOTA group. *BMJ* 2010;341: c6839.

[50] Timmerman D, Testa AC, Bourne T *et al*. Logistic regression model to distinguish between the benign and malignant adnexal mass before surgery: a multicenter study by the International Ovarian Tumor Analysis Group. *J Clin Oncol* 2005;23:8794-8801.

[51] Timmerman D, Van Calster B, Testa A *et al*. Predicting the risk of malignancy in adnexal masses based on the Simple Rules from the International Ovarian Tumor Analysis group. *Am J Obstet Gynecol* 2016;214:424-437.

[52] Van Calster B, Van Hoorde K, Valentin L *et al*. Evaluating the risk of ovarian cancer before surgery using the ADNEX model to differentiate between benign, borderline, early and advanced stage invasive, and secondary metastatic tumours: prospective multicentre diagnostic study. *BMJ* 2014; 349: g5920.

[53] Timmerman D, Van Calster B, Jurkovic D *et al*. Inclusion of CA-125 does not improve mathematical models developed to distinguish between benign and malignant adnexal tumors. *J Clin Oncol* 2007;25: 4194-4200.

[54] Sayasneh A, Ferrara L, De Cock B *et al*. Evaluating the risk of ovarian cancer before surgery using the ADNEX model: amulticentre external validation study. *Br J Cancer* 2016;115:542-548.

[55] Epstein E, Van Calster B, Timmerman D, Nikman S. Subjective ultrasound assessment, the ADNEX model and ultrasound-guided tru-cut biopsy to differentiate disseminated primary ovarian cancer from metastatic non-ovarian cancer. *Ultrasound Obstet Gynecol* 2016;47:110-116.

[56] Anthoulakis C, Nikoloudis N. Pelvic MRI as the 'gold standard' in the subsequent evaluation of ultrasoundindeterminate adnexal lesions: a systematic review. *Gynecol Oncol* 2014;132:661-668.

[57] Fischerova D, Zikan M, Semeradova I *et al*. Ultrasound in preoperative assessment of pelvis and abdominal spread in patients with ovarian cancer: a prospective study. *Ultrasound Obstet Gynecol* 2017; 49:263-274.

[58] Fischerova D, Burgetova A. Imaging techniques for

the evaluation of ovarian cancer. *Best Pract Res Clin Obstet Gynaecol* 2014;28:697-720.

[59] Michielsen K, Vergote I, Op de Beeck K *et al*. Wholebody MRI with diffusion-weighted sequence for staging of patients with suspected ovarian cancer: a clinical feasibility study in comparison to CT and FDG-PET/CT. *Eur Radiol* 2014;24:889-901.

[60] Haider Z, Condous G, Khalid A *et al*. Impact of the availability of sonography in the acute gynecology unit. *Ultrasound Obstet Gynecol* 2006;28:207-213.

[61] Okaro E, Condous G, Khalid A *et al*. The use of ultrasound-based 'soft markers' for the prediction of pelvic pathology in women with chronic pelvic pain: can we reduce the need for laparoscopy? *BJOG* 2006;113:251-256.

[62] Bottomley C, Bourne T. Diagnosis and management of ovarian cyst accidents. *Best Pract Res Clin Obstet Gynaecol* 2009;23:711-724.

[63] Béranger-Gibert S, Sakly H, Ballester M *et al*. Diagnostic value of MR imaging in the diagnosis of adnexal torsion. *Radiology* 2016;279:461-470.

[64] Guerriero S, Ajossa S, Gerada M, Virgilio B, Angioni S, Melis GB. Diagnostic value of transvaginal 'tenderness-guided' ultrasonography for the prediction of location of deep endometriosis. *Hum Reprod* 2008;23:2452-2457.

[65] Guerriero S, Condous G, Van den Bosch T *et al*. Systematic approach to sonographic evaluation of the pelvis in women with suspected endometriosis, including terms, definitions and measurements: a consensus opinion from the International Deep Endometriosis Analysis (IDEA) group. *Ultrasound Obstet Gynecol* 2016;48:318-332.

[66] Guerriero S, Ajossa S, Minguez JA *et al*. Accuracy of transvaginal ultrasound for diagnosis of deep endometriosis in uterosacral ligaments, rectovaginal septum, vagina and bladder: systematic review andmetaanalysis. *Ultrasound Obstet Gynecol* 2015; 46: 534-545.

[67] Guerriero S, Ajossa S, Orozco R *et al*. Accuracy of transvaginal ultrasound for diagnosis of deep endometriosis in the rectosigmoid: systematic review and meta-analysis. *Ultrasound Obstet Gynecol* 2016;47: 281-289.

[68] Bazot M, Lafont C, Rouzier R, Roseau G, Thomassin-Naggara I, Darai E. Diagnostic accuracy of

physical examination, transvaginal sonography, rectal endoscopic sonography, and magnetic resonance imaging to diagnose deep infiltrating endometriosis. *Fertil Steril* 2009;92:1825-1833.

[69] Timor-Tritsch IE, Lerner JP, Monteagudo A, Murphy KE, Heller DS. Transvaginal sonographic markers of tubal inflammatory disease. *Ultrasound Obstet Gynecol* 1998;12:56-66.

[70] Thomassin-Naggara I, Darai E, Bazot M. Gynecological pelvic infection: what is the role of imaging? *Diagn Interv Imaging* 2012;93:491-499.

[71] Strandell A, Bourne T, Bergh C, Granberg S, Thorburn J, Hamberger L. A simplified ultrasound based infertility investigation protocol and its implications for patient management. *J Assist Reprod Genet* 2000;17:87-92.

[72] Balen AH, Laven JSE, Tan SL, Dewailly D. Ultrasound assessment of the polycystic ovary: international consensus definitions. *Hum Reprod Update* 2003;9:505-514.

[73] Dewailly D, Lujan ME, Carmina E et al. Definition and significance of polycystic ovarian morphology: a task force report from the Androgen Excess and Polycystic Ovary Syndrome Society. *Hum Reprod Update* 2014;20:334-352.

[74] Jayaprakasan K, Deb S, Batcha M et al. The cohort of antral follicles measuring 2-6 mm reflects the quantitative status of ovarian reserve as assessed by serum levels of anti-Mullerian hormone and response to controlled ovarian stimulation. *Fertil Steril* 2010;94:1775-1781.

[75] Raine-Fenning N, Jayaprakasan K, Deb S et al. Automated follicle tracking improves measurement reliability in patients undergoing ovarian stimulation. *Reprod Biomed Online* 2009;18:658-663.

[76] Valentin L. Imaging in gynecology. *Best Pract Res Clin Obstet Gynaecol* 2006;20:881-906.

[77] Doubilet PM, Benson CB, Bourne T et al. Diagnostic criteria for nonviable pregnancy early in the first trimester. *N Engl J Med* 2013;369:1443-1451.

[78] Pexsters A, Daemen A, Bottomley C et al. New crown-rump length curve based on over 3500 pregnancies. *Ultrasound Obstet Gynecol* 2010; 35: 650-655.

[79] Bottomley C, Daemen A, Mukri F et al. Assessing first trimester growth: the influence of ethnic background and maternal age. *Hum Reprod* 2009;24: 284-290.

[80] Mukri F, Bourne T, Bottomley C, Schoeb C, Kirk E, Papageorghiou AT. Evidence of early first-trimester growth restriction in pregnancies that subsequently end in miscarriage. *BJOG* 2008; 115: 1273-1278.

[81] Bottomley C, Van Belle V, Mukri F et al. The optimal timing of an ultrasound scan to assess the location and viability of an early pregnancy. *Hum Reprod* 2009;24:1811-1817.

[82] Royal College of Obstetricians and Gynaecologists. Addendum to Green-top Guideline No. 25. *The Management of Early Pregnancy Loss*. London: RCOG Press, 2011.

[83] Newbatt E, Beckles Z, Ullman R, Lumsden MA. Ectopic pregnancy and miscarriage: summary of NICE guidance. *BMJ* 2012;345:e8136.

[84] Lane BF, Wong-You-Cheong JJ, Javitt MC et al. ACR appropriateness criteria: first trimester bleeding. *Ultrasound Q* 2013;29:91-96.

[85] Preisler J, Kopeika J, Ismail L et al. Defining safe criteria to diagnose miscarriage: prospective observational multicentre study. *BMJ* 2015;351:h4579.

[86] Jurkovic D, Wilkinson H. Diagnosis and management of ectopic pregnancy. *BMJ* 2011;342:d3397.

[87] Kirk E, Papageorghiou AT, Condous G, Tan L, Bora S, Bourne T. The diagnostic effectiveness of an initial transvaginal scan in detecting ectopic pregnancy. *Hum Reprod* 2007;22:2824-2828.

[88] Condous G, Okaro E, Khalid A et al. The accuracy of transvaginal ultrasonography for the diagnosis of ectopic pregnancy prior to surgery. *Hum Reprod* 2005;20:1404-1409.

[89] Kirk E, Daemen A, Papageorghiou AT et al. Why are some ectopic pregnancies characterized as pregnancies of unknown location at the initial transvaginal ultrasound examination? *Acta Obstet Gynecol Scand* 2008;87:1150-1154.

[90] Lipscomb GH, McCord ML, Stovall TG, Huff G, Portera SG, Ling FW. Predictors of success of methotrexate treatment in women with tubal ectopic pregnancies. *N Engl J Med* 1999;341:1974-1978.

[91] Barnhart K, van Mello NM, Bourne T et al. Pregnancy of unknown location: a consensus statement of nomenclature, definitions, and outcome. *Fertil*

Steril 2011;95:857-866.

[92] Bobdiwala S，Guha S，Van Calster B *et al*. The clinical performance of the M4 decision support model to triage women with a pregnancy of unknown location as at low or high risk of complications. *Hum Reprod* 2016;31:1425-1435.

[93] Kirk E，Condous G，Van Calster B，Van Huffel S，Timmerman D，Bourne T. Rationalizing the follow-up of pregnancies of unknown location. *Hum Reprod* 2007;22:1744-1750.

[94] Condous G，Lu C，Van Huffel SV，Timmerman D，Bourne T. Human chorionic gonadotrophin and pro-gesterone levels in pregnancies of unknown location. *Int J Gynaecol Obstet* 2004;86:351-357.

[95] Condous G，Van Calster B，Kirk E *et al*. Prediction of ectopic pregnancy in women with a pregnancy of unknown location. *Ultrasound Obstet Gynecol* 2007;29:680-687.

[96] Van Calster B，Abdallah Y，Guha S *et al*. Rationalizing the management of pregnancies of unknown location: temporal and external validation of a risk prediction model on 1962 pregnancies. *Hum Reprod* 2013;28:609-616.

第四节

妇科门诊宫腔镜检查与腹腔镜

T. Justin Clark[1,2], *Lynne LL Robinson*[1]

[1] *Birmingham Women's and Children's Hospital, Birmingham, UK*
[2] *University of Birmingham, Birmingham, UK*

内镜手术现已成为妇科手术领域的最常用的手术方法。从诊断到治疗,其适用范围已覆盖生殖医学、妇科泌尿学,以及妇科肿瘤学等几乎所有领域。这类微创手术方式可以使患者避免大切口的痛苦、更早出院并迅速恢复正常生活能力。在本书的前一版中,宫腔镜和腹腔镜还常常被视为一种新型干预手段,多数情况下仅限于诊断,只有部分热衷于小切口手术的医师才将其应用于治疗。诸如恶性肿瘤根治性手术、内膜异位灶切除术和大的黏膜下肌瘤切除术等一些高级内镜手术都属于"极具专业难度的"手术技术。而那些日复一日经常做的手术,如子宫息肉切除术、异位妊娠手术、卵巢囊肿或子宫切除术等多数都可以通过内镜手术来完成,并且属于全科医师可以掌握的技术。

这种模式的转化主要归功于外科医师的热情、患者的需求和技术的进步,而最后这一因素是至关重要的,是可视化、器械的发展和能量模式的改进大大提高了内镜手术的安全性和可操控性。治疗性宫腔镜因一些新技术的引入而获益,如双极电切+组织回吸系统就可以做到同时完成切割和组织抽吸(以免切除后的组织碎片阻碍视野或不易取出)。先进的器械不仅提高了原有宫腔镜手术的可操控性、安全性和有效性,还增加了新的术式,如宫腔镜下绝育术和治疗月经量过多的热球半自动子宫内膜烧灼术。此外,设备的小型化和便携性使传统医院或社区卫生中心的门诊干预治疗成为可能。妇科门诊治疗为女性患者节省了经济花费、减少了住院率,以及提供了安全又便捷的治疗途径。

先进的双极和超声设备在治疗性腹腔镜中用于有效止血和切割。腹腔镜器械如今更加精巧,有更灵活的关节,更易于通过单孔腹腔镜套筒手术或采取经自然腔道内镜手术。目前,可视化程度和器械先进程度更高、更加符合人体工程学的机器人腹腔镜技术已在很多医院推行,但由于还缺乏更多支持其有效性的证据,加之成本太高,尚不能更广泛地采用。

从检验内镜手术准确性的诊断性研究,到关于内镜手术并发症的观察性研究,再到评价内镜手术有效性的随机对照临床试验,越来越多的科学证据支持微创手术的推行。正在接受内镜培训的年轻妇科医师们,会得到大量关于此类的资料,它们多数来自于 Cochrane 协作网或英国国家健康与保健卓越研究所(National Institute of Health and Care Excellence, NICE)的循证医学指南。

内镜手术不仅局限于妇科领域。然而,正如本节以前一位作者指出的,有一件事值得大家(特别是接受培训的新手医师)记住,那就是腹腔镜手术最早是由妇科医师开创的,而非外科医师。是的,此人即是 Semm,一位妇科医师,他在 1983 年实施了首例腹腔镜下阑尾切除术[1]。

一、宫腔镜和腹腔镜常用设备

1. 光源和光源线

相对于开放式手术,内镜手术的一大优势在于对解剖结构的可视性,因此良好的照明非常重要。光源已经从原来的铂丝线圈发展到光纤和圆柱状长杆光源镜头系统。现代照明一般采用白炽灯泡,并以红外线产生的热量。聚光镜将来自灯泡的光在光源线输入端集中成一束,然后通过凝胶或光纤传输到腹腔镜镜头。高清相机则需要有更高性能的光源,因为在像素较小的情况下它们的灵敏度会下降。

2. 摄像和显示系统

摄像系统由摄像头、摄像控制元件和显示器三个关键部件组成。图像以数字信号形式从远端镜头上捕捉下来,通过圆柱形长杆镜头光源系统传输到光学镜头上,进行识别后成像在显示器上。

现今的三芯片摄像机由一个物镜、一个棱镜组件和三个传感器组成,用于获取原始色彩,并提供比早期技术更自然的成像色彩。现在还有可直接成像腹腔镜,将芯片植入光学终端,从腹腔镜镜头顶端直接捕捉图像并提高图像质量和准确性。三维成像提供了更深度的影像信息,但还不够普及[2]。视频电缆将数字化信号在摄像头、摄像控制元件和显示器之间传递。高清晰的平面屏幕已经取代了早期的显示屏,并能提供更清晰的图像。窄带成像是近年来的一项革命性创新技术,它利用特定的窄波长改变腹腔镜图像的正常颜色对比度。

3. 能量模式

电器械手术,通常指将电转化成热能来进行的手术,在外科已有 100 余年的历史,且已成为宫腔镜和腹腔镜手术中不可或缺的操作技术。腹腔镜能量器械用于切割、止血和阻断。单极、双极、超声刀,以及更高级的双极能量器械均已被采用[3]。电切割的原理是在电极与组织之间产生导电弧,使组织气化、细胞爆裂;而电凝的原理是当电极与组织接触时加热并使组织凝固。

单极电器械手术是通过一个主动电极传递电流,该电流经过患者扩散到一个附加的被动电极(负极板)返回形成环路。单极的优点在于能够选择单纯电流/混合型电流,以便在提供止血和凝固的同时实现切割与分离。其缺点:①由于热扩散而造成无意的热辐射损伤,或由于电极无意接触内脏器官引起的热传导损伤;②可能发生直接或电容耦合;③由于负极板放置位置不当或接触其他易燃性物质(如清洗剂等)造成损伤。

双极电器械与单极电器械不同的是,电流只在电极的两个电极片之间流动。因此,能量只通过目标组织传递,而不会蔓延至患者全身。两个电极片大小相同,有相同的温度变化,可以在较低

温度下进行定向干燥。这意味着副损伤的发生率降低。双极电器械手术的优点在于几乎不会发生其他部位烧伤或直接电容耦合。因为不需要单独的负极板,其他部位烧伤的风险也被消除了。缺点是不能切割组织。

高级双极电凝器械是目前已经开发出来的一种能更精确调节双极电能量输出的设备。它能提供更持续和快捷的组织及血管凝固闭合。它还在电极端添加了可用于切割的刀片,此刀片可以在组织有效凝固后实施无血切割(图 7-43)。

超声能量器械(超声刀)也可以用来解剖、切割和凝固组织,避免了电流可能带来的潜在风险(图 7-44)。它的机械原理是由于设备顶端的刀片快速振动,使得组织内的水分在低温下迅速气化,剩余组织干涸凝固,同时被切割;另一原理是刀片的边缘牵拉组织时会产生摩擦及热量,从而能够切割组织。超声刀与电器械相比优点在于减少了组织烧焦、过度干燥和热量的扩散,降低了对其他结构的意外损伤风险。如今,常常是高级双极器械与超声刀共同使用来实施手术。

使用高级双极设备及超声刀,可以比传统的电器械手术更快捷且出血少。今天,研究尚未显示出使用不同器械进行手术后并发症的发生率有显著差异,但这可能与妇科手术整体并发症发生率很低有关[4,5]。然而,我们仍需要有设计严谨的临床对照试验来指导手术医师什么才是最安全和有效的能量器械。

激光手术在妇科微创手术领域已经基本被上述更新、更简单、更经济的能量器械所取代。

4. 照片和视频文件

在内镜检查中摄像机的普遍使用使得它可以记录静止的图像、简短的过程甚至整个过程。照片是一种临床记录,可以用来与患者和同事讨论临床决策。录像便于教学和临床研究,评估操作表现、新仪器和新技术。回顾录像还可以有助于查找手术并发症的原因,利于应对投诉和纠纷。

二、宫腔镜检查设备

用于直接观察宫腔内影像的宫腔镜设备包括一个内镜、一个可灌注膨宫介质的外鞘、一条光源线和一套连接显示器的影像传输系统。

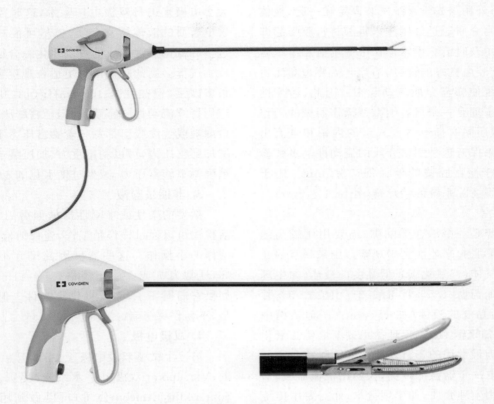

图 7-43 高级双极器械(LigaSure™)

Source：Medtronic，USA. Reproduced with permission of Medtronic，USA.

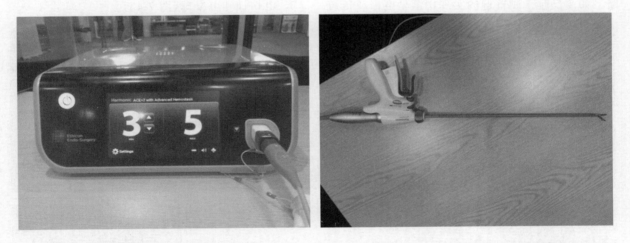

图 7-44 HarmonicAce® ＋ 7 弯曲剪(Ethicon,Somerville,NJ,USA)和发电机。超声能量用于解剖和干燥组织

1. 宫腔镜

宫腔镜可以是刚性的也可以是柔性的。大多数妇科医师愿意使用刚性宫腔镜，因为它成像效果更好、更坚固也可以消毒。另外，手术操作可以使用刚性宫腔镜，而柔性宫腔镜仅限于诊断。刚性宫腔镜通常采用霍普金斯杆光学系统，而柔性

和非常窄的刚性宫腔镜则包含光纤。

刚性宫腔镜以其外鞘的直径而分为不同的尺寸，2.7、2.9mm 和 4mm 是最常见的。远端镜头可直视可斜视，常用角度是 0°和 30°。斜视的角度有更开阔的视野，因此设备能在更高的放大率下准确诊断且方便治疗操作。诊断性宫腔镜操作

时,只要将外鞘与光学系统安装固定在一起,液体或气体膨宫介质通过外鞘注入宫腔将宫腔膨起即可。但为了及时清除手术操作中的出血和组织碎块、保持宫腔内良好的视野,治疗时需要边灌注边吸引的系统使膨宫介质流动起来。因此,治疗性宫腔镜除了拥有一条可容纳微型操作器械的工作通道之外,还同时拥有含流入道的内鞘和含流出道的外鞘来保持这种膨宫介质的流动性。多数诊断性和治疗性宫腔镜的外径都<5.5mm。用于切除和组织清除系统的治疗镜,外径可达9mm。

2. 膨宫

子宫腔是一个潜在的间隙,需要用比较高的压力将其膨胀起来才能利于观察。用来膨宫的介质可以是气体(二氧化碳)、低黏度的液体(如生理盐水、5%葡萄糖、1.5%甘氨酸、3%山梨醇、5%甘露醇)或高黏度的液体(如 Hyston——葡萄糖中有32%的葡聚糖70)。生理盐水逐渐取代二氧化碳气体成为最常用的膨宫介质。液体膨宫介质的选择主要取决于器械的种类,仅使用机械器械时,应尽量使用生理介质,如生理盐水;而需要用传统电切除设备的手术时,应使用无电解质溶液,如甘氨酸、山梨醇或甘露醇,因为它们使用的是单极电路。如今已越来越普遍的实现用微型电极或传统大小电极来进行双极电切除术,这时需要尽量用含电解质的液体膨宫介质,以尽可能减少液体量过多和低钠血症造成的过度水化综合征发生。

选择多高的膨宫压力更适合观察宫腔取决于很多因素,但往往是100mmHg(13.3kPa)左右。应用持续流动性膨宫系统时,子宫膨胀不全、宫颈口漏液或过度吸引都意味着膨宫压力不足。为了增加膨宫压力,可以利用重力、加压袋或使用能更精确调节膨宫压力,减少过度水化的专用膨宫泵。

3. 非能量器械

微型的柔性或半刚性器械如剪刀、抓取钳和活检钳可以通过操作鞘工作,施行活检、息肉切除这样的小操作。这些器械因其尺寸小而容易损坏,通常为7或5法国规格(3Fr=1mm),因此,如果它们损坏了,需要提供更换件。但它们优点是,不易伤害患者。

4. 双极电极

第一个微型双极电极于20世纪90年代末问世;Versapoint 双极电手术系统(美国新泽西州,Somerville,Ethicon 公司)可以做到用电切除一些宫腔内的异常结构,如息肉切除、小的黏膜下肌瘤切除或矫形术。5Fr 的 Versapoint 电极包括弹簧、电切针和电凝球(图7-45)。

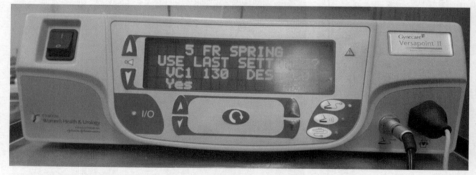
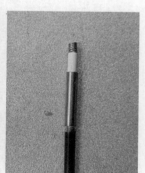
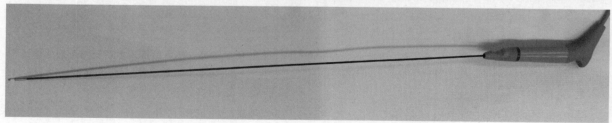

图 7-45 Versapoint Bipolar Electrosurgery System™(Ethicon,USA)

用于能量器械的弹簧尖端电极适用于去除息肉和0级肌瘤。还可以使用针状电极(未示出)来去除息肉,隔膜和粘连。Source:photos by T. Justin Clark。

现在,其他双极电极也可用了。由于这些电极是双极的,生理性介质如生理盐水、Hartmann溶液可以用于膨宫,但还需要一个发电机。电流被局限在电极的远端一活性切割面和相对惰性接收面之间循环。电极是通用的,可以通过任何治疗性宫腔镜标准的5Fr操作通道。

5. 治疗性宫腔镜

治疗性宫腔镜手术用于切除或消融子宫内膜、切除息肉、肌瘤等局限病灶或切开纵隔和粘连。最初的治疗镜使用的是单极电极,但随着技术的进步,已经引入了同样有效的双极治疗镜。它具有使用等渗性膨宫介质的安全性,降低了过度水化综合征这样严重并发症的发生率。

现代治疗镜包括:光学镜头、手柄、兼有灌注和流出道的外鞘,以及电极5个重要组建(图7-46)。手柄在设计上可以是主动的也可以是被动的。在宫腔镜中,被动式手柄是更好的选择,因为它可以将电极隐藏在外鞘内,使其不易造成副损伤。典型的治疗镜外径为26或27Fr(8.7～9mm),使用4mm斜视光学镜头。较窄的“迷你”治疗镜现在也可用,但还不是常规器械。

电切环(用于息肉切除、黏膜下肌瘤切除、内膜切除)、滚珠和滚轴(用于内膜切削和组织汽化),以及刀状电极(用于切割整形)都是最常用的器械。

6. 组织清除系统

组织清除系统是宫腔镜手术中的最新技术。此技术的发明使得宫腔镜在进行机械切割的同时可以及时清理宫腔内的组织碎片,以便保持清晰的手术视野且避免热损伤。组织清除系统是由一个定制的0°治疗镜头和一个操作通道组成。该操作通道内有一根一次性手持切割刀头,以及两根旋转的空心金属管用来将组织碎块削成适当大小后清除。每根金属管远端有一个“小窗口”可以将组织碎片通过“吸力”吸进“窗口”内,并通过组织收集器将其清理干净。此后,发明者又以电能量器械代替了纯机械组织清除系统。第一套这样的器械系统是美敦力公司的 TruClear(美国明尼阿波利斯),其后又陆续有类似的产品问世,如 Hologic 公司的 Myosure(美国贝德福德)和德国 Karl Storz 的“宫内 BIGATTI 切削系统(Intrauterine BIGATTI Shaver,IBS)”。最近,波士顿科

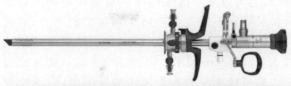

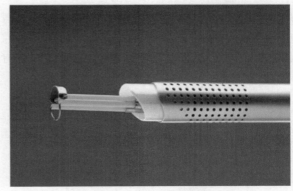

图 7-46　双极治疗镜(Olympus, Hamburg; Storz, Tuttlingen Germany)

关键部件包括光学元件,手柄机构,流入和流出护套以及环形电极。

Sources: Storz, Germany and Olympus, USA. Reproduced withpermission of Storz, Germany and Olympus, USA.

学研究所又生产了一种结合双极射频能量的组织切除系统。

三、腹腔镜设备

1. 腹腔镜

腹腔镜是围绕着一个杆状透镜系统制造的,它能将图像传输到摄像机上。纤维光学微型腹腔镜也可用,但更脆弱,并提供较差的图像。腹腔镜的直径范围为 3～12 mm,视角为 0°～30°。10mm 0°腹腔镜在妇科手术中应用最广泛。绝大多数妇科医师更喜欢多点穿刺法,仪器通过辅助穿刺套管插入,通常是为了使器械之间形成三角形分布便于操作。辅助穿刺套管直径通常为 5～15mm,具体取决于所容纳器械的大小。通常直径为 3mm 或更小、更微型的手术器械可减小瘢痕[7]。

2. 气腹针

气腹针[8]是一种弹簧针,用于在腹腔镜检查中形成气腹,大部分通常插入脐部。气腹针通常经腹插入,但肥胖患者可以通过子宫底或阴道插

入[9]，它可以是一次性的或可重复使用的。对于疑似脐周粘连或先前有脐疝修复史的患者，应进行 Palmer 点（左肋下）入路。另一种选择是开放式入口（Hassan 技术），通过小的直切口切开前腹壁。这可能减少大血管损伤的发生率，但不减少肠损伤[10]。可视化进入技术也受到一些外科医师的青睐，并且可以在进气之前或之后使用。它们通常由一个中空的透明套管组成，套管内装有 0°腹腔镜[11]。

3. 套管及穿刺芯

套管作为腹腔镜和其他器械的导管。根据仪器的直径大小，它们有多种尺寸，最常用的是 5mm 和 10～12 mm 口径。旧款的套管穿刺芯由钢制成，可重复使用并且尖锐。现在有许多经过性能优化的一次性套管和穿刺芯。最近 Cochrane 对内脏和血管并发症进行了比较[8]，结果表明，不同类型穿刺套管之间的并发症发生率没有任何差异。微型腹腔镜手术通过 3.5～5mm 套管进入，虽然可视化效果还不能与标准腹腔镜相比，但也是令人满意的，这种方法具有更好的美容效果和较低的术后疼痛及切口疝发生率。

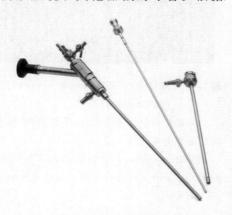

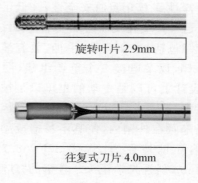

旋转叶片 2.9mm

往复式刀片 4.0mm

图 7-47 TruClear™ 组织切削系统（Medtronic，Dublin，Ireland）：操作宫腔镜，流出鞘，闭孔器和旋转（息肉）和往复式（肌瘤）切割刀片

Source：Medtronic，USA. Reproduced with permission of Medtronic，USA.

4. 单孔腹腔镜手术

单孔腹腔镜手术（LESS）是单切口腹腔镜手术。这项技术使用的是一个单独的脐孔，这个孔不仅可以通过腹腔镜，而且可以通过其他手术器械。定制的多通道套筒配有可扩展的牵开器，甚至可以是自制的，在套筒上接外科手套，器械通过"手指"上的小切口通过，通过这些小切口充气形成二氧化碳气腹。单孔腹腔镜的潜在优势包括单个瘢痕，美容效果更好，伤口感染风险低，疝风险降低。然而，一项与多孔腹腔镜相比的荟萃分析结果显示，在手术结果、术后恢复、术后并发症和患者满意度、手术时间或美容效果方面两种手术方式无显著差异[9]。

5. 机器人腹腔镜手术

机器人辅助腹腔镜手术作为标准"直杆式"腹腔镜手术的替代品，已被用于妇科。达芬奇®手术系统（Intuitive Surgical Inc.，Sunnyvale，CA，USA）由三个部分组成：控制台，允许外科医师远程控制机器人；inSite® 视觉系统，通过 12mm 腹腔镜提供手术视野的三维图像；并且患者侧推车装有 3～4 个机械臂以控制 Endowrist® 仪器。机器人手术可能会在妇科领域带来一些优势，包括强大的三维视觉，更加灵活和精确的腕式仪器，以及外科医师可以坐在控制台上操作而减少疲劳和背部以及肩部的损伤[12]。与标准多孔腹腔镜相比，机器人手术仍然缺乏可靠的随机对照试验数据，目前，由于缺乏有效性提升的证据，大部分机器人手术的相关成本仍然过高[13,14]。

6. 腹腔镜气腹

腹腔镜手术与开放手术相比最大的优势是解剖结构更好的可视化。这是通过制造二氧化碳气腹来实现的。之所以使用二氧化碳，是因为它无味、不燃、廉价、无色，而且能迅速从系统循环中消除。进气设备控制的是腹腔内压力而不是流量，手术时应设置为 12～15mmHg（1.6～2.0kPa）；在套管进入期间建议使用高达 25mmHg（3.3kPa）的较高压力，因为这会增加插入的套管与肠道或大血管之间的距离，至少在理论上可以降低损伤风险[15]。

7. 吸引/冲洗泵

提供吸引（负压吸入）和冲洗（压力下灌注液体）有助于保持手术视野的可视化。可以使用 5 或 10mm 抽吸/冲洗管抽吸血液和清洁盆腔（并更准确地估计手术期间的失血量），吸空卵巢囊肿并在盆腔手术（如异位妊娠破裂）期间吸出血液。

8. 辅助器械

（1）非能量器械：一般情况下，使用 5mm 抓取钳用于抓取组织。它们可以是无创伤的，适合于保持输卵管、膀胱和肠道等脆弱的组织，也可以是有创的，以确保牢固抓握更坚固的组织，如在进行卵巢囊肿切除术时（图 7-48）。锋利的弯曲腹腔镜剪刀是用于解剖组织的另一个重要辅助器械。

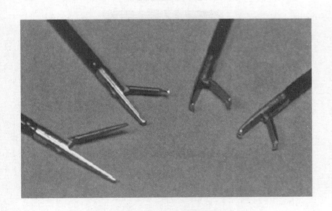

图 7-48　5mm 腹腔镜抓取钳

（2）能量器械：如前所述，电外科能量器械包括单极和双极电凝。可用的基本仪器包括剪刀或钩子，它们使用单极能量来分离或切割组织。双极钳可用于凝固组织，其热扩散小于单极能量。然后，可以使用被动器械或单极器械分割组织。血管闭合技术利用双极能量和最佳机械压力来熔断血管壁形成密封端。使用这些器械可以结扎直径达 7 mm 的血管和大的组织束。Li-gaSure™（Medtronic，Fridley，MN，USA）（见图 7-43），Olympus PK™（Olympus，Southborough，MD，USA）和 Enseal™（Ethicon，Somerville，NJ，USA）系统都是这些技术的例子，能够比标准双极更快速、更有效地凝固血管，进而减少手术时间和失血量。然而，它们比标准双极电凝钳更昂贵。超声刀还可以利用机械振动产生的能量来解剖、切割和凝固组织，避免了对电流的依赖（图 7-44）。

（3）缝合线：在腹腔镜手术中有许多不同类型的可吸收和不可吸收的缝线和打结类型。打结可以在体外或体内，也可以使用倒刺线来保持张力而不需要打结，从而减少操作时间。缝线的选择取决于手术的类型。

9. 标本取出

（1）粉碎器：在腹腔镜手术期间，通过"套管"取出卵巢囊肿、子宫肌瘤和子宫等实体组织是个难题。在全子宫切除术中，阴道是开放的，子宫可以经这里取出；如果它特别大，则可能需要机械或动力粉碎才能取出。动力粉碎器通过辅助套管插入，由一个固定的外套管和一个带有切割装置的内套管封装在一起组成，一个大的抓取器穿过装置的管腔，将组织抓取固定住并在其内部粉碎。它们有各种尺寸，有一次性和重复使用的。在腹腔镜子宫肌瘤切除术和子宫切除术中取子宫肌瘤（平滑肌瘤）时，最近出现了在"标本袋内"粉碎的趋势。这一发展是针对美国食品和药品管理局（FDA）关于未诊断的平滑肌肉瘤潜在扩散风险警告的回应。

粉碎器（https://www.fda.gov/downloads/Medical Devices/Productsand MedicalProceddures/SurgeryandLife Support/UCM584539.pdf）。

（2）阴道后穹窿切开术：在标本袋出现之前，切开阴道后穹窿（即在阴道后穹窿处进行切口）取出标本是主要的取标本方法。然而，当道格拉斯窝封闭时，如深部子宫内膜异位的情况下，这并不安全。

（3）标本袋：通常使用标本袋通过腹部的一个切口从盆腔取出附件肿物等特殊肿瘤。大多数标本袋尺寸为 10 或 15cm，前者通过 10mm 切口置入，后者需要 12mm 的切口。较大直径的标本袋可以通过阴道后穹切开后置入。小标本袋可以通过脐部的切口置入，避免需要筋膜缝合；如果使用较大的标本袋，则需要缝合筋膜防止切口疝。

10. 实验性微创腹腔镜

经皮穿刺的手术系统包括一个小于 3mm 的腹腔镜轴，使用类似气腹针尖经皮插入，然后插入一个可互换的 5mm 工具（如剪刀，抓取器，冲吸系统）代替针尖[16]。可以使用单极剪刀，抓钳，电钩和冲吸系统等工具[17]。自然腔道内镜手术（NOTES）描述了一种利用自然孔道进入腹腔而不是经皮进入腹腔的技术。最常见的进入部位是胃，但对于妇科医师来说，常用部位是阴道穹窿。腹腔镜手术可以用灵活的器械进行，穹窿可以从阴道缝合[18,19]。

四、手术室布局

1. 宫腔镜检查

虽然诊断性宫腔镜检查在大多数情况下已经成为一种外科手术，但即使是小的宫腔镜手术也要在局部麻醉下进行，而更大的手术（如治疗较大的黏膜下肌瘤的宫腔镜下子宫肌瘤切除术）通常需要全身麻醉。最好将所有必要的设备都放在手术车上，显示器放在一个操作者（以及醒着的患者）舒适的高度和位置上（图 7-49）。

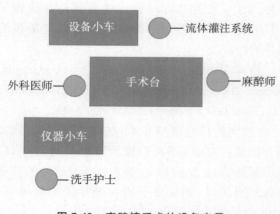

图 7-49　宫腔镜手术的设备布局

2. 腹腔镜检查

腹腔镜检查的设备布局比宫腔镜更多样化，部分是因为腹腔镜手术设备越来越多，部分是因为腹腔镜手术不是"单人"手术，与剖腹手术一样，需要助手的帮助。大多数妇科医师更喜欢使用 0°光学系统，通常 1 名助手站在患者的对侧并控制腹腔镜，使主刀医师可以用双手自由操作（图 7-50）。然而，从人体工程学的角度来看，这种布局并不理想，如果是经验丰富的助手，主刀和助手（无论是站在主刀旁边还是对面）都可以控制腹腔镜和套管来切割、结扎、固定及电凝组织，以及冲洗、吸取、缝合和取出标本。

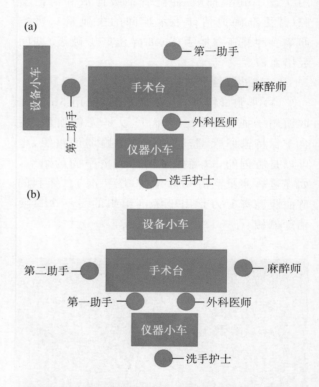

图 7-50　两种腹腔镜手术的手术室布局方案：(a) 第一助手拿着镜头（最好是 0°光学）；(b) 主刀或助手拿着镜头

五、诊断性宫腔镜检查

宫腔镜诊断是妇科最常用的手术之一。技术进步使宫腔镜和辅助设备小型化，使得大多数不需要麻醉的手术可以在门诊进行[20]。宫腔镜对于诊断严重的子宫内膜疾病[21]和子宫结构异常（包括息肉、子宫肌瘤和子宫纵隔）非常准确[23]。表 7-3 总结了适应证和禁忌证。

而在使用斜视镜时应该是偏心的，准确的位置取决于宫腔镜的方向（图 7-52）。

表 7-3　诊断性宫腔镜检查的适应证和禁忌证

适应证
异常子宫出血
月经量大
月经周期不规则
经间期出血（症状持续≥3 个月）
绝经后出血（复发性或子宫内膜厚≥4mm/阴道超声提示局灶异常/非诊断性的内膜活检）
不孕
生育能力低下
反复流产/早产
禁忌证
盆腔感染
怀孕

经阴道超声和子宫内膜活检也可以作为评估子宫腔的门诊检查，为宫腔镜检查的替代方案，或与宫腔镜检查联合用于诊断有异常子宫出血[23]和生育问题的妇女。

技术

患者应置于膀胱截石位，臀部适当弯曲，臀部略高于检查床边缘，这样无论子宫位置如何，都可以顺利经阴道进入子宫（图 7-51）。应采用"非接触式"阴道检查法（框图 7-12），这可以减轻疼痛。

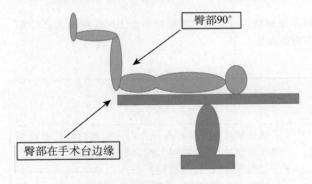

臀部90°

臀部在手术台边缘

图 7-51　宫腔镜检查的患者体位

宫腔镜应在直视下被引导进入子宫腔。应避免对子宫颈扩张进行盲操作，以尽量减少子宫损伤的风险。当穿过宫颈管时，重要的是使宫腔镜沿正确的宫腔方向进入。光线被宫颈管吸收，使其在监视器上呈现为一个暗椭圆，这个椭圆的位置可以是中心位置，也可以是 3、6、9 或 12 点的位置。当使用 0°宫腔镜时，宫颈管应该出现在中央，

> **框图 7-12　"无接触"（经阴道）宫腔镜检查**
>
> 这种技术非常适合门诊，因为它可以将病人的不适感降到最低，它不需要通过插入消毒棉签或阴道窥器来扩张阴道，并且不需要在子宫颈上宫颈钳。该方法也更快，并不会出现可行性降低或发病率增加的问题。将宫腔镜的尖端插入阴道入口，打开膨宫液开关，当阴道膨胀时，引导宫腔镜沿阴道轴前进，直到确定宫颈外口。由于大多数子宫是前屈的，因此宫颈口多在阴道的后方出现（握着宫腔镜镜头的手向上移动）。一旦接近，宫腔镜向前成角度（握着宫腔镜镜头的手向下移动）穿过子宫颈管和子宫腔。如果子宫颈不容易识别，那么宫腔镜应该先被插到后穹窿，然后缓慢撤回，直到宫颈外口在扩张的阴道内出现。对于小的未经产的宫颈外口、长阴道内腔或有子宫脱垂的情况，宫颈外口更难以看到。这种方法适用于大多数情况，除非有宫颈狭窄，需要在宫颈局麻后进行宫颈扩张。一项大规模的随机对照研究正在对常规应用阴道窥具合并或不合并宫颈扩张的操作与仅用阴道膨胀液进行的宫腔镜检查两种方法进行对比与评估。（https://clinicaltrials.gov/ct2/show/NCT01972945）

一旦进入子宫腔，只需通过旋转（如果使用斜视宫腔镜）和上下左右移动宫腔镜系统地检查宫底，宫角和输卵管开口以及子宫的四个壁。全景可以全面了解腔体的形状和大小，以及结构异常的存在。通过宫腔镜靠近子宫壁的放大视图，可以更详细地检查局灶性病变的表面和子宫内膜。一旦检查了子宫腔，就可以退出宫腔镜，这是检查子宫颈管的最佳时间。如果需要，可以使用小刮匙或微型抽吸活检装置进行全面活检，通常基于 Pipelle™ 原型，H 型管，或更换操作鞘进行靶向活组织检查。

皇家妇产科学院（RCOG）绿色顶级指南详细介绍了门诊诊断宫腔镜检查的操作规范，旨在最大限度地减少疼痛和并发症，并优化患者的治疗[24]。框图 7-12 中提供了基于已发表的证据和专家意见的建议摘要。

并发症：诊断性宫腔镜检查是一种安全的手术，而且并发症并不常见。在一项前瞻性多中心

研究中,对 13 600 名女性进行了并发症的观察,诊断性宫腔镜的并发症(0.13%)明显少于治疗性宫腔镜(0.28%)[25]。

门诊宫腔镜检查最常见的问题是在穿过子宫

颈或扩张宫腔时疼痛,以及刺激宫颈引起的血管迷走神经反应。如果在直视下进入宫腔镜,除非出现极度的宫颈管狭窄,否则不会发生子宫穿孔(框图 7-13)。

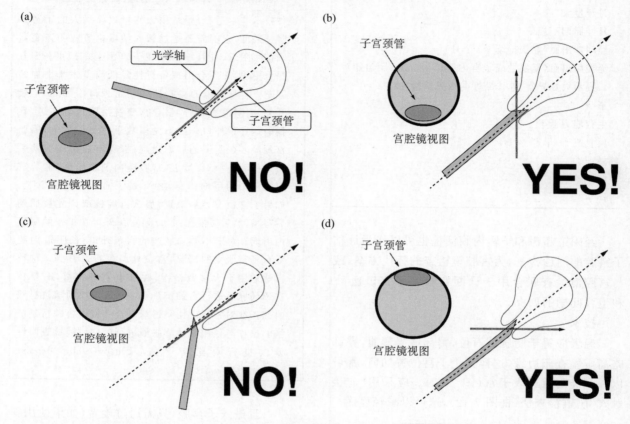

图 7-52 如何将斜视宫腔镜插入子宫:(a)宫腔镜斜面向上时不正确插入;(b)用宫腔镜斜面向上时正确插入;(c)宫腔镜斜面向下时不正确插入;(d)用宫腔镜斜面向下时正确插入

💡 框图 7-13

门诊宫腔镜检查的最佳方案[24]

- 所有妇科单位都应提供专门的门诊宫腔镜检查服务,其尺寸、装备和人员都适当,位于正式的手术室外。医疗保健专业人员应具备必要的技能和专业知识,以进行诊断和(或)治疗性门诊宫腔镜检查。
- 应建议无禁忌证的妇女在预约前 1h 服用标准剂量的非甾体类抗炎药(NSAIDs),但应避免常规使用阿片类镇痛药。
- 除非预期超过 6 号扩宫棒的扩张,否则不应做检查前的常规宫颈准备。
- 应在预约前提供书面的患者信息,并采取相应的程序。
- 应使用微型宫腔镜系统(外径≤4mm)进行诊断性门诊宫腔镜检查。宫腔镜的选择(如柔性或刚性;0°或30°镜头)应由操作者自行决定。

- 二氧化碳或生理盐水可用作门诊诊断性宫腔镜检查的膨胀介质,但应使用生理盐水进行手术。
- 应避免常规、盲目的宫颈扩张。
- 如果需要宫颈扩张,应考虑子宫颈用局麻药。在使用更大直径的宫腔镜(外径>5 mm)及需要宫颈扩张时(如宫颈管狭窄)应常规使用宫颈内或宫颈旁局麻药。应实施关于麻醉类型、最大剂量和给药途径的标准方案。
- 在门诊宫腔镜手术中不应常规使用镇静药。
- 经阴道检查(避免使用阴道窥器或宫颈扩张器)应该是门诊宫腔镜检查的标准技术。

六、治疗性宫腔镜手术

宫腔镜手术有许多明确的适应证,这些在表7-4 中逐项列出。

表 7-4 治疗性宫腔镜手术

粘连分解术
子宫内膜消融/切除
子宫成形术
子宫肌瘤切除术
息肉切除术
辅助生殖技术之前输卵管阻塞
近端输卵管插管
摘除宫内节育器
靶组织活检
治疗胎盘残物
输卵管绝育

1. 息肉切除术

子宫息肉的切除似乎在解决症状和获得组织进行病理学检查方面有很大的作用[26,27]。传统的盲操作切除息肉(如扩张和刮除,盲操作摘除)可能导致切除不完整和子宫穿孔。由于在宫腔镜设计和辅助仪器上的改进,以及在纤维光学技术和数字成像技术方面的改进,使得患者可以在门诊直接进行直视下息肉切除。

仪器设备,如剪刀和抓钳,可以成功通过 5 和7 Fr 操作通道,但它们的实用性受其尺寸和脆性的影响。

双极宫内电外科系统(如 Versapoint Bipolar Electrosurgical System)的引入,取代了机械的方法,促进了局灶子宫病变的快速切除。大型观察和随机试验证明了使用这种方法进行宫腔镜的多种可行性、可接受性和有效性[28,29]。然而,这些研究表明,几乎 1/5 的息肉切除(完全切除和取出)失败主要是因为视野不全面,患者不耐受或难以从相对狭窄的子宫颈管里取出宫腔里的息肉。

组织清除系统(以前称为宫腔镜粉碎器)具有同时切割和抽吸息肉组织的能力。最近一项对照研究比较 TruClear 系统与 Versapoint 双极电外

科系统在门诊患者中的应用表明,TruClear 系统失败率较低(<2% vs.17%),疼痛评分、手术速度及患者可接受性增加[30]。

2. 子宫肌瘤切除术

0 型子宫肌瘤是完全在腔内的黏膜下肌瘤。如果肌瘤的一部分在肌壁间,<50%的肌瘤在肌壁间是 1 型,>50%则为 2 型[31]。0 和 1 型适用于宫腔镜切除术,围术期并发症发生率低,出血较少,不需要再次手术,自然受孕[32~34]和辅助生育成功率高[35]。相比之下,2 型子宫肌瘤的切除更具挑战性,因为围术期出血,不能完整切除和子宫损伤的风险显著增加。此外,与 0 型和 1 型肌瘤相比,对于持续的异常出血症状,再次宫腔镜或其他外科手术干预的需求更高[34]。

虽然本节所述的大多数宫腔镜手术在门诊开展是可行的,但是切除黏膜下肌瘤通常需要全身/局部麻醉。Versapoint 电极可快速切除 0 型肌瘤,但即使在全麻下,沿着狭窄的宫颈管取出肌瘤也可能很困难。此外,1 型和 2 型子宫肌瘤主要通过使用切割环电极进行切除,这需要术者具备高级的宫腔镜手术技巧和一定的手术熟练程度。

组织切除系统越来越受欢迎,因为它们易于使用,避免产生组织碎片,不使用潜在危险的热能,易于被更快地掌握[36]。它们适合 0 型和 1 型肌瘤。

3. 子宫内膜消融术/切除术

宫腔镜子宫内膜切除术和消融术已接受大量随机对照试验和成本效益分析,结果表明,它们是子宫切除术的有效替代方法,但并不如新的第二代技术有效[37]。宫腔镜下第一代子宫内膜破坏技术已经在一定程度上被新的第二代消融技术取代,这些技术在操作上更容易开展,并且具有可比较的临床结果和更少的并发症[37]。

微型第二代半自动消融技术的发展使得门诊局麻子宫内膜消融的概念得以发展。在门诊进行手术的大多数妇女认为它可以接受[38]。

4. 子宫成形术

宫腔镜下最常见的先天性子宫异常是部分或完全的子宫纵隔(纵隔切除成形术),包括子宫纵隔的纤维弹性组织可以使用剪刀或电外科(Versapoint 电极或使用 Collins 刀电极的切除术)组

合机械进行切开。其他子宫成形术也有报道,包括通过使用激活的微型双极电极对子宫肌层进行评分来恢复发育不良或 T 形子宫的形状,以增加子宫容量[39]。双极电极也可用于在不连通的未发育的子宫角中切开通道。

5. 粘连分解术

宫腔粘连(Asherman 综合征)继发于感染(子宫内膜炎)或宫腔手术创伤引起的子宫内壁间,通常是对新近怀孕或怀孕子宫的子宫内膜剧烈搔刮引起的。宫腔镜检查是准确诊断和评估宫腔粘连的金标准。宫腔镜技术包括使用机械或电外科器械进行钝性或锐性的粘连松解术。在一些患者中,宫腔标志模糊不清,单独宫腔镜检查可能无法进入子宫。对于这些患者,有必要同时进行腹腔镜检查,通过透视或超声检查以降低子宫穿孔风险。子宫腔的增大可以通过剪刀或 Collins 刀电切子宫肌层来实现[39]。

6. 近端输卵管插管

近端输卵管插管术是一种用于治疗输卵管造影诊断的输卵管近端阻塞的技术。据报道,宫腔镜下输卵管插管成功率约为 50%,其中 20% ~ 40% 的妇女自然受孕,或诱导排卵宫内受精后受孕[40]。

7. 输卵管绝育

Essure®(Conceptus Inc., Mountain View, CA, USA)永久性节育系统包括在每个输卵管的肌层内放置一个微型插入物,该插入物由一个聚酯纤维的不锈钢内圈和一个超弹性镍钛合金外锚定圈组成,是通过一根精细的导管完成的。导管沿着 3.5 ~ 5.5mm 刚性宫腔镜的 5Fr 操作通道下行(图 7-53)。大多数手术是在门诊意识清醒的妇女中进行的,大多数妇女在完成手术后 30min 内回家[41,42]。之后的 3 个月,由于聚酯纤维引起炎症并随后长入微管内,狭窄的管腔就会发生闭塞。一般在 3 个月时进行放射线检查,以确定是否达到了适当的绝育,通常是通过二维超声来确认节育器的位置是否满意,或通过子宫输卵管造影来确认输卵管的阻塞。

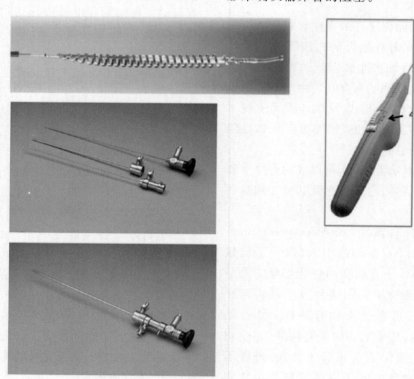

图 7-53 Essure™ 永久性节育系统(德国拜耳)

用于闭塞输卵管肌层部分的扩张微型插入物与手持操作系统。需要配备一个带有 5 Fr 工作通道的手术宫腔镜[图中所示为 5mm Storz Bettocchi®宫腔镜(Storz,Tuttlingen,Germany)]。

Source:Storz,Germany. Reproduced with permission of Storz,Germany.

8. 宫腔镜下输卵管积水阻塞

同样的 Essure 技术也适用于需要在体外受精前进行输卵管阻塞的妇女，作为输卵管积水的治疗。成功怀孕结果已报道，而且对胎儿或妊娠没有明显的不良影响[43]。

9. 治疗胎盘残留物

长期的妊娠物残留（RPOC）或"胎盘残余"（即妊娠物残留超过 6 周）可能与感染，腹痛和子宫出血有关，并且从长远来看，宫腔粘连的形成会影响之后的生育能力。妊娠物残留可以使用"冷"切除环将组织夹在环和宫腔镜之间进行机械切除。最近，已经报道了用组织清除系统，非常适合完成该操作，因为不需要电外科能量并且可以同时切除和提取组织[44]。

10. 门诊宫腔镜检查

门诊宫腔镜检查、流动宫腔镜检查和办公室宫腔镜检查，都描述了在不需要全身麻醉的情况下进行的手术，并避免住院。设备的进步，特别是光学设备的缩小（外直径≤5.5mm 的手术宫腔镜）和微型 5～7 Fr 辅助手术器械（机械工具，电外科圈套/电极和定制的组织切除系统）使得首次诊断和一系列小手术可以在门诊进行[20,45]。这些技术进步开创了一个高效、安全和方便的"就诊与治疗"妇科时代：女性更看重即时诊断和治疗的便利，即所谓的"一站式"服务。门诊治疗不仅被广泛接受，而且非常方便、成本效益更高。大多数子宫手术可以在门诊对意识清醒的妇女进行，有或没有局部麻醉（表7-5）。例外情况包括大部分

表 7-5 在门诊可行的宫腔镜手术

缺失宫内节育器的定位和取出
子宫内膜息肉切除术
切除小的 0 型黏膜下肌瘤*
轻微粘连松解（疏松粘连）
子宫内膜消融采用第二代器械
输卵管绝育
在辅助生殖技术之前阻塞输卵管积水
近端输卵管插管治疗
胎盘残留治疗
宫内节育器取出
靶组织活检

* 部分壁内肌瘤的手术准备（OPPIuM），黏膜切口[48]。

的肌瘤切除、子宫成形术和粘连松解术，因为这些手术需要切开下方的肌层，而且会引起疼痛。

最近的多中心随机对照研究证明了门诊宫腔镜息肉切除和子宫内膜切除术的安全性、可行性、有效性和成本效益[28-30]。除了宫腔镜检查在手术操作中的应用外，门诊宫腔镜检查在治疗月经紊乱方面也越来越重要，不仅可以进行诊断，还可以帮助安全地放置宫内节育器，如子宫内膜活检和左炔诺孕酮宫内节育系统（LNG-IUS）的置入，以及其他治疗，再例如评估 LNG-IUS 和子宫内膜消融术后的效果、优化黏膜下肌瘤的处理、确定最适合的干预治疗方案。

11. 并发症

尽管宫腔镜手术的并发症并不常见，但任何进行宫腔镜手术的人都应该意识到风险，以及风险的预防和管理（表 7-6）。与手术相关的最严重的并发症涉及子宫损伤和体液超负荷（水中毒）。

表 7-6 宫腔镜手术的并发症

早期并发症
子宫穿孔
液体超负荷（水中毒）
出血
气体栓塞
感染
宫颈创伤
电烧伤
晚期并发症
宫腔粘连
妊娠期子宫破裂（子宫成形术或子宫肌瘤切除术后）
宫腔积血（子宫内膜消融术后）
消融后绝育综合征（子宫内膜消融术后）

手术中，子宫穿孔的发生不到 1%[25]。感染和大出血很少见。与大多数并发症相关的手术是粘连松解术和 2 型黏膜下肌瘤切除术[25]。如果在切割或电气设备操作时发生子宫穿孔，则可能发生严重的腹腔内创伤，导致出血和内脏损伤。腹腔镜检查和剖腹手术是检查腹部脏器的必要方法；如果没有受伤，缝合穿孔后，宫腔镜手术可以继续进行。

所有的液体膨胀介质都可能导致血管内吸收大量液体进入循环系统的并发症。单极电切术中

低渗膨宫液的过多吸收会导致电解质紊乱,降低血清渗透压并诱发低钠血症。过度的液体吸收最有可能是由于长时间持续使用大直径内镜灌液或子宫肌层内的血管开放。因此,经宫颈子宫内膜切除术和宫腔镜子宫肌瘤切除术(经宫颈肌瘤切除术,TCRF)需要特别小心。细胞外液量的迅速增长("液体超负荷")可导致急性肺水肿、脑水肿和心力衰竭。因此,在宫腔镜手术中准确测量液体的出入量非常重要,这样可以迅速识别和管理严重的液体出入不平衡[51,52]。

术中出血可伴随子宫穿孔,但更常是子宫肌层深部需要手术的表现。空气栓塞是一种罕见但严重的并发症[53]。如果空气进入膨宫液管,通常在更换膨胀液时会发生这种情况[54]。宫腔镜的术后感染很少见,尽管有些外科医师更倾向于使用抗生素,但没有证据表明应常规使用抗生素。子宫内膜消融的晚期不良后果相对罕见[55](框图 7-14)。

框图 7-14

宫腔镜手术

- 双极电切镜应优先于单极器械使用,因为更多生理性的含电解质的液体可用于子宫扩张和冲洗。仍可能发生液体超负荷,但相关的电解质紊乱将不那么严重。
- 1/2 级子宫肌瘤和宫腔粘连松解术是在技术上最具挑战性的宫腔镜手术。进行此类手术的外科医师应该做足够的病例来维持他们的技能。
- 除了大多数肌瘤切除、子宫成形和粘连松解术外,大多数手术都可以在门诊有效地进行。患者可选择治疗环境。
- 应通过结构化培训计划(包括使用模拟)来实现熟练程度。

七、诊断性腹腔镜

诊断性腹腔镜是一种基本的微创手术,用于诊断各种妇科疾病,但最常用于盆腔疼痛和不孕症(表 7-7)。

1. 技术

绝大多数腹腔镜手术是在全身麻醉下进行

的。与宫腔镜手术一样,将患者正确放置在手术台上很重要。臀部放置在手术台的边缘,使子宫完全前倾。将腿放在腿架上,使大腿与水平面成约 45°,同时确保臀部可以充分伸展,以便在需要腹部手术时使大腿与躯干对齐。

表 7-7   诊断性腹腔镜的适应证和禁忌证

适应证
急性或慢性盆腔疼痛
异位妊娠
盆腔炎(包括结核病)
子宫内膜异位症
附件扭转
不孕症
先天性盆腔异常
异常盆腔扫描
不明原因的盆腔肿块
卵巢恶性肿瘤分期
绝对和相对禁忌证
机械性或麻痹性肠梗阻
广泛性腹膜炎
膈疝
严重的腹腔内出血(如休克)
严重的心肺疾病
肥胖
炎症性肠病
大的腹部肿块
晚期妊娠
多发腹部切口
不可复位的外疝

在冲洗消毒后,用导尿管排空膀胱。应行双合诊检查以评估子宫的大小和活动度,并识别附件肿块。找到宫颈,用双爪钳抓住暴露,然后用 Spackman 钳对子宫进行检查和固定。如果需要输卵管通畅性检查,可以进行子宫操作和输卵管通液。

2. 腹腔镜入路

在英国,每年开展超过 25 万例腹腔镜手术。主要并发症的总体风险大约是 1‰[56]。有可视化条件之前,损伤风险最高的阶段是在进入腹腔之时。有各种进入技巧,封闭的方法最受妇科医生青睐。皇家外科医学院赞成开放式技术。但是,没有证据推荐仅使用一种特定方法而不用另一种。对超过 35 万例封闭式腹腔镜手术的荟萃分析显示,肠道损伤风险为每 1 万人中出现 4 例,主要血管损伤风险为每 1 万人中出现 2 例[56]。开放式和封闭式技术的比较研究发现,开放式技术导致肠损伤风险较高,而两者血管损伤的风险均很低,没有发现差异[49]。

3. 封闭式

封闭式技术使用气腹针充入 CO_2 使腹部扩张,从而可以安全地插入套管针。垂直于脐部做一个小切口,用于插入气腹针。它的尖端处是尖锐的,并且在插入之前测试针的弹簧负载情况和开放性。一次性针更可取。行腹腔镜入径时,手术台应为水平位,气腹针应与腹壁成 90° 插入(图 7-54)。它应该穿过筋膜和腹膜,听到两声咔嗒声。在插入期间或之后,针不应横向移动。已经采用各种测试来确保针的正确放置,但最可靠的是检查初始进气压力是否低(如 <8mmHg)。应继续进气,直至压力达到 20～25mmHg,然后取出气腹针,在同一个切口插入套管针。这次也是与腹壁成 90° 进行,应使用稳定压力的双手进行。一旦看到进入腹腔,应 360° 检查腹腔并放置套管针入口,压力降至 12～15mmHg。

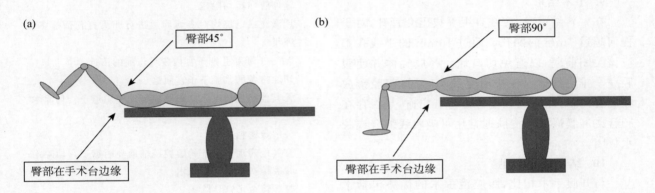

图 7-54　腹腔镜手术时的患者体位
(a)设置和诊断性腹腔镜时的体位;(b)腹腔镜手术期间的体位,可进行盆腔和腹部手术。

4. 开放式

开放式技术避免使用盲针进入,并允许在直视下插入钝头套管芯。一旦形成皮肤切口,然后在直视下打开护套,并将缝合线放置在切口的任何一侧。然后将它们拉入套管上的缝合线保持器中。打开腹膜后,在直视下插入套管,然后将缝线拉紧以避免气体泄漏。当腹腔开始充气后,取出钝性套管芯,在完成气腹后插入腹腔镜。在移除套管后,缝合线被绑在一起关闭鞘。

5. 直接进入和光学可视化进入设备

一些医师建议使用锐性套管芯直接进入腹腔,而不用先使用气腹针穿刺。虽然在英国这并不是一种常见的做法,但将其与封闭式技术进行比较的荟萃分析并未发现主要并发症有显著的差异[57]。已经开发了一些替代装置以改善腹腔镜进入的安全性和易用性。这些包括使用可视化套管、径向扩张的套管芯,以及最新的光学气腹针[57-61]。

6. Palmer 入路

对于既往有手术史或体重指数(BMI)很低的患者,可能需要选择其他入路部位。曾做过中线剖腹手术的患者脐部粘连的风险为 50%,而有过下腹部横切口的患者有 23% 的风险[62]。体重指数极低的女性血管损伤的风险较高,因为主动脉可能在皮肤表面下 2.5cm 处。Palmer 点提供了一个安全的切入点,在中线的左侧肋缘下 3 指宽处。有左上象限手术史或脾大的患者除外,所有患者均可使用此方法。

7. 阴道后穹窿检查和替代入路

Palmer 点是妇科医师腹腔镜手术最安全的替代部位,但其他部位也经常使用。耻骨上入路可能带来膀胱损伤的风险,并且有较高的失败风险[63]。一些妇科医生通过子宫底部充气,但这确实增加了盆腔逆行感染的风险。最后,有子宫内膜异位史、手术史或肠病史的患者,不建议使用阴道后穹窿入路,因为子宫直肠窝可能是封闭的,进入时可能会发生直肠穿孔。

8. 盆腔和腹部检查

一旦镜头进入腹腔,应进行 360°检查,然后将患者置于头低足高位,以便肠道移位后能够更好地暴露盆腔。而后可以在直视下将辅助套管芯置入,后将压力降至 12~15mmHg。对于侧方套管芯放置,应识别腹壁下动脉并将入口远离这些动脉。这些可以在脐侧韧带外看到(闭塞的腹壁下动脉)。

9. 手术结束

在手术结束时,应在直视下拔出套管针,对于任何超过 7mm 的侧孔或超过 10mm 的中线孔都应该关闭前鞘,以避免切口疝。释放气体并使腹腔完全排空气体。在拔出腹腔镜时,将腹腔镜放在套管内,可以检查该端口是否有出血,是否存在肠管或网膜嵌顿。皮肤通常用可吸收线缝合或胶水封闭。

10. 结果和并发症

与开腹手术相比,腹腔镜手术的优势包括术后恢复快(即尽量减少术后疼痛)、尽早地活动、减少住院时间和尽快恢复工作或正常功能[64]。诊断性腹腔镜是一种安全的手术,其并发症的发生率为每 2‰[65]。大多数损伤发生在腹腔镜入路过程中(如腹壁下血管损伤或腹膜后大血管损伤\肠损伤)。因此,在规划最合适的入口类型和进入位置时必须小心谨慎。腹膜后血管损伤通常需要立即进行剖腹手术,而当穿孔很小时,可以通过腹腔镜手术来治疗膀胱或肠道损伤。

八、治疗性腹腔镜手术

腹腔镜手术越来越多的代替传统剖腹手术,成为首选的手术方式(表 7-8)。这并不意味着腹腔镜手术是最佳选择,或者任何情况下都应该选择腹腔镜手术,特别是对于复杂的手术仍存在很多争论。事实上,只有少数手术进行了前瞻性的比较(如异位妊娠、阴道妊娠、子宫内膜异位症、子宫切除术)。因此在很多情况下,关于手术路径的选择取决于特定技能的妇科医师,以及禁忌证和相关并发症的风险。

表 7-8 腹腔镜手术的分类

基础
　诊断性腹腔镜
　绝育
　卵巢囊肿穿刺
　卵巢活检
中等
　分解膜状粘连
　输卵管造口或输卵管切除术治疗异位妊娠
　输卵管吻合术治疗不孕症
　卵巢囊肿切除术
　卵巢巧克力囊肿切除术
　输卵管卵巢切除术
　用激光或电烧灼对多囊卵巢进行卵巢打孔治疗多囊卵巢
　AFS Ⅰ期和Ⅱ期子宫内膜异位症的治疗
　切除带蒂的浆膜下子宫肌瘤
　无其他病理情况下的腹腔镜辅助经阴道子宫切除术
高级
　分解致密粘连
　有其他病理情况下的腹腔镜辅助经阴道子宫切除术
　腹腔镜次全子宫切除术
　腹腔镜全子宫切除术
　肌壁间子宫肌瘤切除术
　治疗 AFS Ⅲ期和Ⅳ期子宫内膜异位症的治疗
　盆腔和主动脉淋巴结切除术
　侧盆壁和输尿管解剖
　骶前神经切除术
　尿失禁手术
　子宫脱垂手术

AFS. 美国生育协会。

并发症:腹腔镜手术似乎比传统手术更安全[66]。然而,尽管整体并发症发生率通常较低,但这并非可以绝对避免[67](表 7-9)。实际上是:①主要并发症如内脏损伤和腹膜后血管出血等更为常见;②许多损伤在手术过程中有可能没被发现。

全国主要调查报告的并发症发生率为每 1000 例手术中发生 7~12.6 例,越复杂的手术损伤风险越大[68,69]。将腹腔镜下子宫切除术与其他方法进行比较,除了尿路损伤外,其他损伤率似乎没有显著差异[70]。1/3~1/2 的并发症发生在手术准备阶段,1/4 的并发症在手术过程中未被发现,其中一半以上是肠和输尿管损伤[71]。妇科腹腔镜检查后的死亡率是 4.4/10 万,而因良性适应证行子宫切除术的死亡率为 150/10 万[72](框图 7-15)。

表 7-9 腹腔镜手术的并发症

术中
　　肠损伤
　　血管损伤
　　膀胱损伤
　　输尿管损伤
　　外科肺气肿
　　麻醉并发症
术后
　　未被识别的内脏或血管损伤
　　静脉血栓栓塞
　　感染
　　切口疝

 框图 7-15

腹腔镜手术

• 如果担心之前手术会导致粘连,Palmer 入路是最安全的切入点。

• 任何产生热量的器械(如电外科、激光、超声刀)都应该非常小心地使用,尤其在靠近肠道和输尿管等重要结构时。

• 在对侧盆壁进行任何手术时必须确定输尿管的位置,以避免对输尿管的损伤。

• 大多数输尿管和肠道损伤在手术当时未能识别。除非另有原因,否则术后过度疼痛应视为继发性肠损伤。

九、内镜手术培训

人们认识到宫腔镜和腹腔镜手术对现代妇科的重要性,并希望在这一领域进行改进和系统培训。这启发了诸如 RCOG 外科学院及如英国妇科内镜学会和美国妇科腹腔镜医师协会等专家协会为微创技术提供有组织的培训和认证。现已开始应用模拟培训系统替代"真实"患者进行培训,以提升受训者的"学习曲线",使他们对实际患者进行操作之前更加熟练[73]。基本模拟包括使用塑料模型或盒式训练器,用以获得基本的外科技能,包括灵巧性、空间意识、手眼协调性和对器械的熟悉程度。动物组织或物体,如蔬菜可用于模型,猪膀胱是很好的"湿"模型,用于宫腔镜子宫内膜切除术;土豆用于子宫肌瘤切除术[73]。现有的模型和计算机模拟机可提供虚拟现实标准化场景,允许对受训者的表现进行客观评估。

(杨 华 译 张 颖 校)

参考文献

[1] Semm K. Endoscopic appendectomy. *Endoscopy* 1983;15:59-64.

[2] Storz P, Buess GF, Kunert W, Kirschniak A. 3D HD versus 2D HD:surgical task efficiency instandardised phantom tasks. *Surg Endosc* 2012;26:1454-1460.

[3] Demirturk F, Aytan H, Caliskan AC. Comparison of the use of electrothermal bipolar vessel sealer with harmonic scalpel in total laparoscopic hysterectomy. *J Obstet Gynaecol Res* 2007;33:341-345.

[4] Law KS, Lyons SD. Comparative studies of energy sources in gynecologic laparoscopy. *J Minim Invasive Gynecol* 2013;20:308-318.

[5] Janssen PF, Brolmann HA, van Kesteren PJ et al. Perioperative outcomes usingLigaSure compared with conventional bipolar instruments in laparoscopic hysterectomy:arandomised controlled trial. *BJOG* 2011;118:1568-1575.

[6] Papalampros P, Gambadauro P, Papadopoulos N, Polyzos D, Chapman L, Magos A. The mini-resectoscope:a new instrument for office hysteroscopic surgery. *Acta Obstet Gynecol Scand* 2009;88:227-230.

[7] Redan JA, Humphries AR, Farmer B et al. 'Big operations using mini instruments':the evolution of mini laparoscopy in the surgical realm. *Surg Technol Int* 2015;27:19-30.

[8] la Chapelle CF, Swank HA, Wessels ME, Mol BW, Rubinstein SM, Jansen FW. Trocar types in laparoscopy. *Cochrane Database Syst Rev* 2015; (12):CD009814.

[9] Pontis A, Sedda F, Mereu L et al. Review and metaanalysis of prospective randomized controlled trials (RCTs) comparinglaparo-endoscopic single

site and multiport laparoscopy in gynecologic operative procedures. *Arch Gynecol Obstet* 2016;294:567-577.

[10] Krishnakumar S, Tambe P. Entry complications in laparoscopic surgery. *J Gynecol Endosc Surg* 2009;1:4-11.

[11] Mettler L, Schmidt, E-H, Frank V, Semm K. Optical trocar systems:laparoscopic entry and its complications (a study of cases in Germany). *Gynaecol Endosc* 1999;8:383-389.

[12] Sinno AK, Fader AN. Robotic-assisted surgery in gynecologic oncology. *Fertil Steril* 2014; 102:922-932.

[13] Wright JD, Ananth CV, Lewin SN *et al*. Robotically assisted vs laparoscopic hysterectomy among women with benign gynecologic disease. *JAMA* 2013;309:689-698.

[14] Liu H, Lawrie TA, Lu D, Song H, Wang L, Shi G. Robot-assisted surgery in gynaecology. *Cochrane Database Syst Rev* 2014;(12):CD011422.

[15] Reich H, Ribeiro SC, Rasmussen C, Rosenberg J, Vidali A. High-pressure trocar insertion technique. *JSLS* 1999;3:45-48.

[16] Rossitto C, Gueli Alletti S, Costantini B, Fanfani F,Scambia G. Total laparoscopic hysterectomy with percutaneous (percuvance) instruments:new frontier of minimally invasive gynecological surgery. *J Minim Invasive Gynecol* 2016;23:14-15.

[17] Rossitto C, Gueli Alletti S, Rotolo S, Cianci S, Panico G,Scambia G. Total laparoscopic hysterectomy using a percutaneous surgical system:a pilot study towards scarless surgery. *Eur J Obstet Gynecol Reprod Biol* 2016;203:132-135.

[18] Jallad K, Siff L, Thomas T, Paraiso MF. Salpingooophorectomy by transvaginal natural orifice transluminal endoscopic surgery. *Obstet Gynecol* 2016;128:293-296.

[19] Lee CL, Wu KY, Su H, Ueng SH, Yen CF. Transvaginal natural-orifice transluminal endoscopic surgery (NOTES) in adnexal procedures. *J Minim Invasive Gynecol* 2012;19:509-513.

[20] Clark TJ, Gupta JK. *Handbook of Outpatient Hysteroscopy: A Complete Guide to Diagnosis and Therapy*. London:Hodder Education, 2005.

[21] Clark TJ, Voit D, Gupta JK, Hyde C, Song F, Khan KS. Accuracy of hysteroscopy in the diagnosis

of endometrial cancer and hyperplasia:a systematic quantitative review. *JAMA* 2002;288:1610-1621.

[22] van Dongen H, de Kroon CD, Jacobi CE, Trimbos JB,Jansen FW. Diagnostic hysteroscopy in abnormal uterine bleeding:a systematic review and metaanalysis. *BJOG* 2007;114:664-675.

[23] Cooper NA, Barton PM, Breijer M *et al*. Costeffectiveness of diagnostic strategies for the management of abnormal uterine bleeding (heavy menstrual bleeding and post-menopausal bleeding):a decision analysis. *Health Technol Assess* 2014;18(24):1-201, v-vi.

[24] Royal College of Obstetricians and Gynaecologists. *Best Practice in Outpatient Hysteroscopy*. Greentop Guideline No. 59. London:RCOG Press, 2011. Available from https://www. rcog. org. uk/globalassets/documents/guidelines/gtg59hysteroscopy. pdf

[25] Jansen FW, Vredevoogd CB, van Ulzen K, Hermans J,Trimbos JB, Trimbos-Kemper TC. Complications of hysteroscopy:a prospective, multicenter study. *Obstet Gynecol* 2000;96:266-270.

[26] Nathani F, Clark TJ. Uterine polypectomy in the management of abnormal uterine bleeding:A systematic review. *J Minim Invasive Gynecol* 2006;13:260-268.

[27] Lieng M, Istre O, Qvigstad E. Treatment of endometrial polyps:a systematic review. *Acta Obstet Gynecol Scand* 2010;89:992-1002.

[28] Cooper NAM, Middleton L, Smith P *et al*. A patient-preference cohort study of office versus inpatient uterine polyp treatment for abnormal uterine bleeding. *Gynecol Surg* 2016;13:313-322.

[29] Cooper NA, Clark TJ, Middleton L *et al*. Outpatient versus inpatient uterine polyp treatment for abnormal uterine bleeding:randomised controlled noninferiority study. *BMJ* 2015;350:h1398.

[30] Smith PP, Middleton LJ, Connor M, Clark TJ. Hysteroscopic morcellation compared with electrical resection of endometrial polyps:a randomized controlled trial. *Obstet Gynecol* 2014;123:745-751.

[31] Munro MG, Critchley HO, Fraser IS. The FIGO classification of causes of abnormal uterine bleeding in the reproductive years. *Fertil Steril* 2011; 95:2204-2208,2208. e1-3.

[32] Hart R, Molnar BG, Magos A. Long term follow up of hysteroscopic myomectomy assessed by sur

vival analysis. *Br J Obstet Gynaecol* 1999; 106: 700-705.

[33] Emanuel MH, Wamsteker K, Hart AA, Metz G, Lammes FB. Long-term results of hysteroscopic myomectomy for abnormal uterine bleeding. *Obstet Gynecol* 1999;93:743-748.

[34] Vercellini P, Zaina B, Yaylayan L, Pisacreta A, De Giorgi O,Crosignani PG. Hysteroscopic myomectomy:longterm effects on menstrual pattern and fertility. *Obstet Gynecol* 1999;94:341-347.

[35] Parker WH, Olive DL, Pritts EA. Fibroids and pregnancy outcomes. *Fertil Steril* 2012;98:e13;author reply, e4.

[36] van Dongen H, Emanuel MH, Wolterbeek R, Trimbos JB, Jansen FW. Hysteroscopic morcellator for removal of intrauterine polyps and myomas: a randomized controlled pilot study among residents in training. *J Minim Invasive Gynecol* 2008; 15: 466-471.

[37] Lethaby A, Penninx J, Hickey M, Garry R, Marjoribanks J. Endometrial resection and ablation techniques for heavy menstrual bleeding. *Cochrane Database Syst Rev* 2013;(8):CD001501.

[38] Clark TJ, Samuel N, Malick S, Middleton LJ, Daniels J, Gupta JK. Bipolar radiofrequency compared with thermal balloon endometrial ablation in the office: a randomized controlled trial. *Obstet Gynecol* 2011;117:109-118.

[39] Di Spiezio Sardo A, Florio P, Nazzaro G *et al*. Hysteroscopic outpatient metroplasty to expand dysmorphic uteri (HOME-DU technique): a pilot study. *Reprod Biomed Online* 2015;30:166-174.

[40] Robinson LL, Cooper NA, Clark TJ. The role of ambulatory hysteroscopy in reproduction. *J Fam Plann Reprod Health Care* 2013;39:127-135.

[41] Sinha D, Kalathy V, Gupta JK, Clark TJ. The feasibility, success and patient satisfaction associated with outpatient hysteroscopicsterilisation. *BJOG* 2007;114:676-683.

[42] Baxter N, Hudson H, Rogerson L, Duffy S. Hysteroscopic sterilisation:a study of women's attitudes to a novel procedure. *BJOG* 2005;112:360-362.

[43] Arora P, Arora RS, Cahill D. Essure? for management of hydrosalpinx prior to in vitro fertilisation:a systematic review and pooled analysis. *BJOG* 2014; 121:527-536.

[44] Hamerlynck TW, Blikkendaal MD, Schoot BC, Hanstede MM, Jansen FW. An alternative approach for removal of placental remnants: hysteroscopic morcellation. *J Minim Invasive Gynecol* 2013;20: 796-802.

[45] Clark TJ, Bakour SH, Gupta JK, Khan KS. Evaluation of outpatient hysteroscopy and ultrasonography in the diagnosis of endometrial disease. *Obstet Gynecol* 2002;99:1001-1007.

[46] Moawad NS, Santamaria E, Johnson M, Shuster J. Cost-effectiveness of office hysteroscopy for abnormal uterine bleeding. *JSLS* 2014; 18: pii: e2014.00393.

[47] Saridogan E, Tilden D, Sykes D, Davis N, Subramanian D. Cost-analysis comparison of outpatient see-and-treat hysteroscopy service with other hysteroscopy service models. *J Minim Invasive Gynecol* 2010;17:518-525.

[48] Bettocchi S, Di Spiezio Sardo A, Ceci O *et al*. A new hysteroscopic technique for the preparation of partially intramural myomas in office setting (OPPIuM technique): a pilot study. *J Minim Invasive Gynecol* 2009;16:748-754.

[49] Garry R. Laparoscopic surgery. *Best Pract Res Clin Obstet Gynaecol* 2006;20:89-104.

[50] Bradley LD. Complications in hysteroscopy:prevention, treatment and legal risk. *Curr Opin Obstet Gynecol* 2002;14:409-415.

[51] Loffer FD, Bradley LD, Brill AI, Brooks PG, Cooper JM. Hysteroscopic fluid monitoring guidelines. The ad hoc committee on hysteroscopic training guidelines of the American Association of Gynecologic Laparoscopists. *J Am Assoc Gynecol Laparosc* 2000;7:167-168.

[52] Umranikar S, Clark TJ, Saridogan E *et al*. BSGE/ESGE guideline on management of fluid distension media in operative hysteroscopy. *Gynecol Surg* 2016;13:289-303.

[53] Brooks PG. Venous air embolism during operative hysteroscopy. *J Am Assoc Gynecol Laparosc* 1997; 4:399-402.

[54] Thinkhamrop J, Laopaiboon M, Lumbiganon P. Prophylactic antibiotics for transcervical intrauterine procedures. *Cochrane Database Syst Rev* 2007; (3):CD005637.

[55] McCausland AM, McCausland VM. Frequency of

symptomatic cornual hematometra and postablation tubal sterilization syndrome after total rollerball endometrial ablation: a 10-year follow-up. *Am J Obstet Gynecol* 2002; 186: 1274-1280; discussion 1280-1283.

[56] Royal College of Obstetricians and Gynaecologists. *Preventing Entry-related Gynaecological Laparoscopic Injuries*. Green-top Guideline No. 49. London: RCOG Press, 2008. Available at https://www. bsge. org. uk/wpcontent/uploads/2016/03/GtG-no-49-Laparoscopic-Injury-2008. pdf

[57] Ahmad G, Gent D, Henderson D, O'Flynn H, Phillips K, Watson A. Laparoscopic entry techniques. *Cochrane Database Syst Rev* 2015; (8): CD006583.

[58] Bhoyrul S, Payne J, Steffes B, Swanstrom L, Way LW. A randomized prospective study of radially expanding trocars in laparoscopic surgery. *J Gastrointest Surg* 2000; 4: 392-397.

[59] Feste JR, Bojahr B, Turner DJ. Randomized trial comparing a radially expandable needle system with cutting trocars. *JSLS* 2000; 4: 11-15.

[60] Mettler L, Maher P. Investigation of the effectiveness of the radially-expanding needle system, in contrast to the cutting trocar in enhancing patient recovery. *Min Invas Ther Allied Technol* 2000; 9: 397-401.

[61] McGurgan P, O'Donovan P. Optical Veress as an entry technique. *Gynaecol Endosc* 1999; 8: 379-382.

[62] Audebert AJ, Gomel V. Role of microlaparoscopy in the diagnosis of peritoneal and visceral adhesions and in the prevention of bowel injury associated with blind trocar insertion. *Fertil Steril* 2000; 73: 631-635.

[63] Anon. A consensus document concerning laparoscopic entry techniques: Middlesbrough, March 19-20 1999. *Gynaecol Endosc* 1999; 8: 403-406.

[64] Rockall TA, Demartines N. Laparoscopy in the era of enhanced recovery. *Best Pract Res Clin Gastroenterol* 2014; 28: 133-142.

[65] Royal College of Obstetricians and Gynaecologists. *Diagnostic Laparoscopy*. Consent Advice No. 2. London: RCOG Press, 2008. Available at https://www. rcog. org. uk/globalassets/documents/guidelines/consent-advice/diagnostic-laparoscopy-consent-advice-2. pdf

[66] Chapron C, Fauconnier A, Goffinet F, Breart G, Dubuisson JB. Laparoscopic surgery is not inherently dangerous for patients presenting with benign gynaecologic pathology. *Results of a meta-analysis. Hum Reprod* 2002; 17: 1334-1342.

[67] Garry R, Fountain J, Brown J *et al*. EVALUATE hysterectomy trial: a multicentre randomised trial comparing abdominal, vaginal and laparoscopic methods of hysterectomy. *Health Technol Assess* 2004; 8(26): 1-154.

[68] Jansen FW, Kapiteyn K, Trimbos-Kemper T, Hermans J, Trimbos JB. Complications of laparoscopy: a prospective multicentre observational study. *Br J Obstet Gynaecol* 1997; 104: 595-600.

[69] Chapron C, Querleu D, Bruhat MA *et al*. Surgical complications of diagnostic and operative gynaecological laparoscopy: a series of 29,966 cases. *Hum Reprod* 1998; 13: 867-872.

[70] Aarts JW, Nieboer TE, Johnson N *et al*. Surgical approach to hysterectomy for benigngynaecological disease. *Cochrane Database Syst Rev* 2015; (8): CD003677.

[71] Wind J, Cremers JE, van Berge Henegouwen MI, Gouma DJ, Jansen FW, Bemelman WA. Medical liability insurance claims on entry-related complications in laparoscopy. *Surg Endosc* 2007; 21: 2094-2099.

[72] Varol N, Healey M, Tang P, Sheehan P, Maher P, Hill D. Ten-year review of hysterectomy morbidity and mortality: can we change direction? *Aust NZ J Obstet Gynaecol* 2001; 41: 295-302.

[73] Hiemstra E, Kolkman W, Jansen FW. Skills training in minimally invasive surgery in Dutch obstetrics and gynecology residency curriculum. *Gynecol Surg* 2008; 5: 321-325.

第8章　童年期和青春期

第一节

青春期及其疾病

D. Keith Edmonds[1,2]

[1] *Imperial College London, London, UK*
[2] *Queen Charlotte's and Chelsea Hospital, London, UK*

从童年期到青春期和成年期的过渡是女性一生中最具活力的变化之一。这些变化不仅是身体的,而且是情感的、心理的、行为的和性的,所有这些变化都意味着女性的成熟,从而具备生育能力。在青春期发育过程中,个体之间存在巨大的差异,但共同的 5 个身体的主要变化,包括生长、乳房发育、阴毛发育、腋毛发育,以及月经来潮。尽管这些变化在时间上以不同的速率发生,但仍存在过早或延迟发育的情况,进而偏离了正常进程。有些女孩可能会在没有月经的情况下发生青春期的转变,而有些女孩则可能无法进入青春期。

一、青春期启动的调控

女孩的青春期启动年龄为 8—13 岁,在这个年龄之前出现第二性征,称为性早熟;女孩在 13 岁以后仍未出现任何一种第二性征的变化,被认为是青春期发育延迟。已知许多因素在青春期的启动中起作用。遗传学具有明显的主导作用,女性青春期的启动年龄和她女儿的相应年龄存在明显的相关性。然而,青春期启动存在种族差异,与白人相比,黑人女性通常更早地进入青春期[1]。此外,各种族的营养状况也显著影响青春期的发病年龄。生活在营养不良区域的儿童青春期显著延迟,而这些女孩转移到社会经济优越的环境后就明显改善了青春期的发育[2]。在另一个极端,

现有证据表明高体重指数(BMI)与青春期发育早密切相关,体脂与青春期启动的关系与脂肪部位的瘦素(leptin)释放相关[3]。瘦素和吻肽(kisspeptin)似乎是下丘脑诱导青春期启动的主要信号[4]。

下丘脑-垂体-性腺轴在胎儿期活动而在儿童期是静止的,正是这个轴的再度活化诱导性成熟,但目前其具体机制仍不清楚。下丘脑基底中的弓状核负责将促性腺激素释放激素(GnRH)分泌到下丘脑-垂体门静脉循环中。随着青春期启动,弓状核开始以脉冲方式分泌 GnRH,最初仅出现在晚上;然而,随着时间的推移,GnRH 释放采用低频低振幅脉冲模式,开始诱导垂体释放黄体生成素(LH)。低振幅脉动模式逐渐扩展到白天也分泌,并且促性腺激素水平本身开始增加,反映出更高的 GnRH 脉冲幅度和频率。随着促卵泡激素(FSH)和 LH 的作用模式建立,卵巢开始活动,但最初明显不协调而无序。也就是说,虽有卵泡生长但没有协调的排卵,虽然雌二醇水平开始上升,但尚无排卵的证据。由于促性腺激素的刺激,卵巢可能出现多囊性外观,随着时间的推移(5～10 年),协调的 GnRH 脉冲诱导成人 FSH 相对稳定的释放频率(大约每 90 分钟),从而建立排卵周期。

从 7 岁开始,大多数女孩出现肾上腺激活导致的雄激素分泌增加,这种现象称为“肾上腺功能初现”。与卵巢产生雌二醇一样,雄激素水平在最初也处于极低水平,而随着时间的推移而逐渐增加。

二、青春期的身体变化

1. 生长

身高增长加速是青春期启动的最初体征。婴儿期的生长相对较快,直到 3－4 岁,然后在儿童期开始后迅速减速。婴儿期的生长速度约为 15cm/年,但在儿童中期,直到青春期启动前,减慢到 5～6cm/年。有趣的是,儿童的生长发育速度通常在青春期前的 12～18 个月最为缓慢,而如果青春期发育延迟,这种效应就会更放大。在青春期,女孩可能达到 10cm/年的最高生长速度,并且在整个青春期发育阶段将获得大约 25cm 的身高增长。相比之下,男性的生长速度比女性大约晚 2 年,但最终增加了约 28cm 的高度。一旦生长速度下降的最后阶段来临,骨骺融合将阻止进一步的生长。在青春期生长阶段,骨密度迅速增加。控制身高突增的主要是生长激素及其主要的第二信使胰岛素样生长因子(IGF)-1。雌二醇在青春期,尤其是早期阶段,生长激素的分泌增加中起重要作用。随着骨骼生长和身高的最大化,雌二醇会在青春期结束时达到最大值时启动骨骺融合。甲状腺激素在生长发育中也起着关键作用,如严重的儿童期甲状腺功能减退,会导致生长速度急剧下降。

2. 乳房发育

虽然身高突增通常是青春期开始的第一个迹象,但在女性中,通常把乳房变化作为发育的指标。乳房开始发育被称为"乳房初长(thelarche)",Tanner 将其分为 5 个阶段[5]。乳房增长通常在两个乳房之间并不完全对称,而 Tanner 分期中的阶段 5 代表乳房发育的成熟终末期,大约需要 5 年时间。

3. 阴毛和腋毛生长

女性阴毛的青春期发育与雄激素释放相关,雄激素的存在决定了阴毛和腋毛的生长。在大约 20% 的女性中,阴毛发育可能先于乳房发育。

4. 青春期启动年龄和随后的健康状况

月经初潮年龄小与乳腺癌、心血管疾病、抑郁症、行为障碍、糖尿病和早期死亡率增加的风险增加有关[6](框图 8-1)。

> 💡 **框图 8-1**
>
> **第二性征的发育特征**
> - 身高增长
> - 乳房发育
> - 阴毛和腋毛发育
> - 月经来潮

三、性早熟

在过去几年中,由于认为青春期启动的年龄一直在下降,性早熟的现象受到越来越多的关注。然而,就年龄界值而言,8 岁前出现任一第二性征应该被认为是性早熟,并促使临床医师进行检查。

1. 青春期早发的鉴别诊断

(1)过早的肾上腺功能初现:这是由于肾上腺过早分泌雄激素,也是性早熟转诊中的最常见原因。肾上腺功能初现过早和 BMI 增加之间似乎存在关联[7],尤其是超重的性早熟儿童中,一定要注意区分是真正的乳房发育还是脂肪组织堆积。阴蒂增大,严重痤疮或肌肉质量增加等男性化的迹象,高度提示是否存在分泌雄激素的卵巢或肾上腺肿瘤,或是迟发性先天性肾上腺增生(CAH)。迟发性 CAH 可以表现为 1 岁开始出现阴毛,进而需要适当的检查。

(2)过早的乳房初长:这种情况下,乳房发育通常比 8 岁更早出现,而进展非常缓慢,并且通常单独发生,与身高突增或其他第二性特征不相关。这种情况的原因尚不清楚,虽然排查卵巢囊肿是合适的做法,但检出率并不高。

(3)中枢性性早熟:这是指由于下丘脑-垂体-卵巢轴的早期激活而过早出现乳房发育,并伴有身高突增;阴毛通常有,但不总有。因此,中枢性性早熟完全模拟青春期的正常启动,只是出现的年龄过小。在具有阳性家族史的性早熟患者中,曾发现 MKRN-3 基因的突变[6],但在大多数情况下,病因均不明确。脑成像对于性早熟患者的诊断很重要,尤其是 6 岁前患儿中,约 20% 存在中枢神经系统(CNS)肿瘤。

(4)外周性性早熟:这远比中枢性性早熟少见,并且通常由性类固醇的过量产生引起。原因包括以下情况。

- 肾上腺肿瘤分泌过量的雄激素。
- 迟发性 CAH。
- 分泌雌激素的肿瘤导致乳房快速发育。如果存在大的卵巢囊肿，这可能是 McCune-Albright 综合征的一部分，该综合征的经典特征包括不规则的咖啡斑和称为多发性肌纤维异常增生的囊性骨病变。
- 暴露于外源性激素，如儿童无意中摄入过量避孕药，导致雌激素过量；局部雄激素暴露。

2. 检查

可以对性早熟的儿童进行许多激素检测和研究，但是它们都价值有限，应该专注于特定的临床状况。LH 可用于区分过早的乳房初长和中枢性性早熟，而 FSH 的价值有限。雌二醇通常在患有性早熟的女孩中升高，而非常高的水平则提示肿瘤。过早的肾上腺功能初现表现为脱氢表雄酮升高；显著升高的睾酮则提示分泌雄激素的肿瘤；怀疑迟发性 CAH 的患儿，可以通过检测 17-羟孕酮来确认诊断。放射影像学的价值有限，如果怀疑腹部肿瘤可行盆腔超声检查，极端性早熟的儿童应行脑部磁共振成像，其中约 20% 存在中枢系统肿瘤，而且应筛查有无 MKRN-3 基因突变。

3. 治疗

大多数患有中枢性性早熟的女孩不需要激素治疗，因为大多数发展缓慢，即使启动较早但也会在预期的年龄才达到成熟。因此，谨慎的做法是在初诊后 6 个月再次检查判断是否有第二性征的快速进展。如果有，则很有可能在 9 岁时就达到性成熟，则抑制青春期过早发育的治疗是合理的。虽然垂体性腺轴可以被抑制，但生长激素不能被抑制，因此接受治疗的孩子其成人身高可能明显高于不接受治疗的孩子的预期身高。青春期极早的儿童在诊断时通常较同龄孩子高，他们倾向于尽早完成身高增长但也能达到正常的成年身高。对于这些幼儿抑制第二性征的发展是适宜的。中枢性性早熟的标准治疗方法是 GnRH 类似物，可以通过鼻腔给药或通过肌内注射给药。每 3 个月 1 次的剂型是有的，也就是每年 4 次注射就可以达到抑制青春期发育的目的。然后此类 GnRH 类似物一直给到孩子大约 11 岁，停药后可恢复青春期的正常发育。由于卵巢或肾上腺肿瘤引起的

周围性性早熟需要外科手术；对于因 CAH 导致雄激素过多的女孩，采用氢化可的松抑制肾上腺的药物治疗就可以逆转上述变化。

四、青春期延迟

当女孩在 13.5 岁时还没有第二性征，通常会考虑青春期延迟。青春期延迟的发生率仅为 2.5%，但确定哪些患儿具有显著的病因非常重要。慢性疾病或过度运动可能导致青春期发育延迟，因此必须详细记录病史。大约 50% 的女性青春期延迟没有明确原因，而其中绝大多数在 18 岁时会出现青春期改变。另有 40% 存在遗传缺陷[6]。在出现第二性征发育的情况下，月经应该在乳房发育至 Tanner 2 期后的 2 年内发生。但是，任何年龄的任何孩子，如果担心没有第二性征发育或月经延迟都应给予检查。母亲带女儿来检查通常都有很充分的理由，比如兄弟姐妹在较早年龄完成青春期发育，或是母亲自己在较早年龄时就能发育。虽然检查的结果可能没有任何异常，但证明"正常"也非常重要（框图 8-2）。

 框图 8-2

性早熟通常是特发性的，只有在进展迅速使得青春期过早发生时才需要治疗。

五、原发性闭经的病因

从临床角度来看，最好根据第二性征的存在与否来对原发性闭经的病因进行分类。这是表 8-1 所示分类系统的基础。当然，还有一类特殊患者存在性分化异常，其社会性别与染色体性别是相反或不一致的。

1. 第二性征正常

（1）处女膜闭锁：处女膜闭锁可能出现于两个发育阶段。一是出现在儿童早期，表现为婴儿处女膜膨出而阴道内积满黏液。这种情况很容易处理，并且在处女膜切开后不会遗留任何问题。另一种情况是青春期女孩主诉有间歇性腹痛（通常是周期性的）。疼痛是由于阴道内经血积聚所致。阴道容易扩张，可以容纳相当大量的血液，这种情

表 8-1　原发性闭经的分类

第二性征正常	苗勒管抑制因子缺乏
处女膜闭锁	46 XY DSD
阴道横膈	5α-还原酶缺乏
功能性子宫无阴道	部分性雄激素受体缺乏
无功能性子宫无阴道	性染色体 DSD
XY DSD:雄激素不敏感综合征	真两性畸形

（续　表）

DSD:性发育异常。

缺乏第二性征
身材正常
低促性腺激素性腺功能减退
　先天性
　　孤立的 GnRH 缺乏
　　嗅觉-生殖综合征
　　获得性(后天性)
　　减肥/厌食症
　　过度运动
　　高泌乳素血症
高促性腺激素性腺功能减退
　46XX 或 46XY DSD
　性腺发育不全
　　XX 发育不全
　　XY 发育不全
　性腺发育不良
　　特纳嵌合体
　　其他 X 染色体缺失或嵌合体
　　XY 酶缺乏
　卵巢衰竭
　半乳糖血症
身材矮小
低促性腺激素性腺功能减退
　先天性:脑积水
　获得性
　　外伤
　　空蝶鞍综合征
　　肿瘤
高促性腺激素性腺功能减退
　性染色体异常 DSD
　特纳综合征
　其他 X 染色体缺失或嵌合体
异性发育
46 XX DSD
　先天性肾上腺皮质增生
　分泌雄激素的肿瘤

况称为阴道积血(haematocolpos)。由于子宫是一种难以扩张的肌肉器官,血液在子宫内积聚是非常不寻常的,当确实有血液在宫腔内积聚时,被称为宫腔积血(haematometra)。随着阴道肿块扩大,可能出现排尿和排便的问题。检查偶尔会发现腹部肿胀,主要是能观察到阴道口突起张力大的蓝色膜状结构,即无孔的处女膜(见第 7 章第二节)。

(2)阴道横膈:阴道的上部和下部未能贯通,中间有一层分隔的组织。这类女孩也会因为阴道积血而出现周期性腹痛,但阴道横膈的位置和厚度决定了其临床表现与处女膜闭锁完全不同。同样,有可能触及腹部肿块,但体征主要体现在阴道检查,阴道为盲端,尽管也可能外凸,但它是粉红色而不是蓝色。而处女膜痕是可以分辨的。阴道横膈可发生阴道的三个层段,分别称为阴道下段横膈、中段横膈和上段横膈。如果上阴道和下阴道之间的空间都比较大,则在阴道口看不到明显的肿胀,直肠检查可能会显示肿块。阴道横膈的处理与处女膜闭锁非常不同,在进行任何处理前必须进行非常仔细的评估(见第 7 章第二节)。

(3)功能性子宫和阴道缺如:子宫体正常发育但子宫颈发育失败是胚胎发育上的一种罕见现象,这也会导致阴道上段发育不良。临床表现仍是周期性腹痛,但因为没有阴道扩张,通常没有盆腔肿块。尽管可能存在轻度的宫腔积血,但更主要的是经血逆流可导致子宫内膜异位症和(或)盆腔粘连。此类情况可行重建手术。

(4)无功能的子宫和阴道缺如:这是原发性闭经的第二大常见原因,仅次于特纳综合征。由于卵巢功能未受影响,因此第二性特征是正常的。对生殖器区域的检查显示正常的女性外生殖器,但是阴道凹陷呈盲端,其深度通常不超过

1.5cm。这被称为 Mayer-Rokitansky-Küster-Hauser(MRKH)综合征,通常无子宫发育。在骨盆侧壁上经常可发现小的残迹子宫(anlage)。重要的是要记住,这些患者中有40%合并肾异常,其中最常见的15%是肾缺失,另外该综合征还经常合并骨骼异常[8](见第7章第二节)。

(5)46 XY:个体具有 XY 核型却为女性表型的情况有多种,包括睾丸发育不良、睾丸产生雄激素(特别是睾酮)的酶缺乏,以及雄激素受体缺失或功能缺失。在雄激素不敏感综合征中,由于雄激素受体基因的缺陷导致雄激素受体的结构异常,使其成为无功能性受体。这意味着阻断了正常发育过程中睾酮的男性化作用,而雄激素通过外周转化为雌激素可以刺激乳房的发育,因此患者表现为乳房发育正常的"女性"。此类患者的阴毛很少,外阴是正常女性外阴,阴道通常短。(见第7章第二节)。

(6)卵巢抵抗综合征:这是原发性闭经中极为罕见的原因,但曾有描述。在存在明显正常的卵巢组织的情况下,促性腺激素水平升高;患者有部分第二性征的发育,但从未产生足够量的雌激素足以诱导月经。研究认为,这些女性卵巢卵泡中 FSH 受体缺失或功能失常,因此无法对 FSH 做出适当反应。

(7)体质性发育延迟:一些女孩有特发性月经延迟和正常的第二性征,但没有解剖异常,内分泌检查也都是正常的。如果在24h内进行连续取血,此类女性会发现存在不成熟的 GnRH 脉冲,这是她们体质性发育延迟的唯一原因。随着成熟过程的发展,这些年轻女性最终会自发地出现月经(框图 8-3)。

> **框图 8-3**
> 原发性闭经的处理应该基于有无第二性征的发育。

2. 缺乏第二性征(正常身高)

(1)孤立的 GnRH 缺乏症(嗅觉-生殖器综合征,Kallman 综合征):在这种情况下,下丘脑不能产生 GnRH,因此出现低促性腺激素状态。垂体腺体是正常的,用外源性 GnRH 刺激垂体可以正常释放促性腺激素。这种情况是由于下丘脑弓状核中的神经元发育不良引起的。这些神经元从胚胎学角度来自嗅球,因此部分患者可能合并嗅觉异常。合并嗅觉异常的类型称为 Kallman 综合征。尽管已经描述了24种相关的基因突变,但仅能解释60%的病例[9],这两种综合征的遗传基础仍有待进一步澄清。

(2)减肥/厌食症:减肥更常见于继发性闭经而不是原发性闭经,但不幸的是,年轻女孩在青春期前状态容易罹患神经性厌食症,这将导致青春期发育延迟,而低促性腺激素的状态持续存在。患病的女孩身高的增长加速通常不受影响,但第二性征发育不良。

(3)运动过度:近年来,人们越来越认识到,青春期儿童的过度运动会导致体脂含量降低,而不一定影响体重。肌肉的发育有助于整体重量,因此单独的体重不能用作闭经病因的判定指标。必须对身体脂肪进行评估,这种评估更能帮助我们鉴别。例如,一些芭蕾舞演员、运动员和体操运动员的女孩,尽管体重正常,但实际上也可能发生相关的神经性厌食症。

(4)高泌乳素血症:这是原发性闭经的一种罕见原因,更常见于继发性闭经。垂体中可能存在可识别的催乳素瘤,但通常没有明显的病灶。CT 扫描有助于提供肿瘤的证据。

(5)性腺无发育:在这种情况下,性腺完全无发育。这些女孩的染色体可能是46XX 或46XY。46XX 单纯性腺发育不全是一种常染色体隐性遗传疾病,可能涉及 X 染色体以外的基因。这些基因的定位尚不清楚,但在所有这些患者中,他们的基因型不会影响她们女性的表型。在46XY 或45X/46XY 中,当决定性腺分化的睾丸决定因子或其受体缺乏时,睾丸不会发育,进而不能产生雄激素或苗勒管抑制因子。因此,午非管结构退化而苗勒管结构持续存在并发育为女性内生殖器,当给予雌激素治疗后,可以有月经来潮。此类患者的外生殖器为正常女性表型。身高正常,因为增高加速的时点是正常的。然而,在46XY 的女孩中,雄激素或雌激素缺乏意味着她们的骨骺难以在正常的年龄段闭合,因此其终身高可能高于正常。

(6)卵巢衰竭:由于儿童恶性肿瘤的化疗或放疗,这些不幸的女孩罹患卵巢功能衰竭。

（7）半乳糖血症：这种先天性的半乳糖代谢障碍是由于缺乏半乳糖1-磷酸尿苷酰转移酶。这种酶与低促性腺激素性性腺功能减退之间的病因关系仍有待澄清，但半乳糖1-磷酸尿苷酰转移酶缺乏症患者有急性中毒综合征，可导致卵巢细胞破坏，认为是由于半乳糖代谢物的堆积，诱发程序化细胞死亡（细胞凋亡）。

（8）性腺发育不全：只要性腺形成异常，性腺就可被描述为发育不全，这包括伴随分化程度而变化的一系列变异。最常见的是特纳综合征，只有一条X染色体，核型为45X。缺失的染色体可以是X或Y。在其他情况下，性腺发育不全可能与嵌合体相关，这时有两个细胞系存在于一个个体内，最常见的是45X/46XX。与性腺发育不全相关的染色体结构异常还涉及染色体部分缺失，如果缺失涉及X染色体的长臂或短臂的一部分，那么这种遗传物质的丢失可能会影响性腺发育。在特纳综合征中，卵巢发育在妊娠20周前是正常的，在此阶段卵巢中能发现卵母细胞。然而，到妊娠后期，卵细胞的进一步成熟受损并且发生大量闭锁。大多数患者的卵巢仅由基质组成，没有卵母细胞，故不能产生雌激素。患者有正常的女性表型，内生殖器的发育也正常。由于身高基因位于X染色体的短臂上，所以X染色体的缺失会导致身材矮小。在嵌合体中，每种细胞系的比例决定了病症的表现。45X细胞的百分比越高，特纳综合征的特征就越明显。

在XY个体中，可能存在与酶缺乏相关的发育不全的性腺，虽然不能产生睾酮，但苗勒管抑制因子的分泌是正常的，因此苗勒管萎缩退化，但外生殖器因缺乏睾酮而无法男性化。午非管结构也未能发育。外阴表型为阴道短的女性。

3. 缺乏第二性征（身材矮小）

（1）先天性感染：由于儿童期或新生儿感染导致的脑积水是最常见的病因。脑积水会破坏下丘脑并使其分泌GnRH的神经元功能丧失，从而产生低促性腺激素性性腺功能减退状态。

（2）外伤：颅底创伤也可能损伤下丘脑并阻碍GnRH分泌。

（3）空蝶鞍综合征：在这种不寻常的情况下，蝶鞍是空的，并且先天性垂体腺体缺失或至少部分缺失，导致不能产生促性腺激素。因此，第二性

征也不会发展。

（4）肿瘤：垂体部位的多种肿瘤可导致腺体的破坏，其中最常见的是颅咽管瘤。这是一种通常在儿童时期出现并导致脑垂体破坏的肿瘤。这些儿童通常已经开始接受其他激素缺乏症的支持治疗，表现为低促性腺激素性性腺功能减退。

（5）特纳综合征：经典的Turner综合征染色体核型是45X，表现为身材矮小和卵巢功能衰竭的各种典型的特征，包括生长障碍，卵巢功能衰竭和心血管异常。这些儿童通常在婴儿期或幼儿期就已经诊断，但也偶有因青春期无第二性征发育才就诊的。更常见的是，她们从儿科内分泌科转诊来希望诱导第二性征。事实证明，改善身高的愿望往往难以达成。

4. 异性发育

（1）先天性肾上腺皮质增生：这是由于肾上腺类固醇合成途径中缺乏相应的酶造成（请参见相关章节），患有这种疾病的儿童需要补充类固醇激素[10]。要想在适当的时候发展出第二性征，对CAH的良好控制是重要的前提。然而，这些女孩中的不少人不能很好地依从类固醇激素治疗，因此未得到很好控制。CAH控制不好就无法建立正常的青春期过程。因此，当发现青春期延迟而需要再次强调类固醇激素控制的情况很常见。

（2）分泌雄激素的肿瘤：卵巢长了睾丸母细胞瘤的情况极为罕见。由于肿瘤产生了过量的雄激素导致了男性化，所以切除肿瘤是解决问题的根本途径。

（3）5α-还原酶缺乏症：这种形式的XY女性是由于5α-还原酶缺乏导致睾酮无法转化为双氢睾酮，而这是男性外生殖器发育中必需的生化步骤。泄殖腔发育只能对这种睾酮衍生物而非睾酮本身起反应。患者的外生殖器是女性型，而内生殖器由于睾丸分泌的苗勒管抑制因子，仍然向正常的男性型发育。因此此类患者是无月经的。

（4）真两性畸形：在这种情况下，患儿同时有睾丸和卵巢两种性腺组织。卵巢和睾丸可能分别位于不同侧，也可以同时存在于一侧性腺组织中，这导致出生时的性别判定问题（请参见相关章节），如果没能在出生时解决，则可能在青春期由于雄激素过多而阻止正常月经周期的发展而出现闭经。

（5）苗勒管抑制因子缺乏：这种罕见情况是指 XY 个体不产生苗勒管抑制因子，则意味着内生殖器持久存在女性苗勒管结构，而由于睾丸亦产生睾酮，男性午非管的结构也会存在。在这种极端的综合征中，患者同时具有男性和女性两套内生殖器。

5. 评估和管理

在理解了这些综合征的分类之后，很明显大多数情况都是罕见的，而体质性青春期发育延迟无疑是最常见的诊断。然而，由于其他诊断具有严重影响，因此只有在排除所有其他综合征后才能得出体质性发育延迟的诊断。记录完整的病史和检查至关重要，其中最重要的是第二性征和身高的发育。对第二性征的评估应根据 Tanner 的分期系统。

（1）第二性征正常：第二性征正常应提醒临床医师是否存在流出道梗阻。这是第二性征正常的原发性闭经患者中最常见原因。因此，进行相关检查予以诊断或排除是合理的。对这些年轻的青少年进行任何盆腔检查是不合适的，应该采用影像技术。用盆腔超声扫描以评估骨盆结构很简单，对于罕见的和特殊的病例，必要时可采用MRI。如果发现子宫不存在，应进行核型分析。如果核型是 46XX，那么最有可能是 MRKH 综合征。如果染色体核型是 46XY，则根据定义，患者是 XY 女性。如果超声可以探及子宫，而且合并阴道积血或宫腔积血，应进行适当的重建手术。如果盆腔器官的结构是正常的，那么就需要评估促性腺激素和催乳素水平，因为这往往表明闭经的原因来自下丘脑，即所谓的体质性发育延迟。在某些情况下，LH 与 FSH 的比值可能会升高（见表 8-1），如果诊断卵巢抵抗综合征，促性腺激素水平会非常高。催乳素水平升高则提示催乳素瘤。

对于第二性征正常的患者，可采用如下处理方法。

无子宫的患者需要特殊的心理咨询，针对她们的护理应该在能够提供全方位心理，性心理和妇科专业技术的中心进行管理。这些年轻女孩将面临未来性生活和不孕症的重大问题，需要非常谨慎的咨询。在适当的时候，可以通过非手术或手术方法重建阴道。95％的病例使用阴道扩张器的非手术方法即可获得成功（见第 7 章第二节）。

在被发现是 XY 核型的女孩中，对其性腺的恶性潜能进行仔细的咨询是必要的，据文献报道此类性腺发生恶变的概率约为 30％。因此，在完成咨询后切除她们的性腺是必要的。当临床医师和患者之间建立充分的信任后，应该告知患者其核型的意义。事实上在适当的时候，所有患者都应了解他们的核型。

在流出道梗阻中，手术治疗取决于其阻塞程度。最简单的情况是处女膜闭锁，在这种情况下，处女膜的十字形切开即可引流阴道积血。阴道横膈的处理要难得多，需要有经验的专家进行阴道重建手术，以便保证日后的功能（见第 7 章第二节）[8]。

如果经检查诊断为体质性青春期发育延迟，而第二性征的发育已经完成，除了每年复查随诊之外，没有必要进行任何治疗。这些年轻女性通常很愿意回来复诊，以便观察到她们月经来潮。在某些情况下，使用口服避孕药诱导月经一次可能是有用的，以证明月经是可以来的，这种现象有助于患者更放心观察。如果怀疑有卵巢抵抗综合征，那么诊断只能通过卵巢活检和随后的组织学确认或证实没有卵母细胞。最后，催乳素水平升高提示临床医师应进行垂体的成像，最好是通过 CT 扫描以确定微腺瘤是否存在，随后可用溴隐亭进行治疗。

（2）第二性征未发育：在这种情况下，评估患者的身高是非常重要的。如果患者的身高符合其年龄参考值，需检测促性腺激素水平显示其低或高。低水平的促性腺激素证实了低促性腺激素性性腺功能减退的诊断，而升高的促性腺激素水平则提示临床医师需要进行核型分析。46XX 患者可能为卵巢早衰，卵巢抵抗综合征或性腺发育不全，而 XY 女性可能为 46XY 性腺发育不全或睾丸相关酶缺乏。如果身材矮小，促性腺激素水平可高可低，低可能与颅内病变相关，而高（结合染色体核型）几乎肯定是特纳综合征或其嵌合体。

对于第二性征未发育的患者，可采用如下处理方法。

对于性腺功能减退的患者，任何相关的后天性问题都应予治疗。体重相关的闭经可能需要精神专科医师和心理学家参与。在孤立的 GnRH

缺乏症中,需要使用激素替代疗法诱导其性征发育。应该告知这些患者她们是可以生育的,将来可以进行排卵诱导。激素替代疗法是必不可少的,其中用于青春期诱导的药物方案可能持续3~5年。先雌激素单独使用约2年,然后逐渐引入孕激素2~3年,从而在相当于正常的时间范围内建立正常的乳房发育。任何使用更高剂量的雌激素来加速乳房生长的尝试反而会导致乳房生长异常,应该尽量避免这种情况。目前存在雌激素选择和给药方式的争议。越来越多的证据表明,透皮雌二醇是首选的药物,但青少年的依从性是一个问题。口服和透皮方案可能都会持续一段时间。

特纳综合征患者是一个特殊的群体。特纳综合征的发生率约1/2500,是原发性闭经的最常见原因。明确诊断后,儿科内分泌医师将尽早使用生长激素来提高最终成人身高,近期的研究表明其治疗效果可能非常满意[11]。以前关于推迟青春期的诱导,直到15岁,以达到身高最大化的建议似乎是不合理的。青春期的诱导应从12岁左右开始,并与其认知功能的改善相关。最近的研究表明,患有 Turner 综合征的患者血栓形成的风险增加,透皮雌二醇已被证明更安全并可改善整体身体成分[10]。患有 XY 性腺发育不全或酶缺乏的患者应行性腺切除术以避免恶性肿瘤。

必须始终记住,任何阻止正常生长的慢性疾病都会导致青春期延迟,而以青春期延迟为主诉的患儿也应考虑到这些慢性疾病的可能。

(邓 姗 译 刘朝晖 校)

参考文献

[1] Sun SS, Schuber CM, Chumlea WC *et al*. National estimates of the timing of sexual maturation and racial differences among US children. *Pediatrics* 2002;110:911-919.

[2] Martorell R. Physical growth and development of the malnourished child:contributions from 50 years of research at INCAP. *Food Nutr Bull* 2010;31:68-82.

[3] Biro FM, Khoury P, Morrison JA. Influence of obesity on timing of puberty. *Int J Androl* 2006;29:272-277.

[4] Roa J, Garcia-Galiano D, Castellano JM *et al*. Metabolic control of puberty onset:new players, new mechanisms. *Mol Cell Endocrinol* 2010;324:87-94.

[5] Marshall WA, Tanner JM. Variations in pattern of pubertal changes in girls. *Arch Dis Child* 1969;44:291-303.

[6] Abreu AP, Kaiser UB. Pubertal development and regulation. *Lancet Diabetes Endocrinol* 2016;4:254-264.

[7] Maclaren NK, Gujral S, Ten S *et al*. Childhood obesity and insulin resistance. *Cell Biochem Biophys* 2007;48:73-78.

[8] Edmonds DK. Congenital malformations of the genital tract and their management. *Best Pract Res Clin Obstet Gynaecol* 2003;17:19-40.

[9] Vezzoli V, Duminuco P, Bassi I, Guizzardi F, Persani L, Bonomi M. The complex genetic basis of congenital hypogonadotrophic hypogonadism. *Minerva Endocrinol* 2016;41:223-239.

[10] Pinsker JE. Turner syndrome:updating the paradigm of clinical care. *J Clin Endocrinol Metab* 2012;97:E994-E1003.

[11] Linglart A, Cabrol S, Berlier P *et al*. Growth hormone treatment before the age of 4 years prevents short stature in young girls with Turner syndrome. *Eur J Endocrinol* 2011;164:891-897.

第二节

童年期和青春期妇科疾病

D. Keith Edmonds[1,2]

[1] *Imperial College London, London, UK*

[2] *Queen Charlotte's and Chelsea Hospital, London, UK*

童年期和青春期的妇科问题尤其会引起父母的焦虑,但幸运的是,这些疾病并不常见或严重。然而,当它们确实存在时,重要的是临床医师对各种病症有适当的了解,以便给予患者正确的建议。处理往往并不复杂,但教育和同情是必不可少的。这些疾病分为青春期前和青春期两组(框图 8-4)。

> **框图 8-4**
> - 外阴阴道炎通常是由非特异性细菌感染引起的。
> - 应始终牢记儿童遭受性虐待的可能。
> - 通常是通过卫生技术治疗。

一、青春期前的孩子

对青春期前儿童的检查需要患儿和母亲的合作,并且如果要进行成功的检查需要极高的敏感和细心。让孩子摆好配合检查的体位可能需要相当长的时间,因为需要获得孩子的信任。外阴检查应在尽可能少触碰的情况下进行,为了暴露阴道口,可以在臀部上轻柔地牵引以暴露阴道口。这通常可以由母亲而不是医师更有效地实现。可以使用具有柔性导管的注射器获得阴道分泌物样本,或者如果阴道口允许偶尔也可以插入拭子。在青少年女性中,除非有充分的证据表明那是绝对必要的,应避免进行阴道检查。如果需要进一步的信息,首选影像学检查。

1. 外阴阴道炎

这是唯一一相对常见的儿童妇科疾病。其病因是由于机会性细菌定植于阴道下段并诱导炎症反应。出生时,由于胎儿宫内暴露于胎盘雌激素,外阴和阴道的雌激素水平较高,这种雌激素导致阴道上皮增厚,完全可以防止任何细菌入侵。然而,在分娩后 2～3 周,由于低雌激素状态导致外阴皮肤和阴道上皮都变得越来越薄,外阴脂肪垫消失,阴道入口缺乏保护。女婴的外阴皮肤薄,敏感,容易因受伤、刺激、感染或过敏反应等受到创伤。缺乏阴道外口局部的保护,以及和肛门紧邻的解剖特点,意味着外阴和阴道下部不断暴露于粪便细菌污染中。阴道中的低雌激素状态意味着缺乏乳酸杆菌,因此阴道的 pH 为 7,使其成为低毒力生物的理想培养基。

患儿就诊的主诉往往是分泌物异常,呈黄色或绿色,父母经常带着沾染的衣物作为病情的证据。这种情况最常发生在 2—7 岁。外阴检查显示炎症和偶尔的表皮剥脱。幼童也有探索生殖器的习惯,在某些情况下还可以自慰。这些行为也可能导致外阴阴道炎,而治疗通常非常困难。外阴阴道炎也可能发生在那些因先天性缺乏中性粒细胞局部保护机制的患儿身上。

儿童期外阴阴道炎的病因见表 8-2。绝大多数病例是由于卫生条件差导致的非特异性细菌污染。如果分离出特定的病原体,如肺炎链球菌、金黄色葡萄球菌或流感嗜血杆菌,可以考虑使用抗生素。大肠埃希菌通常是卫生条件差的污染菌株。

虽然念珠菌感染是成人外阴阴道炎的常见原因,但儿童期念珠菌感染极为罕见,常有误诊情况。儿童期念珠菌感染通常与糖尿病或免疫缺陷密切相关。病毒感染(如单纯疱疹或尖锐湿疣)的存在应提醒临床医师注意性虐待的可能性。

表 8-2　儿童外阴阴道炎的原因

| 细菌 |
| 　　非特异性（常见） |
| 　　特异性（罕见） |
| 真菌（罕见） |
| 　　只有外阴念珠菌 |
| 蛲虫 |
| 病毒性（罕见） |
| 皮炎 |
| 　　特应性 |
| 　　硬化性苔藓 |
| 　　接触 |
| 性虐待 |
| 遗尿 |
| 异物 |

外阴皮肤病在儿童中并不罕见,尤其是那些也患有湿疹的儿童的特应性皮炎。在这些情况下,适合转诊给皮肤科医师。儿童也会遇到硬化性苔藓导致的持续外阴瘙痒,局部皮肤萎缩和皲裂,非常敏感且容易继发感染。

儿童性虐待可能表现为异常阴道分泌物。遇到反复发作阴道分泌物异常的儿童,临床医师应想到这种可能性。然而,由于非特异性细菌感染是儿童的常见问题,临床医师必须非常谨慎地鉴别区分。只有那些与性病有关的细菌感染,如淋菌,才可被列为性虐待的诊断。

对于患有尿失禁,特别是在晚上发作的女孩,会导致外阴浸渍,容易继发细菌性感染导致外阴阴道炎。

(1)诊断程序:在这种情况下,诊断涉及两个方面。第一是检查外阴和阴道。必须具有良好的照明,特别是针对有阴道异物病史的患儿。通常可以使用耳镜通过处女膜检查阴道。这种方法可以很好地诊断异物。第二是涉及细菌学标本的采集,这对小孩来说可能非常困难,因为孩子不太可能合作。任何接触外阴的物体都会引起痛苦。采取细菌学标本的最佳方法是使用移液器,这比棉签更不刺激。移液管允许 1～2ml 生理盐水被排出到阴道下部,移液管的尖端可以通过处女膜孔,然后吸出液体以送检。如果要排除蛲虫的诊断,可在孩子清晨起床前在肛门用胶带粘取样本,然后在显微镜下观察有无虫卵。

(2)治疗:绝大多数患儿查不到明确的病原体,此类情况的主要治疗方法是建议改善会阴卫生。所有患慢性阴道疾病的儿童的父母都非常担心这可能对他们的女儿造成长期的不利影响,特别是对性功能障碍或日后不孕症的恐惧。没有证据表明存在这样的因果关联,因此应该让父母放心,这通常只是一个局部问题。管理的重点是改善会阴部位的卫生习惯。必须教孩子从前向后清洁外阴,特别是在排便后,这样可以避免肠杆菌转移到外阴区域。排尿后,应指导孩子彻底清洁外阴,避免外阴皮肤湿润,以减少细菌在这种潮湿的温暖环境下滋生,进而导致外阴阴道炎。还必须告知母亲,应该每日清洗外阴,应该使用温和而非香型的肥皂。另外也必须避免过度清洗外阴,否则会导致复发性脱屑和外阴皮炎。在非特异性复发性外阴阴道炎的急性发作期间,由于尿液浸渍发炎的外阴,儿童经常抱怨在排尿期间有灼烧痛,在这些情况下使用隔离霜可能非常有用。没有证据表明外用雌激素和抗生素乳膏有任何益处,不应该开具此类处方。

2. 异物

偶尔会因分泌物异常在阴道内发现异物。对于经验性治疗后持续阴道分泌物异常的患者,超声检查可能会探测到异物,或者如果既往有异物病史,最好进行麻醉下阴道检查并同时清除异物。

3. 阴道出血

儿童时期的阴道出血极为罕见,应始终保持警觉。儿童生殖器出血的原因包括阴道异物、创伤、肿瘤、性早熟或尿道脱垂,几乎都可以通过临床检查得以诊断,进而进行适当的治疗。如果怀疑有创伤,必须考虑到性虐待的可能,必要时转诊给特定的医疗团队。

4. 阴唇粘连

阴唇粘连通常被偶然发现,而且是一个微不足道的问题,但重要的是它经常被误诊为先天性阴道缺失。阴唇粘连最常发生在 3 个月至 3 岁的儿童,患病率约为 3%,其体征很容易识别。在幼儿低雌激素环境中,外阴炎症可导致阴唇粘连。小阴唇在中线部位粘在一起,通常从后到前,直到只有一个小开口容尿液排出。类似的粘连有时会束缚阴蒂。可能很难区分阴道或尿道开口。外阴外观平坦,除阴蒂外没有明显的外阴解剖结构。

但通常可以在粘连最薄的中线处看到半透明、深色的垂直线,这与先天性阴道缺失的特点完全不同。阴唇粘连的孩子通常无症状,也许年龄稍大的儿童可能会反映在排尿时会产生一些外溅。随着年龄增长和卵巢活动的启动,80%的此类问题会自行缓解。大多数情况下不需要治疗,应该让父母放心他们的女儿完全正常。针对那些有临床问题的儿童,可用局部使用雌激素霜2周左右,90%的病例可完全消除阴唇粘连。雌激素治疗失败的情况下,可以局部使用0.05%倍他米松,成功率约70%。少数难治的病例,可能需要手术分离,但这种情况极为罕见。因为复发率很高,应尽可能避免手术。使用温和的屏障霜有助于防止进一步形成粘连。最后需要注意的是,在记录病史时,务必确定外阴有无创伤,因为阴唇粘连在极罕见的情况下可能是性虐待造成的(框图8-5)。

💡 **框图 8-5**

- 阴唇粘连常被误诊为先天性阴道缺失。
- 治疗建议的重点是维护外阴卫生。
- 可能需要外用的雌激素。

二、青春期

青少年妇科患者通常出现以下3种疾病:①月经紊乱;②原发性闭经(见第8章第一节);③青少年多毛症。

1. 月经问题

从青春期相关章节的描述(第8章第一节)可以看出,青春期刚开始的阶段,月经周期很少为正常的排卵周期。通常月经周期不规则,出血时间可能会延长,一些女孩有可能需要几年才能达到规律的月经周期。妇科医师了解这一现象非常重要,因为这些病例的管理通常不是主动治疗,而是对母女的支持和解释。

(1)月经过多:在这个年龄段,试图确定有无月经过多的病史可能并不容易。患者本人经验不足,可能无法理解何为正常状态。母亲预期的影响也是一个影响因素,因此应尽可能单独询问患者本人月经的情况。一次月经的失血量不应超过80ml(约5%的个体出血超过此量却并不感觉不适)。从卫生巾或护垫更换的频率,或出血超过7d等方面获得"异常"的信息是有帮助的。如果发现手术或牙科手术期间长期出血的病史,则应该筛查有无凝血障碍。有报道,月经过多的青春期患者中有2%~33%存在潜在的出血性疾病[1]。

临床医师需要判断孩子是否确实患有医学上严重的月经过多,还是没有临床意义的月经失血。最佳方法之一的是测量血红蛋白。如果血红蛋白水平正常(即>120 g/L),则除了向患者及家属解释属正常范畴外,无须特殊治疗,并告知可能需要一段较长时间女孩才能建立正常的月经周期。这种情况不需要积极治疗,但是每隔6个月必须对女孩进行一次随访,直到正常的月经模式建立为止。

血红蛋白水平在100~120g/L的女孩,其月经失血量明显多于正常情况。除向患者及其母亲解释可能的病因外,还应该给予补铁疗法以纠正轻度缺铁性贫血症。在管理治疗方面,为减少月经量,可建议服用每21天服药周期的单纯孕激素或雌孕激素联合口服避孕药。这些疗法对于控制月经通常都很有效。如果使用这些疗法,应每年停止使用一次,以便评估月经的正常模式是否随着下丘脑-垂体-卵巢轴的成熟已经建立。建立正常月经周期后不再需要进一步的药物治疗。同样,保证规律随访是必要的。

对于血红蛋白低于100g/L的儿童,很明显严重贫血是由月经过多引起的。这种情况需要更紧急的关注。如果有临床指征,应给予输血。口服避孕药是迄今为止的首选治疗方法,孕激素往往效果欠佳,可以连续给予口服避孕药以便留有足够的时间改善贫血,后期可以以正常的周期性方法服药。

经上述治疗仍不能控制出血的患者,应该进行超声检查以排除有无子宫器质性病变。

一些女孩需要采用抑制月经的手段减少经期出血并等待下丘脑成熟。其中最广泛使用的是每12周使用一次的长效醋酸甲羟孕酮。这种方案可以实现1年时60%的闭经率和2年时70%的闭经率。较新的替代方案是左炔诺孕酮宫内缓释系统,其具有相似的闭经率。后者需要熟练的医师来放置,并且在某些情况下可能需要镇静药。更新、更小的类似宫内缓释系统则不建议使用,因

为 1 年的闭经率最多为 12%。口服孕激素因为
对月经抑制的作用不确定,很少用于长期用药,并
且具有显著更高的不良反应率。也可以使用复方
口服避孕药,其中炔雌醇 30μg 的制剂,连续使用
可以达到 30%~50% 的闭经率,期间突破性出血
可能是常见问题(框图 8-6)。

框图 8-6

- 月经失调是青少年正常的生理特点的特点之一。
- 只有存在贫血时才应该进行治疗。
- 治疗方案应尽可能简单。

---

(2)原发性痛经:原发性痛经被定义为与月经
出血相关的疼痛。青少年痛经的处理与成人的痛
经没有什么不同(见第 7 章第一节),非甾体类抗
炎药和口服避孕药都可使用,但再次强调的是,如
果药物治疗效果欠佳,应行子宫超声检查排除有
无子宫器质性病变。

(3)经前综合征:这是青春期的一个难题,因
为在这个时期的心理变化往往是复杂而紧张的。
经前综合征已经被确定是一种与压力有关的疾
病,因此,经历青春期的少女的压力和情绪紊乱会
导致经前问题就不足为奇了。此类问题非常难以
处理,通常不是经过药物治疗,而是通过心理治疗
来解决。

2. 多毛症

毛囊覆盖整个身体,不同部位发现不同类型
的毛发。雄激素对人体的某些区域有影响,增加
头发生长速度和末端毛发的厚度。雄激素也参与
皮脂生成,故可导致皮脂过多。在一些女性中,手
臂、腿部、腹部、乳房和背部可能出现过度的毛发
生长,进而构成多毛症。多毛常与痤疮合并存在,
痤疮不仅可能发生在脸上,也可见于胸部和背部。

四大类疾病可能导致青春期多毛症(表 8-3)。
雄激素原因包括先天性肾上腺增生经典型及其晚
发变异型和雄激素分泌肿瘤。最常见的群体是患
有多囊卵巢综合征(PCOS)的女性,虽然青少年
可能难以诊断,但它构成了迄今为止最大的问题
群体。针对多毛症的患者,应该想到 XY 性腺发
育不良的可能,但仍有一部分患者为特发性多毛
症。在鉴别青少年多毛症的时候,应该考虑到家
族性的体毛模式,谨记某些女孩的多毛症可能存
在结构性病理基础。青少年多毛症的治疗与成人
相同。治疗雄激素过多的主要方法是口服避孕
药。由于大多数患病女孩存在卵巢功能障碍,抑
制卵巢活动对于降低循环雄激素非常有效。如果
抑制卵巢的方法不足以控制毛发生长,则可考虑
使用醋酸环丙孕酮或螺内酯。

表 8-3　青少年多毛症的原因

雄激素原因
先天性肾上腺皮质增生
经典型
晚发型
雄激素分泌肿瘤
多囊卵巢综合征
特发性
XY 性腺发育不全

对于那些不考虑是由于疾病因素导致多毛症
的患者,药物治疗可能无效,可能需要支持性措施
通过美容手段获益。美容手段包括剃毛、蜡脱毛
或电解脱毛,以及使用漂白剂来改变毛发颜色等
(框图 8-7)。

框图 8-7

- 青少年多毛症通常是特发性的。
- 与成人一样,治疗是通过美容手段或内分泌调节。

(邓　姗　译　刘朝晖　校)

参考文献

[1] Wilkinson JP, Kadir RA. Management of abnormal uterine bleeding in adolescents. *J Pediatr Adolesc Gynecol* 2010;23(6 Suppl):S22-S30.

深度阅读

Sanfilippo J, Lara-Torre E, Edmonds DK, Templeman C (eds) *Clinical Pediatric and Adolescent Gynecology*. New York:Informa Healthcare, 2009.

第9章 早孕期疾病

第一节

自然流产

Christine I. Ekechi，Catriona M. Stalder

Queen Charlotte's and Chelsea Hospital，Imperial College Healthcare NHS Trust，London，UK

　　自然流产是造成患者情绪和心理显著创伤的原因之一。认识和解决这一问题可使医师改善对患者的照顾。在英国有很多为此类早孕妇女提供专门护理的机构,这些机构又从诊断和管理的角度促进临床处理的不断改进。

　　在英国,早孕并发症很少导致孕产妇死亡。2005—2007年的3年期报告中有1例孕妇系因自然流产而死亡,18例产妇因为脓毒症而死亡,其中包括1例早孕期患者[1]。

　　随着商业上可用的、敏感的及负担得起的测孕方式的出现,越来越多的妇女在怀孕的较早阶段即可确认妊娠及其胚胎活性。对医师而言重要的一点是,很多时候女性较早地检测怀孕的举动是她们焦虑的表现,我们应继续寻找安全和准确的诊断途径以避免误诊。同样重要的是要认识到怀孕是需要动态观察的,妊娠的早期诊断不一定意味着此次妊娠一定能够持续。但是如果在停经6周时能够探测到胎儿心脏搏动,持续妊娠至3个月以上的概率为90%[2]。

　　流产率与妊娠的时间或孕龄相关(图9-1)。多达50%的早孕将在上一次月经周期(LMP)后4周内流产,即所谓的生化妊娠。妊娠6周时的流产率约为1/5,中期妊娠流产率降至1/40[3]。目前已有简单的评分系统和模型,结合临床信息和超声来帮助妇女了解其怀孕的状况[4]。

一、定义

　　自然流产是指在胎儿能够存活前自然发生的

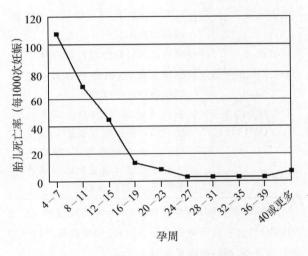

图 9-1　不同孕周的胎儿死亡率[1]

妊娠丢失,英国的定义是指怀孕 23^{+6} 周之前的妊娠丢失。在此孕周之后的胎儿死亡被称为死胎。大多数孕早期流产发生在妊娠12周以前,总体发生率约为20%。中期流产不常见,占流产总数的1%～4%[5]。虽然一些妊娠早期的妊娠丢失,在中孕期才得以诊断,但通常早孕期流产和中孕期流产的原因是不同的。

　　医学术语中已废弃了"堕胎(abortion)"一词,这个词与一般公众认为的治疗性人工流产密切相关。对不同类型的流产进行准确的定义非常重要,可以为比较性研究奠定基础,以便更好地理解各种治疗方案的优势和结局(表9-1)。

表 9-1 常用的定义

名词	定义
先兆流产	妊娠存活状态下发生阴道流血
难免流产	妊娠相关组织存在的情况下,阴道出血并且宫颈扩张*
不全流产	妊娠物已经排出后阴道出血仍然存在,并且超声提示子宫腔内有妊娠组织的残留
完全流产	临床定义:流产后阴道出血停止且宫颈闭合
	超声定义:之前检查确定宫腔妊娠者宫腔内空虚且 hCG 下降
稽留流产/胚胎停育	流产发生时无症状或症状轻微,子宫内仍可见空囊或无活力的胚胎
复发流产	≥3 次的连续早孕期妊娠丢失
生化妊娠	B 超无妊娠提示,其妊娠试验阳性但随诊后转阴性
空孕囊	孕囊内无或仅有少量胚胎结构
不明部位的妊娠(PUL)	妊娠试验阳性,但经阴道超声目前无法确定妊娠位置†
不明活力的妊娠(PUV)	宫腔内可确定妊娠(见妊娠囊或胚胎结构),但没有发现胎心证实其存活。在这种情况下,需要间隔一段时间进行重复扫描以确认胚胎情况(见超声诊断章节)。

  * 做此诊断必须非常谨慎,因为分娩造成的外口扩张(阴道分娩史可造成而宫颈外口扩张)和难免流产的子宫颈扩张不易分辨,需注意鉴别。

  † 这是一种基于超声的分类,进一步的检查可能提示宫内妊娠、异位妊娠或流产。

  流产的诊断需要结合临床和超声,通常先提前预测而后回顾性确诊。不能仅仅依靠临床表现进行流产诊断,因为超声可能有不同的提示。例如,临床表现提示已发生完全流产的情况下,仍有 45％的患者超声提示有妊娠物残留[6]。

二、病因

  虽然早、中期流产的原因不同,但难免有一些共同之处。而且有些时候早孕期发生的流产会延迟至中孕期才得以诊断。

1. 早期流产

  有证据表明,大部分流产是由染色体和遗传异常引起的。近期的研究表明,在某些情况下着床异常也会起一定的作用。高达 95％的染色体异常的胚胎最终会发生流产[7]。常见的与流产相关的染色体异常如下。

- 三体性:占 68％,主要为 16、21 和 22 三体。
- 三倍体:占 17.1％。
- 单倍体:占 9.8％(XO-Turner 综合征)。

  其他与早孕期流产相关的因素包括以下几个方面。

- 母体疾病:抗磷脂综合征,糖尿病,甲状腺疾病。
- 药物:甲氨蝶呤,某些抗癫痫药物。
- 子宫异常:子宫黏膜下肌瘤与流产的关系尚不确定,但可能存在联系[5]。
- 感染:水痘、风疹及其他病毒性疾病。

2. 中期流产

- 宫颈:由宫颈锥切或 LEEP 等手术对转化区的切除造成的宫颈损伤[8]。
- 感染:可能发生于胎膜破裂的情况下,也可发生于胎膜未破裂的情况。感染可能是生殖道的局部感染或者是全身感染。
- 血栓相关疾病。
- 子宫异常:子宫黏膜下肌瘤和先天性宫腔畸形(子宫纵隔)可能相关。
- 染色体异常:直到中孕期才诊断(框图 9-1)。

 框图 9-1

妊娠是一个动态的过程,虽然在任何时候都可以发现存活的妊娠迹象,但这并不一定意味着此次妊娠能持续。

三、诊断

1. 诊断是基于病史、查体和适当辅助检查得出的

- 末次月经(LMP):务必确定怀孕前的月经周期、规律性和避孕情况等,这些因素都会影响排卵时间(假设为 LMP 后 15d)的推测,从而导致孕周估计的过大或过小。

- 症状:疼痛和(或)出血,以前认为,疼痛和阴道流血出现的先后顺序可以区分宫外孕和宫内妊娠,但实际上并非如此。疼痛的位置和性质也是一个重要的预后不良的指标。尿频或腹泻可能是异位妊娠导致腹腔出血而引起腹膜刺激的微妙迹象。
- 妇产科病史:回顾妇产科病史有助于判断是否存在其他能够引起阴道流血的原因,或是评估有无异位妊娠的高危因素(如性传播疾病或盆腔感染性疾病),询问并确认最近一次宫颈刮片的日期,以及任何宫颈异常/阴道镜治疗的病史也是很重要的。
- 既往史:众所周知,未控的糖尿病与流产有关,其他慢性疾病也与流产相关。这些疾病往往影响的是生育能力(受孕能力)而不是繁殖力(保持妊娠能力)。
- 药物:处方、非处方药物,以及其他药物。

2. 检查

所有的患者都应接受基本的体格检查以评估即时健康状况。年轻女性的失血症状往往不明显,晚期才会出现严重的失代偿症状。因此,不仅要关注血压,也要关注心动过速和(或)呼吸加速、面色苍白、意识不清或毛细血管回流减少等重要的体征。值得注意的是,腹腔出血而膨隆也可能导致心动过缓。

(1)腹部触诊

- 确定宫底高度:妊娠 12 周时可在耻骨联合上方触及子宫。多胎妊娠和子宫肌瘤的存在会影响宫底高度的判断。
- 存在其他盆腔肿块,如卵巢扭转、肌瘤变性等时可出现疼痛。
- 腹肌紧张及全腹压痛提示腹腔内出血。
- 确认疼痛的部位。

(2)阴道检查:阴道检查可以确定宫颈是否扩张,以及宫颈口处有无妊娠物。如果阴道检查发现妊娠物在宫颈口之外,则应该取出并进行组织病理学诊断,异位妊娠时的蜕膜组织与宫内妊娠时非常类似。除非发现了胎儿部分,否则不能肉眼确认妊娠物。完全流产的患者当中,有 45% 的患者超声提示有妊娠物残留,高达 6% 的患者存在异位妊娠[9]。

窥器检查可以很好地检查宫颈和阴道,还可以直接观察是否存在局部出血。患者的描述可能会对疾病的判断产生误导。

(3)鉴别诊断:见表 9-2。葡萄胎是一种相对罕见但重要的妊娠并发症,所有流产都应与之鉴别,尽可能送病理检查以进行组织学确诊并且安排后续随诊。但是,很明显在家里发生的自然流产,送病理检查是相对困难的。葡萄胎通常会表现为持续的出血而引导患者再次就诊并进行诊断,尚无证据表明葡萄胎的延迟诊断会增加其侵袭性。

表 9-2 鉴别诊断

	子宫大小*	宫颈	失血量	疼痛
先兆流产	与孕周相符	关闭	少量	不定
不全流产	小于孕周	开放	通常大量	存在
完全流产	小于孕周	关闭	之前大量,目前停止	之前存在,现在缓解
稽留流产	不定	关闭	不定	不定

* 存在子宫肌瘤及患者体重过大会影响子宫大小的判断。

四、诊断

1. 超声

超声诊断自 1967 年首次用于妊娠以来,已经取得了巨大的进展,其在流产的诊断中有着举足轻重的作用。经阴道超声可确定早期宫内妊娠的超声特征(图 9-2)。经阴道超声可见的超声标志如下。

- 第 5 周:可见妊娠囊。
- 第 6 周:可见卵黄囊。
- 第 6 周:可见胚胎。
- 第 7 周:可见羊膜囊。

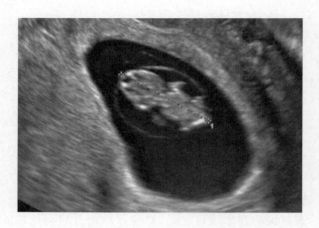

图 9-2　7 周妊娠的胚胎,已经可清楚可见羊膜囊

如果超声在相应孕周未发现相应的特征并不意味着会流产。早孕通常从 LMP 的第 1 天算起,受孕通常是在 LMP 后第 15 天左右发生。但显然,周期长短变化、排卵延迟、排卵窗的可变性和不确定性,都可以影响根据 LMP 对孕周的推算。

在目前尿妊娠试验十分敏感的情况下,女性可越来越早地发现妊娠,并期望能够尽早确定宫内妊娠的存活。但是,由于妊娠结构出现的时间差异及相关的时间窗,从发现妊娠到超声见到胎囊等可能需要数周的时间。

2011 年的研究表明,以前使用的稽留流产的超声诊断标准并不准确,假阳性率高得令人无法接受,这意味着许多可继续的妊娠被错误地诊断为稽留流产[10]。后来,美国超声放射学学会在新英格兰医学杂志[11]上发表了一篇会议共识,根据 Abdallah 等 2011 年的研究,提出了诊断妊娠失败的指南[10]。

随后,英国国家健康和护理研究所(NICE)[12],皇家妇产科学会(RCOG)[13]和美国放射学学会[14]都更新了流产的超声标准如下。

- 一个平均直径为 25mm 的空妊娠囊;
- 或一个顶臀长≥7mm、无心跳的胚胎(图 9-3)。

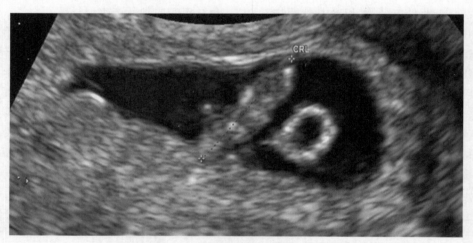

图 9-3　超声诊断流产的标准为孕囊的平均直径≥25mm 或胚胎的 CRL≥7mm

如果超声未满足以上标准,应诊断为不明活力的妊娠(PUV),应过段时间复查超声判断胚胎的活性。Preisler 等[15]的研究证实,如果超声发现胚胎<7mm 且无心脏活动、无胚胎的妊娠或 MSD 12 mm 或以上的空孕囊,应该至少在 7d 之后再复查超声。

如果超声发现的空孕囊 MSD<12mm,复查超声的最小时间间隔为 14d,如果孕囊大小不翻 1倍,诊断流产特异度为 100%。尽管样本量小,文章结果显示,超声提示胚胎的 CRL 为 3mm 或以上而没有胎心,或妊娠 70d(10 周)以上空孕囊 MSD≥18mm 时高度怀疑稽留流产。有人建议将此作为确定流产诊断一项新的补充标准[15]。

当超声检查的指标靠近 cut-off 值时,应谨慎,因为即使是最有经验的超声医师,也存在观察者的内部和外部误差[16](框图 9-2)。

2. 血清 β-人绒毛膜促性腺激素

没有证据支持在见到宫腔内孕囊和卵黄囊后进行 β-hCG 测定是有意义的,因为 β-hCG 的正常增长情况存在相当大的差异,而且有活性的妊娠

初次超声诊断的新标准

- 首次检查空孕囊的 MSD≥25 mm。
- 或 CRL≥7mm,没有无心搏的胚胎。
- 7d 后应再次进行超声检查进行证实。

这些发现应在初次扫描后 7d 进行第二次检查或重复扫描以确认。

也可能出现数值的偶尔下降。此外,双胎妊娠时 β-hCG 升高规律尚不清楚。然而,针对不确定部位的妊娠(PUL)测定血清 β-hCG 很有意义:48h 内上升 66% 提示宫内妊娠,上升<65% 和下降<13% 之间可能与异位妊娠有关;下降超过 13% 与妊娠失败相关[17]。此外,认识到监测间隔很少做到准确的 48h 这一点也很重要。目前有数学预测模型预测 PUL 高风险或低风险[18]。

3. 孕酮

检测孕酮的主要作用在于帮助确定 PUL 的结局,而不是诊断流产。一篇队列研究的 Meta 分析研究了单独检测孕酮来预测有症状女性的早孕结局,孕酮≤10ng/ml 的女性中,96.8% 的病例妊娠是无活力的[19]。

五、治疗

治疗方案可分为药物、手术或期待三类。在与患者讨论这些选择时应考虑的因素包括以下。

- 流产的类型。
- 诊断流产的孕周:在相对较晚孕周诊断流产时应注意,与较小孕周的患者相比,孕 11 周及以上出现稽留流产或胚胎测量显著小于预期,发生阴道大流血的风险增加,应警惕这种情况并首选手术治疗。即使选择药物治疗,也应该住院观察。
- 患者个体得到医疗救治的能力:一旦出现大出血,患者是否能够迅速得到医疗救治,并且通过预期的医疗体系,获得紧急护理和建议。
- 病史:心脏疾病和镰状细胞贫血等情况增加了出血的风险,此类患者应进行手术清宫以减少出血。感染的情况下也应进行手术清宫[20]。

- 患者的选择。
- 费用。
- NICE 指南[20]。

1. 期待治疗

过去,手术清宫被认为是治疗流产的主要方式。然而,随着对刮宫相关的潜在严重风险认识的加深,手术清宫不再是普遍的干预手段,患者可得到更多的选择。高达 85% 的流产将在诊断后 3 周内自然流产。期待治疗的成功率在一定程度上取决于等待多久进行干预。目前,不管通过超声诊断还是症状诊断,对于如何诊断完全流产仍存在争议。最好的方法可能是两者兼而有之,而不是仅仅依靠子宫内膜的厚度来决定。此外,超声下子宫内膜的规则性和血流探测可能比单纯的子宫内膜厚度指标更重要。在定义流产的完整性方面缺乏一致意见,直接妨碍了评估治疗方案的有效性。

患者对预期处理的满意度取决于她所在的群体(早孕/单胎妊娠/社会环境)及接受宣教的程度。应提前告知患者可能出现的情况(疼痛和出血),并且给出相应的镇痛方法的建议,告知如何处理自然流产的排出物,医疗建议应以书面形式备份 2 份并留下联系方式。除非存在特殊情况,否则应将期待治疗作为首选。但此方法因为未向患者提供多种选择而广受批评[21],大多数临床医师会认为,当临床情况允许时,患者有权对治疗方式做出选择。

2. 手术治疗

手术治疗包括宫颈扩张和吸刮宫术。"流产的手术治疗(surgical management of miscarriage,SMM)"是目前英国普遍使用的术语,它取代了"残留妊娠物刮宫术"。根据医疗条件和水平,手术可在全身或局部麻醉下进行。宫颈扩张可由药物辅助,手术前至少 1h 用前列腺素或米索前列醇进行阴道上药,无阴道分娩史的情况下更推荐[1]。这可以减少扩张宫颈的操作,从而减少手术失败、妊娠物残留和子宫穿孔的风险。刮宫术通常是安全的,但患者应该了解相关风险。这些风险包括全身麻醉的风险(如果应用)、感染或妊娠物残留(3%~5%)及与此相关的阴道出血,子宫穿孔可能会导致其他器官损伤,并需要进行腹腔镜或剖腹手术,其发生风险为 0.5%。患者应该了解如果发生子宫穿孔而没有其他并发症，其对未来生育的影响是可以忽略不计的。过去认为过度刮宫会造成 Asherman 综合征，导致子宫内粘连而影响以后受孕。然而，目前仍无证据证实此观点。吸宫术是另一种可以选择的外科手术，局部麻醉下，使用负压吸引轻轻清空宫腔内容物。目前越来越多的患者愿意选用此方式来清除妊娠残留，避免药物治疗和全身麻醉相关的风险。

3. 药物治疗

包括单独使用促进子宫收缩药物，或与激素拮抗治疗相联合，以实现宫腔的排空。

有效的宫缩药物包括 gemeprost 和米索前列醇（misoprostol），它们都是前列腺素（PG）E_1 类似物。Gemeprost 可用于促进宫缩，需要处方及冷藏，且比米索前列醇贵得多。米索前列醇不需处方，可在室温下储存，成本显著低于前者，可口服、阴道给药或直肠给药；不良反应包括恶心、呕吐和腹泻。PGE_1 类似物可联合激素拮抗药。米非司酮作为一种抗孕激素药物，以前曾用于增加子宫对促进宫缩药物的敏感度，并提高妊娠物的排空率，但最近 NICE 指南并不支持使用[20]。没有证据支持可在这种情况下使用其他促进宫缩的药物，如麦角碱、缩宫素或其他前列腺素。

总体来说，药物治疗的成功率（72%～93%）与期待治疗的成功率（75%～85%）相似[22]，但药物治疗的患者可以通过选择服药时间来控制流产的发生时间，这是它的优势。然而，药物治疗成功率取决于治疗后的等待时间：等待时间越长，成功率越高。

与手术治疗相比，药物治疗的出血量明显增加，但不增加输血风险[23,24]。值得安慰的是，三种治疗方式的感染率无统计学差异（框图9-3）。

💡 **框图 9-3**

- 期待治疗、药物治疗和手术治疗都是早孕流产的可行治疗方法，可根据患者的意愿和临床情况进行选择。
- 三种治疗方式的感染发生率无显著性差异（$P >$ 0.05）。
- 与手术治疗相比，期待治疗和药物治疗的失血量较多，但输血风险并不增加。在为某些群体（如镰状细胞贫血患者）提供治疗方案时应考虑到这一点，应将她们的失血量控制在最低。

六、Rh 血型

尽管直到妊娠 12 周胚胎红细胞表面还没有抗原存在，但目前研究已经注意到 Rh 血型与早孕流产时间的关系。应按照英国输血协会和 RCOG 的最新指南进行处理。

1. 自然流产

所有发生过 12 周之后自然流产的非致敏 RhD 阴性女性均应给予抗 D 免疫球蛋白。目前对孕早期流产的建议寥寥无几。有证据表明，严重的母胎出血仅发生在清除妊娠残留物的刮宫术后，而不在完全自然流产之后[25,26]。因此，仅在进行清宫操作后给予抗 D 免疫球蛋白。另一方面，不存在宫腔操作的妊娠 12 周前的自然流产的免疫风险可以忽略，这些患者也不需要注射抗 D 免疫球蛋白。异位妊娠、葡萄胎、反复阴道流血或合并腹痛的情况下也推荐抗 D 免疫球蛋白注射。

NICE 指南建议对有宫腔操作的早孕妊娠丢失妇女预防性使用 250U 的抗 D。以下情况无须预防性应用。

- 药物治疗的异位妊娠或流产；
- 先兆流产；
- 完全流产；
- PUL。

没有必要在预防前进行 Kleihauer 试验来评估母胎出血量。

2. 先兆流产

妊娠 12 周后发生先兆流产的所有未致敏的 Rh 阴性女性都应接受抗 D 免疫球蛋白。如果 12 周之后出血仍间断存在，则应每隔 6 周重复抗 D 免疫球蛋白。目前针对 12 周前出血而致敏并持续妊娠的研究很少[27]，所以不能推荐常规使用抗 D 免疫球蛋白。然而，在出血严重、反复出血或有腹痛情况下，使用抗 D 免疫球蛋白可能是谨慎的做法，尤其是发生于妊娠接近 12 周时。

建议在妊娠 20 周以后进行 Kleihauer 试验，以评估母胎出血量（框图 9-4）。

框图 9-4

非致敏 RhD 阴性妇女在下列情况下需要抗 D 免疫球蛋白
- 孕 12 周及以上的自然流产。
- 任何孕周如果存在手术操作、反复出现阴道流血或阴道大出血。
- 在 12 周及以后先兆流产。如果症状反复，则应每 6 周重复抗 D 免疫球蛋白。

七、心理和心理咨询

对女性来说，任何孕周的妊娠丢失都是一个情感的考验。最近的数据证实，流产或异位妊娠后妇女存在焦虑和抑郁的情况。调查还显示，在这些事件发生 3 个月后，相当大比例的女性（28%）创伤性应激障碍筛查阳性[28]。使用语言应温和，避免使用诸如怀孕失败或流产等术语。在可能的情况下，所提供的所有信息都应以书面材料作为佐证，因为作为医师，认为自身的指导很全面，但事实上，一个忧心忡忡的患者可能吸收得很少。很有可能，所提供的任何信息都需要在完全理解之前不断地重复。早孕服务应包括必要时提供咨询和心理治疗。

八、结论

流产是常见的妊娠结局。指南不断改进，以确保使用超声测量妊娠囊或对胚胎是否安全进行判断的可靠性。患者治疗的重点应该是通过花时间解释和讨论各种治疗选择，从而使患者能够感到最大的可控性，并允许她们做出最适合自己的选择，强调用易于理解的书面形式提供说明资料以便反复阅读和理解。流产的心理后遗症并不少见，临床医师应该警惕抑郁、焦虑和创伤后应激障碍的情况。

（邱　琳　译　王艳芳　校）

参考文献

[1] French FE, Bierman JM. Probabilities of fetal mortality. *Public Health Rep* 1962；77：835-848.

[2] Cashner KA, Christopher CR, Dysert GA. Spontaneous fetal loss after demonstration of a live fetus in the first trimester. *Obstet Gynecol* 1987；70：827-830.

[3] Savitz DA, Hertz-Picciotto I, Poole C, Olshan AF. Epidemiologic measures of the course and outcome of pregnancy. *Epidemiol Rev* 2002；24：91-101.

[4] Guha S, Van Belle V, Bottomley C et al. External validation of models and simple scoring systems to predict miscarriage in intrauterine pregnancies of uncertain viability. *Hum Reprod* 2013；28：2905-2911.

[5] Regan L, Rai R. Epidemiology and the medical causes of miscarriage. *Best Pract Res Clin Obstet Gynaecol* 2000；14：839-854.

[6] Alcazar JL, Baldonado C, Laparte C. The reliability of transvaginal ultrasonography to detect retained tissue after spontaneous first trimester abortion clinically thought to be complete. *Ultrasound Obstet Gynecol* 1995；6：126-129.

[7] Porter TF, Branch DW, Scott JR. Early pregnancy loss. In：Gibbs RS, Karlan BY, Haney AF, Nygaard I (eds) *Danforth's Obstetrics and Gynecology*, 10th edn. Philadelphia：Lippincott Williams & Wilkins, 2008：60-70.

[8] Kyrgiou M, Koliopoulos G, Martin-Hirsch P, Arbyn M, Prendiville W, Paraskevaidis E. Obstetric outcomes after conservative treatment for intraepithelial or early invasive cervical lesions：systematic review and metaanalysis. *Lancet* 2006；367：489-498.

[9] Condous G, Okaro E, Khalid A, Bourne T. Do we need to follow up complete miscarriages with serum human chorionic gonadotrophin levels？ *BJOG* 2005；112：827-829.

[10] Abdallah Y, Daemen A, Kirk E et al. Limitations of current definitions of miscarriage using mean gestational sac diameter and crown-rump length measurements：a multicenter observational study. *Ultrasound Obstet Gynecol* 2011；38：497-502.

[11] Doubilet PM, Benson CB, Bourne T, Blaivas M. Diagnostic criteria for nonviable pregnancy early in the first trimester. *N Engl J Med* 2013；369：1443-1451.

[12] Newbatt E, Beckles Z, Ullman R, Lumsden MA. Ectopic pregnancy and miscarriage：summary of NICE guidance. *BMJ* 2012；345：e8136.

[13] Royal College of Obstetricians and Gynaecologists.

Addendum to Green-top Guideline No. 25 *The Management of Early Pregnancy Loss*. London：RCOG Press，2011.

[14] Lane BF，Wong-You-Cheong JJ，Javitt MC *et al*. ACR appropriateness criteria：first trimester bleeding.*Ultrasound Q* 2013；29：91-96.

[15] Preisler J，Kopeika J，Ismail L *et al*. Defining safe criteria to diagnose miscarriage：prospective observational multicentre study. *BMJ* 2015；351：h4579.

[16] Pexters A，Luts J，Van Schoubroeck D *et al*. Clinical implications of intra- and interobserver reproducibility of transvaginal sonographic measurement of gestational sac and crown-rump length at 6-9 weeks' gestation. *Ultrasound Obster Gynecol* 2011；38：510-515.

[17] Kirk E，Bottomley C，Bourne T. Diagnosing ectopic pregnancy and current concepts in the management of pregnancy of unknown location. *Hum Reprod Update* 2014；20：250-261.

[18] Bobdiwala S，Guha S，Van Calster B *et al*. The clinical performance of the M4 decision support model to triage women with a pregnancy of unknown location as at low or high risk of complications. *Hum Reprod* 2016；31：1425-1435.

[19] Verhaegen J，Gallos I，van Mello N *et al*. Accuracy of single progesterone test to predict early pregnancy outcome in women with pain or bleeding：meta-analysis of cohort studies. *BMJ* 2012；345：e6077.

[20] National Institute for Health and Care Excellence. *Ectopic Pregnancy and Miscarriage：Diagnosis and Initial Management in Early Pregnancy of Ectopic Pregnancy and Miscarriage*. Clinical Guidance CG154. London：NICE，2012.

[21] Bourne T，Barnhart K，Benson CB *et al*. NICE guidance on ectopic pregnancy and miscarriage restricts access and choice and may be clinically unsafe. *BMJ* 2013；346：f197.

[22] Nielson S，Hanlin H，Platz-Christensen J. Randomised trial comparing expectant with medical management for first trimester miscarriages. *BJOG* 1999；106：804-807.

[23] Trinder J，Brocklehurst P，Porter R，Read M，Vyas S，Smith L. Management of miscarriage：expectant，medical or surgical? Results of randomized controlled trial［miscarriage treatment（MIST）trial］. *BMJ* 2006；332：1235-1240.

[24] De Jonge ET，Makin JD，Manefeldt E，De Wet GH，Pattinson RC. Randomised clinical trial of medical evacuation and surgical curettage for incomplete miscarriage. *BMJ* 1995；311：662.

[25] Qureshi H，Massey E，Kirwan D *et al*. BCSH guideline for the use of anti-D immunoglobulin for the prevention of haemolytic disease of the fetus and newborn. *Transfus Med* 2014；24：8-20.

[26] Matthes CD，Matthews AE. Transplacental haemorrhages in spontaneous and induced abortion. *Lancet* 1969；i：694-695.

[27] Ghosh S，Murphy WG. Implementation of the rhesus preventionprogramme：a prospective study. *Scott Med J* 1994；39：147-149.

[28] Farren J，Jalmbrant，Ameye L *et al*. Post-traumatic stress，anxiety and depression following miscarriage or ectopic pregnancy：a prospective cohort study. *BMJ Open* 2016；6(11)：e011864.

第二节

复发性流产

D. Keith Edmonds[1,2]

[1] *Imperial College London, London, UK*
[2] *Queen Charlotte's and Chelsea Hospital, London, UK*

一、定义

复发性流产存在多种定义。皇家妇产科学院（RCOG）定义为连续 3 次及以上在胎儿可活前的妊娠丢失[1]，此定义包括从怀孕开始到孕 24 周的所有妊娠丢失。但是，新生儿科的发展使 24 周前的活产也存在可活性，所以一些中孕期的流产也可以被认为是小早产。生化妊娠是否包括在内也是值得讨论的。欧洲生殖胚胎协会把生化妊娠定义为短暂的妊娠试验阳性但超声未见妊娠证据。流产也可以根据超声发现而分类，分成空孕囊流产（10 周前的妊娠丢失）和胎儿流产（在见到胎心活动之后的流产）[2]（表 9-3）。另外，有一些学者将复发性流产定义为连续两次的妊娠丢失，因为 2 次妊娠丢失增加了下次妊娠流产的风险[3]。

表 9-3　流产的分类

流产分类	孕周	胎心	超声发现
早孕期			
生化	0—6	无	不可见
空孕囊	4—10	无	空孕囊或存在很少的结构，但不存在胎心
胎儿	6—12	丢失	CRL 和之前胎心可见
中孕期	12—24	丢失	胎儿大小相当于 12～24 孕周

二、流行病学

大约 15% 的超声可见妊娠最后发生流产[4]。3 次以及以上的妊娠丢失占育龄期女性的 1%～2%，如果把定义定在两次及以上，则其占比为 5%[4]。尽管目前关于 3 次及以上的流产的研究很多，但是大多数时候复发性流产的原因仍不清楚[5]。

母体高龄与流产相关。年龄相关的流产率如下：12－19 岁，13%；20－24 岁，11%；25－29 岁，12%；30－34 岁，15%；35－39 岁，25%；40－44 岁，51%；45 岁以上：93%[6]。因为母体年龄越大，卵子的质量和数量就越少。父亲年龄大于 40 岁也增加流产风险。

既往流产的次数也会增加将来发生流产的风险[5]。活产后的复发流产并不减少将来发生流产的风险[5]。肥胖和体重过低都与复发性流产相关。BMI 是增加流产风险的独立危险因素（OR 1.7～3.5）（框图 9-5）。

> 💡 **框图 9-5**
> - 复发性流产定义为 3 次或以上的妊娠丢失。
> - 流产可根据超声分为生化、空囊流产、胎儿流产或孕中期流产。
> - 复发性流产的女性，既往流产次数、母体年龄和肥胖与将来再次发生流产相关。

三、其他相关因素及其控制

与早期复发流产相关的因素包括母体及胎儿染色体异常[8,9]、子宫结构异常[10]、抗磷脂抗体综合征[11]、易栓症[12]、内分泌疾病（多囊卵巢综合征以及未治疗的糖尿病）[13]。这些相关性仅是在很少一些观察性研究当中被证实,证据较弱。缺乏高质量、大规模、随机对照研究来证实对复发性流产的女性进行治疗可以预防再次发生流产。理想状态下,通过寻找复发性流产夫妇的相关原因并进行治疗可以增加其活产率,但目前的研究并没有证实。

四、结构遗传因素

1. 胎儿染色体异常

染色体异常是早孕期流产的最重要原因,尤其对于年龄大的孕妇,导致 70% 的早孕期妊娠丢失,而对于孕 13—20 周的妊娠丢失,染色体异常仅占 20%[8]。常见的染色体异常有三倍体、多倍体和单体。如果可能应该对妊娠物做染色体核型分析,正常的染色体是重要的预后指标,预示下次妊娠的成功率大于 75%[8],但此检查的性价比不高。

2. 双亲染色体异常

2% 的复发性流产女性存在染色体异常,最常见的异常为染色体平衡易位[14]。染色体平衡易位的夫妇怀孕分娩非平衡易位胎儿的风险增加。但是一项规模的研究证实存在平衡易位的复发性流产夫妇后代发生非平衡易位的风险<1%[15]。这 1% 的流产率与正常妊娠进行侵入性产前诊断的流产率接近。复发性流产合并平衡易位的夫妇下一胎的活产率>70%[15],与不合并染色体异常的复发性女性相类似[4]。因此,对于进行产前核型的诊断的价值需要进一步研究[14]。如果发现了平衡易位,接下来进行侵入性产前诊断较为合适[1]。目前有相当一些基因被证实与复发性流产相关,但是并没有发现确定的定论[16]。

我们可以寄希望于移植前基因诊断(PGD)和辅助生育技术能够改善复发性流产和平衡易位女性的活产率。但是,PGD-ART 存在一系列的不足,不是所有的 4 细胞和 8 细胞胚胎都可以进行基因诊断,所以 PGD 并不是诊断妊娠核型的可靠方法。PGD-ART 的妊娠率和活产率低于自然怀孕[17]。而且,自然怀孕的过程包括卵细胞的选择,然后是正常妊娠的选择,基因异常的妊娠在此过程中被淘汰。这些选择过程在 PGD-ART 中都是缺失的,导致一部分异常的胚胎。不孕、复发性流产、平衡易位的女性应考虑进行 PGD,因为观

察性研究显示这些患者 PGD-ART 的妊娠结局更好[17]。但是,最近的一项研究比较了平衡易位患者自然妊娠和 PGD-ART 的活产率,后者并无明显改善[18](框图 9-6)。

> **框图 9-6**
> - 复发性流产与双亲的平衡易位相关。
> - 存在平衡易位的夫妇,下次妊娠的活产率为 70%。
> - 平衡易位夫妇的后代中只有 1% 发生非平衡易位。
> - 父母的核型检测的性价比很低。

五、解剖因素

1. 先天性子宫异常

正常人群当中子宫纵隔、双角子宫、弓形子宫在正常人群中的发病率为 6.7%,但是在复发性流产中的发病率为 16.7%[10]。由于目前的诊断标准和诊断技术的不同,报道的发病率也存在差异。近年来宫腔镜手术的发展使得子宫畸形能在宫腔镜下被纠正[19,20]。观察性研究建议手术(宫腔镜下子宫成形术)可以改善妊娠结局,近期前瞻性的病例对照研究证实子宫纵隔患者经过手术后的活产率有所改善,而双角子宫经过手术后活产率无明显改善[21]。但是,目前无 RCT 证实宫腔手术的有效性[19]。

2. 宫颈功能不全

宫颈功能不全与中孕期流产相关,目前没有满意的诊断方法,通常为临床诊断。宫颈环扎手术存在相关风险,可能诱发宫缩,所以只能应用于可从中获益的患者[1]。宫颈环扎的相关问题在第 5 章第七节中有详细的叙述。

3. 继发性子宫异常

继发性子宫异常包括黏膜下肌瘤或宫腔粘连(Asherman 综合征),这些也与复发性流产相关(图 9-4)。在 Saravelos 等[22]的研究中,复发性流产的女性中 8.2% 存在黏膜下肌瘤,切除手术可以减低中孕期流产率(0~21%)。但是,不导致宫腔变形的黏膜下肌瘤与不明原因的复发性流产女性的生产率相近,均为 70%。关于 Asherman 综合征有效治疗方法的研究非常有限[23](框图 9-7)。

框图 9-7
- 复发性流产与子宫结构异常相关。
- 观察性研究表明宫腔镜手术对子宫纵隔有效。
- 如果子宫黏膜下肌瘤造成宫腔变形,宫腔镜手术有助于减少中孕期流产的发生。

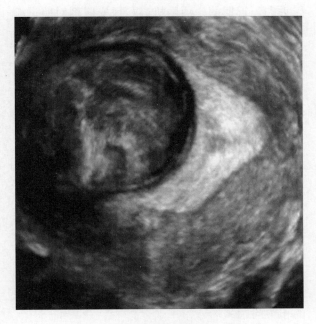

图 9-4　黏膜下肌瘤明显突出于宫腔

六、血栓相关因素

1. 抗磷脂抗体综合征

抗磷脂抗体综合征(APS)在早孕期复发性流产女性中占 15%。早孕期复发性流产及中孕期流产是 APS 的临床标准的一部分[24]。治疗方法包括低剂量阿司匹林(low-dose aspirin LDA),肝素、泼尼松及静脉免疫球蛋白(IVIG)。一项系统综述表明应用波尼松和 IVIG 并不改善妊娠结局,并与糖尿病和早产相关。目前的 RCOG 指南[1]建议 APS 的患者应用 LDA 和低分子肝素治疗,但证据仍较少,2014 年的 Cochrane 系统综述并没有证实其有效性[26];另一项 Bayesian network 系统综述也得出了相同的结论[27]。目前,一项针对此问题的 RCT(ALIFE2)仍在进行当中。

2. 易栓症

一些易栓症,如 V 因子、Leiden 突变、活化蛋白 C 抵抗、凝血酶原基因 G20210A 突变和蛋白 S 缺乏,这些与复发性流产相关[12]。但是,这些检查结果阳性的预后价值目前仍存在争议。无复杂产科病史的女性中有 20% 可存在易栓症筛查的异常。因此,是否应该对早发复发性流产女性进行易栓症筛查目前仍无定论。目前认为,可应用 LDA 联合或不联合低分子肝素一起来预防血栓形成引起的胎盘梗死或栓塞[28]。一些小样本研究表明,预防血栓的治疗有助于提高活产率[29,30]。但是,近期大样本 RCT 并未证实此治疗可改善特发性或易栓症相关复发性流产的活产率[31-34]。因此,目前没有证据支持 LDA 和肝素治疗复发性流产。不过,对于血栓高危女性应进行预防血栓的治疗可以考虑(框图 9-8)。

框图 9-8
- 易栓症与复发性流产相关。
- 如果存在 APS,阿司匹林和肝素并不是有效的治疗方法。
- 如果不存在 APS,阿司匹林联合肝素或单独应用阿司匹林都可预防流产。

七、内分泌因素

1. 多囊卵巢综合征

多囊卵巢综合征与复发性流产有关。可能的机制包括高雄性激素和胰岛素抵抗[35]。但是,由于目前多囊卵巢综合征的诊断标准多样化,很难评价其重要性和对预后的影响。尽管如此,对于肥胖合并多囊卵巢综合征的患者来说,减少妊娠丢失的简单、安全、经济的方法就是减肥[36]。小样本量的研究表明,二甲双胍对于减低流产率,特别是对于存在糖耐量异常的女性有效,而且二甲双胍目前被认为对妊娠期产生风险较低[35,37],但没有 RCT 研究支持这个证据。一项在不孕女性中进行的 RCT 表明,氯米芬改善活产率的效果优于二甲双胍,但是两者改善流产率方面无明显异常[38]。

2. 糖代谢异常和甲状腺异常

控制好的甲状腺异常及糖尿病并不是复发性流产的危险因素。所以指南并不建议对没有症状的患者进行筛查[1,28]。

八、免疫因素

对于母体的免疫系统与异基因异种胚之间存在相互作用的女性来说，免疫因素对于妊娠的成功起一定作用。

1. 抗甲状腺抗体

抗甲状腺抗体与妊娠丢失相关，相关的机制包括自身免疫或甲状腺功能不全[13,39]。一项小样本量研究表明，抗甲状腺抗体阳性、甲状腺功能正常的复发性流产的女性，可从左甲状腺素治疗中获益[40]，但仍需要大宗的研究来证实。

2. NK 细胞

另一项免疫因素表现为在外周血或子宫内膜中发现 NK 细胞。外周血和子宫的 NK 细胞与复发性流产相关[41,42]，但 NK 细胞在复发性流产中的作用，以及其增加对预后的意义目前尚不明确[43]。一项系统综述研究了 20 种免疫治疗方式，如父源性细胞免疫、第三方细胞免疫、滋养细胞膜注射及静脉免疫球蛋白等，各种方法与安慰剂相比均没有改善活产率[44,45]。

九、内膜因素

有共识认为，着床障碍与早孕期复发性流产相关，但到目前为止仍缺乏有力的证据证明。有证据证明，内膜干细胞在复发性流产中是缺失的，引起妊娠失败[46-47]。慢性子宫内膜炎与复发性流产的关系表明，对其进行治疗能够改善活产率[48]，但这些发现都需要大宗的研究证实。

十、特发性复发性流产

1. 流产关怀

复发性流产的女性焦虑，且再次怀孕时表现为不确定。对于其进行关怀、常规检查及心理支持后，3/4 的特发性复发性流产女性在下次妊娠时能够活产[5,49]。

2. 阿司匹林

经验性应用阿司匹林很常见，但近期的系统综述表明，复发性流产的女性经验性应用阿司匹林并不能够改善活产率[50]，且一项 RCT 显示阿司匹林可能增加流产风险[32]。

3. 孕酮

孕酮在早孕期很重要，缺乏孕酮可能导致妊娠丢失。近期的一项随机、双盲、安慰剂对照试验（PROMISE）证实，对于不明原因复发性流产的女性在早孕期孕酮补充治疗并不能改善预后[51]。

4. hCG

PROMISE 研究证实，早孕期应用 hCG 来刺激黄体产生孕酮并不能改善早孕期的流产率，近期的一项 Meta 分析也证明了此结论[52]。

十一、结论

由于缺乏证据证实有效的治疗措施，复发性流产的治疗面临挑战。复发性流产的夫妇应该进行检查，但大多数的检验是阴性的。支持关怀是有益的，应该避免经验性治疗特发性复发性流产；需要大宗的高质量的研究来证实关于复发性流产的相关问题。

（邱　琳　译　王艳芳　校）

参考文献

[1] Royal College of Obstetricians and Gynaecologists. *The Investigation and Treatment of Couples with Recurrent First-trimester and Second-trimester Miscarriage*. Green-top Guideline No. 17. London: RCOG Press, 2011 (updated 2017). Available at https://www.rcog.org.uk/globalassets/documents/guidelines/gtg_17.pdf

[2] Kolte AM, Bernardi LA, Christiansen OB et al. Terminology for pregnancy loss prior to viability: a consensus statement from ESHRE early pregnancy interest group. *Hum Reprod* 2015;30:495-498.

[3] Bhattacharya S, Townend J, Bhattacharya S. Recurrent miscarriage: are three miscarriages one too many? Analysis of a Scottish population-based database of 151 021 pregnancies. *Eur J Obstet Gynecol Reprod Biol* 2010;150:24-27.

[4] Wilcox AJ, Weinberg CR, O'Connor JF et al. Incidence of early loss of pregnancy. *N Engl J Med*

1988；319：189-194.

[5] Quenby SM，Farquharson RG. Predicting recurring miscarriage：what is important? *Obstet Gynecol* 1993；82：132-138.

[6] Nybo Anderson AM，Wohlfahrt J，Christens P，Olsen J，Melbye M. Maternal age and fetal loss：population based register linkage study. *BMJ* 2000；320：1708-1712.

[7] Sugiura-Ogasawara M. Recurrent pregnancy loss and obesity. *Best Pract Res Clin Obstet Gynaecol* 2015；29：489-497.

[8] Carp H，Toder V，Aviram A，Daniely M，Mashiach S，Barkai G. Karyotype of the abortus in recurrent miscarriage. *Fertil Steril* 2001；75：678-682.

[9] Stephenson MD，Sierra S. Reproductive outcomes in recurrent pregnancy loss associated with a parental carrier of a structural chromosome rearrangement. *Hum Reprod* 2006；21：1076-1082.

[10] Saravelos SH，Cocksedge KA，Li TC. Prevalence and diagnosis of congenital uterine anomalies in women with reproductive failure：a critical appraisal. *Hum Reprod Update* 2008；14：415-429.

[11] Greaves M，Cohen H，Machin SJ，Mackie I. Guidelines on the investigation and management of the antiphospholipid syndrome. *Br J Haematol* 2000；109：704-715.

[12] Rey E，Kahn SR，David M，Shrier I. Thrombophilic disorders and fetal loss：a meta-analysis. *Lancet* 2003；361：901-908.

[13] Arredondo F，Noble LS. Endocrinology of recurrent pregnancy loss. *Semin Reprod Med* 2006；24：33-39.

[14] Barber JC，Cockwell AE，Grant E *et al*. Is karyotyping couples experiencing recurrent miscarriage worth the cost? *BJOG* 2010；117：885-888.

[15] Franssen MT，Korevaar JC，van der Veen F，Leschot NJ，Bossuyt PM，Goddijn M. Reproductive outcome after chromosome analysis in couples with two or more miscarriages：index [corrected]-control study. *BMJ* 2006；332：759-763.

[16] Pereza N，Ostojics S，Kapovic M，Peterlin B. Systematic review and meta-analysis of genetic association studies in idiopathic recurrent spontaneous abortion. *Fertil Steril* 2016；107：150-159. e2.

[17] Fischer J，Colls P，Escudero T，Munné S. Preimplantation genetic diagnosis (PGD) improves pregnancy outcome for translocation carriers with a history of recurrent losses. *Fertil Steril* 2010；94：283-289.

[18] Ikuma S，Sato T，Sugiura-Ogasawara M，Nagayoshi M，Tanaka A，Takeda S. Preimplantation diagnosis and natural conception：a comparison of live birth rates in patients with recurrent pregnancy loss associated with translocation. *PLoS ONE* 2015；10：e0129958.

[19] Valli E，Vaquero E，Lazzarin N *et al*. Hysteroscopic metroplasty improves gestational outcome in women with recurrent spontaneous abortion. *J Am Assoc Gynecol Laparosc* 2004；11：240-244.

[20] Roy KK，Singla S，Baruah J，Kumar S，Sharma JB，Karmakar D. Reproductive outcome following hysteroscopic septal resection in patients with infertility and recurrent abortions. *Arch Gynecol Obstet* 2011；283：273-279.

[21] Sugiura-Ogasawara M，Lin BL，Aoki K *et al*. Does surgery improve live birth rates in patients with recurrent miscarriage caused by uterine anomalies? *J Obstet Gynecol* 2015；35：155-158.

[22] Saravelos SH，Yan J，Rehmani H，Li TC. The prevalence and impact of fibroids and their treatment on the outcome of pregnancy in women with recurrent miscarriage. *Hum Reprod* 2011；12：3274-3279.

[23] Yu D，Wong YM，Cheong Y *et al*. Asherman syndrome：one century later. *Fertil Steril* 2008；89：759-779.

[24] Rai RS，Regan L，Clifford K *et al*. Antiphospholipid antibodies and beta 2-glycoprotein-I in 500 women with recurrent miscarriage：results of a comprehensive screening approach. *Hum Reprod* 1995；10：2001-2005.

[25] Empson MB，Lassere M，Craig JC，Scott JR. Prevention of recurrent miscarriage for women with antiphospholipid antibody or lupus anticoagulant. *Cochrane Database Syst Rev* 2005；(2)：CD002859.

[26] De Jong PG，Kaandorp S，Di Nisio M，Goddijn M，Middeldorp S. Aspirin and/or heparin for women with unexplained recurrent miscarriage with or without inherited thrombophilia. *Cochrane Database Syst Rev* 2014；(7)：CD004734.

[27] Zhang T，Ye X，Xiao T *et al*. Antithrombotic treatment for recurrent miscarriage：Bayesian network meta analysis and systematic review. *Medicine*

（Baltimore）2015；94：1732-1739.

[28] American College of Obstetricians and Gynecologists. Management of recurrent pregnancy loss. ACOG practice bulletin, No. 24, February 2001. （Replaces Technical Bulletin Number 212, September 1995.）Int J Gynaecol Obstet 2002；78：179-190.

[29] Brenner B, Bar J, Ellis M et al. Effects of enoxaparin on late pregnancy complications and neonatal outcome in women with recurrent pregnancy loss and thrombophilia：results from the Live-Enox study. Fertil Steril 2005；84：770-773.

[30] Deligiannidis A, Parapanissiou E, Mavridis P et al. Thrombophilia and antithrombotic therapy in women with recurrent spontaneous abortions. J Reprod Med 2007；52：499-502.

[31] Laskin CA, Spitzer KA, Clark CA et al. Low molecular weight heparin and aspirin for recurrent pregnancy loss：results from the randomised, controlled HepASA Trial. J Rheumatol 2009； 36： 279-287.

[32] Kaandorp SP, Goddijn M, van der Post JA et al. Aspirin plus heparin or aspirin alone in women with recurrent miscarriage. N Engl J Med 2010； 362： 1586-1596.

[33] Clark P, Walker ID, Langhorne P et al. SPIN：The Scottish Pregnancy Intervention Study：a multicentre randomised controlled trial of low molecular weight heparin and low dose aspirin in women with recurrent miscarriage. Blood 2010；115：4162-4167.

[34] Visser J, Ulander VM, Helmerhorst FM et al. Thromboprophylaxis for recurrent miscarriage in women with or without thrombophilia. HABENOX：a randomised multicentre trial. Thromb Haemost 2011；105：295-301.

[35] Cocksedge KA, Li TC, Saravelos SH, Metwally M. A reappraisal of the role of polycystic ovary syndrome in recurrent miscarriage. Reprod Biomed Online 2008；17：151-160.

[36] Clark AM, Ledger W, Galletly C et al. Weight loss results in significant improvement in pregnancy and ovulation rates in anovulatory obese women. Hum Reprod 1995；10：2705-2712.

[37] Zolghadri J, Tavana Z, Kazerooni T et al. Relationship between abnormal glucose tolerance test and history of previous recurrent miscarriages, and beneficial effect of metformin in these patients：a prospective clinical study. Fertil Steril 2008； 90： 727-730.

[38] Legro RS, Barnhart HX, Schlaff WD et al. Clomiphene，metformin, or both for infertility in the polycystic ovary syndrome. N Engl J Med 2007；356： 551-566.

[39] Stagnaro-Green A, Glinoer D. Thyroid autoimmunity and the risk of miscarriage. Best Pract Res Clin Endocrinol Metab 2004；18：167-181.

[40] Vaquero E, Lazzarin N, De Carolis C et al. Mild thyroid abnormalities and recurrent spontaneous abortion：diagnostic and therapeutical approach. Am J Reprod Immunol 2000；43：204-208.

[41] Dosiou C, Giudice LC. Natural killer cells in pregnancy and recurrent pregnancy loss：endocrine and immunologic perspectives. Endocr Rev 2005； 26： 44-62.

[42] Quenby S, Nik H, Innes B et al. Uterine natural killer cells and angiogenesis in recurrent reproductive failure. Hum Reprod 2009；24：45-54.

[43] Tuckerman E, Laird SM, Prakash A, Li TC. Prognostic value of the measurement of uterine natural killer cells in the endometrium of women with recurrent miscarriage. Hum Reprod 2007； 22： 2208-2213.

[44] Porter TF, LaCoursiere Y, Scott JR. Immunotherapy for recurrent miscarriage. Cochrane Database Syst Rev 2006；（2）：CD000112.

[45] Moffett A, Shreeve N. First do no harm：uterine natural killer cells in assisted reproduction. Hum Reprod 2015；30：1519-1525.

[46] Lucas ES, Dyer NP, Fishwick K, Ott S, Brosens JJ. Success after failure：role of endometrial stem cells in recurrent miscarriage. Reproduction 2016； 152：159-166.

[47] Lucas ES, Dyer NP, Murakami K et al. Loss of endometrial plasticity in recurrent pregnancy loss. Stem Cells 2016；34：346-356.

[48] McQueen DB, Perfetto CO, Hazard FK, Lathi RB. Pregnancy outcomes in women with chronic endometritis and recurrent pregnancy loss. Fertil Steril 2015；104：927-931.

[49] Brigham SA, Conlon C, Farquharson RG. A longitudinal study of pregnancy outcome following idiopathic recurrent miscarriage. Hum Reprod 1999； 14：2868-2871.

[50] Kaandorp S，Di Nisio M，Goddijn M，Middeldorp S. Aspirin or anticoagulants for treating recurrent miscarriage in women without antiphospholipid syndrome. *Cochrane Database Syst Rev* 2009；(1)：CD004734.

[51] Coomarasamy A，Williams H，Truchanowicz E *et al*. PROMISE：first trimester progesterone therapy in women with a history of unexplained recurrent miscarriages. Arandomised，double-blind，placebo controlled，international multicentre trial and economic evaluation. *Health Technol Assess* 2016；20 (41)：1-92.

[52] Morley LC，Simpson N，Tang T. Human chorionic gonadotrophin（hCG）for preventing miscarriage. *Cochrane Database Syst Rev* 2013；(1)：CD008611.

第三节

妊娠滋养细胞肿瘤

Michael J. Seckl

Department of Surgery and Cancer，Charing Cross Hospital，Campus of Imperial College London，London，UK

妊娠滋养细胞肿瘤（GTNs）起源于受孕细胞，可导致相关疾病，包括良性的部分葡萄胎到侵袭性葡萄胎、绒毛膜癌、胎盘部位滋养细胞肿瘤（PSTT）和上皮样滋养细胞肿瘤（ETT）[1]。它们生物学行为独特、发病较罕见且治疗效果好，使GTNs成为妇科和肿瘤治疗的一个非常有吸引力和重要的领域。

尽管这些疾病很少见，但葡萄胎患者在清宫之后需要辅助治疗以达到预期的治疗效果，GTNs 的总治愈率接近 100%[2]。对绒毛膜癌和PSTT/ETT 已有超过 25 年的治疗经验，大部分患者可以用最小的毒性达到治愈效果[3,4]。

虽然滋养细胞疾病的管理取得了重大进展，但是在进一步减少毒性、消除剩余死亡和完善诊断方法等方面仍面对挑战。40 多年来，英国已经对所有病例进行了集中记录、人绒毛膜促性腺激素（hCG）监测、病理回顾分析，这对于患者取得最佳疗效至关重要。本节的内容来自英国和世界上最大的滋养层肿瘤中心——伦敦查令十字医院的经验。

一、分类、人口学因素和危险因素

世界卫生组织对 GTNs 的分类将滋养细胞肿瘤分为部分性、完全性葡萄胎和恶性侵袭性葡萄胎、绒毛膜癌及 PSTT/ETT。另外，我们最近发现了妊娠滋养细胞疾病（GTD）谱中一个新的潜在恶性疾病，称为非典型胎盘部位结节（atypical placental site nodules）[5]。

据报道，欧洲和北美的葡萄胎发生率为每1000 例活产中 0.2～1.5 例[1]，英国最近的一项研究报告称，在 2000－2009 年，每 591 个妊娠中就存在 1 个葡萄胎[6]。总的来说，在英国，部分性葡萄胎的发生率比完全性葡萄胎略高，大约60：40。其他欧洲国家进行的整体人口分析也报道了类似的数据[7]。虽然不同的种族和地理位置的葡萄胎发生率略有不同，但葡萄胎已被证明的两个危险因素，分别为母亲年龄大和前次葡萄胎病史[8-9]。

围绝经期女性的葡萄胎相对风险最高。最近的英格兰和威尔士分析的结果（表 9-4）显示，青少年的风险略有增加，16－45 岁妇女风险适中，45岁以后风险增加，特别 50 岁以上的风险最高。有意思的是，部分性葡萄胎的风险在整个年龄组中保持相对不变，总体风险的变化是由于完全性葡萄胎的发生率增加。在 18－40 岁年龄组中，完全性葡萄胎占所有葡萄胎妊娠的40%，但在45岁组

表 9-4　英格兰和威尔士不同年龄组不同类型葡萄胎的发生率

年龄	部分性葡萄胎的占比	完全性葡萄胎的占比	所有葡萄胎的风险
13	0.08	0.32	1/250
14	0.07	0.20	1/370
15	0.04	0.21	1/400
20	0.05	0.06	1/909
25	0.09	0.06	1/666
30	0.11	0.05	1/625
35	0.11	0.05	1/625
40	0.18	0.09	1/370
45	0.29	0.75	1/96
50+	0.59	16.2	1/6

Source：adapted from Savage et al[6].

中占 90％以上[6,8]。有趣的是,大多数再次葡萄胎妊娠发生于完全性葡萄胎而不是部分性葡萄胎,而三次连续性葡萄胎妊娠几乎全部发生于完全性葡萄胎后[9]。后者可能存在罕见的基因变异,即家族性复发性葡萄胎(FRHM)综合征(下一节中讨论)。

二、癌前病变和临床表现

1. 部分性葡萄胎

部分葡萄胎、完全性葡萄胎的遗传起源如图 9-5 所示。部分性葡萄胎为三倍体,有 69 条染色体,包含两组父系染色体和一组母系染色体。在孕早期,从大体和超声来看,部分性葡萄胎与正常妊娠相类似。早期超声可见到胚胎存活,到 10～12 周胚胎死亡。部分性葡萄胎的组织学上绒毛的肿胀程度不及完全性葡萄胎,或者仅有局灶改变。因此,除非组织被送病理检查,部分葡萄胎的诊断往往会在流产或清宫后漏诊。

部分葡萄胎最常见的临床表现是流产,而不是不规则出血或常规超声检查发现。产科管理包括吸宫和病理检查;所有部分性葡萄胎患者均应进行登记和连续 hCG 监测。幸运的是,部分葡萄胎很少转化为恶性疾病,0.5％～1％患者在部分葡萄胎后需要化疗[10]。

2. 完全性葡萄胎

遗传物质来源完全是男性(图 9-5),这是由于一个缺乏母体 DNA 的"空"去核卵母细胞受精造成的,最常见染色体核型是 46XX,由一个精子的 X 染色体自我复制形成[1],也可见核型表达为 46XY 或 46XX(来源于两个不同的精子)。

正常妊娠

23 条染色体的单个精子与 23 条染色体的卵细胞结合

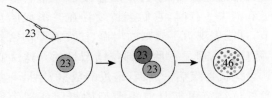

完全性葡萄胎

所有的46条染色体均来自于父亲的1个或2个精子

单精子完全性葡萄胎

父亲来源的染色体复制

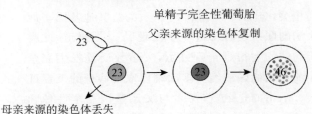

母亲来源的染色体丢失

部分性葡萄胎

2 个精子与一个卵细胞结合

这产生了含有 69 条染色体的三倍体

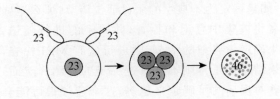

双精子完全性葡萄胎

2 个精子

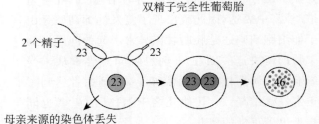

母亲来源的染色体丢失

图 9-5　正常妊娠、部分性葡萄胎和完全性葡萄胎的基因来源及结构

临床诊断完全葡萄胎最常见的表现是妊娠早期出血或超声提示妊娠异常。超声提示无胎儿组织,组织学表现为典型的水肿状绒毛。教科书中所描述的"葡萄串"只出现在孕中期,而大多数葡萄胎病例都是孕早期诊断的,所以在英国的临床实践中很少见。典型的完全性葡萄胎外观如图 9-6 所示。治疗方式为负压吸宫,然后登记并随访

hCG 的变化。完全性葡萄胎有发展为侵袭性疾病的风险,大约 15％的完全性葡萄胎患者需要化疗。

3. 家族性复发性葡萄胎综合征

我们偶尔会看到有的患者反复发生完全性葡萄胎,她们没有怀孕过正常的婴儿。如果患者连续 3 次发生完全性葡萄胎妊娠,则应该进行

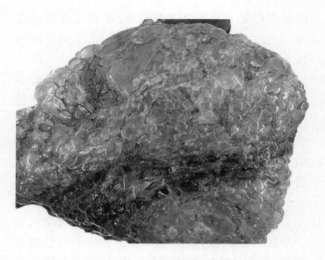

图 9-6 中孕期完全性葡萄胎妊娠的大体表现

基因测试,以确定她们是否为 FRHM 综合征,表现为 DNA 来源于双亲,而不是来源于父亲[11]。到目前为止,两个基因的突变 NLRP 7[12] 和 KHD3CL[13] 与这种常染色体隐性遗传疾病相关,分别占 75% 和 5%～10%,其他基因与此疾病的联系还有待进一步发现[14]。据报道,此类疾病的妇女很难正常妊娠,大多数反复发生完全性葡萄胎妊娠或经历多次难以取得病理的反复妊娠。不幸的是,这些患者与父亲基因完全性葡萄胎的患者一样,后续可能因为发展为恶性而需要辅助化疗。因此,对于这些患者不推荐尝试自然妊娠。由于这些基因通常同时在卵子和生殖道/子宫中表达,因此就出现了复发性葡萄胎是由于卵细胞缺陷还是胚胎着床异常引起的问题。为了帮助解决这一问题,1 例患者同意尝试从未受影响的亲属那里接受捐赠卵子,这例患者达到了正常妊娠结局[15],其他几名 FRHM 的患者也同样生出了正常的婴儿。

4. 双胎妊娠

包括完全性葡萄胎和健康双胎在内的双胎风险为 (1～5)/10 万[16,17]。双胎妊娠很可能增加孕妇的严重并发症风险,包括出血、子宫穿孔、子痫前期、毒血症和葡萄胎恶变需要进一步化疗等,甚至威胁生命,对于患者和临床医师而言相当棘手。此外,这种情况下的胎儿健康生存到足月的可能性微乎其微,几项病例报告也支持这一点[17],但是存在偏倚。我们在英国分析了 77 例此类情况

的女性,这是同类研究中样本量最大的,而且不受选择偏倚的影响。令人惊讶的是,人们逐渐从那些在中孕期和晚孕而非早孕期清宫的单个完全性葡萄胎中发现恶变的风险并没有随着孕周的增长而增加[18]。此外,其中近 40% 能够分娩健康的婴儿,剩余的大部分都是由葡萄胎发展为自然流产。重要的是,子痫前期的风险并没有大幅度增加,尽管发生亦易于药物控制,尚无子宫穿孔或产妇死亡的病例[17]。此后又有 90 例患者,可选择提前终止或继续妊娠。这证实了我们先前的发现,这种情况一般不引起产妇死亡或增加疾病风险,可允许继续妊娠。此外,活产率已经上升到接近 60%(未发表的观察性研究)。是选择阴道分娩还是剖腹产分娩方式,取决于当地对病情的评估。因此,经过适当的咨询后,允许妇女继续妊娠似乎是合理的,但应在密切监测的情况下,确保及早发现潜在并发症并及时处理。

5. 不典型胎盘部位结节

正常的妊娠后,子宫壁胎盘残留通常会自行消退和消失。有时,它们会持续存在并形成胎盘结节,可能表现为不规则的出血,往往需要刮宫处理,随后的病理显示胎盘部位结节性质。这一直被认为是良性疾病。然而,最近的数据表明,一些胎盘部位结节可能具有不典型的组织病理学特征,10%～15% 的病例中可能迅速发展为 PSTT 或 ETT[5]。因此,英国目前正在对可能有不典型特征的胎盘部位结节患者病理切片进行集中检查,如果确定为不典型的胎盘部位结节,那么这些患者将被集中登记和检查,并严密的进行随访。如果确定为典型的结节,则进行盆腔 MRI 检查,如果结果为正常则不进行进一步的监测。然而,随着对疾病的了解越来越多,这个建议很可能会改变。

6. 注册和监测

总体上,90% 的葡萄胎妊娠患者在清宫后不需要任何额外的治疗。在这些患者中,残留的滋养细胞不能继续增殖、细胞停止生长,hCG 水平恢复正常。目前还没有一种有效的预测方法可以准确区分哪些患者清宫后会恶变[19]。因此,所有葡萄胎妊娠的患者都应该进行 hCG 随访,可以早期识别疾病进展,同时也可以对 hCG 水平下降较慢的患者进行仔细观察,从而将化疗的可能降到

最低。

进行 hCG 监测的患者是否需要额外的治疗取决于她们 hCG 的结果。因此,完全性葡萄胎清宫后 hCG 水平呈平台或上升通常提示恶性,需要化疗。表 9-5 为查令十字医院推荐的化疗指征。前 4 项也被国际妇产科联合会(FIGO)所使用[2]。然而,根据我们最近的工作,第 2 个指征被废弃,因为几乎所有清宫 6 个月后 hCG 下降又升高的女性没有进行化疗的情况下 hCG 水平自然恢复至正常[20]。最后 3 个指征仅在英国适用。通常下,尽管 hCG 是下降的,但 1%~2% 的患者因为出现需要输血的大出血而进行化疗,因为化疗有助于止血。清宫后 4 周 hCG 超过 20 000U/L 与恶变风险升高相关,需要化疗,这些患者子宫穿孔风险很小,占英国需要化疗的患者的 1%~2%。在英国,肺部和(或)阴道转移灶超过 2cm 是独立的化疗指征,由于疾病的早期诊断及良好监测,这种情况近 25 年都没见过了。葡萄胎妊娠后进行监测或继续化疗的患者治愈率接近 100%[21],95% 以上的患者可归于低风险治疗组。

表 9-5　查令十字医院妊娠滋养细胞肿瘤的化疗指征

连续 2 次 hCG 水平上升或连续 3 次处于平台期

清宫后 6 个月 hCG 水平上升(即使曾经下降)

组织学证实绒癌

脑、肝、胃肠道、脾、肾或其他实质性脏器的转移

清宫后 hCG>20 000U/L 持续时间大于 4 周

阴道出血严重或胃肠道、腹腔出血

肺或阴道转移灶>2cm

　hCG. 人绒毛膜刺激素。

三、恶性疾病及表现

1. 侵袭性葡萄胎

侵袭性葡萄胎通常继发于完全性葡萄胎,特征性表现为恶性细胞侵入子宫肌层,可能导致子宫穿孔。显微镜下,侵袭性葡萄胎与完全性葡萄胎表现相类似,但存在特征性的侵袭肌层和局部组织。得益于常规超声检查的应用、完全性葡萄胎早期清宫及有效的 hCG 监测,目前英国的侵袭性葡萄胎发生率已经有所下降,现在很罕见。

2. 绒毛膜癌

绒毛膜癌组织学、临床表现均为恶性,且在滋养细胞肿瘤相关急症中最常见,通常在完全性葡萄胎清宫后的监测过程中发现,也可能继发于其他妊娠(部分性葡萄胎、自然流产、非葡萄胎的人工流产、异位妊娠或足月妊娠)。绒毛膜癌的临床表现可与子宫局部病灶相关的阴道流血(占所有病例中的 2/3),或与远处转移病灶相关(肺部、中枢神经系统、肝等)。1/3 的患者通常无明显子宫异常[1]。

发生远处转移的绒毛膜癌诊断仍存在挑战[22]。但是,结合妇科病史和升高的 hCG 通常可明确诊断,可避免活检,减少严重出血(图 9-7 显示了肝活检后的出血)。有时,如果可以取活检时可以见到绒毛滋养细胞、合体滋养细胞或细胞滋养细胞的结构、出血、坏死或血管内的生长[1]。通常可以判断绒毛膜癌是来源于完全性葡萄胎或部分性葡萄胎[10],或是正常双胎妊娠[23]。一些病例与妊娠不相关,病理表现为妊娠滋养细胞肿瘤,但是实际上是来源于生殖细胞或上皮细胞肿瘤,基因来源于患者本人。这些肿瘤对化疗的反应很好,化疗后肿瘤即转换成其真正的类型,如果是上皮性肿瘤则预后较差[3]。

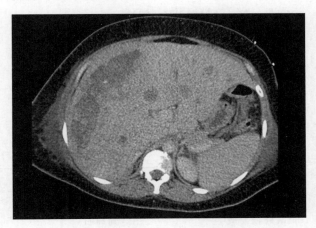

图 9-7　绒癌患者的腹腔 CT 表现,提示多发肝转移和穿刺活检后的被膜下血肿

3. 胎盘部位滋养细胞肿瘤和上皮样滋养细胞瘤

PSTT 最初在 1976 年被描述[6],是滋养细胞肿瘤当中最少见的类型,占在英国注册的 GTD 0.2%[4]。ETT 更为罕见,最初是在 1998 年[24]被

描述。目前虽然认为 ETT 与 PSTT 的生物学特点相类似,但是我们仍在研究其两者的相似之处及不同点[2]。PSTT/ETT 通常继发于正常妊娠,但是也可发生于非葡萄胎流产或葡萄胎妊娠之后。

其他常见的妊娠滋养细胞疾病通常发生于前次妊娠后的不久,而 PSTT 不一样,其与前次妊娠通常间隔 3.4 年。最常见的临床表现是闭经或异常子宫出血。几乎所有的病例均存在 hCG 的升高,但通常升高的水平明显低于其他类型的 GTN。肿瘤可继发于任何类型的妊娠,包括完全性和部分性葡萄胎[25],也可以来源于非绒毛的滋养细胞。病理表现为有液泡细胞质的中间型滋养细胞、胎盘碱性磷酸酶和 hCG 阳性表达,而没有细胞滋养细胞和绒毛。ETT 从绒毛类型的中间型滋养细胞发展而来,前者存在于胎盘的其他部分如绒毛板或胎膜。组织病理学上区分 ETT 和 PSTT[26],前者细胞更小,存在更多形态单一的细胞形成巢状或形成结节,呈明显的环状生长,而 PSTT 呈浸润样生长[7]。而且,在临床中 ETT 比 PSTT 分泌的 hCG 较少。PSTT/ETT 在临床上可表现为局限于子宫的缓慢生长,也可表现为远处转移于肺和肝。淋巴结转移在 PSTT/ETT 较为常见,而绒毛膜癌并不常见[4]。

4. hCG 在滋养细胞疾病诊断和管理中的作用

hCG 主要由合体滋养细胞产生,是一种糖基化的异质二聚体,为 α 亚基和 β 亚基以非共价键连接形成[1]。恶性疾病存在很多变异型的 hCG,如高度糖基化 hCG,硝酸化 hCG,β 亚基 C-端肽缺失、β 亚基游离的 hCG。除了一些不典型的 PSTT/ETT,hCG 在非恶性和恶性的 GTD 都有表达。

测定 hCG 可以预估肿瘤负荷、肿瘤类型,并且可以对患者疾病风险做出评价,随访患者治疗后的反应。目前 hCG 的检测方法很多,导致不同医院临床应用过程当中存在检测结果不一致,以及假阴性率。要注意由于"hook"效应,hCG 水平很高的情况下可出现假阴性[27]。此外,不论哪种检测方法都存在假阴性的情况。如果临床表现与 hCG 水平不相符,要进行尿 hCG 的检测,这是由于导致假阴性的异嗜性抗体不会排泄到尿液中[1]。幸运的是,在英国可以检测所有癌症产生的各种 hCG 亚型,所以假阴性率较低。

如果没有肿瘤产生 hCG,血清 hCG 的半衰期是 24～36h;但是,由于治疗引起肿瘤细胞减少,肿瘤细胞持续产生 hCG,所以接受化疗的患者 hCG 下降的速度较慢。

四、治疗以及预后

既往研究充分证实了 hCG 水平与滋养细胞肿瘤远处转移、治愈率等相关。1976 年的 Bagshawe 评分系统对此相关性进行了首次描述[28],继而很多其他相似的系统也开始对此进行评价。表 9-6 显示了 2000 年的 FIGO 预后评分。通过对这些指标进行评价,可以对疾病的风险进行分级,对患者进行初始治疗方案的推荐,如果评分≤6 分进行单药化疗,而≥7 分则进行多药联合化疗[29]。

表 9-6 国际妇产科联盟(FIGO)评分系统

评分*	0	1	2	4
年龄(岁)	<40	≥40	—	—
上次妊娠类型	葡萄胎	流产	足月产	—
距离上次妊娠的时间(年)	<4	4～6	7～13	≥13
治疗前 hCG(U/L)	<1000	1000～10 000	1000～100 000	>100 000
肿瘤的最大径	<3 cm	3～5 cm	≥5 cm	—
转移部位	肺部	脾、肾	胃肠道	脑、肝
转移数量	—	1～4	5～8	>8
化疗方式	—	—	单药	2 种或更多

* 评分在化疗之前 24h 之内进行。

1. 低风险患者(低危)的治疗

在英国,＞90％的葡萄胎女性清宫后依照 FIGO 评分系统进行评分均为低风险类型。直到目前为止,对这些患者进行再次清宫的意义并不明确。一些研究观察了清宫后 hCG 上升的患者进行重复清宫后 hCG 的下降情况,发现效果不佳[30,31]。基于这些数据,目前仅对 hCG ＜ 5000U/L,且 B 超下子宫腔内可见组织残留的患者推荐重复吸宫。

对于 FIGO 评分低风险的患者,最常见的治疗实验是按照表 9-7 所示的时间表肌内注射甲氨蝶呤并口服叶酸抢救。第一次用药应在医院进行,而后续的治疗可在家进行。这是因为在治疗开始的时候阴道流血的风险更高,尤其是刚开始化疗肿瘤收缩时。如果发生阴道流血则绝对卧床会有效果,仅有＜1％的低风险患者需要急诊干预(栓塞、阴道填塞或子宫切除)。

表 9-7　低风险组甲氨蝶呤(MTX)联合叶酸(FA)化疗方案

第 1 天	MTX 50 mg	肌内注射	中午
第 2 天	FA 15 mg	口服	下午 6 点
第 3 天	MTX 50 mg	肌内注射	中午
第 4 天	FA 15 mg	口服	下午 6 点
第 5 天	MTX 50 mg	肌内注射	中午
第 6 天	FA 15 mg	口服	下午 6 点
第 7 天	MTX 50 mg	肌内注射	中午
第 8 天	FA 15 mg	口服	下午 6 点

低危患者的化疗毒性较小,通常可耐受。甲氨蝶呤并不引起脱发、明显的恶心,骨髓抑制也很罕见。最常见的不良反应表现为黏膜炎、眼干,发生率为 2％～3％,坏死引起的胸膜炎和腹痛更为少见。肝酶可轻度升高,但通常不需药物治疗。对于影像学证实肺转移的低危患者应进行头部 MRI 检查,如果正常也应预防性应用鞘内注射甲氨蝶呤以减少神经系统受累的风险(根据 Charing Cross Hospital 的经验)。除非脑脊液和血清 hCG 的比值超过 1∶60,最多应用 3 次鞘内注射甲氨蝶呤[1]。

治疗应到 hCG 水平正常(0～4U/L),而后继续应用 3 个周期(6 周)以保证清除残余病灶。在荷兰,血 hCG 正常后仅进行 2 周期的巩固治疗,他们的复发率为英国的 2 倍,所以他们近期也将巩固治疗策略调整为英国的策略[32]。完整的甲氨蝶呤化疗策略可见图 9-8。

20 世纪 90 年代的数据提示,67％的低危患者仅经过甲氨蝶呤的治疗就可以达到治愈效果。甲氨蝶呤治疗效果不好的患者(hCG 平台或上升)接受二线治疗。二线治疗包括单剂量的放线菌素 D(1.25mg/m^2,静脉应用,每 2 周重复 1 次),此治疗与甲氨蝶呤类似,与依托泊苷、甲氨蝶呤、放线菌素 D、环磷酰胺和长春新碱联合方案(EMA/CO)方案相比毒性较小(表 9-8)。为了减少患者进行 EMA/CO 的治疗,我们将诊断 MTX 抵抗的 hCG 的 cut-off 值从 100 改设定为 300U/L,治疗的效果也相当[21,33],目前我们将 hCG 的 cut-off 值设定为 1000U/L,意味着 MTX 抵抗的患者只有 hCG 大于 1000U/L 才转为 EMA/CO 治疗,其他的患者接受单剂量的放线菌素 D。

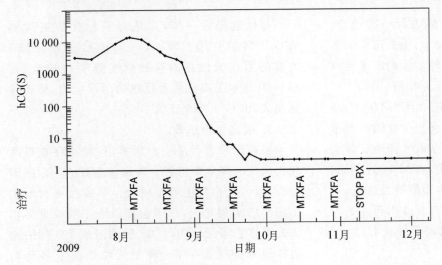

图 9-8　低风险患者应用 MTX 和 FA 治疗 hCG 的变化

注释:用 MTX 和 FA 治疗成功。

表 9-8 EMA/CO 化疗方案

第1周

第1天 放线菌素 D 0.5 mg 静脉注射
依托泊苷 100 mg/m² 静脉注射
MTX 300 mg/m² 静脉注射

第2天 放线菌素 D 0.5mg 静脉注射
依托泊苷 100 mg/m² 静脉注射
叶酸 15 mg 口服 每 12 小时 1 次 × 4 次,应用 MTX 后 24h 开始用

第2周

第8天 长春新碱 1.4 mg/m²(最多 2 mg)
环磷酰胺 600 mg/m²

图 9-9 显示了治疗过程中的 hCG 的变化。开始 MTX 化疗时 hCG 有所上升,而后开始下降,两个周期治疗之后达到平台期。二线的 EMA/CO 方案在治疗开始就能看到 hCG 下降至正常,持续到后续 6 周的治疗完成。总体来说此组的治愈率能达到 100%,而后续的治疗可减少肿瘤复发、需要再次治疗的风险。

2. 高风险(高危)患者的治疗

研究表明,<1/3 的高危患者可通过单药化疗治愈[34]。20 世纪 70 年代开始应用联合化疗改变了这种状况,目前的数据表明 85%~94% 的患者经过 EMA/CO 化疗可治愈[3,35-37]。此方案联合了 5 种化疗药,见表 9-8。由于疾病进展很快,

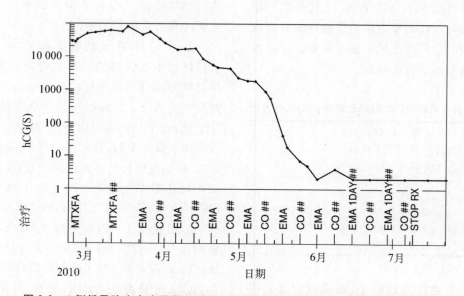

图 9-9 1 例低风险患者应用甲氨蝶呤-叶酸治疗后换成 EMA-CO 治疗 hCG 的变化

应每周进行治疗而不是 3~4 周进行一次治疗。EMA/CO 有骨髓抑制的不良反应,很多患者需要粒细胞刺激因子每周支持来维持治疗的密度且减少神经系统感染的风险。由于止吐药(5HT3 受体拮抗药,如昂丹司琼联合多潘立酮)的应用,恶心和呕吐不再是棘手问题。目前很少应用地塞米松,因为其可以引起年轻患者的非血管性股骨头肱骨头坏死,甚至需要关节置换。EMA/CO 引起的嗜睡很常见,一些患者发展为周围神经疾病,可停用长春新碱。总体来说,EMA/CO 用药方案与其他多药联合的治疗方案相比耐受性较好,且严重或致命的不良反应很罕见。

与低危患者一样,高危患者治疗应持续到 hCG 正常后 6 周。而且,一旦 hCG 正常,EMA 方案的第二天依托泊苷和放线菌素 D 应弃药。图 9-10 显示了高危患者化疗的治疗反应,肺转移灶消失,hCG 下降至正常。

3. 极高风险患者

极高风险患者是一个新术语,特指存在很高死亡风险的高危型患者。对高危患者的死亡原因分析显示,死亡发生可早可晚。早发性死亡发生于用药的 4 周之内,死因包括以下一项或更多相关的器官衰竭:致命的出血、肿瘤溶解及疾病快速进展引起的代谢异常。晚期死亡则由于多药耐

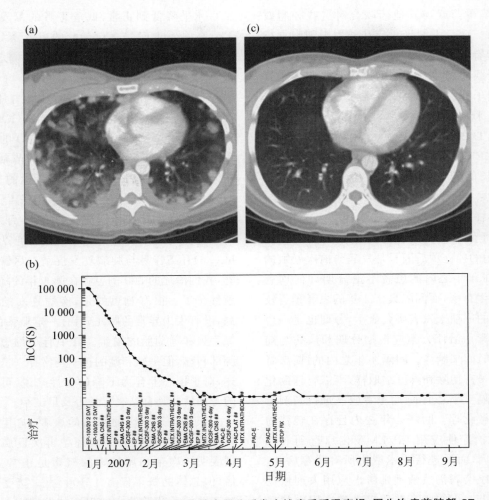

图 9-10　1 例 29 岁女性足月分娩健康婴儿后发生绒癌后呼吸衰竭，图为治疗前肺部 CT
(a)治疗曲线(b)治疗后的 CT(c)

药。此外,有些死亡是由于组织病理学上类似妊娠期绒毛膜癌的非妊娠期上皮性恶性肿瘤引起的。与早期或晚期死亡相关的因素包括:FIGO 评分大于 12 分,肺部疾病进展,合并或不合并脑转移的肝转移,与前次妊娠间隔大于 2.8 年[3]。为了减少早期死亡,应采用先期化疗,应用低剂量的依托泊苷 100mg/m² 和顺铂 20mg/m²(EP 方案)每周的 1～2d 静脉应用,重复 3 周,使患者能够耐受标准剂量的治疗。这种治疗方法几乎可以完全控制由于 GTN 疾病进展引起的早期死亡[3]。肝转移或肝脏合并脑转移的患者远期的生存率较差,所以她们应该接受更长时间的含铂类治疗。目前英国应用依托泊苷和顺铂联合化疗代替 EMA[38]的第 1 天化疗。而且对于脑转移的患者,EMA 方案中的甲氨蝶呤增加至 1g/m²,并且

加用 EP 鞘注化疗来确保化疗药对中枢神经系统的作用。我们也将对极高危患者的巩固治疗时间延长至 8 周。对于此类患者治疗的其他细节可见参考文献[38-40]。

4. EMA/CO 治疗的补救

进行 EMA/CO 化疗的高危患者,有 18%～20%因为耐药转至二线治疗方案。这种情况下可以应用 EP/EMA[41]或 TE/TP[42],由紫杉醇替代依托泊苷和顺铂。这些治疗联合手术对 80% EMA/CO 无效的患者有效。TE/TP 更容易被耐受,其每两周治疗 1 次,而 EP/EMA 每 1 周治疗 1 次,现在 EMA/CO 治疗失败的时候更倾向于应用 TE/TP 治疗[2]。

EP/EMA 和(或)TE/TP 治疗后复发的患者可通过再次化疗或手术缓解。吉西他滨、培美曲

塞、卡倍他滨单药或与其他药联合对这些肿瘤效果均有效果。而且大剂量化疗和外周干细胞支持对一些患者有效。近期的研究证实,滋养细胞肿瘤表面分子或周围免疫细胞的抗体对一些患者有效[2]。我们乐观的期待剩余 5% 高危患者的死亡也可能在将来被控制。

5. PSTT/ETT 的治疗

PSTT/ETT 与绒毛膜癌不同,生长较为缓慢,病灶较长时间局限于子宫,更容易淋巴结转移,产生较少 hCG,对化疗较为不敏感。但是与绒毛膜癌一样可广泛转移。

FIGO 评分不能决定治疗方案。英国的数据显示,此疾病的独立预后因子是发病与前次妊娠的间隔,间隔在 4 年之内的患者不论分期如何均有 98% 的长期生存率,而间隔大于 4 年的患者预后较差[4]。近期的一项未发表研究显示,分期也是一个独立预后因素。治疗方案应根据分期和疾病与前次妊娠间隔时间来制订。间隔 4 年之内的 I 期患者可以做单纯子宫切除和淋巴结取样,不需要辅助化疗。如果间隔 4 年之上的 I 期患者应该进行高剂量化疗联合增敏化疗。间隔 4 年之内且存在转移的患者目前的治疗使应用 EP/EMA 化疗直到 hCG 水平正常 8 周,而后进行手术取出所有残存病灶。如果经过治疗疾病仍然活动则考虑应用大剂量化疗。间隔大于 4 年的所有转移患者都应用大剂量化疗联合其他经典治疗的方式。一些间隔小于 4 年的年轻 PSTT/ETT 患者可在充分知情同意前提下保留生育功能,尽量避免子宫切除手术。一些手术方式目前仍在试验当中,包括应用改良 Strassman 方式切除子宫局部病灶,加或者不加辅助化疗。而如果可见子宫残余病灶,则可用新辅助化疗,而后观察或局部病灶切除。这些方法的问题是可能残留镜下转移的病灶,将来可能复发而预后较差[43],所以目前还在试验阶段。

为了更深入地了解 PSTT/ETT,国际滋养细胞疾病学会为这些病例在建立一个数据库,由英国谢菲尔德和查令十字会管理(http://stdc.group.shef.ac.uk/psttuhr/index.html)。

6. 复发风险及治疗后晚期并发症

大部分的滋养细胞疾病患者如果治疗后血清学得到的缓解之后复发的风险较低,而后成功妊娠的可能性很高,且暴露于化疗的远期风险很低。一旦 hCG 水平降低到正常,低危患者的复发风险小于 4%,高危经过 EMA/CO 治疗的患者复发风险低于 8%[44]。通常复发发生于治疗后的 12 周之内。

7. 生育功能

MTX 单药化疗对生育的影响并不明确,但是确实会提早 3 年绝经[45]。EMA/CO 对妊娠的成功率没有影响,MTX 和 EMA/CO 的妊娠成功率均为 83%[46]。尽管如此,患者的苗勒管抑制因子降低还是会使患者焦虑担心,幸运的是,她们的月经周期均正常,并且能够怀孕生子[47]。

下次妊娠应该在治疗后的 12 个月之后,这样可以避免药物对卵细胞的影响,也可以避免妊娠 hCG 的升高容易与肿瘤复发混淆。尽管有如此推荐,我们治疗的 500 例患者在第 1 年的随访过程中就怀孕了。很有意思的是,疾病复发的风险并不高,没有生出异常的胎儿,只有一定概率的流产、妊娠丢失和葡萄胎的发生。其中有 1 例患者发生了肺部转移,但是她和她的孩子均幸存[48,49]。综上所述,对于担心生育力下降的女性来说,可以在充分的告知后让其自己决定是否及早试孕。

很多得过一次葡萄胎的患者,尤其是经历过化疗的患者,很担心下次怀孕再次发病。尽管数据表明再次葡萄胎妊娠的概率是正常人群的 10 倍,但总体的概率仅有 1/100[8,9]。接受化疗的患者和单纯葡萄胎清宫的患者的发病率并无差别。

8. 远期毒性

15 000 例患者的随访研究显示了应用联合化疗的患者远期继发癌症的风险有轻微升高[50],但近期进行的大于 30 000 例患者的随访得出了不同的结论[51]。后者的研究表明如果 EMA/CO 应用小于 6 个月则并没有增加后续继发癌症的风险[51],这应该告诉我们的患者。当然,大剂量的化疗会损伤生育功能。幸运的是仅有小部分患者需要大剂量化疗。

五、个人和心理问题

尽管本疾病有高治愈率、化疗的远期不良反应相对较低,但是诊断妊娠滋养细胞肿瘤和化疗对患者的心理产生一定影响。

对患者造成短期心理影响的主要原因包括流产、患癌、治疗过程,以及短期内不能怀孕等。在化疗过程当中影响心理的因素有可能的不良反应、情绪因素、生育能力,患者进行心理咨询很有效。有研究表明,这些心理担忧可以持续很多年,治疗成功后的对流产的担忧可以持续 5~10 年[52,53]。一些调查显示,很多患者希望在其诊断及治疗过程当中能够得到心理咨询的支持。由于患者数量很多,对患者进行家庭的心理咨询执行起来很有困难,但英国正在进行的网上咨询对很多患者有效(https://mymolarpregnancy.com/)。

六、总结

　　超过 90% 的葡萄胎女性经过 1 次清宫就被治愈,需要化疗的患者经过低毒性的治疗通常被治愈,治愈率接近 100%。大于 95% 的高危患者可以被治愈,而剩下的 5% 在不久的将来研究出新药也可能被治愈。PSTT/ETT 是最罕见的 GTN 类型,如果与前次妊娠间隔 >4 年,会造成很多问题,有待进一步研究来改善治疗方式以提高治愈率。

　　目前英国建立了很好的监测和治疗组织,所有的产科和妇科团队均对患者进行注册、随访,以及专业的治疗。可以对英国和海外的患者提供 24h 的急诊处理指导。我们也鼓励世界范围建立此类型的组织,全世界共同努力来改善 GTD 的预后(框图 9-9)。

💡 **框图 9-9**

- 葡萄胎妊娠在英国的发生率约 1/500,其发生风险随患者年龄增加而增加,45 岁女性的风险是 1/96,50 岁以上的女性风险为 1/6。
- 完全性葡萄胎患者彻底清宫后需要化疗的患者约 15%,而部分性葡萄胎约 1%。目前应用低毒性的 MTX 化疗后治愈率接近 100%。
- 绒癌比较罕见,发生率为 1/(5 万~10 万),大部分绒毛膜癌发生于前次葡萄胎之后,但也可发生于其他妊娠类型(如流产)。绒毛膜癌的症状和临床表现可比较多样,每个未明确诊断的癌症患者都应经进行 hCG 的实验室检查。
- 英国目前有关于 GTN 的注册、检测和专业治疗指导的系统。所有怀疑或证实存在滋养细胞肿瘤的患者都进行注册,对于急诊患者能够 24h 得到专家的建议。

（邱　琳　译　王艳芳　校）

参考文献

[1] Seckl MJ, Sebire NJ, Berkowitz RS. Gestational trophoblastic disease. *Lancet* 2010;376:717-729.

[2] Seckl MJ, Sebire NJ, Fisher RA, Golfier F, Massuger L, Sessa C. Gestational trophoblastic disease: ESMO Clinical Practice Guidelines for diagnosis, treatment and follow-up. *Ann Oncol* 2013;24(Suppl 6):vi39-vi50.

[3] Alifrangis C, Agarwal R, Short D et al. EMA/CO for high-risk gestational trophoblastic neoplasia: good outcomes with induction low-dose etoposide-cisplatin and genetic analysis. *J Clin Oncol* 2013;31:280-286.

[4] Schmid P, Nagai Y, Agarwal R et al. Prognostic markers and long-term outcome of placental-site trophoblastic tumours: a retrospective observational study. *Lancet* 2009;374:48-55.

[5] Kaur B, Short D, Fisher RA, Savage PM, Seckl MJ, Sebire NJ. Atypical placental site nodule (APSN) and association with malignant gestational trophoblastic disease: a clinicopathologic study of 21 cases. *Int J Gynecol Pathol* 2015;34:152-158.

[6] Savage P, Williams J, Wong SL et al. The demographics of molar pregnancies in England and Wales from 2000-2009. *J Reprod Med* 2010;55:341-345.

[7] Eysbouts YK, Massuger L, Thomas C et al. Dutch risk classification and FIGO 2000 for gestational trophoblastic neoplasia compared. *Int J Gynecol Cancer* 2016;26:1712-1716.

[8] Savage PM, Sita-Lumsden A, Dickson S et al. The relationship of maternal age to molar pregnancy incidence, risks for chemotherapy and subsequent pregnancy outcome. *J Obstet Gynaecol* 2013;33:406-411.

[9] Eagles N, Sebire NJ, Short D, Savage PM, Seckl MJ, Fisher RA. Risk of recurrent molar pregnancies following complete and partial hydatidiform moles. *Hum Reprod* 2015;30:2055-2063.

[10] Seckl MJ, Fisher RA, Salerno GA et al. Choriocarcinoma and partial hydatidiform moles. *Lancet* 2000;356:36-39.

[11] Fisher RA, Khatoon R, Paradinas FJ, Roberts AP, Newlands ES. Repetitive complete hydatidiform mole can be biparental in origin and either male or

female. *Hum Reprod* 2000;15;594-598.

[12] Murdoch S, Djuric U, Mazhar B *et al*. Mutations in NALP7 cause recurrent hydatidiform moles and reproductive wastage in humans. *Nat Genet* 2006;38; 300-302.

[13] Parry DA, Logan CV, Hayward BE *et al*. Mutations causing familial biparental hydatidiform mole implicate c6orf221 as a possible regulator of genomic imprinting in the human oocyte. *Am J Hum Genet* 2011;89;451-458.

[14] Fallahian M, Sebire NJ, Savage PM, Seckl MJ, Fisher RA. Mutations in NLRP7 and KHDC3L confer a complete hydatidiform mole phenotype on digynic triploid conceptions. *Hum Mutat* 2013;34; 301-308.

[15] Fisher RA, Lavery SA, Carby A *et al*. What a difference an egg makes. *Lancet* 2011;378;1974.

[16] Steller MA, Genest DR, Bernstein MR, Lage JM, Goldstein DP, Berkowitz RS. Natural history of twin pregnancy with complete hydatidiform mole and coexisting fetus. *Obstet Gynecol* 1994; 83; 35-42.

[17] Sebire NJ, Foskett M, Paradinas FJ *et al*. Outcome of twin pregnancies with complete hydatidiform mole and healthy co-twin. *Lancet* 2002; 359; 2165-2166.

[18] Seckl MJ, Dhillon T, Dancey G *et al*. Increased gestational age at evacuation of a complete hydatidiform mole;does it correlate with increased risk of requiring chemotherapy? *J Reprod Med* 2004;49; 527-530.

[19] Sebire NJ, Seckl MJ. Immunohistochemical staining for diagnosis and prognostic assessment of hydatidiform moles;current evidence and future directions. *J Reprod Med* 2010;55;236-246.

[20] Agarwal R, Teoh S, Short D, Harvey R, Savage PM,Seckl MJ. Chemotherapy and human chorionic gonadotropin concentrations 6 months after uterine evacuation of molar pregnancy;a retrospective cohort study. *Lancet* 2012;379;130-135.

[21] McNeish IA, Strickland S, Holden L *et al*. Low risk persistent gestational trophoblastic disease; outcome following initial treatment with low-dose methotrexate and folinic acid, 1992-2000. *J Clin Oncol* 2002;20;1838-1844.

[22] Alifrangis C, Evans R, Williams J, Seckl MJ. An unusual gum lesion with a positive pregnancy test. *BMJ* 2011;343;d5009.

[23] Alifrangis C, Seckl MJ. Genetics of gestational trophoblastic neoplasia;an update for the clinician. *Future Oncol* 2010;6;1915-1923.

[24] Shih IM, Kurman RJ. Epithelioid trophoblastic tumor;a neoplasm distinct from choriocarcinoma and placental site trophoblastic tumor simulating carcinoma. *Am J SurgPathol* 1998;22;1393-1403.

[25] Palmieri C, Fisher RA, Sebire NJ *et al*. Placental site trophoblastic tumour arising from a partial hydatidiform mole. *Lancet* 2005;366;688.

[26] Shih IM, Kurman RJ. The pathology of intermediate trophoblastic tumors and tumor-like lesions. *Int J Gynecol Pathol* 2001;20;31-47.

[27] Harvey RA, Mitchell HD, Stenman UH *et al*. Differences in total human chorionic gonadotropin immunoassay analytical specificity and ability to measure human chorionic gonadotropin in gestational trophoblastic disease and germ cell tumors. *J Reprod Med* 2010;55;285-295.

[28] Bagshawe KD. Risk and prognostic factors in trophoblastic neoplasia. *Cancer* 1976;38;1373-1385.

[29] Kohorn EI. The new FIGO 2000 staging and risk factor scoring system for gestational trophoblastic disease;description and critical assessment. *Int J Gynecol Cancer* 2001;11;73-77.

[30] Savage P, Seckl MJ. The role of repeat uterine evacuation in trophoblast disease. *Gynecol Oncol* 2005; 99;251-252;author reply 252-253.

[31] van Trommel NE, Massuger F, Verheijen RH, Sweep FC,Thomas CM. The curative effect of a second curettage in persistent trophoblastic disease; a retrospective cohort survey. *Gynecol Oncol* 2005; 99;6-13.

[32] Lybol C, Sweep FC, Harvey R *et al*. Relapse rates after two versus three consolidation courses of methotrexate in the treatment of low-risk gestational trophoblastic neoplasia. *Gynecol Oncol* 2012; 125;576-579.

[33] Sita-Lumsden A, Short D, Lindsay I *et al*. Treatment outcomes for 618 women with gestational trophoblastic tumours following a molar pregnancy at the Charing Cross Hospital, 2000-2009. *Br J Cancer* 2012;107;1810-1814.

[34] Bagshawe KD, Dent J, Newlands ES, Begent RH,

Rustin GJ. The role of low dose methotrexate and-folinic acid in gestational trophoblastictumours (GTT). *Br J Obstet Gynaecol* 1989;96:795-802.

[35] Bower M, Newlands ES, Holden L *et al*. EMA/CO for high-risk gestational trophoblastic tumours:results from a cohort of 272 patients. *J Clin Oncol* 1997;15:2636-2643.

[36] Escobar PF, Lurain JR, Singh DK, Bozorgi K, Fishman DA. Treatment of high-risk gestational trophoblastic neoplasia with etoposide, methotrexate, actinomycin D,cyclophosphamide, and vincristine chemotherapy. *Gynecol Oncol* 2003; 91: 552-557.

[37] Kim SJ, Bae SN, Kim JH *et al*. Effects of multiagent chemotherapy and independent risk factors in the treatment of high-risk GTT: 25 years experiences of KRI-TRD. *Int J Gynaecol Obstet* 1998;60 (Suppl 1):S85-S96.

[38] Ahamed E, Short D, North B, Savage PM, Seckl MJ. Survival of women with gestational trophoblastic neoplasia and liver metastases:is it improving? *J Reprod Med* 2012;57:262-269.

[39] Newlands ES, Holden L, Seckl MJ, McNeish I, Strickland S, Rustin GJ. Management of brain metastases in patients with high-risk gestational trophoblastic tumors. *J Reprod Med* 2002; 47: 465-471.

[40] Savage P, Kelpanides I, Tuthill M, Short D, Seckl MJ. Brain metastases in gestational trophoblast neoplasia:an update on incidence, management and outcome. *Gynecol Oncol* 2015;137:73-76.

[41] Newlands ES, Mulholland PJ, Holden L, Seckl MJ,Rustin GJ. Etoposide and cisplatin/etoposide, methotrexate, and actinomycin D (EMA) chemotherapy for patients with high-risk gestational trophoblastic tumors refractory to EMA/cyclophosphamide and vincristine chemotherapy and patients presenting with metastatic placental site trophoblastic tumors. *J Clin Oncol* 2000; 18: 854-859.

[42] Wang J, Short D, Sebire NJ *et al*. Salvage chemotherapy of relapsed or high-risk gestational trophoblastic neoplasia (GTN) with paclitaxel/cisplatin alternating with paclitaxel/etoposide (TP/TE). *Ann Oncol* 2008;19:1578-1583.

[43] Pfeffer PE, SebireNJ, Lindsay I, McIndoe A, Lim A,Seckl MJ. Fertility-sparing partial hysterectomy for placental-site trophoblastic tumour. *Lancet Oncol* 2007;8:744-746.

[44] Powles T, Savage PM, Stebbing J *et al*. A comparison of patients with relapsed and chemo-refractory gestational trophoblastic neoplasia. *Br J Cancer* 2007;96:732-737.

[45] Bower M, Rustin GJS, Newlands ES *et al*. Chemotherapy for gestational trophoblastic tumours hastens menopause by 3 years. *Eur J Cancer* 1998;34: 1204-1207.

[46] Woolas RP, Bower M, Newlands ES, Seckl MJ, Short D, Holden L. Influence of chemotherapy for gestational trophoblastic disease on subsequent pregnancy outcome. *Br J Obstet Gynaecol* 1998; 105:1032-1035.

[47] Ghorani E, Ramaswami R, Smith RJ, Savage PM, Seckl MJ. Anti-Mullerian hormone in patients treated with chemotherapy for gestational trophoblastic neoplasia does not predict short-term fertility. *J Reprod Med* 2016;61:205-209.

[48] Blagden SP, Foskett MA, Fisher RA *et al*. The effect of early pregnancy following chemotherapy on disease relapse and foetal outcome in women treated for gestational trophoblastic tumours. *Br J Cancer* 2002;86:26-30.

[49] Williams J, Short D, Dayal L *et al*. Effect of early pregnancy following chemotherapy on disease relapse and fetal outcome in women treated for gestational trophoblastic neoplasia. *J Reprod Med* 2014; 59:248-254.

[50] Rustin GJS, Newlands ES, Lutz J-M *et al*. Combination but not single agent methotrexate chemotherapy for gestational trophoblastic tumours (GTT) increases the incidence of second tumours. *J Clin Oncol* 1996;14:2769-2773.

[51] Savage P, Cooke R, O'Nions J *et al*. Effects of singleagent and combination chemotherapy for gestational trophoblastic tumors on risks of second malignancy and early menopause. *J Clin Oncol* 2015;33:472-478.

[52] Wenzel L, Berkowitz R, Newlands ES *et al*. Quality of life after gestational trophoblastic disease. *J Reprod Med* 2002;47:387-394.

[53] Wenzel L, Dogan-Ates A, Habbal R *et al*. Defining and measuring reproductive concerns of female

cancer survivors. *J Natl Cancer Inst Monogr* 2005; (34):94-98.

深度阅读

Hancock BW, Seckl MJ, Berkowitz RS (eds) *Gestational Trophoblastic Disease*, 4th edn. Sheffield: International Society for the Study of Trophoblastic Diseases, 2015. Available at http://isstd. org/gtd-book/front-page/

Royal College of Obstetricians and Gynaecologists. *The Management of Gestational Trophoblastic Disease*. Green-top Guideline No. 38, 2010. Available at https://www. rcog. org. uk/globalassets/documents/guidelines/gtg _ 38. pdf

Websites

International Society for the Study of Trophoblastic Diseases (ISSTD):http://isstd. org/

UK Hydatidiform Mole and Choriocarcinoma Information and Support Service:www. hmole-chorio. org. uk/

第四节

异位妊娠

George Condous

Sydney Medical School Nepean, University of Sydney, Nepean Hospital, Penrith, Sydney, Australia

异位妊娠（EP）发生率为每 1000 次妊娠 11 例，孕产妇死亡率估计为每 1000 次妊娠 0.2 例[1]。其中约 2/3 的死亡与不合理的护理有关[2]。近几十年来，EP 的诊断和治疗明显提高[3]。我们已经看到，EP 已从一个需要急诊手术危及生命的疾病变成一个血流动力学稳定的更良性的妊娠早期并发症。因此，EP 的早期发现为更保守的管理策略提供了可能[3]。原因包括人们对 EP 危险因素认识的提高、高分辨率经阴道超声探头的使用、准确而快速的 hCG 检测方法，以及早期妊娠评估单位的开展[3]。重要的是，尽管在过去的几十年[4,5]里，EP 的死亡率已经显著下降[3,4]，但 EP 仍然是世界范围内妊娠相关死亡最常见的病因，发病率最高；在英国，占早孕期死亡的 54%，占所有妊娠相关死亡的 3%～4%[1,2]。

在急诊所有出现阴道出血和（或）早孕期腹痛的孕妇中，潜在的 EP 占 6%～16%[6]。潜在 EP 通常没有特异性临床表现，且缺乏单一的诊断检验，因此无论是在急诊科还是在一般的医疗机构，早期诊断都可能面临挑战。一项对 2006－2008 年英国孕产妇死亡的最新机密调查，强调胃肠道症状，尤其是腹泻和妊娠早期头晕是 EP 的重要症状。作者认为，这些临床特征需要在初级保健机构的所有临床工作人员中加以强调[2]。尽管经阴道超声（TVS）及 hCG 快速定量明显促进了 EP 的早期诊断和优化管理[7-9]，敏锐的临床判断不可取代，对首发症状做出高度怀疑仍然是早期诊断的关键，从而得到最佳预后并且避免孕产妇的发病率和死亡率[10]。包括 EP 危险因素评估在内的详细的病史、有针对性的体格检查和快速诊室尿妊娠试验，有助于临床医师对 EP 的早期诊断。

一、危险因素

50% 的 EP 患者有明确的危险因素。识别危险因素不仅有助于临床医师对 EP 的早期诊断，而且有助于降低腹腔内大出血的风险、发病率及死亡率[11]。既往有 EP 病史的患者再次妊娠 EP 发生率增加[12-14]。有过两次 EP 病史的女性未来发生 EP 的风险增加 10 倍。这种风险的增加可能是由于潜在的输卵管功能障碍或继发于 EP 治疗，手术或非手术治疗后 EP 复发率为 8%～15%，非手术治疗者复发率为 15%[13,14]。有任何盆腔手术史的女性发生 EP 的风险也会增加，例如，既往阑尾切除术的 EP 风险增加 2 倍[15,16]。在输卵管绝育失败的妇女中，再妊娠 EP 的发生率高达 33%[13]。EP 的发生率在 1970－1985 年增加了 2 倍多，从 7/1000 上升到 16/1000，然后在 1985－1997 年下降了 30%。与相应时间段内盆腔炎（PID）发生率相一致[17]。研究还表明，多个性伴侣也是 EP 的重要危险因素，OR 值为 2.1[18,19]。既往感染沙眼衣原体与 EP 相关。最近一项研究中，血清抗体提示既往接触沙眼衣原体感染的女性 EP 风险增加了 1 倍，其中 35 岁及以上者 EP 风险最高[20,21]。总的来说，生殖器感染史，包括性传播感染、PID 和（或）任何输卵管病变或手术都是输卵管 EP 的重要危险因素。

吸烟是 EP 的主要危险因素[22]。每天吸 1 包以上香烟的女性 EP 的风险增加 3～4 倍。风险与每天吸烟数量有关。对围妊娠期每天吸烟量进行分层后，每天吸烟 1～5、6～10、11～20、>20 支的 OR 值分别为 1.6、1.7、2.3 和 3.5[23]。

辅助生殖技术相关的 EP 发生率逐渐增加。与自然妊娠者相比,体外受精(IVF)妇女的 EP 发生率增加 2%～3%[24]。此外,使用促性腺激素和其他药物也增加 EP 的发生率,如 IVF 中的氯米芬[23]。在辅助生殖人群中,EP 发生率可达 1/100～1/45[25,26]。然而,最近一项研究利用英国人类受精与胚胎管理局(Human Fertilisation and Embryology Authority)的匿名数据库($N =$ 161 967 个治疗周期),对 2000—2012 年辅助生殖周期之后的所有妊娠进行了基于人群的回顾性分析。得出的结论,在英国,体外受精/胞质内精子注射后的 EP 发生率逐渐下降,这可能与输卵管因素不孕发生率下降、移植胚胎数量减少和延长胚胎培养时间有关[27]。

含铜宫内节育器和曼月乐宫内节育器(IUS)可降低 EP 的风险,但带器妊娠者 EP 的风险更高[28-30]。每 100 例曼月乐使用者中,有 0.5 例在 5 年内怀孕(累计),其中有一半是 EP。与年轻女性相比,35—44 岁的女性发生 EP 的风险增加 3 倍[31-33]。己烯雌酚的宫内暴露可使 EP 的相对风险增加 3.84[34](框图 9-10)。

💡 **框图 9-10**

- 异位妊娠仍然是早孕期孕妇死亡的主要原因。
- 危险因素包括:
  - 既往 EP 史
  - 既往盆腔手术史(输卵管结扎手术、阑尾切除术)
  - PID 史、沙眼衣原体感染史
  - 吸烟
  - 使用辅助生殖技术
  - 孕妇年龄增加
  - 己烯雌酚的宫内暴露

二、异位妊娠的类型

目前证据支持的假说是,输卵管 EP 的病因包括两方面:①输卵管运输功能受损导致滋养细胞/胚胎滞留在输卵管内;②输卵管环境发生改变,从而导致胚胎过早种植[35]。95% 以上的 EP 发生在输卵管,其中 80% 位于输卵管壶腹部[35],约 5% 为非输卵管性 EP。

非输卵管性 EP 可发生在子宫颈、卵巢、输卵管间质部分(即穿越子宫肌壁内的输卵管)、剖腹产瘢痕或腹腔[7,8]。需要注意的是,宫角妊娠极其罕见(占妊娠的 1/10 万～1/14 万)[36],发生在单角子宫的非沟通侧残角[37]。不要混淆“间质妊娠”和“宫角妊娠”[38]。剖宫产瘢痕妊娠是指胚胎种植于子宫下段的前次剖宫产瘢痕处[39]。文献报道的发生率,在所有妊娠中为 1/2226～1/1800,在剖宫产史女性中为 0.15%;占至少 1 次剖宫产史女性总 EP 的 6.1%[40-42](框图 9-11)。

💡 **框图 9-11**

- 异位妊娠类型:
  - 输卵管(95%):非输卵管(5%)
- 非输卵管性异位妊娠类型:
  - 间质部
  - 宫颈
  - 卵巢
  - 剖宫产瘢痕
  - 宫角
  - 腹腔
- 不要混淆“间质妊娠”和“宫角妊娠”。

三、诊断

不管是否输卵管妊娠,TVS 是评估疑似 EP 病例的最佳诊断方法[43-45]。对于伴腹痛和(或)阴道出血的性活跃绝经前女性,应立即进行尿妊娠试验,如果结果阳性,应由经验丰富的医师使用 TVS 对盆腔进行评估。在急诊医师使用超声评估患者 EP 风险的 Meta 分析中,床边超声对 EP 的诊断具有良好的敏感度和阴性预测值[46]。急诊医师看到明确宫内妊娠通常可以排除 EP[46]。

经验丰富的医师在 TVS 上没有发现宫内或宫外妊娠证据时,这类患者被定义为不明部位妊娠(PUL)[1,9,47,48]。重要的是,PUL 只是一个描述性术语,不应与 EP 互换使用[49,50]。PUL 的最终结果包括失败的 PUL、宫内妊娠、EP 或持续 PUL(PPUL),其中 EP 和 PPUL 被认为是高危 PUL[45,51]。与 PUL 发展成的 EP 相比,在第 1 次超声即观察到的 EP 症状更明显,直径和体积更大[52]。

1. 输卵管异位妊娠

在经验丰富的人中,超过 70% 的 EP 能在第 1 次超声中被发现[52,53],超过 90% 在手术前发现[54]。超声诊断输卵管 EP 是基于以下一种表现[54]。

(1)子宫旁的不均质包块,与卵巢相邻,并单独移动到这个位置(团块征)(图 9-11);

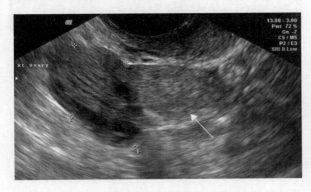

图 9-11 经阴道超声检查发现的不均质肿块或团块(箭头)

(2)空虚的妊娠囊伴高回声环(团圈征);

(3)有胎芽/胎心搏动的妊娠囊,即活的宫外孕;

(4)有胎芽而无胎心搏动的妊娠囊,即不能存活的宫外孕。

不同形态的输卵管 EP 超声表现发生频率,团块征占 57.9%,团圈征占 20.4%,有胎芽的妊娠囊伴或不伴心脏搏动,占 13.2%[54,55]。在最近一项评估早孕期超声诊断输卵管妊娠准确性的荟萃分析中,TVS 输卵管妊娠的诊断比排除更有用[56]。

2. 非输卵管异位妊娠

二维超声很难鉴别间质(interstitial)、角部(angular)和宫角(cornual)妊娠。三维超声成像的优点是能提供常规二维超声无法获得的子宫冠状面视图,有助于明显地区分间质、角部妊娠和宫角妊娠的差异[57]。

(1)间质部妊娠:二维超声诊断标准[58]如下。

①子宫腔空虚;

②距子宫体腔外侧 1 cm 以外见妊娠囊;

③肌层变薄(妊娠囊周围肌层厚度<5 mm)。

然而,按照上述二维超声诊断标准只能发现

40% 的间质妊娠。Ackerman 等[59]增加了"间质线"征的概念,是指从子宫腔延续至宫角部区域的回声线,与间质部包块或妊娠囊相连。与先前描述的偏心孕囊位置(敏感度 40%,特异性 88%)和肌层变薄(敏感度 40%,特异性 93%)相比,该标准提供了更好的敏感度(80%)和特异性(98%)[58]。

虽然三维超声诊断间质妊娠的数据有限,它对潜在间质妊娠的评估很可能优于二维超声[57](图 9-12)。

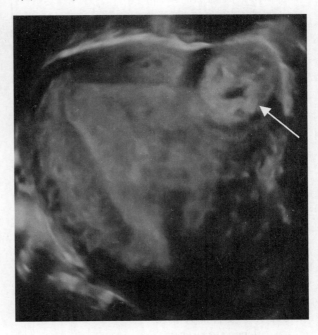

图 9-12 子宫冠状面显示间质性异位妊娠(箭头)(另见彩图 9-12)

(2)宫角妊娠:Mavrelos 等[37]提出以下宫角妊娠超声诊断标准。

①主宫腔可见单个输卵管间质部;

②可见妊娠囊移动、与宫体分离且完全被子宫肌层包围;

③妊娠囊与单角子宫以带蒂血管相连。

(3)剖宫产瘢痕妊娠:剖宫产瘢痕妊娠的超声诊断标准如下[61]。

①空虚的子宫腔及宫颈管;

②子宫前壁下段剖宫产瘢痕处可见妊娠囊,伴或不伴胎芽或胎心搏动(取决于孕周);

③多普勒检查可见滋养层/胎盘循环;

④"滑动征"阴性。

Godin 等[62]进一步描述了宫颈管空虚,以及膀胱与妊娠囊间的肌层菲薄或消失(框图 9-12)。

💡 **框图 9-12**

- 经验丰富的医师在 TVS 上没有发现宫内或宫外妊娠证据时,被定义为 PUL。
- PUL 是一个描述性术语,不应该与 EP 交替使用。
- 有经验者的 TVS 可作为宫外孕的诊断工具。
- 超过 70% 的 EP 能在第 1 次超声中被发现,超过 90% 在手术前发现。
- 输卵管异位妊娠的超声特征包括:
  - 团块征
  - 团圈征
  - 伴胎芽的妊娠囊,伴或不伴胎心搏动

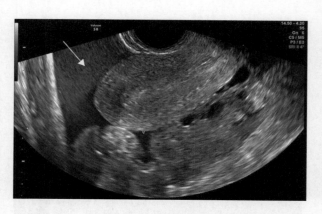

图 9-13 经阴道超声检查可见明显的腹腔内出血
注意子宫底上方"磨砂玻璃"液体(箭)。

四、治疗

临床稳定是决定 EP 后续是否手术治疗的最重要因素[63]。这与输卵管 EP 和非输卵管性 EP 都有关(本节不讨论非输卵管性 EP 的治疗)。超声提示 EP 的形态特点(如胎芽,伴或不伴胎心搏动)和有无盆腔积血都是重要考虑因素。TVS 发现伴胎心搏动的胎芽和盆腔内出血是公认的手术干预指标[62,63]。在实施治疗之前,决策过程也需要考虑保护生育能力原则。

1. 输卵管异位妊娠

输卵管 EP 的治疗方案包括手术(如输卵管切除或切开,腹腔镜或开腹手术),药物治疗[全身和(或)局部用药],以及期待治疗[64]。

2. 非手术治疗(期待及医疗管理)

1/3 以上诊断为输卵管 EP 但不良结局风险最小的妇女,可进行期待而不需要药物或手术治疗[65]。超声明确诊断输卵管 EP,临床稳定、无或轻微腹痛、超声提示无明显腹腔内出血(图 9-13)、EP 包块平均直径<30mm、无胎心搏动的胚胎、血清 hCG<1500U/L,可选择期待治疗。重要的是,所有期待的孕妇必须进行随访,直到血清 hCG 水平<5U/L。

在另一项研究中,同样是超声诊断为输卵管 EP 的妇女,预测非手术治疗成功可能性的最重要变量是预处理 hCG 比值(定义为治疗后 48h 的 hCG/0h 的 hCG)[66]。预处理 hCG 比值与期待(曲线下面积 0.86)和医学治疗(曲线下面积 0.79)的失败均有关。

在最近的一项随机对照试验中,hCG 水平较低或稳定的 EP 或 PUL 女性分别进行全身单剂量甲氨蝶呤(MTX)治疗或期待治疗[67],初次治疗成功率无差异。期待治疗组 60% 的女性在没有任何干预的情况下血清 hCG 水平逐渐下降,临床稳定,表明在这些女性中可避免使用 MTX 这种潜在毒性的药物。此研究存在不足之处,纳入了 PUL 的患者并进行随机分组,其中存在一部分流产的 PUL,因此可能会夸大 MTX 的成功率,另外,这样的结果也不能直接推广至其他超声诊断的 EP 人群中。

对于特定的超声诊断输卵管 EP 病例,临床稳定、TVS 显示 EP 包块直径<35mm,没有胎心搏动及腹腔内出血,可使用单次剂量 MTX(50mg/m²)肌内注射[68]。如果血清 hCG 水平在第 4 天至第 7 天下降超过 15%,表明 MTX 治疗反应良好。如果血清 hCG 水平在第 4 天至第 7 天下降低于 15%,可以再次给予 MTX[68]。所有药物治疗的患者都必须进行随访,直到血清 hCG 水平<5U/L。如果患者对两次 MTX 治疗没有反应,应该积极考虑其他的疾病,如妊娠滋养细胞疾病[69]。

3. 手术治疗

对于血流动力学不稳定和(或)TVS 提示 EP 包块出现有胎心搏动的胎芽和(或)TVS 提示明确的腹腔内出血,应进行手术治疗[64](图 9-14)。

与开腹手术相比,腹腔镜手术成本更低,失血和镇痛需求更少,住院时间更短[64]。单剂量 MTX 疗效不如腹腔镜输卵管切除[64]。多次 MTX 效果与腹腔镜输卵管切开术相当,但后续的随访及干预使前者的成本更高。只有在 EP 的初始 hCG 水平较低时,MTX 治疗才比腹腔镜输卵管切除节约成本[64]。

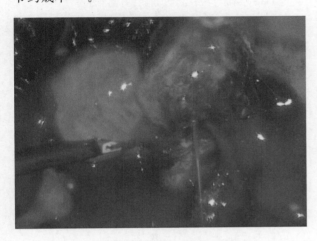

图 9-14　腹腔镜介入治疗时异位妊娠破裂 1 例

当今,腹腔镜下输卵管切除术或保留输卵管的输卵管切开术都可作为输卵管 EP 的手术治疗方式。虽然输卵管切开术有滋养细胞持续存在和再次 EP 的潜在风险,尽管几乎没有证据支持这一假设,但它依然更受欢迎,因为人们认为保留两根输卵管的生育前景更好。在最近的 ESEP 研究中,446 例妇女随机分配到腹腔镜输卵管切开组或输卵管切除组[70]。输卵管切开术后妊娠率为 60.7%,输卵管切除术后妊娠率为 56.2%,输卵管切开术组与输卵管切除组相比,滋养细胞持续存在更常见[14(7%) vs.1(<1%)],再次 EP 发生率更高[18(8%) vs.12(5%)]。作者得出的结论是,在输卵管 EP 和对侧输卵管健康的妇女中,输卵管切开术并没有明显改善生育前景(框图 9-13)。

五、结论

在发达国家,高质量 TVS 专业知识和设备使大多数 EP 患者得到迅速而准确的诊断。超声诊断 EP 不仅有助于临床医师制订明确的管理方案,而且有助于降低孕产妇的发病率和死亡率。

> **框图 9-13**
>
> - 输卵管 EP 的各种管理策略
>   - 期待管理
>   - 非手术治疗
>   - 手术治疗
> - 如果存在以下情况,预期管理的选择
>   - 超声对输卵管 EP 有明确诊断
>   - 临床稳定
>   - 无或轻微腹痛
>   - 超声扫描无明显腹膜出血迹象
>   - EP 测量平均直径<30mm,超声检查没有发现胚胎心脏流动迹象
>   - 定量血清 hCG 水平<1500U/L

(王艳芳　译　邱　琳　校)

参考文献

[1] Newbatt E, Beckles Z, Ullman R, Lumsden MA. Ectopic pregnancy and miscarriage: summary of NICE guidance. *BMJ* 2012;345:e8136.

[2] Cantwell R, Clutton-Brock T, Cooper G et al. Saving mothers' lives: Reviewing maternal deaths to make motherhood safer, 2006-08. The Eighth Report of the Confidential Enquiries into Maternal Deaths in the United Kingdom. *Br J Obstet Gynaecol* 2011;118:1-203.

[3] Casikar I, Condous G. How to effectively diagnose ectopic pregnancy using ultrasound? *Expert Rev Obstet Gynecol* 2013;8:493-495.

[4] Centers for Disease Control and Prevention (CDC). Ectopic Pregnancy United States, 1990-1998; 53:320.

[5] Creanga AA, Shapiro-Mendoza CK, Bish CL, Zane S, Berg CJ, Callaghan WM. Trends in ectopic pregnancy mortality in the United States: 1980-2007. *Obstet Gynecol* 2011;117:837-843.

[6] Murray H, Baakdah H, Bardell T, Tulandi T. Diagnosis and treatment of ectopic pregnancy. *Can Med Assoc J* 2005;173:905.

[7] Condous G. The management of early pregnancy complications. *Best Pract Res Clin Obstet Gynaecol* 2004;18:37-57.

[8] Condous G, Okaro E, Bourne T. The conservative management of early pregnancy complications: a review of the literature. *Ultrasound Obstet Gynecol* 2003;224:20-30.

[9] Condous G, Okaro E, Bourne T. The management of ectopic pregnancies and pregnancies of unknown location. *Gynecol Surg* 2004;1:81-86.

[10] Kriebs JM, Fahey JO. Ectopic pregnancy. *J Midwifery Women's Health* 2006;51:431-439.

[11] Karaer A, Avsar FA, Batioglu S. Risk factors for ectopic pregnancy: a case-control study. *Aust NZ J Obstet Gynaecol* 2006;46:521-527.

[12] Ankum WM, Mol BW, van der Veen F, Bossuyt PM. Risk factors for ectopic pregnancy: a meta-analysis. *Fertil Steril* 1996;65:1093-1099.

[13] Michalas S, Minaretzis D, Tsionou C, Maos G, Kioses E, Aravantinos D. Pelvic surgery, reproductive factors and risk of ectopic pregnancy: a case controlled study. *Int J Gynaecol Obstet* 1992;38: 101-105.

[14] Bouyer J, Coste J, Shojaei T et al. Risk factors for ectopic pregnancy: a comprehensive analysis based on a large case-control, population-based study in France. *Am J Epidemiol* 2003;157:185-194.

[15] Yao M, Tulandi T. Current status of surgical and nonsurgical management of ectopic pregnancy. *Fertil Steril* 1997;67:421-433.

[16] Elraiyah T, Hashim Y, Elamin M, Erwin PJ, Zarroug AE. The effect of appendectomy in future tubal infertility and ectopic pregnancy: a systematic review and metaanalysis. *J Surg Res* 2014; 192: 368-374.

[17] Peterson HB, Xia Z, Hughes JM, Wilcox LS, Tylor LR, Trussell J. The risk of ectopic pregnancy after tubal sterilization. U. S. Collaborative Review of Sterilization Working Group. *N Engl J Med* 1997;336:762-767.

[18] Kamwendo F, Forslin L, Bodin L, Danielsson D. Epidemiology of ectopic pregnancy during a 28 year period and the role of pelvic inflammatory disease. *Sex Transm Infect* 2000;76:28-32.

[19] Coste J, Job-Spira N, Fernandez H, Papiernik E, Spira A. Risk factors for ectopic pregnancy: a case-control study in France, with special focus on infectious factors. *Am J Epidemiol* 1991;133:839-849.

[20] Rantsi T, Joki-Korpela P, Wikström E et al. Populationbased study of prediagnostic antibodies to *Chlamydia trachomatis* in relation to adverse pregnancy outcome. *Sex Transm Dis* 2016;43:382-387.

[21] Shaw JL, Wills GS, Lee KF et al. *Chlamydia trachomatis* infections increases fallopian tube PROKR2 via TLR2 and NFκB activiation resulting in a microenvironment predisposed to ectopic pregnancy. *Am J Pathol* 2011;178:253-260.

[22] Shaw JL, Oliver E, Lee KF et al. Cotinine exposure increases Fallopian tube PROKR1 expression via nicotinic AChRalpha-7: a potential mechanism explaining the link between smoking and tubal ectopic pregnancy. *Am J Pathol* 2010; 177: 2509-2515.

[23] Saraiya M, Berg CJ, Kendrick JS, Strauss LT, Atrash HK, Ahn YW. Cigarette smoking as a risk factor for ectopic pregnancy. *Am J Obstet Gynecol* 1998;178:493-498.

[24] Cohen J, Mayaux MJ, Guihard-Moscato ML, Schwartz D. In-vitro fertilization and embryo transfer: a collaborative study of 1163 pregnancies on the incidence and risk factors of ectopic pregnancies. *Hum Reprod* 1986;1:255-258.

[25] Molloy D, Deambrosis W, Keeping D, Hynes J, Harrison K, Hennessey J. Multiple-sited (heterotopic) pregnancy after in vitro fertilization and gamete intrafallopian transfer. *Fertil Steril* 1990; 53: 1068-1071.

[26] Talbot K, Simpson R, Price N, Jackson S. R. Heterotopic pregnancy. *J Obstet Gynaecol* 2011; 31: 7-12.

[27] Santos-Ribeiro S, Tournaye H, Polyzos NP. Trends in ectopic pregnancy rates following assisted reproductive technologies in the UK: a 12-year nationwide analysis including 160 000 pregnancies. *Hum Reprod* 2016;31:393-402.

[28] Backman T, Rauramo I, Huhtala S, Koskenvuo M. Pregnancy during the use of levonorgestrel intrauterine system. *Am J Obstet Gynecol* 2004; 190: 50-54.

[29] Backman T. Benefit-risk assessment of the levonorgestrel intrauterine system in contraception. *Drug Saf* 2004;27:1185-1204.

[30] Xiong X, Buekens P, Wollast E. IUD use and the risk of ectopic pregnancy: a meta-analysis of case-control studies. *Contraception* 1995;52:23-34.

[31] Nybo Andersen AM, Wohlfahrt J, Christens P, Olsen J, Melbye M. Maternal age and fetal loss: population based register linkage study. *BMJ* 2000;320:1708-1712.

[32] Storeide O, Veholmen M, Eide M, Bergsjø P, Sandvei R. The incidence of ectopic pregnancy in Hordaland County, Norway 1976-1993. *Acta Obstet Gynecol Scand* 1997;76:345-349.

[33] Bakken IJ, Skjeldestad FE. Time trends in ectopic pregnancies in a Norwegian county 1970-2004: a population-based study. *Hum Reprod* 2006; 21:3132-3136.

[34] Goldberg JM, Falcone T. Effect of diethylstilbestrol on reproductive function. *Fertil Steril* 1999; 72:1-7.

[35] Shaw JL, Dey SK, Critchley HO, Horne AW. Current knowledge of the aetiology of human tubal ectopic pregnancy. *Hum Reprod Update* 2010; 16:432-444.

[36] Jayasinghe Y, Rane A, Stalewski H, Grover S. The presentation and early diagnosis of the rudimentary uterine horn. *Obstet Gynecol* 2005;105:1456-1467.

[37] Mavrelos D, Sawyer E, Helmy S, Holland TK, Ben-Nagi J, Jurkovic D. Ultrasound diagnosis of ectopic pregnancy in the non-communicating horn of a unicornuate uterus (cornual pregnancy). *Ultrasound Obstet Gynecol* 2007;30:765-770.

[38] Arleo EK, DeFilippis EM. Cornual, interstitial, and angular pregnancies: clarifying the terms and a review of the literature. *Clin Imaging* 2014; 38:763-770.

[39] Jurkovic D, Knez J, Appiah A, Farahani L, Mavrelos D, Ross JA. Surgical treatment of Cesarean scar ectopic pregnancy: efficacy and safety of ultrasound-guided suction curettage. *Ultrasound Obstet Gynecol* 2016;47:511-517.

[40] Ash A, Smith A, Maxwell D. Caesarean scar pregnancy. *BJOG* 2007;114:253-263.

[41] Jurkovic D, Hillaby K, Woelfer B, Lawrence A, Salim R, Elson CJ. First trimester diagnosis and management of pregnancies implanted into the lower uterine Caesarean section scar. *Ultrasound Obstet Gynecol* 2003;21:220-227.

[42] Seow K-M, Huang L-W, Lin YH, Yan-Sheng Lin M, Tsai Y-L, Hwang J-L. Caesarean scar pregnancy: issues in management. *Ultrasound Obstet Gynecol* 2004;23:247-253.

[43] Crochet JR, Bastian LA, Chireau MV. Does this woman have an ectopic pregnancy? The rational clinical examination systematic review. *JAMA* 2013;309:1722-1729.

[44] Bignardi T, Alhamdan D, Condous G. Is ultrasound the new gold standard for the diagnosis of ectopic pregnancy? *Semin Ultrasound CT MR* 2008; 29:114-120.

[45] Kirk E, Bottomley C, Bourne T. Diagnosing ectopic pregnancy and current concepts in the management of pregnancy of unknown location. *Hum Reprod Update* 2014;20:250-261.

[46] Stein JC, Wang R, Adler N et al. Emergency physician ultrasonography for evaluating patients at risk for ectopic pregnancy: a meta-analysis. *Ann Emerg Med* 2010;56:674-683.

[47] Reid S, Nadim B, Bignardi T, Lu C, Martins WP, Condous G. The association between 3-D transvaginal ultrasound markers and pregnancy of unknown location outcome: a pilot study. *Ultrasound Obstet Gynecol* 2016;48:650-655.

[48] Van Calster B, Bobdiwala S, Guha S et al. Managing pregnancy of unknown location based on initial serum progesterone and serial serum hCG: development and validation of a two-step triage protocol. *Ultrasound Obstet Gynecol* 2016;48:642-649.

[49] Condous G, Timmerman D, Goldstein S, Valentin L, Jurkovic D, Bourne T. Pregnancies of unknown location: consensus statement. *Ultrasound Obstet Gynecol* 2006;28:121-122.

[50] Barnhart K, van Mello NM, Bourne T et al. Pregnancy of unknown location: a consensus statement of nomenclature, definitions, and outcome. *Fertil Steril* 2011;95:857-866.

[51] Bobdiwala S, Guha S, Van Calster B et al. The clinical performance of the M4 decision support model to triage women with a pregnancy of unknown location as at low or high risk of complications. *Hum Reprod* 2016;31:1425-1435.

[52] Lattouf I, Lu C, Pixton S, Reid S, Condous G. Is there a difference in the behaviour and subsequent management of ectopic pregnancies seen at first scan compared to those ectopic pregnancies which commence as pregnancies of unknown location? *Aust NZ J Obstet Gynaecol* 2016;56:107-112.

[53] Kirk E, Papageorghiou AT, Condous G, Tan L, Bora S, Bourne T. The diagnostic effectiveness of an initial transvaginal scan in detecting ectopic pregnancy. *Hum Reprod* 2007;22:2824-2828.

[54] Condous G, Okaro E, Khalid A *et al*. The accuracy of transvaginal ultrasonography for the diagnosis of ectopic pregnancy prior to surgery. *Hum Reprod* 2005;20:1404-1409.

[55] Brown DL, Doubilet PM. Transvaginal sonography for diagnosing ectopic pregnancy:positivity criteria and performance characteristics. *J Ultrasound Med* 1994;13:259-266.

[56] Richardson A, Gallos I, Dobson S, Campbell BK, Coomarasamy A, Raine-Fenning N. Accuracy of first-trimester ultrasound in diagnosis of tubal ectopic pregnancy in the absence of an obvious extrauterine embryo:systematic review and meta-analysis. *Ultrasound Obstet Gynecol* 2016;47:28-37.

[57] Tanaka Y, Mimura K, Kanagawa T *et al*. Threedimensional sonography in the differential diagnosis of interstitial, angular, and intrauterine pregnancies in a septate uterus. *J Ultrasound Med* 2014;33:2031-2035.

[58] Timor-Tritsch IE, Monteagudo A, Matera C, Veit CR. Sonographic evolution of cornual pregnancies treated without surgery. *Obstet Gynecol* 1992;79:1044-1049.

[59] Ackerman TE, Levi CS, Dashefsky SM, Holt SC, Lindsay DJ. Interstitial line:sonographic finding in interstitial (cornual) ectopic pregnancy. *Radiology* 1993;189:83-87.

[60] Jafri SZ, Loginsky SJ, Bouffard JA, Selis JE. Sonographic detection of interstitial pregnancy. *J Clin Ultrasound* 1987;15:253-257.

[61] Jurkovic D, Hillaby K, Woelfer B, Lawrence A, Salim R, Elson CJ. First-trimester diagnosis and management of pregnancies implanted into the lower uterine segment cesarean section scar. *Ultrasound Obstet Gynecol* 2003;21:220-227.

[62] Godin PA, Bassil S, Donnez J. An ectopic pregnancy developing in a previous caesarian section scar. *Fertil Steril* 1997;67:398-400.

[63] Mol F, Mol BW, Ankum WM, van der Veen F, Hajenius PJ. Current evidence on surgery, systemic methotrexate and expectant management in the treatment of tubal ectopic pregnancy:a systematic review and meta-analysis. *Hum Reprod Update* 2008;14:309-319.

[64] Hajenius PJ, Mol F, Mol BW, Bossuyt PM, Ankum WM, van der Veen F. Interventions for tubal ectopic pregnancy. *Cochrane Database Syst Rev* 2007;(1):CD000324.

[65] Mavrelos D, Nicks H, Jamil A, Hoo W, Jauniaux E, Jurkovic D. Efficacy and safety of a clinical protocol for expectant management of selected women diagnosed with a tubal ectopic pregnancy. *Ultrasound Obstet Gynecol* 2013;42:102-107.

[66] Kirk E, Van Calster B, Condous G *et al*. Ectopic pregnancy:using the hCG ratio to select women for expectant or medical management. *Acta Obstet Gynecol Scand* 2011;90:264-272.

[67] van Mello NM, Mol F, Verhoeve HR *et al*. Methotrexate or expectant management in women with an ectopic pregnancy or pregnancy of unknown location and low serum hCG concentrations? A randomized comparison. *Hum Reprod* 2013;28:60-67.

[68] Stovall TG, Ling FW, Gray LA. Single-dose methotrexate for treatment of ectopic pregnancy. *Obstet Gynecol* 1991;77:754-757.

[69] Condous G, Thomas J, Okaro E, Bourne T. Placental site trophoblastic tumor masquerading as an ovarian ectopic pregnancy. *Ultrasound Obstet Gynecol* 2003;21:504-506.

[70] Mol F, van Mello NM, Strandell A *et al*. Salpingotomy versus salpingectomy in women with tubal pregnancy (ESEP study):an open-label, multicentre, randomised controlled trial. *Lancet* 2014;383:1483-1489.

第五节

人工流产

Patricia A. Lohr

British Pregnancy Advisory Service，Stratford-Upon-Avon，UK

人工流产是综合生育保健的重要组成部分。据估计，全世界有 5600 万人（人工）流产[1]，在英国，1/3 的妇女将终止妊娠[2]。在过去的 10 年中，英国每年进行人工流产的数量相当稳定，约 20 万例[3,4]，超过 90％ 的流产发生在孕 13 周以内。

所有种族、宗教和社会经济背景的妇女都可能进行人工流产。某些人口统计学特征与终止妊娠的关系更为密切，年龄是最重要的因素之一，很可能反映了准备当父母的程度。比如，英国青少年的怀孕率急剧下降，但在 16 岁以下的青少年中，63％ 以人工流产告终[5]。相反，1990 年以来，30－34 岁的女性怀孕率持续上升，只有 13％ 的女性流产。英格兰和威尔士居民主要是亚裔、黑人或英国黑人，但选择人工流产的都是单身及白人。超过 50％ 人工流产的妇女已经有孩子。苏格兰的统计数据表明，经济越贫困的地方人工流产率更高。

超过 1/3 的英国妇女流产次数将超过 1 次，并从 2005 年开始持续上升，原因可能包括人们更容易获得流产医疗服务，也更接受将流产作为生育调节的手段。高龄、分娩史、黑人、离开学校年龄较小、住出租屋、第 1 次性经历年龄小、不能在初次性行为时使用可靠的避孕方法、多个性伴侣等因素都与 1 次以上流产相关[2]。亲密伴侣暴力也与一次或多次流产有关[6]。

虽然部分计划内的怀孕也可能以流产告终，但大多数流产为非意愿性妊娠。英国第三次国家性态度和生活方式调查显示，57％ 的意外妊娠、33％ 的不确定意愿的妊娠，以及 10％ 的计划内妊娠以流产告终[7]。在某些情况下，意外妊娠是避孕失败的结果，但主要原因是没有使用避孕措施，或者使用方法不一致或不正确[8]。然而，妊娠意愿只是决定终止妊娠的表面原因，其背后牵涉着一系列复杂的原因，包括教育抱负、财政资源、健康问题或男女双方关系问题。

用现代方法进行人工流产是非常安全的。训练有素的临床医师使用合适的资源进行操作情况下，人工流产的死亡风险显著低于分娩。但是，如果在不卫生的环境中由不熟练的医师进行人工流产，则会导致严重的发病率和死亡率。据估计，全世界每年有 690 万妇女因不安全流产的并发症接受治疗，其中多达 4 万人死亡[9]。

本节重点介绍孕 24 周内的选择性人工流产；不包括胎儿或孕妇原进行的治疗性妊娠终止这些孕周内可通过手术或药物流产。方法的选择由多种因素决定，包括女性偏好、医疗资格和服务可得性。

一、法律和流产

有关流产的法律标准是国家特有的。在英国，1861 年的《反流产法》（OAPA）将流产或提供流产视为可能被判终身监禁的罪行。1967 年的流产法案没有普及至北爱尔兰，也没有取代 OAPA 或使流产合法化。相反，它规定了流产可以在没有起诉风险的情况下进行。这包括让两名注册医师一致确认孕妇符合以下 5 个条件之一（表 9-9），并签署一份证书（HSA1 表格）以证实，证书与该孕妇的临床病历一起保存至少 3 年。在需要流产以挽救孕妇生命或防止严重的永久性伤害的紧急情况下，只需要一名医师签署 HSA2 表格批准流产。流产通知书（HSA4）须由负责流产的医师签署，并递交国家相关的首席医务主任。手术流产时，HSA4 表格由清宫的医师签署。而药物流产时，应由开具药物处方的医师签署表格，尽管是护士或助产士给药。该法案还规定了进行流产的地点仅限于经卫生部长批准的 NHS 医院或场所。

表 9-9　英国合法流产的法定依据

A	继续妊娠对孕妇生命的危险大于终止妊娠
B	终止妊娠是为了防止对孕妇的身心健康造成严重的永久性伤害
C	妊娠未超过 24 周，继续妊娠比终止妊娠更有可能对孕妇的身心健康造成损害
D	妊娠未超过 24 周，继续妊娠比终止妊娠更有可能对孕妇家庭、现有儿女的身心健康造成伤害
E	如果胎儿出生后，会遭受身体或精神上的异常，以致严重残疾

在英国，大多数流产原因是 C 或 D，即妊娠未超过 24 周，继续妊娠比终止妊娠更可能对孕妇的生理或心理健康或现有的孩子造成伤害。在确定是否符合这些理由时，需考虑到孕妇的实际或合理可预见的情况。英国医师对"健康例外"的解释非常广泛，更倾向于世界卫生组织（WHO）的定义，即健康不仅仅是没有疾病，而且是幸福的状态。

由于流产法没有扩展至北爱尔兰，那里的流产仍受到高度制约。《北爱尔兰终止妊娠专业人员指南》于 2016 年出版[10]，重申只有在保护妇女生命，或存在"对其精神或身体健康造成实际、严重、长期或永久不良影响"的情况下，才可合法流产。该指南明确指出，不可能创建合法终止妊娠的潜在情况参考列表，但需要医师根据具体情况进行评估。这一指南似乎对改善北爱尔兰的流产率没有什么影响。几乎所有需要流产的妇女都去了英国或欧洲，有证据表明，许多人在网上购买药物，脱离法律体制，自行药物流产[11]。

流产法案中有一条基于良心的反对条款，即允许拒绝流产。这项权利仅限于参与治疗，当需要流产以挽救妇女的生命或防止对其身心健康造成严重的永久性伤害时，此项权利除外。2014 年 12 月，英国最高法院重申了直接流产权的限制。

两名助产士声称，当她们接听到预约流产的电话，并被要求委托或监督提供流产护理的工作人员时，她们的权利被侵犯了。最高法院考虑了"参与"的定义，并得出结论，它是"参与实际操作：实际执行治疗过程中涉及的任务"。英国医学总会的指南也明确指出，应该尊重医师的个人信仰，但他们不应干涉他们所反对的有关治疗的信息和服务的获取[12]。出于良心反对流产的医师有义务确保孕妇能够得到足够的信息去预约另外一名不反对（流产）的医师；如果孕妇无法自己预约到其他医师，则应提供或协助迅速转诊。

在进行包括流产在内的任何医疗程序之前，对个人给予有效同意的能力进行评估是至关重要的。英格兰、威尔士和苏格兰分别制定了关于无行为能力情况下的医疗决策的法律（2005 年的《意思能力法》和 2000 年的《无行为能力成人法案》）。皇家妇产科学院（RCOG）的指南中详细讨论了要求流产但可能缺乏能力的妇女的管理问题[13]，特别注意 16 岁以下女孩的决策能力。流产法没有规定妇女必须达到一定年龄才能要求流产或要求父母同意或通知。英格兰和威尔士的法律判例由上议院在吉利克（Gillick）案中裁决，苏格兰的立法[《1991 年（苏格兰）法律责任年龄法》]也规定，证实了已经理解治疗及其后果后，16 岁以下的人有权同意接受医学治疗。弗雷泽标准（Fraser criteria）适用于流产护理，它指导医师向拒绝让父母参与的女孩提供避孕措施。RCOG 建议实践者（医师）鼓励年轻女性让父母或其他成年人参与其中，但不应凌驾于本人的观点之上（框图 9-14）。

> 💡 **框图 9-14**
> - 安全流产是综合性生育保健的重要组成部分。
> - 1/3 的女性会流产，这意味着所有的医疗从业者都会遇到曾经或需要流产的女性。
> - 医疗服务提供者必须遵循良好医疗实践法则和并在法律范围内管理人工流产的需求。

二、流产评估

对要求人工流产的妇女进行评估的重点是确认她的意愿，并在必要时提供容易理解的决策支持,确定孕龄、有无任何影响流产方式或麻醉的禁忌证、是否需要在医院或多学科联合进行。强有力的证据表明,早期妊娠流产并发症的风险较低。因此,需要组织各项服务,尽量减少延误。评估还应讨论和计划开始避孕的方法,一名妇女是否应该在流产后选择一种避孕方法,并筛查那些增加感染并发症风险的生殖道感染。

大多数要求流产的妇女在向医院寻求帮助之前已经决定终止妊娠[14]。不建议强制咨询,因为它可能延误治疗,并且对于一个心意已决的妇女而言可能是一种侵犯。大多数妇女在决定流产后希望得到的是与医疗保健提供者非评判性的交流、有关治疗选择及风险的解释说明和及时转诊。对于决策不明确的少数妇女,医疗保健提供者可以协助非指示性的决策支持或安排相关咨询。任何一种选择都可以通过计划生育协会创建的工具(www. fpa. org. uk)寻求帮助,该组织提供有关流产、收养和养育子女的信息,以及在做出选择时的考虑事项清单。医师和妇女不必担心,无论意外妊娠选择继续或终止,其心理健康结局都是相同的[15]。流产或分娩后发生心理问题最可靠的预测指标是既往心理健康问题史。不管妊娠的结果如何,都应该为这些情况提供治疗咨询的转诊途径。

临床病史应包括相关的医疗状况、产科和妇科病史,包括既往的异位妊娠和性传播感染、过敏、药物、毒品或乙醇的使用或滥用。了解本次妊娠是否存在腹痛及出血情况很重要,可能决定是否需要使用超声来确定孕周和妊娠位置。应常规询问亲密伴侣的暴力问题,并提供适当的支持和信息。

大多数流产都可以在日间门诊或独立诊所安全地进行。在医院治疗的适应证包括:①需要长期或密切监测的情况,如严重的心肺疾病;②存在出血风险高的情况,如剖宫产史合并胎盘前置或凝血疾病。有些情况,如肥胖或子宫异常(包括巨大肌瘤),可能增加手术流产的难度,因此事先了解这些情况有助于制订手术计划。

确定孕周很重要,因为它是决定药物还是手术流产的主要因素。对孕周的限制也是大多数流产法的组成部分,包括在英国。妊娠时间与预期的孕周有关,在允许情况下通常可通过腹部或阴道超声确定。然而,这不应该成为提供服务的障碍,因为没有证据表明常规使用超声来达到这一目的可以提高流产程序的安全性或有效性[16]。末次月经(LMP)和双合诊在大多数情况下是足够的,当 LMP 和子宫大小不一致或者怀疑异位妊娠时选择性使用超声。超声也常被用于确定剖宫产史妇女妊娠中期的胎盘位置。重要的是,如果希望检查一次到位,则应选择灵敏的背景及方法。孕妇应该被告知,观看正在进行的超声检查是不必要的,但如果她希望如此,也可以这样做。有必要询问她是否希望被告知检查所见,如多胎妊娠。

测量身高和体重(确定 BMI)是常规的,根据需要进行心脏、肺、腹部、骨盆或其他检查。血液检测通常仅限于确定 Rh(D)抗原状态。妊娠早期同种免疫的风险似乎可以忽略不计[17]。但是大多数的医疗服务为 Rh 阴性妇女提供抗 D 免疫球蛋白,不管孕周大小。怀疑贫血时,通常估计存在大量失血的情况下进行血红蛋白的检测,虽然支持这种做法的数据有限[18]。

流产后的两周内即可以恢复排卵,许多妇女在这段时间内会恢复性生活,因此,流产后妇女应该尽早使用避孕方法。在流产评估期间讨论避孕措施并在治疗时确定一种避孕方法,有助于实现这一目标。任何激素避孕方法,包括皮埋,或宫内节育器(IUC)置入,都可以在任何孕周的不复杂的手术流产完成后立即开始[19]。在妊娠中期手术流产后立即置入 IUC 的风险可能会略有增加,但远低于不返诊置入 IUC 的风险。同样,妇女可以在药物流产时即开始激素避孕。妊娠囊一旦证实被排出,通常是服用药物后 1～2 周超声确认,即可置入 IUC。宫颈帽或隔膜在妊娠中期流产后需要重新安装,取决于使用(避孕装置)的类型。避孕套(男性和女性)可以在流产后的任何时候使用,女性在必要的时候可能需要采取紧急避孕措施(左炔诺孕酮或醋酸乌利司他)。

筛查沙眼衣原体和淋病奈瑟菌是有意义的,因为它们增加了流产后上生殖道感染、输卵管因素不孕及异位妊娠等长期并发症的风险。细菌性阴道病(BV)在流产后感染中的作用尚不清楚,筛查也不典型。流产后上生殖道感染的发生率差异很大,但当使用客观标准时,无论采用何种流产方法或孕周大小,确诊率均低于1%。

早孕期手术流产前预防性抗生素可降低41%的感染风险(95%CI 25%～54%)[20]。在妊娠中期手术流产的情况下证据有限,但有理由相信也有类似减少感染的作用。普遍在手术流产前预防性使用抗生素,但缺乏最佳方案的证据。建议从单剂量或短疗程(3d)的多西环素经验性预防衣原体和BV感染。预防性抗生素对药物流产的益处尚不明确,目前还没有关于预防性抗生素与药物流产的随机对照试验。据报道,主要由梭状芽孢杆菌引起的死亡非常罕见。一项对227 823例美国女性进行的研究显示,使用常规7d疗程的多西环素并且米索前列醇从阴道内用改为口服时,严重感染的发生率降低了93%[21]。与手术流产一样,RCOG建议在药物流产时对衣原体和BV进行经验性治疗,但由于现有研究的限制,RCOG将其评为"C"级推荐。

包括艾滋病病毒的机会性传播感染(STIs)筛查,需要考虑到主动随访、性伴侣知晓和治疗。梅毒、乙型肝炎和丙型肝炎等传染病的筛查可能是有选择性的,取决于性健康风险评估和人群患病率。宫颈筛查对于人流护理并非必须,但它提供了一个确定宫颈筛查是否在合适时间范围内机会,如果超出筛查时间,可进行宫颈细胞学刮片检查。所有的检测结果要确保传达给患者,并对任何异常结果采取合理措施(框图9-15)。

> **框图 9-15**
>
> - 非批判性、决策支持和快速转诊是大多数要求人工流产妇女的需求。
> - 流产的医学评估应着重于确定孕周、选择合适的治疗方案和护理地点,以及是否需要抗-D预防。
> - 讨论避孕和STIs筛查也是流产前护理的一部分。

三、流产方式的选择

选择流产方式是流产护理的一个组成部分。提供信息,并在必要时提供决策支持,对于帮助妇女选择适合的流产方法至关重要,能优化她的流产体验。早中孕期,如果没有禁忌,可以通过手术或使用流产药物进行流产(图9-15),这两种方法都可用于多胎妊娠。部分妇女更倾向于手术流产,因它具有可预测及快捷的特点,可以在全身或局部麻醉或镇静的情况下进行,并发症的风险很低。其他的妇女倾向于药物流产,因为它不需要手术操作或麻醉,接近自然流产,更自然。此外,孕70d及以内的药物流产可由妇女在个人家中安全有效地进行,而许多人更喜欢在医院中护理。

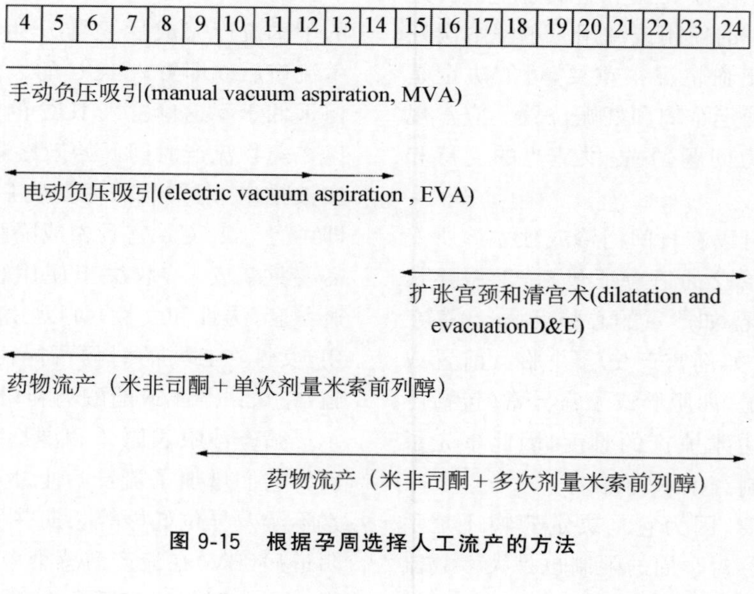

| 4 | 5 | 6 | 7 | 8 | 9 | 10 | 11 | 12 | 13 | 14 | 15 | 16 | 17 | 18 | 19 | 20 | 21 | 22 | 23 | 24 |

手动负压吸引(manual vacuum aspiration, MVA)

电动负压吸引(electric vacuum aspiration , EVA)

扩张宫颈和清宫术(dilatation and evacuationD&E)

药物流产（米非司酮+单次剂量米索前列醇）

药物流产（米非司酮+多次剂量米索前列醇）

图 9-15 根据孕周选择人工流产的方法

很难进行关于药物和手术流产的研究,因为许多妇女对其中一种方法有预先的偏好,拒绝随机化。在少数的研究中,发现药物流产因疼痛更明显、出血更多且时间更长,接受度低于手术流产[22-25]。然而,当妇女接受的是她们想要的流产方式时,这两种方法均可获得最大的可接受度和满意度。因此,服务机构应通过合适的培训,为所有合适孕周的患者提供两种流产方式。如果只能提供一种方式,则应该提供转诊至有能力机构的途径。

在做决定的过程中提供给女性的信息应该包括哪些流产方法和可供选择的疼痛管理选项;整个过程前、中、后应该做什么,包括所有化验和检查;可能发生的情况(如疼痛、出血、不良反应、并发症);操作的地点;所需时间,包括是否需要后续随访。中孕期进行药物流产的妇女应被告知引产的时间长短和可能需要住院。中孕期的手术流产可能需要在排出前24h进行宫颈预处理,虽然不需要住院,但是要为手术做超过2d的准备。

其他需要强调的护理方面,包括确认她的伴侣或其他家属在治疗期间是否在场,她是否希望看到胎儿或在流产后自行处理妊娠(如在家进行药物流产)。世界卫生组织安全流产临床实践手册(www.who.int/reproductivehealth/publications/en/)中列出了比较各种方法特点的图表(框图9-16)。

> **框图 9-16**
>
> • 选择药物流产还是手术流产很重要,也是决定护理满意度的主要因素。
> • 服务的目的应是在合适的孕周内提供两种流产方法。
> • 不论方式及孕周,大部分流产都可在非医院条件下安全进行,作为日间病例处理。

四、手术流产

1. 早孕期手术流产

负压吸引是妊娠前3个月推荐的手术流产方式。与扩张宫颈并锐性刮宫(D&C)相比,负压吸引速度更快,疼痛更轻,失血更少。负压吸引另一

个优势在于它可以在诊室环境中使用局部麻醉或有意识的镇静下完成,而D&C则需要在手术室全身麻醉下进行。

负压吸引可使用电动或手动负压吸引器,手动负压吸引器将一或两个阀门、一个止动杆装入一个60ml的手持注射器中(图9-16)。电动和手动吸引器具有同样的安全性、有效性和可接受性[26]。使用刚性或柔性塑料套管,其直径(mm)通常与孕周相同,手动负压吸引常可连续使用4mm、5mm和6mm套管,避免了使用刚性锥形金属或塑料扩张器机械扩张宫颈。单阀手动负压吸引器可容纳直径6mm以下的套管,而双阀的可容纳直径12mm以下的套管。电动负压吸引可使用更大的套管,甚至达16mm,用于妊娠中期,尽管通常需要用镊子取出较大的胎儿部分,如颅骨或脊柱[27]。

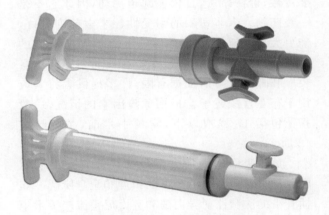

图 9-16 单/双阀手动真空吸引器

Source:Womancare Global. Reproduced with permission of Womancare Global.

一项队列研究显示,与孕7~12周相比,孕7周以内的孕妇的漏吸率更高,因此孕7周以内的孕妇应避免负压吸引术[28]。然而,随着尿妊娠试验敏感度的提高,许多妇女在停经后的早期发现妊娠。对这些妇女来说,推迟流产不可行,她们可能不喜欢药物流产,但事实上,药物流产也有禁忌。一系列措施包括常规收集送检宫腔吸出物(妊娠囊),超声和连续的血清β人体绒毛膜促性腺激素(βhCG)监测(怀疑异位妊娠或稽留流产时)等为早期手术流产提供了安全保障,失败率为0.13%~2.3%[29,30]。

负压吸引前常进行宫颈的预处理以减少或避免机械扩张,方法包括药物,如孕酮拮抗药(米非司酮)和前列腺素类似物(米索前列醇),及插入后扩张的渗透扩张器。启动剂能软化宫颈、宫颈内口开放、轻度缩短吸引(操作)时间[31]。一项试验表明,与安慰剂组相比,不全流产妇女接受米索前列醇软化宫颈后再清宫的风险降低(0.78% vs. 2.26%)[32]。只有渗透扩张药被证实可降低宫颈撕裂和子宫穿孔的风险;还没有研究能提供足够证据确定药物制剂也能减少这些罕见但严重的并发症。

米索前列醇是早孕期最常用的宫颈软化药,妊娠物排出前 3h 或手术清宫前 1~2h 阴道内置入 400μg 即可发挥作用[33]。不良反应包括恶心、呕吐、腹泻、发冷、子宫痉挛和出血。吉美前列素(Gemeprost)在英国批准用于宫颈软化,但它需要冷藏,价格昂贵,且仅能阴道用药,因此它不是一线药物。米非司酮的耐受性比米索前列醇好,能更大程度地扩张宫颈,缺点是需要至少 24h 的术前治疗、价格更昂贵。鉴于米索前列醇的不良反应和降低风险的证据有限,许多提供者将其应用于存在宫颈或子宫损伤危险因素的情况,一般指征包括 17 岁或以下,宫颈手术前,孕龄超过12 周。

负压吸引的镇痛方案包括局部宫颈浸润麻醉、口服镇痛药物、清醒下的镇静和全身麻醉。非插管下的静脉注射异丙酚和芬太尼是流产手术中全身麻醉的特点。对理想的宫颈麻醉仍缺乏共识,一项随机试验表明,与安慰剂相比,用 1% 利多卡因溶液 20ml 进行 4 次深度(3cm)宫颈周围注射可改善疼痛[34]。非甾体抗炎药(NSAIDs),如布洛芬,是人工流产护理中主要的口服镇痛药物。

局部麻醉的优点有恢复更快,妇女有更强的控制感,以及减少出血和宫颈裂伤等风险[35]。但是,局部麻醉并不能消除不适感,一些女性可能不接受醒着(进行操作)。对于那些希望得到比局部麻醉更有效地控制疼痛和焦虑,但又不想睡觉的女性,低剂量的芬太尼和咪达唑仑静脉注射是可行的措施,可达到有意识的镇静状态。在选择手术流产镇痛方法时,应考虑妇女的偏好、麻醉并发症的危险因素及环境和资源。

2. 负压吸引

负压吸引简单直接,既完全又安全地清出妊娠物,但仍需要小心操作。在流产操作过程中难以保持无菌,因为一旦接触到患者,戴手套的手就受到了污染。操作者应采用非接触操作,即进入子宫的器械部件(如吸管或扩宫棒尖端)都不是手持的。小心而轻柔的操作可避免宫颈或子宫的损伤,手术人员、女性和手术团队的其他成员之间需要良好的沟通。操作者的技术及麻醉方案因人而异。本节讨论的是局部麻醉下的电动负压吸引术。

完善术前检查后,协助患者躺在妇科床上,取截石位。双合诊确定子宫的位置、大小和形状后,阴道内放置双叶窥器,用氯己定等消毒液清洁宫颈和阴道,先宫颈表面 12 点处注射 1~2ml 1% 的利多卡因溶液(局部麻醉),用双爪钳或把持钩轻轻向外牵拉宫颈,在 2、4、8 和 10 点宫颈周围等量注射利多卡因溶液(共 18ml)。用锥形金属或塑料扩张器(如 Pratts 或 Hawkin Amblers)将宫颈扩张至吸管的直径,将吸管从中间插入宫底中上部,注意不要触及宫底引起疼痛。当操作者确定正确放置后,调节吸引器负压到 60mmHg。吸引过程需要 3~5min,轻轻地旋转吸管和(或)宫颈内口以上来回移动,直到吸管中的组织或液体停止向外流动或出现吸管在清空后的子宫肌壁表面移动时产生的沙砾感。这时候,患者可能会感到强烈的痉挛,冷静和安慰的谈话可以转移她的注意力,解释不适感的含义,将有助于患者耐受此过程,应避免锐性刮宫。撤掉双爪钳或把持钩,检查宫颈是否出血,由于出血风险低,不常规使用缩宫素。操作者应检查确保已清出所有与孕龄相符的胎囊和胎儿结构。现在越来越多地依赖连续超声监视,但其实如果能检查吸出物,并不需要超声。一旦操作者完成手术,应该再次安慰患者,其他的伴随操作(如置入 IUC)都可以在患者被送去恢复区前进行。

3. 中孕期的手术流产

电动负压吸引通常在孕 16 周内进行,而孕中期最常用的手术流产方法是扩张宫颈和清宫术(D&E)。D&E 的特点是提前处理宫颈,然后用专用钳子清出胎儿和胎盘,并发症风险低,女性接受度很高。在一项随机试验中,比较了孕中期的手术流产与药物流产,发现手术组中认为低于预期的患者明显更少(0 vs. 53%,$P=0.001$),如果有必要,更多的妇女会再次选择手术(100% vs. 53%,$P \leqslant 0.001$)[32]。从 D&E 演化而来的完好宫颈扩张和清宫术(D&X),使用渗透性扩张器进行两天或两天以上的充分宫颈扩张(中位数5cm),然后进行部分臀部分娩、颅骨减压术和胎儿完整娩出。子宫切开术和子宫切除术是过去的术式,仅在无法通过经宫颈途径完成时使用,比如巨大、扭曲的宫颈或子宫肿瘤阻塞时。

充分的宫颈准备是安全进行 D&E 的必要条件。宫颈所需扩张程度与孕周、操作者技巧和所使用的器械有关。一般情况下,宫颈应扩张至钳子能顺利通过并张开,没有阻力地取出胎儿成分。孕 16～17 周前可使用海绵钳或 McClintock 钳,扩张 1～1.5cm 就足够了。大于此孕周时需使用更长钳子与更宽的锯齿咬口,需要扩张 1.5～3cm 及以上。Sopher 钳和 Bierer 钳都非常经典,其钳口直径从 12mm 到 19mm 不等(图 9-17)。米索

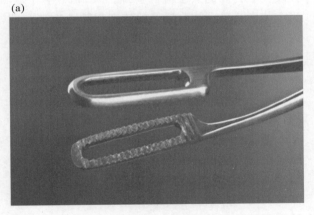

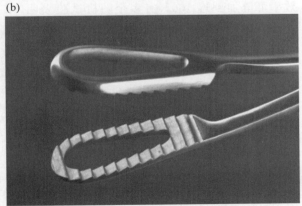

图 9-17　(a)Sopher 钳;(b)Bierer 钳

Source:Ipas. Reproduced with permission of Ipas.

前列醇或米非司酮可用于 D&E 前宫颈预处理,但通常需要额外的机械扩张,渗透性扩张器则在整个孕中期都能提供良好的宫颈扩张[36],并被大部分人用于孕 18 周以后。它有两种类型:压缩海藻制成的海藻棒,由聚丙烯酸酯水凝胶制成的 S 扩张棒(Dilapan-S)。渗透性扩张器插入宫颈管后,在数小时内膨胀,使宫颈内口扩张,它们还能诱导天然前列腺素的释放,软化宫颈。选择 Dilapan-S 还是海藻棒取决于操作者,虽然想达到同样的扩张程度可能需要更多的海藻棒,但一项比较试验发现,两种渗透性扩张方法在手术时间、失血量、需要额外扩张等方面没有差异[37]。

一些流产医师会在 D&E 之前使用堕胎药物,因为他们认为胎儿死亡后组织的软化有助于其更容易、更快、更安全地排出体外;也可用于满足患者的期望,避免院外分娩时可能发生的短暂活胎状态。最常用的方法是羊膜内或胎内注射地高辛,以及胎儿心脏内注射氯化钾。有限的少数研究表明,在 D&E 之前杀胎并无临床获益,反而可能增加风险。唯一一项随机对照试验发现,与安慰剂相比,在 D&E 前 24h 进行羊膜内注射地高辛并不会减少手术时间、失血量或主观难度[38]。此外,一项前后对比实验研究发现,使用地高辛增加院外分娩和感染风险,尽管该风险很低[39]。一个比较 D&E 前胎儿心内注射氯化钾(与不使用氯化钾或自然死亡等情况相比)是否减少了 D&E 的手术时间的研究,发现该做法增加了宫颈撕裂和宫缩乏力的风险[40,41]。

D&E 可以在局部麻醉、有意识的镇静或全身麻醉下进行。全身麻醉或镇静主要用于孕 18 周左右。在一项研究中,超过 11 000 例患者进行了非插管静脉麻醉下的中孕期手术流产,没有一例需要辅助呼吸,该技术的安全性高于早孕期[42]。

4. 宫颈扩张和清宫

与其他外科手术一样,D&E 需要能力培训和不断积累手术经验。技能通常通过一种毕业方式获得,体现在对早孕期(流产)操作能力,此后逐渐过渡到孕周更大的。与负压吸引操作一样,D&E 技术也各不相同。以下主要描述全身麻醉下 D&E 的经典步骤。

完善术前检查后,麻醉诱导,患者取截石位,

插入双叶或西姆斯（Sims）窥器，将渗透扩张器取出并清点数目，清洁宫颈和阴道，以双爪钳或把持钩轻柔地牵拉宫颈，必要时进行额外的机械扩张宫颈。被动或主动地吸出羊水，以降低羊水栓塞的风险，软化子宫下段，降低穿孔的风险。建议使用连续超声监测指导操作。对宫颈保持稳定的牵引，钳子的尖端向上插入宫颈，一旦穿过宫颈内口，保持在子宫下部，充分打开钳口以抓住可及的胎儿部分，然后轻轻旋转取出。虽然可以通过充分扩张限制反复进出的次数，但仍然可能反复通过宫颈口。胎儿部分和胎盘应注意排出后检查完整性。最后可通过负压吸引清除残留的血液或组织，评估出血量并取出器械。患者转移至恢复区前，双合诊确保子宫收缩良好，必要时使用缩宫药。

5. 手术流产并发症

在 17 万例早孕期负压吸引的低风险孕妇中，每 1000 例中有 8.5 例发生轻微并发症，0.7 例发生需要住院治疗的并发症[43]。D&E 也有类似的低并发症发生率，尽管主要并发症的风险随着孕周的增加而增加。两次或两次以上剖宫产史是发生 D&E 主要并发症的最强预测因子（OR7.4，95% CI 3.4～15.8）[44]。

负压吸引时子宫穿孔的发生率为 0.1‰～4‰，D&E 为 2‰～3‰。血流动力学稳定时，使用小号扩棒或吸管导致的穿孔可严密观察保守处理。包括 D&E 导致的，或有活动性出血或血流动力学不稳定的较大损伤，则需要腹腔镜检查或开腹手术。宫颈裂伤的发生率为 0.1‰～10‰，活跃出血或 >1 cm 的外部裂伤通常需要用可吸收缝线进行修补。宫颈内口水平发生的较大或全层的裂伤通常需要手术干预或栓塞。需要住院或输血的严重出血发生率不到 1‰，最常见的原因是宫缩乏力，其他原因包括裂伤、组织残留和凝血障碍。早孕期手术流产后需要再次吸宫清除残留组织的发生率为 2%，中孕期的发生率则为 3%。在孕 12 周及以下的手术流产中，持续妊娠率不到 1‰，但在子宫畸形、多胎、妊娠早期及手术医师经验不足等情况下，持续妊娠率较高。

患者和临床医师可能会担心实施 D&E 手术时所需的人工扩张程度会影响宫颈内口的完整性，从而增加术后宫颈功能不全、流产和早产的风险。无论是回顾性病例分析还是病例对照研究，都没有发现 D&E 前使用过夜的渗透压扩张器进行宫颈预处理与未来妊娠并发症之间存在关联[45-47]（框图 9-17）。

框图 9-17

- 负压吸引是早孕期手术流产的首选方法；D&E 则是中孕期的首选。
- 手术流产可能会在妊娠最早期时进行，此后如怀疑稽留流产或者异位妊娠时，需要送检吸出的妊娠囊，随诊血清 β-hCG。
- 患者应放心，所有孕周的手术流产相关主要和次要并发症的风险都很低。

五、药物流产

1. 孕 9－10 周的药物流产

使用米非司酮进行简单、高效的人工流产法已经改变了英国的人工流产护理。从 1991 年开始，当今英格兰和威尔士 50% 的流产和苏格兰 81% 的流产都是通过药物手段进行的。在英国，流产服务的资助和可获得性增加，在妊娠早期即可进行药物流产，可能是孕 10 周内流产比例不断上升的原因之一。早期药物流产是指孕 63d 以内使用流产药物，尽管有些方案在 63d 以后仍然有效。

米非司酮能使宫颈软化、蜕膜坏死，增加子宫肌层对前列腺素的敏感度。最初的研究多在早孕期单独使用，发现其有效率只有 60%～80%，而如果在前列腺素类似物使用前 24～48h 给药，有效率可增加到近 100%。多个随机试验表明，米非司酮和米索前列醇联合应用是早期药物流产最有效、耐受性好、成本效益高的治疗方案[15]。在大多数研究中，无手术干预的完全流产率超过 95%，持续妊娠率约 1% 或更低[48]。米索前列醇可以单独使用，但效果较差。

米非司酮/米索前列醇的禁忌证很少，但包括慢性肾上腺功能衰竭、遗传性卟啉症、凝血障碍、药物过敏，以及已知或疑似异位妊娠。米非司酮是一种抗糖皮质激素，因此对于长期使用糖皮质激素的妇女或因病情恶化（如严重、控制不良的哮喘）可能需要类固醇治疗的情况下，应该慎用。警惕肝或肾衰竭或营养不良。如果患者已存在宫内节育系统,应在开始治疗前将其取出。大多数方案应排除血红蛋白水平低于 90～100g/L 的妇女,因为药物流产输血率虽然很低,但仍然高于手术流产。

建议妊娠 63d 或以内的方案包括口服米非司酮 200mg,24～48h 后加用米索前列醇 800μg,可经阴道、舌下或经口途径给药。多年来也有推荐使用米非司酮 600mg,但低剂量时也同样有效[49]。孕 49d 或以下可口服米非司酮和米索前列醇 400μg,此后的孕周尽管米索前列醇的剂量增加了 1 倍,其失败率却很高。

几项研究探讨了米非司酮和米索前列醇之间的间隔是否可以减少到 24h 以下或延长到 48h 以上;随机试验荟萃分析发现,间隔 0～72h 的总体疗效没有差异,但两种药物之间在 8h 内的成功率有降低的趋势[50]。

最近的研究将早期药物流产方案延长到孕 70d,一篇关于使用米非司酮 200mg 口服配伍不同剂量及给药途径的米索前列醇的综述提示,孕 57—63d 和孕 64—70d 的总成功率没有统计学差异(93.9% vs. 92.3%,$P = 0.08$)[51]。孕 64—70d 的持续妊娠率为 3.1%(95%CI 2.9%～4.5%),但大多数妇女对治疗满意。

大多数早期药物流产都是在医疗机构外进行的。在许多国家,妇女将米索前列醇片带回家,按照特定时间间隔服用,随后在家中流产。大量证据表明,这是安全、有效和患者可接受的[52]。最近的研究还表明,许多妇女都喜欢在家中使用米非司酮,并且是安全的。卫生部门有权将"家"作为在英国的早期药物流产场所之一,这一情况在苏格兰已开展,并计划在威尔士实施,但英格兰妇女在目前临床背景下可能不会使用药物流产。如果不允许在家进行(药物流产),妇女必须使用米非司酮联合米索前列醇。她们也不需要住院,服用米索前列醇后回家并在家中排出妊娠物。

服用米非司酮后的症状很轻微,有些女性可能会在添加米索前列醇前出现少量阴道出血,小部分女性甚至流产。米索前列醇可在使用后 2h 内引起出血和子宫痉挛,大多数妇女在 4h 内排出妊娠物,几乎都不会超过 24h。通常需要使用非甾体抗炎药或轻度阿片类药物进行口服镇痛,对乙酰氨基酚的镇痛效果不如布洛芬[53]。米索前列醇的其他不良反应包括恶心、呕吐、腹泻、短暂发热和发冷,阴道给药的胃肠道不良反应最少,舌下给药最常出现发热和寒战。必须提前告知患者用药后预期会出现的症状、体征,可能出现的并发症情况,以及出现并发症时应与谁联系。这些情况包括阴道出血,连续两个小时湿透两片以上卫生巾,体温持续大于 38℃,镇痛药难以缓解的剧烈腹痛,口服米索前列醇后恶心、呕吐或腹泻持续超过 24h 以上,用药前 1～2 周妊娠症状仍持续存在。应告知在家里流产的妇女可能看到的任何东西(如妊娠囊、血块、胎儿),并被告知如何妥善处理妊娠物[54]。

2. 孕 9－10 周后药物流产

药物流产可能会在早孕期末和中孕期,在此孕周内,药物流产的失败率和出血并发症高于手术流产。然而,如果临床医师没有接受过规范的 D&E 培训,药物流产不失为一个有效的选择。米非司酮联合米索前列醇是最有效、引流间隔(米索前列醇给药至胎儿排出的时间)最短的方案。在大多数研究中,采用联合方案的引流间隔中位数为 6～8h,米索前列醇也可以单独使用,引流间隔明显增加到 12～16h。

证实最有效的方案是口服 200mg 米非司酮,24～48h 后阴道内使用 800μg 米索前列醇,此后每 3 小时阴道使用或舌下或口服 400μg 米索前列醇,直到妊娠物排出,排出后不需要常规使用器械取出胎盘,可以继续增加米索前列醇。

1076 例孕 64—91d 的孕妇接受上述方案治疗,总完全流产率为 96%,引流间隔中位数为 4.8h(0～74.9h)[55]。手术再清宫发生率随孕周变大而线性增加,孕 64—70d 为 2.7%,孕 71—77d 为 3.3%,孕 78—84d 为 5.1%,孕 85—91d 为 8.0%($P = 0.02$)。同组发表了 1002 例孕 13—21 周的成果,数据显示 97% 的患者 5 次米索前列醇内发生流产,中位引流间隔为 6.25h(0～67.5h)[56];米非司酮与米索前列醇用药间隔可缩短至 12 或 24h,引流间隔会增加 1～2h[57]。

药物流产疼痛的严重程度随着孕龄的增加而增加,应提供几种口服或注射用的 NSAIDs 和阿片类药物。在孕 13—22 周,双氯芬酸与第一次米索前列醇同时使用并不会影响米索前列醇的作用,反而可以降低注射阿片类药物的需要[58]。

3. 药物流产并发症

早期药物流产的严重不良事件很罕见,美国一项大型流产诊所网络所提供的 233 805 例早期药物流产中,临床重大不良事件(如收住院、输血、静脉抗生素治疗、死亡)发生率为 1.6‰;该研究还报道了两个重大的不良结局,未诊断的异位妊娠和持续妊娠,发生率分别为 7/万和 5‰。总的来说,每 1000 例早期药物流产中就有 3～5 例需要手术干预,主要原因包括持续出血、持续妊娠或无法存活的妊娠或组织残留。

早孕期末和中孕期的药物流产的并发症相对高于手术流产,主要是胎盘残留和大出血。每 1000 例中孕期药物流产中有 5～7 次需要输血,每 100 次中有 8 次需要手术干预。宫颈和子宫损伤很大程度上可以通过避免药物流产中使用器械来减少。中孕期药物流产可能发生子宫破裂,与剖宫产史有关。一项系统综述估计,有剖宫产史的妇女发生子宫破裂的风险低于 3‰,而没有剖宫产史的妇女为 4/万[59]。

米非司酮并不杀胎,流产时短暂的生命体征可能对妇女和提供围生期药物流产医疗保健的提供者在法律和情感上均形成了挑战。RCOG 建议从怀孕 22 周开始使用杀胎药物,避免分娩时出现生命体征(框图 9-18)。

> ♡ 框图 9-18
> • 米非司酮联合米索前列醇是早中孕期的药物流产最有效的方案,并且诱导-流产间隔最短。
> • 使用米非司酮和米索前列醇的早期药物流产可在非医疗环境下安全进行;孕 9-10 周后通常需要在医疗机构中进行。
> • 主要并发症包括组织残留和出血,可能需要手术治疗。

六、流产后护理

如果手术或药物流产并不复杂,且手术成功并确切,没必要进行常规随访;常可提供 24h 流产后服务电话,如有需要,应随时提供随访。如果妇女存在持续妊娠的体征,或者由于其他原因,如长时间的大出血、发热、持续或严重的疼痛,应建议她与医师保持联系。

在非医疗环境下进行早期药物流产的协议中通常要求妇女在治疗后 7～14d 复诊,以确认非妊娠状态。在有超声的地方,不推荐测量子宫内膜厚度作为不全流产的指标,因为它不能指导是否需要手术,反而可能导致不必要的干预。

在早期药物流产后 2～4 周使用灵敏度低或高的尿妊娠试验结合症状检查表,常能准确鉴别流产失败,是妇女的首选。方案中应包括流产提供者进行术后症状的电话随访或患者自我评估。尿妊娠试验价格实惠、方便快捷、人性化,但是对于阳性结果,应谨慎对待。尽管流产后 β-hCG 会迅速下降,高度敏感的测试(25mU/ml)仍非决定性的,人工流产 2 周后 66% 存在假阳性[60],4 周后为 20%[61]。在这些病例中,可以通过超声来确定是否持续妊娠。自我评估联合半定量尿妊娠试验(尿 β-hCG 水平设定为 25、100、500、2000 和 10 000mU/ml)的研究已提供了有前景的结果[62]。在一项前瞻性开放试验中,用药前和用药后 1 周分别进行检测,如果用药后结果≥用药前,应高度怀疑持续妊娠,敏感度和特异性分别为 100% 和 97%,91% 的参与者认为该检测"非常容易"或"易于"实行(框图 9-19)。

> ♡ 框图 9-19
> • 手术流产后或药物流产已证实完全流产情况下,不需要常规随访。
> • 如果患者希望,所有患者都应有随访的途径。
> • 对在非医疗机构进行的早期药物流产后的妇女随访可以不在门诊,而是通过使用高或低灵敏度尿妊娠试验和症状检查表的方法进行有效、安全的随访。

七、结论

流产是妇女保健的一个组成部分,医护人员应熟悉与这一常见程序相关的保健护理标准。治疗前的咨询应是支持性的、非指导性的,并关注患者的需求。手术和药物流产方法在早、中孕期都是安全有效的,两者均应提供给妇女选择。对于有意愿的妇女,避孕的需求很容易纳入流产护理。

(王艳芳　译　邱　琳　校)

参考文献

[1] Sedgh G, Bearak J, Singh S et al. Abortion incidence between 1990 and 2014: global, regional, and subregional levels and trends. *Lancet* 2016;388:258-267.

[2] Stone N, Ingham R. Who presents more than once? Repeat abortion among women in Britain. *J Fam Plann Reprod Health Care* 2011;37:209-215.

[3] Department of Health. Abortion Statistics, England and Wales: 2015. Available at https://www. gov. uk/government/uploads/system/uploads/attachment_data/file/570040/Updated _ Abortion _ Statistics _ 2015. pdf

[4] ISD Scotland. Scottish Health Statistics Abortions 2015. Sexual Health, Abortions. Available at http://www. isdscotland. org/Health-Topics/Sexual-Health/Abortions/

[5] Office for National Statistics. Conceptions in England and Wales: 2014. Available at https://www. ons. gov. uk/peoplepopulationandcommunity/births-deathsandmarriages/conceptionandfertilityrates/bulletins/conceptionstatistics/2014 # conceptions-leading-to-abortion-by-age (accessed 16 July 2016).

[6] Hall M, Chappell LC, Parnell BL, Seed PT, Bewley S. Associations between intimate partner violence and termination of pregnancy: a systematic review and meta-analysis. *PLoS Med* 2014; 11:e1001581.

[7] Wellings K, Jones KG, Mercer CH et al. The prevalence of unplanned pregnancy and associated factors in Britain: findings from the third National Survey of Sexual Attitudes and Lifestyles (Natsal-3). *Lancet* 2013;382:1807-1816.

[8] Schünmann C, Glasier A. Measuring pregnancy intention and its relationship with contraceptive use among women undergoing therapeutic abortion. *Contraception* 2006;73:520-524.

[9] Singh S, Maddow-Zimet J. Facility based treatment for medical complications resulting from unsafe pregnancy termination in the developing world, 2012: a review of evidence from 26 countries. *BJOG* 2016;123:1489-1498.

[10] Department of Health, Social Services and Public Safety, Northern Ireland. Guidance for HSC professionals on termination of pregnancy in Northern Ireland. March 2016. Available at https://www. health-ni. gov. uk/publications/guidance-hsc-professionals-termination-pregnancy-northern-ireland

[11] Sheldon S. How can a state control swallowing? The home use of abortion pills in Ireland. *Reprod Health Matters*. 2016 Nov;24(48):90-101.

[12] General Medical Council. *Good Medical Practice*. London:GMC, 2013.

[13] Royal College of Obstetricians and Gynaecologists. *The Care of Women Requesting Induced Abortion*. Evidencebased Guideline No. 7. London: RCOG Press, 2011.

[14] Baron C, Cameron S, Johnstone A. Do women seeking termination of pregnancy need pre-abortion counselling? *J Fam Plann Reprod Health Care* 2015;41:181-185.

[15] National Collaborating Centre for Mental Health. *Induced Abortion and Mental Health. A Systematic Review of the Mental Health Outcomes of Induced Abortion, Including their Prevalence and Associated Factors*. London: Academy of Medical Royal Colleges, 2011.

[16] Kulier R, Kapp N. Comprehensive analysis of the use of pre-procedure ultrasound for first- and second-trimester abortion. *Contraception* 2011;83:30-33.

[17] Jabara S, Barnhart KT. Is Rh immune globulin needed in early first-trimester abortion? A review. *Am J Obstet Gynecol* 2003;188:623-627.

[18] National Institute for Health and Care Excellence. *Routine Preoperative Tests for Elective Surgery*. NICE Guideline NG45. London:NICE, 2016. Available at https://www. nice. org. uk/guidance/ng45

[19] Faculty of Sexual and Reproductive Healthcare Clinical Effectiveness Unit. *UK Medical Eligibility Criteria for Contraceptive Use*, 2016. Available at https://www. fsrh. org/documents/ukmec-2016/fsrh-ukmec-full-book-2017. pdf

[20] Low N, Mueller M, Van Vliet HA, Kapp N. Perioperative antibiotics to prevent infection after first-trimester abortion. *Cochrane Database Syst Rev* 2012;(3):CD005217.

[21] Fjerstad M, Trussell J, Sivin I, Lichtenberg ES, Cullins V. Rates of serious infection after changes in regimens for medical abortion. *N Engl J Med* 2009;361:145-151.

[22] Robson SC, Kelly T, Howel D et al. Randomised preference trial of medical versus surgical termination of pregnancy less than 14 weeks' gestation (TOPS). Health Technol Assess 2009; 13 (53): 1-124, iii-iv.

[23] Kelly T, Suddes J, Howel D, Hewison J, Robson S. Comparing medical versus surgical termination of pregnancy at 13-20 weeks of gestation: a randomised controlled trial. BJOG 2010; 117: 1512-1520.

[24] Say L, Kulier R, Gülmezoglu M, Campana A. Medical versus surgical methods for first trimester termination of pregnancy. Cochrane Database Syst Rev 2005; (1): CD003037.

[25] Lohr PA, Hayes JL, Gemzell-Danielsson K. Surgical versus medical methods for second trimester induced abortion. Cochrane Database Syst Rev 2008; (1): CD006714.

[26] Wen J, Cai QY, Deng F, Li YP. Manual versus electric vacuum aspiration for first-trimester abortion: a systematic review. BJOG 2008; 115: 5-13.

[27] Stubblefield PG, Albrecht BH, Koos B, Frederiksen MC, Williford JF, Kayman DJ. A randomized study of 12 mm and 15.9 mm cannulas inmidtrimester abortion by laminaria and vacuum curettage. Fertil Steril 1978; 29: 512-517.

[28] Kaunitz AM, Rovira EZ, Grimes DA, Schulz KF. Abortions that fail. Obstet Gynecol 1985; 66: 533-537.

[29] Edwards J, Carson SA. New technologies permit safe abortion at less than six weeks' gestation and provide timely detection of ectopic gestation. Am J Obstet Gynecol 1997; 176: 1101-1106.

[30] Paul ME, Mitchell CM, Rogers AJ, Fox MC, Lackie EG. Early surgical abortion: efficacy and safety. Am J Obstet Gynecol 2002; 187: 407-411.

[31] Kapp N, Lohr PA, Ngo TD, Hayes JL. Cervical preparation for first trimester surgical abortion. Cochrane Database Syst Rev 2010; (2): CD007207.

[32] Meirik O, My Huong NT, Piaggio G et al. Complications of first-trimester abortion by vacuum aspiration after cervical preparation with and without misoprostol: amulticentre randomised trial. Lancet 2012; 379: 1817-1824.

[33] Sääv I, Kopp Kallner H, Fiala C, Gemzell-Danielsson K. Sublingual versus vaginal misoprostol for cervical dilatation 1 or 3 h prior to surgical abortion:

a double-blinded RCT. Hum Reprod 2015; 30: 1314-1322.

[34] Renner RM, Nichols MD, Jensen JT, Li H, Edelman AB. Paracervical block for pain control in first-trimester surgical abortion: a randomized controlled trial. Obstet Gynecol 2012; 119: 1030-1037.

[35] Grimes DA, Schulz KF, Cates W Jr, Tyler CW Jr. Local versus general anesthesia: which is safer for performing suction curettage abortions? Am J Obstet Gynecol 1979; 135: 1030-1035.

[36] Newmann SJ, Dalve-Endres A, Diedrich JT, Steinauer JE, Meckstroth K, Drey EA. Cervical preparation for second trimester dilation and evacuation. Cochrane Database Syst Rev 2010; (8): CD007310.

[37] Hern WM. Laminaria versus dilapan osmotic cervical dilators for outpatient dilation and evacuation abortion: randomized cohort comparison of 1001 patients. Am J Obstet Gynecol 1994; 171: 1324-1328.

[38] Jackson RA, Teplin VL, Drey EA, Thomas LJ, Darney PD. Digoxin to facilitate late second-trimester abortion: a randomized, masked, placebo-controlled trial. Obstet Gynecol 2001; 97: 471-476.

[39] Dean G, Colarossi L, Lunde B, Jacobs AR, Porsch LM, Paul ME. Safety of digoxin for fetal demise before second-trimester abortion by dilation and evacuation. Contraception 2012; 85: 144-9.

[40] Singh S, Seligman NS, Jackson B, Berghella V. Fetal intracardiac potassium chloride injection to expedite second-trimester dilation and evacuation. Fetal Diagn Ther. 2012; 31: 63-8.

[41] Lohr PA, Parsons JH, Taylor J, Morroni C. Outcomes of dilation and evacuation with and without feticide by intra-cardiac potassium chloride injection: a service evaluation. Contraception 2018 Apr 19. pii: S0010-7824 (18) 30146-X. doi: 10.1016/j.contraception.2018.04.010. [Epub ahead of print].

[42] Dean G, Jacobs AR, Goldstein RC, Gevirtz CM, Paul ME. The safety of deep sedation without intubation for abortion in the outpatient setting. J Clin Anesth 2011; 23: 437-442.

[43] Hakim-Elahi E, Tovell HM, Burnhill MS. Complications of first-trimester abortion: a report of 170,000 cases. Obstet Gynecol 1990; 76: 129-135.

[44] Frick AC, Drey EA, Diedrich JT, Steinauer JE. Effect of prior cesarean delivery on risk of second-trimester surgical abortion complications. Obstet Gy-

necol 2010;115;760-764.

[45] Jackson JE, Grobman WA, Haney E, Casele H. Midtrimester dilation and evacuation with laminaria does not increase the risk for severe subsequent pregnancy complications. *Int J Obstet Gynecol* 2007;96;12-15.

[46] Kalish RB, Chasen ST, Rosenzweig LB, Rashbaum WK,Chervenak FA. Impact of midtrimester dilation and evacuation on subsequent pregnancy outcome. *Am J Obstet Gynecol* 2002;187;882-885.

[47] Chasen ST, Kalish RB, Gupta M, Kaufman J, Chervenak FA. Obstetric outcomes after surgical abortion at ≥20 weeks' gestation. *Am J Obstet Gynecol* 2005;193;1161-1164.

[48] Raymond EG, Shannon C, Weaver MA, Winikoff B. First-trimester medical abortion with mifepristone 200 mg and misoprostol;a systematic review. *Contraception* 2013;87;26-37.

[49] World Health Organization Task Force on Post-Ovulatory Methods for Fertility Regulation. Lowering the doses of mifepristone and gemeprost for early abortion;arandomised controlled trial. *BJOG* 2001;108;738-742.

[50] Wedisinghe L, Elsandabesee D. Flexible mifepristone and misoprostol administration interval for firsttrimester medical termination. *Contraception* 2010;81;269-274.

[51] Abbas D, Chong E, Raymond EG. Outpatient medical abortion is safe and effective through 70 days gestation. *Contraception* 2015;92;197-199.

[52] Ngo TD, Park MH, Shakur H, Free C. Comparative effectiveness, safety and acceptability of medical abortion at home and in a clinic;a systematic review. *Bull WHO* 2011;89;360-370.

[53] Livshits A, Machtinger R, David LB, Spira M, Moshe-Zahav A, Seidman DS. Ibuprofen and paracetamol for pain relief during medical abortion; a double-blind randomized controlled study. *Fertil Steril* 2009;91;1877-1880.

[54] Myers AJ, Lohr PA, Pfeffer N. Disposal of fetal tissue following elective abortion; what women think. *J Fam Plann Reprod Health Care* 2015;41; 84-89.

[55] Hamoda H, Ashok PW, Flett GM, Templeton A. Uptake and efficacy of medical abortion over 9 and up to 13 weeks gestation;a review of 1076 consecutive cases. *Contraception* 2005;71;327-332.

[56] Ashok PW, Templeton A, Wagaarachchi PT, Flett GM. Midtrimester medical termination of pregnancy;a review of 1002 consecutive cases. *Contraception* 2004;69;51-58.

[57] Shaw KA, Topp NJ, Shaw JG, Blumenthal PD. Mifepristone-misoprostol dosing interval and effect on induction abortion times; a systematic review. *Obstet Gynecol* 2013;121;1335-1347.

[58] Fiala C, Swahn ML, Stephansson O, Gemzell-Danielsson K. The effect of non-steroidal antiinflammatory drugs on medical abortion with mifepristone and misoprostol at 13-22 weeks gestation. *HumReprod* 2005;20;3072-3077.

[59] Goyal V. Uterine rupture in second-trimester misoprostol-induced abortion after cesarean delivery;a systematic review. *Obstet Gynecol* 2009; 113; 1117-1123.

[60] Godfrey EM, Anderson A, Fielding SL, Meyn L, Creinin MD. Clinical utility of urine pregnancy assays to determine medical abortion outcome is limited. *Contraception* 2007;75;378-382.

[61] Perriera LK, Reeves MF, Chen BA, Hohmann HL,Hayes J,Creinin MD. Feasibility of telephone follow-up after medical abortion. *Contraception* 2010;81;143-149.

[62] Grossman D, Grindlay K. Alternatives to ultrasound for follow-up after medication abortion;a systematic review. *Contraception* 2011;83;504-510.

急性盆腔感染

Jonathan D. C. Ross

University Hospital Birmingham NHS Foundation Trust，Birmingham，UK

盆腔感染很常见，通常是由性传播的病原体从下生殖道逆行至上生殖道造成的。感染也可能发生在盆腔手术后、产褥期和宫腔操作后(框图 9-20)。

💡 框图 9-20

盆腔感染概述

- 盆腔炎性疾病常见于年轻女性，通常没有症状。
- 通常不能通过微生物诊断来确诊。
- 出现症状时，抗生素对控制症状非常有效。
- 很少需要手术干预。
- 单次盆腔炎发作通过早期合理的抗生素治疗，可保存良好的生育力。

一、流行病学与危险因素

1. 盆腔炎性疾病有多常见

盆腔炎性疾病(PID)尽管近年来在初级和二级保健中其发病率持续下降，仍是年轻女性的常见病。在英国，大约 2% 的年轻女性在被询问病史时表示既往有 PID 的病史，向全科医师咨询的年轻女性中，大约每 50 人就有 1 人与 PID 有关[1]。

2. 谁会得盆腔炎性疾病

与其他性传播感染(STI)的危险因素大致相似，PID 的危险因素主要包括年龄小、性伴侣多、不使用避孕套、社会经济地位较低，以及加勒比黑人/非洲黑人族裔。然而，下生殖道感染继发上行性感染的相关危险因素，至今未明。

宫颈黏液是抵御上行性感染的重要屏障。有排卵周期的年轻女性宫颈黏液较薄，加之更容易发生宫颈上皮外移和更频繁的性行为，可能是她们 PID 发生率高的原因。免疫反应控制和遏制感染的能力也将决定上生殖道受累的风险。这种免疫反应一部分是由基因决定的，在人类白细胞抗原(HLA)亚型 A31 的妇女中，感染 PID 的风险增加，而 HLA-DQA 0501 和 HLA-DQB 0402 的妇女在被诊断为 PID 后不孕的发生率较低。TLR4 和 CCR5 抗原受体的多态性及白细胞介素(IL)-10 的差异表达也可能起作用。此外，有限的证据表明，某些菌株，如 A 群淋病奈瑟菌、F 血清型沙眼衣原体，比其他菌株更易引发 PID。

行为上的差异也与 PID 的风险相关。阴道冲洗和 PID 之间有明显的联系，但最新研究表明，冲洗并不会导致 PID；而与 PID 相关的阴道分泌物和月经不规律本身可能会导致更多的冲洗[2]。吸烟的女性患 PID 的风险更高，但目前还不清楚这是高危性行为的标志，还是吸烟本身对免疫监控的影响。

许多 PID 患者往往合并细菌性阴道病，阴道内正常共生菌过度生长，而阴道乳酸杆菌丢失。这些阴道共生菌通常是从上生殖道分离出来的，于是增加了细菌性阴道病导致 PID 的可能性。但纵向研究不支持直接的因果关系，尽管妇女先前有细菌性阴道病，但接触淋病奈瑟菌或衣原体后患 PID 的风险更高，这表明不同感染之间存在一定的协同作用[3]。

3. 治疗盆腔炎性疾病的支出

PID 的心理影响和财政支出都是巨大的。诊断的不确定性及难以预测将来的不孕不育、慢性盆腔疼痛或宫外孕风险增加了患者的焦虑，STI 的诊断可能带来责备、内疚和孤立感。PID 的大部分费用来自诊断和治疗输卵管损伤的外科干预，估计每个病例的费用在 200～2000 英镑[4]。随着不孕不育治疗方法的改进，这些费用也将大幅上升。

二、微生物学

盆腔炎症性疾病是一种多微生物的感染。淋球菌和沙眼衣原体是最常见的病原体，但也可以从 PID 妇女的输卵管中分离出各种各样其他细菌和病毒（表 9-10）。

表 9-10　与盆腔炎症性疾病相关的微生物

需氧/兼性厌氧菌属
淋病奈瑟菌
沙眼衣原体
解脲支原体
生殖支原体
阴道加德纳菌
产脓性链球菌
凝固酶阴性葡萄球菌
大肠埃希菌
流感嗜血杆菌
人型肺炎支原体
肺炎链球菌
结核分枝杆菌
厌氧类杆菌属
拟杆菌属
消化链球菌属
双发酵梭状芽胞杆菌
梭杆菌属
病毒
单纯疱疹病毒
艾柯病毒
柯萨奇病毒
呼吸道合胞病毒

1. 细菌

（1）淋球菌：淋球菌是一种革兰阴性双球菌。当宫颈分泌物样本被扩散并固定在载玻片上时，这种细菌在显微镜下呈红色双肾形，大多位于多形核白细胞内。在英国，淋病引起的 PID 占 2%～3%（请参见表 9-14 和更多数据来源）。

淋球菌最初感染宫颈，未经治疗的情况下，

5%～10% 的患者会继发上行性生殖道感染。大约 1/2 的淋球菌感染患者无明显症状，但当出现阳性症状时，阴道分泌物多变浓稠，并呈脓性。此外，下生殖道分泌物淋球菌培养呈阳性即可诊断 PID，但若培养呈阴性，不能排除输卵管或卵巢的感染。

（2）沙眼衣原体：沙眼衣原体是一种不同寻常的细菌，因为它需要宿主细胞生长（固定于细胞内生物），在某些方面表现得更像病毒。需要取外阴-阴道拭子进行敏感的核酸扩增试验（NAATs）（患者可以在适当的指导下自己进行）。尿液的检出率较低，通常仅在无法获取其他标本时进行。因为沙眼衣原体太小，光学显微镜通常是观察不到的。

沙眼衣原体和淋球菌感染途径相似，最初会感染宫颈，有时会感染尿道。它是英国最常见的 PID 致病菌，占全部病例的 30%，导致的慢性低度感染比淋病更严重。超过 2/3 的衣原体感染妇女没有症状。

（3）生殖支原体：生殖支原体在 PID 发病机制中的作用是明确的[5]。在 PID 患者中，生殖支原体多定植于宫颈、子宫内膜，在少数情况下，可在输卵管中。输卵管性不孕症与既往感染生殖道支原体密切相关，将支原体种植于生殖道会引起雌性猴子的 PID[6]。目前，生殖支原体检测已经成为一种商业化的检测方法。

2. 厌氧菌

厌氧菌对患有严重 PID 的妇女特别重要，通常可以从输卵管卵巢脓肿中分离出来。它们在轻度到中度 PID 中的作用还不是很清楚。脆弱类杆菌、消化链球菌和消化球菌均可从女性 PID 患者的生殖道中分离到，厌氧菌产生的黏液酶和唾液酸酶可分解宫颈黏液，从而促进其他细菌进入上生殖道。

（1）放线菌：在放置宫内节育器（IUCD）的妇女中偶而会发现以色列放线菌。如果患者无阴道分泌物、经间出血或盆腔疼痛的症状，建议非手术治疗，无须取出 IUCD，但相关症状进行性加重，建议定期复查，一般每 6 个月或更短周期进行复查。如果出现相关阳性症状，建议使用青霉素、四环素或大环内酯类抗生素抗菌治疗 2 周，并取出宫内节育器。

（2）结核分枝杆菌：结核性 PID 在发展中国家多见。盆腔感染通常继发于生殖器外的血行性传播,但偶尔结核分枝杆菌也可通过性传播[7]。通常不可能在下生殖道检测到微生物,应通过刮宫或腹腔镜下从输卵管获取样本,然后送去培养或核酸检测。标准的四联抗结核疗法(异烟肼、利福平、乙胺丁醇和吡嗪酰胺)是有效的,但对于广泛的病变可能需要手术治疗。

3. 病毒

从患有 PID 的妇女的上生殖道中可分离出一些病毒(见表 9-10),但它们在发病机制中的作用尚不清楚。

三、临床表现

1. 临床特征

PID 的临床诊断多基于下腹痛症状,通常为双侧,查体可及附件区压痛或宫颈举痛(图 9-18)。全面的病史询问,包括准确的月经史和性生活史,可能有助于诊断。盆腔检查必不可少,窥具检查可以鉴别下生殖道炎症和排除阴道内异物(如滞留的卫生棉条)。尽管特异性和阳性预测值(65%~90%)都较低,但上述方法是合理的,因为抗生素治疗即使延迟几天也可能增加生育力受损的风险[8]。尽管应该首先排除重要的鉴别诊断再进行治疗,但事实证明,对没有 PID 的女性进行抗生素治疗所承担的风险很低。

其他支持 PID 的诊断临床特征如下,但在开始经验性治疗之前不是必需的。

基本特征
下腹痛(通常为双侧)
附件压痛或宫颈举摆痛

支持诊断的其他特征
月经间期/异常出血
性交后出血
阴道分泌物增多/异常
深部性交困难
阴道流液
发热
恶心、呕吐
右上腹疼痛和压痛
广泛性腹膜炎

图 9-18 盆腔感染的诊断

- 由子宫内膜炎和宫颈炎引起月经间期或性交后出血;
- 深部性交困难;
- 阴道分泌物异常,表明下生殖道感染;
- 发热是非特异性的,通常只出现在中重度 PID;
- 恶心、呕吐可能发生在重度 PID,但更常见于阑尾炎。

与衣原体 PID 相比,淋球菌性 PID 的临床表现相对较重[9]。值得注意的是,每出现一例 PID 临床特征的女性,就会有另外两例是没有症状的。

2. 菲茨-休-柯蒂斯综合征(Fitz-Hugh-Curtis syndrome)

10%~20% 的淋球菌性或衣原体 PID 患者会发生肝包膜的炎症和感染(肝周炎),偶尔以其为主要临床表现。患者可主诉右上腹痛,肝边缘有压痛,偶可伴有肝摩擦感。

3. 鉴别诊断

主要的鉴别诊断如表 9-11 所示。考虑 PID 的典型特征是"G 弦"分布的腹部疼痛和查体时双侧附件区压痛。在与肠道相关的疾病中,疼痛的部位更高,在中央或偏左。其他疾病则通常为单侧疼痛,至少在刚发病时。首先要鉴别的是可能需要手术干预的异位妊娠和急腹症,如阑尾炎和卵巢疾病(如扭转、囊肿破裂持续出血)。若诊断不明确,可进行经验性抗生素治疗,但要密切观察患者,以确保没有遗漏其他诊断。

表 9-11 PID 的鉴别诊断

鉴别诊断	鉴别点
异位妊娠	月经史,最初为单侧疼痛
卵巢囊肿破裂/扭转	最初为单侧疼痛,通常在月经中期
阑尾炎	胃肠道症状,右侧疼痛
肠易激综合征	左侧或中间部疼痛,无宫颈刺激征,肠道症状
炎症性肠病,如克罗恩病、溃疡性结肠炎、憩室病	中间或左侧肠绞痛,肠道症状
尿路感染	尿频伴或不伴腰痛
肠扭转	中间部腹痛
心身疼痛	通常症状不一致

与症状和体征一样,辅助检查对诊断急性PID 亦缺乏准确性。血液检测,如白细胞计数、红细胞沉降率和 C 反应蛋白,都是相对非特异性的。它们可能在 PID 中升高,但在轻度病例中可能正常,尤其是白细胞增多,在非化脓性感染中通常不会出现。

必须进行尿妊娠试验以排除异位妊娠,且理想情况下应在经验性抗生素治疗前进行(框图 9-21)。

> 💡 **框图 9-21**
>
> 在诊断盆腔炎之前
> - 进行妊娠测试,以排除异位妊娠。
> - 筛查性传播感染。

4. 微生物学检查

所有可能是 PID 的妇女都应该接受 NAAT检查,以检测外阴拭子上是否存在沙眼衣原体和淋球菌(图 9-19)。替代的酶联免疫吸附试验缺乏灵敏度;淋球菌的 NAAT 比培养法具有更高的敏感度,但由于存在假阳性结果的风险,需要再次确认其结果(使用具有不同引物靶标再次进行NAAT)。在条件允许的情况下,考虑生殖支原体检测,因为这可能会改变后续治疗方案。

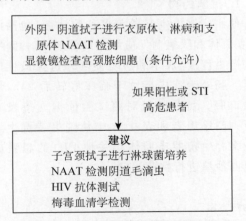

图 9-19　女性盆腔感染的微生物学检查

在下生殖道检测出淋球菌、衣原体或支原体很大程度上解释了下腹痛很可能是由 PID 引起的,但许多患 PID 的女性在下生殖道感染筛查中是阴性的。

宫颈分泌物的革兰染色涂片上通常观察不到多形核白细胞,因此很难诊断 PID,即使发现也是非特异性的,也就是说,未发现多形核白细胞具有良好的阴性预测价值,但对 PID 的阳性预测价值很低[10]。

应为淋病或衣原体检测呈阳性的妇女及感染风险较高的妇女(如在过去一年内有两个或更多伴侣、没有使用避孕套或既往性传播感染病史)提供其他性传播感染的筛查。合适的筛查方法包括如下项目。

- 用 NAAT 检测外阴阴道样本中的阴道毛滴虫;
- 宫颈拭子培养淋球菌,这些拭子应该放在运输培养基(Stuart 或 Amies)中,必须24h 内(最好 6h 内)送达实验室,否则活力会迅速丧失;
- HIV 抗体检测;
- 梅毒血清学。

如果进行腹腔镜或开腹手术,则输卵管标本也应进行细菌培养,包括淋球菌。衣原体 NAAT未被许可用于输卵管样本,因此需要谨慎的解释。

5. 影像学检查

在诊断不明确时,经阴道超声检查是有一定帮助的,但无法明确急性 PID 的病因。道格拉斯窝的游离液体是一种常见的现象,因此没有帮助。超声检查的价值不仅可以识别扩张的输卵管或输卵管脓肿,还通常在于对异位妊娠、卵巢囊肿或阑尾炎的鉴别诊断[11]。然而,在急诊情况下,很难进行该检查。

MRI 在诊断困难时有一定价值,但并不普及,也没有纳入常规检查。急性 PID 的 CT 扫描可能显示为盆腔筋膜平面模糊,子宫骶韧带增厚,输卵管和子宫内膜腔内积液;在上腹部可能提示肝周炎。腹部 CT 扫描下的肝脾被膜强化已被认为是 Fitz-Hugh-Curtis 综合征的特征,但作为常规检查价值不大。

6. 手术探查

多年来,腹腔镜探查一直被认为盆腔炎的最终确诊手段,而且它可能比目前可用的任何其他检查都更敏感。在许多情况下,会有明显的证据表明充血性输卵管扩张,炎性纤维蛋白渗出物覆盖在输卵管和子宫底部。然而,在轻度的病例中,可能会漏掉输卵管的管腔内炎症,相关报道,观察者之间和观察者自身在解释腹腔镜下输卵管炎的表现方面也存在显著差异[12]。腹腔镜可以从输卵管的伞端取拭子,可能比宫颈拭子更准确,但它的主要优点是进行鉴别诊断。作为一种有创性检查,对常规病人并非首选。针对急性 PID 诊断不明确的病例,或者患者在 48～72h 对抗生素无效的病例,则可考虑进行腹腔镜探查。

没有相关证据支持常规使用宫腔镜或子宫内膜活检来诊断急性 PID。更具侵入性的内镜技术,如输卵管镜检查,可能有潜在危险,应慎重考虑。

7. 组织学与组织病理学

感染从宫颈扩散到子宫内膜会导致急性的、主要由多形核白细胞介导的子宫内膜炎[13]。经宫颈子宫内膜抽吸活组织检查可以评估子宫内膜炎症,与输卵管炎密切相关。然而,这种诊断 PID 的方法受多种因素限制,包括手术过程中感染的风险、样本固定和染色的时间延迟以及孤立性子宫内膜炎的意义不明确等。

输卵管的炎症反应取决于潜在的病原体。淋球菌会感染无纤毛上皮细胞,但肿瘤坏死因子和 γ 干扰素的产生很快会导致周围组织的附带损伤并侵犯黏膜下层。与衣原体相关的组织损伤主要是由对感染的免疫反应介导的,这种免疫反应由对衣原体热休克蛋白的迟发型超敏反应所引起。与淋球菌性输卵管炎的急性中性粒细胞反应相比,其特点是低度的淋巴细胞应答。

反复感染衣原体会引起进一步免疫刺激,可能是通过衣原体和人类热休克蛋白 60 之间的交叉反应介导的[14]。再次暴露于衣原体后,这种级联免疫反应的发生可能解释了重复感染可导致输卵管损伤风险呈指数级增加。

严重的炎症与输卵管阻塞和输卵管-卵巢脓肿或积水有关。急性炎症后愈合可能会产生慢性纤维化,并伴随纤毛上皮损伤、输卵管阻塞和(或)盆腔粘连。组织学上,这种慢性损伤会产生淋巴滤泡和单核细胞浸润。

四、治疗

应建议全身不适的患者休息,并给予适当的镇痛药,定期复查以评估进展情况。若抗生素治疗 3d 后仍无好转,则应考虑其他诊断。大多数患者可在门诊进行相关治疗,但症状严重者,如急腹症,则需住院治疗。如果诊断不明确,或者需静脉注射抗生素,应入院治疗(框图 9-22)。

> **框图 9-22**
>
> **治疗盆腔感染**
> - 在做出临床诊断后,应立即使用适当的抗生素。
> - 安排患者的伴侣接受性传播感染筛查,并接受经验性抗生素治疗。
> - 确保患者和她的伴侣同时接受治疗。
> - 普及有关避孕套使用的知识。
> - 讨论 PID 对未来生育力的影响。

1. 抗菌药物

使用广谱抗生素覆盖多种致病菌,包括淋球菌、衣原体和厌氧菌。应结合局部细菌耐药模式、疾病严重程度、成本和患者便利性选择最佳的抗生素。肠外治疗应持续至临床好转后 24h,然后改为口服。目前随机对照试验证据支持表 9-12中所列门诊患者和表 9-13 中住院患者抗生素使用方案。生殖器支原体相关性 PID 的患者应选择莫西沙星进行抗菌治疗。

表 9-12 门诊抗生素治疗方案

方案 1*	氧氟沙星 400mg 每日 1 次＋甲硝唑 400 mg 每日 2 次
方案 2*	莫西沙星 400 mg 每日 1 次
方案 3*	头孢曲松 500 mg 肌内注射 单次＋多西环素 100 mg 每日 2 次＋甲硝唑 400 mg 每日 2 次

* 完成 14d 的治疗。

表 9-13 住院抗生素治疗方案

方案 1	头孢曲松 2 g 静脉滴注每日 1 次＋多西环素 100 mg 口服或静脉滴注每日 2 次,然后* 口服多西环素 100 mg 每日 2 次＋甲硝唑 400mg 每日 2 次
方案 2	克林霉素 900mg 静脉滴注每日 3 次＋庆大霉素 2 mg／kg 负载剂量,然后 1.5 mg/kg 静脉滴注 每日 3 次(也可以每日 1 次),然后* 口服多西环素(每日 100 mg)＋甲硝唑 400 mg 每日 2 次
方案 3	氧氟沙星 400 mg 静脉滴注每日 2 次＋甲硝唑 500mg 静脉滴注 每日 3 次,然后 * 口服氧氟沙星 400 mg 每日 2 次＋口服甲硝唑 400 mg 每日 2 次

* 肠胃外治疗应持续到临床改善后 24h。继续口服抗生素使总疗程满 14d。

淋病中喹诺酮耐药在世界许多地区普遍存在,并在英国持续上升。因此,对临床上怀疑淋球菌 PID 的患者(如临床症状重,有患淋病的性伴侣,或在外有性接触史),应避免使用氧氟沙星或莫西沙星。对于轻度至中度 PID 患者,如果患者无法忍受(不良反应),可考虑停止口服甲硝唑。

对于感染淋病奈瑟菌(治疗后 2 周)或生殖器支原体(治疗后 4 周)的患者,需进行"治愈检测",以确保感染好转。

2. 性伴侣的管理

PID 通常继发于性传播感染,因此,除非男性伴侣已经明确,并已进行感染筛查或经验性治疗,否则患有 PID 的妇女复发风险很高。应向目前的男性伴侣进行淋球菌和衣原体的筛查(如果发现其伴侣感染了支原体,则应同时检查生殖器支原体),并争取与过去 6 个月内的其他伴侣取得联系,尽管确切的时间会受到性生活史的影响。如果无法进行性传播感染的筛查,则应根据经验向男性伴侣进行对淋病和衣原体有效的抗生素治疗(有关最新治疗建议,请参见英国性健康协会和 HIV 指南,网址为 www. bashh. org)(图 9-20)。

建议患者及其伴侣避免性交,直到双方都已完成治疗疗程或感染转为阴性(框图 9-23)。

检测淋病奈瑟菌和衣原体

如果无法进行检测,进行淋病和衣原体的经验性治疗(有关当前推荐的治疗方法,请参见www.bashh.org)

建议避免性交,直到患者和男性伴侣都已完成抗生素治疗

图 9-20 盆腔感染妇女的男性伴侣管理

💡 框图 9-23

PID 后的临床随访

• 检查对治疗的反应。
• 确保已服用全部抗生素。
• 检查患者的性伴侣已经接受检测和治疗。
• 强化将来避孕套使用的建议。

3. 手术干预

手术不常用于治疗急性 PID。大多数患者在疾病早期就诊,此时抗生素治疗完全有效。然而,如果超声结果提示盆腔脓肿,并且使用抗生素治疗无效时,需考虑进一步手术引流。当怀疑盆腔放线菌感染这种罕见情况时,应避免进行手术。盆腔放线菌感染多为慢性而不是急性 PID,相关临床症状及超声检查提示存在盆腔包块,而非盆腔脓肿;并多有近期安置宫内节育器病史;若进行手术,肠管损伤的风险极高。

五、预后

由于定义的变化和用于确定感染发作指数的

诊断标准不同,很难获得量化 PID 相关后遗症发病频率的证据。

1. 慢性盆腔疼痛

一般认为,急性 PID 反复发作可导致慢性盆腔疼痛。然而引起慢性盆腔疼痛的病因仍存在争议,可能是损伤的输卵管作为反复感染的病灶引起,也可能是盆腔脏器的粘连或包裹所致,甚至可能由于感染损伤了盆腔神经,改变了神经的传导特性。关于急性 PID 单次或多次发作引起慢性盆腔疼痛的发病率的证据也是有限的。多次 PID 发作后的慢性盆腔痛发生率高达 33%[15],并可能影响患者以后的生活质量[16]。盆腔感染后早期预防性使用避孕套,可降低发生慢性盆腔疼痛的风险。

2. 不孕和异位妊娠

基于人群的流行病学研究已明确表明沙眼衣原体特异性 IgG 抗体与输卵管性不孕密切相关[17]。部分队列研究显示单次 PID 发作后,不孕的发生率高达 40%[18]。此外,不孕的风险与感染的严重程度密切相关,相对于轻度感染,重度感染的相对风险为 5.6。最新的前瞻性研究(针对临床症状轻度/中度病例)表明,单次 PID 发作得到有效治疗后,不孕的发生率并没有明显增加[15]。也有明确的流行病学研究证据表明,发生异位妊娠的风险与既往 PID 发作密切相关。腹腔镜检查证实 PID 的病例中,随后发生异位妊娠的风险是对照组的 6 倍[19]。然而,异位妊娠的绝对风险,至少在轻中度的病例中,仍然很低,为 0.5%～1%[15]。

六、特殊情况

1. 妊娠

除败血症性流产外,妊娠引起的 PID 极为少见。宫颈炎较常见,并可增加胎儿及产妇的发病率。治疗方案取决于分离出的致病菌种类,同时避免使用孕期禁用的抗生素,如四环素。尚不清楚红霉素和阿莫西林对孕妇是否有害。与性传播感染相比,败血症性流产的病例中,病原体更容易化脓。应使用广谱抗生素,如三代头孢菌素,联合阿奇霉素或甲硝唑。

轻度子宫内膜炎在手术终止妊娠后相对较常见(为 1%～2%),需要积极治疗以保证将来的生育力。如果在治疗前进行 STI 筛查,多次拭子均呈阳性是不正常的。然而,应谨慎使用对衣原体和厌氧菌均有效的广谱抗生素,如氧氟沙星联合甲硝唑或莫西沙星。

2. 盆腔手术后

由于阴道不可能完全无菌,诸如子宫切除术等盆腔手术容易发生术后感染。虽然通常会在术中预防性使用抗生素,但是术后盆腔感染(多继发于血肿形成)并不罕见。大多数是由厌氧菌引起,应采用包括甲硝唑或配伍阿莫西林的治疗方案。

3. 盆腔感染与宫内节育器

IUCD 仅在置入后最初几周内增加 PID 的风险,除了放线菌可引起亚急性感染外,似乎没有证据表明持续使用 IUCD 会增加 PID 风险。对于需要 IUCD 的女性,在置入前进行常规的衣原体,淋球菌和细菌性阴道病的筛查可能会降低 PID 的风险。此外,含孕激素的 IUCD 发生 PID 的风险极低。

关于 PID 女性是否应取出宫内节育器的相关随机对照研究证据有限[20,21]。取出宫内节育器的短期临床结局可能更好[20],但在过去 7d 内曾进行过无保护性行为的人群中,是否取出 IUCD 应权衡怀孕的风险。在这种情况下,激素类的紧急避孕药可能是合适的。

4. 人类免疫缺陷病毒

HIV 感染患者,尤其是在疾病晚期患者伴有严重的免疫抑制的情况下,PID 的临床表现会更为严重。针对此类患者,无须改变 PID 的治疗方案,但需注意治疗 PID 的药物与抗反转录病毒药物之间的相互作用。

七、预防

1. 衣原体筛查计划

在英国,衣原体是引起 PID 最常见的病原体。衣原体的初次感染通常是无症状的,但若确诊,可使用简单又经济的抗生素预防 PID 的发生,如多西环素或阿奇霉素。对年轻女性进行衣原体筛查以预防 PID 是可行的[22-24]。英国已开展了一项针对 25 岁以下女性的全国筛查计划(详情见 www. chlamydiascreening. nhs. uk）。

2. 宫内的器械操作

在宫内进行器械操作过程中易引起上行性生殖道感染,尤其是在宫颈衣原体亚临床感染高风险的女性中。宫内器械操作最常见的指征是治疗性手术终止妊娠、置入 IUCD 及不孕检查。对有STI 危险因素的妇女（如伴侣正在或既往感染STI、年龄＜ 25 岁、过去 3 个月内有新性伴侣、过去一年有 2 个或以上的性伴侣）,宜在宫腔操作前进行衣原体和淋球菌常规检查。在无法提前进行检查的情况下,如紧急置入 IUCD 以避孕时,检测应与经验性治疗相结合,建议多西环素 100mg 每日 2 次,治疗 1 周。

对于接受免疫抑制治疗的患者（如肾移植患者）和因化疗或 HIV 而免疫系统受损的患者,需格外提高警惕。

3. 避孕

坚持使用屏障方法已被证明可以降低30%～60%的盆腔感染复发和慢性后遗症的风险。与使用标准的 IUCD 和无保护性生活相比,所有形式的激素类避孕药（如复方口服避孕药、单纯孕激素避孕药、注射性孕酮和皮下埋植性孕酮,以及曼月乐宫内节育器）均可降低症状性PID 的发生率。这可能是由于孕激素降低了宫颈黏液对精子和病原体的渗透性,起一定保护作用。

避孕也可能通过对子宫内膜的抑制或类固醇对输卵管炎症反应的直接影响起作用。然而,口服避孕药的益处可能仅限于由沙眼衣原体引起的症状性 PID[25],而且有人认为激素避孕药可能只是掩盖了感染,而不是预防感染[25]。一项研究表明,通过注射孕激素避孕会增加 PID 风险,但该研究在方法上存在缺陷,所以可能是无效的[26]。因此,激素避孕与 PID 之间的确切关系仍需阐明。

（王艳芳　译　邱　琳　校）

参考文献

[1] Simms I, Rogers P, Charlett A. The rate of diagnosis and demography of pelvic inflammatory disease in general practice: England and Wales. *Int J STD*

AIDS 1999;10:448-451.

[2] Ness RB, Hillier SL, Kip KE et al. Douching, pelvic inflammatory disease, and incident gonococcal and chlamydial genital infection in a cohort of high-risk women. *Am J Epidemiol* 2005;161:186-195.

[3] Ness RB, Hillier SL, Kip KE et al. Bacterial vaginosis and risk of pelvic inflammatory disease. *Obstet Gynecol* 2004;104:761-769.

[4] Aghaizu A, Adams EJ, Turner K et al. What is the cost of pelvic inflammatory disease and how much could be prevented by screening for *Chlamydia trachomatis*? Cost analysis of the Prevention of Pelvic Infection (POPI) trial. *Sex Transm Infect* 2011;87:312-317.

[5] Manhart LE. *Mycoplasma genitalium*: an emergent sexually transmitted disease? *Infect Dis Clin North Am* 2013;27:779-792.

[6] Taylor-Robinson D, Furr PM, Tully JG, Barile MF, Moller BR. Animal models of *Mycoplasma genitalium* urogenital infection. *Isr J Med Sci* 1987;23:561-564.

[7] Mardh PA. An overview of infectious agents of salpingitis, their biology, and recent advances in methods of detection. *Am J Obstet Gynecol* 1980;138:933-951.

[8] Hillis SD, Joesoef R, Marchbanks PA et al. Delayed care of pelvic inflammatory disease as a risk factor for impaired fertility. *Am J Obstet Gynecol* 1993;168:1503-1509.

[9] Svensson L, Westrom L, Ripa KT, Mardh PA. Differences in some clinical and laboratory parameters in acute salpingitis related to culture and serologic findings. *Am J Obstet Gynecol* 1980;138:1017-1021.

[10] Peipert JF, Ness RB, Soper DE, Bass D. Association of lower genital tract inflammation with objective evidence of endometritis. *Infect Dis Obstet Gynecol* 2000;8:83-87.

[11] Granberg S, Gjelland K, Ekerhovd E. The management of pelvic abscess. *Best Pract Res Clin Obstet Gynaecol* 2009;23:667-678.

[12] Molander P, Finne P, Sjoberg J, Sellors J, Paavonen J. Observer agreement with laparoscopic diagnosis of pelvic inflammatory disease using photographs. *Obstet Gynecol* 2003;101:875-880.

[13] Kiviat NB, Wolner-Hanssen P, Eschenbach DA et

al. Endometrial histopathology in patients with cul-
ture- proved upper genital tract infection and laparo-
scopically diagnosed acute salpingitis. *Am J Surg
Pathol* 1990;14:167-175.

[14] Domeika M, Domeika K, Paavonen J, Mardh PA,
Witkin SS. Humoral immune response to conserved
epitopes of Chlamydia trachomatis and human 60-
kDa heat-shock protein in women with pelvic in-
flammatory disease. *J Infect Dis* 1998; 177:
714-719.

[15] Ness RB, Soper DE, Holley RL et al. Effectiveness
of inpatient and outpatient treatment strategies for
women with pelvic inflammatory disease: results
from the Pelvic Inflammatory Disease Evaluation
and Clinical Health (PEACH) Randomized Trial.
Am J Obstet Gynecol 2002;186:929-937.

[16] Haggerty CL, Schulz R, Ness RB. Lower quality of
life among women with chronic pelvic pain after pel-
vic inflammatory disease. *Obstet Gynecol* 2003;102:
934-939.

[17] Karinen L, Pouta A, Hartikainen A-K, Bloiga A.
Association between Chlamydia trachomatis anti-
bodies and subfertility in the Northern Finland Birth
Cohort 1966 at the age of 31 years. *Epidemiol In-
fect* 2004;132:977-984.

[18] Pavletic A, Wolner-Hanssen PK, Paavonen JA,
Hawes SE, Eschenbach DA. Infertility following
pelvic inflammatory disease. *Infect Dis Obstet Gy-
necol* 1999;7:145-150.

[19] Paavonen J, Westrom L, Eschenbach D. Pelvic in-
flammatory disease. In: Holmes KK, Sparling PF,
Stamm WE et al. (eds) Sexually Transmitted Disea-
ses, 4th edn. New York: McGraw Hill Medical,
2008: 1017-1050.

[20] Altunyurt S, Demir N, Posaci C. A randomized
controlled trial of coil removal prior to treatment of
pelvic inflammatory disease. *Eur J Obstet Gynecol
Reprod Biol* 2003;107:81-84.

[21] Soderberg G, Lindgren S. Influence of an intrauter-
ine device on the course of an acute salpingitis. *Con-
traception* 1981;24:137-143.

[22] Ostergaard L, Andersen B, Møller JK, Olesen F.
Home sampling versus conventional swab sampling
for screening of Chlamydia trachomatis in women: a
cluster-randomized 1-year follow-up study. *Clin In-
fect Dis* 2000;31:951-957.

[23] Scholes D, Stergachis A, Heidrich FE, Andrilla H,
Holmes KK, Stamm WE. Prevention of pelvic in-
flammatory disease by screening for cervical
chlamydial infection. *N Engl J Med* 1996; 334:
1362-1366.

[24] Oakeshott P, Kerry S, Aghaizu A et al. Random-
ised controlled trial of screening for Chlamydia tra-
chomatis to prevent pelvic inflammatory disease:
the POPI (prevention of pelvic infection) trial. *BMJ*
2010;340:c1642.

[25] Washington AE, Gove S, Schachter J, Sweet RL.
Oral contraceptives, Chlamydia trachomatis infec-
tion, and pelvic inflammatory disease. A word of
caution about protection. *JAMA* 1985; 253:
2246-2250.

[26] Morrison CS, Bright P, Wong EL et al. Hormonal
contraceptive use, cervical ectopy, and the acquisi-
tion of cervical infections. *Sex Transm Dis* 2004;
31:561-567.

深度阅读

表 9-14 列出相关学习网站，其他相关文献材料如下。

Ness RB,Soper DE, Holley RL et al. Effectiveness of in-
patient and outpatient treatment strategies for women
with pelvic inflammatory disease: results from the Pel-
vic Inflammatory Disease Evaluation and Clinical
Health (PEACH) Randomized Trial. *Am J Obstet Gy-
necol* 2002;186:929-937. The PEACH trial is one of the
largest high-quality PID treatment studies.

Recommendations arising from the 31st Study Group:
The Prevention of Pelvic Infection. In: Templeton A
(ed.) *The Prevention of Pelvic Infection*. London:
RCOG Press, 1996: 267-270.

表 9-14　网站

PID 治疗指南以及患者信息手册,英国性健康及 HIV 协会	www. bashh. org
英国衣原体筛查项目	www. chlamydiascreening. nhs. uk
性传播感染筛查及检查指南,英国性健康及 HIV 协会	www. bashh. org
盆腔炎症性疾病,*BMJ* 临床证据	http://www. clinicalevidence. com/x/systematic-review/1606/ overview. html
英国健康保护协会,英国 STI 及 PID 的发生率	www. gov. uk
	www. gov. scot
	www. wales. nhs. uk
	www. publichealth. hscni. net

第10章 月 经

第一节

月经周期

William L. Ledger

School of Women's and Children's Health, University of New South Wales Medicine, New South Wales, Australia

人类女性大多是单胎分娩,多胎妊娠较罕见,经常导致并发症的发生。在现代医学出现之前,多胎妊娠相关的并发症可导致母婴死亡。因此,人类进化出一套复杂、精密调控的程序,以确保每个月经周期中只有一个卵母细胞排卵。规律的月经是下丘脑-垂体-卵巢和子宫在不同水平上相互作用功能完善的一个明显的标志。性腺轴上任何点的中断都会导致月经失调。妇科医师经常遇到和治疗此类疾病,因此,正常月经周期的调节机制对指导管理异常情况,提出合理诊治意见是很有必要的。

正常的月经周期主要反映卵巢的功能。优势卵泡的选择和生长会导致血液中雌激素水平增加,刺激子宫内膜生长使其与卵母细胞发育同步。随后,随着黄体生成激素(LH)的高峰出现,卵巢中黄体产生雌激素和孕激素诱导子宫内膜呈分泌样改变,如果没有怀孕,黄体期激素下降会导致月经来潮。因此,临床上对于月经周期的相关病情描述应关注卵巢生理状况,同时不应忽视下丘脑、垂体及子宫的情况。

月经周期受到内分泌和旁分泌的调控。在内分泌方面,有经典的反馈环,即调节垂体促性腺激素的释放,以及卵巢激素的负反馈。最近有研究报道,阐述了一系列复杂的旁分泌过程,这些过程在卵巢和子宫组织中发挥局部调节作用。

一、第一步:确保单卵排卵

卵泡的产生和"卵泡期"

出生时,人类的卵巢含有大约 100 万个原始卵泡,并长期停滞在第一减数分裂前期,这个卵泡数反映出了卵泡相当大的消耗,因为在胎儿 5 个月时,卵泡池中最多可有约 700 万个卵泡[1]。卵泡池进一步的消耗将贯穿人整个生殖周期,卵泡有规律地从原始的"静止期"重新进入减数分裂,这个过程不受卵巢外部的影响。卵泡的消耗可发生在初潮前后,服用避孕药和怀孕期间,与是否有规律的月经无关。大多数卵泡永远发展不到窦前阶段,而直接走向闭锁。在卵泡池中的 700 万原始卵泡中,只有大约 400 个可获得促性腺激素受体,才有排卵的可能[2]。这种巨大的消耗是由女性的自然选择决定的,在男性体内精子产生时的巨大消耗也反映了这一点,男性在生育期每天产生数百万个精子,但只有很小的比例能使卵母细胞受精。

人类卵泡发育的早期阶段是不依赖于促性腺激素的。对转基因动物的研究解释了卵巢内旁分泌调节的局部作用,包括骨形态发生蛋白(BMP)、生长分化因子(GDF)-9、抗苗勒管激素(AMH)和凋亡调节因子 BAX 家族对原始卵泡发育的作用(表 10-1)。

这些研究不仅仅具有理论意义,还有临床意义,比如,了解调节卵泡进入生长池的速率的相关机制,有助于理解"特发性"卵巢早衰和早绝经等常见临床问题,同时对延长生殖周期也有建设性意义。例如,已发现一些卵巢早衰的患者携带 BMP15 突变基因,导致具有生物活性的 *bmp*15 二聚体的分泌缺陷。BMPs 从卵泡离开原始池的更早期阶段就发挥作用,这些突变可能为以前无

表 10-1　小鼠特异性基因敲除及其对卵巢功能的影响

转基因/突变体小鼠	卵巢表型
C-kit 缺陷,Kit 配体缺陷	生殖细胞丢失(迁移/增殖失败)
WT1 敲除	性腺发育失败
BMP15/GDF9 敲除	卵泡发育停滞(初级卵泡阶段)
IGF1 敲除	卵泡发育停滞(窦前卵泡阶段)
Kisspeptin/GPPSU 敲除	LU 期卵泡发生变化
雌激素受体基因敲除	排卵失败
WNT4 敲除	生殖细胞数量减少,男性化

法解释的卵巢早衰病例提供诊断依据。

一旦卵泡发育到了窦前阶段(图 10-1),进一步发展到窦卵泡和排卵前卵泡似乎是绝对依赖于促性腺激素。在卵巢周期的早卵泡期,循环中促卵泡激素(FSH)浓度的短暂升高促使窦前卵泡发育。然而,只有一个优势卵泡中的颗粒细胞才具有显著的芳香酶活性,使得雄激素前体的合成和雌二醇的分泌增加。"双细胞、双促性腺激素"的假说明确了在卵泡成熟的过程中 LH 和 FSH 两者都是必需的。LH 通过卵泡膜细胞刺激产生雄激素前体,尤其是雄烯二酮;而 FSH 驱动邻近的颗粒细胞层发生芳香化生成雌二醇[3]。促卵泡激素、黄体生成素和人绒毛膜促性腺激素(hCG)结构相似,共享相同的 α-亚单位。它们的特异性在于 β 亚单位的结构差异(图 10-2)。因此,对这些分子的检测可使用针对 β 亚单位表位的抗体。

在对 Kallmann 综合征患者进行外源性促性腺激素替代治疗时,黄体生成素和促卵泡激素都是必需的。这些患者不能分泌促性腺激素,但卵巢生理功能是正常的。对这类患者的研究结果参见图 10-3。Kallmann 综合征的患者伴有嗅觉缺失、原发性闭经和低促性腺激素性腺功能减退。须使用两种不同的促性腺激素制剂来诱导排卵。使用同时含有 FSH 和 LH 的人绝经期促性腺激素(也就是尿促性腺激素)(HMG)进行治疗,可诱导卵泡正常生长。通过监测经阴道超声(图 10-3下图)和雌二醇浓度(图 10-3 左上图)发现卵泡和雌激素均有生长,注射 hCG 后出现人为的 LH峰,进而出现黄体期孕酮水平升高。这预示着成功地排卵和生成黄体。相反,使用重组的 FSH 制剂进行治疗,其不含 LH 仅含 FSH,卵泡生长过程中仅会在超声上提示卵泡长大,但循环中雌二

醇浓度无明显升高。在注射 hCG 后孕酮没有升高。促性腺功能低下的遗传基础最近已得到了部分解释。对 1 例同时合并 Kallmann 综合征和 X染色体缺失的患者的研究确定了 KAL1 基因是X 染色体连锁 Kallmann 综合征的病因。其他 10种以上的基因缺陷确认与性腺功能减退相关。

下丘脑产生的促性腺激素释放激素(GnRH)通过下丘脑-垂体门静脉通道脉冲性释放到达垂体前叶,刺激垂体分泌促性腺激素 LH 和 FSH。LH 的分泌与 GnRH 脉冲调节密切相关;而 FSH的分泌则受到下丘脑的 GnRH 和可能包括抑制素、激活素在内的其他直接作用于垂体的因素共同调节。在正常卵泡期,GnRH 脉冲频率约为每90 分钟 1 次。黄体期的 GnRH 脉冲频率较低,大约每 4 小时 1 次。GnRH 脉冲减慢相关的疾病,如神经性厌食症,会导致垂体促性腺激素分泌不足和低促性腺激素性腺功能减退,其血清 LH 和FSH 水平低到无法测出和出现闭经。

kisspeptin 肽作为人体 GnRH 的强效刺激物,KISS1 基因上的突变可导致 kisspeptin 信号缺失,是引起性腺功能减退的罕见原因[4]。中枢性 kisspeptin 的释放也受压力和营养状况的调节,这可能是厌食症和情绪过度紧张患者出现"下丘脑"性闭经的原因。这些变化可能是由脂肪细胞分泌的瘦素的变化引起的,从而导致 kisspeptin介导的 GnRH 分泌脉冲的变化。近来,合成kisspeptin 的外周给药已被证明在下丘脑闭经患者中能有效地诱导排卵,其在不孕症治疗中的作用正在探索中。另一种神经肽,neurokinin B,也在 GnRH 神经元上表达,可刺激 GnRH 分泌,kisspeptin 和 neurokinin B 的表达都被雌激素下调。因此,作用于下丘脑水平,影响 GnRH 的产生,

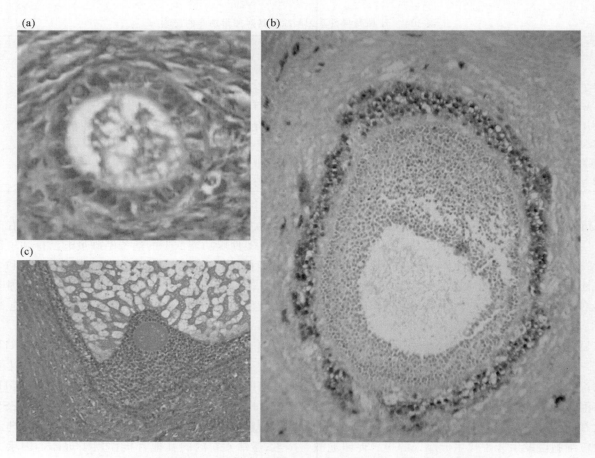

图 10-1 卵泡的发育过程:始基卵泡阶段(a),小的窦状卵泡阶段(b)和排卵前阶段(c)

(a)始基卵泡被单层未分化上皮细胞包围,对促性腺激素不敏感;(b)早期的窦状卵泡有分化良好的卵泡膜(免疫染色棕色)和颗粒细胞层围绕着发育中的窦卵泡腔和卵母细胞;(c)排卵前卵泡,卵母细胞被卵丘包围,卵丘周围有分化良好的颗粒和膜细胞层。

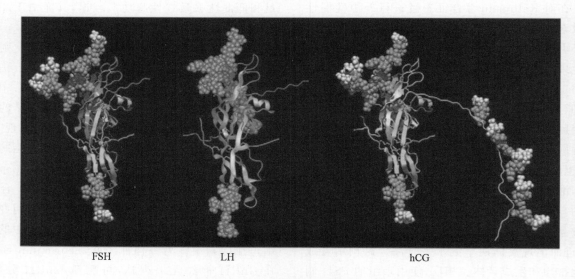

图 10-2 FSH、LH 和 hCG 的分子结构

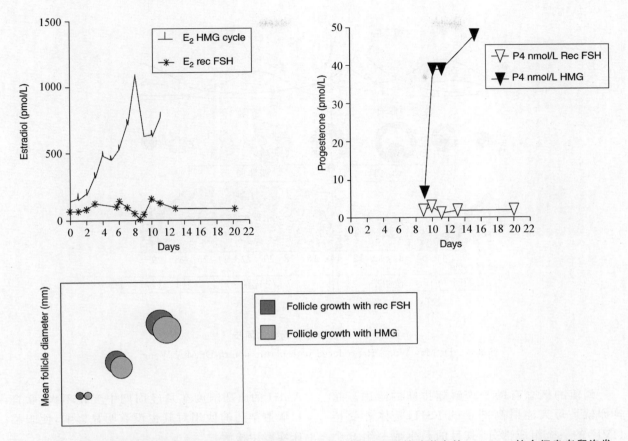

图 10-3　单独使用促卵泡激素,联合使用促卵泡激素和黄体生成素对低促性腺激素的 Kallmann 综合征患者卵泡发育的影响

kisspeptin 和 neurokinin B 可能参与雌激素负反馈从而调节卵泡生长和 LH 峰值的出现(图 10-4)。

　　在卵泡中期一旦血清雌二醇水平开始升高,就可通过负反馈快速抑制垂体 FSH 产生(图 10-5)。最近的研究表明,卵泡期抑制垂体分泌 FSH 可能受到抑制素 B 浓度升高共同调控,抑制素 B 是由发育中优势卵泡的颗粒细胞分泌的一种糖蛋白。由于单卵排卵对于人类的健康生殖的是如此重要,因此用双重机制来控制卵泡期的 FSH 分泌也就不足为奇。这会导致循环中的 FSH 减少从而"驱使"促性腺激素从其余生长的卵泡列队中退出。结果是除优势卵泡外的其他所有卵泡都发生闭锁,于是只单卵排卵[5]。

　　可用"阈值"的概念来描述选择单个优势卵泡的机制,当 FSH 浓度的上升超过阈值,从而打开一个"窗口期"让一个卵泡继续生长和发育。当 FSH 浓度受抑制,就关闭"窗口期",防止多个成熟卵泡的生长(图 10-6)。

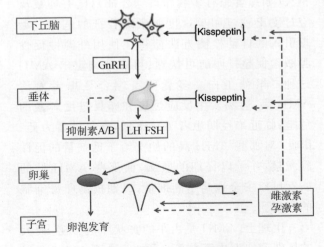

图 10-4　下丘脑-垂体-性腺轴

Source:Dr May Wong. Reproduced with permission of Dr May Wong.

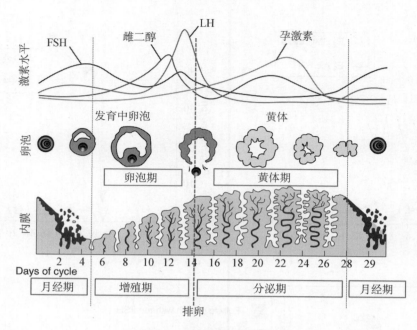

图 10-5　月经和卵巢周期的同步

Source：Dr May Wong. Reproduced with permission of Dr May Wong.

阈值的概念有助于理解超排卵的隐患。超排卵就是每天注射高剂量的 FSH，是体外受精（IVF）的一个组成部分，其目的是生成一组 8 个或更多的成熟卵泡，适合超声引导下取卵。然而，如果卵泡池很小（如患者接近绝经期），那么生成成熟卵泡的数目将令人失望，而如果卵泡池很大（如患者患有多囊卵巢综合征），则有卵巢反应过度出现过卵巢过度刺激综合征的危险。最近引入的自动检测方法使得在使用外源性促性腺激素促超排卵前可快速、可靠地测定出 AMH 这种二聚糖蛋白。多囊卵巢综合征患者血清 AMH 高，容易发生反应过度和卵巢过度刺激的危险；临近绝经期患者 AMH 低，卵巢储备力低。因此，对那些 AMH 高的妇女给予低剂量的促性腺激素，并予以仔细的监测，而那些 AMH 低的妇女可以安全地给予高剂量，以期提高卵母细胞的产量。

生理上，AMH 是由小的窦状卵泡分泌，而大的排卵前卵泡中不分泌。因此，测量 AMH 可以直接评估生发池中的小窦状卵泡的数量，继而反映卵巢中现存的原始卵泡池的大小。最近的研究表明，AMH 可以合理准确地评估出妇女到绝经的时间，并对治疗不孕具有明确的临床意义。

AMH 的血药浓度在月经周期中变化不大，联合口服避孕药的使用对其也没有明显影响，便于临床实践中检测。

二、第二步：确保对早期妊娠的维持

1. LH 高峰和排卵

卵母细胞的最终成熟只发生在 LH 高峰之后。这就确保了只有当卵母细胞从卵泡中释放出来并达到可能受精的部位输卵管壶腹部后，才能成熟并做好受精准备。LH 高峰代表了垂体前叶促性腺细胞协调释放出 LH。其发生在卵巢周期中卵泡期最后几日，是由雌二醇迅速升高引起的。来自下丘脑促性腺激素释放激素脉冲在数量和频率上都增加，从而触发 LH 激增，LH 和少量 FSH 从垂体前叶快速流出（图 10-5）。

血清孕酮浓度也跟着 LH 高峰而升高。这种升高对排卵期的影响尚不清楚，但在排卵前使用孕激素受体拮抗药如米非司酮阻止孕激素升高可以有效地阻止排卵。与米非司酮作用类似的化合物作为可能的避孕药正在进行试验，其机制也是通过抑制排卵和种植而起作用。

LH 高峰促使卵母细胞的最终成熟，同时伴发减数分裂的完成和第一极体的排出。第一极体包含了两组单倍体中的一组。LH 高峰也诱发处在卵巢皮质外表面的卵泡顶端发生炎症反应。新血管形成及前列腺素和细胞因子的释放,导致卵泡壁破裂,并在 LH 高峰后约 38h 发生排卵。卵巢细胞因子的趋化作用将输卵管的伞端引向破裂的卵泡附近。有一股薄黏液带似乎将输卵管口与卵泡囊连接,从而形成卵母细胞向输卵管内转运的桥梁。

"空"卵泡内迅速充满血液,卵泡壁的膜和颗粒细胞层黄体化,形成黄体(图 10-6)。而后迅速合成孕酮,随之迅速合成雌二醇。血清中孕酮的浓度迅速上升至 25 nmol/L 以上,这是循环中所有激素的最高浓度之一。如果随后怀孕,此浓度还会进一步升高。

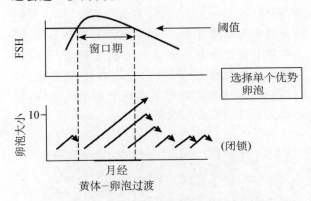

图 10-6 "阈值概念"说明了晚期卵泡生长和成熟依赖于血中 FSH 浓度高于任意阈值,随后抑制 FSH阻止多个卵泡发育

Source:Macklon NS,Fauser BC. Follicle-stimulating hormone and advanced follicle development in the human. Arch Med Res 2001;32:595-600. Reproduced with permission of Elsevier.

2. 月经周期和妊娠早期子宫内膜的发育

卵巢周期中卵泡期的特征是在循环中雌二醇的增多。雌二醇作用于子宫内膜的基底层,这种作用在一个周期到另一个周期持续存在,每月较表浅的子宫内膜脱落。卵巢周期中卵泡期相当于子宫内膜周期中的增殖期,子宫内膜的增殖与卵母细胞及卵泡的生长和成熟是同步的。此时出现子宫内膜规整的结构,伴有腺体和间质分隔。LH高峰后,破裂的卵泡黄体化形成黄体,并分泌大量孕酮。孕酮刺激子宫内膜腺体开始分泌,启动与卵巢周期的黄体期一致的子宫内膜分泌期改变(图 10-7)。

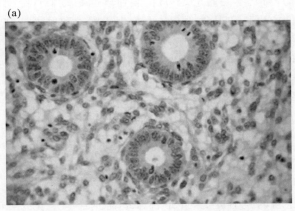

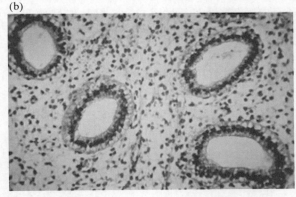

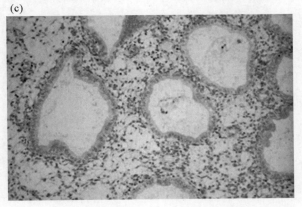

图 10-7 子宫内膜周期的组织学表现,显示月经期、增殖期和分泌期

健康的子宫内膜生长的一个关键因素是新血管的形成(子宫内膜血管生成),这似乎是由于基底部已有的小血管的伸长和扩张而生成的。子宫内膜血管生成可分为 3 个阶段:第一,在月经期,重新形成血管床;第二,在增殖期,生成子宫内膜血供;最后,在分泌期,螺旋状小动脉的生长和卷

曲,其目的是为胚胎种植提供一个有足够血管的部位[6]。大多数血管床一生中是持续存在的结构,与其不同的是,子宫内膜血管网在每个月经周期中生长和退化。许多血管生成因子和血管抑制因子在人类子宫内膜中被发现。这些研究大多集中在血管内皮生长因子(VEGF)和白介素,这两者可能直接反映卵巢激素水平的变化。

形成正常的分泌期子宫内膜对着床和成功怀孕至关重要。在人类,卵母细胞在输卵管的壶腹部受精,然后在受精的第3天,即桑葚期进入子宫。囊胚在第4天形成,具有明显的滋养层和内细胞团。囊胚从透明带上脱落下来,然后附着在子宫内膜上皮上,开始着床过程。着床是囊胚与子宫内膜(即母亲与胎儿之间)相互作用的第一步,而这种相互作用对怀孕成功至关重要。许多子宫内膜蛋白被认为是囊胚发育和着床的潜在调节因子,包括子宫内膜整合素、糖基化细胞黏附分子(Glycam)-1和骨桥蛋白[7]。妊娠早期子宫内膜持续暴露于孕酮,会降低其上皮中孕酮受体,这一过程与细胞表面黏蛋白MUC1的丢失和诱导分泌黏附蛋白有关。

血循环中高浓度的孕酮对维持妊娠至关重要。妊娠状态下滋养细胞分泌的hCG"挽救"了黄体,提供了类LH样的刺激作用以维持黄体分泌孕酮。中断黄体合成和分泌孕酮,如使用孕激素受体拮抗药米非司酮,在临床中用于终止早期妊娠。相反,在IVF妊娠中,因为使用了促性腺激素激动药物来防止过早出现LH峰和不需要的排卵,阻止了生成正常的黄体,因此就需要在黄体期注射hCG或黄体酮,或者阴道内置黄体酮来维持妊娠。

三、月经期

月经指的是子宫内膜表层脱落,随后进行修复,准备从基底层再生。月经是由于黄体退化后血中孕酮水平下降引起的,即植入性早孕不能"挽救"黄体(图10-8)。在黄体溶解过程中,尽管能维持血清中LH浓度不变,但孕激素分泌会下降,因为黄体对促性腺激素的支持敏感度降低,同时越来越无法持续生成孕酮。相反,在受孕期间中,hCG浓度迅速增加作用于黄体上的LH受体,从而抵消了对孕酮合成的障碍。

(a)
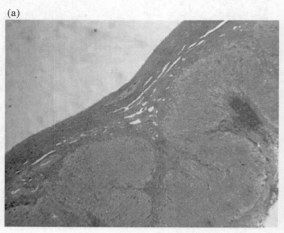

(b)
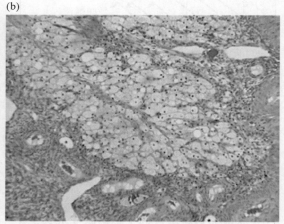

图10-8　黄体的组织学表现,显示黄体活跃(a);黄体退化伴有组织细胞浸润(b)

临近月经前期,黄体酮的撤退会引发一系列复杂的宫内信号,包括趋化因子的表达将驱使白细胞到达子宫,表达基质金属蛋白酶、前列腺素和其他作用于子宫血管和平滑肌的复合物。白细胞的"侵入"和随后的炎症介质的表达导致月经与炎症事件相关[8,9]。前列腺素E和F在子宫内膜中高浓度表达,其合成受卵巢激素的调控。月经期

$PGF_{2\alpha}$的增加引起子宫平滑肌和血管收缩,而前列腺素E增加疼痛和水肿,并具有血管舒张作用。PGE_2也能诱导细胞因子白介素(IL)-8的合成,IL-8是一种重要的炎症和趋化介质[10]。显著的血管收缩反过来导致局部组织缺氧,进一步加强炎症介质的释放。这一系列事件的最终结果是子宫肌层螺旋小动脉收缩,导致脱落组织排出(图10-9)。

(a)

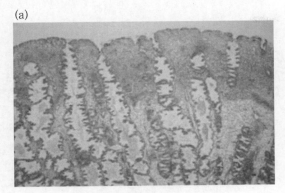

(b)

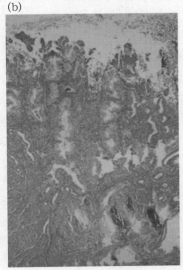

图 10-9　晚泌期(a)和月经期(b)子宫内膜的组织学表现
Source：Professor M. Wells, University of Sheffield. Reproduced with permission of Professor M. Wells.

　　这些研究与月经过多和其他月经失调的临床治疗有明显的相关性。在这些疾病中的广泛应用前列腺素合成抑制药,是有科学依据的。然而,合成前列腺素也是排卵的重要组成部分,使用前列腺素强抑制药,如非甾体抗炎药,可导致无排卵周期和不明原因不孕。

四、总结

　　虽然复杂,但内分泌和旁分泌调节正常的卵巢和子宫周期是众所周知的。本节举例说明了卵巢和子宫周期的基本生理学变化,得出了基于科学的治疗方法。进一步探索这些调控机制将为妇科医师及其患者提供新的诊断和治疗方法(框图10-1)。

（熊　巍　译　李晓川　校）

参考文献

［1］　Baker TC. A quantitative and cytological study of germ cells in human ovaries. *Proc R Soc Lond B Biol Sci* 1963;158:417-433.

［2］　Block E. Quantitative morphological investigations of the follicular system in women: variation in the different phases of the sexual cycle. *Acta Endocrinol* 1951;8:33-54.

［3］　Baird DT. A model for follicular selection and ovulation: lessons from superovulation. *J Steroid Biochem* 1987;27:15-23.

［4］　Clarke S, Dhillo W. Kisspeptin across the human lifespan: evidence from animal studies and beyond. *J Endocrinol* 2016;229:R83-R98.

［5］　Macklon NS, Fauser BC. Follicle-stimulating hormone and advanced follicle development in the human. *Arch Med Res* 2001;32:595-600.

［6］　Rogers PA, Gargett CE. Endometrial angiogenesis. *Angiogenesis* 1998;2:287-294.

［7］　Lessey BA. Adhesion molecules and implantation. *J Reprod Immunol* 2002;55:101-112.

［8］　Kelly RW. Pregnancy maintenance and parturition: the role of prostaglandin in manipulating the immune and inflammatory response. *Endocr Rev* 1994;15:684-706.

［9］　Kelly RW, King AE, Critchley HO. Cytokine control in human endometrium. *Reproduction* 2001; 121:3-19.

［10］　Sales KJ, Jabbour HN. Cyclooxygenase enzymes and prostaglandins in pathology of the endometrium. *Reproduction* 2003;126:559-567.

多囊卵巢综合征与继发性闭经

Adam Balen

Leeds Centre for Reproductive Medicine，Seacroft Hospital，Leeds，UK

一、多囊卵巢综合征与继发性闭经的定义

多囊卵巢综合征（PCOS）是一种卵巢功能障碍和内分泌紊乱的疾病，同时伴有高胰岛素血症和代谢性疾病。多囊卵巢综合征症状多样，有以下 3 项中的两项即可诊断。①稀发排卵和（或）无排卵，②雄激素增多症［临床表现和（或）生化指标］；③超声检查发现卵巢多囊改变，排除其他导致雄激素过多、月经不规律或闭经的原因。因此，多囊卵巢综合征包括月经周期紊乱，是继发性闭经和无排卵性不孕的最常见原因。

闭经是指无月经来潮，可能是暂时性的或永久性的。闭经可在正常的生理状态下出现，如青春期前、怀孕、哺乳或更年期，或者作为全身性或妇科疾病的一种临床表现出现。原发性闭经可能是卵巢、生殖道或外生殖器发育中的先天性异常引起，也可能是青春期内分泌正常的波动所致。导致继发性闭经的大多数原因也可以引起原发性闭经。

二、多囊卵巢综合征和继发性闭经的病史采集与查体

接诊患者时应详细询问病史和仔细体格检查，特别应关注身高、体形、内分泌疾病相关的临床征象、第二性征的发育和外生殖器情况。原发性闭经患者接受激素替代疗法（HRT）而有"月经周期"，可能会误导继发性闭经的诊断。然而，在大多数情况下，继发性闭经的病史是不包括先天性畸形的。存在生育问题、自身免疫性疾病或过早绝经的家族史也可能为病因提供线索。

1. 排除妊娠

对于任何年龄段的妇女出现闭经，首先排除怀孕，有些人可能认为多此一举。很多以闭经就诊的妇女，否认怀孕的可能，但检查却发现妊娠的情况并不少见。

2. 查体

为了计算患者的体重指数（BMI）应测量身高和体重。BMI 正常范围为 $20\sim25kg/m^2$，高于或低于该值提示与体重有关的闭经（通常见于体重过轻的妇女）的诊断可能。

虽然生化检查有助于区分其他导致雄激素过高的原因，但高雄激素的症状［痤疮、多毛症、秃头（脱发）］提示多囊卵巢综合征。临床上区分雄激素增多症和男性化很重要，男性化患者血中雄激素水平也高，并因此导致声音深沉、乳房萎缩、肌肉体积增大和阴蒂增大（框图 10-2）。短时间内出现多毛症，提示卵巢或肾上腺可能存在分泌雄激素的肿瘤。多毛症可以通过评估身体不同部位（如上唇、下巴、胸部、腹部、手臂、腿）的毛发数量来进行分级。可使用 Ferriman-Gallwey 评分评估多毛，它有助于监测多毛症的进展或对治疗的反应，也可以通过图表或拍摄身体受累部位的照片进行连续记录。但应该记住，并非身体上的所有毛发对激素变化（如大腿根上部）都有所反应。多毛症的表现也可能存在很大的种族差异，南亚和地中海国家的妇女往往有明显多毛，而远东地区的妇女可能没有太多的体毛。此外，多毛症的程度与循环中雄激素的实际水平并非关联紧密。

框图 10-2

- 睾酮浓度＞5nmol/L 应排除卵巢或肾上腺的雄激素分泌肿瘤、库欣综合征和迟发型先天性肾上腺增生（CAH）。虽然 CAH 通常在出生时即表现为外生殖器模糊（见第 7 章第二节），但部分型 21-羟化酶缺乏可能出现较晚,通常在青少年时期,其症状和体征与多囊卵巢综合征相似。在这种情况下,睾酮可能升高,可通过血清 17-羟孕酮（17-OHP）浓度升高来确诊;ACTH 刺激试验异常也可能对诊断有帮助的（250μg ACTH 将导致 17-OHP 的升高,通常为 65～470 nmol/L）。
- 库欣综合征患者,24h 尿游离皮质醇升高（＞700 nmol/24h）,正常血清皮质醇浓度在上午 8：00 为 140～700nmol/L,夜间＜140 nmol/L。低剂量地塞米松抑制试验（48h 内每 6 小时服用 0.5mg）将抑制 48h 内血清皮质醇的浓度。一个简单的筛选试验是一个隔夜抑制试验,午夜单次服用地塞米松 1mg（如果患者肥胖则 2mg）,在上午 8：00 测量血清皮质醇浓度,应＜140 nmol/L。如果确诊为库欣综合征,高剂量地塞米松抑制试验（每 6 小时 2mg,持续 48h）可抑制血清皮质醇 48h;若不能抑制,则提示肾上腺肿瘤或 ACTH 异位分泌,需要进一步的监测和详细地进行影像学检查。
- 其他血清雄激素水平的测定可能有帮助。脱氢表雄酮硫酸盐（DHEAS）主要是肾上腺雄激素途径（正常范围＜10μmol/L）的产物。如果血清雄激素浓度升高,应用超声或 CT 扫描排除卵巢或肾上腺肿瘤的可能。在某些情况下测定雄烯二酮也很有用。

一般性筛查测定总睾酮见表 10-2。除非总睾酮＞5 nmol/L（这取决于当地检测的正常范围）,否则不需要测量其他雄激素。超重妇女胰岛素可能升高,并抑制肝产生性激素结合球蛋白（SHBG）,导致总睾酮正常的情况下,游离雄激素指数高。SHBG 的测定在常规实践中并不需要,但它是胰岛素抵抗的一个有用的替代标记物。

对于多囊卵巢综合征合并肥胖的女性,临床医师应该考虑到其患有库欣综合征的可能,因为这类疾病发病隐匿且后果严重;其他诊断依据包括中心性肥胖、满月脸、面红唇紫、水牛背、近端肌病、皮肤薄、腹部紫纹（这是肥胖人群中常见的一个发现）。黑棘皮病是严重的胰岛素抵抗的一种表现,通常表现为腋窝和颈部皮肤皱褶色素沉着,皮肤增厚;黑棘皮病与多囊卵巢综合征和肥胖有关（图 10-10）。

表 10-2 内分泌正常范围

FSH*	1～10U/L（早卵泡期）
LH*	1～10U/L（早卵泡期）
泌乳素*	＜400mU/L
TSH*	0.5～4.0U/L
甲状腺素（T_4）	50～150nmol/L
游离 T_4	9～22pmol/L
三碘甲腺原氨酸（T_3）	1.5～3.5nmol/L
游离 T_3	4.3～8.6pmol/L
甲状腺素结合球蛋白（TBG）	7～17mg/L
睾酮（T）*	0.5～3.5 nmol/L（范围取决于使用的分析方法）
SHBG	16～120 nmol/L
游离雄激素指数[（T×100）÷SHBG]	＜5
二氢睾酮	0.3～1 nmol/L
雄烯二酮	2～10 nmol/L
硫酸脱氢表雄酮	3～10 μmol/L
皮质醇	140～700nmol/L
上午 8：00	0～140 nmol/L
午夜 24h 尿	＜400nmol/24h
雌二醇	250～500pmol/L
雌酮	400～600pmol/L
孕酮（黄体期）	＞25nmol/L 提示排卵
17-羟基孕酮	1～20nmol/L
抑制素 B	5～200pg/ml
AMH	正常值随年龄变化。低水平表明卵巢储备不足,正常水平表明生育能力正常,多囊卵巢妇女常出现高值

* 表示在闭经妇女常规筛查中进行的检测。AMH. 抗苗勒管激素;FSH. 促卵泡激素;LH. 黄体生成素;SHBG. 性激素结合球蛋白;TSH. 促甲状腺激素。

闭经患者可能存在高泌乳素血症和溢乳。由于查体可能引起血清泌乳素浓度不正常的升高,因此血液检验前不要做乳房查体。紧张也可能导致泌乳素轻微升高。如果怀疑有垂体瘤,应检查患者的视野,因为视交叉压迫继发的双颞偏盲需要特别关注。

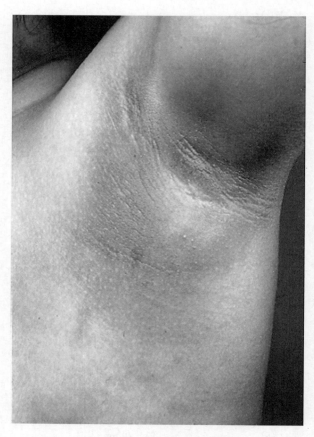

图 10-10　典型皮肤皱褶（腋窝、颈部、肘部、外阴）内可见的黑棘皮病

Source：Balen AH. Infertility in Practice，4th edn. London：Informa Healthcare，2014. Reproduced with permission of CRC Press.

甲状腺疾病很常见，查体应触诊甲状腺，注意是否存在甲状腺功能减退的症状（头发干燥、近端肌病、肌强直、反射缓慢、精神迟钝、心动过缓）或甲状腺功能亢进的症状（甲状腺大、震颤、体重减轻、心动过速、反射亢进、眼球突出、结膜水肿、眼肌麻痹）。

对于从未有性生活史的年轻女性进行双合诊是不合适的，应在患者母亲在场的情况下对青少年的外生殖器进行检查。此外，为了确保患者对以后诊治的信心，第一次咨询后再做妇科查体可能更为合适。经腹超声检查盆腔是一种很好的方法，可以获得患者有价值的信息。虽然全麻下查体有时会在原发性闭经的性发育异常的病例中使用，但在继发性闭经患者很少需要（表 10-3）。

表 10-3　继发性闭经的分类

子宫原因	Asherman 综合征
	宫颈粘连
卵巢原因	多囊卵巢综合征
	早发型卵巢功能不足，以前称为卵巢早衰（基因、自身免疫、感染、放化疗）
下丘脑原因（促性腺功能减低）	体重减轻
	锻炼
	慢性疾病
	精神压力
	特发性
垂体原因	高泌乳素血症
	垂体功能减退
	Sheehan 综合征
下丘脑/垂体损伤的原因（性腺功能减低）	肿瘤（颅咽管瘤、胶质瘤、生殖细胞瘤、皮样囊肿）
	头颅放射治疗
	头部外伤
	结节病
	结核
	慢性消耗性疾病
全身原因	体重减轻
	内分泌紊乱（甲状腺疾病，Cushing 综合征等）

内分泌状态的基线评估应包括血清泌乳素和促性腺激素浓度的测量和甲状腺功能的评估。很多情况下泌乳素水平都可能升高，包括压力、最近的乳房查体，甚至抽血检查；但这种升高是中等程度且短暂的。持续中等程度的升高（＞700mU/L）与甲状腺功能减退有关，也常见于多囊卵巢综合征患者，据报道其泌乳素水平可高达2500mU/L[1]。多囊卵巢综合征也可能导致闭经，这给高泌乳素血症和多囊卵巢患者的诊断和适当的治疗带来了困难。多囊卵巢综合征患者的闭经继发于非周期性卵巢活动，但由于卵巢持续产生雌激素，因此子宫内膜厚度将＞6 mm。孕激素撤退试验阳性，如醋酸甲羟孕酮，每天 10～20mg（取决于体重），持续 7d，会导致出血，这可以将 P-COS 相关的高泌乳素血症患者与 PCOS 不相关的高泌乳素血症患者区别开来。后者会导致雌激素缺乏，因此子宫内膜很薄。血中泌乳素浓度＞1000mU/L 需警惕，应重复化验，并进一步核查。

如果仍然升高,垂体窝的 CT 或 MRI 可用于排除下丘脑肿瘤、压迫下丘脑的无功能垂体肿瘤或泌乳素瘤。血清泌乳素浓度大于 5000mU/L 通常与泌乳素大腺瘤相关,其定义为腺瘤直径>1cm。

测量血清中的雌二醇水平的临床价值有限,因为即使在闭经患者中也有很大的波动。如果患者的雌激素水平良好,超声可以清楚显示子宫内膜,并应在使用孕激素撤退时脱落。

测定血清促性腺激素有助于区分是下丘脑或垂体功能衰竭还是性腺衰竭。促性腺激素水平升高表明由原发性卵巢功能不全或早发性卵巢功能不全(POI,以前称为卵巢早衰)所导致的负反馈失效。血清尿促卵泡素(FSH)浓度>15U/L,且与排卵前促黄体生成素(LH)峰值不对应,提示即将发生卵巢衰竭。FSH 水平>40U/L 提示不可逆性卵巢功能衰竭。测定的具体数值因人而异,因此应核对当地的参考范围。评估血清促性腺激素基线水平(月经期的前 3d)也很重要。对于月经稀发/闭经患者,尽管内分泌评估结合同一天的超声检查有助于诊断,但仍可能需要进行两次以上的随机测量。

LH 升高同时伴有 FSH 升高提示卵巢功能衰竭。然而,如果仅为 LH 升高(不是由排卵前 LH 高峰所致),则提示为多囊卵巢综合征,这可以通过盆腔超声检查确认。罕见情况下,患者 LH 升高可能为表型女性的雄激素不敏感综合征,但这种情况下患者有原发性闭经。

抑制素 B 被认为是对垂体 FSH 分泌影响最大的卵巢激素。既往认为血清中抑制素 B 的浓度可能比 FSH 浓度能更好地量化卵巢储备能力,但现在不再被使用。

抗苗勒激素(AMH)被普遍认为是胎儿发育过程中睾丸抑制苗勒结构发育所生成的产物。AMH 也可由窦前卵泡和窦卵泡产生,因为它不随着月经周期波动,似乎能更稳定地预测卵巢卵泡池。的确,据报道在体外受精(IVF)治疗过程中,较高的 AMH 浓度与成熟卵母细胞、胚胎和临床妊娠数量的增加有关。AMH 现在已是常规检测,为将来评估卵巢储备和功能提供了更大的希望。盆腔超声评估卵巢窦卵泡的数目也与卵巢储备能力和血清 AMH 水平密切相关。事实上,直径为 2~6mm 的小窦卵泡的数量会随着年龄的增长而显著减少,而 7~10mm 直径的大窦状卵泡的数量变化不大,但仍然低于募集生长卵泡的规模。

下丘脑或垂体水平的异常可表现为血清促性腺激素水平低下,并导致性腺功能减退。Kallmann 综合征的临床症状为促性腺激素性性腺功能减退(通常是原发性闭经的原因),同时伴有嗅觉缺失和(或)色盲,必要时应进行 CT 或 MRI 检查。

3. 核型分析及其他检查

早发性卵巢功能不全 POI(40 岁以下)的妇女可能有染色体异常,如特纳综合征(45X 或 46XX/45X 嵌合体)或其他性染色体嵌合。许多基因也与家族性 POI 相关,但在常规临床工作中并没有进行相关评估。虽然很难检测到抗卵巢抗体,但许多患者会有其他自身抗体(如甲状腺),应对患有 POI 的妇女进行自身抗体筛查。

对于生殖器官正常、内分泌正常但近期有子宫内膜刮宫或子宫内膜炎病史者,当孕激素激发试验中没有或仅有少量的撤退性出血,提示患有 Asherman 综合征。超声检查和(或)子宫输卵管造影(HSG)可能有帮助,宫腔镜检查进一步明确诊断(图 10-11)。

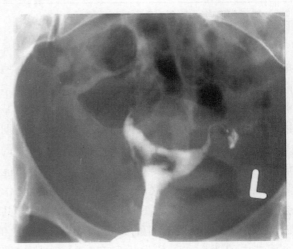

图 10-11 显示 Asherman 综合征所致宫腔粘连的 X 线子宫输卵管造影

右输卵管没有造影剂流出,但输卵管根部增宽提示有输卵管痉挛的可能。左侧输卵管末端有造影剂显影,但腹腔未见造影剂外溢,高度提示输卵管的伞端可能有包裹性粘连。

Source:Balen AH. Infertility in Practice, 4th edn. London:Informa Healthcare,2014. Reproduced with permission of CRC Press.

骨密度（BMD）测量适用于雌激素缺乏的闭经妇女。可测量腰椎和股骨颈的密度。椎骨对雌激素缺乏更为敏感，椎骨骨折在年纪较轻组（50—60岁）发生率较高，而股骨颈骨折较易发生于年纪较大组（70岁以上）。尽管如此，应该注意的是，椎体压缩性骨折表现可让人误认为骨密度增加。因此，通常需要补充做脊柱的腰背部X线检查，特别是对于身高下降的患者。

闭经可能对生理代谢产生长期的影响。患有多囊卵巢综合征和长期闭经的妇女，有子宫内膜增生和腺癌的风险。如果有持续经间出血史患者又重新恢复了月经，或超声检查显示经后子宫内膜厚度＞10 mm，提示需要行子宫内膜活检。

测量血清胆固醇也很重要，因为POI患者患有心脏疾病的风险增加。患有PCOS的女性，尽管没有雌激素缺乏，但其高密度脂蛋白（HDL）与总胆固醇的比值可能低于正常值，是PCOS患者的胰岛素分泌过多所致。

4. 糖耐量

PCOS中肥胖及部分苗条患者，可能有胰岛素抵抗和血清胰岛素浓度升高（通常空腹应＜30mU/L，尽管在临床实践中未测量）。对于患有PCOS且BMI＞30kg/m² 的妇女，应进行75g口服糖耐量试验，并评估空腹和2h葡萄糖水平（表10-4）。南亚妇女的BMI＞25kg/m²，就建议对其进行葡萄糖耐受性评估，因为与白人女性相比，她们在较低BMI时其胰岛素抵抗的风险就比较高了。

表10-4　75 g葡萄糖耐量试验后葡萄糖耐量的定义

	糖尿病	糖耐量受损	空腹血糖受损
空腹血糖（mmol/L）	≥7.0	＜7.0	≥6.1 和＜7.0
餐后2h血糖（mmol/L）	≥11.1	≥7.8 和≤11.1	＜7.8

三、多囊卵巢综合征

多囊卵巢综合征是一组临床体征和症状各异的一组系列疾病，某些病例表现轻微，但在另一些病例中可严重干扰生殖、内分泌和代谢功能。多囊卵巢综合征的病理生理学似乎是多因素和多基因的，其一直备受争议。主要特征包括月经周期紊乱、雄激素增多症和肥胖。多囊卵巢综合征的病理生理学受许多卵巢外因素影响，但卵巢功能障碍是其核心问题。欧洲人类生殖与胚胎学学会/美国生殖医学学会（ESHRE/ASRM）联合共识认为，多囊卵巢综合征的诊断需要满足以下3个标准中的两个。①稀发排卵和（或）无排卵（即月经稀发或闭经）；②雄激素增多症［临床特征和（或）生化检查睾酮升高］；③超声提示卵巢多囊改变[2]。

制订这一共识的会议是在鹿特丹举行的，因此ESHRE/ASRM标准通常被称为鹿特丹标准[2]。

如本节所述，应通过适当的检查排除其他可能造成雄激素增多症和月经周期紊乱的病因。多囊卵巢的影像学诊断被重新定义为卵巢有12个及其以上直径为2~9 mm的卵泡和（或）卵巢体积增大（＞10cm³）[3]。

比起鹿特丹会议时，目前超声检查的分辨率更高，有些人提出要更多的卵泡（19个甚至25个）才能定义为卵巢多囊改变，但这还没有达成共识[4]。

多囊卵巢综合征患者的症状和体征个体差异相当大，而且对于个人而言，这些症状和体征也可能会随时间而变化[1,2]（表10-5）。多囊卵巢综合征可能是家族性的，综合征的各方面也可表现出遗传异质性。卵巢的多囊改变可以存在但没有临床症状，也可能在某些条件下出现症状。影响多囊卵巢综合征临床表现的因素有很多，如体重增加可能导致症状加重，而体重减轻可能改善内分泌代谢状况和临床症状。

遗传研究已确定多囊卵巢综合征与胰岛素代谢紊乱间的联系，并提示该综合征可能是复杂的遗传特性紊乱的一种表现。多囊卵巢综合征患者常见的肥胖、高胰岛素血症和高雄激素血症的特性也被认为是导致心血管疾病和非胰岛素依赖性糖尿病（NIDDM）风险增加的因素[5]。有研究表

表 10-5 多囊卵巢综合征的症状和体征

症状
雄激素增多症（痤疮、多毛症、脱发——非男性化）
月经紊乱
不孕
肥胖
有时：无症状，超声检查示多囊卵巢

血清内分泌学
空腹胰岛素（非常规测量；胰岛素抵抗或 GTT 评估的糖耐量受损）升高
雄激素（睾酮和雄烯二酮）升高
LH 正常或升高，FSH 正常
SHBG 下降，导致游离雄激素指数升高
雌二醇和雌酮（两者都不是常规检查，因为监测值波动很大）升高
泌乳素升高

可能的远期并发症
糖尿病
血脂障碍
高血压、心血管疾病
子宫内膜癌

FSH. 促卵泡生成素；GTT. 葡萄糖耐量试验；LH. 黄体生成激素；SHBG. 性激素结合球蛋白。

明，多囊卵巢综合征的妇女患这些疾病的风险增加，对健康构成长期的风险，因此引发了对多囊卵巢综合征妇女进行相关筛查的必要性的争论[5]（图 10-12）。

卵巢多囊改变通常通过超声或其他盆腔影像学检测发现的，一般人群的患病率为 20%～33%[6]。尽管迄今为止，超声诊断卵巢多囊改变的标准还没有得到达成一致，但普遍认为其特征性的表现为卵泡数量和基质数量比正常卵巢增加，从而导致卵巢体积增加。"囊肿"并不是真正的囊肿，它们内有卵母细胞，实际上是发育受阻的卵泡。囊肿的实际数目可能与卵巢基质体积或卵巢体积的相关性不大，而是与血清睾酮水平密切相关。

1. 多囊卵巢综合征的遗传学
多囊卵巢综合征长期以来被认为有家族性聚集的特点。由于缺乏对多囊卵巢综合征的统一定义，其基因分析一直受阻。用于多囊卵巢综合征的诊断指标多为连续性的，如多毛程度、血中雄激

素水平、月经不规则程度、卵巢体积和形态等。为了进行遗传分析，这些连续变量须转换成分类变量。家族性分析发现大约 50% 多囊卵巢综合征患者的一级亲属也患有该病，这表明该疾病具有遗传聚集性[2,5]。一般来说，一级男性亲属更容易患代谢综合征[7]。对这一复杂领域的进一步讨论超出了本节的范围，目前正在进行大量研究，以更详细地描述可能涉及多囊卵巢综合征发病机制的各种遗传异常。

2. 多囊卵巢综合征的病理生理学
多囊卵巢的间质泡膜细胞过度分泌雄激素，导致该疾病的关键临床表现为雄激素增多症，这也是导致卵泡生长受限从而形成不成熟卵泡过多机制之一。垂体过度分泌 LH——这是卵巢-垂体反馈紊乱和下丘脑促性腺激素释放激素（GnRH）脉冲升高的结果——刺激卵巢分泌睾酮。此外，胰岛素是促进卵巢分泌雄激素的有效刺激物，卵巢通过胰岛素的不同受体作用，不表现出胰岛素抵抗。因此，胰岛素放大了 LH 的作用，并通过抑制肝内主要载体蛋白 SHBG 的产生，从而升高了游离雄激素指数，进一步提高了高雄激素的水平。这是遗传异常与环境因素（如营养和体重）相结合的产物，从而影响了综合征的表现。

3. 多囊卵巢综合征表现的种族差异
据报道，在英国的南亚移民中多囊卵巢综合征的患病率高达 52%，其中 49.1% 的人有月经不规则[8]。Rodin 等[8]发现，患有多囊卵巢综合征的南亚妇女人胰岛素抵抗程度与已确诊的 2 型糖尿病患者的胰岛素抵抗程度相当。胰岛素抵抗和高胰岛素血症是 2 型糖尿病的常见症状，在南亚人群中患病率很高。2 型糖尿病也有家族基础，遗传是一个复杂的基因学性状，从胎儿期就开始与环境因素（主要是营养）相互作用。我们发现南亚多囊卵巢综合征患者与无排卵性多囊卵巢综合征的白人患者相比，有更多人患胰岛素抵抗且症状更为严重[9]。此外，我们还发现，生活在英国的南亚患者比英国患者更早地表现出症状[10]。

4. 多囊卵巢综合征的健康结局
肥胖和代谢异常被认为是普通人群中发生缺血性心脏病的危险因素，她们也是多囊卵巢综合征的公认特征。问题在于，患有多囊卵巢综合征的妇女是否发生缺血性心脏病的风险更高，以及

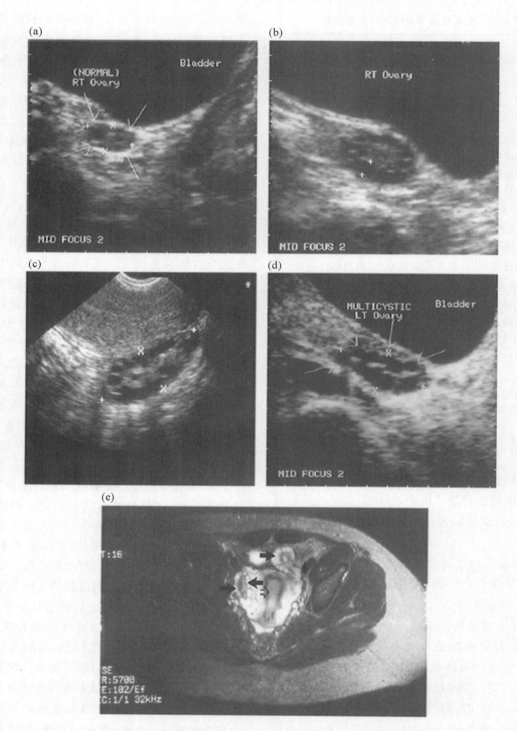

图 10-12 (a)正常卵巢的经腹超声扫描影像;(b)多囊卵巢的经腹超声扫描影像;(c)经阴道
超声检查多囊卵巢影像;(d)多囊卵巢的经腹超声扫描影像;(e)盆腔 MRI,显示两
个多囊卵巢(闭合箭)和增生的子宫内膜(开放箭)

Source:Balen AH. Infertility in Practice,4th edn. London:Informa Healthcare,2014.
Reproduced with permission of CRC Press.

是否会比正常的妇女在更早的年龄出现。有多囊卵巢综合征的妇女发生心血管疾病的风险更大，这一观点的基础是，这些妇女比体重匹配的对照组更多地患胰岛素抵抗，在其他人群已证明与胰岛素抵抗相关的代谢紊乱会增加心血管风险。胰岛素抵抗被定义为对特定胰岛素水平的生物学反应减弱。在胰腺储备足够的情况下，血中葡萄糖水平维持正常，而血清胰岛素浓度较高。在普通人群中，心血管危险因素包括胰岛素抵抗、肥胖、糖耐量异常、高血压和血脂异常。

已经有大量的研究表明，患有多囊卵巢综合征的肥胖和非肥胖女性都存在胰岛素抵抗和高胰岛素血症[5]。研究一再证明，患有多囊卵巢综合征的肥胖女性比体重匹配的对照组更多合并胰岛素抵抗。肥胖和多囊卵巢综合征似乎对其胰岛素抵抗的程度和严重性及随之的高胰岛素血症有叠加作用。胰岛素抵抗引起胰岛素代偿性分泌过多，特别是对葡萄糖的反应，因此维持正常血糖通常是以高胰岛素血症为代价。

胰岛素抵抗仅限于内脏外胰岛素对葡萄糖分散的影响。肝不受影响（因此 SHBG 和 HDL 下降），卵巢也不受影响（因此出现月经问题和雄激素分泌过多），皮肤也不受影响，因此出现黑棘皮病。患多囊卵巢综合征且月经稀发的妇女比有规律月经周期的妇女更容易产生胰岛素抵抗，无论其体重指数如何，经期间隔时间与胰岛素抵抗程度相关[5]。

多囊卵巢综合征妇女腹部的脂肪更多，表现为腰臀比更高。躯干部脂肪的分布与体重指数无关，与血浆胰岛素和三酰甘油浓度升高、高密度脂蛋白胆固醇浓度下降有关。从临床实践的角度来看，如果测量腰围大于 80cm，则将会出现内脏脂肪过多和代谢问题的风险增加。

因此，有证据表明胰岛素抵抗、中枢性肥胖和高雄激素血症对脂质代谢有不利影响，但这些是心血管疾病的替代危险因素。值得注意的是，Pierpoint 等[11]报道了 1930—1979 年 1028 例诊断为多囊卵巢综合征的妇女的死亡率。所有患者年龄均在 45 岁以上，770 例患者接受了卵巢楔形切除术。共追踪到 786 例妇女；诊断时的平均年龄为 26.4 岁，平均随访时间为 30 年。死亡 59例，其中 15 例死于循环系统疾病。在这 15 例死亡患者中，13 例死于缺血性心脏病。与预期的 1.7 例死亡相比，有 6 例死于糖尿病。就标准死亡率而言，尽管观察到糖尿病作为导致死亡的促成或潜在因素，糖尿病妇女死亡的比例明显高于预期（比值比 3.6，95% 可信区间 1.5~8.4），但多囊卵巢综合征的妇女的总死亡率和心血管疾病的标准死亡率均不高于全国妇女的死亡率。因此，尽管本研究提示了心血管疾病的替代标记物升高，但并未证明心血管疾病死亡率增加[5,11]。

5. 多囊卵巢综合征的年轻患者

大多数存在肥胖和胰岛素抵抗相关危险因素的多囊卵巢综合征患者为成年女性，通常为在内分泌或生殖诊所就诊的妇女。然而，已在更年轻的人群中发现了多囊卵巢综合征[6]，在这些人群中，多囊卵巢综合征症状重且更易出现胰岛素抵抗。这些数据强调要对患多囊卵巢综合征的年轻女性进行长期前瞻性研究的必要性，以便阐明其自然病史，并确定哪些女性可能在以后有糖尿病和心血管疾病的风险。一项对平均年龄为 39 岁的多囊卵巢综合征患者的研究，随访 6 年发现9% 的葡萄糖耐量正常的女性出现糖耐量受损（IGT），8% 的女性发展成 NIDDM[12]。而在研究开始时，54% 的 IGT 患者在随访期间进展为 NIDDM。毫无疑问，超重的人群病情进展的风险最大。

多囊卵巢综合征可能发生在青春期，许多症状（如月经不规则和痤疮）在正常的青春期女孩身上也很常见，因此一般认为在月经初潮后 2 年以内做出诊断是不明智的[5]。

6. 子宫内膜癌

子宫内膜腺癌是第二常见的女性生殖器恶性肿瘤，但只有 4% 的病例发生在 40 岁以下的女性。子宫内膜癌的发病风险已被证明受到许多不利因素的影响，包括肥胖、长期使用无对抗的雌激素、不孕和不育。子宫内膜癌患者的生育率低于对照组，而且已经证明不孕本身会增加风险[5]。高血压和 2 型糖尿病长期以来都与子宫内膜癌有关，这些疾病目前被证实也与多囊卵巢综合征有关。然而，确诊为多囊卵巢综合征的妇女患子宫内膜癌的真正风险很难确定[5]。

子宫内膜增生可能是腺癌的癌前病变，尽管进展的比率难以预测。虽然风险程度尚未明确定义,但普遍认为,对于患有多囊卵巢综合征的妇女,如果她们出现闭经或月经稀发,应谨慎地处理,可用人工诱发撤退性出血来预防子宫内膜增生[5]。事实上,我们认为多囊卵巢综合征患者至少每3个月子宫内膜脱落1次很重要。对于那些不愿意使用周期性激素治疗的月经稀发/闭经患者,我们建议每6~12个月进行1次超声检查,观测子宫内膜厚度和形态(取决于月经史)。闭经妇女的子宫内膜厚度>10 mm,就有人工诱导撤退出血的指征,如果子宫内膜没有脱落,则应重复超声检查和子宫内膜活检。另一种治疗选择可考虑使用分泌孕激素的子宫内系统,如 Mirena®(英国,纽伯里,拜耳制药公司)。

7. 乳腺癌

肥胖、雄激素增多症和不孕症经常发生在多囊卵巢综合征患者身上,这些临床症状已被证实与乳腺癌的发生发展有关。然而,有关多囊卵巢综合征与乳腺癌之间的关系的研究并不总能证明风险有显著增加[5]。Pierpoint 等[11]用国家死亡登记处的数据来分析比较 PCOS 患者与正常人群间的死亡率和标准化死亡率(SMR)。平均随访期为30年,数据提示所有肿瘤的 SMR 为0.91(95%可信区间0.60~1.32),而乳腺癌的 SMR 为1.48(95%可信区间0.79~2.54)。事实表明,乳腺癌是这一队列人群中的主要死因。

8. 卵巢癌

近年来,对不孕妇女患卵巢癌的风险存在着大量的争论,特别是有关使用药物诱导超排卵来进行辅助受孕的流程。理论上讲,有多个排卵期的妇女患卵巢癌的风险似乎会增加——她们初潮早、绝经晚,未生育(可能因为不孕)。因此,PCOS 不孕患者中多次诱导排卵可能会增加她们患卵巢癌的风险,但这一概念无法得到证实。如果一生中的排卵次数比怀孕次数对卵巢癌的影响起到更为重要的作用,那么患有多囊卵巢综合征且排卵期少/无排卵的妇女患卵巢癌的风险则可能应该较低。诱导排卵来纠正无排卵性不孕症,旨在诱导单卵泡排卵,因此理论上可能会使多囊卵巢综合征妇女的患卵巢癌的风险提高到正常排卵妇女的水平。有少数研究探讨了多囊卵巢和卵巢癌之间的联系,但由于研究设计存在问题,结果

相互矛盾,不具有普遍性[5]。在 Pierpoint 等设计的一项大型英国研究中[11],卵巢癌的 SMR 为0.39(95%可信区间0.01~2.17)。

9. 多囊卵巢综合征的管理

(1)肥胖:针对多囊卵巢综合征的女性的临床管理策略应该集中在个体问题上。肥胖会使患者症状加重和内分泌状况恶化,因此应鼓励肥胖妇女(BMI>30 kg/m²)减重。减重可以改善内分泌状况、增加排卵和健康怀孕的概率。目前关于多囊卵巢综合征的饮食研究很多。对一个人来说,正确的饮食应为一种实用的、可持续的、与她的生活方式相适应的饮食。保持摄入低糖类,避免食用高脂肪食物是明智的。向营养师咨询通常很有帮助。对于 BMI>35 kg/m² 的女性,减肥手术(胃束带手术或胃旁路手术)也非常有效,但不建议在手术后立即怀孕,应等到过了手术最初快速减肥的阶段,新陈代谢达到稳定再考虑[13]。

(2)月经不规律:多囊卵巢综合征合并闭经患者不缺乏雌激素,也没有骨质疏松的风险。事实上,她们体内雌激素充足,反而有子宫内膜增生的风险(见子宫内膜癌章节)。调整月经周期最简单的方法是使用低剂量的复合口服避孕药。这可以形成人工周期,使子宫内膜的定期脱落。另一种方法是可以选择孕激素,如醋酸甲羟孕酮(Provera),每1~3个月用12d,来诱导撤退出血,或用 Mirena 持续向宫腔释放孕激素,并再次强调鼓励减重的重要。

(3)雄激素增多症和多毛:睾酮的生物利用度受血清 SHBG 浓度的影响。高胰岛素水平使 SHBG 的产生减少,从而增加了游离雄激素的浓度。血清雄激素浓度升高刺激了外周雄激素受体,导致 5α-还原酶的活性增加,直接导致睾酮转化为更具活性的代谢物二氢睾酮,使其浓度增加。多囊卵巢综合征患者并不会变得男性化(即她们不会出现声音加深、肌肉增大、乳房萎缩或阴蒂大)。总睾酮水平>5 nmol/L 或快速出现高雄激素血症相关症状需要进一步调查。迟发型 CAH 在英国并不常见,但在某些民族(如地中海、南美和一些犹太人)中更为普遍。

多毛症以末梢毛发生长呈男性化分布为特征,包括下巴、上唇、胸部、上下背部、上下腹、上

臂、大腿和臀部。标准化的评分系统,如改良的 Ferriman-Gallwey 评分,可用于评价治疗前后多

毛症的程度(图 10-13)。许多女性已尝试过美容操作,因此很难获得其基线评估。

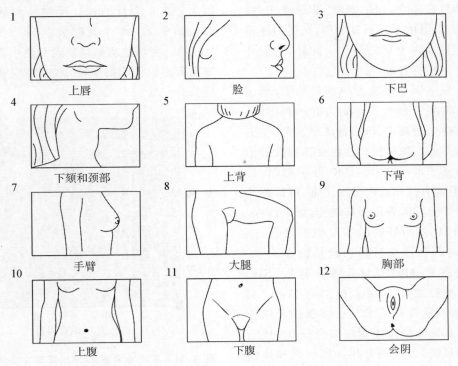

图 10-13　Ferriman-Gallwey 多毛症评分系统

　　12 个评估点根据严重程度评分 0－3 分,该图表用于提供初始评估,并用于监测治疗进程。

Source:Balen AH. Infertility in Practice, 4th edn. London:Informa Healthcare, 2014. Reproduced with permission of CRC Press.

　　药物治疗可能需要 6～9 个月或更长的时间才能看得出多毛症得到改善。物理治疗包括电解除毛、涂蜡脱毛和漂白等,在等待药物治疗起效期间这些可能会有所帮助。电解除毛耗时长、痛苦多和价格昂贵,应该由专业医师进行。但再生并不少见,而且也没有达到真正的永久性美容治疗的效果。激光和光热分解术成本更高,但效果持续时间更长。然而,现在尚无它们之间的比较研究,需要反复治疗才能达到近乎永久的效果,因为每次治疗时只有生长阶段的毛囊才会被清除。头发生长分为 3 个周期,所以典型的常规治疗为期 6～9 个月。局部使用依氟鸟氨酸可能有效,它通过抑制毛囊中的鸟氨酸脱羧酶起作用,对那些希望避免激素治疗的人可能是一种有用的治疗方法,但也可与激素治疗同时使用。依氟鸟氨酸可能导致皮肤变薄,因此当暴露在阳光下时,建议使用高倍防晒霜。

　　应使用药物防止多毛症的进一步加重,并降低毛发生长率。适当的避孕对育龄期患者很重要,因为抗雄激素药物经胎盘可能干扰男性胎儿的生殖器发育。其一线疗法习惯上使用含有炔雌醇(35μg)和乙酸环丙孕酮(2 mg)的 Dianette(达英-35)。更高剂量的合成孕激素环丙孕酮醋酸酯(50～100mg)似乎不会带来额外的好处。对治疗痤疮和脂溢的效果通常在几个月内显现。醋酸环丙孕酮偶有肝损伤,服用 6 个月后应检查肝功能,然后每年检查 1 次。一旦症状得到控制,建议改用含低剂量炔雌醇的联合口服避孕药,这是因为担心 Dianette 会增加血栓栓塞的风险[5]。

　　对存在口服避孕药禁忌证的妇女,螺内酯是一种具有抗雄激素特性的弱利尿药,每日剂量为 25～100mg。屈螺酮是螺内酯的衍生物,复方口

服避孕药优思明就含有此种成分,其对多囊卵巢综合征妇女也是有好处的。

其他抗雄激素药物,如酮康唑、非那雄胺、氟他胺已经尝试过,但由于其不良反应,在英国还没有被广泛用于妇女多毛症的治疗。此外,它们并不比醋酸环丙孕酮更有效[5]。

(4)不孕:很多因素都会影响卵巢功能,而超重或血清 LH 浓度升高对生育能力有不利影响。诱导排卵的策略包括减重、口服抗雌激素药(主要是枸橼酸氯米芬或三苯氧胺)、注射促性腺激素治疗和腹腔镜卵巢手术。氯米芬是传统的一线促排卵方案,如果患者有排卵且内分泌正常,可以持续使用 6～12 个疗程。芳香化酶抑制药,如来曲唑,也可刺激排卵,且多胎妊娠的风险似乎更低;但是,它们目前的药物适应证尚未包括治疗不孕。对于不排卵的患者,可选择每天注射重组 FSH、人绝经期尿促性腺激素(HMG,包含 FSH 和 LH 活性)或腹腔镜卵巢打孔手术[14]。多囊卵巢综合征患者存在更高的卵巢过度刺激综合征(OHSS)和多胎妊娠的风险,因此诱导排卵期间必须连续的超声检查仔细监测。

改善生活方式、结合运动和饮食减重,无论是改善自然排卵还是药物诱导排卵的结局都很重要。此外,多囊卵巢综合征的超重患者出现产科并发症、妊娠糖尿病和先兆子痫的风险更高,她们的胎儿患先天畸形和出现流产风险也更高[15]。

自然或人工周期出血的第 2～6 天开始服用抗雌激素药物枸橼酸氯米芬(50～100mg)可诱导排卵。虽然氯米芬能在 80% 以上的妇女中成功诱导排卵,但仅有大约 40% 能怀孕。只能在有超声检查(并使用)的条件下,开具枸橼酸氯米芬的处方,以将 10% 的多胎妊娠风险降至最低,并确保排卵成功[14]。每天 >100mg 的剂量很少能带来任何好处,还会引起宫颈黏液增稠,阻碍精子通过宫颈。一旦氯米芬达到患者能排卵的剂量后,累计受孕率在 10～12 个周期都持续上升[14]。

对于抗雌激素药物无效的无排卵性不孕症患者,治疗方案建议使用肠外促性腺激素疗法或腹腔镜卵巢打孔法。由于多囊卵巢对外源性激素的刺激非常敏感,因此从非常低剂量的促性腺激素开始非常重要,必须通过超声检查仔细监测卵泡

发育。经阴道超声具有更高的分辨率和能更清晰观察发育中的卵泡,使多胎妊娠率降到 5% 以下,因为它在 6 个月的累计受孕率和活产率分别为 62% 和 54%,12 个月时分别为 73% 和 62%(图 10-14)。密切监测如果发现有两个以上的成熟卵泡发育多胎妊娠的风险增加时,应及时停止治疗(图 10-15)。

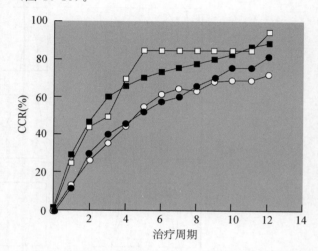

图 10-14 累计受孕率(CCR):正常女性连续周期(封闭圆圈),103 例无排卵性多囊卵巢综合征患者(开放圆圈),77 例性腺功能低促性性腺患者(封闭方块)和 20 例体重相关闭经(开放方块)患者诱导排卵后。虽然与体重相关的闭经患者在诱导排卵后很容易受孕,但我们现在认为应该在受孕前增加体重后再开始治疗(见正文)。

Source:Balen AH. Braat DDM,West C,Patel A,Jacobs HS. Cumulative conception and live birth rates after the treatment of anovulatory infertility. Hum Reprod 1994;9:1563-1570. Reproduced with permission of Oxford University Press.

多囊卵巢综合征患者发生 OHSS 的风险是升高的。如果过多的卵泡(>10mm)被刺激,可导致腹胀、不适、恶心、呕吐,有时出现呼吸困难。卵巢过度刺激的机制被认为是继发于卵巢肾素-血管紧张素通路的激活和血管表皮生长因子(VEGF)的过度分泌。腹水、胸膜和心包积液使病情严重恶化,由此产生的血液浓缩可导致血栓。如果促排卵治疗后妊娠成功,产生胎盘的人绒毛膜促性腺激素会进一步加重对卵巢的刺激。为了防止脱水和血栓,有时需要住院治疗。

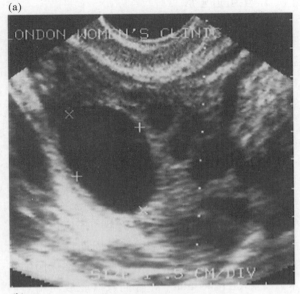

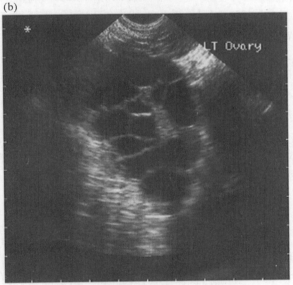

图 10-15 经阴道超声检查示多囊卵巢的单卵泡发育
(a)和过度刺激的多囊卵巢(b)

Source：Balen AH. Infertility in Practice, 4th edn. London：Informa Healthcare, 2014. Reproduced with permission of CRC Press.

虽然卵巢过度刺激综合征很少见,但它有潜在的致命性,应通过合理地监测促性腺激素的治疗来避免。卵巢打孔法没有多胎妊娠和卵巢过度刺激综合征的风险,不需要特殊增加超声监测。腹腔镜卵巢打孔术取代了楔形切除卵巢(可导致广泛的卵巢周围和输卵管粘连),应用在对氯米芬不敏感的多囊卵巢综合征患者的治疗中。与促性腺激素治疗相比,它能降低多胎妊娠风险。促性腺激素治疗 6 个月后的妊娠率要比腹腔镜卵巢打孔术后 6 个月的更高[17]。

(5)胰岛素增敏药和二甲双胍:许多药物被用来加强减重的作用,特别是二甲双胍。二甲双胍能抑制肝葡萄糖的产生,增强外周组织对胰岛素的敏感,从而减少胰岛素分泌。有研究显示,二甲双胍可改善部分多囊卵巢综合征患者的高雄激素血症和促性腺激素分泌异常的症状,因此提示二甲双胍有助于月经周期和生育能力的恢复。胰岛素增敏药曲格列酮似乎也能显著改善多囊卵巢综合征患者的代谢和生殖异常,但是,它因肝毒性所致死亡而退出市场,其他噻唑烷二酮类,如罗格列酮和吡格列酮也不建议使用在计划怀孕的妇女中。

二甲双胍治疗多囊卵巢综合征的初步研究大多是观察性的。二甲双胍似乎对那些明显肥胖的人效果较差(体重指数＞35kg/m^2)。一项最大、前瞻性、随机、双盲、安慰剂对照研究,针对 143 例平均体重指数为 38kg/m^2 的肥胖无排卵妇女,旨在评估生活方式改变和二甲双胍对其的联合效应[18]。所有受试者都由营养师进行了个体化评估,以设定一个可实现的目标,并保证平均能量摄入减少 500kcal/d。结果,二甲双胍治疗组和安慰剂组均成功减肥,两组之间的减少的体重值并无差异。在那些体重减轻的人中观察到改善了月经的规律性,但在研究的两个组之间依然没有差异,这也强调了减重的关键作用。

两项大型随机对照试验也得出结论,作为治疗多囊卵巢综合征合并无排卵不孕患者的一线疗法,单独使用二甲双胍的疗效明显低于单独使用氯米芬者,并且在氯米芬中添加二甲双胍没有带来明显的益处[19,20]。最近的 Cochrane 综述也得出结论,单独或联合使用二甲双胍对提高活产率没有好处,因此只有在患者有糖耐量受损或 2 型糖尿病时才建议使用二甲双胍[21](框图 10-3)。

四、继发性闭经

既往月经规律的妇女连续 6 个月停止月经可以诊断为继发性闭经。然而,一些专家认为 3～4

框图 10-3

- 多囊卵巢综合征是女性最常见的内分泌疾病(患病率为 15%～20%)。
- 多囊卵巢综合征存在家族聚集,影响约 50% 的一级亲属。
- 多囊卵巢综合征是一组异质性疾病。诊断依据以下 3 个标准中的两个:①稀发排卵和(或)无排卵;②高雄激素[临床和(或)生化];③卵巢多囊改变,排除其他导致月经不规则和雄激素过多的病因。
- 疾病治疗以改善症状为目的。
- 如果肥胖,减重可以改善症状和内分泌,应予以鼓励。如果 BMI 大于 30kg/m² (如果是亚洲人,大于 25 kg/m²),则应进行葡萄糖耐量试验。饮食建议和锻炼是减肥计划中必不可少的组成部分。必要时要进行减肥手术。
- 月经周期控制可通过使用周期性服用避孕药或孕激素来实现。
- 诱导排卵可能很困难,需要进行各种治疗以促使成功,并需仔细监测以防止多胎妊娠。
- 高雄激素症通常使用 Dianette(含有炔雌醇和醋酸环丙孕酮)或 Yasmin(含有屈螺酮)治疗。替代品包括螺内酯,但使用它需要可靠的避孕措施。
- 如果没有糖耐量受损或 2 型糖尿病的情况下,不建议使用胰岛素增敏药(如二甲双胍)。

个月的闭经就应该是病理性的,这是有关闭经和月经稀发之间定义的争论。继发性闭经的妇女必须具备通畅的下生殖道、对卵巢激素刺激有反应的子宫内膜,以及对垂体促性腺激素有反应的卵巢。

继发性闭经最好根据其发病部位进行分类,可分为下丘脑-垂体-卵巢-子宫轴性闭经和全身性系统性疾病性闭经。继发性闭经的主要原因见表 10-3。另一方面,这些由病因导致闭经的比例可见表 10-6。现对继发性闭经的处理分述如下。

表 10-6 内分泌门诊 570 例患者继发性闭经的病因[31]

多囊卵巢综合征	37%
卵巢早衰	24%
高泌乳素血症	17%
体重相关性闭经	10%
性腺功能减退	6%
垂体功能减退	4%
运动相关闭经	3%

1. 生殖道异常

(1)Asherman 综合征:Asherman 综合征是指子宫内膜粘连阻止子宫内膜正常生长[22]。可能是过于粗暴的诊刮损伤了子宫内膜基底层或是子宫内膜炎导致的粘连。那些因胎盘残留需行产后刮宫的患者若母乳喂养,雌激素缺乏被认为会增加其子宫形成粘连的风险。通常,闭经不是绝对性的,使用雌激素/孕激素复合制剂可能会诱发撤退性出血。子宫内膜粘连可在 HSG 上看到(见图 10-11)。另外,宫腔镜检查可明确诊断并可行粘连松解的治疗。宫腔前、后壁间的粘连带通常是无血管的,尽管少数情况可能存在血管、肌肉甚至子宫内膜。术后,首先口服大剂量雌激素,然后周期性使用孕激素/雌激素复合制剂 3 个月疗程。一些临床医师在术后 7～10d 内将 Foley 导管插入宫腔或使用宫内节育器 2～3 个月,以防止粘连复发,可能需要进行宫腔镜或 HSG 检查进行"二探"。

(2)宫颈狭窄:宫颈狭窄是继发性闭经的罕见原因。治疗宫颈上皮内瘤样病变,行传统的锥切手术后比较常见。然而,现代手术方式,如激光或环状电切术,术后发生宫颈并发症较少。在诊刮术后仍偶尔发生,可能是因为不经意间损害了宫颈内膜。宫颈狭窄的治疗包括小心地进行宫颈扩张,通常在超声引导下进行。

2. 卵巢因素所致继发性闭经

(1)多囊卵巢综合征:见上文。

(2)早发性卵巢功能不全:根据定义,卵巢功能衰竭是指 40 岁之前停止月经并伴有促性腺激素水平升高[23]。它可能发生在任何年龄。由于许多病例未被确认,其确切发生率尚不清楚,但估计在女性中发病率为 1%～5%。对闭经妇女的研究显示,POI(以前称为卵巢早衰)的发生率为 10%～36%。

70% 的原发性闭经和 2%～5% 的 POI 相关的继发性闭经妇女中有染色体异常。青春期前发生的卵巢衰竭通常是由于染色体异常或因儿童恶性肿瘤进行化疗或放疗所致。初潮后不久即丧失卵巢功能的青少年常被发现有特纳嵌合体(46XX/45X)或 X 染色体三体(47XXX)。有 POI 的家族中存在一些遗传异常,尽管在常规临床检查中没有评估这些异常。

可检测卵巢自身抗体,已发现在高达 70% 的 POI 妇女存在着卵巢自身抗体。然而,这种检查昂贵,在大多数单位没有开展。因此,重要的是要考虑到其他自身免疫性疾病,如出现临床症状,应筛选甲状腺、胃黏膜壁细胞和肾上腺的自身抗体。

真正的 POI 患者完全停止月经之前,一些妇女经历长短不一的闭经期中出现间歇性月经恢复。在这些自发周期中,促性腺激素水平通常保持中度升高,血 FSH 水平一般为 15～20U/L。这种隐性卵巢功能衰竭或抗卵巢综合征患者,在卵巢活检中会出现原始卵泡(这不是一种确诊手术)。尽管卵巢通常会抵抗外源性促性腺激素,但有时也会怀孕。POI 妊娠的病例可能代表的是患者卵巢功能的波动,而不是治疗的成功[23]。

作为 IVF 治疗的一部分,POI/POF 的患者可通过供卵实现妊娠。那些因恶性肿瘤拟进行化疗预期可能发生卵巢功能衰竭的妇女,现在可以事先冷冻保存 IVF 刺激治疗过程中收集的卵母细胞,如果患者有伴侣,既可以冷冻卵母细胞,也可以冷冻受精卵母细胞(胚胎)。另一种方法是手术切除整个卵巢,并在癌症治疗完成后移植冷冻保存的卵巢组织。尽管冻卵技术的效率低于冷冻胚胎技术,但这些方法都已实现了活产,只是卵巢组织冷冻仍处于萌芽阶段[23]。

需要详细告知患者关于 POI 的诊断和后果。对于一个年轻的女性来说,要接受服用那些清楚地标明适用于年龄大的绝经后妇女的雌激素制剂,同时不得不接受丧失自然受孕的能力可能特别困难。卵巢功能衰竭和雌激素缺乏的短期和长期临床结局与五六十岁妇女的相似。然而,为了减少长期雌激素缺乏的影响,建议使用激素替代治疗[23]。

过早丧失卵巢功能的年轻女性患骨质疏松症的风险增加。一组 200 例年龄在 16—40 岁的闭经患者,平均 BMD 在校正体重、吸烟和运动后,与对照组相比降低了 15%。骨丢失程度与闭经持续时间和雌激素缺乏的严重程度相关,而与潜在的诊断不相关,原发性闭经患者比继发性闭经患者更糟[24]。恢复正常的雌激素状态可能会提高骨密度,但骨密度的提高不太可能超过 10%,而且可能不回到其正常值。然而,正如骨的再次矿化不等同于骨再次强化,尚不能确定影像学上的改善是否能真正降低骨折的风险。因此,早期诊断和早期纠正低雌激素状态非常重要。

患有 POI 的女性患心血管疾病的风险可能增加。雌激素已被证明对妇女的心血管状态有益。它们使具有心脏保护性作用的高密度脂蛋白的水平升高,但也增加了总三酰甘油的水平,同时降低了总胆固醇和低密度脂蛋白的水平。对心血管的影响总体来说是保护性的。

更年期妇女用的激素替代疗法的药物对年轻的 POI 患者也是首选。其原因是,即使是现代低剂量复合口服避孕药制剂含有的雌激素也至少是激素替代药物的 2 倍,这是为达到对下丘脑-垂体轴的避孕抑制作用而起到避孕的作用。另外,HRT 含有的是"天然"雌激素(雌二醇),而不是大多数口服避孕药中发现的合成雌激素。

3. 垂体因素所致继发性闭经

高泌乳素血症是垂体因素闭经最常见原因。有许多原因都能导致血清泌乳素浓度轻度升高,包括压力及最近的身体或乳房检查。如果泌乳素浓度>1000mU/L,则应重复检测,如果仍然升高,则有必要对垂体窝进行影像学检查(CT 或 MRI)。高泌乳素血症可能是由分泌泌乳素的垂体腺瘤导致,也可能是下丘脑或垂体区域无功能的"切断性"肿瘤引起,其破坏多巴胺对泌乳素分泌的抑制作用。大的非功能性肿瘤患者的血泌乳素浓度通常<3000mU/L,分泌泌乳素的大腺瘤通常导致泌乳素的浓度为≥8000mU/L。其他原因包括甲状腺功能减退、多囊卵巢综合征(高达 2500mU/L)和药物(如多巴胺能拮抗药苄噻嗪、多潘立酮和甲氧氯普胺)。

在伴有高泌乳素血症的闭经妇女中,主要症状通常与雌激素缺乏相关。相反,当高泌乳素血症合并多囊卵巢综合征,其特征是有足够的雌激素作用、超声检查显示多囊卵巢和对孕激素试验有撤退性出血。高泌乳素血症患者中有 1/3 可能出现溢乳,尽管出现泌乳既不与泌乳素水平相关,也不与是否有肿瘤的存在相关。约 5% 的患者出现视野缺陷。

分泌泌乳素的垂体微腺瘤通常可使血泌乳素水平中等升高(1500～4000mU/L),一般的头颅 X 线检查不会发现异常。直径>1cm 的大腺瘤,血泌乳素 5000～8000mU/L,可能会引起典型的影像学改变,表现为垂体窝不对称增大,其底部呈双轮廓,并侵蚀蝶鞍区。目前很少进行头颅 X 线检查,因为 CT 和 MRI 扫描现在可以详细检出肿瘤的范围,特别是识别鞍上延伸和视交叉压迫或海绵窦的侵入。泌乳素是一种极好的肿瘤标志物,因此血泌乳素浓度越高,预计在 MRI 上显示的肿瘤越大。相反,影像上有大的肿瘤,但血清泌乳素浓度只有中度升高的(2000～3000mU/L)提示是下丘脑非功能的"切断性"肿瘤(图 10-16)。

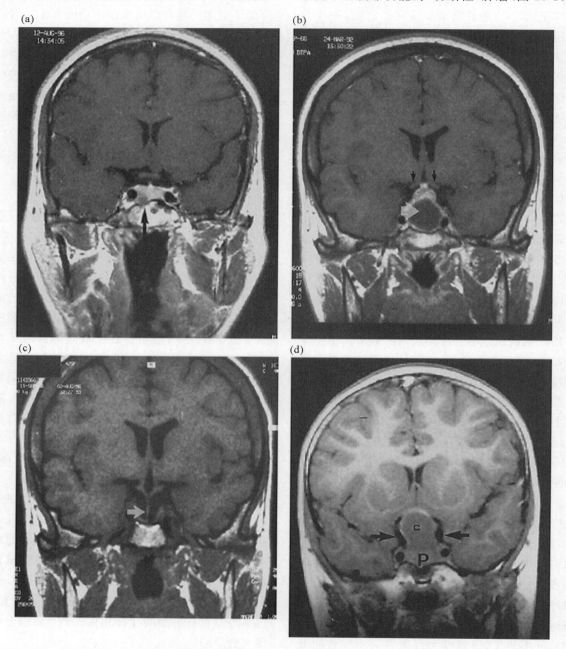

图 10-16　(a)垂体微腺瘤。头颅 MRI:冠状面 T_1 增强加权自旋回波序列。正常的垂体是高强度的(明亮的),而肿瘤在垂体右叶是一个 4mm 的非强化区域(灰色),侵犯到右海绵窦,累及鞍底的右侧(箭)。(b,c)垂体大腺瘤。溴隐亭治疗前后垂体大腺瘤的 MRI 扫描:(b)T1 增强加权图像显示大腺瘤具有大的中央囊性成分(大箭)。鞍上伸展伴视交叉压迫(小箭)。(c)治疗后肿瘤几乎完全消失,视交叉(箭)系在鞍底。(d)颅咽管瘤。头颅 MRI:T1 增强加权冠状面。T1 图像上的肿瘤信号强度只有部分肿瘤边缘增强。由于颈动脉内的快速血流,颈动脉的信号强度较低(黑色箭),并且由垂体窝(P)产生的肿块(C)横向和向上偏离。

Source:Balen AH. Infertility in Practice, 4th edn. London:Informa Healthcare, 2014. Reproduced with permission of CRC Press.

高泌乳素血症的治疗以多巴胺激动药为主，其中溴隐亭和卡麦角林使用最广泛。当然，如果高泌乳素血症是药物引起的，建议停用相关的制剂。然而，如果是精神类药物，原用于治疗精神分裂症的吩噻嗪，可能不合适停药。在这些情况下，合适的做法是继续用药，并使用低剂量复合口服避孕药以抵消雌激素缺乏的症状。必须密切监测血清泌乳素浓度，以确保它们不会进一步上升。大多数患者在开始溴隐亭治疗后的几天内出现泌乳素水平下降，6周内肿瘤体积减小。其不良反应可能很麻烦（恶心、呕吐、头痛、体位性低血压），开始治疗的前 3d，晚上用药，把药片混在食物中一起服用，将不良反应降到最低。长效制剂卡麦角林的不良反应似乎更少，现在更为常用。远期不良反应包括雷诺现象、便秘和精神改变，尤其是攻击性，常在治疗刚开始时发生。溴隐亭和卡麦角林与肺、腹膜后和心包纤维化反应相关，尽管与可能使用高剂量治疗帕金森药物的老年患者相比，年轻的患者风险更小，但仍建议在开始治疗前进行超声心动图检查，以排除瓣膜病，并应在 3～6 个月后再重复 1 次，然后每年进行 1 次。维持剂量应是可以将催乳素降低到正常水平的最低剂量，通常低于起始反应所需的剂量（表 10-7）。

表 10-7 高泌乳素血症的药物治疗

溴隐亭	每日 2.5～20mg，分次剂量	维持剂量通常 5～7.5mg/d
卡麦角林	0.25～1mg，每周两次	维持剂量通常 1mg/周
喹高利特	75～150µg/d，夜间服用	

手术治疗是经蝶鞍腺瘤切除术，但仅在耐药和大腺瘤缩小失败或对药物副作用不耐受（最常见的指征）的病例中使用。非功能性肿瘤应手术切除，通常是根据影像学检查结合血清泌乳素浓度 < 3000mU/L 来诊断的。当泌乳素水平在 3000～8000mU/L 时，有必要进行溴隐亭试验，如果泌乳素水平下降，则推测肿瘤是分泌泌乳素的大腺瘤。如果肿瘤在鞍上扩展延伸，用溴隐亭治疗期间治疗无缩回，同时有生育计划的患者，也需要手术治疗。由于现代神经外科医师蝶鞍手术中的手术技巧进步，很少有必要采用垂体放疗，因为

垂体放疗并不能带来太多好处，但需要长期监测手术带来的垂体功能减退（如果发生在术后，马上就有症状出现）。

有微泌乳素瘤的妇女如果想怀孕，不必担心，当诊断出怀孕时，她们可停用溴隐亭，不需要进一步监测，因为肿瘤在孕期明显增大的可能性很小（<2%）。另一方面，如果一个大泌乳素瘤的患者停用溴隐亭治疗，在孕期肿瘤增大的风险有 25%。根据 CT 或 MRI 扫描评估，如果肿瘤经过治疗后没有缩小，也可能存在孕期增大风险。因此，治疗泌乳素大腺瘤的一线方法是用溴隐亭结合屏障避孕法。对于鞍上扩张的病例，治疗 3 个月后应进行 CT 或 MRI 随诊，以确保在开始怀孕前肿瘤消退。孕期可停用溴隐亭，但如果出现肿瘤复发的症状，则应进行 MRI 检查，如果再次出现鞍上扩张，则有必要重新开始溴隐亭治疗。这些患者在怀孕期间专家还需要对她们的视野进行评估。

如果发现血清泌乳素升高，但患者月经周期规律，则不需要治疗，除非是周期无排卵和近期有生育计划。闭经是泌乳素过量的"生物指标"，应该纠正闭经，而不是纠正血中泌乳素的含量。

4. 下丘脑因素所致继发性闭经

下丘脑闭经的原因可能是原发性或继发性的。原发性下丘脑病变包括颅咽管瘤、生殖细胞瘤、胶质瘤和畸胎瘤。这些下丘脑病变要么破坏泌乳素抑制因子（多巴胺）的正常途径，从而导致高泌乳素血症，要么压缩和（或）破坏下丘脑和垂体组织。通常需要外科手术，必要时还需要辅助放疗。需要 HRT 来模拟卵巢的正常的功能，如果垂体腺因病变或治疗受损，则需要补充甲状腺和肾上腺激素。

继发性低促性腺激素性性腺功能减退（HH）可能是由全身性疾病引起，包括结节病、结核，以及头部损伤或颅骨放疗。Sheehan 综合征是由于妊娠期垂体生理性增大，其对严重、长期低血压的影响较为敏感所致，也是有严重产科出血史的人发生 HH 的原因[25]。在所有这些患者中，充分评估垂体功能至关重要，并进行适当的替代治疗。诱导排卵可脉冲式地皮下注射 GnRH 或 hMGs。对 HH 引起的不孕患者，脉冲式给予 GnRH 为其提供了最"生理性"的调整，促成单卵泡排卵，而

hMG 疗法需要密切监测以防止多胎妊娠。纯化或重组的 FSH 制剂不适用于患有 HH(或垂体性性腺功能减退)的妇女,因为这些患者不能生成内源性 LH,因此尽管可能发生卵泡生长,但合成雌激素受损[26]。因此,含有 FSH 和 LH 活性的 hMG 对这些患者是必需的。

5. 全身性疾病所致继发性闭经

慢性疾病可导致一般情况差、体重减轻等,对下丘脑-垂体轴有影响,导致月经失调。此外,某些慢性疾病,如慢性阻塞性气道疾病,导致活动受限,可能增加闭经相关骨质疏松症的风险。

有些疾病直接影响性腺功能。慢性肾衰竭妇女的 LH 不协调地升高,可能是由于清除率受损所致。这些患者的泌乳素也升高,这是因为多巴胺正常的抑制功能失效。肝病影响血中 SHBG 水平,进而影响激素水平,从而破坏正常的反馈机制;包括睾酮在内的各种激素的代谢也依赖于肝功能;肝移植后月经和生育可得到恢复。

内分泌失调,如甲状腺功能亢进和库欣综合征,通常与性腺功能障碍相关。由于卵巢抗体的存在,自身免疫性内分泌疾病可能与 POI 有关。糖尿病可导致功能性下丘脑-垂体性闭经。

这些患者的治疗应集中在解决潜在的全身性问题和预防雌激素缺乏的并发症。如果有生育要求,最好最大限度恢复健康,有可能的情况下停止使用致畸药物。

6. 体重相关闭经

体重对促性腺激素的调节和释放有着深远的影响。体重和饮食障碍在女性中也很常见。如果体重指数 $<19kg/m^2$,就可能不会有规律的月经周期。脂肪似乎对下丘脑-垂体-性腺轴的正常运行至关重要。据估计至少要保证 22% 的体重是脂肪组成,才能维持有排卵的月经周期[27]。脂肪在这个水平下可使卵巢外的雄激素芳香化成为雌激素,并维持下丘脑-垂体-卵巢轴的适当反馈调控。因此,青春期前体重明显不足的女孩可能有原发性闭经,而青春期后体重显著不足的女孩则有继发性闭经。临床表现取决于营养缺乏程度及发病年龄。体重减少同身高女性正常体重的 10%～15%,才会引起闭经。体重下降可能是由多种原因引起的,包括节食、饥饿、疾病和锻炼。

无论是何种原因参与导致的闭经,最终结果都是促性腺激素分泌受损。在严重体重减轻时,雌激素可能分解为抗雌激素 2-羟基雌酮,而不是一般情况下的雌二醇,前者可能进一步抑制促性腺激素的分泌。吸烟可以增强这条抑制通路。与体重相关的促性腺激素不足的患者中的 LH 缺乏中比 FSH 缺乏更为明显。这个原因及促性腺激素脉冲分泌的减少,可导致卵巢出现"多囊"表现。几个囊肿(直径 5～10mm)和一个正常密度的基质同时出现,这也是正常青春期的典型表现。

神经性厌食症是一系列饮食失调的极端表现,总是伴随着月经紊乱,甚至可能占闭经患者的 15%～35%。应与精神病学家合作对神经性厌食症患者进行治疗,并以促进其体重增加为主要治疗手段。复合口服避孕药可能会诱发一个人工周期,但这也可能成为女性否认减肥是其根本问题的借口。

同样,尽管有可能用外源性促性腺激素诱导排卵,但对体重显著偏轻的患者,不孕治疗后出现胎儿宫内生长迟缓和新生儿问题的显著增加。此外,由于怀孕期间发生的 3/4 的细胞分裂在怀孕的前 3 个月发生,因此在怀孕前优化营养状况至关重要。新生儿低出生体重者,成年后出现心血管疾病、阻塞性肺病和精神分裂症的风险增加[28]。

体重相关的闭经也可能对 BMD 有深远的长期影响。神经性厌食症的发病年龄也很重要,因为在达到骨峰值(约 25 岁)之前的长时间闭经会增加严重骨质疏松症的可能。

在世界范围内,非自愿饥饿是导致生殖能力下降的最常见原因。导致青少年青春期发育迟缓和初潮延迟,成年后不孕。急性营养不良,如在饥荒情况下,对生育和繁殖有着深远的影响,通常在恢复充足营养后排卵功能迅速恢复。发展中国家常见的慢性营养不良对生育的影响较小,但与婴儿较小和早产儿有关。

7. 心理压力

研究未能证明压力相关的生活事件与两个月以上的闭经之间的联系。然而,压力可能导致身体虚弱,如体重减轻,这可能导致月经紊乱。

8. 运动性闭经

月经紊乱在接受强化训练的运动员中很常见,她们中 10%～20% 的人出现月经稀发或闭经,而在一般人群中为 5%[29]。闭经在 30 岁以下的运动员中更为常见,尤其在参加耐力性运动(如长跑)的女性中更为常见。每周训练 80 英里的竞赛选手中,多达 50% 可能患有闭经[30]。

主要的致病因素为体重和体脂含量百分比,但也有其他的假设,如可能和生理变化、饥饿和慢性疾病有关。

芭蕾舞演员提供了一个研究女运动员有趣的亚组,因为她们很小就开始训练。研究发现,她们的初潮明显延迟(从 15.4 岁开始,而非芭蕾舞舞者为 12.5 岁),青春期发育迟缓,这与她们的训练强度平行。月经不规律很常见的,多达 44% 有继发性闭经。在一项对 75 名舞蹈演员的调查中,61% 的舞蹈演员出现应力性骨折,24% 的出现脊柱侧凸;如果月经推迟或闭经时间过长,这些病理特征的风险就会增加。这些发现可以解释为骨骺闭合需要雌激素,雌激素缺乏导致青春期发育迟缓因而身高超过预期,容易发生脊柱侧凸。

运动性闭经有可能导致严重的远期发病率,特别是骨质疏松症。对年轻芭蕾舞者的研究表明,这些舞者所进行的运动量并不能弥补这些骨质疏松的变化。雌激素在胶原的形成中起到重要的作用,而软组织损伤在舞者中也很常见。虽然人们发现适度的运动可以降低绝经后骨质疏松症的发病率,但骨量的峰值对长期骨骼强度很重要,年轻运动员在此时期就可能使自己处于骨质疏松的危险之中。应给予适当的建议,特别是关于饮食,并应考虑使用周期性雌激素-孕激素制剂。

9. 医源性闭经

有许多医源性闭经的原因,可能是暂时或永久的。这些包括恶性疾病需要对腹部/骨盆进行放射治疗或化疗。这两种治疗都可能导致性腺永久性的损害,损害程度与患者的年龄、累计剂量和患者以往的月经状况直接相关。

卵巢切除术、子宫切除术和子宫内膜切除术等妇科手术必然会导致闭经。必要时应为这些患者进行激素替代治疗。与任何其他病因一样,医源性卵巢衰竭同样会引起雌激素缺乏的后果。因此,在雌激素依赖性疾病(如性早熟、子宫内膜异位症、子宫肌瘤)的治疗中使用促性腺激素释放激素类似物可在 6 个月内显著降低 BMD。然而,随着治疗的停止,骨质脱矿是可逆的,尤其是对于那些正在处于形成骨峰值的年龄的年轻女性,治疗良性疾病的同时使用雄激素孕激素或雌激素"反向添加"疗法可以防止骨质流失。

（熊 巍 译 李晓川 校）

参考文献

[1] Balen AH, Conway GS, Kaltsas G et al. Polycystic ovary syndrome: the spectrum of the disorder in 1741 patients. *Hum Reprod* 1995;10:2107-2111.

[2] The Rotterdam ESHRE/ASRM-sponsored PCOS Consensus Workshop Group. Revised 2003 consensus on diagnostic criteria and long-term health risks related to polycystic ovary syndrome (PCOS). *Hum Reprod* 2004;19:41-47.

[3] Balen AH, Laven JSE, Tan SL, Dewailly D. Ultrasound assessment of the polycystic ovary: international consensus definitions. *Hum Reprod* 2003;9:505-514.

[4] Dewailly D, Lujan ME, Carmina E et al. Definition and significance of polycystic ovarian morphology: a task force report from the Androgen Excess and Polycystic Ovary Syndrome Society. *Hum Reprod Update* 2014;20:334-352.

[5] Fauser BC, Tarlatzis BC, Rerbar RW et al. Consensus on women's health aspects of polycystic ovary syndrome (PCOS): the Amsterdam ESHRE/ASRM-Sponsored 3rd PCOS Consensus Workshop Group. *Fertil Steril* 2012;97:28-38. e25.

[6] Michelmore KF, Balen AH, Dunger DB, Vessey MP. Polycystic ovaries and associated clinical and biochemical features in young women. *Clin Endocrinol* 1999;51:779-786.

[7] Legro RS. Polycystic ovary syndrome, phenotype and genotype. *Endocrinol Metab Clin North Am* 1999;28:379-396.

[8] Rodin DA, Bano G, Bland JM, Taylor K, Nussey SS. Polycystic ovaries and associated metabolic abnormalities in Indian subcontinent Asian women. *Clin Endocrinol* 1998;49:91-99.

[9] Wijeyaratne CN, Balen AH, Barth J, Belchetz PE. Clinical manifestations and insulin resistance (IR) in polycystic ovary syndrome (PCOS) among South Asians and Caucasians: is there a difference? *Clin Endocrinol* 2002;57:343-350.

[10] Wijeyeratne C, Udayangani D, Balen AH. Ethnic specific PCOS. *Expert Rev Endocrinol Metab* 2013; 8:71-79.

[11] Pierpoint T, McKeigue PM, Isaacs AJ, Wild SH, Jacobs HS. Mortality of women with polycystic ovary syndrome at long-term follow-up. *J Clin Epidemiol* 1998;51:581-586.

[12] Norman RJ, Masters L, Milner CR, Wang JX, Davies MJ. Relative risk of conversion from normoglycaemia to impaired glucose tolerance or non-insulin dependent diabetes mellitus in polycystic ovary syndrome. *Hum Reprod* 2001;16:1995-1998.

[13] Scholtz S, Le Roux C, Balen AH. *The Role of Bariatric Surgery in the Management of Female Fertility. Scientific Impact Paper No. 17*. London: RCOG Press,2015.

[14] Balen AH, Morley LC, Misso M *et al*. The management of anovulatory infertility in women with polycystic ovary syndrome: an analysis of the evidence to support the development of global WHO guidance. *Hum Reprod Update* 2016;22:687-708.

[15] Balen AH, Anderson R. Impact of obesity on female reproductive health:British Fertility Society, Policy and Practice Guidelines. *Hum Fertil* 2007;10:195-206.

[16] Balen AH, Braat DDM, West C, Patel A, Jacobs HS. Cumulative conception and live birth rates after the treatment of anovulatory infertility. *Hum Reprod* 1994;9:1563-1570.

[17] Bayram N, van Wely M, Kaaijk EM, Bossuyt PMM, van der Veen F. Using an electrocautery strategy or recombinant FSH to induce ovulation in polycystic ovary syndrome: a randomized controlled trial. *BMJ* 2004;328:192-195.

[18] Tang T, Glanville J, Hayden CJ, White D, Barth JH,Balen AH. Combined life-style modification and metformin in obese patients with polycystic ovary syndrome (PCOS). A randomized, placebo-controlled,double-blind multi-centre study. *Hum Reprod* 2006;21:80-89.

[19] Moll E, Bossuyt PM, Korevaar JC, Lambalk CB, van der Veen F. Effect of clomifene citrate plus metformin and clomifene citrate plus placebo on induction of ovulation in women with newly diagnosed polycystic ovary syndrome: randomizeddouble blind clinical trial. *BMJ* 2006;332:1485.

[20] Legro RS, Barnhart HX, Schlaff WD *et al*. Clomiphene,metformin, or both for infertility in the polycystic ovary syndrome. *N Engl J Med* 2007;356:551-566.

[21] Morley LC, Tang T, Yasmin E, Norman RJ, Balen AH. Insulin-sensitising drugs (metformin, rosiglitazone, pioglitazone, D-chiro-inositol) for women with polycystic ovary syndrome, oligo amenorrhoea and subfertility. *Cochrane Database of Systematic Reviews* 2017, No.: CD003053. DOI: 10. 1002/14651858. CD003053. pub6.

[22] Asherman JG. Traumatic intrauterine adhesions. *J Obstet Gynaecol Br Empire* 1950;57:892-896.

[23] European Society of Human Reproduction and Embryology. *Management of Women with Premature Ovarian Insufficiency. Guideline of the European Society of Human Reproduction and Embryology*. POI Guideline Development Group, December 2015. Available at https://www. eshre. eu/Guidelines-and-Legal/Guidelines/Management-of-premature-ovarian-insufficiency. aspx

[24] Davies MC, Hall M, Davies HS. Bone mineral density in young women with amenorrhoea. *BMJ* 1990; 301:790-793.

[25] Sheehan HL. Simmond's disease due to post-partum necrosis of the anterior pituitary. *Q J Med* 1939; 8:277.

[26] Shoham Z, Balen AH, Patel A, Jacobs HS. Results of ovulation induction using human menopausal gonadotropin or purified follicle-stimulating hormone in hypogonadotropic hypogonadism patients. *Fertil Steril* 1991;56:1048-1053.

[27] Frisch RE. Fatness of girls from menarche to age 18 years, with a nomogram. *Hum Biol* 1976; 48: 353-359.

[28] Barker DJP. The fetal and infant origins of adult disease. *BMJ* 1990;301:111.

[29] Schwartz B, Cumming DC, Riordan E, Selye M, Yen SSC, Rebar RW. Exercise-associated amenorrhoea:a distinct entity? *Am J Obstet Gynecol* 1981; 141:662-670.

[30] Cumming DC, Rebar RW. Exercise and reproductive function in women. *Am J Indust Med* 1983;4: 113-125.

[31] Balen AH, Tan SL, Jacobs HS. Hypersecretion of luteinizing hormone:a significant cause of infertility and miscarriage. *Br J Obstet Gynaecol* 1993;100:

1082-1089.

forma Healthcare，2014.

Balen AH，Franks S，Homburg R，Kehoe S. *Current Management of Polycystic Ovary Syndrome*. *Proceedings of 59th RCOG Study Group*. London：RCOG Press，2010.

深度阅读

Balen AH. *Infertility in Practice*，4th edn. London：In-

第三节

月经过多

Andrew W. Horne,Hilary O.D. Critchley

MRC Centre for Reproductive Health,University of Edinburgh,The Queen's Medical Research Institute,Edinburgh,UK

一、定义

关于月经异常的各种术语一直存在争议。月经过多(heavy menstrual bleeding,HMB)因简单且易被翻译成各种语言,所以成为目前首选的症状描述术语。"Menorrhagia"一词的使用已不被推荐[1]。这个词本身的意思是"每月爆发一次",最初是 18 世纪末爱丁堡大学的教授 Willam 在英语医学教材中使用的。这个术语被用作症状、体征和诊断,令人困惑。同样,"功能障碍性子宫出血"(dysfunctional uterine bleeding,DUB)一词也不应再使用[1]。DUB 传统上用于描述子宫源性大出血(严重、频繁或长期),而不是由于盆腔病理因素或系统疾病。2009 年,国际妇产科联盟(FIGO)月经紊乱学组(FMDG)对月经出血的描述进行了标准化。对正常月经的定义进行了描述,术语标准化,并以结构化的方式对潜在的病因进行了分类。HMB 被定义为月经过多(连续几个周期),对女性生活质量有重大影响[2]。除用于研究目的外,HMB 的客观标准(定义为失血量大于80ml)已不再使用[2]。在临床实践中,区分正常出血和异常出血也很重要,如经间期出血和性交后出血(框图 10-4)。

> 💡 **框图 10-4**
> • "heavy menstrual bleeding"替代"menorrhagia"。
> • "子宫内膜源性出血"代替"功能失调性子宫出血"。
> • 需区分"正常"和"异常"出血。

二、患病率及影响因素

HMB 影响 1/3 的育龄期妇女[2]。HMB 的症状对生活质量产生显著的不良影响,并与疾病相关。除了对妇女及其家庭的直接影响外,还有显著的社会经济成本。月经出血紊乱是转诊至英国妇科服务中心的第四大最常见的原因[3]。最近在英格兰和威尔士的国家审计报告称,在经过 1 年的转诊后,仅有 1/3 的女性(包括接受手术治疗的女性)对目前月经症状的治疗"满意"(或改善)[3]。不幸的是,目前的医学治疗可能存在意料之外的副作用。多达 1/5 的妇女因计划外出血而停止使用孕激素治疗 HMB(系统和局部用药)[4]。尽管不断出现新的医学疗法,手术仍然受到许多有严重症状的妇女的青睐,HMB 仍然是子宫切除术的主要适应证。在英国,尽管在实践中发生了改变,证据也有改善,但 HMB 手术率的区域性差异仍然存在,这表明在健康服务中仍有改进 HMB 管理的空间。仍然迫切需要继续为患有 HMB 的妇女开发和提供有效且可接受的医疗选择。

三、病因学

对 HMB 合理的管理首先是对其仔细分类,现广泛应用 FIGO 推出的 PALM-COEIN 系统[1](图 10-17)。"PALM"(息肉、子宫腺肌症、平滑肌瘤,恶变)可通过可视的影像学进行评估(影像学和组织病理学)。"COEIN"(凝血障碍、排卵障碍、子宫内膜局部功能障碍、医源性和其他未分类的)属于非子宫的结构性病变,通过细致的病史记录和适当的检查来确定。在此分类系统中,女性可能存在不止一个潜在的原因,而且虽然存在结构异常,许多女性实际上也可能没有症状。

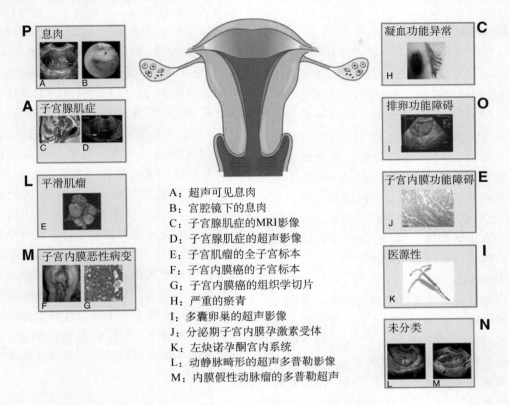

A:超声可见息肉
B:宫腔镜下的息肉
C:子宫腺肌症的MRI影像
D:子宫腺肌症的超声影像
E:子宫肌瘤的全子宫标本
F:子宫内膜癌的子宫标本
G:子宫内膜癌的组织学切片
H:严重的瘀青
I:多囊卵巢的超声影像
J:分泌期子宫内膜孕激素受体
K:左炔诺孕酮宫内系统
L:动静脉畸形的超声多普勒影像
M:内膜假性动脉瘤的多普勒超声

图 10-17　HMB 的 FIGO PALM-COEIN 分类

Reproduced from Whitaker L,Critchley HOD. Abnormal uterine bleeding. Best Pract Res Clin Obstet Gynaecol 2016;34:54-65. Creative Commons Attribution License(CC BY 4.0)(https://creativecommons.org/licenses/by/4.0/).

1. 息肉

息肉很常见(随年龄增长发病率增加),通常无症状且确切病因不明。重要的是要知道息肉和肌瘤可能经常共存,超声下息肉可能被误认为黏膜下肌瘤。息肉可引起无法预知的经期间出血,并与经量增加有关[5]。

2. 子宫腺肌症

子宫腺肌症与 HMB 间的关系尚不清楚。子宫腺肌症与年龄增长有关,常与子宫内膜异位症和肌瘤共存。MRI 和超声对子宫腺肌症的诊断越来越多,但如果同时存在肌瘤,则很难确定子宫腺肌症的诊断。

3. 平滑肌瘤(子宫肌瘤)

黏膜下和肌壁间肌瘤是最常见的与 HMB 相关的亚型,但由肌瘤引起的 HMB 的确切病例数目尚不清楚。50% 的子宫肌瘤没有症状。此外,与肌瘤相关的 HMB 的机制还有待探讨。主要的理论包括子宫内膜表面积和组织脆性增加及肌瘤周围血管扩张[6]。关于与肌瘤相关的细胞和分子变化的复杂知识正在逐步积累。关于子宫肌瘤对血管生成的影响、对血管活性物质和生长因子产生的改变,以及对凝血调节的数据也在不断出现。

4. 恶变(增生)

子宫内膜癌和宫颈癌都是经间期出血和性交后出血的潜在原因,很少发生 HMB。引起异常出血的最相关的癌前病变是子宫内膜增生。肌肉来源的肉瘤,如平滑肌肉瘤,在围绝经期和绝经后女性中罕见但也会遇到伴有异常出血。最近的一项 Meta 分析报告显示,每 1000 名女性中有 2.94人(每 340 名女性中有 1 人)在预期为良性肌瘤(肌瘤)行手术时意外发现为平滑肌肉瘤[7]。年龄是发生平滑肌肉瘤的一个危险因素,30 岁以下女性发病率<1/500,75－79 岁女性发病率高达 1/98。

5. 凝血障碍

多达 10%～20% 的 HMB 患者会有凝血的系统性障碍[6]。这些疾病可能是遗传的,也可能是后天获得,其严重程度也各不相同(但大多数是轻度至中度)。整体临床影响未知。最常见的遗传性疾病是血管性血友病,13% 的 HMB 女性患有此病。对治疗无反应及年轻女性应考虑此类病因。获得性疾病包括严重的血小板减少,血小板功能障碍性疾病如 Glanzmann 病,以及其他罕见的出血/因子缺陷。目前,使用抗凝治疗血栓栓塞性疾病的妇女也属于这一类(2018 年 FIGO 已将用药导致的凝血障碍归为医源性)。

6. 排卵障碍

无排卵的月经周期通过无拮抗的雌激素对子宫内膜的影响而导致 HMB 的发生。通常发生在生育年龄两端(青少年和绝经前)。无排卵周期与多囊卵巢综合征(PCOS)、高泌乳素血症、甲状腺功能减退和肥胖等其他因素有关。这一组的女性月经周期经常超过 38d 或变化超过 21d。已知与泌乳素相关破坏下丘脑-垂体-卵巢轴而影响排卵的药物(如三环类抗抑郁药和吩噻嗪类药物)目前也被归为这一类。

7. 子宫内膜局部功能障碍

在大多数 HMB 病例中,严重出血的根本原因很可能是子宫内膜本身的病变。这是一个排除性诊断。缺氧、炎症、止血和血管生成都在子宫内膜功能层脱落和随后的无瘢痕修复中发挥重要作用。局部的糖皮质激素代谢紊乱、异常的前列腺素合成和过多的纤溶酶原异常(导致过早的血块溶解)都与 HMB 有关。然而,导致 HMB 的确切子宫内膜功能障碍的机制尚未确定,仍是一个活跃的研究领域[8,9]。

8. 医源性因素

医源性原因引起的 HMB 包括外源性治疗时引起的非预期阴道出血。这与持续使用雌激素或孕激素治疗(宫内、全身或口服应用)明显相关。宫内节育器的使用可能导致轻度子宫内膜炎,这也可能导致 HMB。

9. 其他未分类因素

有些病理学因素无法归至已有分类中,比如感染和动静脉畸形。已有数据支持慢性子宫内膜感染和异常子宫出血(经间期出血和月经量过多)之间的关系[5]。沙眼衣原体被认为是 HMB 原因之一,在女性中衣原体的感染合并异常子宫出血可能会被低估,这是因为 85% 的衣原体感染病例没有症状,需要进一步的研究来确定是否所有 HMB 的妇女都应该进行衣原体的筛查。动静脉畸形(AVM)是一种先天性的或后天获得的局部动脉和静脉交通的集合。当它们发生在子宫时,就会引起急性大出血。先天性、后天性血管畸形都很少见,可能发生在妊娠刮宫操作后。子宫血管病变可能会出现严重的子宫出血及早期妊娠丢失,对其管理决策非常困难。如果可疑 AVM,彩色多普勒超声成像是一种有用的诊断方式。在早期妊娠丢失相关的病例中(可能是由于胎盘床的复旧不全),一旦人绒毛膜促性腺激素(hCG)分泌水平已恢复正常,子宫病变就会消退。AVM 患者急性严重出血的需要子宫动脉栓塞或宫内球囊压迫(框图 10-5)。

💡 框图 10-5

- 在大多数女性中 HMB 原因不详。
- HMB 中凝血异常占 10%～20%。
- 需排除恶性病变。
- 需谨记医源性因素。

四、临床评估

1. 病史

病史主要是评估出血对女性生活质量的全面影响,月经日记通常可以帮助评估出血的程度和时间[10],出血汹涌及血块通常代表出血显著增多。准确的病史也可能发现出血的原因。经间出血和性交后出血提示器质性原因,然而相关的压迫性症状包括胃肠道及泌尿系症状,往往预示着存在大的平滑肌瘤。HMB 的主诉可能预示着凝血功能障碍,因此系统化的病史询问可以提示进行有价值的凝血功能方面的评估[5]。如果存在以下情况,可以认为存在凝血障碍:①月经初潮后出血过多、产后出血、手术相关出血或与牙科操作相关出血史；②有两次或两次以上瘀伤大于 5cm，每月 1 次鼻出血，经常出血或有家族出血症状史。了解性生活、宫颈涂片和避孕史是必要的，还应包括询问妇女对未来生育的愿望，因为这将影响未来症状管理的治疗选择。

2. 检查

应对患者进行一般性评估，以排除贫血、凝血异常（如瘀伤、瘀斑）和甲状腺疾病（如甲状腺肿）。腹部检查可显示盆腔包块（如纤维瘤）；应用窥器检查评估外阴、阴道和宫颈（这可能显示出血来源，如肿瘤，或来自感染的分泌物）；双合诊评估子宫是否增大。

3. 调查

所有 HMB 的女性都要进行全血细胞计数。若病史和检查强烈提示 45 岁以下女性存在周期性 HMB，且无病理性表现者，只要无体重指数升高等高危因素存在，可在进一步检查之前实施一线治疗[2]。老年女性或年轻女性，如药物治疗失败者，建议进一步检查（表 10-8）。

表 10-8　以月经量增多为主诉的患者的进一步检查

检查项目	适合人群
全血计数	HMB 所有女性
凝血功能检查	提示凝血功能异常的病史
甲状腺功能	出现甲状腺疾病的其他症状
颈管/阴道上段拭子	提示有感染风险的病史
阴道镜	可疑宫颈病变
子宫内膜组织学	≥45 岁有症状女性，经治疗失败的年轻女性，有高危因素的年轻女性（如 PCOS、肥胖），手术干预前的所有女性
宫腔评估（盆腔超声、MRI、门诊宫腔镜）	经间期或接触性出血，不规则 HMB，可疑器质性病变或医疗干预失败

4. 子宫内膜的组织学评估

在英国，目前国家卫生和临床技术优化研究所（National Institute for Health and Care Excellence，NICE）指导建议年龄 45 岁及以上女性，有持续性经间期阴道出血或 HMB 治疗失败者均应实施子宫内膜细胞取样和组织学评估。随着子宫内膜癌发病率的增加，所有妇科医师都应该对 45 岁以下的 HMB 患者进行临床评估，这些患者可能存在癌前病变的高危因素，特别是 PCOS 和肥胖。

5. 评估子宫内膜及宫腔

盲法取样（门诊子宫内膜活检）是一种合理的筛查技术，但对局限性病灶诊断无效。已发表的研究提供了利用精确的盆腔超声和门诊宫腔镜检查诊断结构性病变的高质量临床数据。在英国，NICE 建议盆腔超声用以初步判断可疑的结构性病变，利用宫腔镜进一步检查可疑的息肉或黏膜下肌瘤（见图 10-17）。MRI 现在也用于评估特殊情况的 HMB，这种成像方式有助于进一步定位和鉴别子宫肌瘤及腺肌瘤。盆腔 MRI 可用于评估子宫动脉栓塞的治疗价值。然而，为确定这种成像模式在指导最佳临床实践中的作用，未来的研究将提供其临床有效性及成本-效益相关数据（MRI 较为昂贵）（框图 10-6）。

> **框图 10-6**
> - HMB 的客观标准不再用于临床。
> - 评估 HMB 对生活质量的影响。
> - 展开系统的病史调查以寻找凝血功能异常的线索。
> - 所有患者均应进行全血细胞计数的检查。
> - 影像学方法的临床应用仍存在争议。
> - 子宫内膜组织学评估推荐用于大于 45 岁女性、药物治疗失败的年轻女性和所有准备手术干预的女性，也应考虑用于 BMI 增高或有存在子宫内膜癌风险的女性。

五、管理

管理理念应以患者为中心，且应满足每个女性避孕和生育的需求。对一些女性来说，证实她们的出血实际是"正常"即可使其安心，并无须进一步治疗。当医疗专业人员建议治疗时，患有 HMB 的女性应获得关于治疗方案的详细的和最新的信息（最好辅以书面或基于网页的材料）[2]，并在决策过程中给予足够的时间和支持。这些选择包括非激素、激素和手术方法[11]。HMB 的护理途径如图 10-18 所示[2]。

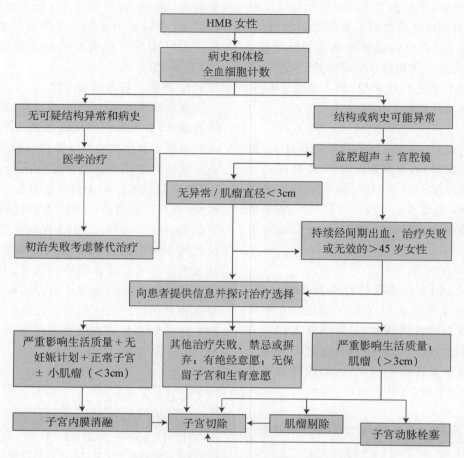

图 10-18 月经过多(HMB)推荐诊疗过程
改编自国家卫生和临床技术优化研究所[2]。

1. 非激素治疗

如果女性有妊娠意愿,激素治疗和大多数手术干预都是不可接受的。

(1)抗纤溶药物:抗纤溶药物,如氨甲环酸,通过抑制子宫内膜纤溶可减少 50% 的出血[12],不良反应较少,但有胃肠道反应,有血栓栓塞史的女性不能使用。

(2)前列腺素合成酶抑制药:前列腺素合成酶抑制药,如非甾体类抗炎药(NSAIDs),可以抑制子宫内膜前列腺素的产生,从而使月经量减少。甲芬那酸是目前应用最为广泛的药物,可减少 25% 的阴道出血[13]。这种药物在月经期服用,可以同时具有镇痛作用。然而 NSAIDs 有胃肠道相关不良反应。

2. 激素治疗

(1)复方口服避孕药:从临床经验来看,复方口服避孕药(COCP)在治疗 HMB 方面效果显著。可减少 50% 左右的出血,同时减少痛经。此外,随着闭经变得更容易接受(对一些女性更为可取),许多女性通过连续使用 COCP 3~6 个月来避免月经。COCP 治疗的风险包括乳腺癌、血栓、心血管疾病和偏头痛(在老年女性中增加,特别是吸烟患者[14])。体重指数的升高会使风险进一步增加。

(2)左炔诺孕酮宫内释放系统:左炔诺孕酮宫内释放系统(LNG-IUS)是 HMB 患者可寻求的可靠长效可逆的避孕措施,是最佳的手术替代方案[2]。大多数女性通过 LNG-IUS 避孕,由于其减少月经出血和贫血的作用,加之价格低廉,使其成为全球范围内许多 HMB 女性的一个有吸引力的选择。LNG-IUS 可以门诊置入,每 3~5 年更换 1 次,具体参见说明书。LNG-IUS 的采纳无疑会进一步增加,因为低剂量 LNG 释放入宫腔后导致子宫内膜萎缩,因此对许多女性来说,使用 LNG 与月经过少或闭经有关,而非预期阴道出血也是其常见的不良反应(1/5 使用者)。一项随机对照研究结果显示,LNG-IUS 置入 1 年后 96% 的女性可减少月经量,但置入小于 6 个月的患者结果不明显[15]。由于其局部起作用,与孕激素相关的不良反应比口服制剂少。然而,应告知患者在最初几个月内可能会出现计划外点滴出血。目前,尚无有效干预措施用以预防 LNG-IUS 引起的非预期阴道出血。

(3)口服孕激素:口服孕激素有助于管理不规则(无排卵)HMB,特别多见于生育期女性多见。在有排卵的女性,每周期给予少于 21d 的孕激素并无益处。只有醋酸炔诺酮(5mg,每日 3 次),周期性使用 21d,才可有效治疗排卵性 HMB。较短的口服孕激素疗程(14d)适合有明确无排卵周期(如 PCOS)和子宫内膜增生风险的女性。

(4)注射/皮埋孕激素:众所周知,当注射孕激素用于避孕时许多妇女会发生闭经,并且它们通常可用于治疗 HMB。然而,与所有基于孕激素治疗的方法一样,部分女性会出现非预期的阴道出血。

(5)促性腺激素释放激素类似物:在探索了其他治疗方法后,可考虑阶段性使用促性腺激素释放激素(GnRH)类似物。GnRH 类似物通过下调下丘脑-垂体-卵巢轴,诱导抑制卵巢,从而引起闭经。然而,在停止治疗后,其作用不会持续,而且由于对骨密度的不利影响,其应用不应超过 6 个月。如果考虑使用超过 6 个月,建议"反向添加"激素补充治疗。

(6)选择性孕激素受体调节剂:选择性孕激素受体调节剂(SPRMs)是一种合成类固醇,可在体内含有孕酮靶组织的部位,与孕酮受体结合发挥激动药、拮抗药或混合作用[16]。据报道,SPRMs 可减少月经出血。PEARL 的研究为 HMB 和肌瘤患者使用 SPRM 醋酸乌利斯他(UPA)提供了临床证据。PEARL I 的研究是一项双盲随机对照研究,HMB 症状的肌瘤患者使用为期 12 周的 5mg 或 10mg UPA 与安慰剂比较[17]。13 周内超过 91% 的使用 UPA 的患者在 13 周内控制月经期出血量并报告了显著的闭经率(5mg、10mg 和安慰剂分别为 73%、82% 和 6%)。肌瘤体积在临床

和统计学数据上也显著减小。PEARL II 研究比较了 UPA 与 GnRH 类似物醋酸亮丙瑞林得出了相似的结论。UPA 使用者闭经速度更快。随后,每天口服 UPA12 周为 1 个疗程已被证实可以有效控制月经量并减少肿瘤体积。目前正在探索 UPA 在无肌瘤女性中治疗 HMB 的潜在用途(UCON 临床试验 Eudra CT2014-003408-65)。遗憾的是,UPA 不适合有妊娠计划的患者。尽管如此,UPA 因严重的肝损害已在 2019 被强制撤出临床。

SPRMs 的使用伴随着子宫内膜可逆的形态学改变,根据组织病理学标准定义为孕酮受体调节剂-相关子宫内膜变化(PAEC)[18]。PAEC 对出血模式的影响尚不清楚,需进一步研究 SPRMs 的作用机制[16],其在减少月经量方面可能会成为理想的长期管理方法。

达那唑、依托泊酯和孕三烯酮不再作为治疗 HMB 的常用药物,具体原因是这些药物具有不可接受的不良反应(框图 10-7)。

框图 10-7

- 抗纤溶和前列腺素合成酶抑制药是首选一线治疗。
- 复方口服避孕药对治疗 HMB 有效。
- 左炔诺孕酮宫内释放系统是替代手术的长期管理方案。

---

3. 手术治疗

目前尚不清楚是否应将手术干预作为 HMB 的初始治疗,还是首先尝试药物干预。通常,手术治疗用于已经完成生育的女性,或为尚有生育要求的女性行息肉切除或肌瘤切除。在任何临床情况下,都不能将刮宫术作为治疗性手段。

(1)子宫内膜息肉切除术:宫颈管息肉可在门诊行切除。子宫内膜息肉可以在全身麻醉下盲刮去除,也可以在全身麻醉下或门诊行宫腔镜下切除术。

(2)子宫内膜去除术:子宫内膜去除术可破坏子宫内膜和部分肌层。该技术适用于完成生育要求、排除了引起 HMB 器质性病变的女性(肌瘤<4cm 除外)。第一代技术包括宫腔镜下电切环切除病灶和滚珠烧灼,这些技术也适用于子宫黏膜下肌瘤的治疗。更简便、快捷的第二代技术针对更平滑、更小的宫腔,包括充满高温液体的消融球

囊和阻抗控制的内膜消融。总体来说,现有证据表明,新的消融技术的成功率和并发症情况均优于第一代宫腔镜技术[19]。所有这些技术均可以作为日常处理方法,无论在全身麻醉(镇痛)还是门诊局麻条件下均可进行。应告知接受此类手术的女性需实施长期有效的避孕措施。在消融前应获得子宫内膜送组织学检查,并在每次治疗前、后(宫颈扩张后)进行宫腔镜检查以排除子宫穿孔的可能。术后 3~4 周可能会出现短暂的腹部绞痛和水样褐色分泌物。预防性抗生素可用于降低子宫内膜炎的风险。患者术前应充分知情有关并发症的情况,主要包括手术中器械失败、子宫内膜炎、子宫出血、因膨宫介质(仅切除)吸收过多而导致的水中毒、穿孔和腹腔内脏器损伤(包括宫颈烧伤)。可使子宫内膜变薄的药物(如 GnRH 类似物)通常不用于使用消融的患者,但可用于子宫内膜和肌瘤切除的患者。一般来说,在所有接受第二代子宫内膜去除的女性中,40%~50%的患者会出现闭经,40%~60%的患者会出现月经减少,20%的患者月经量无明显变化。尽管如此,从长期临床观察可以看出,大部分患者最初对治疗效果满意,但后续仍有可能选择或需要重复实施内膜消融(技术依赖)或子宫切除术。

(3)子宫肌瘤剔除术:子宫肌瘤剔除术(经腹、腹腔镜或宫腔镜)是一种保留子宫、剔除子宫壁上肌瘤的外科手术。随着手术器械及技术的进步,在符合指征的患者中腹腔镜下肌瘤剔除术的应用越来越广泛。如果肌瘤凸向宫腔,可行宫腔镜手术切除肌瘤。通常在术前 3 个月使用 GnRH 类似物或 SPRMs 以减少肌瘤大小及血供。肌瘤剔除的直接并发症通常与失血有关,可能需要术中或术后输血。术前应充分告知患者此风险,出血多时有切除子宫可能。术后风险包括感染和远期出血。子宫肌瘤剔除后的妊娠相对安全,但有经阴道分娩时子宫破裂的风险。事实上,关于肌瘤剔除后肌层厚度与子宫破裂风险之间的研究尚无可靠数据。

关于肌瘤复发尚无明确数据,据报道,一小部分接受肌瘤剔除的女性可能需要后续干预来处理复发的肌瘤。

(4)子宫动脉栓塞:子宫动脉栓塞(UAE)是一种成熟的治疗子宫肌瘤的技术[20]。手术通常由介入科医师实施,通常在局麻条件下进行。经一侧或两侧股动脉穿刺置管引入髂动脉和子宫动脉。在栓塞剂注入前应行血管造影确定其正确位置。子宫动脉栓塞可导致肌瘤无血供或血管收缩。但由于正常的子宫肌层尚有来自阴道和卵巢血供的侧支循环,子宫动脉栓塞并不会对子宫造成永久性影响。这一操作只需要短时间住院,在某些选择病例中可当日出院。在子宫动脉栓塞后,肌瘤体积平均减少 30%~46%,85%的女性症状改善。然而,并没有比较子宫动脉栓塞和手术(子宫切除/肌瘤剔除)效果的数据[20]。术后短期内,患者可能会出现缺血性疼痛(简单的镇痛药通常能控制),感染并不常见。有时,子宫动脉栓塞会导致子宫大小的迅速变化从而使肌瘤脱出于阴道。若子宫肌瘤与肠管粘连,栓塞后会引起肠坏死和腹膜炎。虽然理论上子宫动脉栓塞会引起卵巢早衰的风险,但最近研究发现卵巢功能在栓塞后 1 年后未发现衰退。子宫动脉栓塞后几个月以后败血症可发生在存在小概率的。

(5)子宫切除术:全子宫切除术是 HMB 治疗中唯一能保证"不出血"的方式。然而,子宫切除术仅仅在完成生育且其他非侵入性手术治疗失败时才会考虑使用。子宫切除术是一种引起闭经的成熟有效的治疗 HMB 的方案,但必须平衡因实施手术而引起的并发症和极低的死亡率。在HMB 的年轻女性中,通常保留卵巢,但由于最近研究表明卵巢癌可能起源于输卵管,所以应该同时切除双侧输卵管。那些想要切除卵巢的年轻女性,无论出自自愿还是由于卵巢癌或乳癌家族史,都必须经过适当的评估,并在绝经年龄之前就激素替代方案提出建议。子宫切除的路径包括腹腔镜、经腹和经阴道。患者的个人特征和医生的外科技术专长是选择治疗方法的重要决定因素。

①腹腔镜全子宫切除术:经腹腔镜全子宫切除术的实施比例明显增加。其优点包括同时可以诊断和治疗其他盆腔疾病(如子宫内膜异位症)、进行附件手术,能够在手术结束时确保彻底腹腔内止血,以及恢复快。腹腔镜下子宫切除术是一类手术的统称,可以用子宫切除前腹腔镜检查、腹腔镜辅助下经阴道子宫切除(同时或不同时进行腹腔镜下子宫血管结扎)、腹腔镜下全子宫或次全子宫切除术来描述腹腔镜子宫切除的具体类型。

在腹腔镜辅助下阴式子宫切除术中,手术部分在腹腔镜下进行,部分经阴道进行,但腹腔镜下并不包括子宫血管结扎。在腹腔镜下结扎子宫血管的子宫切除术中,尽管子宫血管通过腹腔镜下结扎,部分手术仍是通过经阴道完成。在全腹腔镜子宫切除术中,包括缝合阴道残端均在腹腔镜下操作完成,这些技术的详细描述超过了本节的范围。

②经腹子宫切除术:腹部入路适用于子宫增大的女性(如由于肌瘤较大)或阴道较长和(或)耻骨弓狭窄的女性,这使得腹腔镜(或经阴道)入路技术上存在困难。经腹子宫切除术包括全身麻醉下通过手术切口切除子宫和(或)宫颈(分别为次全切和全切)。次全子宫切除的实施主要根据患者的意愿或由于存在粘连或子宫内膜异位症等。尽管次全子宫切除术与并发症发病率下降有关,但必须告知患者宫颈内膜出血的发病率高达 15%。

③经阴道子宫切除术:经阴道子宫切除术适用于子宫体积较小的 HMB 患者。阴道入路的优点包括无腹部切口且对胃肠道影响较小。

④子宫切除的并发症:死亡是子宫切除公认的并发症之一。腹部入路的死亡风险评估为 1/4000。其他严重的风险包括膀胱和(或)输尿管损伤(每 1000 例中有 7 例)、肠道损伤(每 1000 例中有 0.4 例)、大出血(每 1000 例中有 15 例)、感染/盆腔脓肿(每 1000 例中有 2 例)、血栓形成(每 1000 例中有 4 例),以及增加盆腔脏器脱垂和尿失禁的长期风险。尽管存在这么多并发症,HMB 患者切除子宫后的满意度高达 95%(框图 10-8)。

💡 框图 10-8

- 子宫内膜去除术效果满意且安全,但可能对长期管理无益。
- 子宫动脉栓塞术的再次干预风险大。
- 已完成生育的 HMB 女性,当药物或微创的方法已经尝试且失败的情况下,才应考虑子宫切除。

六、严重的急性月经量增多

严重急性 HMB 可因凝血障碍(最常见的是血友病)、肌瘤脱垂、AVMs(见前面部分)或抗凝血药物的使用而发生。初始的治疗取决于血流动

力学稳定与否。脱垂的肌瘤可以通过手术治疗,而 AVMs 一般可行栓塞治疗。药物治疗方案之一是炔雌醇 30μg/炔诺酮 0.3mg,每日 4 次,连服 4d,随后每日 3 次连服 3d,每天 2 次连服 2d,每天 1 次连服 3 周。文献还报道了另外两种有效性和耐受性良好的方案(随机对照试验,尽管样本量较小):①由炔诺酮 1mg/炔雌醇 35μg 组成的复方口服避孕药每天 3 次连续 1 周,然后每天 1 次连续 3 周;②醋酸甲羟孕酮 20mg 每天 3 次连续 1 周,之后每天 1 次连续 3 周。88% 和 76% 的患者在 10~14d 出血停止,平均止血时间为 3d,一旦患者临床情况稳定,就应该进行进一步检查。

(刘　倩　译　王永学　校)

致谢

We thank Dr Christine West for her helpful comments on chapter content and Ronnie Grant and Sheila Milne for help with chapter preparation.

参考文献

[1] Munro MG, Critchley HO, Broder MS, Fraser IS. FIGO classification system (PALM-COEIN) for causes of abnormal uterine bleeding in nongravid women of reproductive age. *Int J Gynaecol Obstet* 2011;113:3-13.

[2] National Institute for Health and Care Excellence. *Heavy Menstrual Bleeding: Assessment and Management*. Clinical Guideline CG44. London: NICE, 2007. Available at https://www.nice.org.uk/guidance/CG44

[3] Royal College of Obstetricians and Gynaecologists. *National Heavy Menstrual Bleeding Audit. Final Report*. London: RCOG Press, 2014. Available at https://www.rcog.org.uk/globalassets/documents/guidelines/research--audit/national_hmb_audit_final_report_july_2014.pdf

[4] Abdel-Aleem H, d'Arcangues C, Vogelsong KM, Gulmezoglu AM. Treatment of vaginal bleeding irregularities induced by progestin only contraceptives. *Cochrane Database Syst Rev* 2007; (4):CD003449.

[5] Munro MG. *Abnormal Uterine Bleeding*. Cam-

bridge：Cambridge University Press，2010.

［6］ Kouides PA，Conard J，Peyvandi F，Lukes A，Kadir R. Hemostasis and menstruation：appropriate investigation for underlying disorders of hemostasis in women with excessive menstrual bleeding. *Fertil Steril* 2005；84：1345-1351.

［7］ Lumsden MA，Hamoodi I，Gupta J，Hickey M. Fibroids：diagnosis and management. *BMJ* 2015；351：h4887.

［8］ Maybin JA，Critchley HO. Menstrual physiology：implications for endometrial pathology and beyond. *Hum Reprod Update* 2015；21：748-761.

［9］ Critchley HO，Maybin JA. Molecular and cellular causes of abnormal uterine bleeding of endometrial origin. *Semin Reprod Med* 2011；29：400-409.

［10］ Critchley HO，Warner P，Lee AJ，Brechin S，Guise J，Graham B. Evaluation of abnormal uterine bleeding：comparison of three outpatient procedures within cohorts defined by age and menopausal status. *Health Technol Assess* 2004；8（34）：iii-iv，1-139.

［11］ Marjoribanks J，Lethaby A，Farquhar C. Surgery versus medical therapy for heavy menstrual bleeding. *Cochrane Database Syst Rev* 2016；（1）：CD003855.

［12］ Lethaby A，Farquhar C，Cooke I. Antifibrinolytics for heavy menstrual bleeding. *Cochrane Database Syst Rev* 2000；（4）：CD000249.

［13］ Lethaby A，Augood C，Duckitt K，Farquhar C. Nonsteroidal anti-inflammatory drugs for heavy menstrual bleeding. *Cochrane Database Syst Rev* 2013；（1）：CD000400.

［14］ Faculty of Sexual and Reproductive Healthcare. *UK Medical Eligibility Criteria for Contraceptive Use*. UKMEC 2016. Available at http://www. fsrh. org/pdfs/UKMEC2009. pdf

［15］ Lethaby AE，Cooke I，Rees M. Progesterone or progestogen-releasing intrauterine systems for heavy menstrual bleeding. *Cochrane Database Syst Rev* 2005；（4）：CD002126.

［16］ Wagenfeld A，Saunders PT，Whitaker L，Critchley HO. Selective progesterone receptor modulators （SPRMs）：progesterone receptor action，mode of action on the endometrium and treatment options in gynecological therapies. *Expert Opin Ther Targets* 2016；20：1045-1054.

［17］ Donnez J，Tatarchuk TF，Bouchard P *et al*. Ulipristal acetate versus placebo for fibroid treatment before surgery. *N Engl J Med* 2012；366：409-420.

［18］ Mutter GL，Bergeron C，Deligdisch L *et al*. The spectrum of endometrial pathology induced by progesterone receptor modulators. *Mod Pathol* 2008；21：591-598.

［19］ Lethaby A，Hickey M，Garry R，Penninx J. Endometrial resection/ablation techniques for heavy menstrual bleeding. *Cochrane Database Syst Rev* 2013；（8）：CD001501.

［20］ Edwards RD，Moss JG，Lumsden MA *et al*. Uterineartery embolization versus surgery for symptomatic uterine fibroids. *N Engl J Med* 2007；356：360-370.

第四节

经前期综合征

Zeiad A. El-Gizawy[1], *P. M. Shaughn O'Brien*[1,2]

[1]*Royal Stoke University Hospital, University Hospitals of North Midlands NHS Trust, Stoke on Trent, UK*
[2]*Keele University School of Medicine, Royal Stoke University Hospital, Stoke on Trent, UK*

大部分女性都会出现经前期症状,这可能是进化的益处。导致性交的社会行为在排卵时发生的频率更高,而排卵后频率降低。当女性在非排卵期的经前阶段难以接受性行为且对男性更具有攻击性,男性会寻求更容易接受性行为的排卵期女性,从而增加人口数量。当然,这只是纯粹的猜测,但也是进化论的本质。与所有生物参数一样,也存在极端情况,因此一些女性很少或没有症状(5%~9%),而同样比例的女性症状严重,且严重影响了她们的日常生活、家庭、人际关系,这种极端情况便是经前期综合征(premenstrual syndrome,PMS)。

一、定义

用于经前紊乱的术语很复杂。经前紧张症(premenstrual tension,PMT)是最初使用的术语,但现在已经成为常用的非专业术语;PMS是英国常用的医学术语。经前焦虑症(premenstrual dysphoric disorder,PMDD)是PMS谱中以心理为主的极端疾病,估计发生在3%~8%的女性[1]。这个词在美国越来越多地被精神科医师使用,但严格来说,最初只用于研究。应该指出的是,最近对符合PMDD标准的女性进行了很多病因学和治疗方面的研究,特别是关于选择性血清素再摄取抑制药(SSRIs)的临床试验。诊断为PMDD的女性可能同时符合PMS诊断,但反之并不亦然。

PMS在第十次国际疾病分类(ICD-10)中的定义是:发生在月经周期的黄体期,主诉反复的心理和躯体症状(或都存在)且在卵泡期或至少月经结束时症状消失[2]。PMDD更倾向于关注心理症状(反映心理学家对此概念的引入),对躯体症状关注较少。

由于ICD-10的定义未提及损伤,因此过于宽泛,无法用于临床或研究。《精神疾病诊断与统计手册》(DSM-V)第5版中的分类对临床应用限制太大,可能会对认识不足的严重患者产生有害影响。

二、PMS的症状和分类

自上一版教材出版以来国际经前期紊乱协会(ISPMD)已经发表了四项共识。第一个被广泛引用的是关于分类和诊断[3]。核心的经前期异常(premenstrual disorders,PMDs)是最常见的PMS类型。因为大多数正常女性在月经前几天都有一定程度的症状,所以人们认为是症状的影响,破坏了功能,从而使那些经前期综合征的女性与那些只有正常生理症状的女性区分开来。核心PMDs的症状是非特异性的,在排卵周期中反复发生。必须发生在黄体期,并在月经开始时消退,症状的类型和数量没有限制;然而,一些女性主要存在心理症状,一些存在躯体症状,还有一些两者兼有。

也有一些PMDs不是典型的核心PMDs。这些称为"变异"的PMD,分4类。

1. 一些潜在的疾病经前期恶化,如糖尿病、抑郁症、癫痫、哮喘和偏头痛。这些患者在月经周期中会出现相同的症状,但在月经前症状加重。

2. 无排卵性 PMDs 发生于无排卵性的卵巢活动中，没有足够的证据能解释这一点，但卵泡活动被认为可触发症状。

3. 孕激素诱导的 PMDs 是由来自激素替代和复方口服避孕药中中外源性孕激素引起。这可能导致对孕激素极度敏感的女性 PMD 症状复发。尽管使用仅含孕激素的制剂也可能出现症状，但由于其非周期性，这些症状不会被诊断为 PMDs，而被认为是孕激素制剂的不良反应。

4. 无月经的 PMDs 是卵巢周期正常但由于子宫切除术、子宫内膜消融或宫腔内置入左炔诺孕酮（LNG-IUS）后无月经的女性所表现的症状。

经前期综合征的心理症状差异很大，从抑郁、焦虑、易怒、丧失信心和情绪波动到自杀意念（在极端情况下，甚至是自杀）[4]，身体症状通常表现为乳房疼痛和肿胀（框图 10-9）。

框图 10-9

PMS 是一种疾病状态，影响着很多女性；对小部分重症患者来说，其发病对本人、家属和同事可能是致命性的。

三、诊断

目前无客观的评估（体格检查、血液、生化、内分泌或影像学）来辅助 PMS 的诊断，因此使用预期完成的症状图是必要的（图 10-19）。对症状的回顾性描述是不准确的，但相当数量的经前期症状群的女性可能同时存在围绝经期、甲状腺疾病、偏头痛、慢性疲劳综合征、肠易激综合征、癫痫、贫血、子宫内膜异位症、药物或乙醇滥用、月经失调以及抑郁症、躁狂症、恐慌症、人格障碍和焦虑症等精神疾病。

黄体期症状出现、月经结束时症状的缓解是诊断依据，其前提是症状的严重程度会影响患者的正常功能。同时，还必须分辨经前心理、生理或医学疾病恶化的患者。比如，有许多记录在案的经前自杀、哮喘和癫痫病例。

许多经过验证的评估工具都是可用的，但它们都是基于纸质的自我评估量表，并不客观。大多数研究人员和临床医师选择每天记录问题严重程度（daily record of severity of problems，DRSP）（图 10-19），这是皇家妇产科学院（RCOG）在 2016 年（可下载）第 48 号绿色指南中推荐的[5]。这些图表是无价的，他们使临床医师能够即刻描述经前症状的模式，症状是否在卵泡期消失及其造成的损害程度。尽管早期（2007 年）指南建议在开始治疗前对 DRSP 图表进行 2 个月的前瞻性管理以确定诊断，仅有不到 10％ 的临床医师在其妇科/PMS 诊所（O'Brien 和 Samad，未发布的国家调查数据）中应用了此方案（图 10-20）。最近开发的智能手机应用程序，如"Prementrics"（为智能手机开发的）可能很有价值。

使用所谓的促性腺激素释放激素（GnRH）激动药试验可能有助于辨认诊断中存在的混杂或不确定的情况。尽管有几项研究表明，这类药物成功地消除了定义明确的患者的症状，但它从未被科学地证明是一种临床试验，甚至没有被评估为临床试验。它被妇科医师广泛使用（与患者进行适当讨论后的指征外用药），目的是消除卵巢周期，以确定哪些患者的症状与月经周期明显相关，而哪些不是（即尽管周期被抑制，但症状持续）。这也是一种证实症状是否有周期相关性或独立存在的有价值方法，如经前偏头痛、哮喘和癫痫。这种方法可以通过下文提及的经常遇到的临床问题加以说明。

如果一名女性因子宫肌瘤等妇科疾病需切除子宫，GnRH 治疗期间收集的症状信息可能有助于患者决定是否保留或切除卵巢。如果她的经前期综合征（或其他严重的经前症状）很严重，并可被 GnRH 抑制，那么在子宫切除术时，她也可能（尽管不能保证）从卵巢切除中获益。这些信息对最后的术前咨询是非常宝贵的。

四、病因学

经前期综合征不是由单一因素引起，其基础是多因素的，遗传、环境和潜在的心理影响都非常重要。这当然适用于所有的情绪障碍，但在经前期综合征中，卵巢周期起作用，排卵几乎肯定是关键因素。

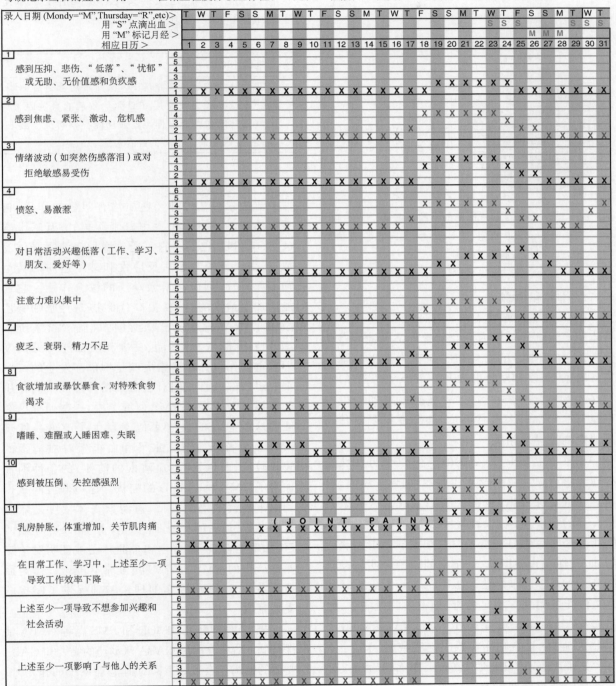

图 10-19 由一位患有中度严重经前综合征(PMS)的患者前瞻性完成的问题严重程度(DRSP)每日记录图表,显示:(a)症状的周期性,(b)经前发生,(c)卵泡期无症状和损伤(d)

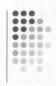

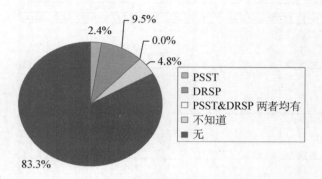

图 10-20 临床医师的全国性调查

实施 RCOG 诊断指南。DRSP. 每日问题严重程度记录；PSST. 经前症状筛查工具。

1. 排卵和孕酮

PMS 的主要原因不详。有证据表明，排卵后黄体期产生的周期性内源性孕激素是关键的启动因素。患有 PMS 的女性似乎对正常水平的孕酮异常敏感[6]。PMS 的患者与正常女性孕酮的水平并无差异[7]。据推测，这种敏感度增加的机制可能与神经化学因素有关，大部分证据表明其与血清素调控异常相关[6]。

在整个生育阶段，孕酮的产生似乎与女性的心理健康有关。孕酮及其代谢物，如异孕烯酮，由卵巢和肾上腺产生，也在大脑中合成。这些激素是有效的神经甾体，很容易穿过血脑屏障。黄体酮在给药时有明显的情绪改变和镇静作用。众所周知，女性在青春期前、怀孕期间或绝经期后没有PMS 症状；这是卵巢激素循环尚未开始或暂时或永久停止的时期。不足为奇，如上述假设成立，雌激素/孕激素补充治疗（HRT）也可以重新引入PMS 样症状，这在临床实践中确实常见。

达那唑、GnRHa 或双侧卵巢切除术后通过抑制卵巢内分泌周期可消除 PMS 症状。因此，卵巢类固醇类激素，特别是排卵性孕酮，在该综合征的病理生理中起尤为重要的作用。

目前，并没有支持孕酮缺乏、雌激素/孕酮失衡或孕酮过量引起 PMS 的数据。然而，这些妇女血液中的卵巢类固醇浓度没有差异已达成共识。卵巢类固醇或其代谢产物的波动水平与神经递质系统或脑内受体失衡的相互作用与 PMS 的发病机制直接相关[8]。这使得女性对孕酮的生理水平更加敏感（框图 10-10）。

> **框图 10-10**
>
> 经前综合征的病因尚不确定，尽管排卵几乎是对孕酮敏感女性排卵后或使用外源性孕激素的触发因素。这种敏感度很可能与神经递质功能异常有关。虽未确定，但研究证据指向了血清素系统。

2. 神经递质

雌激素对几种神经递质均有明显的作用，包括血清素、乙酰胆碱、去甲肾上腺素、γ-氨基丁酸（GABA）和多巴胺。它可通过增加血清素受体的数量、血清素的突触后反应性和神经递质的转运和摄取，而起到血清素激动药的综合作用。它还能增加血清素的合成，提高代谢物 5-羟基吲哚乙酸（5-HIAA）的水平。众所周知，血清素系统在调节情绪、睡眠、性活动、食欲和认知能力方面发挥着重要作用。血清素失调是抑郁症发生的一个重要组成部分。我们对血清素在抑郁症中的作用的认识已经扩展到 PMS 研究[6]中，一些研究已经证明这些患者的血清素代谢发生了改变。发现PMDD 患者的血清素水平和血小板对血清素的吸收较低，而色氨酸（血清素的前体）的急性消耗加重了 PMS 和 PMDD 的症状。这一假设间接得到以下观察结果的支持，血清素受体浓度随雌激素和孕酮水平的变化而变化，并且 SSRIs-氟西汀、帕罗西汀、西酞普兰和舍曲林已被证明对治疗非常严重的 PMS 和 PMDD 非常有效[8]。这为血清素参与 PMS 病因学的理论基础提供了间接的支持证据。

据报道，抑郁症、PMDD 和 PMS 患者 GABA 活性较低。雌激素增加 GABA 激动药的结合和 GABA受体的上调。除了 SSRIs 对血清素系统的作用外，它们还可以增强 GABA 功能，从而改善抑郁症状。GABA 受体是参与乙醇和地西泮作用机制的主要受体之一。孕酮代谢物的研究表明，经前综合征患者黄体期的四氢孕酮水平较低[9]。这提供了另一个可靠的理论，因为四氢孕酮具有 GABA 活性，其缺乏可引起与 PMS 类似的症状(图 10-20)。

维生素 B₆(吡哆醇)是膳食色氨酸合成血清素和多巴胺最后一步的辅助因子。然而,还没有数据显示脑胺合成异常或维生素 B₆ 等辅助因子缺乏;补充研究表明,作为一种治疗方法,它可能是有效的,但需要大量的随机研究来证实。

五、治疗(框图 10-11)

框图 10-11

通过抑制或消除排卵,或通过心理干预或精神药物调节中枢神经功能,可以有效地实现治疗。SSRIs 特别有效。

1. 非医学疗法

未经证实的治疗包括补充钙、维生素 E、镁、饮食变化、维生素 B₆、月见草油、运动、瑜伽、针灸、心理治疗等。除运动外,几乎没有证据表明这些治疗方法对经前期综合征有效,而且钙和镁的治疗作用也非常有限。然而,强有力的证据支持使用认知行为疗法(cognitive behavioural therapy,CBT)可治疗经前期综合征,RCOG 指导建议将其作为常规的早期管理[5]。重要的是要认识到,任何治疗方法都可能与非常高的安慰剂反应有关,因此许多治疗方法表面上看来是有效的。相反,由于这种安慰剂效应,治疗性研究需要招募更多的患者,使其统计学有差异,许多研究都做不到这一点。

2. 医学疗法

在过去的几年里,经前综合征的治疗变得更容易实施。首先,应当指出,有压倒性的证据表明,孕酮栓剂和口服孕激素是无效的[10]。具有讽刺意味的是,这些药物是英国唯一拥有管理经前综合征药物许可证的药物。在英国,所有已知的有效疗法都是未经许可的,而大多数 SSRIs 和口服避孕药在美国获得许可。

我们提出的经前期综合征病因表明,正常的排卵后孕酮会导致对内源性孕酮敏感度增加的女性出现症状,这种敏感度被认为是由神经递质失调,如血清素缺乏引起的。如果是这样的话,那么从广义上讲,治疗应该可以通过抑制排卵或通过

提高中枢神经系统中的血清素水平来实现"降低对孕酮的敏感度"。前者是通过药理学或外科手术达到的,后者是通过使用诸如 SSRIS 之类的药物提高血清素水平。基于这个概念的治疗在实践中是非常有用的。

(1)精神药物,选择性血清素再摄取抑制药:提高血清素水平可以很容易地通过使用 SSRIs 来实现[8]。尽管在英国这些药物没有管理 PMS 或 PMDD 许可证,但治疗显然是有益的。氟西汀每日 20mg 通常足以改善大多数女性的症状。仅在黄体期给药可部分避免性欲丧失等不良反应,SSRIs 对 PMS 症状的控制比治疗抑郁症症状更迅速。虽然 SSRIs 在英国或欧洲没有 PMS 的许可证,但在美国,氟西汀和大多数其他 SSRIs 都获得了治疗 PMDD 的许可证。

(2)卵巢周期抑制:雌激素[11]、达那唑[12]、GnRHa[13] 或双侧卵巢切除术[14] 可抑制卵巢周期(框图 10-12)。

框图 10-12

少数获得许可管理经前综合征的药物无效;那些有效的药物必须在未经许可的情况下使用,患者应该了解这一点。

①双侧卵巢切除术:尽管治疗效果确切,但对大多数 PMS 患者来说,双侧卵巢切除术和子宫切除术太激进[14],除非针对那些对其他治疗无效的严重病例。当卵巢和子宫的切除被认为是合适时,雌激素替代可以随之而来,而不必考虑孕激素的子宫内膜保护,孕激素会不可避免地刺激 PMS 症状的出现。我们应该注意到,那些关于切除卵巢后晚年发病率和死亡率增加的研究在方法学上是有缺陷的。是将保留卵巢的女性与切除子宫和双侧卵巢,但随后未进行雌激素替代的女性进行了比较。任何妇产科医师都不会不给这类患者雌激素替代,治疗尚未得到相关数据,希望以后能够得到双侧卵巢切除后雌激素替代的相关数据。应该补充的是,手术应该针对其他妇科疾病进行,而不是针对经前期综合征。

任何保留子宫而补充雌激素的治疗都需要使用孕激素,以保护患者子宫内膜以规避子宫内膜

癌的风险。全身性孕激素几乎肯定会导致大多数女性出现 PMS 症状。因此,如果因为经前综合征切除卵巢,那么在大多数情况下,通过同时摘除子宫可使后续的治疗变得简单和有效。腹腔镜双侧卵巢切除因手术微创而易于接受,但随后对子宫内膜管理上的困难不容忽视。使用 Mirena® 宫内系统(见雌激素部分)或切除子宫主要根据患者意愿决定。然而,随着腹腔镜和机器人手术的进展,子宫也可以通过微创途径切除。RCOG 建议几乎所有病例均可行子宫和卵巢的切除。

对 PMS 进行子宫内膜切除并不合理。由于周期性卵巢功能存在,随后 PMS 症状持续。声称消融效果有益的研究都是基于旨在评估月经过多的治疗研究,并不适用于经前综合征。

②达那唑:当口服达那唑时,即使剂量为 200mg,对 PMS 的大多数症状也特别有效,但男性化引起的焦虑心理限制了其使用。尝试仅在黄体期用药(可能通过其对靶组织的直接作用而不是抑制排卵)来减少不良反应,已经表明除了减少周期性乳房痛外,它对几乎所有的经前综合征症状都无效[12]。

③GnRH 激动药类似物(和反向添加法):GnRH 激动药类似物非常有效[12]。这些药物最好以缓释的制剂(戈舍瑞林或亮丙瑞林)使用,因为与鼻腔制剂不同,可以保证依从性。这些药物是激动药类似物,因此,与漏服鼻腔剂量(或实际上延迟使用缓释制剂)一样可导致不完全抑制和再刺激周期。不进行反向添加的疗法治疗经前综合征非常成功,但通常会出现更年期有关的新症状。通过持续的反加疗法(特别是替勃龙),Gn-RHa 在消除更年期症状的同时对 PMS 治疗仍然同样有效[13],由于并非所有患者都如此,因此一些患者仍需要手术治疗。很难知道长期使用这种组合在医学上或经济上是否合理。在接近绝经期的妇女中使用可能是合理的,在年轻妇女中使用可能是阶段性的。在那些接受长期治疗的患者中,建议每年监测骨密度,这对于使用长期 Gn-RHa 治疗子宫内膜异位症的患者同样推荐,并同时进行反向添加治疗。建议通过补钙、维生素 D 和定期运动来保存骨骼。

④雌激素:使用雌激素抑制排卵与卵巢切除术和促性腺激素释放激素类似物相比有显著的优势,因为后者仍需要添加雌激素,以防止治疗方法固有的低雌激素效应。其缺点,是在保留子宫和子宫内膜的妇女中,仍需使用具有"PMS 诱导"作用的孕激素预防子宫内膜癌。

雌激素可通过多种方式给予,包括口服避孕药、常规周期性或连续性激素补充治疗,以及雌二醇贴片或植入物。激素补充治疗的标准制剂,无论是周期性的、连续联合用药还是替勃龙,剂量都不足以抑制排卵,而且有可能无法改善症状,反而增加子宫异常出血的发生率。它们只在促性腺激素释放激素治疗期间作为补充药使用。

虽然传统的复方口服避孕药肯定会抑制排卵,但孕激素成分引入了一个新的孕激素周期。这可能是口服避孕疗法在几项临床试验中均无效的原因。单纯孕激素制剂通常会引起这些患者的 PMS 样不良反应。含有相对较新型孕激素,如屈螺酮的口服避孕药,由于屈螺酮是由螺内酯衍生而来,具有抗雄激素和抗醛固酮的特性,所以可能会拮抗或至少避免 PMS 样症状。在美国和一些欧洲国家(而不是英国),批准需要避孕的妇女可使用此类制剂治疗 PMDD。持续使用这种口服避孕疗法似乎是一种合理的方法。

经皮雌二醇(作为贴片或皮下埋置)可有效抑制卵巢周期,而不会产生手术引起的早绝经或"药物性卵巢切除"的不良反应[10]。因此,可以可靠地改善 PMS 症状,这在最近的循证医学综述中得到证实[11]。在子宫完整的情况下,预防子宫内膜增生和癌症仍然是必要的;如前讨论,可以重新引发 PMS[15]。

虽然单用雌激素和定期检查子宫内膜或子宫内膜取样相对可行,但风险仍然存在,此外,患者出现异常出血的可能性非常大。

其他避免 PMS 症状反复出现的未研究和潜在替代方法,包括如下措施。

- 周期性孕激素联合同步 SSRI;
- 微粉化孕酮制剂的使用;
- 使用雄激素作用较少的孕激素;
- 降低孕激素给药间隔。

最实际和有效的保护子宫内膜、同时不诱发经前期综合征的方法,可能是使用曼月乐左炔诺孕酮宫内释放系统,使用的孕激素可直接作用于子宫内膜。通过这种方法,雌激素可以抑制排卵并避免更年期症状。子宫内孕激素提供子宫内膜保护作用,但不会进入血液循环达到足以引起中枢神经系统的相关效应(并非所有患者)的水平,从而避免诱发 PMS 症状反复。这种联合会改善很多月经问题,并提供有效的避孕措施,但仅有有限的证据支持这种联合治疗有效。然而,有很好的证据表明,足量的雌激素能够达到卵巢抑制并消除 PMS 症状,LNG-IUS 可以预防甚至逆转已发生的子宫内膜增生。有大量的临床经验表明,这种联合是有效的。需要进行大规模的研究来证实其疗效,因为它有望达到子宫和双侧卵巢切除术加雌激素治疗的效果,而免去了手术。

如果全科医师或妇科医师使用这种方法,他们和他们的患者必须意识到,在置入的最初几个月内,可能会出现异常阴道出血,LNG 也可能会释放进入循环少量孕激素,从而使经前综合征症状反复,但大多数患者的症状是短暂的。O'Brien(未出版数据)显示,大量在置入 LNG-IUS 前接受 3 个月 GnRHa 抑制预处理(子宫内膜变薄和无血管)的妇女,出血和经前期综合征反复的情况均降至最低,但这种结论仍需要在大量的研究中进行正式评估(图 10-21)(框图 10-13)。

经前综合征的诊断取决于既往记录的症状

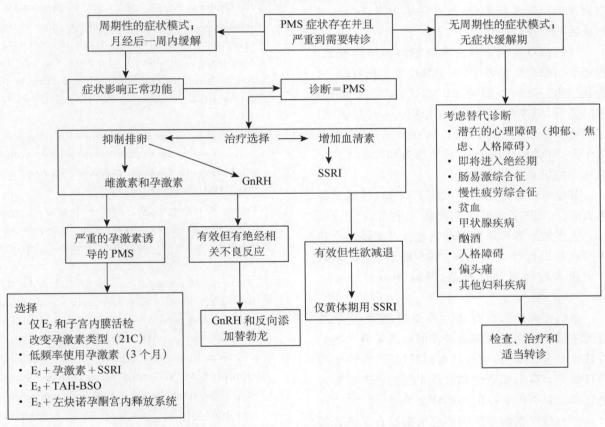

图 10-21　经前期综合征(PMS)的诊断和治疗算法
TAH-BSO. 全腹子宫切除术和双侧输卵管卵巢切除术。

💡 **框图 10-13**

一般来说,治疗方法越有效,越具有侵入性。矛盾的是,如果诊断是合理的,那么症状越严重,就越容易治疗,因为更具侵入性的治疗方法是合理的。

六、结论

抑制卵巢周期可有效消除经前期综合征。这可以通过应用 GnRH 类似物且反向添加替勃龙来实现。使用这种方法进行长期治疗的人群有限,如果需要使用(很少)需监测骨密度。除非症状控制良好,双侧卵巢切除术加子宫切除术几乎是所有患者的最终治疗方案。经皮雌激素能可靠地抑制排卵,消除经前期综合征而不产生更年期不良反应。宫腔内孕激素(LNG-IUS)可用于保护子宫内膜,避免经前症状的反复;它还可以提供避孕措施。应用最初几个月可能会有不规则阴道出血。口服避孕药的疗效似乎极为有限,含屈螺酮的口服避孕药可抑制排卵,似乎不会诱发经前期综合征症状反复者可长期使用。SSRIs 是最简单和最有效的非激素治疗方法。一些人认为它们应该作为一线医疗治疗,虽然许多患者认为这种形式的治疗难以接受。

圣约翰草和荆子被证实对缓解抑郁症有效。在经前期综合征患者中,由于其疗效证据有限,可将其作为一种自助措施加以尝试;如果与 SSRIs 同时进行,则存在已知的相互作用。有证据表明,运动特别是 CBT 是有效的,但在英国,获得国家卫生服务机构内的临床心理学服务和生活方式干预计划的机会极其有限。

其他非医学疗法的疗效令人怀疑,但通常是无害的。在决定寻求医学疗法之前可以进行尝试。大多数患者可以简单地通过社区实践由全科医师或自助治疗。像全国 PMS 协会(NAPS)这样的患者群体对治疗有益,网址:http://www. pms. org. UK。

做出正确的诊断是非常重要的,那些症状持续无法缓解的患者可能有潜在的心理障碍。她们应转诊至全科医师,或在严重的情况下,转诊至精神科医师。有自杀意念和自杀企图的患者需要紧急转诊给具有特殊技能的医师来处理。

只有最严重的受影响的经前期综合征患者需要药物或手术干预,应转诊至二级妇科机构治疗。最好由那些对该领域有兴趣、掌握专业知识的妇科医师来对其进行管理。

(刘 倩 译 王永学 校)

参考文献

[1] American Psychiatric Association. *Diagnostic and Statistical Manual of Mental Disorders* (DSM-V), 5th edn. Washington, DC: APA, 2013.

[2] World Health Organization. *The ICD-10 Classification of Mental and Behavioural Disorders*. Geneva: WHO, 1996.

[3] O'Brien PMS, Rapkin A, Schmidt P. *The Premenstrual Syndromes: PMS and PMDD*. London: Informa Healthcare, 2007.

[4] Ismail KMK, Crome I, O'Brien PMS. *Psychological Disorders in Obstetrics and Gynaecology for the MRCOG and Beyond*. London: RCOG Press, 2006, pp. 29-40.

[5] Royal College of Obstetricians and Gynaecologists. *Management of Premenstrual Syndrome*. Green-top Guideline No. 48. London: RCOG Press, 2016.

[6] Rapkin AJ. The role of serotonin in premenstrual syndrome. *Clin Obstet Gynecol* 1992; 35: 629-636.

[7] Backstrom T, Andreen L, Birzniece V et al. The role of hormones and hormonal treatments in the premenstrual syndrome. *CNS Drugs* 2003; 17: 325-342.

[8] Marjoribanks J, Brown J, O'Brien PM, Wyatt K. Selective serotonin reuptake inhibitors for premenstual syndrome. *Cochrane Database Syst Rev* 2013; (6): CD001396.

[9] Rapkin AJ, Morgan M, Goldman L et al. Progesterone metabolite allopregnanolone in women with premenstrual syndrome. *Obstet Gynecol* 1997; 90: 709-714.

[10] Wyatt K, Dimmock P, Jones P, Obhrai M, O'Brien PMS. Efficacy of progesterone and progestogens in management of premenstrual syndrome: systematic review. *BMJ* 2001; 323: 776-780.

[11] Naheed B, Kuiper JH, Uthman OA, O'Mahony F, O'Brien PMS. Non-contraceptive oestrogen-containing preparations for controlling symptoms of premenstrual syndrome. *Cochrane Database Syst Rev* 2017; (3): CD010503.

[12] O'Brien PMS, Abukhalil IE. Randomized controlled trial of the management of premenstrual syndrome and premenstrual mastalgia using luteal phaseonly danazol. *Am J Obstet Gynecol* 1999; 180: 18-23.

[13] Wyatt KM, Dimmock PW, Ismail KMK et al. The effectiveness of GnRHa with or without 'addback' therapy in treating premenstrual syndrome: a meta analysis. *BJOG* 2004; 111: 585-593.

[14] Cronje WH, Vashisht A, Studd JW. Hysterectomy

and bilateral oophorectomy for severe premenstrual syndrome. *Hum Reprod* 2004;19:2152-2155.

[15] Hammarback S, Backstrom T, Holst J *et al*. Cyclical mood changes as in the premenstrual tension syndrome during sequentia loestrogen-progestogen postmenopausal replacement treatment. *Acta Obstet Gynecol Scand* 1985;64:393-397.

第五节

绝经与绝经后健康

Nick Panay[1,2]

[1] *Queen Charlotte's & Chelsea and Westminster Hospitals, West London Menopause and PMS Centre, London, UK*
[2] *Imperial College London, London, UK*

绝经，来自希腊 *menos*（月）和 *pausis*（停止），是指至少闭经一年的最后一次月经。尽管平均寿命有所增加，女性绝经的平均年龄（51 岁）自古希腊和罗马时代以来一直未变。因此，越来越多的女性现在几乎一半的寿命都处于低雌激素状态。导致最终月经期的生理变化开始于围绝经期月经结束前多年。这种动态神经内分泌变化的发生源于卵巢储备下降，通常与女性生殖寿命最后十年中令人痛苦的生理和心理症状有关。这些内分泌、生物标志物和月经变化最近在绝经过渡期分期系统＋10（STRAW＋10）中进行了研究和描述（图 10-22）。

分级	-5	-4	-3b	-3a	-2	-1	+1a	+1b	+1c	+2
术语	生殖期				绝经过渡期		绝经后期			
	早期	高峰期	晚期		早期	晚期	早期			晚期
					围绝经期					
间隔期	可变				可变	1~3 年	2 年(1+1)		3~6 年	剩余寿命
基本标准										
月经周期	可变规律	规律	规律	血量/经期长度的轻微变化	月经周期差异≥7d	闭经间隔≥60d				
支持指标										
内分泌 FSH AMH 抑制素B			低 低	可变* 低 低	↑可变* 低 低	↑>25U/L** 低 低	↑可变* 低 低	稳定 极低 极低		
窦卵泡数计数			低	低	低	低	极低	极低		
描述性特征										
症状						可能有血管舒缩症状	很可能有血管舒缩症状			泌尿生殖道萎缩症状增加

*月经第2~5天抽血 ↑=升高
**根据目前的国际垂体标准的估算计水平[67-69]

图 10-22　生育期女性绝经过渡期分期系统（STRAW）＋10
AMH. 抗苗勒管激素；FSH. 促卵泡生成素。Source：adapted from Harlow et al.

英国国家卫生和临床技术优化研究所（NICE）最近出版的《绝经指南》[2]对绝经的诊断和管理数据进行了非常必要的严格的分析。现在,重要的是要将这些信息有效地传播给医疗保健专业人员,特别是在初级保健和妇科的医师。本节以 NICE 指南和最近出版的各绝经协会指南的分析为核心信息,将以实用的方式传达给读者,并在关键信息处标明出处。

一、绝经相关问题

1. 潮热和出汗的病因

一般认为雌激素在血管舒缩症状的发生中起着不可或缺的作用,但确切的病因仍不清楚。Robert Freeman 提出的假设似乎仍然是最有可能的[3,4]。在无症状的女性中,存在一个中性温度区间（约 0.4℃）,在该区间内,核心体温的波动不会触发代偿性自主机制,如潮热或出汗。在有症状的妇女中,热中性区间大大缩窄,因此即使核心体温的微小波动也会达到该区域的极限,并引发热调节反应。该区间变窄可能是由于中枢去甲肾上腺能激活升高,并也可被雌激素的变化加强所致。最近的数据表明,血管舒缩症状,如潮红和出汗,可能与心血管疾病风险增加有关[5,6]。

2. 其他早期症状

其他典型的绝经期症状包括失眠、焦虑、易怒、记忆力减退、疲倦、注意力不集中和肌肉骨骼酸痛。雌激素水平的下降会导致神经递质如血清素水平的下降,从而引发情绪症状。患有产后抑郁症和经前期综合征的妇女在围绝经期特别容易患抑郁症[7]。绝经过渡期常与性交和性欲的显著下降有关,这是多因素的,但至少部分与雄激素水平下降有关[8]。

3. 中期症状

雌激素缺乏会导致胶原蛋白迅速流失,导致绝经后出现全身性萎缩。在生殖道,表现为性交困难和阴道出血,主要因为外阴阴道萎缩（VVA）。下尿路出现尿道上皮萎缩,尿道平滑肌敏感度降低,尿道周围胶原减少,所有这些都会导致排尿困难、尿急和尿频,通常称为尿道综合征。国际更年期协会的声明强调了筛查泌尿生殖系统症状的重要性,这些症状的描述可能不是更年期

患者主动提供的[9]。最近的研究表明,由于报道不足,VVA 的发病率高于最初的预期,并且这些症状通常对人际关系有毁灭性的影响[10]。北美最近提出了一种新的分类系统,包括 VVA 和尿路问题,称为更年期泌尿生殖系统综合征（genito-urinary syndrome of menopause,GSM）,可在适当的时候被普遍采用[11]。

4. 远期症状

（1）骨质疏松和肌少症:骨质疏松症是一种导致骨强度降低的系统性骨骼疾病,当一名妇女因自身骨强度下降时,骨折风险显著增加。骨强度由骨密度和微结构完整性决定。骨质疏松症主要发生在女性,她们的骨量峰值比男性低,在更年期后由于雌激素的丧失而导致骨密度的加速下降。女性在 70 岁时丢失 50%,而男性在 90 岁时只丢失 25%。骨强度的降低不仅可引起椎体骨折,而且由于胶原的恶化和丢失,椎间盘间隙也会退化[12]。骨质疏松相关的骨折在老年人中引起相当大的发病率,需要长期的医院护理和运动康复。人们越来越认识到,通过经常运动避免肌少症（肌肉丢失和虚弱）,可保证力量和姿势,并降低受伤的风险,以及骨质疏松症相关骨折。激素治疗可维持肌肉和骨骼力量,但需进一步证实[13]。

（2）心血管:心血管疾病是女性患病和死亡的主要原因。妇女在绝经前心血管受到保护,在绝经期后发病率迅速上升,到 70 岁时达到与男性相似的频率。雌激素对绝经前妇女的保护作用被认为是通过抗氧化作用对高密度脂蛋白（HDL）与低密度脂蛋白（LDL）比值产生影响,通过一氧化氮介导血管扩张从而引起心肌血流量增加,通过对内皮细胞的抗氧化作用及减少动脉粥样硬化而产生影响。横断面和前瞻性研究表明,经历绝经过渡期的妇女胆固醇、三酰甘油和 LDL 水平升高,HDL2 水平降低,胰岛素抵抗升高。随着雌激素水平开始下降,促生长轴变得不活跃,导致胰岛素抵抗和中心性肥胖。这反过来又导致了体形的改变,从女性体型变为男性体型,这本身就是冠心病（CHD）的独立危险因素[14]。围绝经期体重增加涉及许多因素,包括遗传倾向、社会经济影响、热量需求和支出减少、瘦体脂减少和静息基础代谢率降低。主要的一级预防措施包括戒烟、减肥、

降血压、定期有氧运动、控制糖尿病和血脂。

（3）中枢神经系统：在绝经过渡期间，注意力不集中和其他认知问题很常见[15]。虽然这些症状通常不会持续很长时间，但与男性相比，女性阿尔茨海默症的发病率要高得多。研究表明，雌激素可以改善 60 岁以下女性的脑灌注和认知能力。雌激素似乎对中枢神经系统的脉管系统有直接影响，并促进神经元生长和神经传递。从长远来看，外源性雌激素可以预防血管病因性的疾病，如血管性痴呆和阿尔茨海默症，但需要长期随机数据来证实这一点。雌激素未能显示出对 60 岁以上开始治疗的女性痴呆症有益，并且在一些研究中可能增加了风险，这可能反映了雌激素在这个年龄段的女性中的促血栓效应占主导地位。

二、绝经预测研究进展

在过去的 5 年里，绝经的预测有了显著进展。这些检测并不需要广泛进行，但在怀疑早发性卵巢功能不全（POI）或有 POI 家族史的情况下，需要进行。即便在早卵泡期进行，促卵泡激素（FSH）水平也可能对判断会产生误导，其水平常随周期变化，具体取决于卵巢活动。目前最准确的预测卵巢储备的方法似乎是通过测量原始和窦前卵泡产生的抗苗勒管激素（AMH），以及通过超声估计窦卵泡数量。AMH 与周期无关，并且其能预测自取样后 2 年内的卵巢功能。最近进行了一项系统性综述[16]，以评估基于 AMH、窦卵泡计数和其母亲自然绝经年龄，来预测其自然绝经年龄，从而评估各项指标的临床应用价值并确定进一步研究的方向。结果表明，AMH 是目前最有前景的自然绝经年龄（age at natural menopause，ANM）预测指标。然而，预测模型并不能很好地预测绝经期年龄的极端值，而且预测间隔很广。若将这些标记应用于临床个体化预测，尚需进一步改进（框图 10-14）。

> 💡 **框图 10-14**
>
> 对于 45 岁或 45 岁以上有典型更年期症状的妇女，如潮热和出汗，不需要进行常规的 FSH 检测。

三、患者评估和持续监测

1. 初步诊断

自然绝经期通常可根据潮热、盗汗等血管舒缩症状和（或）闭经的特征性病史做出诊断。对于 45 岁以上有典型症状的女性，监测激素水平，如雌二醇、FSH 和促黄体生成激素（LH）的浓度价值不大，因为监测结果并不能改变临床决策[2]。然而，对于 45 岁以下（当然不到 40 岁）的年轻女性，或在子宫切除术后保留卵巢者，如果诊断更困难，代谢影响可能更严重，测量 FSH 水平可能会有所帮助。在这种情况下，反复监测 FSH 大于 40 或更高预示着进入绝经状态。被诊断为自发性 POI 的妇女，尤其是年龄小于 30 岁者，除了监测激素水平外，尚需进行自身抗体筛查（甲状腺和肾上腺），并应进行核型和脆性 X 基因分析检测。在线程序，如"管理我的更年期"在线项目，可以帮助妇女和保健专业人士进行个体化护理和专项管理[17]。

2. 监测

NICE 绝经指南建议女性应在开始治疗的 3 个月内和此后每年随访一次。由于雌激素剂量不足导致治疗反应不足或有不良反应提示雌二醇剂量过高时监测雌二醇才有价值。年度筛查应包括体重指数（BMI）、血压评估和药物审查。心脏病学家和更年期专家撰写的白皮书强调了心血管筛查中的重要作用[18]。建议有危险因素的妇女（如腰围增加或糖尿病/心血管疾病的个人/家族史）监测空腹血脂和胰岛素抵抗。

尽管应建议女性注意乳房和会阴的变化，但不需要常规乳房触诊和盆腔检查；只有在有临床指示的情况下进行。除非临床需要，否则应每 3 年进行一次乳房影像检查作为系统筛查的一部分。然而，如果进行激素补充治疗（HRT）时超过了乳腺筛查的年龄（70 岁），乳房 X 线检查应继续进行。对于 45 岁以上的女性，最好在开始雌激素治疗前筛查，以识别患有亚临床疾病的患者。除非有诊断不明的阴道出血，超声检查骨盆和（或）子宫内膜活检不是 HRT 治疗的必要先决条件。

骨质疏松风险的金标准测量仍然是腰椎和髋部的双能 X 射线吸收仪（DEXA）测量；一些单位

现在使用 CT 进行评估。骨形成和分解的标志物的波动比骨密度发生变化可能更敏感，但它们的使用主要局限于研究。皇家内科医师学会建议，由于骨密度的变化非常小，所以每两年进行一次 DEXA 扫描即可，且不超过设备和评估员的误差范围。世界卫生组织（WHO）建议，骨质疏松症的处理应考虑到骨密度、年龄和体重指数。计算骨折概率（FRAX）的公式可在线获得[19]。

四、早发性卵巢功能不全

早发性卵巢功能不全（premature ovarian insufficiency，POI）机制不明，研究不充分。它描述了一种综合征，包括 40 岁以下妇女月经提前停止、性激素缺乏和垂体激素 FSH 和 LH 水平升高。POI 可以是原发性（自发 POI）或继发性（由辐射、化疗或手术诱导）。关于命名的争议仍然存在，如"过早绝经""卵巢早衰/功能障碍""原发性卵巢功能不全"还在使用中。据估计，POI 对 40 岁以下女性的影响约为 1%，30 岁以下女性为 0.1%，20 岁以下女性为 0.01%。然而，随着儿童和年轻妇女癌症治愈率的不断提高，过早绝经妇女的发病率可能会上升。来自伦敦帝国理工学院的数据表明，POI 的发病率可能比最初估计的要高得多。Islam 和 Cartwright[20] 研究了 1958 年出生队列中的 4968 名参与者，发现 370 名（7.4%）有自发或药物诱导的 POI。吸烟和低社会经济地位是 POI 的预测因素，生活质量差者（由 SF36 生活质量问卷确定）POI 发病率升高两倍。POI 的发生率也因所研究的人群而异，在一些亚洲人口中（与印度更年期学会和中国妇科内分泌学会的个人交流），这一比例明显高于 20%。

过去，医疗保健的重点是提高生存率。在短期内，人们很少注意维持生活质量，也很少注意避免 POI 的长期后遗症。其中一个主要原因是经济支出和医疗努力对延长寿命的偏见（如癌症治疗）而不是优化癌症幸存者的生活质量。如果这种趋势继续下去，我们就有可能延长了年轻女性的生命，而她们却没有热情去充分发挥生命的潜能。

自发 POI 的原因包括特发性（无已知原因）、遗传性、自身免疫性和感染性。自发性 POI 的典型表现是 40 岁以下妇女月经不稳定或完全停止，可能伴有或不伴随症状。这些症状在本质上可能不是典型的血管舒缩，而是情绪紊乱、能量损失和全身疼痛。研究数据表明，生育能力丧失后 POI 的另一个最令人不安的方面是对性反应和其他心理问题的不利影响[21]。因此，患有 POI 的妇女需要综合护理，以解决身体、心理、社会和生殖健康问题，以及保持长期健康的预防策略。直到最近，还没有关于 POI 诊断和管理的具体循证指南，但欧洲人类生殖和胚胎学学会（ESHRE）最近对此进行了讨论[22]。

POI 是女性难以接受的一种诊断，在告知患者诊断时，需要一种精心计划和敏感的方法。一个独立于常规更年期门诊的专门的多学科门诊将提供充足的时间，适当的专业人员来满足这些情感创伤患者的需求。在西伦敦更年期服务中心，我们重组了服务机构，并为 POI 患者建立了专门的诊所。咨询应包括详尽解释自发或医源性 POI 自发妊娠的概率，具体管理领域包括提供咨询和情感支持、饮食和营养补充建议、HRT 和生殖保健，包括避孕和生育问题。在英国，Daisy 网络是一个为患有 POI 的妇女提供自愿支持的网络，它为 POI 患者提供了极好的支持和信息。

最基本的是要对月经不调的患者进行初步检查，包括排除妊娠，测量血清 FSH、雌二醇和甲状腺激素。如果 FSH 在绝经期范围内（＞40U/L），因为水平可能会出现波动，应在 4～6 周重复测试。与卵巢功能正常的同龄人相比，患有自发性 POI 的年轻女性的雌激素水平存在病理学的降低。NICE[2]、英国更年期学会[23]、国际更年期协会[24] 和 ESHRE[21] 指南指出，对于患有 POI 的妇女，至少在自然绝经（51 岁）的平均年龄之前进行全身性激素治疗。HRT 的激素治疗，或无妊娠需求者口服避孕药，不仅可以控制血管舒缩和其他更年期症状，还可以减少心血管疾病、骨质疏松和痴呆的风险，并同时维持性功能。迄今为止，三项小规模的前瞻性随机试验比较了激素补充治疗和复方避孕药在 POI 中的应用。有限的数据表明，这两种方法都有效，但 HRT 在增加骨密度和对改善心血管危险标志物方面似乎更为优越。需进行大规模的长期随机前瞻性研究，以确定 POI 中激素补充的最佳途径和方案。结局指标应包括血管舒缩、泌尿生殖、生活质量和性心理健康,以及对心血管、认知和对骨骼健康的长期影响。

在缺乏此类长期试验的情况下,伦敦帝国理工学院资助的 POI 注册中心,已开发用于整理来自全球医疗保健专业人士的高质量前瞻性数据[25-27]。对避孕药和激素补充治疗等干预措施及未接受治疗的干预措施的长期反应尚未得到验证。这对罕见病因和激素敏感性癌症的女性尤为重要,因为这些女性不太可能进行随机试验。此项注册处将创建一个全球遗传生物库,用于基因研究,最终目标是确定参与 POI 发展的特定致病机制。该数据库有潜力根据 STRAW＋10 指南定义和描述 POI 的各种表现[1]。它还可用于进一步完善 AMH 等生物标志物用以精确预测自然和早发性卵巢功能不全的病程和发生时间。

五、干预

1. 生活方式

绝经期健康优化的现代方法应从学校和工作场所的公共教育入手。在绝经期之前应建立良好的生活方式和饮食结构,将使中年及以后的健康利益最大化。正如英国绝经期协会的立场声明[28]所建议的,应该鼓励每一位妇女定期进行足量的运动,此外还有均衡饮食、避免吸烟和减少饮酒。数据表明,与久坐对照组相比,活动量更多的女性更年期症状发生更少,骨密度更高。还有证据表明,通过确保饮食中足够的钙(1000mg)和维生素 D_3(800～1000U)的摄入,可以减少骨质流失。然而,过量摄入钙会增加不良事件的风险,如心肌梗死[29]。除非检测到缺钙,否则现在不建议常规补充钙。确保足够的维生素 D_3 水平不仅能改善钙的吸收,对一般的健康和肌肉骨骼症状也有有益的影响。减少乙醇和咖啡因的摄入也可以减少血管舒缩症状的严重程度和频率。

2. 激素补充疗法(HRT)

(1)雌激素

①剂量:普遍共识是雌二醇应采用最低的有效剂量,在必要时增加剂量以缓解症状。然而,重要的是,剂量足够高才能完全缓解症状。尽管很少有证据表明大剂量的外源性雌激素与乳腺癌风险增加有关,但静脉血栓栓塞和卒中存在剂量反应效应。低剂量雌激素不太可能引起乳房压痛和出血问题(由于子宫内膜刺激较少),将有助于增加治疗的依从性。

目前现有的全身性雌激素的推荐起始剂量如下。

- 0.3mg 口服结合雌激素;
- 1mg 口服微粉化雌二醇或戊酸雌二醇;
- 25～50μg 透皮雌二醇;
- 两个剂量单位的雌二醇凝胶或 0.5～1.0mg 雌二醇胶囊;
- 25～50mg 植入的雌二醇(请注意,目前植入的雌二醇未获得商业许可)。

数据表明,在许多妇女中,雌二醇与孕激素联合使用时,0.5mg 的剂量就可以缓解症状和保护骨骼[30]。此剂量可将诸如出血问题等不良反应降至最低,并且可以对乳房症状和乳房 X 线密度无明显影响[31]。患有 POI 或早期绝经的妇女需要更大剂量的雌激素来还原生理激素水平,如果卵巢没有过早衰竭,这种激素水平就会出现(框图 10-15)。

> 💡 **框图 10-15**
>
> 雌二醇的给药剂量和给药途径应根据妇女的需要进行调整,以优化效益,减少不良反应和风险。

②用药途径:生理状态下雌二醇/雌酮比率在绝经期前为 2:1。这只有在雌二醇经皮吸收时才能实现,从而避免肝的首过效应。口服雌二醇制剂通过肝首过效应后部分分解为雌激素,因此不能完全恢复这一比例。现有观察和病例对照数据表明,即使是肥胖和易栓症的妇女,不经肝代谢的雌激素也能减少血栓栓塞风险[32]。这在肥胖或吸烟者中尤为重要,因为她们有静脉血栓栓塞疾病增加的风险。

有每周 2 次或每周 1 次的经皮系统,含有雌激素和孕激素,可以序贯使用或连续联合 HRT。这种激素被吸附到黏合剂基质上,从而避免了因旧的乙醇贴片引起的皮肤反应。点阵贴片是最小和耐受性最好的贴片,皮肤刺激发生率很低。雌二醇凝胶也可每次挤出一部分或制作成一个含有日剂量的小包装。希望生产商能继续开发非口服雌二醇制剂,比如鼻腔和舌下含片/薄脆产品,同时避免肝首过效应。多样的产品形式有助于个体化激素替代。

③阴道雌激素:VVA 最有效的治疗方法是局部应用雌激素。这可以通过使用乳膏、药片和释放雌三醇和雌二醇的阴道环来实现。这些产品的雌激素没有明显的全身吸收,因此不会导致子宫内膜增生或出血问题。长期子宫内膜活检数据虽有限,但 1 年的总结数据尚满意,不需要加用孕激素保护子宫内膜。英国和国际绝经协会[23,24]和最近的 NICE 指南[2]强调了识别 VVA 症状的重要性,VVA 症状可能非常令人痛苦,并且可以通过阴道雌激素轻松安全地缓解。英国监管当局已批准"无限期使用"10μg 雌二醇阴道片。这些药物的开发目的是为了缓解泌尿生殖系统症状;使用者使用 1 年仅接触 1.4mg 雌二醇。然而,有些女性需要更高剂量才能完全缓解症状。NICE更年期指南[2]重新认识到这一点,并指出使用更高剂量的可能性。

局部阴道雌激素的选择如下。

- 0.01%雌三醇乳膏和阴道栓剂;
- 0.1%雌三醇乳膏;
- 每 24 小时 10μg 雌二醇阴道片;
- 每 24 小时释放 7.5μg 雌二醇的硅胶环(框图 10-16)。

> **框图 10-16**
> 局部应用雌激素可有效缓解 VVA 症状,但只有在使用这些制剂时,这些益处才会持续。

(2)治疗 VVA 的新选择:欧司哌米芬(Ospemifene)是一种有口服活性的选择性雌激素受体调节药,在泌尿生殖道中具有雌激素样活性[33]。它在美国和意大利等一些国家获得许可,用于治疗中度到重度的性交困难,最近已在英国上市。对于既往有激素受体阳性恶性肿瘤妇女,避免使用雌激素可能是有利的,因为她们的更年期症状通常是由应用三苯氧胺或芳香化酶抑制药引起。

二氧化碳激光和铒激光技术通过改善血流促进胶原和弹性蛋白再生,从而使萎缩的外阴和阴道组织恢复活力[34]。尽管初步数据令人满意,但需要进行长期随机安慰剂对照研究来确认疗效和持续时间。

(3)孕激素/孕酮

①疗程:使用全身雌激素的妇女需要使用孕激素或孕酮,以降低子宫内膜增生和癌症的风险。如果最后一次月经发生在开始激素补充治疗前不到 1 年,建议采用联合序贯疗法(即每周期连续使用雌激素加孕激素 12d)。对于行子宫次全切除术可以单用雌激素 3 个月以检测子宫内膜残留情况,考虑是否添加孕激素。也可以进行超声波扫描检查子宫内膜残留情况。子宫内膜切除术和盆腔放疗后应使用连续的低剂量孕激素,严重子宫内膜异位症的子宫切除术后妇女也应考虑使用连续的低剂量孕激素。表 10-9 显示了更常用的孕激素的典型剂量。

表 10-9　作为子宫内膜保护的口服激素的最小剂量

孕激素型	序贯联合日剂量	连续联合日剂量
睾酮源性孕激素		
炔诺酮	5 mg	0.1 mg
左炔诺孕酮	75 μg	N/A
左炔诺孕酮宫内系统	N/A	20 μg
十八甲基炔诺酮	150 μg	50 μg
孕酮衍生孕激素		
环丙孕酮	2 mg	1 mg
醋酸甲羟孕酮	5 mg	2.5 mg
微粉化黄体酮	200 mg	100 mg
天然植物黄体酮阴道栓	400 mg	200 mg
雪诺酮凝胶(8%)	12d/周期,隔日 1 次	每周 2 次
螺内酯衍生孕激素		
屈螺酮	N/A	2mg

②出血问题:如果阴道出血量多或不规则,孕激素的剂量可增加 1 倍或持续时间增加到 21d。超过 6 个月的持续出血需要进行超声扫描和(或)子宫内膜活检。经过 1 年的治疗(在 POI中为 2 年),妇女可以调整为连续联合治疗方案,目的是提供无出血的 HRT 治疗,这也将使子宫

内膜增生的风险最小化。另外,妇女也可以改用组织选药剂替勃龙。这两种治疗方案都可能与开始时的不规则出血有关,但坚持这些治疗的90%最终将完全无出血。如果启动HRT时最后一次月经是一年前的话,从一开始就可以使用无出血疗法。

③孕激素不良反应:依从性低的主要原因之一是孕激素不耐受。使用孕激素的目的之一,是使子宫内膜转化分泌期,此外孕激素还有多种作用。液体潴留的症状是由肾素-醛固酮系统的保钠作用引起的,而肾素-醛固酮系统是通过刺激醛固酮受体而触发的。雄激素不良反应,如痤疮和多毛症,是由睾酮衍生的孕激素刺激雄激素受体引起;情绪波动和经前综合征样不良反应是由中枢神经系统孕酮受体的刺激引起的。

④减少孕激素不良反应:剂量可以减半,孕激素的持续时间可以减少到7~10d。然而,这可能会导致少数病例(5%~10%)出现出血问题和内膜增生,因此对这些患者进行超声扫描和子宫内膜取样的标准降低。天然孕酮由于孕酮受体特异性强而不良反应较小,现有口服微粉化形式、阴道栓剂和凝胶(见表10-9)。含有天然黄体酮的HRT方案可以减少对代谢的影响,降低血栓栓塞的风险[35]。建议应用子宫内膜保护长达5年的左炔诺孕酮宫内系统,通过将孕激素直接释放到子宫内膜中,降低血液系统吸收以减少全身症状。屈螺酮,是一种螺内酯类似物,已与低剂量雌激素在连续联合方案中应用。它不仅具有孕酮受体特异性,而且具有抗雄激素和抗醛固酮的作用,前者有助于改善多毛症,后者有助于改善液体潴留,同时又可以作为温和的降压药[36]。对孕激素无法耐受者可以尝试结合雌激素联合多巴昔芬(BZA)方案[37]。在该产品中,孕激素已被选择性雌激素受体调节剂BZA取代,BZA可保护子宫内膜免受子宫内膜增生和癌的困扰,子宫内膜不仅受到保护,还可能对乳腺癌有一定的保护作用,但仍需长期随机对照试验的证实。

(4)生物(身体)相同性HRT:生物相同性激素是与人类卵巢合成的雌二醇、孕酮和睾酮完全相同的精确复制品。它们来自植物源性物质并在实验室中制成,可有微粉化口服片、经皮贴片、植入物和凝胶。受管理的生物相同性制剂不得与未受管制的化学合成制剂混淆。为了避免混淆,受管制产品应被称为身体相同性,而不是生物相同性[38]。监管部门试图将这些化学合成制剂纳入与标准激素产品一致的管理范围。英国绝经协会或NICE在最近的更年期指南[2]中不建议使用复合生物相同性的激素[2]。

目前为止公布的数据表明,与合成的身体相同性激素补充治疗相比,使用相同性激素可以达到不同的效果。E3N队列研究是欧洲癌症和营养前瞻性研究(EPIC)的一部分,表明雌激素/孕酮联合激素补充治疗(HRT)的相对风险显著较低(对于"曾经使用过的"来说是中性的)(RR 1.7~2.0)[39]。现在也有数据表明,微粉化黄体酮对静脉血栓栓塞(VTE)有调节作用。口服雌激素联合微粉化黄体酮治疗VTE的风险似乎比联合有雄激素活性的孕激素更低。孕酮的中性代谢过程被认为是避免减弱雌激素在心血管疾病预防中作用的一个优势。这方面的情况将在本节后面与最近进行的新的试点研究相关的章节中进行讨论,需进一步前瞻性随机对照试验。

(5)雄激素:对于性欲低下和易疲劳的女性,应就补充雄激素的可能性进行咨询[40]。过去,100mg植入的睾酮颗粒被授权用于女性睾酮替代。由于商业原因,这些植入物被撤回,目前只能作为未经许可的制剂提供。300μg睾酮经皮系统是为治疗性欲低下(美国精神病学协会定义为低性欲望)而开发的。一系列随机对照试验表明,手术绝经期妇女和自然绝经期妇女的性冲动次数均有显著改善。同时使用雌激素的妇女和单独使用睾酮的妇女都有好处。与睾酮植入物类似,贴片的许可证也因商业(盈利)原因被撤销。

这些情况限制了女性雄激素替代品的可选择性。睾酮凝胶(托斯特兰2%凝胶)可在较低剂量下使用,在隔日的基础上达到女性生理水平;或者1%的睾酮乳膏(androfeme)在澳大利亚有售,亦可在国际上获得,但只能私下应用。在我的临床经验中,如果游离雄激素指数(睾酮×100)/性激素结合球蛋白保持在生理范围内(<5.0%),很少多毛和痤疮的不良反应。脱发和男性化的影响是罕见的,这在最近的数据中得到了证实[41,42]。迄今为止,心血管和乳腺安全相关数据令人放心,然而监管机构希望在获得更多女性雄激素产品的许

可之前,能看到进一步的长期研究。美国已经完成了一项为期 5 年的心血管和乳腺安全研究,但由于缺乏资金,尚未对数据进行分析(超过 7000 名女性使用)。

脱氢表雄酮(DHEA)是一种弱雄激素,有雄激素作用,由肾上腺产生。它主要以硫酸化形式(DHEA-S)产生,在许多组织中可转化为脱氢表雄酮。随着年龄的增长,DHEA 的血浓度急剧下降。遂有人建议 DHEA 的补充可以抵消衰老。DHEA 在美国越来越多地被使用,因为它被认为具有抗衰老作用,在美国被归类为食品添加剂。一些研究表明,它对骨骼、认知、幸福感、性欲和阴道都有好处,但这些数据需要证实[43]。

(6)HRT 的效益风险平衡

①冠心病与总死亡率:妇女健康倡议(WHI)研究[44]和百万妇女研究(MWS)[45]提出 HRT 风险增加的顾虑。WHI 的研究表明,无论年龄组如何,女性患心血管疾病、卒中和乳腺癌的风险都很高。然而,这些研究因其设计而受到了争议,尤其是 WHI 研究,该研究的平均招募年龄为 63 岁,肥胖、高血压和既往心血管疾病过多。现强有力证据一致表明,如果在更年期前后开始雌激素治疗,可能具有心脏保护作用(被称为"机会窗口"或"时机"假设),如果在绝经后 10 年以上开始,可能有害。

WHI 研究对女性的 13 年随访中,50—59 岁年龄组的累计数据显示 CHD 降低(危险比,HR 0.65,95% CI 0.44~0.96)[46]。心肌梗死的风险也显著降低(HR 0.60,95%CI 0.39~0.91)。绝经后不到 10 年的妇女接受结合雌激素加醋酸甲羟孕酮治疗后,其冠心病发生率无显著降低(HR 0.90,95% CI 0.56~1.45),这表明使用连续孕激素的这一特殊方案可能会降低冠状动脉受益。随机对照试验的荟萃分析,包括来自 WHI 的数据,显示 60 岁以下的妇女接受雌激素治疗的冠心病和死亡率显著降低。在 WHI 研究中,累计结果显示仅使用雌激素和雌激素加孕激素的 50—59 岁年龄组的全因死亡率降低。比较 WHI 试验中的结合雌激素和结合雌激素加醋酸甲羟孕酮的死亡率数据时,全因死亡率降低了 30%。

在最近的 Cochrane 分析[47]中,绝经 10 年内的妇女全因死亡率降低了 0.70(95% CI 0.52~

0.95),心血管死亡率降低了 0.52(95% CI 0.29~0.96)。芬兰的一项观察性研究[48]最近报道,含有或不含有孕激素的雌二醇产品(口服和经皮)显著降低冠状动脉和全因死亡率(12%~54%);值得注意的是,在本研究中,虽然使用时间越长,死亡率越低,但起始年龄并没有影响。

最近的一些随机对照研究(DOPS、KEEPS 和 ELITE)表明,在年轻人群中使用 HRT 可以将心血管风险降至最低,并使效益最大化。丹麦骨质疏松症预防研究(DOPS)[49]前瞻性地观察刚绝经的女性,采用开放标签的方式,分组接受标准剂量的雌二醇和炔诺酮,或不接受治疗 10 年,并进行了 16 年的随访,其心肌梗死和充血性心力衰竭的死亡率和住院率显著降低。

Kronos 早期雌激素预防研究(KEEPS)[50]显示,0.45 mg 结合雌激素、0.05 mg 经皮雌二醇和安慰剂比较,中间终点包括颈动脉内膜中层厚度和冠状动脉钙化没有差异。这些年轻健康的妇女几乎没有冠状动脉疾病,并且有可能在 4 年内各组之间的差异仍无显著变化。

雌二醇(ELITE)的早期和晚期干预试验(两组妇女口服 1 mg 雌二醇和安慰剂,绝经后 6 年及后 10 年)显示,年轻妇女颈动脉内膜中层厚度随时间的推移而降低,而老年人无明显变化。证实了雌激素治疗开始的时间对影响冠心病进展很重要[51](框图 10-17)。

💡 框图 10-17

绝经过渡期早期似乎存在有"机会窗",使用激素补充治疗有利于心血管疾病。

---

②脑卒中:60 岁前卒中是一种罕见事件。当 60 岁以上的妇女启动 HRT 后,卒中发病率可能会增加,但并不常见。根据来自 WHI 研究[46]和 Cochrane 分析[47]的 13 年随访数据,60 岁以下或绝经后于小 10 岁的妇女开始进行 HRT 时对卒中风险没有影响。根据英国的大型 GP 研究数据库,HRT 引起缺血性卒中的风险可能仅与标准剂量的口服疗法有关,低剂量口服疗法的风险较小,而标准和低剂量的经皮疗法没有显著风险。

③静脉血栓栓塞:在口服雌激素的第 1 年,无论是否使用孕激素,VTE 的发生率均较高。与非使用者相比,老年妇女接续使用绝经激素治疗 VTE 风险有轻度升高。在 50－59 岁年龄组的 WHI 研究[46]中,雌激素-孕激素治疗组每 1 万名女性年增加 6 例肺栓塞的风险,雌激素治疗组增加 4 例,两者都远低于正常妊娠时发生 VTE 的风险。对这些流行病学研究的 Meta 分析表明,经皮雌激素不增加静脉血栓栓塞的风险。

④认知功能与痴呆:在痴呆症状发作后开始的 HRT 并不能改善认知障碍和减缓病情进展。在中年后开始和使用 HRT 会增加患痴呆症的风险,而在中年期间就开始使用 HRT 会降低患阿尔茨海默病和痴呆症的风险。与冠心病一样,预防阿尔茨海默病似乎依赖于在"机会窗"时开始 HRT[15]。大多数数据来自观察性研究,必须进行非常长期的随机试验才能最终证明一级预防的好处。

⑤乳腺癌:乳腺癌与激素补充治疗之间的关联程度始终存在争议。大多数长期研究的结论反映的是一种 HRT 方案,即口服结合雌激素和醋酸甲羟孕酮的联合。这些表明随着使用时间的延长,可能会增加乳腺癌的风险。WHI 雌激素和孕激素试验和几项大型观察研究提示,至少使用 5 年后风险增加,HRT 可能对现有肿瘤有促进作用。当对风险因素进行调整时,其风险不再增加[46]。NICE 指南组最近对数据的荟萃分析表明,雌激素和孕激素联合激素补充治疗的风险在 7.5 年内每 1000 名妇女增加 5 例(即每年每 1000 名妇女约增加 1 例病例)[2]。在大多数研究中,仅使用雌激素的激素补充治疗对乳腺癌风险具有中性影响,甚至可能降低风险[24]。

⑥卵巢癌:关于激素补充治疗是否增加卵巢癌的风险存在争议。最近对 52 项研究数据的荟萃分析表明,对于 50－54 岁的妇女,绝对风险约为 1/(万·年),基本比率为 1.2/(1000·5 年),每 5 年 1000 名妇女中绝对增加 0.55 名[24,52]。还需要更多高质量的数据来明确卵巢癌风险和激素补充治疗之间的关系。

⑦骨质疏松症:骨质疏松症的治疗目标是预防骨折,治疗的选择应以有效性和安全性的平衡为基础。HRT 降低了所有骨折的发生率,包括椎骨和髋部骨折,即使在没有骨折风险的妇女中也

是如此。

HRT 是唯一一种被证明可以减少骨量减少患者骨折的有效方法。虽然激素补充治疗可以预防绝经后任何年龄段的骨折,但绝经激素治疗开始时的年龄很重要。在 50－60 岁或绝经后 10 年内的年龄组中,激素补充治疗的益处通常大于风险,可被视为一线疗法[23,24]。在 60 岁以上的女性中,替代 HRT 的药物如双膦酸盐应被视为一线治疗。如果在这个年龄段考虑 HRT,应该使用最低有效剂量,雌激素最好经皮给药。

(7)HRT 禁忌证:一般来说,有活动性心血管疾病或近期卒中病史的妇女禁止使用激素补充治疗。一项初步的研究数据表明,HRT 对心肌梗死或急性冠脉综合征后的妇女可能有益,但尚需进一步研究。尽管静脉血栓栓塞疾病是 HRT 的禁忌证,但有一些证据表明,避免肝首过效应的经皮制剂相对安全[32]。

当给血压正常或高血压的妇女使用经皮雌激素时,它不会升高血压,当与口服天然孕酮或屈螺酮联合使用时,实际上会降低血压[36]。因此,在最近 NICE 指南中指出高血压患者停止 HRT 治疗并不合理[2]。

根据观察数据和一项随机研究,早期子宫内膜癌患者使用激素补充治疗似乎不会增加复发风险[53]。最近针对上皮性卵巢癌病史的妇女进行的两项随机和四项队列试验的荟萃分析表明,HRT 未增加卵巢癌的复发风险,但需要更多的数据支持,特别是激素受体状态及其对结果的影响[54]。宫颈鳞状细胞癌对雌激素不敏感,但缺乏良好的资料支持。有过这些恶性肿瘤病史的女性如果使用激素补充治疗,通常是可行的。目前缺乏关于激素补充治疗对阴道癌和外阴癌的影响的数据,由于该肿瘤对激素不敏感,一般不认为会产生不良影响。

既往有严重子宫内膜异位症病史的妇女,即使在子宫切除术后也应继续使用联合治疗方案,以防止子宫内膜异位症复发。

激素受体阳性乳腺癌被认为是雌激素治疗的主要禁忌证,但有乳腺恶性肿瘤家族史或良性乳腺疾病家族史的高危妇女不必拒绝治疗。在已经尝试了所有公认的其他治疗方法,仍存在难治性的绝经症状,应告知她们可以考虑使用激素补充

治疗来恢复她们的生活质量,并做出合理选择。

目前尚不清楚使用激素补充治疗对乳腺癌复发风险的确切影响。HABITS 研究[55]显示风险增加,而斯德哥尔摩试验[56]提示风险未增加,由于 WHI 的研究结果,两项研究都提前停止。在斯德哥尔摩的研究中,更多的妇女使用三苯氧胺。一项对使用替勃龙的乳腺癌幸存者进行的大型随机安慰剂对照研究(LIBERATE)表明,复发率略有增加(RR 1.4)[57]。携带 BRCA1/BRCA2 突变患者接受预防性双侧输卵管卵巢切除术后,如果无乳腺癌,通常会进行 HRT。在早期绝经和 POI 中,HRT 对生活质量和一级预防的许多益处认为可能超过预防性双卵管卵巢切除带来的益处。

如 NICE 指南研究建议[2]所示,迫切需要对乳腺癌幸存者进行更多的研究。这些妇女往往症状重,不仅仅因为更年期,更因为她们内分泌治疗往往使症状恶化。

(8)治疗持续时间:来自绝经学会的建议几乎普遍认为,在症状持续的情况下继续治疗的好处大于坏处。现在人们普遍认为症状平均持续 5～7 年,而大约 10% 的女性症状持续终身。如果 HRT 的基础原则是用以改善和保持良好的生活质量,则不应有时间限制,而应该将其个体化。虽然乳腺癌的风险似乎与持续时间有关,但有证据表明,在 60 岁之前开始 HRT 的女性的总死亡率实际上降低了[47,48]。因此,治疗的持续时间需要仔细判断每个女性的利益和风险,应该让她们做出充分明智的选择。每年均应综合评估之后决定是否继续进行,如果要停止治疗,应在最少 6 个月内逐步减少剂量,以降低短期内严重症状的复发风险,但无法改变远期症状持续存在的问题(框图 10-18)。

框图 10-18

不应对使用 HRT 治疗的持续时间设定限制:应向妇女提供有关利益和风险的个体化信息。

---

(9)官方处方建议:英国监管机构(药品和保健品监管机构或 MHRA)建议,绝经短期内应优先使用 HRT,以最低有效剂量缓解症状,远期则应考虑其他方案,以预防骨质疏松。每年均应对是否继续 HRT 进行评估,并根据个人情况权衡

利弊。最近的共识声明建议,针对骨质疏松相关骨折风险的妇女,激素补充治疗可以作为一线药物。除 POI 的妇女外,现阶段不建议使用 HRT 作为心血管疾病和痴呆的一级预防。

(10)HRT 的替代治疗:寻求更年期管理建议的妇女应随时了解如何优化她们的生活方式和饮食,并提供关于 HRT 和其他替代疗法,以及激素选择的信息。对于考虑替换(或禁止)HRT 的妇女,应提供其他控制血管舒缩症状的综合处理方法[58]。某国际共识小组制订的一种涉及综合生活方式、补充医疗和药物干预的综合评估和治疗的方法,如图 10-23 所示。该方法不适用于过早绝经妇女或有骨质疏松等其他危险因素的妇女。NICE 更年期指南中的网络荟萃分析,建议圣约翰草和异黄酮可以作为替代的循证治疗方案,比安慰剂更好[2]。

(11)非药物替代品——缓解阴道症状凝胶:阴道生物黏附保湿剂和润滑剂是一种比 KY 凝胶等制剂更能替代阴道分泌物的生理方法。保湿剂是亲水的,实际上能使阴道组织再水化。润滑剂的酸碱度和浓度应保持平衡,以防止阴道组织干燥和受刺激[59]。禁止使用阴道雌激素的妇女(如那些服用芳香化酶抑制药的人)或那些希望避免雌激素的人可以用这些制剂缓解症状。

(12)药物替代品

①α-2 激动药:可乐定,一种中枢活性的 α-2 激动药,一直是治疗血管舒缩症状最流行的替代制剂之一。最近对少数随机对照试验的荟萃分析显示,可乐定与安慰剂相比获益有限。这种制剂已被选择性去甲肾上腺素再摄取抑制药(SNRIs)和加巴喷丁[60]所取代。

②选择性血清素再摄取抑制药和选择性去甲肾上腺素再摄取抑制药:尽管 NICE 网络荟萃分析没有确凿的证据表明这些制剂的疗效,但有大量证据表明选择性血清素再摄取抑制药(SSRIs)和 SNRIs 治疗血管舒缩症状有效。这些数据大多来自乳腺癌患者的小型研究。最好的数据是 SNRI 文拉法辛 37.5 mg 每日 2 次剂量[60]。因可能干扰代谢,使用他莫昔芬的患者应避免使用氟西汀和帕罗西汀等 SSRIs[2]。这些制剂的关键作用似乎是刺激去甲肾上腺素,而不是通过 5-羟色胺途径,因此SNRIs会优先发挥作用。文拉法辛

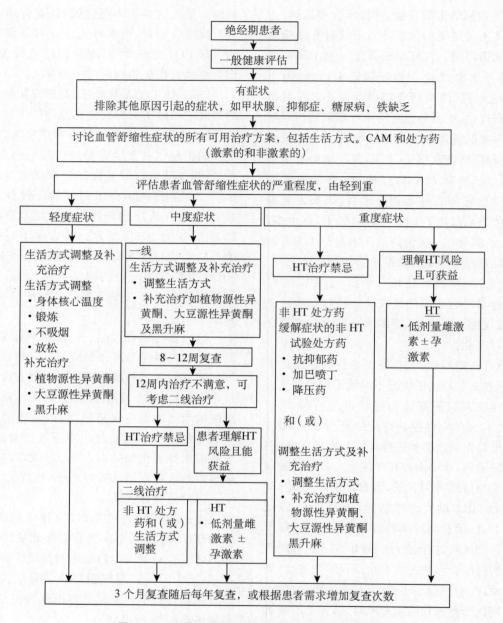

图 10-23　血管舒缩症状治疗流程:保守的临床方法

CAM. 补充和替代疗法;HT. 激素疗法。

Source:adapted from Panay[58].

的一个衍生物,琥珀酸地文拉法辛,在一些国家获得许可,可保持母体分子特性同时可减少不良反应(框图 10-19)。

③加巴喷丁:加巴喷丁是一种神经性镇痛药,在一些研究中显示其在血管舒缩症状方面优于安慰剂。在一项每天使用 900mg 加巴喷丁的研究中,潮热频率降低了 45%[60],症状严重程度降低了 54%[61]。目前正在进行进一步研究,以确认该制剂的有效性和安全性,故目前仅限于研究目的使用。其应用受到了嗜睡等不良反应的限制,特别是在高剂量时。

 框图 10-19

SSRIs 和 SNRIs 不应常规用于治疗没有 HRT 禁忌证妇女的血管舒缩症状。

④植物雌激素补充疗法：一些补充疗法的有效性和安全性证据有限[61]。为了使妇女能够做出合理选择，在给出补充治疗建议时，应将重点放在探讨有效性和安全性的数据上。

传统草药方案（THR）于 2009 年引进[62]。如果草药有认证标志，这意味着 MHRA 已经对产品进行了评估，从而确保按照预期使用时具有可接受的安全性，按照良好的质量标准生产，并可为公众和患者提供可靠和准确的产品信息。该药物的授权使用和剂量是基于其传统用药证据。该产品的有效性和安全性尚未由 MHRA 进行评估。

一些含有植物雌激素的制剂的数据显示，它们不仅对缓解症状有好处，而且对骨骼和心血管系统也有好处。血管舒缩症状缓解的效果（60%～70%）低于传统的 HRT（90%～100%）。对心血管危险标志物，如血脂和动脉顺应性，以及骨标志物/密度，也显示出有益的作用，可能具有选择性雌激素受体调节（SERM）的作用。目前还没有关于冠心病和骨折等主要结局指标的可靠数据。实验室数据表明，此类制剂不刺激子宫内膜和乳腺中的雌激素受体，人群的安全性好，但仍缺乏足够有力的针对子宫内膜和乳腺癌发病率的随机对照试验数据（框图 10-20）。

💡 **框图 10-20**

HRT 的替代疗法可缓解高达 60% 的症状。使用建议应仅限于那些具有有效性和安全性证据基础的制剂。

六、未来研究

为了优化效益并将不良反应和风险降到最低，正在开发有针对性的药物，能够针对特定组织受体而避免作用于乳腺、子宫内膜等组织的受体。例如，理想的 SERM 在骨骼、心血管系统和泌尿生殖道中具有激动药作用，而在子宫内膜和乳房中具有拮抗药作用，同时减轻血管舒缩和其他更年期症状。但目前还不存在这样的理想药物。了解调节不同雌激素受体的共调节复合物活性的过程和机制是下一步提高功能选择性的 SERM/雌激素受体配体的关键。

药物基因组学方法可能有助于根据参与激素/药物代谢和影响激素/药物靶点的酶的遗传变异识别具有不同雌激素剂量要求的妇女。药物基因组学的目标是利用遗传信息预测个体对药物的反应，最终目标是使医疗保健专业人员能够在正确的时间、以正确的剂量、为每个个体患者选择正确的药物，从而最大限度地提高疗效，并减少不良反应。环境和生物因素也会影响更年期症状，包括体重指数、烟草、乙醇或咖啡因、压力和焦虑。需要进一步的工作来了解这些环境和生物因素影响症状的机制。它们可能是独立变量，也可能与基因-环境相互作用。

有人可能会说，解决更年期相关问题的理想办法是逆转这一过程。但逆转不可逆的卵泡/卵母细胞丢失是不可能的。最近有研究证实，在成人卵巢中存在卵母细胞干细胞，通过复制干细胞可能产生新的卵母细胞[63]。对于患有 POI 的年轻女性来说，这将是一个特别受欢迎的突破。

七、结论

鉴于人口老龄化正在增加，社会的健康和经济负担加重，有效管理绝经期的重要性日益凸显。目前优化绝经期及其健康的支出与老龄化的步伐并不匹配。在过去的十年中，我们的许多医师和护士对绝经管理已经变得不熟练，在 21 世纪的媒体恐慌事件会后，绝经期服务甚至已被撤销。

如果我们要逆转这一现状，有六个关键点需要执行。

1. 卫生部门/监管机构/政治家

促使针对绝经期和 HRT 的负面政策改变。

2. 处方医师

扩大对保健专业人员的教育和培训，以优化绝经期管理，并在所有绝经期社会中达成共识，详见最近修订的全球绝经期激素治疗共识声明[64]。

3. 媒体

积极参与，突出有利的数据，客观评价风险。

4. 制药行业

扭转消极的商业研究和发展，鼓励探索和发展新的药物。

5. 绝经期妇女

改善获取信息的途径,以便做出明智的选择,并增强保持绝经期健康的积极信心。

6. HRT

澄清作用/风险的差异,最大限度地提高效益和减少不利影响(框图10-21)。

框图 10-21

有效管理绝经期的要点
- 从开始便讨论生活方式、HRT 和替代方案。
- 个体化管理,兼顾风险和获益。
- 使用 HRT 的主要指征应该是缓解症状,若有机会则进行初级预防。
- HRT 一般由低剂量开始,必要时根据症状缓解情况加量,POI 时可高至生理剂量。
- 对于性欲和精力较差的女性,应提供雄激素治疗。
- 应避免在治疗期间出现强硬中断,定期(至少每年)重新评估每个人的利益和风险。
- 绝经服务最好由初级护理的多学科团队提供,并与相关专业和绝经专家密切联系。

（刘　倩　译　王永学　校）

参考文献

［1］ Harlow SD, Gass M, Hall JE et al. Executive summary of the Stages of Reproductive Aging Workshop ＋ 10: addressing the unfinished agenda of staging reproductive aging. *Climacteric* 2012; 15:105-114.

［2］ National Institute for Health and Care Excellence. *Menopause: Diagnosis and Management*. NICE Guideline NG23. London: NICE, 2015. Available at https://www. nice. org. uk/guidance/ng23? unlid ＝ 1353925612016346550 (accessed 8 August 2016).

［3］ Freedman RR. Pathophysiology and treatment of hot flashes. *Semin Reprod Med* 2005; 23:117-125.

［4］ Sturdee D. The menopausal hot flush: anything new? *Maturitas* 2008; 60:42-49.

［5］ Muka T, Oliver-Williams C, Colpani V et al. Association of vasomotor and other menopausal symptoms with risk of cardiovascular disease: a systematic review and meta-analysis. *PLoS ONE* 2016; 11(6): e0157417.

［6］ Sassarini J, Lumsden MA. Vascular function and cardiovascular risk factors in women with severe flushing. *Maturitas* 2015; 80:379-383.

［7］ Studd J, Nappi RE. Reproductive depression. *Gynecol Endocrinol* 2012; 28(Suppl 1):42-45.

［8］ Nappi RE. New attitudes to sexuality in the menopause: clinical evaluation and diagnosis. *Climacteric* 2007; 10(Suppl 2):105-108.

［9］ Sturdee D, Panay N. Recommendations for the management of postmenopausal vaginal atrophy. *Climacteric* 2010; 13:1-15.

［10］ Domoney C, Currie H, Panay N, Maamari R, Nappi RE. The CLOSER survey: impact of postmenopausal vaginal discomfort on women and male partners in the UK. *Menopause Int* 2013; 19:69-76.

［11］ Portman DJ, Gass ML; Vulvovaginal Atrophy Terminology Consensus Conference Panel. Genitourinary syndrome of menopause: new terminology for vulvovaginal atrophy from the International Society for the Study of Women's Sexual Health and the North American Menopause Society. *Climacteric* 2014; 17:557-563.

［12］ Calleja-Agius J, Muscat-Baron Y, Brincat MP. Estrogens and the intervertebral disc. *Menopause Int* 2009; 15:127-130.

［13］ Mander T. Long-term benefits and risks of HRT (Section 11): loss of muscle mass (sarcopenia). *Post Reprod Health* 2016; 22:96-97.

［14］ Al-Safi ZA, Polotsky AJ. Obesity and menopause. *Best Pract Res Clin Obstet Gynaecol* 2015; 29:548-553.

［15］ Maki PM, Henderson VW. Cognition and the menopause transition. *Menopause* 2016; 23:803-805.

［16］ Depmann M, Broer SL, van der Schouw YT et al. Can we predict age at natural menopause using ovarian reserve tests or mother's age at menopause? A systematic literature review. *Menopause* 2016; 23:224-232.

［17］ Manage My Menopause website. https://www. managemymenopause. co. uk (accessed 8 August 2016.)

［18］ Collins P, Webb CM, de Villiers TJ, Stevenson JC, Panay N, Baber RJ. Cardiovascular risk assessment in women: an update. *Climacteric* 2016; 19:329-336.

[19] FRAX®. Fracture Risk Assessment Tool. http://www.shef.ac.uk/FRAX (accessed 27 April 2018).

[20] Islam R, Cartwright R. The impact of premature ovarian failure on quality of life: results from the UK 1958 Birth Cohort. Paper presented at 27th Annual Meeting of ESHRE, Stockholm, Sweden, 3-6 July 2011. Abstract 0-270.

[21] Singer D, Mann E, Hunter MS, Pitkin J, Panay N. The silent grief: psychosocial aspects of premature ovarian failure. *Climacteric* 2011;14:428-437.

[22] European Society of Human Reproduction and Embryology. *Management of Women with Premature Ovarian Insufficiency*. Available at https://www.eshre.eu/Guidelines-and-Legal/Guidelines/Management-of-premature-ovarian-insufficiency.aspx (27 April 2018).

[23] Panay N, Hamoda H, Arya R, Savvas M. The 2013 British Menopause Society and Women's Health Concern recommendations on hormone replacement therapy. *Menopause Int* 2013;19:59-68.

[24] Baber RJ, Panay N, Fenton A. 2016 IMS recommendations on women's midlife health and menopause hormone therapy. *Climacteric* 2016; 19: 109-150.

[25] Panay N, Fenton A. Premature ovarian insufficiency: working towards an international database. *Climacteric* 2012;15:295-296.

[26] Maclaran K, Panay N. Current concepts in premature ovarian insufficiency. *Womens Health (Lond)* 2015;11:169-182.

[27] International Premature Ovarian Insufficiency Registry. https://poiregistry.net (27 April 2018).

[28] British Menopause Society Council. Modernizing the NHS: observations and recommendations from the British Menopause Society. *Menopause Int* 2011; 17:41-43.

[29] Bolland MJ, Avenell A, Baron JA et al. Effect of calcium supplements on risk of myocardial infarction and cardiovascular events: meta-analysis. *BMJ* 2010;341:c3691.

[30] Panay N, Ylikorkala O, Archer DF, Rakov V, Gut R, Lang E. Ultra low-dose estradiol and norethisterone acetate: effective menopausal symptom relief. *Climacteric* 2007;10:120-131.

[31] Lundström E, Bygdeson M, Svane G, Azavedo E, von Schoultz B. Neutral effect of ultra-low-dose continuous combined estradiol and norethisterone acetate on mammographic breast density. *Climacteric* 2007;10:249-256.

[32] Scarabin PY. Hormones and venous thromboembolism among postmenopausal women. *Climacteric* 2014;17(Suppl 2):34-37.

[33] Nappi RE, Panay N, Bruyniks N, Castelo-Branco C, De Villiers TJ, Simon JA. The clinical relevance of the effect of ospemifene on symptoms of vulvar and vaginal atrophy. *Climacteric* 2015;18:233-240.

[34] Stefano S, Stavros A, Massimo C. The use of pulsed CO_2 lasers for the treatment of vulvovaginal atrophy. *Curr Opin Obstet Gynecol* 2015; 27: 504-508.

[35] Canonico M, Oger E, Plu-Bureau G et al. Hormone therapy and venous thromboembolism among postmenopausal women: impact of the route of estrogen administration and progestogens: the ESTHER study. *Circulation* 2007;115:840-845.

[36] White WB, Hanes V, Chauhan V, Pitt B. Effects of a new hormone therapy, drospirenone and 17-betaestradiol, in postmenopausal women with hypertension. *Hypertension* 2006;48:246-253.

[37] Palacios S, Currie H, Mikkola TS, Dragon E. Perspective on prescribing conjugated estrogens/bazedoxifene for estrogen-deficiency symptoms of menopause: a practical guide. *Maturitas* 2015; 80: 435-440.

[38] Panay N. Body identical hormone replacement. *Post Reprod Health* 2014;20:69-72.

[39] Fournier A, Fabre A, Mesrine S, Boutron-Ruault MC, Berrino F, Clavel-Chapelon F. Use of different postmenopausal hormone therapies and risk of histology- and hormone receptor-defined invasive breast cancer. *J Clin Oncol* 2008;26:1260-1268.

[40] Maclaran K, Panay N. Managing low sexual desire in women. *Womens Health (Lond)* 2011; 7: 571-578.

[41] Maclaran K, Panay N. The safety of postmenopausal testosterone therapy. *Womens Health (Lond)* 2012;8:263-275.

[42] Elraiyah T, Sonbol MB, Wang Z et al. Clinical review: The benefits and harms of systemic testosterone therapy in postmenopausal women with normal adrenal function: a systematic review and

metaanalysis. *J Clin Endocrinol Metab* 2014;99:
3543-3550.

[43] Fenton A, Panay N. DHEA:finding a role for this e-nigmatic hormone. *Climacteric* 2013;16:303-304.

[44] Writing Group for the Women's Health Initiative Investigators. Risks and benefits of estrogen plus progestin in healthy postmenopausal women:principal results from Women's Health Initiative randomized controlled trial. *JAMA* 2002; 288: 321-333.

[45] Million Women Study Collaborators. Breast cancer and HRT in the Million Women Study. *Lancet* 2003;362:419-427.

[46] Manson JE, Chlebowski RT, Stefanick ML *et al.* Menopausal hormone therapy and health outcomes during the intervention and extended poststopping phases of the Women's Health Initiative randomized trials. *JAMA* 2013;310:1353-1368.

[47] Boardman HMP, Hartley L, Eisinga A *et al.* Hormone therapy for preventing cardiovascular disease in post-menopausal women. *Cochrane Database Syst Rev* 2015;(3):CD002229.

[48] Mikkola TS, Tuomikoski P, Lyytinen H *et al.* Estradiolbased postmenopausal hormone therapy and risk of cardiovascular and all-cause mortality. *Menopause* 2015;22:976-983.

[49] Schierbeck LL, Rejnmark L, Tofteng CL *et al.* Effect of hormone replacement therapy on cardiovascular events in recently postmenopausal women: randomized trial. *BMJ* 2012;345:e6409.

[50] Harman SM, Black DM, Naftolin F *et al.* Arterial imaging outcomes and cardiovascular risk factors in recently menopausal women: a randomized trial. *Ann Intern Med* 2014;161:249-260.

[51] Hodis HN, Mack WJ, Henderson VW *et al.* Vascular effects of early versus late postmenopausal treatment with estradiol. *N Engl J Med* 2016;374: 1221-1231.

[52] Collaborative Group on Epidemiological Studies of Ovarian Cancer,Beral V, Gaitskell K, Hermon C, Moser K, Reeves G,Peto R. Menopausal hormone use and ovarian cancer risk:individual participant-meta-analysis of 52 epidemiological studies. *Lancet* 2015;385:1835-1842.

[53] Ulrich L. HRT after endometrial cancer:is it safe? *Maturitas* 2014;79:237-238.

[54] Li D, Ding CY, Qiu LH. Postoperative hormone replacement therapy for epithelial ovarian cancer patients:a systematic review and meta-analysis. *Gynecol Oncol* 2015;139:355-362.

[55] Holmberg L, Anderson H. HABITS (hormonal replacement therapy after breast cancer:is it safe?), a randomised comparison: trial stopped. *Lancet* 2004;363:453-455.

[56] von Schoultz E, Rutqvist LE. Menopausal hormone therapy after breast cancer:the Stockholm randomized trial. *J Natl Cancer Inst* 2005;97:533-535.

[57] Kenemans P, Bundred NJ, Foidart JM *et al.* Safety and efficacy of tibolone in breast-cancer patients with vasomotor symptoms: a double-blind, randomised,non-inferiority trial. *Lancet Oncol* 2009; 10:135-146.

[58] Panay N. Integrating phytoestrogens with prescription medicines:a conservative clinical approach to vasomotor symptom management. *Maturitas* 2007; 57:90-94.

[59] Edwards D, Panay N. Treating vulvovaginal atrophy/genitourinary syndrome of menopause:how important is vaginal lubricant and moisturizer composition? *Climacteric* 2016;19:151-161.

[60] Royal College of Obstetricians and Gynaecologists. *Alternatives to HRT for the Management of Symptoms of the Menopause*. Scientific Impact Paper No. 6. London:RCOG Press, 2010. Available at https://www. rcog. org. uk/globalassets/documents/guidelines/scientific-impact-papers/sip _ 6. pdf (accessed 27 April 2018).

[61] Panay N, Fenton A. Complementary therapies for managing the menopause:has there been any progress? *Climacteric* 2010;13:201-202.

[62] Medicines and Healthcare products Regulatory Agency. Traditional herbal medicines: registration form and guidance. https://www. gov. uk/government/collections/traditional-herbal-medicines-registration-form-and-guidance

[63] Dunlop CE, Telfer EE, Anderson RA. Ovarian germline stem cells. *Stem Cell Res Ther* 2014; 5:98.

[64] de Villiers TJ, Hall JE, Pinkerton JV *et al.* Revised Global Consensus Statement on Menopausal Hormone Therapy. *Climacteric* 2016; 19: 313-315.

European Menopause Society，http：//emas. obgyn. net/

深度阅读

Climacteric，Journal of the International Menopause Society，Editor in Chief，Baber，R.，published by Taylor & Francis.

Post Reproductive Health，Journal of the British Menopause Society，editors H. Currie & E. Morris，published by Sage.

Maturitas，Journal of the European Menopause Society，editor M. Rees，published by Elsevier.

Panay N，Briggs P，Kovacs G（eds）*Managing the Menopause：21st Century Solutions*. Cambridge：Cambridge University Press，2015.

Hillard T，Abernethy K，Hamoda H，Shaw I，Everett M，Ayres J，Currie H（eds）*Management of the Menopause*，6thedn，published by the British Menopause Society，2017.

Singer D，Hunter M（eds）*Premature Menopause：A Multidisciplinary Approach*. London：Whurr Publishers，2000.

其他网站首要建议

British Menopause Society，www. the-bms. org（see consensus statements）

International Menopause Society，www. imsociety. org（see consensus statements）

其他

Medical and Healthcare products Regulatory Agency，www. mhra. gov. uk

National Osteoporosis Society，www. nos. org. uk（professionals and patients）

North American Menopause Society，www. menopause. org

European Medicines Agency，http：//www. emea. eu. int/

National Center for Complementary and Alternative Medicine，https：//nccih. nih. gov/

NIH Office of Dietary Supplements，http：//dietary-supplements. info. nih. gov

患者信息和联系人

https：//hormonehealth. co. uk（Useful information about women's hormone health）

www. menopausematters. co. uk（informative menopause website）

www. daisynetwork. org. uk（Premature Ovarian Insufficiency society）

www. pms. org. uk（National Association for Premenstrual Syndromes）

http：//www. womens-health-concern. org/（Women's Health Group，including 'Ask the experts'）

第11章 生殖相关问题

第一节

生育能力低下

Nick Raine-Fenning[1,2]

[1] *Division of Child Health, Obstetrics and Gynaecology, School of Medicine, University of Nottingham, Nottingham, UK*

[2] *Nuture Fertility, The Fertility Partnership, Nottingham, UK*

一、重要性

不孕是育龄女性第二大常见的就诊原因。在英国,大约有 1/7 的夫妇存在不孕的问题,350 万人受到不孕的影响。生育能力低下的发病率呈逐渐上升趋势,越来越多的人在寻求这类问题的帮助。

不孕症在相关治疗期间,伴随着潜在的病理生理问题,夫妻双方心理疾病的发病率也明显上升。如果不加以治疗,不孕可导致压力、抑郁和情绪问题。诊治过程与心理和生理方面的创伤有关,随着治疗时间的延长和多学科的干预,创伤可随之加重。

对于部分女性来说,不孕是一段令人苦恼而艰难的生活经历,其导致的焦虑和抑郁程度可与心脏病、癌症、高血压和艾滋病病毒感染等其他严重疾病相当。

二、不孕症的定义

不孕症很少是绝对的。怀孕的概率通常是存在的,除非男性伴侣的睾丸功能衰竭或没有精子,又或者女性已经绝经或者没有子宫。生育能力一般由怀孕的概率来定义,这很大程度上取决于一对夫妇尝试怀孕的时间,女性的年龄及其他潜在的问题。因此,对大多数夫妇来说,生育能力低下这一术语可能更加适合,它定义为一对夫妇尝试怀孕一段时间而未成功,此后开展相关的诊断和治疗才是合理的。

在没有任何已知不孕原因的情况下,经过一年未避孕未孕的育龄女性,应与其伴侣一起接受进一步的临床评估和检查。单身女性和同性伴侣在 6 次人工授精失败后,也应接受进一步检查。如女方年龄 36 岁或以上,或有已知的不孕原因,或有不孕的潜在因素,包括闭经、月经稀发、盆腔炎或隐睾等情况,应尽早转诊专科医师。

三、病因

英国不孕不育的主要病因如表 11-1 所示。目前,男性因素是导致原发性生育力低下的最常见原因,其次是女性排卵障碍。大约在 40% 的病例中,男女双方均存在生育障碍。输卵管病变是继发性不孕最常见的原因。

表 11-1 英国不孕不育的病因

病因	患病率(%)	
	原发不孕	继发不孕
不明原因	25	20
排卵障碍	25	15
输卵管因素	20	40
男性因素	30	20
子宫或腹腔病变	10	5

每 4 对夫妇中就有一对无可确诊的病因，这并不意味着没有潜在的问题，如果继续接受辅助生殖治疗，很大比例的女性将表现出卵巢功能储备不足或其他问题，而辅助生殖治疗不仅是一种有效的治疗手段，还是一种有效的评估方法。

1. 排卵障碍

世界卫生组织（WHO）根据血清促卵泡素（FSH）、黄体生成素（LH）和雌二醇的测定，将排卵障碍分为 3 种类型。

（1）Ⅰ型排卵障碍：Ⅰ型排卵障碍（10%）是由下丘脑-垂体功能障碍或功能衰竭引起的，可导致低雌激素性闭经。它的特点是低促性腺激素，正常的催乳素和低雌激素水平，包括下丘脑性闭经、促性腺激素缺乏性性腺功能下降和垂体功能减退 3 种情况。

下丘脑性闭经的特点是继发性闭经，伴有低或正常的促性腺激素和低雌激素。它通常是由过度运动、体重低、体重减轻、严格的饮食限制、厌食症或神经性贪食症或慢性疾病引起的。治疗必须针对其诱因。

促性腺激素缺乏是由促性腺激素释放激素（GnRH）缺乏引起的。Kallmann 综合征（又称促性腺激素分泌不足的性腺功能减退伴嗅觉丧失症）是先天性的，一般认为是由于 GnRH 神经元在胚胎时期的迁移中断。后天原因包括中枢神经系统（CNS）或垂体肿瘤、浸润性疾病、感染、脑/垂体放疗、垂体卒中、头部外伤，以及糖皮质激素、麻醉和化疗等药物。

垂体功能减退通常是由垂体肿瘤或手术和（或）放射治疗引起的，但也可能由垂体肿瘤、结节病、血色素沉着症和 Sheehan 综合征引起。临床表现取决于病因、激素缺乏的类型和程度。患者可能无症状或出现与相应激素缺乏或占位性病变相关的症状。

（2）Ⅱ型排卵障碍：Ⅱ型排卵障碍（85%）定义为下丘脑-垂体-卵巢轴功能障碍。其特点是雌激素水平正常，FSH 水平正常或低，LH 水平正常或高。这类疾病导致无排卵性月经稀发，主要见于多囊卵巢综合征的女性，其中 80%～90% 会出现月经稀发，30% 出现闭经。多囊卵巢综合征的女性通常有相应的临床症状，如多毛、痤疮或雄激素性脱发。

（3）Ⅲ型排卵障碍：Ⅲ型排卵障碍（5%）是由卵巢功能衰竭或卵巢功能不全所引起的。其特征是 FSH 和 LH 水平升高，雌激素水平降低。卵巢功能不全往往无法解释，但可能与性腺发育异常有关，包括特纳综合征，或双侧卵巢切除术后或放化疗治疗后。

2. 输卵管疾病

输卵管疾病的发生率在很大程度上取决于女性是原发性或继发性不孕。原发性不孕是指女性从未有妊娠史，而继发性不孕则是指曾经有过妊娠，无论其妊娠结局是否为活产。继发性不孕的女性，特别是曾发生过异位妊娠者，患输卵管疾病的概率要高得多。

3. 子宫和（或）腹膜病变

子宫和（或）腹膜病变是很少见的不孕原因，但这可能与部分病变难以识别并得到病理诊断有关。子宫内膜异位症不一定导致不孕，但尽管病因不明仍可能影响生育。即使是严重的子宫内膜异位症，仍可能自然受孕，70% 的轻度至中度子宫内膜异位症女性在未接受治疗的情况下也会自然怀孕。然而，无论疾病的程度如何，高达 30%～50% 的子宫内膜异位症患者可能会发生不孕。不孕症女性中子宫内膜异位症的发病率是有生育能力女性的 6～8 倍。子宫内膜异位症可能从几个方面影响生育，包括盆腔解剖异常、粘连、盆腔炎症、免疫系统功能改变和胚胎种植能力受损。患有子宫内膜异位症的女性也可能合并内分泌功能和排卵障碍，包括未破裂卵泡黄素化综合征、卵泡发育受损、黄体功能不足，以及早发或多发 LH 峰。

据报道，粘连是女性继发性不孕的主要原因。在所有不孕的病例中，粘连约占 22%（15%～40%）[1]。粘连可造成卵巢被包裹或限制输卵管的运动，导致附件区解剖结构异常，改变输卵管与卵巢的关系，阻止或削弱输卵管在排卵时抓取并运送卵子的能力，从而导致不孕。美国生育协会对附件区粘连进行了分类[2]，用量化粘连的严重程度，预测足月妊娠率。在接受过大型妇科手术的患者中，60%～90% 会发生粘连。

肌瘤与不孕有关。肌壁间和黏膜下肌瘤可导致宫腔形态发生改变。然而，最近的数据表明，即使宫腔形态在宫腔镜下表现正常，子宫肌瘤仍可能影响子宫血流，从而影响胚胎种植或造成精子迁移异常，对生育能力产生负面影响。尽管如此，仍有许多子宫肌瘤相对较大的女性受孕并不困难。

宫内粘连可以减少受孕概率，当出现闭经时，被称之为 Asherman 综合征（人工流产后宫颈或宫腔粘连）。粘连导致宫腔和（或）宫颈部分或完全闭塞，致使月经异常和（或）复发性流产。43%的宫腔粘连患者可出现继发性不孕，这可能是由于精子进入宫颈受阻或胚胎迁移和（或）着床受阻所致。

4. 男性因素

在英国，约 20%的夫妇不孕不育的唯一原因是精液异常，另有 25%的夫妇精液异常是其不孕的因素之一。近 50%的患者不孕因素中包含精液质量差、无精症和性交障碍。

精液异常通常是特发性的，可见于 26%的不育男性。其精子大多功能异常，不能使卵母细胞受精，但也有一部分功能正常。精子功能也可能受到抗精子抗体的影响。

无精子症可能是由于下丘脑-垂体功能衰竭、原发性睾丸功能衰竭（非梗阻性无精子症）或生殖道梗阻（梗阻性无精子症）所致。原发性睾丸功能衰竭所致的无精子症和严重的少精子症，是导致男性不育最常见的病因，虽然病因大多未知（66%），但可见于隐睾、睾丸扭转或创伤、睾丸炎、染色体异常（曲细精管发育不全综合征，Y 染色体微小缺失）、系统性疾病或放化疗后。梗阻性无精子症并不常见，患病率不到 2%。它通常与先天性双侧输精管缺失有关，而输精管缺失本身通常与囊性纤维化突变或泌尿道异常有关。

射精障碍和逆行射精相对少见，可能是由于脊髓损伤、前列腺切除术、腹膜后淋巴结清扫、糖尿病、横贯性脊髓炎、多发性硬化症或心理原因所致。

精索静脉曲张在精液异常的男性中更为常见（25.4% vs. 11.7%），并与同侧睾丸体积减小有关。目前还不清楚精索静脉曲张是否或为什么会影响生育能力和精子形成，但可能与阴囊温度升高和精液质量受损有关。

四、治疗原则

鉴于不孕症发病原因和表现形式的不同，从最初的转诊到最终的治疗，都必须对患者实行个体化管理。诊断必须基于临床特征，根据诊断结果告知患者如何进行治疗和咨询。因此，所有从事生育保健的医师必须全面了解检测方法和治疗手段，并能够就其自然受孕和（或）辅助受孕的概率向患者夫妇提供建议，以便他们充分知情并做出进一步诊治的选择。在本节的后续内容中，我将以一对夫妇的典型管理流程为例进行说明，这代表了大多数的二级转诊的过程。然而，越来越多的同性伴侣和单身女性有精子捐赠的需求，也在寻求建议、治疗、评估和管理，在大多数情况下与异性恋伴侣据有可比性。在临床实践时可以将相关名称替换为"无伴侣"或"第二女性伴侣"。

1. 详细询问病史

有不孕问题的夫妇需要一起就诊，因为诊断和治疗的决定是双方的。此外，与伴侣一起就诊可提高女性的满意度。咨询应从了解不孕的持续时间和女性或夫妇的年龄开始。注意询问性生活史很重要，包括性交的频率和时间。没有这些信息，就不可能界定"生育能力低下"，也就不可能确定是否需要进行检查或治疗。

影响评估和治疗的其他关键因素包括女性伴侣的孕产史，以及这对夫妇是否在一起生育过或在前一段关系中生育过。前者可影响提供给女性的检查项目和她的预后，而儿童的存在总是会影响家庭资金预算。评估这对夫妇的生活方式也很重要，因为这可以影响他们自然受孕的机会，也会影响治疗的成功率。最后，需要考虑到潜在的治疗选择是否与这对夫妇的宗教信仰或伦理存在冲突。这些信息通常由患者自愿提供，不需要直接询问。

在生育能力的评估方面，初级保健医师通常做得很好。大多数情况下，他们会在转诊前或转诊时完善一些检查。我们需要确认拿到这些检查的结果，并确保这对夫妇知道结果。如果漏诊了严重的少精子症或无精子症，或者在咨询结束前没发现这一点，将意味着很多对话毫无意义，也难以消除患者的疑虑。在接诊这对夫妇之前，需要确保已获取了所有临床相关信息和任何测试结果，并根据他们的表现和他们认知的水平，选择适当的时间与他们分享信息。重要的是，从双方的一般病史判定他们目前和过去的健康状况，且需要了解他们所有的正在使用的药物信息和任何已知的过敏史。

（1）女性：确定了女性的年龄和孕产次之后，应着重寻找或排除生育率低的根本原因。月经周期规律表明有排卵，大多数每 23～35 天来一次月经的女性（95%）都是有排卵的。月经周期不规则者或闭经者可能存在无排卵或稀发排卵的问题。有严重的经前疼痛的女性更容易存在子宫内膜异位症或慢性盆腔炎，这些情况也可能与慢性盆腔痛和（或）深部性交痛有关。这些症状往往与盆腔检查和超声检查的结果，以及腹腔镜探查的病理结果相一致。

月经过多可能为异常子宫出血，但也可能由肌瘤、子宫腺肌症、子宫内膜异位症或子宫内膜息肉引起，所有这些情况都可能影响胚胎着床。同样，经间期或性交后出血可能是激素异常波动或子宫局部和子宫内膜异常引起。可以根据这些症状进行盆腔和超声检查，进而根据检查结果进行宫腔镜和（或）腹腔镜检查。

病史采集时应关注输卵管病变和盆腔粘连相关的危险因素，据此为患者选择适合的输卵管检查方式。在盆腔感染、性传播疾病感染、盆腹腔手术（尤其是涉及盆腔器官的手术）和异位妊娠（任何处理方式）后，输卵管病变和附件区粘连的情况更为常见。除此之外，也可见于子宫内膜异位症的患者中。

（2）男性：男方病史的重要性往往不大，因为如果精液分析的报告是正常的，有大量活动的、形态正常的精子，那么从男性伴侣那里获取详细的病史就没有什么价值。然而，对包括勃起或射精功能障碍在内的任何性心理问题的详细调查是必不可少的。对于没有进行精液分析或有异常结果的男性，则需要询问更详细的病史。睾丸下降史、青春期发育、创伤或手术史、腮腺炎史、局部感染或炎症史，均可能是精子数目降低或精子运动能力受损的原因，但不影响日常的治疗。

需要着重询问健康状态、用药史和生活方式，必要的时候进行调整和治疗。但仍有 30%～50% 的精液质量较差的男性无法确定其病因。

2. 进行相关检查

就像临床病史一样，男女双方的某些检查经常被忽视，仅当会影响治疗的情况下才进行相关检查。实际上应当在咨询期间及初步检查时就进行全面检查，为改善一些显而易见的生活方式问题（如吸烟和肥胖等）提供机会。应当记录患者的体重和体重指数（BMI），这将影响后续的治疗和花费。除此以外，在进行全面检查时还应注意有无其他全身性疾病的症状和体征，如甲状腺功能障碍、肢端肥大症等其他内分泌疾病及表型异常。

（1）女性：多囊卵巢综合征（PCOS）和其他原因的高雄激素血症可表现为痤疮和多毛。胰岛素抵抗导致的黑棘皮征相对少见。男性化症状可表现为脱发和阴蒂增大。乳房检查应进行 Tanner 分期。腹部检查可发现既往腹部手术的瘢痕。可在腹部触及的盆腔包块，包括卵巢囊肿和子宫肌瘤，会明显影响治疗，且可能无法选择腹腔镜手术。当然，体检时意外发现腹部包块或腹部压痛的情况是较少见的。

对于月经异常的女性应考虑进行盆腔检查，这样可以避免漏诊造成异常出血或接触性出血的阴道和宫颈的病变，以确保不影响生育和治疗。如果有过性传播疾病史或目前有感染迹象和症状的患者，也可以送检拭子进行微生物检查。宫颈细胞学检查应当规律地进行，如有明显可疑的宫颈病变，需要转诊进行阴道镜检查。

双合诊可以给我们的问诊和治疗提供重要的信息。一个固定的、有压痛的、后位的子宫高度提示可能存在盆腔粘连、慢性盆腔炎或子宫内膜异位症，需要进一步进行超声检查。在大多数情况下，为了治疗疾病并分离粘连，还需要进行腹腔镜手术。还有一些更严重的情况，如辅助检查发现或查体触及子宫内膜异位症结节，或骶韧带明显增厚变硬，则应考虑行盆腔 MRI 评估直肠阴道隔，排除病变累及直肠表层或全层。

（2）男性：大多数男性不需要进行检查，但是必不可少的关键检查是生殖器的检查。应轻轻触诊阴囊及其内容物以排除输精管肿物或局部病变。双侧睾丸的体积均应使用睾丸测量仪测量并记录。前列腺检查很少需要，但如有必要，最好由泌尿科医师进行。

3. 进行指导检查

有生育问题的夫妇应由一个专家小组治疗，这样可以提高治疗的效益和效率，并提高患者满意度。

（1）女性配偶：在月经周期第 2 天至第 5 天的早卵泡期检查血清 FSH 和 LH。因为没有血清雌二醇的结果就无法解释 FSH 和 LH 的意义，所以需要同时检测这三项结果，用以评估下丘脑-垂体-卵巢轴的功能。大多数女性的 FSH、LH 和雌二醇水平正常。

低 FSH 和 LH 水平结合低雌二醇水平，提示促性腺激素缺乏和 I 型排卵障碍。甲状腺功能和泌乳素水平应根据临床情况与其他激素一起检查。血清 LH 升高或 LH/FSH 比值升高不再用于诊断 PCOS，但可能提供预后信息，因此也应注意并记录。

早卵泡期 FSH 水平＞15U/L 提示卵巢储备功能受损，而持续＞30U/L 则提示卵巢功能衰竭。英国国家临床医学研究所（NICE）[3] 指出，FSH 应＜9U/L，高于此阈值表明卵巢储备功能受损。窦卵泡计数和血清抗苗勒管激素（AMH）水平能更准确评估卵巢储备功能，这些可以一定程度反映卵子质量，已用于差异化治疗。然而目前基于卵巢储备功能检测结果的预防性治疗或患者快速通道尚缺乏依据，需要更多的研究加以验证。NICE 建议，窦卵泡总数为≤4 个，AMH 水平≤5.4pmol/L，FSH 水平＞8.9U/L 均提示卵巢低反应。患者年龄虽然不是一个独立的因素，但必须始终纳入考虑，许多年轻女性尽管似乎卵巢储备功能很差，但仍能够自然怀孕或通过治疗后怀孕。目前，NICE 建议可以使用上述 3 种方法中的任何一种用以评估卵巢储备功能，但大多数生殖专家更重视窦卵泡计数和血清 AMH，而非 FSH 水平，除非 FSH 水平显著升高。

正常月经周期的女性根据黄体中期的孕酮水平判断有无排卵，但月经周期第 21 天检测孕酮的方法仅适用于月经周期为 28d 的女性。在闭经或月经稀发的女性中，一般假设患者无排卵，单独测定血清孕酮的价值不大。在这种情况下，应检查甲状腺功能和泌乳素，并进行多囊卵巢综合征的相关检查。除非有相关的临床症状，否则甲状腺功能和泌乳素水平在月经规律的女性中往往是正常的。基础体温表不能可靠地判断有无排卵，不推荐使用。

对患者应进行风疹病毒免疫情况的检查，必要时对其进行免疫接种。后续治疗应延迟至少一个月，在此期间，应避免性交或使用适当的避孕措施。此后应再次检测风疹抗体状态，之后可以进行后续治疗。有些女性即使多次免疫仍不能产生免疫反应。

超声检查并不适用于所有患者的初始评估，但对于月经不调、腹痛、盆腔痛、痛经、性交困难或经检查怀疑有病变的女性，应考虑超声检查。超声可以发现子宫肌瘤（图 11-1）、子宫腺肌症、子宫内膜息肉、输卵管积水或卵巢囊肿、卵巢巧克力囊肿（图 11-2），可以为子宫内膜异位症提供非侵入性诊断。超声还可用于多囊卵巢的诊断，对于月经周期不规律和（或）雄激素过多的女性均应行超声检查。同时还需要进行血清睾酮和性激素结合球蛋白检查，以计算游离雄激素指数，水平过高者和有男性化表现的女性还应该检查其他雄激素，包括雄烯二酮和硫酸脱氢表雄酮，以及 17-羟孕酮（如必要）。如上所述，超声检查也可以进行窦卵泡计数，并提供一个客观的卵巢储备评估，这一方法通常用于拟行辅助生育的女性，可以帮助判断在控制性卵巢刺激时卵巢的反应能力。

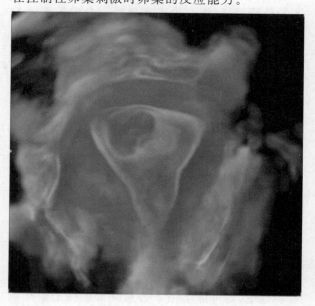

图 11-1　三维超声显示子宫内膜腔内 0 型肌瘤（另见彩图 11-1）

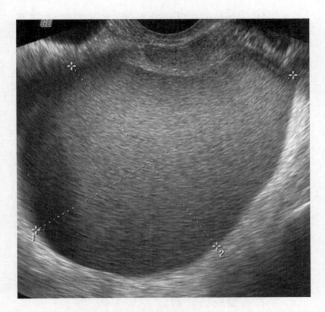

图 11-2　典型的"磨玻璃样"单房囊肿,符合卵巢巧克力囊肿诊断

最后一项检查内容——也可以说是最重要的检查之一是对输卵管通畅性的检测。在进行检查之前,应先了解精液检查的结果和排卵的情况。子宫输卵管造影(HSG)和腹腔镜检查＋染色剂通液是目前应用最广泛的输卵管检查方法。这两种操作都是侵入性的,但 HSG 的侵入性要小一些。但是,腹腔镜检查更加准确,是金标准。当 HSG 提示存在输卵管阻塞时,只有 38％ 的女性通过腹腔镜证实了这一点,因此 HSG 并不是输卵管阻塞的可靠指标。然而,当 HSG 表明输卵管是通畅的,94％ 的女性在腹腔镜检查的结果是一致的,所以 HSG 是一个可靠的诊断输卵管通畅的指标。因此,无并发症的女性应接受 HSG 筛查以除外输卵管阻塞,因为这是一种可靠的排除输卵管阻塞的检测方法,而且它的侵入性比腹腔镜小。考虑有其他并发症的女性也应接受腹腔镜检查和染色剂通液,以便同时评估输卵管状态和其他盆腔病变。并发症包括盆腔炎、既往异位妊娠史、盆腔粘连和子宫内膜异位症。超声下子宫输卵管造影是 HSG 的另一种选择,它是有效的,但需要足够的专业知识进行判断。

衣原体抗体检测在诊断输卵管病变方面可与 HSG 相当[4]。衣原体抗体滴度升高与输卵管疾病显著相关,滴度越高预示着输卵管病变越严重。阴性结果不能作为避免输卵管通畅性检查的理由,但除非有临床症状或性传播疾病史或盆腔炎病史,可以选择 HSG 而非腹腔镜检查。接受 HSG 或任何需要宫腔内操作的女性,必须进行衣原体筛查或给予预防性抗生素。经筛查发现有衣原体感染的女性及其性伴侣,应在进一步检查之前进行转诊并接受相应的管理、治疗和随诊。

没有输卵管病变危险因素的女性可以进行排卵诱导或人工授精,而无须进行输卵管通畅性检查。如果治疗不成功,应在 3 个周期后进行输卵管评估。有输卵管损伤病史的女性应在治疗前进行输卵管评估。如果患者愿意,所有的女性都可以选择在治疗前进行输卵管通畅度的检测。

在初始检查中,除非患者有临床症状,否则不应单独接受宫腔镜检查,这是因为手术治疗子宫异常和畸形对提高妊娠率是否有效尚未确定。在进行生殖相关检查时不再推荐常规进行性交后宫颈黏液检查,其结果对妊娠率没有预测价值。

(2)男性伴侣:精液分析是男性生育能力的主要评估方法,其重要性超过所有其他检测,结果应与 WHO 参考值进行比较[5](表 11-2)。实验室技术的差异显著影响精液分析结果的可靠性,因此结果的准确性依赖于下述公认的分析方法,应定期对检测方法进行审核并接受质量控制。不应提供抗精子抗体的筛查,因为尚未可证实是提高生育能力的有效治疗方法。

少精子症是指在精液分析中精子的浓度低于参考值下限;弱精子症和畸形精子症分别是指正常活力和形态的精子比例减少。因此,少/弱精子症和畸形精子症是指精液分析显示正常活力和正常形态的精子数减少;无精子症是指精液中精子完全缺失。但 WHO 参考值及其预测受孕能力的可靠性受到质疑,除非是无精子症的患者,否则低于正常数值的精液结果的预测价值是有限的。目前尚无检测能够明确预测精子的授精能力,包括计算机辅助精液分析等精子功能测试。

如果第一次精液分析结果不正常,应重复检查。除非结果为无精子症或严重少精子症,此时应尽快复查,其他患者应在初次分析后 3 个月进行复查,因为精子生发周期约需要 3 个月。重复检测很重要,因为单一样本分析会将约 10％ 的男性误判为异常,而复查可以将这个比例降低到 2％。男性不育中严重少精子症和无精子症大多与遗传因素有关,包括染色体数目和结构异常、Y染色体微缺失和囊性纤维化跨膜转导调控因子基因突变,这些通常与先天性输精管异常有关。患有严重少精子症和无精子症的男性应在接受辅助生殖治疗前进行基因检测和咨询,并进行完整的内分泌功能检测,以排除睾丸功能衰竭或下丘脑-垂体-睾丸功能障碍。至少需要检查血清中FSH、LH和睾酮的水平,以及甲状腺功能和泌乳素水平。根据这些测试的结果,如有必要,应与内分泌学家一起进行更详细的评估。患有严重少精子症的男性,如果染色体核型检测正常,应该考虑冷冻精子以备后续使用。

表 11-2　世界卫生组织男性精液分析的参考值

精液量:≥1.5ml

pH:≥7.2

精子密度:≥15×10⁶/ml

精子总数:每次射精≥39×10⁶

总活力(向前运动和非向前运动):≥40%活动 或 ≥32%向前运动

活率:存活精子≥58%

精子形态:正常形态≥4%

4. 患者的个体化治疗

患者的选择是任何决策过程中不可或缺的一部分。应给予患者基于循证医学的信息,患者可以根据这些信息决定他们所能接受的护理和治疗。口头信息应辅以书面信息或视听媒体,并对有额外需求,以及那些不会说或读英语的人提供可访问的形式。

NICE 质量标准[6]给出了一组简明扼要的说明,总结了最好的护理应包括哪些内容,强调了既往生育史、性取向和婚姻状态不应成为决定治疗资格的因素,并且咨询应贯穿整个治疗过程。

5. 生活模式评估

对于那些担心怀上孕时间比预期时间长的就诊者,应该告知其生活方式对怀孕的影响。夫妻双方都应该了解含咖啡因的饮料(茶、咖啡和碳酸饮料)对生育能力的影响尚不清楚。一些处方、非处方药和娱乐药物可能会干扰男性和女性的生育能力,如有使用应该告知医师。

同样,应向不同职业的患者,尤其是那些需要接触化学物质或高温作业的职业,提供生活方式方面的建议,并酌情提供专科服务和咨询,对影响生育和治疗成功的因素进行干预,如体重、吸烟、酗酒和吸毒。

- 应告知体重指数(BMI)在 30 或以上的女性,她们成功受孕可能需要更长的时间,如果存在无排卵的问题,那么减重可能会增加其受孕的概率。应告知 BMI 在 30 或以上的男性,他们的生育能力可能会下降。与单纯的减肥建议相比,参加锻炼和与饮食相关的团体项目更能增加怀孕的概率。
- 吸烟,无论是主动吸烟还是被动吸烟,都会降低男性和女性的生育能力。应推荐吸烟者参加戒烟计划。
- 女性每周饮酒不应超过 1~2 次,每次不超过 1~2 个单位乙醇,避免醉酒,可以降低胎儿致畸的风险;男性每天 3~4 个单位的摄入量一般不太影响精液的质量。
- 应告知男性阴囊温度升高与精液质量下降之间存在关联。目前还不确定穿宽松的内衣是否能提高生育能力。
- 女性应在怀孕前每天服用 0.4mg 叶酸直至怀孕 12 周,这可以降低婴儿患神经管缺陷的风险;有过患病婴儿、服用过抗癫痫药物或患有糖尿病的女性应每天服用 5mg。

心理压力和生育问题之间的关系是复杂的,个人对压力的反应是可变的。工作相关的压力会降低妊娠率,而心理压力会对夫妻关系和性欲产生负面影响,这些都可能会影响怀孕的概率。接受生育能力检测和治疗的夫妇中,男性性功能障碍的比例更高,包括性欲低下和性交频率下降。因此,夫妻双方都应该知道,男性和(或)女性伴侣的压力会影响夫妻受孕的机会和他们的关系,应尽一切努力减少压力。

补充疗法对男女双方的有效性尚未得到有效的评估,在建议采取这种干预措施之前,仍需进一步的研究。

6. 安慰疗法

不明原因的低生育力女性不应采用口服促排卵药物治疗,如氯米芬、阿那曲唑或来曲唑。氯米芬单独治疗,并不会增加怀孕或活产的概率。应当安慰患者并就自然受孕、性交的时间和频率给出建议。如果 2 年后,包括接受生殖检查前的 1 年,没有通过常规的无保护性生活怀孕,则应接受体外受精(IVF)治疗。有轻度男性不育因素和微小及轻度子宫内膜异位症的夫妇应采用完全相同的治疗方法。

7. 病因治疗

虽然可以采用一般的不孕治疗方法,但最重要的是个性化治疗和根本的病因治疗。无排卵的女性应根据其可能存在的问题进行治疗。下丘脑性性腺功能低下者的治疗取决于是否存在体重、压力、甲状腺疾病或高泌乳素血症等问题。在这些问题得到缓解之前,不应进行促排卵治疗,疗效可能较差。此外,纠正或调整根本诱因后,患者往往会恢复排卵,从而无须治疗或减少治疗,这是一种更安全、更实用的方法。

(1)男性因素:有明确的男性因素者应尽可能明确诊断并进行治疗。

所谓"轻度"男性因素不育因素是指两个或两个以上的精液分析,有一个或多个指标低于第五百分位数。这类患者通过 24 个月的规律性生活自然怀孕的概率与不明原因不孕或轻度子宫内膜异位症的患者相近。因此,轻度男性因素性不育者也应鼓励其夫妇双方进行最多 2 年的规律性交。

- 患有轻度至中度少精子症的男性可以自然受孕,但概率低于精液分析正常的男性。他们可以继续尝试自然怀孕,人工授精似乎并不会增加受孕的机会。这部分患者不应给予抗雌激素、促性腺激素、雄激素、溴隐亭或激肽增强药物,因为尚未证明有效。精液中含有白细胞的男性不应接受抗生素治疗,除非有明确的感染证据,尚无证据表明抗生素治疗可以提高妊娠率。

- 患有严重少精子症和无精子症的男性不太可能自然受孕,最有效的治疗方法是辅助生殖,通常需要胞质内精子注射(ICSI)才能实现授精,尤其是中度至重度少精子症、弱精子症或畸形精子症的患者,而对于轻度至中度少精子症患者 IVF 是可行的。

- 对于患有梗阻性无精子症的男性,可选择手术改善精液或行 IVF,附睾梗阻的手术治疗可能可以疏通输精管并提高生育力。

在非梗阻性无精子症中,约有 50% 的病例仍能生成精子。生活模式改变可能改善精液中的精子数,但大多数情况下,由于恢复的精子数量低和成熟度差,仍需要通过附睾或睾丸穿刺手术获得精子,然后进行 ICSI。

- 男性患有低促性腺性性腺功能减退者,与女性患者治疗方法一样,应给予促性腺激素药物治疗。

- 不应进行精索静脉曲张手术,这并不会提高妊娠率。

- 推荐对射精障碍加以治疗,这可以恢复生育力,而无须有创性的取精方法或辅助生殖。治疗方式有多种,可以根据个体状况进行选择。

(2)促排卵:如有必要,应给予促排卵治疗。促排卵的目标是确保单卵泡发育,而避免多卵泡发育,所有接受促排卵的患者应在第一个治疗周期进行超声监测,以保证药物剂量能将多胎妊娠的风险降到最低。

注意区别 I 型排卵障碍的 3 种病因是至关重要的,因为这决定了促排卵的方法的选择和预后。治疗可能包括生活模式改变(保持正常体重和锻炼制度),脉冲式 GnRH,或使用促性腺激素(hMG)进行促性腺激素疗法。生活模式的改变更适合于下丘脑性闭经,而脉冲式 GnRH 更适合于下丘脑性性腺功能低下的患者,因为它更符合生理且能诱发单卵泡排卵。然而,这两种方案都不适用于垂体功能减退的患者,这部分患者需要直接使用促性腺激素进行替代,同时给予 FSH 和 LH,一般采用 hMG 来实现,hMG 以 1∶1 的比例包含了这两种激素。这种方法在患有下丘脑性性腺功能减退和下丘脑性闭经的女性中应用的非常成功,一年内的累计妊娠率分别为 82.1% 和 65.4%,累计活产率分别为 95.0% 和 85.3%。

患有 II 型排卵障碍的女性应给予氯米芬、二甲双胍或上述药物的联合治疗。氯米芬治疗通常持续不超过 6 个月,因为尚有更有效的治疗方案。须告知服用二甲双胍的患者服药恶心、呕吐和其他胃肠紊乱等不良反应,这些症状可以通过减少剂量、与饭同服或使用缓解症状的药物而加以改善。应鼓励 II 型排卵障碍和 BMI 超过 30 的女性进行减肥,因为仅仅减重就可能恢复排卵;即使仍无排卵,也将改善患者对促排卵药物的反应,并对妊娠结局有积极的影响。在氯米芬和二甲双胍联合治疗尚未列入一线治疗时,对大剂量氯米芬耐药的女性应接受腹腔镜卵巢打孔术,或使用促性腺激素治疗。在对多囊卵巢综合征患者进行促排卵时,不推荐联合使用 GnRH 激动药、脉冲式 GnRH、生长激素和(或)hMG,因为尚无证据表明它们能提高妊娠率。三苯氧胺和芳香化酶抑制药可以作为氯米芬的替代品。

患有Ⅲ型排卵障碍的女性需要使用捐赠的卵子进行治疗。对某些 IVF 失败的患者使用捐赠卵子治疗也是有效的。有证据表明,卵母细胞质量较差或对卵巢刺激反应较差的患者,其后代存在遗传缺陷的风险较高。

(3)输卵管病变及粘连:输卵管手术在很大程度上已被 IVF 所取代。但对于不想接受 IVF 或无法负担治疗费用的患者,这项手术仍然发挥着作用,而且应当仅由拥有专科医师的医疗中心提供手术。

对于有轻度输卵管病变的患者,输卵管手术可能比不治疗更有效。对于近端输卵管梗阻的患者,选择性输卵管通液加输卵管导管或宫腔镜下输卵管导管术可提高妊娠的机会。在接受 IVF 的患者中,输卵管积水持续存在与早期妊娠丢失、植入不良和低妊娠率有关。如果输卵管积水大到可以在超声上看到,则其预后最差,流产率升高。因此,有输卵管积水者应在 IVF 前接受治疗,以提高活产率。各种手术治疗均可改善 IVF 的结局,包括输卵管切除术、输卵管造口术、输卵管近端结扎或夹闭术以及经阴道抽吸术。尽管腹腔镜下近端输卵管结扎/夹闭术也有类似的效果,但腹腔镜下输卵管切除术已被证实可使 IVF 后的持续妊娠率提高约 50%,因此这一术式是目前采用的标准治疗方法。

经阴道输卵管积水抽吸术并不能改善妊娠结局。宫腔镜下放置 Essure®(永久节育器)、输卵管内插管封堵输卵管、防止卵管内液体反流宫腔的方法均无效,术后持续妊娠率(26.2%)明显低于腹腔镜下输卵管切除术(55.8%)。对于无法进行腹腔镜下输卵管切除术的患者,由于没有其他选择,宫腔镜手术可能仍然有效,但尚无证据加以

证实。

分解粘连可以提高生育力。接受粘连分解术后,有不孕史的患者妊娠率可增加 38%~52%。以附件区粘连为不孕因素的患者中,在接受粘连分解术后 12 个月和 24 个月时,分别有 32% 和 45% 的患者怀孕,未接受治疗的患者的妊娠率则分别为 11% 和 16%。据报道,与未接受手术的患者相比,接受输卵管手术者,术后 3 年仍具有较高的妊娠率(12% vs. 29%)。分解卵巢周围的粘连也可使妊娠率增加 50% 以上。无论使用何种粘连分解的方法或何种粘连的类型,大多数患者(平均 85%)会重新形成粘连。需要让患者理解,即使手术成功,输卵管仍可能再次堵塞。输卵管病变和(或)粘连的患者,自然妊娠时发生异位妊娠的风险更高,输卵管手术和粘连松解后也是如此,异位妊娠的风险大约是 10%,但会有个体差异。任何存在输卵管病变或粘连的患者,如出现异位妊娠的症状,应在妊娠 7 周或更早的时候,予以早期转诊和超声检查并充分知情。

(4)子宫因素:不孕的患者,如果有子宫大肌瘤或累及宫腔的黏膜下/肌壁间肌瘤,通常应接受子宫肌瘤切除术。然而,尚无有力证据证明这种治疗是有效的。患者可能选择不做子宫肌瘤切除术,也是合理的。子宫动脉栓塞对生育力的影响尚不清楚,它可能导致绝经提前或卵巢储备受损和持续性闭经。这些并发症是不可预测的,但在较年长的女性中更为常见,可能是由非靶向血管的栓塞所引起。

子宫内膜息肉可能会对生育力产生负面影响并影响着床,但尚缺乏这方面的证据,也没有随机对照试验表明息肉切除术可以获益。然而,息肉切除术是一种相对简单的手术,风险很小,通常可以作为门诊手术进行,所有子宫内膜息肉的患者应在不孕治疗前考虑进行手术。多发息肉经常复发,为减少复发,应将其进行切除,而不是简单的刮除或盲刮。

闭经和宫腔粘连的患者应行宫腔镜下粘连松解术,可以帮助恢复月经,提高怀孕的概率。但是,宫腔粘连的关键是预防而不是治疗。它们通常发生在宫腔操作后,对于育龄期、希望保持生育能力的女性,特别是当患者反复要求进行类似操作时,须告知其吸宫术可能发生的风险并为其提

供可选择的后续治疗方案。

宫腔镜为切除息肉和黏膜下肌瘤及分解宫腔粘连提供了一种微创的方法。尚无有力证据证实此类手术能够提高生育能力，但这些病变的存在确实影响了胚胎植入，因此在生物学原理上能够解释为何治疗了这些问题可以改善妊娠率。

目前尚无改善子宫腺肌症患者生育力的方法，治疗应以症状控制为基础。可以使用 GnRH 激动药，但没有数据表明能够增加自然怀孕概率或改善 IVF 的结局。

（5）子宫内膜异位症和腹膜病变[7-9]：通过抑制卵巢功能来提高生育能力对于轻度子宫内膜异位症患者是无效的，仅有此适应证的患者不应使用此种治疗方法；更重度的患者也尚未证实其有效性。事实上，药物的不良反应和用药期间失去的怀孕机会，可能会使治疗的弊大于利。

切除子宫内膜异位症病灶同时松解粘连，可以有效地提高轻度子宫内膜异位症患者的生育力，以及持续妊娠率和活产率。但手术对中度至重度子宫内膜异位症的作用尚不确定，也没有随机对照试验或 Meta 分析来指导相关治疗。关于手术方式，腹腔镜手术比开腹手术更好，中、重度子宫内膜异位症患者开腹手术与腹腔镜手术后的妊娠率相比较，前者为 54%～66%，而后者为 36%～45%。

有卵巢子宫内膜异位囊肿的患者应该接受腹腔镜下囊肿剔除术，这样可以提高妊娠率。腹腔镜下卵巢子宫内膜异位囊肿剔除术比囊肿引流及固化术更好，可以减少症状和复发的风险，将囊肿包膜的切除也可增加术后自然妊娠率。然而，这两种手术都存在卵巢储备功能受损的潜在风险，在囊肿剔除过程中可能会切除正常的卵巢组织，或在消融过程中对卵巢皮质造成热损伤。还应注意的是，尚无证据表明，辅助生殖技术治疗前进行卵巢囊肿剔除术可提高大于 3 cm 的卵巢子宫内膜异位囊肿的不孕患者的妊娠率。在这种情况下，仅当需要改善子宫内膜异位症相关的疼痛或取卵难度时才应考虑卵巢囊肿剔除术。特别是当输卵管功能受损，加之存在男性不育因素和（或）其他治疗失败时，IVF 是合适的治疗方法。虽然子宫内膜异位症患者的 IVF 妊娠率低于输卵管不孕的患者，但子宫内膜异位症似乎不会对妊娠率产生不利影响。子宫内膜异位症患者在 IVF

前使用 GnRH 激动药治疗 3～6 个月，可提高临床妊娠率。尽管尚未得到充分证实，在进行辅助生育治疗前行腹腔镜手术彻底切除子宫内膜异位症病灶，可能提高 AFS/ASRM Ⅰ、Ⅱ期子宫内膜异位症的不孕患者的活产率。

（6）人工授精：无论是否进行卵巢刺激，对于不明原因不孕、轻度子宫内膜异位症或轻度男性因素不孕，但有规律无保护措施性交的患者，不再推荐人工授精。在特殊情况下，如果因社会、文化或宗教的原因反对 IVF，可以考虑人工授精。不进行卵巢刺激的人工授精可能可以帮助到那些由于身体残疾或性心理问题而无法或很难进行阴道性交的夫妇。

用供体精子进行无卵巢刺激的人工授精，通常称为供体授精，是不愿接受 ICSI 治疗、因睾丸功能衰竭或精液质量严重缺陷而导致无精子症的男性的推荐治疗方法。供体授精也可考虑用于后代遗传病高风险的患者或男性传染病导致女性感染高风险的患者，亦可以用于有严重同种免疫的夫妇。对于同性伴侣和单身女性来说，供精是首选的治疗方法。由于需要自付相关治疗费用，也有一些人选择用供精者的精子进行 IVF。

有正常排卵、输卵管通畅和精液分析正常的患者，如果进行了 6 次供精或伴侣精液的人工授精仍未受孕，可以进行 IVF，或选择再进行 6 次无卵巢刺激的人工授精。

（7）辅助生育：NICE 建议，40 岁以下的女性如果尝试怀孕 2 年未孕，应予以 3 个完整的 IVF 周期治疗。年龄在 40 岁到 42 岁之间的女性，如果已经尝试了 2 年或 2 年以上未孕，而且之前没有接受过 IVF，或者卵巢储备功能不足，应给予 1 个完整的治疗周期。IVF 治疗后的累计活产率随着女性年龄的增长而下降，而且随着失败周期的增加而下降。只有在精液质量极差、梗阻性无精症、非梗阻性无精症或以前的 IVF 治疗失败或受精效果很差的情况下，才需要使用 ICSI。

（8）咨询及支持：应向有不育问题的患者提供咨询，因为不孕不育问题本身，以及针对不孕不育问题的检查和治疗会造成情绪压力。应在检查和治疗之前、期间和之后均提供咨询。应告知患者与生育支持小组联系是有帮助的，在英国有几个患者组织和支持团体可以提供普通或特殊的建议。生育平等(Fertility Fairness),前身是"全国不孕不育宣传运动"(National Infertility Awareness Campaign),旨在让人们全面、平等地获得NHS针对不孕不育的一系列相关检查和治疗,包括在NHS上免费获得至多3个完整的IVF周期治疗的权利[10]。

(9)儿童福利:根据人类受精和胚胎学管理局(HFEA)的规定,在提供治疗前就应当考虑经治疗后出生的孩子的福利,包括对于孩子照料需求的支持,和对其他孩子可能产生的影响[11]。需要对每个患者进行评估,以确定是否存在任何对儿童造成重大伤害或忽视的风险。

五、预后

1. 自然妊娠

如果女方年龄在40岁以下,并且每2~3天有一次规律的性生活,超过80%的夫妇将在1年内怀孕。在第一年没有怀孕的夫妇中,有一半会在第二年怀孕,这样两年以上的累计妊娠率会超过90%。来自欧洲生育力研究(European Fecundability Study)的一组35—39岁女性的前瞻性队列研究显示,两年后妊娠率甚至更高(表11-3),而妊娠率确实随着女性年龄的增长而下降。与同期的35岁男性相比,40岁男性每周性交两次的累计成功率要低10%左右。因此,应告知所有不育的患者,随着年龄的增长,女性的生育能力会下降,男性的生育能力也会下降[12]。

表 11-3　基于女性年龄的月经周期相关累计临床妊娠率

年龄(岁)	1 年内妊娠率 (12 个周期)(%)	2 年内妊娠率 (24 个周期)(%)
19—26	92	98
27—29	87	95
30—34	86	94
35—39	82	90

Source:National Institute for Health and Care Excellence[3].

性交频率也会影响妊娠率。在年龄分别为35岁和38岁的育龄期女性中,如果她们每周性交2~3次,经过3年的尝试,至少94%和77%的女性怀孕。12个月内的妊娠率,从19—26岁女性的92%下降到27—34岁女性的86%和35—39岁女性的82%。对于每周性交1次的夫妇,妊娠率进一步下降,分别为85%、76%和71%。此外,平均每3~4天射精1次,精子的活力最高。因此,每2~3天性交1次可能会最大限度地提高自然受孕的总概率,因为精子在射精后可以在女性生殖道存活7d。关于受孕的时间,大多数妊娠源于排卵前5d开始的为期6d内的性交,包括排卵当天,估计排卵前2d性交的妊娠率最高。

2. 辅助生育

NICE指出,大多数患者每周期的成功率一般可达20%~35%,三个完整IVF周期后的累计成功率可达45%~53%,据此NICE提出三个IVF周期的建议,对于40岁以下女性是最具成本效益和临床有效性的。根据患者和公众参与的调查,许多人认为,IVF的妊娠率为80%较好,而低于50%就过低了。然而,需要将这些数字直接与自然生育能力进行比较,因为年轻健康的夫妇在1个月内的自然妊娠率也只有大约20%。

六、资金

尽管NICE已给出明确建议,但生育治疗和辅助生殖的资金最终由临床运行工作组(CCGs)决定。不同的CCGs采用不同的标准,女性的年龄、BMI、既往生育史、关系状况和性能力都是决定因素。大多数CCGs不为超重(BMI > 30 kg/m²)的女性提供资助,而且所有CCGs都有一个年龄上限,从35岁到43岁不等。大多数CCGs不支持有孩子的夫妇,无论是他们共同的孩子还是与其他伴侣的孩子(框图11-1)。

💡 框图 11-1

- 不孕是育龄妇女就诊的第二大常见原因,每7对异性恋夫妇中就有一对不孕不育。
- 不孕不育的定义是,一段时间以来,一对夫妇持续尝试怀孕但没有成功。在此之后,需要进行正式的检查并进行治疗。对于大多数夫妇,这段时间是指未避孕1年后,但如果女方36岁或以上,或有已知的不孕不育临床因素或诱因,则应提早进行干预。

（续　框）

- 目前,男性因素是导致原发不孕最常见的原因,其次是排卵障碍。每 4 对夫妇中就有一对为不明原因不孕。输卵管病变是继发不孕最常见的原因。
- 从最初的转诊到最终的治疗,患者必须个体化管理。检查应以临床特征为依据,并指导患者的治疗和咨询。
- 患者的选择是任何决策过程中不可分割的一部分。因此,需要保证患者能够获得基于证据的信息,他们可以据此对其护理和治疗做出选择。
- 应告知所有患者生活方式对其自然怀孕和治疗后怀孕概率的影响并给出建议。
- 应安慰无法解释的低生育能力、轻度男性因素不孕、微小至轻度子宫内膜异位症的夫妇,并就自然受孕、性交的时间和频率给出建议。如果他们在 2 年后,包括在生育相关检查前的 1 年之内定期进行无保护措施的性生活而未能怀孕,则应该接受 IVF 治疗。
- 虽然可以采用一般的生育治疗方法,但最重要的是个性化护理和治疗其根本病因。
- 遇到生育问题的人均应该进行咨询,因为生育问题本身,以及对生育问题的检查和治疗都会造成精神压力。应在检查和治疗之前、期间和之后均提供咨询。
- 在按照 HFEA 的规范,提供治疗前必须先考虑到可能经由生育治疗而出生的儿童的福利。
- 如果女方年龄在 40 岁以下,并且每隔 2～3d 有规律的性生活,超过 80% 的夫妇将在 1 年内怀孕。在第一年没有怀孕的夫妇中,有一半会在第二年怀孕,这样两年以上的累计妊娠率就会超过 90%。但是,应告知所有的低生育力患者,女性的生育能力及男性的生育能力均会随着年龄的增长而下降,尽管男性下降的程度较轻。

（陶　陶　译　邓　姗　校）

参考文献

[1] Diamond MP, Freeman ML. Clinical implications of postsurgical adhesions. *Hum Reprod Update* 2001; 7:567-576.

[2] American Fertility Society. Classifications of adnexal adhesions, distal tubal occlusion, tubal occlusion secondary to tubal ligation, tubal pregnancies, Mullerian anomalies and intrauterine adhesions. *Fertil Steril* 1988;49:944-955.

[3] National Institute for Health and Care Excellence. *Fertility Problems: Assessment and Treatment.* Clinical Guideline CG156. London: NICE, 2013. Available at https://www.nice.org.uk/guidance/cg156

[4] Department of Health. *Chlamydia trachomatis: Summary and Conclusions of CMO's Expert Advisory Group.* London: Department of Health, 1998.

[5] World Health Organization. *WHO Laboratory Manual for the Examination and Processing of Human Semen*, 5th edn. Geneva: WHO Department of Reproductive Health and Research, 2010.

[6] National Institute for Health and Care Excellence. *Fertility Problems.* Quality Standard QS73. London: NICE, 2014. Available at https://www.nice.org.uk/guidance/qs73

[7] Dunselman GA, Vermeulen N, Becker C et al. ESHRE guideline: management of women with endometriosis. *Hum Reprod* 2014;29:400-412.

[8] ESHRE Endometriosis Guideline Development Group. *Management of Women with Endometriosis.* Guideline of the European Society of Human Reproduction and Embryology, September 2013. Available at https://www.eshre.eu/Guidelines-and-Legal/Guidelines/Endometriosis-guideline.aspx

[9] Marana R, Muzii L. Infertility and adhesions. In: di-Zerega GS (ed) *Peritoneal Surgery.* New York: Springer-Verlag, 2000:329-333.

[10] Fertility Fairness. http://www.fertilityfairness.co.uk

[11] Human Fertilisation and Embryology Authority. HFEA Code of Practice. Available at https://www.hfea.gov.uk/code-of-practice/

[12] Dunson D, Baird D, Colombo B. Increased infertility with age in men and women. *Obstet Gynecol* 2004; 103:51-56.

第二节

辅助生育

Geoffrey H. Trew[1,2,3,4], Stuart A. Lavery[5]

[1] Hammersmith Hospital, London, UK
[2] Imperial College London, London, UK
[3] Imperial College Healthcare NHS, London, UK
[4] IVF Hammersmith, London, UK
[5] Department of Reproductive Medicine, Hammersmith and Queen Charlotte's Hospitals, London, UK

助孕是通过某种形式的科学干预促进自然受孕。它已经存在多年,但最早有记载的,可能也是最著名的助孕案例之一,是由著名外科医师 John Hunter 于 1785 年在伦敦实施的。在这对不孕夫妇中,丈夫有尿道下裂,医师对妻子进行了人工授精。最终患者成功地怀孕并分娩。这种基本的辅助概念一直延续至 20 世纪中叶。科学技术进步、改良技术出现,特别是促排卵和控制性卵巢刺激的技术出现,成功治疗了无排卵的女性。在 20 世纪 60 年代,人促性腺激素(hMGs)的提纯和使用可导致多个卵泡发育,使 IVF 技术得以实现。在过去的 40 年里,不孕的女性和男性的治疗都有了显著的进步。现在已有全套完整的技术——从英文缩写广为人知的 IUI、IVF、ICSI 和 PGD,到由于尚缺乏成功率而仅为业内人士知晓的 DOT、PROST,以及 DIPI(表 11-4)。有了这些进展,就有可能成功地治疗绝大多数低生育力的男性和女性,圆他们的生育梦。

表 11-4 辅助生殖相关缩写

首字母缩写	定义
IVF	体外受精
IUI	人工授精
ICSI	卵母细胞胞浆内单精子注射
PGD	植入前基因诊断
PGS	植入前基因筛查
DOT	直接卵母细胞移植

(续 表)

首字母缩写	定义
PROST	原核阶段移植
DIPI	直接腹腔内人工授精
MESA	附睾显微穿刺取精术
PESA	经皮附睾穿刺取精术
TESE	睾丸取精术
GIFT	输卵管内配子移植术

一、辅助生育前调查

即便已经做出诊断并确定了最适宜的治疗方法,在任何形式的辅助生育之前,都应进行一些必要的调查。这不仅能确保在实施辅助生育时获得最佳结果,而且还能减少在周期开始之前错过任何诊断的机会,如果这些治疗周期不成功,患者将因此付出情感和经济的代价。

1. 女性

卵巢储备功能检测已使用多年;以前使用的是早卵泡期促卵泡激素(FSH)水平,在大多数国家仍然是主流。目前,抗苗勒管激素(AMH)的应用越来越广泛,对卵巢储备功能的评估也越来越准确。它具有更好的周期内和周期间稳定性,能更好地反映卵巢对超促排卵的反应,比其他任何一种血液测试准确率更高。事实上,AMH 经常在治疗前被用来评估患者是否适合 IVF 等技术。AMH 水平非常低(<3 pmol/L)意味着活产率低

于 2%，因此使用患者自己的卵子进行 IVF 的成功率会非常低。相反，高水平（＞50pmol/L）则表明卵巢高反应，如果不减少 FSH 的剂量并使用拮抗药，则发生卵巢过度刺激综合征（OHSS）的概率会很高。除供卵外，大多数的辅助生育治疗都需要正常的卵巢储备功能才能获得成功。如果患者月经不规律，那么还应该检测泌乳素、甲状腺功能，以及（如可以）睾酮和性激素结合球蛋白（SH-BG）的水平。

根据 1990 年颁布的《人类受精与胚胎学法案》（Human Fertilisation and Embryology Act），经许可接受辅助生育治疗的患者，男女双方都必须进行乙肝、丙肝和艾滋病病毒的筛查。如果任何一方有上述感染，并不妨碍他们接受治疗，但必须使用特定的胚胎冷冻保存设施，否则其剩余的胚胎不能被冷冻，因为，理论上传染性疾病患者的胚胎有与其他患者胚胎交叉感染的可能。

2. 超声

几乎所有的辅助生育相关的超声检查均经阴道进行。最初需要评估下述几方面。

- 卵巢形态，如果有潜在的多囊卵巢，可能对促性腺激素的治疗呈现高反应。
- 有无卵巢囊肿，如有，应安排相应的治疗。
- 许多中心现在也测量窦泡计数（AFC），因为可用于 IVF 卵巢刺激期 FSH 剂量的计算。
- 评估卵巢位置的可及性，不仅用于监测本身，还需要评估是否能够顺利完成经阴道取卵（TVOR）。有时对于医源性原因导致的腹腔粘连、既往盆腔炎史或子宫内膜异位症的患者，可在超声检查时嘱患者轻微增加腹压，以使卵巢能向下移动至更容易取卵的位置。
- 检查子宫是否存在异常，如子宫肌瘤、子宫内膜异常等。
- 进行系统性盆腔检查，排除盆腔病变。

3. 宫腔和输卵管通畅度

任何形式的辅助生殖前都应检查宫腔和输卵管。例如 IUI，要求至少一侧或双侧的输卵管是通畅的，这显然需要进行宫腔和输卵管的检查。而对于 IVF 技术来说，实际操作过程中并不需要使用到输卵管，因此 IVF 前要求进行输卵管检查

的理由似乎不那么充分。但甲级证据表明，输卵管积水可以倒灌进入宫腔，从而显著降低胚胎种植率[1]。此外，各种形式的宫腔病变，包括宫腔粘连、先天性异常（如子宫纵隔、黏膜下肌瘤和子宫内膜息肉）均可显著降低胚胎着床率，从而降低各种形式的辅助生殖技术的活产率，因此，也应进行宫腔的全面评估，严重的问题可以在开始辅助生殖周期之前得以纠正。子宫腔和输卵管的评估可采用以下方法。

（1）子宫输卵管造影：子宫输卵管造影术（HSG）已经使用了几十年，但其疼痛感明显。随着新技术的出现，特别是排气壳和小球囊导管的出现，避免了一些非必要的损伤。在不需要全身麻醉的情况下，可以同时评估宫腔和输卵管，是一个非常有用的筛查方式，具有很高的准确性。在术前建议进行衣原体筛查，这项检查最好在女性患者进行初筛检查时完成，且在手术过程中应使用抗生素。

（2）超声造影术：目前已经开发了几种超声技术来评估输卵管通畅性。在宫腔和输卵管中注入超声造影剂，通过阴道超声进行跟踪，这是一种评估输卵管通畅度的好方法，但由于液体的高回声性，这种方法有时会漏诊宫腔病变，如轻度宫腔粘连和黏膜下肌瘤[2]。超声造影的原理是利用相对回声，因此，可以在使用超声造影剂前先使用无菌生理盐水勾勒出子宫内膜腔，避免漏诊。

（3）腹腔镜及宫腔镜：这些术式常用于不孕症的检查，特别是如果患者有特殊症状，尤其是盆腔疼痛时。如果进行了 HSG 等筛查并发现宫腔病变，也应进行宫腔镜检查以明确诊断并进行治疗，宫腔镜可分解宫腔粘连，或将黏膜下肌瘤切除并取出。

（4）男性伴侣：应对所有接受辅助生殖的男性进行全面的精液分析，以确定最适合患者的技术。大多数机构都参照 WHO 的正常精子标准和形态；一般情况下，如果精液参数良好，则采用 IVF；如果参数存在任何问题，则采用 ICSI。如确认精液中具有抗精子抗体，可以尝试直接射精在培养基中，以减少抗体对精子功能的影响。原先因抗精子抗体影响而需要行 IVF 的标本，如射精于培养基中，有时可能可以"升级"为 IUI 等技术。总的来说，目前在世界范围内，尽管 ICSI 的使用逐

渐增加,IVF 和 ICSI 手术的比例仍大致相同。

4. 重要的并发症

还有其他几种并发症可能显著降低辅助生殖的成功率或增加与之相关的并发症发生率。

(1)子宫肌瘤:对不孕的女性进行阴道超声检查,经常会发现子宫肌瘤。一直以来,很难确定肌瘤与患者不孕状态之间的因果关系,但肌瘤的存在并不一定意味着其与不孕之间有直接的因果关系。但据报道,切除肌瘤后,妊娠率提高了30%～80%。以前认为子宫肌瘤只有在引起宫腔形态变化时才会显著降低胚胎种植率。有两项系列研究则提示了其他位置的肌瘤对 IVF 周期种植率的影响。第一项 Eldar-Geva 的研究显示,肌壁间肌瘤可明显降低种植率[4];Hart 等[5]随后也证实了这一点。这两项研究都证实了肌瘤对宫腔的影响,但这似乎只适用于 3cm 以上的肌瘤。因此,任何肌瘤大于 3cm 的患者,特别是反复种植失败的患者,在进一步 IVF 前都应考虑进行肌瘤切除术。尽管肌瘤的治疗确实对种植率有影响,但在 Surrey 等[3]的随机试验中未能证实治疗可以提高活产率。

(2)输卵管积水:已有的几项研究均表明输卵管积水对 IVF 有不良影响。一项系统性回顾[6]纳入了 3 个随机对照试验,以观察输卵管切除术是否对 IVF 前输卵管积水的患者有效。这些输卵管积水的手术治疗与非手术治疗相比,增加了活产率和持续妊娠率(OR 2.13,95% CI 1.24～3.65),以及妊娠率(OR 1.75,95% CI 1.07～2.86)。有研究表明,在 IVF 前切除这些有病变的输卵管,可使患者获得预期的植入率。选择从根部切除或阻断(切断或凝固)输卵管取决于几个因素,如损伤程度和患者是否有与输卵管积水相关的疼痛[6,7]。输卵管切除术曾是常规的推荐方法,但由于担心可能影响卵巢血供而在治疗中呈现低反应,现在更多的机构采用的是凝切输卵管根部。大多数医师会对输卵管积水进行个体化治疗,并考虑到所有其他可能的情况,包括男性因素、输卵管病变的程度,以及患者在输卵管手术前的卵巢功能。

(3)多囊卵巢综合征:多囊卵巢综合征在育龄期女性中非常常见,可见于约 30% 的患者。多囊卵巢的患者行 IUI 或 IVF 时使用促性腺激素时

可能更难。在以低剂量起始时可能会有一定程度的耐药性,但在达到过度刺激之前的治疗窗却非常窄,经常会导致周期取消。鉴于 OHSS 的严重并发症,治疗时应始终从低剂量开始,然后小剂量增加,直到寻找到适当的治疗窗。有些人提倡使用腹腔镜卵巢打孔术,以改善治疗窗,并在周期前给予胰岛素增敏药,如二甲双胍。现有证据表明,二甲双胍不能提高成功率,但可以提高周期的安全性。

(4)子宫内膜异位囊肿:子宫内膜异位症是辅助生殖患者常见的并发症之一。虽然尚无证据表明对腹膜型子宫内膜异位症的常规治疗可以显著改善辅助生殖的周期,但在 IVF 开始前治疗较大的子宫内膜异位囊肿(>4.4 cm)是有好处的。可能从几个方面获益,包括卵巢反应本身和获卵总数(特别是含有子宫内膜异位囊肿的卵巢)。卵巢子宫内膜异位囊肿的第二个问题是,在经阴道取卵的过程中,这些肿瘤可能会被无意中刺穿,如果发生这种情况,卵巢脓肿形成的概率会显著增加。穿刺引流也可能导致卵巢脓肿,一般不建议这样做。如果卵巢子宫内膜异位囊肿较大,可能会对周期结果产生不利影响或增加意外穿刺的风险,最好在周期开始前进行手术治疗。延长 GnRH 类似物的降调时间可以缩小囊肿,提高总成功率。

(5)吸烟:应告知患者,吸烟会显著降低任何形式的辅助生育的成功率,因此应该戒烟。

(6)肥胖:建议患者将体重指数(BMI)控制在 19～30。超出这个范围,辅助生殖的成功率就会降低。如果 BMI 超过 30,不仅成功率会降低,流产率和 OHSS 等并发症也会增加。因此,应鼓励女性进行减肥。

二、辅助生殖技术类型

各个机构均有多种类型的辅助生殖手段,包括操作较简单的 IUI 和众所周知的 IVF/ICSI。由于 IVF 成功率的提高,诸如输卵管内配子移植(GIFT)等其他手术的使用已经减少。一些专业中心还开展了辅助生殖相关的其他技术,如植入前基因诊断(PGD)和植入前基因筛查(PGS)。

1. 人工授精

人工授精(IUI)是在患者月经周期的适当时

间,将准备好的精子样本(通常由手淫产生)注射入宫腔。大约两周后进行妊娠检测,以确定本周期是否成功。

(1)方案:IUI 可以在自然周期中进行,单独使用氯米芬,也可以使用氯米芬+FSH,或者单用 FSH。如果使用了任何形式的促排卵,则通常在受精前约 36h 单次注射人绒毛膜促性腺激素(hCG),以确保最佳的排卵时机。

(2)监测:虽然对于非卵巢刺激的周期,可以仅使用家用试纸法进行尿促黄体生成素(LH)的监测,但这并不能达到最佳成功率。如果使用了任何形式的促排卵,均建议进行更准确的监测。通常是通过经阴道超声来进行,不仅能够在最佳时间给予 hCG 以保证受孕的时机,也能确保促排卵产生的预期效果,即 1 个(最多两个)卵泡发育超过 18mm。如果通过超声检测,有两个以上的卵泡发育,则周期取消,且建议患者勿进行无保护的性交,否则会增加多胎妊娠的风险。

与任何一对低生育力夫妇一样,总成功率取决于多种因素,最重要的是女性的年龄,以及 IUI 的精子质量。虽然 IUI 可用于轻度男性因素,但不建议用于严重问题的患者。无卵巢刺激的 IUI 的每周期成功率约为 5%,使用氯米芬者每周期成功率为 8%~10%,使用 FSH 的方案为 12%~18%。虽然文献中的成功率为 35%,但这些往往是经高度选择后的患者,并不能代表年龄范围更广的一般患者[8]。

IUI 的主要并发症是当使用 FSH 时有较多的多胎率。大多数中心的双胎胎率为 10%~15%,三胎胎比率不到 1%。如果三胎胎的比率高于 1%,通常是由于监测不足,当卵巢出现过度反应时的周期取消不足。虽然卵巢过度刺激有可能发生,特别是在使用 FSH 的方案中,但通常是轻度到中度的,在 IUI 周期中出现严重过度刺激的情况非常罕见。如果发生这种情况,往往是使用了不合适的 FSH 起始剂量且监测不充分。

此外,还应告知患者有异位妊娠的可能性,大多数诊所会为妊娠 6—7 周时验孕呈阳性的患者提供早期超声检查。

(3)获益:人工授精是一种相对简单的技术,成本低廉,可由二级和三级辅助生育中心提供。它不像 IVF 是有创性的,而且受精发生在输卵管内,因此为大多数宗教团体普遍接受。

(4)不足:成功率低于 IVF,如果周期失败,可获得的信息比 IVF 周期少,特别是关于卵子或胚胎质量的相关信息。此外,还需要至少一个健康的输卵管和合适的精子参数。如果监测不足,多胞胎的数量可能会显著增加,并伴预期的并发症。

(5)适应证
- 不明原因的不孕;
- 轻度男性因素;
- 射精障碍;
- 宫颈问题;
- 排卵障碍;
- 轻度子宫内膜异位症;
- 优化供精。

2. 体外受精

体外受精是指将成熟的卵母细胞通过手术从卵巢中取出,然后在实验室里与精子受精。1978 年,帕特里克·斯特普托(Patrick Steptoe)与罗伯特·爱德华兹(Robert Edwards)合作多年,成功诞生了世界上第一个试管婴儿。在过去的 25 年里,试管婴儿的成功率和类型有了很大的提高,目前全世界有超过 200 万的婴儿通过这种技术出生。

(1)适应证
- 严重输卵管病变,输卵管阻塞;
- 严重的子宫内膜异位症;
- 中度男性因素;
- 不明原因的不孕;
- IUI 失败。

(2)方案:最初,仅使用氯米芬和 hMG 进行简单的促排卵。在过去 20 年里,方案得到了改进,现将其分为 3 大类。
- 自然周期;
- 长方案(激动药周期);
- 短方案(拮抗药周期)。

虽然还有其他使用激动药的短方案,但由于成功率较低,这些方法现在较少使用。

①激动药方案:长方案是目前世界上最广泛使用的方案。GnRH 激动药可每日鼻用(如布舍瑞林、那法瑞林)或每日皮下注射(如布舍瑞林、亮丙瑞林)或长效制剂(戈舍瑞林、亮丙瑞林)。GnRH 激动药需持续给予,初始时会增加垂体促性

腺激素(FSH 和 LH)的释放。如果持续给药,就会下调 GnRH 受体,导致 LH 和 FSH 水平降低,从而减少对卵巢的刺激。其结果是卵泡发育受到抑制,血液雌二醇水平在 3 周内降至更年期水平。只要继续使用激动药,除非给予外源性促性腺激素,否则卵巢就会持续保持抑制状态。激动药的使用可以从月经周期的第 2 天开始,也可以在第 21 天开始。使用这些长方案的原因是为了创造一个短暂的激素抑制状态,再通过每天使用 FSH/hMG 来刺激卵巢。

从黄体中期开始(通常在第 21 天左右),使用激动药后 7～10d,对患者进行复查。通常检测血液雌二醇水平,以确保充分降调。再从次日起开始使用促性腺激素并持续至达到理想的卵巢反应。也可以在早卵泡期或月经第 2 天开始使用,直至 2 周后返回并进行血液检查,以确定是否达到理想的降调状态。与黄体期起始一样,只要降调满意,就可以启动外源性促性腺激素,并继续使用至获得满意的卵巢反应。

②拮抗药方案:在过去的 10 年里,拮抗药(加尼瑞克和西曲瑞克)被普遍使用。与激动药不同,拮抗药不需要数日,而是几乎立刻对垂体起到作用,使垂体促性腺激素的分泌降至更年期水平。因此,在使用拮抗药 1h 内即可阻止患者出现早发的 LH 峰和过早排卵。每日剂量通常为 0.25 mg,也有长效的西曲瑞克 3mg 剂量,可以持续几天。这些药物是皮下注射的,并在固定的 FSH 刺激日(通常在刺激第 5 天)或超声监测卵泡达到一定大小时(通常为 14mm)开始使用。拮抗药继续与促性腺激素共同刺激,直到达到足够的卵巢反应,然后在 hCG 注射前停用。

与激动药相比,拮抗药的益处如下。
• 无更年期反应的不良反应;
• 不会因初始用药导致促性腺激素释放增加而形成囊肿;
• 周期短;
• 每个周期所需的促性腺激素量更少,药物成本更低;
• 多囊卵巢患者应选用拮抗药周期,因为 OHSS 的发生率更低,且可以使用激动药触发器。

③监测:使用外源性促性腺激素刺激卵巢时,充分进行监测至关重要。应使用连续经阴道超声来评估卵泡的生长。连续监测雌二醇水平以补充超声所获得的信息,减少用药量。连续监测雌二醇对某些患者群体是有用的,特别是在预期低反应或高反应的患者。部分高龄或 FSH 水平升高的患者可以预期其低反应。如果曾有高反应史,或者初次超声时发现患者卵巢呈多囊样表现,可以预期会出现高反应。但常规监测雌二醇似乎没有什么价值。

在卵巢刺激期间进行适当的监测,可以指导用药剂量的增减和 hCG 的注射时间。

④hCG 注射:hCG 用以在取卵前诱发卵母细胞的最终成熟。一般使用预充笔皮下注射重组 hCG 250μg。如果使用尿源性 hCG,则剂量应为 10 000U,高反应患者可减少至 5000U。当一个或两个卵泡达到 18mm 时,应给予 hCG。注射通常在午夜前后进行,以便其后约 35h、生理性排卵前进行取卵。如果 hCG 注射不正确,取卵时可能获卵很少或无法获卵。

⑤激动药扳机:如果患者有明显的 OHSS 风险,那么可以使用激动药扳机,而非 hCG 扳机。这是由于 hCG 半衰期长,会延长对黄体的刺激时间,而激动药扳机则更接近自然的 LH 峰且半衰期更短。这种方法已被证实可以显著降低严重 OHSS 的发生率。如果使用激动药扳机,那么黄体相支持也需做出相应调整(见黄体相支持一节)。激动药扳机也可用于供卵周期,其 OHSS 的风险必然较低,而且供体本身并不接受胚胎移植。

⑥取卵:最初,取卵是通过腹腔镜进行的,但实时超声的出现实现了侵入性更小的超声引导下卵巢穿刺取卵。随着体积更小、质量更好的超声探头的出现,特别是阴道超声技术的成熟,卵巢刺激过程中卵巢的监测和取卵均可以经阴道进行。

目前,所有的取卵都是在经阴道超声引导下进行的。在无法经阴道取卵时,仍偶尔使用腹腔镜手术,这种情况一般见于冰冻骨盆或盆腔放疗前已行盆腔外卵巢悬吊的患者。TVOR 可以在全身麻醉或局部麻醉(更多见)或某种形式的静脉镇静下进行。手术通常需要 20～30min,取决于患者有多少卵泡。使用一次性单针或双腔针,后者的好处在于,若负压吸引未获得卵子,可以进一步对卵泡进行冲洗。在超声引导下将穿刺针直接穿刺入一个卵泡中,吸出液体并交与胚胎学家查看。若吸净卵泡内所有的液体而仍未发现卵子,则冲洗卵泡,同时轻柔地使用针尖搅动并再次抽吸,尝试寻找卵子(图 11-3)。当一个卵巢内的所有卵泡都被吸净后,在超声引导下取出穿刺针并插入另一个卵巢,重复上述过程进行取卵。取出超声探头后,需检查阴道穹有无出血;出血通常不是问题,但有时仍需要直视下用可吸收线缝合出血点。大多数患者在手术完成后几小时内可以回家。

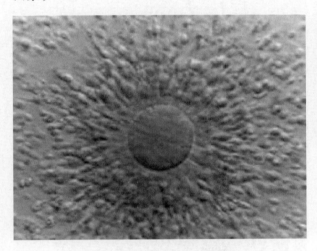

图 11-3　人卵母细胞与卵丘细胞

　　⑦胚胎移植:卵子可以通过每毫升 10 万个正常活动度精子常规受精,也可以通过 ICSI 受精(见下一节)。它们是在严格的实验室条件下,在血平板培养基中进行培养。恒温箱内的温度、气体含量、湿度和 pH 值都受到严格控制。

　　传统上,大多数胚胎在取卵后的第 2 日或第 3 日进行移植。有很好的证据证实,如果将胚胎延长培养至第 5 日(囊胚期)移植,可以获得更高的妊娠率。事实上,大多数中心目前默认进行第 5 日胚胎或囊胚移植。55%～60% 的成熟卵子可以正常受精,胚胎学家在第 2 日对这些卵进行分级(图 11-4)。目前,英国人类受精与胚胎管理局(HFEA)的指南规定,除非有特殊情况,40 岁以下的患者只能移植两枚胚胎,40 岁以上的患者可以移植 3 枚胚胎。目前,随着成功率的提高和对于多胞胎情况的担忧,除非患者有多次流产史,许多中心会对年龄在 38 岁以下者进行选择性单胚胎移植。虽然这可能对成功率有轻微的

影响,但由于已对其他正常胚胎进行了冷冻,因此如果一个周期不成功,患者可以复苏冷冻胚胎并重复单囊胚移植。来自斯堪的纳维亚和比利时的研究证据显示,在保持合理的总妊娠率的同时,选择性单囊胚移植可以消除并降低双胎妊娠率[10]。

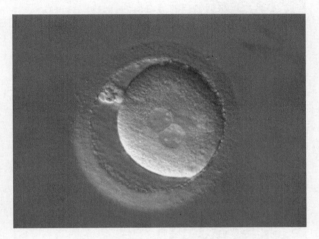

图 11-4　人胚胎 2 原核(PN)阶段第 1 天,正常受精

　　第 2 日胚胎移植可能的好处是可以使用单一梯度的培养基,而且大多数正常胚胎可以存活到这个阶段。在移植了 2～3 枚胚胎之后,可能仍剩余质量令人满意的胚胎可供冷冻保存。在正常的月经周期中,第 2 日的胚胎仍在输卵管内,而不在宫腔内,这是第 2 日移植的潜在缺点。此外,要准确地对第 2 日或第 3 日胚胎进行分级也困难得多。第 5 日或囊胚移植的好处是,胚胎移植的时机正是生理情况下胚胎到达宫腔的时机,某些生长因子可以改善胚胎的发育。囊胚移植也可以更好地选择胚胎,因为一些异常胚胎可能会在第 2 天至第 5 天之间死亡(图 11-5～图 11-8)。

　　胚胎移植无须麻醉。通常使用 Cuscoe 窥器来暴露宫颈,仔细擦净后,小心地通过宫颈导管插入无菌的一次性胚胎移植管。宫腔内胚胎移植的位置一直很有争议,常见的做法是将胚胎放置在宫腔中部,且需要在移植管到达宫底部之前停止插入,以防导致轻微的创伤和出血。证据显示,胚胎移植应在超声引导下进行,这样可以更准确地将胚胎置入宫腔,并能显著提高成功率[11]。

　　将外鞘插入正确位置后,再将载有胚胎的内导管插入外鞘。当它到达正确的位置后,利用一

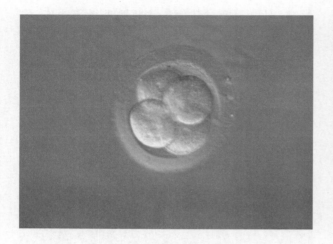

图 11-5　4 细胞阶段,第 2 天

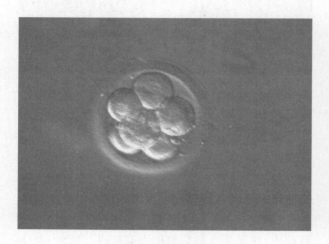

图 11-6　8 细胞阶段,第 3 天

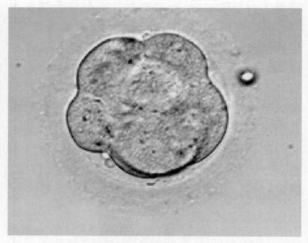

图 11-7　桑葚胚,第 4 天

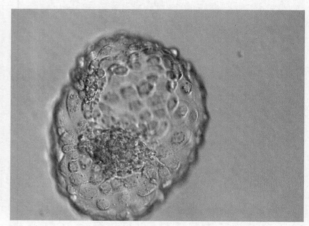

图 11-8　囊胚,第 5 天

小段液体将导管末端的胚胎发射出来。然后取出内导管并交由胚胎学家,以确认胚胎没有存留在内导管中。如果导管中无残留,轻轻抽出外鞘,取出窥具。尽管胚胎不可能"脱落",但很多患者在这个阶段都会非常谨慎,通常在出院前会允许她们仰卧休息长达 2h。目前还没有证据表明让患者保持仰卧姿势会增加妊娠率,但这可能有助于患者的心理健康。

⑧黄体支持:使用激动药或拮抗药的现代辅助生殖技术中,进行黄体期支持(LPS)是必要的。尽管自然周期 IVF 不需要,但超促排卵可能损伤正常的黄体功能,使用 LPS 已被证实可以提高成功率[12]。在拮抗药周期中使用 LPS 更有争议,但通常认为不进行黄体支持则妊娠率会显著降低[13]。LPS 大致分为 3 种类型:使用促黄体制剂,如 hCG;使用孕激素或孕酮;当使用激动药扳机时,采用更强的支持方案。

皮下小剂量注射 hCG 可以刺激患者自身卵巢产生更多的孕酮已被证实与黄体酮一样有效,但确实也增加了一些患者 OHSS 的风险。黄体酮的使用则更为普遍,有片剂、注射剂、阴道凝胶或阴道/直肠栓剂可供选择。阴道内或直肠内使用黄体酮可以非常迅速地达到很好的组织浓度。众所周知,LPS 治疗至少应该持续 2 周,但一些中心往往会持续 12 周甚至更晚。然而,并没有很好的证据表明持续两周以上的黄体支持可以显著提高怀孕率。支持所用的最低剂量为 200mg/d,而最常用的剂量是 400～800mg/d。

更强的治疗方案是指使用肌内注射黄体酮和补充雌二醇(通常以片剂的形式)。妊娠试验呈阳性后,黄体酮和雌二醇都要常规继续使用。在妊娠8周左右,通常将注射黄体酮改为阴道制剂,因为反复肌内注射油基黄体酮制剂会引起疼痛。

⑨妊娠试验:对大多数患者来说,从胚胎移植到验孕的等待时间是心理压力最大的时期。有些患者可能在妊娠试验前就开始出血。即使妊娠试验呈阴性,补充黄体酮也能延迟出血。一般来说,妊娠试验在胚胎移植后约14d进行,既可以在家里进行尿妊娠试验,也可以在医院进行血清妊娠试验。家中进行妊娠测试对患者来说更方便,目前的试剂盒具有高灵敏度,低至25U就可检测出。如果妊娠试验呈阳性且在正常范围内,则通常在2~3周后对患者进行阴道超声检查,以确保宫内妊娠并评估其发育情况。如果初始时hCG水平较低,那么通常在48h后重复评估是否升高;如果hCG呈低水平,则必须考虑异位妊娠或流产的可能性并安排适当的随访。

三、结局

英国所有的辅助生殖治疗周期都必须向国家监管机构HFEA报告。患者和专业人士都可以通过HFEA网站(www.hfea.gov.uk)了解所有治疗的详细信息。来自2013年的最新综合数据显示,有49 636名妇女进行了64 600次IVF或ICSI,4452次供体授精。经这些治疗有14 062例妊娠。选择性单胚胎移植的患者数量显著增加,因此多胎妊娠率显著下降,而总妊娠率略有上升(表11-5)。此表还反映出女性年龄对成功妊娠结局有非常显著的影响。相比之下,男性的年龄影响很小。

治疗周期数目每年约增加3.9%,有13 839名婴儿由新鲜取卵IVF而出生。近年来,与使用新鲜胚胎的治疗周期相比,使用冷冻复苏胚胎的治疗数量按比例增加得更多。2013年,使用冷冻胚胎进行了12 320次周期(每年增加10%)。年龄分层妊娠率见表11-6,可以看出年龄的影响较小,因为移植的胚胎是在女性年轻时获得的(框图11-2)。

表 11-5　IVF 每次新鲜胚胎移植的妊娠率(%)

年龄(岁)	2012	2013
18—34	41.5	41.8
35—37	35.9	38.3
38—39	29.7	30.2
40—42	21.6	23.1
43—44	10.6	12.4
≥45	3.4	7.0
全年龄段	34.6	35.5

表 11-6　每次冷冻胚胎移植的妊娠率(%)

年龄(岁)	2012	2013
18—34	30.0	33.4
35—37	28.3	30.9
38—39	25.0	29.1
40—42	22.7	25.2
43—44	14.2	13.0
≥45	9.3	13.0
全年龄段	27.5	30.6

> **框图 11-2**
>
> **英国 IVF 和 ICSI 的最近趋势**
> - 采用新鲜卵的治疗周期数趋于稳定。
> - 解冻胚胎的治疗周期数明显增加。
> - 采用捐赠配子的治疗周期数增加。
> - 妊娠率和活产率呈现中幅提升。
> - 多胎妊娠率和流产率继续下降。
> - 囊胚移植的百分比持续增加。
> - 冻卵周期的数量快速增加。

1. 卵母细胞胞浆内单精子注射

卵母细胞胞浆内单精子注射是预先使用带加热台和显微操作设备的倒置显微镜将卵母细胞周围的卵丘和放射冠移除,然后将单个形态正常的精子固定并注射到成熟的卵母细胞中(图11-9)。使用移液管轻柔地利用吸力小心地将卵母细胞固定,用一个非常锋利的玻璃注射管缓慢地刺破并插入卵膜,再将固定好的精子及极少量溶剂注射到卵母细胞中。然后小心地取出注射管,在严格的实验室条件下孵化卵母细胞。

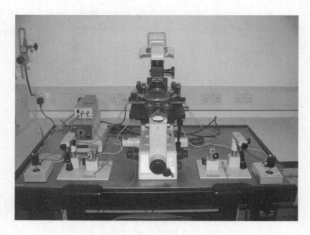

图 11-9　卵母细胞胞浆内单精子注射显微操纵器

(1)适应证

- 严重的男性因素,包括无精症,需要 MESA、TESE 或 PESA 手术取精(见表 11-4);
- 严重的少精畸精症;
- 前次 IVF 周期受精差或完全未受精者;
- 植入前基因诊断的周期。

大多数 IVF 中心中,有 40%～60% 的 IVF 周期采用 ICSI。现有的研究认为,并无证据支持对正常精液者采用 ICSI 可提高妊娠率[14]。尽管如此,ICSI 的比例仍在增加,原因之一是希望避免 IVF 受精失败。

(2)结果:根据超过 28 800 个周期的结果[15],每次移植的妊娠率为 36.5%,每次移植的活产率为 30.4%。

(3)安全性:自 20 世纪 90 年代初开始在临床应用 ICSI 以来,研究的结果总体上是令人放心的。如果精子浓度低于 500 万/cm^3,各个中心大多会建议男性患者进行染色体核型筛查。尽管并非常规,一些中心还提倡进行 Y 染色体微缺失筛查。囊性纤维化筛查在无精子症病例中是必不可少的,特别是它与先天性双侧输精管缺失有关,这些患者中有很大比例是囊性纤维化突变的携带者。作为一名携带者并不影响其夫妻共同治疗,但需要对女性伴侣进行筛查,如果她也是一名携带者,那么应与其探讨在 IVF-ICSI 时进行 PGD。如果上述结果都是正常的,则应详细告知患者,ICSI 后代的遗传异常会略有增加。这些异常多数是轻微的,而主要的先天性畸形的发生率一般

认为与普通人群相似。

2. 输卵管内配子移植

输卵管内配子移植最早是在 1984 年左右开始使用的,通过腹腔镜收集卵子,由胚胎学家对其进行鉴定,然后再通过腹腔镜将卵子和少量经特殊处理后高活动度的精子一起,放回输卵管。GIFT 的使用在 20 世纪 90 年代初达到高峰,此后持续减少。

(1)获益:由于缺乏合适的实验室设备和胚胎学技术,最初开发 GIFT 是为了增加辅助生殖的可用性。由于卵子不需要体外培养,因此很少需要什么常规的实验室设备。这似乎非常符合生理,因为卵子和精子都在适当的时间和适当的地方。胚胎按生理状态进入宫腔,因此不会破坏子宫内膜环境,而正常的 IVF 中胚胎移植则很难避免。

(2)不足:相对于 IVF,其创伤更大。需要在腹腔镜下经由输卵管伞端将卵子和精子放置入输卵管中。因为已经证实通过这种方法可以获得更多的卵子,因此通常是经阴道取卵。虽然不知道添加的精子是否能让这些卵子受精,但按照优质临床规范的要求,只可以移植有限数量的卵子。与 IVF 周期相比,GIFT 所能获得的信息更少,但至少有一个输卵管应该是健康的。虽然 GIFT 也可以用于轻度男性因素者,但精液参数最好是正常的。

2000 年以来,GIFT 一直饱受争议,目前其临床应用已非常有限。大多数欧洲的中心只在因宗教原因不允许 IVF 的情况下才会使用它。虽然 IVF 是不被接受的,但由于怀孕是在体内发生的,因此 GIFT 往往是可以接受的。在一些完全不明原因的不孕症病例中,反复出现 IUI 和 IVF 失败,GIFT 的作用可能也很小。

(3)成功率:患者的选择不同,成功率也各不相同,但在合适的情况下,每次移植的成功率可达 30%[13]。除了少数支持者外,大多数大型诊所的辅助生殖技术中 GIFT 周期的占比不到 0.5%。

3. 冷冻胚胎移植周期

人类冷冻胚胎的首次妊娠是在 1985 年,自此,冷冻周期的使用急剧增加。将多余的形态正常的胚胎进行冷冻,可以避免浪费胚胎。目前,冷冻剩余的优质胚胎已经成为常规,这可以

显著增加每次取卵的累计妊娠率。虽然在第 1 日至第 5 日间的任何时间都可以冷冻胚胎,但正常情况下,在选取了胚胎进行新鲜移植后,剩余的胚胎将培养至第 5 日冷冻。第 1 日胚胎冷冻通常仅限于有发生 OHSS 的高风险时将所有胚胎进行选择性冷冻。胚胎的慢速冷冻技术已经被超快速玻璃化冷冻技术所取代。囊胚培养的增加和玻璃化后升温的高成功率,都增加了胚胎冷冻保存的成功率。一些研究中心认为,选择性冷冻所有胚胎可能会提高母亲和胎儿的疗效和安全性,目前正在进行前瞻性随机对照试验来评估。

(1)冷冻胚胎移植:冷冻胚胎移植的主要方法有两种:第一,在自然月经周期中移植胚胎;第二,使用 GnRH 激动药抑制患者自身的月经周期,然后在胚胎移植前补充雌激素使子宫内膜增厚。

①自然周期:选择自然周期的患者必须有规律的月经周期。患者在周期中需要进行连续的阴道超声监测,以及激素谱(包括雌二醇和 LH)的检测。如上述检测均未发现异常,可以在 LH 峰出现后约第 6 天,进行冷冻胚胎的复苏移植(若胚胎在囊胚期被玻璃化冷冻)。大约 80% 的冷冻囊胚在复苏过程中存活下来,根据患者的年龄,选择 1 个、2 个或 3 个胚胎移植。因为未做卵巢的降调,不需要 LPS,患者自身的黄体可以产生足够的孕酮。

②药物周期(人工周期):为了能够更好地控制周期,大多数冷冻胚胎移植周期(FERC)会采用抑制患者本身月经周期的方法,尽管这样做是否能改善预后尚存在一些争议。一般采用 GnRH 激动药抑制月经周期,通常从月经周期第 21 天开始。如果患者已绝经,则无须这一步,只需要补充雌激素即可。在充分抑制后,开始进行雌激素补充。无论采用片剂或贴剂,逐渐加量直到达到足够的内膜厚度。胚胎移植方法和 IVF 类似,由于卵巢受抑制,需要 LPS。如果患者怀孕,这一过程将持续至妊娠约 12 周。

所有 IVF 中心均应该开展冷冻胚胎移植,这不仅仅是公认安全有效的治疗手段,也是一个有成本效益、能最大化利用患者新鲜周期的方式(框图 11-3)。

> 💡 **框图 11-3**
>
> **冷冻胚胎移植周期**
> - 复苏冷冻胚胎的周期显著增加。
> - 玻璃化冷冻已成为低温保存的主要技术。
> - 自然周期和人工周期冷冻复苏移植均很普遍。
> - GnRH 拮抗药的药物周期更短。
> - "全胚冷冻"的概念目前正在进行前瞻性随机对照研究。
> - 选择性冷冻或将治疗周期"分段",可以降低 OHSS 的发生率。

(2)卵子捐赠:卵母细胞捐赠是指,新鲜 IVF 周期中获取适宜的捐赠者的卵母细胞,与受赠者伴侣的精液进行受精,再将受精后的胚胎移植入受赠者的体内。1983 年卵子捐献周期首次成功妊娠。

①方法:在英国,未受精的成熟卵母细胞的捐献者年龄应小于 37 岁,身体健康,并且最好已知具有生育能力。供卵者需经过乙肝、丙肝和艾滋病病毒,以及相关遗传疾病的筛查。一般建议,捐赠者和受赠者均需要接受捐卵的影响和可能结局的咨询。然后,根据受赠者男性伴侣的精子参数,选择在 IVF 周期中卵子进行常规受精或 ICSI 受精。所获胚胎可以新鲜周期移植或冷冻复苏周期移植。

受赠方的准备方法与 FERC 类似。如果月经周期正常,胚胎可以进行自然周期移植(尽管这种情况不太常见,因为受赠者很少有正常的月经周期)。通常情况下,采用受抑制的 FERC 并使用雌激素,创造一个最佳的子宫内膜状态并进行移植。

②适应证
- 卵巢早衰或生理性卵巢功能衰竭;
- 既往多次 IVF 失败的卵巢功能非常差的患者;
- 年龄大于 45 岁,且有严重男性因素必须进行 ICSI 的患者;
- 患有遗传性基因病,不宜使用自己的卵子的患者。

③获益:受赠者的成功率与赠卵者的年龄相关。因此,卵子捐献的成功率通常很高。其后代

的非整倍体发生率均与赠卵者的年龄相关。因此,接受赠卵的 40 岁以上患者的成功率要高得多,患唐氏综合征等遗传病的风险也要低得多。

④问题:卵子捐赠的主要问题是如何获得卵子。目前在英国,向捐赠者支付卵子费用是非法的,捐赠者只能得到最低限度的补偿,以补偿她们的时间和不便。自 2005 年 4 月 1 日起,匿名捐赠也被废止,由此产生的任何后代都可以从 18 岁开始追踪他们的遗传学母亲。目前,英国卵子捐赠供不应求,这导致许多患者在法规不同、捐赠者充足的国家寻求跨境生殖医疗。

出于个人原因需要 IVF 的患者,如果同意捐赠卵子,则可以使用卵子共享计划,从而减免其周期一半的费用。

4. 代孕

代孕是指患者无子宫或子宫无法维持妊娠,而使用代孕者的子宫进行妊娠。多适用于年轻患者因癌症或无法控制的出血而失去子宫的情况,如产后出血或困难的子宫肌瘤切除术后。

由 IVF 周期获得患者自己的卵子,再由她的伴侣的精子受精,然后将胚胎移植入代孕母亲体内。专业的咨询对患者和代孕母亲来说都是必需的。一般来说,代孕者多是已有孩子的女性,经由患者招募或通过慈善组织招募。代孕在英国是合法的,代孕者在怀孕期间的误工时间可以得到补偿。然而,孩子的合法母亲是分娩孩子的女性,因此患者夫妇必须经过正式的法庭程序,才能成为代孕母亲所分娩的孩子的合法父母。各国关于代孕的法律大相径庭。

5. 卵子冷冻

卵子冷冻是从 IVF 过程中获得卵子,但不进行受精,而是被冷冻起来以备将来使用。不幸的是,由于未受精的卵子体积大,水分含量高,使用慢速冷冻技术,未受精卵和胚胎在冻融过程中基本都无法存活。在冷冻过程中会造成冰晶在卵子内部形成,破坏卵内的精细结构,并在解冻时导致卵子死亡。每次移植的妊娠率低于 10%,与使用传统的慢速冷冻技术冷冻卵子有关。由于结局不良,这种治疗通常只建议年轻的癌症患者在面临如化疗、放疗或不保留生育功能的手术等治疗前采用。

近期,一种被称为玻璃化冷冻的低温贮藏方法开始尝试使用。据报道,可以明显改善解冻率(>80%),且每次移植的妊娠率高达 35%[16]。从没有伴侣的肿瘤患者的生育能力保存,到所谓的"社会因素"卵子冷冻,这项新技术可能为扩大卵子储存的适应证提供了依据。冷冻卵子受到职业女性的追捧,她们试图通过这种方式延缓年龄相关的卵巢功能和卵子质量下降的影响。

6. 植入前基因诊断

植入前基因诊断是一种超早期产前诊断形式。它将辅助生殖技术与分子遗传学和细胞遗传学相结合,用于检测植入前胚胎的遗传疾病。这一技术的出现,使得携带严重遗传性疾病的夫妇可以将未携带这些疾病的胚胎移植入子宫,让女性可以安心无虑地开始妊娠。这从一定程度上避免了侵入性产前诊断的需求,以及终止受疾病累及的妊娠的艰难决定。这项技术在 20 世纪 90 年代[17]初由 Hammersmith 医院首创,现在几乎可以应用于所有已知突变的遗传病。

(1)适应证

- 单基因病,如囊性纤维化、地中海贫血或镰状细胞病;
- 染色体重排,如易位;
- 兄弟姐妹间供体干细胞移植的 HLA 配型;
- 易感基因,如 *BRCA*。

(2)方法:尽管一般采用 ICSI 的方式来最小化潜在的基因污染,但胚胎可以通过任何常规的 IVF 程序而获得。可在发育至第 3 日的卵裂期进行极体(MⅡ卵母细胞期)活检,或更常见的是在第 5 日囊胚期进行活检。利用酸性台式液或特殊激光打开胚胎透明带,以便获得数枚滋养细胞并对其进行特定检测。扩增遗传物质并用各种不同的方法进行遗传诊断,包括比较基因组杂交(CGH)和近期的二代测序技术(NGS),随后将未受累的胚胎移植入子宫中。

7. 植入前基因筛查

人类胚胎染色体非整倍体是 IVF 失败的最常见原因之一。这些非整倍体可能是卵子(减数分裂)年龄相关的非整倍体,或与胚胎早期细胞分裂(形成合子后)有关。植入前基因筛查是使用 PGD 技术检测这些非整倍体,以期改善女性年龄对 IVF 的影响。该技术的最初适应证是孕妇高龄、反复 IVF 失败和复发性流产。这项技术最初使用多色荧光原位杂交技术,但由于缺乏可靠的证据基础而备受争议。最终,前瞻性随机对照试验证明了这一方法的无效性。目前,全基因组扩增、CGH 和 NGS 等技术的进步使人们对 PGS 产生了新的兴趣,这些令人兴奋的新方法也正在评估中。

8. 手术取精

无精子症或死精子症可以进行手术取精,即直接从附睾(MESA)或睾丸(TESE 或 PESA)获得精子。双侧睾丸均应进行活检并送组织病理学检查,因为约 1% 的低生育力男性可发现原位癌。

手术可以在局部麻醉或浅全身麻醉下进行。手术前应对患者进行囊性纤维化和染色体核型的检查。有超过 2% 的不育男性有重要的染色体异常,是正常人群发病率的 3 倍。在无精子症患者中,这一比例上升到 15% 以上。如果精液结果在正常范围内,则染色体异常的比例明显较低。FSH 水平也是有意义的,如果 FSH 在正常范围内,则获得可用精子的机会要高得多(若睾丸体积正常,获得可用精子的概率约为 90%);如果 FSH 显著升高,则这一概率明显降低(若睾丸体积偏小,则概率不到 10%)。

所有手术所获精子都会被冷冻起来以备将来使用。如果手术的时间与女性取卵的时间一致,可使用新鲜精子。所有手术取精的患者必须采用 ICSI,因为没有足够的活动精子可用于正常受精。

9. 精子捐赠

如果手术取精或射精中均未获得可用的精子,那么通常可以使用供精。供精是由经过筛选的健康捐赠者通过自慰而获得。在英国,所有的供精都必须先被隔离,然后再次对捐精者进行筛查。只有在两次筛查结果均为阴性后,精子才能被解禁使用。

(1)适应证

- 无精子症;
- 携带严重遗传病;
- 同性恋/单身女性。

(2)使用:过去一般使用未处理的供精标本,在认为易受孕的时间段,置于子宫颈周围进行受精。现在,作为 IUI 手术的一部分,经过处理的精液样本被直接注射入宫腔进行受精。患者需进行常规的筛查,包括输卵管通畅性试验。若月经周期正常,就对月经周期进行监测并在排卵前后的合适时间,将处理好的精液样本直接注射入宫腔内。如果患者月经周期不规律或此前接受未行卵巢刺激的 IUI 不成功,则可进行卵巢刺激的 IUI,这样成功率较高。如果输卵管严重受损或阻塞,那么供精必须通过 IVF 等技术加以利用。成功率几乎完全取决于患者的年龄。

四、辅助生殖的并发症

1. 多胎妊娠

辅助生殖最常见的并发症是多胎妊娠。在所有通过 IVF 妊娠的患者中,大约 24% 的人在移植了 2～3 枚胚胎后发生了双胎妊娠。3 胎妊娠率取决于 3 枚或 3 枚以上的胚胎移植的比例。在英国,最多只能移植 3 枚胚胎,而且只有在特殊情况下或者患者年龄在 40 岁或以上时才可以移植 3 枚胚胎。目前,英国仍以每次移植 2 枚胚胎的胚胎移植为主。即使是双胎妊娠,患脑瘫的风险也是单胎妊娠的 8 倍。而在 3 胎妊娠中,风险可能高达 47 倍。这些后代还将面临所有早产可能出现的后遗症的风险[18]。

为了降低多胎率,HFEA 强烈建议推行选择性单胚胎移植。随着临床和实验室技术的改进,这一方法在维持可接受的妊娠率的同时,可以将双胎妊娠率降至单卵双胎的发生率。在一些北欧国家,如果患者年龄在 35 岁或以下,那么仅允许进行选择性单胚胎移植,新鲜移植 1 枚胚胎,其余所有胚胎都进行冷冻。此后,患者反复进行单胚胎移植,直到妊娠或所有胚胎用完。

尽管有越来越多的证据支持选择性单胚胎移植,但仍有许多人认为双胎妊娠是一个理想的结果。目前,采用选择性单胚胎移植策略在降低多胎妊娠率方面已经取得了巨大的进展。

2. 卵巢过度刺激综合征

卵巢过度刺激综合征是一种医源性疾病,可发生在任何 IVF 周期,但通常只是轻到中度。其特征是过度的卵巢反应导致多个卵泡生长和大量获卵。严重的 OHSS 可能危及生命,并与血管内液耗竭、血栓形成、腹水和胸腔积液有关。它通常发生在特定的高危人群中,尤其是年轻的多囊卵巢患者。此时,应考虑到多囊卵巢的高敏感度,降低促性腺激素的起始剂量。即使最好的中心进行密切的监测,仍会出现卵巢过度反应而发生过度刺激。在这种情况下有几种选择,可以放弃此周期,然后以低剂量重新开始;或者进行取卵并受精,然后将所有的胚胎进行冷冻,因为进行新鲜移植并妊娠的患者过度刺激的情况最为严重。如果充分评估后认为风险可控,可以进行胚胎移植,并严密监测患者。如果发生 OHSS,住院治疗对监测体液平衡和血浆蛋白水平至关重要。

如果发生低蛋白血症,应予输注人血白蛋白。如果患者出现腹水导致腹胀,可以每天引流腹水,每次最多 1L,以缓解症状,增加尿量,但应注意避免出现突发的低蛋白血症。尽管引流腹水有助于缓解症状,但如果患者出现胸腔积液,也可以适当进行引流。此类患者的血栓栓塞风险增加,应预防血栓形成,可以日常使用抗血栓袜和低分子肝素。一般情况下病情具有自限性,但患者应留院密切监测,直至 OHSS 缓解。这种情况似乎不会对胎儿产生不利影响,此后的妊娠通常是成功的。在极少数情况下,病情恶化,患者有生命危险时,可能需要终止妊娠。新的方案已使严重的 OHSS 非常罕见,包括使用 GnRH 拮抗药,GnRH 激动药扳机和选择性胚胎冷冻。

3. 异位妊娠

任何一种辅助生殖技术都可能导致异位妊娠,不仅发生在有输卵管病变的患者中,而且接受任何形式辅助生殖的患者都面临更大的风险。在 IVF 中,即使胚胎被直接移植到宫腔内,异位妊娠的普遍发生率仍为 2%～5%。由于子宫的收缩,胚胎可能在某个阶段进入输卵管内,之后再返回宫腔。接受辅助生殖后成功怀孕的患者应尽早接受超声检查,以确保宫内孕。如果发现是宫外孕,则应与患者充分讨论所有的治疗方案。随着输卵管积水行输卵管切除术的增多,IVF 治疗中异位妊娠的发生率有望降低。

4. 经阴道取卵

超声引导下取卵存在并发症的风险,这一点毋庸置疑,其范围可从卵巢感染导致卵巢脓肿,到肠道损伤。通常报道率为不超过 1%,在开始治疗前应充分告知所有的患者[19]。

五、总结

目前已有 500 多万婴儿通过 IVF 技术出生。辅助生殖治疗在国际范围内持续增长,在一些发达国家,占活产比例的 2% 以上。尽管接受治疗的患者年龄在增长,但由于科学的进步,成功率仍稳步提高。IVF 治疗正变得越来越安全,通过引入 GnRH 激动药扳机等措施,OHSS 的发生率也有显著降低。IVF 后的多胎妊娠率也通过选择性单胚胎移植而有所降低。随着卵母细胞玻璃化冷冻技术的进步,冷冻保存已成为辅助生殖治疗中越来越重要的一部分,而生育力保存也由于医学和非医学的原因变得越来越受欢迎。

(陶 陶 译 邓 姗 校)

参考文献

[1] Strandell A, Lindhard A, Waldenstrom U, Thorburn J. Hydrosalpinx and IVF outcome: cumulative results after salpingectomy in a randomized controlled trial. *Hum Reprod* 2001;16;2403-2410.

[2] Strandell A, Bourne T, Bergh C, Granberg S, Asztely M, Thorburn J. The assessment of endometrial pathology and tubal patency: a comparison between the use of ultrasonography and X-ray hysterosalpingography for the investigation of infertility patients. *Ultrasound Obstet Gynecol* 1999;14;200-204.

[3] Surrey ES, Minjarez DA, Stevens JM, Schoolcraft WB. Effect of myomectomy on the outcome of assisted reproductive technologies. *Fertil Steril* 2005; 83:1473-1479.

[4] Eldar-Geva T, Meagher S, Healy DL, MacLachlan V, Breheny S, Wood C. Effect of intramural, subserosal and submucosal intrauterine fibroids on the outcome of assisted reproductive technology treatment. *Fertil Steril* 1998;70;687-691.

[5] Hart R, Khalaf Y, Yeong CT, Seed P, Taylor A, Braude P. A post prospective control study on the effect of intramural fibroids on the outcome of assisted conception. *Hum Reprod* 2001;60;2411-2417.

[6] Johnson NP, Mak W, Sowter MC. Surgical treatment for tubal disease in women due to undergo in vitro fertilisation. *Cochrane Databse Syst Rev* 2004; (3):CD002125.

[7] Gelbaya TA，Nardo LG，Fitzgerald CT，Horne G，Brison DR，Lieberman BA. Ovarian response to gonadotropins after laparoscopic salpingectomy or the division of fallopian tubes for hydrosalpinges. *Fertil Steril* 2006；85：1464-1468.

[8] Cohlen BJ，Vandekerckhove P，te Velde ER，Habbma JD. Timed intercourse versus intra-uterine insemination with or without ovarian hyperstimulation for subfertility in men. *Cochrane Database Syst Rev* 2000；(2)：CD000360.

[9] Blake DA，Farquhar CM，Johnson N，Proctor M. Cleavage stage versus blastocyst stage embryo transfer in assisted conception. *Cochrane Database Syst Rev* 2007；(4)：CD002118.

[10] Pandian Z，Bhattacharya S，Ozturk O，Serour G，Templeton A. Number of embryos for transfer following in-vitro fertilisation or intra-cytoplasmic sperm injection. *Cochrane Database Syst Rev* 2009；(2)：CD003416.

[11] Buckett WM. A meta-analysis of ultrasound-guided versus clinical touch embryo transfer. *Fertil Steril* 2003；80：1037-1041.

[12] Nosarka S，Kruger T，Siebert I，Grove D. Luteal phase support in IVF：meta-analysis of randomised trials. *Gynecol Obstet Invest* 2005；60：67-74.

[13] Daya S，Gunby J. Luteal phase support in assisted reproduction cycles. *Cochrane Database Syst Rev* 2004；(3)：CD004830.

[14] Devroey P. Clinical application of new micromanipulative technologies to treat the male. *Hum Reprod* 1998；13(Suppl 3)：112-122.

[15] Society for Assisted Reproductive Technologies. Assisted reproductive technologies in the United States：2000 results. *Fertil Steril* 2004；81：1207-1220.

[16] Cobo A，Garrido N，Pellicer A，Remohí J. Six years' experience in ovum donation using vitrified oocytes：report of cumulative outcomes，impact of storage time，and development of a predictive model for oocyte survival rate. *Fertil Steril* 2015；104：1426-1434.

[17] Handyside AH，Kontogianni EH，Hardy K，Winston RM. Pregnancies from biopsied human preimplantation embryos sexed by Y-specific DNA amplification. *Nature* 1990；344：768-770.

[18] Pharoah PO. Risk of cerebral palsy in multiple pregnancies. *Obstet Gynecol Clin North Am* 2005；32：55-67.

[19] El-Shawarby S，Margara R，Trew G，Lavery S. A review of complications following transvaginal oocyte retrieval for in-vitro fertilization. *Hum Fertil* 2004；7：127-133.

深度阅读

Brinsden P（ed.）*A Textbook of In Vitro Fertilisation and Assisted Reproduction：the Bourn Hall Guide to Clinical and Laboratory Practice*，2nd edn. London：Parthenon Publishing，1999.

Gardner DK，Weissman A，Howles CM，Shoham Z（eds）*Textbook of Assisted Reproductive Techniques：Laboratory and Clinical Perspectives*. London：Taylor & Francis，2004.

Human Fertilisation and Embryology Authority website at www. hfea. gov. uk

National Institute for Health and Care Excellence. *Fertility Problems：Assessment and Treatment*. Clinical Guideline CG156. London：NICE，2013. Available at https://www. nice. org. uk/guidance/cg156

第12章 盆腔疼痛

第一节

子宫内膜异位症

Neil P. Johnson[1,2,3]

[1] *Robinson Research Institute, University of Adelaide, Adelaide, Australia*
[2] *University of Auckland and Repromed Auckland and Auckland Gynaecology Group, Auckland, New Zealand*
[3] *World Entometriosis Society (2017—2020)*

子宫内膜异位症(内异症)是一种与盆腔疼痛或不育相关的炎性疾病,其典型表现为子宫外出现子宫内膜样组织病灶[1]。因此,患者不仅子宫内膜腺体和间质异位到子宫外,更重要的是伴有盆腔疼痛或不孕。尽管近几十年来许多临床研究都以病变为中心进行研究,最好是采用以患者为中心而不是以病变为中心的方法治疗并关注其治疗效果。

内异症影响全世界大约1.76亿育龄妇女[2]。虽然其根本原因尚不确定,但它可能是多因素的,包括表观遗传学因素、环境暴露等都可能会对其产生影响[3]。内异症是具有中枢神经系统致敏的疼痛综合征[4],是一种增殖性、雌激素依赖性疾病,有越来越多的孕激素抵抗证据[4]。与其他以盆腔/腹痛和不孕症为特征的病症有重叠。一些没有诊断为子宫内膜异位症但有盆腔疼痛症状的女性,也可能通过内异症的治疗而受益。

一、流行病学

1. 病因

关于内异症的最古老的发病学说是Sampson的经血逆流学说[5],或更确切地说,是经血逆流使有活性细胞的内膜细胞通过输卵管逆流入腹腔,暴露于以腹膜为主的腹腔内组织的表面,进而植入生成病灶。逆流经血的量是一个很重要的因素,月经量多的患者发生内异症的概率较大,主要

有以下几个方面:①与苗勒管发育异常相关的月经流出受阻;②月经周期短;③经期延长;④孕次减少[6]。此外,内异症更常见于左侧盆腔,主要是由于乙状结肠侧沟更利于经血反流。然而,Sampson的理论并不能解释所有类型的内异症,因为内异症也可能发生于月经初潮之前,或闭经的患者,可异位于脐部,甚至难以置信地罕见于男性。此外,根据体腔组织化生的理论,具有多能性的体腔上皮不仅发育成正常组织,而且还通过基因编辑异常发育成子宫内膜异位组织。此外,尽管妇科医师经常在月经期间进行腹腔镜检查时发现逆流的月经,但子宫内膜异位症仅发生在其中的少数女性,这可以通过第三种理论解释,即免疫逃逸理论(这也解释了子宫内膜异位症与其他自身免疫性疾病的关系)。影响腹腔内异位的内膜组织黏附、种植和增殖的细胞黏附分子,蛋白水解酶和细胞因子等的表达,以及子宫内膜细胞在盆腔被清除的能力都是有个体化差异的。全身体液免疫(B细胞功能和抗体产生的差异)也是相关因素。目前尚不明确这些异常是内异症的原因还是结果。最后,子宫内膜细胞通过血液和淋巴系统转移的理论可能能解释在盆腔以外的部位出现的极少数类型的内异症的病因,如肺、脑和鼻组织(均为罕见的病例报告,因此受到期刊编辑的喜爱,如经期气胸和咯血,经期癫痫和经期鼻出血)。

内异症发病的危险因素包括年龄,外周体脂肪增加和月经暴露(周期短,经期长和孕次减少),

而吸烟、运动和口服避孕药的使用(正在用药和近期曾用药)可能是内异症的保护因素[6]。然而,没有证据表明通过控制这些因素可以影响疾病的发病。内异症也有明显的遗传倾向:内异症患者的一级亲属中发病率比对照组多 6～9 倍;在对3000 多对澳大利亚双胞胎进行的分析中,超过50％内异症的潜在病因为遗传易感性[7]。3～4期与1～2期内异症相比具有更强的遗传倾向[8]。内异症作为一种复杂的遗传特性疾病,类似于糖尿病或哮喘,这意味着许多基因相互作用导致了疾病易感性,但其具体表型可能仅在环境风险因素暴露的情况下出现(除了上面列出的已知风险因素,特定的促进性环境因素仍不明确)。最具可能性的环境暴露理论之一是,环境污染物二噁英可能是该疾病的潜在原因[9]。全基因组关联研究(GWAS)[8,10-12]提示,至少在一个数据集中有 9个显著的遗传易感基因位点。然而,没有类似于乳腺癌中的 BRCA 突变的高风险突变。7 号染色体[13]和 10 号染色体[14]的遗传位点的优势(LOD)得分的对数在 3 到 4,而 BRCA1 基因的LOD 得分超过 20。与 BRCA1 基因相比,目前公认的 9 个内异症基因位点仅解释了内异症 3.5％的遗传特性,而 BRCA1 基因在家族性乳腺癌病例中的表达率高达 60％～70％。

2. 患病率

内异症在育龄期女性的发病率估计为 8％～10％[6]。长期以来,人们已经发现该疾病在不同的妇女人群中的发病率差异很大(框图 12-1)。

框图 12-1

不同腹腔镜手术指征下内异症的患病率

	研究数	入组患者数	内异症的数量	内异症的比例	Ⅰ－Ⅱ期内异症的比例
盆腔痛	15	2400	688	24.5(4.5～62.1)	69.9(61.0～100)
不育	32	14 971	2812	19.6(2.1～78.0)	65.6(16.3～95.0)
绝育	13	10 634	499	4.1(0.7～43.0)	91.7(20.0～100)

Source：Eskenazi & Warner[6]. Reproduced with permission of Elsevier.

二、子宫内膜异位症和相关并发症的自然史

虽然内异症最常见于生育年龄女性,但在具有可疑症状的青少年中也应考虑内异症的可能。事实上,大多数内异症患者从青少年即开始出现相关症状[15]。患有内异症的妇女可能出现产科并发症的风险更高,包括早产、孕期阴道出血、先兆子痫和剖宫产率高等,内异症病灶引起的腹腔内出血非常罕见,有时需要急诊手术[1]。尽管有97％的内异症患者在绝经后疼痛症状会消失[16],仍有部分症状也可能在自然或手术绝经后持续存在。如果有内异症病史的女性需要激素替代治疗(HRT),最好使用联合雌激素/孕激素制药。有关内异症相关并发症的循证医学证据正在研究中。目前来看,内异症可能与卵巢癌和乳腺癌、皮肤黑色素瘤、哮喘和一些自身免疫病,以及心血管和特应性疾病存在微妙的关联,而内异症患者患宫颈癌的风险降低[17]。最近发现内异症与冠心病有显著相关性(相对危险度,RR 1.62,95％CI1.39～1.89)[18]。内异症和卵巢透明细胞癌、卵巢低级别浆液性和子宫内膜样癌之间还存在关联[19],但内异症患者患卵巢癌的总体风险仍然很低,相对风险为 1.3～1.9[20],相当于卵巢癌的终身风险增加不超过 1％,所以,也不必对所有有内异症病史的女性进行常规卵巢癌筛查。少数情况下,内异症在保持良性的组织学特征的情况下有侵袭性行为,可能会产生腹水,有时甚至胸腔积液,侵袭性病变不仅影响盆腔内组织和器官,还可能影响膈肌、肠道和腹壁,因此在这种情况下可能临床和影像学上很难与腹腔内恶性肿瘤相鉴别。

三、腹腔镜检查中内异症的表型

虽然目前需要重点关注内异症患者的临床表

现,但了解内异症病灶也很重要,因为文献中主要是针对内异症病灶进行研究。而且熟悉内异症病灶也具有实际意义,因为某些经验不足的腹腔镜医师在术中可能识别不了非典型的内异症病灶(图 12-1)。

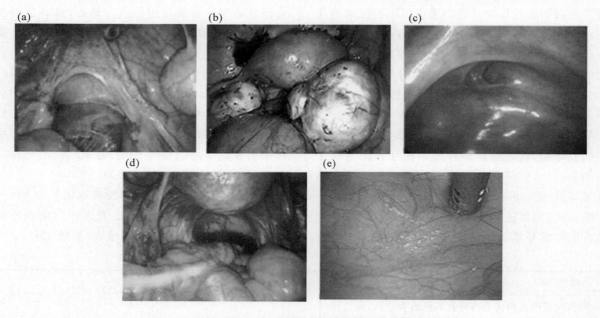

(a)　　　　　　(b)　　　　　　(c)

(d)　　　　　　(e)

图 12-1　腹腔镜下所见不同类型内异症表型(另见彩图 12-1)

(a)腹膜型内异症(典型的),与左侧宫骶韧带深部内异症相邻;(b)右卵巢内异症囊肿;(c)道格拉斯陷凹前部的腹膜缺损;(d)子宫腺肌病以及左侧阔韧带火焰样内异症病灶;(e)腹膜上伴血管增生的微小内异症病灶。

Images (a),(b),(d) and (e) kindly contributed by Dr Michael East,Gynaecologist,Oxford Women's Health,Christchurch,New Zealand.

1. 腹膜(或典型)内异症

腹膜内异灶包括散布在腹膜、盆腔器官浆膜面及卵巢表面的浅表病变。外观被描述为"燃烧后的粉末状"或"枪击样"沉积物。

2. 囊性卵巢内异症(卵巢内异症囊肿)

内异症病灶在卵巢内形成囊性病变,囊内的血液随着时间的推移而降解为厚厚的富含血红素的液体,即为经典的"巧克力囊肿"。已经有学者提出了关于种植和化生的几种理论来解释卵巢内异症。因此,有人认为卵巢皮质上的浅表病灶是倒置和内陷的,卵巢内异症囊肿是由功能性卵巢囊肿或覆盖卵巢的体腔上皮化生而来。卵巢内异症囊肿与肿瘤具有克隆增殖等共同特征,符合内异症的发病理论。它们在统计学上与卵巢恶性肿瘤的亚型有关,如子宫内膜样癌和透明细胞癌。然而,这种恶性肿瘤是否是由良性的内异症组织恶变而来仍不能明确。

3. 深部内异症

现在定义为腹膜表面下浸润深度超过 5 mm 的病变或累及肠道、膀胱、输尿管或阴道的病变[21],深部内异症的诊断对于没有经验的外科医师来说是一个比较大的挑战。Donnez 等[22]提出直肠阴道隔中的 Müllerian 残迹发生腺肌病样改变从而形成了直肠阴道隔深部内异症。还有人提出深部内异症应该在病理学上被重新定义为子宫外的子宫腺肌病[23]。然而,临床上深部内异症分布的部位更为广泛。甚至还描述了更多深部内异症的亚型(图 12-2),但这种更细的分类比较复杂,临床应用有限,而且目前也没有关于深部内异症最佳治疗方案的共识[1]。因此需要更多的研究来进行有实际预测价值的分类,预测深部内异症(包括手术和药物在内)的不同方法的治疗效果。

4. 其他表型

Koninckx 等[24]在 3 种传统的表型中增加了另外 3 种病变表型,包括子宫腺肌病,腹膜囊腔病变和微小内异症病灶。子宫腺肌病的特征在于异位于子宫肌壁内的子宫内膜腺体和基质,通常分布在子宫内膜中,有时形成离散分布的腺肌瘤。

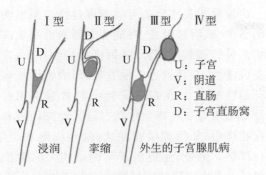

图 12-2 深部浸润型内异症的类型

Source：Koninckx PR，Martin DC. Deep endometriosis：a consequence of infiltration or retraction or possibly adenomyosis externa? Fertil Steril 1992;58:924-928. Reproduced with permission of Elsevier.

腹膜囊腔病变以前被认为是"陈旧的内异症病灶形成的瘢痕"，但这种病变的切除后发现通常囊腔周边有活性的内异症病灶。最近公认的微小病灶或非典型内异症，包括红色病变、息肉样病变和浆液性或透明囊泡样病变。然而，尚不清楚这些微小的病变是否应该被认为是早期疾病，或者它们是否是一种没有任何临床意义的暂时性的生理变化[25]。所有内异症病变中"最轻微的"病变即镜下内异症[26]，换言之，就是在大体标本上正常的腹膜中发现的组织学上的内异症病灶。镜下内异症的重要性尚不清楚，但似乎大多数内异症在进入大病变时都需要通过这一阶段。

四、分类系统

世界子宫内膜异位症协会的共识[21]确定了3种有价值的分类系统（接纳了许多提议），当然仍有一些局限性。有一种观点认为，所有接受手术治疗的内异症患者都应该有修订后的美国生殖医学会（r-ASRM）评分和分期[27]，深部内异症患者应该完成 Enzian 分类[28]，有生育要求的患者应该完成内异症生育指数（EFI）评分[29]，并记录在医疗/手术记录中（图 12-3）；也就是说，直到更好的分类系统得到验证之前，都应该完成以上分类。

应用最广泛的分类系统还是 r-ASRM 分类[27]，其中评分点为内异症病灶，卵巢周围粘连和道格拉斯窝的封闭情况（图 12-3a）。然后将总

分用于描述疾病分期：轻微（Ⅰ期），轻度（Ⅱ期），中度（Ⅲ期）或严重（Ⅳ期）。Ⅰ期和Ⅱ期主要包括浅表病变，Ⅲ期和Ⅳ期主要指卵巢内异症囊肿。r-ASRM 分类系统的局限性在于它没有充分描述深部内异症，与生育结局的相关性、与疼痛症状和生活质量的相关性，以及疾病预后信息较差，对于治疗结局的预测准确性较差[21]。但由于 r-ASRM 分类系统出现最早，临床运用广泛，所以一直长期存在。如果要使用 r-ASRM 分类，当存在深部内异症时，应补充采用 Enzian 分类系统[28]，完整描述术中所见（图 12-3b）。Enzian 也可有助于根据术前临床检查，经阴道超声和 MRI 的结果，预测深部内异症的病变程度和所需手术时间来提前做好手术计划。然而，Enzian 分类与症状和不孕症的相关性也很差，且对预后的价值也有限[21]。

Adamson 和 Pasta[29] 开发了一种简单、强大且经过验证的临床评分系统 EFI，可以预测内异症手术分期后女性的生育结局（图 12-3c），并且可能在制订内异症不孕患者的治疗计划方面具有相当大的实用性，也得到了广泛的验证[21]。所以，应该开发一种类似 EFI 的用于疼痛和（或）生活质量的内异症分类系统，结合最能预测疼痛和生活质量结果的因素进行评分。

五、内异症的症状

1. 内异症相关的疼痛症状

与内异症有关的症状，包括严重的痛经、深部性交困难、慢性盆腔疼痛、排卵疼痛、周期性或月经期前后的疼痛。通常与肠或膀胱相关，会引起排粪困难或排尿困难，可伴有或不伴阴道异常出血，以及慢性疲劳。性交痛是患者常见且最痛苦的症状，通常对她们的生活质量产生最大影响[30]。因为痛经等其他症状仅在每个月经经期的有限时间内发生，并且更易于控制，但性交痛可能会导致患者在整个月经周期中都可能存在性交困难，因此还可能对患者与其伴侣的关系产生深远影响。任何单一症状或一组症状的预测价值是有限的，因为每种症状都可能有其他妇科或非妇科原因所引起。有意思的是，从患者的病史中能最准确地预测内异症的症状是经期大便困难和良性卵巢囊肿病史[31]。内异症的分期与疼痛症状

的类型、疼痛性质和严重程度之间几乎没有相关性,这也强调了目前的分类系统不适合评估内异症疼痛的患者。长期以来人们普遍认为,典型的病变可引起中度疼痛(尽管所有有典型病变的患者中约有一半是无痛的),卵巢内异症囊肿往往伴有更严重的疼痛(尽管 10%~20% 的内异症囊肿患者无疼痛),深部内异症可能与极重度疼痛有关(尽管也有部分患者有时根本没有疼痛)。其他内异症表型(包括微小病变)与疼痛的关联不太清

楚。内异症相关疼痛的可能原因包括组织损伤和解剖学改变、腹膜炎症、疼痛感受器激活和深部内异症的神经刺激/侵袭。如果疼痛持续存在,它可能变成慢性,并且通过中枢致敏,形成慢性疼痛综合征的特征[32]。在临床试验中通常采用四点言语评分量表对 3 种疼痛症状(痛经、性交困难和慢性盆腔疼痛)和两种检查症状(盆腔压痛和硬结)进行评估。最近,还提出了与健康相关的生活质量评估,因为传统的结果测量可能无法充分评估

(a)

1985 年改良的美国生育协会子宫内膜异位症分期

患者姓名:_____ 日期:_____

Ⅰ 期:微小　　　1~5 分　　　腹腔镜_____ 开腹手术_____ 照片_____
Ⅱ 期:轻度　　　6~15 分　　　推荐治疗_____
Ⅲ 期:中度　　　16~40 分
Ⅳ 期:重度　　　>40 分
总分_____ 预后_____

	异位病灶	<1cm	1~3cm	>3cm
腹膜	表浅	1	2	4
	深层	2	4	6
卵巢	右侧,表浅	1	2	4
	右侧,深层	4	16	20
	左侧,表浅	1	2	4
	左侧,深层	4	16	20

直肠子宫陷凹封闭的程度	部分	完全
	4	40

	粘连	<1/3 包裹	1/3~2/3 包裹	>2/3 包裹
卵巢	右侧,轻	1	2	4
	右侧,重	4	8	16
	左侧,轻	1	2	4
	左侧,重	4	8	16
输卵管	右侧,轻	1	2	4
	右侧,重	4	8	16
	左侧,轻	1	2	4
	左侧,重	4*	8*	16

注:如果输卵管伞端完全粘连,评 16 分;如果患者只残留 1 侧附件,其卵巢及输卵管的评分应乘以 2。

其他类型的内异症:_____　　　相关的病理:_____
_____　　　_____

用于正常的卵巢及输卵管　　　　　　用于异常的卵巢及输卵管

L　　　　　　　　　　R　　　L　　　　　　　　　　R

(b)

深部浸润型内异症的分型（根据内异症研究基金会，SEF）

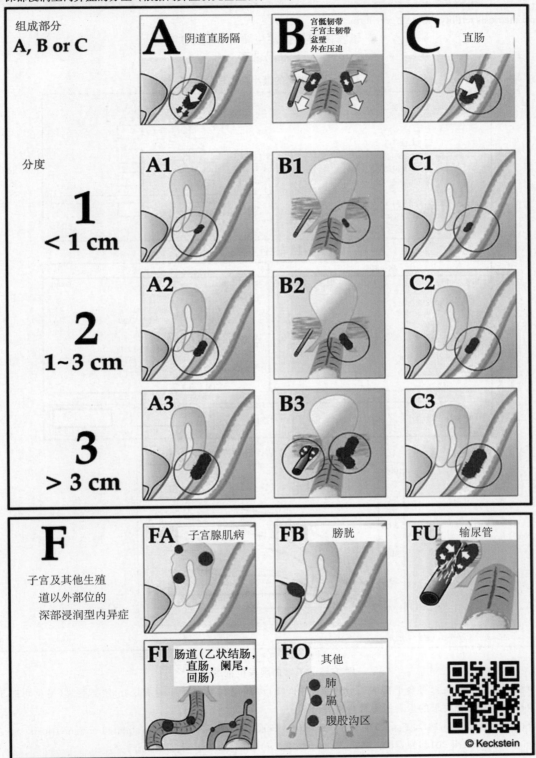

(c)

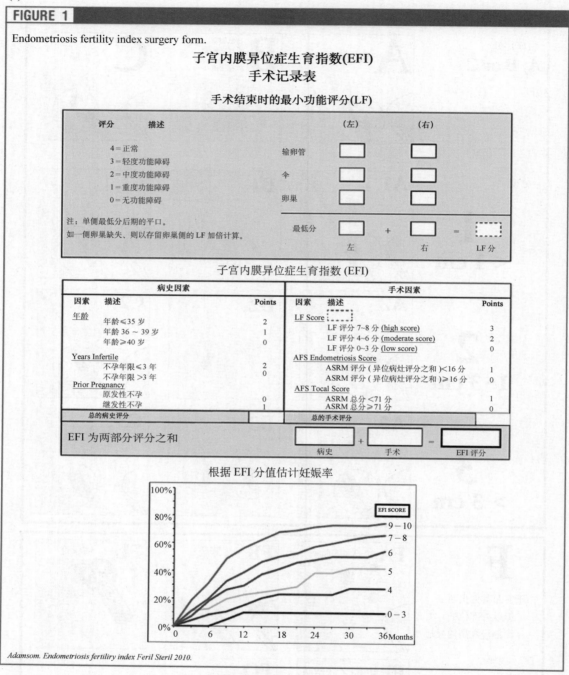

FIGURE 1

Endometriosis fertility index surgery form.

图 12-3 子宫内膜异位症的分期

(a)改良的美国生育协会子宫内膜异位症分期；(b)深部浸润型内异症的 Enzian 分类系统（另见彩图 12-3b）；(c)针对有生育要求的患者的生育指数评分。

Source：Adamson GD，Pasta DJ. Endometriosis Fertility Index：the new，validated endometriosis staging system. Fertil Steril 2010；94；1609-1615. Reproduced with permission of Elsevier.

患者认为重要的因素。最实用的专用工具是起源于患者的内异症健康概况（EHP）-30，这是一个包含 30 个问题的调查问卷，涵盖疼痛、控制和无力、情绪健康、社会支持和自我形象 5 个方面[33]。

2. 内异症相关生育力下降

内异症与低生育力有关。其原因包括输卵管和卵巢的解剖变形、卵巢内异症囊肿引起卵巢功能下降，以及和内异症相关的输卵管损伤。大多数女性并没有严重的内异症，但微小/轻度内异症和生育能力之间也存在关联。有研究显示，对于患有这些所谓的轻度内异症的女性，生育能力大约下降 50%，受孕时间增加 1 倍[34,35]。即使是接受辅助生殖的患者，包括体外受精（IVF），如果患有内异症[36]或子宫腺肌病也会导致妊娠概率下降[37]。已经有学者提出了许多机制，包括对卵巢储备的影响、排卵功能障碍、女性生殖道中的内异症病灶对精子存活和卵子质量（以及胚胎质量）的负面影响。内异症对卵子质量的潜在微小影响的多种因素可都归因于卵泡发生异常，已有研究发现内异症患者的卵泡液中白细胞介素（IL）-6 和孕激素水平升高，皮质醇和胰岛素样生长因子结合蛋白（IGFBP）-1 水平降低；颗粒细胞表达肿瘤坏死因子（TNF）-α 水平上升，可溶性 Fas 配体和相应的凋亡活性水平升高。腹膜内炎症也是内异症的一个特征，包括腹膜巨噬细胞吞噬精子能力增加的证据，以及腹膜和腹腔液的炎症因子增加，蛋白水解和血管生成活性上升，IL-6 及其他生长因子（包括血管内皮生长因子），细胞因子和触珠蛋白水平上升。其他引起生育力下降的机制包括由于性交困难导致的性交频率降低，黄体化的未破裂卵泡综合征，黄体功能不全和反复流产。虽然传统上内异症对女性生育能力的最大负面影响被认为是通过卵子质量来调节的，但子宫内膜功能障碍（子宫内膜容受性降低）似乎也越来越明显。内异症患者在植入窗口时子宫内膜中的整合素（关键接受分子）的表达降低，并且过度表达一种结合整联蛋白的配体——骨桥蛋白。

六、诊断

1. 诊断延迟

内异症从症状出现到明确诊断平均大约需十年的时间，这种"延迟"是公认的。避免诊断延迟的关键是提高患者教育和意识。这种患者教育和将内异症作为一种可能的诊断考虑的意愿，不仅需要每位年轻女性及其家庭有所了解，而且需延伸到初级保健中的卫生专业人员及妇科医师。在过去，甚至妇科社区也对月经健康和内异症表现出家长式态度。虽然明确的腹腔镜诊断对于许多女性来说非常重要，但是如果可能的话，更多人希望避免使用腹腔镜手术。虽然诊断很重要，但它不是关键的终点，可以被视为女性恢复健康过程中的一个暂时阶段。尤为重要的是，早期即考虑到内异症的可能性，这有利于为女性（或青少年）提供早期的适当的管理。

2. 病史和临床检查

仅根据症状进行诊断内异症比较困难，因为内异症的临床表现多种多样，而且可能其他疾病如肠易激综合征、盆腔炎症和盆腔充血综合征等与内异症有相似的临床表现。尽管有时检查可能正常，但有盆腔压痛、子宫后倾且位置固定、宫骶韧带触痛或卵巢增大等均提示内异症。如果可以在道格拉斯窝或宫骶韧带触及结节，或者阴道窥器检查中可以看到病变（可以进行活组织检查），则可以确诊。

3. 腹腔镜检查

迄今为止，腹腔镜检查看到子宫内膜异位病变一直被认为是诊断的金标准。但 Wykes 等[38]在一项系统评价中提到（包括 4 项研究，入组 433 例患者），与组织学检查相比，单独腹腔镜下诊断内异症的准确性有限（94% 敏感度和 79% 特异性）。因此，在腹腔镜检查中观察到的病变，并且进行组织学确认是最佳的诊断方法。而在进行深部内异症或卵巢内异症囊肿诊断时，则必须进行组织学检查。手术时应对整个盆腔进行全面检查，并详细记录术中所见，最好借助标准化的腹腔镜照片或录像[39]。尽管在诊断性腹腔镜检查时手术切除内异症一直被认为是最佳做法（前提是与患者进行了充分的知情同意，并且手术医师的专业水平足以诊断和处理内异症）。Vercellini 等[40]已经做出了更强烈的呼吁，建议避免"低价值处理"[即具有不确定利益和（或）明确伤害的干预措施，或其有效性与较便宜的替代方案相当]。他们认为"诊断性腹腔镜"的概念应该不复存在，腹腔镜手术应该留给那些可能通过手术切除内异症病灶获益的女性。

4. 低侵入性检验

一直在寻求通过成像或生物标志物(在尿液、血液、子宫内膜或其他体液或组织中)或这些方法的某些组合进行内异症的低侵入性诊断检测。这部分与"并非所有可能患有内异症的女性都会进行腹腔镜检查"的现实情况相关。在资源匮乏的环境中,进行腹腔镜检查可能并不可行。即使在发达国家,妇科医师与内异症妇女人数的关系也意味着并非所有患有内异症的妇女都能进行腹腔镜手术,而有些妇女选择不做手术。避免低价值护理的概念与非手术诊断内异症的准确可靠方法的愿望密不可分。

直到最近,"腹腔镜检查是诊断内异症的唯一可接受的准确方法,并且成像和生物标志物测试不够准确"仍是一种教条。即便已有多种低侵入性检验的方法,这种看法仍然没有改变,但我们现在对内异症的诊断确实有了一套低侵入性检测的系统评价方法[41-45]。框图 12-2 总结了关于低侵

入性检验潜在价值的证据。如果等效于腹腔镜可视性本身(≥94%灵敏度和≥79%特异性)所达到的准确度,则可以认为低侵入性诊断适合作为腹腔镜检查的替代方法。其他检测方法可能具有分流的效用:灵敏度高的项目,如果是阴性则基本可排除内异症(所谓的 SnOUT 分类检测);或者具有特异性高的相应,如果是阳性则怀疑内异症(所谓的 SpIN 分诊试验)。

影像学在诊断内异症的某些亚型(如子宫内膜异位囊肿和深部内异症)及将深部内异症整体分布成像上已显露可喜的前景(框图 12-2),尽管在进行内异症的实际诊断时并未证实如此准确。关于生物标志物(在尿液、血液和子宫内膜组织中测量),目前尚未发现任何一项足够准确,因为无法替代原来的检查,甚至是分流诊断上也获益不大。对于迄今为止使用最广泛的生物标志物——血清 CA-125 也是如此。子宫内膜神经纤维抗原(蛋白质基因产物,PGP-9.5)在大多数研究中显示出作为替代传统指标的前景,但该抗原不是在所有情况下都能可靠地检测到。

💡 **框图 12-2**

子宫内膜异位症的低侵入性诊断方法证据汇总[41-45]

	候选替代检测手段	候选 SnOUT（阴性预测值高）三联检测	候选 SpIN（阳性预测值高）三联检测
影像学	MRI 用于子宫内膜异位囊肿、深部内异症、多部位内异症 多排 CT 造影用于累及乙状结肠和其他肠道的内异症*	—	经阴道超声检查子宫内膜异位囊肿、深部和各种部位的内异症 MRI 检查道格拉斯窝和乙状结肠内异症 经直肠超声检查乙状结肠内异症
生物标志物			
尿	—	—	—
血	—	—	—
子宫内膜	PGP-9.5 用于内异症(可靠性尚未得到验证)	—	
组合试验	血清 IL-6 ＋ 子宫内膜 PGP-9.5 用于内异症 阴道检查和经阴道超声用于直肠内异症	—	肌酐校正的尿维生素 D 结合蛋白(VDBP-Cr)×血清 CA 125(>2755)用于盆腔内异症 经期长度病史＋血清 CA 125(>35U/ml)＋子宫内膜白细胞用于盆腔内异症 经阴道超声＋血清 CA 125/CA 19.9(不同异常值)用于卵巢内异症 阴道检查＋经阴道超声用于深部多部位内异症

* 虽然具有诊断价值,但由于检查的创伤性和超大辐射剂量,不推荐使用。

最有前景的内异症诊断方法是一系列低侵入性检测的组合。迄今为止的研究表明，血清 IL-6 联合子宫内膜 PGP-9.5 检测诊断内异症的准确度较高；经阴道超声与血清 CA-125 水平（临界值>35U/L）相结合诊断子宫内膜异位囊肿的准确性较高。目前，通过整合临床病史、各种检查结果、影像学和（或）生物标记物的结果，有望开发出一种准确诊断内异症的低侵入性方法，这将减少不必要的腹腔镜检查。

七、一般性治疗问题

因为存在多种选择，并且内异症通常是一种慢性病，患者参与决策过程至关重要。选择哪种治疗方法取决于许多因素（框图 12-3）。因为每个患者的背景都不同，决策往往很复杂，所以总结这些因素是怎样影响决策是很困难的。一些患有内异症的妇女需要长期的个体化治疗，并且治疗优先级可能会随着时间而变化，因为不同时期症状的类型和严重程度、影响、当前和未来的生育意愿，以及生活方式因素都有可能不同。因此，建立一个治疗体系完善且经验丰富的内异症诊疗中心具有很大价值，尽管现在这个框架更适合被称作专业网络[1]，因为所有的设备集中在一个医院并不容易。通过这种方式，患者可以从多学科专家组成的网络中受益，这些专家通常包括妇科医师，生育专家，胃肠病学家，结肠直肠外科医师，泌尿科医师，物理治疗师，心理学家和营养学家。专业网络需要足够的案例数及一定数量的复杂案例，具有丰富经验的团队根据目前已知的最佳方案治疗，并且结果数据记录透明[1]。专家网络的一个重要链接是内异症组织（如患者互助小组），该组织促进内异症患者之间的教育和信息共享[1]。

八、治疗目标

应与患者达成一致的治疗目标（框图 12-4）。对于手术，应在同意书上解释并记录预期的益处及主要风险和并发症。当开始治疗时，理想的做法是在医疗记录和（或）在与患者的讨论中记录：讨论了哪些选择，为什么做出治疗决定，以及治疗目的和不良反应/风险。治疗可以大致分为旨在改善症状（主要是盆腔疼痛）和旨在提高生育能力的治疗。需要强调的是在内异症研究中，30% 的安慰剂效应是常见的，因此需要严格控制的随机对照试验（RCT）来验证治疗的有效性。以下介绍的关于内异症的治疗信息主要来自 RCT 的分析和基于 RCT 的系统综述。目前最新的文献可在 Cochrane 图书馆获得（http://www.cochranelibrary.com/），包括 14 项针对治疗后疼痛改善和 8 项针对治疗后生育能力的研究[46]，以及欧洲人类生殖和胚胎学会（ESHRE）指南[47]，以及世界子宫内膜异位症协会的共识声明[1]。

💡 **框图 12-3**

影响治疗选择的因素

- 患者年龄。
- 生育状况。
- 症状的性质。
- 疾病严重程度。
- 既往的治疗。
- 优先事项和态度。
- 资源影响。
- 成本和不良反应。
- 治疗风险。
- 其他影响受孕因素。
- 预期治疗时间。
- 最好的循证证据。

💡 **框图 12-4**

治疗目标

- 你在治疗什么（疾病、症状或两者兼而有之）？
- 你为什么要治疗？

治疗的可能原因

- 提高自然生育能力。
- 增加辅助生殖技术的成功机会。
- 缓解疼痛作为手术的替代方案。
- 缓解疼痛以等待手术。
- 辅助手术。
- 预防疾病复发。
- 症状复发。

九、内异症相关疼痛治疗

1. 生活方式和饮食干预

生活方式和饮食干预被认为对内异症的治疗有积极影响,但尚缺乏严格设计的研究予以证实。尚无 RCT 研究评估心理咨询、心理支持、认知行为疗法,以及包括瑜伽在内的各种运动、饮食(特别是无麸质饮食)对内异症疼痛治疗的效果。即使在 RCT 结果呈阳性的情况下,也难以就鱼油(ω-3 脂肪酸)对痛经的益处达成共识,同样,维生素、矿物质、盐类、乳酸发酵产物、鱼油等内异症手术后的饮食干预措施的作用也不清楚[1]。

2. 经验性治疗

许多临床医师在腹腔镜确诊之前,或未经腹腔镜诊断时,支持内异症的经验性治疗。等待手术可能会延迟治疗,腹腔镜诊断中存在假阴性率,并且与经验性治疗相比,手术具有侵入性、昂贵且具有一定的风险。在经验性治疗之前需要进行全面的临床评估,包括考虑症状的其他可能原因和评估疾病的影响。不应为了等待内异症的手术确认而延迟盆腔疼痛的治疗。一线经验治疗方案包括非甾体类抗炎药(NSAIDs)、其他镇痛药(对乙酰氨基酚和阿片类药物,尽管大多数临床医师会考虑阿片类镇痛药作为二线治疗)、联合口服避孕药(OCP)、传统的孕激素如醋酸甲羟孕酮和炔诺酮或新的孕激素如地诺孕素。对于一线治疗无效或等待腹腔镜手术的患者,二线治疗方案包括促性腺激素释放激素(GnRH)激动药与反加疗法HRT、口服 GnRH 拮抗药、左炔诺孕酮释放宫内系统(LNG-IUS)或阿片类镇痛药(一些成功接受二线经验性治疗的女性可能不会进行手术)。目前尚不清楚腹腔镜检查前药物治疗是否可能通过减少内异症病灶而降低诊断率,进而可能使内异症更难以通过手术进行诊断和治疗。需要强调的是 NSAIDs 具有不良反应,包括消化性溃疡和对排卵的不利影响,并且镇痛药(特别是阿片类药物)在使用不当且没有医学监测时,存在滥用和(或)成瘾的风险。所有接受治疗的患者都应定期随访,以监测治疗的效果和不良反应[1]。

3. 手术治疗

腹腔镜手术应在有充分的术前咨询、手术经

验、技术资源和术后支持护理的医院进行。在可能的情况下,腹腔镜手术应始终优先于开腹手术,因为手术可视性更高,并且术后恢复速度更快。腹腔镜手术去除内异症病灶[通过切除和(或)消融病灶]是治疗内异症相关疼痛的有效一线方法。与诊断性腹腔镜相比,腹腔镜切除内异症后 6 个月疼痛减轻的概率显著增高(OR 6.6,95% CI 3.3~13.1,三项随机对照试验,$N=171$,$I^2=0$)(图 12-4),并且持续 12 个月[48]。

尽管随机对照试验尚未证明内异症切除术与消融术相比更有优势,但对于尽可能切除病灶达成了一致的共识,特别是深部内异症病变,认为手术切除可以更彻底地消除疾病[1,49]。同样公认的是,即使在经验丰富的专家切除内异症病灶后,12个月内症状和内异症病变的复发率可能在10%~55%[50],并且以每年 10% 的比例递增[51]。手术时年龄小于 30 岁的女性需要重复手术的风险较高[52]。第一次手术的效果比再次手术好,第一次手术 6 个月后的疼痛缓解率为 83%,而第二次手术的疼痛缓解率仅为 53%[53]。因此应避免多次重复腹腔镜手术。

有人提出,在黄体期进行手术可能会增加复发率(月经时手术切除的病变部位仍在愈合中,子宫内膜组织随经血逆行可能再植入)。然而,尚无足够证据表明需要在月经周期的特定时间进行手术,尽管卵泡期的手术避免了出血性黄体存在的并发症因素[1]。

不应在腹腔镜切除内异症病灶的同时行腹腔镜子宫神经切除术。虽然骶前神经切除术可能为少数患有中枢性痛经的女性提供益处,但是有害因素[包括骶前血肿和膀胱和(或)肠功能障碍]可能超过这些益处,因此通常不推荐该技术。

与腹腔镜子宫内膜异位囊肿消融术(引流和电疑)相比,腹腔镜子宫内膜异位囊肿切除术降低了痛经(OR 0.15,95% CI 0.06~0.38)、性交困难(OR 0.08,95% CI 0.01~0.51)和非经期盆腔疼痛(OR 0.10,95% CI 0.02~0.56)的复发率(图12-5),同时也降低了子宫内膜异位囊肿的复发率(OR 0.41,95% CI 0.18~0.93)[54]。因此,对于卵巢子宫内膜异位囊肿,腹腔镜切除术因为复发率较低而更受青睐,但术中必须注意尽量减少对周围正常卵巢组织的损伤。由于存在术中损伤血

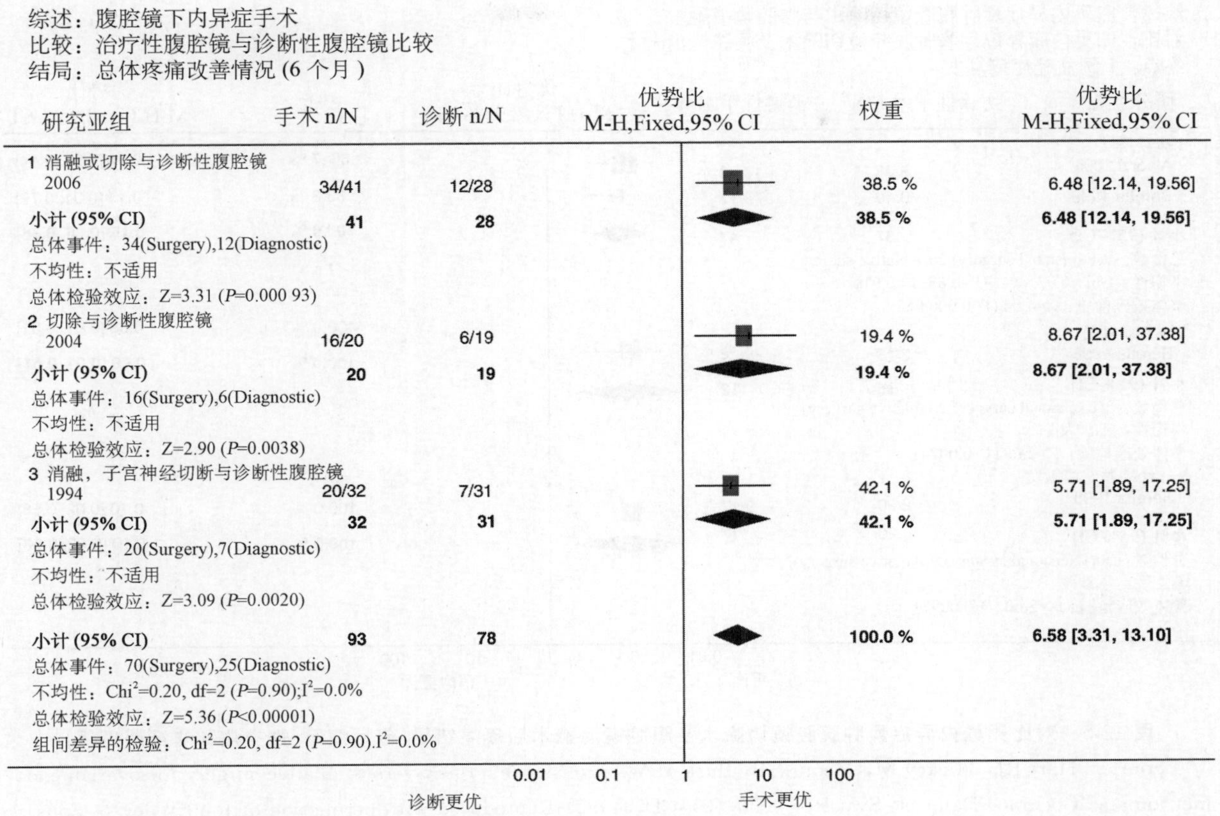

综述：腹腔镜下内异症手术
比较：治疗性腹腔镜与诊断性腹腔镜比较
结局：总体疼痛改善情况（6 个月）

研究亚组	手术 n/N	诊断 n/N	优势比 M-H,Fixed,95% CI	权重	优势比 M-H,Fixed,95% CI
1 消融或切除与诊断性腹腔镜					
2006	34/41	12/28		38.5 %	6.48 [12.14, 19.56]
小计 (95% CI)	41	28		38.5 %	6.48 [12.14, 19.56]
总体事件：34(Surgery),12(Diagnostic)					
不均性：不适用					
总体检验效应：Z=3.31 (P=0.000 93)					
2 切除与诊断性腹腔镜					
2004	16/20	6/19		19.4 %	8.67 [2.01, 37.38]
小计 (95% CI)	20	19		19.4 %	8.67 [2.01, 37.38]
总体事件：16(Surgery),6(Diagnostic)					
不均性：不适用					
总体检验效应：Z=2.90 (P=0.0038)					
3 消融,子宫神经切断与诊断性腹腔镜					
1994	20/32	7/31		42.1 %	5.71 [1.89, 17.25]
小计 (95% CI)	32	31		42.1 %	5.71 [1.89, 17.25]
总体事件：20(Surgery),7(Diagnostic)					
不均性：不适用					
总体检验效应：Z=3.09 (P=0.0020)					
小计 (95% CI)	93	78		100.0 %	6.58 [3.31, 13.10]
总体事件：70(Surgery),25(Diagnostic)					
不均性：Chi²=0.20, df=2 (P=0.90);I²=0.0%					
总体检验效应：Z=5.36 (P<0.00001)					
组间差异的检验：Chi²=0.20, df=2 (P=0.90).I²=0.0%					

0.01　0.1　1　10　100
诊断更优　　　　手术更优

图 12-4　腹腔镜内异症病灶切除术后 6 个月疼痛情况

Source：Duffy JM，Arambage K，Correa FJ et al. Laparoscopic surgery for endometriosis. Cochrane Database Syst Rev 2014；(4)：CD011031. Reproduced with permission of John Wiley & Sons.

管和周围卵巢组织的风险,子宫内膜异位囊肿手术在技术上非常困难。对于子宫内膜异位囊肿较大、卵巢储备功能较低的患者,多步骤手术可能有一定的价值(手术和抑制性激素的药物进行间隔性治疗)。OCP可降低卵巢囊肿切除术后子宫内膜瘤的复发率。然而,没有证据支持短期使用术前或术后药物治疗联合腹腔镜内异症切除术可改善疼痛预后或复发率[1]。

深部内异症的手术治疗现可采取不同的方法,这个手术是妇科最具挑战性的手术之一。目前的困境是,不完全切除可能会对临床症状性预后[55]产生负面影响,而过度干预又会增加主要并发症的风险,如造成输尿管和直肠损伤。目前仍缺乏证据来指导深部内异症的最佳手术切除方法[1]。如果该疾病包括了肠道内异症,则肠道的手术方式可选择剃刮,盘状切除或节段性切除和再吻合。剃刮和盘状切除术后低复发率表明,在

大多数情况下可以避免切除大节肠段,因为肠节段性切除和再吻合术常导致的并发症发生率最高,包括吻合口漏合并危及生命的粪性腹膜炎。最佳的方法是首选药物治疗而不是一开始就进行肠道手术。肠道手术只应在彻底考虑风险与利益及共同决策的基础上进行,最好是在对妇女手术潜在并发症进行讨论的多学科会诊后才能由专业的外科医师进行腹腔镜肠道手术,并尽可能地避免剖腹手术。显而易见的是,切除深部内异症需要非常专业的外科知识,而且只应该在专科中心进行。有证据表明,根据内异症手术方式而对女性患者进行分诊,几乎所有女性患者都可以在第一次手术时得到合适的治疗。分诊方法包括经阴道超声检查,特别是先进的妇科超声[56]和MRI[57]检查,它可以预测可能影响到输尿管、膀胱或肠道的严重内异症的类型,而浸润较广的类型则需要更高水平的外科专业知识。

综述：卵巢内异症囊肿腹腔镜切除术与腹腔镜消融术
对比：卵巢内膜异位症囊肿腹腔镜切除术及腹腔镜消融术
终点：1例盆腔疼痛复发

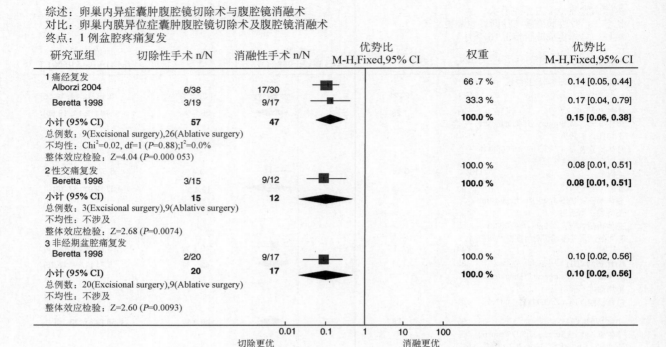

研究亚组	切除性手术 n/N	消融性手术 n/N	优势比 M-H,Fixed,95% CI	权重	优势比 M-H,Fixed,95% CI
1痛经复发					
Alborzi 2004	6/38	17/30		66.7 %	0.14 [0.05, 0.44]
Beretta 1998	3/19	9/17		33.3 %	0.17 [0.04, 0.79]
小计 (95% CI)	57	47		100.0 %	0.15 [0.06, 0.38]

总例数：9(Excisional surgery),26(Ablative surgery)
不均性：Chi^2=0.02, df=1 (P=0.88);I^2=0.0%
整体效应检验：Z=4.04 (P=0.000 053)

2性交痛复发				100.0 %	0.08 [0.01, 0.51]
Beretta 1998	3/15	9/12		100.0 %	0.08 [0.01, 0.51]
小计 (95% CI)	15	12			

总例数：3(Excisional surgery),9(Ablative surgery)
不均性：不涉及
整体效应检验：Z=2.68 (P=0.0074)

3非经期盆腔痛复发					
Beretta 1998	2/20	9/17		100.0 %	0.10 [0.02, 0.56]
小计 (95% CI)	20	17		100.0 %	0.10 [0.02, 0.56]

总例数：20(Excisional surgery),9(Ablative surgery)
不均性：不涉及
整体效应检验：Z=2.60 (P=0.0093)

0.01　0.1　1　10　100
切除更优　　　消融更优

图 12-5　对比卵巢内异症囊肿腹腔镜切除术及腹腔镜消融术后疼痛结局（包括痛经、性交痛和非经期疼痛）
Source：Hart RJ，Hickey M，Maouris P，Buckett W. Excisional surgery versus ablative surgery for ovarian endometriomata. Cochrane Database Syst Rev 2008；(2)：CD004992. Reproduced with permission of John Wiley & Sons.

关于子宫切除术和双侧卵巢切除术的作用仍在争论中，几乎没有可靠的证据可以为实践提供信息，但如果进行这种手术，应尽可能在腹腔镜下进行。已有观察性研究表明，对于 r-ASRM Ⅳ期内异症并接受子宫切除术治疗的女性患者，其疼痛预后有所改善，但这也可能是与相关的病理如子宫腺肌病有关。对于经历过双侧卵巢切除术的年轻女性，考虑到无拮抗的雌激素再激活未完全切除的内异症的可能性，使用 HRT 来避免更年期症状和防止骨量减少是明智的，最好采用包括雌激素和孕激素在内的联合治疗方案。没有证据评价推迟开始 HRT 治疗时间的效果[1]。

4. 药物治疗

药物治疗可作为术前或术后治疗的常规辅助手段（虽然在手术管理的讨论中不建议这样做），也可作为一种非手术的确切治疗方案，或作为预防内异症或卵巢内异症囊肿复发的长期策略[58]。激素治疗通常通过抑制卵巢功能来诱导腹膜沉积物的萎缩和（或）蜕膜化。卵巢内异症囊肿的大小很少通过药物治疗减少，粘连也不会受到影响。

猜想药物维持治疗可能在某些情况下能有效控制中枢致敏和慢性疼痛综合征发展之前的去神经支配和神经再支配。虽然使用诸如 OCP 的药物治疗可能是长期的，但是需要进行具体的研究来确定这些药物干预是否可以预防慢性疼痛综合征的发展。然而，大多数药物仅在其使用期间有效而在治疗停止后症状经常复发。

与经验性药物治疗一样，NSAIDs、其他简单镇痛药和 OCPs 可被考虑用作腹腔镜下证实的子宫内膜异位症的一线药物治疗。孕激素如醋酸甲羟孕酮、炔诺酮和地诺孕素在随机对照试验中已被证明有效，对内异症的治疗具有特定的适应证，而且尽管它们有不同的不良反应，也可以考虑作为一线治疗。在治疗开始前告知患者潜在的不良反应是很重要的，并且需要对患者进行仔细的治疗后随访。

二线药物治疗包括 GnRH 激动药，应常规与反向添加 HRT 配合使用（以减轻雌激素过低不良反应，防止与 GnRH 激动药治疗相关的骨量丢失）、左炔诺孕酮宫内节孕器（对许多患有子宫腺肌症或深部内异症的女性也有效）、口服 GnRH

拮抗药（elagolix）[59]、长效孕激素（尽管有不良反应，因此治疗负担高），以及阿片类镇痛药。其他可能的二线药物治疗包括非口服复合激素避孕药，如透皮贴剂和阴道环[60]。

因为雄激素不良反应的治疗负担很高，一般不应使用达那唑和孕三烯酮，除非在没有不良反应而其他治疗已证明无效的情况下。

尽管作用方式不同，这些激素药物治疗都能缓解症状，即使是存在内异症或卵巢内异症囊肿。治疗反应往往具有异质性，患者往往对某些药物治疗有反应，而对其他药物则没有反应。目前还没有已知的标志物可以预测患者对一种药物而不是另一种药物有反应，因此治疗选择通常取决于可接受性、不良反应的可能性和成本。如果一种激素治疗无效，另一种可能被证明有效。

5. 新兴的药物治疗

初步研究表明，新型口服 GnRH 活性拮抗药（relugolix）、选择性孕酮受体调节药（ulipristal、mifepristone、asoprisnil 和 megestrol）、褪黑素、芳香化酶抑制药（anastrozole、fadrozole、formestane、exemestane、letrozole）、噻唑烷二酮、罗格列酮，以及丙戊酸具有治疗价值，这些药物的进一步评估正在进行中。对于免疫调制药己酮可可碱和抗 TNF-α 英夫利昔单抗，RCTs 迄今未显示出益处。选择性雌激素受体调节药雷洛昔芬也没有被发现有治疗益处。由于血管形成是生殖道和其他器官系统正常形成过程中的一个重要过程，因此抗血管生成的药物（包括卡麦角林、内皮抑素、西罗莫司、沙利度胺和血管内皮生长因子抑制药）在临床上是否有用仍有疑问[1]。

6. 补充疗法

补充疗法可以帮助女性更好地应对内异症及其治疗，并得到 RCT 的一些证据的支持。针灸似乎较有疗效且安全，但需要反复治疗。高频经皮神经电刺激（TENS）对短期疼痛有一定的效果。目前支持可使用中草药的证据有限，而中草药可能很难在传统中药以外的环境中应用。对仅痛经的女性而言，维生素 B_1 和 B_6（高剂量维生素 B_6 会导致相关的安全问题）和镁的益处有限，局部加热可能对下背部疼痛有效，但没有专门研究内异症的研究[1]。

十、内异症相关不孕症患者的治疗

1. 手术

腹腔镜手术治疗生育力低下的原则与治疗内异症导致的其他症状原则类似，适当的手术训练仍是术后最佳结果的关键。在不孕的女性腹腔镜手术之前评估卵巢储备是非常重要的，因为越来越多的证据表明卵巢内异症囊肿的手术治疗会导致卵巢储备的减少。尽管手术和辅助生殖技术应被视为补充方法，但共存的疼痛是一个重要的因素，它将影响决定是否进行手术。

腹腔镜手术切除内异症被认为可有效改善Ⅰ期和Ⅱ期内异症患者的生育能力。与诊断性腹腔镜相比，腹腔镜切除内异症后临床妊娠率显著提高（OR 1.9，95% CI 1.3～2.9，三项 RCTs，$N=528$，$I^2=0$）（图 12-6），也就导致其中 2 项 RCTs 的荟萃分析中存在显著提高的活产率[48]。

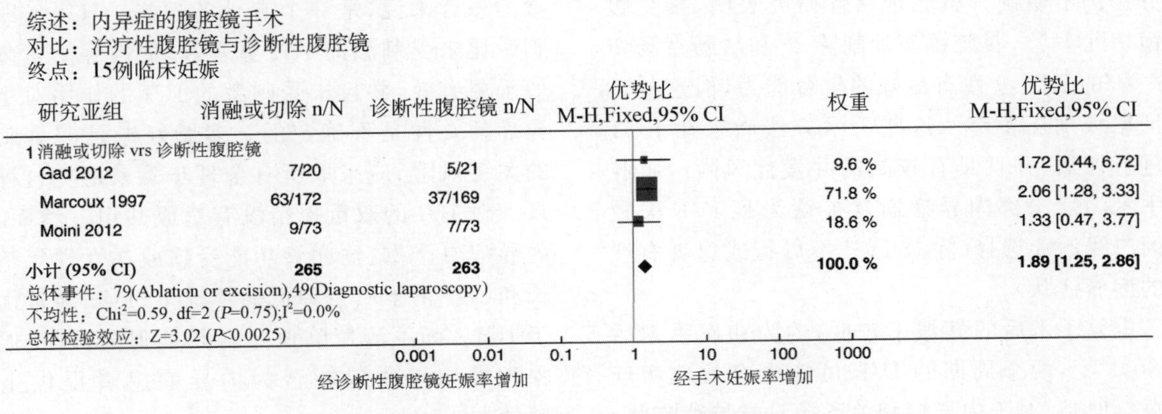

综述：内异症的腹腔镜手术
对比：治疗性腹腔镜与诊断性腹腔镜
终点：15例临床妊娠

研究亚组	消融或切除 n/N	诊断性腹腔镜 n/N	优势比 M-H,Fixed,95% CI	权重	优势比 M-H,Fixed,95% CI
1 消融或切除 vrs 诊断性腹腔镜					
Gad 2012	7/20	5/21		9.6%	1.72 [0.44, 6.72]
Marcoux 1997	63/172	37/169		71.8%	2.06 [1.28, 3.33]
Moini 2012	9/73	7/73		18.6%	1.33 [0.47, 3.77]
小计 (95% CI)	265	263		100.0%	1.89 [1.25, 2.86]

总体事件：79(Ablation or excision),49(Diagnostic laparoscopy)
不均性：Chi²=0.59, df=2 (P=0.75);I²=0.0%
总体检验效应：Z=3.02 (P<0.0025)

0.001　0.01　0.1　1　10　100　1000
经诊断性腹腔镜妊娠率增加　　经手术妊娠率增加

图 12-6　腹腔镜内异症病灶切除术后临床妊娠率

Source：Duffy JM, Arambage K, Correa FJ et al. Laparoscopic surgery for endometriosis. Cochrane Database Syst Rev 2014；(4)：CD011031. Reproduced with permission of John Wiley & Sons.

没有 RCT 的证据说明相比于消融术更支持切除术,但建议尽可能切除病变,特别是当深部内异症患者存在疼痛时[1]。尚无 RCT 证据评估手术是否能改善Ⅲ期、Ⅳ期以及深部内异症患者的生育能力。EFI 测量的腹腔镜术后输卵管和卵巢的功能外观,提供了预后信息,有助于术后妇女咨询[29]。

综述:对比卵巢内异症囊肿腹腔镜切除术及腹腔镜消融术
对比:卵巢内膜异位症囊肿腹腔镜切除术及腹腔镜消融术
终点:术后自然妊娠率

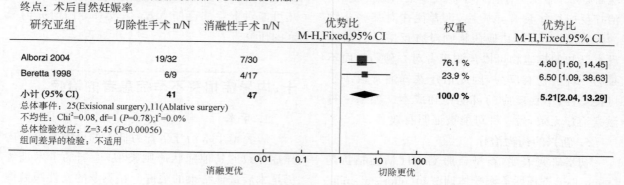

研究亚组	切除性手术 n/N	消融性手术 n/N	优势比 M-H,Fixed,95% CI	权重	优势比 M-H,Fixed,95% CI
Alborzi 2004	19/32	7/30		76.1 %	4.80 [1.60, 14.45]
Beretta 1998	6/9	4/17		23.9 %	6.50 [1.09, 38.63]
小计 (95% CI)	41	47		100.0 %	5.21 [2.04, 13.29]

总体事件:25(Exisional surgery),11(Ablative surgery)
不均性:Chi²=0.08, df=1 (P=0.78);I²=0.0%
总体检验效应:Z=3.45 (P<0.00056)
组间差异的检验:不适用

消融更优　　切除更优

图 12-7　卵巢内异症囊肿腹腔镜切除术及腹腔镜消融术后的临床妊娠率

Source:Duffy JM, Arambage K, Correa FJ et al. Laparoscopic surgery for endometriosis. Cochrane Database Syst Rev 2014;(4):CD011031. Reproduced with permission of John Wiley & Sons.

进行卵巢囊肿剔除术时,卵巢缝合止血比电凝止血能有更效地保护卵巢储备功能[61],因此应该尽可能少地使用能量器械进行止血。需要考虑生育能力的年轻女性应该在接受卵巢内膜异位症囊肿(尤其是双侧卵巢囊肿)手术之前考虑术前卵子冷冻的问题。

对于内异症相关不孕,深部内异症的最佳手术方法仍不明确。虽然观察性研究表明,接受腹腔镜切除[55,62],腹腔镜病灶削除[63]和结肠直肠切除[64,65]的 DIE 女性有良好的生育能力,但这些数据证据级别还不够。这些手术方法尚未在 RCT 中进行评估,并且具有较高的并发症风险。腹腔镜手术治疗深部内异症通常被认为是 IVF 失败后的二线治疗选择(除非 IVF 不可行或患者有严重的疼痛症状)。

重复手术后的妊娠率较低,约为初次手术后的 50%[50],两个周期的 IVF 可能更有效地实现妊娠。但是,对于内异症相关不孕且有持续症状、内膜异位症囊肿,或者拒绝 IVF、IVF 反复不成功的女性,应该考虑进行手术。

对于直径大于 4cm 的卵巢内异症囊肿,只要可能,腹腔镜切除(囊肿剔除术)比包括引流和凝血在内的消融(自然妊娠 OR 5.2,95% CI 2.0～13.3)更能提高生育能力(图 12-7)[52]。然而,需要非常小心正确识别组织平面并仔细切除卵巢内膜异位症囊肿,以避免损伤或移除正常的卵巢组织,从而影响卵巢储备。

尚无证据支持与腹腔镜手术相结合的药物辅助治疗有益于生育结局,所以并不推荐。手术本身可以改善生育力[1],而术后药物治疗可能会推迟妊娠。

2. 内异症相关不孕的辅助受孕

在辅助生殖方面,宫内人工授精(IUI)与卵巢刺激相结合对于患有轻度内异症且输卵管正常的患者来说,是一个有效的选择。IUI 加卵巢刺激比未受刺激的 IUI 更有效,促性腺激素刺激似乎更有效,并且未受刺激的 IUI 的作用对于内异症的女性是不确定的。多胎妊娠是卵巢刺激的关键风险,应采取所有合理步骤来避免这种结果。对 IUI 的双重授精没有达成共识。然而,当内异症更严重、输卵管功能受损或在女性年龄增长和(或)精子质量降低的情况下,IVF 通常优先于 IUI。尚不清楚单独控制卵巢刺激,以及促性腺激素如来曲唑能否为内异症患者提供生育益处[1]。

与不孕的其他病因相比,内异症的存在对 IVF 成功率有负面影响[36]。尽管如此,建议将

IVF 作为内异症不孕患者的选择,特别是输卵管功能受损或者存在其他不育因素如男方因素时。GnRH 拮抗药与 GnRH 激动药的成功概率相似[1]。IVF 似乎不会增加内异症复发的风险[66]。

3. 内异症相关不孕辅助受孕的辅助治疗

不建议在 IUI 加控制性卵巢刺激之前进行药物治疗(包括 GnRH 激动药)和腹腔镜手术治疗,因为没有足够的数据证明能让患者获益[1]。

IVF 之前 3~6 个月使用 GnRH 激动药治疗能显著改善 IVF 的妊娠结局,有系统评价纳入 3 项 RCT 研究,显示 IVF 之前使用 GnRH 激动药在改善受孕率方面具有实质性益处(OR 4.3,95% CI 2.0~9.2)(图 12-8)[67]。GnRH 激动药治疗不仅抑制内异症病灶、刺激子宫内膜整合素生成,子宫内膜整合素在内异症患者子宫内膜中的表达大大降低。

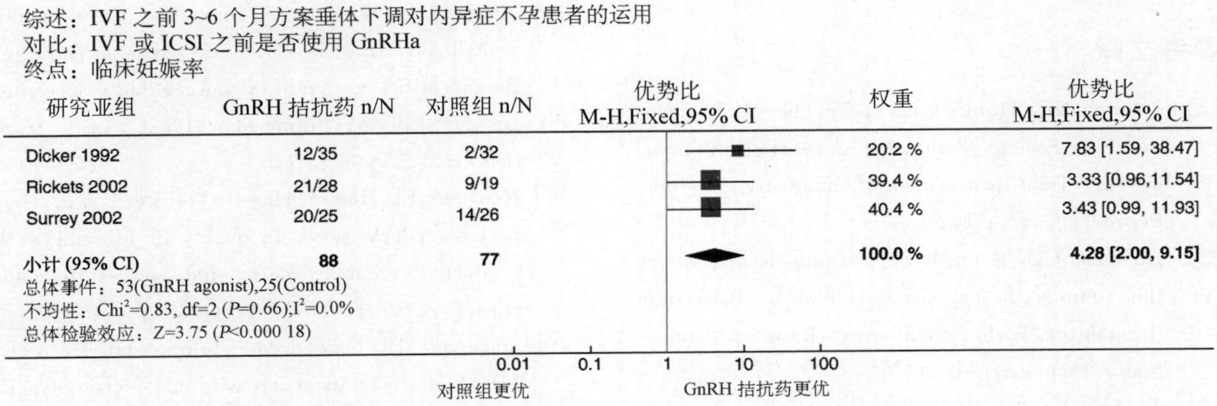

综述:IVF 之前 3~6 个月方案垂体下调对内异症不孕患者的运用
对比:IVF 或 ICSI 之前是否使用 GnRHa
终点:临床妊娠率

研究亚组	GnRH 拮抗药 n/N	对照组 n/N	优势比 M-H,Fixed,95% CI	权重	优势比 M-H,Fixed,95% CI
Dicker 1992	12/35	2/32		20.2 %	7.83 [1.59, 38.47]
Rickets 2002	21/28	9/19		39.4 %	3.33 [0.96,11.54]
Surrey 2002	20/25	14/26		40.4 %	3.43 [0.99, 11.93]
小计 (95% CI)	88	77		100.0 %	4.28 [2.00, 9.15]

总体事件:53(GnRH agonist),25(Control)
不均性:Chi^2=0.83, df=2 (P=0.66);I^2=0.0%
总体检验效应:Z=3.75 (P<0.000 18)

```
       0.01    0.1      1      10    100
         对照组更优      GnRH 拮抗药更优
```

图 12-8　IVF 之前使用 GnRHa3~6 个月的妊娠率

Source:Sallam HN,Garcia-Velasco JA,Dias S,Arici A. Long-term pituitary down-regulation before in vitro fertilization (IVF) for women with endometriosis. Cochrane Database Syst Rev 2006;(1):CD004635. Reproduced with permission of John Wiley & Sons.

没有足够的证据推荐在 IVF/ICSI 之前使用 OCP,也没有数据来比较 OCP 与 GnRH 激动药预处理。有人担心内膜异位症囊肿的存在可能会损害卵巢,而已经剔除内异症囊肿的患者在进行 IVF 时,卵巢对药物刺激的反应性下降。在 IVF 前,腹腔镜切除内异症和(或)内膜异位症囊肿对 IVF 的结局是否有利目前尚不清楚。尽管囊肿剔除术后在 IVF 时能更容易地接触卵巢,甚至可以减少与取卵相关的感染机会[1]。虽然反复 IVF 治疗失败后的腹腔镜手术可能会增加自然受孕的机会,但将其作为 IVF 的一种辅助手术的作用尚不明确。只有在具有适当专业知识的手术医师完全知情同意后才能做出决定,是否在辅助生殖技术之前对卵巢内膜异位症囊肿或深部内异症进行手术。对于考虑进行此类手术的女性,应该先考虑是否进行卵子冷冻。

4. 药物治疗

没有证据表明药物治疗有益于生育,而且抑制排卵可能会延迟怀孕,所以是不推荐的[1]。

5. 新兴疗法

对内异症相关不孕的患者,最有前途的新兴治疗是用碘油冲洗子宫和输卵管。在一项 RCT 评估中,不明原因不孕症患者尝试自然受孕,碘油子宫输卵管造影术与无干预对比,62 例内异症患者的妊娠率(RR 4.4,95% CI 1.6~12.2)和活产率(RR 3.7,95% CI 1.3~10.5)显著提高[68]。其机制可能是通过碘油增强子宫内膜自然杀伤细胞和下调子宫内膜骨桥蛋白[69]。没有足够的证据建议使用以下药物作为促进生育的治疗:如己酮可可碱、中药、维生素 C 和维生素 E、米非司酮、罗格列酮和丙戊酸[1]。

十一、正在进行的研究

世界子宫内膜异位症研究基金会(WERF)已经发展了内异症表型和生物银行协调项目

（EPHect），这是一项旨在促进和改善内异症研究的全球倡议。基金会发表 4 篇论文，建议在内异症研究中全球标准化地收集数据[39,70]和收集样本[71,72]，旨在促进现有中心之间的许多新的合作，并鼓励尚未开展研究的其他内异症中心加入。希望这项努力将有助于改善全世界受内异症影响的数百万妇女的生活质量。

（李晓燕　译　戴毓欣　校）

参考文献

［1］Johnson NP，Hummelshoj L for The World Endometriosis Society Montpellier Consortium. Consensus on current management of endometriosis. *Hum Reprod* 2013；28：1552-1568.

［2］Adamson GD，Kennedy SH，Hummelshoj L. Creating solutions in endometriosis：global collaboration through the World Endometriosis Research Foundation. *J Endometriosis* 2010；2：3-6.

［3］Burney RO，Giudice LC. Pathogenesis and pathophysiology of endometriosis. *Fertil Steril* 2012；98：511-519.

［4］Lessey BA，Young SL. Homeostasis imbalance in the endometrium of women with implantation defects：the role of estrogen and progesterone. *Semin Reprod Med* 2014；32：365-375.

［5］Sampson JA. Perforating hemorrhagic（chocolate）cysts of ovary. *Arch Surg* 1921；3：245-323.

［6］Eskenazi B，Warner ML. Epidemiology of endometriosis. *Obstet Gynecol Clin North Am* 1997；24：235-258.

［7］Zondervan KT，Cardon LR，Kennedy SH. The genetic basis of endometriosis. *Curr Opin Obstet Gynecol* 2001；13：309-314.

［8］Painter JN，Anderson CA，Nyholt DR *et al*. Genome-wide association study identifies a locus at 7p15. 2 associated with endometriosis. *Nat Genet* 2011；43：51-54.

［9］Gibbons A. Dioxin tied to endometriosis. *Science* 1993；262：1373.

［10］Uno S，Zembutsu H，Hirasawa A *et al*. A genome-wide association study identifies genetic variants in the CDKN2BAS locus associated with endometriosis in Japanese. *Nat Genet* 2010；42：707-710.

［11］Nyholt DR，Low SK，Anderson CA *et al*. Genome-wide association meta-analysis identifies new endometriosis risk loci. *Nat Genet* 2012；44：1355-1359.

［12］Albertsen HM，Chettier R，Farrington P，Ward K. Genome-wide association study link novel loci to endometriosis. *PLoS ONE* 2013；8（3）：e58257.

［13］Zondervan KT，Treloar SA，Lin J *et al*. Significant evidence of one or more susceptibility loci for endometriosis with near-Mendelian inheritance on chromosome 7p13-15. *Hum Reprod* 2007；22：717-728.

［14］Treloar SA，Wicks J，Nyholt DR *et al*. Genome-wide linkage study in 1,176 affected sister pair families identifies a significant susceptibility locus for endometriosis on chromosome 10q26. *Am J Hum Genet* 2005；77：365-376.

［15］Nnoaham K，Hummelshoj L，Webster P *et al*. Impact of endometriosis on quality of life and work productivity：a multi-centre study across 10 countries. *Fertil Steril* 2011；96：366-373.

［16］Fagervold B，Jenssen M，Hummelshoj L，Moen MH. Life after a diagnosis with endometriosis：a 15 years follow-up study. *Acta Obstet Gynecol Scand* 2009；88：914-919.

［17］Kvaskoff M，Mu F，Terry KL *et al*. Endometriosis：a high-risk population for major chronic diseases？*Hum Reprod Update* 2015；21：500-516.

［18］Mu F，Rich-Edwards J，Rimm EB，Spiegelman D，Missmer SA. Endometriosis and risk of coronary heart disease. *Circ Cardiovasc Qual Outcomes* 2016；9：257-264.

［19］Pearce CL，Templeman C，Rossing MA *et al*. Association between endometriosis and risk of histological subtypes of ovarian cancer：a pooled analysis of case-control studies. *Lancet Oncol* 2012；13：385-394.

［20］Sayasneh A，Tsivos D，Crawford R. Endometriosis and ovarian cancer：a systematic review. *ISRN Obstet Gynecol* 2011；2011：1403-1410.

［21］Johnson NP，Hummelshoj L，Adamson GD *et al*. World Endometriosis Society consensus on the classification of endometriosis. *Hum Reprod* 2017；32：315-324.

［22］Donnez J，Nisolle M，Gillerot S，Smets M，Bassil S，Casanas RF. Rectovaginal septum adenomyotic nodules：a series of 500 cases. *Br J Obstet Gynaecol* 1997；104：1014-1018.

［23］Koninckx PR，Martin DC. Deep endometriosis：a

consequence of infiltration or retraction or possibly adenomyosis externa? *Fertil Steril* 1992; 58: 924-928.

[24] Koninckx PR, Ussia A, Adamyan L, Wattiez A. An endometriosis classification, designed to be validated. *Gynecol Surg* 2011;8:1-6.

[25] Koninckx PR. Is mild endometriosis a condition occurring intermittently in all women? *Hum Reprod* 1994;9:2202-2205.

[26] Khan KN, Fujishita A, Kitajima M, Hiraki K, Nakashima M, Masuzaki H. Occult microscopic endometriosis: undetectable by laparoscopy in normal peritoneum. *Hum Reprod* 2014;29:462-472.

[27] Revised American Society for Reproductive Medicine classification of endometriosis: 1996. *Fertil Steril* 1997;67:817-821.

[28] Haas D, Wurm P, Shamiyeh A, Shebl O, Chvatal R, Oppelt P. Efficacy of the revised Enzian classification: a retrospective analysis. Does the revised Enzian classification solve the problem of duplicate classification in rASRM and Enzian? *Arch Gynecol Obstet* 2013;287:941-945.

[29] Adamson GD, Pasta DJ. Endometriosis fertility index: the new, validated endometriosis staging system. *Fertil Steril* 2010;94:1609-1615.

[30] De Graaff AA, D'Hooghe TM, Dunselman GA, Dirksen CD, Hummélshoj L, Simoens S. The significant effect of endometriosis on physical, mental and social wellbeing: results from an international cross-sectional survey. *Hum Reprod* 2013; 28: 2677-2685.

[31] Nnoaham KE, Hummelshoj L, Kennedy SH, Jenkinson C, Zondervan KT. Developing symptom-based predictive models of endometriosis as a clinical screening tool: results from a multicenter study. *Fertil Steril* 2012;98:692-701.

[32] Stratton P, Berkley KJ. Chronic pelvic pain and endometriosis: translational evidence of the relationship and implications. *Hum Reprod Update* 2011; 17:327-346.

[33] Jones G, Kennedy S, Barnard A, Wong J, Jenkinson C. Development of an endometriosis quality-of-life instrument: the Endometriosis Health Profile-30. *Obstet Gynecol* 2001;98:258-264.

[34] Jansen RP. Minimal endometriosis and reduced fecundability: prospective evidence from an artificial insemination by donor program. *Fertil Steril* 1986; 46:141-143.

[35] Toma SK, Stovall DW, Hammond MG. The effect of laparoscopic ablation ordanocrine on pregnancy rates in patients with stage Ⅰ or Ⅱ endometriosis undergoing donor insemination. *Obstet Gynecol* 1992;80:253-256.

[36] Barnhart K, Dunsmoor-Su R, Coutifaris C. Effect of endometriosis on in vitro fertilization. *Fertil Steril* 2002;77:1148-1155.

[37] Thalluri V, Tremellen KP. Ultrasound diagnosed adenomyosis has a negative impact on successful implantation following GnRH antagonist IVF treatment. *Hum Reprod* 2012;27:3487-3492.

[38] Wykes CB, Clark TJ, Khan KS. Accuracy of laparoscopy in the diagnosis of endometriosis: a systematic quantitative review. *Brit J Obstet Gynaecol* 2004;111:1204-1212.

[39] Becker CM, Laufer MR, Stratton P *et al*. World Endometriosis Research Foundation Endometriosis Phenome and biobanking harmonization project: Ⅰ. Surgical phenotype data collection in endometriosis research. *Fertil Steril* 2014;102:1213-1222.

[40] Vercellini P, Giudice LC, Evers JL, Abrao M. Reducing low-value care in endometriosis between limited evidence and unresolved issues: a proposal. *Hum Reprod* 2015;30:1996-2004.

[41] Nisenblat V, Bossuyt PM, Farquhar C, Johnson N, Hull ML. Imaging modalities for the non-invasive diagnosis of endometriosis. *Cochrane Database Syst Rev* 2016;(2):CD009591.

[42] Liu E, Nisenblat V, Farquhar C *et al*. Urinary biomarkers for the non-invasive diagnosis of endometriosis. *Cochrane Database Syst Rev* 2015; (12):CD012019.

[43] Nisenblat V, Bossuyt PMM, Shaikh R *et al*. Blood biomarkers for the non-invasive diagnosis of endometriosis. *Cochrane Database Syst Rev* 2016; (5):CD012179.

[44] Gupta D, Hull ML, Fraser I *et al*. Endometrial biomarkers for the non-invasive diagnosis of endometriosis. *Cochrane Database Syst Rev* 2016; (4):CD012165.

[45] Nisenblat V, Prentice L, Bossuyt PMM, Farquhar C, Hull ML, Johnson N. Combination of the non-invasive tests for the diagnosis of endometriosis. *Co-*

chrane Database Syst Rev 2016；(7)：CD012281.

[46] Brown J，Farquhar C. Endometriosis：an overview of Cochrane Reviews. *Cochrane Database Syst Rev* 2014；(3)：CD009590.

[47] Dunselman GA，Vermeulen N，Becker C et al. ESHRE guideline：management of women with endometriosis. *Hum Reprod* 2014；29：400-412.

[48] Duffy JM，Arambage K，Correa FJ et al. Laparoscopic surgery for endometriosis. *Cochrane Database Syst Rev* 2014；(4)：CD011031.

[49] Koninckx PR，Ussia A，Adamyan L，Wattiez A，Donnez J. Deep endometriosis：definition，diagnosis，and treatment. *Fertil Steril* 2012；98：564-571.

[50] Vercellini P，Somigliana E，Viganò P，De Matteis S，Barbara G，Fedele L. The effect of second-line surgery on reproductive performance of women with recurrent endometriosis：a systematic review. *Acta Obstet Gynecol Scand* 2009；88：1074-1082.

[51] Guo SW. Recurrence of endometriosis and its control. *Hum Reprod Update* 2009；15：441-461.

[52] Shakiba K，Bena JF，McGill KM，Minger J，Falcone T. Surgical treatment of endometriosis：a 7-year follow-up on the requirement for further surgery. *Obstet Gynecol* 2008；111：1285-1292.

[53] Abbott J，Hawe J，Hunter D，Holmes M，Finn P，Garry R. Laparoscopic excision of endometriosis：a randomized，placebo-controlled trial. *Fertil Steril* 2004；82：878-884.

[54] Hart RJ，Hickey M，Maouris P，Buckett W. Excisional surgery versus ablative surgery for ovarian endometriomata. *Cochrane Database Syst Rev* 2008；(2)：CD004992.

[55] Vercellini P，Pietropaolo G，De Giorgi O，Daguati R，Pasin R，Crosignani PG. Reproductive performance in infertile women with rectovaginal endometriosis：is surgery worthwhile? *Am J Obstet Gynecol* 2006；195：1303-1310.

[56] Menakaya U，Reid S，Lu C，Gerges B，Infante F，Condous G. Performance of an ultrasound based endometriosis staging system (UBESS) for predicting the level of complexity of laparoscopic surgery for endometriosis. *Ultrasound Obstet Gynecol* 2016；48：786-795.

[57] Chamié LP，Blasbalg R，Gonçalves MO，Carvalho FM，Abrão MS，de Oliveira IS. Accuracy of magnetic resonance imaging for diagnosis and preoperative assessment of deeply infiltrating endometriosis. *Int J Gynaecol Obstet* 2009；106：198-201.

[58] Vercellini P，De Matteis S，Somigliana E，Buggio L，Frattaruolo MP，Fedele L. Long-term adjuvant therapy for the prevention of postoperative endometrioma recurrence：a systematic review and meta-analysis. *Acta Obstet Gynecol Scand* 2013；92：8-16.

[59] Taylor HS，Giudice LC，Lessey BA et al. Endometriosis-associated pain management with elagolix，a GnRH antagonist. *N Engl J Med* 2017；377：28-40.

[60] Vercellini P，Giussy B，Somigliana E，Bianchi S，Abbiati A，Fedele L. Comparison of contraceptive ring and patch for the treatment of symptomatic endometriosis. *Fertil Steril* 2010；93：2150-2161.

[61] Asgari Z，Rouholamin S，Hosseini R，Sepidarkish M，Hafizi L，Javaheri A. Comparing ovarian reserve after laparoscopic excision of endometriotic cysts and hemostasis achieved either by bipolar coagulation or suturing：a randomized clinical trial. *Arch Gynecol Obstet* 2016；293：1015-1022.

[62] Chapron C，Fritel X，Dubuisson JB. Fertility after laparoscopic management of deep endometriosis infiltrating the uterosacral ligaments. *Hum Reprod* 1999；14：329-332.

[63] Donnez J，Squifflet J. Complications，pregnancy and recurrence in a prospective series of 500 patients operated on by the shaving technique for deep rectovaginal endometriotic nodules. *Hum Reprod* 2010；25：1949-1958.

[64] Ferrero S，Anserini P，Abbamonte LH，Ragni N，Camerini G，Remorgida V. Fertility after bowel resection for endometriosis. *Fertil Steril* 2009；92：41-46.

[65] Stepniewska A，Pomini P，Scioscia M，Mereu L，Ruffo G，Minelli L. Fertility and clinical outcome after bowel resection in infertile women with endometriosis. *Reprod Biomed Online* 2010；20：602-609.

[66] D'Hooghe TM，Denys B，Spiessens C，Meuleman C，Debrock S. Is the endometriosis recurrence rate increased after ovarian hyperstimulation? *Fertil Steril* 2006；86：283-290.

[67] Sallam HN，Garcia-Velasco JA，Dias S，Arici A. Long-term pituitary down-regulation before in vitro fertilization (IVF) for women with endometriosis. *Cochrane Database Syst Rev* 2006；(1)：CD004635.

［68］Johnson NP，Farquhar CM，Hadden WE，Suckling J，Yu Y，Sadler L. The FLUSH Trial：Flushing with Lipiodol for Unexplained（and endometriosis-related）Subfertility by Hysterosalpingography. A randomized trial. *Hum Reprod* 2004；19：2043-2051.

［69］Johnson NP. A review of lipiodol treatment for infertility：an innovative treatment forendometriosisrelated infertility? *Aust NZ J Obstet Gynaecol* 2014；54：9-12.

［70］Vitonis AF，Vincent K，Rahmioglu N *et al*. World Endometriosis Research Foundation Endometriosis Phenome and biobanking harmonization project：Ⅱ. Clinical and covariate phenotype data collection in endometriosis research. *Fertil Steril* 2014；102：1223-1232.

［71］Rahmioglu N，Fassbender A，Vitonis AF *et al*. World Endometriosis Research Foundation Endometriosis Phenome and biobanking harmonization project：Ⅲ. Fluid biospecimen collection，processing，and storage in endometriosis research. *Fertil Steril* 2014；102：1233-1243.

［72］Fassbender A，Rahmioglu N，Vitonis AF *et al*. World Endometriosis Research Foundation Endometriosis Phenome and biobanking harmonization project：Ⅳ. Tissue collection，processing，and storage in endometriosis research. *Fertil Steril* 2014；102：1244-1253.

深度阅读

Brown J，Farquhar C. Endometriosis：an overview of Cochrane Reviews. *Cochrane Database Syst Rev* 2014；（3）：CD009590.

Dunselman GA，Vermeulen N，Becker C *et al*. ESHRE guideline：management of women with endometriosis. *Hum Reprod* 2014；29：400-412.

Giudice LC. Clinical practice. *Endometriosis*. *N Engl J Med* 2010；362：2389-2398.

Johnson NP，Hummelshoj L for the World Endometriosis Society Montpellier Consortium. Consensus on current management of endometriosis. *Hum Reprod* 2013；28：1552-1568.

Rogers PA，D'Hooghe TM，Fazleabas A *et al*. Defining future directions for endometriosis research：workshop report from the 2011 World Congress of Endometriosis In Montpellier，France. *Reprod Sci* 2013；20：483-499.

第二节

慢性盆腔疼痛

Janesh Gupta

Centre for Women's and Newborn Health，Institute of Metabolism and Systems Research（IMSR），University of Birmingham，Birmingham Women's Hospital，Birmingham，UK

疼痛感知是主观的、多因素的，涉及身体、生化、情感和社会间复杂的相互作用。躯体疼痛通常是剧烈的和单侧的，而内脏疼痛是钝性的、双侧或局限于中线。

慢性盆腔疼痛（CPP）的定义为持续超过 6 个月的非周期性疼痛，定位于脐部或脐下的解剖学骨盆和前腹壁，或者腰骶处背部和臀部，而疼痛程度严重到足以可引起功能性残疾或者需要治疗干预[1]。CPP 是一个广泛的术语，具有多种表现形式，对生活质量有重大影响。它可能表现为痛经，性交困难，外阴痛，非特异性盆腔疼痛，肌肉骨骼疼痛，肠痉挛或排尿困难[2]。CPP 与长期的心理健康问题有关，据研究发现，CPP 与焦虑，抑郁，躯体化障碍，注意力不集中和失眠的发生率增加相关[3]。在初级保健机构中，CPP 与偏头痛、背痛和哮喘有接近的患病率[4]，绝经后妇女人群中也报道了 CPP 给社会带来的重大负担[5]。在文献中，CPP 的发病率和患病率的报告方式不一致，这使得比较和讨论变得困难。在英格兰，在二级保健机构中提供管理之前，患者持续的慢性疼痛状况可能需要数年甚至更长时间才能得到认可[6]。任何外科手术后都可能出现慢性手术后疼痛，这是腹部和盆腔手术后的常见特征，患病率在10%～40%[7]。

CPP 是一种症状，而不是诊断，但它本身必须被视为一种疾病，需要引起相应的关注。这涉及与以器官为中心的视角不同的多学科护理。与明确的病因相关的疼痛需要优先考虑病因处理。疼痛管理是一个重要工作，可能会减少病情迁延。在大多数情况下，诊断来自临床病史，而不是依赖于检查和检验。咨询过程中的同情和医师对患者所存症状的理解本身就可以起到治疗效果；此外，应进行全面的神经、肌筋膜和体位评估。总体而言，疼痛缓解虽然至关重要，但并不是治疗的唯一目标。改善生活质量也同样重要（框图 12-5）。

框图 12-5

- 疼痛是一种复杂的现象。
- CPP 是在 6 个月或更长时间的盆腔非周期性疼痛。
- CPP 与偏头痛、背痛和哮喘一样普遍。
- CPP 是一种症状，而不是诊断。

一、临床病史

临床病史是疼痛管理不可或缺的一部分，因为它不仅有助于找到可能的原因或诱发因素，还有助于了解对生活质量的影响，以及患者对治疗的期望。表 12-1 列出了在进行临床评估时应牢记的 CPP 原因分类。

表 12-1　慢性盆腔疼痛原因的分类

炎症、感染性：慢性输卵管炎
炎症性、非感染性：子宫内膜异位症，伴有皮肤病的外阴痛
机械：子宫后倾，粘连
功能：盆腔充血，肠易激综合征
神经疾病：手术后，麻醉导致的外阴痛，外阴前庭痛（前庭炎）
肌肉骨骼：盆底肌痛，腹部和骨盆触发点，姿势肌

临床病史需要包括症状的发作和持续时间、疼痛的位置和放射部位、与加剧和缓解相关的因素，以及疼痛与月经周期的关系。痛经可能是一种独立或相关的症状。痛经的强度有时可以预示着子宫内膜异位症的可能。

性交困难可能包括性交时的疼痛，但对于许多女性而言，尤其令人不愉快的症状是性交后疼痛，应对此进行具体询问。

还应该探讨疼痛与待产和分娩之间的时间关系，因为后者可能会损伤盆底，或者探讨与可能导致粘连或神经损伤继而疼痛的手术之间的时间关系。生育能力低下的病史可以提示子宫内膜异位症的诊断。早期研究显示超过一半的 CPP 患者有被性虐待史[8]。

许多患有慢性腹部或盆腔疼痛的女性将肠易激综合征（IBS）作为她们的主要问题[9]。这些患者在（不适当的）妇科转诊和检查后没有良好的结果[10]，因此详细记录肠道症状特别重要。罗马 II 标准[11]用于慢性疼痛患者的 IBS 临床诊断包括以下至少两个。

- 通过排便缓解疼痛；
- 排便频率的变化；
- 排便外观或形态的变化。

与疼痛急性加重相关的腹胀对 IBS 有提示作用，但需要与月经周期相关的腹胀进行区分。虽然性交困难不太可能仅仅由 IBS 引起，但那些自诉在性交结束与急性疼痛发作之间的间隔出现排便和节律性的腹胀的患者可能伴有肠痉挛[12]。

膀胱症状也是系统回顾中报道的临床症状的重要组成部分。尿频和尿急，以及最重要的在膀胱充盈时的疼痛加剧可能表明存在间质性膀胱炎，这是与慢性疼痛相关的膀胱神经源性炎症。与 IBS 一样，有人提出，在氯化钾敏感度试验确诊的基础上，妇科医师看到的 CPP 女性患者中有一部分实际上患有未被识别的间质性膀胱炎[13]。

由于疼痛是主观的，可以使用许多经过验证的疼痛评估措施进行量化，如 10cm 视觉模拟评分（VAS），其中 0 分标记为"无疼痛"，10 分为"可以想象的最剧烈的疼痛"[14]。还有国际盆腔疼痛协会提供的具体调查问卷（http://pelvicpain.org/home.aspx）

健康相关的生活质量可以使用通用量表测量，如 EuroQoL EQ-5D（根据对生活质量的 5 个问题的问答，评估为 0.59～1 的范围）或 EQ-VAS 量表（在 0～100 的范围评估）[15]。还有其他通用的生活质量量表，如 SF-36（http://www. sf-36. org/tools/sf36. shtml）或者也可以使用较简短的 SF-12。

二、检查

观察患者如何走进诊室可以提供诊断的线索。主要继发于肌肉骨骼来源的盆腔疼痛可导致典型的盆腔疼痛姿势，伴有脊柱前凸和继发的脊柱后凸。在检查时，这类女性中肌肉骨骼的痉挛性压痛可能会很显著。腹壁疼痛已经被提议作为一种新的特征性的检测标准，其中 Carnett 试验阳性（即腹壁收缩时压痛加剧或保持不变）作为阳性指标。女性中盆腔疼痛的患病率为 67%，而 CPP 是盆腔疼痛的独立危险因素（优势比，OR 13.8，95%CI 3.71～51.2；$P < 0.001$），但不包括其他症状，如痛经、深部和浅表性性交困难，或肠道、膀胱症状。腹壁疼痛的女性比没有腹壁疼痛的女性更可能需要阿片类药物或疼痛佐剂（$P = 0.015$ 和 $P < 0.001$）[16]。

检查腹部可以看到既往的手术瘢痕，能预示盆腹腔粘连或神经卡压引起的疼痛。用一只手指触诊引起的"触发点"压痛表明神经卡压，通常涉及腹股沟或髂腹下神经。应仔细检查腹股沟疝易出现部位。在触诊时，可能会触及腹部盆腔肿块。要求患者指出最大疼痛区域及围绕疼痛扩散的区域，可有助于诊断。也可以通过局部麻醉药如丁哌卡因浸润到压痛区域来明确诊断。有趣的是，局部麻醉后疼痛缓解的持续时间通常比局部麻醉药的作用长得多，可能是因为周围的肌肉被诱导放松并且不再触动敏感区域。

在获得口头同意并在陪护人在场时进行会阴局部检查。外阴红斑可能表明感染，而外阴皮肤变薄则提示硬化性苔藓。在外阴前庭炎的情况下，前庭腺附近可能会出现局部发红。外阴或下肢静脉曲张的存在与盆腔静脉功能不全有关。在进行阴道检查时，盆底肌肉触诊时的压痛可能提示骨盆肌肉组织的肌筋膜炎，而触诊时结节性的深部肌腱压痛可能提示慢性炎症性疾病或子宫内膜异位症。触诊子宫应该包括大小、活动性和触痛。对附件的触诊如触及肿块,提示可能为卵巢内膜异位症囊肿,如附件区有压痛,可能提示盆腔瘀血综合征(见后文)。

三、调查

调查在很大程度上取决于病史和检查所提示的诊断。可能需要进行一些基本检验,如排除尿路感染的尿液显微镜检查和药敏试验,以及排除贫血和感染的全血细胞计数。也可以进行培养拭子排除衣原体等性传播感染。如果出现症状,则需进行相关检验以排除糖尿病或甲状腺功能减退。可进行超声检查诊断子宫或附件病变,并已被证明是明确诊断的有效手段[17,18]。

腹腔镜检查通常作为 CPP 的主要检查手段。腹腔镜手术的目的是进行诊断,同时也可以为子宫内膜异位症和粘连提供"一站式"治疗。这种方法对于子宫内膜异位症治疗具有成本效益,因为避免了第二次手术或激素治疗的费用[19]。目前的一项研究正在评估 MRI 是否可以作为 CPP 患者进行腹腔镜检查的一种分流手段。(MEDAL 研究, http://www.nets.nihr.a.c.uk/projects/hta/092250)结果还在等待中。一部分临床研究中心可以通过腹腔镜检查进行的清醒下疼痛测绘,这种方法可以在其他检查和影像学检查不明确的情况下使用,大多数患者在 VAS 疼痛评分方面有所改善[20-22]。然而,这些研究规模很小,并且没有随机对照试验表明这种技术应该在临床上常规实施(框图 12-6)。

💡 **框图 12-6**

- 详细的综合临床病史应区分妇科和非妇科盆腔疼痛。
- 周期性盆腔疼痛可能与子宫内膜异位症有关。
- 肠易激综合征是 CPP 常见的非妇科病因。
- 触发点可以指示神经卡压。
- 超声检查是一种有用的工具,用于排除较大的盆腔病变。
- 不建议将腹腔镜检查作为一线诊断手段。

四、治疗

1. 药物治疗

醋酸甲羟孕酮(MPA)已广泛使用,但仅在治疗 4 个月后有效,表现在疼痛评分(OR 2.64, 95%CI 1.33~5.25; N=146)和自评量表(OR 6.81,95%,CI 1.83~25.3; N=44),但持续治疗 9 个月后获益未维持[23,24]。MPA 加心理疗法的效果体现在疼痛评分方面(OR 3.94,95% CI 1.2~12.96; N=43),但不体现在治疗结束时的自评量表。治疗后效果并没有持续。用 GnRH 激动药戈舍瑞林治疗 1 年后,静脉造影、症状和检查评分,情绪和性功能相比孕激素治疗能得到更大程度的改善[25]。

与安慰剂相比,服用选择性 5-羟色胺受体抑制药舍曲林的女性的疼痛评分没有改善。SF-36 分量表的"健康感知"显示舍曲林组略有改善,而"角色功能-情绪"分量表显示舍曲林组大幅下降[26]。

2. 手术治疗

腹腔镜子宫骶神经切除术(LUNA)通常用于治疗 CPP。然而,一项大型且设计良好的随机对照试验表明,该技术不会导致疼痛、痛经、性交困难或生活质量的任何改善[27]。

腹腔内的粘连可以直接形成或在外科手术后形成。Diamond 等[28]提出了两种类型的术后腹膜粘连。1 型粘连即新生粘连,表现为在既往无粘连的部位形成的粘连,包括 1A 型(粘连部位没有手术操作史)和 1B 型(粘连部位曾有手术操作史)。2 型为粘连再形成,具有两种独立的亚型:2A 型(粘连部位仅有粘连松解术史)和 2B 型(粘连部位曾行其他手术操作)。每个外科医师都根据自己的经验和能力来个体化地定义粘连。腹膜粘连指数是用于描述粘连情况的工具,基于粘连的大体外观及其在腹部不同区域的分布范围。该描述中将腹部分为九个象限,并且还涉及肠道之间的粘连。每个区域均会被评级:0 级,无粘连;1 级,轻微粘连,需钝性分离;2 级,牢固粘连,需要锐性分离;3 级,非常牢固的血管化粘连,需要锐性解剖,损伤难以预防。使用特定的评分标准,临床医师可以评出 0 至 30 分的腹膜粘连指数,从而准确描述腹腔内状况[29]。

粘连和疼痛之间没有明确的关系。通常,腹膜粘连或允许两个结构之间移动的轻微粘连几乎不会引起疼痛[30]。传统上,腹腔镜检查是诊断和治疗粘连的唯一方法。最近,经阴道超声检查可通过评估卵巢的活动性而用于诊断粘连的推荐方式[31,32]。

由于粘连松解本身便具有促成粘连发生的内在风险,因此手术治疗粘连以减轻疼痛是存在争议的。荷兰一项大型试验将男女患者随机分组进行粘连松解或不进行治疗,结果发现两组之间无差异。对于伴有致密血管化粘连的患者来说,粘连松解术可能会起到一定效果,但由于样本量较小,无法明确得出结论[33]。最近一项系统综述研究了粘连松解术治疗慢性疼痛的疗效,结果显示干预的益处从 16% 到 88% 不等,大多数研究中超过 50% 的患者实现了疼痛缓解。然而,大多数研究存在偏倚的高风险[34,35]。因此,重要的是首先采取措施尽量避免粘连形成。透明质酸衍生物、聚乙二醇(PEG)基衍生物和氧化纤维素固体屏障剂(Interceed)在腹腔镜检查或良性妇科手术的剖腹手术中仅得到有限的证据支持,或许不应当继续使用它们[36,37](框图 12-7)。

> **框图 12-7**
> - 孕激素和选择性 5-羟色胺抑制药不能用于治疗 CPP。
> - GnRHa 具有更好的疗效,但仅适合在短期内使用。
> - 不建议行 LUNA 和粘连松解。

---

3. 其他治疗

尽管有各种治疗 CPP 的选择,但仍有成千上万名妇女饱受 CPP 的困扰。疼痛的感受需要中枢神经系统(CNS)的参与,并且越来越多的证据表明,无论疼痛源自何处,都可以由 CNS 本身产生并持续。目前,一项多中心双盲随机对照试验(GaPP2)正在评估加巴喷丁治疗 CPP 的疗效和作用机制;300 例患盆腔疼痛 3 个月以上、在纳入试验后 36 个月内未在腹腔镜检查中发现病理改变的女性,将随机分配以加巴喷丁和安慰剂。这种治疗方法已经在纳入 47 例患者的预试验研究中显示出前景[38],这表明 CPP 中与中枢神经系统相关的部分可以通过使用加巴喷丁来抑制。

虽然很少有数据支持作用于中枢神经系统的 CPP 特异性疗法的疗效,但有充分的证据表明,无论疼痛来源于何处,其潜在的疼痛机制和与慢性疼痛相关的中枢改变都是相似的。因此,这些治疗方案对于所有 CPP 患者来说都是可以考虑的选择。例如,抗抑郁药和抗惊厥药等均能够被良好耐受,妇科医师或初级保健医师可开始这些药物的使用。其他更新的或侵入性的治疗可能需要转诊给疼痛管理团队。然而,重要的是,妇科医师应该意识到存在这样的治疗,以便在进行根治性或去生育力手术之前,对于标准治疗效果不佳的患者可以考虑转诊[39]。

针灸和中草药可能在治疗与痛经、子宫内膜异位症、IBS 和盆腔炎相关的 CPP 中发挥作用,可作为辅助或常规治疗之外的附加治疗。不幸的是,目前的证据缺乏严谨性,相关临床试验通常很小、设计不良且报告不充分[40]。

五、盆腔瘀血综合征

盆腔瘀血综合征(PCS)是指由扩张而回流障碍的盆腔静脉引起的慢性盆腔疼痛。大多数研究将盆腔疼痛、卵巢静脉扩张和静脉回流障碍或充血作为 PCS 的主要特征。对于诊断 PCS 没有普遍接受的、明确定义的标准。它主要在生育年龄的多产妇女中观察到,提示其发生机制可能和机械因素和(或)激素相关。典型的疼痛通常被描述为钝性盆腔疼痛,并存在大腿上部的放射痛,在长时间的站立和行走后加剧。

全世界 24% 的女性受到 CPP 的困扰,即使进行了有创检查,仍有 40% 的患者无法明确病因。盆腔静脉功能不全被认为是 CPP 的可能原因之一。Taylor 在 1949 年首次描述了功能不全和扩张的盆腔静脉可能引起疼痛/性交困难和月经功能障碍的症状,有一些证据可以暂时支持这一假设。有数据表明,与患有静脉曲张或健康对照的年龄匹配的女性相比,患有盆腔静脉功能不全的女性会出现更多的腹部和盆腔疼痛[41]。CPP 患者中被发现存在盆腔静脉功能不全的比例为 39%~91%[42]。经阴道多普勒和磁共振静脉造影均为有用的筛查工具,但诊断金标准则是静脉造影。

近期有关 CPP 或 PCS 患者盆腔静脉闭塞评估的系统综述显示,经静脉闭塞卵巢和髂内静脉在技术上的成功率可达 98%~100%。该手术通常是安全的,盆腔疼痛频率、痛经和性交困难的主观改善持续长达5年[43](图12-9~图12-12)。然而,由于大多数这些研究存在显著的方法学缺陷,因此迫切需要精心设计的随机对照试验进行验证。目前的研究(盆腔静脉功能不全患者的经静脉阻塞,http://www.isrctn.com/ISRCTN15091500)正在进行中。在此试验结果发表之前,该手术不应在临床实践中常规实施。

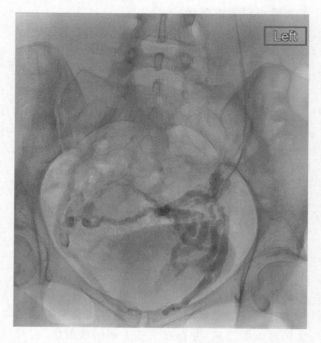

图 12-9　栓塞术前影像,由左侧卵巢静脉注入的造影剂明显回流到盆腔深部静脉和外阴静脉

还可注意到左卵巢静脉的交叉显影。Source:Dr Rob Jones. Reproduced with permission of Dr Rob Jones.

六、宫腔镜绝育术

据报道,女性行宫腔镜绝育术可患 CPP。既往诊断为慢性疼痛(CPPP、慢性腰痛、慢性头痛和纤维肌痛)的患者更有可能在手术后出现急性疼痛(OR 6.81,95% CI 2.95~15.73)和慢性疼痛(OR 6.15,95% CI 2.10~18.10)[44]。

七、肌筋膜疼痛

肌筋膜疼痛通常存在疼痛触发点,由于肌肉内的代谢危象而形成。它可以像绷紧的弹力带一

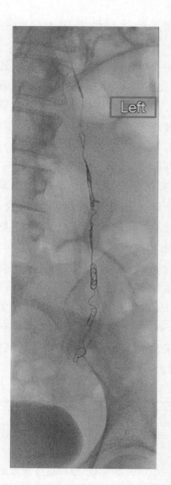

图 12-10　经多个栓塞线圈栓塞后的左卵巢静脉

Source:Dr Rob Jones. Reproduced with permission of Dr Rob Jones.

样可触及。疼痛是与运动相关的,由特定的运动或活动加剧,并在某些位置缓解。与触发点相邻的是参考区域,该区域的肌肉表现出无力和伸展受限。涉及肛提肌和其他盆底肌肉的触发点可引起 CPP。皇家妇产科学院[39]和 Cochrane 数据库[45]的现行指南建议在触发点注射局部麻醉药、皮质类固醇和肉毒杆菌毒素 A 来治疗肌筋膜 CPP。肉毒杆菌毒素 A 抑制乙酰胆碱从胆碱能神经末梢释放,防止肌肉收缩激活并引起短暂的肌张力减退和肌肉无力。它还通过逆行轴突扩散作用和阻断神经递质从脊髓释放来提供长期镇痛。研究表明,对于非手术治疗疗效不佳的盆底肌肉痉挛和 CPP 患者,A 型肉毒杆菌毒素可能是一种有用的药物[46]。可能存在自限性的包括新发尿潴留、大便失禁、便秘和(或)直肠疼痛等并发

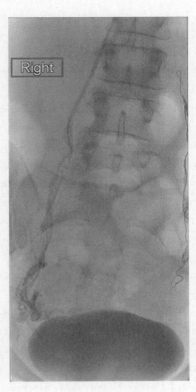

图 12-11　从右卵巢静脉注射造影剂后看到的反流
Source：Dr Rob Jones. Reproduced with permission of Dr RobJones.

症,但研究报道均不存在长期的不良反应[47]（框图 12-8）。

框图 12-8
- 盆腔瘀血综合征仍被认为是 CPP 的潜在原因。
- 尚无研究证实栓塞能有效治疗盆腔静脉功能不全,所以在完成相应的临床试验之前,不应常规使用栓塞进行治疗。
- 肌筋膜疼痛是由触发点引起的,可以用局部麻醉、皮质类固醇或肉毒杆菌毒素治疗。

八、结论

慢性骨盆疼痛是一种使人虚弱和痛苦的状态下,诊断和治疗都不满意的疾病。全面的临床病史和彻底的检查可为许多患者供应诊断。当无法诊断时,应制订治疗目标。一些患者因为没有危险的病理而放松,不想接受进一步的检查和治疗,

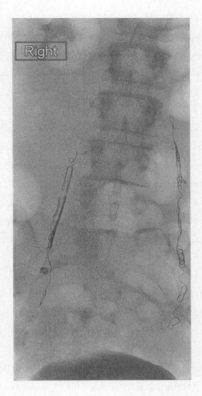

图 12-12　双侧卵巢静脉栓塞后
请注意右侧的并行通道。在这种情况下,将造影剂注射到髂内静脉中没有看到反流,因此在这种情况下它们没有栓塞。Source：Dr Rob Jones. Reproduced with permission of Dr Rob Jones.

对其他人来说,减轻疼痛是重要的。多学科团队应评估这种情况,特别是应与慢性疼痛团队联系。新的研究方法,如盆腔静脉栓塞的疗效评价、神经调节药和辅助疗法正在进行中。

（李晓燕　译　戴毓欣　校）

参考文献

[1]　ACOG Committee on Practice Bulletins：Gynecology. ACOG Practice Bulletin No. 51. Chronic pelvic pain. *Obstet Gynecol* 2004；103；589-605.

[2]　Zondervan KT，Yudkin PL，Vessey MP *et al*. Chronic pelvic pain in the community：symptoms，investigations，and diagnoses. *Am J Obstet Gynecol* 2001；184；1149-1155.

[3]　Zondervan KT，Yudkin PL，Vessey MP *et al*. The community prevalence of chronic pelvic pain in women and associated illnessbehaviour. *Br J Gen*

Pract 2001;51:541-547.

[4]　Zondervan KT, Yudkin PL, Vessey MP, Dawes MG, Barlow DH, Kennedy SH. Patterns of diagnosis and referral in women consulting for chronic pelvic pain in UK primary care. *Br J Obstet Gynaecol* 1999;106:1156-1161.

[5]　Zondervan KT, Yudkin PL, Vessey MP, Dawes MG, Barlow DH, Kennedy SH. Prevalence and incidence of chronic pelvic pain in primary care:evidence from a national general practice database. *Br J Obstet Gynaecol* 1999;106:1149-1155.

[6]　Baranowski AP, Lee J, Price C, Hughes J. Pelvic pain:a pathway for care developed for both men and women by the British Pain Society. *Br J Anaesth* 2014;112:452-459.

[7]　van Rijckevorsel DC, de Vries M, Schreuder LT, Wilder-Smith OH, vanGoor H. Risk factors for chronic postsurgical abdominal and pelvic pain. *Pain Manag* 2015;5:107-116.

[8]　Toomey TC, Hernandez JT, Gittelman DF, Hulka JF. Relationship of sexual and physical abuse to pain and psychological assessment variables in chronic pelvic pain patients. *Pain* 1993;53:105-109.

[9]　Gupta JK, More S, Clark TJ. Chronic pelvic pain and irritable bowel syndrome. *Hosp Med* 2003;64:275-2780.

[10]　Prior A, Whorwell PJ. Gynaecological consultation in patients with the irritable bowel syndrome. *Gut* 1989;30:996-998.

[11]　Drossman DA. The functional gastrointestinal disorders and the Rome Ⅱ process. *Gut* 1999;45(Suppl 2):Ⅱ1-Ⅱ5.

[12]　Payne S. Sex, gender, and irritable bowel syndrome:making the connections. *Gend Med* 2004;1:18-28.

[13]　Parsons CL, Dell J, Stanford EJ, Bullen M, Kahn BS, Willems JJ. The prevalence of interstitial cystitis in gynecologic patients with pelvic pain, as detected by intravesical potassium sensitivity. *Am J Obstet Gynecol* 2002;187:1395-1400.

[14]　Revill SI, Robinson JO, Rosen M, Hogg MI. The reliability of a linear analogue for evaluating pain. *Anaesthesia* 1976;31:1191-1198.

[15]　Kind P. The EuroQol instrument:an index of healthrelated quality of life. In: Spliker B (ed.) *Quality of Life and Pharmaco-economics in Clini-*

cal Trials, 2nd edn. Philadelphia: Lippincott-Raven, 1996.

[16]　Mui J, Allaire C, Williams C, Yong PJ. Abdominal wall pain in women with chronic pelvic pain. *J Obstet Gynaecol Can* 2016;38:154-159.

[17]　Ghaly AFF. The psychological and physical benefits of pelvic ultrasonography in patients with chronic pelvic pain and negative laparoscopy. A random allocation trial. *J Obstet Gynaecol* 1994;14:269-271.

[18]　Guerriero S, Condous G, van den Bosch T *et al.* Systematic approach to sonographic evaluation of the pelvis in women with suspected endometriosis, including terms, definitions and measurements: a consensus opinion from the International Deep Endometriosis Analysis (IDEA) group. *Ultrasound Obstet Gynecol* 2016;48:318-332.

[19]　Stones RW, Thomas EJ. Cost-effective medical treatment of endometriosis. In:Bonnar J (ed.)*Recent Advances in Obstetrics and Gynaecology*. Edinburgh:Churchill Livingstone,1995:139-152.

[20]　Howard FM, El-Minawi AM, Sanchez RA. Conscious pain mapping by laparoscopy in women with chronic pelvic pain. *Obstet Gynecol* 2000;96:934-939.

[21]　Swanton A, Iyer L, Reginald PW. Diagnosis, treatment and follow up of women undergoing conscious pain mapping for chronic pelvic pain:a prospective cohort study. *BJOG* 2006;113:792-796.

[22]　Xu HM, Zhang NW, Zhang ZY, Li SH, Shi XT, Liu CD. Characteristics of pathological findings in women with chronic pelvic pain using conscious mini-laparoscopic pain mapping. *Chinese Med J* 2010;123:3706-3710.

[23]　Farquhar CM, Rogers V, Franks S, Pearce S, Wadsworth J, Beard RW. A randomized controlled trial of medroxyprogesterone acetate and psychotherapy for the treatment of pelvic congestion. *Br J Obstet Gynaecol* 1989;96:1153-1162.

[24]　Walton SM, Batra HK. The use of medroxyprogesterone acetate 50 mg in the treatment of painful pelvic conditions:preliminary results from a multicentre trial. *J Obstet Gynaecol* 1992;12(Suppl 2):S50-S53.

[25]　Soysal ME, Soysal S, Vicdan K, Ozer S. A randomized controlled trial of goserelin and medroxyprogesterone acetate in the treatment of pelvic congestion.

Hum Reprod 2001;16:931-939.

[26] Engel CC Jr, Walker EA, Engel AL, Bullis J, Armstrong A. A randomized, double-blind crossover trial of sertraline in women with chronic pelvic pain. *J Psychosom Res* 1998;44:203-207.

[27] Daniels J, Gray R, Hills RK et al. Laparoscopic uterosacral nerve ablation for alleviating chronic pelvic pain: a randomized controlled trial. *JAMA* 2009; 302:955-961.

[28] Diamond MP, Wexner SD, DiZereg GS. Adhesion prevention and reduction: current status and future recommendations of a multinational inter-disciplinary consensus conference. *Surg Innov* 2010; 17: 183-188.

[29] Coccolini F, Ansaloni L, Manfredi R et al. Peritoneal adhesion index (PAI): proposal of a score for the 'ignored iceberg' of medicine and surgery. *World J Emerg Surg* 2013;8:1-5.

[30] Demco L. Pain mapping of adhesions. *J Am Assoc Gynecol Laparosc* 2004;11:181-183.

[31] Marasinghe JP, Senanayake H, Saravanabhava N, Arambepola C, Condous G, Greenwood P. History, pelvic examination findings and mobility of ovaries as a sonographic marker to detect pelvic adhesions with fixed ovaries. *J Obstet Gynaecol Res* 2014;40: 785-790.

[32] Okaro E, Condous G, Khalid A et al. The use of ultrasound-based 'soft markers' for the prediction of pelvic pathology in women with chronic pelvic pain: can we reduce the need for laparoscopy? *BJOG* 2006;113:251-256.

[33] Swank DJ, Swank-Bordewijk SC, Hop WC et al. Laparoscopic adhesiolysis in patients with chronic abdominal pain: a blinded randomised controlled multi-centre trial. *Lancet* 2003;361:1247-1251.

[34] Cheong YC, Reading I, Bailey S, Sadek K, Ledger W, Li TC. Should women with chronic pelvic pain have adhesiolysis? *BMC Womens Health* 2014; 14:36.

[35] Gerner-Rasmussen J, Burcharth J, Gogenur I. The efficacy of adhesiolysis on chronic abdominal pain: a systematic review. *Langenbecks Arch Surg* 2015; 400:567-576.

[36] Ahmad G, O'Flynn H, Hindocha A, Watson A. Barrier agents for adhesion prevention after gynaecological surgery. *Cochrane Database Syst Rev* 2015;(4):CD000475.

[37] Hindocha A, Beere L, Dias S, Watson A, Ahmad G. Adhesion prevention agents for gynaecological surgery: an overview of Cochrane reviews. *Cochrane Database Syst Rev* 2015;(1):CD011254.

[38] Lewis SC, Bhattacharya S, Wu O et al. Gabapentin for the management of chronic pelvic pain in women (GaPP1): a pilot randomised controlled trial. *PLoS ONE* 2016;11(4):e0153037.

[39] Royal College of Obstetricians and Gynaecologists. The Initial Management of Chronic Pelvic Pain. Green-top Guideline No. 41. London: RCOG Press, 2012. Available at https://www.rcog.org.uk/globalassets/documents/guidelines/gtg_41.pdf.

[40] Royal College of Obstetricians and Gynaecologists. *Acupuncture and Chinese Herbal Medicine for Women with Chronic Pelvic Pain*. Scientific Impact Paper No. 30. London: RCOG Press, 2012. Available at https://www.rcog.org.uk/globalassets/documents/guidelines/scientific-impact-papers/sip_30.pdf

[41] Hansrani V, Morris J, Caress AL, Payne K, Seif M, McCollum CN. Is pelvic vein incompetence associated with symptoms of chronic pelvic pain in women? A pilot study. *Eur J Obstet Gynecol Reprod Biol* 2016;196:21-25.

[42] Champaneria R, Shah L, Moss J et al. The relationship between pelvic vein incompetence and chronic pelvic pain in women: systematic reviews of diagnosis and treatment effectiveness. *Health Technol Assess* 2016;20(5):1-108.

[43] Hansrani V, Abbas A, Bhandari S, Caress AL, Seif M, McCollum CN. Trans-venous occlusion of incompetent pelvic veins for chronic pelvic pain in women: a systematic review. *Eur J Obstet Gynecol Reprod Biol* 2015;185:156-163.

[44] Yunker AC, Ritch JM, Robinson EF, Golish CT. Incidence and risk factors for chronic pelvic pain after hysteroscopic sterilization. *J Minim Invasive Gynecol* 2015;22:390-394.

[45] Cheong YC, Smotra G, Williams AC. Non-surgical interventions for the management of chronic pelvic pain. *Cochrane Database Syst Rev* 2014; (3):CD008797.

[46] Abbott JA, Jarvis SK, Lyons SD, Thomson A, Vancaille TG. Botulinum toxin type A for chronic

pain and pelvic floor spasm in women;a randomized controlled trial. *Obstet Gynecol* 2006;108:915-923.

[47] Adelowo A, Hacker MR, Shapiro A, Modest AM, Elkadry E. Botulinum toxin type A（BOTOX）for refractory myofascial pelvic pain. *Female Pelvic Medic Reconstr Surg* 2013;19:288-292.

第13章　妇科泌尿学

第一节

子宫阴道脱垂

Mark Slack

Addenbrooke's Hospital, University of Cambridge Teaching Hospital, Cambridge, UK

　　盆腔器官脱垂(pelvic organ prolapse,POP)是指盆腔器官从其原来的位置向下移位进入或超出阴道。临床表现从最轻微的子宫下降到阴道,到连同子宫、膀胱和直肠完全脱出阴道口以外差异较大,也可发生于既往曾行子宫切除术的患者。

　　POP虽然是一种良性疾病,但影响到很多女性,会对生活质量产生重大影响。为了确保治疗适当且治疗结局良好,需要进行充分熟练的评估和管理。不适当的治疗会使患者的情况比治疗前更糟。

一、发病率和流行病学

　　因POP而手术的终身风险为12%~19%,美国每年有30多万妇女为此接受手术,英国约8%的妇女有脱垂症状[1-4]。

　　在常规检查中,存在阴道或子宫支持功能异常的女性可高达30%~70%。然而,只有一小部分会出现症状。在这一群体中,器官脱垂超出处女膜缘的只有3%~6%,也正是这部分患者有症状[5]。美国一项名为美国国家健康和营养调查(United States National Health and Nutrition Examination Survey,NHANES)的大型流行病学研究中,针对"你是否经历过阴道肿胀感或有什么东西掉出来?"的问题,只有2.9%的女性做了肯定性回答[6]。

　　最常见的脱垂形式是阴道前壁脱垂(膀胱膨出),后壁脱垂(直肠膨出)的发生率要低得多,穹隆脱垂(子宫切除术后阴道穹隆的脱垂)的发生率最低。患者的临床表现可以是一种,也可以是多种形式的任意组合。

　　因为长期的流行病学研究极为稀缺,所以对脱垂的自然史并不清楚。一项研究发现,轻度脱垂的患者经观察1年后,器官脱垂达到或超出处女膜的发生率为26%,观察3年后发生率为40%。在同一时间段内,1年和3年的自发缓解率分别为21%和19%[7,8](框图13-1)。

> **框图 13-1**
> - 多数盆腔器官脱垂无症状。
> - 前壁脱垂是最常见的形式。
> - 病情自然进展的规律尚不清楚。

二、病因学

　　POP的病因尚不清楚。易发生脱垂的危险因素包括阴道分娩、肥胖、既往子宫切除术史和年龄[9,10]。

　　阴道分娩可能是主要的危险因素,分娩时肛提肌撕脱伤、阴部神经病变和筋膜损伤是最常见的原因。没有证据表明器械助产会增加POP的风险[11-13]。未产妇也可能出现脱垂,其他的一些因素可能促使疾病的发展[14]。其中,年龄是最重要的因素,年龄每增加10岁脱垂的发生率增加1倍[5,8]。

POP 遗传倾向尚不清楚,种族间的差异似乎存在,黑人和西班牙裔妇女的发病率低于白人妇女[5,15],双胞胎研究证明了遗传的作用[16]和明确的家族关联[17]。而由于结缔组织疾病的复杂变异性,尚难在胶原紊乱和 POP 之间建立明确的联系。

体重指数(BMI)的不利影响已有很好的证据,而过去 20 年肥胖率上升了 20%,这一点值得关注[18]。对于既往子宫切除术(除用于 POP)是以后发生穹窿或阴道脱垂的危险因素,尚无明确共识[19]。与慢性腹压增加相关的疾病,如慢性咳嗽和负重也是危险因素[15](框图 13-2)。

框图 13-2

危险因素

- 分娩
- 年龄
- 肥胖
- 遗传
- 职业

三、骨盆解剖

骨性骨盆为盆腔内器官的支撑提供了框架。这些器官由阴道旁纤维(直接支撑)和肛提肌(间接支撑)支撑。阴道旁的纤维来源于梨状肌、骶髂关节和侧骶骨筋膜上方骨盆侧壁的广泛区域,它们插入阴道外侧上 1/3 处,另有一些纤维从前后插入。这些纤维是盆腔内筋膜的致密结构,由血管周围结缔组织和平滑肌组成,含有血管、淋巴管和神经,主要以垂直方向走行,其上缘与主韧带和子宫骶骨韧带相连。

骨盆横膈由肛提肌构成,包括耻尾肌、髂尾肌、耻骨直肠肌和尾骨肌。它们一起形成一个薄而宽的肌肉,前方起自耻骨后部耻骨联合的外侧,经过闭孔内肌间筋膜白线和坐骨棘的侧方,左右两侧的肌肉向后向下方向,在肛管后和尾骨前融合,在这两个结构之间形成肛提肌板。肛管、阴道侧壁和尿道与肛提肌的内侧边缘均有一定的附着。在腹内压升高的情况下,肛提肌板对抗阴道上段和宫颈的压力,从而间接支撑阴道。泌尿生

殖道裂孔也随着腹内压升高而变窄。

阴道的支撑分为:上部、中部和下部 3 个区域。上部的纤维大部分是垂直的,而支撑中间部分的纤维则附着在侧壁上,下 1/3 周围的纤维几乎与周围的结构融合在一起[20],这反映了阴道的不同胚胎学起源,并决定了修复每一水平的手术方法。

四、临床表现

POP 最一致和特异的症状是阴道内有隆起或阴道外组织突出的感觉。在更严重的病例中,可以在阴道外看到和触摸到脱出物,患者主诉有"肿块",患者通常在清晨无明显症状,在日间活动后症状加重,而躺下又可缓解。有些妇女可能只有单一的脱垂症状,有些则可以伴有更复杂的表现,包括尿失禁、尿频、夜尿症和排尿功能障碍等泌尿症状,排便失禁和排便困难等肠道症状,以及性功能障碍等。虽然这些症状通常与脱垂有关,但通常不是由脱垂引起的,因此不太可能通过旨在纠正脱垂的手术来解决。

在一项对有症状的阴道脱垂妇女的大型研究中,87% 的妇女有尿频和尿急,73% 的妇女有尿失禁,50% 有排尿功能障碍症状[21]。如上所述,这可能是由于从症状与 POP 有共同相关的危险因素,而非直接的因果关系。

肠道症状包括排便不尽感和需要手动协助排便,后者包括在会阴加压或在排便过程中用手指压迫阴道后壁。手指自阴道按压后壁是改善排便的一种机械方法,对这些患者而言,手术可以改善阻塞性排便困难。而会阴加压显然有不同的作用机制,尚无证据支持纠正后壁脱垂会解决此类患者的阻塞性排便困难的症状。

性功能障碍是妇科泌尿诊所的常见症状[22]。很高比例的人性生活不活跃,但她们认为是缺乏性欲望和性冲动,只有少数人被疼痛和不适所影响。

记录症状的最佳方法是使用经验证的生活质量(quality of life,QoL)问卷。盆底功能障碍问卷(PFDI-20,PFIQ-7)也得到了充分的研究和验证[23]。使用经验证的 QoL 问卷将有助于更准确地反映最困扰患者的症状。这样的系统(e-PAQ,http://www.epaq.co.uk/)可以在患者就诊之前

就使用。这不仅有助于理解患者最担心的事情，而且还可以用于评估结局（框图 13-3）。

框图 13-3

POP 症状

可能与 POP 有关的症状

- 阴道凸出物。
- 充塞感。
- 活动后症状明显或加重。
- 休息后症状缓解。

不太可能与 POP 有关的症状

- 背痛。
- 疼痛。
- 排尿和（或）排便功能障碍。
- 性功能障碍。

经验证的 POL 工具提高了病史的准确性。

五、评估

有 POP 主诉的患者需要全面采集病史，应包括完整的排尿、排便和性功能病史，还必须确定哪些是最困扰患者的症状，并明确患者希望纠正哪些症状。使用客观的 QoL 量表可用于确定哪些症状是最令患者困扰的[24]。由于缺乏对 POP 的纵向病史的了解，对干预的必要性进行咨询可能非常困难。

由于无症状性 POP 的发病率高，出现原发性膀胱或肠道功能不全的患者常被转诊至脱垂门诊治疗，因为他们错误地认为患者的膀胱或肠道症状是常规体格检查中发现的脱垂造成的。仅仅治疗脱垂通常会令患者感到失望。这种情况并不是治疗失败，而是评估和预期的失误，是 POP 管理中一个被低估的问题。同样，性功能障碍很少是 POP 单独造成的结果。腰痛和盆腔疼痛综合征的症状也往往不是 POP 造成的。

所有主诉 POP 症状的妇女都需进行详细检查。在进行盆腔检查前，应先触诊腹部，排除腹部肿块或腹水。盆腔检查最好在膀胱截石位进行，并进行 Valsalva 动作以进一步评估，已证明这与站姿检查一样有效[25]。如果症状与体格检查结果不符，则可以在下午晚些时候的门诊再次进行站立位

的检查[26]。Sim 窥镜可用于系统地识别脱垂的不同部位，评估前壁脱垂，窥具叶片可还纳后壁；相反，评估后壁脱垂时窥具叶片可还纳前壁。在检查过程中，需确定子宫颈或子宫切除术后患者穹窿的位置。最后一步是盆腔双合诊检查。有一系列的方法用来描述脱垂的程度，其中 POP-Q 方法是国际公认的标准。POP-Q 系统是国际尿控学会（International Continence Society，ICS）、美国泌尿妇科学会（American Urogynecologic Society，AUGS）和妇科医师学会首选的 POP 分类系统。它证明了观察者之间的可靠性，是医学文献中最常用的系统（图 13-1）。其次，Baden-Walker 半程评分系统是另一个常用的 POP 分级系统，有 5 个等级，但缺乏公认的重复性（表 13-1）。每个脱垂结构的程度或等级是单独描述的（如阴道前壁脱垂 1 级或子宫脱垂 3 级）。等级或程度是指患者腹部加压时，检查中各自结构的脱垂程度。由于程度之间没有明确的界限，Baden-Walker 半程评分系统缺乏 POP-Q 系统的精确性和重复性。

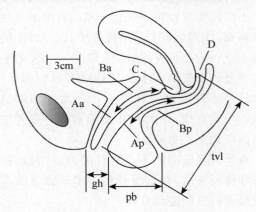

图 13-1　POP-Q 系统

Aa. 前壁；Ap. 后壁；Ba. 前壁；Bp. 后壁；C. 宫颈或穹窿；D. 后穹窿；gh. 生殖器裂孔；pb. 会阴体；tvl. 阴道总长度。

表 13-1　Baden-Walker 半程评分系统

0	各器官位置正常
1	下降未达处女膜
2	下降达到处女膜
3	下降已超出处女膜
4	每个器官脱垂的最大可能位置

无须常规行直肠检查或屏障检查来评估有无尿失禁。

六、检查

下尿路症状应单独进行尿液分析、尿流率和残余尿量评估。在有明显尿路症状的病例中，尿动力学检查可能有帮助。对于 POP 患者合并的尿失禁症状，应与非 POP 患者同样的方式进行检查评估。

是否需要在手术前确定患者有无尿失禁的风险，这一点有争议。无明显尿失禁的 POP 女性在脱垂手术后发生尿失禁的概率为 10%～20%。正因为如此，一些人主张在减轻脱垂后使用尿动力学检测来识别那些有风险的患者，并支持对存在尿失禁风险的患者在进行 POP 手术时同时行抗尿失禁手术。这一观点得到了 CARE 研究的支持，该研究得出结论，在阴道-骶骨固定术时，预防尿失禁的手术是必要的[27]。而在早期的一项研究中认为术前检查高估了尿失禁风险，导致接受额外手术的女性比例很高，而实际上只有少数人会出现问题[28]。

不应该常规行抗尿失禁手术。可对患者进行风险咨询，在发生尿失禁的患者中，50%以上的患者在 6 个月内会自发缓解，只有 5%～8%的患者需要额外的尿失禁手术。与 CARE 研究相比，接受额外手术的人数明显更少[27]。由于围绕这一主题的不确定性，因此在开始手术前对患者进行详细的咨询至关重要。

有严重肠道功能不全症状的患者，包括排便障碍和排便失禁，在进行任何手术干预之前应请结直肠专科医师进行检查。

动态 MRI 和经腹超声（transperitoneal ultrasound，TPUS）等影像学检查在 POP 的常规治疗中几乎不需要。动态 MRI 有出色的图像，但与详细的临床检查相比，它不太可能在患者的治疗中有任何优势。同样，TPUS 似乎对临床评估没有任何优势[29]（框图 13-4）。

 框图 13-4

检查

重要的
- 尿液分析。
- 尿流量和残余尿测量。

（续　框）

不确定
- 尿动力学和屏障测试。

常规处理中无价值
- 放射成像

七、治疗

1. 非手术治疗

在手术前最好先尝试非手术治疗方案。这种情况有时很麻烦，可能限制正常活动，但很少危及生命。手术医师必须注意，所有外科手术都有风险，在未尝试非手术治疗的情况下，不应进行外科手术。

重要的是要提醒患者，脱垂的进展并非不可避免。遗憾的是，对于进展的危险因素缺乏精确的描述，这更增加了咨询的困难。更难咨询的一类患者是那些在怀孕后不久出现症状的女性，她们中的大多数可能会在产后的一段时间内自发缓解。应避免过于仓促地实施手术干预，在考虑手术前，应鼓励患者坚持非手术治疗至少 18 个月。

非手术治疗的选择包括盆底肌肉训练（pelvic floor muscle training，PFMT）和使用子宫托。应给予生活方式的建议，如减肥和戒烟。减肥在 POP 的证据是有限的。妇女健康倡议（Women's Health Initiative，WHI）研究证实，体重指数升高的妇女更容易进展为 POP，但没有显示体重减轻后的 POP 改善[7]。然而，如果非手术治疗失败，手术成为治疗方案，体重减轻将改善整体的健康状况并降低围术期的并发症。体重减轻也会降低压力性尿失禁的风险。

虽然 PFMT 已被推荐用于尿失禁，但其在治疗 POP，尤其是更高级别 POP 中的价值存在分歧。这在一定程度上是由于该领域文献缺乏[30]。然而，最近的研究表明，PFMT 可以改善 POP 症状和 POP 分级。随机试验支持 PFMT 的益处，尤其是在涉及个体化培训和监督的情况下。一项研究表明，症状控制优于对照组，但到 12 个月时需要手术的患者人数没有差异[31]。PFMT 超过 12 个月的疗效尚无证据。然而，由于 PFMT 对患者没有风险，因此应将其推荐给所有出现 POP

的患者。

　　阴道子宫托是插入阴道以治疗 POP 的装置。它们已有数百年的历史，为有脱垂症状的妇女提供了极好的非手术选择，而且几乎没有使用禁忌证。许多妇女表示她们更喜欢非手术治疗。子宫托可作为一种长期解决方案或半诊断试验，以评估随着子宫托的使用，哪些症状可以消除。对于那些希望推迟手术或等待手术的妇女，也可以将其作为临时措施。

　　患者对子宫托的接受率在 40%～100%。接受率受咨询和医疗保健从业人员的积极性影响。拒绝子宫托的患者通常较年轻、未产妇，并有严重的脱垂或尿失禁症状。既往做过脱垂手术、存在较严重的脱垂和棘手的症状，特别是与肠道、膀胱和性功能相关的症状，则更倾向于选择手术治疗。这并不奇怪，因为此类患者会更希望尽快解决她们的问题。需要鼓励患者尝试使用子宫托，并提醒如果症状不能缓解，仍需考虑手术[32,33]。除了可能对材料过敏外，没有直接的禁忌证。

　　目前有各种材料、形状和尺寸的子宫托。它们可分为支持类和空间填充类，支持类子宫托进一步细分为无隔膜型（图 13-2）（环形、Smith、Hodge、Gehrung）和有隔膜型（Falk 和 Schaatz）；也有各种各样的空间填充类子宫托（Shelf、Gelhorn、Donut、Cube），彼此之间暂无优劣性的推荐（图 13-3）。

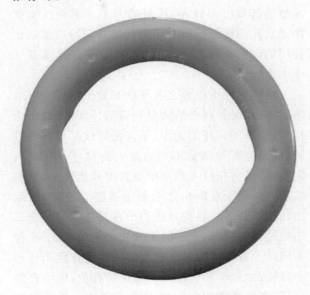

图 13-2　Mediplus 环形子宫托

Source：Mediplus Ltd. Reproduced with permission of Mediplus Ltd, United Kingdom.

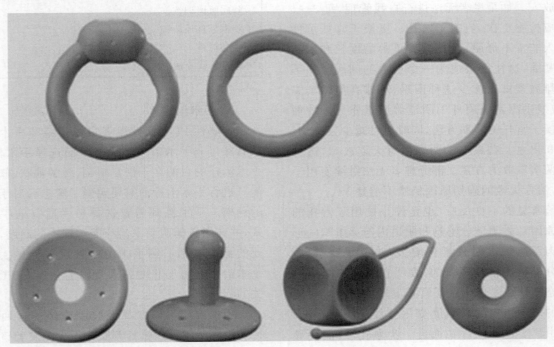

图 13-3　其他类型的阴道子宫托

Source：Mediplus Ltd. Reproduced with permission of Mediplus Ltd，United Kingdom.

最常用的是环形子宫托[34]，已被证明是非常成功的，大多数患者症状都得到了缓解。环形子宫托比空间填充类子宫托表面积小，使用环形子宫托的患者大多能够正常性生活，患者可以很容易地将其取出和放入，从而减少了手术中反复更换子宫托的需要。所有子宫托的共同特点是缺乏使用的证据基础，所知道的大部分信息都是基于个人经验。

在经过仔细检查之后开始安装子宫托。以阴道宽度（从耻骨联合后测量到道格拉斯陷凹）作为指导，估计子宫托的大小，子宫托应该是可以塞进阴道、而患者却感觉不到的最大的尺寸。在放入之前，将子宫托浸入热水中使其更具延展性，更容易放入。由于在取出之前很难改变直径，因此取出往往不舒适。寻找合适的子宫托通常是一个试错的过程，在找到合适的子宫托之前尝试2～3种不同尺寸者并不少见。初次尝试时通常使用环形子宫托；如果环形子宫托不能保持在位，也没有禁忌证，应尝试使用空间填充类子宫托。必须告知患者，子宫托可能脱落，通常发生在佩戴后的24h内，最常见于用力排便时。建议患者返院复诊。鼓励患者每两周取出1次子宫托进行清洁，然后重新放入。如果患者无法进行自我管理，每3～6个月应检查1次，更换子宫托。更换子宫托可能会让人非常不舒服，而且随着年龄的增长和阴道口的紧缩，这往往会成为一个更大的问题。局部使用雌激素可以减少这种困难，除非有使用禁忌证，应鼓励患者使用外用阴道雌激素作为一种便于更换子宫托的辅助方法，同时也可减少分泌物、肉芽和出血。在最初的两周的每天取放后，进行每周两次取放的方案。部分患者无法继续使用子宫托，治疗失败的确切原因仍然不清楚[35]。

最常见的不良反应（也是停止使用子宫托的主要原因），是阴道分泌物和阴道内肉芽组织的形成。肉芽组织可使分泌物增多，并可导致出血。这种分泌物通常是厌氧的，表明它是由于阴道的微生态变化或是由于在子宫托上形成的微生物膜引起的。阴道内的酸碱度变化与月经周期有关，并且由于子宫托的存在而进一步恶化，可能会导致复发性尿路感染[36]。阴道分泌物可以通过间歇性使用阴道抗生素（通常含有甲硝唑）来治疗。绝经后患者阴道出血尤其令人烦恼，需要像其他绝经后出血一样进行诊治。经阴道超声通常可以排除子宫内膜病变，持续的分泌物增多、肉芽组织和出血通常是考虑手术治疗的适应证。

大多数患者在短期内症状可以得到缓解。然而，随着时间的推移，满意度逐渐降低[35]。澳大利亚的一项研究报告显示，在过去的14年里，子宫托的使用率下降到了14%[37]。

没有证据表明全身或局部雌激素是治疗POP的有效方法。组织学证据表明局部雌激素会使阴道壁厚度增加、促进成熟胶原的发育，但缺乏临床相关性[38]。然而，局部使用雌激素可使患者阴道萎缩引起的症状得以减轻。患者可能错误地将低雌激素症状归因于脱垂。有证据表明，使用选择性雌激素受体调节药雷洛昔芬后，手术的需求下降[39]，但与此治疗相关的血管舒缩不良反应可能会妨碍其在临床实践中的应用（框图13-5）。

> **框图 13-5**
>
> **非手术治疗**
>
> *适当的措施*
> • 体重减轻。
> • 盆底肌肉训练。
> • 阴道子宫托放置。
>
> *无效的措施*
> • 激素替代疗法。

2. 手术治疗

症状性POP女性患者可能拒绝非手术治疗或者经过非手术治疗仍无效从而选择手术治疗。手术治疗的目的在于恢复解剖、缓解症状、修复功能。进行手术治疗前需要明确了解患者对于手术的预期。手术医师需要选择患者适宜的手术方式，并向患者阐明手术治疗能够解决的问题，更重要的是让患者了解手术无法解决的问题。POP手术治疗适用于Ⅱ度脱垂及以上并伴有POP相关的症状。

手术治疗可以选择经腹腔或经阴道两种途径。经腹手术可以选择开腹或微创的腹腔镜或机器人手术。目前尚无定论哪种手术途径更优。尽管在微创手术领域已有巨大进展，但目前大部分POP手术仍以经阴道途径为主，某种意义上也反映出微创手术具有一定的挑战性。由于缺乏统一的客观评价标准，不同 POP 手术之间难以进行比较。目前证据显示微创手术在伤口并发症、术后疼痛、康复期和恢复正常活动等方面明显优于开腹手术。但总体来讲微创手术仍仅占 POP 手术治疗的一小部分[40]。机器人手术应用的增加将会鼓励越来越多的医师将其使用于盆底手术中。达芬奇系统已经用于相关手术，同时其他机器人手术平台如 Transenterix，Medtronic 和 Cambridge Medical Robotics（CMR）仍在开发中。新一代的机器人手术系统，如 CMR Versius 有更多样化的调控模式以适用于盆底重建手术（图 13-4）。

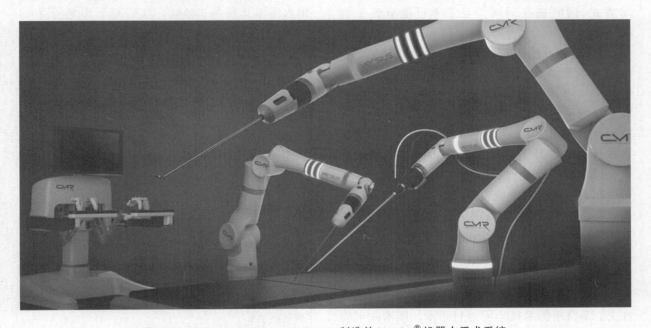

图 13-4 Cambridge Medical Robotics 制造的 Versius® 机器人手术系统
Source：Cambridge Medical Robotics，Ltd. Reproduced with permission of Martin Frost.

很少有患者仅需要修复单一的腔道，一般都需要多种手术方式进行整体修复。

（1）顶端脱垂的手术治疗：经腹途径的手术最常见于骶骨固定术，用人工网片将阴道顶端悬吊于骶骨的前纵韧带上。该术式可以采用开腹 Pfannenstiel 切口进行，最近也越来越趋向采用腹腔镜或机器人辅助实施手术。经阴道顶端支持的术式为骶棘韧带固定术，即将阴道穹缝合固定于骶棘韧带。一般来讲该术式为单侧腹膜外缝合操作。虽然也有报道可以进行双侧缝合，但对于阴道不宽裕的患者则难以实施双侧缝合固定。

虽然有报道称宫骶韧带悬吊术发生输尿管损伤的风险高，但其疗效也很可观。与骶棘韧带固定术相比，两者的疗效相当。2013 年随机对照临床研究的荟萃分析显示骶棘韧带固定术经腹手术效果优于经阴道，其术后顶端脱垂的复发率更低，术后压力性尿失禁和性交困难的发生率更低。当然经腹术式需要的手术时间更长、术后恢复时间更长、花费更多。因此经腹手术治疗更适于相对年轻、体健、性生活活跃的患者，经阴道手术更适于老年、体弱的患者。

（2）前盆腔脱垂的手术治疗：阴道前壁缺陷很少单独存在，常伴发阴道顶端（宫颈或阴道穹窿）脱垂或是后壁脱垂。对于这些解剖缺陷的修复手术适宜术式的评估一般需要在麻醉状态下进行，以保证患者充分放松，便于更细致的检查。尤其顶端支持缺陷需要仔细评估，越来越多的学者意识到前盆腔脱垂极少孤立存在。临床上前壁脱垂修复手术的同时，进行顶端修复手术常会得到更佳的手术修复效果[41]。

传统意义上，前壁修补包括中线折叠和切除多余的阴道壁黏膜组织并将其缝合。前壁修补也可包含阴道旁修补手术。该手术可选择经阴道或经腹途径，与中线手术有相似的成功率。

前壁修复手术成功率为40%～60%[42]。鉴于其疗效欠佳，手术医师开始尝试人造移植物以提高手术成功率。一项包含2756例患者的研究显示，在前壁修补的基础上同时进行顶端修复可有效降低重复手术率，从20%降至11%[43]。自体组织修补是占主流地位的修补手术方式，同时进行顶端修复手术可能有助于提高手术成功率。

（3）后盆腔脱垂的手术治疗：后盆腔修复手术一般具有较高的成功率，文献报道高达80%～95%[44]。手术包括直肠阴道筋膜的中线折叠，切除多余的阴道壁黏膜组织，并重建阴道后壁。人造网片的应用从未显示优于自体组织修补。绝大多数行后壁修补手术的患者术后肠道症状均有改善[45]。

患有重度前后壁脱垂的患者常合并有顶端脱垂。部分学者认为，如果阴道顶端或子宫的支持有缺陷，那么对前后壁缺陷的支撑将更弱。

（4）阴道封闭类手术：阴道封闭类手术适于并发症多、非手术治疗失败且有明显并发症的患者，此类患者不适于较大手术，未来也不打算进行阴道性交。最常用的术式为阴道封闭术。该术式可应用于子宫切除术后的患者，也可用于保留子宫者。手术包括片状剥除阴道前后壁黏膜，保留两侧侧壁阴道黏膜。将阴道前后壁缝合在一起，阴道侧壁形成孔道利于引流阴道或子宫的分泌物。该手术成功率高且并发症极低[46]。

（5）合成材料的作用：移植物包括生物来源的（同种异体移植、同种自体移植或异种移植）和合成来源的。合成材料可以进一步根据聚合物（可吸收或不可吸收，单丝或多丝）、孔径大小和重量进行分类。这些特性决定了移植物如何作用于机体，特别是不同材料与组织的相容性。最佳的移植物为单丝，孔径大于75μm。小孔径及多丝移植物可能造成严重的炎症反应进而引发组织破坏[47]。

既往资料显示，传统修复手术存在术后解剖学和症状性脱垂复发的问题[44]。此后许多应用网片及网片固定器械的手术套盒迅速应用于临床。这些医疗器械市场营销力度很大，但却很少得到使用者们的认同。因此关于网片相关并发症问题的报道很快就出现了，包括网片侵蚀、感染、挛缩和纤维化。

世界各地开始出现大量相关的法律诉讼，因此生产厂商也开始撤销市场上的相关产品。2016年美国食品药品监督管理局（FDA）将经阴道POP手术网片重新定义为Ⅲ类手术器械，并要求生产厂商提交能够支持合成网片安全性和有效性的上市前应用许可[48]。随之而来的经阴道网片植入手术比例从2008年的27%下降到了2011年的＜2%（框图13-6）。

框图 13-6

手术治疗

保留性手术

经阴道途径

- 阴道前壁修补术
- 阴道后壁修补术
- 经阴道全子宫切除术
- 骶棘韧带固定术
- 骶棘韧带子宫固定术
- 宫骶韧带（折叠）缩短术

经腹途径

- 骶骨固定术（开腹/腹腔镜/机器人）
- 骶骨子宫固定术（开腹/腹腔镜/机器人）

封闭性手术

- 阴道封闭术

八、展望

随着人口老龄化、久坐不动的生活方式及肥胖问题的日益凸显，需要进行手术治疗脱垂的患者有所增加。进一步开展POP相关的深入研究有利于阐明其发病机制，并期望寻找到有效的治疗措施。同样，也需要进一步明确疗效评判的标准，以便于有效监测手术并发症及术后长期功能恢复情况。相关数据的管理有利于帮助我们更好地了解疾病的自然进程，同时协助患者咨询，更好地管理患者的手术预期。

妇科泌尿学术团体必须从网片应用溃退的事件中吸取教训，确保医疗要基于循证而非潮流。期待今后将出现更新更好的移植物材料辅助手术修复，而干细胞技术的应用不确定在其中是否会起到作用。

（戴毓欣 译 李晓燕 校）

参考文献

[1] Wu JM, Matthews CA, Conover MM, Pate V, Jonsson Funk M. Lifetime risk of stress urinary incontinence or pelvic organ prolapse surgery. *Obstet Gynecol* 2014;123:1201-1206.

[2] Smith FJ, Holman CD, Moorin RE, Tsokos N. Lifetime risk of undergoing surgery for pelvic organ prolapse. *Obstet Gynecol* 2010;116:1096-1100.

[3] Whiteman MK, Hillis SD, Jamieson DJ et al. Inpatient hysterectomy surveillance in the United States, 2000-2004. *Am J Obstet Gynecol* 2008;198: 34. e1-7.

[4] Cooper J, Annappa M, Dracocardos D, Cooper W, Muller S, Mallen C. Prevalence of genital prolapse symptoms in primary care:a cross-sectional survey. *Int Urogynecol J* 2015;26:505-510.

[5] Hendrix SL, Clark A, Nygaard I, Aragaki A, Barnabei V,McTiernan A. Pelvic organ prolapse in the Women's Health Initiative:gravity and gravidity. *Am J Obstet Gynecol* 2002;186:1160-1166.

[6] Nygaard I, Barber MD, Burgio KL et al. Prevalence of symptomatic pelvic floor disorders in US women. *JAMA* 2008;300:1311-1316.

[7] Bradley CS, Zimmerman MB, Qi Y, Nygaard IE. Natural history of pelvic organprolapse in postmenopausal women. *Obstet Gynecol* 2007; 109: 848-854.

[8] Handa VL, Garrett E, Hendrix S, Gold E, Robbins J. Progression and remission of pelvic organ prolapse: a longitudinal study of menopausal women. *Am J Obstet Gynecol.* 2004;190:27-32.

[9] Barber MD, Maher C. Epidemiology and outcome assessment of pelvic organprolapse. *Int Urogynecol J* 2013;24:1783-1790.

[10] Vergeldt TF, Weemhoff M, IntHout J, Kluivers KB. Risk factors for pelvic organ prolapse and its recurrence:a systematic review. *Int Urogynecol J* 2015;26:1559-1573.

[11] Mant J, Painter R, Vessey M. Epidemiology of genital prolapse:observations from the Oxford Family Planning Association Study. *Br J Obstet Gynaecol* 1997;104:579-585.

[12] Dietz HP. The aetiology of prolapse. *Int Urogynecol J Pelvic Floor Dysfunct* 2008;19:1323-1329.

[13] Uma R, Libby G, Murphy DJ. Obstetric management of a woman's first delivery and the implications for pelvic floor surgery in later life. *BJOG* 2005;112:1043-1046.

[14] Miedel A, Tegerstedt G, Maehle-Schmidt M, Nyren O,Hammarstrom M. Nonobstetric risk factors for symptomatic pelvic organprolapse. *Obstet Gynecol* 2009;113:1089-1097.

[15] Rortveit G, Brown JS, Thom DH, Van Den Eeden SK,Creasman JM, Subak LL. Symptomatic pelvic organ prolapse:prevalence and risk factors in apopulationbased,racially diverse cohort. *Obstet Gynecol* 2007;109:1396-1403.

[16] Altman D, Forsman M, Falconer C, Lichtenstein P. Genetic influence on stress urinary incontinence and pelvic organ prolapse. *Eur Urol* 2008; 54: 918-922.

[17] McLennan MT, Harris JK, Kariuki B, Meyer S. Family history as a risk factor for pelvic organ prolapse. *Int Urogynecol J Pelvic Floor Dysfunct* 2008;19:1063-1069.

[18] Whitcomb EL, Lukacz ES, Lawrence JM, Nager CW, Luber KM. Prevalence and degree of bother from pelvic floor disorders in obese women. *Int Urogynecol J Pelvic Floor Dysfunct* 2009; 20: 289-294.

[19] Blandon RE, Bharucha AE, Melton LJ III et al. Incidence of pelvic floor repair after hysterectomy:a population-based cohort study. *Am J Obstet Gynecol* 2007;197:664. e1-7.

[20] DeLancey JO. Anatomic aspects of vaginal eversion after hysterectomy. *Am J Obstet Gynecol* 1992; 166:1717-1724;discussion 1724-1728.

[21] Ellerkmann RM, Cundiff GW, Melick CF, Nihira MA,Leffler K, Bent AE. Correlation of symptoms with location and severity of pelvic organ prolapse. *Am J Obstet Gynecol* 2001;185:1332-1337;discussion 1337-1338.

[22] Pauls RN, Segal JL, Silva WA, Kleeman SD, Karram MM. Sexual function in patients presenting to a urogynecology practice. *Int Urogynecol J Pelvic Floor Dysfunct* 2006;17:576-580.

[23] Barber MD. Symptoms and outcome measures of pelvic organprolapse. *Clin Obstet Gynecol* 2005;48: 648-661.

[24] Sikirica V, Slack M. Questionnaires to assess pelvic

organprolapse. In: Cardozo LS, Staskin D (eds) *Textbook of Female Urology and Urogynaecology*, 3rd edn, Vol 1. London: Informa Healthcare, 2010:146-152.

[25] Swift SE, Herring M. Comparison of pelvic organ prolapse in the dorsal lithotomy compared with the standing position. *Obstet Gynecol* 1998; 91: 961-964.

[26] ACOG Committee on Practice Bulletins:Gynecology. ACOG Practice Bulletin No. 85. Pelvic organprolapse. *Obstet Gynecol* 2007;110:717-729.

[27] Brubaker L, Cundiff G, Fine P *et al*. A randomized trial of colpopexy and urinary reduction efforts (CARE):design and methods. *Control Clin Trials* 2003;24:629-642.

[28] Bump RC, Hurt WG, Theofrastous JP *et al*. Randomized prospective comparison of needle colposuspension versus endopelvic fascia plication for potential stress incontinence prophylaxis in women undergoing vaginal reconstruction for stage Ⅲ or Ⅳ pelvic organ prolapse. *Am J Obstet Gynecol* 1996; 175:326-333;discussion 333-335.

[29] Kluivers KB, Hendriks JC, Shek C, Dietz HP. Pelvic organ prolapse symptoms in relation to POPQ, ordinal stages and ultrasound prolapse assessment. *Int Urogynecol J Pelvic Floor Dysfunct* 2008;19: 1299-1302.

[30] Bo K. Can pelvic floor muscle training prevent and treat pelvic organ prolapse? *Acta Obstet Gynecol Scand* 2006;85:263-268.

[31] Hagen S, Stark D, Glazener C *et al*. Individualised pelvic floor muscle training in women with pelvic organ prolapse (POPPY):a multicentre randomised controlled trial. *Lancet* 2014;383:796-806.

[32] Kapoor DS, Thakar R, Sultan AH, Oliver R. Conservative versus surgical management of prolapse: what dictates patient choice? *Int Urogynecol J Pelvic Floor Dysfunct* 2009;20:1157-1161.

[33] Heit M, Rosenquist C, Culligan P, Graham C, Murphy M,Shott S. Predicting treatment choice for patients with pelvic organ prolapse. *Obstet Gynecol* 2003;101:1279-1284.

[34] Cundiff GW, Weidner AC, Visco AG, Bump RC, Addison WA. A survey of pessary use by members of the American urogynecologic society. *Obstet Gynecol* 2000;95:931-935.

[35] Clemons JL, Aguilar VC, Tillinghast TA, Jackson ND,Myers DL. Risk factors associated with an unsuccessful pessary fitting trial in women with pelvic organ prolapse. *Am J Obstet Gynecol* 2004; 190: 345-350.

[36] Nguyen JN, Jones CR. Pessary treatment of pelvic relaxation:factors affecting successful fitting and continued use. *J Wound Ostomy Continence Nurs* 2005;32:255-261;quiz 262-263.

[37] Sarma S, Ying T, Moore KH. Long-term vaginal ring pessary use:discontinuation rates and adverse events. *BJOG* 2009;116:1715-1721.

[38] Rahn DD, Good MM, Roshanravan SM *et al*. Effects of preoperative local estrogen in postmenopausal women with prolapse:a randomized trial. *J Clin Endocrinol Metab* 2014;99:3728-3736.

[39] Ismail SI, Bain C, Hagen S. Oestrogens for treatment or prevention of pelvic organprolapse in postmenopausal women. *Cochrane Database Syst Rev* 2010;(9):CD007063.

[40] Cooper MA, Hutfless S, Segev DL, Ibrahim A, Lyu H,Makary MA. Hospital level under-utilization of minimally invasive surgery in the United States: retrospective review. *BMJ* 2014;349:g4198.

[41] Maher CF, Feiner B, DeCuyper EM, Nichlos CJ, Hickey KV, O'Rourke P. Laparoscopic sacral colpopexy versus total vaginal mesh for vaginal vault prolapse:a randomized trial. *Am J Obstet Gynecol* 2011;204:360. e1-7.

[42] Weber AM, Walters MD, Piedmonte MR, Ballard LA. Anterior colporrhaphy:a randomized trial of three surgical techniques. *Am J Obstet Gynecol* 2001;185:1299-1304;discussion 1304-1306.

[43] Eilber KS, Alperin M, Khan A *et al*. Outcomes of vaginal prolapse surgery among female Medicare beneficiaries:the role of apical support. *Obstet Gynecol* 2013;122:981-987.

[44] Maher C, Feiner B, Baessler K, Schmid C. Surgical management of pelvic organ prolapse in women. *Cochrane Database Syst Rev* 2013;(4):CD004014.

[45] Gustilo-Ashby AM, Paraiso MF, Jelovsek JE, Walters MD, Barber MD. Bowel symptoms 1 year after surgery for prolapse:further analysis of a randomized trial of rectocele repair. *Am J Obstet Gynecol* 2007;197:76. e1-5.

[46] Gutman RE, Bradley CS, Ye W *et al*. Effects of

colpocleisis on bowel symptoms among women with severe pelvic organ prolapse. *Int Urogynecol J* 2010;21:461-466.

[47] Slack M, Sandhu JS, Staskin DR, Grant RC. In vivo comparison of suburethral sling materials. *Int Urogynecol J Pelvic Floor Dysfunct* 2006;17:106-110.

[48] Food and Drug Administration. Reclassification of surgical mesh for transvaginal pelvic organ prolapse repair. https://www.federalregister.gov/documents/2016/01/05/2015-33165/obstetrical-and-gynecological-devices-reclassification-of-surgical-mesh-for-transvaginal-pelvic

第二节

尿失禁

Vik Khullar

Queen Charlotte's and Chelsea Hospital，Imperial College London，London，UK

尿失禁是一种能明显降低女性生活质量的疾病。研究显示，急迫性尿失禁与死亡率增加相关[1]。由于无知、难以启齿，认为尿失禁是分娩和衰老引起的"正常"现象，很多女性出现症状多年而不寻求治疗[2]。一般情况下，通过多种方法做出正确诊断后，许多女性的症状可以治愈或改善。

尿失禁的定义是不自主溢尿[3]。控尿是指除"排尿"外控制尿液不排出的能力。"控尿"和"排尿"都依赖于正常的下尿路结构及功能。

如表 13-2 所示，尿失禁最好按病因学分类。老年女性尿失禁有很多其他原因（表 13-3），多数经过适当行为干预后即有改善。

表 13-2　女性尿失禁的原因

尿动力型压力性尿失禁（尿道括约肌功能障碍）
逼尿肌过度活动（神经源性逼尿肌过度活动）
膀胱过度活动
充溢性尿失禁
瘘：膀胱阴道瘘、输尿管阴道瘘、尿道阴道瘘、复合瘘
先天性发育异常：尿道上裂、输尿管异位、隐性脊柱裂
尿道憩室
暂时性，如尿路感染、粪块嵌塞
功能性，如瘫痪

表 13-3　老年女性尿失禁原因（多为暂时性）

感染（如尿道感染）
认知混乱状态（如痴呆）
粪块嵌塞
雌激素缺乏
活动受限
抑郁
药物治疗（如利尿药）
内分泌疾病（如糖尿病）
独立活动受限

一、尿失禁的临床表现

下尿路功能障碍按症状可分为尿失禁、膀胱过度活动（overactive bladder，OAB）症状和排尿困难三大类。

压力性尿失禁（stress urinary incontinence，SUI）是最常见的症状，但 SUI 通常是症状或体征，而非诊断。除 SUI 外，妇女还可能有急迫性尿失禁、咳嗽或大笑时漏尿、同房时漏尿的症状。夜间遗尿（尿床）可单独出现或合并其他症状。排尿困难的症状包括排尿踌躇、不畅、费力和膀胱排空不全。

除下尿路功能障碍的症状外，详细询问尿失禁患者的病史也非常重要。患者可能合并脱垂、月经紊乱；子宫肌瘤压迫膀胱也会引起尿频、尿急症状。有巨大儿分娩史，尤其阴道手术助产的女性中，SUI 发生率增加，因此询问产科病史亦有助于疾病诊断；还需关注其他泌尿系统相关问题，如反复尿路感染、急性尿潴留发作或儿童期遗尿症等。

尿失禁有时是神经系统疾病（如多发性硬化）的首发症状，因此需关注神经系统症状。糖尿病等内分泌疾病也会引起下尿路功能障碍的症状，需注意记录。

某些药物会影响下尿路功能，如利尿药会增加排尿量。若老年女性既往有尿急症状，利尿药可能会引起尿失禁。其他可能会影响逼尿肌功能的药物包括三环类抗抑郁药、强镇静药、α-肾上腺素阻滞药。

通常情况下，临床查体对某些女性尿失禁的

诊断并无帮助。一般检查应包括患者心理状态、行动、专科查体。外阴抓痕表明问题较严重,萎缩提示长期激素缺乏。妇科/泌尿科查体可证实存在 SUI,但仅能表明客观情况,无法明确病因。如果怀疑神经病变,应检查颅底神经和 S_2-S_4 骶神经根(框图 13-7)。

💡 **框图 13-7**

尿失禁

- 定义:不自主溢尿。
- 诊断和处理通常均不充分。
- 发病率随年龄增加而增加。
- 明显降低生活质量。
- 压力性尿失禁,膀胱过度活动(合并或不合并尿失禁)和混合性尿失禁是最常见的尿失禁类型。

因为临床诊断和尿动力学诊断的相关性欠佳,膀胱被称为"不可靠的见证者",仅通过病史、查体很难做出准确诊断。尿失禁女性中最常见的原因是尿动力型 SUI,其次为逼尿肌过度活动,这两种占女性尿失禁的 90% 以上。由于治疗方法不同,正确的初步诊断很重要。

二、检查

如表 13-4 所列出的检查,涵盖范围从简单到复杂。

表 13-4　女性尿失禁的检查

全科医师/门诊患者
中段尿标本
频率-尿量表
尿垫试验
基础尿动力学
尿流率检查
膀胱压力测定
动态膀胱显影录像
专业化
尿道压力测定
尿道膀胱镜检查
超声
膀胱尿道造影
静脉尿路造影
肌电图
动态尿动力学

1. 全科医师/门诊患者

(1)中段尿标本:在进一步检查前,首先要进行中段尿培养＋药敏。虽然患者症状并非由尿路感染所致,但尿路感染会影响症状。

(2)频率-尿量表:患者记录频率-尿量表或排尿日记(图 13-5)有助于医师评估其下尿路症状是否与摄入过量和不良习惯相关。频率-尿量表(排尿/膀胱日记)客观显示患者液体摄入总量及排尿量。

该表可显示排尿次数、尿失禁次数,计算 24h 平均排尿量、日间和夜间的尿量。频率-尿量表有助于评估日常状况下症状的严重程度。

(3)尿垫试验:可以通过尿垫称重试验来确诊尿失禁(而非病因)。按照膀胱充盈程度及测试时间的不同,尿垫试验可分为多种类型。

(4)尿动力学:尿动力学包含多项分析膀胱功能的检查。

①尿流率检查:即排尿速度的测定,是一种排除膀胱出口梗阻或逼尿肌收缩无力的简单检查,但仅尿流率检查无法区分两者。在隐蔽环境中,嘱患者膀胱充盈状态下排尿,排尿时仪器记录最大尿流率、排尿量。正常尿流率图形是钟形曲线,排尿量为 150ml 时,峰速至少为 15ml/s(图 13-6a)。需重视本身无症状,但排尿速度降低的患者,该类患者抗尿失禁术后排尿困难的发生率增加(图 13-6b)。

②膀胱压力测定:是测定膀胱内的压力-容量关系,可用于区分大部分的尿动力型压力性尿失禁和逼尿肌过度活动。留置导尿管,膀胱灌注生理盐水,在膀胱充盈期间测量膀胱(总膀胱)内压和腹腔内压。通常记录直肠(或阴道)内压来表示腹腔内压,"膀胱内压"－"腹腔内压"即为"逼尿肌压力",即为"减法"膀胱测压(图 13-7)。

从该方法中可得到的信息包括:膀胱感觉、容量、收缩力和顺应性(图 13-8)。残余尿量通常＜50ml,排尿初始感觉通常为 150～250ml,膀胱容量通常为 400～600ml。在正常情况下,逼尿肌压力的上升＜0.03cmH₂O/ml,在膀胱充盈时没有逼尿肌的收缩。理想状况下,患者可站立位或坐位行膀胱灌注,达到膀胱容量后拔除导尿管。嘱患者用力咳嗽数次、跳动,并记录漏尿次数、逼尿肌压力变化。然后嘱患者排尿,测量逼尿肌压力,最后测量并录残余尿(图 13-9)。

Time	Day 1 In	Out	W	Day 2 In	Out	W	Day 3 In	Out	W	Day 4 In	Out	W	Day 5 In	Out	W
6 am															
7 am							200	150						300	
8 am 8.30	200 200	350		200	250		200				350		200		
9 am										400	50		200	150	
10 am 10.45	200	50			75										
11 am								50		200					
12 pm				200	60		200				50			50	
1 pm	200	100						25					200		
2 pm				200	60					200	100			175	
3 pm	100				100					100					
4 pm		75					200	100							
5.30 pm	100			50	150			300		100					
6.15 pm		150									100		40		
7 pm		100			50									100	
8 pm							200	175		200	150				
9 pm		250			100					150			50	100	
10 pm	200				50		200				100				
11.30 pm		200 100						325			100			150	
12 am							100								
1.30 am		100		100	50						100				
2 am								50							
3 am		75													
4 am					150										
5 am											150			200	

图 13-5 频率-尿量表显示尿频、单次排尿量少

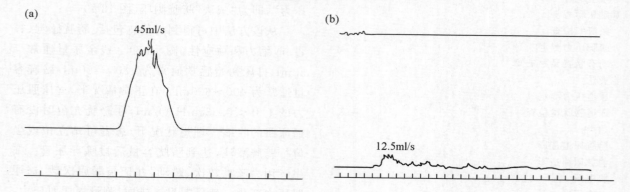

图 13-6 （a）正常尿流率（最大尿流率 45ml/s，排尿量 330ml）；（b）尿流率减低（最大尿流率 12.5ml/s，排尿量 225ml）

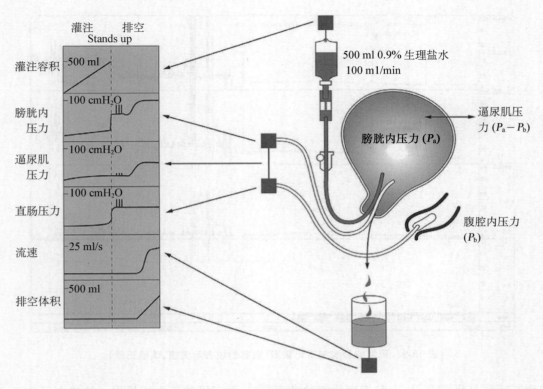

图 13-7　膀胱测压示意图

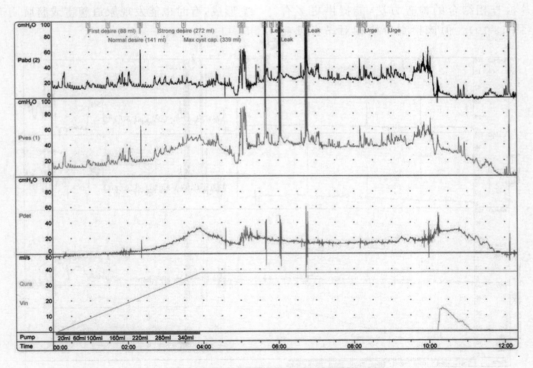

图 13-8　膀胱测压描记图显示膀胱顺应性低

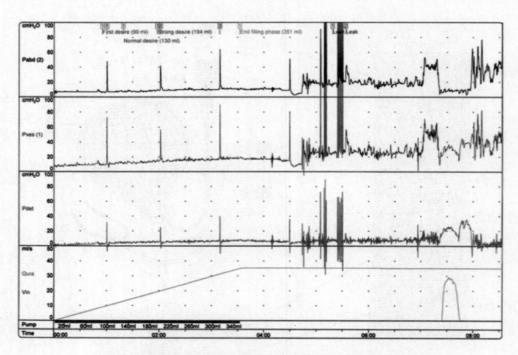

图 13-9　正常的膀胱测压记录图(底部的线表示流速,该值正常)

③动态膀胱显影录像:压力和流率检测的动态膀胱显影录像,是将膀胱压力测定、尿流率和泌尿系平片检查相结合的检查方法,能提供更多有效信息(图 13-10)。但该检查价格相对昂贵且耗时,仅三级转诊中心提供。该检查可用于评估膀胱形态异常,包括膀胱输尿管反流、小梁形成和憩室形成,有时也能发现尿道憩室或膀胱阴道瘘(图 13-11)。

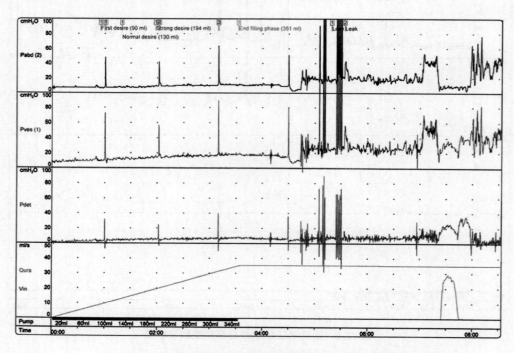

图 13-10　动态膀胱显影录像提示尿动力型压力性尿失禁

减法膀胱压力测定提示没有逼尿肌过度活动证据,同步筛查提示咳嗽时尿道括约肌功能不足。

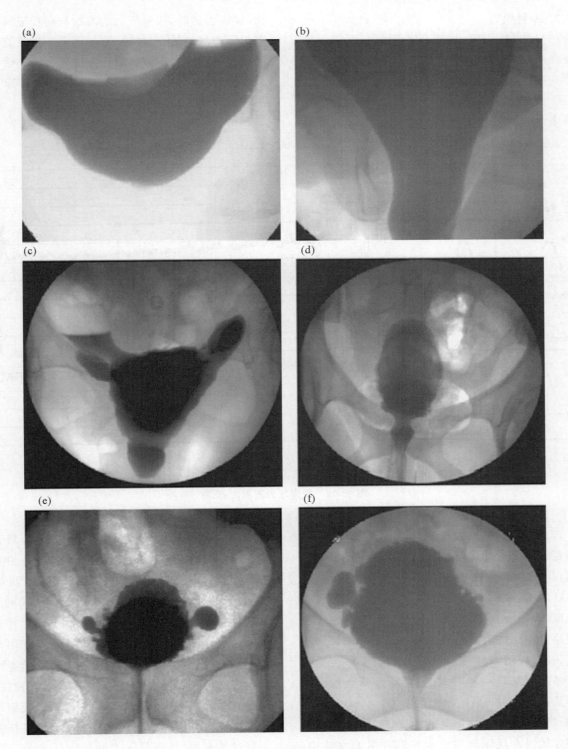

图 13-11　动态膀胱显影录像

（a）子宫肌瘤压迫膀胱；（b）重度膀胱膨出；（c）多发性膀胱憩室；（d）神经源性膀胱，不受抑制的逼尿肌收缩伴漏尿；（e）膀胱小梁、憩室、右侧膀胱输尿管反流；（f）多发性憩室、膀胱小梁、无症状的逼尿肌收缩伴漏尿。

2. 专科检查

(1)尿道压力图:尿道压力图(urethral pressure profile,UPP)是沿着尿道记录的尿道内压力图形;有意义的数值是最大尿道闭合压和功能性尿道长度(图13-12)。另外,测量过程中嘱患者反复咳嗽可以得到应力压力分布,并计算压力传导比(腹压增加时,尿道压力的增加与同步记录的膀胱内压力增加的百分比),明确尿道不稳定或松弛问题。尿道压力图虽然对压力性尿失禁的诊断并无帮助,但有助于抗尿失禁手术失败及排尿困难患者的评估[4]。

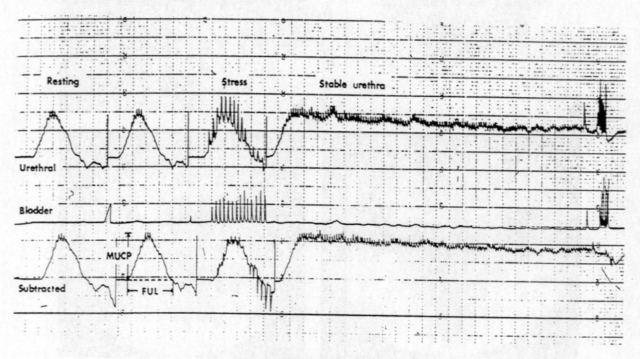

图 13-12 尿道压力图测定:正常

(2)尿路造影:可通过超声、X线或MRI进行尿路造影[5]。静脉尿路造影已基本被上尿路超声取代,但CT成像在血尿病例中有重要作用(图13-13),可能诊断出的疾病有:输尿管瘘、移行细胞癌或结石。超声可常规用于膀胱容量评估[6]和上尿路评估。经阴道超声可清晰显示尿道和尿道憩室,并可以测量排空膀胱后的膀胱壁厚度。膀胱壁厚度测量是一种灵敏的、可重复筛查逼尿肌过度活动的方法(平均膀胱壁厚度>5mm,诊断"逼尿肌过度活动"的预测值为94%)[7]。合并下尿路症状但常规尿动力学未发现异常的女性中,膀胱壁厚度测量可以作为辅助检查,发挥一定作用[8]。MRI可用于尿道憩室的诊断和盆底肌肉的成像[9]。

(3)肌电图:肌电图是在刺激神经后测量肌肉纤维的电脉冲,常用于评估神经肌肉的完整性[10]。下尿路功能障碍的评估主要包括两类肌电图。刺激阴部神经、电极测量电位。由于肛提肌的肌电活动不一定代表尿道横纹肌的肌电活动[11],所以单纤维肌电图的准确性更高,其可以评估横纹肌单个肌纤维的潜伏期。肌电图对神经源性问题或排尿困难、尿潴留的评估有一定作用[12]。

(4)动态尿动力学:所有的尿动力学检查均为非生理性的,多数为侵入性操作。有学者建议,在较长的一段时间内和日常活动中进行的长期动态监测可能更有生理意义。动态尿动力学是指利用膀胱自然充盈、体现受试者的日常活动的下尿路功能检查[13]。

动态尿动力学主要用于临床和常规尿动力学检查不相符或尿动力学检查未发现异常的情况[14](图13-14)。在诊断逼尿肌过度活动方面,动态尿动力学比常规尿动力学更敏感;但诊断压

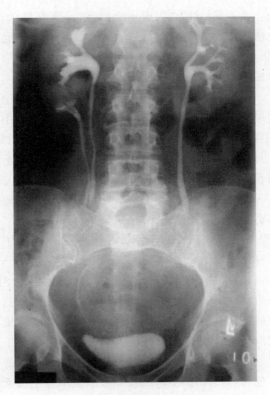

图 13-13　静脉尿路造影显示右侧重复输尿管

力性尿失禁的灵敏度低[14]，其在临床中的价值仍有争议[15]（框图 13-8）。

(a)

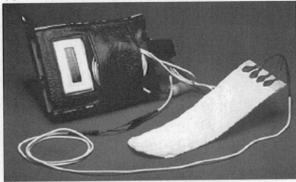

(b)

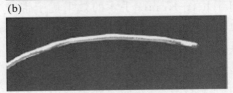

图 13-14　动态尿动力学设备
（a）数字记录装置和尿垫；（b）微尖端压力传感器。

三、尿失禁的原因

当膀胱内压大于尿道闭合压时即发生尿失禁。其原因包括膀胱内（或逼尿肌）压力升高或尿道闭合压降低，或两者均相关。因此，尿失禁可能与尿道或膀胱相关，或两者均相关。

四、尿动力型压力性尿失禁

尿动力型压力性尿失禁是指无逼尿肌收缩情况下，腹压增加时出现不自主漏尿[3]。引起尿道括约肌功能障碍的原因有多种（表 13-5）。

表 13-5　尿动力型压力性尿失禁的病因

尿道过度活动
　泌尿生殖道脱垂
　盆底损伤或去神经支配
　分娩
　盆底手术
　围绝经期
尿道瘢痕化
　阴道（尿道）手术
　抗尿失禁手术
　尿道扩张或切开术
　反复尿路感染
　放疗
腹压增加
　妊娠
　慢性咳嗽（支气管炎）
　腹部/盆腔包块
　粪块嵌塞
　腹水
　（肥胖）

尿动力型压力性尿失禁与阴道分娩引起的尿道括约肌去神经化和损伤相关[16,17]。Snooks等[18]使用肌电图表明了经阴道分娩但未剖宫产的女性盆底去神经化的证据,即第二产程延长是盆底重度损害的唯一因素。

若患者主诉仅有压力型尿失禁且表现为咳嗽后漏尿,有95%的可能为尿动力型压力性尿失禁。然而,Haylen等[19]的研究表明,接受尿动力学评估的女性中,仅2%归为此类。

1. 非手术治疗

尿动力型压力性尿失禁的非手术治疗方案见表13-6。如果患者有手术禁忌证,或不愿意手术,以及尚未生育的女性,非手术治疗通常为一线治疗方法。

表 13-6　尿动力型压力性尿失禁非手术治疗

盆底肌锻炼(PFMT)
会阴测量法
阴道重物锥
盆底电刺激
度洛西汀

(1)盆底肌肉锻炼(pelvic floor muscle training,PFMT):PFMT 和盆底理疗自 1948 年引入以来,一直是一线非手术方法[20]。PFMT 的通过以下机制起作用。

- 女性在腹压增加前和腹压增加期间通过学习有意识的提前收缩盆底肌,以防止漏尿("习惯");
- 持久收缩的肌肉经有力的收缩锻炼后体积增加,可提供结构性支持;
- 腹部肌肉训练间接增强了盆底肌肉[21]。

研究显示,PFMT 治愈率为 21%～84%[22,23],成功率取决于尿失禁的类型、严重程度、给予的指导、随访,以及患者的依从性和结果测量的方法。有证据表明,如果给患者一个结构化的流程,而非简单的口头指示,PFMT 会更有效[24];并且在三维超声测量中,PFMT 会增加尿道括约肌体积[25]。但 PFMT 的结果并不优于抗尿失禁手术[26]。

(2)阴道重物锥:通常是 5 个或 3 个重物锥为一组[27],其形状和尺寸相同,但重量增加(20～90g)。当置入阴道时,圆锥体刺激盆底肌收缩以防止其脱落,即为"阴道重物锻炼"。研究显示,该方法的有效率为 60%～70%[27];有两项研究表明,重物锥与传统的盆底反馈锻炼效果类似,但需要的监督更少[28]。

(3)盆底电刺激:可以在家使用设备,利用阴道电极,通过可变电流进行盆底电刺激。使用者可自行调节电刺激强度,建议每天 20min,持续 1个月。尽管尚未普及,盆底电刺激已经用于治疗尿动力型压力性尿失禁和逼尿肌过度活动[29]。

(4)阴道装置:有很多女性患者由于多种原因不适合或不愿意积极治疗尿失禁,但仍需某种"装置"来减少漏尿;短期活动可能更适合使用阴道装置[30]。

(5)药物治疗:尽管有多种药物曾被用于 SUI 的治疗,如 α1-肾上腺素能激动药、雌激素和三环类抗抑郁药,但度洛西汀是第一种专门被开发和批准用于该适应证的药物。

度洛西汀是一种中枢介导途径的选择性的 5-羟色胺(5-hydroxytryptamine)和去甲肾上腺素再摄取抑制药(noradrenaline reuptake inhibitor,SNRI),可增加尿道横纹肌活性[31]。度洛西汀剂量增加与尿失禁发作频率降低有明显相关性。与安慰剂组相比,20mg、40mg 和 80mg 的度洛西汀分别减少 41%、54%、59% 和 64% 的尿失禁。停药率也是与剂量相关,安慰剂组为 5%,20mg、40mg 和 80mg 的度洛西汀组的停药率分别为9%、12% 和 15%;最常见的不良反应是恶心[32]。

2. 手术治疗

通常情况下,手术是治疗尿动力型压力性尿失禁的最有效方法。初次手术时选择合适的手术方式,其治愈率可达 90%。传统手术通过抬高膀胱颈和近端尿道来治疗压力性尿失禁,有时会增加流出道阻力。耻骨上手术,如 Burch 手术或 Marshall-Marchetti-Krantz 手术的效果优于带膀胱颈折叠的传统阴道前壁修补术[33-35]。很多手术已有描述,且至今仍有应用。尿动力型压力性尿失禁的常见手术方式见表 13-7。

(1)阴道前壁修补术:是膀胱尿道膨出的最佳手术方式,很少单独用于压力性尿失禁的治疗。与其他耻骨上手术相比,其对压力性尿失禁的治愈率低[36]。由于脱垂比压力性尿失禁容易治疗,当两种状况并存时,建议先行抗尿失禁手术。

表 13-7　尿动力型压力性尿失禁的手术治疗

经阴道

　耻骨后无张力尿道中段悬吊带术

　经闭孔无张力尿道中段悬吊带术

　尿道填充剂

　尿道扩张术

　阴道前壁修补±Kelly/Pacey 缝合

经腹部

　Burch 术

　Marshall-Marchetti-Krantz 术

腹腔镜

　膀胱尿道悬吊术

联合手术

　悬吊带

　经内镜膀胱颈悬吊，如 Stamey,Raz

复杂性

　尿道成形

　人工括约肌

　尿路改道

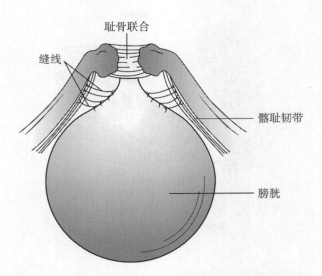

图 13-15　Burch 手术缝合的位置是阴道旁侧筋膜和髂耻韧带

（2）Marshall-Marchetti-Krantz 术：是一种耻骨上手术，其将膀胱颈水平的尿道旁组织缝合到耻骨联合后的骨膜和（或）软骨膜。该手术抬高膀胱颈，但不能纠正同时存在的膀胱膨出；其并发症包括 2%～7% 的耻骨炎，该手术很大程度上已被 Burch 手术所取代。

（3）Burch 膀胱尿道悬吊术：可治疗压力性尿失禁及阴道前壁膨出，该手术曾是原发性尿动力型压力性尿失禁的首选手术方法。该手术是通过低位耻骨上横切口，将膀胱、膀胱颈和近端尿道从阴道旁侧筋膜内分离，用不可吸收或延迟吸收缝线将筋膜缝合 3～4 针，固定于同侧髂耻韧带。确切止血、扎紧缝线，从而抬高膀胱尿道连接处（图 13-15）。术后于耻骨后间隙放置引流管，将耻骨上导管插入膀胱。Burch 术目前被公认为治疗压力性尿失禁的有效方法，其并发症包括逼尿肌过度活动、排尿困难、直肠膨出加重。有研究比较了开腹和腹腔镜 Burch 术，结果显示[33]，若医师训练足够，两组结果类似。

（4）悬吊带术：由于悬吊带术会造成术区瘢痕化和阴道狭窄，所以其通常作为再次手术的选择。吊带的材料包括生物材料（自体筋膜、猪真皮、尸体筋膜）或合成材料（Prolene® 和 Mersilene®，Ethicon,Somerville,NJ,美国）。吊带可经腹壁或阴道植入，或联合植入；吊带手术，尤其是无机材料植入后的不良反应及并发症较多，但中长期的结果优于开腹膀胱尿道悬吊术[33]，但尿道刺激症状增加[37]。

①耻骨后无张力尿道中段悬吊带术：无张力阴道吊带（Gynecare®，Ethicon,Somerville,NJ,美国），首先由 Ulmsten 在 1996 年描述[38]，现在是英国最常用的抗尿失禁手术方式，全球已实施了 200 多万例。手术是用两个 5mm 的套管针（图 13-16）经阴道在尿道中段植入一条长 40cm、宽 11mm 的聚丙烯吊带，手术可在局部麻醉、椎管内麻醉或全身麻醉下进行。多数患者手术当日可出院；但部分患者可能出现术后短期排尿功能障碍（2.5%～19.7%）而需再次留置尿管；其他并发症包括膀胱穿孔（2.7%～5.8%）、新发尿急（0.2%～15%）和出血（0.9%～2.3%）等[33]。

②经闭孔无张力尿道中段悬吊带术：Delorme[39] 于 2001 年首次描述了经闭孔路径的无张力尿道中段悬吊带术（图 13-17）；但经闭孔路径可能会引起闭孔神经和血管损伤。在解剖模型中，吊带路径距闭孔神经的前支、后支的距离是 3.4～4.8cm，距离闭孔血管的最内侧支 1.1cm[40]。所

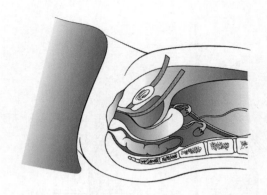

图 13-16　无张力尿道中段悬吊带术从尿道
中段穿入,从耻骨上穿出

以,手术的并发症除了有膀胱损伤、阴道壁侵蚀外,还有神经和血管损伤的可能。在随机临床试验中,经闭孔路径的手术成功率低于耻骨后悬吊带术[41]。

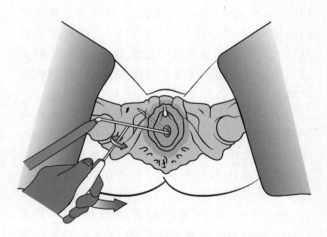

图 13-17　经闭孔悬吊带术"由内而外"操作

(5)膀胱颈悬吊术:内镜引导下膀胱镜悬吊术操作简单,但效果不如开腹手术[42-44],目前应用较少。

(6)尿道填充剂:是微创操作,用于治疗尿动力型压力性尿失禁,适用于老年、既往有手术史、尿道已固定且瘢痕纤维化的患者。

虽然实际注射的材质可能不同,但原理相同。在膀胱镜监视下,在尿道旁或经尿道在膀胱颈两侧注射,以"扩大"膀胱颈和尿道中段,防止膀胱颈过早开放,但不造成流出道梗阻。手术可在局部

麻醉、区域阻滞麻醉或全身麻醉下进行。可供选择的几种产品如表 13-8 所示。可在办公室环境中操作微创植入系统(图 13-18)、无须膀胱镜检查。长期随访显示,术后 2 年的客观治愈率＞50％,主观治愈率约 70％[45-47]。

虽然尿道填充剂的成功率低于常规抗尿失禁手术,但其优点是微创、并发症少,在特定患者中仍为有用的选择。

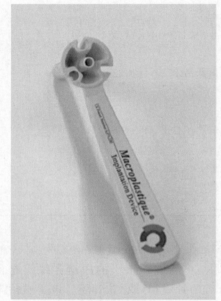

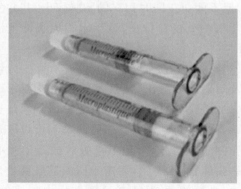

图 13-18　Macroplastique 尿道填充剂及植入装置

(7)人工尿道括约肌:手术失败时可选择人工尿道括约肌[48]。其为充液袖带组成的可植入式装置,经手术放置于膀胱颈周围。储液袋放置于腹腔内,一个小的手指操作泵放置于左侧大阴唇。通过控制阀连接 3 个主要部件。袖带通常会膨胀,从而阻塞尿道。当需排尿时,将袖袋中的液体通过泵排入储液袋。随后,袖带会逐渐填充。人

表 13-8 尿道填充剂类型

尿道填充剂	应用技术
戊二醛交联牛胶原蛋白（Contigne*）	膀胱镜检查
聚二甲基硅氧烷（Macroplastique†）	膀胱镜检查，MIS 植入系统
热解碳涂层 β-葡聚糖凝胶氧化锆珠（Durasphere‡）	膀胱镜
乙烯-乙烯基共聚物二甲基亚砜（DMSO）凝胶	膀胱镜
羧甲基纤维素凝胶中的羟基磷灰石（Coaptite§）	膀胱镜
透明质酸与右旋糖酐共聚物	膀胱镜 Implacer 系统
聚丙烯酰胺水凝胶（Bulkamid¶）	膀胱镜

* 巴德，美国佐治亚州科文顿。

† 泌尿成形术，美国明尼苏达州。

‡ Coloplast，英国彼得伯勒。

§ 波士顿科学公司，美国马萨诸塞州马尔伯勒。

¶ Gynecare，美国新泽西州萨默尔市。

工括约肌存在以下问题[49]：价格昂贵、植入手术复杂，既往手术失败史的患者不适合放置。另外，可能会因"机械故障"而需再次手术。但这些设备仍有使用空间，技术会逐渐改进。

3. 英国国家卫生健康研究所指南

在英国，SUI 的治疗由国家卫生健康研究所（National Institute for Health and Care Excellence，NICE）审核[50]。对所有压力性或混合性尿失禁女性，一线治疗为至少 3 个月的 PFMT。

非手术治疗失败的患者，建议采用大孔径（1 型）聚丙烯网片，"自下而上"治疗 SUI。在临床适用情况下，建议采用开腹 Burch 术和自体腹直肠筋膜悬吊术。不建议使用非大孔径（1 型）结构的聚丙烯材料。

如 SUI 非手术治疗失败，可使用阴道壁填充剂（戊二醛交联胶原、硅树脂、碳涂层锆珠），应告知可能需重复注射，随时间延长效果降低，效果差于耻骨后悬吊或吊带术。

不推荐 SUI 患者常规行腹腔镜 Burch 术，建议由有经验的腹腔镜医师进行。不建议行阴道前壁修补、穿刺针悬吊、阴道旁缺陷修补和 Marshall-Marchetti-Krantz 术。

需谨记，压力性尿失禁的初次手术的成功率高。若尿动力型压力性尿失禁诊断正确，目前常用的耻骨上手术的治愈率达 85%～90%。虽然无张力尿道中段悬吊带术的效果更好，但 Burch 术曾被认为是最"优"的初次手术选择。再次手术的效果通常差于初次手术，而且再次手术可能需经阴道操作，阴道活动性下降，尿道纤维化。在这种情况下，植入尿道填充剂可能更易操作、更有效。最后需要强调的还是手术个体化问题（框图 13-9）。

框图 13-9

- SUI 是一种症状。
- 尿动力型压力性尿失禁是尿动力学诊断。
- 压力性尿失禁是女性最常见的尿失禁类型。
- 所有女性最初均应接受 PFMT 非手术治疗。
- 除 PFMT 外，度洛西汀可能有一定作用。
- 非手术治疗无效的女性适合手术。
- 尿道中段悬吊带术是目前最常用的 SUI 术式。

五、逼尿肌过度活动

逼尿肌过度活动是指尿动力学检查中，膀胱充盈期间、逼尿肌不自主收缩，可能是自发的或继发的[3]。它是女性尿失禁的第二大常见原因，占 30%～40%。在老年人和失禁手术失败后的女性中发病率较高。逼尿肌过度活动的原因仍然不确定，并且在大多数情况下它是特发性的。其可发生在儿童缺乏足够的膀胱训练时，或成人失去自主控制膀胱的能力时。在某些情况下，逼尿肌过度活动可能继发于上运动神经元损伤，尤其是多发性硬化。在这种情况下，它被称为神经源性逼尿肌过度活动。在男性中，逼尿肌过度活动可能继发于流出道阻塞，并且当阻塞缓解时可以治愈。然而，女性的流出阻塞非常罕见。

当膀胱充盈期间，逼尿肌压力持续升高而没有实际的逼尿肌收缩时，即存在低顺应性膀胱。有包括根治性盆腔手术、放射治疗、复发性尿路感染和间质性膀胱炎多种原因，但如果没有膀胱测压，可能无法区分阶段性的逼尿肌过度活动和低顺应性膀胱相关的症状（图 13-19）。

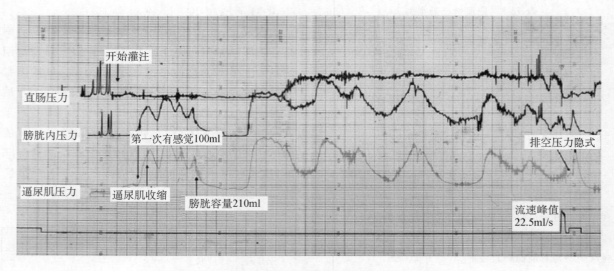

图 13-19 膀胱内测压图显示阶段性逼尿肌过度活跃

1. 逼尿肌过度活动和膀胱过度活动（OAB）

OAB 的症状是由于在排尿周期的充盈期,逼尿肌发生不自主收缩(称为逼尿肌过度活动)。然而,OAB 不等同于逼尿肌过度活动,因为前者是基于症状的诊断,而后者是尿动力学诊断。据估计,64%的 OAB 患者具有经尿动力检查证实的逼尿肌过度活动,83%的逼尿肌过度活动患者具有 OAB 症状[51]。

(1)临床症状:大多数患有 OAB 的女性表现出多种症状,包括尿急、急迫性尿失禁、压力性尿失禁、尿频和夜尿,有时甚至在性高潮时失禁[52]。如果没有特定的临床症状,只有在膀胱测压期间,无法抑制逼尿肌收缩时才能进行尿动力学诊断。

逼尿肌过度活动的治疗旨在通过膀胱神经支配、重建中枢控制或改变外周控制(表 13-9)。对于逼尿肌过度活动可以进行如此多种不同类型的治疗的事实表明,没有一种治疗是对所有人有效的。各种行为干预(习惯性再训练)也已被成功用于治疗特发性逼尿肌过度活动,并已被证明可以改善高达 80%的女性的症状[53,54],但这种类型的治疗是耗时的并且需要患者高度积极性。然而,指导逼尿肌过度活跃的患者进行膀胱功能锻炼始终是合适的,这是一种定时排尿,通常作为药物治疗的辅助手段。

(2)药物治疗:是逼尿肌过度活动最广泛使用的治疗方法(表 13-10)。从研究的制剂数量来看,

很明显没有理想的药物,临床效果不佳和存在不良反应[55]。

表 13-9　逼尿肌过度活动的治疗

心理治疗
　膀胱功能锻炼
　生物反馈
　催眠疗法
　针灸
药物治疗
　抑制膀胱收缩
　　抗胆碱能药物
　　缓解肌肉收缩药物
　　三环类抗抑郁药
　改善局部组织
　　雌激素
　减少尿液产生
　　DDAVP(合成加压素)
膀胱内治疗
　辣椒素
　树脂毒素
　肉毒杆菌毒素
神经调节
　外周:胫后神经刺激(PTNS)
　中枢:骶神经调节(SNS)
膀胱成形术
　髂膀胱成形术
　逼尿肌切除术
其他
　最大电刺激
　针灸

表 13-10 逼尿肌过度活动的药物治疗

	证据等级	推荐级别
β3-肾上腺素能受体激动药		
米拉贝隆	1	A
抗毒蕈碱药物		
托特罗定	1	A
曲司氯铵	1	A
索利那新、达非那新	1	A
非索罗定	1	A
溴丙胺太林	2	B
阿托品、莨菪碱	3	C
作用于膜通道的药物		
钙通道拮抗药、钾通道开放药	2	D
混合作用的药物		
奥昔布宁	1	A
丙哌维林	1	A
黄酮哌酯	2	D
阿尔法拮抗药		
阿夫唑嗪、多沙唑嗪、哌唑嗪、特拉唑嗪、坦索罗辛	3	C
β受体激动药		
特布他林、沙丁胺醇	3	C
抗抑郁药		
丙咪嗪	3	C
度洛西汀	2	C
前列腺素合成抑制药		
吲哚美辛、氟比洛芬	2	C
血管加压素类似物		
去氨加压素	1	A
其他药物		
巴氯芬	3	C(鞘内)
辣椒素	2	C(膀胱内)
树脂毒素	2	C(膀胱内)
肉毒杆菌毒素(特发性)	1	A(膀胱内)
肉毒杆菌毒素(神经源性)	1	A(膀胱内)

Source: Andersson KE, Chapple CR, Cardozo L et al. Pharmacological treatment of urinary incontinence. In: Abrams P, Cardozo L, Khoury S, Wein A (eds) Incontinence, 5th edn. Paris: Health Publication Ltd, 2012.

①混合作用的药物

奥昔布宁:其在治疗逼尿肌过度活动症患者中的有效性已得到充分证实。一项双盲安慰剂对照试验发现,奥昔布宁在改善下尿路症状方面明显优于安慰剂,尽管80%的患者主诉有明显的不良反应,主要是口干或皮肤干燥[56]。在进一步的安慰剂对照试验中也证实了类似的结果[57,58]。这些可以通过缓释制剂或替代给药方法(如局部或膀胱内)来减轻。

丙哌维林:已证明丙哌维林(Detrunorm, Amdipharm UK Ltd,London)可以同时起到抗胆碱能和钙通道阻滞作用[59],并且可能在使用其他抗毒蕈碱剂有不良反应的女性中有效。最近还推出了缓释制剂。在Stohrer等[60]的一项研究中,治疗组口干为37%,而安慰剂组为8%,两组中停药率分别为7%和4.5%。

②抗毒蕈碱药物

托特罗定:其是一种竞争性毒蕈碱受体拮抗药,选择性对膀胱毒蕈碱受体起作用[61],尽管它对受体亚型没有特异性,但它确实对膀胱的作用强于对唾液腺的作用[62]。该药物在肝中代谢为5-羟甲基衍生物,这是一种具有相似药代动力学特征的活性代谢物,被认为是该药物起效的关键[63]。

对特发性逼尿肌过度活动和神经源性逼尿肌过度活动的患者进行的几项随机、双盲、安慰剂对照试验显示,失禁发生和排尿频率显著降低[64-66]。进一步的研究证实了托特罗定的安全性,并且在推荐的每日剂量下,不良事件的发生率与服用安慰剂的患者没有差异[67]。

曲司氯铵(特种欧洲制药公司,伦敦,英国):该药是一种季铵化合物,对毒蕈碱受体亚型无选择性,并且生物利用度低[68]。它在一定程度上穿过血脑屏障,因此会有一些认知效应[69]。总体而言,与安慰剂相比,曲司氯铵可明显改善尿频、尿失禁发生,尿急程度和排尿容量体积无明显改善相关。最常见的不良反应是口干(曲司氯铵8.7%:安慰剂3%)和便秘(曲司氯铵9.4%:安慰剂1.3%)。

索利那新(Astellas,Chertsey,Surrey,UK):该药是一种有效的 M 受体拮抗药,相对于 M_2 受体、其对 M_3 受体具有更高的选择性,且其对于平滑肌的 M_3 受体的效力高于对唾液腺 M_3 受体的效力[70]。

证据似乎表明,索利那新可以提供比其他目

前可用的抗毒蕈碱药物更优异的功效,并且从托特罗定转换为索利那新可提高疗效[71]。来自Ⅲ期研究的汇总数据证明了在老年人身上其疗效相同[72],而Ⅳ期研究表明其对认知的影响很小,与非手术治疗有协同效应[73],治疗后患者生活质量和患者报告结果指标也有所改善[74]。

达非那新(Warner Chilcott,Rockaway,NJ,USA):该药是一种具有中度亲脂性的三级胺,是一种高选择性 M_3 受体拮抗药,已经发现其相对于人 M_3 受体的亲和力是 M_1 受体的 5 倍[75]。

有报道对 1059 例 OAB 患者接受达利那新的 3 项Ⅲ期、多中心、双盲临床试验的数据进行了汇总综述[76],达非那新导致的剂量相关的每周失禁发作的中位数显著减少;尿频尿急的严重程度、排尿频率和因尿失禁导致更换衣服或尿垫的次数均显著减少,同时膀胱容量增加。达非那新耐受性良好,最常见的治疗相关不良反应是口干和便秘。

非索罗定(Pfizer,Sandwich,Kent,UK):该药是 3,3 二苯基丙胺的衍生物,它是一种非选择性抗毒蕈碱药,最近用于治疗 OAB 的领域。它被普遍存在的酯酶迅速和广泛地转化为其活性代谢物 5-羟甲基托特罗定(5-HMT)[77]。5-HMT 的药代动力学曲线在剂量高达 12mg 时与剂量成比例,因此允许灵活的剂量[78]。虽然托特罗定也转化为 5-HMT,但这主要通过细胞色素 P450(CYP)2D6 在肝中发生,因此更依赖于患者的代谢状态。因此,非索罗定对托特罗定的潜在优势是它拥有可预测的剂量-效应关系。目前的证据表明,在药效和给药剂量的灵活性方面,非索罗定可能比托特罗定具有一些优势。

③抗抑郁药——丙咪嗪:丙咪嗪已被证明具有系统性抗胆碱能作用并阻断 5-羟色胺的再摄取。一些研究者已经发现逼尿肌过度活动患者的治疗效果显著[79],然而其他研究表明效果不大[80]。鉴于这些证据及与三环类抗抑郁药相关的严重不良反应,它们在逼尿肌过度活动中的作用仍然具有不确定的益处。临床上,丙咪嗪通常对夜尿症或膀胱疼痛的患者有用。

④抗利尿药——去氨加压素:去氨加压素(1-脱氨基-8-精氨酸加压素;DDAVP)(Ferring Pharmaceuticals,Copenhagen,Denmark)是合成的加压素类似物。它具有很强的抗利尿作用,且不改变血压。该药物主要用于治疗儿童[81]和成人[82]的夜尿症和夜间遗尿症。去氨加压素可长期使用;然而,由于存在低钠血症的风险,应该在老年人中小心使用该药物。

⑤膀胱内治疗——肉毒杆菌毒素:肉毒杆菌毒素通过阻断钙依赖性神经递质乙酰胆碱的释放,使肌肉失去肌张力和萎缩。受阻断的神经不会退化,但由于这种阻断是不可逆的,只有新的神经末梢和突触结合建立,才能使其恢复功能。

目前已经有使用 200U 和 100U 的肉毒杆菌毒素 A 治疗神经源性和特发性逼尿肌过度活动的作用的研究。主要的并发症是尿潴留、需要间歇性导尿和尿路感染[83]。

目前,有证据表明,对于那些顽固性逼尿肌过度活动的女性,肉毒杆菌毒素的经膀胱镜给药可能为手术提供了一种替代方法,尽管效果只能持续 9 个月。

(3)神经调节

①外周神经调节:急性尿失禁患者的胫后神经刺激首次报道于 1983 年[84],并且也提出用于盆底功能障碍[85]。胫神经是含有 L_4-S_3 神经纤维的混合神经,与膀胱、盆底的神经支配起源于相同的脊髓节段。因此,外周神经调节可能在泌尿系统症状的治疗中起作用。

对于那些对药物治疗没有反应的顽固性 OAB 患者,周围神经调节可能提供一种替代治疗的选择,它比用抗毒蕈碱药物治疗的成本效益更低。

②骶神经调节:在 S_3 骶椎孔中使用永久性可植入装置刺激背侧骶神经根已经被开发用于患有特发性和神经源性逼尿肌过度活动的患者(图 13-20)。骶神经包含副交感神经和交感神经系统的神经纤维,为膀胱提供神经支配,并为骨盆底肌肉提供神经支配。后者的直径较大,因此具有较低的激活阈值,这意味着可以选择性地刺激骨盆底而不引起膀胱活动。在植入之前,进行经皮骶神经刺激以检查患者对刺激的反应,如果成功,则在全身麻醉下插入永久性植入物。对药物和行为治疗无效的逼尿肌过度活动患者的初步研究表明,3 年后,41 例急迫性尿失禁患者中 59% 的尿失禁发作减少了 50% 以上,46% 的患者完全缓解。然而,高达 50% 的植入患者需要再次手术,刺激装

置需要在 10 年后更换。

虽然神经调节仍然是一种有创性且昂贵的手术,但它为严重顽固性逼尿肌过度活动的患者提供了药物和手术治疗之外的有效替代方案。

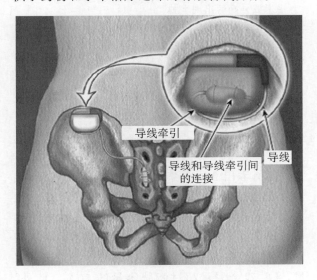

图 13-20　骶神经调节

（4）手术治疗:对于那些患有严重逼尿肌过度活动但单一治疗方法无效的女性,可以采用手术治疗。

①Clam 膀胱成形术:在 Clam 膀胱成形术[86]中,膀胱几乎完全被一分为二,并且将一片长度与二等分膀胱(约 25cm)周长相等的肠管(通常为回肠)与膀胱缝合(图 13-21)。这可通过将高压系统转换为低压系统来治愈逼尿肌过度活动的症状[87],尽管可能导致排尿障碍。患者必须学会用力排尿,或者可能不得不采取间歇性自我导尿,有时术后需要永久这样做。此外,膀胱黏液潴留可能是一个问题,但这可以通过膀胱内注射黏液溶解剂如乙酰半胱氨酸或每天摄入 200ml 蔓越橘汁来协助克服[88]。回肠黏膜长期暴露于尿液可能导致恶性改变[89]。此外,可能发生代谢紊乱,如高氯血症酸中毒,维生素 B[12] 缺乏和偶尔继发于骨矿化减少而导致的骨质疏松。

②尿流改道:对于那些患有严重逼尿肌过度活动或神经源性逼尿肌过度活动且不能进行洁净间歇性导尿的女性而言,最后可以考虑的办法,便是尿流改道。通常会利用回肠作为管道在腹部造

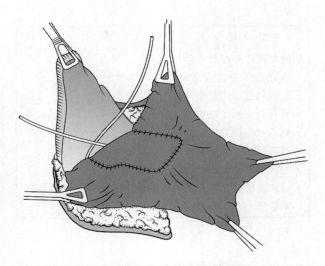

图 13-21　Clam 膀胱成形术

口。另一种方法是使用阑尾(Mitrofanoff)或回肠(Koch 囊)形成自控的尿路改道,然后可以使用自行导管方法将尿液排出。

2. 英国国家卫生与临床优化研究所指南

英国国家卫生与临床优化研究所(NICE)在指南中规范了 OAB 的治疗[50]。首先,应为所有混合或急迫性尿失禁的女性提供持续至少 6 周的膀胱功能训练。在那些单独进行膀胱功能训练无法获得满意益处的女性中,应考虑抗毒蕈碱药和膀胱功能训练联合的治疗方法。在考虑药物治疗时,如果膀胱功能训练效果不佳,应向患有 OAB 或混合性尿失禁的女性提供快速释放的托特罗定作为一线药物治疗。如果快速释放的托特罗定剂型的耐受性不好,则应考虑使用达利那新、索利那新、曲司氯铵或托特罗定的缓释制剂作为替代药物。此外,应向女性提供有关抗毒蕈碱药物不良反应的咨询。

丙哌维林应被视为治疗尿频的一种选择,但不建议用于治疗尿失禁。黄酮哌酯、溴丙胺太林和丙咪嗪不应用于治疗 OAB。尽管去氨加压素可能被认为是专门用于减少女性夜尿症的,但目前尚未获得上市许可,因此如若使用,必须获得患者的知情同意。

对于雌激素的作用,不应推荐全身雌激素替代疗法,尽管对于绝经后伴有泌尿生殖器萎缩的 OAB 患者,推荐阴道内雌激素的治疗(框图 13-10)。

（续 表）

> **框图 13-10**
>
> **膀胱和逼尿肌过度活动**
> * OAB 是一种症状性诊断。
> * 逼尿肌过度活动是一种尿动力学诊断。
> * 所有妇女都受益于保守措施和膀胱再训练。
> * 抗毒蕈碱药物是最常用的药物。
> * 对药物治疗无效的患者可能受益于肉毒毒素。
> * 神经调节在难治性病例中可能有用。
> * 只有在所有其他治疗失效的情况下才应考虑进行手术重建。

六、混合性尿失禁

同时具有逼尿肌过度活动和尿动力学证实的压力性尿失禁的女性，治疗上比较困难。逼尿肌过度活动可使用抗毒蕈碱药治疗，但尿急和急迫性尿失禁缓解后，仍有持续性 SUI，则应接受尿失禁的手术治疗。然而，如果药物治疗后急迫性尿失禁仍占主导地位，手术可能会加剧患者的症状。

七、尿潴留伴发溢尿

在女性中，慢性尿潴留伴溢出性尿失禁的并不常见，并且通常无法找到原因。尿潴留伴发溢尿是各种可能发生的排尿困难的一种表现形式，其主要原因见表 13-11。

表 13-11　导致排尿困难进一步致使溢出性女性失禁的原因

神经性的
　下运动神经元病变
　上运动神经元病变
炎症
　尿道炎，如"蜜月性膀胱炎"
　外阴炎，如疱疹
　阴道炎，如念珠菌病
药物性
　三环类抗抑郁药
　抗毒蕈碱药
　神经节阻滞药
　硬膜外麻醉

患者自控镇痛
梗阻性
　尿道狭窄
　手术或分娩后出现水肿
　由于反复扩张或照射引起的纤维化
　盆腔肿块，如肌瘤、子宫后倾、卵巢囊肿、粪便
　由于膀胱膨出导致的尿道畸形
肌源性
　逼尿肌过度膨胀继发逼尿肌失张力
功能性
　焦虑

患有溢出性尿失禁的妇女临床表现多样，她们可能会抱怨尿液滴漏或频繁少量排尿或压力性尿失禁。或者，她们可能会注意到复发性尿路感染。通常通过在临床检查中发现膀胱增大来进行诊断。这可以通过排尿后超声或导管评估残余尿量，通常残余尿量超过膀胱容量的 50%。此外，还可以出现排尿峰值流速小于 15ml/s。

临床检查将排除许多原因，如盆腔肿块或膀胱膨出。重要的是要彻底调查尿潴留的原因，以排除任何可治疗的疾病。应当送检拭子（尿道、阴道和宫颈）标本用于细菌培养和药物敏试验。放射学检查应包括静脉尿路造影、腰骶脊柱的 X 射线和 MRI 扫描。识别糖尿病尤为重要，以便在发生永久性损伤之前进行治疗。

溢出性尿失禁的治疗主要取决于潜在的病因。如果逼尿肌是低张的，那么每天 3 次服用 25mg 的胆碱能药物如氯贝胆碱可能会有所帮助。如果有流出阻塞，可能需要尿道扩张或尿道切开术。在无法找到原因的情况下，清洁间歇性自我导尿是这些患者最好的长期治疗方法。

八、瘘

尿瘘可以是输尿管阴道瘘、膀胱阴道瘘、尿道阴道瘘或复杂性瘘，可以在盆腔手术后或在晚期盆腔恶性肿瘤放疗后发生。英国最常见的瘘是经腹子宫切除术后发生的输尿管下段瘘或膀胱瘘。在发展中国家，产程受阻导致膀胱基底缺血性坏死是发生膀胱阴道瘘或尿道阴道瘘更常见的原因。

因瘘引起的尿失禁通常呈持续性,白天和夜晚都会发生。它们通常在经阴道窥器检查中可见,但也需要膀胱镜检查和静脉肾盂造影来确认诊断。

瘘的治疗通常是手术。输尿管阴道瘘需要应尽快修复以防止上尿路损伤。膀胱阴道瘘通常非手术治疗,如放置尿管和应用抗生素,在此期间一些膀胱阴道瘘会自发闭合;在初始损伤后2~3个月再进行经腹部或阴道修复。现在临床上越来越趋向于早期修复膀胱阴道瘘,如果在初次手术后很短的时间内明确诊断瘘,可以尽快手术纠正。

九、尿道憩室

尿道憩室变得越来越普遍,可能是因为性传播感染使发病率增加。它们存在于任何年龄的女性中,并且引起各种各样的主诉,包括疼痛,特别是在排尿后疼痛,以及排尿后滴尿和性交困难。可以通过放射性膀胱造影或透视膀胱尿道造影或尿道镜检查进行诊断。此外,MRI可能有助于诊断。尿道憩室应非手术治疗,必要时间断应用抗生素;如果有严重症状,则可能需要手术切除憩室。通常进行憩室的次全切除术以避免尿道狭窄形成,术后将尿道导管留置2周,作为支架,让尿道愈合。

十、一般非手术治疗措施

所有失禁妇女都受益于一些简单的措施,如提供合适的失禁垫和裤。应建议患有高液体摄入量的人每天限制饮水少于1L,特别是如果合并尿频的问题。含咖啡因的饮料(如茶、咖啡和可乐)和乙醇对膀胱有刺激性并起到利尿药的作用,因此应尽可能避免饮用。任何增加腹内压力的事都会加重尿失禁,因此建议慢性咳嗽患者戒烟,并应适当治疗便秘。

长期严重尿失禁的妇女,特别是老年人,定期更换的耻骨上留置的导管,可能会更加舒适,更容易管理;对于年轻患者,适时考虑尿流改道。尿失禁并不总是能够治愈,但通常可以帮助患者改善生活质量。

十一、雌激素在治疗尿失禁中的应用

从现有证据来看,单独的雌激素似乎不是SUI的有效治疗方法。有证据表明,局部使用雌激素治疗可以改善急迫性尿失禁(相对风险,RR 0.74,95％CI 0.64~0.86),总体而言,24h内排尿次数可减少1~2次,尿频和尿急均有所降低[90]。作者得出结论,尽管目前没有长期疗效的证据,局部应用雌激素治疗尿失禁的方法是有效的。证据表明,使用系统性激素替代治疗如妊马雌酮,可能会使尿失禁更加严重。此外,作者还指出,关于雌激素的剂量、类型和给药途径等相关数据太少,不足以给出明确的结论。

十二、其他下尿道疾病

1. 尿道病变

(1)尿道肉阜:是一种良性红色息肉样病变,由转化上皮覆盖,通常见于尿道外口后方。它通常见于绝经后妇女,通常无症状,也可能引起疼痛、出血和排尿困难。原因不明,可通过切除组织活检和局部应用阴道雌激素治疗。

(2)尿道黏膜脱垂:可发生在绝经后妇女中,但此外,有时在5－10岁的女孩(通常是黑人)中也可看到。它是一个微红色的病变,包围外尿道口的整个外周,从形态上可与尿道肉阜区分开来。尿道黏膜脱垂不痛,但可能导致出血、排尿困难或尿道分泌物。它可以通过切除或烧灼治疗。

(3)尿道狭窄:由于尿道狭窄引起的流出阻塞在女性中很少见。这种病变通常在绝经后出现并且在远端尿道中发现。它们通常是慢性尿道炎的结果,或者可能是反复尿道扩张或其他手术治疗导致的尿道纤维化。最常见的症状是排尿困难,但也可能发生复发性尿路感染。可以使用尿流率检查结合膀胱测压,或通过透视下膀胱尿道造影术进行诊断。尿道压力轮廓测量法或膀胱尿道镜检查将有助于定位病变。尿道切开、Otis切开或开放式切开是治疗的首选,局部雌激素治疗可能有助于绝经后妇女的治疗。

2. 尿频和尿急

(1)定义[2]

- 日间尿频:在清醒时间内主诉排尿发生的频率比之前增多。
- 夜尿症:由于需要排尿而导致睡眠中断一次或多次。每次排尿都在睡眠之后发生,排尿后能够再次入睡。
- 尿急:突然强烈排尿的意愿,很难推迟。
- 急迫性尿失禁:主诉有不自主的漏尿,伴随或漏尿之前的有尿急的症状。

(2)病因及评估:尿频和尿紧有很多不同的原因;表 13-12 中显示了常见的情况。

表 13-12　女性尿频和尿紧的常见原因

泌尿外科
尿路感染
尿道综合征
逼尿肌过度活动
膀胱肿瘤
膀胱结石
小容量膀胱
间质性膀胱炎
放射性膀胱炎/纤维化
慢性潴留
尿道憩室

妇科
膀胱膨出
盆腔肿块,如肌瘤、卵巢囊肿
既往盆腔手术

生殖器
尿道炎(蜜月膀胱炎)
外阴阴道炎
尿道肉阜
疱疹
疣
性传播疾病
萎缩(低雌激素)

医源性
上运动神经元病
肾功能受损
糖尿病
尿崩症
甲状腺功能减退症
充血性心力衰竭
利尿药治疗
粪嵌塞

（续　表）

一般性
过度饮酒习惯
焦虑
怀孕

临床查体可除外其中很多原因,这在进行昂贵的、费时的检查之前很重要。由于尿频最常见的原因之一是下尿路感染,因此送检中段尿标本进行细菌培养和药敏试验非常重要。如果上述培养阴性而患者症状持续存在,则应检测人类支原体和解脲支原体或沙眼衣原体等不易培养的病原菌。如果有血尿史、腰部或腹股沟疼痛,并且无法确定尿路感染,应进行静脉肾盂造影和膀胱镜检查。

所进行的检查应围绕患者的症状进行。然而,一个排尿频率-饮水量图表通常是有用的,因为它可以识别因过量饮水导致的尿频或有助于诊断夜间多尿。对于除了尿频还有尿失禁的女性,无论有无尿急,最好在膀胱镜检查前先行尿动力学检查。膀胱测压可检测逼尿肌过度活动,这是尿频尿急的主要原因,并且还显示伴有低张力膀胱的慢性潴留,后者是导致尿频或复发性尿道感染。对于尿频、尿急和排尿困难而无尿失禁的女性,尿道膀胱镜检查可能比尿动力学评估更有帮助。

(3)治疗:对于逼尿肌过度活动的治疗,则应针对潜在病因进行治疗。

3. 膀胱疼痛综合征

疼痛性膀胱综合征是与膀胱充盈相关的耻骨上疼痛,伴有其他症状,如白天和夜间尿频,需要除外尿路感染或其他明显的病因[3]。女性膀胱疼痛综合征的原因之一是间质性膀胱炎。

间质性膀胱炎产生严重的症状,包括尿频、排尿困难和下腹部及尿道疼痛。它可发生于男性和女性,只有约 10% 的患者是男性。高峰发病年龄为 30－50 岁[91]。越来越多的证据表明,间质性膀胱炎是一种自身免疫性疾病。膀胱壁活检的组织学变化与结缔组织疾病一致。最常见的标志是膀胱肌层的肥大细胞浸润。

(1)诊断:间质性膀胱炎的诊断很困难。疼痛是最常见的症状,70% 的患者会出现疼痛。这通常是耻骨上的疼痛,此外也经常遇到尿道炎、腰部疼痛和性交困难。患者经常主诉出现尿频、尿急和排尿困难的长期病史,但并没有合并泌尿系感染。还可能有其他尿路疾病的主诉。许多女性之前曾接受过子宫切除术,但很难判断患者子宫切除是否与疼痛相关,还是医师为减轻患者症状所做的尝试。

临床查体通常呈阴性,诊断通常基于在双通道膀胱测压术中患者出现尿急的感觉(导尿疼痛,尿急,充盈其间逼尿肌压力无升高且膀胱容量小于 300ml)。膀胱镜检查需要在全身麻醉下进行,获得一块足够大的膀胱活检组织。无论是尿动力学检查还是膀胱镜检查时,出现终末期血尿,均提示间质性膀胱炎(图 13-22)。特征性的,膀胱镜检查结果包括充盈膀胱时的瘀点状出血,特别是第二次充盈时,出现膀胱容量减少,罕见有 Hunner 溃疡。实际上由于常用的诊断缺乏一致性,仍然没有统一。表 13-13 列出了排除间质性膀胱炎诊断的标准。

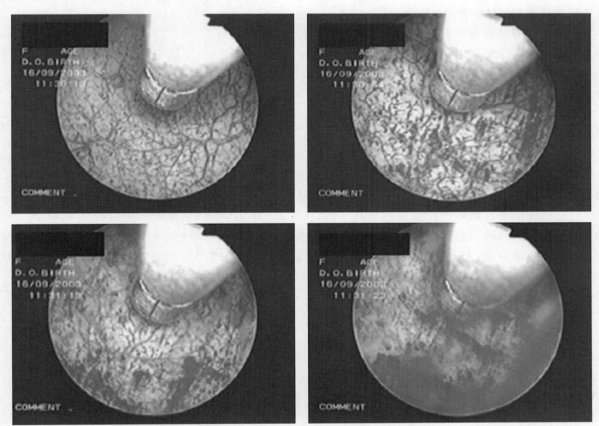

图 13-22　一系列膀胱镜检查图像,显示间质性膀胱炎的年轻女性在镜下逐渐出现膀胱扩张伴出血

表 13-13　排除间质性膀胱炎诊断的标准

清醒膀胱测压时膀胱容量＞350ml	活动性的生殖器疱疹
在中等速度充盈的膀胱测压期间(30～100ml/min),膀胱容量150ml 时没有强烈的欲望排空膀胱	妇科恶性肿瘤
	尿道憩室
膀胱测压期间出现阶段性不自主膀胱收缩	化学性膀胱炎
症状＜9 个月且没有夜尿症	结核
通过抗生素、消毒尿道、抗毒蕈碱或解痉药治疗后症状有所缓解	放射性膀胱炎
日间尿频次数＜9 次	膀胱肿瘤
最近 3 个月内诊断过细菌性膀胱炎	阴道炎
膀胱结石	年龄＜18 岁

（2）治疗：间质性膀胱炎是多因素疾病过程的最终共同途径，因此已经提出了许多不同类型的治疗。许多患者受益于简单的措施，如避免饮用含咖啡因的化合物（茶、咖啡和可乐），以及饮食习惯变化。非甾体和甾体类抗炎药均在间质性膀胱炎的治疗上有所尝试，如硫唑嘌呤、色甘酸钠和氯喹[91]。戊聚糖硫酸钠被认为可以降低膀胱壁的渗透性，并且成功率的报道为 27%[92]～83%[93]。肝素被认为可以降低膀胱内的阳离子，与戊聚糖聚硫酸钠具有相似的效果[94]。

认定感染为发病原因的患者，则长期使用抗生素治疗。诺氟沙星可以每晚给予 400mg，持续 3 个月，或者可以使用膀胱内消毒剂，如六胺马尿酸盐。

也有研究表明，二甲基亚砜（DMSO）可灌注到膀胱中[95]，并取得满意效果。最近的随机研究显示，使用 iAluril 比 DMSO 结果更佳。三环类抗抑郁药的低剂量使用，作为治疗的辅助手段，有助于缓解疼痛[96]。

虽然膀胱扩张已用于治疗感觉性膀胱疾病，但没有证据支持在间质性膀胱炎中使用该技术。患者可能会短期获益，但反复的扩张可能会导致症状恶化。在症状严重的患者中还可考虑替代膀胱成形术或尿流改道术，但增大膀胱成形术很少有效，因为疼痛仍持续存在。

大多数患有间质性膀胱炎的女性在找到应对她们症状的办法之前或最终接受手术治疗之前，长期采用上述多种办法缓解症状。幸运的是，间质性膀胱炎的症状此消彼长，通常可以通过提供支持和间歇性治疗直至症状缓解[97]。

对于绝经后的女性，性交过程中缺乏足够的润滑可能是一个问题，因此应使用润滑剂凝胶或阴道雌激素替代品[98]。对于绝经前发生与性交相关的复发性尿路感染的妇女，性交后使用甲氧苄啶、呋喃妥因或头孢氨苄进行抗生素预防已被证明是非常有效的。

十三、结论

尿失禁非常常见，虽然不会危及生命，但对生活质量有显著影响。适当的检查和管理可以明确诊断并避免不适当的治疗。虽然可以在初级保健中采取多种形式的治疗方法，但是在二级和三级转诊专科医院中应开展尿失禁的手术治疗，并开展复杂患者和复发的尿失禁病例的研究。最终，利用多学科团队包括专科护士、尿失禁专家、物理治疗师、泌尿科医师和结肠直肠外科医师建立的综合治疗途径，将确保患者得到最佳的治疗结果和满意度。

（戴毓欣 译 李晓燕 校）

参考文献

[1] Coyne KS, Wein A, Nicholson S, Kvasz M, Chen CI, Milsom I. Comorbidities and personal burden of urgency urinary incontinence: a systematic review. *Int J ClinPract* 2013;67:1015-1033.

[2] Norton PA, MacDonald LD, Sedgwick PM, Stanton SL. Distress and delay associated with urinary incontinence, frequency, and urgency in women. *BMJ* 1988;297:1187-1189.

[3] Haylen BT, de Ridder D, Freeman RM *et al*. An International Urogynecological Association (IUGA)/International Continence Society (ICS) joint report on the terminology for female pelvic floor dysfunction. *Neurourol Urodyn* 2010;29:4-20.

[4] Dahms SE, Lampel DS, Kloeppel S *et al*. Low urethral pressure profile: clinical implications. *Scand J Urol Nephrol Suppl* 2001;207:100-105; discussion 106-125.

[5] Derpapas A, Digesu GA, Fernando R, Khullar V. Imaging in urogynaecology. *Int Urogynecol J* 2011;22:1345-1356.

[6] Haylen BT. Residual urine volumes in a normal female population: application of transvaginal ultrasound. *Br J Urol* 1989;64:347-349.

[7] Khullar V, Salvatore S, Cardozo L, Bourne TH, Abbott D, Kelleher C. A novel technique for measuring bladder wall thickness in women using transvaginal ultrasound. *Ultrasound Obstet Gynecol* 1994;4:220-223.

[8] Robinson D, Anders K, Cardozo L, Bidmead J, Toozs-Hobson P, Khullar V. Can ultrasound replace ambulatory urodynamics when investigating women with irritative urinary symptoms? *BJOG* 2002;109:145-148.

[9] Singla P, Long SS, Long CM, Genadry RR, Macu-

ra KJ. Imaging of the female urethral diverticulum. *Clin Radiol* 2013;68;e418-e425.

[10] Podnar S. Neurophysiology of the neurogenic lower urinary tract disorders. *Clin Neurophysiol* 2007; 118:1423-1437.

[11] De EJ, Patel CY, Tharian B, Westney OL, Graves DE, Hairston JC. Diagnostic discordance of electromyography (EMG) versus voiding cystourethrogram (VCUG) for detrusor-external sphincter dyssynergy (DESD). *Neurourol Urodyn* 2005; 24: 616-621.

[12] Roberts MM, Park TA. Pelvic floor function/dysfunction and electrodiagnostic evaluation. *Phys Med Rehabil Clin North Am* 1998;9:831-851, vii.

[13] Digesu GA, Gargasole C, Hendricken C et al. ICS teaching module: Ambulatory urodynamic monitoring. *Neurourol Urodyn* 2017;36:364-367.

[14] Harris N, Swithinbank L, Hayek SA, Yang Q, Abrams P. Can maximum urethral closure pressure (MUCP) be used to predict outcome of surgical treatment of stress urinary incontinence? *Neurourol Urodyn* 2011;30:1609-1612.

[15] Salvatore S, Khullar V, Cardozo L, Anders K, Zocchi G, Soligo M. Evaluating ambulatory urodynamics: a prospective study in asymptomatic women. *BJOG* 2001;108:107-111.

[16] Toozs-Hobson P, Balmforth J, Cardozo L, Khullar V, Athanasiou S. The effect of mode of delivery on pelvic floor functional anatomy. *Int Urogynecol J Pelvic Floor Dysfunct* 2008;19:407-416.

[17] Toozs-Hobson P, Khullar V, Cardozo L. Threedimensional ultrasound: a novel technique for investigating the urethral sphincter in the third trimester of pregnancy. *Ultrasound Obstet Gynecol* 2001;17: 421-424.

[18] Snooks SJ, Setchell M, Swash M, Henry MM. Injury to innervation of pelvic floor sphincter musculature in childbirth. *Lancet* 1984;ii:546-550.

[19] Haylen BT, Sutherst JR, Frazer MI. Is the investigation of most stress incontinence really necessary? *Br J Urol* 1989;64:147-149.

[20] Kegel AH. Progressive resistance exercise in the functional restoration of the perineal muscles. *Am J Obstet Gynecol* 1948;56:238-248.

[21] Bo K. Pelvic floor muscle training is effective in treatment of female stress urinary incontinence, but

how does it work? *Int Urogynecol J Pelvic Floor Dysfunct* 2004;15:76-84.

[22] Dumoulin C, Hunter KF, Moore K et al. Conservative management for female urinary incontinence and pelvic organ prolapse review 2013: Summary of the 5th International Consultation on Incontinence. *Neurourol Urodyn* 2016;35:15-20.

[23] Dumoulin C, Hay-Smith J, Habee-Seguin GM, Mercier J. Pelvic floor muscle training versus no treatment, or inactive control treatments, for urinary incontinence in women: a short version Cochrane systematic review with meta-analysis. *Neurourol Urodyn* 2015;34:300-308.

[24] Hay-Smith J, Dean S, Burgio K, McClurg D, Frawley H, Dumoulin C. Pelvic-floor-muscle-training adherence 'modifiers': a review of primary qualitative studies 2011. ICS State-of-the-Science Seminar research paper Ⅲ of Ⅳ. *Neurourol Urodyn* 2015; 34:622-631.

[25] Madill SJ, Pontbriand-Drolet S, Tang A, Dumoulin C. Changes in urethral sphincter size following rehabilitation in older women with stress urinary incontinence. *Int Urogynecol J* 2015;26:277-283.

[26] Labrie J, Berghmans BL, Fischer K et al. Surgery versus physiotherapy for stress urinary incontinence. *N Engl J Med* 2013;369:1124-1133.

[27] Peattie AB, Plevnik S, Stanton SL. Vaginal cones: a conservative method of treating genuine stress incontinence. *Br J Obstet Gynaecol* 1988; 95: 1049-1053.

[28] Olah KS, Bridges N, Denning J, Farrar DJ. The conservative management of patients with symptoms of stress incontinence: a randomized, prospective study comparing weighted vaginal cones and interferential therapy. *Am J Obstet Gynecol* 1990; 162:87-92.

[29] Abdelbary AM, El-Dessoukey AA, Massoud AM et al. Combined vaginal pelvic floor electrical stimulation (PFS) and local vaginal estrogen for treatment of overactive bladder (OAB) in perimenopausal females. Randomized controlled trial (RCT). *Urology* 2015;86:482-486.

[30] Glavind K. Use of a vaginal sponge during aerobic exercises in patients with stress urinary incontinence. *Int Urogynecol J Pelvic Floor Dysfunct* 1997;8:351-353.

［31］ Thor KB，Katofiasc MA. Effects of duloxetine，a combined serotonin and norepinephrine reuptake inhibitor，on central neural control of lower urinary tract function in the chloralose-anesthetized female cat. *J Pharmacol Exp Ther* 1995；274：1014-1024.

［32］ Ayeleke RO，Hay-Smith EJ，Omar MI. Pelvic floor muscle training added to another active treatment versus the same active treatment alone for urinary incontinence in women. *Cochrane Database Syst Rev* 2015；（11）：CD010551.

［33］ Lapitan MC，Cody JD. Open retropubic colposuspension for urinary incontinence in women. *Cochrane Database Syst Rev* 2016；（2）：CD002912.

［34］ Ford AA，Rogerson L，Cody JD，Ogah J. Mid-urethral sling operations for stress urinary incontinence in women. *Cochrane Database Syst Rev* 2015；（7）：CD006375.

［35］ Nambiar A，Cody JD，Jeffery ST. Single-incision sling operations for urinary incontinence in women. *Cochrane Database Syst Rev* 2014；（6）：CD008709.

［36］ Baessler K，Maher C. Pelvic organ prolapse surgery and bladder function. *Int Urogynecol J* 2013；24：1843-1852.

［37］ Zyczynski HM，Albo ME，Goldman HB *et al*. Change in overactive bladder symptoms after surgery for stress urinary incontinence in women. *Obstet Gynecol* 2015；126：423-430.

［38］ Ulmsten U，Henriksson L，Johnson P，Varhos G. An ambulatory surgical procedure under local anesthesia for treatment of female urinary incontinence. *Int Urogynecol J Pelvic Floor Dysfunct* 1996；7：81-85；discussion 85-86.

［39］ Delorme E. ［Transobturator urethral suspension：mini-invasive procedure in the treatment of stress urinary incontinence in women］. *Prog Urol* 2001；11：1306-1313.

［40］ Whiteside JL，Walters MD. Anatomy of the obturator region：relations to a trans-obturator sling. *Int Urogynecol J Pelvic Floor Dysfunct* 2004；15：223-226.

［41］ Richter HE，Albo ME，Zyczynski HM *et al*. Retropubic versus transobturator midurethral slings for stress incontinence. *N Engl J Med* 2010；362：2066-2076.

［42］ Stamey TA. Endoscopic suspension of the vesical neck for urinary incontinence. *Surg Gynecol Obstet* 1973；136：547-554.

［43］ Raz S. Modified bladder neck suspension for female stress incontinence. *Urology* 1981；17：82-85.

［44］ Pereyra AJ. A simplified surgical procedure for the correction of stress incontinence in women. *West J Surg Obstet Gynecol* 1959；67：223-226.

［45］ Keegan PE，Atiemo K，Cody J，McClinton S，Pickard R. Periurethral injection therapy for urinary incontinence in women. *Cochrane Database Syst Rev* 2007；（3）：CD003881.

［46］ Khullar V，Cardozo LD，Abbott D，Anders K. GAX collagen in the treatment of urinary incontinence in elderly women：a two year follow up. *Br J Obstet Gynaecol* 1997；104：96-99.

［47］ Stanton SL，Monga AK. Incontinence in elderly women：is periurethral collagen an advance? *Br J Obstet Gynaecol* 1997；104：154-157.

［48］ Scott FB，Bradley WE，Timm GW. Treatment of urinary incontinence by implantable prosthetic sphincter. *Urology* 1973；1：252-259.

［49］ Biardeau X，Aharony S，Group AUSC，Campeau L，Corcos J. Artificial Urinary Sphincter：Report of the 2015 Consensus Conference. *Neurourol Urodyn* 2016；35（Suppl 2）：S8-S24.

［50］ Smith A，Bevan D，Douglas HR，James D. Management of urinary incontinence in women：summary of updated NICE guidance. *BMJ* 2013；347：f5170.

［51］ Digesu GA，Khullar V，Cardozo L，Salvatore S. Overactive bladder symptoms：do we need urodynamics? *Neurourol Urodyn* 2003；22：105-108.

［52］ Serati M，Salvatore S，Uccella S *et al*. Urinary incontinence at orgasm：relation to detrusor overactivity and treatment efficacy. *Eur Urol* 2008；54：911-915.

［53］ Jarvis GJ，Millar DR. Controlled trial of bladder drill for detrusor instability. *BMJ* 1980；281：1322-1323.

［54］ Frewen WK. Bladder training in general practice. *Practitioner* 1982；226：1847-1849.

［55］ Kelleher CJ，Cardozo LD，Khullar V，Salvatore S. A medium-term analysis of the subjective efficacy of treatment for women with detrusor instability and low bladder compliance. *Br J Obstet Gynaecol* 1997；104：988-993.

［56］ Madhuvrata P，Cody JD，Ellis G，Herbison GP，

Hay-Smith EJ. Which anticholinergic drug for overactive bladder symptoms in adults. *Cochrane Database Syst Rev* 2012;(1);CD005429.

[57] Moore KH, Hay DM, Imrie AE, Watson A, Goldstein M. Oxybutynin hydrochloride (3 mg) in the treatment of women with idiopathic detrusor instability. *Br J Urol* 1990;66;479-485.

[58] Tapp AJ, Cardozo LD, Versi E, Cooper D. The treatment of detrusor instability in post-menopausal women with oxybutynin chloride;a double blind placebo controlled study. *Br J Obstet Gynaecol* 1990; 97;521-526.

[59] Haruno A, Yamasaki Y, Miyoshi K *et al*. [Effects of propiverine hydrochloride and its metabolites on isolated guinea pig urinary bladder]. *Nihon Yakurigaku Zasshi* 1989;94;145-150.

[60] Stohrer M, Madersbacher H, Richter R, Wehnert J,Dreikorn K. Efficacy and safety of propiverine in SCI-patients suffering from detrusor hyperreflexia;a double-blind, placebo-controlled clinical trial. *Spinal Cord* 1999;37;196-200.

[61] Ruscin JM, Morgenstern NE. Tolterodine use for symptoms of overactive bladder. *Ann Pharmacother* 1999;33;1073-1082.

[62] Nilvebrant L, Andersson KE, Gillberg PG, Stahl M,Sparf B. Tolterodine;a new bladder-selective antimuscarinic agent. *Eur J Pharmacol* 1997; 327; 195-207.

[63] Nilvebrant L, Hallen B, Larsson G. Tolterodine;a new bladder selective muscarinic receptor antagonist;preclinical pharmacological and clinical data. *Life Sci* 1997;60;1129-1136.

[64] Jonas U, Hofner K, Madersbacher H, Holmdahl TH. Efficacy and safety of two doses of tolterodine versus placebo in patients with detrusor overactivity and symptoms of frequency, urge incontinence, and urgency;urodynamic evaluation. *World J Urol* 1997;15;144-151.

[65] Hills CJ, Winter SA, Balfour JA. Tolterodine. *Drugs* 1998;55;813-820;discussion 821-822.

[66] Millard R, Tuttle J, Moore K *et al*. Clinical efficacy and safety of tolterodine compared to placebo in detrusor overactivity. *J Urol* 1999;161;1551-1555.

[67] Rentzhog L, Stanton SL, Cardozo L, Nelson E, Fall M,Abrams P. Efficacy and safety of tolterodine in patients with detrusor instability;a dose-ranging study. *Br J Urol* 1998;81;42-48.

[68] Schladitz-Keil G, Spahn H, Mutschler E. Determination of the bioavailability of the quaternary compound trospium chloride in man from urinary excretion data. *Arzneimittelforschung* 1986;36;984-987.

[69] Fusgen I, Hauri D. Trospium chloride;an effective option for medical treatment of bladder overactivity. *Int J ClinPharmacol Ther* 2000;38;223-234.

[70] Robinson D, Cardozo L. Solifenacin;pharmacology and clinical efficacy. *Expert Rev Clin Pharmacol* 2009;2;239-253.

[71] Chancellor MB, Zinner N, Whitmore K *et al*. Efficacy of solifenacin in patients previously treated with tolterodine extended release 4 mg;results of a 12-week, multicenter, open-label, flexible-dose study. *Clin Ther* 2008;30;1766-1781.

[72] Wagg A, Wyndaele JJ, Sieber P. Efficacy and tolerability of solifenacin in elderly subjects with overactive bladder syndrome;a pooled analysis. *Am J Geriatr Pharmacother* 2006;4;14-24.

[73] Mattiasson A, Masala A, Morton R, Bolodeoku J, Group SS. Efficacy of simplified bladder training in patients with overactive bladder receiving a solifenacin flexible-dose regimen;results from a randomized study. *BJU Int* 2010;105;1126-1135.

[74] Garely AD, Kaufman JM, Sand PK, Smith N, Andoh M. Symptom bother and health-related quality of life outcomes following solifenacin treatment for overactive bladder;the VESIcare Open-Label Trial (VOLT). *Clin Ther* 2006;28;1935-1946.

[75] Alabaster VA. Discovery and development of selective M3 antagonists for clinical use. *Life Sci* 1997; 60;1053-1060.

[76] Chapple C, Steers W, Norton P *et al*. A pooled analysis of three phase Ⅲ studies to investigate the efficacy, tolerability and safety of darifenacin, a muscarinic M3 selective receptor antagonist, in the treatment of overactive bladder. *BJU Int* 2005;95; 993-1001.

[77] Michel MC. Fesoterodine;a novel muscarinic receptor antagonist for the treatment of overactive bladder syndrome. *Expert Opin Pharmacother* 2008;9; 1787-1796.

[78] Malhotra B, Guan Z, Wood N, Gandelman K. Pharmacokinetic profile offesoterodine. *Int J Clin Pharmacol Ther* 2008;46;556-563.

［79］ Castleden CM，Duffin HM，Gulati RS. Double-blind study of imipramine and placebo for incontinence due to bladder instability. *Age Ageing* 1986；15：299-303.

［80］ Diokno AC，Hyndman CW，Hardy DA，Lapides J. Comparison of action of imipramine（Tofranil）and propantheline（Probanthine）on detrusor contraction. *J Urol* 1972；107：42-43.

［81］ Norgaard JP，Rittig S，Djurhuus JC. Nocturnal enuresis：an approach to treatment based on pathogenesis. *J Pediatr* 1989；114：705-710.

［82］ Mattiasson A，Abrams P，Van Kerrebroeck P，Walter S，Weiss J. Efficacy of desmopressin in the treatment of nocturia：a double-blind placebo-controlled study in men. *BJU Int* 2002；89：855-862.

［83］ Chapple C，Sievert KD，MacDiarmid S *et al*. OnabotulinumtoxinA 100 U significantly improves all idiopathic overactive bladder symptoms and quality of life in patients with overactive bladder and urinary incontinence：a randomised，double-blind，placebocontrolled trial. *Eur Urol* 2013；64：249-256.

［84］ McGuire EJ，Zhang SC，Horwinski ER，Lytton B. Treatment of motor and sensory detrusor instability by electrical stimulation. *J Urol* 1983；129：78-79.

［85］ Vandoninck V，van Balken MR，Finazzi Agro E *et al*. Posterior tibial nerve stimulation in the treatment of idiopathic nonobstructive voiding dysfunction. *Urology* 2003；61：567-572.

［86］ Mast P，Hoebeke P，Wyndaele JJ，Oosterlinck W，Everaert K. Experience with augmentation cystoplasty. *A review. Paraplegia* 1995；33：560-564.

［87］ Bramble FJ. The clam cystoplasty. *Br J Urol* 1990；66：337-341.

［88］ Botto H，Neuzillet Y. Effectiveness of a cranberry（*Vaccinium macrocarpon* ）preparation in reducing asymptomatic bacteriuria in patients with an ileal enterocystoplasty. *Scand J Urol Nephrol* 2010；44：165-168.

［89］ Harzmann R，Weckermann D. Problem of secondary malignancy after urinary diversion and enterocystoplasty. *Scand J Urol Nephrol Suppl* 1992；142：56.

［90］ Cody JD，Jacobs ML，Richardson K，Moehrer B，Hextall A. Oestrogen therapy for urinary incontinence in post-menopausal women. *Cochrane Database Syst Rev* 2012；（10）：CD001405.

［91］ Badenoch AW. Chronic interstitial cystitis. *Br J Urol* 1971；43：718-721.

［92］ Mulholland SG，Hanno P，Parsons CL，Sant GR，Staskin DR. Pentosan polysulfate sodium for therapy of interstitial cystitis. A double-blind placebo-controlled clinical study. *Urology* 1990；35：552-558.

［93］ Parsons CL，Schmidt JD，Pollen JJ. Successful treatment of interstitial cystitis with sodium pentosanpolysulfate. *J Urol* 1983；130：51-53.

［94］ Parsons CL，Stein PC，Bidair M，Lebow D. Abnormal sensitivity to intravesical potassium in interstitial cystitis and radiation cystitis. *Neurourol Urodyn* 1994；13：515-520.

［95］ Childs SJ. Dimethyl sulfone（DMSO2）in the treatment of interstitial cystitis. *Urol Clin North Am* 1994；21：85-88.

［96］ Hanno PM. Amitriptyline in the treatment of interstitial cystitis. *Urol Clin North Am* 1994；21：89-91.

［97］ Whitmore KE. Self-care regimens for patients with interstitial cystitis. *Urol Clin North Am* 1994；21：121-130.

［98］ Cardozo L. Sex and the bladder. *BMJ* （*Clin Res Ed*） 1988；296：587-588.

第14章　良性妇科疾病

第一节

外阴良性疾病

Fiona M. Lewis[1,2]

[1] *St John's Institute of Dermatology, Guy's and St Thomas' NHS Trust, London, UK*
[2] *Frimley Health NHS Trust, Slough, UK*

在临床表现出外阴症状的女性中,有很多可能是由于皮肤问题,而不是感染或妇科疾病。因此重要的是,所有接诊这类患者的医疗专业人员都应该学会识别这些引起外阴症状的常见皮肤异常,并给出适当的建议和治疗。目前已经建立了许多具有多学科小组的诊所,为女性外阴疾病患者提供专科诊治。

本节内容对于影响外阴的常见皮肤疾病及初步治疗的基本原则进行了概述。

一、病史采集

对于表现出外阴症状的患者来说,获取详尽的病史是做出准确诊断的首要步骤。应采用准确的病史采集方法,采用评估表格有助于确保涵盖了关键内容。

问诊应该选择在良好的环境中进行,在开始询问比较隐私的外阴疾病之前,先了解一下一般病史通常效果更好。

病史应包含以下各个方面,但有时需要根据实际情况对某些特殊症状进行更详细的描述。

- 症状:是痒还是痛? 患者可能回答"刺激",但由于刺激并不总等同于瘙痒,所以应该进行辨别。可以询问患者是否想要抓痒来缓解症状,如果她们的回答是否定的,那么就不是瘙痒的问题。瘙痒是持续的还是间歇性的? 有没有什么加重或缓解症状的因素?

- 既往治疗:使用了什么(处方药和非处方药),效果如何? 采用了什么治疗方案?

- 皮肤病史:询问个人和家族的特应性皮炎和银屑病病史。询问过去或现在是否存在其他皮肤问题,也要专门询问口腔和眼部是否有症状。患者是否有过敏史?

- 妇科病史:症状的发作是否与月经有关系? 如果患者有妊娠史,分娩过程是否导致外阴损伤? 子宫颈涂片的任何异常结果及治疗都很重要,尤其是在外阴上皮内瘤变患者中,宫颈上皮内瘤变常与之相关。

- 冶游史:有无性传播感染、阴道排液或性交困难史? 如果条件允许,应询问是否存在艾滋病病毒感染的危险因素。性欲丧失常见于各种外阴皮肤病,性心理因素经常使外阴疾病变得更为复杂。

- 一般病史:潜在的疾病可能与某些外阴疾病有关,如炎症性肠病、其他自身免疫性疾病等。

- 药物治疗:有些药物可能与外阴溃疡有关,如尼可地尔、膦甲酸等。

- 个人史:吸烟史、饮酒史和旅行史。

二、体格检查

体格检查应始终需要专业人员陪同在场。良

好的照明和适当的放大是必不可少的。患者仰卧位和左侧卧位可以充分暴露外阴。应进行系统性检查。首先整体检查外阴,应分开大阴唇来充分观察外阴的内部结构。

1. 概貌

- 毛发。
- 皮肤颜色、纹理和表面情况。

2. 特殊区域

- 阴阜;
- 大阴唇;
- 小阴唇;
- 唇间沟;
- 阴蒂;
- 前庭;
- 处女膜;
- 肛周皮肤。

所有外阴糜烂性疾病(如糜烂性扁平癣、自身免疫性大疱性疾病)和外阴上皮内瘤变及阴道排液患者,均应检查阴道和宫颈。对非生殖部位的皮肤进行检查通常能够提供有价值的诊断信息,对口腔黏膜、眼睛、头皮、指甲和其他屈曲部位的检查同样很重要。

3. 正常的变异

在外阴检查中有一些非常常见和重要的正常变异。这些情况比较容易辨认,应该让患者放心。随着年龄和激素状态的变化,也会有一些生理改变。

(1)血管角皮瘤:较常见,通常见于大阴唇位置。常为多发,表现为小的红色或紫色血管病变,并伴有角化过度(图14-1)。

(2)Hart:区分小阴唇和前庭角化上皮和非角化上皮的交界线(图14-2)。Hart线在一部分女性中可能比较明显。

(3)前庭乳头状突起:在小阴唇内侧和前庭常可发现有微小的丝状突起(图14-3)。

最初,人们认为这些情况与人类乳头瘤病毒(HPV)有关,但有充分证据表明事实并非如此。它们是一种正常的变异,不需要任何治疗。

(4)Fordyce斑点:这类小皮脂腺丘疹可见于小阴唇内表面(图14-4)。在部分女性身上非常明显,也可见于颊黏膜上。

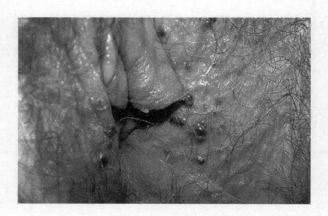

图 14-1 血管角皮瘤
大阴唇可见暗红色丘疹(另见彩图14-1)。

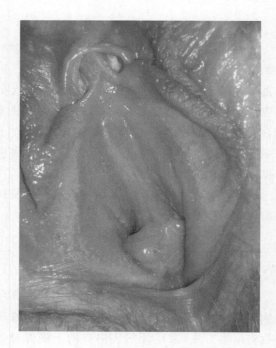

图 14-2 Hart 线划分了小阴唇角化皮肤和前庭非角化黏膜的交界处(另见彩图14-2)

4. 正常的生理变化

(1)童年:在生命的最初几周,外阴受到母体激素的影响。阴蒂包皮和小阴唇相对突出,不需分开大阴唇即可看到。阴唇粘连比较常见,通常随着时间的推移而消失。局部使用雌激素可能有效。

(2)青春期:随着脂肪的沉积,大阴唇和阴阜增大,并出现阴毛。小阴唇的边缘可能出现着色。阴蒂增大,前庭腺功能变得活跃。

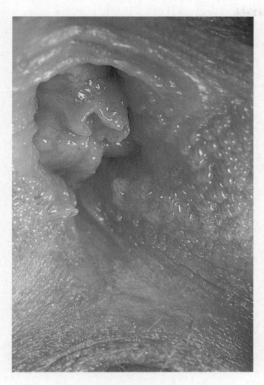

图 14-3 前庭乳头状突起:前庭上皮丝状突起
(另见彩图 14-3)

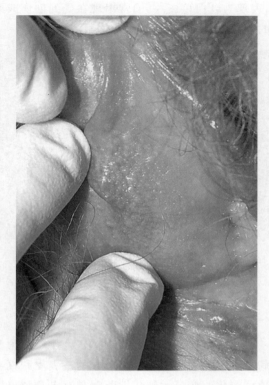

图 14-4 Fordyce 斑点:小阴唇内侧的黄色小丘
疹(另见彩图 14-4)

(3)妊娠:外阴可出现充血,常见静脉曲张,色素沉着显著。

(4)绝经后:大阴唇萎缩,毛发生长也减少。

三、辅助检查

对于某些病例,仅凭临床表现就可以做出确切的诊断,但在另一些情况下,需要进行各种辅助检查来明确诊断。

1. 活组织检查

过程非常简单,可以在门诊局部麻醉下操作。用利多卡因浸润局部麻醉后使用 4～6mm 穿孔器活检。在注射利多卡因前,可局部使用 EMLA(利多卡因 2.5%,丙胺卡因 2.5%,阿斯利康,伦敦,英国),但在解释其组织学表现时必须小心,因为这种制剂可诱导表皮下裂解[1]。对于所有的外阴皮肤疾病,临床病理相关性都是至关重要的,并且由皮肤病理学家审核非常有益。在可疑自身免疫性大疱性疾病的病例中,为进行直接免疫荧光检查,亦应进行活检。

2. 微生物检查

有时需要进行相应的细菌、真菌和病毒方面的拭子培养。如怀疑有性病感染,患者应转诊至泌尿生殖门诊并进行全面检查,同时追踪接触者。

门诊可通过皮肤碎屑寻找真菌,此外,Wood 灯下直接检查皮肤可能有助于红癣的确诊,感染部位的皮肤会发出粉色荧光。

3. 斑贴试验

无论是作为原发症状出现,还是作为治疗引起的继发过敏现象,在疑似过敏性接触性皮炎的情况下,均可进行斑贴实验。需要由皮肤科医师进行这类试验,试验内容应包括可能导致外阴异常的各种特定过敏源。

四、外阴炎症性疾病

1. 硬化性苔癣

硬化性苔癣是一种炎症性皮肤病,易发生于肛门及外生殖器皮肤[2]。在女性中更高发。在生殖系统受累的女性中,约 10% 可见外生殖器病变,表现为乳白色斑块,通常出现在受到创伤或摩擦的部位(图 14-5)。

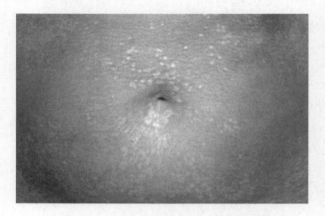

图 14-5 外生殖器硬化性苔癣:"白斑病"
扁平的白色病变可融合成斑块,可见毛囊堵塞(另见彩图 14-5)。

(1)病因学:病因尚不清楚,但学者们认为其发病是由淋巴细胞免疫反应介导的。表皮和真皮的免疫组化改变显示硬化性苔癣具有自身免疫因素,另外,在体循环中存在针对细胞外基质蛋白的 IgG 抗体。在患者及其一级亲属中均可发现本疾病与其他自身免疫性疾病(尤其是甲状腺疾病)具有相关性。

(2)临床特征:儿童时期、围绝经期及绝经后为发病高峰时期。最主要的症状为瘙痒,但在出现溃疡、糜烂和皲裂时,会感到疼痛和性交困难。在儿童患者中,便秘是肛周受累的一种常见症状。

早期病变为白色或乳白色丘疹,可融合形成斑块。水肿和真皮层血管破裂而形成的瘀斑较为常见(图 14-6)。瘀斑在儿童患者中常见,常导致误诊为受到性虐待。肛周病变的延伸可表现为"8字形"。随着病情进展,小阴唇与大阴唇发生融合而消失,并形成瘢痕。阴蒂包皮可发生封闭而包埋阴蒂(图 14-7)。当皮肤存在破损时,阴道前庭狭窄可导致性交困难和性交痛。硬化性苔癣一般不会累及阴道,这一点或许是有别于扁平苔癣的重要特征。唯一例外的情况是,重度阴道脱垂时,局部阴道黏膜上皮细胞角化后可发生硬化性苔癣。

组织学检查显示表皮变薄,真皮上部覆盖均质胶原蛋白带,伴有炎性淋巴细胞浸润(图 14-8)。

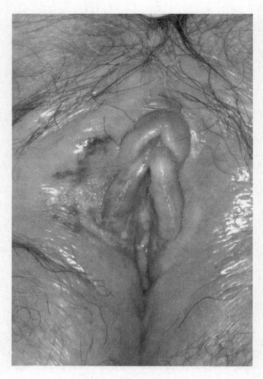

图 14-6 外阴硬化性苔癣
早期诊断病例显示小阴唇和阴蒂包皮的象皮样水肿及变白,病变延伸至肛周皮肤。注意6 点钟位置的皮肤裂隙正在逐渐愈合(另见彩图 14-6)。

(3)硬化性苔癣及恶性肿瘤:鳞状细胞癌(squamous cell carcinoma,SCC)是硬化性苔癣的一种罕见并发症,约发生于 4% 的患者[3]。可能表现为持续存在的糜烂或溃疡小病灶、角化过度区域或质地糟脆的丘疹或结节(图 14-9)。任何可疑的病变都必须进行活检。如果发现外阴上皮内瘤变(vulval intraepithelial neoplasia,VIN)与硬化性苔癣存在相关性,通常是分化型,基底层具有异型性,但表皮分化正常成熟。未分化型 VIN 较少见。

(4)治疗:已有良好的证据表明,治疗成人和儿童硬化性苔癣需要局部使用一种超强力的类固醇药物,如 0.05% 丙酸氯倍他索软膏[4,5]。用药的第一个月每日 1 次,第二个月隔天使用,第三个月每周两次。使用润肤剂替代肥皂。一部分患者可能需要维持治疗。病情控制不佳的患者或有 VIN 或 SCC 病史的患者需要在专科诊所进行长期随访。

局部使用睾酮没有效果。手术仅适用于治疗

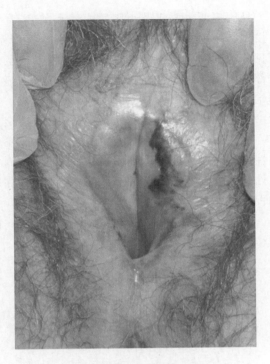

图 14-7　进展期外阴硬化性苔癣

白色硬化改变,阴蒂完全被包埋,阴唇完全被"抹平",小阴唇被吸收,完全取代了原有的结构。粗大的瘀斑,阴道前庭狭窄(另见彩图 14-7)。

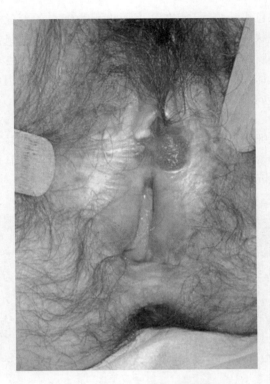

图 14-9　硬化性苔癣合并鳞状细胞癌

请注意典型的卷烟纸瘢痕和背景白化。此处鳞状细胞癌表现为肉质结节,但持续存在的糜烂也应及时活检(另见彩图 14-8)。

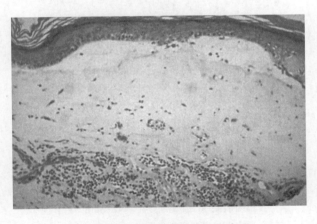

图 14-8　硬化性苔癣的组织学表现

均质胶原蛋白带上方覆盖萎缩的表皮,其下浸润淋巴细胞。苏木精和伊红染色×40(另见彩图 14-8)。

瘢痕等并发症或存在肿瘤,或癌前病变的情况下。局部使用钙阻滞药具有一定的应用前景,但不应作为一线治疗方案,这是因为其与恶性肿瘤发生发展有关的远期安全性尚不确定。

对于那些具有耐药症状的患者,重点要排除治疗引起的过敏性接触性皮炎、尿失禁引起的刺激性皮炎,或其他疾病,如单纯疱疹或念珠菌病。部分患者在硬化性苔癣得到良好控制后,会出现外阴疼痛。必须针对这一点进行治疗,而不是增加局部类固醇的使用(框图 14-1)。

框图 14-1

硬化性苔癣

- 硬化性苔癣是一种炎症性皮肤病,通常累及肛门及生殖器皮肤。
- 两个发病高峰:青春期前儿童和绝经后的妇女。
- 表现为瘙痒、白色、萎缩性病变,常伴有瘀斑和水肿。
- 如果未治疗,会出现瘢痕。
- 外用强效类固醇激素是一线治疗。
- 因为存在发生恶性肿瘤的风险,患者需要长期随访。
- 任何耐药病灶、溃疡或角化过度病灶都应进行活检。

---

2. 扁平苔癣

扁平苔癣(lichen planus,LP)是一种炎症性疾病,可累及皮肤和黏膜。特征性皮肤改变为紫红色小丘疹,可能在其表面出现为细小的蕾丝样网状结构,称为 Wickham 纹。这些改变亦可见于黏膜病变。丘疹通常发生在屈肌表面,并可在创伤部位发生同形反应。指甲可以出现翼状胬肉的形成,头皮病变可导致瘢痕性脱发。

组织学表现为不规则的棘皮病,呈锯齿状,基底细胞退化,淋巴细胞呈带状密集浸润。通常有色素细胞异常活跃,有时导致临床可见的明显色素沉着(图 14-10)。

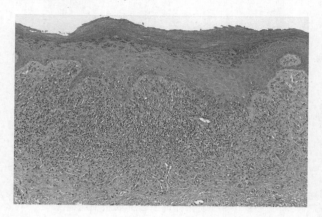

图 14-10　扁平苔癣组织学示表皮锯齿状,基底膜有密集的淋巴细胞浸润和液化变性(另见彩图 14-10)

Source:Eduardo Calonje. Reproduced with permission of Eduardo Calonje.

(1)病因学:原因尚不清楚,但很可能是 T 淋巴细胞介导的对某种形式抗原损伤的炎症反应。苔癣样皮疹可见于移植物抗宿主病及继发于非甾体抗炎药物(non-steroidal anti-inflammatory drugs,NSAIDs)等药物治疗。尽管人们对丙型肝炎感染和 LP 的相关性很感兴趣,但只有在特定人群中才有这方面的证据,而在北欧人群中则没有相关性。LP 和其他自身免疫性疾病有关联。

影响肛门和外生殖器皮肤的 LP 主要有糜烂型、经典型和肥厚型 3 种临床表现,这些表现可能是孤立性发生的,而不存在其他部位的病变。

(2)糜烂型扁平苔癣:糜烂型 LP 是影响生殖器皮肤的最常见类型[6]。有一种特殊的黏膜糜烂 LP 亚型,即外阴阴道-牙龈(vulvovaginal-gingival,VVG)综合征,累及外阴、阴道和龈缘[7],具有特定的遗传关联。泪道、外耳道和食管也可能受累,这些部位的病变需要多学科诊治。

外阴病变主要累及小阴唇内侧和前庭,局部常发生红斑和糜烂(图 14-11)。如图 14-12 所示,可见花边状的白色边缘,此处为确诊性活检的最佳部位。病变可能存在明显的瘢痕,并有明显的结构改变,部分病例与硬化性苔癣鉴别困难。糜烂型 LP 常见特征性症状为瘙痒、疼痛和性交困难。如果有阴道受累,可能出现阴道血性分泌物和性交后出血。准确识别阴道病变很重要,因为此处病变可以导致全部阴道狭窄。牙龈、颊黏膜和舌头可发生光滑的红斑和糜烂(图 14-13)。

这种疾病的病情往往随复发和缓解的模式而波动。

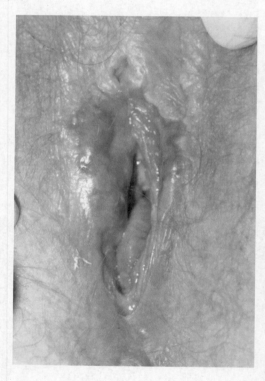

图 14-11　糜烂型扁平苔癣

小阴唇缺失,伴有瘢痕。Wickham 纹出现在糜烂病灶边缘(另见彩图 14-11)。

(3)经典型扁平苔癣:与皮肤病变非常类似的丘疹,可见于外阴(图 14-14)和肛周皮肤。超过 50% 的患者可能没有症状[8]。病灶附近亦可见 Wickham 纹。在疾病治愈数月后,屈曲部位的色素沉着仍会很明显。

(4)肥厚型扁平苔癣:肥厚性病变较少见,主要累及会阴及肛周皮肤。可出现溃疡和疼痛。对局部治疗有抗药性。

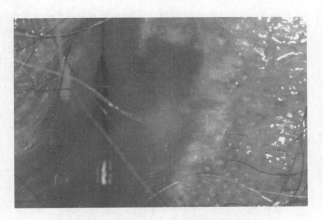

图 14-12　为糜烂区花边状白色边缘
此处为活检的最佳部位(另见彩图 14-12)。

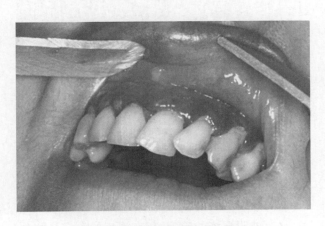

图 14-13　牙龈受累的糜烂型扁平苔癣
牙龈边缘可见红斑和糜烂。颊黏膜和舌头也可出现类似的病变(另见彩图 14-13)。

（5）扁平苔癣及恶性肿瘤：鳞状细胞癌和原位 SCC 在经典和肥厚型病例中有报道，但在 VVG 综合征中没有报道。在关于外阴恶性肿瘤患者的研究中，在病变周围的上皮组织中可发现 LP 的存在[9]。

（6）治疗：LP 的主要治疗方法是局部使用强效类固醇激素软膏。一般情况下，使用浓度为 0.05％ 的丙酸氯倍他索软膏，用药方案与硬化性苔癣相似，使用 3 个月，然后根据需要减少用量。温和的润肤剂可以作为肥皂的替代品。病灶表面涂抹凡士林可以帮助缓解症状。对于阴道病变，使用一些用于炎症性肠病的泡沫制剂是有效的，如醋酸氢化可的松。可通过放药器在晚上将药物置入阴道。同时可能需要阴道窥器来暴露阴道。

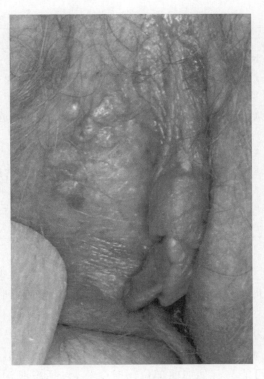

图 14-14　丘疹型扁平苔癣
典型的融合性扁平丘疹,带有白色 Wickham 纹。丘疹呈紫罗兰色,通常也可见于手腕内侧和其他部位(另见彩图 14-14)。

有证据表明，局部使用钙调神经磷酸酶调节药他克莫司和吡美莫司可以治疗 LP。一些小规模病例研究显示这些药物有效，但远期安全性并不确定，特别是在恶性肿瘤的发生发展方面。因此，目前不建议这些药物作为一线治疗药物，仅用于对强效类固醇激素无反应的患者的短期治疗。而肛门和生殖器皮肤不能很好地耐受此类药物，也限制了药物的使用。

LP 已有多种系统性治疗方法,但目前尚缺乏对照研究[10](框图 14-2)。

3. 湿疹

"湿疹"和"皮炎"是表皮炎症的同义词,有多种表现形式。其组织学特征是海绵层水肿,角质细胞失去凝聚力,并可能形成囊泡。

真皮层存在多种不同的炎症细胞浸润。皮肤鳞片化可继发于角化不全及液体渗出皮肤表面并干燥成硬壳。在慢性病例中,皮肤会增厚和苔癣样变。外阴湿疹常被过度诊断,与外阴银屑病有明显交叉重叠,后者更为常见。

（1）脂溢性湿疹：这是一种常见的湿疹类型,在儿童时期（乳痂和尿布疹）和成年早期达到高峰。有证据表明,它是由皮屑芽孢菌引起的。病变为红斑,伴有油腻的鳞片状结构,尤其累及鼻唇沟、眉毛、前额、头皮和耳后。肛门-生殖器皮肤可能与其他屈曲部位同时受累,包括腹股沟和臀裂。皮肤出现红斑和角质碎屑堆积。通常很难区分脂溢性湿疹和屈曲部位银屑病。其他部位的特征性病变有助于明确诊断,组织学检查结果可能相似。脂溢性湿疹的治疗方法与银屑病相同。

（2）刺激性湿疹：肛门-生殖器皮肤非常容易出现刺激性湿疹,因为它是一个密闭的部位,经常能接触到许多刺激性物质。病变包括弥漫性红斑和皲裂,皮肤可能增厚和出现浸渍。除臭剂、泡泡浴、肥皂和局部刺激性药物治疗（如疣体制剂）是常见的原因。对于尿/便失禁的患者来说,这种疾病是个特殊的问题。

（3）过敏性接触性皮炎：是一种迟发性Ⅳ型超敏反应,在生殖器部位更容易发生在肛周皮肤上,而不是外阴。可发现相关物质的斑贴试验阳性反应,最常见的罪魁祸首是外用药物、局部麻醉药、化妆品和香水[11]。应征求皮肤科医师对斑贴试验的意见。除了标准的斑贴试验之外,通常还需要进行扩展测试来发现过敏源。

（4）单纯性苔藓："苔藓样变"是一个术语,用来描述皮肤的增厚和皮肤斑纹的突出。它是皮肤对于长期抓挠和摩擦的一种反应,周围通常存在湿疹或银屑病。"单纯性苔藓"用来描述孤立的皮肤苔藓样变而周围没有明显背景皮炎的情况。单纯性苔藓常存在于患者能够触及的部位。增厚的斑块可能有色素减少或色素沉着,常见部位是大阴唇外侧和阴阜。局部摩擦也可能导致阴毛脱落（图 14-15）。局部外用强效类固醇激素达 3 个月以上之后减量的治疗方案对于很多病例十分有效。然而,对于另一些考虑为感觉异常的病例,需要针对打破瘙痒-搔抓循环进行治疗。

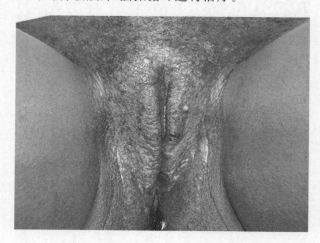

图 14-15 外阴单纯性苔藓

大阴唇外侧明显苔藓样变,皮肤斑纹明显,摩擦后阴毛脱落（另见彩图 14-15）。

（5）外阴湿疹的治疗：所有湿疹的治疗是相似的。应去除所有潜在的刺激物和过敏源。温和的润肤剂（如乳化软膏）可用作肥皂的替代品。局部类固醇激素可以与抗菌药结合使用,最初可以每天用药 1 次,然后根据病情需要,调整用药方案。如果湿疹是急性的、局部皮肤有渗出和潮湿,那么可以使用高锰酸钾浸泡（1/10 000 稀释）。将纱布浸泡在溶液中,每天 1～2 次敷于患处,每次 15 分钟。单纯性苔藓患者可能需要局部使用强效类固醇激素来控制症状。随着苔藓样变问题的逐渐好转,用药频率可以逐渐降低。抗组胺药可能有助于减少患者夜间搔抓患处。

4. 银屑病

银屑病是最常见的皮肤病之一,以某种形式影响着约 2% 的人口。特征性病变是四肢伸侧出现银白色鳞片样斑块,但全身性病变可累及头皮和指甲。发病原因尚不清楚,但其具有遗传易感性,并且这种疾病可能是由链球菌感染和创伤（同形反应)激发。银屑病也可能因使用某些药物而加重,如 β 受体阻滞药、锂和氯喹。

组织学表现为明显的表皮增厚(棘皮症),伴有表皮呈嵴状伸入真皮。表皮存在海绵状水肿并伴有中性粒细胞浸润。

生殖器银屑病比较常见,可孤立发生[12]。由于肛门-生殖器皮肤所处的环境潮湿而闭塞,很少发生脱皮。大阴唇内外表面的病变表现为界限清晰的红斑或橙红色斑块,其分布通常对称(图 14-16)。腹股沟皱襞也可能受到累及。肛周病变比较常见,可延伸到臀裂(图 14-17)。瘙痒和灼烧感是常见的症状,但由于常见浸渍和皲裂,女性患者也可能主诉疼痛。检查皮肤的其他部位有助于寻找其他迹象:头皮可能出现鳞屑,银屑病患者的指甲可能出现顶针样凹陷、指甲剥离和甲下角化过度。

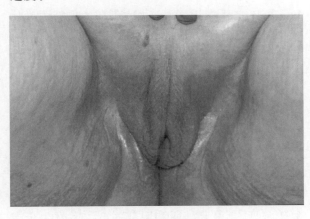

图 14-16　外阴银屑病

红斑及浸渍,并延伸至腹股沟皱襞。边缘仍然很清晰(另见彩图 14-16)。

使用润肤剂替代肥皂有助于治疗。传统的银屑病治疗方法(如焦油、地蒽酚、钙泊三醇)刺激性过强,因而不能用于屈曲部位,因此应使用温和到中等强度的局部类固醇激素。可以每天使用 1 次,然后根据需要减少使用频率。对于病情较重的患者,可能需要全身治疗,但这些患者应在皮肤科专家监管下进行治疗。口服甲氨蝶呤、环孢素和维 A 酸治疗是可行的,而病变广泛、耐药的病例可考虑使用新型生物疗法。

Reiter 病是一种肠道或下生殖道感染的炎性反应,伴有关节炎、葡萄膜炎和皮损,与银屑病非常相似。外阴可能出现环状溃疡性外阴炎,类似

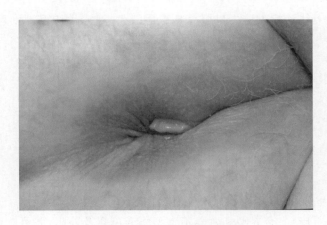

图 14-17　肛周银屑病

界限清晰的红斑,延伸至臀沟(另见彩图 14-17)。

于通常发生于男性的龟头炎。组织学表现与脓疱性银屑病相似。

5. 化脓性汗腺炎

化脓性汗腺炎是一种炎症性疾病,影响具有顶泌腺体的区域。其基本病理改变并非发生在腺体本身,而是在毛囊上皮细胞,在毛囊上皮细胞中,可能由损伤后产生的抗菌肽引发漏斗内炎症,后者可导致脓肿和深窦道的形成[13]。

肛门-生殖器受累很常见,伴有痛性结节、窦道和瘢痕(图 14-18)。桥接黑头粉刺是特征性改变。有报道,慢性病例中有 SCC 发生。

这种疾病的治疗可能比较困难。轻度可局部使用抗生素,同时也要采取其他措施,如戒烟和减肥。在中度至重度疾病中,长期口服四环素是一

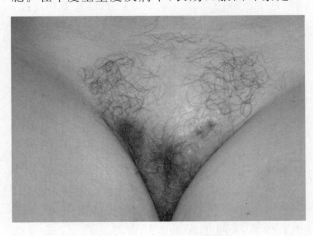

图 14-18　化脓性汗腺炎

阴阜可见渗出性炎症病灶,伴有桥接粉刺(另见彩图 14-18)。

线治疗方法。口服克林霉素已在一些病例中获得成功。二线治疗包括手术治疗、抗雄激素治疗,以及现在的抗肿瘤坏死因子(anti-tumour necrosis factor,TNF)生物制剂。

五、大疱性疾病

1. 遗传因素

(1)大疱性表皮松解症:是一种以皮肤脆性增加和大疱为特征的遗传性疾病(显性或隐性遗传)。交界型和营养不良型病变可累及外阴,并可能形成瘢痕。儿童患者必须在专科诊疗中心进行专业护理。

(2)慢性家族性良性天疱疮(Hailey-Hailey病):这是一种罕见的常染色体显性遗传性疾病,患者在20—40岁,身体屈曲部位和生殖器部位会出现潮湿红斑。局部摩擦会导致病变加重,斑块可能裂开并继发感染。组织学显示广泛的表皮内棘层松解,如同"破旧的砖墙"。治疗效果通常不佳,但局部使用类固醇激素和及时治疗感染都能有所帮助。光动力疗法对部分患者有一定作用。

2. 大疱性药疹

(1)固定性药疹:每次用药后固定性药疹发生在皮肤或黏膜的相同部位。外阴受累通常表现为肿胀,然后可能形成水疱和糜烂。由于病损间断性出现,患者很少将其与药物联系起来,因此可能需要进行激发试验。引起这一问题的药物有很多,其中与外阴病变关系最密切的是复方甲噁唑、阿昔洛韦和 NSAIDs。皮损反复消退经常导致炎症后色素沉着。

(2)多形性红斑:是一种急性反应模式,局部可发生黏膜糜烂和溃疡,通常伴有皮肤"靶向"病变。Stevens-Johnson 综合征是一种严重的多形红斑,可发生大疱性损害,并可形成瘢痕。阴道受累可导致阴道狭窄,进行阴道检查和治疗阴道病损很重要,否则可能出现继发于炎症和糜烂的永久性狭窄。多形性红斑和 Stevens-Johnson 综合征可能是由单纯疱疹病毒感染或药物(特别是抗生素和非甾体抗炎药)引起的。然而,在高达50%的病例中没有发现明显病因。

(3)中毒性表皮坏死松解症(Lyell综合征):这是一种皮肤科急症,可发生严重和广泛的表皮缺失。本病具有很高的死亡率。药物过敏是最常见的原因(最常见的为抗癫痫药、非甾体抗炎药和抗生素),但特发性病例也可能发生。

突然出现痛性红斑区域,通常在生殖器、口腔和眼睛处迅速糜烂或起疱。外阴阴道瘢痕和狭窄可能发生在糜烂愈合期间。必须停用引起过敏的药物,并将患者转诊到有相关治疗经验的皮肤科专科或烧伤诊疗中心。治疗以对症支持为主,类固醇激素和免疫球蛋白的作用尚不确定。疾病早期应与葡萄球菌烫伤样皮肤综合征进行鉴别诊断。在后一种疾病中,葡萄球菌毒素引起的表面脱屑非常明显。治疗方法是使用大剂量的抗生素,如氟氯西林。

3. 自身免疫性大疱性疾病

(1)大疱性类天疱疮:是最常见的自身免疫性疾病,主要影响老年人,但也有儿童病例报道。IgG 抗体直接作用于基底膜,在直接免疫荧光研究中呈线性表现。血液循环中可发现 IgG 抗体。组织学显示皮下形成水疱。黏膜可能出现张力较大的水疱,水疱破裂会形成表面糜烂。

患者需要由皮肤科医师进行治疗。可局部使用强效类固醇激素,但通常需要全身性使用类固醇激素和免疫抑制药物。

(2)黏膜类天疱疮(瘢痕性类天疱疮):这是一种罕见的自身免疫性大疱性疾病,黏膜受累明显,受累部位包括外阴、阴道、眼睛、口腔和喉部。瘢痕较常见,会引起外阴和眼部病变。常发生于老年妇女。组织学和免疫荧光结果与大疱性类天疱疮相似,但嗜酸性粒细胞较少。治疗较困难,但可试用类固醇激素,麦考酚酯和其他免疫抑制治疗[14]。此类患者有发生眼科和食管并发症的危险,治疗应由皮肤科医师及所有其他相关专科医师参与。这些患者具有扁平苔藓 VVG 型的许多临床特征。

(3)天疱疮:寻常天疱疮是一种罕见的影响皮肤和黏膜的大疱性疾病。IgG 抗体直接针对角质形成细胞。大疱较松弛,糜烂更为常见。患者通常较年轻,有儿童病例报道。组织学示表皮内大疱。使用直接免疫荧光在细胞间隙可见 IgG,体循环中可见 IgG 抗体。

这种疾病具有很高的发病率,患者应该一直接受皮肤科医师的治疗。治疗包括大剂量全身性使用类固醇激素、硫唑嘌呤、环磷酰胺和麦考酚酯。

六、外阴溃疡

1. 口腔溃疡

口疮很常见，但外阴也可有类似的病变，常被误认为疱疹性感染。外阴溃疡只有几毫米长，底部呈黄色，周围环绕红斑，但主要病灶可能更大。组织学改变是非特异性的。治疗较困难，但局部使用类固醇激素、四环素和局部麻醉药有效。

2. 与感染有关的急性溃疡

Lipschutz 在 1913 年描述了一种年轻女性发生的急性痛性溃疡。目前已知它们是对全身感染的一种反应，根据文献报道，最常与 EB 病毒感染相关[15]。它们通常发生于青少年女性，表现为迅速扩大的疼痛性溃疡，通常表现为"接吻"模式。病变通常在几周后愈合而不留下瘢痕，但如果病情严重，短疗程的泼尼松龙可以加快病变消退速度。局部使用类固醇和局部麻醉药如 5％ 利多卡因软膏对症状缓解有帮助。

七、潜在疾病的表现

1. 炎症性肠病

虽然溃疡性结肠炎可发生肛门-生殖器病变，但是比较罕见。肛门-生殖器受累的情况在克罗恩病中更为常见，发生于多达 30％ 的患者，并且可能比肠道疾病的发病早几年出现[16]。如果没有与肠道疾病的连续性或没有远处受累，病变则被称为转移性病变，大多数外阴病变属于这种类型。典型的表现包括单侧或双侧水肿（图 14-19）淋巴管扩张和阴唇间沟典型的"刀切"裂隙（图 14-20）。也可能出现窦道和瘘管。肛门周围溃疡或水肿也经常出现。

组织学检查显示肉芽肿性炎症，但可能是非特异性的。主要鉴别诊断为化脓性汗腺炎，两者可能共存。

治疗可能具有挑战性，理想情况下应该包括多学科团队。最初可局部使用有效的类固醇激素，但全身性治疗也是需要的，包括类固醇、免疫

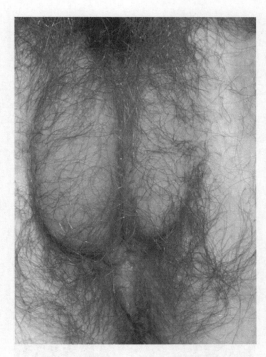

图 14-19　单侧外阴水肿：克罗恩病

有时，外阴水肿（通常是单侧的）可伴随胃肠道的克罗恩病（另见彩图 14-19）。

抑制药、抗生素（尤其是甲硝唑），以及生物肿瘤坏死因子 α 受体阻滞药；这些药物或许能够改善病情[17]。

2. 坏疽性脓皮病

坏疽性脓皮病是一种侵袭性溃疡性疾病，病因不明，但与一些潜在的炎症性疾病如类风湿关节炎、炎症性肠病和骨髓增生性疾病密切相关。

带有突出紫色边缘的化脓性溃疡最常见于下肢，但外阴也可受累及。最初的病变有时为脓疱，然后迅速溃烂形成单个或多个溃疡，边缘有硬块。

组织学检查结果是炎症性改变，但不具有特异性，诊断通常是临床诊断。早期识别疾病很重要，因为全身性类固醇激素或环孢素往往起效迅速。治疗上可能还需要其他药物，如达泊松、硫唑嘌呤或米诺环素。应尽量避免手术和清创缝合术，是因为伴随疾病的进展，病变会发生同形反应。

3. 贝赫切特综合征

贝赫切特首次描述了一种口腔和生殖器溃疡合并葡萄膜炎的病例。目前认为这是一种多系统疾病并有精确的诊断标准[18]。诊断是根据临床

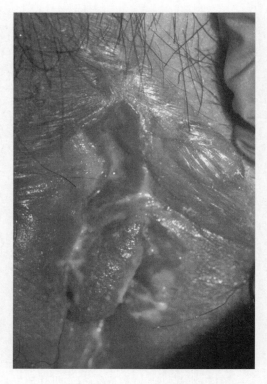

图 14-20 外阴克罗恩病：阴唇间沟可见较深的"刀切"裂隙（另见彩图 14-20）

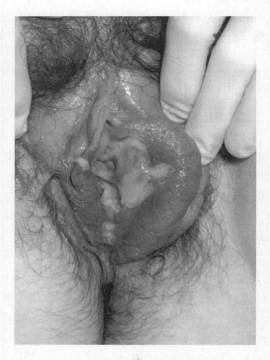

图 14-21 贝赫切特综合征

一例 45 岁的土耳其女性患者的阴唇被广泛地深溃疡所贯穿（另见彩图 14-21）。

特征建立的,评分 4 分以上即可诊断贝赫切特综合征,评分项目包括复发性口腔溃疡(2 分)、复发性生殖器溃疡(2 分)、眼部病变(2 分)、皮肤病变(毛囊炎,结节性红斑,脓皮病斑块,均为 1 分)、血管炎(1 分)和针刺反应呈阳性(轻微皮肤创伤处形成脓疱,如静脉穿刺)。

这类综合征通常在 50 岁之前发病。口腔溃疡与常见的口疮相似,但外阴溃疡通常面积更大,疼痛更明显,并且愈合后更易形成瘢痕。小阴唇是最常见的累及部位(图 14-21)。组织学非特异性,但可见到小动脉血栓形成。

由于疾病可能涉及多个器官和系统,因而治疗应采取多学科综合诊治。神经科和眼科并发症可能很严重,必须积极治疗。常用的药物包括类固醇、秋水仙碱、氨苯砜和沙利度胺。局部外用类固醇激素可用于治疗生殖器溃疡。生物制剂使用可能有一定的作用。

4. 坏死松解性游走性红斑(胰高血糖素瘤综合征)

这是一种罕见的症候群,病因不明,可见继发于胰岛细胞瘤的皮肤病变。皮损呈糜烂状并能够迁移,沿边缘蔓延。会阴受累最为严重,但也可见到口周病变。舌炎和糖尿病通常具有相关性。发现胰高血糖素水平升高即可诊断。手术切除原发肿瘤后,皮疹通常可以好转。

5. 肠病性肢端皮炎

与缺锌有关,可能为常染色体隐性遗传,或继发于肠外营养、吸收不良、严重进食障碍或使用青霉胺。红斑和脓疱病变累及外生殖器和口周皮肤。诊断标准是锌水平偏低,可通过口服锌剂治疗此类疾病。

八、色素沉着异常

外阴皮肤的色素沉着随着种族和激素状况的不同而存在差异。深色区域可能是由含铁血黄素或黑色素沉积造成的。含铁血黄素沉着往往呈现红色或棕色,并继发于炎症性皮肤病,如扁平苔癣。黑色素沉着通常是深棕色或黑色,当临床诊断不明确时,所有新发的色素沉着区域,必须进行活检。

1. 色素沉着过度

外阴皮肤色素斑块最常见的原因是炎症后的色素沉着。它最常继发于扁平苔藓,但也可发生于其他炎症性皮肤病和固定性药疹之后。

(1)外阴色素沉着症:色素沉着可见于没有任何炎症病史的区域(图 14-22)。这些区域可以非常不规则,必须进行活检,以确定其是否为良性病变。组织学表现为黑色素细胞数量增加和色素失调。在口腔内也可能发现类似的病变,但没有证据表明它们具有恶变倾向。

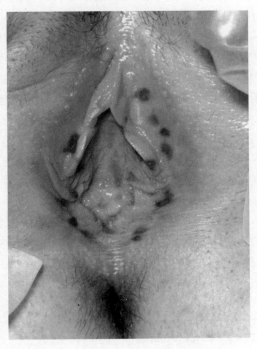

图 14-22　外阴色素沉着症
色素沉着的不规则区域,无任何既往炎性疾病史(另见彩图 14-22)。

(2)黑棘皮症:天鹅绒样、增厚和色素沉着的斑块对称地从大阴唇向腹股沟皱褶延伸,并可向肛周扩展。颈部和腋窝也可见类似的病变。斑块表面常可见多个皮肤变形。这种状况在超重人群中最为常见,并且与胰岛素抵抗有关。有些病例,特别是那些突然发病的较瘦的患者可能与潜在的恶性肿瘤有关,应进行适当的检查。

2. 色素减退

色素减退可作为炎症后的一种变化而发生,在深色皮肤中最明显。炎症治疗后会自行消退。

白癜风:是一种常见的自身免疫性疾病,病变部位皮肤完全脱色。病变呈斑片状,较对称,外生殖器常受累及。主要需与硬化性苔藓进行鉴别诊断,而且这两种疾病可能共存。然而,白癜风没有瘀斑或结构改变,皮肤的纹理是正常的(图 14-23)。目前尚无有效的治疗方法,紫外光疗对于其他部位的病变偶尔有效,但并不适用于外阴皮肤。

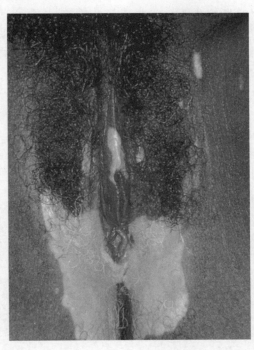

图 14-23　白癜风,显示色素对称性缺失(另见彩图 14-23)

3. 色素病变

良性色素病变可发生在外阴。然而,任何色素性病变都应接受组织学检查,以排除 VIN 引起的色素改变或外阴恶性黑色素瘤。

(1)脂溢性角化病:此类疾病可能存在严重的色素沉着,并具有"黏土"外观。它们通常发生于大阴唇的外侧和腹股沟。一般不需要治疗,但病情较重者可选择冷冻疗法或刮除和烧灼。如怀疑有 HPV 感染或宫颈上皮内瘤变,应进行活检以排除 VIN。

(2)色素细胞痣(色素痣):外阴痣并不常见。其中一些具有非典型特征,被认为是非典型外阴痣[19],而不是"发育异常"痣的变体。一些粗心的病理学家可能将这种情况报告为恶性黑色素瘤,因为细胞具有异型性,但病变是对称的,细胞成熟。在临床和组织学上,伴有硬化性苔藓的痣表现类似恶性黑色素瘤,但也有病例报道称真正的恶性黑色素瘤与硬化性苔藓有关。

九、良性肿瘤

1. 皮赘

这些较小的病变非常常见,特别是在屈曲和易受摩擦部位,如腋窝、眼睑和腹股沟。当病变扩大并变得疼痛时,才需要治疗,可以用冷冻或烧灼法去除病灶。

2. 囊肿

表皮囊肿是外阴最常见的囊肿类型,通常见于大阴唇。它们呈现为小而无痛的黄色肿块。通常不需要治疗,但如果出现症状,手术切除是有效的(图 14-24)。

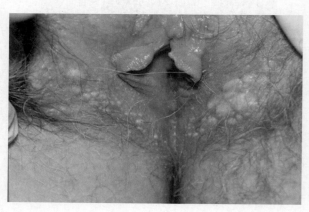

图 14-24 大阴唇外侧多发表皮样囊肿
通常无症状(另见彩图 14-24)。

巴氏腺囊肿的发生是由于巴氏腺的导管阻塞,因此可以在大阴唇内侧的下 1/3 处看到囊肿形成。病变可发生感染,首选治疗为囊肿剥除。在极少数情况下,巴氏腺癌可以表现为囊肿,因此所有复发病灶均应切除以排除这一点。

3. 乳头状汗腺瘤

疾病起源于肛门-生殖器的乳腺样结构,因此通常位于阴唇间沟或会阴。此类病变是无痛的,但仍需切除来进行组织学检查。

4. 汗管瘤

汗管瘤是一种最常见于面部的外分泌导管肿瘤。表现为小丘疹,发生在生殖器时可能发痒。它们最常发生在大阴唇,但也可累及小阴唇。此类疾病治疗效果不明显,但对于症状严重的患者,可选择激光消融。

十、血管病变

1. 血管角皮瘤

参见正常变异部分。

2. 血管瘤

毛细血管瘤在出生时即存在,并且不会消退。病变无症状且不会引起任何功能障碍。可进行激光治疗,但其作用仅为改善外观。

海绵状血管瘤(草莓痣)在出生后的最初几周内发生,并可能迅速生长。当出现在外阴时,大阴唇是最常见的受累部位,但肛周和臀部也可能受到影响。偶尔病灶会发生分解,引起局部痛性溃疡,并常导致感染。儿科皮肤科医师的早期评估是有益的,目前通常使用普萘洛尔治疗。它们会在一段时间内自行消退,但如果出现其他问题,可能需要激光切除等消融治疗。

3. 静脉曲张

外阴静脉曲张在妊娠期间很常见,在分娩后可自发形成血栓。它们通常与下肢静脉曲张有关,但如果仅有外生殖器静脉曲张,应进行进一步检查,以排除梗阻性盆腔病变。

十一、淋巴管疾病

1. 急性淋巴水肿

水肿可继发于念珠菌病或急性湿疹等疾病,但控制原发病后可迅速消退。荨麻疹和血管神经性水肿可累及外阴。临床表现为急性水肿,有时与性交有关,可能由压力引起。

对乳胶发生的接触性荨麻疹Ⅰ型超敏反应越来越常见。在使用乳胶避孕套后,阴唇会立即肿胀,在医护人员戴上乳胶手套进行查体时,也会出现这种情况。在病情严重的病例中,如果随后出现严重的全身性过敏反应,则可能危及生命。精液引起的接触性荨麻疹亦有报道,但比较罕见。这种情况下,使用避孕套可使症状完全缓解。脱敏治疗可能有效,当去除精液中的致敏成分后,可通过人工授精获得妊娠。

2. 慢性淋巴水肿

慢性炎症（如化脓性汗腺炎或克罗恩病）、感染、恶性肿瘤、手术或放射治疗等可导致淋巴水肿。外阴会增厚、变硬，更容易发生蜂窝织炎。可能需要预防性使用青霉素。

3. 淋巴管扩张

小淋巴囊肿（淋巴管扩张）可发生于慢性淋巴水肿的病例中。病变可能是由于遗传缺陷而原发，或继发于克罗恩病或宫颈癌或阴道癌放疗后。病变呈疣状外观，常被误诊为病毒性疣。

因淋巴漏而有症状的病例可通过二氧化碳激光进行治疗。对于先天性淋巴管扩张可能需要进行影像学检查来明确是否有更深部位的淋巴管异常。

（刘思邈　译　张　颖　校）

参考文献

[1] Lewis FM, Agarwal A, Neill SM, Calonje JE, Stefanato CM. The spectrum of histopathologic patterns secondary to the topical application of EMLA® on vulvar epithelium: clinic-pathologic correlation in 3 cases. *J Cutan Pathol* 2013;40:708-713.

[2] Fistarol SK, Itin PH. Diagnosis and treatment of lichen sclerosus. An update. *Am J Clin Dermatol* 2013;14:27-47.

[3] Wallace HJ. Lichen sclerosus et atrophicus. *Trans St John's Hosp Dermatol Soc* 1971;57:9-30.

[4] Lewis FM, Tatnall FM, Velangi SS. *et al*. British Association of Dermatologists guidelines for the management of lichen sclerosus, 2018. *Br J Dermatol* 2018;178(4):839-53.

[5] Chi CC, Kitschig G, Baldo M, Brackenbury F, Lewis F, Wojnarowska F. Topical interventions of genital lichen sclerosus. *Cochrane Database Syst Rev* 2011;(12):CD008240.

[6] Lewis FM, Bogliatto F. Erosive vulval lichen planus: a diagnosis not to be missed. A clinical review. *Eur J Obstet Gynecol Reprod Biol* 2013; 171: 214-219.

[7] Pelisse M, Leibowitch M, Sedel D, Hewitt J. Un nouveau syndrome vulvo-vagino-gingival. Lichen plan érosif plurimuqueux. *Ann Dermatol Vénéréol*

1982;110:797-798.

[8] Lewis FM, Shah M, Harrington CI. Vulval involvement in lichen planus: a study of 37 women. *Br J Dermatol* 1996;135:89-91.

[9] Derrick EK, Ridley CM, Kobza-Black A, McKee PH, Neill SM. A clinical study of 23 cases of femaleano-genital carcinoma. *Br J Dermatol* 2000;143: 1217-1223.

[10] Cooper SM, Haefner HK, Abrahams-Gessel S, Margesson LJ. Vulvo-vaginal lichen planus treatment: a survey of current practices. *Arch Dermatol* 2008;144:1520-1521.

[11] O'Gorman SM, Torgerson RR. Allergic contact dermatitis of the vulva. *Dermatitis* 2013;24:64-72.

[12] Meeuwis K, de Hullu J, Massuger L, van de Kerkhof PC, van Rossum MM. Genital psoriasis: a systematic literature review on this hidden skin disease. *Acta Derm Venereol* 2011;91:5-11.

[13] Jemec GB. Clinical practice. Hidradenitis suppurativa. *NEngl J Med* 2012;366:158-164.

[14] Bruch-Gerharz D, Hertl M, Ruzicka T. Mucous membrane pemphigoid: clinical aspects, immunopathological features and therapy. *Eur J Dermatol* 2007;17:191-200.

[15] Halverson JA, Brevig T, Aas T, Skar AG, Slevolden EM, Moi H. Genital ulcers as initial manifestation of Epstein Barr virus infection: two new cases and review of the literature. *Acta Derm Venereol* 2006;86:439-442.

[16] Barret M, de Parades V, Battistella M, Sokol H, Lemarchand N, Marteau P. Crohn's disease of the vulva. *J Crohns Colitis* 2014;8:563-570.

[17] Laftah Z, Bailey C, Zaheri S, Setterfield J, Fuller C, Lewis F. Vulval Crohn's disease: a clinical study of 22 patients. *J Crohns Colitis* 2015;9:318-325.

[18] International Team for the Revision of the International Criteria for Behçet's Disease (ITR-ICBD). The International Criteria forBehçet's Disease (ICBD): a collaborative study of 27coutnries on the sensitivity and specificity of the new criteria. *J Eur Acad Dermatol Venereol* 2013;28:338-347.

[19] Gleason BC, Hirsch MS, Nucci MR et al. Atypical genitalnaevi. A clinicopathological analysis of 56 cases. *Am J SurgPathol* 2008;32:51-57.

阴道、子宫颈和卵巢的良性疾病

D. Keith Edmonds[1,2]

[1] *Imperial College London，London，UK*

[2] *Queen Charlotte's and Chelsea Hospital，London，UK*

一、阴道

阴道是女性内生殖道的最低部分,临床阴道检查常因不允许使用窥具和手指而受限。因此只有异常临床症状时才详细检查阴道。

阴道由结缔组织支持、非角化复层鳞状上皮覆盖、环形和纵形肌层构成。肌肉上端附着于宫颈阴道部纤维,下外侧附着于耻尾肌、海绵体和会阴。上皮细胞下缘达前庭黏膜处女膜缘,向上延伸至宫颈阴道部鳞柱交界处。阴道前后壁有纵行柱状上皮,每列柱状上皮都有横行皱襞,有很大的延伸性。鳞状上皮在生育年龄较厚且富含糖原,在月经周期中无明显的变化,仅在黄体期糖原含量稍有增加,但在月经来潮前又迅速减少。婴幼儿和绝经后女性上皮变薄或萎缩。

育龄期女性阴道有不同的菌群,了解什么是正常和异常对于确定感染很重要。表14-1列出了主要的菌群。

1. 阴道感染

生育年龄妇女阴道乳酸菌的 pH 值保持在3.8 到 4.2 之间,这有助于预防感染。婴幼儿和绝经后妇女,较高的 pH 值及尿、粪便污染增加了感染的风险。阴道萎缩也可能发生在产后、哺乳期低雌激素状态。生理性阴道分泌物含有阴道壁渗出液、含糖原的鳞状上皮、结晶、乳酸菌、宫颈黏液和月经残渣,以及大小前庭腺的分泌物。阴道分泌物在月经周期中随雌激素水平的变化而变化,是一种正常的生理现象。阴道分泌物通常没有异味,如果出现颜色变化或分泌物增多,可能提

示感染。非特异性阴道炎可能与性交、除臭剂或避孕药过敏,以及局部抗菌治疗引起的化学刺激有关。非特异性感染可能会因异物引起,如子宫托、经常使用卫生棉条和宫内节育器。

表 14-1　正常常见菌属

	100%	50%	<5%
表皮葡萄球菌	+	−	−
乳酸杆菌	+	−	−
金黄色葡萄球菌	−	+	−
轻型葡萄球菌	−	+	−
粪肠球菌	−	+	−
肺炎链球菌	−	−	+
化脓性链球菌	−	−	+
奈瑟菌属	−	+	−
脑膜炎奈瑟球菌	−	+	−
大肠埃希菌	−	+	−
变形杆菌	−	+	−
类杆菌	−	−	+
棒状杆菌	−	+	−
支原体	−	+	−
白色念珠菌	−	−	+

（1）细菌性阴道病:该病以前被认为与阴道加德纳菌有关,但也涉及多种微生物引起,如动弯杆菌、类杆菌和消化链球菌。约50%的感染女性无症状,阴道通常无炎症,因此使用"阴道病"而不是阴道炎[1]。检查见灰白色分泌物,阴道 pH 大于5。分泌物涂片革兰染色显示"线索"细胞,即覆盖着微生物和缺乏乳酸菌的阴道上皮细胞。取阴道分泌物加入盛有生理盐水玻片上,再滴一滴10%氢氧化钾,释放出特有的鱼腥臭味,也可以确

诊[2]。细菌性阴道病可能增加早产、盆腔炎和术后盆腔感染的风险[3,4]。细菌性阴道病的治疗可使用甲硝唑，每日 3 次，每次 200mg，共 7d，或每次 2g 顿服。另外，克林霉素乳膏也可以作为阴道乳膏使用。

（2）滴虫病：是由阴道毛滴虫引起的一种性传播疾病。症状通常出现在暴露后 5～28d，主要表现为黄绿色阴道分泌物、泡沫状、有异味、性交困难和阴道刺痛。在受感染的女性中，10% 的人在检查时可见到"草莓状"宫颈（图 14-25）。阴道毛滴虫是一种鞭毛状器官，它能破坏阴道上皮细胞，增加妇女感染人类免疫缺陷病毒（HIV）的易感性。这是由上皮细胞裂解引起的。治疗方法为甲硝唑 400mg，每日 3 次，连续 7d 或替硝唑 2mg，顿服。由于这是一种性传播疾病，诊断明确后妇科医师应将患者转入到泌尿科进行随访。

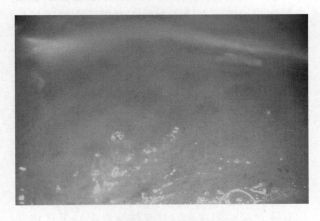

图 14-25　滴虫病伴草莓性阴道炎（另见彩图 14-25）

（3）阴道念珠菌病：这是一种真菌感染，通常称为"念珠菌性阴道炎"。它是由任何一种念珠菌引起的，其中白色念珠菌最常见。感染刺激阴道，产生阴道炎，导致瘙痒、灼烧、疼痛和典型的白色或灰白色凝乳样。刺激和炎症在外阴蔓延，也可能涉及肛周皮肤。念珠菌可传播给性伴侣，念珠菌可在阴茎头或皮肤周围引起红色的斑片状溃疡，以及严重的瘙痒和灼烧感。当乳酸菌分泌乳酸的过程受到干扰，改变阴道 pH 值，导致念珠菌过度生长，从而引起感染。糖尿病和使用抗细菌药治疗其他感染的患者念珠菌病的发生率增加。使用激素治疗其他疾病或艾滋病等免疫力低下情况下，念珠菌更易感染。念珠菌常在阴道内定植，

但也可能是肠道菌群的一部分。从感染部位取拭子培养可明确诊断。阴道念珠菌病治疗主要是将抗真菌药物的子宫托或乳膏置入阴道内。单剂量制剂具有较高依从性，而咪唑类药物（克霉唑、益康唑和咪康唑）根据制剂的不同，在 1～14d 的短疗程内有效。口服药物还有氟康唑或伊曲康唑，通常对根除该病非常有效。感染念珠菌病的妇女中约有 10% 会发展成复发性，如果有妊娠、糖尿病或口服避孕药等诱发因素，更容易发生。对于复发性和两个疗程咪唑耐药的患者，对性伴侣的治疗很重要。复发性感染病原学确诊后，可以长期口服药物治疗。常用药物包括氟康唑每周口服 100mg，持续 6 个月；克霉唑每周 500mg 阴道内放药，持续 6 个月；伊曲康唑每周口服 400mg，持续 6 个月（框图 14-3）。

💡 框图 14-3

阴道感染
- 区分感染和正常菌群对于诊断阴道炎非常重要。
- 细菌性阴道病与早产有关。
- 复发性阴道念珠菌感染系统研究比长期治疗更重要。

关于念珠菌的治疗有大量可供参考的医学文献，但很少有科学证据证明其有效性。

（4）阴道梅毒：梅毒在英国女性中并不常见。然而，不常见的阴道病变需引起注意，尤其是患者或伴侣最近出国旅行。

原发病灶可能在阴道、外阴或宫颈。通常是单一无痛、界限清楚的溃疡，边缘硬化，与淋巴结肿大有关。继发性病变包括尖锐湿疣、黏膜斑和环形浅表溃疡。

诊断是基于对病原体梅毒螺旋体暗视野显微镜检查，或血清学检查，如酶联免疫吸附试验（ELISA）。有关使用苄星青霉素（即普鲁卡因青霉素与青霉素）详细和具体治疗方案，请参阅第 16 章第一节。

（5）淋球菌阴道炎：淋病可感染宫颈或巴氏腺，但不感染阴道上皮，除了幼女或绝经后妇女。对于有性虐嫌疑幼儿有阴道分泌物，应行奈瑟球菌拭子培养（见第 16 章第一节）。

（6）巴氏腺疾病：靠近阴道入口的成对腺体分

泌黏液,在性唤起时保持阴道湿润和起润滑作用。如果腺管堵塞,黏液无法排出,从而形成囊肿。如果感染形成脓肿剧烈疼痛。最常见的致病菌是葡萄球菌和大肠埃希菌,但也可能存在其他细菌感染,包括淋病奈瑟菌或衣原体。女性发生巴氏囊肿或脓肿概率约 3%,最常见的年龄在 20—30 岁。

巴氏腺囊肿可能不需要治疗,除非有明显不适,但脓肿几乎都需要治疗。它可能会自发破溃和消退,但复发率很高。有多种手术方法,包括切开填塞硝酸盐纱条和袋形切开术(充分切开、引流、外翻囊肿黏膜),造口术(切开、引流、置入导管 2~4 周),二氧化碳激光切开引流,细针囊肿穿刺。

2009 年的一项 Meta 分析未能确定最佳治疗方法[5]。复发率各不相同,但在 5% 左右。

(7)病毒感染:由人类乳头瘤病毒(HPV)和单纯疱疹病毒引起的病变可在阴道内看到。进一步的资料见第 16 章第一节。

2. 阴道萎缩

这不仅出现在绝经后妇女,也出现在幼女期和哺乳期。检查显示,皱襞消失,黏膜充血,有时伴有点状出血斑。患者可表现阴道出血、阴道充血或阴道干涩和性交困难,也可出现尿频、夜尿增多、尿痛和复发性尿路感染等尿路症状。局部表面感染可能与革兰阳性球菌或革兰阴性杆菌有关。45% 的绝经后妇女有阴道萎缩的症状。

治疗需要补充雌激素来修复阴道上皮细胞和 pH 值。通常是局部涂抹雌激素乳膏,少量雌激素可能会被吸收入血。长期使用对子宫内膜的安全性尚不确定。不同的制剂推荐使用时间不同,但通常是 3 个月,然后评估效果。症状反复可能需要再次使用。另外,绝经后妇女可以使用激素替代治疗。

3. 阴道创伤

这可能在性交后,阴道手术黏膜受损,或阴道壁损伤,或手术分解穹隆粘连后发生(图 14-26)。也可能与分娩或医源性损伤有关,如使用子宫托造成的阴道溃疡。创伤可能导致严重出血,偶可见膀胱或直肠阴道瘘。

4. 瘘

瘘可能由外伤引起,如前所述,也可能由肿瘤或克罗恩病引起。阴道前壁瘘目前并不常见,但直肠阴道瘘可能是由于产时撕裂或广泛外阴切开

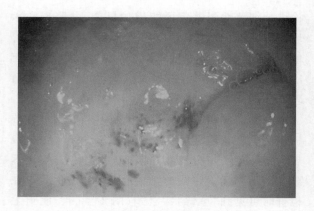

图 14-26　阴道穹隆出血粘连(另见彩图 14-26)

术后,不完全或不充分的修补造成的。妇科手术后可并发输尿管、膀胱或直肠瘘。

5. 子宫内膜异位

偶尔,直肠阴道子宫内膜异位症患者手术或会阴切开术后可在阴道黏膜下发现子宫内膜异位症沉积。它们可能引起异常的阴道出血或疼痛。出血时最容易被发现,在其他呈现出紫蓝色结节。可以通过激光汽化或切除,或药物治疗。

6. 阴道上皮内瘤变

阴道上皮内瘤变(VAIN)约占宫颈上皮内瘤变(CIN)患者的 10%(图 14-27)。几乎总发生在与宫颈病变[6]连接处的阴道上段。宫颈正常时几乎很少发现 VAIN,但是 Lenehan 等[7]的报道显示,子宫切除术后 43% 的患者伴有 VAIN,几乎均有宫颈涂片阴性和宫颈良性病变史。子宫切除术后 VAIN 可能存在阴道穹隆或缝线周围(图 14-28)(这可能是 CIN 治疗后残留的),也可能远离阴道穹隆,并伴有多点上皮内瘤变。Hummer

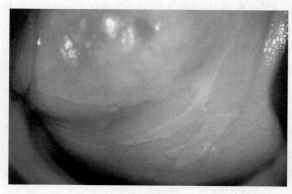

图 14-27　宫颈病变延伸的阴道上皮内瘤变(另见彩图 14-27)

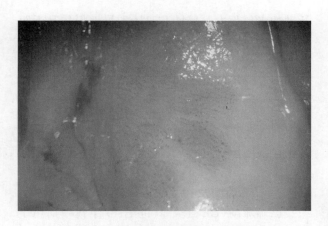

图 14-28　子宫切除术后阴道残端上皮内瘤变（另见彩图 14-28）

等[8] 报道了 66 例不同级别的 VAIN 病例,结果显示,1/3 的病例在宫颈病变治疗前 2 年已经出现病变。CIN 与 VAIN 诊断间隔最长为 17 年;VAIN 患者的年龄从 24－74 岁不等,平均年龄为 52 岁。

VAIN 的病因与 CIN 相似,98％ 的病例中 HPV 阳性,其中 68％ HPV16 阳性[9]。尽管在治疗宫颈病变时没有发现阴道异常,但宫颈转化区延伸至阴道穹窿似乎是原因之一。在接受化疗或免疫治疗的患者中 VAIN 的发生率更高。在 VIAN 发展为宫颈癌的前 10～15 年放疗的作用已经被注意到,尤其是病变位于阴道下段时。一部分学者[10] 认为,低剂量的放疗可能导致肿瘤的转化,或转为 VAIN,或导致阴道肉瘤。

对于宫颈病变,VAIN Ⅰ 相当于轻度不典型增生,VAIN Ⅱ 相当于中度不典型增生,VAIN Ⅲ 相当于重度不典型增生或原位癌。该病通常被认为是在阴道穹窿涂片标本中发现异型细胞的结果。Townsend[11] 认为,对于 CIN 接受子宫切除术的妇女,穹窿细胞涂片检查应每年进行 1 次,如果因良性疾病行子宫切除术,则应每 3 年检查 1 次。目前的研究不鼓励对后一组患者进行任何涂片检查,但建议对因宫颈病变而行子宫切除术的患者进行随访。Gemmell 等[12] 建议子宫切除术后 6 个月、12 个月和 2 年进行穹窿涂片检查;如果阴性患者 5 年筛查 1 次。

对穹窿涂片异常患者行阴道镜下评估,异常区域表现为醋白上皮。表面染色有效率超过 50％,在使用卢戈碘溶液染色后,异常区域通常不着色

（图 14-29）。然而,阴道萎缩可能导致不着色区域面积增加,难以确定病变的范围。给予 2 周疗程的雌激素乳膏局部涂抹,纠正雌激素缺乏状态,2 周后进行阴道镜检查,将对明确病变范围有明显改善。在了解或获取子宫切除术后阴道侧角或缝合后的情况时可能会比较困难。阴道镜对穹窿进行活检通常不需要麻醉,但有时暴露阴道侧角困难,可能需要使用全身麻醉和合适的阴道扩张器。

(a)

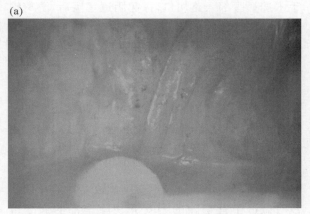

(b)

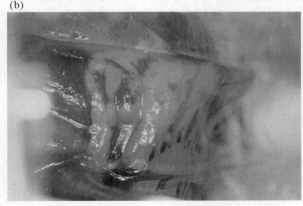

图 14-29　碘溶液涂抹前后阴道上皮内瘤变区域（另见彩图 15-29）(a,b)

目前尚无 VAIN 向侵袭性疾病进展的充分研究报道。McIndoe 等[13] 报道的一系列,子宫切除术后涂片异常的患者,这些患者在发展为肿瘤之前对其进行了近 20 年的随访,然而其他患者进展为肿瘤时间更短。

对于 VAIN 有很多治疗方法。手术仍然是治疗的主要方法,对较小的病变进行切除活检,对多灶病变进行部分阴道切除,对大面积或持续高级别 VAIN 几乎不做全阴道切除。最难治疗的是因宫颈病变已行子宫切除术的患者,手术后断

端缝合部位出现异常。子宫切除时是否需保留穹窿开口，以避免常规缝合部位以上阴道黏膜被覆盖，目前尚未得到证实。Ireland 和 Monaghan[14]发现，在 32 例 VAIN 患者中，有 9 例在缝合部位有浸润性癌，他们强调了阴道穹窿病变的评估难度和充分取材进行组织学检查的必要性。因此，他们主张只要在阴道穹窿的角部或缝合部位发现异常的上皮细胞，建议行阴道部分切除术。这个手术选择腹部入路切口，撑起阴道穹窿后，游离输尿管使之远离膀胱入口，分离阴道前后壁邻近器官膀胱、直肠，充分游离，保证可切除阴道顶端上 1～2cm 组织。确定究竟要切除多少，最常用的办法是填塞阴道之前，从下端开始分离阴道壁黏膜。偶尔，病变广泛时需完整切除阴道，同时还需进行植皮或切除一段肠管行阴道重建。有些人提倡阴道入路[15]，但可能操作比较困难，可能损伤阴道动脉导致大出血。

使用二氧化碳激光更有可能成功地治疗那些没有做过子宫切除的妇女并切除全部的病变范围。必须注意的是，绝经后妇女阴道壁可能较薄，膀胱和直肠黏膜距离不足 5mm。二氧化碳激光相对于其他形式的选择性消融，如电热疗法或环形切除，其优点是更好地控制激光汽化的面积和深度。采用高功率密度和快速光束移动技术，可识别病变组织，切除至上皮下基质，最大限度地减少炭化和邻近组织的热损伤，从而降低膀胱和肠道损伤的风险[16]。

还有药物治疗，5％咪喹莫特乳膏是常用的，最近的一项研究显示，VAIN Ⅰ～Ⅲ完全缓解率为 57％～86％[17]。氟尿嘧啶的使用经验在英国不如在美国广泛。Caglar 等[18]认为，药物只针对异常的上皮细胞剥脱。然而，有时上皮溃疡非常广泛，并伴随严重的阴道灼伤，随后可能需要几个月时间来愈合。治疗失败很常见。Rhodes 等[19]最近的一项研究证明了单独使用阴道内雌激素及联合其他疗法的作用。单纯雌激素治疗组中，90％的患者病情消退或治愈；在接受联合治疗的患者中，治愈率为 81.3％。相比之下，那些没有雌激素治疗的患者治愈率只有 71％。

另一种选择是阴道后装[20]放射治疗。这样的治疗可能会导致阴道狭窄，并影响性生活，所以这种治疗方法给高度选择的困难病例和已停止性

活动的老年妇女。膀胱和直肠的局部损伤是近距离治疗的风险（框图 14-4）。

> **框图 14-4**
> - VAIN 联合 CIN 病变的患者达 6％。
> - 阴道镜下评估和随访是必需的。
> - 治疗主要是手术切除或局部消融。

7. 己烯雌酚及相关阴道病变

己烯雌酚（DES）从 20 世纪 40 年代中期用于治疗复发性或先兆流产和不明原因孕晚期胎儿丢失，主要在美国的东北部各州（据估计 200 万名女性）及加拿大、墨西哥、澳大利亚西部和西欧使用。

Herbst 和 Scully[21] 报道了波士顿麻省总医院 7 例年龄在 14－22 岁的年轻女性阴道透明细胞腺癌。他们的一项回顾性研究考虑肿瘤与患者在宫内期间服用 DES 引起的宫内暴露有关。更广泛的研究[22]对 346 例宫颈及阴道透明细胞腺癌进行了调查。317 例患者的宫内暴露是明确的，发现 2/3 的患者在宫内接触过 DES 或母亲在怀孕期间服用过类似非类固醇雌激素。在另外 10％的病例中，使用的药物来源可疑，但在 25％的病例中，没有母体激素治疗史。作者发现，年轻女性阴道透明细胞腺癌的年龄发生率从 14 岁开始，在 19 岁达到顶峰，然后下降。他们估计，在宫内接触 DES 的妇女中，每 1000 名妇女中可能有 0.14～1.4 人患透明细胞癌。DES 还产生其他各种阴道和宫颈病变。阴道腺病常合并宫颈外翻。患者的阴道和宫颈组织之间通常有一个峰状突起，称为颈圈、环或“鸡冠状子宫颈”。约 25％的暴露患者出现这种情况。腺病可累及阴道前壁、后壁和侧穹窿，但通常局限于阴道上 1/3。有时会出现细胞学上的异常，广泛的未成熟鳞状化生和 CIN。最初的建议是，已知在宫内接触过 DES 的妇女应从 14 岁开始进行细胞学和阴道镜检查。DES 暴露在英国并不常见，相关的阴道变化也不常见。此类患者应每年进行宫颈和阴道细胞学检查和阴道镜评估。目前还不清楚腺癌的风险在绝经后是否会持续存在。

8. 良性阴道肿瘤

可发生在阴道壁但这些并不常见，包括肌瘤、

纤维肌瘤、神经纤维瘤、乳头状瘤、黏液瘤和腺肌瘤。

　　囊性病变可在阴道内发现,通常是横向的,偶尔从阴道穹窿向下延伸至阴道口。这些通常是副中肾管或中肾管的起源。它们增大可能会影响性生活或使用卫生棉条。通常可以从顶端处理,但在阴道穹窿处必须小心,以避免损伤大的子宫和膀胱血管。

二、子宫颈良性病变

1. 鳞柱交界处的位置及在转化区内的变化

　　众所周知,雌激素使宫颈发育增大,由于子宫颈固定在阴道穹窿处,任何使宫颈增大的最终结果都是暴露宫颈管内的柱状上皮。新生儿在母体雌激素的影响下,青春期雌激素水平上升、口服避孕药期间和在第一次怀孕期间将会发生明显变化(图 14-30)。移位是柱状上皮典型的描述(而不是"糜烂");阴道镜检查显示上皮细胞折叠成绒毛(图 14-31)。当雌激素水平下降,如在产褥期或绝经期,鳞柱交界再次退回宫颈管内,的确在宫颈管内可以找到并证实。

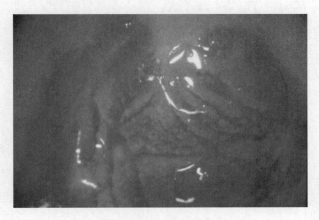

图 14-30　妊娠期宫颈外翻(另见彩图 14-30)

　　在大约 5% 的女性中,鳞状柱交界延伸至阴道前、后穹窿,因此在以后的检查中需注意扩大检查范围,即所谓的生理性转化区。这种变化肉眼可能看不出来,但涂碘后活检时可能会被发现。活检病理无上皮内瘤变的证据,但可能表现滞后或不成熟的鳞状上皮化生。

2. 宫颈鳞状上皮化生

　　柱状上皮暴露于阴道低 pH 下可发生一系列

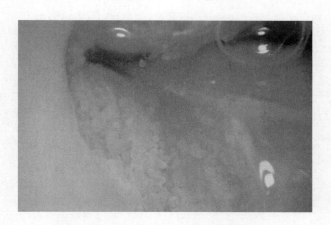

图 14-31　柱状绒毛位于鳞柱交界处(另见彩图 14-31)

的生理变化,称为化生。我们认为单层柱状上皮内储备细胞增殖产生复层柱状上皮,暴露于宫颈表面(图 14-32)。这些细胞最初不成熟和未分化,但随着时间的变化会演变为分化正常的细胞,以恢复表层鳞状上皮糖基化。这一过程发生在鳞柱交界区,或转化区,从新生儿开始,一直持续到绝经后(图 14-33)。宫颈管内检查显示一系列纵行皱襞嵴,柱状上皮位于皱襞顶端,向下延伸至深部隐窝,鳞状上皮化生可能最初发生在纵行皱襞上,跨过皱襞,在隐窝内鳞状上皮覆盖柱状上皮。如果柱状上皮产生的黏液滞留在隐窝内不能排出,就会形成囊肿或纳氏滤泡(图 14-34);有时这些滤泡很大延伸至整个转换区域。它们是良性的,与感染无关,不是宫颈炎的症状,不需要治疗。

3. 宫颈息肉

　　宫颈细胞检查时发现宫颈息肉很常见,通常会随着年龄的增长而增加,直至绝经期(图 14-35

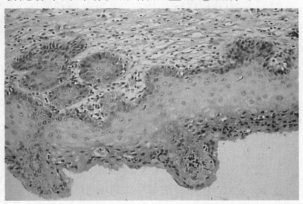

图 14-32　显微镜下柱状和多层未成熟上皮化生(另见彩图 14-32)

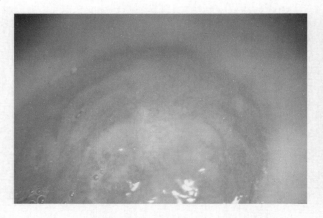

图 14-33 宫颈鳞状上皮化生(另见彩图 14-33)

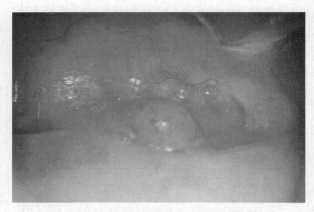

图 14-35 宫颈管内小息肉(另见彩图 14-35)

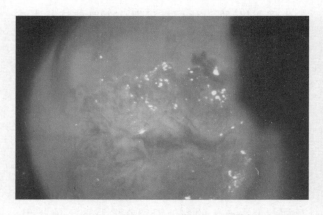

图 14-34 典型的充满黏液的纳氏囊肿转化区(另见彩图 14-34)

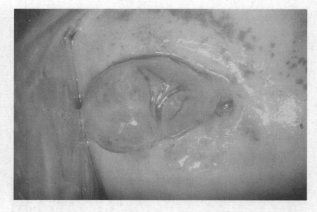

图 14-36 周围萎缩的上皮和宫颈大息肉(另见彩图 14-36)

及图 14-36)。偶尔这些息肉会有症状,导致阴道分泌物增加或性交时出血。息肉病理组织学显示由柱状上皮组成,有时表面有化生鳞状上皮。恶变最不常见。息肉被切除后,组织送病理检查,发现约 15% 的子宫肿瘤息肉样变,偶尔会通过阴道自行排出。

4. 慢性宫颈炎

以前常用电烙或热疗治疗阴道长期水样分泌物并被认为有"糜烂"的患者。正如前所述,这些异位或外翻柱状上皮不是病理的,"宫颈炎"一词不恰当。

然而,一些患有沙眼衣原体的妇女(少数淋球奈瑟菌)会出现类似症状,并可见到异常宫颈变化。Brunham 等[23]认为脓性分泌物宫颈炎与衣原体相关。

Hare 等[24]描述此种宫颈炎的阴道镜下表现

为"滤泡性宫颈炎"。如果这些微生物被明确的排除后,"宫颈炎"不需要治疗,除外使用增加阴道酸度的方法来促进鳞状上皮化生(框图 14-5)。

💡 **框图 14-5**

宫颈疾病

- 鳞柱交界区在临床上可以见于多个部位,甚至可以跨越宫颈达阴道穹窿。
- 宫颈鳞状上皮化生是正常表现。
- 宫颈息肉可在门诊切除。
- 慢性宫颈炎不需要治疗。

三、卵巢

1. 良性疾病

(1)解剖学:卵巢通过外侧包含卵巢血管的悬

韧带连接到骨盆外侧壁,通过阔韧带连接到宫角。每个卵巢在静止状态下大小为 3cm × 2cm × 1 cm,但在生理刺激下会增大;在更年期后会萎缩。表面覆盖单层立方上皮,内有卵泡、卵母细胞、颗粒层和包膜。皮质下有髓质和卵巢血管通过的卵巢门。第 10 章第一节描述了与卵泡发育和排卵相关的内容。卵巢的大小和位置在青春期和更年期之间有所不同——经阴道测定的平均体积,绝经前卵巢平均体积为 6.8cm³(上限 18cm³),而绝经后卵巢的平均大小为 3cm³(上限 8cm³)。

(2)卵巢增大:尿促卵泡素和黄体生成素会引起卵巢增大。卵泡和黄体囊肿也可使卵巢增大,而最大可达 15cm 大小的黄体囊肿将产生高水平的绒毛膜促性腺激素,诱发滋养细胞疾病。在辅助生育促排卵过程中,促性腺激素刺激可导致卵巢明显增大和腹水的发生(见第 11 章第二节)。

(3)多囊卵巢:卵巢多囊性改变有多种说法。Stein 和 Leventhal[25]描述了 7 例闭经或月经不规则患者,经"充气造影术"证实为卵巢多囊样增大,楔形切除后恢复正常生理功能。Judd 等[26]研究表明,该综合征中雄激素水平升高是卵巢原发的。患者促性腺激素和雄激素的变化并不都与卵巢多囊性改变的程度呈正比。多囊卵巢综合征的诊断是基于超声发现卵巢边缘有 10 个或以上直径 2～8mm 卵泡,伴有卵巢体积的增加和内分泌相关标准(见第 10 章第二节)。

(4)卵巢妊娠:卵巢异位妊娠是不常见的,在所有的妊娠中,每 25 000 例中有 1 例发生。患者通常表现为宫外孕或黄体出血。术前诊断困难。治疗方法是手术切除,可能需要切除卵巢。这通常可以通过腹腔镜来实现(见第 9 章第四节)。

(5)卵巢子宫内膜异位:卵巢增大可继发于子宫内膜异位症(即子宫内膜异位囊肿)。子宫内膜异位囊肿大小差异很大,较小的囊肿可以通过药物治疗,但较大的囊肿需要手术治疗(见第 12 章第一节)。

(6)卵巢肿瘤:世界卫生组织将卵巢肿瘤分为五大类。然而,良性肿瘤如下。

- 上皮性:浆液性囊腺瘤,黏液性囊腺瘤,Brenner 瘤。
- 生殖细胞:畸胎瘤(14-37)。

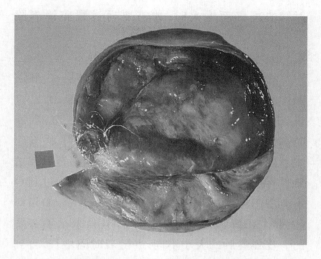

图 14-37　卵巢良性囊性畸胎瘤,可见毛发和皮肤(另见彩图 14-37)

良性肿瘤约占所有卵巢肿瘤的 85%,其中黏液性囊腺瘤约占 50%,浆液性囊腺瘤约占 25%,畸胎瘤约占 10%。还有一些不是卵巢特有的软组织肿瘤,如纤维瘤(图 14-38)。

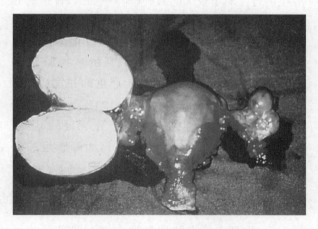

图 14-38　卵巢纤维瘤(另见彩图 14-38)

2. 黄体

黄体是一个排卵的生理性过程,正常月经周期可达直径 3cm。偶尔,黄体可在没有怀孕的情况下持续存在,并可增大至直径 5cm。黄体到一定时期后逐渐开始变小,直至自然消退。这些囊肿常在无症状的妇女或有轻微腹痛的妇女的超声检查中偶然发现。治疗是保守的。在 95% 的病例中,6～8 周复查超声可发现卵巢囊肿消失,随后卵巢功能恢复正常。在这种情况下采取保守的方法是非常重要的,只有当囊肿持续存在或随着时间的推移而增大时,才需要通过腹腔镜剥除囊肿。

3. 成熟性囊性畸胎瘤(皮样囊肿)

皮样囊肿是囊性畸胎瘤,包括外胚层、内胚层和中胚层膨出,可包括皮肤、毛囊和汗腺,通常来说,头发是非常常见的,也可能有皮脂、血液、脂肪、骨头、指甲、牙齿和软骨,偶尔也有甲状腺组织。皮样囊肿通常表现为腹部不适或扭转引起的急性疼痛,患者年龄在18—25岁。可以通过超声下典型图像(见第7章第三节)进行诊断,如果对病因学有疑问,可行 MRI 扫描,但几乎是不必要的。皮样囊肿的大小不同,并随着时间增长,直到被诊断。偶尔,皮样囊肿可能在孕期首次诊断发现,因此,临床对于是否采取保守的方法来处理产后囊肿,需要根据临床症状和囊肿大小。10%～15%的病例为双侧皮样囊肿。

在患者有症状的情况下,皮样囊肿的处理是外科手术。卵巢囊肿切除术可以通过剖腹手术或腹腔镜进行。对于较大的囊肿(即>6 cm),首选的方法是开腹手术;较小的囊肿可以通过腹腔镜切除。由于其内容物有溢出的危险,可导致化学性腹膜炎,因此腹腔镜检查存在争议。虽然风险很小(0.2%),但一旦发生[27]是一个严重的并发症。据报道,术中囊液溢出发生13%～100%[28,29]。关于腹腔镜术后复发率也存在争议。毫无疑问,腹腔镜组的复发率更高,大约为10%,而开腹组的复发率仅为0.1%[28]。

卵巢囊肿切除术是首选的手术方案,因为大多数患者都没有检测过生育功能指标。在大多数情况下,发现皮样囊肿是偶然的,所以期待治疗可能是一种选择,特别是囊肿如果很小。目前缺乏关于这方面的数据,但这似乎是一种合理的临床思维。

4. 浆液性囊腺瘤

浆液性肿瘤约占所有良性肿瘤的25%,其发病高峰年龄在40—50岁。症状通常是非特异性的,可能包括盆腔疼痛或不适,偶尔在常规检查中发现盆腔肿块。大约20%的囊腺瘤是双侧、良性的。治疗方法为附件切除术或卵巢囊肿切除术,具体取决于患者是否愿意保留生育能力。复发率极低。

5. 黏液性囊腺瘤

占卵巢良性肿瘤的50%,往往发生在30—60岁,平均约为50岁。较小肿瘤通常是偶然发现的,而较大的肿瘤表现为明显的盆腔或腹部包块。它很少是双侧的。治疗是通过卵巢囊肿切除术或卵巢切除术,可行腹腔镜手术或剖腹手术。

6. 卵巢囊肿急腹症

卵巢囊肿可表现为急性症状,破裂、出血或扭转后疼痛加重。出血可以是大量的,可以导致低血容量性休克。患者在休克状态下鉴别诊断往往是破裂的异位妊娠。治疗方法是紧急剖腹止血,然后评估是否有可能尽量保留卵巢。卵巢囊肿的扭转表现为间歇性急性腹痛,通常在与卵巢位置相近的髂窝。这种疼痛本质上是绞痛,疼痛可能与刺激、压迫骶髂关节或大腿内侧上部有关。超声成像,包括血流的多普勒评估只有60%的病例能诊断扭转。扭转的可能会持续相当长一段时间,对临床医师来说,认识到这一点很重要,可避免多次扭转或扭转导致卵巢缺血。如未能认识到这种情况,可导致急诊手术切除附件,无法保留卵巢功能。然而,卵巢出现坏死,治疗通常也是复位,同时或一段时间后切除囊肿。仅仅扭转复位是不够的,因为再次扭转概率较高[30](框图14-6)。

💡 **框图 14-6**

卵巢良性疾病

- 卵巢黄体囊肿应定期监测,95%会自然消退。
- 成熟的畸胎瘤应行手术切除。
- 囊肿很常见,应仔细诊断,避免随意手术损伤卵巢功能。

(刘 倩 译 张 颖 校)

参考文献

[1] Thomason JL, Gelbart SM, Anderson RJ, Watt AK, Osypowski PJ, Broekhuizen FF. Statistical evaluation of diagnostic criteria for bacterial vaginosis. *Am J Obstet Gynecol* 1990;162:155-160.

[2] Witkin SS. The vaginal micrbiome, vaginal antimicrobial defence mechanisms and the clinical challenge of reducing infection related preterm birth. *BJOG* 2015;122:213-218.

［3］ Paavonen J, Teisala K, Heinonen PK et al. Micro-biological and histopathological findings in acute pelvic inflammatory disease. *Br J Obstet Gynaecol* 1987;94:454-460.

［4］ Eschenbach DA, Hillier S, Critchlow C, Stevens C, De Rouen T, Holmes KK. Diagnosis and clinical manifestations of bacterial vaginosis. *Am J Obstet Gynecol* 1988;158:819-828.

［5］ Wechter ME, Wu JM, Marzano D, Haefner H. Management of Bartholin's duct cysts and abcesses:a systematic review. *Obstet Gynecol Surv* 2009; 64:395-404.

［6］ Nwabineli NJ, Monaghan JM. Vaginal epithelial abnormalities in patients with CIN:clinical and pathological features and management. *Br J Obstet Gynaecol* 1991;98:25-29.

［7］ Lenehan PM, Meffe F, Lickrish GM. Vaginal intra-epithelial neoplasia: biologic aspects and management. *Obstet Gynecol* 1986;68:333-337.

［8］ Hummer WA, Mussey E, Decker DC, Docherty MB. Carcinoma *in situ* of the vagina. *Am J Obstet Gynecol* 1970;108:1109-1116.

［9］ Smith JS, Backes DM, Hoots BE, Kurman RJ, Pimenta JM. Human papilloma virus type distribution in vulvar and vaginal cancers and their precursors. *Obstet Gynecol* 2009;113:917-923.

［10］ Boonlikits S, Noinual N. Vaginal intraepithelial neoplasia: a retrospective analysis of clinical features and colpohistology. *J Obstet Gynecol Res* 2010;36: 94-100.

［11］ Townsend DE. Intraepithelial neoplasia of vagina. In:Coppleson M (ed.) *Gynaecologic Oncology*. Edinburgh:Churchill Livingstone, 1981:339-344.

［12］ Gemmell J, Holmes DM, Duncan ID. How frequently need vaginal smears be taken after hysterectomy for cervical intraepithelial neoplasia? *Br J Obstet Gynaecol* 1990;97:58-61.

［13］ McIndoe WA, McLean MR, Jones RW, Mullins PR. The invasive potential of carcinoma *in situ* of the cervix. *Obstet Gynecol* 1984;64:451-458.

［14］ Ireland D, Monaghan JM. The management of the patient with abnormal vaginal cytology following hysterectomy. *Br J Obstet Gynaecol* 1988; 95: 973-975.

［15］ Curtis EP, Shepherd JH, Lowe DG, Jobling T. The role of partial colpectomy in the management of persistent vaginal neoplasia after primary treatment. *Br J Obstet Gynaecol* 1992;99:587-589.

［16］ Piovano E, Macchi C, Attamante L et al. CO_2 laser vaporization for the treatment of vaginal intraepithelial neoplasia:effectiveness and predictive factors for recurrence. *Eur J Gynaecol Oncol* 2015;36:383-388.

［17］ De Witte CJ, Van de Sande AJ, Van Beekhuizen HJ,Koeneman MM, Kruse AJ, Gerestein CG. Imiquimod in cervical, vaginal, and vulvar neoplasia:a review. *Gynecol Oncol* 2015;139:377-384.

［18］ Caglar H, Hertzog RW, Hreschchyshyn MM. Topical 5-fluorouracil treatment in vaginal intraepithelial neoplasia. *Obstet Gynecol* 1981;58:580-583.

［19］ Rhodes HE, Chenevert L, Munsell M. Vaginal intraepithelial neoplasia:comparing clinical outcomes of treatment with intravaginal estrogen. *J Low Genit Tract Dis* 2014;8:115-121.

［20］ MacLeod C, Fowler A, Dalrymple C, Atkinson K, Elliott P, Carter J. High dose rate brachytherapy in the management of high grade intraepithelial neoplasia of the vagina. *Gynecol Oncol* 1997;65:74-77.

［21］ Herbst AL, Scully RE. Adenocarcinoma of the vagina in adolescence:a report of seven cases including six clear cell carcinomas (so called mesonephromas). *Cancer* 1970;25:745-757.

［22］ Herbst AL, Norvsis MJ, Rosenow PJ et al. An analysis of 346 cases of clear cell adenocarcinoma of the vagina and cervix with emphasis on recurrence and survival. *Gynecol Oncol* 1979;7:111-122.

［23］ Brunham RC, Paavonen J, Stevens CE et al. Mucopurulent cervicitis: the ignored counterpart in women of urethritis in men. *N Engl J Med* 1984; 311:1-6.

［24］ Hare MJ, Toone E, Taylor-Robinson D et al. Follicular cervicitis:colposcopic appearances in association with *Chlamydia trachomatis*. *Br J Obstet Gynaecol* 1981;88:174-180.

［25］ Stein IF, Leventhal ML. Amenorrhea associated with bilateral polycystic ovaries. *Am J Obstet Gynecol* 1935;29:181-191.

［26］ Judd HL, Barnes AB, Kliman B. Long-term effect of wedge resection on androgen production in a case of polycystic ovarian disease. *Am J Obstet Gynecol* 1971;110:1061-1065.

［27］ Nezhat CR, Kalyoncu S, Nezhat CH, Johnson E,

Berlanda N，Nezhat F. Laparoscopic management of ovarian dermoid cysts：aten year experience. *JSLS* 1999；3；179-184.

[28] Templeman CL，Hertweck SP，Scheetz JP，Perlman SE，Fallat ME. The management of mature cystic teratomas in children and adolescents：a retrospective analysis. *Hum Reprod* 2000；15；2669-2672.

[29] Benezra V，Verma U，Whitted RW. Comparison of laparoscopy versus laparotomy for the surgical treatment of ovarian dermoid cysts. *Gynecol Surg* 2005；2；89-92.

[30] Sasaki KJ，Miller CE. Adnexal torsion：a review of the literature. *J Min Invasive Gynecol* 2014；21；196-202.

第三节

子宫良性疾病

Thierry Van den Bosch

Department of Development and Regeneration，University Hospitals KU Leuven，Leuven，Belgium

子宫良性疾病包括子宫肌瘤、子宫腺肌病和子宫内膜息肉。这些病变可能无症状或有相当高的致病性。子宫肌瘤是子宫体最常见的良性病变。1/3 的绝经前妇女和近 1/2 绝经后异常子宫出血妇女存在良性宫腔内病变。在绝经前妇女中，常见的宫腔内病变包括黏膜下肌瘤和子宫内膜息肉，随着年龄的增长发病率逐渐增加[1]。

本节从病因、发病机制、症状、诊断和治疗等方面讨论每一种疾病，包括新进展，特别是症状性肌瘤治疗。

一、子宫腺肌病

1. 定义

子宫腺肌病的定义是子宫内膜组织，包括子宫内膜的腺体和基质进入子宫肌层，并引起肌层内的子宫平滑肌增殖[2]。它可能是弥漫的，也可能是局灶的。子宫腺肌病通常导致子宫增大和子宫内膜界限不清。腺肌病的组织学定义通常是指浸润深度在 $2.5\sim5mm$[3]。

2. 发病率

子宫切除标本中子宫腺肌病的发病率差异很大，为 $9\%\sim62\%$[4]。这一范围很可能是由于不同病理学家采用了不同诊断标准。

3. 病因

异位子宫内膜对类固醇激素敏感。此外，雌激素受体中也发现了基因多态性，雌激素受体 α[5]发生突变。这种异位组织可能对周期性激素变化做出反应，从而导致月经量增大（HMB）和痛经的症状；也伴有前列腺素分泌异常，这可能会加剧盆腔疼痛和大量出血。

4. 临床表现

最常见的表现为经量增多和痛经，后者在深部浸润型子宫内膜异位症[6]中表现更为严重。然而，子宫腺肌病通常在没有出血或疼痛症状的女性中被诊断出来，Weiss 等[4]对此进行了研究，目的是探讨子宫腺肌病与症状的关系。据报道，这种情况常见于 40－50 岁人群，45 岁是最常见的发病年龄，而在未产女性和吸烟者中发病率较低[7]。

5. 诊断

子宫切除术后子宫病理组织学检查可做出诊断，但术前建议超声检查诊断。子宫腺肌病的典型超声特征包括子宫肌层呈球形不对称增厚、肌层囊肿、肌层局限性回声增强、扇形阴影、子宫内膜下短线样强回声、病变内血管增生突破结合带[8,9]（图 14-39）。

在 MRI 上，子宫腺肌病与结合带增厚[10]有关。根据 Brosens 等[11]MRI 上所见，增厚继发于平滑肌增生导致内部肌层结构的破坏，但与超声特征不同的是，没有证据表明黏膜侵犯肌层。

6. 治疗

主要是对症治疗，目的是缓解经量增多和痛经。各种药物和小的外科手术已被证明在短期内有效；止血药、非甾体类抗炎药、口服避孕药和孕激素可作为一线治疗方法。研究证明，左炔诺孕酮宫内释放系统（LNG-IUS）在 1 年内对子宫体积的恢复和子宫腺肌病相关症状的缓解有效，但疗效随着[12]时间的延长而下降。子宫内膜消融术并不是子宫腺肌病的一线治疗方法，因为它不能切除深部异位子宫内膜腺体，但它已被证明可使一些病变表浅的患者月经过多和痛经症状得

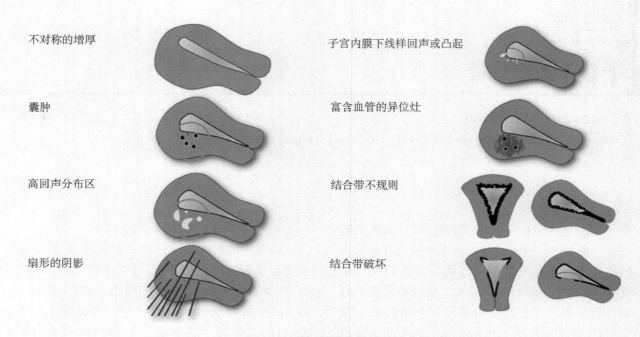

不对称的增厚

囊肿

高回声分布区

扇形的阴影

子宫内膜下线样回声或凸起

富含血管的异位灶

结合带不规则

结合带破坏

图 14-39　子宫腺肌病超声表现

以改善。然而，那些有严重浸润性病变的患者往往有持续性症状，如果非手术治疗失败，无保留生育功能的要求，则应进行子宫切除术[13]。

子宫动脉栓塞（UAE）的微创放射学技术，在一些医疗中心用于治疗有症状的子宫腺肌病。在短期内证明是有效的，但在接受治疗[14]的 2 年内，有较高的症状复发率（框图 14-7）。

框图 14-7

- 子宫腺肌病可引起月经过多、痛经、子宫增大。
- 确切的发病率未知，但是在子宫切除术后标本中发现发病率为 9％～62％。
- 经阴道超声是重要的诊断方法。
- 对于有症状的患者药物治疗是首选方法。
- 子宫切除是最后治疗方法。

二、子宫内膜息肉

1. 定义

子宫内膜息肉是子宫内膜不连续外突性生长，由腺体组织、间质和血管组成。息肉可能有蒂、无蒂、单发、多发。

它们对周期性的激素变化相对不敏感，因此在月经期脱落的可能性较低。息肉的增生或恶变并不常见。无症状和经绝经后妇女出血诊断为息肉的恶变率分别为 0.1％～1.5％和 1.0％～4.5％[15,16]。

2. 流行病学

据报道，在有症状的女性中，息肉的患病率为 6％～32％。Dreisler 等[17]报道，在 20－74 岁的人群中，子宫内膜息肉的发生率为 7.8％，30 岁以下发生率非常低。在他们的研究中，没有发现息肉和异常出血之间有关系。

3. 症状

绝经后子宫出血、月经量过多、经间出血、痛经和不孕与子宫内膜息肉有关。

4. 诊断

超声灌注显像和宫腔镜在检测局灶宫腔内病变[18]方面具有相当高的诊断准确性。

经阴道超声下息肉是相对高回声病变，伴或不伴小而规则的囊。子宫内膜与病变的交界处常表现为高回声。在彩色成像上,条状血管通常可见[19]。在月经周期中,当子宫内膜较薄(三线征)时,增殖期更容易检测到息肉。在接受激素治疗的妇女或绝经后妇女中,如果无法进行定时检查,将液体灌注到宫腔内将形成一种对比,与之相对的宫腔内病灶很容易观察到(液体灌注超声)(图14-40)。生理盐水灌注和凝胶灌注均可采用[20]。

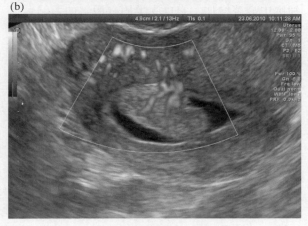

图 14-40 (a,b)灌注超声示子宫内膜息肉;多普勒成像
(b)显示血管蒂(另见彩图14-40)

宫腔镜检查可直视宫腔形态,通常被认为是金标准。在宫腔镜检查中,息肉可以与黏膜下肌瘤区别开来,息肉表面血管更少。恶性息肉更可能是不规则、富含血管和(或)易碎。仅凭肉眼观察外观是不够的,宫腔镜检查下活检(最好完整切除病灶)病理可明确诊断。

盲法子宫内膜取样(包括扩张和刮除)常常会遗漏子宫内膜息肉。在现代妇科中,看不到不建议进行盲目采样[21,22]。

5. 治疗

有症状的子宫内膜息肉患者应在宫腔镜下直接摘除,这已成为共识。在绝大多数情况下,切除息肉后不会再出现异常子宫出血[23]。切除可以在全身麻醉下进行,也可以在有或没有局部麻醉或镇静的门诊环境下进行[24](框图14-8)。

> **框图 14-8**
> - 不规则阴道出血的患者中,约25%有子宫内膜息肉。
> - 诊断息肉最准确的方法是灌注超声和宫腔镜检查。
> - 对于宫腔局灶占位,进行非直视下采样进行诊断是不推荐的。
> - 治疗主要使用宫腔镜直视下切除。

三、子宫平滑肌瘤(肌瘤)

1. 定义

子宫平滑肌瘤或肌瘤是女性生殖道最常见的良性肿瘤,由子宫肌层单个平滑肌细胞的增生转化而来。它们通常在横切面上表现为典型的白色旋涡状质硬肿瘤。肌瘤比正常的肌层颜色偏白,肿瘤和正常子宫肌之间通常有非常清晰的界限(图14-41)。

组织学上,它们通常由不同比例的纺锤状平滑肌细胞和成纤维细胞组成;肌瘤的大小变化很大。绝大多数肌瘤存在于子宫体,但也可能发生在子宫

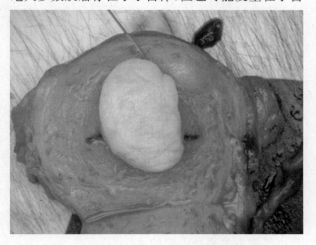

图 14-41 宏观:子宫体横切面,肌瘤(另见彩图14-41)
Figure courtesy of Ann Cornelis.

颈、子宫韧带和卵巢。肌瘤可能是单一的,但通常是多发的,应使用 FIGO 分型[25](图 14-42)。

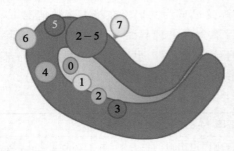

图 14-42 肌瘤定位 FIGO 分型

Source:Van den Bosch T, Dueholm M, Leone FP et al. Terms, definitions and measurements to describe sonographic features of myometrium and uterine masses: a consensus opinion from the Morphological Uterus Sonographic Assessment (MUSA) group. Ultrasound Obstet Gynecol 2015;46:284-298. Reproduced with permission of the International Society of Ultrasound in Obstetrics and Gynaecology.

0 带蒂的完全位于宫腔内;
1 黏膜下,向肌层扩展<50%;
2 黏膜下,向肌层扩展≥50%;
3 100%位于肌壁内,但与子宫内膜接近;
4 完全位于肌壁间;
5 浆膜下,向肌层扩展≥50%;
6 浆膜下向肌层扩展<50%;
7 浆膜下带蒂的;
8 其他(如宫颈部、寄生)。

2. 发病率

肌瘤的发生率随着年龄的增长而增加。据报道。有20%~40%的妇女在生育年龄发现肌瘤,多达70%的子宫被切除[7]。尤其是绝经后妇女,只有排除恶性肿瘤后,才应考虑非手术治疗,包括肌瘤切除、肌瘤粉碎、UAE 或子宫内膜消融术[26-28]。

恶性肿瘤(平滑肌肉瘤)的发生率为每年0.64/10 万,在 40 岁以下的妇女中极为罕见。与肌瘤不同的是,平滑肌肉瘤由纺锤状细胞组成,呈束状排列,胞质嗜酸性,细胞核均匀[29]。然而,平滑肌肉瘤的发病机制尚不清楚,也没有证据表明是由肌瘤发生恶变引起的。

肌瘤的发病率存在明显的种族差异,加勒比黑人妇女的发病率增加 2~9 倍。此外,与白人女

性相比,她们的发病年龄较轻,并且伴有多发肌瘤和明显增大的子宫,更容易出现贫血和严重盆腔痛[30,31]。生产次数影响肌瘤的发病率,随着胎次的增加(妊娠超过 24 周)、长期口服避孕药[31,32]使发病率降低。环境因素也影响肌瘤的发生。体重指数是独立危险因素,吸烟似乎可以降低肌瘤发生的风险[33,34]。

3. 病因

肌瘤的病理生理学尚未明确。采用葡萄糖-6-磷酸脱氢酶形式的纯合性克隆研究表明,同一子宫内的多个肿瘤起源于单个独立的肌层细胞,而不是通过转移发生的。这一点,再加上它们的高度一致性,表明它们最初的发生可能源于同一频繁的刺激因素,而此因素的具体机制目前尚不清楚。肌瘤的生长部分依赖于卵巢类固醇激素,它通过肌瘤细胞和肌层细胞上的受体发挥作用。控制生长的因素可能部分是由于细胞凋亡的改变。细胞凋亡抑制因子 Bcl-2 在培养的平滑肌瘤细胞中显著增加。它也受类固醇激素的影响。

40%的子宫肌瘤存在细胞遗传学异常,最常见的包括 7 号染色体内的易位或缺失,12 号染色体和 14 号染色体的易位,偶尔还有 6 号染色体[35]的结构异常。这些细胞遗传学异常在正常的肌层组织中可能没有观察到,也不可能出现在一个子宫[36]的所有肌瘤中。子宫肌瘤的病理生理过程中,子宫血管和血管生成因子的异常也参与其中。子宫肌瘤中小动脉和小静脉的数量增加,并有小静脉扩张。尽管子宫肌瘤具有良好的血液供应,但没有成熟的血管穿过肌瘤。

4. 生长的调控

关于控制子宫肌瘤生长速度的研究比良性肿瘤的病因学更多。生长因子对控制肌瘤的生长及其构成具有重要作用。成纤维细胞生长因子在肌瘤中比在周围肌体中更集中。此外,转化生长因子β、粒细胞-巨噬细胞集落刺激因子和表皮生长因子(EGF)等在肌瘤组织和正常子宫肌层中也不同[36]。

由于在青春期前的女孩中尚未发现肌瘤,而且通常在绝经后会缩小,因此长期以来一直认为,这些病变可能取决于性激素、雌激素和孕激素的作用。性激素通过受体起作用。类固醇与受体结合,然后受体被转移到细胞核。研究表明,肌瘤中

甾体受体的浓度高于周围肌层中甾体受体的浓度,受体的浓度随循环中雌二醇浓度的改变而明显改变。进一步的研究集中在类固醇激素和生长因子之间的关系,如 EGF 和胰岛素样生长因子(IGF)似乎非常重要,可能是雌激素受体的递质。子宫肌瘤中孕酮受体的数量大于周围肌层。与雌激素一样,它对 EGF 受体含量有影响,并抑制细胞凋亡。孕激素可刺激和抑制子宫肌瘤生长,前者通过上调 EGF 和 Bcl-2,下调 TNF-α 表达,后者通过下调 IGF-1[37]。

5. 相关症状

据估计,只有 20%～50% 患有 1 个或多个肌瘤的妇女会出现直接归因于这些肌瘤的症状。然而,为什么有些会产生症状而另一些不会产生[7],并不都很清楚。对于小肌瘤,通常认为只有那些穿透宫腔黏膜的才会引起症状。这可能是由于肌瘤表面血管的存在和(或)肌瘤增加了宫腔面积。

与肌瘤相关的症状可能是多种多样的,从轻微到严重不等,可引起痛苦并严重影响健康和生活质量。通常有月经问题,尤其是月经量过多[38]。痛经可能是另外一个对妇女健康有影响的问题。并不是所有的患者都会出现月经问题,有些症状与肌瘤的大小有关。这可能是一种牵拉或骨盆受压感,腹部肿胀或尿路症状。表 14-2 显示了与肌瘤相关的常见症状。肌瘤和生育能力之间的关系在第 11 章中已讨论。

表 14-2　子宫肌瘤的临床表现

月经紊乱:月经过多和(或)痛经腹部不适盆腔压迫感或腰酸腹胀
尿频、排尿困难、尿潴留或尿失禁
肠道问题,如便秘
生育功能障碍:不孕、妊娠失败、产后出血

6. 诊断

在腹部和阴道检查中,子宫常被发现增大,并表现为盆腔肿块(通常位于中央且可活动)。然而,子宫增大和卵巢肿块很难区分,因此进一步的影像检查是必需的。超声检查,尤其是经阴道超声检查,作为一线检查方法非常有用(图 14-43)。典型的肌瘤为圆形或分叶状,其回声高度可变,与周围肌层相比,它可能是均匀的低回声、等回声或

高回声,或由于混合回声、内部高回声或钙化而不均匀;这些钙化可能引起强回声。在彩色多普勒上,肌瘤通常周边有血管形成,有时也生成一些内部血管。腹部超声和 MRI 对较大的肌瘤可能有较大的价值。MRI 可用于检查大肌瘤,或用于肥胖妇女,或用于怀疑恶性肿瘤的病例。在任何影像学技术上,平滑肌肉瘤都没有典型病理特征。1个(≥8cm)单发、椭圆形、肌层回声不均匀的、具有强而不规则的血管,中央坏死/退行性囊性改变且缺少钙化的影像学表现应警惕为平滑肌肉瘤。平滑肌肉瘤可迅速增大,钆增强 MRI 显示血管的分布,可能有助于区分平滑肌肉瘤和肌瘤。据报道,在平滑肌肉瘤中乳酸脱氢酶(LDH)和 LDH 同工酶 3 均升高。CA125 水平升高仅见于晚期平滑肌肉瘤[27,28]。

7. 治疗

肌瘤的治疗取决于症状、类型和大小、患者的年龄及有无保留生育能力的愿望。手术治疗包括子宫切除和肌瘤剔除。药物治疗不能根治肌瘤,但可以缓解症状。

(1)药物治疗

①促性腺激素释放激素受体类似物(Gn-RHa):最为常用的是使用促性腺激素释放激素(GnRH)类似物。药物导致垂体受体的下调,最初刺激促性腺激素释放,随后促性腺激素的分泌减少,并在治疗开始后 2～3 周导致卵巢类固醇激素的分泌减少。在治疗过程中,卵巢类固醇激素的分泌量持续下降。这些类似物每 1 或 3 个月注射或鼻腔喷雾剂使用。肌瘤在前 3 个月萎缩得很快,但随后趋于减缓,最后几乎没有明显的变化。大多数研究表明,GnRH 可使肌瘤体积减小40%[39]。GnRHa 治疗的主要缺点是治疗停止后肌瘤再次增大。此外,还会出现绝经后症状包括潮热、阴道干涩,以及在开始使用时出现明显的骨质流失。通过"反向添加"给予低剂量雌激素替代治疗可以抵消药物不良反应,又不会导致肌瘤增长。

GnRHa 在英国被允许治疗患有严重贫血的妇女。给药导致闭经,闭经可使血红蛋白显著增加。GnRHa 在手术前也是有用的[40,41],如行经阴道子宫切除术,无论是否有腹腔镜辅助。出于类似的原因,GnRHa 也用于子宫肌瘤剔除术

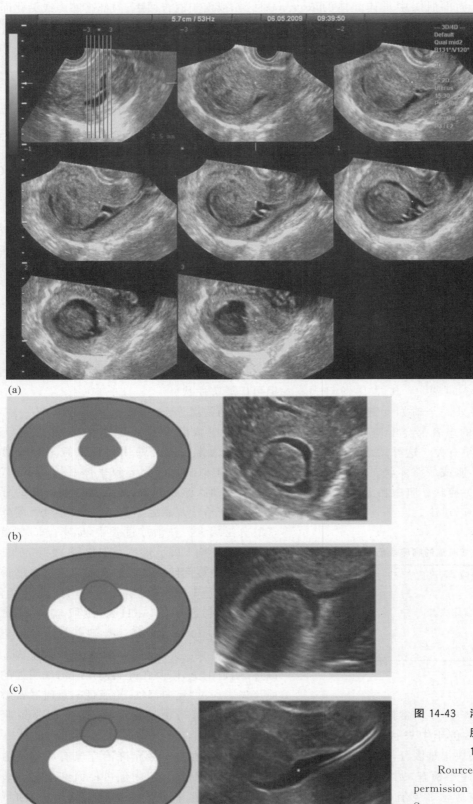

(a)

(b)

(c)

图 14-43 灌注超声显示子宫内肌瘤[44]（另见彩图 14-43a）

Rource：Reproduced with permission of John Wiley and Sons.

前。然而,重要的是术前肌瘤和周围肌层之间的界限可能不清晰,这使得手术难度明显增加。

②选择性孕激素受体调节药:选择性孕激素受体调节剂(SPRMs)可有效减少疼痛、出血和肌瘤大小,并可改善生活质量[37,42]。与 GnRH 类似物不同,SPRMs 不会导致雌激素缺乏,也不会引起潮热或骨质疏松。短期用药似乎是安全的,这可能会是今后治疗有症状肌瘤的方法[43]。

SPRMs 口服片剂可抑制平滑肌瘤细胞增殖,诱导细胞凋亡。此外,它能抑制肌瘤内的新生血管形成、细胞增殖和细胞生长,但不抑制正常肌层周围的细胞。不良反应包括头痛和乳房压痛。孕激素受体拮抗药可能导致子宫内膜无拮抗,单一雌激素作用刺激子宫内膜。长期用药可能导致子宫内膜增厚。以腺体囊性扩张为主要特征的孕酮受体调节药相关子宫内膜改变(PAEC)应与子宫内膜增生区分开来。需要评估长期使用后的结果。

③左炔诺孕酮宫内释放系统(LNG-IUS):LNG-IUS 彻底改变了功能性异常子宫出血的治疗方法,这可能是近年来子宫切除术率下降的原因之一。然而,使用曼月乐治疗肌瘤的女性被认为是一个相对禁忌证,部分原因是节育器更容易移位,导致非常严重的出血,因为变形的宫腔可能使放环困难,增加下移的风险。

如果宫腔形态是正常的,那么使用 LNG-IUS 系统可能是非常合适的。然而,节育器放置后,如发生严重的出血,应检查环的位置以排除移位。

其他旨在减少月经量但对肌瘤大小没有影响的药物包括孕激素、口服避孕药和氨甲环酸。

(2)手术治疗

①子宫切除术:子宫切除仍然是子宫肌瘤最常见的手术治疗方法。它可以迅速、确切地解决肌瘤引起的相关症状;但丧失生育能力,对一些妇女来说可能不是一个适当的选择。此外,它还与高的发病率、相对较长的住院时间和较长的康复期有关。主要并发症发生在子宫切除术中,来自英国一项大规模(应用型研究)数据表明,如果存在子宫肌瘤[46],并发症都会增加。

②肌瘤剔除术:对于希望保留生育能力的妇女,考虑保留子宫,首选为选择性切除肌瘤。可通过开腹、腹腔镜或宫腔镜手术。宫腔内肌瘤(FI-

GO 0 型、1 型和某些 2 型)选择宫腔镜切除,可减少出血并提高生育能力。宫腔镜手术的可行性取决于子宫肌瘤的位置(FIGO 分型)、大小和数目,以及手术医师的技术水平。宫腔镜子宫肌瘤剔除术的并发症包括子宫破裂、损伤、出血、感染和水中毒。

其中一些问题在腹腔镜子宫肌瘤剔除术后可能更为严重。如果在子宫肌瘤剔除术中破坏了宫腔,分娩时子宫破裂风险增加。

(3)子宫动脉栓塞(UAE):UAE 是一种微创放射技术。盆腔动脉栓塞术已经被用于治疗产科大出血超过 3 年,并首次由法国妇科医师 Ravina[47]报道。UAE 用塑料穿刺管沿股动脉插入,环绕主动脉弓,穿过髂血管,进入对侧髂内动脉和相应的子宫动脉。然后将颗粒物质(通常以聚乙烯醇的形式)注射到血管中,以达到栓塞的效果,从而阻断子宫动脉以下水平的血流。后者可视化是通过使用造影剂和数字荧光检查来实现的。手术可以在局部麻醉下进行,也可以在静脉麻醉下进行。阿片类镇痛通常需要维持至治疗后 24h,大多数妇女口服镇痛药后可以在术后 2 周内恢复正常活动。

正常肌层的血液供应通过丰富的盆腔侧支循环来恢复,其中包括卵巢和阴道动脉的供血。然而,肌瘤通常不会在很大程度上恢复血供,具体原因仍不清楚。栓塞导致肌瘤缩小,随后肌瘤相关症状得到缓解。与 GnRH 激动药的作用相反,在 GnRH 激动药作用下,肌瘤的缩小仅在治疗期间保持,栓塞可导致持续缩小。

关于 UAE[48]的利弊在文献中有很多讨论。观察数据表明,月经量过多和很多相关症状均有显著的缓解[48,49]。手术后患者的满意率也很高,与子宫切除术后的满意率相当。最近的数据表明,除了与 UAE 相关较短的住院时间和恢复期外,生活质量的改善在 UAE[51]后也能长期保持。栓塞术的另一个重要好处是保留子宫,从而保持生育能力。

子宫的平均缩小程度为 40%,在某些情况下可能会更大,宫颈或黏膜下肌瘤也可能在数周或数月的治疗后经阴道排出,最终成为正常的子宫形态。然而,据报道,栓塞后肌瘤的复发率与子宫肌瘤剔除术后复发率不同[52]。不像子宫切除术,不能确保消除所有月经症状和血供重建,一些妇女确实发生肌瘤的反复。尽管如此,大多数病例报道在 1 年[52]时月经增多改善率 85%～88%。最近,一项随机长期试验数据表明,与健康和生活质量相关的指标显著改善,并在 5 年随访评估[53]中保持稳定。

一些妇女可能需要进一步的治疗,如子宫切除、肌瘤剔除、子宫内膜切除术或再次栓塞。重要的是,随着长期随访的增加,与 UAE 相关的再干预发生的频率似乎比之前的高,5 年[53]的再干预发生率为 28%。

许多并发症(表 14-3)可能与栓塞有关,如发生严重脓毒症。

表 14-3　子宫动脉栓塞并发症

腹股沟损伤:血肿,感染
过敏
卵巢的辐射暴露
非靶栓塞或误栓塞:卵巢、肠或膀胱
肌瘤娩出
持续的阴道分泌物
闭经:继发于卵巢早衰、子宫内膜萎缩或宫腔粘连
卵巢衰竭
栓塞后综合征
脓毒症需要紧急子宫切除(发生在＜1%)死亡(罕见)
治疗失败:插管失败、血供重建失败或肌瘤反复

在大约 10% 的女性中,栓塞后综合征多发生在手术后 7～10d。它可能为流感样症状,其特征是全身不适和盆腔疼痛,伴有轻度发热和白细胞增多。这不是感染的结果,但可能与肌瘤坏死释放的细胞因子有关。这种综合征通常很难与感染区分开来,治疗方法包括镇痛、充分补液、预防性抗生素和安慰。

栓塞引起的另一个重要问题是感染。大多数女性需要一个常规的抗生素疗程,但很少会发生败血症,这是一种可能导致患者死亡的并发症。

在数字荧光显像过程中,卵巢会受到辐射损害。再加上子宫破裂损伤血管和非靶向栓塞可能增加卵巢早衰的风险。令人欣慰的是,最近的研究表明,与手术相比,没有证据表明在 UAE 治疗 1 年内会加速卵巢功能的减退[54,55]。

有一些关于妊娠的文献报道。虽然一些专家认为该结果没有对[56]妊娠产生不利影响,但另一些人报道[57]栓塞后流产、宫内生长受限、早产、胎位异常和产后出血的发生率增加。

一些非随机研究对比子宫动脉栓塞与子宫肌瘤剔除术[58]表明,两种治疗方案中,子宫肌瘤剔除术在治疗后的前 2 年流产、妊娠和分娩率更高;围产期结局相似[59]。

已经研究了 UAE 相对于手术的成本效益。短期数据报道栓塞治疗在 1 年[60]时更经济有效,但最近未发表的研究表明,由于 UAE 术后的再干预和回访,栓塞和手术治疗的成本相当。

(4)消融术:子宫内膜消融术可以与子宫肌瘤切除同时进行,术后闭经概率较高。只要宫腔没有太大或变形,消融似乎是一个不错的选择。微波和双极射频子宫内膜消融术似乎是第二代技术中最好的一种,尽管目前还没有针对肌瘤的随机数据[61]。

目前正在研制一种新的经宫颈设备(VizAb-late®),在实时超声引导下射频消融肌瘤。初步的报道显示肌瘤的大小有显著缩小,并且在手术后的前 12 个月症状明显减轻[62]。

(5)高强度聚焦超声(HIFU):是一种在体外聚焦超声能量,导致肌瘤凝固性坏死,并破坏周围组织。该过程由 MRI 引导,以监测病灶的精确解剖位置和病灶内及周围组织的温度[63]。最近,超声引导 HIFU 也被引入[64]。HIFU 的靶病变通过热效应、空化和直接引起组织破坏,与梗死样综合征不同。生命质量症状严重程度评分与 UAE 相似,但对月经过多的治疗效果较栓塞差[65]。这种方法不适合较大肌瘤,也不适合多发肌瘤,对这些良性肿瘤复发率的影响尚不清楚(框图 14-9)。

> 💡 **框图 14-9**
>
> - 肌瘤在育龄期女性发病率为 25%。
> - 病因尚不清楚。
> - 症状包括月经过多、痛经、子宫增大、生育功能受损。
> - 常依靠临床体格检查和经阴道超声检查诊断。
> - 腹部超声和 MRI 可能对较大肌瘤有较大诊断价值。
> - GnRHa 辅以反向添加或 SPRMs 短期内效果较好,或可作为较大肌瘤或严重贫血的术前预处理。
> - 子宫体肌瘤存在大小不超过 14 周,且无明显子宫扭曲,可考虑进行 LNG-IUS 或子宫内膜消融术。

（续　框）

- 肌瘤剔除术可保留子宫，但复发和术后粘连形成的风险高。
- 子宫切除术仍适用于多数患者，但手术可能有相关的并发症，住院周期和术后恢复时间较长，且会丧失生育功能。
- UAE 可作为症状性肌瘤的替代治疗。

四、结论

　　良性妇科疾病很常见，可能会给女性带来很多问题，其中一些可能会对生活质量产生重大影响。子宫肌瘤的治疗方案包括子宫切除术、肌瘤剔除术、微创治疗（如 UAE、消融技术、HIFU）和药物治疗（如 GnRH 类似物、SPRMs）。治疗方案将根据肌瘤的特点、症状、患者的年龄和保留生育能力的愿望，并与患者一起做出选择。

（刘　倩　译　张　颖　校）

参考文献

[1]　Van den Bosch T，Ameye L，Van Schoubroeck D，Bourne T，Timmerman D. Intra-cavitary uterine pathology in women with abnormal uterine bleeding：a prospective study of 1220 women. *Facts Views Vis Obgyn* 2015；7：17-24.

[2]　Brosens JJ，Barker FG，de Souza NM. Myometrial zonal differentiation and uterine junctional zone hyperplasia in the non-pregnant uterus. *Hum Reprod Update* 1998；4：496-502.

[3]　McElin T，Bird C. Adenomyosis of the uterus. *Obstet Gynaecol Ann* 1974；3：425-441.

[4]　Weiss G，Maseelall P，Schott LL，Brockwell SE，Schocken M，Johnston JM. Adenomyosis a variant，not a disease? Evidence from hysterectomized menopausal women in the Study of Women's Health Across the Nation（SWAN）. *Fertil Steril* 2009；91：201-206.

[5]　Villanova FE，Andrade PM，Otsuka AY *et al*. Estrogen receptor alpha polymorphism and susceptibility to uterine leiomyoma. *Steroids* 2006；71：960-965.

[6]　Bird C，McElin T，Manalo-Estella F. The elusive

[7]　Buttram VC Jr，Reiter RC. Uterine leiomyomata：etiology，symptomatology，and management. *Fertil Steril* 1981；36：433-445.

[8]　Van den Bosch T，Dueholm M，Leone FP *et al*. Terms，definitions and measurements to describe sonographic features of myometrium and uterine masses：a consensus opinion from the Morphological Uterus Sonographic Assessment（MUSA）group. *Ultrasound Obstet Gynecol* 2015；46：284-298.

[9]　Votino A，Van den Bosch T，Installé AJ *et al*. Optimizing the ultrasound visualization of the endometrial-myometrial junction（EMJ）. *Facts Views VisObgyn* 2015；7：60-63.

[10]　Mark AS，Hricak H，Heinrichs LW *et al*. Adenomyosis and leiomyoma：differential diagnosis with MR imaging. *Radiology* 1987；163：527-529.

[11]　Brosens JJ，de Souza NM，Barker FG. Uterine junctional zone：function and disease. *Lancet* 1995；346：558-560.

[12]　Cho S，Nam A，Kim H *et al*. Clinical effects of the levonorgestrel-releasing intrauterine device in patients with adenomyosis. *Am J Obstet Gynaecol* 2008；198：373. e1-7.

[13]　McCausland V，McCausland A. The response of adenomyosis to endometrial ablation/resection. *Hum Reprod Update* 1998；4：350-359.

[14]　Bratby MJ，Walker WJ. Uterine artery embolization for symptomatic adenomyosis：midterm results. *Eur JRadiol* 2009；70：128-132.

[15]　Ferrazzi E，Zupi E，Leone FP *et al*. How often are endometrial polyps malignant in asymptomatic postmenopausal women? A multicenter study. *Am JObstet Gynecol* 2009；200：235. e1-6.

[16]　Lee SC，Kaunitz AM，Sanchez-Ramos L，Rhatigan RH. The oncogenic potential of endometrial polyps：a systematic review and meta-analysis. *Obstet Gynecol* 2010；116：1197-1205.

[17]　Dreisler E，Stampe Sorensen S，Ibsen PH，Lose G. Prevalence of endometrial polyps and abnormal uterine bleeding in a Danish population aged 20-74 years. *Ultrasound Obstet Gynecol* 2009；33：102-108.

[18]　de Kroon CD，de Bock GH，Dieben SW，Jansen FW. Saline contrast hysterosonography in abnormal uterine bleeding：a systematic review and meta-anal-

ysis. *BJOG* 2003;110:938-947.

[19] Leone F, Timmerman D, Bourne T *et al*. Terms, definitions and measurements to describe the sonographic features of the endometrium and intrauterine lesions: a consensus opinion from the International Endometrial Tumor Analysis (IETA) group. *Ultrasound Obstet Gynecol* 2010;35:103-112.

[20] Werbrouck E, Veldman J, Luts J *et al*. Detection of endometrial pathology using saline infusion sonography versus gel instillation sonography: a prospective cohort study. *Fertil Steril* 2011;95:285-288.

[21] Van den Bosch T, Vandendael A, Van Schoubroeck D, Wranz PAB, Lombard CJ. Combining vaginal ultrasonography and office endometrial sampling in the diagnosis of endometrial disease in postmenopausal women. *Obstet Gynecol* 1995;85:349-352.

[22] Word B, Gravlee LC, Wideman GL. The fallacy of simple uterine curettage. *Obstet Gynecol* 1958;12:642-648.

[23] Van den Bosch T, Vandenbroucke V, Daemen A *et al*. Removal of focal intracavity lesions results in cessation of abnormal uterine bleeding in the vast majority of women. *Ultrasound Obstet Gynecol* 2009;33:612-613.

[24] Marsh FA, Rogerson LJ, Duffy SRG. A randomized controlled trial comparing outpatient versus daycase endometrial polypectomy. *BJOG* 2006;113:896-901.

[25] Munro MG, Critchley HO, Fraser IS. The FIGO classification of causes of abnormal uterine bleeding in the reproductive years. *Fertil Steril* 2011;95:2204-2208.

[26] National Institute for Health and Care Excellence. *Heavy Menstrual Bleeding: Assessment and Management*. Clinical Guideline CG44. London: NICE, 2007.

[27] Brölmann H, Tanos V, Grimbizis G *et al*. Options on fibroid morcellation: a literature review. *Gynecol Surg* 2015;12:3-15.

[28] Amant F, Van den Bosch T, Vergote I, Timmerman D. Morcellation of uterine leiomyomas: a plea for patient triage. *Lancet Oncol* 2015;16:1454-1456.

[29] Stewart EA. Uterine fibroids. *Lancet* 2001;357:293-298.

[30] Kjerulff KH, Langenberg P, Seidman JD, Stolley PD, Guzinski GM. Uterine leiomyomas. Racial differences in severity, symptoms and age at diagnosis. *J Reprod Med* 1996;41:483-490.

[31] Stewart EA, Nowak RA. Leiomyoma related bleeding: a classic hypothesis updated for the molecular era. *Hum Reprod Update* 1996;2:295-306.

[32] Marshall LM, Spiegelman D, Goldman MB *et al*. A prospective study of reproductive factors and oral contraceptive use in relation to the risk of uterine leiomyomata. *Fertil Steril* 1998;70:432-439.

[33] Parazzini F, Negri E, La Vecchia C *et al*. Uterine myomas and smoking. Results from an Italian study. *J Reprod Med* 1996;41:316-320.

[34] Schwartz SM. Epidemiology of uterine leiomyomata. *Clin Obstet Gynaecol* 2001;44:316-326.

[35] Andersen J. Factors in fibroid growth. *Baillieres Clin Obstet Gynaecol* 1998;12:225-243.

[36] Brosens I, Deprest J, Dal Cin P, Van den Berghe H. Clinical significance of cytogenetic abnormalities in uterine myomas. *Fertil Steril* 1998;69:232-235.

[37] Khan AT, Shehmar M, Gupta JK. Uterine fibroids: current perspectives. *Int J Womens Health* 2014;6:95-114.

[38] Lumsden MA, Wallace EM. Clinical presentation of uterine fibroids. *Baillieres Clin Obstet Gynaecol* 1998;12:177-195.

[39] West CP, Lumsden MA, Lawson S, Williamson J, Baird DT. Shrinkage of uterine fibroids during therapy with goserelin (Zoladex): a luteinising hormone releasing hormone agonist administered as a monthly subcutaneous depot. *Fertil Steril* 1987;48:45-51.

[40] Lumsden MA, West CP, Thomas E *et al*. Treatment with the gonadotrophin releasing hormone-agonist goserelin before hysterectomy for uterine fibroids. *Br J Obstet Gynaecol* 1994;101:438-442.

[41] Lethaby A, Vollenhoven B, Sowter M. Efficacy of pre-operative gonadotrophin hormone releasing analogues for women with uterine fibroids undergoing hysterectomy or myomectomy: a systematic review. *Br J Obstet Gynaecol* 2002;109:1097-1108.

[42] Donnez J, Donnez O, Matule D *et al*. Long-term medical management of uterine fibroids with ulipristal acetate. *Fertil Steril* 2016;105:165-173.

[43] Chwalisz K, DeManno D, Garg R, Larsen L, Mattia-Goldberg C. Therapeutic potential for the selective progesterone receptor modulator asoprisnil in the treatment of leiomyomata. *Semin Reprod Med*

2004;22:113-119.

[44] Leone FP, Timmerman D, Bourne T et al. Terms, definitions and measurements to describe the sonographic features of the endometrium and intrauterine lesions: a consensus opinion from the International Endometrial Tumor Analysis (IETA) group. *Ultrasound Obstet Gynecol* 2010;35:103-12.

[45] Trefoux Bourdet A, Luton D, Koskas M. Clinical utility of ulipristal acetate for the treatment of uterine fibroids: current evidence. *Int J Womens Health* 2015;7:321-330.

[46] McPherson K, Metcalfe MA, Herbert A et al. Severe complications of hysterectomy: the VALUE study. *Br J Obstet Gynaecol* 2004;111:688-694.

[47] Ravina JH, Herbreteau D, Ciraru-Vigneron N et al. Arterial embolization to treat uterine myomata. *Lancet* 1995;346:671-672.

[48] Lumsden MA. Embolization versus myomectomy versus hysterectomy: which is best, when? *Hum Reprod* 2002;17:253-259.

[49] Khaund A, Moss JG, McMillan N, Lumsden MA. Evaluation of the effect of uterine artery embolization on menstrual blood loss and uterine volume. *BJOG* 2004;111:700-705.

[50] Walker WJ, Pelage JP. Uterine artery embolization for symptomatic fibroids: clinical results in 400 women with imaging follow up. *Br J Obstet Gynaecol* 2002;109:1262-1272.

[51] Goodwin SC, Spies JB, Worthington-Kirsch R et al. Uterine artery embolization for treatment of leiomyomata: long-term outcomes from the FIBROID Registry. *Obstet Gynecol* 2008;111:22-33.

[52] Kim MD, Lee HS, Lee MH, Kim HJ, Cho JH, Cha SH. Long-term results of symptomatic fibroids treated with uterine artery embolization: in conjunction with MR evaluation. *Eur J Radiol* 2010;73:339-344.

[53] van der Kooij SM, Hehenkamp WJK, Volkers NA, Birnie E, Ankum WM, Reekers JA. Uterine artery embolisation vs hysterectomy in the treatment of symptomatic uterine fibroids: 5-year outcome from the randomized EMMY trial. *Am J Obstet Gynaecol* 2010;203:105. e1-13.

[54] Tropeano G, Di Stasi C, Litwicka K, Romano D, Draisci G, Mancuso S. Uterine arteryembolisation for fibroids does not have adverse effects on ovarian reserve in regularly cycling women younger than 40 years. *Fertil Steril* 2004;81:1055-1061.

[55] Rashid S, Khaund A, Murray LS et al. The effects of uterine artery embolization and surgical treatment on ovarian function in woman with uterine fibroids. *BJOG* 2010;117:985-989.

[56] Goldberg J, Pereira L, Berghella V et al. Pregnancy outcomes after treatment for fibromyomata: uterine artery embolisation versus laparoscopic myomectomy. *Am J Obstet Gynecol* 2004;191:18-21.

[57] Holob Z, Mara M, Kuzel D, Jabor A, Maskova J, Eim J. Pregnancy outcomes after uterine artery occlusion:prospective multicentric study. *Fertil Steril* 2008;90:1886-1891.

[58] Broder MS, Goodwin S, Chen G et al. Comparison of long-term outcomes of myomectomy and uterine artery embolisation. *Obstet Gynecol* 2002;100:864-868.

[59] Mara M, Maskova J, Fucikova Z, Kuzel D, Belsan T,Sosna O. Midterm clinical and first reproductive results of a randomized controlled trial comparing uterine fibroid embolisation and myomectomy. *Cardiovasc Intervent Radiol* 2008;31:73-85.

[60] Beinfeld MT, Bosch JL, Isaacson KB, Gazelle GS. Cost-effectiveness of uterine artery embolisation and hysterectomy for uterine fibroids. *Radiology* 2004;230:207-213.

[61] Daniels JP, Middleton LJ, Champaneria R et al. Second generation endometrial ablation techniques for heavy menstrual bleeding:network meta-analysis. *BMJ* 2012;344:e2564.

[62] Brölmann H, Bongers M, Garza-Leal JG et al. The FAST-EU trial: 12-month clinical outcomes of women after intrauterine sonography-guided transcervical radiofrequency ablation of uterine fibroids. *Gynecol Surg* 2016;13:27-35.

[63] Law P, Gedroyc WM, Regan L. Magnetic-resonance-guided percutaneous laser ablation of uterine fibroids. *Lancet* 1999;354:2049-2050.

[64] Cheung VY. Sonographically guided high-intensity focused ultrasound for the management of uterine fibroids. *J Ultrasound Med* 2013;32:1353-1358.

[65] Hindley J, Gedroyc WM, Regan L et al. MRI guidance of focused ultrasound therapy of uterine fibroids:early results. *AJR* 2004;183:1713-1719.

第15章　妇科恶性肿瘤

第一节

外阴和阴道的恶性疾病

David M. Luesley[1,2]

[1] Division of Reproductive and Child Health, University of Birmingham, Birmingham, UK
[2] Birmingham Women's Healthcare NHS Trust, Birmingham, UK

一、背景

外阴癌并不常见,2013 年英国新发病例约 1300 例,使其成为第 20 大最常见的恶性肿瘤(表 15-1)。目前估计患外阴癌的终身风险为 1/275,发病率从 35－39 岁开始上升,在 65－69 岁急剧上升,在 90 岁以上发病率达到最高[1]。在英国外阴鳞状细胞癌年龄标准化发病率为每年 2.5/10 万,而在美国是每年 2.4/10 万[2]。

表 15-1　2013 年英国女性外阴癌发病率

	英格兰	威尔士	苏格兰	北爱尔兰	英国
新发病例	1061	78	142	32	1313
发病率/10 万	3.9	5	5.2	3.4	4
年龄标准化发病率/10 万	4(3.7～4.2)	4.8(3.7～5.8)	5.1(4.3～5.9)	3.8(2.5～5.2)	4.1(3.9～4.3)

外阴癌的发病率与贫困之间似乎存在关联。在 1996－2010 年,生活在英国最贫穷和最富裕地区的女性外阴癌发病率差距逐渐扩大[1]。据估计,在 2006－2010 年,如果所有女性均生活在最富裕的地区,那么英国每年的癌症病例将减少 240 例左右[1]。

一项观察发现自 20 世纪 70 年代以来,英国的外阴癌死亡率有所下降。在 1971－1973 年和 2010－2012 年欧洲的年龄标准化死亡率下降了 43%,这一趋势主要归因于治疗的改善和早期诊断[3,4]。在过去 10 年(2001－2003 年和 2010－2012 年),欧洲的标准化死亡率一直保持稳定[5]。在英国西米德兰兹郡,一个拥有 560 万人口的地区,报告了 2001－2005 年登记的癌症发病率,诊断时年龄<65 岁患者 5 年相对生存率为 80.5%,而>

65 岁患者的 5 年相对生存率为 61.6%。来自美国 2004 年 SEER 数据也有相似的结论,对应的结果为 81.6% 和 70.6%[6]。这两个数据均没有证据表明,这些年龄组的相对生存率随着时间的推移而增加。

年轻女性患外阴癌的比例显著增加,诊断时年龄<50 岁的患者从 1975 年的 6% 上升至 2006 的 15%[1];其他国家也有类似趋势的报道[7,8]。在年轻女性中,外阴癌的发生往往与外阴上皮内瘤变(VIN)、人乳头瘤病毒(HPV)感染和免疫抑制有关;在老年女性中,它们更常与非瘤性上皮内瘤变(如硬化性苔癣)有关;这表明外阴癌至少存在两种致癌途径。

外阴癌总发病率的增加可能是由于女性人均寿命的增加,也可能是由于年轻女性中 HPV 感染的增加。

二、危险因素

以下是公认的发生外阴癌的危险因素。

- 硬化性苔藓:4%～7%发生癌变的风险[9,10]。
- 一项系统综述表明,在确诊为高级别 VIN 但未治疗的女性中,有 9% 的患者在 1～8 年发展为外阴癌[11]。
- Paget 病[12]。
- 原位黑色素瘤[13-15]。
- 吸烟[16]。
- 免疫抑制。
- 高龄。
- 队列研究显示,宫颈癌幸存者患外阴/阴道癌的风险高 4～8 倍[17-19];其他的队列研究显示既往有 CIN 的女性患外阴癌风险要高 2～6 倍[20]。
- 一项队列研究显示,姐妹或母亲患有宫颈鳞癌的女性患外阴癌的风险更高[21]。宫颈癌和外阴癌之间的联系可能主要是由于有共同的危险因素(如 HPV)。

三、病因学

外阴癌的病因尚不清楚,一部分外阴癌与致瘤性 HPV 密切相关[22],另外一部分与非瘤性上皮内瘤变(硬化性苔藓)相关[22]。根据现有数据提出两种致癌途径假设,首先是发生在老年人中典型的新发肿瘤,常与硬化性苔藓等疾病有关。第二种类型通常与 VIN 相关,特别是多部位和下生殖道其他部位的疾病,这种"传染性"类型可能与 HPV 有关。

最近有研究表明,非 HPV 相关的 VIN 或分化型 VIN 可能是伴有硬化性苔藓的前驱病变,因此发展为非 HPV 相关的鳞状细胞癌。以前人们认为分化型 VIN 只在明确为癌的情况下发生,但现在发现这种类型的 VIN 也可以发生在没有癌的情况下,通常发生在硬化性苔藓。这一结论为两个致癌途径假说提供了更多的支持[22]。近年来研究集中在外阴鳞状细胞癌和相关的硬化性苔藓的遗传学、表观遗传学和分子生物学变化[23]。许多研究报道 HPV 阴性肿瘤的体细胞突变发生率明显高于 HPV 阳性肿瘤,其中 TP53 是最常见的。表观遗传学发现在硬化性苔藓中高甲基化比较常见[24]。

通过对癌前病变表观遗传变化的了解,希望可以找到减少甚至逆转外阴上皮恶变的方法。

四、组织学

大多数外阴癌的起源是鳞状细胞,不同的组织类型包括如下方面。

- 鳞状细胞癌;
- 恶性黑色素瘤;
- Paget 病;
- 巴氏腺癌;
- 腺癌;
- 肉瘤(隆突性皮肤纤维肉瘤,卡波西肉瘤);
- 转移性恶性疾病和淋巴瘤。

疣状癌和基底细胞癌是鳞状细胞癌的变异,外阴非鳞状癌占所有外阴癌的 10%。组织学类型与治疗有关,很大程度上是因为淋巴结转移和远处扩散的风险不同(图 15-1 和表 15-2)(框图 15-1)。

> **框图 15-1**
>
> - 外阴癌是一种罕见肿瘤,在老年人中最常见。
> - 有证据表明,患此病的年轻女性数量在逐渐增加。
> - 可能有两种不同的致癌途径,一种与致瘤性 HPV 有关,一种与硬化性苔藓等疾病有关。
> - 大多数外阴癌是鳞癌。

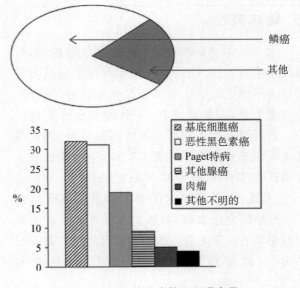

图 15-1　外阴癌的组织学变异

表 15-2　组织学变异概述

组织学	解释
鳞状细胞癌	占恶性外阴肿瘤的 90%
	转移到局部淋巴结,主要是腹股沟浅淋巴结和深淋巴结,可能累及双侧。淋巴结转移的风险因病灶部位和浸润深度而不同
	通常表现为结节或溃疡,可引起瘙痒和疼痛,病灶较大的会引起出血和恶臭
疣状癌和基底细胞癌	鳞癌的变异,罕见,局部转移
	疣状癌表现为缓慢生长的疣状病变,切除后局部复发
	基底细胞癌通常表现为阴唇溃疡性结节,不转移,可以通过局部切除或放射治疗。治疗后局部复发高达 20%
恶性黑色素瘤	预后较差,治疗与其他部位的皮肤黑色素瘤类似
	总的 5 年生存率在 8%～50%,似乎比其他部位的皮肤黑色素瘤更差
	外阴黑色素瘤有 3 种类型:黏膜黏液型(最常见)、表面扩散型和结节型。浸润深度(浸润＞1.75 mm 有较高的复发风险)、溃疡和色素缺乏是影响预后的重要因素。手术切除病变范围宽仍是治疗的主要方法。c-Kit 表达是另一个有价值的预测预后和生存的因子
腺癌	非常罕见,更可能是由其他部位转移而来,与外阴 Paget 病有关
巴氏腺癌	也罕见,可能是鳞状、腺癌或囊腺癌,它们更常发生在绝经前的年轻女性,总的 5 年生存率约 35%
	通常表现为巴氏腺区实性肿块,表皮完整,手术治疗与鳞状细胞癌相似
肉瘤	非常罕见,生物学上与其他部位的软组织肉瘤相似。一般在局部或远处复发后预后较差。扩大的局部切除似乎是预防局部复发最好的方法。不需要做局部淋巴结切除,转移性淋巴结切除也没有益处。辅助放疗和放化疗的作用尚未得到肯定,这主要是由于其罕见性
转移性肿瘤	罕见,约占所有外阴肿瘤的 8%。子宫颈癌、子宫内膜癌和肾癌是文献报道最多的原发部位
Paget 病	表现为外阴上硬皮、红斑、暗粉色/红色湿疹"光滑"区域。90% 是上皮内恶性肿瘤。多达 10%～15% 的外阴 Paget 病与潜在的腺癌有关,腺癌可能位于乳腺、胃、肠和膀胱。荧光染料已被用来检测疾病的横向扩散程度。治疗方法为扩大的局部切除,巨大的皮肤缺陷需要用到先进的皮瓣

五、临床表现

　　大多数鳞状细胞癌主要累及大阴唇内侧,而累及小阴唇的仅为 1/3。其他常见部位包括阴蒂和尿道周围。小的病变可能是无症状的,导致患者注意不到;即使是现在,一些妇女也诊断得太晚。最近西米德兰兹郡一项回顾性数据表明,多达 1/3 的患者症状存在超过 1 年。这可能反映了患者在寻求医疗服务时的态度;或者如 Stroup 等[25]所述,患者和临床医师都缺乏对该病的认识。这项研究还表明,老年患者更有可能被诊断为晚期疾病。美国最近的一项研究得出了类似的结论[26],高龄和贫困都与诊断时为疾病晚期有关。

　　由于外阴鳞状细胞癌通常进展缓慢,早期的临床表现使得患者在疾病早期被诊断。患者较年轻和疾病早期都与良好的疾病结局有关。因此,应考虑努力提高患者的初级保健意识。这一研究结果并不新鲜,Monaghan 报道 335 名患者中有 32 名就诊时症状超过 24 个月,其中只有 35 例患者在发现症状后 3 个月内就诊[27]。Hacker 等[28]发现了类似的结论,就诊时症状持续时间从 1 个月到 36 个月不等,平均为 10 个月。这种情况是由于患者的恐惧或无知,还是由于初级保健人员延误了临床检查,目前尚不清楚。最近的一项研究,英国首次分析了初级保健中癌症诊断情况,分析了包括外阴癌在内的 28 个不同部位癌症的 10 953 例患者,从患病到初级保健的间隔。患者平均转诊间隔(患者到全科医生就诊的时间)为 59d,在该研究中是第五长的转诊间隔。从全科医师问诊到转诊的平均间隔为 16d,是第三短的转诊间隔[29]。这些数据表明,就诊延迟的一个重要原因在于患者不去看她们的全科医师;因此应该提高对患者的科普。Podratz 等[30]对外阴癌的临床表现进行了分析(表 15-3)。

表 15-3　外阴癌的临床表现

症状	频率(%)
瘙痒	71
外阴肿块或肿胀	58
外阴溃疡	28
出血	26
疼痛	23
尿路症状	14
排液	13

其他可疑为恶性肿瘤的情况,有色素沉着障碍与潜在恶性黑色素瘤和原位黑色素瘤相关。虽然目前的证据不足,但这一现象似乎在不断增加;这也反映出公众对痣和其他色素沉着皮肤病变与恶性黑色素瘤的关系的认识日益增强。

六、评估

评估分两个阶段:首先,明确诊断和组织类型,最初的疾病评估还应包括临床和病理学分期;其次,需要评估患者的健康状况,以及可能影响治疗的并发症。虽然第二阶段不是疾病重点,但同样重要;考虑该疾病患者的发病年龄范围,患者的并发症及一般情况成为影响治疗方案制定的重要因素。

1. 查体

外阴恶性肿瘤的临床评估应记录所有病变的大小和位置及邻近皮肤的特征。应注意评估阴道、尿道和膀胱或肛门是否受累。触诊对于病灶大的患者很重要,可以确定肿瘤是否深入耻骨和坐骨,肛门括约肌的完整性只能通过直肠和阴道联合检查来准确评估。

不适和压痛常与病灶大有关,必要时需要在全身麻醉下查体。还应注意腹股沟淋巴结及皮肤有无转移。

2. 诊断

诊断基于肿瘤组织活检,其中应包括正常组织向恶性组织过渡的区域。活检组织应具有足够

的大小,以便区分肿瘤是表浅性浸润还是显著性浸润,确保病理诊断准确性。但在某些情况下,如临床诊断明确、患者有典型的症状(严重出血或疼痛),也可直接行外阴手术。但是,在进行任何根治性手术之前,必须行冷冻病理。

由于可能存在其他生殖道恶性肿瘤,阴道和宫颈也应该充分评估,必要时行活检。

3. 转移

组织学类型在一定程度上决定了肿瘤扩散和转移途径,以下内容是针对常见的鳞癌。肿瘤可直接扩散和淋巴结转移。直接扩散可累及阴道、会阴、肛管、尿道、阴蒂,晚期患者可累及骨。在制订治疗方案时,应考虑扩散部位及范围的结构和功能(肛门括约肌、尿道和阴蒂等)受损极其重要。外阴以外的皮肤也可能受累,尤其是超越阴阜到下腹壁和侧腹壁及大腿皮肤的受累(图 15-2)。外阴的淋巴回流最初到达腹股沟浅淋巴结,然后到达腹股沟深淋巴链,最后到达盆腔(髂)淋巴结。一般认为,中央型病灶的淋巴是向双侧回流,而外侧病灶的淋巴主要是向同侧回流。在没有腹股沟淋巴结转移的情况下,深部盆腔淋巴结受累罕见。总的来说,手术患者约 30% 发生淋巴结转移,肿瘤直径≤4cm 淋巴结转移率 10%～15%,而晚期肿瘤发生率更高[31-33]。血行转移也可能发生,但并不常见,而且往往与巨大肿瘤已经累及区域淋巴结有关。

在外阴癌中,同时合并阴道和子宫颈的癌前病变或癌变并不少见。这并不一定是转移所致,但表明可能有一个共同的病因学事件,如致瘤性

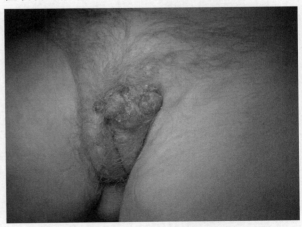

图 15-2　巨大前侧外阴癌伴卫星样皮损(另见彩图 15-2)

HPV 感染,可使整个下生殖道容易发生肿瘤。

4. 分期

外阴癌采用 FIGO 分期系统进行手术病理分期,最后一次更新是在 2009 年[34]。FIGO 分期采用了熟悉的四期,但现在考虑了淋巴结阳性的数目和类型,同时发现肿瘤大小在区别生存率方面没有价值,淋巴结阴性大肿瘤的预后几乎与淋巴结阴性小肿瘤一样好(表 15-4)。另一种选择是肿瘤淋巴结转移(TNM)系统,由原发肿瘤、淋巴结和转移情况组成(表 15-5)。两个系统都使用淋巴结情况来分期。

表 15-4　FIGO 外阴癌分期(2009)

Ⅰ 期	肿瘤局限于外阴
Ⅰa	肿瘤局限于外阴或会阴,最大直径≤2cm,间质浸润≤1mm。淋巴结无转移
Ⅰb	肿瘤最大直径>2cm,或局限于外阴或会阴,间质浸润>1mm。淋巴结无转移
Ⅱ 期	任何肿瘤大小,肿瘤侵犯下列任何部位(下 1/3 尿道、下 1/3 阴道、肛门),淋巴结无转移
Ⅲ 期	任何肿瘤大小,肿瘤有或(无)侵犯下列任何部位(下 1/3 尿道、下 1/3 阴道、肛门),有腹股沟-股淋巴结转移
Ⅲa	1 个淋巴结转移(≥5mm),或 1~2 个淋巴结转移(<5mm)
Ⅲb	≥2 个淋巴结转移(≥5mm),或≥3 个淋巴结转移(<5mm)
Ⅲc	阳性淋巴结伴包膜扩散
Ⅳ 期	肿瘤侵犯其他部位(上 2/3 尿道、上 2/3 阴道)或远处转移
Ⅳa	肿瘤侵犯下列部位:上尿道和(或)阴道黏膜、膀胱黏膜、直肠黏膜或固定在骨盆壁或腹股沟-股淋巴结出现固定或溃疡形成
Ⅳb	任何部位(包括盆腔淋巴结)的远处转移

5. 腹股沟淋巴结评估

鉴于大多数手术治疗的外阴癌不会有淋巴结转移,术中腹股沟淋巴结切除与短期或长期并发症相关,所以人们正在努力术前确定淋巴结是否有转移。预测越准确,就越能避免不必要的并发症。过去的 10 年里,在这方面做出了很多的努力。最初是通过影像学,后来也有通过选择性淋巴结切除来协助确定有无淋巴结转移。表 15-6 列出了各种方法在腹股沟淋巴结评估中的作用。

表 15-5　TNM 分级系统

原发肿瘤(T)	
Tis/0	癌前病变:原位癌或外阴上皮内瘤变(VIN)
T1	局限于外阴或会阴,1 个肿瘤
T1a	肿瘤≤2cm,间质浸润≤1mm
T1b	肿瘤>2cm,或间质浸润>1mm
T2	任何肿瘤大小,肿瘤侵犯下 1/3 阴道或尿道,或肛门
T3	任何肿瘤大小,肿瘤侵犯上尿道、直肠、膀胱或耻骨
区域淋巴结(N)	
N0	肿瘤无淋巴结转移
N1	腹股沟区有 1~2 个淋巴结转移
N1a	1~2 个淋巴结转移(<5mm)
N1b	1 个淋巴结转移(>5mm)
N2	腹股沟淋巴结转移,伴有如下特征之一
N2a	≥3 个淋巴结转移(<5mm)
N2b	≥2 个淋巴结转移(≥5mm)
N2c	≥1 个阳性淋巴结伴包膜扩散
N3	阳性淋巴结形成开放性溃疡,淋巴结固定于周围组织
远处转移(M)	
M0	无远处转移
M1	任何部位的远处转移(包括盆腔淋巴结)

表 15-6　影像学技术在腹股沟淋巴结评估中的敏感性

技术	灵敏度(%)	参考文献
MRI	40~50	Barton 等[35]
磁共振淋巴管造影	55~89	Sohaib & Moskovic[36]
超声*	58	Heaps 等[37];Moskovic 等[38]
CT	极低	Lin 等[39];Andersen 等[40]
PET	极低	Kamran 等[41]

* 有无细针抽吸。

6. 前哨淋巴结活检

这项技术已迅速成为手术治疗的辅助手段,尤其是在早期癌症中。前哨淋巴结被定义为局部区域淋巴中第一个回流的淋巴结。如果可疑病变的前哨淋巴结呈阴性,那么其余的淋巴结也应呈阴性(图 15-3)。外阴病变的前哨淋巴结可以通过在肿瘤边缘注射亚甲蓝染料或放射标记物(^{99}锝)的免疫闪烁成像来识别,手持探测器用于识别区域淋巴结内的放射性示踪剂摄取[42,43]。手术期间使用蓝染料进一步识别,随着辐射量的增加,使前哨淋巴结得以清晰可见(图 15-4)。

(a)

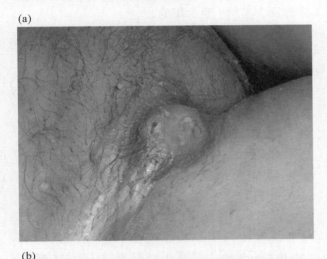

(b)

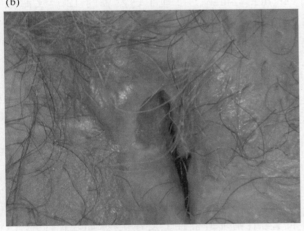

图 15-3　(a)单纯外阴切除后右侧腹股沟复发;(b)根治性外阴切除后前侧局限性复发(另见彩图 15-3)

　　三项最近期的系统综述都表明[44-46],前哨淋巴结活检技术使用组合方法(^{99}锝和蓝染料)能保证足够的敏感度,尤其对于单一肿瘤直径≤4cm,且临床上无淋巴结增大证据的患者。该技术可以通过术前 SPECT/CT 成像来增强,这也可能有助于识别异常前哨淋巴结[47]。当原发病灶已经切除(切除病灶检查后),该技术的有效性仍然需要数据证实。在一项 32 人参与的研究中发现,直接切除

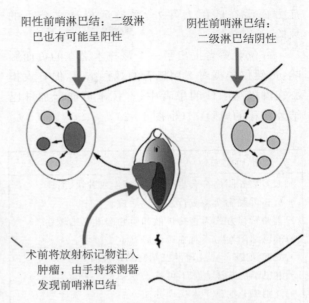

图 15-4　前哨淋巴结取样原理示意图

病灶后比仅做病灶活检后发现的前哨淋巴结略少[48]。在 106 名患者的队列中,其中 1/3 的患者进行了不充分的初次切除,并在平均 30d 后进行了二次切除,在前哨淋巴结诊断的准确性上未见影响[49]。作者自己和其他人的数据表明,前哨淋巴结切除手术并发症显著降低:住院时间缩短,伤口裂开减少,淋巴水肿和淋巴囊肿减少。

　　表 15-7 比较了常规完整淋巴结切除与前哨淋巴结切除患者的并发症。两组患者的肿瘤大小和分期相似,重要的是两组患者预后也一样[49];而且与完整淋巴结切除相比,前哨淋巴结具有显著的成本效益[50]。

表 15-7　腹股沟淋巴结切除类型的并发症发生率

	仅切除前哨淋巴结($N=89$)	前哨淋巴结活检＋全腹股沟淋巴结切除($N=18$)
淋巴囊肿	5.5%	44%
淋巴水肿	2.7%	33%
复发	2%	0
平均住院日	2(1～17)d	7(5～25)d

　　如同腹股沟淋巴结切除术一样,前哨淋巴结技术假阴性结果的风险为 2%～3%。然而,假阴性率之间的差异并不显著,考虑到在避免并发

症方面潜在的巨大好处,受益远超过这个小的风险。

一位观察者提出了一个该技术潜在的负面影响:虽然仅根据对 2 例患者的观察结果,但有人担心在淋巴结阳性的患者中,本技术可能增加淋巴结外转移的风险[51](框图 15-2)。

> **框图 15-2**
> - 大多数外阴癌都会出现疼痛、瘙痒或肿块、溃疡。
> - 所有可疑病变均应行诊断性活检。
> - 主要转移方式为直接扩散和腹股沟淋巴结转移。
> - 淋巴结阳性与否对临床结局有重要影响。
> - 浸润深度>1mm 与淋巴结转移增加有关。
> - 淋巴结的临床查体不可靠。
> - 外阴癌分期是手术病理分期。
> - 前哨淋巴结取样是评估淋巴结转移最准确的方法。

七、原发外阴病变的手术治疗

外阴病变的部位、大小及病变涉及的重要功能,决定外阴病变的最佳治疗方法。同时,临床有无淋巴结或远处转移也会影响治疗策略。例如,除非没有其他合适的姑息方式,否则在有远处转移无法治疗的情况下,对原发病灶进行局部根治性治疗是不合逻辑的。患者可从一开始就分为两大类:①小的单一外阴病灶,且没有淋巴结转移的临床证据者;②晚期外阴癌和(或)有淋巴结转移的临床证据者。

为便于进一步讨论,以上将分别称为早期和晚期外阴癌。

1. 早期外阴癌的手术治疗

根治性外阴切除术对于大多数单发和早期外阴癌是过度治疗。对于大部分病变深度在 1~10mm 的患者,广泛性局部切除通常是足够的。直到最近,普遍的共识是,控制局部复发的最重要因素是切缘阴性,有两篇文章 20 年来一直坚持这一治疗原则[37,52]。目前,英国皇家妇产科学院(RCOG)的诊疗指南仍然支持扩大切除范围的原则,以确保术后所有边缘 8mm 内病理阴性。一个大型的单机构回顾性队列研究最近对这种观点提出了质疑[53],这个队列随访了 102 例患者,作者发现只要肿瘤被完全切除,复发风险的增加与切缘没有任何关系。来自西米德兰兹郡一个更大的队列研究也得出了类似的结论[54],该研究包括200 多例患者,随访时间达 5 年以上;此外,多因素分析也包括了邻近上皮组织病理和 HPV 感染情况。这样似乎有了充分的证据让我们重新考虑广泛切缘的必要性,因为这可能对局部手术并发症的发生率产生重大影响。

手术切除应深及阔筋膜,与尿生殖膈下筋膜在同一平面。即使已经进行了足够的切除,术后在对标本进行检查后还可能发现一些预示高复发风险的因素。这些因素包括肿瘤浸润深度和淋巴脉管间隙浸润,以及周围神经浸润[55]。此外,邻近上皮组织病理,可能反映潜在的致癌过程,也可能影响复发。一个非常小的病例系列分析发现,分化型 VIN 的复发率比基底细胞样或疣状VIN 高[56]。

正如人们所期望的那样,广泛性局部切除的局部复发率高于根治性外阴切除。Hacker 和van der Velden[52] 整理了已发表的 12 篇文献数据,包括了 530 例患者。其中 165 例性广泛性局部切除,365 例行根治性外阴切除;局部复发率分别为 7.2% 和 6.3%。

2. 晚期外阴癌的手术治疗

需要明确的是,"晚期"外阴癌意味着根治性外阴切除和(或)造成功能损害。同样的原则适用于较小的单个肿瘤,其治疗目的是所有切缘阴性的情况。由于手术容易影响后续功能和美观,所以也应该考虑辅助治疗。在制订治疗计划时,考虑患者本人的感受很重要。患有广泛性或多灶性病变并伴有非肿瘤性上皮性疾病(如硬化性苔癣)的老年妇女,很可能从根治性外阴切除后皮瓣移植中获益。相反,年轻女性阴蒂癌可以接受放射治疗,因为保守性手术不能控制局部病变。这些类型的病例构成了治疗晚期外阴癌的基础。首要目标是最大限度地控制局部病变,其次是考虑女性的功能和美观。

3. 淋巴结转移

表浅浸润性外阴癌患者发生淋巴结转移的风险最低(表 15-8),浸润深度<1mm。浸润深度与淋巴结转移的风险密切相关,应从肿瘤附近最浅表的真皮乳头开始测量。

表 15-8　浸润深度和淋巴结转移风险的关系

浸润深度（mm）	淋巴结阳性（%）
<1	0
1.1~2	7.7
2.1~3	8.3
3.1~5	26.7
>5	34.2

Source：Hacker et al[28].

总的来说，约 30% 的外阴癌会有腹股沟淋巴结转移，而在腹股沟淋巴结阳性的患者中，约有 1/5 会有盆腔淋巴结转移（即约 5%）。如果腹股沟淋巴结呈阴性，盆腔淋巴结很少会阳性。由于盆腔淋巴结受累的频率较低，以及盆腔淋巴结切除对于疾病控制的作用有争议，大多数人认为应该停止在外阴癌患者中常规行盆腔淋巴结清扫术。

虽然淋巴结相关的临床检查不可靠，但以下临床因素可以预测淋巴结转移的发生。

- 病灶大小。
- 临床判断淋巴结是否可疑转移。
- 病灶同时累及大阴唇和小阴唇，淋巴结转移率达 50%；而当病灶累及其中之一时淋巴结转移率约 20%。Stehman 和 Look[57] 也认为肿瘤位于阴蒂或会阴时淋巴结转移风险增加。其他危险因素取决于对原发病变的组织病理学评估，这些因素与影响预后的因素相似。
- 肿瘤分级。
- 淋巴脉管间隙浸润。
- 浸润深度。
- 周围神经浸润。

八、淋巴结的治疗

1. 淋巴结切除的类型

外阴和远端阴道的淋巴先回流至腹股沟浅淋巴结，该淋巴结沿股静脉分布。腹股沟浅淋巴结进一步回流至腹股沟深淋巴结或股深淋巴结。股淋巴结最顶端是 Cloquet 淋巴结，但并不是所有人都是这样，54% 的尸检并没有这种情况。股淋巴结也接受阴蒂和外阴前部淋巴结的直接回流，

从而解释了临床上股淋巴结阳性但腹股沟淋巴阴性的情况。一项前瞻性研究表明[58]，虽然早期疾病的复发率相对较低，但仅行腹股沟浅淋巴结切除术可能与腹股沟复发风险增加有关，因此任何结论都不是绝对可靠的。

2. 单侧

外阴淋巴回流的广泛交叉可能导致除同侧腹股沟淋巴结外，对侧腹股沟淋巴结也会受累。因此，通常需要双侧腹股沟淋巴结清扫。然而，在 <2cm 的侧位型肿瘤中，最初只需要进行同侧腹股沟淋巴结清扫。经欧洲癌症研究与治疗组织（EORTC）认定，外阴侧位型肿瘤定义为在肿瘤可见边缘至少 1cm 以外的范围不邻近中线结构。如果术后病理发现同侧淋巴结阳性，随后应切除或放疗对侧淋巴结；因为在这种情况下，对侧淋巴结也有可能呈阳性。

Andrews 等[59] 指出，T2 病变也是如此，尽管同侧阳性率相对较高为 34%；不过，也有例外报道。对于较大的侧位型病灶，在没有可靠证据之前，建议进行双侧淋巴结清扫（或选择性前哨淋巴结活检）。

3. 整体和分开腹股沟切口

整体切除淋巴结已经受到了广泛的关注，主要是因为这种手术会导致明显的手术并发症（图 15-5），而腹股沟切口分开外观会更好（图 15-6）。三切口切除术最早出现于 1965 年，但直到 20 世纪 80 年代才开始流行。研究发现在早期外阴癌的生存和局部复发方面，三切口切除并没有劣势，但在手术并发症方面有相当显著的改善。

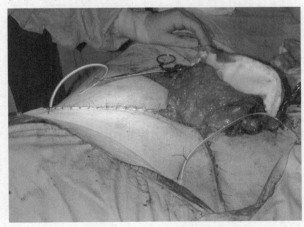

图 15-5　腹股沟淋巴结整体切除术（另见彩图 15-5）

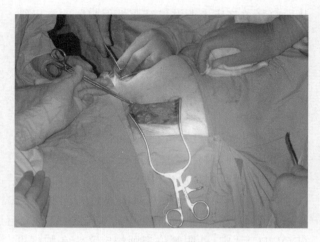

图 15-6 腹股沟切开分开（另见彩图 15-6）

与三切口有关的担忧是，在外阴切除区（或局部切除）与腹股沟淋巴结切除区之间留下的皮肤间桥组织可能会复发。皮肤间桥组织包含淋巴通道，但淋巴转移是间歇性栓塞，还是持续渗透仍不确定。当然，如果切除时淋巴管有浸润，那么复发的可能性就很大。

目前的共识是，在病灶较大和腹股沟淋巴结广泛受累的情况下，整体切除淋巴结可能是最好的选择（图 15-7）。与初次手术范围不够导致治疗不足相比，整体切除术后尝试重建是更合理的。

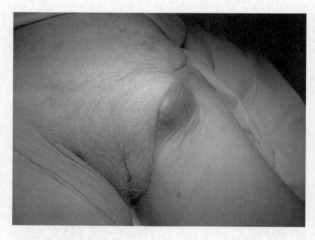

图 15-7 左侧腹股沟淋巴结临床可疑转移（另见彩图 15-7）

4. 淋巴结转移的处理

腹股沟淋巴结切除术不仅可以提供预后信息，也可能带来生存益处。淋巴结有不同程度的转移，从单个淋巴结微小浸润到整个淋巴结群的包膜外扩散。与所有期别一样，淋巴结转移的程度与预后相关（表 15-9），因此需要不同的治疗方案。影响生存率最重要的因素是淋巴结伴包膜外扩散；对于仅累及一个淋巴结的患者，最重要的预后因素是淋巴结内转移病灶的最大直径（表 15-10）。这些观察解释并支持了 2009 年 FIGO 分期改造。

表 15-9 外阴病灶大小和淋巴结状态与生存率的关系

淋巴结状态	病灶大小	生存率（%）
阴性（$n=385$）	≤2cm	97.9
	2～3cm	90.5
	>3cm	75～80
	所有	90.9
阳性（$n=203$）	所有	57.2
1～2 个淋巴结阳性	—	75
3～4 个	—	36
5～6 个	—	24
≥7 个	—	0

Source：Homesley et al[61].

表 15-10 淋巴结状态与治疗的关系

腹股沟淋巴结阴性	无须进一步治疗
术后腹股沟淋巴结阳性	—
1 个淋巴结阳性*	观察
≥2 个淋巴结阳性	腹股沟及盆腔放疗
术前临床淋巴结阳性	切除后放疗
	放疗后切除
	仅放疗

*作者认为，在只有 1 个淋巴结被肿瘤完全浸润或伴有包膜外扩散的情况下，应辅助放疗。

在过去认为如果腹股沟淋巴结阳性，那么就应行盆腔淋巴结切除术。但这种做法已经变得越来越罕见，因为 GOG37[60] 证明了在这种情况下盆腔放疗比盆腔淋巴结切除术的效果更好。有趣的是，生存率的差异反映出放疗对腹股沟转移的控制比对盆腔或远处转移更好。

关于淋巴结所有的可用数据都是基于腹股沟淋巴结的标准病理评估（标准切片用 HE 染色）。在其他肿瘤系统中，通过连续切片和免疫组织化学染色可以确定微转移患者，这些微转移阳性淋巴结在标准病理评估时可能是阴性。目前还没有研究表明这些发现对外阴癌有临床意义。

九、手术并发症

外阴腹股沟手术并发症见表 15-11。任何肿瘤手术都有近期并发症的风险，如出血、血栓和感染，外阴手术也不例外。预防性抗凝是有价值的，应在所有患者中使用。由于根治性手术的改进，导致住院时间缩短和患者早下地活动均直接加强预防抗凝的效果。

表 15-11　手术并发症

腹股沟淋巴结切除术
伤口破裂/蜂窝织炎
淋巴囊肿
淋巴水肿
外阴切除
伤口破裂/蜂窝织炎
脱肛
泌尿系问题
心理健康

根治性整体切除（根治性外阴切除和双侧淋巴结切除）淋巴水肿发生率为 8%～69%。伤口裂开非常常见，发生率 27%～85%，并可继发感染，导致蜂窝织炎。这种根治性手术的平均住院时间为 17～33d。三切口技术在手术失血量和住院时间方面取得了显著的改善，尽管仍有高失败率的报道（22%～52%）[62,63]。淋巴囊肿（见图 15-7）和淋巴水肿的发生率并不明显低于根治性整体切除。单侧腹股沟淋巴结清扫确实能降低并发症发生率，但浅表腹股沟淋巴结清扫与深部腹股沟淋巴结清扫相比，并发症发生率无明显差异。van der Zee 等[64]报道了前哨淋巴结活检与腹股沟淋巴结切除术相比，可显著降低伤口裂开、蜂窝织炎、住院时间和淋巴水肿发生率。

外阴非根治性手术确实改善了美观和功能，其他降低发病率的手术方法包括在手术时保留大隐静脉以减少术后伤口和下肢并发症[65]，尽管淋巴水肿方面的结果数据还不确定。也有人认为腹股沟最外侧的组织不需要切除。瘦弱的患者采用缝匠肌转位覆盖股骨血管，也有助于减少伤口并发症[66,67]。避免破坏皮肤边缘、无张力缝合、使用伤口引流和预防性抗生素使伤口愈合也得到改善[67]。越来越多的外科医师在初次手术或二次手术时采用了皮瓣移植技术。成功应用的移植物有股薄肌和股直肌肌纤维皮瓣，以及从大腿内侧或臀部取下的旋转皮瓣（图 15-8）。保守性手术切除和使用皮瓣来填补大的皮肤缺陷可导致瘢痕减少且更多保护外阴功能。尽管未重建的根治性外阴切除所造成的心理创伤已有充分的文献报道，但目前还无法证明这种重建对心理健康有改善[68]。

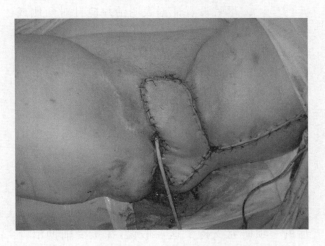

图 15-8　旋转皮瓣填充大面积皮肤缺损（另见彩图 15-8）

并发症的处理：①对于淋巴水肿，建议在休息和锻炼时穿紧身衣；避免损伤（皮肤护理）；简单的重力引流和人工淋巴引流。②对于淋巴囊肿，采用非手术的治疗方法，只有有症状的病例才在使用抗生素基础上进行引流，但往往会复发[69]。蜂蜜敷料可以促进伤口愈合。最近有报道使用组织密封胶来促进腹股沟伤口的愈合[70]。

十、放疗和化疗

放疗和化疗在外阴癌治疗中的作用没有外科手术那么重要。然而，有数据明确表明外阴鳞状细胞癌对放疗和化疗都很敏感。基底细胞癌对放疗敏感是公认的，如果手术可能导致功能或美观的损害，那么可以选择放疗。黑色素瘤对放疗不敏感，有报道疣状细胞癌在放疗后疾病进展。

1. 辅助放疗

判断是否需要辅助放疗的因素有：①手术切除范围；②腹股沟淋巴结阳性率。对于手术切缘不理想（＜8mm）的患者没有足够的证据推荐常规局部辅助治疗。对切缘阳性的患者，给予辅助治疗与单纯观察相比可提高生存率[71]。最近一项针对 257 例患者的多中心回顾性研究得出结论，在近切缘或切缘阳性的患者中，给予辅助放疗可使总生存率从 29％提高到 60％以上[72]。但与大多数回顾性研究一样，需要考虑选择偏倚。

当≥2 个淋巴结微转移，或单个淋巴结完全转移，或伴包膜外扩散时，应考虑辅助放疗[50,73,74]。尽管没有证据表明治疗应针对两侧或仅针对受累一侧，但治疗应包括腹股沟和盆腔淋巴结。随着前哨淋巴结技术的日益广泛应用，治疗策略可能会有所改变。

一项来自德国的大型多中心回顾性队列研究评估了 1618 例患者，其中 1249 例患者行腹股沟淋巴切除。淋巴结阳性患者中，189 例接受辅助放疗的比 61 例未接受辅助放疗的患者结局要好（无进展生存期 39.6％：25.9％），且差异显著[75]。该作者认为，考虑到其他部位鳞癌的预后逐渐改善，增加化疗可能会进一步改善外阴癌预后。随后的一项研究支持了这一假设，在接受辅助治疗的回顾性患者中，增加化疗导致死亡风险降低 38％[76]。

2. 初始治疗

在晚期外阴癌的治疗中，越来越多地应用放疗加或不加同步化疗或序贯化疗。在某些情况下，放疗可能是唯一的治疗方法；但更常见的情况是术前使用放疗，以便进行保留肛门括约肌手术。

Beriwal 等[77]报道了令人兴奋的结果，在 33 例接受术前放化疗的患者中，有 16 例可达到术后病理阴性；随访 26 个月，除 1 例外，所有人都未复发。其余 17 例患者有一定效果，其中 8 例在 8 个月局部复发。

放疗也可用于组织学证实的腹股沟淋巴结转移的患者，治疗后是否需要切除这些放疗后淋巴结仍不清楚。

3. 放疗和化疗时机

根治性放疗通常需要预防性剂量（45～50Gy）覆盖到原发灶和淋巴结，然后通过二次适形放疗或后装放疗将肿瘤部位的总剂量提高到 65Gy。总放疗剂量由临床情况决定。

荟萃综述表明，没有证据提示预防性腹股沟

放疗优于手术治疗；关于化疗和放疗的应用，尚无可靠的前瞻性数据[78]。几项回顾性研究表明，使用顺铂和氟尿嘧啶（5-FU）、丝裂霉素 C 和 5-FU，以及单独使用 5-FU 的方案可能在疾病局部控制方面有所获益。

当无明显肉眼病灶时，单纯为辅助治疗时，总剂量为 45～50Gy，无须同步化疗。

4. 放疗并发症

放疗在本病中应用有限的原因在于既往报道患者耐受性差和并发症高，这肯定与他们的治疗方法和技术类型有关。随着技术现代化，和对其潜力和应用的更深入了解，使患者耐受性和并发症有明显改善[79]。

大多数患者放疗后可能出现红斑和脱屑，在适当的护理和局部清洁的情况下，很少因这类问题导致过早停止治疗。放射性膀胱炎需要膀胱冲洗，在感染时抗感染。直肠炎用泼尼松龙、诺马可和洛哌丁胺治疗。

更严重的不良反应包括骨坏死（骨的联合部位和股骨头）和瘘管形成。仔细规划放射野、剂量和分区治疗可将这种风险降到最低。

十一、复发

复发率为 15％～30％，最常见的部位是外阴局部（70％），腹股沟淋巴结约占 20％，其余复发发生在骨盆或远处转移。一个单癌症中心的前瞻性队列研究发现，初次治疗后 5 年的局部复发为 27.2％，10 年后的局部复发为 39.5％[80]。

因大多数复发发生在初次治疗后 2 年，所以通常在前 2 年内要求每 3 个月随访 1 次；随后 2～3 年，每 6 个月随访 1 次；之后每年随访 1 次。此外，建议患者自行检查并报告任何疼痛、出血或流液的症状。需要说明的是，这个随访时间表是经验性的，而不是基于证据的。

局部复发后存活率很低，因此在一开始就努力预防这种情况。据报道，皮肤间桥复发更容易发生在淋巴结阳性的患者中[81]。

在外阴癌中，疾病可在初次治疗后数年内复发。此外，最初疾病的一些特征似乎与这种晚期复发有关，以至于使用的其他术语包括"再发"或"第二次肿瘤"。Rouzier 等[82]首次报道了邻近上皮中存在与肿瘤相关的硬化性苔癣可能与这种晚期复发有关。在一项大型回顾性研究中,我们也发现了这一现象。伯明翰队列包括 201 例患者,按病理、HPV 状态和治疗方式进行分类,最少随访时间为 5 年[54]。一项深入分析显示,与通常的 VIN 型相比,有硬化性苔癣的女性局部复发和复发的可能性都明显更高。淋巴结阳性率也是局部复发的重要预测因子。只要原发肿瘤被完全切除,切缘并不能预测复发。一队列研究提出假设,原发肿瘤完全切除的患者局部复发是由于邻近上皮(第二区域肿瘤)持续性生物不稳定,或者是由于皮肤淋巴管中的肿瘤栓子直接导致的。进一步的研究正在进行中,通过对邻近上皮细胞生物不稳定更清晰的认识,可能达到预防及减少局部复发的风险。

复发的治疗取决于复发的部位和范围[83]。如果腹股沟淋巴结呈阴性,广泛切除局部复发病灶 5 年生存率可达 56%。如果切除范围会累及肛门括约肌功能,放疗应作为首选[84]。如果放疗已经达到最大剂量,则应考虑手术切除。

腹股沟复发的预后较差,治疗困难。对于以前没有接受过腹股沟放疗的患者,放疗(联合或不联合手术)将是首选。对那些已经接受过放射治疗的人来说,选择的余地要小得多,应该考虑包括手术在内的姑息治疗。对于远处转移的患者,没有标准有效治疗,可选择化疗或综合性治疗(框图 15-3)。

💡 **框图 15-3**

- 目前的共识是,原发病灶的根治性切除应达到固定后切缘至少 8mm 的无病灶。
- 对于所有浸润深度≥1mm 者,均应行同侧或双侧淋巴结清扫。
- 如果切除边缘不理想,应考虑辅助放疗或再次切除。
- 单个淋巴结完全转移,或伴包膜外扩散,或≥2 个淋巴结微转移,应考虑辅助放疗。
- 晚期肿瘤手术切除可能导致功能损害的应进行个体化治疗(手术、放疗和化疗),以达到治疗效果最大化和功能损害最小化。
- 局部复发可以通过手术切除或放射治疗来控制,选择哪种方法与功能损害最小化有关。
- 腹股沟复发治疗困难,且预后差。

十二、阴道癌

1. 背景

阴道癌罕见,占所有妇科恶性肿瘤的 1%～2%,可为原发鳞癌或者从宫颈癌、外阴癌直接蔓延转移而来。发病年龄较广(18－95 岁),高峰年龄为 60 岁,平均年龄为 60－65 岁,种族间无差异。关于阴道癌治疗的综述仅 26 篇文献[85]。

2. 病因

阴道癌的病因尚不清楚,以下为一些诱发和相关因素。

- 既往下生殖道上皮内瘤变(主要为 CIN、宫颈癌);
- HPV 感染(致癌亚型);
- 既往生殖道恶性肿瘤。

据报道,1/4 或 1/3 的患者曾患有生殖道恶性肿瘤。大型病例对照研究并未证实以下因素为病因,如盆腔放疗、预防性子宫切除术、长期使用子宫托和慢性子宫阴道脱垂。

3. 临床表现

症状取决于肿瘤的分期。最常见的症状如下。

- 阴道出血,占临床表现的 50% 以上;
- 阴道分泌物增多;
- 泌尿系症状;
- 腹部包块或疼痛;
- 无症状(约 10% 的肿瘤在诊断时无症状)。

阴道检查时可能会漏诊阴道肿瘤,尤其是使用双叶窥具时。为了避免发生这种情况,在仔细检查阴道壁的同时必要时取出窥具,否则窥具前后叶可能掩盖在阴道前壁或后壁的肿瘤。

4. 病理

阴道癌 80%～90% 是鳞癌,其他包括腺癌、腺鳞癌和透明细胞腺癌。其他罕见的原发性阴道癌将另外讨论。

5. 部位和大小

肿瘤可以发生在阴道的任何部位,阴道上 1/3 是最常受累的部位,单独受累或与中 1/3 合并受累的病例约占 2/3;大约 1/6 的患者为全阴道受累。阴道四壁在发病率上没有区别。图 15-9 显示了一个非外阴来源的局限阴道下段的病变。

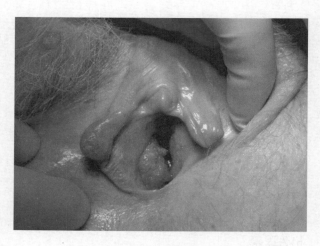

图 15-9　阴道癌(另见彩图 15-9)

肿瘤的大小差异很大,从直径不到 1cm 的小溃疡到巨大盆腔肿块,大多数肿瘤的最大直径为 2～4cm。

6. 分期

原发阴道癌不应累及子宫颈,且没有肿瘤转移或复发的临床证据。分期使用 FIGO,该分期如表 15-12 所示。

表 15-12　阴道癌 FIGO 分期

分期	临床特征
0	阴道上皮内瘤变Ⅲ级(原位癌)
Ⅰ	肿瘤局限于阴道壁
Ⅱa	肿瘤已累及阴道旁组织,但未达宫旁组织
Ⅱb	肿瘤已累及宫旁组织,但未达盆壁
Ⅲ	肿瘤扩散至盆壁
Ⅳa	肿瘤侵犯膀胱或直肠黏膜(大疱性水肿不属于Ⅳ期),和(或)直接超出真骨盆
Ⅳb	肿瘤转移到远处器官

因为有时候很难将两个分期区分开来,所以分期过程可能会有一定问题。尤其对于Ⅰ期和Ⅱ期病变,这两个期别在临床上可能很难区分;同样单纯从临床角度区分Ⅱa 期和Ⅱb 期也是困难的。关于腹股沟淋巴结阳性的意义及其对分期的影响也存在差异。目前的分期并没有表明这类患者应该属于哪一期,一些人将这些患者归为Ⅲ期,另外也有归为Ⅳa 或Ⅳb 期。

发病时最常见为Ⅱ期(约占所有病例的 50%),

Ⅰ期和Ⅱ期病例占 70%～80%。

7. 评估

评估最好在全身麻醉下进行。

- 肿瘤的位置和范围可以精确地测量,并进行全层活检送病理;
- 三合诊有助于确定肿瘤是否扩散至阴道外和扩散的程度;
- 膀胱镜和乙状结肠镜可排除或证实膀胱或直肠受累;
- 胸片和静脉尿路造影可用于评估;
- 更多的影像学检查,如超声或磁共振成像,在特定的情况下可能有助于确定肿瘤的大小和范围。

8. 治疗

大多数阴道癌治疗为盆腔放疗,在特定病例时可选择手术切除。目前有临床试验研究晚期和复发患者中使用化疗或化疗联合放疗。

9. 放疗

除了早期患者,靠近膀胱和直肠的病灶意味着只有使用放疗才能挽救正常膀胱和直肠功能。放疗在治疗阴道癌方面是有效的,而且随着技术的发展和改进,生存率近一个世纪都在提高。所采用的技术如下。

- 外照射(远程治疗);
- 内照射(如阴道内置入圆柱体或卵圆体);
- 两者的结合。

少数情况下单独使用外照射,大多数患者应与内照射联合治疗,早期小肿瘤适合单独使用内照射治疗。最佳剂量仍不清楚,但平均肿瘤剂量应至少为 75Gy,超过这一剂量,任何生存益处都必须与放疗不良反应的增加进行权衡,≥98Gy 已被证明更易导致严重不良反应的发生。放疗并发症的发生率因使用的剂量和技术及不同操作者使用的不同的分级系统而有差异。大多数报道的并发症发生率为 10%～20%,据报道,在妇科恶性肿瘤接受放疗的患者中,有 6% 发生危及生命的并发症,阴道癌也不例外。

急性并发症如下。

- 直肠炎;
- 放射性膀胱炎;
- 外阴表皮脱落或溃疡,甚至阴道坏死。

严重的长期并发症如下。

- 膀胱阴道瘘或直肠阴道瘘；
- 直肠狭窄；
- 阴道狭窄。

在年轻女性中,阴道狭窄可能是一个长期的严重并发症。

10. 手术

关于阴道癌手术的报道相对较少；鉴于目前所知甚少,以下三种情况可以将手术作为一线治疗。

(1)对病灶位于阴道上 1/3 的 I 期患者,特别是位于后壁,技术上可达到直接切除。这些患者可以接受根治性子宫切除术(如果子宫在原位),盆腔淋巴结切除术和阴道切除术。

(2)对小病灶位于阴道下段的 I 期患者,如果可以切除,可以行外阴切除和腹股沟淋巴结切除。

(3)对于不太可能通过初次放疗治愈的大块病灶,在一些精心挑选的病例中,可以考虑进行手术切除。

毫无疑问,在许多情况下,通过手术切除阴道癌是可能的,而且几乎没有证据表明任何一种治疗方式能提高生存率。治疗方案的选择将取决于治疗对个体化的患者和个体化的肿瘤手术存在的问题是,为了在肿瘤周围获得足够宽的切缘,重要的结构(如膀胱或直肠)可能会受到损害。

手术增加淋巴结清扫显得很重要,Stock 等[86]报道了 29 例盆腔淋巴结清扫患者中有 10 例(34％)淋巴结阳性,其中 3 例腹股沟淋巴结清扫患者淋巴结均阳性。阴道下 1/3 的肿瘤转移到腹股沟淋巴结的概率很高。早期报道发现,阴道癌手术治疗后的并发症多且严重。

然而,大多数并发症发生在放疗后复发患者的手术后或晚期患者的根治性手术治疗后。严重的并发症包括泌尿系问题(压力或急迫性尿失禁)和瘘。最后,任何需要切除整个阴道的手术都会使患者无法性生活,只有较小范围的阴道切除后可以保留性功能。

11. 化疗

关于化疗在阴道癌中的应用,发表的研究很少。现有的报道主要关注作为晚期疾病的一线治疗的联合放化疗,以及对复发性疾病的姑息性化疗。在阴道鳞癌中,化疗的应用仍是经验性的。

12. 生存期

总体 5 年生存率目前在 50％左右,报道的生存率为 39％～66％,早期患者的生存率要高得多。但是,分期为 I 期和 II 期患者的方法并不一致,I 期患者的生存率报道为 70％～80％。

13. 预后因素

分期、大小、部位、组织学分级和类型都被认为是影响生存的因素。然而,与生存直接相关报道一致的只有肿瘤的分期和部位。

14. 复发

复发大多数情况下发生在局部或骨盆内,约 20％复发为远处转移。大多数复发发生在初次治疗后不久。Stock 等[86]发现复发的平均时间为 0.7 年。初次治疗失败后的预后很差,在大多数情况下,后续治疗不太可能成功。与宫颈癌一样,单纯盆腔复发的患者有时也适合采用手术切除。

十三、不常见的阴道肿瘤

1. 肉瘤

平滑肌肉瘤是最常见的诊断,其他类型包括腺肉瘤和血管肉瘤。主要的治疗是手术,包括广泛局部切除肿瘤达到切缘阴性。对于高级别肿瘤或复发性疾病,一直提倡辅助治疗；有些人给予辅助化疗,但在软组织肉瘤中的生存优势并没有证据。大多数妇女表现为不适或出血。

2. 横纹肌肉瘤(葡萄状肉瘤)

横纹肌肉瘤占阴道肉瘤的不到 2％。它是儿童泌尿生殖道最常见的软组织肿瘤。大约 90％的病例发生在 3 岁以下儿童中,几乎 2/3 发生在 2 岁前,有很少病例报道发生在老年妇女中。典型的表现为由软的"葡萄状"囊泡组成的阴道肿块,但也有可能表现为阴道出血、分泌物、单个小息肉或偶尔出现黑色出血性肿块。

治疗包括旨在保留女性盆腔器官的功能的手术,主要依赖联合化疗(长春新碱、放线菌素 D 和环磷酰胺)。根据对化疗的反应,可增加辅助手术或放疗。联合化疗的出现大大提高了患者的生存率,据报道,90％以上的患者在接受治疗后存活下来。

3. 透明细胞癌

正如它的名字所述,其表现出特有的组织学

特征,包括实性的透明细胞,或腺管样和囊性排列的鞋钉样细胞。诊断时的中位年龄为 19 岁(范围为 7—42 岁),约 61％ 的患者在宫内曾暴露于已烯雌酚(DES)或相关的非甾体雌激素。虽然在宫内接触此类药物后发生透明细胞癌的风险被认为是相当大的,但现在人们认识到,这种风险实际上非常低(0.014％～0.14％)。风险最高的是在妊娠早期的接触,妊娠前 12 周接触后的风险是第 13 周的 3 倍。大多数发生在阴道前壁的上 1/3。根据分期给予根治性手术或放疗,这与宫颈癌的治疗方法类似。

尽管 DES 相关的透明细胞癌在美国发病率最高是在 1975 年,但最近的一份报告表明,在暴露于 DES 的老年妇女中,也可以发生非透明细胞癌[87]。

4. 黑色素瘤

原发性阴道恶性黑色素瘤是一种侵袭的、罕见的妇科恶性肿瘤。迄今为止,全世界报道的病例不足 200 例,但预后是所有妇科恶性肿瘤中最差的。阴道恶性黑色素瘤的发病率是非生殖器皮肤恶性黑色素瘤的 1/100。这种肿瘤也不同于其他部位发现的黑色素瘤,因为它比皮肤黑色素瘤(包括外阴黑色素瘤)更具侵袭性,而且不同种族或皮肤类型的发病率没有差异。发病年龄中位数约为 66 岁,发病率随年龄增长而增加。最常见的症状是阴道出血,但也可伴有盆腔肿块、阴道分泌物或性交困难。最佳的治疗方式尚不清楚,但无论采用何种方法,预后都很差。已知的影响预后因素包括年龄、分期、肿瘤直径、浸润深度和核分裂象。与阴道鳞癌一样,治疗可选择手术、放疗或联合治疗[88]。最近的一些文献支持将根治性手术作为主要治疗方法。根治性手术指的是包括前壁在内的完全切除,虽然 5 年生存率不一定增加,但中位和无病生存期可能会延长。

5. 内胚窦瘤

内胚窦瘤通常发生在婴儿的卵巢或睾丸,也可发生在非常年轻的女孩的阴道中。已报道约 50 例,没有年龄超过 3 岁的患者。临床上表现为阴道出血或分泌物,查体发现易碎的息肉样外生肿瘤。

免疫组化 AFP 为阳性,有些患者血清 AFP 升高。

肿瘤具有局部侵袭性,但也可通过血行或淋巴转移。大多数肿瘤发生在阴道后壁,如果不治疗,患者在确诊后 2～4 个月内死亡。

目前治疗方案已转变为小范围手术联合术前、术后化疗。化疗为多药联合化疗,与卵巢内胚窦瘤方案相同(框图 15-4)。

💡 **框图 15-4**

- 阴道癌罕见,大多数是鳞癌。
- 上 1/3 的浅表性病灶治疗同宫颈癌治疗。
- 下 1/3 的浅表性病灶治疗同外阴癌治疗。
- 侵犯深和任何因手术切除会导致功能损害的疾病,应首先进行放疗,联合或不联合化疗。
- 影响预后最重要的因素为分期和肿瘤部位。

十四、结论

阴道癌的罕见性意味着关于其治疗的许多问题仍未得到解答。许多病例可以通过多种方法进行治疗,在生存率方面结果类似。因此,治疗方案的选择往往与不同治疗方法的潜在不良反应有关,并应针对每个患者进行个体化调整。

(邹俊凯 译 张 颖 校)

参考文献

[1] Cancer Research UK, http://www.cancerresearchuk.org/health-professional/cancer-statistics/statistics-by-cancer-type/vulval-cancer# (accessed June 2016).

[2] Akhtar-Danesh N, Elit L, Lytwyn A. Trends in incidence and survival of women with invasive vulvar cancer in the United States and Canada: a population-based study. *Gynecol Oncol* 2014;134:314-318.

[3] Office for National Statistics on request, January 2014. http://www.ons.gov.uk/peoplepopulationand community/birthsdeathsandmarriages/deaths/bulletins/deathregistrationsummarytables/pr data available on application to ONS.

[4] ISD Scotland on request, March 2014. https://www.nrscotland.gov.uk/statisticsanddata/statistics/statistics-by-theme/vital-events/vital-events-reference-tables

[5] National Cancer Intelligence Network. Vulval canc-

er：Trends and variations by age. Available at http：//www. ncin. org. uk/publications/data _ briefings/vulval_ cancer _ trends _ and _ variations _ by_age

[6] Howlader N，Noone AM，Krapcho M *et al*.（eds）*SEER Cancer Statistics Review*，1975-2013. National Cancer Institute，Bethesda，MD，http：//seer. cancer. gov/csr/1975_2013/，based on November 2015 SEER data submission，posted to the SEER web site，April 2016.

[7] Jones RW，Baranyai J，Stables S. Trends in squamous cell carcinoma of the vulva：the influence of vulvar intraepithelial neoplasia. *Obstet Gynecol* 1997；90：448-452.

[8] Joura EA，Lösch A，Haider-Angeler MG，Breitenecker G，Leodalter S. Trends in vulvar neoplasia. Increasing incidence of vulvar intraepithelial neoplasia and squamous cell carcinoma of the vulva in young women. *J Reprod Med* 2000；45：613-615.

[9] MacLean AB，Buckley CH，Luesley D *et al*. Squamous cell carcinoma of the vulva：the importance of non-neoplastic epithelial disorders. *Int J Gynecol Cancer* 1995；5：70.

[10] Meffert JJ，Davis BM，Grimwood RE. Lichen sclerosus. *J AmAcad Dermatol* 1995；32：393-416.

[11] van Seters M，van Beurden M，de Craen AJ. Is the assumed natural history of vulvar intraepithelial neoplasia III based on enough evidence？A systematic review of 3322 published patients. *Gynecol Oncol* 2005；97：645-651.

[12] Fishman DA，Chambers SK，Shwartz PE，Kohorn EL，Chambers JT. Extramammary Paget's disease of the vulva. *Gynecol Oncol* 1995；56：266-270.

[13] Trimble EL，Kosary C，Mooney M，Saxman S. Melanoma of the female genital tract. In：Gershenson DM，McGuire WP，Gore M，Quinn MA，Thomas G（eds）*Gynecologic Cancer：Controversies in Management*. Philadelphia：Elsevier Science，2004：931-939.

[14] Ragnarssonolding B，Johanson H，Rutgvist LE，Ringborg U. Malignant melanoma of the vulva and vagina；trends in incidence，age distribution and long term survival among 245 consecutive cases in Sweden 1960-1984. *Cancer* 1993；71：1893-1897.

[15] Bradgate M，Rollason TP，McConkey CC，Powe UJ. Malignant melanoma of the vulva：a clinicopath-

ological study of 50 cases. *Br J Obstet Gynaecol* 1990；97：124-133.

[16] Daling JR，Sherman KJ，Hislop TG *et al*. Cigarette smoking and the risk of anogenital cancer. *Am J Epidemiol* 1992；135：180-189.

[17] Cancer Registrations in Northern Ireland. Northern Ireland Cancer Registry，2009. https：//www. qub. ac. uk/research-centres/nicr/

[18] Cancer Registrations in England. Office for National Statistics，2009. https：//www. ons. gov. uk/peoplepopulationandcommunity/healthandsocialcare/conditionsanddiseases/datasets/cancerregistrationstati stics-cancerregistrationstatisticsengland

[19] Cancer Registrations in Wales. Welsh Cancer Intelligence and Surveillance Unit，2009. http：//www. wcisu. wales. nhs. uk/home

[20] Madsen BS，Jensen HL，van den Brule AJ，Wohlfahrt J，Frisch M. Risk factors for invasive squamous cell carcinoma of the vulva and vagina：population-based case-control study in Denmark. *Int J Cancer* 2008；122：2827-2834.

[21] Meffert JJ，Davis BM，Grimwood RE. Lichen sclerosus. *J AmAcad Dermatol* 1995；32：393-416.

[22] Hoang LN，Park KJ，Soslow RA，Murali R. Squamous precursor lesions of the vulva：current classification and diagnostic challenges. *Pathology* 2016；48：291-302.

[23] Trietsch MD，Nooij LS，Gaarenstroom KN，van Poelgeest MI. Genetic and epigenetic changes in vulvar squamous cell carcinoma and its precursor lesions：a review of the current literature. *Gynecol Oncol* 2015；136：143-157.

[24] Guerrero-Setas D，Pérez-Janices N，Ojer A，Blanco-Fernandez L，Guarch-Troyas C，Guarch R. Differential gene hypermethylation in genital lichen sclerosus and cancer：a comparative study. *Histopathology* 2013；63：659-669.

[25] Stroup AM，Harlan LC，Trimble EL. Demographic，clinical and treatment trends among women diagnosed with vulvar cancer in the United States. *Gynecol Oncol* 2008；108：577-583.

[26] Chase DM，Lin CC，Craig CW *et al*. Disparities in vulvar cancer reported by the National Cancer Database：influence of sociodemographic factors. *Obstet Gynecol* 2015；126：792-802.

[27] Monaghan JM. Management of vulval carcinoma. In：

Shepherd JH, Monaghan JM (eds) *Clinical Gynae-cological Oncology*. Oxford: Blackwell Scientific Publications, 1990:145.

[28] Hacker NF, Leucher RS, Berek JS, Casaldo TW, Lagasse LD. Radical vulvectomy and inguinal lymphadenectomy through separate groin incisions. *Obstet Gynecol* 1981;58:574-579.

[29] Lyratzopoulos G, Saunders CL, Abel GA *et al*. The relative length of the patient and the primary care interval in patients with 28 common and rarer cancers. *Br J Cancer* 2015;112(Suppl 1):S35-S40.

[30] Podratz KC, Symmonds RE, Taylor WF, Williams TJ. Carcinoma of the vulva: analysis of treatment and survival. *Obstet Gynecol* 1983;61:63-74.

[31] Ross M, Ehrmann RL. Histologic prognosticators in stage I squamous cell carcinoma of the vulva. *Obstet Gynecol* 1987;70:774-784.

[32] Boyce J, Fruchter RG, Kasambilides E, Nicastri AD,Sedlis A, Remy JC. Prognostic factors in carcinoma of the vulva. *Gynecol Oncol* 1985; 20: 364-377.

[33] Hacker NF, Berek JS, Lagasse LD, Leuchter RS, Moore JG. Management of regional lymph nodes and their prognostic influence in vulvar cancer. *Obstet Gynecol* 1983;61:408-412.

[34] Pecorelli S. Revised FIGO staging for carcinoma of the vulva, cervix and endometrium. *Int J Gynecol Obstet* 2009;105:103-104.

[35] Barton DP, Shepherd JH, Moskovic EC, Sohaib SA. Identification of inguinal lymph node metastases from vulval carcinoma by magnetic resonance imaging:an initial report. *Clin Radiol* 2003;58:409.

[36] Sohaib SA, Moskovic EC. Imaging in vulval cancer. *Best Pract Res Clin Obstet Gynaecol* 2003; 17: 543-556.

[37] Heaps JM, Fu YS, Montz FJ, Hacker NF, Berek JS. Surgical pathologic variables predictive of local recurrence in squamous cell carcinoma of the vulva. *Gynecol Oncol* 1990;38:309-314.

[38] Moskovic EC, Shepherd JH, Barton DP, Trott PA, Nasiri N, Thomas JM. The role of high resolution ultrasound with guided cytology of groin lymph nodes in the management of squamous cell carcinoma of the vulva:a pilot study. *Br J Obstet Gynaecol* 1999;106:863-867.

[39] Lin G, Chen CY, Liu FY *et al*. Computed tomo-graphy,magnetic resonance imaging and FDG posi-tron emission tomography in the management of vulvar malignancies. *Eur Radiol* 2015; 25: 1267-1278.

[40] Andersen K, Zobbe V, Thranov IR, Pedersen KD. Relevance of computerized tomography in the preop-erative evaluation of patients with vulvar cancer: a prospective study. *Cancer Imaging* 2015;15:8.

[41] Kamran MW, O'Toole F, Meghen K, Wahab AN, Saadeh FA, Gleeson N. Whole-body [^{18}F] fluoro-2-deoxyglucose positron emission tomography scan as combined PET-CT staging prior to planned radical vulvectomy and inguinofemoral lymphadenectomy for squamous vulvar cancer:a correlation with groin node metastasis. *Eur J Gynaecol Oncol* 2014; 35: 230-235.

[42] Boran N, Kayikcioglu F, Kir M. Sentinel lymph node procedure in early vulvar cancer. *Gynecol Oncol* 2003;90:492-493.

[43] Hullu JA, van der Zee AG. Groin surgery and the sentinel lymph node. *Best Pract Res Clin Obstet Gynaecol* 2003;17:571-589.

[44] Covens A, Vella ET, Kennedy EB, Reade CJ, Jimenez W,Le T. Sentinel lymph node biopsy in vul-var cancer: systematic review, metanalysis and guideline recommendations. *Gynecol Oncol* 2015; 137:351-361.

[45] Meads C, Sutton AJ, Rosenthal AN *et al*. Sentinel lymph node biopsy in vulval cancer:systematic re-view and metanalysis. *Br J Cancer* 2014; 110: 2837-2846.

[46] Lawrie TA, Patel A, Martin-Hirsch PP *et al*. Sen-tinel node assessment for diagnosis of groin lymph node involvement in vulval cancer. *Cochrane Data-base Syst Rev* 2014;(6):CD010409.

[47] Klapdor R, Länger F, Gratz KF, Hillemanns P, Hertel H. SPECT/CT for SLN dissection in vulvar cancer: improved SLN detection and dissection by preoperative three-dimensional anatomical localisati-on. *Gynecol Oncol* 2015;138:590-596.

[48] Crosbie EJ, Winter-Roach B, Sengupta P *et al*. The accuracy of the sentinel node procedure after excision biopsy in squamous cell carcinoma of the vulva. *Surg Oncol* 2010;19:e150-e154.

[49] Woelber L, Grimm D, Vettorazzi E *et al*. Seconda-ry sentinel node biopsy after previous excision of the

primary tumor in squamous cell carcinoma of the vulva. *Ann Surg Oncol* 2013;20:1701-1706.

[50] Oonk MH, van Os MA, de Bock GH, de Hullu JA, Ansink AC, van der Zee AG. A comparison of quality of life between vulvar cancer patients after sentinel lymph node procedure only and inguinofemoral lymphadenectomy. *Gynecol Oncol* 2009; 113: 301-305.

[51] Erickson BK, Divine LM, Leath CA Ⅲ, Straughn JM Jr. Cost-effectiveness analysis of sentinel lymph node biopsy in the treatment of early-stage vulvar cancer. *Int J Gynecol Cancer* 2014;24:1480-1485.

[52] Hacker NF, van der Velden J. Conservative management of early vulvar cancer. *Cancer* 1993; 71 (Suppl 4):1673-1677.

[53] Woelber L, Choschzick M, Eulenburg C et al. Prognostic value of pathological resection margin distance in squamous cell cancer of the vulva. *Ann Surg Oncol* 2011;18:3811-3818.

[54] Yap JKW, Fox R, Leonard S et al. Adjacent lichen sclerosus predicts local recurrence and second field tumour in women with vulval squamous cell carcinoma. *Gynecol Oncol* 2016;142:420-426.

[55] Holthoff ER, Jeffus SK, Gehlot A et al. Perineural invasion is an independent pathologic indicator of recurrence in vulvar squamous cell carcinoma. *Am J Surg Pathol* 2015;39:1070-1074.

[56] Yang B, Hart WR. Vulvar intraepithelial neoplasia of the simplex (differentiated) type:a clinicopathological study including analysis of HPV and p53 expression. *Am J SurgPathol* 2000;24:429-441.

[57] Stehman FB, Look KY. Carcinoma of the vulva. *Obstet Gynecol* 2006;107:719-733.

[58] Stehman FB, Ali S, DiSaia PJ. Node count and groin recurrence in early vulvar cancer:a Gynecologic Oncology Group study. *Gynecol Oncol* 2009;113: 52-56.

[59] Andrews SJ, Williams BT, DePriest PD et al. Therapeutic implications of lymph nodal spread in lateral T1 and T2 squamous cell carcinoma of the vulva. *Gynecol Oncol* 1994;55:41-46.

[60] Homesley HD, Bundy BN, Sedlis A, Adcock L. Radiation therapy versus pelvic node resection for carcinoma of the vulva with positive groin nodes. *Obstet Gynecol* 1986;68:733-740.

[61] Homesley H, Bundy B, Sedlis A. Prognostic factors for groin node metastasis in squamous cell carcinoma of the vulva. *Gynecol Oncol* 1993;49:279-283.

[62] Berman M, Soper J, Creasman W, Olt G, DiSaia P. Conservative surgical management of superficially invasive stage Ⅰ vulval carcinoma. *Gynecol Oncol* 1989;35:352-357.

[63] Burke T, Stringer A, Gershenson D, Edwards C, Morris M, Wharton J. Radical wide excision and selective inguinal node dissection for squamous cell carcinoma of the vulva. *Gynecol Oncol* 1990;38:328-332.

[64] Van Der Zee AGJ, Oonk MH, De Hullu JA et al. Sentinel node dissection is safe in the treatment of early stage vulvar cancer. *J Clin Oncol* 2008;26: 884-889.

[65] Rouzier R, Haddad B, Dubernard G, Dubois P, Paniel BJ. Inguinofemoral dissection for carcinoma of the vulva:effect of modifications of extent and technique on morbidity and survival. *J Am Coll Surg* 2003;196:442-450.

[66] Lin JY, DuBeschter B, Angel C, Dvoretsky PM. Morbidity and recurrence with modifications of radical vulvectomy and groin dissection. *Gynecol Oncol* 1992;47:80-86.

[67] Paley PJ, Johnson PR, Adcock LL et al. The effect of sartorius transposition on wound morbidity following inguinal femoral lymphadenectomy. *Gynecol Oncol* 1997;64:237-241.

[68] Andersen BL. Sexuality and quality of life for women with vulvar cancer. In:Luesley DM (ed.) *Cancer and Pre-cancer of the Vulva*. London:Arnold, 2000:202-206.

[69] Barton DP. The prevention and management of treatment related morbidity in vulval cancer. *Best Pract Res Clin Obstet Gynaecol* 2003;17:683-701.

[70] Han LY, Schimp V, Oh JC, Ramirez PT. A gelatin matrix-thrombin tissue sealant (FloSeal®) application in the management of groin breakdown after inguinal lymphadenectomy for vulval cancer. *Int J Gynecol Oncol* 2004;14:621-624.

[71] Faul CM, Mirmow D, Huang Q Gerszten K, Day R, Jones MW. Adjuvant radiation for vulvar carcinoma:improved local control. *Int J Radiat Oncol Biol Phys* 1997;38:381-389.

[72] Ignatov T, Eggeman H, Burger E, Costa SD, Ignatov A. Adjuvant radiotherapy for vulvar cancer with

close or positive surgical margins. *J Cancer Res Clin Oncol* 2016;142:489-495.

[73] Paladini D, Cross P, Lopes A, Monaghan JM. Prognostic significance of lymph node variables in squamous cell carcinoma of the vulva. *Cancer* 1994; 74:2491-2496.

[74] van der Velden J, van Lindert ACM, Lammes FB *et al*. Extracapsular growth of lymph node metastases in squamous cell carcinoma of the vulva. The impact on recurrence and survival. *Cancer* 1995; 75: 2885-2890.

[75] Mahner S, Jueckstock J, Hilpert F *et al*. Adjuvant therapy in lymph node-positive vulvar cancer: the AGO-CaRE-1 study. *J Natl Cancer Inst* 2015;107 (3):dju426.

[76] Gill BS, Bernard ME, Lin JF *et al*. Impact of adjuvant chemotherapy with radiation for node-positive vulvar cancer:a National Cancer Data Base (NCDB) analysis. *Gynecol Oncol* 2015;137:365-372.

[77] Beriwal S, Shukla G, Shinde A *et al*. Preoperative intensity modulated radiation therapy and chemotherapy for locally advanced vulvar carcinoma:analysis of pattern of relapse. *Int J Radiat Oncol Biol Phys* 2013;85:1269-1274.

[78] van der Velden J, Ansink A. Primary groin irradiation versus primary groin surgery for early vulvar cancer. *Cochrane Database Syst Rev* 2000; (3): CD002224.[Update in *Cochrane Database Syst Rev* 2011;(5):CD002224]

[79] Kellas-Ślęczka S, Białas B, Fijałkowski M *et al*. Interstitial high-dose-rate brachytherapy in locally advanced and recurrent vulvar cancer. *J Contemp Brachytherapy* 2016;8:32-40.

[80] Te Grootenhuis NC, van der Zee AG, van Doorn HC *et al*. Sentinel nodes in vulvar cancer: Long-term follow-up of the GROningen INternational Study on Sentinel nodes in Vulvar cancer (GROIN-SS-V). *Gynecol Oncol* 2016;140:8-14.

[81] Rose PG. Skin bridge recurrences in vulvar cancer: frequency and management. *Int J Gynecol Cancer* 1999;9:508-511.

[82] Rouzier R, Morice P, Haie-Meder C *et al*. Prognostic significance of epithelial disorders adjacent to invasive vulvar carcinomas. *Gynecol Oncol* 2001;81: 414-419.

[83] Piura B, Masotina A, Murdoch J, Lopes A, Morgan P, Monaghan J. Recurrent squamous cell carcinoma of the vulva:a study of 73 cases. *Gynecol Oncol* 1993;48:189-195.

[84] Hopkins MP, Reid GC, Morley GW. The surgical management of recurrent squamous cell carcinoma of the vulva. *Obstet Gynecol* 1990;75:1001-1005.

[85] Shrivastava SB, Agrawal G, Mittal M, Mishra P. Management of vaginal cancer. *Rev Recent Clin Trials* 2015;10:289-297.

[86] Stock RG, Chen ASJ, Seski JA. 30-year experience in the management of primary carcinoma of the vagina: analysis of prognostic factors and treatment modalities. *Gynecol Oncol* 1995;56:45-52.

[87] Hatch E, Herbst A, Hoover R *et al*. Incidence of squamous neoplasia of the cervix and vagina in DES-exposed daughters. *Ann Epidemiol* 2000;10:467.

[88] Miner TJ, Delgado R, Zeisler J *et al*. Primary vaginal melanoma:a critical analysis of therapy. *Ann Surg Oncol* 2004;11:34-39.

宫颈癌和癌前病变

Maria Kyrgiou[1,2]

[1] *Department of Surgery and Cancer, Imperial College London, London, UK*
[2] *West London Gynaecological Cancer Centre, Queen Charlotte's & Chelsea-Hammersmith Hospital, Imperial Healthcare NHS Trust, London, UK*

一、宫颈癌前病变

宫颈癌在很大程度上可以通过筛查监测宫颈病变来预防。它具有较长的自然病程和癌前期，易于检测和治疗。脱落细胞学是筛查宫颈癌前病变（宫颈上皮内瘤变或 CIN）的主要方法。对宫颈细胞学异常的妇女的评估及对需要治疗的妇女的选择，主要依赖于对宫颈转化区的阴道镜检查和宫颈活检的组织学评估。局部治疗对于宫颈癌前病变非常有效。人们认识到持续感染人乳头瘤病毒（HPV）可导致宫颈癌，因此开发了 HPV DNA 检测、其他分子生物标志物和预防性 HPV 疫苗。

1. 流行病学

宫颈癌在几乎所有发展中国家仍然是最常见的女性恶性肿瘤，在全世界妇女中也是最常见的第七大恶性肿瘤。2012 年，全球约有 52.8 万名女性罹患宫颈癌，近 26.6 万人死于这种疾病。宫颈癌 83％发生在欠发达国家，原因是没有筛查（图 15-10）[1]。

不同国家宫颈癌发病率的趋势在很大程度上与筛查方案的可获得性、质量和覆盖范围及暴露于 HPV 和其他危险因素有关，这些因素反映了性文化和社会经济影响。发达国家宫颈癌发生率相对较低，这在很大程度上与实施人口学筛查方案及其覆盖范围有关。这导致发病率和死亡率急剧下降，因为癌症是可以在早期预防或检测到的（图 15-11）。

在英国，据估计子宫颈筛查每年挽救大约 5000 人。尽管从 1993－2002 年，女性癌症的总体年龄标准化发病率增加了 3％，但宫颈癌的相应数据下降了约 30％。自 1975 年以来，英国宫颈癌的发病率下降了 44％，死亡率从 1988 年的 7.1/10 万降到 2007 年的 2.4/10 万。自从 1988 年服务机构重组和覆盖率增加（从 1988 年的 35％增加到 1998 年的 85％）以来，这些好处变得更加明显。

2. HPV 感染、危险因素及自然病史

近年来，人们对宫颈癌的几个危险因素进行了研究。现在有一个强有力且一致的证据表明，致癌高危 HPV 亚型的持续感染是导致肿瘤的原因，这可能会被其他辅助因子加强（图 15-12）。目前已知 200 多种 HPV 亚型中，只有一小部分具有致癌潜力。其中，亚型 HPV-16 和 HPV-18 最常见于浸润癌，据认为有 65％～75％的病例是由它们引起的（在不同的地区有波动）。最常见的低危亚型是 HPV-6 和 HPV-11，它们也会导致肛门生殖器疣。最常见的类型根据其致癌潜力分类如下。

- 低危亚型 HPV-6，HPV-11；
- 高危亚型 HPV-16、HPV-18、HPV-31、HPV-33、HPV-45、HPV-56。

人类乳头瘤病毒感染的终身风险可能超过 80％。随着更敏感的检测手段的出现，研究表明 HPV 感染更常见，而不是例外。α 型 HPV 在肛门-生殖器区域占主导地位，但其他 HPV 型别（如 β 型和 γ 型），曾经被认为主要是皮肤性的，也可普

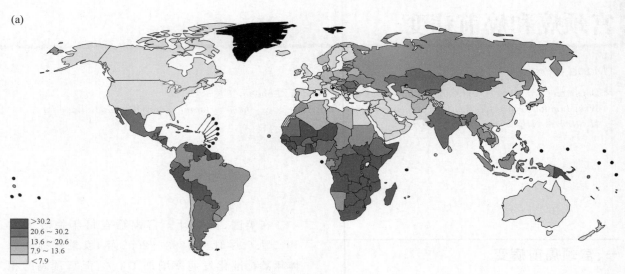

(a)

>30.2
20.6 ~ 30.2
13.6 ~ 20.6
7.9 ~ 13.6
<7.9

没有数据　不适用

地图中的分界线和名称以及各区域划分，不表示世界卫生组织关于任何国家领土、
法定地界等涉及法律问题的态度和立场。虚线和实线划分的仅仅是部分区域大
致的范围。

数据来源 :GLOBOCAN 2012
地图制作 :IARC
世界卫生组织

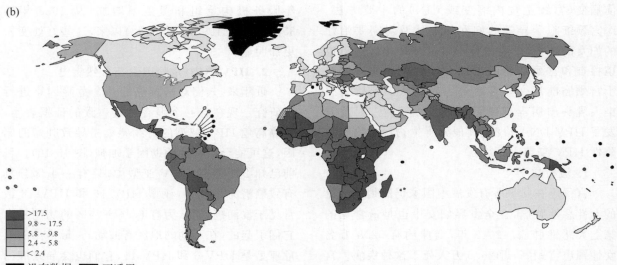

(b)

>17.5
9.8 ~ 17.5
5.8 ~ 9.8
2.4 ~ 5.8
<2.4

没有数据　不适用

地图中的分界线和名称以及各区域划分，不表示世界卫生组织关于任何国家领土、
法定地界等涉及法律问题的态度和立场。虚线和实线划分的仅仅是部分区域大
致的范围。

数据来源 :GLOBOCAN 2012
地图制作 :IARC
世界卫生组织

图 15-10　估计宫颈癌发病率(见彩图 15-10)

(a)每 10 万名妇女中年龄-标准化发病率;(b)每 10 万名妇女年龄-标准化死亡率。

Source：Ferlay J，Soerjomataram I，Ervik M et al. GLOBOCAN 2012 v1. 0，Cancer Incidence and Mortality
Worldwide：IARC CancerBase No. 11 [Internet]. Lyon，France：International Agency for Research on Cancer；2013.
Available at http://globocan. iarc. fr，accessed 4 August 2016.

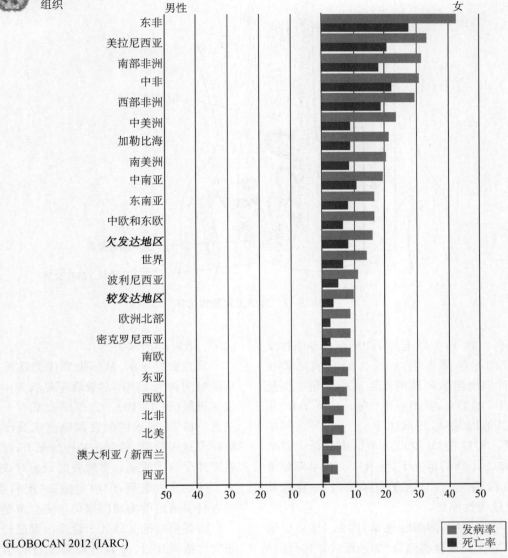

GLOBOCAN 2012 (IARC)

图 15-11　全球每 10 万名妇女中宫颈癌的标准化发病率和死亡率

Source：Ferlay J，Soerjomataram I，Ervik M et al. GLOBOCAN 2012 v1.0，Cancer Incidence and Mortality Worldwide：IARC CancerBase No. 11 [Internet]. Lyon，France：International Agency for Research on Cancer；2013. Available at http://globocan.iarc.fr，accessed 4 August 2016.

遍检测到。因为罹患侵袭性宫颈癌的终身风险在 0.6% 以下，因此子宫颈癌应被认为是常见的 HPV 感染的一种罕见并发症。

大多数流行病学研究的早期观察之一是高频率地检测病毒 DNA。检测的 HPV 类型越多，检测的频率就越高。在大多但不是所有的研究中，年龄影响感染率，越年轻感染率越高。在西方

社会一些甚至高达 45%。这种脆弱性被认为是由于青少年未成熟的免疫反应，以及未成熟的宫颈上皮的生物易感性造成。在 30 岁以上的妇女中，HPV 感染率下降到 5% 左右。

大多数 HPV 感染是短暂的。60%~80% 在 1~2 年自然清除，其余的可能在 2~4 年导致 CIN 病变。高危 HPV 阳性妇女 CIN 的进展率约

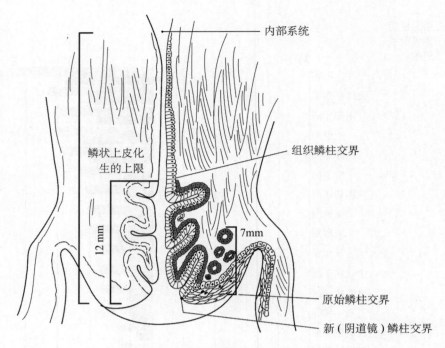

图 15-12 宫颈上皮及转化区

内部系统

鳞状上皮化生的上限

组织鳞柱交界

12 mm

7mm

原始鳞柱交界

新（阴道镜）鳞柱交界

为每年 5%。在 30 岁以上的 HPV 高危型阳性女性和正常细胞学样本中，CIN 3 的发病风险比 HPV 阳性但细胞学阴性的女性高 116 倍。即使是患有 CIN 的妇女，其消退率（regression rate）也很高，除其他因素外，还取决于 CIN 的等级和妇女的年龄。年龄在 30 岁以上消退率较低。总的来说，在缺乏干预的情况下，约有 1/3 的早期癌前病变会自行消失，1/3 会持续存在，1/3 发展到 CIN 3 或侵袭性癌症。

HPV 是一种非溶解性感染，因此 HPV 引起的炎症反应比其他黏膜感染（如沙眼衣原体）要轻微得多。急性 HPV 感染的初始免疫反应很可能是由局部先天免疫系统介导的，可能涉及 Toll 样受体和自然杀伤细胞的激活等机制。持续性感染可通过获得性免疫反应（依赖抗原呈递细胞）而得到清除。HPV-16 感染会削弱先天免疫反应和获得性免疫反应。癌症前的最后进程会导致端粒酶活性干扰过程（interference with telomerase activity）和病毒整合，尽管有一部分癌症被发现只有游离的 HPV DNA。HPV E6 和 E7 是已知的致癌蛋白，它们控制包括增殖、衰老和凋亡在内的基本致癌事件。细胞靶标包括 p53、E6AP、CBP、p300、Bak、hTERT、MAGUK、cIAP、survivin、p107、pRB 和 p130。

观察数据显示，从感染到侵袭性疾病发展的估计时间约为 15 年，尽管在罕见病例中可能会有快速进展（图 15-13）。宫颈癌通常有一个漫长的癌前阶段，不同程度的宫颈癌前病变已经很好地解释了这一阶段，尽管在某些情况下，癌变过程的连续性受到了质疑。尽管我们目前对该病的认识有了这些重大进展，但决定感染、疾病持续、进展或者自发消退的确切因素仍未完全清楚。

宫颈疾病的其他几个危险因素已经在以前的研究中被描述过，并且已经和流行病学中的宫颈癌患病风险的上升或下降联系起来。这些因素如下。

- 低社会经济地位；
- 吸烟（2 倍）；
- 口服避孕药（2.5 倍）；
- 过早的初次性交；
- 多重性伴侣（指女性或其伴侣）；
- 其他性传播感染（如单纯疱疹病毒、衣原体）和细菌性阴道病可能会影响 HPV 的持久性和 HPV 感染向核异常发展的可能性；
- 免疫缺陷，包括 HIV（5 倍）。

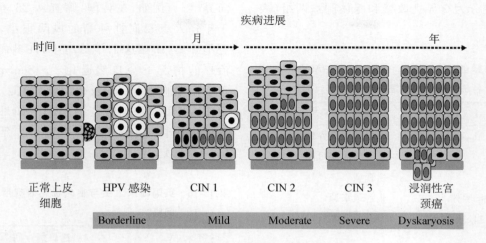

图 15-13　HPV 感染和疾病进展的自然历史

最肯定的原因是吸烟、使用口服避孕药和分娩。它们都有生物学上的合理性。尼古丁及其致癌代谢物可在宫颈黏液中检测到，并且吸烟与抑制局部免疫标志物有关。雌激素和黄体酮都会促进细胞增殖，从而更容易遭遇 DNA 损伤。多次分娩可能与高水平的激素暴露（hormone expo-sure）和（或）反复的创伤有关。

正相关的大多数危险因素都与性行为相关。它们会导致 HPV 感染风险增加，但与宫颈癌没有因果独立关系。其他的可能是进程的潜在决定因素而不是主要病原体。

3. 宫颈上皮内瘤变的分类

（1）鳞状上皮病变：Bethesda 分类法在国际上得到了广泛的应用。它于 1988 年在美国发表，并在 2001 年得到了修改[5]。它把异常分为如下。

- 意义不明的非典型鳞状细胞或 ASCUS；
- 非典型鳞状细胞不能排除高度鳞状上皮病变（HSIL）或 ASC-H；
- 低度鳞状上皮内病变（LSIL），包括 HPV 感染和 CIN 1；
- 高度鳞状上皮内病变（包括 CIN 2 和 CIN 3）和鳞状细胞癌。

Richart 于 1967 年为宫颈癌前病变的组织学分级引入 CIN 分级，目前已普遍取代世界卫生组织（WHO）的分级，并且反映了上皮受影响程度。

在英国，宫颈细胞学先前被分为轻度、中度和重度核异常（dyskaryosis），以及（不足以称为核异常的）边缘性核不正常。这个英国临床细胞学学

会在 2001 年使用的细胞学结果术语，于 2013 年被英国细胞病理学协会（BAC）和英国国家卫生服务（NHS）子宫颈普查计划（NHSCSP）引入的新版本所取代（表 15-13）。

表 15-13　宫颈细胞学：根据 Bethesda 和 BAC/NHSCSP 命名法对鳞状病变进行分类

细胞学		组织学
Bethesda 2001	BAC/NHSCSP 2013	
ASCUS, ASC-H	鳞状细胞的边缘变化	HPV
LSIL	轻度核异常	CIN 1
HSIL	高度核异常（中度）	CIN 2
HSIL	高度核异常（严重）	CIN 3
HSIL, SCC	高度核异常/浸润性 SCC	SCC

ASCUS. 非典型鳞状细胞，意义不明；
ASC-H. 非典型鳞状细胞不能排除 HSIL；
CIN. 宫颈上皮内瘤变；
LSIL. 低度鳞状上皮内病变；
HSIL. 高度鳞状上皮内病变；
SCC. 鳞状细胞癌。

（2）腺体病变：虽然腺体病变的自然历史和生物学不太清楚，但已经有人尝试将鳞状细胞的变化范围反映到腺上皮（宫颈腺上皮内瘤变或 cGIN）。Bethesda 2001[5] 体系将腺细胞异常分为四大类：非典型腺细胞（AGC）；非典型腺细胞，倾向于肿瘤性改变（AGC-FN）；宫颈原位腺癌（AIS）；和腺癌。BAC/NHSCSP 2013 分级体系

将腺体病变分为交界性改变和腺体肿瘤两组（表15-14）。

表 15-14　宫颈细胞学（根据 Bethesda 和 BAC/NHSCSP 命名法对腺性病变进行分类）

Bethesda 2001	BAC/NHSCSP 2013
非典型腺细胞，未另作说明	颈管细胞交界性改变
宫颈管	腺上皮瘤变可能
子宫内膜	颈管型
其他非特指腺体	非宫颈来源
非典型腺细胞，倾向瘤变	
宫颈管	
其他非特指腺体	
宫颈原位腺癌	
腺癌	
宫颈管来源	
子宫内膜来源	
子宫外来源	
NOS	

4. 宫颈癌筛查

传统上，细胞学依赖于对显微镜下玻片表面涂片的评估，这是 Papanicolaou 在 20 世纪 40 年代的创举。近年来，液基细胞学在很大程度上取代了传统细胞学。这项技术有很多优点。它是半自动化的，能使上皮细胞均匀扩散，更容易被细胞技术人员和细胞病理学家阅读，并降低了不满意样品率。这种液体还可用于 HPV DNA 和其他生物标志物的检测。

预计至少在 30 岁以上的女性中，基于 HPV DNA 检测的宫颈癌筛查将在未来取代基于细胞学的筛查。

大量的随机对照试验和对这些研究的荟萃分析证实了 HPV 筛查相较于细胞学检查的优越性，其对浸润性疾病的检出率提高了 60% ～ 70%。对高危 HPV 检测呈阳性的女性进行分类的最佳方法仍有待确定，包括细胞学检测、HPV-16/HPV-18 基因型阳性或更新的生物标志物。也有人建议在前期筛查中使用 HPV mRNA 检测，但需要确切数据。

筛查开始的年龄和筛查间隔的频率因国家而异[2,4]。例如，在英国，筛查从 25 岁开始。由于年轻人患浸润性肿瘤的风险很小，筛查不会更早开始，而在这个年龄组中，许多病变在没有治疗的情况下会自然退化[3]。Sentinel 试验点正在用细胞学（reflex cytology）检测 HPV 阳性者作为 HPV 基础筛查的辅助。如果妇女检测结果为阴性，则筛选间隔可进一步延长至 5 年（表 15-15）。

表 15-15　英国国家卫生与临床优化研究所建议的筛查间隔

年龄（岁）	建议筛查间隔
25 岁以下	无须
25 岁	首次
25—49 岁	3 年 1 次
50—64 岁	5 年 1 次
65 岁以上	无须

目前在英国，阴道镜检查的指征如下。

- 1 份宫颈样本显示，高危型 HPV 阳性的鳞状细胞的交界性改变；
- 1 份宫颈样本显示，高危型 HPV 阳性的鳞状细胞出现轻度核分裂异常；
- 1 份宫颈样本显示，鳞状细胞轻度核化分裂异常，HPV 检测结果不可靠、不充分或没有结果；
- 3 份宫颈样本显示鳞状细胞核交界性改变，而 HPV 检测结果不可靠、不充分或没有结果；
- 1 份宫颈样本显示宫颈管内细胞核交界性改变；
- 1 份宫颈样本，表现为中度或重度核分裂异常；
- 1 份标本显示可能有浸润性病变；
- 1 份标本显示腺上皮瘤变；
- 连续 3 次宫颈样本不合格；
- CIN 治疗后出现任何程度的核不清症；
- 10 年以上 3 次任何级别的宫颈样本异常；
- 症状可疑及子宫颈外观异常。

5. 阴道镜

Hinselman 在 1925 年首次发明了阴道镜。

阴道镜包括低倍放大镜和下生殖道照明,在醋酸(3%～5%)和卢戈碘后进行。除了光学和照明系统的改进,以及引入一种能增强血管外观的绿色过滤器外,阴道镜几乎没有什么技术进步。新技术(如 DySiS 和 Zedscan)正在进行评估,并有提高阴道镜检查准确性和可重复性的潜力。

阴道镜检查的目的如下。

- 评估细胞学检测到的异常存在和严重性;
- 指导阴道镜下最严重病变区域的活检;
- 排除浸润性疾病;
- 协助 CIN 的门诊管理和治疗;
- 治疗后协助随访。

当能看到整个鳞柱交界处,并能看到任何病变的上限时,阴道镜检查是满意的。应确定病变的大小和形状,特别是当病变延伸至宫颈管或阴道时。这两种临床情况对于治疗都很重要。阴道镜下病变可根据多种指标分级,如醋白上皮的外观、碘染色和血管形状(如镶嵌、点状和非典型血管)。青春期后柱状上皮被化生鳞状上皮替代后,原鳞状上皮与新鳞状上皮交界处称为转化区应描述为Ⅰ型、Ⅱ型或Ⅲ型[6]。

阴道镜检查的评估是主观的,会根据观察者出现差异,尤其是在诊断低级别病变而非高级别病变时。预测的准确性随着预期病变严重程度的增加而提高。仅有 37% 病例的阴道镜印象与组织学一致,而同一级别的病例的一致性为 75%。需要正规培训和学习,才能获得这项技术的专业认证。

6. 管理和治疗

在英国,1/10 的女性在筛查中有异常结果。其中的 2%～3% 在细胞学上有明确的发现,其余 7% 的宫颈样本被分类为 ASCUS 或 LSIL 或在英国术语里,为交界性和轻度的核异常[7]。

年轻女性中常见的轻度细胞学异常的管理面临着挑战。尽管大多数表现为临床上不明显的病变,但也有一些可携带高级别病变。尽管其重要性仍有争议,它们的管理消耗了不合理的卫生资源。最近许多国家都采用了一种 HPV DNA 检测,以帮助选择出具有这些微小异常并且应当做进一步阴道镜检查的妇女。对高危致癌 HPV 类型呈阴性的妇女将恢复常规复查。对确诊 CIN 1 病变的进一步管理根据患者的年龄、

疾病持续时间和生育意愿而各不相同。尚未生育的年轻妇女通常采用保守的观察管理。年龄较大的妇女或持续感染高危型 HPV 的女性可予以治疗。

大多数组织学上高级别病变(定义为 CIN 2+)的妇女将接受治疗,而 CIN 2 通常被认为是开始治疗的临床阈值。例外情况可能适用于年轻女性的小型 CIN 2 病变的某些病例。越来越多的临床医生通过密切的监测来仔细挑选病例,因为年轻女性的小病变的复发率很高。

宫颈局部非手术治疗宫颈 CIN 的目的是切除或消融整个宫颈转化区及病变、宫颈锥形切除部分深度大于 7mm,以确保腺体 CIN 的清除。大多数技术操作简单,成本低,通常是在门诊局部麻醉下完成的。在西方社会,CIN 的高峰年龄与生育第一个孩子的平均年龄相近。因此,合理的治疗方法将最小限度损坏子宫颈功能并根除癌前病变。

治疗方法分为切除和消融两种(表 15-16)。这两种方法的治愈率都在 90% 以上,治疗失败率相似,但对高级别病变的冷冻疗法除外。方式的选择取决于患者特征、阴道镜表现、病变的深度、严重程度和大小、转化区类型、年龄和生育意愿、临床医师的经验、偏好和可用的设备。

表 15-16　切除和消融治疗技术

切除
宫颈移行带的大环形切除术(LLETZ),欧洲;
环形电切术(LEEP),美国
转换区针切术(NETZ);转换区直线切除(SWETZ)
激光锥切
冷刀锥切
子宫切除术
消融
冷冻
根治性电熨疗法
冷凝
CO_2 激光

为了最大限度地利用临床资源,实现对患者更快、更有效的管理,限制术后并发症和保持生殖功能的需要,宫颈癌前病变切除术变得更加普及。大多数医院使用宫颈移行带的大环形切除术

(LLETZ),因为这样很迅速,很容易学习,成本低,易于承受。切除后提供组织学样本,可以对病变进行精确的分级,评估切除边缘,并可以确定是否存在微浸润性或腺性疾病。这进一步允许临床医生在初次就诊时对适当的病例采用"观察和治疗"的方法。相比之下,消融技术破坏宫颈上皮细胞,需要在单独的初次检查时进行预处理活检,有患者不配合的风险。此外,与大环切除的组织学相比,穿刺活检对20%的病例的病变严重程度诊断不足。

(1)切除技术:切除方法仅适用于反复锥切、阴道镜检查不满意、可疑浸润、腺体上皮受累,以及细胞学、阴道镜检查和活检有差异的病例。理想情况下,应将该样本作为单个样本取出。治疗后的4~6周,女性应避免性交、插入经期卫生棉条和使用游泳池。

- LLETZ/LEEP 是目前应用最广泛的技术。它是在局部麻醉下进行的。环有不同的可用大小。对标本和宫颈的人为损伤较小,并可使用滚珠止血。
- NETZ/SWETZ 是最近的一个改进,它使用的是直的而不是环形的。这种技术可以允许成形的切除,特别适用于不对称病变。
- 激光锥切的原理与 LLETZ 和 NETZ 相同,但在技术上要求更高,需要更长的时间来操作,需要购买和维护昂贵的设备。
- 冷刀锥切很少使用,特别在可疑的浸润和腺体病变的情况下。冷刀锥切最大限度减少了边缘烧灼,能够准确评估边缘是否切净。然而,出血和妊娠并发症的风险相对较高,而且手术只能在全身麻醉下进行,需要住院。
- 子宫切除术在治疗子宫肌瘤、月经过多或脱垂等妇科疾病的妇女中仍占有一席之地。它也可用于不需要保留生育能力的腺体病变,特别是在治疗失败或不完全切除的情况下。重要的是要确保完全切除宫颈、转化区和任何阴道病变;首选的途径是阴道子宫切除术或腹腔镜辅助下阴道子宫切除。

(2)消融技术:在某些病例中,当转化区和病变完全可见,阴道镜检查令人满意,细胞学、阴道镜检查和组织学无差异时,消融治疗可能是一种选择。这些技术禁止用于有腺体病变、怀疑浸润或既往锥切术史,以及需要进行预处理活检的妇女。

- 冷冻疗法通过使用各种形状和大小的探针冷冻来破坏组织,由于与其他技术相比,CIN 3 的清除率较低,因此可能最好保留用于小的低级别病变。从冰球出现到冻结时间为 2min。在提高治愈率的同时,提倡采用冻融冷冻技术。尽管有这些保留意见,这项技术还是值得考虑的,特别是在低资源条件下,因为低温探头价格低廉且广泛可用。
- 电熨疗法需要全身、局部或局部麻醉。在阴道镜控制下,使用镍电极和球电极的组合可以破坏高达 1cm 的深度。所需要的设备便宜且易于维护,但热坏死可能大大超过预期,而且更难控制。
- 冷凝固:在这项技术中,使用特氟隆涂层的热固膜以 100~120℃ 的热量加热 30s。手术很简单,通常不需要镇痛。
- 激光消融术:用一个安装在阴道镜上的微操作器来操纵激光,在直视下进行治疗。由于技术的精确性,它能很好地控制破坏的深度,良好的止血和愈合,对邻近组织的损伤最小。这种技术在扩展到阴道并累及阴道的病变中特别有用。阴道上皮没有腺体隐窝,因此,深度破坏 2~3mm 通常是足够的。尽管有这些好处,设备和维修的费用很高,而且在大多数医院装置不容易得到。

7. 并发症的治疗

CIN 并发症治疗比较少见,可分为早期和晚期并发症。

(1)早期

- 围术期疼痛。
- 近期出血(<1%),通常较常见。可使用电凝球,硝酸盐棒和 Monsel 溶液。在困难情况下可能需要止血缝合线。
- 继发性出血通常出现在治疗后 2 周内,通常与感染有关。一个广谱抗生素疗程基本就能解决。

（2）晚期

- 宫颈狭窄，因而无法阴道镜检查。常见于冷刀锥切和深度或反复切除的病例中，尤其是在需要止血缝合的情况下。难以获得足够的细胞学样本和不满意的阴道镜检查可能降低后续治疗的准确性，也会出现生育障碍。

- 生育问题，虽然治疗似乎没有对生育能力和受孕产生不利影响，但所有技术都会导致妊娠中期流产和早产的风险增加。风险似乎随着锥体深度的增加而增加，与烧蚀技术相比，切除技术的风险更高[8-10]。因此，临床医生应平衡不同病变治疗的风险和益处，尽量减少切除健康的组织。

8. 治疗后随访

与一般人群相比，接受 CIN 治疗后，妇女复发/残留疾病和侵袭性宫颈癌的风险仍然较高。有几个危险因素与复发高风险有关，这些因素包括切缘阳性，特别是在宫颈管内、腺体病变，腺体病变，病变较大，年龄 40 岁以上和疾病级别。尽管边缘有病变女性相对于边缘无病变女性，高级别病变复发的风险明显增加（18%:3%），但不建议重复锥切。50 岁以上高级别病变切缘呈阳性的妇女除外[11]。

大多数治疗失败（90%）是在治疗后 24 个月内发现的。传统上，有治疗史的女性在治疗后会被密切随访 10～20 年。近年来，大多数国家都引入了带有或不带有细胞学的 HPV DNA 检测，作为一种"试验的疗法"，并允许检测呈阴性的女性尽早出院，恢复常规检查，并更好地检测那些复发风险较高的患者。

治疗后的细胞学检查不太准确，取样应确保代表宫颈内细胞，尤其是在进行腺体疾病治疗之后。在 HPV 阳性或细胞学异常的情况下，应进行阴道镜检查。阴道镜检查在技术上对接受治疗的妇女更为困难。CIN 和（或）浸润性疾病的病灶可能埋在表面正常的上皮下。由于瘢痕形成，且通常在宫颈管深处收缩，因此很难看到整个转化区。

9. 难度较大的病例

（1）腺上皮病变：腺上皮病变的发病率正在增加，浸润性腺癌的流行病学正在发生变化，35 岁以下妇女的发病率更高。在宫颈肿瘤中，20%～30% 现在被归类为腺癌或腺鳞癌。这些病变比鳞状细胞癌更具侵袭性，预后较差，这在一定程度上可能由于诊断的频繁延误。尤其是 HPV-18 与腺体病变有关。关于如何最好地管理这些相对不常见的病变的证据是相当有限的。

非典型腺细胞学可能提示浸润性宫颈腺癌或原位腺癌。其他常见于细胞学的情况包括 CIN 和子宫内膜病变。如果在未接受激素替代治疗的绝经后妇女的细胞学报告中发现子宫内膜细胞，这可能提示子宫内膜疾病，应进行适当的调查。如果存在不典型腺体改变（AGC），应进行阴道镜检查，并进行适当的宫颈活检和选择性子宫内膜活检（如融合绒毛中明显的乙酰乙酸-白色），但阴道镜检查始终是必不可少的，因为这些女性中有很高的比例伴有 CIN。非典型腺体细胞学穿刺活检是不可靠的，因为病变往往很小，可能发生在腺体隐窝底部。建议采用锥切来进行诊断和治疗。

大多数（90%）病变位于鳞柱交界处 1 cm 内，与 CIN 共存，但在宫颈管内的任何地方都有可能发现。有腺性病变的妇女可以在足够的密切观察下，通过局部切除治疗。切除边缘应没有病变；如果有，建议进一步切除。如果已完成生育，可以考虑切除子宫。若该疾病复发，并且细胞学检查受到宫颈狭窄的影响，也应考虑子宫切除术。

（2）妊娠期宫颈浸润性疾病：有阴道镜检查适应证的孕妇应接受该检查。这项检查的目的是排除浸润性病变，而活检和（或）治疗应推迟到产后进行。阴道镜检查应由有经验的临床医师进行，因为由于血管增多而引起的醋白变化更明显，常会导致过度诊疗。如果怀疑有浸润性疾病，则需要进行适当的活检。可以采用锥切、楔形切除或 LLETZ（宫颈移行带的大环形切除术），是为了诊断而不是治疗。所有这些都有可能导致出血和流产，所以应在手术室准备相应的设备来处理这些情况。穿刺活检并不是排除侵袭性疾病的可靠方法。

（3）HPV 疫苗：HPV 与宫颈癌关系的发现导致了 HPV 疫苗的发展。预防性接种疫苗是预防宫颈癌历史上最新的重要里程碑。到目前为止,已经开发出了两种疫苗并进行了临床评估:四价疫苗(HPV 16/18/6/11,Gardasil)和二价疫苗(HPV 16/18,Cervarix)。试验结果表明,疫苗是安全的,有良好的耐受性,对未患过 HPV 的女性高度有效。最佳的目标年龄是在青春期前没有过性行为的女性,但对于超过这一年龄的女性来说,也可以自己决定使用。2007 年,澳大利亚在男性和女性中率先实施了国家 HPV 免疫工程。英国于 2008 年 9 月开始施行,仅针对女性。来自澳大利亚、丹麦等国的数据表明实施了疫苗接种后,肛门-生殖器疣的发病率(接种四价疫苗)下降了 80%～90%。最近,接种疫苗的人群在 HPV 感染和高侵袭性疾病发生率方面有显著降低。2016 年,推出了九价疫苗(Gardasil 9),涵盖另外五种高危亚型(31、33、45、56、58)。几项研究正在研发对患有高级别疾病的妇女使用治疗性疫苗。

疫苗接种和筛查是互补的,在未来几十年将需要以成本效益的方式实现协同作用,还需要进一步的研究来评估接种疫苗人群的筛查策略。在发展中国家引入疫苗接种特别重要,但负担能力仍然是一个主要问题(框图 15-5)。

💡 **框图 15-5**

- HPV 持续感染似乎是宫颈癌的必要但不充分的原因。
- 对于宫颈癌前病变的局部治疗,建议深度至少为 7 mm,以确保从腺体隐窝中根除 CIN。
- 女性应该意识到 CIN 及其治疗会增加后续怀孕期间并发症的风险。
- 子宫颈腺上皮病变的发病率正在增加。她们的自然病程不太了解。治疗应与女性的年龄和生育意愿相平衡。密切随访是必要的;细胞学应包括宫颈内细胞。
- HPV DNA 检测已作为治疗后随访的"试验检测法"引入,并作为分类工具,适用于在许多国家进行筛查的 ASCUS 或 LSIL 检测结果。
- HPV DNA 在初次筛查中具有比细胞学更好的准确性,并将取代细胞学;目前尚不清楚在初步筛查中对 HPV 阳性检测女性进行分类的最佳方法。
- 预防性疫苗接种的引入是宫颈癌预防史上最重要的里程碑。

二、子宫颈恶性疾病

宫颈癌仍然是全球第二常见的女性恶性肿瘤。3/4 患者生活在疾病常发的发展中国家。这种疾病常见于年轻性活跃女性,因此总的寿命损失比大多数其他发病较晚的癌症要高得多。

拥有筛查方案的国家面临着不同的挑战,包括改善罹患晚期疾病妇女的结局,为承受疾病的年轻妇女保留生育能力,以及将正电子发射型计算机断层(PET)等先进医疗技术与微创手术相结合。对持续感染高危 HPV 与宫颈癌关系的认识,无疑是全球范围内取得的最重大进展,这一进展最近导致了预防性疫苗的开发。

1. 流行病学

宫颈癌是全球第七大最常见的癌症,2012 年估计有 52.8 万新发病例共导致 26.6 万人死亡。死亡率远低于发病率;在世界范围内,死亡率与发病率之比为 55%。在欧洲,宫颈癌仍然是一个重要的公共卫生问题,每年有 66 000 多例新发病例和 29 000 例死亡。这些病例大部分是在没有筛查方案的东欧国家确诊的。2006 年,英国有 2873 人被诊断,2007 年有 941 人死亡。宫颈癌的发病率在 30—40 岁达到峰值,在较大年龄人群中发病率下降,但在 80 岁以上人群中再次达到高峰[12,13]。

2. 病理亚型

大多数宫颈癌起源于鳞状上皮,但腺癌似乎越来越常见,占所有原发性宫颈癌的 10%～20%。这种增长在一定程度上反映出人们对这种疾病的认识有所提高。宫颈腺癌相较于鳞癌更常在年轻女性中被诊断出,并且更难被筛查到,这在一定程度上由于诊断的延迟。细胞学筛查的目的是检测鳞状细胞病变,因此,宫颈内腺体异常的分布降低了其准确性。特定的致癌 HPV 类型,特别是 HPV-18,与腺癌有关。通过 HPV-DNA 检测进行的初步筛选显示,与基于细胞的筛查相比,提高了腺上皮内瘤样病变的检出率,并能显著更好地预防腺癌。

罕见但具有侵略性的小细胞神经内分泌癌的典型表现类似由支气管引起的疾病。腺癌可以是单独的,但有相当比例(40%)混合有腺鳞癌细胞,即腺鳞癌。腺癌比鳞癌包含更多的组织学亚型。约 80％由产生黏蛋白的宫颈内型细胞组成（表15-17）。

表 15-17　宫颈癌的组织学亚型及发生频率

组织学亚型	频率(％)
鳞癌	80～85
腺癌	10～15
腺鳞癌	5
其他罕见的类型	5
小细胞癌	
原发性肉瘤	
原发性和继发性淋巴瘤	

3. 临床表现与诊断

与宫颈癌相关的症状是常见的非特异性症状，通常表现在晚期疾病中。早期疾病可能是无症状的，在宫颈细胞学筛查或治疗后诊断为宫颈癌前病变，通常以 LLETZ 的形式。典型的症状和体征是阴道不规则出血（尤其是在性交后）和宫颈外观异常。浸润性肿瘤在性交后出血的女性中很少见，但还是应当进行检查，因为它在这一群体中比在普通人群中更常见。这些症状在沙眼衣原体感染的妇女中也很常见。出血和疼痛往往与更严重的疾病有关。

诊断需要由经验丰富的妇科病理学家进行组织病理学检查。需要进行足够大的活检以显示间质浸润。通常可以使用适当大小的宫颈移行带的大环形切除术（LLETZ）。最佳的活检部位通常是肿瘤的边缘，以便评估从浸润到非浸润的转变。中心活检可能只显示癌前病变或坏死组织，但通常没有肿瘤。肿瘤在活检后可能会迅速出血，有时需要填塞止血。在非常早期的疾病中，具有宫颈移行带的大环形切除术（LLETZ）、冷刀锥切或透热针（NETZ）既可诊断也可治疗。如果怀疑有侵入，对孕妇进行活组织检查很重要，但应由经验丰富的临床医师操作，以应对可能发生的大出血。

4. 分期

确诊后，下一步是对该疾病进行分期，这决定了今后如何进行管理，并有助于预后和卫生专业人员之间的信息交流。

宫颈癌仍采用国际妇产科联合会（FIGO）体系（表 15-18）进行临床分期。在传统上，这包括病理检查和全麻下查体、阴道镜、膀胱镜、直肠镜、胸片、泌尿系造影。在目前大多数西方国家，所有被诊断出宫颈癌的妇女都要接受 MRI 和 CT 检查，

表 15-18　FIGO 分期对宫颈癌的影响

Ⅰ期	癌灶局限于子宫颈（宫体是否受累不予考虑）
Ⅰa 期	浸润癌，仅显微镜下可见，浸润深度≤5mm，宽度≤7mm
Ⅰa1 期	间质浸润深度≤3.0 mm，宽度≤7.0 mm
Ⅰa2 期	浸润深度＞3.0 mm，＜5.0 mm，宽度≤7mm
Ⅰb 期	临床可见病灶局限于子宫颈，或＞Ⅰa 期*
Ⅰb1 期	临床可见病灶≤4.0 cm
Ⅰb2 期	临床可见病灶＞4.0 cm
Ⅱ期	病灶超出宫颈，但未达盆壁或下 1/3 的阴道
Ⅱa 期	阴道浸润未达下 1/3，无宫旁浸润
Ⅱa1 期	临床可见病灶≤4.0 cm
Ⅱa2 期	临床可见病灶＞4.0cm
Ⅱb 期	有宫旁浸润但未达盆壁
Ⅲ期	肿瘤浸润达盆壁和（或）累及阴道下 1/3 和（或）引起肾盂积水或肾功能不全†
Ⅲa 期	肿瘤累及阴道下 1/3，未达盆壁
Ⅲb 期	肿瘤累及盆壁和（或）肾盂积水或肾功能不全
Ⅳ期	肿瘤超出真骨盆和（或）累及膀胱或直肠黏膜（活检证实）。因此，大疱性水肿不允许分配到Ⅳ期
Ⅳa 期	肿瘤侵犯邻近盆腔器官
Ⅳb 期	远处转移

* 所有肉眼可见的病变，即使是表面浸润，都属于Ⅰb期癌。浸润仅限于最大深度为 5mm、宽度不超过 7mm 的间质浸润。浸润深度不应大于 5mm，从原始组织（浅表或腺）上皮的底部取下。浸润深度应始终以毫米为单位报告，即使在那些"早期（最小）间质浸润"（约 1mm）的病例中也是如此。血管/淋巴间隙的浸润不应改变分期。

† 直肠检查时，肿瘤和盆腔壁之间没有无癌间隙。所有肾积水或肾功能不全的病例都包括在内，除非已知是其他原因造成的。

而复杂/晚期病例也常采用 PET-CT 来确定疾病的程度。虽然影像学结果不能改变临床 FIGO 分期,但常被用来进行计划管理。MRI 在描述疾病的大小、分期和程度方面具有较高的准确性(90%),并且能够对淋巴结进行详细的评估;它明显优于 CT,并且通常能够避免使用麻醉下联合膀胱镜检查。PET-CT 似乎可以提高诊断相关淋巴结和宫颈外疾病的准确性,但还需要更可靠的研究。

一些研究描述了前哨淋巴结活检的使用,可以通过开腹或腹腔镜手术进行评估。一些作者报道了 100% 的准确性,但目前这项技术只在研究试验的框架下进行评估。在较晚期的癌症中,已采用腹膜后或经腹膜腹腔镜分期来规划放射区域。虽然有几个研究报道了在放射治疗前大淋巴结体积缩小后存活的益处,但唯一可用的随机对照试验显示,与非介入评估结果相比,手术分期与预后呈负相关。PET-CT 似乎是一种替代的、准确的、无创的手术分期评估工具。

子宫颈癌以下列方式增殖。

(1)直接扩散至宫颈间质、外周、阴道、子宫体、膀胱和直肠。

(2)淋巴扩散到宫旁、盆腔侧壁和腹主动脉旁淋巴结。盆腔淋巴结和腹主动脉旁转移按分期的发生率见表 15-19。

表 15-19　宫颈癌按分期淋巴结转移发生率

分期	盆腔淋巴结阳性(%)	主动脉旁淋巴结阳性(%)
Ⅰa1(<1 mm)	0	0
Ⅰa1(1~3 mm)	0.6	0
Ⅰa1(LVSI 阳性)	4	0
Ⅰa2(3~5 mm)	4.8	<1
Ⅰa2(LVSI 阳性)	11	<1
Ⅰb	16	2.2
Ⅱa	25	11
Ⅱb	31	19
Ⅲ	45	30
Ⅳ	55	40

LVSI. 脉管瘤栓。

(3)血液传播不常见。

5. 处理和治疗

处理按如下原则进行。

- 病理学的三级回顾;
- 分期;
- 确定治疗目标(即根治性或姑息性);
- 考虑患者特点,如年龄、生育意愿、肥胖、手术和治疗史、健康状况、偏好;
- 对现有和可能的转移疾病的治疗;
- 给患者提供合适的选择。

专业的多学科妇科肿瘤小组应评估所有上述因素,并确定适合每个患者个人特点的最佳处理方式;决定如何最好地治疗年轻女性的早期疾病,尤其涉及保留生育时,需要相当多的经验。

原则上,每个阶段的治疗方案各不相同。只要切缘阴性,锥切就足以治疗早期浸润性疾病(Ⅰa1 期)。Ⅰa2 期的治疗更有争议。采用手术和放射治疗 Ⅰb1-Ⅱa 期疾病的患者生存率相似,但两者同时采用的时候并发症会增加。一项大型随机对照试验显示,放疗和根治性子宫切除术在 5 年内总体生存率和无瘤生存率方面效果相同。手术有明显的优势,它允许绝经前妇女保留卵巢功能,在特定的病例中保留生育能力,并降低放疗导致的慢性膀胱、肠道和性功能障碍的风险。手术提供组织学样本,可以评估影响预后的危险因素,如淋巴结转移。在熟练外科医生手里,并发症并不常见。晚期肿瘤(Ⅱb-Ⅳ)应采用放化疗,因为放化疗能提高生存率,但与单纯放疗相比,短期和中期的不良反应更高。对某些选定的病例可以采取保留生育能力的手术技术,如根治性宫颈切除术。

下面将对治疗方案进行更详细的描述。

(1)Ⅰa 期(Ⅰa1 及 Ⅰa2):在早期宫颈癌中,单纯的手术切除就可以治愈。对早起疾病的正确分期和识别可以让没有淋巴结转移的女性,接受较温和的治疗方案,更重要的是,保留生育能力的疗法。其中需要考虑充分清除局部病灶及除外远处转移两个方面。

在 Ⅰa1 期,淋巴结受累的风险几乎为零。因此,完全切除切缘阴性的癌前病变和浸润性疾病通常就足够了。根据患者意愿和生育愿望,治疗方案包括手术刀、电凝/激光切除或者单纯的子宫切除术。在这种情况下,锥切通常更有利,因为与电熨切除标本相比,锥切没有热损伤,可以更准确地评估浸润程度。然而,在许多情况下,微浸润仅在对癌前病变进行环切之后的回顾性诊断时才被偶然发现。小腺癌也可以用类似的方法治疗。如果边缘有病变,建议再次锥切或子宫切除。如果淋巴血管间隙侵犯(LVSI)存在,淋巴结受累的风险上升到 3.6%;虽然一些临床医师提倡在这种情况下进行淋巴结清扫,但必须权衡发病率和淋巴水肿的风险。

在 Ⅰ a2 阶段,对该病的管理更具争议性。盆腔淋巴结受累的风险这个阶段上升到大约 5%。不能采取非常保守的方法;盆腔淋巴结必须手术切除和评估,而对原发性肿瘤的处理仍然不明确。当需要保留生育能力时,可以考虑采用根治性切除和通过阴式、腹腔镜和开腹清除盆腔淋巴结。有人建议在进行腹腔镜盆腔淋巴结切除后,采用冷刀锥切,但目前缺少高质量的证据。如果无须考虑保留生育能力,应该推荐采用根治性子宫切除或简单子宫切除和盆腔淋巴结切清扫术。

(2)Ⅰ b-Ⅱ a 阶段:该阶段患者有两种选择:第一种是手术治疗,另一种是放化疗,这取决于患者的自身特点、并发症和倾向。手术选择如下。

①根治性子宫颈切除和盆腔淋巴结清扫:确保能完全切除足够范围的肿瘤。肿瘤至少有 5mm 的切净边缘。盆腔淋巴结清扫应包括闭孔、髂内、髂外、髂总淋巴结。不强制进行腹主动脉旁淋巴结切除。

即使是由熟练的外科医师操作,也会出现严重的并发症,包括出血和对肠、膀胱、输尿管或闭孔神经的直接损伤。多达 8%～13% 的女性由于副交感神经继发损伤导致慢性肠道和膀胱问题,需要医疗或手术干预。据报道,有 2.6% 的患者因为长期的膀胱功能障碍需要进行长期的间歇性自我导尿,这会非常令人苦恼。淋巴水肿是一种晚期并发症,通常发生在手术后的第一年,高达 15% 的患者会发生淋巴水肿,并且是永久性的。虽然绝大多数的症状相对较轻,但在 3% 的患者中,症状可能严重影响生活质量。淋巴囊肿也会发生。性功能和诸如为失去生育能力而悲伤、阴道缩小等心理问题并不少见。瘘的风险约为 1%。

外科手术方法正在向不那么激进、保留神经技术发展。有证据表明,更激进的方法并不会对存活有益,往往会使得围术期发病率和慢性膀胱和肠道功能障碍的发生率更高。Piver-Rutledge 分类在子宫根治性切除术中得到广泛应用;还提出了较新的分类方法(Querleu-Morrow)[15](表 15-20 和表 15-21)。在加拿大开展的一项大型多中心随机对照试验(SHAPE)有望弄清楚单纯子宫切除相对于根治性子宫切除和盆腔淋巴结清扫,对于治疗低风险小体积病变是同样安全的。

表 15-20　Piver-Rutledge 宫颈癌子宫切除分类

类型	描述
1	筋膜外子宫切除的;切除所有宫颈组织
2	改良根治性子宫切除术;切除内侧 50% 的主韧带和子宫骶韧带;子宫血管在输尿管内侧分开
3	Wertheim-Meigs 手术;广泛根治性切除术;输尿管完全解剖至膀胱入路;子宫骶韧带在起源处分开
4	输尿管与耻骨膀胱韧带分开;结扎膀胱上动脉,切除上 2/3 阴道
5	更彻底的手术,可能包括肠、膀胱或输尿管的切除

表 15-21　Querleu-Morrow 子宫根治性切除术分类表(2008)

A 型	宫颈最小根治。筋膜外子宫切除术。在子宫颈和输尿管之间切断子宫的韧带。子宫骶韧带和膀胱外韧带在离子宫较远的地方不能被切断。通常情况下,阴道切除最小,常规小于 10mm,不切除阴道部分的宫颈旁组织。
B 型	输尿管水平切除侧方宫旁组织。部分切除子宫骶韧带和膀胱宫颈韧带。输尿管隧道的顶端打开,输尿管被向侧方推开,并切除此水平的宫颈旁组织。切除子宫颈或肿瘤下方至少 10mm 的阴道
C 型	宫旁切除至髂血管水平内侧和膀胱水平。横切直肠的子宫骶韧带和膀胱的囊外韧带。输尿管完全游离。根据阴道和宫颈的大小,常规切除肿瘤或子宫颈下方 15～20mm 的阴道
D 型	盆腔扩大根治。最基本的手术方法是向侧方扩大切除宫旁组织至盆壁(LEER)

（续　表）

淋巴结解剖

1级	髂内外侧
2级	髂总（包括骶前）
3级	腹主动脉旁-肠系膜
4级	腹主动脉旁-肾

这种分类可以应用于保留生育能力的手术，也可以应用于开放式、阴道式、腹腔镜或机器人手术。

②根治性子宫颈切除：在如乳腺和外阴等其他部位，癌症的外科治疗在不影响治愈率前提下已变得不那么根治性，包括广泛的局部切除和局部淋巴结清扫/前哨淋巴结切除。妇科肿瘤学家尝试采用更保守的保留生育技术[14]，将同样的原理应用于Ⅰa2期和Ⅰb期肿瘤较小的宫颈癌。高龄产妇和早期疾病筛查的发现日益提高了这些技术的价值。

根治性子宫颈切除最早由 D'Argent 在 20 世纪 80 年代中期提出，包括子宫颈根治性切除联合腹腔镜或开腹淋巴结切除术[17]。子宫颈切除术最常见的途径是阴道入路，尽管最近一些外科医师更倾向于开腹或腹腔镜入路，以便更大程度地切除宫旁。建议在峡部缝入宫颈口能容纳 6mm Hegar 扩宫棒的腹部或阴道缝合线，以防止宫颈功能不全。术中并发症很少见。术后，大约 1/4 的女性会出现痛经，或者少见的宫颈狭窄、缝合相关问题和性交困难。

基于阴道入路的综合分析和系列病例显示，复发率约为 4%，死亡率为 2.3%。大多数复发发生在肿瘤大小超过 2cm 的高风险的病理类型和 LVSI 患者中。在那些尝试怀孕的人中，70% 足月分娩；早产、晚流产和低出生体重的风险大大增加。

仔细选择患者是至关重要的，因为详细的评估可以优化结果和尽量减少不良事件。这些决定需要一个具有丰富经验的多学科专业团队的参与。

（3）Ⅰb2 阶段：对于体积较大的Ⅰb肿瘤（尤其是Ⅰb2 期）的治疗存在争议，因为这些肿瘤的特点是淋巴结阳性率高，手术切缘近。大多数医院采用放化疗而不是手术，但也有少数医院选择手术；这些医院公布了同样的存活数据。

手术后，标本的组织学检查提供了一些影响生存的预后因素的信息，这些我们将稍后讨论。如果组织病理学检查表明盆腔淋巴结阳性和切缘 ≤0.5 cm，提示复发风险高，则通常向妇女提供辅助放化疗。许多机构使用 GOG 评分，它可以评估肿瘤大小、浸润深度和 LVSI 等因素，并给出有助于临床医师做出决策的综合评分。

（4）Ⅱb-Ⅳ 阶段：对晚期疾病的妇女不可能使用根治性手术。现有的治疗方法有根治性放疗和化疗。Ⅳb 期的治疗是姑息性的，通常结合化疗和靶向放疗。

①放射治疗：根治性放疗的目的是治疗原发性肿瘤和转移性盆腔淋巴结。它是通过体外放射治疗（外照射）来治疗任何盆腔扩散，以及腔内治疗（近距离照射）来针对主要病症。最优剂量是指治疗原发性疾病和盆腔播散的同时，使肠、膀胱和性功能的并发症降至最低。盆腔的外照射疗程每天进行一次，通常 20～30d 或更长，随后进行近距离内放射治疗，通过高剂量放射治疗技术在宫颈局部进行。涉及主动脉旁淋巴结的扩大放疗增加了发病率，但没有显著的存活益处。然而，如果经 PET 和手术分期显示主动脉旁淋巴结受累，那么在某些病例中适合采用扩大放疗。

②同步放化疗：目前有共识认为，在宫颈癌[16]的治疗中，以顺铂为主的化疗联合放疗优于单纯放疗。来自美国的五项随机Ⅲ期试验表明，放化疗总体上具有生存优势，可将死亡风险降低 30%。在不同的研究中，允许在确切的时间表、治疗剂量和分期上有差异，这些研究主要包括采用放射治疗的 FIGO 分期为Ⅰb2-Ⅳb 的宫颈癌患者和在初次手术时发现预后不良因素（盆腔淋巴结转移、宫旁受累或手术切缘不净）的 FIGO Ⅰ-Ⅱa 期患者。正如预期的那样，已经报道了较高的短期和中期复发率，尽管长期随访数据将有助于阐明这种治疗方案的真实发病率。

③新辅助化疗：是指在确定手术治疗或放疗前使用的化疗。在放射治疗前，它还没有被证明是有效的，并且目前的证据不支持这种方法。也有人提出，新辅助化疗可缩小肿瘤，使无手术机会的患者进行根治性手术切除，这种方法可能优于根治性放疗。一项随机对照试验表明，这种疗法有效，但尚未得到证实。而且对于那些需要辅助

放疗的妇女,其不可避免的不良反应似乎是不可接受的。研究中心还报道了相较于保留生育手术,对肿瘤体积较大的妇女使用新辅助化疗,效果良好。

6. 妊娠期子宫颈癌

妊娠合并宫颈癌的发生率约为 1/10 000,约占宫颈癌的 1/34。2/3 的妇女在妊娠前三个月或第二个第三个月被诊断为 Ⅰb 期。诊断可能会滞后,因为症状可能是怀孕引起的,并且阴道镜评估孕期宫颈癌并不容易;应当听从熟练阴道镜医师的建议。如怀疑有浸润,应采取适当的环形切除、楔形切除或锥切的活检。处理原则保持不变,不同分期的治疗相似。

这种疾病可以通过全麻下查体、胸片检查和 MRI 检查进行分期。对于 Ⅰa1 期患者尽管有很高的阳性切缘率,LLETZ 或锥切通常就足够了。传统上,怀孕 20 周以前发现的晚期患者通常要立即治疗,怀孕 28 周以后发现的在分娩后进行治疗,而怀孕 20—28 周的仍处于灰色地带。对于 20 周后确诊的 Ⅰ 期病例,将治疗推迟到分娩后通常是最有利的选择。在使用类固醇促胎儿肺成熟后在 32—34 周分娩是合理的。推荐行剖宫产娩出胎儿后行根治性子宫切除术。放化疗会导致自然流产或胎儿死亡。

妊娠期宫颈恶性肿瘤的治疗对患者、家属和相关的多学科团队来说仍然是一个挑战。细致且体贴的咨询至关重要。应根据个人情况决定是否继续或推迟妊娠和治疗方式。

7. 复发性疾病的随访和管理

尽管随访能发现复发性疾病,但关于治疗后监测在发现复发性疾病中作用的证据并不一致。随访能够对术后的并发症和心理、生理和性心理疾病进行评估,并提供帮助。在随访期间,除了有采取保留生育能力措施的妇女,宫颈或阴道穹窿细胞学没有任何作用。

在疑似复发的病例中,MRI 提供了最精确的成像方式来仔细评估疾病的分布,并且在考虑进一步治疗之前是必需的。在确诊病例中,PET-CT 通常用于评估远处转移,并在计划对明显局限性疾病进行根治前改善患者选择。有证据表明,这提高了可手术病例的存活率,并消除了与不适宜患者的不必要干预有关的发病率。在考虑进

一步治疗之前,需要先进行组织学诊断,然后再进行完全分期。

复发性疾病的治疗原则与原发性肿瘤相似。确切的治疗方法取决于初级治疗、复发的部位和阶段、是否有远处疾病、其可切除性、治疗相关的发病率和对生活质量的影响,以及患者的总体健康状况和愿望。

最初接受手术治疗的妇女应考虑接受放射治疗。如果该疾病明显局限于骨盆,根治性放化疗治愈率在 40%～50%。对于那些已经接受放射治疗的患者,在某些情况下,唯一可能的治愈方法是盆腔廓清术,前提是中心型复发且无远处转移。仔细选择病例和适当的咨询必不可少,在熟练的外科医师和适当的术前评估的帮助下,这项手术的 5 年生存率可达 50%。然而,多达 1/3 的手术在术中被放弃;PET-CT 似乎有助于选择患者。

8. 姑息及缓和医疗

在渐进性晚期宫颈疾病中,尿路症状、瘘管和因浸润腰骶神经丛而引起的疼痛是一些常见现象。输尿管梗阻和肾功能损害通常预示着终末期。只有在有治疗意愿的情况下,才可以使用肾造口术和支架植入术来转移粪便和尿液。顺铂化疗也是一种姑息性的治疗方法,仅限于用在其他方法不能治愈的原发性晚期或复发性病例中。它可能会使预期寿命延长几个月,但必须权衡生活质量。疼痛控制和心理和情感支持在晚期至关重要。

9. 生存和预后因素

根据 FIGO 分期,宫颈癌患者的 1 年和 5 年总生存率如图 15-14 所示。有几个预后因素影响生存率。

- 疾病的分期。
- 肿瘤的大小、体积和浸润深度。
- 肿瘤的分级。
- 组织学类型,小细胞肿瘤已明确显示预后较差。
- 淋巴扩散可能是最重要的因素:淋巴结阳性的存在显著降低了整体生存率,LVSI 是另一个预后因素。
- 宫旁浸润。
- 血管浸润。
- 手术切除边缘的情况。

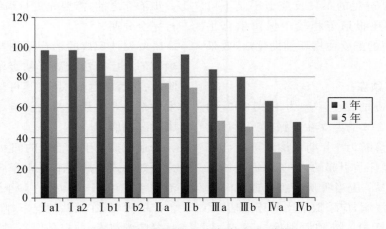

图 15-14 宫颈癌:总生存率 FIGO 分期

10. 心理影响

由于宫颈癌通常影响年轻妇女,考虑到丧失生育能力和过早绝经的重大影响,心理发病率很高,情感支持必不可少。治疗对女性的心理和性生活有着巨大的影响。目前,多达 50% 的女性在放化疗后因阴道狭窄而出现性交困难。这些问题通常需要由临床医师处理,在某些情况下,可能需要转诊给心理咨询师[18]。

11. 前景

在过去十年中,预防宫颈癌的一个重大进展是针对两种致癌 HPV 亚型 HPV-16 和 HPV-18 的预防性疫苗的开发。据估计,在高覆盖率人群中,这可以将宫颈癌的发病率降低 70%。

MRI 的应用提高了宫颈癌分期的准确性。PET-CT 等新的成像技术似乎改善了对转移性疾病的评估;这似乎对放射野的选择有价值,尤其是对主动脉旁淋巴结的选择。PET 对复发病例也有一定的诊断和治疗作用。

可以降低发病率的更慎重的手术方法,可能被证明同样有效。在一项大型随机对照试验中,正在研究早期、肿瘤体积小、低风险宫颈浸润性疾病的最佳治疗方法。如果结果无差异,在选定的低风险病例中,单纯子宫切除术可能会取代根治性子宫切除。与根治性子宫颈切除术相反,锥切或单纯子宫颈切除也被用于那些希望保留其生育能力的妇女。在保留生育能力技术之前使用新辅助化疗也有报道,但还需要进一步证明其安全性。改善晚期疾病妇女结局的努力、前哨淋巴结的使

用,以及结合 PET-CT 等医疗技术进步是未来面临的一些挑战(框图 15-6)。

> 💡 **框图 15-6**
>
> - 宫颈癌是世界上第二常见的恶性肿瘤;75% 的病例是在发展中国家确诊的,这反映了筛查的缺乏。
> - 腺癌似乎越来越常见,占所有原发性宫颈癌的 20%~30%,预后较差。
> - 微小浸润性疾病可单独用宫颈锥切治疗。
> - Ⅰb-Ⅱa 期疾病的手术和放化疗生存率相似。外科手术有许多优点。谨慎的分期是重要的,并需要选择最合适的治疗方式,联合治疗增加了发病率,但没有明显的生存益处。
> - MRI 和 PET-CT 成像技术的进步改善了管理。
> - 保留生育能力是手术技术的一个选择。需要仔细选择患者。
> - 与放射治疗相比,化疗和放疗的联合治疗显著提高了患者的生存率,但同时也具有中短期不良反应。
> - 妊娠期宫颈癌的管理仍然是一项挑战,应根据具体情况做出决定。
> - 这种疾病及其治疗可能对妇女产生巨大的生理和心理影响。

(唐乔乔 **译** 张 颖 **校**)

参考文献

[1] World Health Organization. Cervical cancer: esti-mated incidence, mortality and prevalence world-wide in 2012. http://globocan. iarc. fr/old/FactShe-

ets/cancers/cervixnew. asp

［2］ Public Health England. *NHS Cervical Screening Programme：Colposcopy and Programme Management*. NHSCSP Publication No. 20, 3rd edn, March 2016. Available at https：//www. bsccp. org. uk/assets/file/uploads/resources/NHSCSP ＿ 20 ＿ Colposcopy_and_Programme_Management_（3rd_Edition）_（2）. pdf

［3］ Sasieni P, Adams J, Cuzick J. Benefits of cervical screening at different ages：evidence from the UK audit of screening histories. *Br J Cancer* 2003；89：88-93.

［4］ Public Health England. Cervical screening：programme overview. http：//www. cancerscreening. nhs. uk/cervical/

［5］ Howlader N, Noone AM, Krapcho M *et al*. （eds） *SEER Cancer Statistics Review*, 1975-2010. National Cancer Institute, Bethesda, MD, http：//seer. cancer. gov/csr/1975＿2010/, based on November 2012 SEER data submission, posted to the SEER web site, 2013.

［6］ Shafi MI, Nazeer S. *Colposcopy：A Practical Guide*, 2nd edn. Cambridge：Cambridge University Press, 2012.

［7］ Jordan JA, Singer A, Jones H *III*, *Shafi MI*. The Cervix. Oxford：Blackwell Publishing, 2006.

［8］ Kyrgiou M, Koliopoulos G, Martin-Hirsch P, Arbyn M, Prendiville W, Paraskevaidis E. Obstetric outcomes after conservative treatment for intraepithelial or early invasive cervical lesions：systematic review and meta-analysis. *Lancet* 2006；367：489-498.

［9］ Kyrgiou M, Athanasiou A, Paraskevaidi M *et al*. Adverse obstetric outcomes after local treatment for cervical preinvasive and early invasive disease according to cone depth：systematic review and meta-analysis. *BMJ* 2016；354：i3633.

［10］ Kyrgiou M, Mitra A, Arbyn M *et al*. Fertility and early pregnancy outcomes after treatment for cervical intraepithelial neoplasia：systematic review and meta-analysis. *BMJ* 2014；349：g6192.

［11］ Arbyn M, Redman CWE, Verdoodt F *et al*. Incomplete excision of cervical precancer as a predictor of treatment failure：a systematic review and meta-analysis. *Lancet Oncol* 2017；18：1665-1679.

［12］ Cancer Research UK. Cervical cancer statistics. http：//www. cancerresearchuk. org/cancer-info/cancerstats/types/cervix/

［13］ International Agency for Research on Cancer. Fact stats, Section of Cancer Information. Available from http：//globocan. iarc. fr/Default. aspx

［14］ Rob L, Skapa P, Robova H. Fertility-sparing surgery in patients with cervical cancer. *Lancet Oncol* 2011；12：192-200.

［15］ Querleu D, Morrow CP. Classification of radical hysterectomy. *Lancet Oncol* 2008；9：297-303.

［16］ Thomas GM. Improved treatment for cervical cancer concurrent chemotherapy and radiotherapy. *N Engl J Med* 1999；340：1198-1200.

［17］ D'Argent D, Brun JL, Roy M, Mathevet P, Remy I. La Trachelectomie Elargie （TE）. Une alternative a l' hysterectomie radicale dans le traitement de cancers infiltrants developpes sur la face externe du col uterin. *J Obstet Gynaecol* 1994；2：285-292.

［18］ National Cancer Institute. Cervical canceer：patient version. http：//www. cancer. gov/cancertopics/types/cervical

第三节

子宫内膜癌

Sean Kehoe[1,2]

[1] *University of Birmingham，Birmingham，UK*
[2] *St Peters College，Oxford，UK*

2015 年英国有超过 9000 例子宫内膜癌，这意味着它现在是最常见的妇科恶性肿瘤（图 15-15）。造成这一结果可能的原因，包括总体寿命增长、肥胖，以及其他相关恶性肿瘤，尤其是乳腺癌死亡率的降低。与此相结合的是自 20 世纪 90 年代初以来[1]，子宫切除术的发生率降低了 50%。虽然该病主要影响绝经后妇女，但约 20% 的病例发生在绝经前妇女。子宫内膜癌的分期方法（FIGO 分期）自 2009 年引入以来，在实践中得到了很好的应用[2]。近期和正在进行的随机临床试验仍然试图确定最佳的治疗方法，初始手术的重要性也需要更多的证据来强调[3]。子宫内膜癌遗传学方面的研究也取得了进展。近年来人们还认为，某些内膜癌的病理类型，特别是浆液性癌，至少在外科治疗方面应该与浆液性卵巢癌类似。本节提供了关于这类肿瘤一些诊治的新进展。

一、病因学

子宫内膜癌公认的危险因素见表 15-22。除此之外，还存在一些影响该病的环境因素，因为不同国家该病的发生情况也不同（图 15-16）。主要风险是内膜过度暴露于雌激素，这与肥胖和糖尿病都有直接关系。年龄和高血压等其他因素也与上述因素存在关联性。年龄仍然是主要的危险因素，在 50 岁以上的妇女中发病率最高。

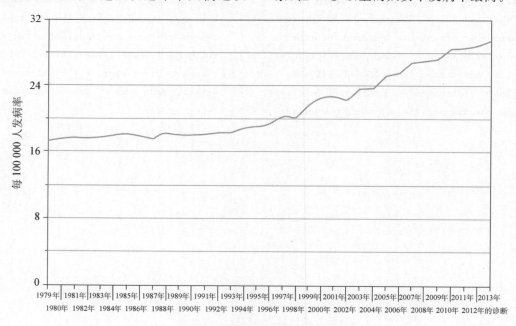

图 15-15　英国子宫内膜癌发病率

Source：Cancer Research UK.

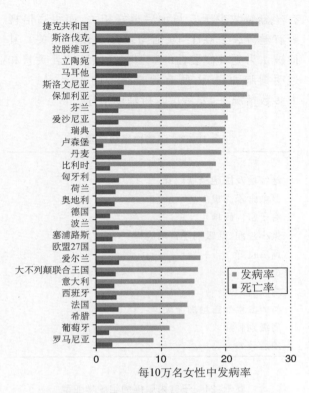

图 15-16　年龄-标准化（欧洲）发病率和死亡率、子宫体癌、欧盟-27，2008 年估计

表 15-22　子宫内膜癌的危险因素

高水平的雌激素/子宫内膜增生
肥胖/高血压/糖尿病
多囊卵巢综合征[5]
未生育（从未怀孕）
因乳腺癌使用他莫昔芬
绝经后
遗传性非息肉病性结直肠癌

1. 遗传学

只有一种情况确定与子宫内膜癌的发病有遗传关系——遗传性非息肉病性结直肠癌或 Lynch Ⅱ型综合征，这是一种常染色体显性遗传疾病。主要的原发性恶性肿瘤是结直肠癌，通常发生于 40 岁以下的女性。符合该疾病特征的家庭常常用阿姆斯特丹标准来定义，最终的诊断由遗传学检测方法确定，包括各种突变，其中 MSH2 和 MLH1 是最常见的[4]。

在这些家庭中，罹患内膜癌的终身风险约为 40%，而罹患卵巢癌的终身风险为 12%，几乎是

人口风险的 10 倍。目前，除了预防性手术外，没有其他方法可以预防这些妇女患上子宫内膜癌。对小样本患有这种疾病的女性采取每年超声检查和子宫内膜取样的研究结果表明，这种筛查可能对早期发现内膜癌是有益的。尽管这样管理那些希望保留生育功能的妇女是一种可行方法，但病例数量太少还不足以有确切结论。还有一种可能的替代方案是应用 Mirena® 宫内系统来预防此类妇女患病[5,6]。曾有一项针对这一研究的临床试验失败了。虽然这在理论上是一种合理的方法，但愿意接受这种疗法的妇女需要了解目前证据的局限性。当该患者完成生育后，应建议子宫切除，这样可以消除对任何缺乏证据的筛查管理的疑虑，以及心理方面的各种风险因素。卵巢癌风险的增加也为摘除卵巢提供了理由，但每个病例都必须根据女性患者自身的需要和意愿来处理。

2. 未孕妇女

从未怀孕过与子宫内膜癌的风险相关。然而，这可能只是其中一个因素，与其一生中的激素波动状态有关。与已分娩的女性相比，未生育过的女性在月经周期中子宫内膜脱落的次数明显增加。在卵巢癌的研究中，排卵周期的增加就与卵巢癌发病风险有直接的关系（排卵周期数越高，风险越大），这一理论也适用于子宫内膜癌的风险。滤泡期使细胞增殖（这增加了异常细胞发育的可能性），而减少这种增殖可以防止异常的有丝分裂。虽然这一观点在子宫内膜癌中尚有待证实，但有很大的理论可能性。当然，使用口服避孕药，即使是在有月经周期的情况下，也能提供一些长期的保护（降低 50% 的风险），为这一理论也提供了一些支持。

3. 肥胖

肥胖被认为与 30% 人类癌症的发生有关。在肥胖女性中，过量的雌激素是由脂肪中的雄激素转化产生的。因此子宫内膜组织增加了对雌二醇的暴露。考虑到西方国家肥胖症发病率的增加及随之而来的子宫内膜癌发病率的增加，这一点尤为重要。

4. 子宫内膜增生

增生被定义为正常细胞的过度增殖，而非典型增生与子宫内膜癌的高风险相关。在一系列研究中，潜在恶性肿瘤的风险已被证明高于预期。

美国妇科肿瘤学组（GOG）对 348 例经内膜取样诊断为非典型增生的女性进行了研究，最终发现46.8％的患者其实已经是内膜恶性肿瘤[7]。来自英国的类似数据显示，这一比率为 45.9％[8]。因此，应想到此类患者极有可能患有子宫内膜癌，并应加快手术。

二、临床表现

绝经后出血是子宫内膜癌最常见的表现，高达 10％的绝经后出血妇女确诊为内膜癌。因此，必须积极对这类患者进行诊断。最终的诊断由组织病理学证实。根据英国国家卫生保健卓越研究所（UK National Institute for Health and Care Excellence，NICE）的指导方针，所有绝经后出血的妇女都应该进行阴道超声检查，子宫内膜厚度大于 5mm 的妇女应该接受子宫内膜取样。然而，根据成本效益和检出率，许多人使用 4mm 的界值。取样可以通过内膜取样管、门诊宫腔镜或全麻下宫腔镜检查及诊刮三种方式进行。所有的取样方法都可能漏诊一些癌症，但是门诊取样和宫腔镜检查的失败率并没有显著差异。当然，在可能的情况下，避免全身麻醉是更好的选择，只有当患者在门诊无法进行取样的情况下才应该考虑全身麻醉下的宫腔镜检查。

绝经前妇女异常出血，特别是 45 岁以上妇女经间出血，应及时进行超声检查和子宫内膜取样。虽然本组恶性肿瘤的总体发生率较低，但所有子宫内膜癌中有 20％～25％发生在绝经前/围绝经期年龄组。

三、子宫内膜癌的类型

子宫内膜癌分为 Ⅰ 型和 Ⅱ 型。与此定义相关的特征如表 15-23 所示。

表 15-24 显示了主要的组织学亚型，其中一些亚型可能与某些药物有关。特别是在乳腺癌中使用辅助药物他莫昔芬被认为与一些较少见的肿瘤有关，如现在被称为癌肉瘤的苗勒管混合肿瘤。对于其他亚型，没有特定的特征。平滑肌肉瘤通常是子宫肌瘤切除后的意外发现。这些肿瘤的有丝分裂活性与它们的转移潜能有关，每高倍视野

有丝分裂数少于 5 与预后很好相关，而每高倍视野有丝分裂数高于 10 则与较差的预后相关。其他被认为更具侵袭性的亚型包括浆液性乳头状和透明细胞肿瘤，占所有肿瘤类型的 10％～15％，大多数情况下，要考虑术后辅助治疗。

表 15-23　子宫内膜癌类型

Ⅰ 型
绝经前及围绝经期妇女
雌激素暴露史
有子宫内膜增生
微小浸润、低级别子宫内膜样
预后良好
Ⅱ 型
绝经后妇女
与雌激素暴露增加无关
高级别肿瘤
预后较差

表 15-24　子宫内膜癌的组织学亚型

子宫内模样腺癌，50％～60％
腺鳞癌，6％～8％
浆液性乳头状癌，18％
肉瘤、平滑肌肉瘤，3％～5％
癌肉瘤，2％～3％
透明细胞癌，1％～6％

在一些罕见的肉瘤病例中，当子宫内膜取样病理可疑，或术前胸部 X 线检查显示转移性病变（通常称为"大炮球样"转移）的证据时，应高度怀疑此诊断。鉴别诊断很重要，因为判断肿瘤的严重程度对采取什么辅助治疗方法尤为重要。

四、治疗

1. 术前评估

子宫内膜癌 FIGO 分期见表 15-25。经 2009 年修订后，细胞学阳性以前归属于 Ⅲ 期，现在不再纳入分期标准。作为分期的一部分，术前评估时建议进行胸部 X 线检查，但 CT 扫描可能会代替 X 线检查。在某些病例中，MRI/CT 可用于确定是否存在子宫外转移，从而判断是否会对手术造成影响。为了确定是否需要切除淋巴结，有研究

已经对 MRI 确定肿瘤浸润深度方面的价值进行了检验,但证明它不够准确,没有临床价值。除了这些评估,必要时麻醉下膀胱镜检查、乙状结肠镜检查都是分期程序的一部分。值得注意的是,子宫内膜癌可以通过临床分期和手术分期,手术分期是最常用的。

表 15-25　2010 年子宫内膜癌 FIGO 分期

分期	描述	5 年存活率(%)
ⅠA	局限于子宫的肿瘤,浸润少于子宫肌层的 1/2	80~90(Ⅰ)
ⅠB	肿瘤局限于子宫,超过 1/2 的子宫肌层浸润	
Ⅱ	宫颈间质侵犯,但不超过子宫	60~70(Ⅱ)
ⅢA	肿瘤侵袭子宫浆膜或附件	50~60(Ⅲ)
ⅢB	阴道和(或)宫旁受累	
ⅢC1	盆腔淋巴结受累	
ⅢC2	腹主动脉旁淋巴结受累	
ⅣA	肿瘤侵袭膀胱和(或)肠黏膜	10~20(Ⅳ)
ⅣB	远处转移包括腹腔转移和(或)腹股沟淋巴结	

2. 手术干预

手术仍然是治疗内膜癌的主要方法。虽然放疗是一种选择,但从回顾性病例对照研究来看,手术似乎提供了更好的生存结局。将放射治疗与手术进行比较的随机对照试验是不太可能的。

切除子宫和卵巢是推荐的基本手术方法。这可以通过开腹手术或腹腔镜手术来完成。研究表明,采用腹腔镜手术在短期和长期恢复方面都有优势,这可能需要腹腔镜辅助阴式子宫切除术或腹腔镜全子宫切除术[9,10]。机器人手术也已成为手术方法之一,但需要在有条件的地方进行。显然,在手术过程中建议不要将任何器械插入宫腔。此外,在手术中先夹住/结扎输卵管似乎是合理的,以防止移动或处理子宫时造成肿瘤播散。

在某些情况下,这种手术可以经阴道进行,只要卵巢可以摘除,这种方法确实也是可以的。然而,阴道入路无法处理盆腔淋巴结,因此这类手术

仅限于特定的患者。

(1)子宫内膜癌淋巴结切除术:子宫内膜癌淋巴扩散的风险受肿瘤分级、类型和肿瘤深度的影响(表 15-26)。淋巴结是分期的一部分,可以影响辅助治疗。然而,争论仍然围绕常规盆腔和腹主动脉旁淋巴结切除术的价值,这需要随机临床试验来解决。

表 15-26　子宫内膜癌淋巴结转移情况

变量	盆腔/腹主动脉旁淋巴结阳性(%)
<50%子宫浸润及分级为 1 级	0~3
<50%子宫浸润,分级 2/3	2~6
50%子宫浸润,1 级	15~18
50%子宫浸润,分级 2/3	30

关于子宫内膜癌淋巴结切除术的前瞻性随机试验报道仅有 1 例。这项名为 ASTEC(子宫内膜癌手术的临床试验)的研究随机选取了 1400 多例临床早期疾病的女性[11]。该研究包括两部分:①患者被随机选择切除/不切除盆腔淋巴结;②高危患者被随机选择是否辅助盆腔放射治疗。允许使用内照射(其结果在 Blake 等[12]的研究中已有报道),并可以在当地决定是否使用该方法。接受盆腔放射治疗的患者并不一定是第一部分研究中的手术患者。结论是有趣的,因为使用淋巴结切除术并没有改善生存率,而且有人认为它可能对结果有负面影响,原因尚未解释。此外,淋巴结切除的数目并不影响预后。虽然这项研究仅限于局限于子宫疾病的患者(某些病例仅根据临床检查和影像学评估),但它确实表明这组患者不应进行淋巴结切除术。

(2)淋巴结切除术和非随机研究:关于盆腔淋巴结清扫和腹主动脉旁淋巴结清扫在子宫内膜癌中的作用,有许多非随机的报道。但所有这些研究都受到没有随机对照试验这一事实的影响。一些研究小组认为,尤其是腹主动脉旁淋巴结切除具有治疗效果,因为接受这种治疗的患者生存时间更长,且腹主动脉旁区域的复发率显著降低[13]。此外,这种切除在某些情况下既可以避免辅助放射治疗,也可以确定哪些患者的放射治疗

领域需要扩展到腹主动脉旁区域。这些争论的主要问题是缺乏高级别的循证证据来证明淋巴结切除术对生存率有真正的改善作用,而且放射治疗领域的扩展确实影响生存率。毫无疑问,这两种手术都会增加并发症发生率。目前迫切需要解决这一问题,并确保既能改善患者预后,又能减少并发症发生率。相信这种试验将在不久之后开展。

(3)晚期病例的减瘤术:当本病有明显肉眼可见的子宫或盆腔外扩散转移时,综合治疗是必要的。这种情况下,手术用以减轻症状,然后辅助以放疗与化疗或不化疗。放化疗的联合会增加并发症,而在子宫内膜癌中,这是一个很大的挑战,因为许多患者有其他并发症,这种联合可能并不合适。减瘤手术作为治疗卵巢癌的一种方法已有几十年的历史,在子宫内膜癌的一些小样本研究中也有报道,这表明肿瘤残余负荷越小,生存率越高。这主要是基于回顾性数据或小样本病例对照研究,证据不足,因此目前还没有一致的意见认为应该这样治疗内膜癌。然而,即使面对晚期病例,对如持续性阴道出血之类的症状,子宫切除也可以有效达到治疗的目的,这便是进行干预的理由。

(4)保留生育功能的手术:随着女性越来越多地推迟生育,保留生育功能的问题变得越来越普遍,这还涉及许多其他恶性肿瘤。这类研究有限,而且样本数量很少,很难得出明确的结论。长期结果也同样缺乏。因此,进行这个治疗之前,必须向患者充分交代结果未知的风险,尤其是这种非常规的干预措施可能会使患者无法从常规治疗的已知预期结果中获益。

这些已报道病例,肿瘤总是分化良好,临床和影像学评估局限于子宫(FIGO Ⅰ期)。患者接受各种孕激素类药物治疗,在治疗开始后的 6 周、3 个月和 6 个月时分别进行诊刮[14]。无逆转的立即采取手术治疗,而那些逆转的患者中有部分怀孕报道。子宫切除术通常在成功生产后进行。

3. 放射治疗

(1)初始治疗:放射治疗可作为一种主要或辅助治疗。在初始治疗中,采取这种治疗通常是由于肿瘤广泛播散使手术失去机会。回顾性研究证实,对于早期病例,该方法并不优于手术治疗,且 5 年生存率减少约 5%。

(2)辅助治疗:放疗在辅助治疗中的应用一直在持续改进。之前的研究表明,后装放疗加盆腔外照射对高级别病变患者可能是有益的。Aalders 等[15]在 20 世纪 80 年代进行的这项研究,将 540 例早期内膜癌患者在手术后随机分为两组,一组仅进行后装放疗,另一组进行后装加外照射治疗。结果发现尽管两组患者的 5 年总生存率相当,但后一组的复发率有所降低。进一步的分析表明,肿瘤分化为 G3 且浸润超过肌层 50% 的患者可能受益于额外的盆腔外照射治疗。

最近的两个实验——PORTEC 和 ASTEC 改变了辅助放疗的作用[12,16]。在 PORTEC 研究中,715 例 Ⅰ 期患者被招募并随机分组,分别接受手术＋盆腔放疗及单纯接受子宫双附件切除术。对比结果显示 5 年生存率分别为 81% 和 85%。加用放射治疗组的复发率更低(4%：14%),但与在复发后再接受放射治疗组的患者生存率相同。分析表明,60 岁以下、分化程度 G1 或 G2、肌层侵犯超过 50% 的 Ⅰ 期子宫内膜癌患者不需要放疗。

ASTEC 的研究分为两部分,患者被随机分组后,第二个观察目的即是评价盆腔外照射的作用。所有患者都接受了至少全子宫双侧附件切除的手术方式。结论为外照射加后装放射治疗降低了疾病的复发率,增加了患者的无病生存率,但对总体生存无明显影响。作者指出,那些患有高级别病变的患者可能会因此获益。

4. 化疗

当肿瘤伴有远处转移时,需要全身治疗。对于子宫内膜癌,一般使用化学疗法或激素疗法。顺铂和阿霉素是最常用的细胞毒药物,甲羟孕酮是最常用的激素治疗[17-19]。许多报道全身性治疗的临床试验都是小规模的 Ⅱ 期临床研究,总体反应率为 7%～69%。如前所述,根据此类患者的并发症情况,激素治疗易于管理且不良反应小,常是最佳选择。

许多样本量更少的研究表明,放疗联合化疗可能通过同时减少盆腔局部复发和盆腔外复发而改善预后。这种作用已在宫颈癌的放化疗中得以证实。PORTEC 3 是一项正在进行的前瞻性随机临床试验,它将标准放疗与联合放化疗进行了比较,结果有望为临床选择提供指南。

五、复发子宫内膜癌

决定复发性子宫内膜癌患者最佳治疗方案选择的主要因素:①事先接受过非手术干预;②肿瘤复发的部位,是局部的还是多发的;③患者的身体状况。确定以上情况所使用的评估方法与评估分期的方法相似,正电子发射断层成像(PET)可用于确定复发部位。

复发最常见的部位是阴道穹窿,如果该病灶是局灶性的且既往未接受过放射治疗,那么放疗应该是首选的。如果该病灶是局灶的且既往接受过放疗,那么可以考虑进行手术切除(部分阴道切除术)。如果有远处转移,则需要全身治疗,根据患者的身体状况,可以使用化疗或激素治疗。报道的反应率是不同的,但都不高,且在放射治疗区域内复发的反应率更低。

切除膀胱、阴道和直肠这类手术,则需要经过非常谨慎地选择后才能进行[20],有时可作为姑息性治疗。大多数情况下,患者即使存在类似的情况,也并不适合做这样的手术。

六、结论

子宫内膜癌虽然预后相对较好,但发病率呈上升趋势。主要的干预措施是手术和选择进行的辅助治疗。手术技术的进步能够降低手术相关的并发症,然而在一个肥胖率不断上升的人群中,保持发病率是一个挑战。对一些早期病例,盆腔及腹主动脉旁淋巴结切除术是不必要的,但对高风险人群是需要的。随机试验正在重新定义辅助治疗的作用,特别是化疗对高危患者的作用有待观察。预防是最终的目标,因此从健康教育的政策层面上应倡导降低肥胖发生率。未来,可能通过筛查方式来发现癌前或早期疾病,从而提高生存率。但是,要达到后者仍然需要更多的研究来确定最佳方法。另外,尚需对疾病进行更深入的了解以实现个体化治疗,这需要更多地探讨疾病的生物学本质,而不是仅仅基于对临床分期和病理亚型的认识(框图 15-7)。

> **框图 15-7**
> - 子宫内膜癌是现今最常见的妇科恶性肿瘤,其高危因素主要有肥胖、子宫切除率下降和整体寿命延长。
> - 手术仍然是最主要的治疗方法。
> - 临床试验已经证实了盆腔淋巴结切除在早期内膜癌治疗中的局限性价值,而其对于高危患者的治疗效果值得期待。
> - 在临床试验尚未明确放疗联合化疗是否可以使高危患者受益的情况下,辅助放疗仍在继续应用中。

(张 颖 译 张 颖 校)

参考文献

[1] Temkin SM, Minasian L, None AM. The end of the hysterectomy epidemic and endometrial cancer incidence:what are the unintended consequences of declining hysterectomy rates? *Front Oncol* 2016;6:89.

[2] Pecorelli S. Revised FIGO staging for carcinoma of the vulva, cervix, and endometrium. *Int J Gynaecol Obstet* 2009;105:103-104.

[3] Fotopoulou C, Kraetschell R, Dowdy S et al. Surgical and systemic management of endometrial cancer: an international survey. *Arch Gynecol Obstet* 2015;291:897-905.

[4] Lynch HT, Lynch PM, Lanspa SJ, Snyder CL, Lynch JF, Boland CR. Review of the Lynch syndrome:history, molecular genetics, screening, differential diagnosis, and medicolegal ramifications. *Clin Genet* 2009;76:1-18.

[5] Rice LW. Hormone prevention strategies for breast, endometrial and ovarian cancers. *Gynecol Oncol* 2010;118:202-207.

[6] Chin J, Konje JC, Hickey M. Levonorgestrel intrauterine system for endometrial protection in women with breast cancer on adjuvant tamoxifen. *Cochrane Database Syst Rev* 2009;(4):CD007245.

[7] Trimble CL, Kauderer J, Zaino R et al. Concurrent endometrial carcinoma in women with a biopsy diagnosis of atypical endometrial hyperplasia:a Gynecologic Oncology Group study. *Cancer* 2006;106:812-819.

[8] Pennant S, Manek S, Kehoe S. Endometrial atypical

hyperplasia and subsequent diagnosis of endometrial cancer：a retrospective audit and literature review. *J Obstet Gynaecol* 2008；28：632-633.

［9］ Mourits MJ，Bijen CB，Arts HJ *et al*. Safety of laparoscopy versus laparotomy in early-stage endometrial cancer：a randomised trial. *Lancet Oncol* 2010；11：763-771

［10］ de la Orden SG，Reza MM，Blasco JA，Andradas E，Callejo D，Pérez T. Laparoscopic hysterectomy in the treatment of endometrial cancer：a systematic review. *J Minim Invasive Gynecol* 2008；15：395-401.

［11］ Kitchener H，Swart AM，Qian Q，Amos C，Parmar MK. Efficacy of systematic pelvic lymphadenectomy in endometrial cancer（MRC ASTEC trial）：a randomised study. *Lancet* 2009；373：125-136.

［12］ Blake P，Swart AM，Orton J *et al*. Adjuvant external beam radiotherapy in the treatment of endometrial cancer（MRC ASTEC and NCIC CTG EN. 5 randomised trials）：pooled trial results，systematic review， and meta-analysis. *Lancet* 2009； 373： 137-146.

［13］ Todo Y，Kato H，Kaneuchi M，Watari H，Takeda M，Sakuragi N. Survival effect of para-aortic lymphadenectomy in endometrial cancer（SEPAL study）：a retrospective cohort analysis. *Lancet* 2010；375：1165-1172.

［14］ Gadducci A，Spirito N，Baroni E，Tana R，Genazzani AR. The fertility-sparing treatment in patients with endometrial atypical hyperplasia and early endometrial cancer：a debated therapeutic option. *Gynecol Endocrinol* 2009；25：683-691.

［15］ Aalders J，Abeler V，Kolstad P，Onsrud M. Postoperative external irradiation and prognostic parameters in stage Ⅰ endometrial carcinoma：clinical and histopathologic study of 540 patients. *Obstet Gynecol* 1980；56：419-427.

［16］ Creutzberg CL，van Putten WL，Koper PC *et al*. Surgery and postoperative radiotherapy versus surgery alone for patients with stage-1 endometrial carcinoma： multicentre randomised trial. PORTEC Study Group. *Lancet* 2000；355：1404-1411.

［17］ Kokka F，Brockbank E，Oram D，Gallagher C，Bryant A. Hormonal therapy in advanced or recurrent endometrial cancer. *Cochrane Database Syst Rev* 2010；（12）：CD007926.

［18］ Brown J，Smith JA，Ramondetta LM *et al*. Combination of gemcitabine and cisplatin is highly active in women with endometrial carcinoma：results of a prospective phase 2 trial. *Cancer* 2010；116：4973-4979.

［19］ Geller MA，Ivy JJ，Ghebre R *et al*. A phase Ⅱ trial of carboplatin and docetaxel followed by radiotherapy given in a‘Sandwich’method for stage Ⅲ，Ⅳ，and recurrent endometrial cancer. *Gynecol Oncol* 2011；121：112-117.

［20］ Awtrey CS，Cadungog MG，Leitao MM *et al*. Surgical resection of recurrent endometrial carcinoma. *Gynecol Oncol* 2006；102：480-488.

上皮性卵巢癌的内外科治疗

Christina Fotopoulou[1,2], *Hani Gabra*[1], *Sarah P. Blagden*[3]

[1] *Department of Surgery and Cancer, Imperial College London, London, UK*
[2] *Queen Charlotte's and Chelsea Hospital, London, UK*
[3] *University of Oxford, Churchill Hospital, Oxford, UK*

卵巢上皮癌、输卵管癌或原发性腹膜癌,在本节中统称为"卵巢癌"或卵巢上皮性肿瘤(EOC),相对少见。它占英国癌症病例总数的 2%(2013年的数据),但却是所有妇科癌症中最致命的。原因是其起病隐匿,但也是因为其本身的组织学和分子学的异质性[1]。EOC 包括至少 5 种不同的组织学亚型(高级别浆液性、子宫内膜样、透明细胞、黏液性、浆液性和低级别浆液性),其中最常见和研究最充分的是高级别浆液性卵巢癌(HG-SOC)。对于大多数患者来说,在成功的初次肿瘤细胞减灭术和化疗后,随着每一次的复发,对化疗的耐药也会越来越重。未来的治疗策略,以及改善对一线治疗的反应,都聚焦于如何克服复发性卵巢癌的化疗耐药性,审慎地使用新的细胞毒性化疗药和(或)靶向药物治疗。随着我们对该病分子学行为理解的提高,这些选择得以实现。在这一节中,我们总结了卵巢癌手术和药物治疗的现状,并介绍了一些关键研究的结果,这些研究探究了遗传、分子和组织学方面卵巢癌的治疗方案。

一、病因学、流行病学和遗传学

在英国和全球,每年分别约有 7300 名和239 000 名女性被诊断为 EOC(www. wcrf.org)。虽然 EOC 相对不常见,仅占英国癌症病例总数的 2%(数据来自 2013 年),但在英国(www. cancerresearchuk. org)和美国(www. seer. cancer. gov),其 5 年生存率为 46.2%,这表明,超过 1/2 的确诊患者在 5 年内死亡。它通常是发生在老年妇女的一种疾病,发病高峰在 67 岁[2,3]。发病有地理差异:在发达国家,如北欧和美国,比在非洲和亚洲部分地区的发展中国家更为普遍,超过每 10 万名妇女中 9 位患病的比率[3]。由于持续排卵是一个加速因素,地域差异很可能是由于分娩率的不同,发达国家的妇女倾向选择生育数量更少,因此她们一生中经历更多的排卵事件。

在大型病例对照研究中,中断排卵的因素,如多胎、哺乳、月经初潮晚期和更年期提前,可降低EOC[4] 的风险。卵巢癌流行病学研究合作小组对 45 项流行病学研究进行了重新分析,结果表明,口服避孕药(OCP)10 年可使 75 岁以前的EOC 发病率降低 33%。他们估计,到目前为止,OCP 已经预防了 20 万例 EOC 病例,并且在发达国家今后每年将至少预防 3 万例 EOC 病例[5]。尽管 EOC 的总体发病率自 20 世纪 70 年代末以来一直在上升,但在 1997-1999 年和 2011-2013 年,欧洲年龄标准化发病率下降了 8%。这很可能是由于英国从 1974 年即开始将 OCP 引入计划生育门诊的原因,现在 50 多岁和 60 多岁的妇女都使用过 OCP。从那时起随着 OCP 的应用呈指数增长,EOC 的发生率进一步下降。然而,如果宫内节育器取代 OCP 成为首选的避孕方法,这种下降趋势在未来几十年可能会反转。

与该疾病风险增加相关的因素,包括晚孕、少生育、肥胖和使用药物激素替代疗法(HRT),尽管后者仍有争议,最近的 Meta 分析数据表明,从50 岁开始使用激素治疗 5 年的妇女,每 1000 名中大约额外增加 1 例的卵巢癌病例[6-8]。不太显著的危险因素包括身高和体重的增加(每 10 年增加 3% 的疾病[9])和使用腹膜滑石粉[10]。有趣的是,最近的一项流行病学研究分析表明,危险因素持续排卵主要与子宫内膜样和卵巢透明细胞癌[11]有关,而最常见和最致命的卵巢高级别浆液性癌(HGSOC)的相关高危因素则较少。

遗传因素占 EOCs 危险因素的 5%~15%,与 3 个主要的 DNA 损伤修复基因的遗传缺陷相关,BRCA1 和 BRCA2 基因突变(特定位点的卵巢癌综合征和 Breast-Ovarian 癌综合征)和错配修复(MMR)基因的突变(与 2 型 Lynch 综合征或者遗传性非息肉病的结直肠癌)[12]。更广泛的 BRCA 检测的引进和最近商业化基因染色体组检测试剂盒(如 23andMe)的应用意味着,许多妇女对 EOC 的遗传风险认识增加。

已有研究表明,50% 散发的 HGSOC 病例(即没有遗传基因突变的患者)是由于 BRCA 基因或其他同源重组修复相关基因(如 ATM、RAD51 和 FANC)的体细胞突变而获病的[13,14]。这种现象被称为"BRCAness",是由多种机制引起的,如体细胞突变、基因甲基化或其他表观遗传机制,以及下游通路的改变[15,16](框图 15-8)。

💡 框图 15-8

- EOC 的风险,尤其是子宫内膜样和透明细胞型和终身的排卵事件相关。
- 少育、晚育、初潮早和晚绝经是增加癌症的危险因素,而哺乳、多产和口服避孕药是保护性因素。
- 其他的少数危险因素包括肥胖、激素替代治疗和高体型和腹腔使用腹膜滑石粉。
- 5%~15% 的 EOC 病例与遗传基因相关:BRCA1 和 BRCA2 突变,其次有同源重组修复基因突变。
- 输卵管结扎与减低子宫内膜样和透明细胞样卵巢癌相关。
- HGSOC 病例中总计 50% 的确定有 BRCA 或其他修复基因的体细胞突变。

二、卵巢癌的组织学分型

EOC 越来越被认为是由多种肿瘤组成,而不是单一的肿瘤。传统上,它是根据其组织学特征分类的,如等级和类型(如高级别浆液,子宫内膜样,透明细胞,浆液-黏液,低级别浆液性,黏液性),这仍然是指导临床关注的主要内容。2004 年,来自约翰霍普金斯大学的病毒学家 Shih 和 Kurman 描述了一种二元模型,该模型根据 EOC 的形态学和遗传特征将其进一步划分为两个亚型[17]。作者[18]最近对此进行了更新(表 15-27)。

Ⅰ型肿瘤包括低级别浆液性、子宫内膜样、透明细胞、黏液性和移行细胞癌。除了透明细胞癌和黏液性癌外,这些肿瘤表现为惰性,TP53 野生型或低表达多数局限于卵巢,且相对遗传稳定。它们被认为起源于良性病变,如子宫内膜异位症或卵巢囊性肿瘤,有时是交界性疾病的中间步骤。相反,Ⅱ型肿瘤常发生高级别浆液性、未分化和恶性混合中胚层肿瘤(癌肉瘤)。它们具有高度的侵袭性,通常出现在晚期,伴有高频率的 TP53 突变。

基因组数据库的可用性(如癌症基因组图谱,TCGA)使 EOC 进一步划分为分子亚型(C1-6),其中将 HGSOC 重新分类为 4 个亚型,即"免疫反应型""分化型""增殖型""间叶细胞型"亚型[19]。对这四种亚型的进一步分析表明,预后与生存结局有关,间叶细胞型预后最差。然而,这些亚型还没有被用来指导治疗[20]。除了基因的高度突变,翻译后转运对基因库未捕捉到的卵巢癌表型的基因表达也起重要的作用。

三、临床表现

EOC 常被描述为"沉默杀手",约 75% 的患者在晚期(Ⅲ/Ⅳ期)才被诊断出来。目前 EOC 的 5 年生存率为 30%~40%,而早期疾病(如Ⅰ期)的 5 年生存率为 84%~94%,这表明倾向于晚期诊断。这主要是因为早期的症状和体征是隐匿的,而晚期的 EOC 的症状和体征包括因肠胀气或腹水引起的腹胀、盆腔包块、肠鸣音异常、排尿困难、明显的腹部包块、淋巴结增大、胸腔积液、脐部肿物(Sister Joseph 瘤),很少有腹腔内器官肿大。许多卵巢癌慈善机构致力于提高妇女和她们的初级保健者对这些症状的认识,希望能更早地诊断、减少治疗相关的发病率和提高生存率。目前,初级保健机构在发现有卵巢癌可疑症状的

表 15-27　卵巢癌的亚分类

肿瘤类型	Ⅰ 型						Ⅱ 型		
组织学分类	子宫内膜样癌	透明细胞癌	浆液黏液性癌	低级别浆液性癌	黏液癌	移行细胞癌	高级别浆液性癌	癌肉瘤	未分化癌
起源组织	子宫内膜异位症	子宫内膜异位	子宫内膜异位症	输卵管	生殖细胞/移行细胞	移行细胞	输卵管	输卵管	输卵管
特性	典型的低分级、低增殖活性，可能早期分辨，缓慢和惰性的生长						典型的高等级、高增殖活性，化疗敏感（但经常复发），难以早期监测		
常见的分子通路变异	MMR 缺失 Wnt-catenin 通路激活、失活 AR-ID1A、PI3K 通路激活、PTEN 通路失活			ERB2/KRAS/BRAF/MEK 通路激活		未知	广泛的基因组变异，HR DDR 缺失，P53 失活，CCNE1，NOTCH3 活化，Rb，NF1 失活	未知	未知

Source：modified from Kurman & Shih[18].

妇女时，应向她们推荐进行腹部和妇科体格检查、经阴道超声扫描（TV-USS）、血清 CA125 检测，如果其中有任何异常，应转到当地妇科医疗机构（框图 15-9）。

框图 15-9

卵巢癌相关症状
- 腹胀。
- 肠鸣音异常。
- 排尿困难。
- 胸腔积液引起的呼吸困难。
- 可扣及淋巴结增大。

四、CA125：卵巢癌肿瘤标记物

CA125 是一种血清糖蛋白，是目前 EOC 的金标准生物标志物。虽然它是一种公认的盆腔肿块鉴别诊断的检测方法，也是 EOC 患者反映疗效的指标，但它对该疾病的特异性较差。它在其他良性和恶性卵巢和非卵巢相关疾病中均可升高[21-23]。因此，作为一种单独的检测，CA125 既不适合诊断也不适合筛查（如下所述）。此外，只有 80% 的 EOC 患者 CA125 升高，而早期患者

CA125 升高的比例仅为 50%。对于 CA125 在诊断时升高（即高于 0~35U/L 的正常范围）的患者，连续测量 CA125 是评估化疗反应的一种有效手段。妇科癌症组已经制定了标准，把 CA125 的变化作为对抗癌治疗反应的有效评估指标。在 EOC 研究中，这常常与实体肿瘤反应评估标准（RECIST）结合使用，作为临床效果衡量标准[24,25]。尽管有一些对预后更好的其他预测指标，CA125 水平仍被证明具有一定的预后意义[26]。CA125 的常规评估（在表达该标记物的患者中）是在完成一线或复发性 EOC 治疗后在患者随诊中进行的。CA125 的升高通常是疾病复发的初次警告，显示在出现临床症状之前平均 4.8 个月[27]。联合 CA125 的还有已被评估用于诊断卵巢上皮细胞癌的其他标记物，其中最广为人知的是人类附睾蛋白 4（HE4），它是卵巢癌细胞增殖的标记物。当 HE4 与 CA125 联合使用作为诊断时，比单独的 CA125 特异性略有改善[28]，特别是在鉴别子宫内膜异位症和恶性肿瘤方面。然而，其优越性与现有的诊断方法（超声等）相比，缺乏前瞻性证据，意味着 HE4 还不被认可用于临床诊断。然而，在非 NHS 机构中，HE4 与 CA125 联合使用计算罗马指数，可以辅助对卵巢肿块的非手术评估，尽管最近的证据表

明,联合使用并不优于单独使用 CA125[29,30]。各种研究探索了其他标记物的组合,但迄今为止没有一项被证明优于 CA125(框图 15-10)。

 框图 15-10

CA125

- 血清 CA125 是一种公认的盆腔肿块鉴别诊断的检测方法,也是 EOC 患者反映疗效的指标。
- CA125 > 35U/L 被认为是不正常的。
- CA125 是相对非特异性的,在良性肿瘤中可升高,20% 的卵巢癌患者可升高,其中出现在 50% 早期癌患者中。
- 其他的血清学肿标如 HE4,相对单独的 CA125 提高了精准度。

五、EOC 的癌前病变

许多上皮细胞癌都有明确的癌前病变,可以在联合筛选过程中检测到。例如,一系列 Pap 涂片用于检测浸润前的宫颈上皮内瘤变(CIN)作为宫颈癌的癌前病变;乳腺导管原位癌(DCIS)作为乳腺癌的癌前病变;发现食管癌发生之前的内镜下的食管上皮的异常增生(Barrett 食管)。一个类似上述的 EOC 筛查程序极具挑战,因为它没有明确的定义,或可识别的癌前病变。EOC 最初被认为是卵巢表面鳞状上皮细胞发育异常或卵巢表面的上皮细胞内陷形成囊肿[31]。然而,随后的病理学和流行病学研究表明,每一种主要的 EOC 组织类型都有不同组织起源。例如,子宫内膜样和透明细胞型 EOC 被认为来自子宫内膜异位组织,子宫内膜异位组织沿着输卵管迁移到卵巢[32]上,这与输卵管结扎术降低这些(包括浆液性)癌症发病率的保护性关系相一致[11]。黏液性上皮细胞癌可能起源于 Walthard 巢,是上皮细胞的良性团簇,其形态与存在于输卵管间皮细胞交界[33]处的尿路上皮组织相似。HGSOC 肿瘤与输卵管癌前病变之间的密切联系也被称为位于浆液性输卵管上皮内癌(STICs)。这一发现来自于对具有 EOC[34] 遗传易感性的妇女进行预防性输卵管卵巢切除术时采集的标本的病理分析。在 70% 的散发性卵巢和浆液性腹膜癌患者的输卵

管中也发现了 STICs,这意味着其相关性并不局限于 BRCA 携带者[35]。STICs 是否是 HGSOC 的前兆仍然是一个有争议的问题[36,37]。值得注意的是,TP53 突变已经在 STICs 病变中被发现,而不是在内含的囊肿中,这支持了其作为癌前病变[38]的证据。EOC 癌前病变的发现不仅有助于预防,而且提供了潜在的筛查机会(框图 15-11)。

💡 **框图 15-11**

EOC 癌前病变的组织分型

- 高级别 EOC 被认为源于输卵管 STIC 病变。
- 子宫内膜样癌和透明细胞癌源于子宫内膜异位到卵巢上。
- 黏液性 EOC 被认为源于 Walthard 巢泌尿上皮细胞类型的集结。

六、筛查和预防性卵巢切除术

由于约 75% 的 EOC 患者处于晚期,治愈率低于 30%,因此显然有必要对女性进行筛查,以便早发现早治疗。EOC 筛查目前不是临床工作中的常规,因为它尚未在临床试验中体现出生存率优势。两项最具影响力的研究分别是关于前列腺癌、肺癌、结肠直肠癌和卵巢癌筛查的美国的 PLCO 研究和英国的卵巢癌联合筛查试验研究(UKCTOCS),分别招募了 7.8 万名和 20 万名女性。

PLCO 研究于 2001 年完成了注册,并进行了长期随访至 2016 年。在该研究中,招募了美国各地约有 7.8 万名年龄在 55—74 岁的女性,随机进行 TV-USS 筛查。接受筛查组的 2.8 万名女性持续 4 年接受每年度经阴道超声检查和持续 6 年的每年度的 CA125 监测,并还接受了结直肠癌和肺癌的筛查[39]。随后,患者接受了至少 13 年的随访邮件问卷调查。尽管在筛查组中发现了更多的卵巢癌(筛查组为 212 例,对照组为 176 例),但这些都不是早期癌症,短期或长期死亡率也没有得到改善[40]。阳性预测值(PPV,即真阳性与真阳性加假阳性之和的百分比)在 CA125 组为 3.7%,在 TV-USS 组为 1%。这反映出筛

查出的假阳性数很高。由于阳性结果需要手术，这些患者存在手术并发症的相关风险。在假阳性组中，接受探查手术的患者发生严重并发症（如感染、失血、肠损伤或心血管事件）的发生率为 15%。

UKCTOCS 的研究从英国市区[41]中心招募了超过 20 万名年龄在 50—74 岁的绝经后妇女。患者被随机分为无治疗组（对照组），每年接受 TV-USS 和 CA125 检测（MMS 组）或每年单独接受 TV-USS（USS 组）。Bayesian CA125 风险评分法用于评估 MMS 组的卵巢癌患病风险（ROCA）指数。每个患者的 CA125 都和预测值对比，即使 CA125 在正常范围也能侧面反映卵巢癌。该算法的目的是提高 CA125 的阳性预测值 PPV，特别是在早期疾病的检测中。对于结果异常的患者，CA125 和（或）TV-USS 在 6 周或 3 个月内重复，如果再次出现异常，则转到妇科医师就诊。患者连续 6 年筛查，随机随访 7 年。虽然本研究最初的主要终点是 7 年卵巢癌死亡率，但其他指标还有社会心理、生理和 EOC 筛查的经济成本。最终数据发布于 2015 年，比 2011 年招募的最后一位患者晚了 4 年。尽管结果显示，MMS 组的卵巢癌/腹膜癌早期检出率高于筛查组，死亡率降低 15%（相比 USS 组降低了 11%），但生存率没有显著差异。有趣的是，有证据表明，在之后的时间内，生存率有改善的统计趋势。因此，尽管随访期已被延长以试图证实晚期存活受益，但迄今为止，UKC-TOCS 的结果仍未能提供明确的证据证实应启动全国卵巢癌筛查。

从理论上讲，将筛查范围局限于 EOC 风险较高的患者（如有很强家族病史的患者）将增加特异性。英国家族性卵巢癌筛查研究（UKFOCSS）对已知有较高癌易感基因风险的女性进行了每年 CA125 和 TV-USS 检测。该研究招募了 3563 名年龄在 35 岁以上、有较强的乳腺癌和（或）卵巢癌家族史的女性，并于 2010 年 3 月完成了招募[42]。结果表明，这些测试对早期疾病的检测不够敏感，因此研究的第二部分开始了，使用每 4 个月（而不是每年）监测一次 CA125 并计算 ROCA 指数的方法进行检测。第二部分招募了 4531 名女性，在筛查早期疾病方面同样没

有表现出足够的敏感度。这些发现再次强调了 CA125 在检测早期疾病方面的敏感度有限，并加强了应为已知存在卵巢癌高危突变的妇女提供降低风险的手术（而不是连续 CA125 监测的方法）。

在已知携带 BRCA1 或 BRCA2 基因突变的妇女中，预防性卵巢切除已被证明可将随后发生的卵巢癌和乳腺癌发病率分别降低 96% 和 53%[43,44]。对于 BRCA 阳性家庭中的许多妇女来说，这是一种选择。一般情况下，预防性双侧输卵管卵巢切除术在分娩完成后或 40 岁时进行（以先发生者为准），在此之后开始 HRT，直到大约 50 岁时达到自然绝经。然而，目前还没有明确的指导方针，对这些患者的管理是多样化的。关于仅存在输卵管 STIC 病变的 EOC 高危患者，有人提出了输卵管卵巢切除术是否太过度的疑问（它的所有绝经相关的心血管风险和骨骼的影响）。一种建议是女人应该经历两阶段，即最初的预防性输卵管切除，和一旦发生自然绝经后立即行卵巢切除术。这需要前瞻性的研究，但这样的研究难以进行[45]。"输卵管源性假说"导致更多常规的子宫切除同时进行输卵管切除手术。此外，考虑到对癌症的保护作用，越来越多的人选择输卵管切除术作为避孕的替代方法（框图 15-12）。

> **框图 15-12**
> **三项卵巢癌筛查研究**
> - PLCO 研究：55—74 岁的女性每年查 CA125 或 TV-USS，生存率无明显改善（样本量 28 000）。
> - UKCTOCS：55—74 岁的女性每年接受 TV-USS 联合 CA125 检测（MMS 组）或每年单独接受 TV-USS，生存率无明显改善（样本量 200 000），尽管延长的生存分析正在进行。
> - UKFOCSS：使用 TV-USS 和 CA125 每年对 3500 例 35 岁以上高危女性检查，生存率无明显改善。

七、EOC 的分期

大多数浆液性类型的卵巢癌为输卵管起源，常伴有特征性的 psammoma 假沙粒样小体。子

宫内膜样腺癌和透明细胞癌是第二常见的组织学类型，黏液癌则不那么常见。卵巢癌肉瘤是具有肉瘤分化的上皮性肿瘤，但很少发生。有证据表明，透明细胞和黏液性卵巢癌对化疗的反应远不如浆液性和子宫内膜样卵巢癌。

组织分型的一大特点是癌的分级，从分化良好（1级）到中分化（2级）到分化不良（3级）不等。交界性肿瘤不被认为是癌症，一般预后良好。

八、卵巢癌的转移方式

国际妇产科联合会（FIGO）对卵巢癌的分期是基于手术分期的，并于2014年1月更新[46]。新旧的比较如表15-28所示。更新后的主要差别是将ⅠC分为了ⅠC1-3，取消了ⅡC期，将淋巴结加入了ⅢA和B（以及C）重定义脾转移为Ⅳ期（而不是ⅢC），并根据其远处转移将Ⅳ期细分为ⅣA、ⅣB。

表 15-28　卵巢癌、输卵管癌和原发性腹膜癌以前与最新 FIGO 分期的比较

老 FIGO		新 FIGO	
Ⅰ期：局限于卵巢的肿瘤			
ⅠA	肿瘤局限于一侧卵巢，包膜完整，表面无肿瘤，腹腔冲洗/腹水阴性	ⅠA	肿瘤局限于一侧卵巢，包膜完整，表面无肿瘤，腹腔冲洗/腹水阴性
ⅠB	肿瘤累及双侧卵巢，余同ⅠA	ⅠB	肿瘤累及双侧卵巢，余同ⅠA
ⅠC	肿瘤局限于一侧或双侧卵巢，有以下任何一种：包膜破裂、卵巢表面有肿瘤、腹腔冲洗/腹水阳性	ⅠC	肿瘤局限于一侧或双侧卵巢
		ⅠC1	术中破裂
		ⅠC2	术前破裂或卵巢表面肿瘤
		ⅠC3	腹水或腹腔冲洗找到恶性细胞
Ⅱ期：肿瘤累及一侧或双侧卵巢，伴盆腔扩散（低于盆腔边缘）或原发性腹膜癌			
ⅡA	扩散或种植到子宫和（或）输卵管	ⅡA	扩散或种植到子宫和（或）输卵管
ⅡB	扩展到其他盆腔腹膜内组织	ⅡB	扩展到其他盆腔腹膜内组织
ⅡC	ⅡA或ⅡB及阳性腹腔冲洗液/腹水		
Ⅲ期：肿瘤累及一侧或双侧卵巢，经细胞学或组织学证实扩散至骨盆外腹膜及（或）转移至腹膜后淋巴结			
ⅢA	肉眼可见的盆腔外转移	ⅢA	腹膜后淋巴结阳性及（或）镜下骨盆外转移
		ⅢA1	仅腹膜后淋巴结阳性
		ⅢA1①	转移 LN≤10mm
		ⅢA1②	转移 LN＞10mm
		ⅢA2	镜下腹膜外（边缘以上）受累±腹膜后淋巴结阳性
ⅢB	肉眼可见，盆腔外腹膜转移灶最大直径≤2cm	ⅢB	肉眼可见，腹膜外转移≤2cm±腹膜后淋巴结阳性。包括肝脾表面蔓延
ⅢC	肉眼可见，盆腔外腹膜转移灶最大直径＞2cm和（或）区域淋巴结转移	ⅢC	肉眼可见，腹膜外转移灶＞2 cm±腹膜后淋巴结阳性。包括肝脾蔓延
Ⅳ期：远处转移，不包括腹膜转移			
Ⅳ	远处转移，不包括腹膜转移 包括肝实质转移	ⅣA	胸腔积液，细胞学检查阳性
		ⅣB	肝和（或）脾实质转移，转移至腹腔外器官（包括腹腔外腹股沟淋巴结）

Source：Prat et al[46].

与其他恶性肿瘤一样,卵巢癌可以通过局部、淋巴和血液传播。然而,不同组织学亚型的卵巢癌有不同的转移模式。在 HGSOC 中,主要的转移模式是经腹膜的局部转移,常导致体积巨大的腹腔内肿物,尤其是蔓延至网膜和其他腹膜表面。这通常伴有腹水和淋巴结受累。除了恶性单侧或双侧胸腔积液和由于肿瘤通过残余的脐静脉(Sister Joseph 结节)累及脐相对多见外,HGSOC 比其他妇科恶性肿瘤更少见累及肝、肺、脑或骨这些器官。这种情况的一个例外是 BRCA1/BRCA2 家族性卵巢癌,其内脏转移性疾病[47]的发生率非常高(73%)。

九、EOC 的组织病理学诊断

组织病理学类型、肿瘤分级和 FIGO 分期均由活检决定,活检采用放射介入或腹腔镜介导,或在标准的开腹分期手术中进行。细胞学诊断,如来自腹腔积液的样本,是不足以作为诊断依据的。p53 和雌激素/孕激素受体状态等标志物的表达可为以后的治疗提供有用的信息。许多中心现在常规测卵巢癌患者的 BRCA 基因,尽管国家健康和保健研究所(NICE)指南建议的是仅对那些风险高于 10% 携带突变 BRCA 基因的患者进行测试[按 BRCAPRO 定义、BOADICEA 和(或)Manchester 评分系统评估][48]。这与 2006 年 NICE 指南中定义的 20% 的门槛标准有所不同。

十、预后因素

不幸的是,大多数卵巢癌患者会复发,最终死于这种疾病。虽然早期卵巢癌、低级别 EOC 的预后较好,治愈率可以大于 90%,但所有期别(I-Ⅳ)整体预后较差,1 年生存率为 71%,5 年生存率为 40%,10 年生存率为 33%(www.cancerresearchuk.org)。疾病的 FIGO 分期、肿瘤分级、手术切除情况、组织学亚型和疾病对铂类化疗的敏感性是判断预后的主要因素。在正在进行的研究中,全基因组图谱分析及单独表型的分子靶点表达被用于开发精细的预测模型。

十一、初治卵巢癌的治疗

ⅠC-Ⅳ 期 EOC 的标准处理是进行初次减瘤手术,明确的目标是全面手术分期,肉眼完全切净。除 FIGO ⅠA 期和 ⅠB 低级别肿瘤患者外,所有患者均应接受含铂的辅助化疗。在早期患者中,手术治疗可能就足够了,化疗通常被忽略。但对这些患者是否选择术后化疗仍是目前争议的话题[49]。对那些患有晚期疾病但体力不佳的患者,或者对那些行初级减瘤手术极高危的患者,可以给予单独化疗(无须手术)或作为新辅助治疗。后者的目的是一旦肿瘤体积和整体健康状况得到优化,可以允许延迟减瘤手术。

1. 初治卵巢癌的手术治疗

近几十年来,EOC 的手术治疗取得了显著的进步,改良了广泛的上腹部肿瘤细胞减灭技术,结合了精细的技巧,如肠切除、腹膜外整体解剖和高度特殊的麻醉护理[46,50-55]。但关于手术的理想时机、复发时手术的价值及如何优化术后生活质量,仍存在许多问题。

(1)影像学在手术决策过程中的应用价值:EOC 患者的最佳治疗是基于临床病理、生化和放射学因素的结合,以及患者的主观愿望和专家的意见、诊疗团队的通力合作。常规成像如 CT 和 MRI 是术前和化疗前评估的重要组成部分,以确定疾病的程度,并确定或排除可能的第二恶性肿瘤或可能改变整体治疗的偶然疾病,如偶然发现的肺栓塞。传统的影像学并不能准确预测晚期卵巢癌手术的可行性[56-59]。更先进的成像方式,如弥散加权 MRI,目前是各种临床试验研究的重点,以明确它们在术前决策手术的可实施性方面是否优于常规成像[60]。

目前没有证据表明常规使用 PET-CT 在卵巢癌手术后具有预测预后的价值,除了一些特殊情况,如需评估卵巢癌Ⅳ期的胸/纵隔淋巴结;特别是在疾病复发的情况下,评估再次肿瘤细胞减灭术是否可行[61]。

(2)初次手术分期和治疗:外科手术是 EOC 治疗的基础,因为它在早期患者手术中进行腹膜和淋巴结准确的分期,在晚期患者手术中减瘤。

非保留生育能力的手术包括处理肿瘤之前规范的腹腔冲洗或细胞学检查、双侧输卵管卵巢切除术、子宫切除术、结肠间隙和两个膈下间隙的腹膜多点活检、大网膜切除术、盆腔和达到肾血管的水平的双侧主动脉旁淋巴结清扫(LND)。考虑黏液性肿瘤[62,63]或影像学提示异常阑尾应行阑尾切除。根据组织学分级和类型,多达30%的早期上皮性EOC患者在全面手术分期后将分期上升[64-66]。

Maggioni等[67]的一项前瞻性随机试验将LND的程度与结果联系起来。研究表明,在早期EOC中,系统的LND与单纯的淋巴结取样相比,可发现13%以上的隐匿性淋巴结转移,因此将对最终分期的确定及辅助治疗的选择具有重要意义。在接受系统淋巴结切除术的患者中,22%的患者检出阳性淋巴结,而在接受淋巴结取样的患者中,这一比例仅为9%(P=0.007)。尽管与对照组相比,淋巴结切除组的无进展生存(PFS)和总生存(OS)有改善趋势,但该研究缺乏统计效力。越来越多的证据表明ⅠA期黏液性癌淋巴结阳性率极低,因此没有必要进行系统性LND来增加手术并发症[68,69]。

对选择保留生育能力手术的早期癌症患者需要进行仔细的评估。与疾病分期或分级较高的患者相比,ⅠA期患者和组织学特征良好的患者(即低级别、黏液性、浆液性或子宫内膜样EOC)在保生育手术后复发的风险较低。在一项大型回顾性分析中,G3或ⅠC3期透明细胞型的女性复发风险更高,但主要是因为在3级肿瘤中卵巢外扩散的发生率更高,而不是因为保留卵巢的复发率更高[70]。回顾性研究显示,尽管同侧淋巴结阴性,但患单侧疾病的女性对侧盆腔淋巴结阳性的风险高达11%[71,72]。因此,盆腔LND分期应以双侧为主。

在晚期EOC中,大量前瞻性和回顾性试验显示,尽最大可能切净肿瘤的肿瘤细胞减灭术能显著提高OS和PFS。[73-75]目前还不完全清楚这种关联是因果关系,还是由于可切除肿瘤在生物学上对化疗更敏感(相比那些不可切除的肿瘤),因此有更好的预后[66]。然而,有大量的数据表明,在专业机构内接受更理想减瘤治疗的患者存活率显著提高。Bristow等[76]发表了关于这一课题的第一个Meta分析,该分析基于总共53个研究对象(包括6885名患者),涵盖1989-1998年。他们研究了手术切除肿瘤程度对OS的影响,不是针对单个患者,而是针对患者群体。75%以上的理想减瘤(当时定义为<2 cm)患者中位OS为36.8个月。相比之下,25%以下的最大化减瘤的患者组的OS中值仅为23个月。因此,肿瘤每减少10%,中位OS延长6.3%。

为了在腹膜播散性病例中实现肉眼肿瘤完全切净,需要最大限度的外科治疗,包括多种脏器切除术,如广泛的腹膜切除、全层膈肌切除、切除较大的盆腔/主动脉旁淋巴结、脾切除和肠切除。目前,越来越多的腹腔外肿瘤细胞减灭术被应用于胸腔和纵隔腔,尤其是心间隔/心包旁淋巴结切除、胸膜切除术、锁骨上淋巴结切除和腋窝淋巴结切除,以实现腹腔外肿瘤的完全切净。这种反复的外科手术技巧的训练和相应的手术并发症及经验的积累,使得这些手术的安全性已大大提高[77]。由于这些原因,国家和国际趋势是在具有充分基础设施、资源和培训的中心将这些手术专科化。

切除盆腔和主动脉旁增大的淋巴结是减瘤术的一部分。在一项前瞻性随机Ⅲ期试验中,仅切除体积较大的淋巴结5年PFS下降为21.6%,而完整LND组PFS下降为31.2%,OS无明显差异[78]。然而,值得注意的是,在本研究中,只有大约1/3的患者接受了理想的减瘤术,因此,完全淋巴结切除术可能对患者的生存有利。在三个前瞻性随机一线研究[79,80]中,评估了1924例患者,淋巴结切除术在无明显病灶残留的患者中有较好的生存率。行与不行淋巴结切除术患者的中位生存时间分别为103个月和84个月,5年生存率分别为67.4%和59.2%(P=0.0166);在多因素分析中,淋巴结切除对OS有显著影响(风险比,HR 0.74,95% CI 0.59~0.94;P=0.0123)。在最近大型随机LION试验中650例ⅡB~Ⅳ期接受了完全肿瘤细胞减灭术的EOC女性在没有肿大淋巴结的情况下,被随机分为盆腔和主动脉旁淋巴切除术组与没有淋巴切除术组。结果显示淋巴结切除术组无PFS或OS优势(HR 1.057,95% CI 0.833~1.341;P=0.65)[81]。

关于一线化疗后的最佳手术时机,国际上一

直存在争论。两项前瞻性随机试验[75,82]显示,新辅助化疗术后发病率和死亡率较低,但生存率相同。两项研究的不足之处在于完全切除率都很低,而其他指标如手术时间却未达满意。因此,这些研究结果很难被认可,因为这些患者可能在更好的专科中心接受满意的肿瘤细胞减灭术。未来的临床试验应以手术质量的评估作为先决条件来进一步探讨手术与新辅助化疗的时机与效果问题。Rosen 等[83]最近的一项研究表明,初次肿瘤细胞减灭术患者的长期生存率远高于接受新辅助化疗和延期初次手术的患者(9%:41%,$P<0.0001$)。

在卵巢癌综合多学科护理中,EOC 应由中心化的、一体化的、多学科的团队进行最佳管理,这已被证明可以改善预后[84]。一般来说,该小组由外科肿瘤学专家、医学/临床肿瘤学专家、放射科医师、病理学专家和专科护士组成。专科护士是患者和多学科团队之间的桥梁。在疾病的所有阶段可能都需要专业人员进行缓和医疗的帮助。越来越多的多学科团队正在为 EOC 患者开发综合护理路径,将医院和社区服务整合在一个框架内。最近,生存者项目开始纳入标准护理,OvPsych2 等随机研究评估了支持性干预措施对生活质量的益处。

十二、晚期卵巢癌

1. 卡铂、紫杉醇和贝伐单抗作为一线治疗

目前手术后的标准治疗方案是联合使用卡铂和紫杉醇,每 3 周 1 次,6 个周期。这方面的证据是基于各种重要的研究。GOG111 和 OV10 研究表明,环磷酰胺联合顺铂优于顺铂和紫杉醇[85,86]。GOG132 研究表明给顺铂和紫杉醇与单独给顺铂相比在生存率上没有差异[87]。在 ICON3 试验中,卡铂＋紫杉醇与迄今标准治疗方案的单独卡铂或 CAP(环磷酰胺、阿霉素、顺铂)也进行了比较[88]。尽管 ICON3 试验单一的卡铂和卡铂紫杉醇组在 PFS 和 OS 之间没有差异,紫杉醇和卡铂已广泛应用于健康、无并发症的患者(尤其是治疗后或其支持性疗法后恶化的)。

GOG218 试验探索了血管内皮生长因子(VEGF)-靶向抗体贝伐单抗在一线化疗和后续单一治疗维持中的作用。结果显示,与单纯化疗(或联合化疗但不贝伐单抗维持)相比,PFS 有3.8 个月的改善,但 OS 无差异[89]。ICON7 从欧洲研究也获得了类似的结果,OS($P=0.03$)在那些"高危"晚期疾病接受贝伐单抗组得到了近 5 个月的获益,虽然与 GOG218 研究(15 mg/kg)比用的是低剂量(7.5 mg/kg)[90]。因此,癌症药物基金会认为高危Ⅲ/Ⅳ期卵巢癌患者用贝伐单抗(每3 周 7.5 mg/kg,最长 18 周)是合理的,尽管它没有得到 NICE 的批准。日本妇科肿瘤小组(JGOG)进行了一项随机对照研究,除了标准的 3周卡铂[曲线下面积(AUC6)]外,给予静脉紫杉醇 3 周疗(175 mg/m^2)或周疗(80 mg/m^2)。在本试验中,周疗的 PFS 显著改善 11 个月,OS 也显著改善[91]。随后,欧洲 ICON8 研究也提出了类似的问题。在该研究中,1485 例新诊断为晚期卵巢癌的女性被排除在接受标准的 3 周卡铂加紫杉醇(组 1)治疗方案外,"日本"方案的即 3 周卡铂联合紫杉醇周疗(组 2),以及 AUC=2 每周卡铂加紫杉醇(组 3)。ICON8 的最终结果待续,但它很可能反映了 GOG-0262 研究的结果[92],即在小群组的 692 例患者中证明了日本疗法的卡铂 3周加紫杉醇周疗标准方案缺乏剂量密集效益。这就提出了一个问题,为什么在日本人群中,与参加GOG 和 ICON8 研究的(主要是)欧洲和北美女性相比,剂量密集的紫杉醇的益处要大得多?

ICON8B 研究提出贝伐单抗与日本疗法联合,与标准的 3-周化疗相比,使用是否有利。在 ICON8B 中,Ⅲ/Ⅳ期 EOC 的女性患者每 3 周接受卡铂和紫杉醇联合贝伐单抗(Arm B1)、日本疗法和无贝伐单抗治疗方案(Arm B2)或日本疗法联合贝伐单抗治疗方案(Arm B3)。GOG-0262 研究回答了一个类似的问题,该研究前瞻性地对EOC 患者进行分层,根据他们是否希望使用贝伐单抗,随机分配给他们。每 3 周卡铂和紫杉醇,或者按照日本的治疗方案。有趣的是,在那些没有接受贝伐单抗的患者中,每周紫杉醇与 3 周方案相比 PFS 得到了 3.9 个月的延长(14.2 个月:10.3 个月;HR 0.62,$P=0.03$)[92]。然而,在接受贝伐单抗治疗的患者中,周疗紫杉醇组与 3 周紫杉醇组的 PFS 相似(分别为 14.9 个月和 14.7个月;HR 0.99,$P=0.60$)。周疗组生活质量较

差,虽然中性粒细胞减少率较低,但神经病变和3/4级贫血的发生率较高。这意味着分次紫杉醇和贝伐单抗一样有效,可能是因为它在更频繁地给药时具有抗血管生成作用。然而,这项研究并不是真正随机的,因为研究患者是自己选择贝伐单抗的。研究结果还提出了一个问题,即3个月的PFS改善是否会对生活质量产生负面影响。

2. 腹腔化疗

卵巢癌主要是一种腹腔内局部腹膜播散性疾病。腹腔内治疗的想法并不新,自从20世纪50年代以来就被作为一种控制腹水的手段。通过在皮肤和进入腹腔内,化疗可以以更大的浓度局部直接作用于病灶位置。在过去20年里,有许多随机试验比较腹腔内和静脉化疗对Ⅲ期卵巢癌患者的一线治疗效果(Elit等[93]进行了综述)。共同的因素是所有患者都用了铂,而且大多数都添加了第二种药物。对这些试验的Meta分析表明,在危险系数为0.88的情况下,腹腔化疗有显著的缓解,置信区间为0.81~0.95,腹腔内化疗比静脉化疗的生存率(在3个最大的研究中)分别提高了8个月、11个月和16个月,超过了这个最佳减瘤组4年的预期中位生存率。

2006年GOG 172研究[94]显示,在随机卵巢癌试验中出现了有史以来最大的差异,腹腔化疗组平均OS为67个月,而静脉化疗组为49个月,改善17.4个月,HR为0.71。该方案第1天使用静脉紫杉醇,第2天使用腹腔内顺铂,第8天使用腹腔内紫杉醇,为期21天,共6个周期。然而,腹腔内化疗与增强毒性有关,包括神经病变、胃肠道毒性和骨髓毒性。尽管国家癌症研究所鼓励采用腹腔内化疗作为治疗标准,但由于担心腹腔内导管的相关并发症和毒性,临床医师在进行进一步随机试验之前不愿将其纳入常规治疗[95]。随后在2015年发布了更新的生存数据,显示中位生存61.8个月,而腹腔内组为51.4个月。有趣的是,随后对那些从腹腔内治疗中获益最多的患者进行的分子分析显示,这些患者的BRCA1表达水平较低。PETROC/OV21研究观察了275例Ⅱb/Ⅲ或Ⅳ期(仅限胸腔积液)的卵巢癌患者在基本切净的减瘤手术后腹腔内铂加紫杉醇化疗[96]。3种不同方案中静脉给卡铂加腹腔内紫杉醇优于腹腔内给顺铂方案,且9个月疾病进展率23％与42％(后者静脉给卡铂和紫杉醇)($P=0.03$)。腹腔内治疗耐受性好,并发症发生率低。重要的是,这项研究表明,当腹腔内给药时卡铂是一种安全且耐受良好的顺铂替代方案。

GOG-252的Ⅲ期临床试验中关于上文中腹腔内化疗是否增加贝伐单抗提出了疑问,1560名女性Ⅱ期或Ⅲ期卵巢癌被随机分为静脉卡铂、紫杉醇加贝伐单抗(组1),静脉注射紫杉醇加贝伐单抗,但腹腔内卡铂(组2),或腹腔内卡铂加腹腔内紧随其后静脉注射紫杉醇与静脉注射贝伐单抗(组3)。早期结果显示,与GOG-172的结果相比,腹腔内治疗PFS没有优于静脉治疗。

临床医师应该为晚期卵巢癌患者选择何种治疗方案是一个复杂的问题。各中心是有意见分歧的。包括是否减瘤手术前化疗或新辅助化疗是首选;腹腔内化疗有较高的发病率和昂贵的成本;贝伐单抗不被批准用于常规使用;每周紫杉醇与标准每3周卡铂加紫杉醇治疗相比显示出很少的优势等。

十三、*BRCA* 阳性患者

在过去的5年中,EOC管理中最重要的变革可能是*BRCA*突变患者的管理。

乳腺癌和卵巢癌(胰腺癌和前列腺癌的风险也有所增加,但程度较轻),*BRCA*突变患者中发生的癌症对多聚(ADP-核糖)聚合酶(PARP)抑制药高度敏感。在同源重组(HR)过程中,BRCA1和(或)BRCA2蛋白需要修复DNA双链断裂。HR使用现有的DNA序列作为模板来修复相反的互补链。在缺乏两种*BRCA1/BRCA2*拷贝的癌细胞中,修复可通过非同源末端连接或单链替代方法进行。由于这些方法容易出错,缺乏BRCA1或BRCA2的细胞表现出染色体的不稳定性,并且对引起双链断裂的药物或辐照高度敏感[97]。PARP抑制药通过断裂切除影响单链DNA断裂途径的修复。如果这些断裂不重新配对,它们可能导致双链断裂,并依赖于HR通路来恢复。在没有HR的细胞中(即BRCA-缺陷细胞),HR通路功能紊乱,DNA损伤无法修复。这导致基因组不稳定和凋亡细胞死亡。

PARP抑制药导致*BRCA1*和*BRCA2*突变

的靶细胞凋亡[98]，这种机制被描述为"合成致死效应"。在临床试验中出现了大量的 PARP 抑制药对 *BRAC* 缺陷的卵巢癌患者进行治疗。目前使用的 PARP 抑制药是 olaparib，2014 年，该抑制药获得了欧洲药物管理局（European Medicines Agency）的市场授权，用于 *BRCA* 突变卵巢癌患者的单药维持治疗，这些患者在治疗后出现对铂类基础化疗方案的完全或部分敏感。2016 年 1 月，olaparib 在经过至少 3 个疗程的含铂治疗（通常意味着至少两个疗程的复发性疾病治疗）后，获得 NICE 的批准用于后续维持治疗。这与 FDA 2014 年发布的批准指南相呼应。在此之后，对具有胚系 *BRCA* 突变的复发卵巢癌患者进行了大量临床试验，观察到这些患者的反应（34% 的客观反应率，2% 的完全缓解），且平均持续时间为 7.9个月[99]。在一项 Ⅱ 期试验中，265 例铂敏感复发性 EOC 患者被随机分为奥拉帕利维持组和安慰剂组，这些患者此前接受过两种或两种以上含铂治疗方案，且对最近的含铂治疗取得部分或完全缓解。以奥拉帕利为主要治疗方案的患者与安慰剂组相比，PFS 更优，当进行子集分析时，*BRCA* 突变的患者获益最大（安慰剂组 PFS 11.2 个月：4.3 个月；HR 0.18，95% CI 0.10～0.31；$P <$ 0.0001）。有趣的是，与安慰剂相比，没有 *BRCA* 突变的患者奥拉帕利也显示出生存优势（7.4 个月：5.5 个月），但两组患者的 PFS 优势都没有转化为 OS 优势[100]。其他 PARP 抑制药包括鲁卡帕利和尼拉帕利已显示出除了 *BRCA* 突变患者之外的益处。在鲁卡帕利的病例中，"杂合性缺失（LOH）评分"识别出 HR 缺陷但为野生型 *BRCA* 的患者。在 ARIEL2 的研究中，204 例复发的铂敏感 HGSOC 患者接受了鲁卡帕利维持治疗，但根据 *BRCA* 状态和 LOH 评分分层。与 LOH 低分组相比，LOH"高"组对鲁卡帕利的反应有所改善，但这意味着只有几周的无进展优势，远远低于 *BRCA* 突变群中观察到的 12.8 个月 PFS[101]。PARP 抑制药尼拉帕利在铂敏感复发性 EOC 患者中作为维持治疗显示出了益处，无论 *BRCA* 突变状态如何。在一项 3 期研究中[102]，与接受安慰剂治疗的患者相比，接受尼拉帕利治疗的无 *BRCA* 突变的患者获得了 15.5 个月的 PFS 改善。然而，这是否会转化为 OS 的改善还不得

而知。

十四、复发性卵巢癌

复发性 EOC 目前是一种无法治愈的临床情况，尽管使用适当的化疗和多学科方法仍可提高生存率。减轻和优化生活质量在这种临床情况下，仔细的症状管理和明智地使用化疗、放疗和手术是重要的考虑因素。社区姑息治疗和临终关怀是该疾病这一阶段的重要组成部分。选择毒性最小的治疗方法也是该临床方案中患者的主要目标。

1. 化疗

根据铂初治与复发之间的时间间隔，复发性 EOC 可任意分为铂难治、铂耐药或铂敏感。在初治后超过 12 个月复发的肿瘤被定义为铂敏感肿瘤，在 6～12 个月为部分铂敏感肿瘤，在 6 个月以下为铂耐药肿瘤，在完成铂治疗期间或 4 周进展为铂难治肿瘤[103]。铂难治 EOC 是一种对化疗无反应的疾病，这意味着这些患者不太可能对进一步的标准化疗药物有反应。这些患者往往具有侵袭性特点和预后不良。如果足够合适，她们可以考虑参加 Ⅰ 期，或一些 Ⅱ 期临床试验。

（1）铂敏感复发：铂敏感有几种定义。一个实用的定义是 EOC 的复发发生在上次化疗后 6 个月以上。Blackledge 等[104]研究表明，那些在既往化疗后 18 个月以上复发的患者，对后续铂基础治疗的反应率高达 94%（相比之下，在上一次铂治疗后 6 个月内复发的患者的反应率为 10%）。

Eisenhauer 等[105]利用 6 种化疗药物（不仅仅是铂）的 13 项随机试验数据，研究了铂治疗前卵巢癌患者对后续化疗反应的预测因素。他们发现，浆液性、肿瘤体积（<5cm）和疾病部位的数量（少于 3 个）是重要的影响因素，但无铂治疗间隔与 Blackledge 的发现不一致。这些生物学预测因子是后续反应的主要决定因素，无铂治疗间隔与肿瘤大小密切相关。

一个开创性的随机临床试验，MRC ICON4，选择最后一次化疗超过 6 个月后复发的患者。本试验的目的是研究在铂敏感疾病中，紫杉醇联合卡铂是否能提高生存率。由于 MRC ICON3 研究已显示晚期卵巢癌患者卡铂和紫杉醇一线化疗生

存率无改善,在 ICON4 试验中,添加紫杉醇显著提高了铂敏感复发性卵巢癌的生存率,HR 为 0.82,绝对生存优势为 2 年 7%,中位生存期提高至 5 个月;换句话说,治疗卵巢癌的一线化疗中加入铂的益处与此相当。患者对紫杉醇的毒性反应并没有真正的差异,一般来说,如果没有紫杉醇禁忌,如既往的严重神经病变、并发的糖尿病等,可以对从上次化疗后复发超过 12 个月的患者重新应用紫杉醇[106]。

在试验之外,目前 NICE 批准的策略是,如果铂敏感复发性疾病没有医学禁忌证,则为所有患者提供联合化疗。铂敏感或部分铂敏感疾病的患者在再治疗时可使用铂加紫杉醇或聚乙二醇脂质体盐酸阿霉素(PLDH)联合。后者是在 CALYP-SO 研究中将卡铂加 PLDH 与卡铂加紫杉醇进行比较后得出的[107]。对铂过敏的患者可接受单药 PLDH、托泊替康或每周 1 次紫杉醇化疗。其他策略包括用另一种细胞毒性药物替代铂,如 DNA 小沟结合抑制药曲贝替定,该药物在 OVA 301 试验中与 PLDH 联合使用[108]。OCEANS 实验报告了在卡铂和吉西他滨中添加贝伐单抗的 PFS(而不是 OS)益处[109]。这是继 ICON6 后的研究结果。在 ICON6 中,当 VEGFR 抑制药西地尼布与铂敏感复发患者同时给予化疗并作为维持治疗时,观察到该药 3 个月无进展的疗效。也被观察到 OS 显著改善,但代价是包括高血压、疲劳、恶心和腹泻在内的毒性[110]。有趣的是,西地尼布与奥拉帕利在铂敏感复发(BRCA 突变体和野生型)EOC 妇女中进行的 Ⅱ 期研究显示 PFS 具有优势,但该试验未能解决 OS 问题[111]。尽管联合用药的毒性高于单独使用奥拉帕尼,但本研究表明,联合使用抗血管生成药物可增强 PARP 抑制药的活性谱。最近报道的尼拉帕利维持的益处(见上文),对于那些不论 BRCA 情况如何,对于化疗反应良好的患者,提出了一个问题:是否应该向所有对铂敏感的 EOC 患者提供这种药物,但 NICE 尚未批准。

(2)铂耐药复发:铂耐药复发有多种定义;然而,一个公认的定义是疾病需要在最后一次完成化疗后 6 个月内复发。这些患者似乎对所有常规的化疗药物均反应一致(获益或未能获益)。这些单一疗法的总有效率均为 10%～20%。可考虑用于该适应证的药物包括 PLDH、拓扑替康、口服依托泊苷和每周紫杉醇。其中,周紫杉醇在反应率方面表现最好。这从 3 期 AURELIA 研究的结果中可以明显看出。研究表明,周疗紫杉醇优于 PLDH 或拓扑替康单药治疗[112]。此外,本研究强调了 VEGF 抑制药贝伐单抗在铂耐药环境下的益处,但与不含贝伐单抗的治疗相比,仅产生 3 个月的 PFS 优势。而且,这并没有转化为 OS 的益处。在这种情况下,使用贝伐单抗的可行性也是一个值得关注的问题,因为必须仔细选择患者,将其肠穿孔的风险降到最低。耐铂 EOC 仍然是一个未解的难题,也是许多新药可以探索的领域,包括使用免疫疗法(下面讨论)。

2. 复发时的手术治疗

尽管初治肿瘤细胞减灭术的价值已经确立,但肿瘤切除手术治疗复发性癌的价值仍然存在争议,而且在国内外的实践中存在很大差异。虽然许多支持在复发时进行手术的人主张,完全切除肿瘤可能会导致更高的生存率,但反对者认为,对于无法治愈的 EOC 患者来说,较高的并发症发生率和较长的住院时间是不合适的,尤其是在没有证据表明对生活质量有益的情况下。许多作者试图寻找相应的适应证标准,按标准来确定是否行二次肿瘤细胞减术。而在第三次及以后的复发中,情况更为棘手。

在铂耐药或难治性 EOC 中,有充分的证据表明再次肿瘤细胞减灭术不会导致生存获益,除非用于缓解症状[113-115]。然而,铂敏感复发性的 EOC 患者有所不同。DESKTOP Ⅰ 试验是对 267 例 EOC 患者的回顾性评估,结果表明只有在达到总体肉眼切净时,才能从二次手术中获益[116]。肿瘤完全切除与肿瘤复发有显著的相关性。与术后留下任何残留灶相比,完全切净者存活时间更长(中位 45.2 个月:19.7 个月;HR 3.71,95% CI 2.27～6.05;$P < 0.0001$)。这些发现促使临床医师更准确地确定哪些患者可以达到最佳的肿瘤细胞减灭。基于这个原因,一个多变量模型确定了三个临床因素作为所谓的"AGO 评分"预测可切除性:良好的手术状态、初次手术(或 FIGO 早期)完全切除,以及复发时无腹水。AGO 评分的价值在于它的简单性。DESKTOP 探索性分析了腹膜癌复发 EOC 患

者,结果表明 AGO 评分是一个阴性预测指标,但似乎对生存率无影响。如果完全的肉眼切净却可以使生存率更高[117,118]。

随后,在前瞻性多中心 Ⅱ 期临床试验中对 AGO 评分进行了确认和验证。在该试验中,AGO 评分可以作为预测 2/3 以上铂敏感复发性 EOC 患者肿瘤完全切除的有用和可靠的依据。参与研究的中心前瞻性地登记了首次或第二次复发的铂敏感 EOC 患者。AGO 评分适用于所有患者,但每个中心可以自由决定其治疗。19 个月内共筛查 516 例患者,其中 261 例(51%)为阳性,129 例阳性且首次复发的患者接受了二次肿瘤细胞减灭术,完全切除率为 76%,从而证实了该评分对于 2/3 以上患者完全可切除性阳性预测的有效性[117]。有趣的是,当术前影像学检查发现病变的数量和位置与手术中确定的数目进行比较时,发现两者相关性较差。围术期的发病率和死亡率在 DESKTOP 研究中似乎是可以接受的,死亡率低至 0.8%,二次剖腹手术率为 11%,主要是由于肠漏或瘘(7%)。深静脉血栓形成为 2%。52% 的患者需要术后平均 2d(范围 1～20d)ICU 监护。随后的多中心随机试验 DESK-TOP Ⅲ(AGO-Ovar OP.4)前瞻性评估复发性 EOC 手术对 AGO 评分阳性的铂敏感患者的影响(无肿瘤初次手术、良好的手术状态和腹水＜500ml)。显示对所有接受手术的患者都有约 4 个月 PFS 的受益,但这种受益只出现在那些完全肉眼切净的患者身上。虽然 OS 数据有待观察,但二次减瘤术延长了术后复发的时间[119]。美国妇科肿瘤小组(GOG213)的一项临床试验已经开始招募新成员,并随机在维持阶段给予全身贝伐单抗 15 mg/m²。未来计划将这两项试验的结果结合起来,以获得更大的队列和更可靠的生存数据。

在 Bristow 等的一项大型系统 Meta 分析中[113],40 组 2019 年复发性 EOC 患者在 24 年内被追踪。在对所有其他疾病相关因素进行控制后,接受彻底肿瘤细胞减灭手术的患者比例每增加 10%,中位队列生存时间就增加 3.0 个月。尽管有这些令人鼓舞的回顾性数据,我们仍然不清楚手术本身是否影响生存率,或者手术是否只是通过改善其他肿瘤生物学特征,从而达到更好的

整体预后。前两项前瞻性随机试验将明确回答这个问题,并可能制定新的基于证据的标准。

目前为止,针对肿瘤细胞减灭术世界范围内最大的多中心临床研究是 Ⅲ 期临床研究 TCS,包括 406 例患者(中位年龄 55 岁,范围 16－80 岁),他们在 1997 年至 2011 年间在欧洲、美国和亚洲的 12 个中心接受了 TCS 治疗[120]。大部分患者为晚期原发性 FIGO Ⅲ/Ⅳ 期肿瘤(69%)、腹膜癌(51.7%)、无腹水(72.2%),224 例(54.1%)患者接受了完整的肿瘤切除。最常见的肿瘤转移部位是骨盆(73%)。无残留灶和任何肿瘤残留患者的 OS 中值为 49 个月(95% CI 42.5～56.4)、12 个月(95% CI 9.3～14.7;$P<0.001$)。最重要的是,常见的临床病理特征,如肿瘤分期、年龄和组织学亚型,已被证明在初治时具有重要的预测价值,但 Ⅲ 期试验似乎没有任何预后差别。进一步的临床相关发现是,确定了术后三线全身化疗对 OS 的显著影响,强调了在 EOC 治疗中联合全身和手术治疗的重要性,即使是在多次复发患者中也是如此。然而,这可能构成了一种选择偏差,因为在根治性手术后,身体健康到足以耐受化疗的患者可能比那些化疗禁忌的患者有更佳的生存率。主要手术并发症和 30d 死亡率分别为 25.9% 和 3.2%,因此略高于 DESKTOP 中复发患者的等效数据。最常见的并发症是感染、脓毒症(13%)和再次开腹(4.4%),但有趣的是没有更高的血栓栓塞事件发生率(2.5%)。

多因素分析发现对于能否完整切除的肿瘤患者,铂耐药、二次手术后有残留和腹膜扩散是阴性预测指标。同时二、三次手术有残余肿瘤、二次复发间隔缩短,腹水、上腹部肿瘤蔓延和非铂三线化疗者,都是 OS 的负性相关因素。

在 EOC 的每一次手术尝试中,选择合适的患者,对于减少发病率和最大限度地提高患者组的姑息治疗效益至关重要。

3. 姑息性肠梗阻的治疗

EOC 患者在晚期常表现为肠动力受损甚至肠梗阻的临床表现,原因是肿瘤沿腹膜弥漫性播散[121]。在这种情况下,靶向抗血管生成治疗有可能导致瘘管形成或肠穿孔[89,122]。复发性 EOC 如合并此类严重且急性并发症则很难处理。在这些往往经过大量前期治疗的患者中,手术具有

高度挑战性,且发病率和死亡率部很高。手术干预包括对累及的肠道区域进行整体切除,并施行末端近端回肠吻合术或空肠吻合术,由于周围淋巴结转移和炎症,吻合是非常困难的。切除肠管可能导致短肠综合征,需要考虑全肠外营养。

在急性肠并发症如穿孔和腹膜炎的病例中,治疗方法相当有限。回顾性分析显示,急诊手术患者吻合口功能不全发生率明显高于选择性手术患者[89,122]。此外,与没有切除肿瘤的患者相比,切除肿瘤的患者吻合口功能不全的发生率更高[122]。对每位患者来说,利益和风险应该充分权衡,诸如并发症、基本生活质量、对化疗的普遍反应、治疗间隔和患者意愿等因素都需要考虑在内。内镜技术的进步,如放置肠支架和胃造口术,改善了对患者的护理。然而,在多级肠梗阻的情况下,单一支架或造口是没有帮助的。在此,进一步的选择,如经皮腔内可视镜胃造口术可以在部分病例中选用。

4. 复发性疾病的放疗

放射治疗通常是为缓解疾病的症状,特别是盆腔复发、皮肤和脑内疾病。

十五、未来的发展

卵巢癌治疗的未来前景很可能将以 PARP 抑制药为主。目前,许多临床中心正在对 HG-SOC 患者进行 *BRCA* 检测,无论患者是否有很强的家族病史,*BRCA* 突变的患者将在整个病程中使用含 PARP 的方案进行管理。免疫治疗是否也将在 EOC 的管理中发挥重要作用,这是值得讨论的。到目前为止,免疫检查点抑制药(如 PD1 或 PDL1)单独使用或与 CTLA-4 抑制药联合使用已经改变了许多迄今为止致命的癌症的预后,如黑色素瘤、肾细胞癌和非小细胞肺癌。EOC 具有较低的突变负荷,这说明它可能对免疫检查点抑制药的反应较差。Hamanishi 等[123]的一项研究中,每 2 周给 20 例铂耐药性 EOC 患者使用 PD1 抑制药拮抗药纳武利单抗结果出现两例完全缓解,所有参与者的疾病控制率为 45%。在 I B 期 KEYNOTE-028 研究中,26 例患者接受 pembroli-zumab 治疗,疾病控制率为 54.7%。目前正在进行更大规模的随机研究,关于对铂敏感和铂耐药的 EOC 患者的免疫疗法与化疗、靶向疗法和其他免疫激活药的联合使用。强化对化疗耐药的 EOC 患者通路机制的理解,促使了大量临床试验去评估 mTOR 和 AKT 抑制药,对铂耐药、铂难治联合化疗患者的作用。例如 OC-TOPUS 试验评估了 mTOR 抑制药联合每周疗法紫杉醇的效果。基因组检测为明确肿瘤突变状态、选用特定靶向治疗的多组研究在更大可行性和更低的成本上打开了大门。

十六、总结

卵巢癌由于其隐匿性表现、肿瘤异质性及化疗耐药机制的复杂性,其治疗十分棘手。尽管如此,在过去的 20 年里,无论是初治还是复发患者,5 年生存率均有所提高,这反映了外科技术的进步及更有效化疗手段的使用。然而,卵巢癌仍然是最致命的妇科肿瘤,它值得去探索新的治疗策略。这些包括根据组织形态学和遗传学特征进行的个性化治疗,以及使用新的化疗药物、靶向治疗,也许还包括免疫治疗。基于这些,未来的发展方向是致力于弄清楚卵巢癌患者细胞学机制。只有这样,才能合理设计或改进治疗方法,以便使这种最致命的癌症的预后得到改善。

(邓俐斯 译 张 颖 校)

参考文献

[1] Wang V, Li C, Lin M *et al*. Ovarian cancer is a heterogeneous disease. *Cancer Genet Cytogenet* 2005;161:170-173.

[2] Boyle P, Ferlay J. Cancer incidence and mortality in Europe, 2004. *Ann Oncol* 2005;16:481-488.

[3] Parkin DM, Bray F, Ferlay J, Pisani P. Global cancer statistics, 2002. *CA Cancer J Clin* 2005;55:74-108.

[4] Fathalla MF. Incessant ovulation and ovarian cancer:a hypothesis re-visited. *Facts Views Vis Obgyn* 2013;5:292-297.

[5] Collaborative Group on Epidemiological Studies of Ovarian Cancer. Ovarian cancer and oral contraceptives:collaborative reanalysis of data from 45 epidemiological studies including 23 257 women with o-varian cancer and 87 303 controls. *Lancet* 2008;371:

303-314.

[6] Beral V, Million Women Study Collaborators, Bull D, Green J, Reeves G. Ovarian cancer and hormone replacement therapy in the Million Women Study. *Lancet* 2007;369;1703-1710.

[7] Reeves GK, Pirie K, Beral V, Green J, Spencer E, Bull D. *Cancer incidence and mortality in relation to body mass index in the Million Women Study: cohort study BMJ* 2007;335;1134.

[8] Collaborative Group on Epidemiological Studies of Ovarian Cancer. Menopausal hormoneuse and ovarian cancer risk: individual participant meta-analysis of 52 epidemiological studies. *Lancet* 2015; 385; 1835-1842.

[9] Collaborative Group on Epidemiological Studies of Ovarian Cancer. Ovarian cancer and body size: individual participant meta-analysis including 25, 157 women with ovarian cancer from 47 epidemiological studies. *PLoS Med* 2012;9;e1001200.

[10] Terry KL, Karageorgi S, Shvetsov YB *et al*. Genital powder use and risk of ovarian cancer: a pooled analysis of 8,525 cases and 9,859 controls. *Cancer Prev Res（Phila）* 2013;6;811-821.

[11] Sieh W, Salvador S, McGuire V *et al*. Tubal ligation and risk of ovarian cancer subtypes: a pooled analysis of case-control studies. *Int J Epidemiol*. 2013 Apr;42(2);579-89.

[12] Sogaard M, Kjaer SK, Gayther S. Ovarian cancer and genetic susceptibility in relation to the BRCA1 and BRCA2 genes. Occurrence, clinical importance and intervention. *Acta Obstet Gynecol Scand* 2006; 85;93-105.

[13] Yap TA, Sandhu SK, Carden CP, de Bono JS. Poly （ADP-ribose） polymerase （PARP） inhibitors: exploiting a synthetic lethal strategy in the clinic. *CA Cancer J Clin* 2011;61;31-49.

[14] O'Sullivan CC, Moon DH, Kohn EC, Lee JM. Beyond breast and ovarian cancers: PARP inhibitors for BRCA mutation-associated and BRCA-like solid tumors. *Front Oncol* 2014;4;42.

[15] Turner N, Tutt A, Ashworth A. Hallmarks of 'BRCAness' in sporadic cancers. *Nat Rev Cancer* 2004;4;814-819.

[16] Press JZ, De Luca A, Boyd N *et al*. Ovarian carcinomas with genetic and epigenetic BRCA1 loss have distinct molecular abnormalities. *BMC Cancer* 2008;

22;17.

[17] Shih IeM, Kurman RJ. Ovarian tumorigenesis: a proposed model based on morphological and molecular genetic analysis. *Am J Pathol* 2004; 164; 1511-1518.

[18] Kurman RJ, Shih IeM. The dualistic model of ovarian carcinogenesis: revisited, revised, and expanded. *Am J Pathol* 2016;186;733-747.

[19] Tothill RW, Tinker AV, George J *et al*. Novel molecular subtypes of serous and endometrioid ovarian cancer linked to clinical outcome. *Clin Cancer Res* 2008;14;5198-5208.

[20] Leong HS, Galletta L, Etemadmoghadam D *et al*. Efficient molecular subtype classification of high-grade serous ovarian cancer. *J Pathol* 2015; 236; 272-277.

[21] Sari R, Yildirim B, Sevinc A, Hilmioglu F. Re. Zuckerman *et al*.: sensitivity of CA-125 in patients with liver cirrhosis in the presence of ascites. *Am J Gastroenterol* 2001;96;253-254.

[22] Sevinc A, Buyukberber S, Sari R, Kiroglu Y, Turk HM, Ates M. Elevated serum CA-125 levels in hemodialysis patients with peritoneal, pleural, or pericardial fluids. *Gynecol Oncol* 2000;77;254-257.

[23] Sevinc A, Adli M, Kalender ME, Camci C. Benign causes of increased serum CA-125 concentration. *Lancet Oncol* 2007;8;1054-1055.

[24] Rustin GJ, Vergote I, Eisenhauer E *et al*. Definitions for response and progression in ovarian cancer clinical trials incorporating RECIST 1. 1 and CA 125 agreed by the Gynecological Cancer Intergroup （GCIG）. *Int J Gynecol Cancer* 2011;21;419-423.

[25] Alexandre J, Brown C, Coeffic D *et al*. CA-125 can be part of the tumour evaluation criteria in ovarian cancer trials: experience of the GCIG CALYPSO trial. *Br J Cancer* 2012;106;633-637.

[26] Gupta D, Lis CG. Role of CA125 in predicting ovarian cancer survival: a review of the epidemiological literature. *J Ovarian Res* 2009;2;13.

[27] Rustin GJ, van der Burg ME, Griffin CL *et al*. Early versus delayed treatment of relapsed ovarian cancer （MRC OV05/EORTC 55955）: a randomised trial. *Lancet* 2010;376;1155-1163.

[28] Karlsen MA, Høgdall EV, Christensen IJ *et al*. A novel diagnostic index combining HE4, CA125 and age may improve triage of women with suspected o-

varian cancer: an international multicenter study in women with an ovarian mass. *Gynecol Oncol* 2015; 138:640-646.

[29] Skates SJ. EPIC early detection of ovarian cancer. *Clin Cancer Res* 2016;22:4542-4544.

[30] Dayyani F, Uhlig S, Colson B et al. Diagnostic performance of risk of ovarian malignancy algorithm against CA125 and HE4 in connection with ovarian cancer:a meta-analysis. *Int J Gynecol Cancer* 2016; 26:1586-1593.

[31] Berchuck A, Kohler MF, Boente MP, Rodriguez GC, Whitaker RS, Bast RC Jr. Growth regulation and transformation of ovarian epithelium. *Cancer* 1993;71(2 Suppl):545-551.

[32] Lim D, Oliva E. Precursors and pathogenesis of ovarian carcinoma. *Pathology* 2013;45:229-242.

[33] Seidman JD, Khedmati F. Exploring the histogenesis of ovarian mucinous and transitional cell (Brenner) neoplasms and their relationship with Walthard cell nests:a study of 120 tumors. *Arch Pathol Lab Med* 2008;132:1753-1760.

[34] Callahan MJ, Crum CP, Medeiros F et al. Primary fallopian tube malignancies in BRCA-positive women undergoing surgery for ovarian cancer risk reduction. *J Clin Oncol* 2007;25:3985-3990.

[35] Kindelberger DW, Lee Y, Miron A et al. Intraepithelial carcinoma of the fimbria and pelvic serous carcinoma:evidence for a causal relationship. *Am J Surg Pathol* 2007;31:161-169.

[36] Chene G, Lamblin G, Le Bail-Carval K, Chabert P, Bakrin N, Mellier G. Early preinvasive lesions in ovarian cancer. *Biomed Res Int* 2014; Article ID 639252.

[37] Zeppernick F, Meinhold-Heerlein I, Shih IeM. Precursors of ovarian cancer in the fallopian tube:serous tubal intraepithelial carcinoma. An update. *J Obstet Gynaecol Res* 2015;41:6-11.

[38] Folkins AK, Jarboe EA, Saleemuddin A et al. A candidate precursor to pelvic serous cancer (p53 signature) and its prevalence in ovaries and fallopian tubes from women with BRCA mutations. *Gynecol Oncol* 2008;109:168-173.

[39] Buys SS, Partridge E, Black A et al. Effect of screening on ovarian cancer mortality:the Prostate, Lung, Colorectal and Ovarian (PLCO) Cancer Screening Randomized Controlled Trial. *JAMA* 2011;305:2295-2303.

[40] Pinsky PF, Yu K, Black A, Huang WY, Prorok PC. Extended mortality results for ovarian cancer screening in the PLCO trial with median 15years follow-up. *Cancer Epidemiol* 2016;45:26-31.

[41] Jacobs IJ, Menon U, Ryan A et al. Ovarian cancer screening and mortality in the UK Collaborative Trial of Ovarian Cancer Screening (UKCTOCS):a randomised controlled trial. *Lancet* 2016;387:945-956.

[42] Rosenthal A, Jacobs I. Familial ovarian cancer screening. *Best Pract Res Clin Obstet Gynaecol* 2006;20:321-338.

[43] Olopade OI, Artioli G. Efficacy of risk-reducing salpingo-oophorectomy in women with BRCA-1 and BRCA-2 mutations. *Breast J* 2004;10(Suppl 1):S5-S9.

[44] George SH, Garcia R, Slomovitz BM. Ovarian cancer:the fallopian tube as the site of origin and opportunities for prevention. *Front Oncol* 2016;6:108.

[45] Schenberg T, Mitchell G. Prophylactic bilateral salpingectomy as a prevention strategy in women at high-risk of ovarian cancer:a mini-review. *Front Oncol* 2014;4:21.

[46] Prat J;FIGO Committee on Gynecologic Oncology. Staging classification for cancer of the ovary, fallopian tube, and peritoneum. *Int J Gynaecol Obstet* 2014;124:1-5.

[47] Gourley C, Michie CO, Roxburgh P et al. Increased incidence of visceral metastases in Scottish patients with BRCA1/2-defective ovarian cancer:an extension of the ovarian BRCAness phenotype. *J Clin Oncol* 2010;28:2505-2511.

[48] National Institute for Health and Care Excellence. *Familial Breast Cancer:Classification, Care and Managing Breast Cancer and Related Risks in People with a Family History of Breast Cancer*. Clinical Guideline CG164. London:NICE, 2013. Available at https://www.nice.org.uk/guidance/cg164

[49] Lawrie TA, Winter-Roach BA, Heus P, Kitchener HC. Adjuvant (post-surgery) chemotherapy for early stage epithelial ovarian cancer. *Cochrane Database Syst Rev.* 2015;(12):CD004706.

[50] Jemal A, Siegel R, Ward E, Murray T, Xu J, Thun MJ. Cancer statistics, 2007. *CA Cancer J Clin* 2007;57:43-66.

[51] Goff B. Symptoms associated with ovarian cancer.

Clin Obstet Gynecol 2012；55：36-42.

[52] Vaughan S，Coward JI，Bast RC Jr *et al*. Rethinking ovarian cancer：recommendations for improving outcomes. *Nat Rev Cancer* 2011；11：719-725.

[53] Omura G，Blessing JA，Ehrlich CE *et al*. A randomized trial of cyclophosphamide and doxorubicin with or without cisplatin in advanced ovarian carcinoma. A Gynecologic Oncology Group Study. *Cancer* 1986；57：1725-1730.

[54] Meinhold-Heerlein I，Fotopoulou C，Harter P *et al*. The new WHO classification of ovarian，fallopian tube，and primary peritoneal cancer and its clinical implications. *Arch Gynecol Obstet* 2016；293：695-700.

[55] Whiteman DC，Siskind V，Purdie DM，Green AC. Timing of pregnancy and the risk of epithelial ovarian cancer. *Cancer Epidemiol Biomarkers Prev* 2003；12：42-46.

[56] Dowdy S，Mullany SA，Brandt KR，Huppert BJ，Cliby WA. The utility of computed tomography scans in predicting suboptimal cytoreductive surgery in women with advanced ovarian carcinoma. *Cancer* 2004；101：346-352.

[57] Nelson BE，Rosenfield AT，Schwartz PE. Preoperative abdominopelvic computed tomographic prediction of optimal cytoreduction in epithelial ovarian carcinoma. *J Clin Oncol* 1993；11：166-172.

[58] Axtell A，Lee MH，Bristow RE *et al*. Multi-institutional reciprocal validation study of computed tomography predictors of suboptimal primary cytoreduction in patients with advanced ovarian cancer. *J Clin Oncol* 2007；25：384-389.

[59] Ha-Jeong K，Choi CH，Lee YY *et al*. Surgical outcome prediction in patients with advanced ovarian cancer using computed tomography scans and intraoperative findings. *Taiwan J Obstet Gynecol* 2014；53：343-347.

[60] MROC：The Impact of Multiparametric MRI on the Staging and Management of Patients with Suspected or Confirmed Ovarian Cancer. Trial in progress：Imperial College London，UK. ISRCTN51246892.

[61] Mapelli P，Incerti E，Fallanca F，Gianolli L，Picchio M. Imaging biomarkers in ovarian cancer：the role of ^{18}F-FDG PET/CT. *Q J Nucl Med Mol Imaging* 2016；60：93-102.

[62] Timmers PJ，Zwinderman K，Coens C，Vergote I，Trimbos JB. Lymph node sampling and taking of blind biopsies are important elements of the surgical staging of early ovarian cancer. *Int J Gynecol Cancer* 2010；20：1142-1147.

[63] Ledermann JA，Raja FA，Fotopoulou C，Gonzalez-Martin A，Colombo N，Sessa C. Newly diagnosed and relapsed epithelial ovarian carcinoma：ESMO Clinical Practice Guidelines for diagnosis，treatment and follow-up. *Ann Oncol* 2013；24（Suppl 6）：vi24-vi32.

[64] Garcia-Soto AE，Boren T，Wingo SN，Heffernen T，Miller DS. Is comprehensive surgical staging needed for thorough evaluation of early-stage ovarian carcinoma？ *Am J Obstet Gynecol* 2012；206：242. e1-5.

[65] Timmers PJ，Zwinderman AH，Coens C，Vergote I，Trimbos JB. Understanding the problem of inadequately staging early ovarian cancer. *Eur J Cancer* 2010；46：880-884.

[66] Jayson GC，Kohn EC，Kitchener HC，Ledermann JA. Ovarian cancer. *Lancet* 2014；384：1376-1388.

[67] Maggioni A，Benedetti Panici P *et al*. Randomised study of systematic lymphadenectomy in patients with epithelial ovarian cancer macroscopically confined to the pelvis. *Br J Cancer* 2006；95：699-704.

[68] Schmeler KM，Tao X，Frumovitz M *et al*. Prevalence of lymph node metastasis in primary mucinous carcinoma of the ovary. *Obstet Gynecol* 2010；116：269-273.

[69] Kleppe M，Wang T，Van Gorp T，Slangen BF，Kruse AJ，Kruitwagen RF. Lymph node metastasis in stages Ⅰ and Ⅱ ovarian cancer：a review. *Gynecol Oncol* 2011；123：610-614.

[70] Fruscio R，Corso S，Ceppi L *et al*. Conservative management of early-stage epithelial ovarian cancer：results of a large retrospective series. *Ann Oncol* 2013；24：138-144.

[71] Suzuki M，Ohwada M，Yamada T，Kohno T，Sekiguchi I，Sato I. Lymph node metastasis in stage Ⅰ epithelial ovarian cancer. *Gynecol Oncol* 2000；79：305-308.

[72] Nomura H，Tsuda H，Susumu N *et al*. Lymph node metastasis in grossly apparent stages Ⅰ and Ⅱ epithelial ovarian cancer. *Int J Gynecol Cancer* 2010；20：341-345.

[73] du Bois A，Reuss A，Pujade-Lauraine E，Harter P，

Ray-Coquard I, Pfisterer J. Role of surgical outcome as prognostic factor in advanced epithelial ovarian cancer: a combined exploratory analysis of 3 prospectively randomized phase 3 multicenter trials: by the Arbeitsgemeinschaft Gynaekologische Onkologie Studiengruppe Ovarialkarzinom (AGO-OVAR) and the Groupe d'Investigateurs Nationaux Pour les Etudes des Cancers de l'Ovaire (GINECO). *Cancer* 2009;115:1234-1244.

[74] van der Burg ME, van Lent M, Buyse M *et al*. The effect of debulking surgery after induction chemotherapy on the prognosis in advanced epithelial ovarian cancer. Gynecological Cancer Cooperative Group of the European Organization for Research and Treatment of Cancer. *N Engl J Med* 1995;332: 629-634.

[75] Vergote I, Tropé CG, Amant F *et al*. Neoadjuvant chemotherapy or primary surgery in stage ⅢC or Ⅳ ovarian cancer. *N Engl J Med* 2010;363:943-953.

[76] Bristow RE, Tomacruz RS, Armstrong DK, Trimble EL, Montz FJ. Survival effect of maximal cytoreductive surgery for advanced ovarian carcinoma during the platinum era: a meta-analysis. *J Clin Oncol* 2002;20:1248-1259.

[77] Aletti GD, Gostout BS, Podratz KC, Cliby WA. Ovarian cancer surgical resectability: relative impact of disease, patient status, and surgeon. *Gynecol Oncol* 2006; 100: 33-37. Erratum in *Gynecol Oncol* 2006;101:553.

[78] Panici PB, Maggioni A, Hacker N *et al*. Systematic aortic and pelvic lymphadenectomy versus resection of bulky nodes only in optimally debulked advanced ovarian cancer: a randomized clinical trial. *J Natl Cancer Inst* 2005;97:560-566.

[79] du Bois A, Reuss A, Harter P *et al*. Potential role of lymphadenectomy in advanced ovarian cancer: a combined exploratory analysis of three prospectively randomized phase Ⅲ multicenter trials. *J Clin Oncol* 2010;28:1733-1739.

[80] Rose PG, Nerenstone S, Brady MF *et al*. Secondary surgical cytoreduction for advanced ovarian carcinoma. *N Engl J Med* 2004;351:2489-2497.

[81] Harter P, Sehouli J, Lorusso D *et al*. LION: Lymphadenectomy in ovarian neoplasms. A prospective randomized AGO study group led gynecologic cancer intergroup trial. *J Clin Oncol* 2017; 35 (15

Suppl):5500.

[82] Kehoe S, Hook J, Nankivell M *et al*. Primary chemotherapy versus primary surgery for newly diagnosed advanced ovarian cancer (CHORUS): an open-label, randomised, controlled, non-inferiority trial. *Lancet* 2015;386:249-257.

[83] Rosen B, Laframboise S, Ferguson S *et al*. The impacts of neoadjuvant chemotherapy and of debulking surgery on survival from advanced ovarian cancer. *Gynecol Oncol* 2014;134:462-467.

[84] Fung-Kee-Fung M, Kennedy EB, Biagi J *et al*. The optimal organization of gynecologic oncology services: a systematic review. *Curr Oncol* 2015;22:e282-293.

[85] McGuire WP, Hoskins WJ, Brady MF *et al*. Cyclophosphamide and cisplatin compared with paclitaxel and cisplatin in patients with stage Ⅲ and stage Ⅳ ovarian cancer. *N Engl J Med* 1996;334:1-6.

[86] Piccart MJ, Bertelsen K, James K *et al*. Randomized intergroup trial of cisplatin-paclitaxel versus cisplatin-cyclophosphamide in women with advanced epithelial ovarian cancer: three-year results. *J Natl Cancer Inst* 2000;92:699-708.

[87] Muggia FM, Braly PS, Brady MF *et al*. Phase Ⅲ randomized study of cisplatin versus paclitaxel versus cisplatin and paclitaxel in patients with suboptimal stage Ⅲ or Ⅳ ovarian cancer: a Gynecologic Oncology Group study. *J Clin Oncol* 2000; 18: 106-115.

[88] International Collaborative Ovarian Neoplasm (I-CON) Group. Paclitaxel plus carboplatin versus standard chemotherapy with either single-agent carboplatin or cyclophosphamide, doxorubicin, and cisplatin in women with ovarian cancer: the ICON3 randomised trial. *Lancet* 2002;360:505-515.

[89] Burger R, Brady MF, Bookman MA *et al*. Phase Ⅲ trial of bevacizumab (BEV) in the primary treatment of advanced epithelial ovarian cancer (EOC), primary peritoneal cancer (PPC), or fallopian tube cancer (FTC): A Gynecologic Oncology Group study. *J Clin Oncol* 2010; 28 (18 Suppl): Abstract LBA1.

[90] Oza AM, Cook AD, Pfisterer J *et al*. Standard chemotherapy with or without bevacizumab for women with newly diagnosed ovarian cancer (ICON7): overall survival results of a phase 3 ran-

domised trial. *Lancet Oncol* 2015;16:928-936.

[91] Katsumata N, Yasuda M, Takahashi F *et al*. Dose-dense paclitaxel once a week in combination with carboplatin every 3 weeks for advanced ovarian cancer:a phase 3,open-label, randomised controlled trial. *Lancet* 2009;374:1331-1338.

[92] Chan JK, Brady MF, Penson RT *et al*. Weekly vs. every-3-week paclitaxel and carboplatin for ovarian cancer. *N Engl J Med* 2016;374:738-748.

[93] Elit L, Oliver TK, Covens A *et al*. Intraperitoneal chemotherapy in the first-line treatment of women with stage Ⅲ epithelial ovarian cancer:a systematic review with metaanalyses. *Cancer* 2007; 109: 692-702.

[94] Armstrong DK, Bundy B, Wenzel L *et al*. Intraperitoneal cisplatin and paclitaxel in ovarian cancer. *N Engl J Med* 2006;354:34-43.

[95] Rowan K. Intraperitoneal therapy for ovarian cancer:why has it not become standard? *J Natl Cancer Inst* 2009;101:775-777.

[96] Gallagher C, Clark A, Feeney M *et al*. PET-ROC/OV21 Randomised phase Ⅱ/Ⅲ Trial of PEritoneal Treatment for Ovarian Cancer:Initial results of the phase Ⅱ study in preparation for extension to phase Ⅲ. A collaborative trial of the NCRI, NCIC, GEICO, and SWOG Gynaecological Cancer Study Groups. *NCRI Cancer Conference Abstracts* 2013; A21. Available at http://abstracts. ncri. org. uk/abstract/petroc-ov21-randomised-phase-iiiii-trial-of-peritoneal-treatment-for-ovarian-cancer-initial-results-of-the-phase-ii-study-in-preparation-for-extension-to-phase-iii-a-collaborative-trial-of-the-nc-3/

[97] Ashworth A *Drug resistance caused by reversion mutation Cancer Res* 2008;68:10021-10023.

[98] Farmer H *et al*. Targeting the DNA repair defect in BRCA mutant cells as therapeutic strategy *Nature* 2005:434:917-921.

[99] Kim G, Ison G, McKee AE *et al*. FDA Approval summary:olaparib monotherapy in patients with deleterious germline BRCA-mutated advanced ovarian cancer treated with three or more lines of chemotherapy. *Clin Cancer Res* 2015;21:4257-4261.

[100] Ledermann J, Harter P, Gourley C *et al*. Olaparib maintenance therapy in patients with platinumsensitive relapsed serous ovarian cancer:a preplanned retrospective analysis of outcomes by BRCA status

in a randomised phase 2 trial. *Lancet Oncol* 2014; 15:852-861.

[101] Swisher EM, Lin KK, Oza AM *et al*. Rucaparib in relapsed, platinum-sensitive high-grade ovarian carcinoma (ARIEL2 Part 1):an international,multicentre, open-label, phase 2 trial. *Lancet Oncol* 2017;18:75-87.

[102] Mirza MR, Monk BJ, Herrstedt J *et al*. Niraparib maintenance therapy in platinum-sensitive, recurrent ovarian cancer. *N Engl J Med* 2016; 375: 2154-2164.

[103] Friedlander M, Trimble E, Tinker A *et al*. Clinical trials in recurrent ovarian cancer. *Int J Gynecol Cancer* 2011;21:771-775.

[104] Blackledge G, Lawton F, Redman C, Kelly K. Response of patients in phase Ⅱ studies of chemotherapy in ovarian cancer:implications for patient treatment and the design of phase Ⅱ trials. *Br J Cancer* 1989;59:650-653.

[105] Eisenhauer EA, Vermorken JB, van Glabbeke M. Predictors of response to subsequent chemotherapy in platinum pretreated ovarian cancer:a multivariate analysis of 704 patients. *Ann Oncol* 1997;8: 963-968.

[106] Parmar MK, Ledermann JA, Colombo N *et al*. Paclitaxel plus platinum-based chemotherapy versus conventional platinum-based chemotherapy in women with relapsed ovarian cancer:the I-CON4/AGO-OVAR-2. 2 trial. *Lancet* 2003; 361: 2099-2106.

[107] Pujade-Lauraine E, Wagner U, Aavall-Lundqvist E *et al*. Pegylated liposomal doxorubicin and carboplatin compared with paclitaxel and carboplatin for patients with platinum-sensitive ovarian cancer in late relapse. *J Clin Oncol* 2010;28:3323-3329.

[108] Monk B, Herzog T, Kaye S *et al*. Trabectedin plus pegylated liposomal doxorubicin in recurrent ovarian cancer. *J Clin Oncol* 2010;28:3107-3114.

[109] Aghajanian C, Blank S, Goff B *et al*. OCEANS:a randomized, double-blind, placebo-controlled phase Ⅲ trial of chemotherapy with or without bevacizumab in patients with platinum-sensitive recurrent epithelial ovarian, primary peritoneal, or fallopian tube cancer. *J Clin Oncol* 2012; 30: 2039-2045.

[110] Ledermann JA, Embleton AC, Raja F *et al*.

Cediranib in patients with relapsed platinum-sensitive ovarian cancer（ICON6）:arandomised, double-blind, placebo-controlled phase 3 trial. *Lancet* 2016;387:1066-1074.

[111] Liu JF *et al*. Combination cediramib and olaparib versusoleparib alone for women with recurrent platinum sensitive ovarian cancer *Lancet Oncol* 2014;15:1207-1214.

[112] Pujade-Lauraine E, Hilpert F, Weber B *et al*. Bevacizumab combined with chemotherapy for platinum-resistant recurrent ovarian cancer:the AURELIA open-label randomized phase Ⅲ trial. *J Clin Oncol* 2014;32:1302-1308.

[113] Bristow RE, Puri I, Chi DS. Cytoreductive surgery for recurrent ovarian cancer:a meta-analysis. *Gynecol Oncol* 2009;112:265-274.

[114] Morris M, Gershenson DM, Wharton JT. Secondary cytoreductive surgery in epithelial ovarian cancer:nonresponders to first-line therapy. *Gynecol Oncol* 1989;33:1-5.

[115] Segna RA, Dottino PR, Mandeli JP, Konsker K, Cohen CJ. Secondary cytoreduction for ovarian cancer following cisplatin therapy. *J Clin Oncol* 1993;11:434-439.

[116] Harter P, du Bois A, Hahmann M *et al*. Surgery in recurrent ovarian cancer: the Arbeitsgemeinschaft Gynaekologische Onkologie（AGO）DESKTOP OVAR trial. *Ann Surg Oncol* 2006;13:1702-1710.

[117] Harter P, Hahmann M, Lueck HJ *et al*. Surgery for recurrent ovarian cancer:role of peritoneal carcinomatosis. Exploratory analysis of the DESKTOP Ⅰ Trial about risk factors, surgical implications, and prognostic value of peritoneal carcinomatosis. *Ann Surg Oncol* 2009;16:1324-1330.

[118] Harter P, Sehouli J, Reuss A *et al*. Prospective validation study of a predictive score for operability of recurrent ovarian cancer:the Multicenter Intergroup Study DESKTOP Ⅱ. A project of the AGO Kommission OVAR, AGO Study Group, NOGGO, AGO-Austria, and MITO. *Int J Gynecol Cancer* 2011;21:289-295.

[119] Du Bois A, Vergote I, Ferron G *et al*. Ranodmized controlled phase Ⅲ study evaluating the impact of secondary cytoreductive surgery in recurrent ovarian cancer:AGO DESKTOP Ⅲ/ENGOT ov20. *J Clin Oncol* 2017;35(15 Suppl):5501.

[120] Fotopoulou C, Zang R, Gultekin M *et al*. Value of tertiary cytoreductive surgery in epithelial ovarian cancer:an international multicenter evaluation. *Ann Surg Oncol* 2013;20:1348-1354.

[121] Fotopoulou C, Braicu EI, Kwee SL *et al*. Salvage surgery due to bowel obstruction in advanced or relapsed ovarian cancer resulting in short bowel syndrome and long-life total parenteral nutrition:surgical and clinical outcome. *Int J Gynecol Cancer* 2013;23:1495-1500.

[122] Sehouli J, Papanikolaou G, Braicu EI, Pietzner K, Neuhaus P,Fotopoulou C. Feasibility of surgery after systemic treatment with the humanized recombinant antibody bevacizumab in heavily pretreated patients with advanced epithelial ovarian cancer. *Ann Surg Oncol* 2012;19:1326-1333.

[123] Hamanishi J *et al*. Safety and anti tumour activity of Anti PD-1 antibody, Novolumab, in patients with platinum resistant ovarian cancer. *J Clin Oncol* 2015;33:4015-4022.

第16章 性健康

第一节

性传播疾病

Peter Greenhouse

Bristol Sexual Health Centre, Bristol, UK

性传播感染（sexually transmitted infections，STIs）对妇科和产科疾病发病率的影响很大，但往往未得到充分重视，因为其隐匿性和传播效率使其在整个性活跃人群中普遍存在。盆腔感染（第9章第六节）、输卵管因素不孕（第11章第一节）、异位妊娠（第9章第四节）、生殖器溃疡、外阴阴道炎症（第14章第二节）、生殖器恶性肿瘤（第15章第一、二节）、早产（第5章第七节）和新生儿感染（第4章第三节）已被广泛研究，并证实与性传播感染有关。然而感染的作用，尤其是衣原体，在子宫内膜炎引起的子宫异常出血和月经过多，以及青少年女性由输卵管、阑尾炎引起的右髂窝疼痛等常见的妇科问题中的作用是有争议的，需要进一步阐明。

鉴于上述情况，性接触史（过去经常被忽视）是日常妇科问诊的重要组成部分，与月经或避孕史一样重要。因为在超过1/4的妇女中，STI症状或体征不易识别，而仅不到1/10的妇女具有明显的症状或体征，且伴侣（或伴侣们）的接触史和感染状况通常是未知的，因此无法就预测感染是否存在及感染所在阴道、宫颈、直肠或口咽部的部位进行可靠的风险评估。

全面了解女性的STI需要一本完整的教科书[1-3]，本节主要侧重于与日常妇科实践最相关的细菌和皮肤病毒性传播感染，不包括血液传播的病毒，同时强调解剖、激素和免疫因素。与相同条件下的男性相比，这些因素使女性更容易感染并表现出与男性不同的特点。

一、流行病学

女性通常比异性恋男性更容易罹患STIs，因为在任何性交行为中，感染都更有可能传播到生物学可接受的性伴侣。任何传染病的传播速度（R_0）取决于传播效率（β）、接触或伴侣的变化率（c）和传染性持续时间（D）的组合，以其最简单的形式表示为 $R_0 = \beta c D$[4]。

STIs在妇女的传播效率取决于感染微生物的负荷和性摩擦或摩擦损伤的数量和强度及受体组织脆性的组合。后者因使用纯孕激素避孕药物[5]、母乳喂养或更年期的雌激素不足而加剧，前者可因使用提高性能力的药物和非自愿的性交而加剧。在HIV患者，直肠比阴道或咽部的脆弱性更大。使用润滑剂和避孕套可以在所有部位降低或者在很大程度上预防HIV感染。个体免疫反应和器官的生物学特点决定了传染性的持续时间。对于流行性感染通常持续时间较短，约几周时间，如具有明显症状的男性淋球菌性尿道感染，或如HIV在血清转换时出现的暂时性高病毒血症。而对隐匿性和局限性STIs来说，传染性持续时间通常更长（几个月或几年）。

因此，在与一个以上性伴发生性行为的妇女中有超过50%的女性将获得和（或）传播地方性STIs，如单纯疱疹病毒（herpes simplex，HSV）、人乳头瘤病毒（human papillomavirus，HPV）或沙眼衣原体，但不会出现任何感染迹象或症状，也不会受到任何重大伤害。在大多数情况下，后两种感染会因为妇女的正常免疫反应而在 1～2 年的（在许多情况下更快）时间内自动消除[6,7]。因个体遗传学特质和暴露频率，加上激素和免疫状态，少数妇女可出现症状并发生不良的后遗症。

大多数流行病调查反映了确诊感染的发生率，其取决于是否提供适当的服务、避孕选择、门诊就诊模式、报告系统和诊断技术的进步。英国免费、保密的性健康诊疗系统为临床诊断和统计数据收集提供了一致的方法学[8]。过去 70 年来报告的女性淋病病例（图 16-1）从重要的历史视角说明了后代所经历的不同感染率。针对青少年生育率，它可以作为性观念和性伴侣变化率的晴雨表，这与过去和今后的女性全生命周期的妇科保健直接相关。

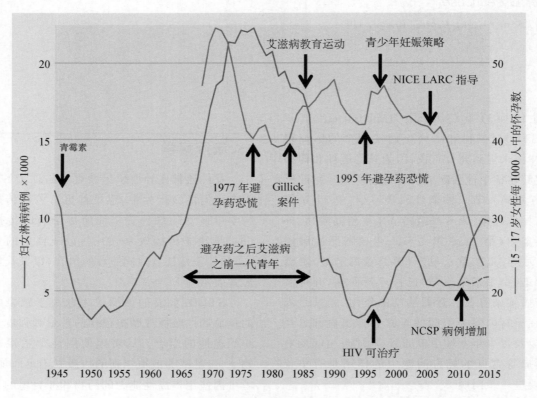

图 16-1　1945－2015 年英格兰和威尔士每年的淋病病例数（英格兰仅从 2010 年开始）及 1969－2014 年受孕率[10]
Extrapolated from Public Health England[8] and Health Protection Agency[9] with corrections.

战后"婴儿潮"及其相关的感染高峰之后，淋病（和梅毒）发病率随着青霉素的引入而迅速下降。20 世纪 50 年代末至 60 年代的上升是由于性自由化、人口结构变化和采用复方口服避孕药（combined oral contraceptive pill，COC）所致。20 世纪 70 年代中期，青年女性（她们现在已进入更年期）的感染率是有记录以来最高的，这与开出的 COC 处方数量最多相吻合，因此同期的受孕率也最低。20 世纪 80 年代中后期，HIV/AIDS 教育运动的影响使所有 STIs 大幅下降并持续整个 20 世纪 90 年代，因此 1970－1980 年出生的妇女的性传播感染（以及最大的感染症状）的感染率比之前或以后女性都低，但少女受孕率较高，因为她们更喜欢使用避孕套而不是避孕药。1990 年以来，出生的女性由于不那么谨慎地使用避孕套，感染率处于中等水平，但她们是第一代可以自由获得互联网色情的一代人，这导致强迫、接受和实行直肠性行为的增加[11]，同时手机约会应用程序提供了一种更有效的方式来快速寻找和更换新的伴侣。然而，她们也受益于长效可逆避孕药的广泛使用，因此怀孕率低得多[10]。

淋病和衣原体等 STIs 的发病率在青少年晚

期和 20 岁出头的女性中最高的现象并不奇怪,早于年轻男性的感染高峰,因此时性伴侣更换率最高,需要反复检测以控制感染[12]。个人的性行为和感染风险在很大程度上取决于其人口背景和地理环境[13]。北欧国家的性传播感染趋势大致相似,因为具有相似的性模式和典型的西方社会一夫一妻制,但偶尔发生不忠行为。随着手机约会APP 带来的"一夜情"文化占据主导地位,控制感染将变得更具挑战性。在宗教文化规范是男权主义和女性守贞的双重标准道德的地区比如南欧,STIs 的感染率已经高于整体人群。在贫困、吸毒、经济落后、特定民族传统或逃离战乱冲突的情况下,性传播感染率则更高,这表明将有大量流动男性会有共同的性伴侣[14],并且那里的妇女社会权利、性权利和生殖权利最不受重视或尊重[15]。

二、妇科性病综合防治方法

出现任何重要的生殖器症状,如刺激、分泌物、出血模式改变、盆腔疼痛或性交不适,都应及时询问和调查该问题是由于激素水平的变化,还是最近获得的感染引起,还是两者的结合,因为两者对妇女的生殖健康具有同等的影响(图 16-2)。综合性鉴别诊断的重要性[16]在有复发性盆腔疼痛的妇女中尤为重要,她们中的许多人接受全科医师和性保健服务咨询,并被推定患有盆腔炎,而她们实际上患有子宫内膜异位症[17,18]。这些妇女本应该接受激素或手术治疗,但却接受抗生素治疗。相反,由于衣原体子宫内膜炎引起异常子宫出血的妇女(见下文),她们本应该接受抗生素治疗,但却就诊妇科医师或避孕诊所而接受了激素或者手术治疗。

考虑到妇女的激素水平状况(无论是由于周期性变化、避孕方法的使用、怀孕、母乳喂养或生命阶段的变化)及其对系统和局部生殖道免疫的

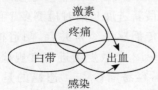

图 16-2　是激素还是感染(子宫内膜异位症或子宫内膜炎)或两者兼而有之

复杂影响,对于处理复发性生殖器感染(见下文)及其相关症状尤其重要。任何具有周期性波动的医学或心理疾病都必然存在激素的影响,因此可能需要接受激素治疗。虽然后者的生物学合理性很强,但由于缺乏有针对性的研究,正式的证据基础薄弱,相关研究往往纯粹集中在感染上,而忽视了黄体期引起的免疫抑制的作用。

1. 性史采集

无处不在的隐匿 STIs 的现状,要求性史记录与任何常规妇科检查无缝链接,按照从月经细节到避孕方法使用的逻辑顺序进行。应特别注意与激素水平或伴侣变化的时间有关的症状的出现。所提出的问题通常不必像在性健康诊所[19]或遭受性攻击之后提出的问题那样详细或具有侵犯性。在简要强调这些问题对协助诊断的保密性和相关性之后,最初要问的只是该妇女是否正在或已经有性行为,如果是的话,询问自前次性接触以来的时间间隔,是最近的还是过去的,以及她是否有过性交后出血或性方面的其他问题。

通过保持问题的简洁性、相关性和非判断性,应该能收集到足够的有用的细节,而不会造成不必要的尴尬。考虑到在英国最新的全国调查中,年轻女性的同性关系经历增长了 4 倍(达到8.7%),临床医师应该警惕做出异性恋倾向的主观推定[11]。一旦建立了医患间亲密关系和信任,也有利于询问性胁迫或亲密伴侣暴力相关问题[20]。鉴于此类问题的普遍性,特别是在怀孕期间[21],应被视为支持妇女人权的妇科医师的基本能力[22]。

相关的诊断测试在框图 16-2 中讨论。适当的抗病毒药物、抗真菌药物或抗生素治疗最好等到实验室结果出来后再进行,并遵循已公布的国家指南[23],这些指南根据实践中的变化和耐药性情况定期更新,而且肯定在本教科书下一版之前很久就已经发生了一些变化(见框图 16-3)。根据情况的紧急程度,或者确切地说如果能够获得准确的患者诊断信息,则需要立即治疗[24]。

2. 性伴侣管理

在妇女 STI 治疗中最容易忽视的领域是性伴侣的告知和治疗以预防感染。但不幸的是,立即治疗减少了对这一问题考虑和咨询的时间。谈论性感染获得和性伴侣治疗这一话题需要技巧、

谨慎、隐私和准确的指导信息,考虑到可能产生误解和增加亲密伴侣间暴力事件发生的风险,不应仓促行事[25]。鉴于这些复杂性,妇科医师的最低职责应是建议在伴侣或接触者接受治疗之前停止性交,并立即寻求当地性健康诊所的保健顾问和临床医师[26]或其所属部门专门相关顾问的进一步协助和支持。应制定当地流程以促进这种支持,处理由于结果不一致而造成的疑惑,并协助患者进行性伴的治疗,这是常规护理标准的一部分[27]。框图 16-1 包含一些讨论要点来帮助减少耻辱感和帮助理解。

💡 **框图 16-1**

关于通知 STIs 性伴侣的讨论要点

- 任何在性伴侣或接触者中的感染都可能是无症状的。
- 女性的症状前阶段可能存在较长时间。
- 感染可能在两人关系开始前即存在。
- 鉴于上述情况,STI 不是不忠的表面证据。
- 伴侣应同时治疗,以防止再次感染,并应在治疗过程中避免性交。
- 诊断可能无法证实,任何症状都可能有其他解释,尤其是盆腔疼痛。
- 检查伴侣或接触者可以改善对女性的诊断和护理。
- 伴侣的检测可能不显示感染,因为传播一致性不是 100%,并且感染可以自发清除,并且在不同伴侣中以不同的速率清除。
- 性伴侣应该接受检查,并为他们自己的未来健康接受治疗。

Source:modified from Robinson & Greenhouse[26].

三、诊断进展

随着高度敏感的分子诊断技术的引入,我们对女性 STI 的认识发生了很大变化,从 20 世纪 90 年代中期的聚合酶链反应(PCR)开始,到 21 世纪头 10 年中期的核酸扩增试验(nucleic acid amplification tests,NAAT),逐步取代了传统的淋病和毛滴虫镜检和培养、疱疹病毒培养、衣原体酶免疫分析(EIA)和 HPV 原位杂交[28]。对于这些微生物的检测,敏感度的增加幅度比以前大 50%～100%,放大了 20 世纪的流行病波动(见图

16-1),表明妇女淋病数量比 40 年前记录的数量多出 4 倍。它还突出了地方性感染的普遍性,大多数性传播感染的无症状携带者的比例高达 90% 以上,并促进了对疾病相关性的研究进行彻底的重新评估或澄清,如衣原体感染与早产(第 5 章第七节)和 HPV 与生殖器癌症(见第 15 章第二节)。

从理论上讲,从单个生物体甚至其碎片中检测出阳性信号的能力使生殖器取样发生了革命性的变化。以前,宫颈拭子具有较高的生物拷贝数,是检测衣原体和淋病所必需的。现在,自取外阴-阴道拭子相当于或甚至比临床医师从宫颈取的样本更敏感[29]。这大大减少了镜检的需要,但在性交后或其他不明原因出血、顽固性分泌物、细胞学取样和阴道镜或宫腔手术的情况下除外。在有阴道分泌物显微镜检查的地方,有分泌物的妇女也可以自己取玻片进行革兰染色和(或)湿抹片检查,因此在性健康诊所进行生殖器官检查的妇女越来越少[30]。事实上,如果不能直接获得分泌物显微镜检查,很难理解妇科医师对阴道分泌物的管理如何能比合格的全科医师或社区避孕诊所更好[31]。Donders 等提倡一种快速、简单、低技术的解决方案[32],利用湿抹片显微镜诊断细菌性阴道病(BV)、需氧阴道炎、念珠菌病和滴虫病,以便立即治疗,但对后两种生物缺乏敏感度。

1. 快速检测和多重检测

最新的技术发展将实验室分析带到了床边或门诊,能够在不到 2h 的时间内得出可靠的结果。对衣原体和淋病的快速检测已被证明可以减少不必要的抗生素治疗[33],另外还有一个好处,就是可以更快地通知性伴侣,从而减少继续传播。这对于改善急腹症的处理,特别是年轻女性右髂骨窝疼痛的治疗也具有潜在的好处,可以在考虑手术或开始使用抗生素之前识别或排除性传播感染。

另一项最新进展是同时检测多个微生物的能力。由于性传播感染经常并存,阴道棉签样本通常可针对 8～12 个微生物进行常规检测,敏感度较高,而且不容易漏诊[34]。遗憾的是,一些商业上可获得的多重检测方法也包括一些被认为是共有的,或尚未被归类为对妇女真正致病的微生物(如人型支原体、微小解脲支原体),为此一些私下

或在英国境外就诊的妇女可能接受不必要的抗生素治疗。

检测方法过度敏感有时也是缺点，诊所内的样本污染，成功治疗数天或数周后死亡的微生物持续存在都可以使检测出现"假阳性"问题，这使判断治疗效果成为问题，尤其是针对衣原体和淋病（见关于个体微生物一节）。

2. 常规的性传播感染检测

妇女最基本的性传播感染筛查包括外阴阴道拭子检查衣原体和淋病，以及血液检测梅毒和HIV[36]（框图 16-2）。临床医师习惯于对后两种感染进行产前筛查。鉴于错过可治疗的隐性感染会造成的不良后果，上述常规筛查应扩大到日常妇科诊疗中，尤其是发现生殖器溃疡或疣状病变的情况，以及在 HIV 流行率超过 1/500 的地区就更加重要[37]。

 框图 16-2

必要的性传播感染筛查：生殖器样本和其他检查

无症状筛查

- 艾滋病病毒和梅毒的血液检测，外阴阴道拭子检查衣原体和淋病（以及其他指定部位）。

阴道症状

- 基本筛查加阴道拭子镜检/培养念珠菌和 BV，湿玻片/培养或 NAAT 检测阴道毛滴虫。

生殖器溃疡

- 基础检查加阴道检查，加上疱疹拭子。

异常出血/宫内节育器感染

- 基础检查和阴道检查，加上宫颈管深部拭子需氧菌和厌氧菌培养。

高危情况：静脉注射吸毒者，性工作者，来自高发区的妇女，同性恋或双性恋男子的接触者/伴侣。

- 基础检查和阴道检查加上乙肝和丙型肝炎的血液检查。

Source BASHH guideline[36]

四、孕妇中的性传播感染

STIs 会影响怀孕的各个方面，包括低生育力、移植失败、异位妊娠、早期及中期流产、早产和死产、胎儿异常和新生儿感染。然而，流行的 STIs 在发达国家的流行率相对较低，这意味着严重的并发症很少发生在产科，地方性 STIs 的后果可能不会引起人们的注意。

性传播感染对产科结局影响最大的是发展中国家，特别是撒哈拉以南非洲，那里未经治疗的感染率最高，贫穷、营养不良、疟疾和结核病等其他地方性传染病等共同因素加剧了这一问题。在这种情况下，即使在控制了其他变量之后，淋病和滴虫导致早产的风险增加了 1 倍，衣原体感染导致早产的风险增加了 4 倍，如果在 16 周前诊断出BV 则早产的风险增加了 7 倍[38]。梅毒在产前的总体流行率在 4% ～ 15%，每年影响约 200 万非洲孕妇，其中 160 万未得到治疗，导致 50 万婴儿死亡[39]。它与 1/4 的早产和 1/2 的死产有关[38]。

使用简单、快速的梅毒和 HIV 试剂盒进行快速检测的最新进展使诊断阳性率大大提高，并且显著提高了梅毒病例的治疗比例，从 51.1% 大幅提高到 95.2%[40]。从在乌干达 Rakai 进行的一项实验中可以估计出治疗 STIs 的价值。该试验是在妊娠 28 周给孕妇一次性抗生素方案（头孢克肟 400 mg，阿奇霉素 1g 和甲硝唑 2g）。在 20 世纪 90 年代末，这种联合疗法可以同时有效地对抗淋病，衣原体和滴虫病，并且应该使梅毒无感性。尽管没有治疗性伴侣和有再次感染的风险，但低出生体重和新生儿死亡的相对风险均显著降低，分别为 0.68 和 0.83[41]。

根据上述情况，任何改善妊娠期性传播感染的筛查和治疗的努力都会带来早产和新生儿死亡的减少，以及平均孕龄和平均出生体重的增加，尽管根据绝对疾病流行率，这些因素可能难以衡量或证明。在发达国家，STIs 对怀孕的影响在关特异疾病的相关章节中加以考虑，并在第 3 章第七节中进行了讨论。

五、衣原体

"衣原体感染对育龄妇女的影响被极大地低估了"[42]。因为它的普遍性和与不良生殖后遗症的因果关系使得沙眼衣原体成为影响妇女健康的最重要的性传播感染。由于 5% ～ 10% 的年轻妇女在筛查活动中被发现感染了衣原体[8,12]，因此可能至少有 1/3 ～ 1/2 的人在一生中会感染衣原体。它是一种专性的细胞内细菌，具有独特的准病毒的 48h 生命周期,在细胞外感染状态的基本体(elementary body,EB)和细胞内网状体(reticulate body,RB)之间转化,后者利用细胞物质进行繁殖。衣原体造成的组织损伤部分是由这一过程引起的,但主要是由于在少数遗传易感个体中诱导了一种放大的细胞介导的免疫反应[43]。一些 RBs 可以转化为持久的非复制形式,保持长期的生存能力,因此不太容易被抗生素清除,从而导致所谓的异型性耐药。在这种情况下,高生物负荷的治疗可能会失败[44]。衣原体几乎完全是通过直接的性接触传播的,因为这种微生物不会在外部皮肤上生长或感染,它只能在特定类型的组织中增殖,包括宫颈管、尿道、直肠、子宫内膜、腹膜、结膜和咽部的柱状上皮,以及输卵管、鼻咽、鼻窦和支气管的纤毛上皮。女性生殖器感染患者咽部衣原体携带约占 12%,几乎所有患者均无症状[45],口交被认为是衣原体传播的一种相对低效的传播途径。

与女性大多数其他 STIs 一样,感染的高峰出现在 20 岁左右,由于在这个年龄阶段性伴侣更换率最高。性健康诊所检测和英国国家衣原体筛查方案确定的高峰为 18—20 岁,之后会有显著的下降[8,12]。不足为奇的是,随着筛查扩大到更大的人口比例,记录的病例总数增加,总体阳性率下降。从 20 世纪 80 年代初以来,收集的瑞典数据中可以更好地了解最近的衣原体流行病学,这些数据不是来自人口筛选,而是来自广泛、低临床阈值的诊断测试[46]。1986 年以来发病率的持续下降(英国筛查计划是主要推动力)不是因为检测方案,而是由于艾滋病教育运动降低了伴侣更换率和增加了避孕套的使用。自 1996 年 HIV 可治以来,衣原体感染率一直在上升。

鉴于人口混合的速度,人们越来越关注广泛的筛查和治疗是否对疾病流行率有任何实际影响[47]。由于一种只伤害少数人的感染,而反复使大量个体接触抗生素会产生其他病原体的耐药株,如淋病和支原体(见后文)可能得不偿失。

1. 感染的持续和自发清除

多年来,人们认为衣原体感染后会持续存在并且可以被识别,直到给予适当的抗生素治疗为止。现在已经表明,大多数青少年和成年女性最终将通过自身免疫系统清除下生殖道的感染,没

有明显的长期不良影响,但少数人无论是否接受宫颈拭子的筛查,都会在其子宫内膜、卵巢表面和(或)输卵管中持续存在活动或静止的衣原体感染[48]。

在一组初次感染和未治疗的混龄成年妇女中,第 1、第 2 或 3 年后的自发清除率分别为 50%、80% 和 95%[49]。另外,清除速度随着年龄的增长而成比例地增加,30 多岁的妇女很可能在几周或几个月内清除感染[50]。这就解释了为什么十几岁的女性似乎比 20 多岁的女性有更多的衣原体感染,尽管后者的感染累积风险增加。这也可以解释了夫妻之间的感染是不一致的,伴侣之间的清除速度可以不同,为此可能导致误解和相互指责[26,27]。

2. 衣原体感染的表现和后果

女性衣原体感染后绝大多数人无临床症状(在没有输卵管损伤的情况下自发清除感染),只有极少数因急性盆腔炎需住院治疗[51](见第 9 章第六节)。在这两个极端之间是一系列的表现,如子宫内膜炎、月经过多、异位妊娠和输卵管因素不孕,被称为"亚临床输卵管炎"[52]"非典型 PID"[53]"亚临床 PID"[54],其中衣原体感染是隐蔽的,通常不被认识,因此没有得到治疗。

(1)衣原体和异常子宫出血尚无明确答案:衣原体是导致宫颈脆性和黏液脓性宫颈炎的感染之一[55](图 16-3),可导致阴道分泌物增多和性交后出血(post-coital bleeding,PCB)。然而,宫颈炎的体征和白细胞的镜检都是非特异性的,对衣原体的阳性预测价值很低,但如果没有上述表现的话对排除子宫内膜炎有很强的阴性预测价值[56]。英国对 PCB 的处理并不一致[57],通常需要明确排除或治疗衣原体、淋病,可能还有生殖支原体,然后才考虑对良性疾病(如宫颈管柱状上皮外翻)进行手术消融治疗。

根据定义,任何有上生殖道感染(如输卵管炎、盆腔腹膜炎、肝周围炎、阑尾周围炎)的妇女都必然伴有子宫内膜炎。然而,由于缺乏有针对性的研究,衣原体或其他与性传播感染相关的子宫内膜炎在多大程度上会导致异常子宫出血(abnormal uterine bleeding,AUB)或月经量过多(heavy menstrual bleeding,HMB)尚不清楚。在新近服用 COC 出现经间期不规则出血(irregular

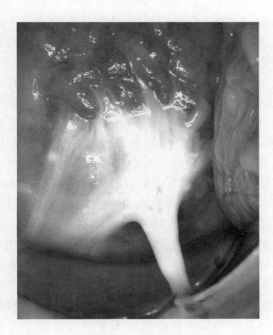

图 16-3　衣原体黏液脓性宫颈炎（另见彩图 16-3）
显性衣原体黏液脓性分泌物伴宫颈腺体水肿表现为滤泡性宫颈炎。淋病也有类似的表现，但大多数衣原体都是隐匿性的，很少或根本没有这种明显的症状。Source：photograph by Peter Greenhouse FRCOG，1992.

intermenstrual bleeding，IMB）的妇女中，约 29％的人使用高灵敏度的直接免疫荧光试验发现衣原体感染，而有阴道分泌物或新伴侣的妇女为 11％，在初到避孕诊所就诊者中只有 6％[58]。因此，衣原体感染是仅次于 COC 不耐受之后导致经间期出血的第二位常见病因。

在一项纳入就诊于公共性健康诊所的非洲裔美国妇女的概念验证研究中，发现单剂量阿奇霉素（1g）可以减少 50％的异常出血[59]。浆细胞性子宫内膜炎的组织学证据从治疗前的 38％下降到治疗后的 4％（$P < 0.001$），但这与出血症状消退与否并不完全相关。

对在活检时未做过衣原体检测或不明原因 AUB 妇女的子宫内膜活检进行分析，发现约 58％的患者有衣原体的 PCR 阳性，其感染与巨噬细胞、淋巴细胞和浆细胞密切相关（$P < 0.001$）。这正是本节开篇时，作者说"衣原体感染被大大低估了"的缘由[42]。如果这项工作被前瞻性地重复并且结果得到证实，它将表明 PALM-COEIN 分类中大多数"特发性"或不明原因的 AUB-E 或

AUB-I（见第 10 章第三节）可用沙眼衣原体感染来解释。因此，在 AUB 和 HMB 的初步评估中，对浆细胞内膜炎和衣原体进行常规检查或宫腔镜检查，并给予适当的预处理，可减少放置左炔诺孕酮宫内释放系统（LNG-IUS）后持续大量或不规则出血的发生率。

（2）衣原体、阑尾周围炎和肝周围炎：根据 Moritz 在 1912 年的研究，"附件疾病和阑尾炎之间的因果关系仍是妇科问题中的一个黑暗领域"[60]。仅在 16 岁至 21 岁之间，阑尾炎的发病率在女性中显著高于男性，手术率是男性的 2 倍，组织学阴性的发生率是男性的 3 倍[61]，而这与 18—20 岁年龄段最常见的性传播感染发病率的高峰重合[8]。衣原体和浆膜细胞阑尾周围炎的相关性研究表明[62]，衣原体"输卵管-阑尾炎"可能解释了这一诊断困境及其普遍性[63]，因此有必要对所有急性右髂窝痛的年轻女性进行衣原体筛查[64]。准确的性传播感染检测可以加强急诊科的急症管理。如果在这组年龄患者的以后的临床试验中使用针对衣原体盆腔炎症性疾病（PID）的特定抗生素方案，如含大剂量氧氟沙星（400 mg 每日 2 次，连续 14d），有可能改变"抗生素与外科手术比较时结果无显著性差异"的状况[65]，有待于深入探索。

性传播感染与肝周围炎的关系最早被描述于 1920 年[66]，最初被认为是由淋病引起的。Curtis 在进行盆腔清洗治疗晚期淋球菌性输卵管炎时经常发现肝和膈肌之间的"新娘面纱"样和（或）"小提琴弦"样粘连（图 16-4）[67]。Fitz-Hugh[68] 描述了淋球菌性腹膜炎的急性表现为右侧季肋部疼痛、深吸气受限伴有 Murphy 征阳性，与急性胆囊炎难以区分。自首次从肝表面分离出衣原体以来[69]，由于淋病与衣原体经常共存，极少有病例被描述为无衣原体感染[70]或高抗衣原体抗体滴度的 Fitz-Hugh-Curtis 综合征。约 20％的 PID 患者有不同程度的右上腹疼痛，在大多数情况下，通过适当的抗衣原体治疗，这种疼痛可以迅速缓解，仅在少数膈肌周围受限的病例中需要粘连松解。症状可能会急性出现，没有任何明显的盆腔疼痛或其他体征，但这种联系是足够强烈的，因此年轻的性活跃的女性的右季肋部的疼痛必须考虑到衣原体感染的可能，除非找到其他

原因的直接证据,而胆囊炎在这一年龄组女性中很罕见。很少有女性会出现肝左叶疼痛或脾周围炎。

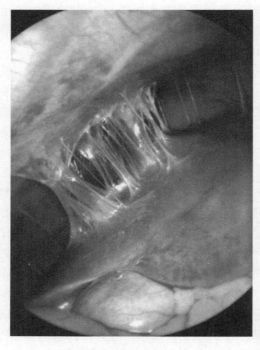

**图 16-4　衣原体性肝周围炎/Fitz-Hugh-Curtis 综合征
（另见彩图 16-4）**

由于衣原体感染导致的肝和膈肌之间的新娘面纱和小提琴弦样粘连,导致右季肋部疼痛和呼吸受限。注意:胆囊是正常的。Source:photography by Peter Greenhouse FRCOG,1986.

(3)衣原体盆腔炎和输卵管因素不孕:对于衣原体感染后最终发生输卵管损害的妇女比例,以及筛查和治疗在疾病预防方面的有效性,存在各种各样的意见。在最近的一项深入评估中,检出率从广泛接受的 1%～2%[72]到 17%不等,该评估表明每 1000 例衣原体感染的 16－44 岁妇女中,到 44 岁时大约有 171 例 PID、73 例输卵管炎、2 例异位妊娠和 5 名输卵管因素不孕症(TFI)[73]。基于预防盆腔感染的衣原体筛查的前瞻性随机研究报道的结果差别很大,主要是因为患者的选择和数据的解释不同。

西雅图 PID 预防研究显示,接受 STI 筛查和治疗的妇女中,患 PID 的相对风险为 0.44(95% CI 0.2～0.9),其中 7%的妇女患有衣原体[74]。然而,伦敦预防盆腔炎(POPI)试验发现,在接受

筛查和立即治疗的妇女中,PID 病例数稍有下降但不显著,大多数(79%)的偶发 PID 病例发生在最初未发现感染的妇女[75]。

正如第 9 章第六节所讨论的,衣原体引起生殖道损害的主要决定因素是反复接触和严重感染[76]、延迟治疗症状性疾病[77]和抗衣原体细胞介导的免疫反应,这些都是由单核苷酸多态性决定的[43],少数妇女为此存在易感性。这些反应在理论上应该在最初接触阶段最明显,从而最年轻的暴露者容易感染。相应的,有些妇女在遗传层面存在保护输卵管不受损伤的机制。在抗衣原体 IgG 抗体阳性的低生育力妇女中,那些具有 CCR5Δ 32 基因缺失的人,发生输卵管病变的可能性要低 4 倍,而该基因缺失也可以预防 HIV 感染[78]。这就预示这从基因型和衣原体血清学反应预测妇女不孕症风险的未来前景[79],这一方法在调查"无法解释"的不孕症时特别有用[80]。

抗衣原体抗体滴度(anti-chlamydial antibody titre,CAT)与低生育力妇女输卵管损害的严重程度呈线性关系,这是 TFI 与衣原体细胞介导的免疫反应之间有联系的最强证据[81]。CAT 是通过全细胞包涵体免疫荧光试验来测定。由于 CAT 是对数的,这符合剂量-反应效应。几乎所有这些妇女子宫颈 NAAT 筛查都呈阴性,而且目前还不知道高 CAT 的妇女是否会从长时间的抗生素治疗中受益[80],尽管这可能是预防子宫内膜炎的一种选择。抗衣原体热休克蛋白-60(HSP-60)抗体在急性肝周围炎和输卵管炎症患者中的滴度最高[71],与抗衣原体体液免疫标志物联合检测时对 TFI 也具有很高的预测价值[82]。

(4)辅助生殖技术的失败:较高的衣原体 HSP-60 滴度也与辅助生殖技术(assisted reproduction techniques,ART)的失败显著相关。胚胎植入更有可能失败[83],早期自发流产也更常见[84]。由于人 HSP-60 与衣原体 HSP-60 的结构相似,推测其免疫病理机制要么是慢性隐匿性子宫内膜炎防止着床,要么是可能直接影响早期胚胎发育[84]。子宫内膜前列腺素受体的表达增加已被证实是衣原体感染妇女反复流产的一个危险因素[85]。有希望的是,经联合抗生素治疗后,慢性子宫内膜炎改善的妇女其活产率明显提高,其

中大多数治疗也涵盖抗衣原体的治疗[86]。

（5）衣原体和异位妊娠：衣原体感染可能是大多数异位妊娠的原因，尽管异位妊娠发生时很少在阴道或宫颈拭子中发现衣原体，而且对其风险估计的范围也是有争议的（见第9章第四节）。在输卵管伞端没有完全封闭的女性中，衣原体由于部分导致输卵管脱纤毛化和纤毛摆动频率降低而导致卵母细胞运输障碍[87]。85%以上的异位妊娠妇女与活产妇女相比CAT明显升高[80,88]。在一项生态学研究中，衣原体发病率的逐年下降与异位妊娠的直线下降直接相关：在20—24岁的人群中，做图线的延伸会经过横坐标的零点，提示如果这一年龄组没有衣原体感染，则异位妊娠也将很少或根本不会发生[89]。对异位妊娠妇女输卵管组织中衣原体mRNA逆转录PCR检测表明，在初次感染后很长时间内仍存在有活性的、代谢活跃的衣原体感染，可导致输卵管损害[90]。综上所述，这些观点表明，即使下生殖道拭子是阴性的，年轻的异位妊娠妇女也可能需要延长抗衣原体治疗。

（6）衣原体和关节炎：有关个体对衣原体感染反应的遗传效应的第一个实例和最有力的证据来自HLA-B27组织类型[91]，它对性获得反应性关节炎（sexually acquired reactive arthritis，SARA）、葡萄膜炎/结膜炎和尿道炎（以前称为Reiter综合征）的三联征具有易感性，这种疾病在男性中似乎比女性更常见[92]。SARA是一种不对称的多关节的滑膜、筋膜和肌腱的"无菌性"炎症，通常影响手、下肢和骶髂关节，在滑膜活检中可发现衣原体[93]。在没有其他特征的情况下，可以发生关节受累，而孤立性骶髂关节炎在女性中可能经常被忽略[94]。治疗是采用标准或扩展的抗衣原体治疗方案[94,95]，与抗炎药物联合使用，由于复发率高，性健康临床医师和风湿科医师联合治疗效果最好[94]。阿奇霉素在软骨中浓度很高，但目前还不能证明这种疗法是否具有特殊的好处[95]。

（7）妊娠期衣原体：在整个20世纪80年代和90年代，使用相对不敏感的EIA检测对妊娠期衣原体进行的研究一致地报道了感染衣原体的妇女早产（preterm birth，PTB）的比例增加，但没有达到统计学意义。为此并未开展Meta分析，只是

假定衣原体感染不是PTB的主要原因。使用早期衣原体DNA检测试验的研究表明，如果在24周时检测到衣原体，PTB的风险将增加2~3倍[96]。

在妊娠合并细菌性阴道病的治疗中（见第5章第七节），只有含有公认的抗衣原体抗生素（红霉素、克林霉素）的全身方案才能成功地减少PTB[97]，这解释了单纯甲硝唑方案的失败原因。衣原体感染的意外治疗可能是迄今为止唯一一项随机产前试验（针对菌尿）取得显著成功的原因，在PTB的预防上多西环素与安慰剂的优势比为0.25[98]。综上所述，应更加重视产前衣原体的筛查[99]，尽管在年龄较大的妇女中可能存在自发清除而漏诊的可能性[49]。英国国家卫生和保健研究所（NICE）的指导方针[100]并不建议扩大产前衣原体筛查的范围，该指南只建议对25岁以下的妇女进行衣原体筛查方案。这一做法没有关注对未经治疗的衣原体进行的最大的产前自然史研究数据，该研究表明在32周之前和35周之前的感染妇女中，调整后的PTB优势比分别为4.35和2.66，而衣原体分别占这些妊娠期间早产的14.9%和7.4%[101]。

在经阴道分娩的婴儿中，多达60%~70%的婴儿通过母婴感染衣原体[102]。新生儿女孩的阴道和直肠感染更有可能发生在臀位分娩，有20%[103]的传播效率。新生儿衣原体眼炎比淋病更常见，但潜伏期较长，为1~2周，所有感染均在30d内出现[104]。衣原体肺炎可以发生在出生后1~3个月的任何时间，大多数发生在8~11周[105]。

3. 衣原体的治疗和预防（框图16-3）

💡 **框图 16-3**

主要细菌性STIs的抗生素治疗（所有剂量均为口服，除非注明）

沙眼衣原体

- 首选：多西环素100mg 每日2次，共用7d。
- 二线：氧氟沙星每日200 mg 每日2次或400 mg 每日1次，共用7d，或红霉素每日500mg 每日2次或250mg 每日1次，共用7d或每日250mg，每日1次，共用7d。

（续　框）

- 替代方案：延长阿奇霉素 1g 顿服，然后 500mg 每日 1 次用 2 天或 250mg 每日 1 次用 4d。
- 复杂病例：氧氟沙星 400mg，每日 2 次用 14d 或者多西环素 100mg，每日 2 次用 14d，或者延长阿奇霉素 1g 顿服，然后 500mg，每日 1 次用 4d。

淋病奈瑟菌

- 首选：头孢曲松 500 mg 单次肌内注射或者单次阿奇霉素 1g 或 2g 口服。
- 可选：咨询微生物学家和（或）性健康临床医师。
- 复杂病例：咨询微生物学家和（或）性健康临床医师。

生殖支原体

- 首选：交沙霉素 500 mg，每日 3 次连续 10d 或延长阿奇霉素 500 mg，口服，然后 250 mg 每日 1 次用 4d。
- 二线：（如果阿奇霉素耐药）莫西沙星 400 mg，口服给药 7～10d。
- 三线：（阿奇霉素和莫西沙星失败后）原霉素 1g 每日 1 次用 10d。
- 复杂病例：莫西沙星 400mg，口服 14d。

尽管最近的英国指南[106]仍然建议使用多西环素 100 mg 每天 2 次共 7d，或者阿奇霉素单次 1g 口服作为衣原体一线治疗方案，但用 NAAT 进行治愈试验（test of cure，TOC）来评估时，后一种治疗方案的不足之处越来越引起人们的关注[107,108]。多西环素治疗直肠感染的疗效比单剂量阿奇霉素高出 20%[109]，而且即使在从未进行过直肠性行为的妇女中，直肠也是衣原体感染的首选部位[110]，因此需要另一种选择。阿奇霉素具有很长的细胞内半衰期，在衣原体感染的 MIC90 以上停留 10d，尤其在子宫、输卵管和膀胱浓聚[111]。然而，它的血清半衰期不到 24h，这解释了它在高负荷感染中有潜在失败的可能[44]，需要延长方案至少 3d，最好是 5d[112]。当有子宫内膜炎时，几乎可以肯定的是增加阿奇霉素使用总量从最低 1.5g 至最高 3g（如单次 1g，然后每天 500mg 用 4 天）优于单一剂量的治疗。这种口服方案是从一项单药治疗 PID 的试验中推断出来的[113]。另一种治疗简单衣原体的方法是氧氟沙星 200 mg 每天 2 次（或 400mg，每天 1 次）共用 7d。但是，由于有罕见的肌腱断裂的不良反应，所以不能给职业运动员服用[106]。

这些对疗效欠佳的新的理解引人关注，并有

可能对一些现有的推荐意见引起质疑，比如反对在进行子宫操作之前尤其是在放置宫内节育器之前预防性使用抗生素来预防 PID[114]。在使用非最优阿奇霉素方案（500 mg 顿服）或顺势疗法剂量的多西环素（200mg 顿服）的研究中，虽然 PID 的总体发生率没有降低，但妇女因疼痛或出血而复诊的次数减少，是一个小而显著的获益。目前反对常规使用预防抗生素的建议[115]应以适当剂量的抗衣原体方案（即延长阿奇霉素的使用）的临床验证作支持证据，特别是对于要求紧急 IUD 避孕的年轻女性。这是快速高质量的诊断可以指导更有针对性使用抗生素的一个例子。

治疗妊娠期或哺乳期衣原体感染的方案较少，因为多西环素和氧氟沙星都是禁用药，但在受孕至末次月经之间的间隔时间内没有明显的危害。阿奇霉素 1g 因其安全性[116]和耐受性优于红霉素[117]而被推荐为一线用药[106]。阿莫西林 500 mg 每天 3 次用 7d 是另一种选择[118]，但由于理论上担心诱发衣原体潜伏，所以除妊娠外不使用。TOC 是未来确保在分娩前清除，而 TOC 必须在治疗结束后至少 4 周[119]至 6 周[106]再进行，因为过早的检测会因为死的衣原体抗原的持续存在而导致 NAAT 结果假阳性[107]。在这种情况下，性健康医师的协助对于处理敏感的关系问题和确保对伴侣的正确管理特别有用[106]。

针对上生殖道衣原体治疗的指南建议方案参见第 9 章第六节。

六、淋病

淋病是第二常见的细菌性传播感染，在英国的流行率不到衣原体感染的 1/10[8]。由于其更直接的发病模式，它更多地是有症状的，但仍有 70%～80% 的妇女没有被诊断。图 16-1 中详细讨论了淋病流行病学，跟衣原体相比较，淋病的流行病学对性行为的变化更加敏感。即使在 20 世纪 90 年代初至中期淋病发病率在最低水平，但与白人相比，英国黑人或加勒比黑人患淋病或衣原体的风险分别高出 8 倍或 12 倍[120]。这归因于更高的性伴侣更换率和并发的性关系。这一模式在世界各地的其他人口中都可以看到，这取决于普遍存在的社会经济、文化和其他协同因素。

淋病奈瑟菌是一种革兰阴性双球菌，它通过表面菌毛附着在尿道、宫颈管、直肠、咽部和结膜等湿润黏膜的柱状上皮细胞上[121]。传播是通过将温热的分泌物直接接种到 pH 值接近中性的组织表面上而发生的。虽然淋病不会感染青春期和绝经前成年妇女的阴道，但它会引起青春期前女孩的外阴阴道炎，因为低雌激素状态的阴道上皮薄，pH 值为中性，因此很容易发炎，大多数感染都是有症状的[122]。淋球菌产生一种肽聚糖刺激的细胞毒性肿瘤坏死因子-α[123]和一种脂多糖酶，它促进淋球菌的直接扩散，特别是进入腺组织，导致损害和潜在的脓肿形成，并在更严重的急性淋球菌性输卵管炎发病中起重要作用（见第 9 章第六节）。

主要的下生殖道症状（如果存在）来自宫颈炎产生的过多的阴道分泌物（由于正常的周期性变化而常常不被注意到），以及由于宫颈脆性增加而表现为性交后出血[124]。由于常规使用双重衣原体/淋病 NAAT，如 Aptima Combo 2，淋病现在不太可能被漏诊[125]。与男性相比，女性很少出现明显的淋菌性尿道炎，除子宫切除的女性外，现在很少对尿道感染进行检测。以前使用培养方法进行研究时，通常发现大约 80% 的妇女患有宫颈感染[1]，其中许多人只有轻微的排尿困难，而且基本上可被忽略。在 95% 的男性和女性中，直肠和咽部淋病都是无症状的。咽部是淋病经口性传播的主要储存地，在那些小心翼翼地使用避孕套进行其他形式性行为的人中，口交是淋病传播的主要途径[126]。由于大多数抗生素对咽部淋菌感染是耐药的，所以控制咽部淋病尤为重要[127]。

极少情况下，淋病会感染尿道旁组织，包括 Skene 腺[3]，尽管衣原体也可导致较少的急慢性 Skene 腺炎症，淋病被公认为 Skene 腺脓肿最常见的原因[128]。

1. 播散性淋球菌感染：关节炎和菌血症

播散性淋球菌感染（disseminated gonococcal infection，DGI）的发生率可高达 3%[129]。在女性中，它通常表现为无明显的生殖器症状，始于一过性的多关节痛、肌腱疼痛和发热。疼痛的脓疱性病变发生在手和脚，周围循环中有感染性微栓子。其主要特征是一个或两个热肿的关节（化脓性关

节炎），最常见的是膝关节和腕关节，可以从抽取的滑膜液中检测到淋球菌[130]。DGI 在女性中比男性更常见，而且经常在怀孕期间出现，可能是因为免疫力降低、血管通透性增加和高动力循环导致了血源性传播。DGI 的罕见并发症是淋球菌性脑膜炎和心内膜炎[129]。治疗需要更高剂量和更长疗程的一线药物[121]。

2. 妊娠期淋病

妊娠期淋病过于散发，无法在欧洲进行关于 PTB 试验研究。多数妊娠期间的感染未被确诊，除非有阴道分泌物增多的症状，并且使用衣原体/淋病的双重检测[131]。妊娠期新诊断的淋病带来诸多需要支持的敏感问题，诸如伴侣治疗、相互不信任和亲密伴侣暴力案件所需的支持等[132]。与衣原体感染一样，正确的治疗和治疗后的检查是降低 PTB 风险和预防新生儿眼炎的关键。一个多世纪前，Credé 首次通过硝酸银来预防处理这一问题[133]，但直到 20 世纪 20 年代，除了梅毒之外，这一直是英国失明病例的主要原因。分泌物增多和眼睑水肿的症状通常在出生后 2～5d 出现，但偶尔在分娩后 2 周内出现[134]，必须立即治疗，因为角膜瘢痕可以在 24h 内出现[135]。

3. 淋病的治疗（也可参见框图 16-3）

目前的英国[121]和欧洲[136]指南建议将头孢曲松作为唯一有效治疗淋病（包括怀孕期间）的一线抗生素，目前治愈率为 99.2%[127]。不论衣原体检测结果如何，在给予头孢曲松 500 mg 肌内注射的同时需给予阿奇霉素 1g[121]或 2g[136]，以减少药物耐药的可能。经 NAAT 初步诊断后，必须在治疗前取拭子进行培养。淋病最好与性健康服务一起进行管理，以提供这一必要的抗生素敏感度检查，性伴侣通知和后续 TOC。TOC 的时间必须推迟 2 周，以便清除残留的淋球菌 DNA[137]。在头孢曲松过敏或其他禁忌证的情况下，抗生素的选择取决于微生物学家根据培养结果及局部耐药模式提出的建议。大观霉素 2g 肌内注射是二线建议之一，但对咽部淋病无效[138]。

控制淋病之所以紧迫在于感染在未来十年内有可能变得无法治疗[139]。这种生物可以通过具有广泛变化的表面结构来逃避宿主的免疫反应，并在每种新抗生素引入后的几年内迅速演变出对

每种抗生素的抗药性。抗生素在生殖器和盆腔的浓度高于咽部,在咽部,淋病与共生生物混合,尤其是脑膜炎奈瑟菌,它可从那里获得耐药性遗传信息。推荐的抗生素剂量方案将随着耐药性变化而增加[140]。对头孢曲松的完全耐药目前很少见,但首例耐药发生在一名日本性工作者的咽部感染[141]。在上一份全欧洲范围的报告中,咽部是所有耐药菌株的发源地[142]。英国首次报道了异性恋者对阿奇霉素的高度耐药[143],这可能是由于衣原体筛查方案中广泛使用了阿奇霉素,错过了未诊断的淋病病例,并对其进行了非最佳方案的治疗。最近英国首次报道了头孢曲松和阿奇霉素双重耐药的病例[144]。

在等待新开发抗生素的同时,今后对多重耐药淋病的管理将需要在培养结果和新的分子技术的指导下,重新使用旧的抗生素组合[140],因此妇科医师、性健康临床医师和微生物学家之间必须更密切地合作,以取得治疗的成功。

4. 未经治疗的和无法治愈的淋病

由于明显的伦理原因,目前没有关于妇女未治疗淋病的长期病程或持续时间的现代数据,但在最坏的情况下,无法治疗感染的可能性可能促使人们重新对慢性疾病进行英勇的外科干预。在出现抗生素之前的时代,从清除盆腔内被"烧灼"破坏的淋球菌性输卵管炎的最佳时机选择来看,几乎所有的感染都可能在两年内自动清除,在许多病例中则更快[67,145]。

七、生殖支原体

生殖支原体(MGen)是一种已知最小的自由生物,有 DNA 和 RNA,但没有细胞壁。它被认为是一种新兴的[146]和被忽视的 STI[147],因为它已被证明导致约 30% 的男性非淋球菌性尿道炎[148],但一项深入的综述分析认为不能最终将生殖支原体作为女性尿道炎的原因之一[146]。除了淋病和(或)衣原体感染之外,生殖支原体对妇女其他下或上生殖道感染有同等贡献,但由于其发现时间较短,而且诊断的专业知识局限于少数几个中心,因此研究较少。

生殖支原体感染生殖器和呼吸道黏膜表面,在这些部位发现了该属的其他成员(如人源性支原体、细小脲原体)。虽然黄体酮是在实验室动物中建立感染的先决条件,但对激素与人类生殖支原体的相互作用一无所知。生殖支原体与黏液性脓性宫颈炎有关,其风险要高 3.3 倍[149]。然而,宫颈炎的诊断缺乏统一的标准,因此阻碍了研究之间比较的准确性[146],而且由于类似的方法学原因,描述宫颈炎在阴道分泌物中所起的作用仍然是困难的。

自从最初的报道显示急性 PID 中存在生殖支原体抗体滴度升高以来[150],已经发表了大量将妇女对生殖支原体的免疫反应与 TFI 相联系的研究[151]。尽管如此,另一项主要研究表明,生殖支原体抗体与 PID 和异位妊娠缺乏相关性[152]。生殖道支原体在子宫内膜炎患者中所占比例明显较高,但其在严重 PID 患者中的总体患病率较低,这表明其致病作用很小[153]。最近的 Meta 分析表明,这种关联还是具有统计学意义的[154],但由于合并优势比(POR)为 2.14(95% CI 1.31~3.49),因此与临床的相关性可能还是较弱。这表明,只有一小部分受感染的妇女容易受到重大损害,而大多数人不受影响。第 9 章第六节也讨论了这些问题。

1. 妊娠期生殖支原体

在产前阶段,伦敦的一项大型研究发现,生殖支原体的患病率较低(0.7%),这表明"生殖支原体不太可能是社区健康女性不良妊娠结局的一个重要风险因素"[155]。虽然一项权威的综述发现了大量的证据证明人源性生殖支原体在产后和流产后脓毒症中的作用,但在 PTB 中很难区分生殖支原体和 BV 的作用[156]。上述 Meta 分析[154]得出了另一个结论提示 PTB 中生殖支原体的 POR 值为 1.89(95% CI 1.25~2.85),但这远远低于鹿特丹研究中衣原体的 OR 值 4.35(95% CI 1.3~15.2)[101]。

2. 生殖道支原体治疗(另参见框图 16-3)

生殖支原体管理中最大的问题是缺乏清除感染的治疗,并且发现在使用阿奇霉素 1g 治疗失败的 15% 患者中,有 40%~50% 在 23S 位点出现了染色体介导的耐药性,因此需要使用莫西沙星替代治疗[157]。欧洲指南建议将阿奇霉素作为一线用药选择延长 3~5d[157]。然而,大多数人从未进行过生殖支原体检测,由于单剂量阿奇霉素的广泛接触,大环内酯耐药性在英国和挪威等国家已达约 40%,但在瑞典并非如此,在瑞典,多西环素优先用于治疗衣原体[158]。

最新的 PID 治疗指南首次引入了特定的抗支原体方案(见第 9 章第六节),但 CDC 并不推荐对生殖支原体进行常规筛查[159],目前英国很少有性健康中心提供检测。然而,在未来十年,随诊断技术的标准化,生殖支原体在妇产科中的真正相关性及其对广泛接触单剂量阿奇霉素治疗衣原体感染的人群中,大环内酯类耐药性增加的影响将变得更加清晰,并会常规用于性健康诊所诊疗和跨学科研究。

八、滴虫

阴道滴虫(*Trichomonas vaginalis*,TV)是一种性传播鞭毛原生动物,可引起突然发作的外阴炎、阴道炎、宫颈炎和大量黄色或绿色阴道分泌物,并伴有瘙痒、排尿困难和性交困难,但也可在一些妇女中无症状地存在数月或数年[160]。在男性中,它可以引起明显的尿道炎,但通常保持无症状,并在短短几周内自动清除。在世界范围内,它是最常见的非病毒性性传播感染,但由于缺乏适当的检测,以及传统显微镜和培养方法的不敏感[161],它在两性中诊断率相当低,而传统显微镜和培养方法只能分别识别约 50% 和 75% 的病例。轻度滴虫病的症状可能与同时发生念珠菌病和 BV 的症状难以区分,而"草莓子宫颈"(黄斑炎)的经典出血点在此类病例中非常罕见[160]。

英国和美国的大多数研究表明,加勒比黑人妇女携带阴道毛滴虫的患病率比高加索裔妇女高得多[162],尤其是在监禁妇女中感染率更高[163]。在一项大型英国社区研究中,仅针对种族的筛查就会漏掉超过 50% 的病例,该研究还发现贫困是英国白人女性感染的一个风险因素[161]。在一项关于 Aptima Combo 2 残留筛查样本的大型研究中,除了青少年,阴道滴虫在所有年龄段都比衣原体或淋病更为普遍,在 40 岁以上的女性中发病率最高[164]。与年轻女性相比,绝经后女性中滴虫性阴道炎的患病率高 5 倍[165],因为该菌在低雌激素化阴道的碱性环境

中生长得更好。绝经前滴虫性阴道炎女性中,阴道 pH 值通常在 6 或 7 升高,由于没有乳酸菌,仅在革兰染色显微镜下很难与 BV 或需氧阴道炎进行鉴别[32]。滴虫性阴道炎的特异性检测——湿片显微镜培养法,或者如果可以的话采用 NAAT 方法[24,164]——可在上述任何一种情况的一线假定治疗失败时进行。

1. 妊娠期滴虫感染

来自非洲研究的证据相互矛盾,即治疗阴道滴虫感染可能对妊娠产生不利影响,并且感染与早产和艾滋病病毒感染母亲的低出生体重无关[166]。标准剂量的甲硝唑在怀孕所有阶段都是安全的,但同样地,在西方国家中治疗阴道滴虫也没有改善结果[167]。分娩时阴道滴虫感染与母亲产后脓毒症显著相关[168],需要甲硝唑治疗,这会使母乳变酸和难吃。

2. 治疗方案和甲硝唑耐药性

甲硝唑 400 或 500 mg 每日 2 次,连续 5～7d 为滴虫性阴道炎的标准治疗方法,即刻治愈率超过 90%[160]。2g 顿服的效果较差。建议在治疗后 1 周或 2 周进行检查,但通常很难区分治疗失败和再次感染。一旦通过同时进行伴侣治疗或证实禁欲排除了后者,约 5% 的滴虫性阴道炎表现出不同程度的咪唑耐药[169]。大多数处于低剂量的耐药,因此较高剂量的甲硝唑加上额外的阴道内治疗或改用替硝唑通常是成功的。在持续治疗失败的情况下,有很多尝试性但没有得到证实的方案。这些包括阴道内应用帕洛霉素、呋喃唑酮、对乙酰氨基酚、非氧诺-9 或聚维酮吡啶,每一种方法在小型研究或个别案例中都取得了有限的成功[160,163,169]。

九、复发性外阴阴道感染

与几乎完全通过性传播的滴虫性阴道炎不同,BV 和念珠菌不需要男性伴侣的治疗来得到治愈。然而,它们在性活跃的女性和更换男性伴侣后更为常见,由性活动引发并加剧,在存在其他性传播感染的情况下感染率会增加,并被认为是女同性恋女性中的"性共享感染"[170,171]。

滴虫性阴道炎、需氧性/萎缩性阴道炎、BV 和念珠菌病/念珠菌病的外阴阴道症状有大量重

叠,在一线"最佳猜测"最初治疗失败后,需要一致和完善的诊断方法。虽然其他章节(第14章第二节)描述了简单的、一次性感染事件的处理,但成功处理复发性外阴-阴道感染需要了解阴道微生物组学[172,173],其受月经[174]、避孕[175]和(或)低雌激素状态[176,177]的影响而改变,以及周期性激素波动在经前抑制系统性[178]和皮肤[179]的免疫力,这就造成了黄体期感染的"易感性窗口"[180]。这可能需要完整的革兰染色和湿片显微镜,使用一致的参考标准——Amsel方法,Nugent评分或Hay-Ison标准培养,敏感度分析和分子技术来实现准确的诊断。进一步的治疗需要对全身免疫进行评估,并采用综合治疗方法,包括常规口服或阴道抗生素、益生菌、减少月经,以及控制激素环境。大多数正式的研究都集中在单独的一种或其他治疗方法上,而个体化的治疗组合才可能获得个体的成功,这使得通过试验随机化收集可靠证据变得更加困难。

1. 复发性细菌性阴道炎

由于BV代表阴道生态系统的失衡,使用抗生素治疗必然是一种"有缺陷的方法"[181]。BV时主要的阴道微生物的改变是产生过氧化氢的乳酸杆菌的减少[181],pH值随之上升,并且建立一个厌氧菌为主的环境,包括阴道阿托波菌、普雷沃菌属,BV相关的细菌和克氏动弯杆菌,其中主要为加德纳菌属,尽管应用了甲硝唑治疗,仍然在阴道壁上持续存在[182]。月经本身改变了阴道环境的动态平衡,BV相关的微生物在月经期间达到最高浓度,乳酸菌显著减少,随后乳酸菌浓度增加4倍,进入黄体晚期[183]。这解释了在健康临床志愿者中发现短暂的、无症状的、自我好转的BV的原因[184]。最近,用分子技术跟踪25种阴道内微生物的浓度并已经图形化证明了月经期间和月经后生物群落的这种暂时紊乱和自发恢复[174]。这就解释了为什么月经是BV的主要诱因之一,但在传统治疗中很少考虑到这一因素。对于许多患有复发性BV的女性,不同方案和组合的重复口服或阴道内甲硝唑[185]和(或)克林霉素是临床医师唯一的治疗策略[186]。

这促使了其他治疗方法的出现,包括阴道内乳酸和甘油凝胶,据称在BV复发的个体中,甘油凝胶与甲硝唑一样有效[187],而在阴道内应用脆

弱乳酸杆菌方面也取得了有限的成功[188]。与反复使用甲硝唑或克林霉素一样,停药后这些方案均不能防止复发。冲洗和阴道内肥皂清洗的做法长期以来与BV有关,但停止这些做法未能减少症状或复发率[189]。因此,BV需要阴道冲洗而不是不需要。较新的阴道内消毒剂不会破坏阴道生物膜,但也未能阻止BV复发[190]。延长抗生素的使用和联合阴道内乳酸菌胶囊是获得长期成功的方法,1年治愈率约为65%。本研究还发现,复发与选择新的性伴侣密切相关[191]。

避孕方法的选择影响BV复发率,但很少有临床医师在这种情况下积极使用激素策略。使用含铜IUD的女性有更多的BV,因为她们有更明显和更不规则的阴道出血[192],因此应该会从改用LNG-IUS中获益。相反,服用COC药片的女性复发性BV明显更少[175,193],因为她们出血更少。回顾图16-2,出血会导致白带增多,可以合乎逻辑地推测,在经历过月经反复引发BV的女性中,任何减少或防止出血的措施——治疗衣原体子宫内膜炎[42,59],后续持续服用的COC,长效醋酸甲羟孕酮(DPMA)或LNG-IUS,应减少BV复发。这种方法已经报道获得成功[194],该方法试图治疗病因而非症状,但尚未进行正式试验。

本书第5章第七节和第9章第六节分别介绍了BV在PTB和PID中的作用。

2. 复发性外阴阴道念珠菌病

复发性外阴阴道念珠菌病(recurrent vulvo-vaginal candidiasis,RVVC)被定义为1年内发生4次或4次以上,且在发作之间临床表现有显著改善[195]。与复发性BV相似,RVVC的主要治疗方法是全身和(或)阴道内用药的重复或延长疗程,辅以真菌学培养分型和耐药性分析[195],尽管后者显示超过90%的RVVC是由念珠菌引起的,尽管在过去20年中一直在使用氟康唑,但直到最近才对其产生抗药性并且相对不常见[196]。排除其他原因的阴道瘙痒,如滴虫性阴道炎,调整或治疗引起免疫抑制的原因,如抗生素和类固醇类激素治疗,糖尿病和糖尿病的晚期表现,以前未确诊的艾滋病,很明显,大多数有RVVC的妇女在其他方面是健康的,因此遗传因素是相关的Toll样受体(TLR)-2中的单核苷酸多态性(SNP)变异导致RVVC风险增加了3倍[197],并且TLR反应

在月经周期中变化很大[198]。

大多数 RVVC 患者在黄体期反复发作,其中许多发生在每月特定的可预测的一天。与卵泡期相比,黄体期是一个完全不同的免疫环境,辅助性 T 淋巴细胞 2 占主导地位,而辅助性 T 淋巴结细胞 1 下调[178],并且一些细胞因子会有显著的变化,如肿瘤坏死因子 α[199]、白介素(IL)6 和 TLRs[198],所以,女性在经期前的系统性免疫受到抑制[178,180,199]。这种影响程度的衡量标准是,25% 的致命哮喘发作发生在月经的第一天[200],至少 15 种不同的皮肤病包括口腔和生殖器疱疹,念珠菌病,Behçet 综合征,脓疱性紫癜,痤疮,荨麻疹,湿疹,自身免疫性皮炎,血管性水肿,多形性红斑和狼疮,月经后立即复发并在月经后自发恢复[201-203]。由于每一种情况,包括 RVVC[195],在绝经后都有所改善和稳定,这就提高了通过激素抑制月经周期来成功治疗每种情况的可能性。一些围绝经期妇女有如此严重的周期性 RVVC,以至于她们只有在月经周期的第 7~14 天没有症状,然后在第 15 或 16 天出现严重的炎症和瘙痒,直到月经日开始逐渐缓解。

6 例患者在接受个体化治疗后症状得到完全缓解,并且在接受促性腺激素释放激素(Gn-RH)类似物疗法后立即得到缓解,其中 2 例通过卵巢切除术得到了永久性的治愈。尽管这是一种解决严重问题的激进方法,但它表明针对问题的根本原因采取不那么激进的激素疗法可能是有益的,两项非对照的研究报道显示,长期服用 DPMA 可显著减少或预防 RVVC[204,205]。另一个令人鼓舞的发现是,当辅助乳酸菌疗法与传统的延长氟康唑方案联合使用时,被证实的念珠菌复发率较低[206],但这尚未达到强有力的指南证据标准。

RVVC 的周期性可预测性使得指南建议每月定时[207]或每周定时[195,208]维持氟康唑治疗。指南中也有对较不常见的唑类耐药光滑念珠菌和罕见的先天耐药的克柔念珠菌的建议[209,210],但治疗方案的困难表明,与药理学家、微生物学家和(或)性健康临床医师进行讨论将是有益的。由于口服药物在怀孕期间是禁忌使用的,因此治疗仅使用局部和阴道内治疗 7d[211],并在本书第 3 章第七节中进行了讨论(框图 16-4)。

💡 **框图 16-4**

推荐治疗严重和复发性外阴阴道念珠菌病的方案[207,209,210]

严重外阴念珠菌病
- 首选氟康唑 150 mg 口服,用 3 次,每次间隔 72h。

由白色念珠菌引起的 RVVC
- 首先选择"严重"方案,然后是维持治疗,氟康唑 150 mg,每周或每月 1 次。

由唑类耐药的光滑念珠菌或克柔念珠菌引起的 RVVC
- 可能选择:硼酸 600 mg 每天阴道用药连用 14d。
- 可选方案:制霉菌素栓剂 10 万 U 每天阴道用,连用 14d。
- 可选方案:17% 氟胞嘧啶乳膏含或不含 3% 两性霉素乳膏每天阴道用药连用 14d。

妊娠期外阴阴道念珠菌病
- 首选克霉唑 500 mg 阴道用药,然后 100mg 阴道用药连用 6d,同时局部用 1% 克霉唑乳膏。

十、生殖器疱疹

对于医院妇科医师来说,生殖器疱疹的主要知识领域有四个方面。

- 认识到大多数生殖器疱疹的普遍性和轻微性;
- 严重的原发性生殖器疱疹或播散性疱疹的急诊处理;
- 妊娠期初次诊断及既往诊断的生殖器疱疹的处理;
- 围绝经期妇女生殖器疱疹频繁复发的处理。

生殖器疱疹是由 1 型和 2 型单纯疱疹病毒引起的,表现出类似 α-疱疹病毒科其他成员的神经趋向性和潜伏期,如无处不在的水痘-带状疱疹病毒。英国和与之相似的发达国家中大多数成年人会有一种或其他类型的口腔和(或)生殖器的感染。在澳大利亚,40 岁以下 85% 女性和 75% 的男性会合并 HSV 感染[212]。在欧洲献血者中,78% 的男女都有 HSV-1,其中 20% 的女性和 9% 的男性在 30 岁时患有 HSV-2[213]。

疱疹发作被描述为原发性(在任何部位都没有暴露过)、首次/原发后(之前的隐蔽暴露之后)或复发。只有 1/3 感染 HSV-2 的人会在第一次生殖器暴露时出现症状[214],在许多情况下,因为过去的口腔 HSV-1 感染是童年时从父母和（或）亲戚的亲吻中获得，或者在青春期由于性爱前的抚摸而获得，改变并最小化了随后对 HSV-2 的反应[214]。大多数人不会意识到他们的感染或者患有这样的症状，以至于病情已经完全被忽视，或者被认为是"膀胱炎"或"鹅口疮"的短暂发作，并且可能确实被误诊为 RVVC。由于复发性生殖器疱疹（或口腔疱疹）发作的自然过程是在症状出现后几天内自发愈合，女性使用的非处方疗法似乎有效，从而"证实"了错误的自我诊断。这会延迟或干扰准确的诊断，直到女性可以被教导识别相关的神经系统前驱症状，通常在 S_2 皮区内，这预示着其复发症状的真正原因[215]。受生殖器疱疹感染和（未）影响的人的相对比例可以简单地表示（图 16-5），最轻微和完全无症状的群体（3 例和 4 例，即 10 例中的 7 例）代表感染的主要宿主。这些人通常在儿童时期接触过口腔 HSV-1，在青少年或青年时期接触过生殖器 HSV-2。考虑到大多数疱疹的传播是通过无症状的脱落而发生的[214,215]，他们可能只有在接受了一个新的、以前没有接触过的性伴侣后才会发现自己的状况，而这个伴侣患有严重的原发性生殖器疾病，然后错误地指责他们故意传播感染。

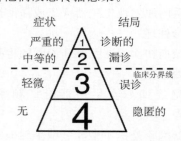

图 16-5　隐形生殖器疱疹的比例

在过去的 30 年中，儿童期接触 HSV-1 的人数有所下降，足以改变那些对真正的原发生殖器获得敏感人的动态平衡。在年轻女性中，至少 80% 的首发生殖器疱疹现在由于 HSV-1 引起的[216]，两代之间存在显著差异，20% 以下的原发性肛门生殖器疱疹中有 82% 是 HSV-1，相比之下 50 岁以上患者中约有 85% 患有 HSV-2 感染[217]。这是相关的，因为生殖器 HSV-1 比 HSV-2 复发的可能性低 4 倍[218]，无症状性脱落更少[219]，但比初次生殖器获得后需要住院治疗的 HSV-2[216]

更有可能产生严重症状。

1. 严重原发性生殖器疱疹

大多数有明显症状，真正的原发肛门-生殖器疱疹的女性首先表现为流感样表现，然后是类似念珠菌病的生殖器瘙痒和尿路感染引起的排尿困难，随后出现水疱、疼痛性溃疡和腹股沟淋巴结明显增大。症状通常在暴露后 2～20d 开始，但如果是在骶神经节的最初无症状感染后出现延迟的原发性复发，则间隔可能要长得多[216]。一个典型的特征是骶神经根病[220]，主要影响 S_2 皮肤区域，并涉及 $S_3 \pm S_4$ 的交感神经支配，后者控制膀胱和肠道功能。虽然多数在性健康诊所就诊的患者可以口服阿昔洛韦（400～800 mg，每日 3 次，5～10d，根据严重程度）和局部利多卡因凝胶（在几分钟内缓解疼痛），仍有 5% 的人经历急性尿潴留、便秘、球海绵体肌反射丧失和其他脑膜炎症状[220]或皮肤传播，这些患者将构成妇科护理的大部分患者。

由于每例医院单位只会看到零星病例，很少有单独发表的文章，治疗经验有限，而且每一次报道都有不同的个体特征，文献中只报道了两个重要的病例系列，总共 23 例妇女[220,221]。更大的初识队列是从 40 年的临床经验中收集的，每年大约有一到两个病例。大多数女性会脱水并且剧烈疼痛，需要补液、缓解全身和局部疼痛，注意任何全身性免疫抑制原因，静脉注射阿昔洛韦（每 24 小时 10 mg/kg）[216]，直到症状改善或者可以用阿昔洛韦 800mg 每日 5 次口服或伐昔洛韦 1g 每日 3 次进行口服治疗。尿潴留可能会持续 4d 到 3 周，尽管在实践中，大多数女性接受导尿管时并不在意插入时的剧烈疼痛，但耻骨上导尿术对她们会更好，因为这是评估泌尿功能恢复的唯一舒适和方便的方法。耻骨下疼痛和下腹痛也可能是由急性疱疹性子宫内膜炎[222]或输卵管炎[223]引起的，这些疾病很少被描述，但可能更容易被忽略。急性疱疹性输卵管炎的输卵管病变在腹腔镜下与皮肤外阴-阴道水疱和溃疡相似[223]。

严重的外阴水肿和溃疡需要通过盐水浴、伤口隔离和冷敷包进行细致的护理，以防止阴唇融合，这可能发生在对称性的病变中，特别是在可能延迟就诊的青少年女性中[224]。有时需要进行手术分离[224]，但通过外用皮质醇治疗[225]或等待自发性缓解已避免了这种情况[226]。

极少数情况下，女性可能会出现急性外阴疼痛，就好像被马踢了一样而急诊就诊，同时阴道有大量清澈透明的水样分泌物，但没有外部溃疡迹象，但有 S₂ 神经病变，腹股沟淋巴结病和上述急性疼痛。镜下检查（由于严重的外部疼痛，在急性外阴疱疹中很少进行）可能显示急性坏死性宫颈炎[227]（图16-6），处理方法如上。对于那些有更严重的脑膜炎征象的妇女，脑膜炎[228]或严重的皮肤或腹腔内播散，这是免疫功能低下患者的典型症状，需要其他专家的协助，这不在本节的讨论范围之内。

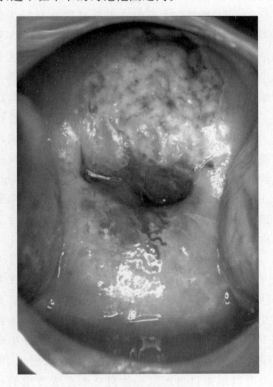

图 16-6 疱疹性坏死性宫颈炎

由 HSV-2 引起的广泛的宫颈溃疡，伴有大量透明的水样阴道分泌物和严重的外阴疼痛（另见彩图16-6）。Source：photograph by Peter Greenhouse FRCOG，1996.

2. 妊娠期生殖器疱疹

妊娠期生殖器疱疹的治疗在 BASHH-RCOG 联合指南[229]和第3章第七节中进行了充分的讨论。对孕妇和她的伴侣有一点可能有所帮助，那就是只有大约15%的孕妇在进行 HSV-1 和 HSV-2 检查时血清呈阴性[230]，因此除了最严重的表现外，大多数妊娠中期首次出现疱疹是在最初感染后出现的。这反映了过去获得的隐匿性感染在孕期的初次表现，这是因为妊娠期的免疫抑制所导致，而不是新发的感染。在阿昔洛韦出现之前，妊娠中期真正的原发疱疹，通常是播散的，对婴儿和母亲往往是致命的[231]。目前，即使是双重免疫功能受损的糖尿病孕妇的原发性播散性感染（图16-7），如果按照上述方法处理，也应该会有良好的结果。

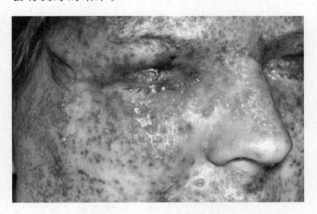

图 16-7 妊娠期播散性疱疹。妊娠中期皮肤黏膜和全身传播原发性 HSV-1 感染的妊娠糖尿病妇女

静脉注射阿昔洛韦后的结果完全康复无瘢痕，并且近足月分娩健康婴儿（另见彩图16-7）。Source：photograph by Peter Greenhouse FRCOG，1994.

3. 围绝经期妇女复发性疱疹的治疗

大多数复发性生殖器疱疹的年轻女性将在性健康诊所使用标准或单独定制的抑制或发作性治疗方案进行管理[216]。45岁以上的患者就诊人数翻了一番[232]，与其他任何年龄层的[8]患者相比，45岁以上的患者被诊断出疱疹的速度更快。由于英国的门诊就诊受到限制，妇科医师可以预期越来越多的老年妇女患有复发性疱疹，需要接受治疗。

对于每年复发超过6次以上的妇女，治疗疱疹复发的主要方法是阿昔洛韦或伐昔洛韦连续给药（框图16-5），自1982年开始进行临床试验以来，长期使用阿昔洛韦的经验已超过35年[233]。通过预先规定的短程，高剂量治疗，可以最大限度地减少复发次数，只有在开始出现症状时才会有效[216]。对于那些发作频率较低的患者，如果在发病前几天就开始进行暂时的抑制，将抑制疗法和发作性治疗相结合来应对额外的压力或假日旅行。这使患者能够更好地控制并且免于复发的压力。通过长期抑制和使用避孕套可以减少不和谐夫妇中的传播[234]，但大多数血清阴性的伴侣最终将在长期内获得感染。对潜在伴侣进行疱疹抗体测试是一种可接受的策略，因为大多数人会在不知情的情况下发现以前的隐性感染呈阳性，但这些检测偶尔可能会给出假阴性结果[235]。

几例在青少年时期或 20 岁出头获得 HSV-2 的女性将在数年内频繁复发，然后进入 5～10 年无症状期，在她们在 30 多岁或 40 岁早期进入围绝经期时每月出现经前复发[236]。在许多情况下，由于相同的免疫变化，这些发作与 RVVC 的周期时间一样精确[180,202]。尽管目前关于月经样疱疹的科学文献报道甚少，但它首次被描述是在 130 多年前[237]，是女性出现疱疹最常见的原因和时间。只要在黄体期给予阿昔洛韦就可以成功地抑制这些复发[236]。由于许多这些女性在严重经前期综合征（PMS）的情绪变化发作的同时，似乎每个月都有疱疹复发，这是一项概念验证研究，旨在通过使用公认的 PMS 治疗来治疗病因。在黄体期使用透皮雌激素或连使用左炔诺孕酮宫内节育系统[238]在 9 个月的随访期中成功地预防了 12 例女性几乎所有的疱疹复发[239]（框图 16-5）。

 框图 16-5

HSV 感染推荐的治疗方案（口服，除另有说明）

原发生殖器发作
- 首选阿昔洛韦 400 mg 每日 3 次，或伐昔洛韦 500 mg 每日 3 次，根据严重程度持续 5d 或直到痊愈。
- 二线泛昔洛韦 250 mg 每日 3 次，如上所述连用 5d。

严重或播散性原发性发作（包括妊娠）
- 首选阿昔洛韦 5～10 mg/kg，每 24 小时静脉滴注，必要时阿昔洛韦 800 mg，每日 5 次，直至缓解。

复发性生殖器发作
- 首选阿昔洛韦 800 mg 每日 3 次，连用 2d，或伐昔洛韦 500 mg 每日 3 次，连用 3d。
- 二线万乃洛韦 1g 每日 3 次，用 1 天。

抑制性连续剂量
- 首选阿昔洛韦 400 mg 每日 3 次，或万乃洛韦 500 mg 每日 1 次。
- 二线泛昔洛韦 500 mg 每日 3 次。

孕期抑制连续剂量
- 首选阿昔洛韦 400 mg 每日 3 次，从孕 36 周到分娩。

十一、生殖器湿疣

大约 90％ 的生殖器疣（尖锐湿疣）是由非致癌性 HPV 引起的，主要是 6 型和 11 型[240]。在未接种疫苗的性活跃人群中，约 90％ 的人在 25 岁之前至少接触过一种 HPV 病毒，但只有不到 5％ 的人受到明显疣体的影响。HPV 感染通常在整个肛门-生殖器区域发生多灶性的感染，但湿疣最常见于女性的阴唇系带处，这是性交过程中摩擦损伤的主要区域。病变在愈合的微撕裂处及附近生长。肛周疣通常发生在没有任何肛交行为的患者，这是由局部接触感染。诊断主要是通过仔细地检查，通常辅以放大镜检查，这可以帮助区分感染性软疣或正常外阴乳头状病变[240]。最罕见的鉴别诊断是继发性梅毒中出现的尖锐湿疣，这进一步说明了常规梅毒和 HIV 筛查在所有性病患者中的价值。HPV 分型和（或）活检在英国的常规实践中很少使用，但应考虑在难以治疗或外观较大或不典型的病变中使用，如罕见的 Buschke-Löwenstein 肿瘤[241]。致癌型 HPV 和生殖器癌前病变在第 15 章第一节和第二节中进行了讨论。

大多数可见湿疣的潜伏期从 3 周到 8 个月不等[240]，但有些病例的潜伏期要长得多，出现在免疫状态突然改变之后，最常见的是在怀孕期间（见后文）。大多数非吸烟的具有免疫能力的个体将在 1 年内自发清除 HPV[242]。虽然明显的外生殖器湿疣很少引起疼痛或继发性感染导致出血，但因为可以损害自身形象和性自尊而造成严重的心理困扰，因此至少需要对患者可见的那些损害进行治疗。

1. HPV 疫苗注射的效果

在 2008－2011 年接受二价 HPV 疫苗（Cervarix）的英国妇女队列中，没有证据表明交叉保护可预防良性 HPV 疾病[240]。她们出生于 20 世纪 90 年代末至 21 世纪头 10 年中期。从 2008－2012 年，在英国青少年中报道的生殖器疣病例略有减少[8]，这是由于到性健康诊所就诊的无症状女性的生殖器检查要少得多[30]。这与澳大利亚的情况形成了对比，自 2007 年起，四价 HPV 疫苗（Gardasil）在 12－26 岁的女性中引入以来，生殖器疣实际上已经被消除了[243]。这对于自 2000 年中期出生并于 2012 年开始接种 Gardasil 的英国妇女来说是个好兆头,但是留下了一群未受保护的老年妇女,可能会引起妇科医师的注意。

2. 治疗方案

大多数生殖器疣在性健康诊所根据病变的程度和特征,使用多种局部治疗方式进行治疗[240]。

多发性非角化性外阴疣通常首先用 0.15% 的鬼臼素乳膏或 0.5% 的溶液治疗;患有较少或角化病变的妇女可使用冷冻探头或液氮喷雾,或偶尔使用三氯乙酸治疗。两种药物的二线治疗均可使用 0.5% 的咪喹莫特乳膏,后者常被认为是相关性免疫缺陷妇女的首选药物。糖尿病、HIV、长期类固醇激素或其他免疫抑制疗法是导致生殖器疣和任何高风险 HPV 疾病的出现、持续、复发和(或)治疗失败的三个主要因素[242]。主要可避免的辅助因素是吸烟,吸烟会导致朗格汉斯细胞耗竭[244],从而阻止 HPV 的自然清除[245]。在最初局部治疗后,生殖器疣的不清除率和复发率通常很高,为 40%~60%,因此重要的是排除 HIV 和糖尿病控制,并且必须建议戒烟[246],或至少立即转为吸电子烟,这是作为管理任何 HPV 相关疾病的第一步。

一项研究表明,少数患有广泛和持续的良性 HPV 病变的女性,经历几个月药物治疗和冷冻治疗失败,被转诊到妇科医师进行病灶的切除和消融术,通常是接受过宫颈疫苗注射的青少年,且合并控制不良的糖尿病(图 16-8)。如果已经尝试排除或治疗了已知免疫缺陷因素,可考虑提供四价或多价 HPV 疫苗,尽管这种方法是未经许可的。由于只有约 1/3 的具有明显生殖器疣的患者具有可检测到的循环型特异性 HPV 抗体[247],从理论上讲,通过疫苗接种产生的极高抗体滴度可能对治疗益处。已经报道了一些成功的轶事,但其他未明确因素可能没有被排除,目前正在进行一项随机试验。治疗方案应该个体化,包括结直肠外科医师常用于肛周疣的非常成功的剪刀-剪切技术,还可以选择电切除手术、局部环切除或激光消融[248]。

3. 妊娠期生殖器尖锐湿疣的处理

与疱疹相似,许多女性在怀孕中期经历了她们的第一次生殖器疣发作,这对于那些长期伴侣

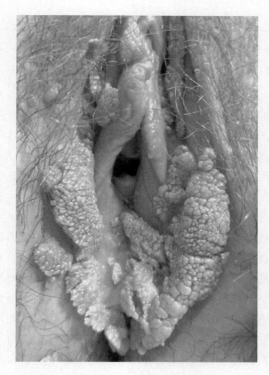

图 16-8 严重的外阴的尖锐湿疣
一例血糖控制不良的糖尿病青少年 3 年前接受了二价 HPV 疫苗接种,在多次治疗失败后出现的外阴广泛的尖锐湿疣(另见彩图 16-8)。
Source:photograph by Peter Greenhouse FRCOG,2012.

来说尤其痛苦,因为在诊断过程中会自动假定有不忠行为。她们应该放心,几乎所有这些都是先前隐匿的 HPV 感染所致,而不是最近感染 HPV 病毒而导致,而且湿疣会在产后自然愈合,因为恢复了正常的皮肤免疫力。妊娠期禁用咪喹莫特和鬼臼素[240,246]。出于美容的原因,冷冻疗法是唯一常用的治疗方法,因为产后会正常缓解,而许多临床医师不鼓励使用。即使是无症状的妇女,HPV 垂直传播的风险也为 4%~87%[249],但几乎所有婴儿感染都是隐蔽的,并且最终被完全清除。外阴疣大到足以阻碍阴道分娩的情况非常罕见,但在极端情况下这可能是剖腹产的一个指征[250]。

一项研究表明,由 HPV-6 和 HPV-11 引起儿童复发性呼吸道乳头瘤病更有可能是阴道分娩所导致[251]。它的患病率仅为 1/10 万[252],因此唯一可行的预防方法是通过接种四价 HPV 疫苗。

十二、梅毒

梅毒是由梅毒螺旋体引起的,在初次暴露后9~90d(平均3周)产生无痛性原发病变[253]。原发性下疳(见第14章第二节)很少出现无痛性外阴溃疡,很少有专家见过这种情况。大多数感染是隐蔽的,隐匿的阴道、直肠或咽部病变可在3~8周自行愈合,初次暴露后6周至6个月(通常为3个月)局部淋巴结感染造成继发性传播[254]。只有25%的梅毒病例有明显的二期临床症状。大多数都是隐藏的(即潜伏的),直到多年后偶然的筛查而被发现。潜伏性梅毒分为早期(<2年)和晚期潜伏性感染,大致可根据性接触感染的持续时间做出反应。在英国,每年只有不到300例女性感染早期传染性梅毒(原发性、继发性和早期潜伏性)[8]。大多数妇女通过常规产前筛查或由于继发性黏膜皮肤的皮疹而被发现,这种皮疹也会影响手掌和脚底但很容易被忽视。在二期梅毒的许多其他表现中,包括全身性淋巴结增大、不规则性脱发、黏液斑、口腔颌骨溃疡、肝炎、脾炎和罕见脑膜炎或颅神经麻痹,以及会阴和肛周尖锐湿疣样的病变非常类似于生殖器疣,并且如果没有梅毒血清学检测的话非常可能误诊[254]。

因此,生殖器疣样病变,或无痛性或者其他任何生殖器溃疡,都需要梅毒血清学检查。当地实验室将提供适当的筛查试验(通常为TPPA或联合IgG/IgM检测),如果筛选呈阳性,则进行全方位的检测。这个结果需要与性健康专家讨论并转诊给他们[253]。然而,对血清学检查结果的常见模式进行指导可能是有帮助的(框图16-6),并且要注意来自加勒比海、非洲和南美洲的其他罕见形式的密螺旋体疾病(雅司病,非性病梅毒和品他病)会产生与苍白密螺旋体无法区分的血清学结果。每个实验室使用的检测试剂盒各不相同,但梅毒活动性感染的主要指标是间接抗原检测(VDRL、RPR)和IgM检测,在未经治疗的感染约18个月后或治疗后不久结果会为阴性。抗体反应的基本筛选试验(TPPA/TPHA和联合IgG/IgM)在感染后无论如何治疗都将保持阳性。在任何一项测试中(尤其是VDRL或RPR),只有一项单独的阳性结果(尤其是VDRL或RPR)表明存在生物学上的假阳性,这可能是由于怀孕、过去静脉注射毒品、结核病、疟疾、肝炎、骨髓瘤和结缔组织疾病(如系统性红斑狼疮)等多种可能原因造成的[253](框图16-6)。

框图16-6

梅毒血清学结果的基本解释

VDRL、RPR	TPPA、TPHA	EIA-IgG/IgM、EIA-IgG	EIA-IgM	可能的诊断
阳性	阳性	阳性	阳性	未经治疗的原发性、继发性或早期潜伏梅毒
阳性	阳性	阳性	阴性	获得后未治疗的>18个月潜伏梅毒或其他梅毒螺旋体感染(雅司病,非性病梅毒,品他病)
阴性	阳性	阳性	阴性	治疗成功的梅毒
阳性	阴性	阴性	阴性	生物学假阳性或非常早期的梅毒感染
阴性	阳性	阴性	阴性	生物学假阳性
阴性	阴性	阴性	阳性	生物学假阳性或非常早期的梅毒感染

1. 妊娠期梅毒

未经治疗的梅毒在妊娠期可传播长达10年[255],对胎儿具有潜在的破坏性后果,疾病的严重程度与母体感染的阶段直接相关,并自初次获得梅毒以来随时间呈"自发的强度逐渐减弱"(Kassowitz定律)[253,255]。在怀孕前或怀孕期间早期梅毒感染的母亲受损最严重[256]。梅毒最早可在9-10周传播,但大多数被认为发生在胎盘合体滋养层侵入后,通常在妊娠12-16周。胎盘炎症的程度与婴儿疾病的严重程度密切相关[257],可导致自发性流产、羊水过多、宫内生长受限、胎儿积水、死产或新生儿早期死亡,或导致耳聋失明的严重中枢神经系统疾病。较轻的感染影响牙齿、软骨和骨骼,或引起皮肤皮疹。最不严重的感染仅由婴儿梅毒血清学阳性证明,没有任何身体症状。从 20 世纪 80 年代末至 90 年代中期,美国社会极度贫困和与药物相关的梅毒疫情中,对早期和晚期先天性梅毒病斑[258]和产科经验[259]进行了全面描述。

2. 预防先天性梅毒

早期产前筛查,同时对于处于高风险状况的女性在妊娠晚期进行重复筛查,如果快速开始治疗,可以为预防严重先天性疾病提供一个狭窄的机会窗口。如果快速血浆反应(RPR)滴度低于 1:8,则传播非常罕见[260]。

英国对先天性梅毒的积极监测发现,其发病率低于世界卫生组织的消除标准(<0.5/1000 活产),5 年内仅有 17 例[261]。自 1996 年梅毒在苏联达到流行高峰以来,先天梅毒就从东欧蔓延到欧洲大陆的其他地方。由于加强产前筛查,及时治疗和更好地控制异性传播感染等方面的特殊努力,除苏联国家外,整个地区只有 69 例先天梅毒确诊病例[262]。保加利亚、葡萄牙和波兰报告的病例发生率最高。最近的大多数病例发生在未能进行大部分或全部产前保健的妇女中,大多数是由于混乱或被迫的生活方式,或由于逃避战乱,许多妇女只是在分娩前不久才出现。

尽管取得了这些进展,但在英国的实践中,每年约 1000 例妊娠妇女梅毒血清学呈阳性,这需要一个多学科团队的合作[261]。其中约 23% 是假阳性。在剩余的真阳性中,26% 是新诊断的,71% 是以前诊断的,并不是所有人都有充分的治疗记录。因此,约 40% 的患者需要根据指南建议进行治疗(见后文)。产科医师、助产士、性健康专家和新生儿医师之间密切沟通,为每个病例制订有价值的生产计划[253],在英国得到了证实,在多学科的诊疗下,病例不太可能被遗漏[263]。

3. 梅毒的治疗

目前,单剂量的肌内注射苄星青霉素 2.4mg 是治疗有或无感染艾滋病毒的非孕妇早期梅毒的方法[253]。到妊娠中期,该方案仍为一线治疗方案。两次剂量间隔 1 周,有效维持血清水平 2 周是妊娠晚期充分治愈的必要条件。如果非孕妇对青霉素过敏,服用多西环素 100 mg 每日 3 次持续 2 周也是有效的。应该提醒患者注意吉海反应(Jarisch-Herxheimer reaction)[264],该反应发生在约 40% 的治疗病例中,患者对死螺旋体毒素的

过敏反应会导致急性、短暂的流感样症状,并在 24h 内消退。这可能会被误认为是青霉素过敏。尽管有报道称这种反应会引发早产[258],但短暂的心电图改变是妊娠中晚期治疗的唯一不良反应[265],后续治疗没有胎儿丢失。

迄今为止,上述两种方案似乎都没有产生更大程度的抗生素耐药性。然而,没有其他方案得到充分评估,而且由于对单剂量(2g)口服阿奇霉素的显著耐药性迅速发展[266],对怀孕期间青霉素过敏的妇女的治疗出现了特殊问题,首选的方法是通过青霉素脱敏[253,267],进一步强调需要一个良好协调的多学科团队努力。

十三、结论

由于人口流动、关系不稳定、人口统计学变化和现代数字通信技术,临床医师不能再舒适地自动假设,无论年龄或社会环境如何,他们的患者的性行为都是一夫一妻制或异性恋或凭意志的,这种态度在不远的过去体现为家长式妇科护理模式。一种开放的、非评判的、同情的和探究的方法将会发现更多的性传播感染,减少错误诊断,并有望回答本节在女性性健康方面提出的一些挑战性的研究问题。

(王永学 译 刘 倩 校)

参考文献

[1] Hare MJ (ed.) *Genital Tract Infection in Women*. Churchill Livingstone:Edinburgh, 1988.

[2] Wilson J, Everett M, Walker J (eds) *Sexual Health in Obstetrics and Gynaecology*. London:Remedica, 2003.

[3] Sweet RL, Gibbs RS (eds) *Infectious Diseases of the Female Genital Tract*, 5th(edn). Philadelphia: Lippincott Williams & Wilkins, 2009.

[4] Anderson R. The transmission dynamics of sexually transmitted diseases:the behavioural component. In: Dyson T (ed.)*Sexual Behaviour and Networking: Anthropological and Socio-cultural Studies on the Transmission of HIV*. Liege:Editions Derouaux-Ordina, 1992:23-48.

[5] Hickey M, Marino JL, Tachedjian G. Critical review:Mechanisms of HIV transmission in Depo-

Provera users: the likely role of hypoestrogenism. *J Acquir ImmuneDefic Syndr* 2016;71:1-7.

[6] Brown DR, Shew ML, Qadadri B *et al*. A longitudinal study of genital human papillomavirus infection in a cohort of closely followed adolescent women. *J Infect Dis* 2005;191:182-192.

[7] Molano M, Meijer CJ, Weiderpass E *et al*. The natural course of *Chlamydia trachomatis* infection in asymptomatic Colombian women: a 5-year follow-up study. *J Infect Dis* 2005;191:907-916.

[8] Public Health England. *Sexually transmitted infections and chlamydia screening in England*, 2015. Health Protection Report. 2016;10:22. www. gov. uk/government/uploads/system/uploads/attachment _ data/file/534601/hpr2216_stis. pdf

[9] Health Protection Agency. *Sexually Transmitted Infections service data from genitourinary medicine clinics*: Slide Set 2007 (accessed 11 October 2007).

[10] Office for National Statistics. *Conceptions in England and Wales*: 2014. www. ons. gov. uk/people-populationandcommunity/birthsdeathsandmarriag es/conceptionandfertilityrates/bulletins/conceptio nstatistics/2014

[11] Mercer CH, Tanton C, Prah P *et al*. Changes in sexual attitudes and lifestyles in Britain through the life course and over time: findings from the National Surveys of Sexual Attitudes and Lifestyles (Natsal). *Lancet* 2013;382:1781-1794.

[12] Woodhall SC, Turner KM, Hughes G. Maximising the effectiveness of the National Chlamydia Screening Programme in England: should we routinely retest positives? *Sex Transm Infect* 2013;89:2-3.

[13] Adimora AA, Schoenbach VJ, Taylor EM, Khan MR, Schwartz RJ, Miller WC. Sex ratio, poverty and concurrent partnerships among men and women in the United States: a multilevel analysis. *Ann Epidemiol* 2013;23:716-719.

[14] Smith AM, Subramanian SV. Population contextual associations with heterosexual partner numbers: a multilevel analysis. *Sex Transm Infect* 2006; 82: 250-254.

[15] Greenhouse P. A definition of sexual health. *BMJ* 1995;310:1468-1469.

[16] Greenhouse P. Who cares about sex and health? *J Natl Assoc Family Planning Nurses* 1996; 30: 38-47.

[17] Seaman HE, Ballard KD, Wright JT, de Vries CS. Endometriosis and its coexistence with irritable bowel syndrome and pelvic inflammatory disease: findings from a national case-control study. Part 2. *BJOG* 2008;115:1392-1396.

[18] Greenhouse P, Evans AE. Chlamydial antibodies and endometriosis symptoms in women with presumed 'PID'. *Int J STD AIDS* 2006;17(Suppl 1): A34.

[19] Brook G, Bacon L, Evans C *et al*. 2013 UK national guideline for consultations requiring sexual history taking. Clinical Effectiveness Group British Association for Sexual Health and HIV. *Int J STD AIDS* 2014;25:391-404.

[20] Pathak N, Sohal A, Feder GS. How to enquire and respond to domestic violence and abuse in sexual health settings. *Sex Transm Infect* 2017; 93: 175-178.

[21] Donovan BM, Spracklen CN, Schweizer ML, Ryckman KK, Saftlas AF. Intimate partner violence during pregnancy and the risk for adverse infant outcomes: a systematic review and meta-analysis. *BJOG* 2016;123:1289-1299.

[22] Khan KS. BJOG Editor's Choice: Intimate partner violence destroys love like tears blur clear vision. *BJOG* 2016;123:1249.

[23] British Association for Sexual Health and HIV. *Standards for the Management of Sexually Transmitted Infections (STIs)*. BASHH: 2014. Available at https://www. bashh. org/documents/Standards% 20for% 20 the% 20management% 20of% 20STIs% 202014% 20 FINAL% 20WEB. pdf

[24] Van Der Pol B, Williams JA, Fuller D, Taylor SN, Hook EW Ⅲ. Chlamydia, gonorrhea and trichomonas combined testing using the BD MAX™ CT/GC/TV assay using genitourinary specimen types. *J Clin Microbiol* 2016;55:155-164.

[25] Rosenfeld EA, Marx J, Terry MA *et al*. Intimate partner violence, partner notification, and expedited partner therapy: a qualitative study. *Int J STD AIDS* 2016;27:656-661.

[26] Robinson AJ, Greenhouse P. Prevention of recurrent pelvic infection by contact tracing: a commonsense approach. *BJOG* 1996;103:859-861.

[27] Hogben M, Kidd S, Burstein GR. Expedited partner therapy for sexually transmitted infections. *Curr*

Opin Obstet Gynecol 2012;24:299-304.

[28] Unemo M (ed). *Laboratory Diagnosis of Sexually Transmitted Infections, Including Human Immunodeficiency Virus*. Geneva: World Heath Organization, 2013.

[29] Schoeman SA, Stewart CM, Booth RA, Smith SD, Wilcox MH, Wilson JD. Assessment of best single sample for finding chlamydia in women with and without symptoms: a diagnostic test study. *BMJ* 2012;345:e8013.

[30] Clarke E, Board C, Patel N, Atkinson L, Tulloch H, Patel R. Why are anogenital warts diagnoses decreasing in the UK: bivalent human papillomavirus (HPV) vaccine cross-protection or failure to examine? *Sex Transm Infect* 2014;90:587.

[31] Faculty of Sexual and Reproductive Healthcare. *Management of Vaginal Discharge in Non-Genitourinary Medicine Settings*. FSRH, 2012. https://www. bashhguidelines. org/media/1091/4264. pdf

[32] Donders GG, Vereecken A, Bosmans E, Dekeersmaecker A, Salembier G, Spitz B. Definition of a type of abnormal vaginal flora that is distinct from bacterial vaginosis: aerobic vaginitis. *BJOG* 2002;109:34-43.

[33] May L, Ware CE, Jordan JA et al. A randomized controlled trial comparing the treatment of patients tested for chlamydia and gonorrhea after a rapid polymerase chain reaction test versus standard of care testing. *Sex Transm Dis* 2016;43:290-295.

[34] Kriesel JD, Bhatia AS, Barrus C, Vaughn M, Gardner J, Crisp RJ. Multiplex PCR testing for nine different sexually transmitted infections. *Int J STD AIDS* 2016;27:1275-1282.

[35] Ross JD. Nucleic acid contamination in sexual health clinics. *Curr Opin Infect Dis* 2015;28:80-82.

[36] BASHH Clinical Effectiveness Group. *Guidance on Tests for Sexually Transmitted Infections*. BASHH, 2015. https://www. bashhguidelines. org/media/1084/sti-testing-tables-2015-dec-update-4. pdf

[37] National Institute for Health and Care Excellence. *HIV Testing: Increasing Uptake Among People Who May Have Undiagnosed HIV*. NICE Guideline NG60. London: NICE, 2016. Available at https://www. nice. org. uk/guidance/NG60

[38] Chico RM, Mayaud P, Ariti C, Mabey D, Ronsmans C, Chandramohan D. Prevalence of malaria and sexually transmitted and reproductive tract infections in pregnancy in sub-Saharan Africa: a systematic review. *JAMA* 2012;307:2079-2086.

[39] Walker DG, Walker GJ. Prevention of congenital syphilis: time for action. *Bull WHO* 2004;82:401.

[40] Strasser S, Bitarakwate E, Gill M et al. Introduction of rapid syphilis testing within prevention of mother-to-child transmission of HIV programs in Uganda and Zambia: a field acceptability and feasibility study. *J Acquir Immune Defic Syndr* 2012;61:e40-46.

[41] Gray RH, Wabwire-Mangen F, Kigozi G et al. Randomized trial of presumptive sexually transmitted disease therapy during pregnancy in Rakai, Uganda. *Am J Obstet Gynecol* 2001;185:1209-1217.

[42] Toth M, Patton DL, Esquenazi B, Shevchuk M, Thaler H, Divon M. Association between *Chlamydia trachomatis* and abnormal uterine bleeding. *Am J Reprod Immunol* 2007;57:361-366.

[43] Kinnunen A, Surcel HM, Halttunen M et al. *Chlamydia trachomatis* heat shock protein-60 induced interferon-gamma and interleukin-10 production in infertile women. *Clin Exp Immunol* 2003;131:299-303.

[44] Horner PJ. The case for further treatment studies of uncomplicated genital *Chlamydia trachomatis* infection. *Sex Transm Infect* 2006;82:340-343.

[45] Karlsson A, Österlund A, Forssén A. Pharyngeal *Chlamydia trachomatis* is not uncommon any more. *Scand J Infect Dis* 2011;43:344-348.

[46] Low N. Screening programmes for chlamydial infection: when will we ever learn? *BMJ* 2007;334:725-728.

[47] Low N, Redmond S, Uusküla A et al. Screening for genital chlamydia infection. *Cochrane Database Syst Rev* 2016;(9):CD010866.

[48] Barlow RE, Cooke ID, Odukoya O et al. The prevalence of *Chlamydia trachomatis* in fresh tissue specimens from patients with ectopic pregnancy or tubal factor infertility as determined by PCR and in-situ hybridisation. *J Med Microbiol* 2001;50:902-908.

[49] Molano M, Meijer CJ, Weiderpass E et al. The

natural course of *Chlamydia trachomatis* infection in asymptomatic Colombian women: a 5-year follow-up study. *J Infect Dis* 2005;191:907-916.

[50] Sheffield JS, Andrews WW, Klebanoff MA *et al*. Spontaneous resolution of asymptomatic *Chlamydia trachomatis* in pregnancy. *Obstet Gynecol* 2005;105: 557-562.

[51] Morré SA, van den Brule AJ, Rozendaal L *et al*. The natural course of asymptomatic *Chlamydia trachomatis* infections:45% clearance and no development of clinical PID after one-year follow-up. *Int J STD AIDS* 2002;13(Suppl 2):12-18.

[52] Mårdh PA. Tubal factor infertility, with special regard to chlamydial salpingitis. *Curr Opin Infect Dis* 2004;17:49-52.

[53] Cates W Jr, Joesoef MR, Goldman MB. Atypical pelvic inflammatory disease: can we identify clinical predictors? *Am J Obstet Gynecol* 1993; 169: 341-346.

[54] Wiesenfeld HC, Hillier SL, Meyn LA, Amortegui AJ, Sweet RL. Subclinical PID and infertility. *Obstet Gynecol* 2012;120:37-43.

[55] Brunham RC, Paavonen J, Stevens CE *et al*. Mucopurulent cervicitis: the ignored counterpart in women of urethritis in men. *N Engl J Med* 1984; 311:1-6.

[56] Yudin MH, Hillier SL, Wiesenfeld HC, Krohn MA, Amortegui AA, Sweet RL. Vaginal polymorphonuclear leukocytes and bacterial vaginosis as markers for histologic endometritis among women without symptoms of pelvic inflammatory disease. *Am J Obstet Gynecol* 2003;188:318-323.

[57] Alfhaily F, Ewies AA. Managing women with postcoital bleeding: a prospective observational noncomparative study. *J Obstet Gynaecol* 2010;30:190-194.

[58] Krettek JE, Arkin SI, Chaisilwattana P, Monif GR. *Chlamydia trachomatis* in patients who used oral contraceptives and had intermenstrual spotting. *Obstet Gynecol* 1993;81:728-731.

[59] Eckert LO, Thwin SS, Hillier SL, Kiviat NB, Eschenbach DA. The antimicrobial treatment of subacute endometritis: a proof of concept study. *Am J Obstet Gynecol* 2004;190:305-313.

[60] Moritz E. Wurmfortsatzveränderungen nach tubenentzündungen. *Zentralblatt Gynäkologie Geburtshilfe* 1912;70:404-416.

[61] Lee JA. 'Appendicitis' in young women. An opportunity for collaborative clinical research in the National Health Service. *Lancet* 1961;ii:815-817.

[62] Mårdh PA, Wølner-Hanssen P. Periappendicitis and chlamydial salpingitis. *Surg Gynecol Obstet* 1985; 160:304-306.

[63] Greenhouse P. Chlamydial salpingo-appendicitis: an explanation for the excess rate of appendicectomy in young women. In: Stary A(ed.) *Proceedings of the 3rd Congress of the European Society for Chlamydia Research*, Vienna. Bologna: Societa Editrice Esculapio, 1996;143.

[64] Lloyd TD, Malin G, Pugsley H *et al*. Women presenting with lower abdominal pain: a missed opportunity for chlamydia screening? *Surgeon* 2006; 4: 15-19.

[65] Wilms IM, de Hoog DE, de Visser DC, Janzing HM. Appendectomy versus antibiotic treatment for acute appendicitis. *Cochrane Database Syst Rev* 2011;(11):CD008359.

[66] Stajano C. La reaccion frenica en gineacological. *Semana Medica Buenos Aries* 1920;27:243.

[67] Curtis AH. A cause of adhesions in the right upper quadrant. *JAMA* 1930;94:1221-1222.

[68] Fitz-Hugh T Jr. Acute gonococcic peritonitis of the right upper quadrant in women. *JAMA* 1934;102: 2094-2096.

[69] Wølner-Hanssen P, Svensson L, Weström L, Mårdh P-A. Isolation of *Chlamydia trachomatis* from the liver capsule in Fitz-Hugh-Curtis syndrome. *New Engl J Med* 1982;306:113.

[70] Lopez-Zeno JA, Keith LG, Berger GS. The Fitz-Hugh-Curtis syndrome revisited. Changing perspectives after half a century. *J Reprod Med* 1985;30: 567-582.

[71] Money DM, Hawes SE, Eschenbach DA *et al*. Antibodies to the chlamydial 60kd heat-shock protein are associated with laparoscopically confirmed perihepatitis. *Am J Obstet Gynecol* 1997;176:870-877.

[72] Paavonen J, Eggert-Kruse W. *Chlamydia trachomatis*: impact on human reproduction. *Hum Reprod Update* 1999;5:433-447.

[73] Price MJ, Ades AE, Soldan K *et al*. The natural history of *Chlamydia trachomatis* infection in women: a multi-parameter evidence synthesis. *Health Technol Assess* 2016;20(22):1-250.

[74] Scholes D, Stergachis A, Heidrich FE, Andrilla H, Holmes KK, Stamm WE. Prevention of pelvic inflammatory disease by screening for cervical chlamydial infection. *N Engl J Med* 1996; 334: 1362-1366.

[75] Oakeshott P, Kerry S, Aghaizu A et al. Randomised controlled trial of screening for *Chlamydia trachomatis* to prevent pelvic inflammatory disease: the POPI (prevention of pelvic infection) trial. *BMJ* 2010; 340: c1642.

[76] Hillis SD, Owens LM, Marchbanks PA, Amsterdam LF, MacKenzie WR. Recurrent chlamydial infections increase the risks of hospitalization for ectopic pregnancy and pelvic inflammatory disease. *Am J Obstet Gynecol* 1997; 176: 103-107.

[77] Hillis SD, Joesoef R, Marchbanks PA, Wasserheit JN, Cates W Jr, Westrom L. Delayed care of pelvic inflammatory disease as a risk factor for impaired fertility. *Am J Obstet Gynecol* 1993; 168: 1503-1509.

[78] Barr EL, Ouburg S, Igietseme JU et al. Host inflammatory response and development of complications of *Chlamydia trachomatis* genital infection in CCR5-deficient mice and subfertile women with the CCR5delta32 gene deletion. *J Microbiol Immunol Infect* 2005; 38: 244-254.

[79] Budrys NM, Gong S, Rodgers AK et al. *Chlamydia trachomatis* antigens recognized in women with tubal factor infertility, normal fertility, and acute infection. *Obstet Gynecol* 2012; 119: 1009-1016.

[80] Akande V, Turner C, Horner P, Horne A, Pacey A. Impact of *Chlamydia trachomatis* in the reproductive setting: British Fertility Society Guidelines for practice. *Hum Fertil (Camb)* 2010; 13: 115-125.

[81] Akande VA, Hunt LP, Cahill DJ, Caul EO, Ford WC, Jenkins JM. Tubal damage in infertile women: prediction using chlamydia serology. *Hum Reprod* 2003; 18: 1841-1847.

[82] Tiitinen A, Surcel HM, Halttunen M et al. *Chlamydia trachomatis* and chlamydial heat shock protein 60-specific antibody and cell-mediated responses predict tubal factor infertility. *Hum Reprod* 2006; 21: 1533-1538.

[83] Jakus S, Neuer A, Dieterle S, Bongiovanni AM, Witkin SS. Antibody to the *Chlamydia trachomatis* 60 kDa heat shock protein in follicular fluid and in vitro fertilization outcome. *Am J Reprod Immunol* 2008; 59: 85-89.

[84] Witkin SS. Immunity to heat shock proteins and pregnancy outcome. *Infect Dis Obstet Gynecol* 1999; 7: 35-38.

[85] Singh N, Prasad P, Singh LC, Das B, Rastogi S. Expression of prostaglandin receptors in *Chlamydia trachomatis* -infected recurrent spontaneous aborters. *J Med Microbiol* 2016; 65: 476-483.

[86] Cicinelli E, Matteo M, Tinelli R et al. Prevalence of chronic endometritis in repeated unexplained implantation failure and the IVF success rate after antibiotic therapy. *Hum Reprod* 2015; 30: 323-330.

[87] Patton DL, Moore DE, Spadoni LR, Soules MR, Halbert SA, Wang SP. A comparison of the fallopian tube's response to overt and silent salpingitis. *Obstet Gynecol* 1989; 73: 622-630.

[88] Machado AC, Guimarães EM, Sakurai E, Fioravante FC, Amaral WN, Alves MF. High titers of *Chlamydia trachomatis* antibodies in Brazilian women with tubal occlusion or previous ectopic pregnancy. *Infect Dis Obstet Gynecol* 2007; 2007: 24816.

[89] Egger M, Low N, Smith GD, Lindblom B, Herrmann B. Screening for chlamydial infections and the risk of ectopic pregnancy in a county in Sweden: ecological analysis. *BMJ* 1998; 316: 1776-1780.

[90] Gérard HC, Branigan PJ, Balsara GR, Heath C, Minassian SS, Hudson AP. Viability of *Chlamydia trachomatis* in fallopian tubes of patients with ectopic pregnancy. *Fertil Steril* 1998; 70: 945-948.

[91] Keat AC, Maini RN, Nkwazi GC, Pegrum GD, Ridgway GL, Scott JT. Role of *Chlamydia trachomatis* and HLAB27 in sexually acquired reactive arthritis. *BMJ* 1978; 1(6113): 605-607.

[92] Taylor-Robinson D, Thomas BJ, Dixey J, Osborn MF, Furr PM, Keat AC. Evidence that *Chlamydia trachomatis* causes seronegative arthritis in women. *Ann Rheum Dis* 1988; 47: 295-299.

[93] Gérard HC, Branigan PJ, Schumacher HR Jnr, Hudson AP. Synovial *Chlamydia trachomatis* in patients with reactive arthritis/Reiter's syndrome are viable but show aberrant gene expression. *J Rheumatol* 1998; 25: 734-742.

[94] BASHH Clinical Effectiveness Group. United Kingdom national guideline on the management of sexu-

ally acquired reactive arthritis 2008. www. bashh. org/documents/1772. pdf (accessed 2 June 2016).

[95] Carter JD, Gérard HC, Whittum-Hudson JA, Hudson AP. Combination antibiotics for the treatment of *Chlamydia* -induced reactive arthritis: is a cure in sight? *Int J Clin Rheumtol* 2011; 6: 333-345.

[96] Andrews WW, Goldenberg RL, Mercer B *et al*. The Preterm Prediction Study: association of second-trimester genitourinary chlamydia infection with subsequent spontaneous preterm birth. *Am J Obstet Gynecol* 2000; 183: 662-668.

[97] Morency AM, Bujold E. The effect of second-trimester antibiotic therapy on the rate of preterm birth. *J Obstet Gynaecol Can* 2007; 29: 35-44.

[98] Elder HA, Santamarina BA, Smith S, Kass EH. The natural history of asymptomatic bacteriuria during pregnancy: the effect of tetracycline on the clinical course and the outcome of pregnancy. *Am J Obstet Gynecol* 1971; 111: 441-462.

[99] Medline A, Joseph Davey D, Klausner JD. Lost opportunity to save newborn lives: variable national antenatal screening policies for *Neisseria gonorrhoeae* and *Chlamydia trachomatis*. *Int J STD AIDS* 2017; 28: 660-666.

[100] National Institute for Health and Care Excellence. *Antenatal Care for Uncomplicated Pregnancies*. Clinical Guideline CG62. London: NICE, 2008. Available at https://www. nice. org. uk/guidance/cg62

[101] Rours GI, Duijts L, Moll HA *et al*. *Chlamydia trachomatis* infection during pregnancy associated with preterm delivery: a population-based prospective cohort study. *Eur J Epidemiol* 2011; 26: 493-502.

[102] Goh BT, Forster GE. Sexually transmitted diseases in children: chlamydial oculo-genital infection. *Genitourin Med* 1993; 69: 213-221.

[103] Hammerschlag M, Guillen CD. Medical and legal implications of testing for sexually transmitted infections in children. *Clin Microbiol Rev* 2010; 23: 493-506.

[104] Kakar S, Bhalla P, Maria A, Rana M, Chawla R, Mathur NB. *Chlamydia trachomatis* causing neonatal conjunctivitis in a tertiary care center. *Ind J Med Microbiol* 2010; 28: 45-47.

[105] Harrison HR, English MG, Lee CK, Alexander ER. *Chlamydia trachomatis* infant pneumonitis: comparison with matched controls andother infant pneumonitis. *N Engl J Med* 1978; 298: 702-708.

[106] Nwokolo NC, Dragovic B, Patel S, Tong CYW, Barker G, Radcliffe K. 2015 UK national guideline for the management of infection with *Chlamydia trachomatis*. *Int J STD AIDS* 2016; 27: 251-267.

[107] Dukers-Muijrers NH, Speksnijder AG, Morré SA *et al*. Detection of anorectal and cervicovaginal *Chlamydia trachomatis* infections following azithromycin treatment: prospective cohort study with multiple time-sequential measures of rRNA, DNA, quantitative load and symptoms. *PLoS ONE* 2013; 8: e81236.

[108] Schwebke JR, Rompalo A, Taylor S *et al*. Re-evaluating the treatment of nongonococcal urethritis: emphasizing emerging pathogens. A randomized clinical trial. *Clin Infect Dis* 2011; 52: 163-170.

[109] Craig AP, Kong FY, Yeruva L *et al*. Is it time to switch to doxycycline from azithromycin for treating genital chlamydial infections in women? Modelling the impact of autoinoculation from the gastrointestinal tract to the genital tract. *BMC Infect Dis* 2015; 15: 200.

[110] Wallace H, Loftus-Keeling M, Ward H, Hulme C, Wilcox M, Wilson JD. Rectal chlamydia infection in women: have we been missing the point? *Sex Transm Infect* 2016; 92 (Suppl 1): A8-9.

[111] Foulds G, Johnson RB. Selection of dose regimens of azithromycin. *J Antimicrob Chemother* 1993; 31 (Suppl E): 39-50.

[112] Horner PJ. Azithromycin antimicrobial resistance and genital *Chlamydia trachomatis* infection: duration of therapy may be the key to improving efficacy. *Sex Transm Infect* 2012; 88: 154-156.

[113] Bevan CD, Ridgway GL, Rothermel CD. Efficacy and safety of azithromycin as monotherapy or combined with metronidazole compared with two standard multidrug regimens for the treatment of acute pelvic inflammatory disease. *J Int Med Res* 2003; 31: 45-54.

[114] Grimes DA, Schulz KF. Antibiotic prophylaxis for intrauterine contraceptive device insertion. *Cochrane Database Syst Rev* 2001; (2): CD001327.

[115] Faculty of Sexual and Reproductive Healthcare. *In-*

trauterine Contraception Guidelines. FSRH，2015. https：//www. guidelinesfornurses. co. uk/sexual-health/fsrh-intrauterine-contraception-guideline/ 452622. article

[116] Sarkar M，Woodland C，Koren G，Einarson AR. Pregnancy outcome following gestational exposure to azithromycin. *BMC Pregnancy Childbirth* 2006；6：18.

[117] Rahangdale L，Guerry S，Bauer HM *et al*. An observational cohort study of *Chlamydia trachomatis* treatment in pregnancy. *Sex Transm Dis* 2006；33：106-110.

[118] Brocklehurst P，Rooney G. Interventions for treating genital *Chlamydia trachomatis* infection in pregnancy. *Cochrane Database Syst Rev* 2000；(2)：CD000054.

[119] Lazenby GB，Korte JE，Tillman S，Brown FK，Soper DE. A recommendation for timing of repeat *Chlamydia trachomatis* test following infection and treatment in pregnant and nonpregnant women. *Int J STD AIDS* 2017；28：902-909.

[120] Low N，Sterne JA，Barlow D. Inequalities in rates of gonorrhoea and chlamydia between black ethnic groups in south east London；cross sectional study. *Sex Transm Infect* 2001；77：15-20.

[121] Bignell C，FitzGerald MR. UK national guideline for the management of gonorrhoea in adults. *Int J STD AIDS* 2011；22：541-547.

[122] Ingram DL，Everett D，Flick L，Russell TA，White-Sims S. Vaginal gonococcal cultures in sexual abuse evaluations；evaluation of selective criteria for preteenaged girls. *Pediatrics* 1997；99：e8.

[123] Edwards JL，Apicella MA. The molecular mechanisms used by *Neisseria gonorrhoeae* to initiate infection differ between men and women. *Clin Microbiol Rev* 2004；17：965-981.

[124] Marrazzo JM，Wiesenfeld HC，Murray PJ *et al*. Risk factors for cervicitis among women with bacterial vaginosis. *J Infect Dis* 2006；193：617-624.

[125] Van der Pol B，Liesenfeld O，Williams JA *et al*. Performance of the Cobas CT/NG test compared to theAptima AC2 and Viper CTQ/GCQ assays for detection of *Chlamydia trachomatis* and Neisseria gonorrhoeae. *J Clin Microbiol* 2012；50：2244-2249.

[126] Chan PA，Robinette A，Montgomery M *et al*. Ex-tragenital infections caused by *Chlamydia trachomatis* and *Neisseria gonorrhoeae*；a review of the literature. *Infect Dis Obstet Gynecol* 2016；2016：5758387.

[127] Public Health England. *Surveillance of Antimicrobial Resistance in Neisseria gonorrhoeae. Key Findings from the Gonococcal Resistance to Antimicrobials Surveillance Programme* (*GRASP*). PHE，2016. https：//www. gov. uk/ government/uploads/system/uploads/attachment_data/file/567602/GRASP_Report_2016. pdf

[128] Hoosen AA，Nteta C，Moodley J，Sturm AW. Sexually transmitted diseases including HIV infection in women with Bartholin's gland abscesses. *Genitourin Med* 1995；71：155-157.

[129] Creighton S. Gonorrhoea. *BMJ Clin Evid* 2014；pii：1604.

[130] Bleich AT，Sheffield JS，Wendel GD Jr，Sigman A，Cunningham FG. Disseminated gonococcal infection in women. *Obstet Gynecol* 2012；119：597-602.

[131] Krivochenitser R，Jones JS，Whalen D，Gardiner C. Underrecognition of cervical *Neisseria gonorrhoeae* and *Chlamydia trachomatis* infections in pregnant patients in the ED. *Am J Emerg Med* 2013；31：661-663.

[132] Mmeje O，Coleman JS. Concurrent patient-partner treatment in pregnancy；an alternative to expedited partner therapy? *Sex Transm Dis* 2012；39：665-670.

[133] Credé CSE. Die Verhütung der Augenentzündung derNeugeborenen. *Archiv für Gynaekologie* 1881；17：50-53.

[134] Matejcek A，Goldman RD. Treatment and prevention of ophthalmia neonatorum. *Can Fam Physician* 2013；59：1187-1190.

[135] Woods CR. Gonococcal infections in neonates and young children. *Semin Pediatr Infect Dis* 2005；16：258-270.

[136] Bignell C，Unemo M；European STI Guidelines Editorial Board. 2012 European guideline on the diagnosis and treatment of gonorrhoea in adults. *Int J STD AIDS* 2013；24：85-92.

[137] Wind C，Schim van der Loeff MF，Unemo M，Schuurman R，van Dam AP，de Vries HJ. Time to clearance of *Chlamydia trachomatis* RNA and DNA after treatment in patients coinfected with

Neisseria gonorrhoeae：a prospective cohort study. *BMC Infect Dis* 2016；16：554.

［138］ Moran JS. Treating uncomplicated *Neisseria gonorrhoeae* infections：is the anatomic site of infection important？ *Sex Transm Dis* 1995；22：39-47.

［139］ World Health Organization，Department of Reproductive Health and Research. *Global action plan to control the spread and impact of antimicrobial resistance in Neisseria gonorrhoeae*. Geneva：WHO，2012. http：//apps. who. int/iris/bitstream/10665/44863/1/9789241503501_eng. pdf

［140］ Unemo M，Shafer WM. Antimicrobial resistance in *Neisseria gonorrhoeae* in the 21st century：past，evolution，and future. *Clin Microbiol Rev* 2014；27：587-613.

［141］ Ohnishi M，Golparian D，Shimuta K *et al*. Is *Neisseria gonorrhoeae* initiating a future era of untreatable gonorrhea？ Detailed characterization of the first strain with high-level resistance to ceftriaxone. *Antimicrob Agents Chemother* 2011；55：3538-3545.

［142］ European Gonoccocal Antimicrobial Surveillance Programme（Euro-GASP）*Gonococcal Antimicrobial Susceptibility Surveillance in Europe* 2014. http：//ecdc. europa. eu/en/publications/Publications/gonococcal-antimicrobial-susceptibility-surveillance-Europe-2014. pdf

［143］ Chisholm SA，Wilson J，Alexander S *et al*. An outbreak of high-level azithromycin resistant *Neisseria gonorrhoeae* in England. *Sex Transm Infect* 2016；92：365-367.

［144］ Fifer H，Natarajan U，Jones L *et al*. Failure of dual antimicrobial therapy in treatment of gonorrhea. *N Engl J Med* 2016；374：2504-2506.

［145］ Curtis AH. Bacteriology and pathology of fallopian tubes removed at operation. *Surg Gynecol Obstet* 1921；33：621-627.

［146］ McGowin CL，Anderson-Smits C. *Mycoplasma genitalium*：an emerging cause of sexually transmitted disease in women. *PLoS Pathog* 2011；7：e1001324.

［147］ Ona S，Molina RL，Diouf K. *Mycoplasma genitalium*：an overlooked sexually transmitted pathogen in women？ *Infect Dis Obstet Gynecol* 2016；2016：4513089.

［148］ Horner PJ，Gilroy CB，Thomas BJ，Naidoo RO，Taylor-Robinson D. Association of *Mycoplasma genitalium* with acute non-gonococcal urethritis. *Lancet* 1993；342：582-585.

［149］ Manhart LE，Critchlow CW，Holmes KK *et al*. Mucopurulent cervicitis and *Mycoplasma genitalium*. *J Infect Dis* 2003；187：650-657.

［150］ Møller BR，Taylor-Robinson D，Furr PM. Serological evidence implicating *Mycoplasma genitalium* in pelvic inflammatory disease. *Lancet* 1984；i：1102-1103.

［151］ Clausen HF，Fedder J，Drasbek M *et al*. Serological investigation of *Mycoplasma genitalium* in infertile women. *Hum Reprod* 2001；16：1866-1874.

［152］ Jurstrand M，Jensen JS，Magnuson A，Kamwendo F，Fredlund H. A serological study of the role of *Mycoplasma genitalium* in pelvic inflammatory disease and ectopic pregnancy. *Sex Transm Infect* 2007；83：319-323.

［153］ Cohen CR，Manhart LE，Bukusi EA *et al*. Association between *Mycoplasma genitalium* and acute endometritis. *Lancet* 2002；359：765-766.

［154］ Lis R，Rowhani-Rahbar A，Manhart LE. *Mycoplasma genitalium* infection and female reproductive tract disease：a meta-analysis. *Clin Infect Dis* 2015；61：418-426.

［155］ Oakeshott P，Hay P，Taylor-Robinson D *et al*. Prevalence of *Mycoplasma genitalium* in early pregnancy and relationship between its presence and pregnancy outcome. *BJOG* 2004；111：1464-1467.

［156］ Taylor-Robinson D，Lamont RF. Mycoplasmas in pregnancy. *BJOG* 2011；118：164-174.

［157］ Jensen JS，Cusini M，Gomberg M，Moi H. 2016 European guideline on *Mycoplasma genitalium* infections. *J Eur Acad Dermatol Venereol* 2016；30：1650-1656.

［158］ Jensen JS，Bradshaw C. Management of *Mycoplasma genitalium* infections：can we hit a moving target？ *BMC Infect Dis* 2015；15：343.

［159］ Workowski KA，Bolan GA；Centers for Disease Control and Prevention. Sexually transmitted diseases treatment guidelines，2015. *MMWR Recomm Rep* 2015；64（RR-03）：1-137.

［160］ Sherrard J，Ison C，Moody J，Wainwright E，Wilson J，Sullivan A. United Kingdom national guideline on the management of *Trichomonas vaginalis*

2014. *Int J STD AIDS* 2014;25:541-549.

[161] Nicholls J, Horner PJ, Turner K *et al*. TV in primary care:is there more out there than we think? *Sex Transm Infect* 2015;91(Suppl 1):A10-11.

[162] Hathorn E, Ng A, Page M, Hodson J, Gaydos C, Ross JD. A service evaluation of the Gen-Probe APTIMA nucleic acid amplification test for-*Trichomonas vaginalis*:should it change whom we screen for infection? *Sex Transm Infect* 2015;91:81-86.

[163] Meites E, Gaydos CA, Hobbs MM *et al*. A review of evidence-based care of symptomatic trichomoniasis and asymptomatic *Trichomonas vaginalis* infections. *Clin Infect Dis* 2015; 61 (Suppl 8):S837-S848.

[164] Ginocchio CC, Chapin K, Smith JS *et al*. Prevalence of *Trichomonas vaginalis* and coinfection with *Chlamydia trachomatis* and *Neisseria gonorrhoeae* in the United States as determined by the Aptima *Trichomonas vaginalis* nucleic acid amplification assay. *J Clin Microbiol* 2012; 50:2601-2608.

[165] Spinillo A, Bernuzzi AM, Cevini C, Gulminetti R, Luzi S, De Santolo A. The relationship of bacterial vaginosis,*Candida* and *Trichomonas* infection to symptomatic vaginitis in postmenopausal women attending a vaginitis clinic. *Maturitas* 1997; 27:253-260.

[166] Stringer E, Read JS, Hoffman I, Valentine M, Aboud S,Goldenberg RL. Treatment of trichomoniasis in pregnancy in sub-Saharan Africa does not appear to be associated with low birth weight or preterm birth. *SAfr Med J* 2010;100:58-64.

[167] Klebanoff MA, Carey JC, Hauth JC *et al*. Failure of metronidazole to prevent preterm delivery among pregnant women with asymptomatic *Trichomonas vaginalis* infection. *N Eng J Med* 2001;345:487-493.

[168] Sebitloane HM, Moodley J, Esterhuizen TM. Pathogenic lower genital tract organisms in HIV-infected and uninfected women, and their association with postpartum infectious morbidity. *S Afr Med J* 2011;101:466-469.

[169] Cudmore SL, Delgarty KL, Hayward-McClelland SF. Treatment of infection caused by metronidazole resistant *Trichomonas vaginalis*. *Clin Microbiol*

Rev 2004;17:783-793.

[170] Forcey DS, Vodstrcil LA, Hocking JS *et al*. Factors associated with bacterial vaginosis among women who have sex with women:a systematicreview. *PLoS ONE* 2015;10:e0141905.

[171] Bailey JV, Benato R, Owen C, Kavanagh J. Vulvovaginal candidiasis in women who have sex with women. *Sex Transm Dis* 2008;35:533-536.

[172] Witkin SS. The vaginal microbiome, vaginal antimicrobial defence mechanisms and the clinical challenge of reducing infection-related preterm birth. *BJOG* 2015;122:213-218.

[173] ten Oever J, Netea MG. The bacteriome-mycobiome interaction and antifungal host defense. *Eur J Immunol* 2014;44:3182-3191.

[174] Gajer P, Brotman RM, Bai G *et al*. Temporal dynamics of the human vaginal microbiota. *Sci Transl Med* 2012;4:132ra52.

[175] Brooks JP, Edwards DJ, Blithe DL *et al*. Effects of combined oral contraceptives, depot medroxyprogesterone acetate and the levonorgestrel-releasing intrauterine system on the vaginal microbiome. *Contraception* 2017;95:405-413.

[176] Miller L, Patton DL, Meier A, Thwin SS, Hooton TM, Eschenbach DA. Depomedroxyprogesterone-induced hypoestrogenism and changes in vaginal flora and epithelium. *Obstet Gynecol* 2000;96:431-439.

[177] Gandhi J, Chen A, Dagur G *et al*. Genitourinary syndrome of menopause:an overview of clinical manifestations, pathophysiology, etiology, evaluation,and management. *Am J Obstet Gynecol* 2016;215:704-711.

[178] Dosiou C, Lathi RB, Tulac S, Huang ST, Giudice LC. Interferon-related and other immune genes are downregulated in peripheral blood leukocytes in the luteal phase of the menstrual cycle. *J Clin Endocrinol Metab* 2004;89:2501-2504.

[179] Raghunath RS, Venables ZC, Millington GW. The menstrual cycle and the skin. *Clin Exp Dermatol* 2015;40:111-115.

[180] Wira CR, Rodriguez-Garcia M, Patel MV. The role of sex hormones in immune protection of the female reproductive tract. *Nat Rev Immunol* 2015;15:217-230.

[181] Hay P. Life in the littoral zone:lactobacilli losing

the plot. *Sex Transm Infect* 2005;81:100-102.

[182] Swidsinski A, Mendling W, Loening-Baucke V *et al*. An adherent *Gardnerella vaginalis* biofilm persists on the vaginal epithelium after standard therapy with oral metronidazole. *Am J Obstet Gynecol* 2008;198:97. e1-6.

[183] Eschenbach DA, Thwin SS, Patton DL *et al*. Influence of the normal menstrual cycle on vaginal tissue,discharge, and microflora. *Clin Infect Dis* 2000;30:901-907.

[184] Keane FE, Ison CA, Taylor-Robinson D. A longitudinal study of the vaginal flora over a menstrual cycle. *Int J STD AIDS* 1997;8:489-494.

[185] Aguin T, Akins RA, Sobel JD. High-dose vaginal maintenance metronidazole for recurrent bacterial vaginosis:a pilot study. *Sex Transm Dis* 2014;41:290-291.

[186] Bilardi J, Walker S, McNair R *et al*. Women's management of recurrent bacterial vaginosis and experiences of clinical care:a qualitative study. *PLoS ONE* 2016;11:e0151794.

[187] Andersch B, Forssman L, Lincoln K, Torstensson P. Treatment of bacterial vaginosis with an acid cream:a comparison between the effect of lactate-gel and metronidazole. *Gynecol Obstet Invest* 1986;21:19-25.

[188] Marrazzo JM, Cook RL, Wiesenfeld HC *et al*. Women's satisfaction with an intravaginal *Lactobacillus* capsule for the treatment of bacterial vaginosis. *J Womens Health* (*Larchmt*) 2006;15:1053-1060.

[189] Esber A, Moyo P, Munjoma M *et al*. Cessation of intravaginal practices to prevent bacterial vaginosis:a pilot intervention in Zimbabwean women. *Sex Transm Infect* 2015;91:183-188.

[190] Swidsinski A, Loening-Baucke V, Swidsinski S, Verstraelen H. Polymicrobial *Gardnerella* biofilm resists repeated intravaginal antiseptic treatment in a subset of women with bacterial vaginosis:a preliminary report. *Arch Gynecol Obstet* 2015;291:605-609.

[191] Larsson PG, Brandsborg E, Forsum U *et al*. Extended antimicrobial treatment of bacterial vaginosis combined with human lactobacilli to find the best treatment and minimize the risk of relapses. *BMC Infect Dis* 2011;11:223.

[192] Madden T, Grentzer JM, Secura GM, Allsworth JE,Peipert JF. Risk of bacterial vaginosis in users of the intrauterine device:a longitudinal study. *Sex Transm Dis* 2012;39:217-222.

[193] Vodstrcil LA, Hocking JS, Law M *et al*. Hormonal contraception is associated with a reduced risk of bacterial vaginosis: a systematic review and metaanalysis. *PLoS ONE* 2013;8:e73055.

[194] Evans AE, Greenhouse P. Prevention of chronically recurrent bacterial vaginosis by treatment of perimenopausal menorrhagia. *Sex Transm Infect* 2003;79(Suppl 1):A11.

[195] Sobel JD. Recurrent vulvovaginal candidiasis. *Am J Obstet Gynecol* 2016;214:15-21.

[196] Marchaim D, Lemanek L, Bheemreddy S, Kaye KS,Sobel JD. Fluconazole-resistant *Candida albicans* vulvovaginitis. *Obstet Gynecol* 2012; 120:1407-1414.

[197] Rosentul DC, Delsing CE, Jaeger M *et al*. Gene polymorphisms in pattern recognition receptors and susceptibility to idiopathic recurrent vulvovaginal candidiasis. *Front Microbiol* 2014;5:483.

[198] Dennison U, McKernan DP, Scully P, Clarke G, Cryan J,Dinan T. Menstrual cycle influences Toll-like receptor responses. *Neuroimmunomodulation* 2012;19:171-179.

[199] Amory JH, Lawler R, Hitti J. Increased tumor necrosis factor-alpha in whole blood during the luteal phase of ovulatory cycles. *J Reprod Med* 2004;49:678-682.

[200] Martinez-Moragón E, Plaza V, Serrano J *et al*. Near-fatal asthma related to menstruation. *J Allergy Clin Immunol* 2004;113:242-244.

[201] Piérard-Franchimont C, Fraiture AL, Delvoye P *et al*. Les dermatoses périmenstruelles:un fait courant de la chronobiologie. *Rev Med Liège* 1999;54:318-321.

[202] Hermanns-Lê T, Hermanns JF, Lesuisse M, Piérard GE. Cyclic catamenial dermatoses. *Biomed Res Int* 2013;2013:156459.

[203] Raghunath RS, Venables ZC, Millington GW. The menstrual cycle and the skin. *Clin Exp Dermatol* 2015;40:111-115.

[204] Dennerstein GJ. Depo-Provera in the treatment of recurrent vulvovaginal candidiasis. *J Reprod Med* 1986;31:801.

[205] Toppozada M, Onsy FA, Fares E, Amir S, Shaala S. The protective influence of progestogen only contraception against vaginal moniliasis. *Contraception* 1979;20:99-103.

[206] Pendharkar S, Brandsborg E, Hammarström L, Marcotte H, Larsson PG. Vaginalcolonisation by probiotic lactobacilli and clinical outcome in women conventionally treated for bacterial vaginosis and yeast infection. *BMC Infect Dis* 2015;15:255.

[207] Mendling W, Brasch J, Cornely OA *et al*. Guideline: vulvovaginal candidosis (excluding chronic mucocutaneous candidosis). *Mycoses* 2015; 58 (Suppl 1):1-15.

[208] Sobel JD, Wiesenfeld HC, Martens M *et al*. Maintenance fluconazole therapy for recurrent vulvovaginal candidiasis. *N Engl J Med* 2004; 351: 876-883.

[209] Pappas PG, Kauffman CA, Andes DR *et al*. Clinical Practice Guideline for the Management of Candidiasis: 2016 Update by the Infectious Diseases Society of America. *Clin Infect Dis* 2016; 62: e1-50.

[210] White D, Robertson C. United Kingdom national guideline on the management of vulvovaginal candidiasis. BASHH, 2007. https://www. bashh. org/documents/1798. pdf

[211] Aguin TJ, Sobel JD. Vulvovaginal candidiasis in pregnancy. *Curr Infect Dis Rep* 2015;17:462.

[212] Cunningham AL, Taylor R, Taylor J, Marks C, Shaw J,Mindel A. Prevalence of infection with herpes simplex virus types 1 and 2 in Australia:a nationwide population based survey. *Sex Transm Infect* 2006;82:164-168.

[213] Sauerbrei A, Schmitt S, Scheper T *et al*. Seroprevalence of herpes simplex virus type 1 and type 2 in Thuringia, Germany, 1999 to 2006. *Euro Surveill* 2011;16(44):pii:20005.

[214] Langenberg AG, Corey L, Ashley RL, Leong WP,Strauss SE. A prospective study of new infections with herpes simplex virus type 1 and type 2. *N Engl J Med* 1999;341:1432-1438.

[215] Langenberg AG, Benedetti J, Jenkins J, Ashley RL,Winter C, Corey L. Development of clinically recognizable genital lesions among women previously identified as having 'asymptomatic' herpes simplex virus type 2 infection. *Ann Intern Med* 1989;110:882-887.

[216] Patel R, Green J, Clarke E *et al*. 2014 UK national guideline for the management of anogenital herpes. *Int J STD AIDS* 2015;26:763-776.

[217] Knox J, Redden C, Walton B, Baird R. Age-specific prevalence of herpes simplex viruses in Melbourne. *Pathology* 2011;43:64-66.

[218] Benedetti J, Corey L, Ashley RL. Recurrence rates in genital herpes after symptomatic first-episode infection. *Ann Intern Med* 1994;121:847-854.

[219] Wald A, Zeh J, Selke S, Ashley RL, Corey L. Virologic characteristics of subclinical and symptomatic genital herpes infections. *N Engl J Med* 1995;333:770-775.

[220] Oates JK, Greenhouse P. Acute retention of urine in ano-genital herpetic infection. *Lancet* 1978; i: 691-692.

[221] Caplan LR, Kleeman FJ, Berg S. Urinary retention probably secondary to herpes genitalis. *N Engl J Med* 1977;297:920-921.

[222] Schneider V, Behm FG, Mumaw VR. Ascending herpetic endometritis. *Obstet Gynecol* 1982; 59: 259-262.

[223] Paavonen J, Teisala K, Heinonen PK *et al*. Endometritis and acute salpingitis associated with *Chlamydia trachomatis* and herpes simplex virus type two. *Obstet Gynecol* 1985;65:288-291.

[224] Omar H. Labial adhesion as a complication of primary genital herpes in young women. *J Pediatr Adolesc Gynecol* 2000;13:94.

[225] Markos AR. Successful management of vulvar adhesions with potent topical corticosteroids: a case report. *J Reprod Med* 2004;49:398-400.

[226] Walzman M, Wade AA. Labial adhesions after genital herpes infection. *Genitourin Med* 1989;65: 187-188.

[227] Willcox RR. Necrotic cervicitis due to primary infection with the virus of herpes simplex. *BMJ* 1968;1(5592):610-612.

[228] Bergstrom T, Vahlne A, Alestig K, Jeansson S, Forsgren M, Lycke E. Primary and recurrent HSV 2 induced meningitis. *J Infect Dis* 1990; 162: 322-323.

[229] Foley E, Clarke E, Beckett VA *et al*. *Management of Genital Herpes in Pregnancy*. BASHH/ RCOG, 2014. https://www. rcog. org. uk/global-

assets/documents/guidelines/management-genital-herpes. pdf

[230] Kucera P, Gerber S, Marques-Vidal P, Meylan PR. Seroepidemiology of herpes simplex virus type 1 and 2 in pregnant women in Switzerland: an obstetric clinic based study. *Eur J Obstet Gynecol Reprod Biol* 2012;160:13-17.

[231] von Hebra F. Herpes impetiginiformis. *Lancet* 1872;i:399-400.

[232] Bodley-Tickell AT, Olowokure B, Bhaduri S *et al*. Trends in sexually transmitted infections (other than HIV) in older people:analysis of data from an enhanced surveillance system. *Sex Transm Infect* 2008;84:312-317.

[233] Thin RN, Jeffries DJ, Taylor PK *et al*. Recurrent genital herpes suppressed by oral acyclovir:a multicentre double blind trial. *J Antimicrob Chemother* 1985;16:219-226.

[234] Corey L, Wald A, Patel R *et al*. Once-daily valacyclovir to reduce the risk of transmission of genital herpes. *N Engl J Med* 2004;350:11-20.

[235] van Rooijen MS, Roest W, Hansen G, Kwa D, de Vries HJ. False-negative type-specific glycoprotein G antibody responses in STI clinic patients with recurrent HSV-1 or HSV-2 DNA positive genital herpes. *Sex Transm Infect* 2016;92:257-260.

[236] Greenhouse P, Evans AE. Prevention of premenstrually recurrent genital herpes by luteal phase aciclovir. *Sex Transm Infect* 2004;80(Suppl 1):A8.

[237] Unna PG. On herpes progenitalis, especially in women. *J Cutan Vener Dis* 1883;1:321-334.

[238] Studd J. HRT should be considered as first line therapy for perimenopausal depression:FOR: Estrogens are the first line treatment for perimenopausal women. *BJOG* 2016;123:1011.

[239] Greenhouse P. Transdermal oestrogen prevents cyclically-recurrent genital herpes. *Sex Transm Infect* 2016;92(Suppl 1):A72.

[240] BASHH Clinical Effectiveness Group. UK national guidelines on the management of anogenital warts 2015. https://www. bashhguidelines. org/media/1075/uk-national-guideline-on-warts-2015-final. pdf

[241] de Villiers EM, Schneider A, Gross G, zur Hausen H. Analysis of benign and malignant urogenital tumors for human papillomavirus infection by labelling cellular DNA. *Med Microbiol Immunol* 1986;174:281-286.

[242] Wilson JD, Brown CB, Walker PP. Factors involved in clearance of genital warts. *Int J STD AIDS* 2001;12:789-792.

[243] Chow EP, Read TR, Wigan R *et al*. Ongoing decline in genital warts among young heterosexuals 7 years after the Australian human papillomavirus (HPV) vaccination programme. *Sex Transm Infect* 2015;91:214-219.

[244] Barton SE, Maddox PH, Jenkins D, Edwards R, Cuzick J, Singer A. Effect of cigarette smoking on cervical epithelial immunity:a mechanism for neoplastic change? *Lancet* 1988;ii:652-654.

[245] Lucs AV, DeVoti JA, Hatam L *et al*. Immune dysregulation in patients persistently infected with human papillomaviruses 6 and 11. *J Clin Med* 2015;4:375-388.

[246] Lacey CJ, Woodhall SC, Wikstrom A, Ross J. 2012 European guideline for the management of anogenital warts. *J Eur Acad Dermatol Venereol* 2013;27:e263-270.

[247] Stanley MA, Sterling JC. Host responses to infection with human papillomavirus. *Curr Probl Dermatol* 2014;45:58-74.

[248] Mayeaux EJ, Cooper D. Vulvar procedures:biopsy, bartholin abscess treatment, and condyloma treatment. *Obstet Gynecol Clin North Am* 2013;40:759-772.

[249] Syrjänen S, Puranen M. Human papillomavirus infections in children:the potential role of maternal transmission. *Crit Rev Oral Biol Med* 2000;11:259-274.

[250] Winckworth LC, Nicholl R. Do caesarean sections reduce the maternal-fetal transmission rate of human papillomavirus infection? *Arch Dis Child* 2010;95:70-73.

[251] Shah KV, Stern WF, Shah FK, Bishai D, Kashima HK. Risk factors for juvenile onset recurrent respiratory papillomatosis. *Pediatr Infect Dis J* 1998;17:372-376.

[252] Novakovic D, Cheng AT, Baguley K *et al*. Juvenile recurrent respiratory papillomatosis:10-year audit and Australian prevalence estimates. *Laryngoscope* 2016;126:2827-2832.

[253] Kingston M, French P, Higgins S *et al*. UK na-

tional guidelines on the management of syphilis 2015. *Int J STD AIDS* 2016;27:421-446.

[254] Baughn RE, Musher DM. Secondary syphilitic lesions. *Clin Microbiol Rev* 2005;18:205-216.

[255] Kassowitz M. Die Vererbung der Syphilis. In: *Medizinische Jarbücher*. Vienna: Gesellschaft Der Aertzte, 1875:359-495.

[256] Gomez GB, Kamb ML, Newman LM, Mark J, Broutet N, Hawkes SJ. Untreated maternal syphilis and adverse outcomes of pregnancy:a systematic review and meta-analysis. *Bull WHO* 2013;91: 217-226.

[257] Sheffield JS, Sánchez PJ, Wendel GD Jr *et al*. Placental histopathology of congenital syphilis. *Obstet Gynecol* 2002;100:126-133.

[258] Genç M, Ledger WJ. Syphilis in pregnancy. *Sex Transm Infect* 2000;76:73-79.

[259] Sheffield JS, Sanchez PJ, Morris G *et al*. Congenital syphilis after maternal treatment for syphilis during pregnancy. *Am J Obstet Gynecol* 2002;186: 569-573.

[260] Watson-Jones D, Changalucha J, Gumodoka B *et al*. Syphilis in pregnancy in Tanzania. I. Impact of maternal syphilis on outcome of pregnancy. *J Infect Dis* 2002;186:940-947.

[261] Simms I, Tookey PA, Goh BT *et al*. The incidence of congenital syphilis in the United Kingdom:February 2010 to January 2015. *BJOG* 2017; 124:72-77.

[262] Mårdh O, Derrough D. *Antenatal screening for HIV, hepatitis B, syphilis and rubella susceptibility in the EU/EEA*. European Centers for Disease Prevention and Control 2016. https://ecdc. europa. eu/sites/por-tal/files/media/en/publications/Publications/ante-natalscreening-sci-advice-2017. pdf

[263] Wallace HE, Broomhall HM, Isitt CE, Miall LS, Wilson JD. Serological follow-up of infants born to mothers with positive syphilis serology:real-world experiences. *Int J STD AIDS* 2016; 27: 1213-1217.

[264] Myles TD, Elam G, Park-Hwang E. The Jarisch-Herxheimer reaction and fetal monitoring changes in pregnant women treated for syphilis. *Obstet Gynecol* 1998;92:859-864.

[265] Rac MW, Revell PA, Eppes CS. Syphilis during pregnancy:a preventable threat to maternal-fetal health. *Am J Obstet Gynecol* 2017;216:352-363.

[266] Moline HR, Smith JF Jr. The continuing threat of syphilis in pregnancy. *Curr Opin Obstet Gynecol* 2016;28:101-104.

[267] Chisholm CA, Katz VL, McDonald TL, Bowes WA Jr. Penicillin desensitization in the treatment of syphilis during pregnancy. *Am J Perinatol* 1997; 14:553-555.

深度阅读

UK guidelines for management of all STIs and other sexual health issues are available at https://www. bashh. org/guidelines

Patient information leaflets for most of these conditions are available via the fpa at http://www. fpa. org. uk/resources/leaflet-and-booklet-downloads and via BASHH at https://www. bashh. org/pils

An interactive teaching summary of STIs in women is available at https://stratog. rcog. org. uk/

第二节

避孕与绝育

Sharon T. Cameron[1,2]

[1] *Faculty of Sexual and Reproductive Healthcare，Chalmers Centre，NHS Lothian，Edinburgh，UK*
[2] *University of Edinburgh，Edinburgh，UK*

女性初次性交和绝经的平均年龄分别为 16 岁和 51 岁，因此大多数妇女有超过 30 年的时间需要避孕。在英国，避孕措施的使用率很高。尽管如此，意外怀孕仍很常见，2016 年英国人工流产率为每 1000 育龄妇女 $11.6\sim16$[1,2]。其中，大约 3/4 的女性使用了避孕措施，但大多是低效的避孕方法，或未能坚持和正确使用[3]。

据估计，30% 的以分娩为结局的妊娠是由于意外怀孕造成的[4]。产后一年意外怀孕也很常见。当生育间隔小于 12 个月（短妊娠间隔期）时，早产和新生儿死亡的风险增加[5]。产科医师和妇科医师应该抓住关键时机，如产前和妇科常规门诊，与患者讨论有效避孕的措施，并尽可能提供避孕方法。最高效的方法为长效可逆的避孕措施（long-acting reversible contraception，LARC），包括宫内避孕、皮下埋植和避孕针。在英国，更多的妇女接受 LARC，可以更多地防止意外怀孕、人工流产和短间隔妊娠。

一、有效性

避孕方法的有效性可用使用该方法的避孕失败率表示。有效、便捷、持续使用是保证避孕方法有效性的前提。表 16-1 列出了不同避孕方法被完美和常规使用的避孕失败率（基于第一年使用夫妇意外妊娠的百分比）[6]。放置后对患者的依从性无要求的避孕措施，其完美使用和常规使用的失败率近乎相同。患者使用口服避孕药的依从性并不高。一项研究显示，近 63% 者在第一个周期中出现了漏服一次或多次服药，74% 的人在第

二个周期中发生了漏服[7]。避孕套常规使用的失败率甚至更高，这取决于在每一次性交时均能正确使用。单纯孕激素避孕针能持续避孕 13 周，需采取措施帮助妇女按时接受重复注射。宫内避孕（intrauterine contraception，IUC）和皮下埋植必须由医务人员取出，其避孕有效性不依赖于患者依从性。

那些不需要医务人员取出的避孕方法，终止率更高。美国的数据显示：大约有 50% 的女性在口服或注射用药后的第一年中停药，而使用 IUC

表 16-1 避孕方法的有效性：在第一年使用期间发生意外妊娠的妇女的百分比[6]

方法	常规使用	完美使用
不避孕	85	85
安全期避孕	9	
症状/体温监测方法	2	
阴道隔膜	16	6
女用避孕套	21	5
男用避孕套	15	2
复方口服避孕药＋单纯孕激素避孕药	8	0.3
复方避孕贴剂	8	0.3
复方避孕环	8	0.3
避孕针剂（DMPA）	3	0.3
IUD，T 铜	0.8	0.6
IUS（曼月乐）	0.1	0.1
皮下埋植	0.05	0.05
女性绝育	0.5	0.5
男性绝育	0.15	0.10

或皮下埋植的女性,80％在第一年后继续使用[6]。停用的原因通常与可能存在的风险、实际存在或假设存在的不良反应有关。

妊娠率一般用 Pearl 指数来表示,非意愿妊娠的例数除以使用该方法时妇女暴露于妊娠风险的妇女年数。对于长效避孕方法,如 IUC 和皮下埋植,所报道的妊娠率也将使用时间统计在内(累计妊娠率)。

二、避孕的医学标准

大多数避孕药具的使用者年轻、健康,可以安全地使用所有的避孕药具。然而,当存在某些疾患时,使用某些避孕药的实际或潜在健康风险会增加。世界卫生组织(the World Health Organization,WHO)制定了避孕方法使用的标准系统(medical eligibility criteria,WHO MEC)[8],针对英国国情,经性保健和生殖保健学院(Faculty of Sexual and Reproductive Healthcare,FSRH)修改,制定了英国版的 MEC(UK MEC)[9]。基于循证的系统评价,将各种情况分为四个类别(表 16-2)。第 1 类是不限制避孕方法使用的情况;第 4 类是不能使用避孕方法的情况,即使用的绝对禁忌情况;第 2 类是多数可使用避孕方法的情况;第 3 类是需要谨慎临床评估,只有在除此种避孕方法外没有其他可替代方法时才使用,否则不推荐使用该方法。避孕方法的开始和延续使用在 UK MEC中是分别进行评估的。对于存在某些

表 16-2 UK MEC 类别的定义

UK MEC	定义
1	使用该避孕方法没有限制。
2	使用该方法的优点通常超过理论或已知的风险。
3	理论或已知风险通常超过了使用该方法的获益。通常不建议使用该方法,除非没有其他更合适的方法,需要在临床专家和(或)转诊给避孕咨询专业人员充分评估后使用。
4	存在不可接受的健康风险,不建议使用。

对于由英国 MEC 考虑的每个个人特征或医疗条件,给出了 1 类、2 类、3 类或 4 类。

健康状况的妇女来说,虽然在开始使用该避孕方法时是合适的,但如果在使用过程中出现了疾病,则考虑该避孕方式是否会加重疾病进展,以便评估能否继续使用。需要注意的是,UK MEC 重点关注的是存在某种健康问题或个人特征的女性使用某种避孕方法的安全性。但其避孕效果可能受到个人情况或治疗药物的影响,这在 UK MEC 分类中未能反映。

三、避孕方法的选择

个人对避孕方法的选择取决于多种因素。这些因素包括年龄、生育意愿、对有效性和安全性的看法、熟悉程度和他人的经验、易用性和非避孕益处。应当向妇女提供符合其医学适用标准的所有避孕方法的准确信息。研究表明,妇女喜欢以视听的形式(DVD、平板电脑、手机应用程序)提供信息,这可能会加强她们对最有效方法[10,11]的关注。

四、宫内节育器

宫内节育器包括含铜宫内节育器(Cu-IUD)和左炔诺孕酮宫内缓释系统(LNG-IUS)。宫内节育器是最有效的长效避孕方法(见表 16-1),并且,含铜宫内节育器也可用于紧急避孕。遗憾的是,IUC 在许多地区的使用并不普遍。需要做更多的工作来改善使用情况,特别是在面临非意愿妊娠[11]风险的年轻妇女中。

- Cu-IUD:英国可用的大多数 Cu-IUD 都有一个塑料支架,在纵臂上缠有铜丝,横臂[12]上套有或没有铜套管。含有 380mm² 铜的节育器的取出率[13] 最低。在英国,380mm³ 铜的 IUD 可使用 10 年,300mm² 铜的 IUD 可使用 5 年。
- LNG-IUS:有 3 种类型的产品,分别含 LNG 52mg、19.5mg 和 13.5mg。52mg LNG-IUS(Mirena® 和 Levosert®)可使用 5 年(Levosert 预计将获得 5 年的许可证)。19.5mgLNG-IUS(kyleena)可使用 5 年。52mgLNG-IUS 每天释放 20μgLNG。19.5mgLNG-IUS 每天释放 19μgLNG。

13.5mgLNG-IUS(Jaydess®)可使用 3 年，每天释放 6μg LNG。与 52mg 的装置相比，19.5mg 和 13.5mg LNG-IUS 的放置器直径略窄，管壁略薄、较短。19.5mg 和 13.5mg LNG-IUS 在近端有一个含银的条带，以便于在超声下可视。

虽然制造商已对连续使用 IUC 的时间给出建议，但有证据表明，其有效使用的时间可超出建议的年限。FSRH 建议，在 40 岁或 40 岁以后放置的任何 Cu-IUD 都可以持续使用至不再需要避孕为止。即，如果最后一次月经（LMP）在 50 岁，于绝经后 1 年取出，或如果 LMP 在 40 岁[14]，绝经 2 年后取出。FSRH 还建议，52mg LNG-IUS 如果在 45 岁时放置，可以保留避孕 7 年，或如果有闭经，可继续使用至绝经。如果 52mg LNG-IUS 被用作激素替代治疗的一部分（即孕激素对抗外源性雌二醇），则要求 5 年后必须更换。所有的 IUC 最终都应该被取出。

1. 有效性

一项大样本（＞61 000 名女性）欧洲前瞻性队列观察研究（European Active Surveillance Study，EURAS）显示：尽管 52mg LNG-IUS 和 Cu-IUD 的避孕失败率都很低，前者有效性还是优于后者。LNG-IUS 的 Pearl 指数（每 100 名妇女发生意外怀孕的人数）为 0.06（95％ CI 0.04～0.09），Cu-IUD 的 Pearl 指数为 0.52（95％ CI 0.42～0.64）。19.5mg LNG-IUS 和 13.5mg LNG-IUS 的避孕效力也很高，两者的 Pearl 指数分别为 0.29（95％CI 0.16～0.5）和 0.33（95％CI 0.16～0.60）。

2. 作用机制

Cu-IUD 和 LNG-IUS 主要通过抑制受精发挥避孕作用，铜离子对卵子和精子有毒性作用，LNG-IUS 还对精子的运动和穿透性有影响。两者都有抑制着床的作用：Cu-IUD 在子宫内膜内产生局部炎症反应，而 LNG-IUS 则导致子宫内膜萎缩，还会使宫颈黏液变稠，阻止精子进入宫腔。52mg LNG-IUS 和 13.5mg LNG-IUS 对子宫内膜和宫颈黏液的作用相似。

3. 禁忌证

很少有妇女存在 IUC 使用的禁忌。现患盆腔结核、子宫内膜癌或宫颈癌、有症状的性传播感染（STI）或盆腔炎（PID）是英国 MEC 中 4 类的情况[9]。具有性传播感染风险的妇女和使用抗反转录病毒药物控制良好的艾滋病病毒感染妇女，在安全性行为和同时使用避孕套的前提下，可以安全地使用 IUC。对原因不明的阴道出血应在 IUC 放置前进行检查，宫腔变形（如由于子宫肌瘤）可能导致难以放置。虽然服务提供者可能不愿意向无国籍的妇女或青少年提供 IUC，他们对放置困难或具有更高风险传闻有所顾虑，但现有的最佳证据支持在这些群体中使用 IUC 的安全性，这在 UK MEC[9] 中有所介绍。

4. 风险

（1）穿孔：IUC 的穿孔率很低（每 1000 放置 2 例）。增加的风险的情况包括临床医师缺乏经验、母乳喂养和产后 36 周内的放置[14,16]。有时临床医师会怀疑在放置 IUC 的过程中发生了穿孔，如果是的话，应该停止手术。有些情况下，妇女可能会抱怨下腹痛，出血模式改变或有放置过程中疼痛史。还有些人没有症状，是由于尾丝丢失或怀孕发现为穿孔。

对尾丝缺失的 IUC 使用者应进行超声检查，应进行妊娠试验，并提供紧急避孕（如果有未防护的性交）和临时的替代避孕措施。如果超声证实子宫内没有节育器，则应进行腹部 X 线检查。如果在 X 线下可见 IUC，则可确认其在腹腔内。在多数情况下，可选择腹腔镜手术取出宫内节育器。

（2）脱落：据报道，IUC 的脱落率为 1/20，通常发生在放置后 3 个月内[14]。Cu-IUD 和 LNG-IUS 的脱落率近似。随着超声使用的增加，超声提示宫内节育器下移并不少见，遗憾的是并没有很好的证据评估下移的 IUC 是否仍有满意的避孕效果。临床医师应该结合每个女性的个人意愿给予个性化的处理，与之讨论更换新的 IUC 的风险。

（3）感染：IUC 放置后 PID 总体风险较低（＜1％）[14]。PID 多发生在 IUC 置入的 3 周内，在 STI 高风险的妇女中常见。FSRH 指南推荐对 STI 高风险的患者在 IUC 置入前进行 STI 筛查。对于无法获得 STI 筛查结果但感染风险较高的妇女，在 IUC 放置时（如紧急避孕时放置 Cu-IUD）可以预防性使用抗生素（覆盖衣原体）。

一项系统回顾显示，使用 IUC 的 PID 患者，是否取出 IUC 的预后没有差异[16]。如果取出宫内节育器,则需提供紧急避孕药(如果必要)并选择后续避孕方法。

宫颈涂片经常可发现放线菌感染,但是对于 IUC 使用者,很少出现与放线菌感染相关的严重的盆腔炎。当 IUC 使用者发现放线菌感染时,只要没有感染的症状体征,IUC 可以继续放置或在取出的同时立即重新放置一枚新的 IUC。但是,如果妇女有感染症状,则建议取出 IUC 并给予抗生素治疗(以及进行 STI 检测)[14]。

(4)异位妊娠:与使用低效避孕方法或不避孕的妇女相比,使用 IUC 的妇女发生异位妊娠的总体风险要低很多。异位妊娠的绝对风险为 0.01/(100·年)。52 mg LNG-IUS、Cu-IUD、13.5 mg LNG-IUS 使用者异位妊娠发生的风险分别为:0.01/(100·年)(95% CI 0.00~0.003)、0.07/(100·年)(95% CI 0.02~1.78)和 0.01/(100·年)(95% CI 0.02~0.29)[14,17,18]。

然而,如果为带器妊娠,则异位妊娠的风险增加。在 EURAS 研究中,IUC 使用者中约 20% 的妊娠是异位妊娠[14]。对于带器妊娠者应行超声检查以排除异位妊娠。考虑到带器持续妊娠会增加流产、早产和绒毛膜羊膜炎的风险,IUC 应在孕 12 周前取出。

(5)不良反应

①月经改变:Cu-IUD 对子宫内膜的影响可能导致月经过多和痛经。应告知妇女,在使用 LNG-IUS 的第一年,则表现为月经量减少和闭经发生率增加。19.5mg LNG-IUS 和 13.5mg LNG-IUS 的闭经发生率低于 52mg LNG-IUS(使用 3 年的闭经率分别为 18.9%、12.7%、23.6%)[17]。频繁和延长的点滴出血在 LNG-IUS 女性中常见,尤其是在使用的第一个月。对不规则阴道出血的耐心咨询是避免过早取器的关键。

IUD 放置后出现异常出血时,应排除妇科疾病,可考虑行盆腔检查、妊娠试验和 STI 检测。此外,如果异常出血持续或合并腹痛、性交困难等,也可考虑做超声和(或)子宫内膜活检(特别是对 45 岁以上的妇女)[19]。非甾体抗炎药(nonsteroidal anti-inflammatory drug NSAID)或抗纤溶药物(氨甲氨酸)可减少 Cu-IUD 引起的经量增多,也可考虑更换为 LNG-IUS。

②心情、体重和性欲:与 LNG-IUS 相关的激素不良反应会随使用时间的延长逐渐减少。系统评价显示 52mg LNG-IUS 和 Cu-IUD 之间的不良反应未见差异,13.5mg LNG-IU 的不良反应与 52mg LNG-IUS 相似[20]。因为性欲的影响因素太多,激素避孕对性欲的影响很难评估。目前的研究结果不支持 LNG-IUS 对性欲有负面影响。有报道 Cu-IUD 和 LNG-IUS 的使用者都存在体重增加,但两者间没有差异[20]。

③放置时机:只要能确认没有怀孕,宫内节育器可以在月经周期中的任何时间放置。放置 Cu-IUD 后立即产生避孕效果。对于 LNG-IUS,建议在月经周期的第 1~7 天放置,如果晚于这一时间放置,则建议在放置后的前 7d 增加额外避孕措施(避孕套/禁欲)[14]。

④产后 IUC 放置:宫内节育器可在剖宫产或阴道分娩后(胎盘分娩后 10min 内或 48h 后)即刻置入(UK MEC 1)。Cochrane 的系统评价的结论是,与数周后放置 IUC 相比,此时置入安全、有效,且不增加子宫穿孔或感染的风险[21]。胎盘娩出后置入宫内节育器对妇女极为方便,鉴于照顾新生儿的限制和压力,她们日后去放置宫内节育器的机会更小。阴道分娩后放置 IUC 的脱落率高于其他时间放置(4%~38%)[22],但因为放置时机方便仍很具优势。胎盘娩出后即刻放置 Cu-IUD,与其相关的出血可被恶露掩盖,放置 LNG-IUS 后月经血量会减少[23]。

(6)放置后注意事项:对于置入 IUC 的女性,应以口头和书面的方式明确交代出现哪些迹象和症状表明可能出现并发症、如何自我检查尾丝、所放置 IUC 的型号及更换时间。除计划妊娠外,应在月经期间或在确定无妊娠风险(7d 内没有无保护的性交)时取器(框图 16-7)。

💡 框图 16-7

- Cu-IUD 是一种非常有效的避孕方法,大多可使用 5~10 年,可在未生育女性中使用。
- 对于 >40 岁女性,新放置的 Cu-IUD 可一直保留至不再有避孕需求为止。
- Cu-IUD 最常见的不良反应(也是放置后短期内取器的最常见原因)是月经血量增加。
- 与不避孕的女性相比,异位妊娠的风险大大降低。

（续　框）

・盆腔感染的风险既往被过分夸大，在放置后 3 周风险并无增加。对存在性传播感染高风险的妇女，放置 IUD 前应接受感染筛查，但并不是 Cu-IUD 使用的禁忌。

五、单纯孕激素避孕方法

单纯孕激素有多种给药途径，包括 IUS（见上文）、皮下埋植、注射和口服。与复方激素避孕相比，它的使用较少，因此长期使用相关风险的数据较少。孕激素避孕机制多样，皮埋、注射剂和去氧孕烯口服片剂能抑制排卵。较早的低剂量口服避孕药不能持续抑制排卵。所有的孕激素都可以影响宫颈黏液，降低精子的穿透能力和运输能力。LNG-IUS 对卵巢功能影响不大，但会引起子宫内膜萎缩，即使发生排卵和受精，也会影响着床。单纯孕激素避孕方法的失败率见表 16-1。

1. 方法

（1）皮下埋植：欧洲目前唯一临床应用的皮下埋植是 Nvelon，即一根含有 68mg 3-酮去氧孕烯（一种去氧孕烯的代谢物）的避孕棒，可有效避孕 3 年。药物初始释放量在 $60\sim70\mu g/d$，3 年后下降到 $25\sim30\mu g/d$。放置术在局部麻醉下进行，放置于非优势上臂内侧、肘上 8cm 位置的皮下。皮下埋植棒含少量硫酸钡，以备不能触及时由 X 线定位协助取出。在英国，皮下埋植的放置和取出（包括 IUC 的放置和取出）需获得 FSRH 的技能认证[24]。皮下埋植的并发症主要与后续的取出困难及罕见的血管内植入有关。对于不可触摸的皮下埋植，应该由经验丰富的医师取出。

多达 20% 的皮下埋植使用者存在闭经，其余使用者可有规律的出血，或不规则的少量阴道出血，大量出血并不常见。

（2）注射：长效醋酸甲羟孕酮（long-acting depot medroxyprogesterone acetate，DMPA）有两种注射剂型：DepoProvera®，含 150mg 醋酸甲羟孕酮，每 13 周深部肌内注射 1 次；Sayana®，含微粒化醋酸甲羟孕酮 104mg，每 13 周皮下注射 1 次。两者效果和出血模式相同，对骨代谢影响及停用后生育的恢复相同[25]。皮下制剂注射装置

由装有 DMPA 的塑料储囊和与之相接的注射针头构成（图 16-9），可自我注射。约 1/10 的女性会在局部注射部位皮下出现脂肪萎缩（皮肤凹陷或结节），需要就诊。

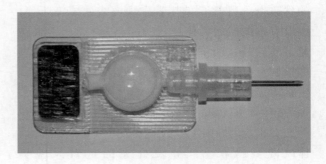

图 16-9　DMPA 皮下注射装置

DMPA 避孕针中的孕激素剂量可以抑制排卵，使用 1 年，超过 50% 的妇女会出现闭经。2% 女性会出现长时间的多量出血[25]。

（3）口服：低剂量的第二代孕激素（左炔诺孕酮、炔诺酮）并不能持续抑制排卵，第三代单纯孕激素制剂（progestogen-only preparation，POP）地索高诺酮几乎能在每个周期抑制排卵。大约 50% 的使用低剂量 POP 妇女会有排卵，因此有规律的月经，而 10% 的妇女卵泡发育被完全抑制而闭经。其余的女性可能有不规律的排卵抑制和不规则阴道出血。近 50% 使用地索高诺酮的女性出现闭经或稀发的阴道出血，其余女性则可能有不规则出血[26]。当 POP 服用时间延误（低剂量避孕药晚服 3h 或地索高诺酮晚服 12h），应该立即服用下一粒药，并在 48h 内采取额外的避孕措施（以增强宫颈黏液的避孕效果）[26]。

（4）适应证与禁忌证：单纯孕激素避孕方法通常应用于那些雌激素使用禁忌者，其本身禁忌证很少。英国 MEC 中类别为 4（存在不可接受的健康风险）的单纯孕激素使用禁忌为乳腺癌病史。有研究显示，DMPA 的使用会中度增加 HIV 感染的风险[27]，其生物学基础可能是 DMPA 对局部免疫功能的影响或导致了阴道萎缩。WHO 专家组的结论认为，目前没有充足证据证明 DMPA 的使用与 HIV 感染存在因果联系，因为已有的研究都不能除外方法学的混淆因素，如在 DMPA 避孕者不使用避孕套也会增加 HIV 感染的风险[28]。因此，目前对单纯孕激素避孕方法，HIV

感染高风险者为 UKMEC 2 类[9]。

2. 不良反应

（1）异常出血：异常子宫出血是最常见的不良反应，也是停用单纯孕激素避孕方法最常见的原因。不规则排卵及其相关的内源性雌激素波动是导致不规则出血的原因。另外，还有证据表明，单用孕激素会直接影响子宫内膜的血管系统，增加出血的机会。出血方式因孕激素的剂量和给药途径的不同而异。对于不规则出血的女性，明确其是否存在妇科疾病很重要。因此，FSRH 指南建议，为鉴别诊断，在使用避孕针、皮下埋植或 LNG-IUS 的妇女中，可以尝试短效复方口服避孕药（在无医疗禁忌的情况下）[19]。此外，部分证据表明，甲芬那酸和氨甲环酸可减少皮下埋植或单纯孕激素避孕针的出血时间[19]。

（2）持续性卵泡或滤泡囊肿：持续使用低剂量孕激素避孕方法可能会导致功能性卵巢囊肿（持续性卵泡）。通常是无症状的，也可能会引起腹痛或性交困难。大多数在月经后消失，因此以期待处理为主。

（3）其他激素相关不良反应：头痛、恶心、水钠潴留、乳房胀痛、体重和情绪改变在使用和不使用激素避孕的妇女中都很常见。随使用时间延长症状会减轻。一项系统评价显示孕激素避孕针使用 2 年体重平均增加 3kg。基础 BMI 高的青少年使用 DMPA 避孕后体重增加幅度多[29]。对于有雄激素活性的孕激素如左炔诺孕酮和地索高诺孕酮，油性皮肤和痤疮可能是需要注意的问题。

（4）生育能力恢复延迟：低剂量孕激素避孕方法停药后，生育能力可迅速恢复。但是，DMPA 使用者停药后可能需要长达 1 年的时间才能恢复生育能力，这使得 DMPA 不适用于希望短期避孕的女性。

3. 严重不良反应

单孕激素避孕方法比雌孕激素复方避孕方法使用得少得多，因此有关长期风险的数据很少。

（1）心血管疾病：没有证据表明单纯孕激素避孕方法会增加心肌梗死或脑卒中的风险。虽然少数病例对照和回顾性研究表明，与未使用者相比，DMPA 可能增加静脉血栓栓塞（VTE）的风险，但尚未证实其因果关系[30]。因此，UK MEC 将具有 VTE 风险或 VTE 史的女性使用 DMPA 列为

UK MEC 2 类。

（2）骨密度：DMPA 注射剂完全抑制了排卵，导致了低雌激素和闭经。低雌激素与骨密度（bone mineral density，BMD）降低相关，与未使用者相比，目前使用 DMPA 者存在骨密度降低。前瞻性研究报道，与未使用者相比，DMPA 使用者 2 年后骨密度明显减低[31]。部分证据表明，DMPA 相关的骨质丢失在其停止使用后是可逆的，且在调整 BMD 基线后，与骨质疏松性骨折风险间没有显著关联。FSRH 建议，对于希望继续使用 DMPA 的女性，应每 2 年重新评估治疗的风险和益处。对于存在与骨质疏松相关生活方式和（或）医学高危风险的女性，应考虑其他避孕方法（框图 16-8）。

💡 框图 16-8

- 仅含孕激素的避孕方法有多种给药途径。
- 孕激素的剂量决定了作用方式和不良反应。
- 低剂量孕激素避孕方法不能完全抑制卵巢排卵，会出现不规则阴道出血，是终止使用的最常见原因。
- 尽管卵巢功能正常，IUS 可引起子宫内膜萎缩，导致闭经。
- DMPA 完全抑制卵巢排卵，出现闭经的比例较高。
- 单纯孕激素避孕方法不增加心血管疾病的风险。
- DMPA 与 BMD 降低有关。

六、复方激素避孕

复方激素避孕方法含有雌激素和孕激素，给药方式包括口服、透皮（贴剂）和阴道制剂（阴道环），作用方式（抑制排卵）、不良反应和风险相似。有效性见表 16-1。

1. 方法

（1）口服：在英国使用的大多数复方口服避孕药（combined oral contraceptive，COC）是含 20～35μg 炔雌醇（称为"低剂量"）的制剂。最近研发的含有天然雌激素的 COC，如戊酸雌二醇和 17β-雌二醇，尚未广泛使用，目前也没有证据显示其比现有制剂更具优势，缺乏长期使用安全性的数据。因此，目前 UK MEC 认为其与普通 COC 使用的风险和收益相同。

多数 COC 是连续服用 21d,停药 7d,通常会出现撤退性出血。COC 有单相片和多相片(如三相、四相)之分,前者每片含有相同剂量的激素;后者每片激素的剂量有所不同,但避孕效果较单相片并无优势。

越来越多的女性将单相片连续使用(即持续使用),这样可以减少不服药间隔所致的撤退性出血、痛经及头痛等。

(2)避孕贴剂:英国的避孕贴剂(每片 20cm²)每天可释放 33.9µg 炔雌醇和 203µg 炔诺孕酮。每个贴片持续使用 7d,连续使用三个贴片,第 4 周停用后出现撤退性出血。实际上每个贴片的有效性避孕时间可长达 10 天,以备不能及时更换贴片。避孕贴剂的有效性与 COC 没有显著差异(表 16-1),出血模式和不良反应也与 COC 相似。

(3)阴道避孕环:每日释放 15µg 炔雌醇和 120µg 依托孕烯。它由柔软的乙烯乙酸乙烯酯共聚物制成,外径为 54mm,横径为 4mm。持续使用 3 周后停用 7d,停用时出现阴道出血。其出血模式略优于 COC,与 30µg 炔雌醇 COC 片剂相比,阴道避孕环不规则出血的发生率显著降低(<5%:39%)。在其他方面,包括避孕效率,阴道避孕环与 COC 没有区别,在使用依从性上还可能有优势。

2. 作用机制

复方激素避孕方法的主要作用机制是抑制排卵。雌激素抑制垂体尿促卵泡素(follicle stimulating hormone,FSH)的分泌,从而抑制卵泡的发育,而孕激素抑制促黄体生成素(luteinizing hormone,LH)峰的形成。大多数复方激素避孕方法是使用 21d+7d 无激素间隔。卵巢在无激素间隔中保持静止状态,但如果忘记服药,无激素间期延长,卵泡可以重新继续发育,尽管之后重新服药,仍可能会出现排卵。FSRH 建议如果错过两片及以上,则在继续服用下一片服药同时,应额外使用屏障避孕 7d。如果漏服发生在停药间期后,发生无保护性行为,建议采取紧急避孕措施[32]。药品说明书建议,在连续 21d 用药期间,如果避孕贴片脱落≥48h 或阴道避孕环脱落≥3h,则需要额外使用屏障避孕(或禁欲)7d。

复方激素避孕方法的其他避孕机制包括改变宫颈黏液以干扰精子运输、可能影响输卵管蠕动、

使子宫内膜萎缩和降低子宫容受性。

3. 禁忌证

表 16-3 列出了复方激素避孕方法(片剂、透皮贴剂和阴道环)使用的绝对禁忌证(UK MEC 第 4 类)。

表 16-3 UK MEC 列出的复方口服避孕药的第 4 类情况(不可接受的健康风险)[9]

母乳喂养<产后 6 周
非母乳喂养产后 0～3 周,存在静脉血栓栓塞(VTE)危险因素
吸烟≥15 支/天和≥35 岁
存在多种心血管疾病的危险因素
高血压:收缩压≥160 mmHg 或舒张期压≥100 mmHg
血管源性高血压
VTE 或 VTE 史
大手术需要长期制动
易栓症
缺血性心脏病或病史
卒中、短暂性脑缺血发作或病史
有并发症的心脏瓣膜病
伴有局灶性神经症状的偏头痛
现患乳腺癌
糖尿病并发血管疾变、肾病、视网膜病变或神经病变
严重的肝硬化
良性肝细胞腺瘤或肝恶性肿瘤
抗磷脂抗体阳性
抗磷脂抗体阳性的系统性红斑狼疮
心脏功能受损的心肌病
心房颤动

4. 不良反应

避孕产品中的类固醇激素由肝代谢,影响糖类、脂类、血浆蛋白、氨基酸、维生素和凝血因子的代谢。许多所报道的不良反应,主要是头痛、体重增加和性欲减退(在未使用激素避孕方法的女性中也很常见)。不同剂量的雌激素、不同类型的孕激素或不同的给药方式对改善不良反应可能有所帮助。不良反应(真实的或感觉的)经常会导致终止使用,体重增加是最常见停用原因之一。

5. 风险

复方口服避孕药是非常安全的。一项英国的超过 46 000 名女性长达 39 年的队列研究显示,口服避孕药与死亡风险增加无关[33]。事实上,与

"从不使用者"相比,"使用者"(主要是复方口服避孕药)的总体死亡风险降低了 12%(RR 0.88,95%CI 0.82~0.93)。

(1)静脉血栓形成:静脉血栓形成在育龄妇女中很少见。复方激素避孕方法与 VTE 风险增加有关。大量研究发现,不同类型 COC 相关的 VTE 的风险存在差异,但生物学机制尚不完全清楚,可能是因为不同类型的孕激素不同程度地影响雌激素的血栓形成作用,但其绝对差异非常小。欧洲药品管理局(the European Medicines Agency,EMA)总结研究结论认为,有充分的证据表明,复方激素避孕相关的 VTE 风险与不同 COC 所含的孕激素相关,未使用人群血栓风险为 2/1万,左炔诺孕酮、炔诺酮和诺孕酯风险最低[血栓风险为(5~7)/1 万],第三代(去氧孕烯、孕二烯酮)和第四代(屈螺酮)孕激素的风险最高[(9~12)/1 万]。尽管如此,VTE 的总体风险较低,且低于孕期(39/1 万)和产后(3%~4%)[34]。

Co-cyprindiol 是一种含有炔雌醇与抗雄激素的醋酸环丙孕酮的制剂,可用于治疗严重的痤疮和多毛症。有证据表明其与 VTE 风险增加有关,近似于含有去氧孕烯、孕二烯酮或屈螺酮的 COC,因此不建议常规用于其他女性。

复方激素避孕使用的第一年,VTE 风险最大,可能是与遗传性血栓形成因子如因子 V Leiden 的暴露有关。使用前筛查血栓形成倾向并不符合成本效益。尽管非口服给药途径避免了肝脏首过效应,对凝血因子的影响较小,但有关避孕贴剂和阴道避孕环的研究证据显示,VTE 的风险为(6~12)/1 万,不低于 COC。

(2)动脉血栓形成:育龄期女性动脉血栓形成(心肌梗死和缺血性卒中)的绝对风险非常低(1/1万),即使是对那些存在危险因素的女性也很低(21/10 万)。动脉血栓形成风险与年龄相关,且受吸烟影响很大。COC 与动脉血栓形成的风险增加相关。Cochrane 系统评价总结了 24 项研究发现,使用 COC 者心肌梗死和卒中的相对危险度为 1.6(95%CI 1.3~1.9)[35],与孕激素的类型无关。然而,增加雌激素剂量(>50μg 炔雌醇)动脉血栓风险明显增加。

有局灶性神经症状偏头痛(典型偏头痛)的女性卒中的风险高于没有偏头痛者。对现有文献的

系统评价显示,有偏头痛女性使用激素避孕药发生卒中风险为无偏头痛者的 2~4 倍[36]。因此,UK MEC 建议对于任何年龄患有局灶性神经症状偏头痛的女性,禁用复方避孕方法,但对于没有局灶性神经症状偏头痛的女性可酌情使用。许多女性将她们的头痛描述为偏头痛,因此鉴别诊断偏头痛和有局灶性神经症状的偏头痛很重要,UK MEC 提供了偏头痛诊断及分类相关信息的网站和资源[9]。

(3)恶性疾病

①乳腺癌:一项荟萃 54 项研究,包括超过53 000 例乳腺癌女性和 100 000 例对照者的 Meta分析显示,COC 与乳癌症风险的小幅增加相关。即使停药,风险的增加效应也将持续 10 年[37]。正在使用者乳腺癌的相对危险度为 1.24,停用 1~4年为 1.16,停用 5~9 年为 1.07,停用 10 年后,相对风险与未使用者相同。有学者提出,使用避孕药可能会加速乳腺癌易感人群的发病。使用复方激素避孕药的女性可能会更早出现并诊断乳腺癌,可能存在避孕药相关的生物学效应。

②宫颈癌:避孕药使用与宫颈癌风险的相关性难以评估。因为避孕药的使用将减少屏障避孕方法的使用,这是任何流行病学研究都难以回避和调整的研究偏倚。一项系统评价的结论显示,对于人乳头瘤病毒(HPV)持续感染的女性,长期使用 COC(>5 年)会增加宫颈癌的风险。但是,应告知女性通过使用避孕套、接种 HPV 疫苗(年轻人)和常规宫颈癌筛查可以显著降低风险。

③卵巢癌、子宫内膜癌和结肠癌:流行病学研究显示,COC 使用 5 年后,卵巢上皮和非上皮性恶性肿瘤的风险会降低 50%[33],这种效应可能与排卵总数的减少有关。在停止使用 COC 后,卵巢癌风险降低的保护作用持续了 30 年。即使对于有乳腺癌家族史的女性,这种保护也存在。流行病学证据显示,COC 还会降低子宫内膜癌的发生风险,且与 COC 使用的时间密切相关(1 年后风险降低 20%,4 年后降低 50%),这种保护作用在停药后会维持 15 年。另有证据表明,目前或近期使用 COC 对结肠癌也有保护作用[33]。

6. 处方建议

对于首次使用者,FSRH 推荐使用含 30μg 炔雌醇和第二代孕激素的 COC,最安全和最便宜。

对于不能耐受不良反应和可接受 VTE 风险者,可推荐含有其他种类孕激素的 COC。

应该耐心指导女性如何使用避孕药、避孕贴剂及阴道避孕环,告知其在漏服时如何处理。大多数女性停药后生育力迅速恢复。继发性闭经多是在使用前即存在的潜在病情的结果(如多囊卵巢综合征),只不过是常规的撤退出血掩盖了这些病情而已。

7. 药物与激素避孕方法的相互作用

某些药物可能会增加或减少避孕药的血清水平;同样,激素避孕方法也可能影响药物的血清水平,这些可能会带来不良反应。开具处方前还应明确女性使用的全部药物,并可到定期更新和有信誉的药物相互作用网站进行查询。

诱导肝细胞色素 P450 的药物(如一些抗癫痫药物、抗真菌药、抗反转录病毒药物)是最常见的与避孕方法相互作用的药物,可能降低复方激素避孕方法、单孕激素避孕方法及皮下埋植的效果。上述药物不影响避孕针、Cu-IUD 或 LNG-US 的效果。对于使用肝酶诱导药物且希望使用低剂量激素避孕者,则建议同时使用避孕套。COC(及所有其他方法)的避孕效果不受大多数广谱抗生素共同用药的影响。虽然抗癫痫药拉莫三嗪不是肝酶诱导药,但复方激素避孕药的使用会增加拉莫三嗪的清除率并降低该药物的血清水平。因此,当开始使用避孕方法时,癫痫发作频率可能会增加,在停药间隔期或停止使用后,拉莫三嗪的不良反应可能会增加。

七、紧急避孕

紧急避孕(emergency contraception,EC)定义为性交后用于预防怀孕的任何药物或装置。在英国,EC 的选择是 Cu-IUD 或口服紧急避孕药,30mg 孕激素受体调节药醋酸乌利司他(ulipristal acetate,UPA)或 1.5mg 左炔诺孕酮。UPA 在无保护性性交后长达 120h 内均可以使用;尽管 LNG 在无保护性交后 96h 内使用是有效的,目前仍推荐在 72h 内使用。

在英国,2001 年起 LNG 已成为非处方药可在药店购买,自 2015 年起 LNG 在整个欧洲大部分地区成为非处方药。虽然 EC 可以防止个人怀孕,但没有证据表明 EC 在人群水平上降低意外怀孕或人工流产。研究表明,女性并非在所有的无保护性交后都使用 EC,此外,许多女性在使用 EC 后的同一周期内有多次性生活,这也增加了怀孕的风险。

1. 有效性

紧急避孕药的有效率是通过在没有服药的情况下可能发生的妊娠数来计算的,因此很难估计[6]。许多女性不确定其 LMP 的确切日期,许多女性是否有生育能力也不清楚,还有许多是在使用避孕套发生意外后使用,而实际上可能并没有发生精液泄漏。

Cu-IUD 是最有效的 EC,妊娠率约为 1/1000。铜离子对精子有毒性作用,且 Cu-IUD 对子宫内膜的局部作用会阻止着床。作为 EC 手段,可以在预计排卵日的 5d 内放置(在 28 天周期中的第 19 天,即第 14 天+第 5 天=第 19 天)。尽管 Cu-IUD 广泛用于 EC,但女性对其的接受程度有限,因为它需要熟练的医师进行有创性操作。鉴于其失败率低,FSRH 指南建议对所有适合的女性都可推荐 Cu-IUD 为紧急避孕方式。

口服紧急避孕药的有效性既往可能被高估了。有 Meta 分析比较了 LNG 和 UPA 用于紧急避孕的妊娠率,分别为 2.6% 和 1.8%。由于预期的怀孕率约为 5.5%,提示这些方法可能仅能预防 1/2~2/3 的妊娠[38]。

2. 作用机制

LNG 和 UPA 都通过使排卵延迟至少 5d(精子在女性生殖道中的寿命)发挥作用。然而,如果在受孕风险最大的排卵期(LH 峰开始后),LNG 延迟排卵无效,但 UPA 仍能延迟排卵。EC 中 LNG 和 UPA 的剂量不足以引起显著的子宫内膜效应,体外实验显示其不能防止受精卵着床。

3. 安全性

观察性研究表明,LNG 对妊娠结局或后续胎儿发育没有不良影响。关于 UPA 对妊娠影响的数据有限,但目前数据是一致的,即与普通人群相比,UPA 使用后流产、异位妊娠或新生儿先天性异常的风险没有增加[39]。

4. 肥胖对 EC 的影响

对 LNG 和 UPA 用于紧急避孕的二次分析表明,肥胖(BMI≥30 kg/m² 与妊娠风险增加有关），并且 LNG 的失败率高于 UPA。EMA 回顾了已发表和未发表的临床试验的数据，得出结论，目前数据不足以证实肥胖与 EC 的有效率降低有关。因此，FSRH 建议肥胖女性可继续使用 UPA 或 LNG[39]。

5. 紧急避孕后开始有效避孕

如果在 EC 后的同一周期中再次发生性行为，怀孕的风险会更高，因此女性必须尽快开始有效的避孕。LNG 与激素避孕方法无相互作用。UPA 是孕激素受体调节药，最新研究表明，在服用 UPA 后第 2 天开始使用单纯去氧孕烯避孕药，会影响 UPA 延迟排卵的作用，使 UPA 的效果降低。因此，FSRH 指南建议，服用 UPA 紧急避孕的女性应至少等待 5 天后，再开始使用激素避孕方法[39]（框图 16-9）。

框图 16-9

- 醋酸乌利司他是一种孕激素受体调节药，可用于紧急避孕。
- Meta 分析显示，醋酸乌利司他比左炔诺孕酮更有效。
- 醋酸乌利司他可在无保护性交的 120h 内使用。
- 最有效的紧急避孕方法是 Cu-IUD。
- 可以在排卵后 5d 内放置 Cu-IUD 用于紧急避孕。

八、女性绝育

女性绝育术包括在腹腔镜、宫腔镜或有时在开腹术中行双侧输卵管结扎。Filshie 夹是腹腔镜输卵管结扎选择的方法，可立即阻塞输卵管。Pomeroy 技术是开腹输卵管结扎的方法，将输卵管双折结扎并予切除。产后绝育，使用 Filshie 夹机械阻塞比部分输卵管切除术更有效、更快速、更容易。建议向有打算在剖宫产同时行绝育手术的女性提供详细咨询，并在计划分娩前至少 2 周签署同意书[40]。

宫腔镜绝育手术可避免腹部切口，可在门诊在局部麻醉或单纯镇痛下进行，特别适用于有麻醉或手术风险的女性（如高 BMI、既往腹部或盆腔手术史）。Essure® 系统为微型插入装置，是由钛、不锈钢和含镍涤纶纤维制成的可扩张弹簧圈（直径 2mm，长 4cm）。在宫腔镜下，将其放置在

输卵管近端，引起局部炎症。在随后的几周内，输卵管腔壁内反复纤维化，使输卵管闭塞。在输卵管管腔纤维化前应使用其他避孕方法，直到术后 3 个月经影像学检查（X 线、超声或子宫输卵管造影术）确认弹簧圈的位置满意为止。2017 年，因商业原因，ESSURE 的制造商将其从欧洲市场撤回。

1. 有效性

随访数据显示，Filshie 夹放置 10 年后避孕的失败率为（2～5）/1000[40]。宫腔镜输卵管置入弹簧圈绝育后失败率为 2/1000。绝育后避孕失败可能会增加异位妊娠的风险，但尚无有力的数据对这种风险进行量化评估。

2. 女性绝育的风险

30 岁以下女性绝育术后后悔的比例特别高，一些研究中高达 30%，因此应鼓励年轻女性使用 LARC。一部分避孕失败者是由于在同一月经周期术前已发生的不知情的妊娠。在输卵管绝育术后，应至少继续避孕 7d（激素或 IUC）。腹腔镜绝育术的风险包括失败、肠道、膀胱和血管损伤。因严重并发症导致开腹手术的风险为 1.9/1000。应该告知考虑绝育的女性，随年龄增长和激素避孕的停用，可能会出现月经出血模式的变化。有流行病学证据表明，双侧输卵管切除术可以防止卵巢高级别浆液性癌的发生。据推测，一部分卵巢上皮性癌可能起源于输卵管上皮。因此，对于拟接受盆腔手术的女性，如果已完成生育，可考虑同时行输卵管切除[41]。

虽然宫腔镜绝育可以避免全身麻醉、腹腔镜检查和腹部瘢痕的风险，但也存在潜在的并发症和不良事件报道，包括输卵管穿孔、感染、绝育器具的移位或脱落、血管神经和盆腔疼痛。

3. 输精管结扎术

男性绝育术比女性绝育术更安全，并且更方便在局部麻醉下进行。能通过精液检查评估绝育效果也是一个优势。输精管分离结扎可以阻止精子的运送，应采用微创方法来暴露和分离输精管，以保证最低的并发症率[40]。精液分析中显示没有精子证实手术的成功（避孕必须持续到这个时间）。达到无精子症的时间取决于性交的频率，估计需要约 20 次的射精。因此，英国建议在术后 12 周和 16 周进行精液检查，如果第一次检查确

认未见精子,则不需要常规进行第二次精液检查。

(1)有效性:即使精液检查确认为无精子后,绝育失败率仍为 1/2000。在少数男性中,输精管绝育术后非运动性精子会持续存在。因此,RCOG 指南建议,输精管绝育术后新鲜精液样品中,如每毫升少于 10 万个非运动精子,可以不再使用其他避孕方法。

(2)并发症:几乎所有的人均可出现阴囊皮下瘀血,血肿(1%~2%)和伤口感染(最多 5%)是常见的轻微并发症。大多数男性会出现抗精子抗体(被认为是对精子渗漏的反应),除非需要恢复生育能力,否则是无害的。输精管末端可形成小的炎性肉芽肿,可以被切除。据报道,1%~14%的男性存在输精管绝育术后的慢性疼痛(睾丸、阴囊、盆腔或下腹部),可表现为原因不明的持续性疼痛。有人担心输精管绝育术与动脉粥样硬化、睾丸癌、前列腺癌和其他以自身免疫为主疾病的风险增加有关。目前研究未能证实存在这种关联,也缺乏存在这种关联的理论依据。

(3)绝育的评估和咨询:年轻、分娩后或在人工流产时同时行绝育手术的夫妇更容易后悔。性伴侣的变更是要求复通的最常见原因。在初次接诊或绝育手术前应该采集病史、阴囊检查或妇科双合诊检查。

(4)绝育术后复通:女性绝育复通(输卵管吻合)手术采用开腹术,并不总是有效(显微手术技术有 70%的成功率),且伴随着术后异位妊娠风险的显著增高(高达 5%)。弹簧圈阻塞的输卵管绝育无法通过输卵管吻合术复通,应考虑体外受精。输精管复通后几乎 90%男性的输精管是通畅的,但实际妊娠率仅有不过 60%,提示可能是存在抗精子抗体的影响。

九、屏障避孕

1. 男用和女用避孕套

男用乳胶避孕套价格便宜,容易购买,除少数人存在过敏反应外,没有不良反应。聚氨酯避孕套可适用于乳胶过敏者。避孕套可有效预防性传播疾病,包括艾滋病。女用避孕套是单一规格带有柔软套环的聚氨酯套,放置在阴道内。失败率与男用避孕套相似(见表 16-1)。

2. 阴道隔膜和宫颈帽

阴道隔膜和宫颈帽不如男用避孕套受欢迎。此外,由于阴道黏膜未被覆盖,它们不能提供与男用避孕套相同程度的 STIs 防护。为了选择适合型号的阴道隔膜,需要进行阴道检查。乳胶过敏、局部复发性阴道感染和复发性尿路感染是常见的不良反应。放置宫颈帽时需将其贴合在子宫颈上,其使用不普遍(框图 16-10)。

💡 **框图 16-10**

- 常规使用的情况下,所有屏障避孕方法的失败率都较高。
- 男用避孕套可降低包括艾滋病在内的 STIs 风险。
- 杀精剂不应单独使用,如果频繁或大量使用,可能会增加艾滋病病毒传播的风险。

十、易受孕期知晓法避孕

易受孕期知晓法(fertility awareness methods,FAM)是指避免在月经周期中容易受孕的期间内性交[42]。对于日历法及节律法,妇女计算易受孕期的方法是将最短周期的长度减去 20d 作为易受孕期的第 1 天,将最长周期减去 10d 作为易受孕期的最后 1 天。因此,如果周期长度在 25d 到 30d 的范围,那么其易受孕期(即应该避免性交的日期)是月经周期的第 5 天~第 20 天。

宫颈黏液或 Billings 法通过辨识宫颈和阴道黏液的数量和质量变化估计易受孕期。随着卵泡生长,外周循环雌激素水平增加,宫颈黏液变得清亮而有弹性,允许精子通过。排卵后,在孕激素的作用下,宫颈黏液变得不透明、黏稠且弹性减弱。当出现可能受孕型黏液时,必须避免性交;当出现不易受孕型黏液时,可以再次开始性交。

孕酮的分泌可导致基础体温升高约 0.5℃,因此基础体温法可确定受孕期的结束。其他体征/症状,如排卵痛、子宫颈位置和宫颈口扩张,也可用于帮助确定易受孕期。个人受孕监测仪使用测试棒检测尿液中雌激素代谢物和 LH(如 Persona,可由妇女自行使用,检测月经周期的易受孕期),绿灯表示非受孕期,红灯表示易受孕期。越来越多具有易受孕期监测功能的手机 APP 用于避孕,输入月经周期长度和(或)症状,如基础体温等就可以协助判断。易受孕期知晓法避孕需要以动态监测、指导及规律的月经周期为前提。无论采用何种方法,许多夫妇都发现难以在易受孕期完全禁欲,故失败率很高(见表 16-1)。

十一、哺乳闭经避孕法

母乳喂养推迟分娩后生育能力的恢复,推迟的时间与母乳喂养的频率和持续时间有关。完全母乳喂养或几乎完全母乳喂养且闭经的女性,在分娩后的前 6 个月内怀孕的概率不到 2%(哺乳期闭经避孕法)。

十二、非避孕益处

激素避孕方法特别具有许多非避孕益处,将其用于处理医疗问题时,风险-收益比将有所变化。52 mg LNG-IUS 对于经量过多非常有效,且比其他药物方法及子宫内膜消融法具有更好的成本效益;它还可以通过对抗雌激素减轻子宫内膜异位症和子宫腺肌症的疼痛。有证据表明,52mg LNG-IUS 能保护子宫内膜并使子宫内膜萎缩,对于使用他莫昔芬患者(乳腺癌患者)的子宫内膜有保护作用。13.5mg LNG-IUS 未获得治疗经量过多的许可,但也可减少月经血量,其闭经率随着时间的延长而改善。

有充分的证据表明,COC 可用于改善出血、痤疮和多毛症,以及经前期综合征的症状。DMPA 可有效控制子宫内膜异位症的症状;鉴于其闭经高发,也可用于治疗月经过多。激素避孕方法对于某些妇科肿瘤有保护作用,如可显著减少卵巢癌和子宫内膜癌风险。DMPA 对子宫内膜癌有的明确的保护作用,并且理论上对卵巢癌也有保护作用。

十三、结论

产科医师和妇科医师常低估妇女即时有效避孕的必要性。只要确定女性尚未怀孕,随时可以开始避孕。怀孕后是提供避孕咨询的关键时刻,因为分娩后生育能力和性交很快恢复。在这些时机落实 LARC,可以预防意外怀孕或避免短间隔妊娠,减少对妇儿健康的不良影响。激素避孕方法可以有效地治疗一系列妇科疾病,因此,产科医师和妇科医师必须能够向女性提供所需各种避孕方法的高质量信息,并提供这些避孕方法。

(李晓川　译　吴尚纯　校)

参考文献

[1] Abortion statistics England and Wales 2016. Available at www. dh. gov. uk (accessed 20 April 2018).

[2] NHS Scotland Information Services Division. Abortion statistics. Scotland. Available at www. isd. org (accessed 20 April 2018).

[3] Cameron ST, Gordon R, Glasier A. The effect on use of making emergency contraception available free of charge. *Contraception* 2012;86:366-369.

[4] Lakha F, Glasier A. Unintended pregnancy and use of emergency contraception among a large cohort of women attending for antenatal care or abortion in Scotland. *Lancet* 2006;368:1782-1787.

[5] Smith GCS, Pell JP, Dobbie R. Interpregnancy interval and risk of preterm birth and neonatal death: retrospective cohort study. *BMJ* 2003;327:c3967.

[6] Trussell J. Contraceptive efficacy. *Glob Libr Women's Med* 2014. DOI:10. 3843/GLOWM. 10375.

[7] Potter L, Oakley D, de Leon-Wong E, Canamar R. Measuring compliance among oral contraceptive users. *FamPlann Perspect* 1996;28:154-158.

[8] World Health Organization. *Medical Eligibility Criteria for Contraceptive Use*, 5th edn, 2015. Available at www. who. int (accessed 26 July 2016).

[9] Faculty of Sexual and Reproductive Healthcare. *UK Medical Eligibility Criteria for Contraceptive Use* 2016. Available at https://www. fsrh. org/documents/ukmec-2016/fsrh-ukmec-full-book-2017. pdf (accessed 20 April 2018).

[10] Michie L, Cameron ST, Glasier A, Johnstone A. Giving information about the contraceptive implant using a DVD:is it acceptable and informative? A pilot randomised study. *J Fam Plann Reprod Health Care* 2016;42:194-200.

[11] Michie L, Cameron ST. Improving the uptake of long acting reversible contraception:a review. *Minerva Ginecol* 2013;65:241-252.

[12] Millar S, Cameron S. Intrauterine contraceptives.

Glob Libr Women's Med 2015. DOI: 10. 3843/ GLOWM. 103.

[13] Kulier R, O'Brien PA, Helmerhorst FM, Usher-Patel M,D'Arcangues C. Copper containing, framed intrauterine devices for contraception. *Cochrane Database Syst Rev* 2007;(4):CD005347.

[14] Faculty of Sexual and Reproductive Healthcare Clinical Effectiveness Unit. Clinical guidance: Intrauterine contraception. Available at https://www. fsrh. org/documents/ceuguidanceintrauterinecontraception/ (accessed 26 July 2016).

[15] Heinemann K, Reed S, Moehner S, Minh TD. Comparative contraceptive effectiveness of levonorgestrel-releasing and copper intrauterine devices: the European Active Surveillance Study for Intrauterine Devices. *Contraception* 2015;91:280-283.

[16] Tepper NK, Steenland MW, Gaffield ME, Marchbanks PA, Curtis KM. Retention of intrauterine devices in women who acquire pelvic inflammatory disease: a systematic review. *Contraception* 2013; 87:655-660.

[17] Nelson A, Apter D, Hauck B *et al*. Two low-dose levonorgestrel intrauterine contraceptive systems: a randomized controlled trial. *Obstet Gynecol* 2013; 122:1205-1213.

[18] Gemzell-Danielsson K, Schellschmidt I, Apter D. A randomized, phase Ⅱ study describing the efficacy, bleeding profile, and safety of two low-dose levonorgestrel-releasing intrauterine contraceptive systems and Mirena. *Fertil Steril* 2012; 97: 616-622.

[19] Faculty of Sexual and Reproductive Healthcare Clinical Effectiveness Unit. Problematic bleeding with hormonal contraception. Available at https://www. fsrh. org/documents/ceuguidanceproblematicbleedinghorm onalcontraception/ (accessed 26 July 2016).

[20] Dal'Ava N, Bahamondes L, Bahamondes MV, de Oliveira Santos A, Monteiro I. Body weight and composition in users of levonorgestrel-releasing intrauterine system. *Contraception* 2012;86:350-353.

[21] Grimes DA, Lopez LM, Schulz KF, Van Vliet HAAM, Stanwood NL. Immediate post-partum insertion of intrauterine devices. *Cochrane Database Syst Rev* 2010;(5):CD003036

[22] Sonalkar S, Kapp N. Intrauterine device insertion in

the postpartum period: a systematic review. *Eur J Contracept Reprod Health Care* 2015;20:4-18.

[23] Cameron S. Postabortal and postpartum contraception. *Best Pract Res Clin Obstet Gynaecol* 2014;28: 871-880.

[24] Faculty of Sexual and Reproductive Healthcare Clinical Effectiveness Unit. Clinical guidance: Progestogen-only implants. Available at https://www. fsrh. org/documents/cec-ceu-guidance-implants-feb-2014/(accessed 26 July 2016).

[25] Faculty of Sexual and Reproductive Healthcare Clinical Effectiveness Unit. Clinical guidance: Progestogen-only injectable contraception. Available at https://www. fsrh. org/documents/cec-ceu-guidance-injectables-dec-2014/ (accessed 26 July 2016).

[26] Faculty of Sexual and Reproductive Healthcare Clinical Effectiveness Unit. Clinical guidance: Progestogen-only pills. Available at https://www. fsrh. org/documents/cec-ceu-guidance-pop-mar-2015/ (accessed 26 July 2016).

[27] Ralph LJ, McCoy SI, Shiu K, Padian NS. Hormonal contraceptive use and women's risk of HIV acquisition: a meta-analysis of observational studies. *Lancet Infect Dis* 2015;15:181-189.

[28] World Health Organization. Hormonal contraceptive methods for women at high risk of HIV and living with HIV. 2014 Guidance Statement. Available at http://apps. who. int/iris/bitstream/10665/ 128537/ 1/WHO_RHR_14. 24_eng. pdf

[29] Curtis KM, Ravi A, Gaffield ML. Progestogen-only contraceptive use in obese women. *Contraception* 2009;80:346-354.

[30] Mantha S, Karp R, Raghavan V, Terrin N, Bauer KA,Zwicker JI. Assessing the risk of venous thromboembolic events in women taking-progestin-only contraception: a meta-analysis. *BMJ* 2012; 345:e4944.

[31] Lopez LM, Grimes DA, Schulz KF, Curtis KM. Steroidal contraceptives:effect on bone fractures in women. *Cochrane Database Syst Rev* 2012; (8):CD009849.

[32] Faculty of Sexual and Reproductive Healthcare Clinical Effectiveness Unit. Clinical guidance: Missed pills. Available at https://www. fsrh. org/standards-andguidance/documents/cec-ceu-statement-missed-pills-may-2011/ (accessed 26 July 2016).

[33] Hannaford PC, Iversen L, Macfarlane TV, Elliott AM,Angus V, Lee AJ. Mortality among contraceptive pill users:cohort evidence from Royal College of General Practitioners' Oral Contraception Study. *BMJ* 2010;340:c927.

[34] Faculty of Sexual and Reproductive Healthcare. Venous thromboembolism and hormonal contraception. Available at https://www. fsrh. org/standards-and-guidance/ documents/fsrhstatementvteandhormonalco ntraception-november/ （accessed 26 July 2016）.

[35] Roach RE, Helmerhorst FM, Lijfering WM, Stijnen T,Algra A, Dekkers OM. Combined oral contraceptives:the risk of myocardial infarction and ischemic stroke. *Cochrane Database Syst Rev* 2015; (8):CD011054.

[36] Tepper NK, Whiteman MK, Zapata LB, Marchbanks PA, Curtis KM. Safety of hormonal contraceptives among women with migraine: A systematic review. *Contraception* 2016;94:630-640.

[37] Collaborative Group on Hormonal Factors in Breast Cancer. Breast cancer and hormonal contraceptives:a collaborative reanalysis of individual data on 53,297 women with breast cancer and 100, 239 women without breast cancer from 54 epidemiological studies. *Lancet* 1996;347:1717-1727.

[38] Glasier A, Cameron ST, Fine P *et al*. Ulipristal acetate versus levonorgestrel for emergency contraception:a randomised non-inferiority trial and meta-analysis of ulipristal acetate versus levonorgestrel. *Lancet* 2010;375:555-562.

[39] Faculty of Sexual and Reproductive Healthcare Clinical Effectiveness Unit. Clinical guidance:Emergency contraception. Available at https://www. fsrh. org/standards-and-guidance/documents/ceu-clinical-guidance-emergency-contraception-march-2017/(accessed 26 July 2016).

[40] Faculty of Sexual and Reproductive Healthcare Clinical Effectiveness Unit. Clinical guidance:Male and female sterilisation. Available at https://www. fsrh. org/standards-and-guidance/documents/cec-ceu-guidance-sterilisation-cpd-sep-2014/ （accessed 26 July 2016）.

[41] Royal College of Obstetricians and Gynaecologists. *The Distal Fallopian Tube as the Origin of Nonuterine Pelvic High-grade Serous Carcinomas*. Scientific Impact Paper No. 44. London:RCOG, 2014. Available at https://www. rcog. org. uk/globalassets/documents/guidelines/scientific-impact-papers/sip44hgscs. pdf

[42] Faculty of Sexual and Reproductive Healthcare Clinical Effectiveness Unit. Clinical guidance:Fertility awareness methods. Available at https://www.fsrh. org/standards-and-guidance/documents/ceuguidancefertili tyawareness-methods/ （accessed 26 July 2016）.

第三节

性功能障碍

Kevan R. Wylie

University of Sheffield, West Bank, Sheffield, UK

性行为使育龄期女性具备生育能力,使成年女性获得愉悦和快感。性功能与心理和身体健康有关。性行为是复杂的,依赖于生理因素、心理因素、人际关系因素,以及文化和道德的文化背景[1],包括正常和异常、手淫和有伴侣参与的任何形式。

近年来,随着社会的巨大变革及性生活对生活质量的重要影响,越来越多的女性会主动向妇科医师或其他医师寻求有关性问题(通常是关系)的帮助。随之,人们希望医疗保健能共同提升,使女性不必担心遭到拒绝或尴尬,临床医师愿意在女性或医师提出的情况下,自信而无偏见地讨论这些问题。在英国,这些临床服务有限,期待为女性及其伴侣提供治疗及服务的多学科临床团队、新兴的两性医学专业的建立(框图 16-11)。

> **框图 16-11**
>
> - 性行为在完成生育的同时,也使女性获得愉悦。
> - 医疗保健专业人士应该让女性有机会讨论关于性和性关系的问题。
> - 两性医学是涉及妇科、心理学和夫妻心理治疗学的多学科领域。

一、性态度的转变

2010—2012 年,英国完成了(英格兰、苏格兰和威尔士)居住的 16—74 岁人群(包括 6777 名女性和 4913 名男性)的关于性和生活方式调查(Natsal)[2],揭示了过去 30 年来英国人群性态度

的转变。关于女性的一些主要发现包括:性功能低下与年龄增长相关;校正年龄后,性功能低下与抑郁和自我报告的健康状况不佳相关。性功能低下还与恋爱分手、对恋爱关系不满意和无法与伴侣讨论性关系有关;与既往 4 周内性生活少于 4 次、同性性伴侣、≥10 个性伴侣相关。尽管自我报告的性生活困扰不常见,在过去的一年内仍有 51.2% 的女性描述在性生活中存在一个或多个问题。27.4% 的女性(和 23.4% 的男性)认为其与性伴侣之间对性生活的兴趣水平不平衡,17.1% 的女性报告其伴侣有性交困难。

调查还对 30 年间性行为的趋势进行了研究(Natsal 1, 1990—1991; Natsal 2, 1999—2001; Natsal 3, 2010—2012),部分结果如下:认为一夜情"完全没有错"的女性比例从 Natsal 1 的 5.4% 增加到 Natsal 2 的 12.2% 和 Natsal 3 的 13%;认为女性同性伴侣关系是"完全没有错"的比例从 Natsal 1 的 27.7% 增加到 Natsal 2 的 51.5% 和 Natsal 3 的 66.1%。研究者得出结论,英国的性生活方式在过去 60 年中发生了巨大的变化,而这种变化在女性中更为显著。随着年龄的增加,尽管性生活的范围和频率有所减少,但也应关注整个生命过程中的性健康和幸福[3]。

在最近另一项涉及英国中老年群体(40—80岁)的研究显示,56% 的女性描述近一年内有性生活,18.8% 的女性表示至少每周进行一次性交。报告中最常见问题是缺乏性兴趣(34%)和性愉悦(25%)。令人担忧的是,57.7% 的女性在遇到性问题时没有采取任何行动,只有 16.7% 的女性会主动寻求与医师交谈,大多数女性(82.3%)没有寻求健康专业人士的帮助。与性伴侣交谈是女性

最常采取的行动（32.5%）[4]。在过去 3 年的常规就诊中，只有 4.2% 的女性被医师询问是否存在性生活困难，但 29.2% 的女性认为医师应该经常询问患者有关性功能的情况。

尽管出现了患者需求的新证据，但据报道，女性在妇科或产科诊所就诊时，有关性生活及相关信息的评估和普及仍可能被忽略。有研究显示，超过 98% 的女性存在一个或多个有关性生活的问题，这些问题经常随着女性年龄的增长而改变，但大多数女性都没有接受过医师提出的有关性健康询问[5]。临床诊疗环境可能不利于常规询问，但这应通过改变患者就诊环境来解决，以确保患者就诊的私密性（框图 16-12）。

💡 **框图 16-12**

- 性生活中的问题在人群中很常见，但超过 6 个月持续存在的问题不常见。
- 最常见的性生活问题是缺乏性兴趣、幻想和欲望。
- 遇到问题时，女性更倾向于与朋友或伴侣讨论，而不是医疗保健专业人士。

二、性反应：性功能模型

人类有三种主要的情绪动机循环，这些由大脑系统指导和影响性行为，包括由雄激素驱使的欲望（性欲）、由多巴胺驱使的吸引力（充满激情的浪漫爱情）和由催产素[6,7]驱使的依附（黏合）。不断的证据表明，人类性行为的差异部分程度可能与 DRD4 多巴胺受体基因表达及在大脑关键区域蛋白质浓度差异有关[8]。DRD4 多巴胺受体基因的变异（人类 11 号染色体上发现的基因多态性）与不定的性行为和不忠有关[9]。

不愉悦的两性关系原因众多，但是如果在求爱期间无法达到心理上的亲密关系，或者失去已有的稳定亲密关系，可能会出现受挫和不悦。当这种情况出现时，双方应共同探索、沟通和协商，权利和信任的问题也可能涉及其中需要探讨。

性反应的早期模型被描述为线性的，包括性驱动（内分泌）、性欲和激情（情绪和认知）、兴奋和平台（血管和情绪）、性高潮（神经、肌肉和情绪）和

消退（图 16-10）。最近，有专家组提出了一个基于亲密关系的女性性反应周期模型（图 16-11）。这个模型反映了情感亲密和性刺激的关键作用，不同于早期的模型，早期模型往往忽视情感亲密作为寻找或响应性刺激的动机的重要性。更具周期性的模式的基础是，女性性活动的目的可能不一定是身体上的满足（达到性高潮），而是情感上的满足（一种亲密感和与伴侣的联系）[10]。在评估性功能和性功能障碍时，还有其他重要的模型可能，感兴趣的读者可参考最近的综述[11]。

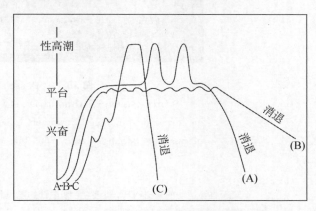

图 16-10　Masters 和 Johnson 的线性性反应模型

三、性反应：解剖与生理学

在医学院或研究生课程中，性功能和性功能障碍的解剖和生理并不总是公开教授的。这些知识不能被公开讲授的瓶颈，包括不够重视、缺乏讲授内容标准化的目标和评估。鉴于人们越来越意识到性功能障碍和性行为问题可能是重大潜在疾病的症状，越来越多的人支持将该领域的知识纳入必修培训[12]。

阴道润滑主要依赖于阴道分泌物，通常由巴氏腺和尿道旁腺分泌，由神经和雌激素水平决定。有研究表明，S_2-S_4 骶神经副交感神经的激活会导致阴道血流增加，而血流的增加会导致阴道壁毛细血管的随机开放和关闭（图 16-12）。正常的低基础血流是由通过高交感神经（T_{12}-L_2）抑制血管舒张维持[13]。

阴蒂是常规外阴检查容易被忽略的器官，阴道血流量增加同时增加了阴蒂的血流量。会阴尿道部嵌入阴道前壁，除后方与阴道壁相邻外，四周

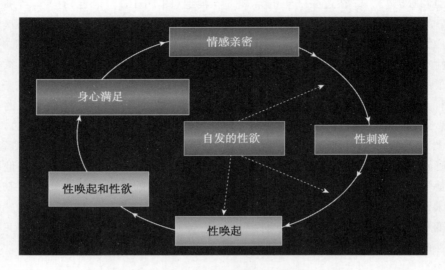

图 16-11　Basson 的周期性反应模型

Source：Basson R，Althof S，Davis S et al. Summary of the recommendations on sexual dysfunctions in women. J Sex Med 2004；1：24-34. Reproduced with permission of John Wiley & Sons Inc.

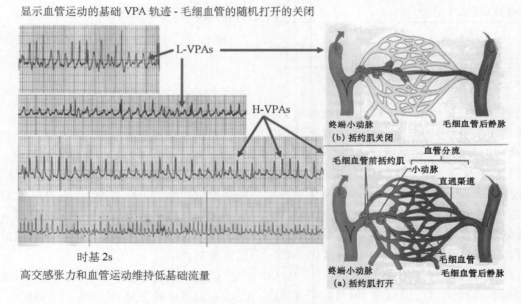

图 16-12　阴道血管舒缩

均可被勃起组织包裹[14]。性唤起期间，可勃起的组织肿胀突起，带来阴蒂性快感。有很多关于阴蒂高潮和阴道高潮之间的差异和重要性，以及是否存在 G 点及 G 点快感等的争论。近年来发表了许多关于可能分离被确定为 G 点的组织的论文，近期的述评总结了相关争论和证据[15]。

四、性的多样性

不论其是否存在性功能障碍，妇科医师都应该无偏见地与女性探讨性相关的问题，包括性取向、性别认同及任何性唤起的模式。

很难确定女同性恋的真实流行程度,临床中,应定期向女性询问性取向。一项研究显示,97.7%的女性为异性恋,0.8%的女性为同性恋,1.4%的女性为双性恋。然而,另一项计算机辅助电话随访显示,仅84.9%的女性报告异性吸引力和经历,15.1%的女性承认有同性吸引力和经历(男性的同性恋的报告比例为91.4%)。在女性中,8.2%的女性报告性吸引力和性经历不一致,与之相关的因素包括年龄、非英语背景、教育和社会经济状况[16]。

区分和明确个人认定的性别很重要,对于经验不多的临床医师,一些术语用法可能会有困难,可参阅已经发表的综述对各种术语的总结[17]。

转换性别者可能需要心理和医疗护理,需要内分泌治疗和外科手术。对于一些选择转换为男人的女性,可能需要进行胸部手术和子宫切除术。如果个人尚未决定行阴茎成形术,可提供医疗建议及进行子宫切除(通常同时行卵巢切除术)。有些患者可能是从男性角色转变为女性而就诊于妇科。上述患者应得到与普通女性相同的临床诊疗,同时也应注意这些患者围术期及术后解剖学相关的临床差异。一旦转换性别的手术完成,必要时可以与性别转换手术的外科医师进行联络。除非有临床指征,否则不适合接受精神卫生服务。在某些情况下,妇科医师可能是患者告知性别转换的第一个人。关于性别转换患者的临床护理指南可通过参考文献获得[18]。

五、性功能障碍

需要注意的是,有些女性,即使被问起也不愿意分享性生活或性取向的细节。另外,对于一些医师,患者描述的性偏好或行为可能超出医者的临床经验,也会给诊疗带来困难。下面将讨论不同的性行为、特别是正常的性唤起和性快感。

国际疾病分类(International Classification of Diseases,ICD-10)F65列出的性功能障碍或性偏好障碍的定义,即一组超出“正常性行为”的症候群。随着近几十年来对性行为多样性的接受,许多既往被认为是反常或变态的性行为已经从最近的美国精神病学协会精神疾病诊断和统计手册的第五次修订(fifth revision of the American Psychiatric Association's Diagnostic and Statistical Manual of Mental Disorders,DSM-5)中删除,许多很可能会在即将修订的WHO分类系统(ICD-11)中删除。虽然性反常的诊断并没有从DSM-5中删除,但是需要清楚地区分性行为本身(接受性快感的痛苦:性受虐)和由此行为引起的疾病(性受虐疾病)[19]。

为了区分非典型性偏好和精神障碍,DSM-5提出对于具有此类兴趣的人表现出以下特征可以诊断:①“个人本身对他们的性偏好感到痛苦,而不仅仅是因为社会的不赞成导致痛苦”;②“导致涉及人的心理障碍、伤害或死亡,或违背涉事人意愿或法律认同的性行为或要求”[20]。以恋物癖为例,恋物癖是一个人必须专注于一个物件或身体部位,才能完成性唤起或达到性满足的极端情况。出于某些原因,可能会出现依赖某些无生命的对象作为唤醒和性满足的刺激因素。对于许多人来说,对物件的崇拜行为可能是一种尝试,并不能被定义为恋物癖。许多性用品和性玩具可以从成人用品商店和邮购轻松获得。有些恋物癖依恋的对象不是无生命的物品,而是身体的非生殖器部位。在最近的一项大型研究[21]中,脚或脚趾的偏好[如吸吮、舔或摩擦伴侣的脚趾和(或)自己的脚趾]是最常见的恋物对象。

有研究试图找出“究竟什么是不寻常的性幻想”,女性报告的主题包括异国情调或不寻常的性爱私人场所(如荒凉的海滩或森林),重点放在她们自身的顺从行为上。大约1/6的女性提到了陌生人的参与,大约8%的女性提到了同性恋活动或群体性行为。这些与男性自我报告截然不同,男性中窥阴癖和恋物癖所占比例最高。显然,如果没有提前铺垫沟通,向性伴侣公开宣布这些偏好或在性行为中强制执行,会比较困难[22]。

在本节中,没有试图打击任何这些性偏好,并且应该认识到许多女性在有上述性偏好时可能实际并没有性伴侣或有多个性伴侣。

六、与性幸福相关的社会心理和性心理因素

第四届性医学国际研讨会(International Consultation on Sexual Medicine,ICSM)于2015

年在马德里召开。会议上总结了性功能和性功能障碍相关的心理和人际关系方面的影响因素,针对存在性相关问题的妇女提出了一些建议。应该注意探索女性的依附风格、个性、认知模式,是否存在不孕问题及性期待。初始评估应包括抑郁、焦虑、压力、毒品或违禁物质使用和创伤后应激(及其医疗)的评估。临床医师应该评估患者出现的焦虑或抑郁是性生活问题的原因还是结果,并进行相应地治疗。

对中老年人,身体和精神疾病的评估应作为初次评估的一部分[23]。建议进一步的评估需涵盖但不限于性功能的多个方面,包括主观的性自尊和性满足,而不仅仅是局限于性功能障碍。更进一步的评估包括自我评价及性伴侣参与、从非生殖器到生殖器的表现,以及与之相关的信念、情感和经历。至关重要的是,应该尝试探索她们个人在目前性功能和行为中可能发挥的作用。

临床医师应该敏感的关注患者的童年经历,发现是否存在童年性虐待;如果存在,应明确其频率、持续时间及其是否为人所知。

此外,不同年龄阶段的压力因素对女性来说也是显而易见的,比如不孕、产后、衰老和更年期,这些可能对社会心理和性心理产生的影响。一项使用 FSFI(Female Sexual Function Index)调查问卷的研究显示,不孕症的女性的性功能障碍患病率高于对照组[24]。因此,建议临床医师在不孕症诊断的同时,应尽可能评估性功能和满意度。

大约一半(52%)的女性在产后 5～6 周恢复性生活。然而,这其中 22%～86% 的女性会在产后 2～6 个月面临不同程度的性功能障碍(详细内容参见 Brotto 等的文章[23])。

关于衰老对性生活的影响,美国一项包含 3005 名年龄在 57－85 岁的受访者的调查发现,74.8% 的受访者仍有性生活,其中女性可能远低于男性。半数女性(半数男性)报告至少有一项令其烦恼的性生活困难,并担心衰老变化对其性生活的影响。女性最普遍的性功能问题是性欲低下(43%)、阴道润滑困难(39%)和无法达到性高潮(34%)[25]。

应激压力和不良生活事件也可能影响性功能和性满意度,包括性经历、对性的态度、伴侣性功能障碍、伴侣死亡、性表现问题、自我形象受损、身体或精神疲劳、家庭关系受到干扰、离婚、身体疾病和不适、需要特殊照顾、就业和财务状况改变[23]。雄激素水平下降、随年龄增加的认知和抑郁问题也可能影响性行为。临床医师应该了解老年男性衰老症状与心理健康(如焦虑、烦躁、失眠、记忆障碍和情绪低落)之间的关系,并在必要时进一步调查。

进入更年期是性生活变化和性交困难的独立影响因素。"全国妇女健康研究(Study of Women's Health Across the Nation, SWAN)"[26]的结果展示了社会、健康、关系因素在更年期和性功能中的重要性。这些因素,特别是对伴侣的感情或开始新的关系,是非常重要的[27-31]。与之前的研究结论相似[33],Avis 等[26]发现进入更年期后,性功能的所有方面都有所下降。墨尔本的涉及 197 名中年女性健康项目研究显示,控制年龄因素后,与绝经前的女性相比,绝经前过渡期到绝经后的女性性功能下降幅度更大。与雌二醇水平相比,既往的性功能和两性关系是性欲和性反应的更重要决定因素[32,33]。

最后,社会文化因素对女性性功能影响的数据有限。关于超出传统领域的医学干预应遵循的伦理准则经验有限。建议无论患者是否存在性功能障碍,临床医师均应评估患者及其伴侣的文化背景及性生活中的困扰。对于许多涉及复杂伦理的问题(如女性生殖器切除、女性整形外阴手术),可能需要与患者仔细斟酌和讨论,并在同行专科妇科医师的监督下进行[34](框图 16-13)。

💡 框图 16-13

- 有许多病因可能导致或长期影响女性的性功能。
- 心理和精神疾病通常与性功能问题相关,困扰女性。
- 鼓励妇女主动表述她们的问题是有帮助的,并且在许多情况下可以促进夫妇之间的进一步沟通。

七、与性生活相关的生理因素

许多因素可以影响正常的性活动过程,包括内分泌因素(通常是雄激素和雌激素)、神经因素、血管因素和医源性因素,在性功能障碍的各环节中将分别讨论。另外,许多常见的妇科疾病也会影响性生活,如宫颈癌、卵巢癌和其他妇科肿瘤、盆腔器官脱垂、尿失禁、间质性膀胱炎和子宫切除术后。一些皮肤病,如硬化性苔藓、湿疹等也会给性生活带来困扰。事实上,任何生活事件都可能导致情绪和幸福感的改变,从而影响性生活。

在 2015 年 ICSM 共识会议上,专家们复习了除雌激素和雄激素之外其他激素对女性性功能的影响,以及妇科内分泌疾病与女性性功能障碍(female sexual dysfunction,FSD)的相关证据,发现治疗高催乳素血症可能会减轻 FSD。糖尿病和 FSD 密切关联[35],有限的证据显示:多囊卵巢综合征、肥胖和代谢综合征可能与 FSD 有关。ICSM 会议专家形成一致共识建议,使用生物、心理、社会模型来评估性功能障碍的高危人群,同时也适用于指导后续治疗。

八、社会心理和性心理干预概述

医疗咨询应包括基本的性咨询。临床医师应该创造机会让患者能谈论她自己的性生活并积极倾听,以便让女性感到被接受和理解,并且可能会有一些情绪缓解。通过这个过程,评估女性和她的伴侣所了解的性知识、激情、情感、承诺和爱,包括了解性生活中的具体细节。借此机会告诉她有关大多数人群性行为的情况,并将她经历纳入其中。告诉她们性生活问题常见的发生频率及女性和男性性行为的差异。鼓励与她们就性生活的问题与伴侣或医师及时沟通。知识将使性行为更加自信。

教育对消除任何"性神话"都很重要。一些常见的误解包括一个健康的女性总是有性高潮、性爱必须达到性高潮、手淫只适用于单身女性;可花些时间介绍,包括特定性交姿势,如女性上位。在某些情况下,使用或阅读色情作品可能会有所帮助。

关于治疗方法,专业的性心理治疗可能有帮助,但其疗效取决于个人的训练及经验和(或)提供治疗的训练有素的心理治疗师的水平。通常,这些疗法包括身体认知教育、有或无放松治疗的认知行为疗法(cognitive behavioural therapy,CBT)、夫妻交流训练、性感集中,以及不太常见的心理动力学个体疗法。依次描述如下。

身体认知训练包括下列在家里尝试的练习。训练的内容可以以口头或文字形式讲授,并在讲授前后答疑解惑。通常这些训练包括:在大镜子中从四面观看裸体(并将其与图画或其他照片比较);手拿小镜子观察生殖器并用触摸探索,寻找和尝试刺激自己的敏感区域。对于后一种练习,临床医师可以提供额外的指导,如尝试手动刺激(在何处、如何刺激及如何强化)、增加强度和持续时间、考虑使用振动器并在伴侣面前尝试手动刺激及性伴侣共同参与,这可能超出了普通妇科医师的能力范围。

CBT 涉及冥想、感受和行为,并鼓励女性去感知非理性信念和功能失调。这个短暂治疗至少需要 4～6 个疗程,总体目标是帮助改变思维方式。

夫妻关系心理治疗已在前一节提到过。由于女性认为是自己的问题或原因,因此往往不愿意让伴侣参与其中;多数情况下,性伴侣经常有各种理由推脱不愿参加治疗。面对问题,伴侣应该分担,而不是让女性单方面经历身体上的痛苦及由此产生的抑郁,甚至关于抑郁药物治疗。放松治疗包括提出如何管理压力的建议,指导如何放松身体肌肉,以及认知锻炼对整体健康的价值。在某些情况下,正念疗法对于这部分女性有效[36]。

尽管导致性功能障碍的原因是多方面的,生物-社会-心理学模型更倾向于为问题提供一些解释,因此会提供多种治疗选择和干预措施,其中一些需要夫妇一起参与治疗。

在某些情况下,可能是伴侣存在性问题。在异性恋伴侣中,性伴侣的问题包括勃起功能障碍、早泄或延迟射精。根据病因,这些问题可能需要女性或夫妇双方共同参与治疗。

性治疗通常需要性感集中训练(图 16-13),"成长计划"可以从个体探索开始(如生殖器的探索和触摸),在双方认同的前提下过渡到共同参与。通常,早期存在"禁止性接触和性交"的阶段,随着获得接受快乐的能力,将为认识(或重识)性伴侣提供机会,为心理和身体亲密体验提供机会,最终能够表述彼此的爱意。精心定制的计划通常比仅提供一份简要的、难以记忆的、不能涵盖细节指导的文字更有帮助。

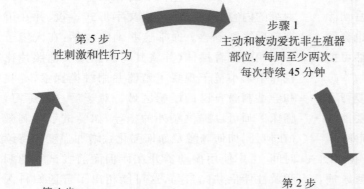

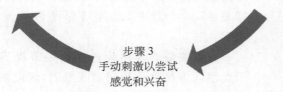

第5步
性刺激和性行为

步骤1
主动和被动爱抚非生殖器
部位，每周至少两次，
每次持续45分钟

第4步
阴道容纳：女人允许
将阴茎插入阴道

第2步
主动和被动爱抚包括生殖器
的身体部位，每周两次，
每次持续45分钟

步骤3
手动刺激以尝试
感觉和兴奋

图 16-13　性感集中训练计划
Source：Claudine Domoney. Reproduced with permission of Claudine Domoney.

个人心理治疗涉及信任、亲密、依恋、权力、控制、吸引力、无聊和缺乏乐趣。当有性功能障碍同时合并抑郁时，应评估是否存在并解决下面的问题：身体形象不佳、性虐待后遗症、性格或两性关系不佳。可能女性初次就诊的医师不能完成相关治疗，需要经验更丰富的性爱和夫妻心理治疗师更专业的治疗（框图 16-14）。

💡 框图 16-14

- 对性功能障碍的女性，治疗方案是多样的。
- 由于女性可能同时存在多个性生活相关的问题，因此仔细的病史记录可以帮助医师抓住主要问题，优先干预。
- 提供给女性及伴侣的限时的干预包括许可、性知识的教授、鼓励角色扮演等。

表 16-4 列出了一些患者可以在线访问的有用资源。

表 16-4　自学资源

英国生物心理社会学和妇科学会（British Society of Bi-opsychosocial Obstetrics and Gynaecology，BSBOG）：www. bsbog. org

（续　表）

英国性医学学会（British Society for Sexual Medicine，BSSM）：www. bssm. org. uk
性与关系治疗师学院（College of Sexual and Relation-ship Therapists，COSRT）：www. cosrt. org. uk
心理医学研究所（Institute of Psychosexual Medicine，IPM）：www. ipm. org. uk
Relate-the relationship people：www. relate. org. uk
性咨询协会（Sexual Advice Association，SAA）：sexual-adviceassociation. co. uk

九、性欲障碍

缺乏性需求或"性驱力"也被称为缺乏性欲，表现为对性活动接受度差，缺乏性兴趣和性幻想。

最近 DSM-5 性功能障碍分类系统将性欲障碍与性唤醒障碍结合，制定了新的性唤起障碍诊断标准（适用于女性，不适用于男性）。目前，尚不确定 ICD 分类的修订是否会做同样的调整，尽管许多性学家对这种修订并不认同，因为他们认为尽管在许多情况下两者是相互依存的，但实际上两者是独立的。对性唤起线性模型的反对增加，是 DSM-5 将两种疾病结合起来的部分基础。

DSM-5 性功能障碍定义的其他重要变化,是目前几乎所有性功能障碍诊断都需要满足持续存在至少 6 个月及频率满足 75%～100% 的性生活中存在。此外,必须满足已经引起了严重的痛苦(DSM-4 对"人际关系困难"的要求已被取消)[20]。对于主诉性欲减低的女性,应仔细评估病因。疾病相关因素包括慢性疾病,如心血管疾病、贫血、肥胖、糖尿病、疲劳和慢性疼痛。激素紊乱包括雄激素不足、Addison 病、甲状腺功能减退和高催乳素血症及怀孕后正常激素改变。双侧卵巢切除术(手术绝经)后对性欲的影响明确。医源性原因包括某些药物,如口服避孕药、口服激素替代疗法(hormone replacement therapy,HRT)、他莫昔芬(增加雄激素分泌)和抗抑郁药或抗精神病药物,如苯二氮䓬类、噻嗪类、β 受体阻滞药、西咪替丁、类固醇和洛伐他汀。一些精神疾病同样会导致性欲障碍,如焦虑、抑郁和滥用药物(包括乙醇)。社会心理事件,如环境及生活事件(包括工作压力)、既往创伤或虐待等体验都会影响性欲;身体形象障碍和神经性厌食也会影响性欲。与所有性问题一样,性欲障碍可能涉及继发于其他性问题,如性交困难或阴道痉挛。夫妻之间相处的方式可能存在问题,或者他们的性剧目(或"性脚本")可能变得平淡无聊。在某些情况下,可能本身就是夫妻关系存在问题。

在病史记录全面评估之后,排除情感障碍的有效方法是患者自我完成的 HAD 问卷,这是一项有助于评估性功能的特定调查问卷,反映女性性功能指数(female sexual function index,FS-FI)。该问卷也可用于协助随诊临床治疗的效果。

体格检查可以发现一些非特异的症状,如疲劳、月经不规律、疼痛、创伤史或性唤起伴随的问题。

排查内分泌紊乱的因素,可在月经周期的第 8 天至第 20 天、上午 8 点至 11 点测量血清睾酮水平。如果水平偏低(<0.4 mmol/L),可进一步检查计算游离睾酮、性激素结合球蛋白(sex hormone-binding globulin,SHBG)和清蛋白。正常计算的游离睾酮水平为 0.4～0.8ng/dl。根据临床情况,可补充检查促卵泡素(follicle stimulating hormone,FSH)、葡萄糖和促甲状腺激素(thyroid-stimulating hormone,TSH)和甲状腺功能。

性欲障碍的临床治疗有多种方法,需要依据病因选择合适的治疗。应用 Natsal 研究中提供的数据可以规范和指导治疗。

草药用于治疗是经常会被女性问到的,但截至目前,除了蒺藜在围绝经期女性中被报道有助于改善激素水平降低的所有相关症状,包括性欲(根据 FSFI 评分比较),没有其他文献支持草药有助于改善性欲。在报道蒺藜有效的研究中,60 例参与研究者仅有 1 例有不良反应[37]。

如果有证据表明存在内分泌紊乱,替勃龙、睾酮或脱氢表雄酮硫酸盐(dehydroepiandrosterone sulfate,DHEA-S)的试验性治疗对于围绝经期女性可能有帮助。替勃龙(利维爱)通常被归类为全身性 HRT 药物。它是一种有雌激素、孕激素及雄激素作用的合成类固醇激素,可以改善更年期症状和性欲低下。即使不存在性欲低下,利维爱也可以改善围绝经症状。另外在某些患者中,即使不存在抑郁,安非拉酮也值得尝试。

国际性医学学会(the International Society for Sexual Medicine,ISSM)2013 年发布了针对一系列性问题的建议标准操作流程,对细节感兴趣的读者可以细读并参考 ICSM 2015 的报告[38,39]。2010 年英国也发布了关于女性性问题和雄激素使用的具体指南[40]。

在治疗开始前,患者经常会询问治疗结果。Brotto 等[23]荟萃分析了 20 项性功能障碍的对照研究,其中大多数涉及 CBT 方法。总体而言,性欲低下者有较大效应,对性满意度中等效应。CBT 方法还可以改善性和婚姻生活质量及性生活满意度。对于性欲低下者,男性伴侣一同参与的 CBT 治疗效果更好。两项对照研究结果显示,相比未开始治疗的对照组,正念治疗能显著改善性欲障碍,但该研究未能将正念治疗与其他治疗方法相比较。荟萃分析显示,CBT 治疗性欲低下有效,正念治疗可能会有所帮助。如有可能,夫妻双方参与治疗或组群治疗效果可能会优于个体治疗。遗憾的是,目前关于性功能障碍联合治疗[心理和(或)生物学]的文献很少。

十、性唤起障碍

性唤起障碍是指对心理上和(或)生理上的性

刺激没有或缺乏反应。在身体上表现为生殖器缺乏反应,如阴道缺乏湿润(润滑)和(或)没有肿胀、刺痛或激动等。

唤醒分为:①主观性唤起障碍,有身体(生殖器)的唤醒,但对于性刺激没有或明显缺乏性兴奋或性愉悦;②生殖器性唤起障碍;③混合性性唤起障碍或④持续性生殖器唤起障碍(persistent genital arousal disorder,PGAD)。在罕见的 PGAD 病情中,女性在非性生活期间也可能经历生殖器持续充血,给她们带来不必要的痛苦。PGAD 的特征是无意识的生殖器和阴蒂唤醒,持续很长一段时间,并且在一次或多次高潮仍不会消失。生殖器唤醒与性欲的主观感受无关,并且通常非常令人痛苦。治疗复杂,可以参考近期的文献[41]。

身体及心理性唤起障碍的病因包括医学因素,如慢性疾病、心血管疾病、糖尿病、神经疾病和结缔组织疾病。在绝经后的女性中,雌激素缺乏对阴道润滑的影响通常很显著。医源性因素包括药物,尤其是抗抑郁药。哺乳期可能会出现高泌乳素血症的症状。心理健康状况包括抑郁症、暴饮症和过度节食。心理问题包括既往受虐待的病史。混合性性功能障碍,尤其是性欲和疼痛障碍、夫妻关系不佳或亲密感下降,也可能导致性唤起问题。

病史采集包括询问、性功能障碍问卷调查和体格检查。常用的血液检查包括睾酮、SHBG、游离雄激素指数、FSH、雌二醇和血脂。在阴道检查时,应同时行阴道 pH 测定(正常≤4.5)。专科医师评估优于普通妇科医师。

治疗需要根据列出的性欲障碍而定。确保充分的性刺激很重要,尤其是在教育或性感集中训练治疗。认知分散是女性出现性反应问题的重要原因,在性器官唤起中较主观性唤起更为持续。

大量使用润滑剂可能是有益的,KY 润滑液、杜蕾斯润滑液、杜蕾斯、Zestra、Astroglide 和 Sylk 都很有用。阴蒂振动器和盆底锻炼(Kegel 训练)可能有帮助。阴蒂治疗设备 Eros-CTD 可用于改善性唤起的问题。

如果雌二醇水平较低,局部或系统雌激素替代治疗可能会有所帮助。如果女性希望尝试试验性药物,在知情告知获得同意后,可尝试西地那非、麻黄碱、育亨宾或 L-精氨酸治疗。另外,还有一些正在研发的药物制剂,但尚未进入许可临床使用。

一项荟萃和系统评价结果提示,没有针对性唤起障碍心理治疗的对照研究,因此没有相关治疗建议的提出[23]。ISSM 标准操作指南可供参考[41]。

十一、性高潮障碍

女性性高潮的典型表现是呼吸心率加快和血压升高,可能会出现肌肉紧张,特别是生殖器和盆底肌肉的收缩,可伴随潮红。性高潮后会出现一段深度放松。有些女性可能会在性刺激期间达到多次性高潮。性高潮障碍包括性高潮缺失、性高潮稀发、性高潮延迟,性高潮减低及性高潮疼痛。

病因包括慢性疾病(肾或肝疾病等)、心血管疾病、糖尿病、神经系统疾病,以及正常衰老;内分泌因素如绝经后和甲状腺功能减退;盆底肌无力或损伤;药物尤其是选择性 5-羟色胺再摄取抑制药(selective serotonin reuptake inhibitors,SSRIs),通常与抑郁、高乙醇摄入和非法使用药物相关。其他因素包括受虐史、年龄相关因素、社会、文化和宗教因素、合并其他疾病,尤其是性欲障碍、性唤起障碍和性交痛。夫妻关系不佳也与之相关。

患者除了性欲障碍的血液检查外,还应检查肝功能、维生素 B_{12} 和叶酸水平,以排除神经系统病变。

治疗包括针对无意识性高潮恐惧的个人心理治疗。CBT 可以促进性观念和态度的改变。夫妻间的心理治疗需关注信任和安全问题。焦虑管理可能会有所帮助。观察和触摸生殖器、手淫等自我探索可能会有所帮助。使用振动器,包括"兔子"、振动避孕套环和杜蕾斯魔法棒可以帮助 Eros-CTD(单独或协同性治疗和性感集中训练)。

如果该女性希望尝试药物,目前处于试验性用药包括安非拉酮(低剂量)、育亨宾、西地那非、丁螺环酮、麻黄碱、氯贝胆碱、赛庚啶、金刚烷胺和缩宫素(10U 舌下),这些药物都被专家或文献报道过在部分病例中有效。对于衰老相关的阴蒂退化,局部使用雌激素或睾酮可能有帮助。具体可参考 ISSM 标准操作程序指南[42]。

Brotto 等[23]对治疗结果的综述显示,大多数针对女性继发性高潮障碍的治疗包括性教育、技能训练、夫妻治疗、手淫和性感集中训练。在一项荟萃分析中,对于性高潮缺乏的主要终点,心理治疗的疗效有一个中等的效应值,对于性满足有一个中等的效应值(一项荟萃分析显示,心理治疗对性功能障碍及性满足的主要疗效终点均为中等有效)。仅有一项研究评估了性交校准技术(coital alignment technique),报道了性高潮率、伴侣之间同时达到性高潮,以及性高潮的满意率均有显著升高。总之,CBT 被推荐用于患有性功能障碍的女性,尽管其通常用于在性交阴道插入时希望获得性高潮的女性。目前仅有一项研究评估了该方法的有效性,所以此方法只做专家意见建议推荐。

十二、生殖器-盆腔痛/插入障碍

该诊断取代了之前 DSM-Ⅳ 分类系统中的性交痛(性交期间或之后出现疼痛)和阴道痉挛。这组问题经常与外阴痛和其他性相关疼痛同时发生。无论原因是什么,当性生活出现疼痛时,身体、情绪和心理方面都会受影响和困扰。

阴道痉挛是阴道肌肉的反射性收缩,可以阻止阴道插入(包括相关的心理关联,如创伤和虐待乱交),并且通常与其他骨盆疼痛症状相关。外阴痛是一种涉及外阴区域的慢性疼痛综合征,表现为无诱因的外阴灼热,可累及阴蒂。外阴前庭炎症综合征(VVS)表现为局限于外阴区域的疼痛。

病因可按下述途径考虑。

- 接触性疼痛:阴唇病变(感染、损伤)或阴蒂问题(刺激、病变、过敏)。
- 入口处(通常被错误地称为浅表)疼痛:处女膜不规则、外阴阴道炎(如念珠菌感染、滴虫、单纯疱疹、萎缩、化学刺激)、前庭大腺囊肿/感染、润滑不足(包括萎缩性阴道炎和唤醒障碍,如糖尿病、多发性硬化、脊髓损伤)、创伤(如外阴瘢痕、放疗后)、间质性膀胱炎、尿道炎、伴侣阴茎粗大。
- 中深部阴道疼痛:先天性阴道缩短、盆腔炎、内膜异位症、子宫后倾固定、卵巢病变、盆腔充血、性高潮时子宫收缩(有时与低雌

激素水平相关)、骨盆肿瘤、手术粘连、肠易激综合征或便秘。

对于此类患者,必须进行体格检查,虽然这样可能会需要进一步讨论,可能因此会推迟评估预约以便女性可以为检查做准备,可能会使患者担心。在这种情况下,有人陪伴是必不可少的[43]。

一些具体的治疗措施包括使用镜子进行关于外阴解剖的解释,这可能有助于生物反馈和对骨骼肌肉控制(包括考虑转诊到专科医师进行物理治疗)。个人治疗还包括评估预期疼痛、控制性接触、情绪管理和受虐病史分析的 CBT。夫妻治疗还包括沟通训练、探索和分享令夫妻双方均愉悦的性刺激与性活动方式。性感集中训练包括外阴的自我按摩、有时可使用渐进的阴道训练器。

外阴营养不良可使用局部雌激素治疗,具体的医疗干预可包括使用阴道外口轻微损伤者可使用氟康唑或伊曲康唑;局部麻醉药(利多卡因)或口服药(如阿米替林、卡马西平、加巴汀或普瑞巴林)也可以帮助控制疼痛。也有报道使用肉毒杆菌毒素治疗疼痛。疼痛管理是有帮助的,并且治疗通常包括数月的定期心理治疗工作。

外阴营养不良可使用局部阴道雌激素治疗,如 Vagifem®(雌二醇阴道片,前 2 周每日 1 次,之后每周 2 次)连续应用 3 个月;Estring®(含 2mg 雌二醇的阴道环,连用 90d)、Ovestin 或 Ortho-Gynest(雌三醇),在使用过程中均需要每年 1 次盆腔检查。对于外阴营养不良者,外用雄激素油/乳(1%～2%)也可能有效。外阴硬化性苔藓可局部使用类固醇激素。

关于润滑剂,Astroglide 和 Yes 等很有用。对于阴道痉挛,除非伴侣使用避孕套,建议先使用油基润滑剂,然后使用水基润滑剂。阴道保湿剂包括 Replens、Senselle 和 Sylk。可参考 ISSM 标准操作指南[44]。

十三、结论

性功能问题在一般社区中常见,有证据表明其在妇科和产科门诊就诊的妇女中更常见。在常规接诊中,临床医师应该以患者为中心,不带偏见和歧视的提问,以便能敏感地发现问题。全面的病史采集才能综合生理、心理和社会关系等多方

面情况制订并提出符合生物心理社会学的治疗计划。需要认识到针对女性及其伴侣，多种治疗方式都是有效的。如果门诊医师的专业知识或时间不允许提供直接治疗，可以协助转诊至专科医疗保健人员，或转诊至专科医院。

（李晓川 译 马晓年 校）

参考文献

[1] Levine SB. The first principle of clinical sexuality. *J Sex Med* 2007;4:853-854.

[2] Mitchell KR, Mercer CH, Ploubidis GB et al. Sexual function in Britain:findings from the third National Survey of Sexual Attitudes and Lifestyles (Natsal-3). *Lancet* 2013;382:1817-1829.

[3] Macdowall W, Gibson LJ, Tanton C et al. Lifetime prevalence, associated factors, and circumstances of non-volitional sex in women and men in Britain: findings from the third National Survey of Sexual Attitudes and Lifestyles (Natsal-3). *Lancet* 2013; 382:1845-1855.

[4] Moreira ED, Glasser DB, Nicolosi A, Duarte FG, Gingell C. Sexual problems and help-seeking behaviour in adults in the United Kingdom and continental Europe. *BJU Int* 2008;101:1005-1011.

[5] Nusbaum MR, Helton MR, Ray N. The changing nature of women's sexual health concerns through the midlife years. *Maturitas* 2004;49:283-291.

[6] Fisher HE. Lust, attraction, and attachment in mammalian reproduction. *Hum Nat* 1998;9:23-52.

[7] Fisher HE. *Why we Love:the Nature and Chemistry of Romantic Love*. New York: Henry Holt, 2004.

[8] Ben Zion A et al. *Polymorphisms in the dopamine D4 receptor gene contribute to individual differences in human sexual behavior. Mol. Psychiatry* 2006;11:782-786.

[9] Garcia P et al. *Associations between dopamine D4 receptor gene variation with both infidelity and sexual promiscuity.* PLoS 2010;30:e14162.

[10] Basson R. The female sexual response:a different model. *J Sex Marital Ther* 2000;26:51-65.

[11] Wylie K, Sylvain M. Sexual response models in women. *Maturitas* 2009;63:112-115.

[12] Wylie K, Weerakoon P. International perspective on teaching human sexuality. *Acad Psychiatry* 2010; 34:397-402.

[13] Levin R, Wylie K. Vaginal vasomotion:its appearance, measurement and usefulness in assessing the mechanisms of vasodilatation. *J Sex Med* 2008;5: 377-385.

[14] O'Connell HE et al. Anatomical relationship between the urethra and clitoris *J Urol* 1998;159: 1892-1897.

[15] Wylie KR. Emerging evidence for a discrete genital site for orgasm? *BJOG* 2016;123:1550.

[16] Smith AM, Rissel CE, Richters J, Grulich AE, de Visser RO. Sex in Australia:sexual identity, sexual attraction and sexual experience among a representative sample of adults. *Aust NZ J Public Health* 2003;27:138-145.

[17] Wylie K. Appreciation of diversity and nomenclature within clinical practice. *J Sex Med* 2015; 12: 581-583.

[18] Wylie K, Knudson G, Khan SI, Bonierbale M,Watanyusakul S, Baral S. Serving transgender people: clinical care considerations and service delivery models in transgender health. *Lancet* 2016; 388: 401-411.

[19] McManus MA, Hargreaves P, Rainbow L, Alison LJ. Paraphilias:definition, diagnosis and treatment. *F1000prime Reports* 2013;5:36.

[20] American Psychiatric Association. *Diagnostic and Statistical Manual of Mental Disorders*, 5th edn. Washington, DC: American Psychiatric Press, 2013.

[21] Scorolli C, Ghirlanda S, Enquist M, Zattoni S, Jannini EA. Relative prevalence of different fetishes. *Int J Impot Res* 2007;19:432-437.

[22] Joyal CC, Cossette A, Lapierre V. What exactly is an unusual sexual fantasy? *J Sex Med* 2015;12: 328-340.

[23] Brotto L, Atallah S, Johnson-Agbakwu C et al. Psychological and interpersonal dimensions of sexual function and dysfunction. *J Sex Med* 2016; 13: 538-571.

[24] Turan V et al. *Sexual dysfunction in infertile Turkish females:prevalence and risk factors Eur JObstet Gynecol Reprod Biol* 2014;182;128-131.

[25] Lindau ST et al. *A study of sexuality and health amongst older adults in the United States NEng J Med* 2007;357;762-774.

[26] Avis NE et al. *Correlates of sexual function among*

multiethnic middle aged women: results of the Study of Women's Health Across the Nation (SWAN) Menopause 2005;12;385-398.

[27] Hawton K, Galt D, Day A. Sexual function in a community sample of middle aged women with partners Arch Sex Med 1994;23;375-395.

[28] Gracia CR et al. Hormones and sexuality during transition to the menopause Obstet Gynecol 2007; 109;831-840.

[29] Avis NE Sexual function and ageing in men and women J Gend Specif Med 2000;3;37-40.

[30] Guthrie JR et al. The menopause transition Climacteric 2004;7;375-389.

[31] Dennerstein L et al. Modelling women's health during menopause transition;a longitudinal study Menopause 2007;14;53-62.

[32] Dennerstein L, Dudley E, Berger H Are changes in sexual function during midlife due to ageing or menopause? Fertile Steril 2001;76;456-460.

[33] Hayes RD et al. Risk factors for female sexual dysfunction in the general population J Sex Med 2008;5;1681-1693.

[34] Atallah S, Johnson-Agbakwu C, Rosenbaum T et al. Ethical and sociocultural aspects of sexual function and dysfunction in both sexes. J Sex Med 2016;13;591-606.

[35] Worsley R, Santoro N, Miller KK, Parish SJ, Davis SR. Hormones and female sexual dysfunction: beyond estrogens and androgens. Findings from the fourth international consultation on sexual medicine. J Sex Med 2016;13;283-290.

[36] Brotto L, Seal BN, Rellini A. Pilot study of a brief cognitive behavioural versus mindfulness based intervention for women with sexual distress and a history of childhood sexual abuse. J Sex Marital Ther 2012;38;1-27.

[37] Akhtari E, Raisi F, Keshavarz M et al. Tribulus terrestris for treatment of sexual dysfunction in women; randomized double-blind placebo-controlled study. Daru 2014;22;40.

[38] Bitzer J, Giraldi A, Pfaus J. Sexual desire and hypoactive sexual desire disorder in women. Introduction and overview. Standard operating procedure (SOP part 1). J Sex Med 2013;10;36-49.

[39] Bitzer J, Giraldi A, Pfaus J. A standardized diagnostic interview for hypoactive sexual desire disorder in women; standard operating procedure (SOP part 2). J Sex Med 2013;10;50-57.

[40] Wylie K, Rees M, Hackett G et al. Androgens, health and sexuality in women and men. Maturitas 2010;67;275-289.

[41] Giraldi A, Rellini AH, Pfaus J, Laan E. Female sexual arousal disorders. J Sex Med 2013; 10; 58-73.

[42] Laan E, Rellini AH, Barnes T. Standard operating procedures for female orgasmic disorder; consensus of the International Society for Sexual Medicine. J Sex Med 2013;10;74-82.

[43] GMC Guidance; Intimate examinations and chaperones. www.gmc-uk.org/guidance.

[44] Fugl-Meyer KS, Bohm-Starke N, Damsted Petersen C, Fugl-Meyer A, Parish S, Giraldi A. Standard operating procedures for female genital sexual pain. J Sex Med 2013;10;83-93.

彩　　图

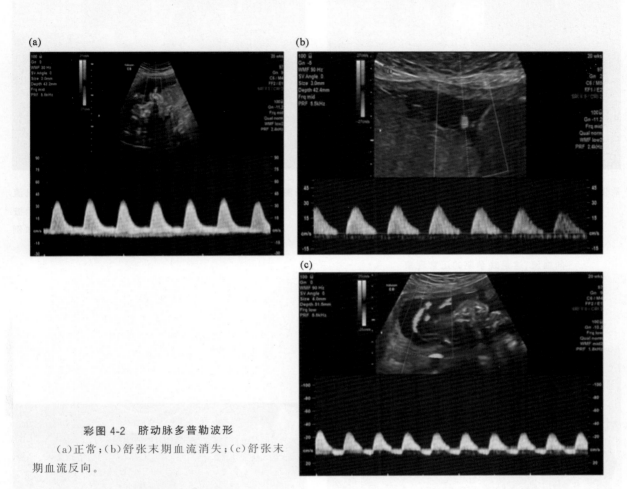

彩图 4-2　脐动脉多普勒波形

（a）正常；（b）舒张末期血流消失；（c）舒张末期血流反向。

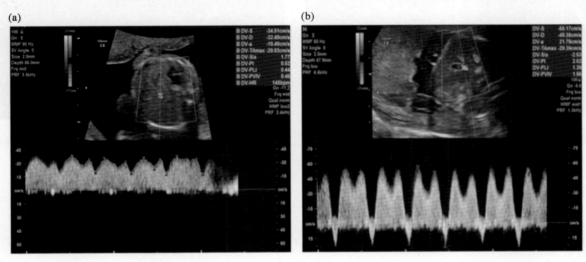

彩图 4-3　静脉导管波形

（a）正常；（b）a 波反向。

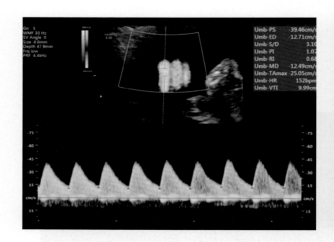

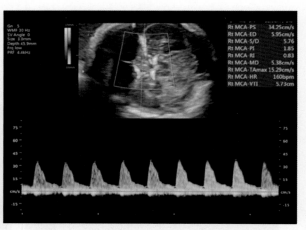

彩图 4-7 通常超声定位在一个游离的脐带环上进行脐动脉的评估,用彩色多普勒对静脉和动脉进行识别,用脉冲波显示波形特征,并与标准图进行测量和对比。在本图的例子中,舒张期有正向血流,这是晚孕期的正常现象

彩图 4-8 大脑中动脉血流频谱也可以通过先识别出流出大脑 Willis 环的血管,然后用脉冲波显示波形(在距中线 5～10mm 处采样)来评估。本例中,舒张期低血流,是灌注正常的一个特征

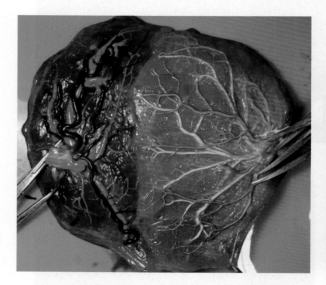

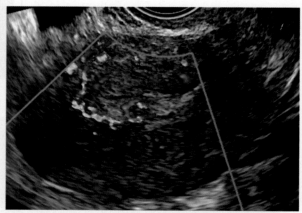

彩图 4-14 TAPS 被认为是极小的动静脉吻合(＜1mm)造成的

Source：Dr E. Lopriore. Reproduced with permission of Dr E. Lopriore.

彩图 7-32 彩色多普勒超声显示子宫内膜息肉伴蒂动脉征

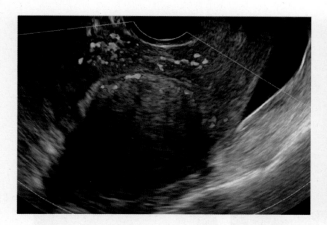

彩图 7-33　具有典型征象的子宫肌瘤:边界清楚的圆形病灶,可见声影,彩色多普勒超声成像显示环形血流

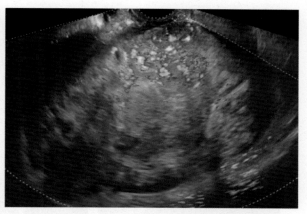

彩图 7-34　子宫肉瘤:较大的椭圆形病灶,回声不均匀,彩色多普勒超声显示病灶内部血流

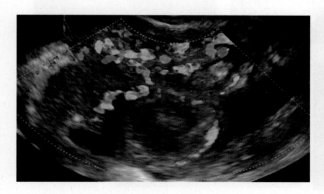

彩图 7-40　卵巢-输卵管脓肿:壁水肿,彩色多普勒超声显示血流丰富。正常卵巢组织不可见

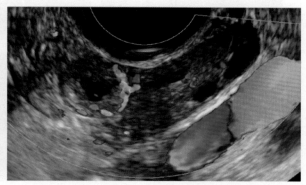

彩图 7-42　输卵管异位妊娠伴"面包圈"征
输卵管横切面可见宫外孕囊,用探头推动可见其与正常卵巢存在相对移动。

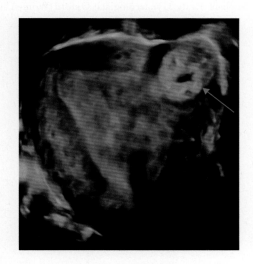

彩图 9-12　子宫冠状面显示间质部异位妊娠(箭头)

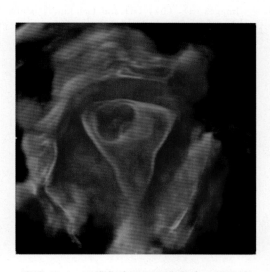

彩图 11-1　三维超声显示子宫腔内 0 型肌瘤

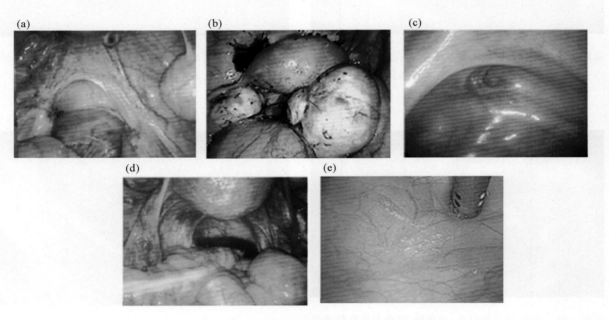

彩图 12-1　腹腔镜下所见不同类型内异症表现

(a)腹膜型内异症(典型的),与左侧宫骶韧带深部内异症相邻;(b)右卵巢内异症囊肿;(c)道格拉斯陷凹前部的腹膜口袋;(d)子宫腺肌病以及左侧阔韧带火焰样内异症病灶;(e)腹膜上伴血管增生的微小内异症病灶。

Images (a),(b),(d) and (e) kindly contributed by Dr Michael East,Gynaecologist,Oxford Women's Health,Christchurch,New Zealand.

(b)

深部浸润型内异症的分型（根据内异症研究基金会，SEF）

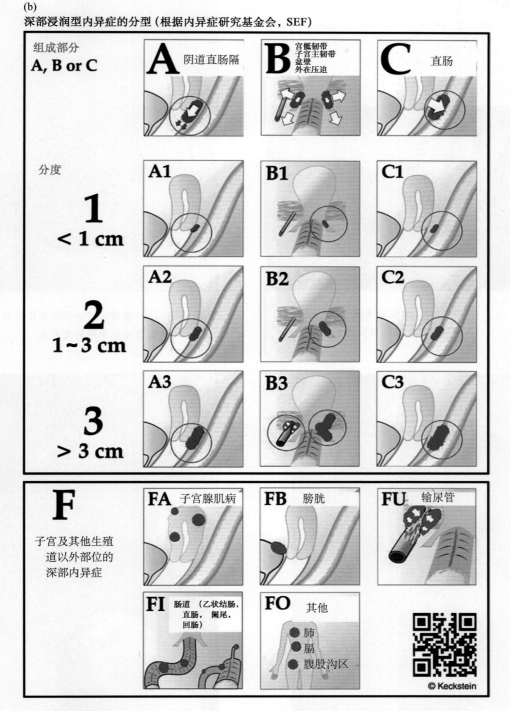

彩图 12-3(b)　子宫内膜异位症的分期(深部浸润型内异症的 Enzian 分类系统)

Source：Adamson GD，Pasta DJ. Endometriosis Fertility Index：the new，validated endometriosis staging system. Fertil Steril 2010；94：1609-1615. Reproduced with permission of Elsevier.

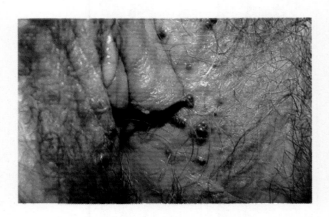

彩图 14-1　血管角皮瘤
大阴唇可见暗红色丘疹。

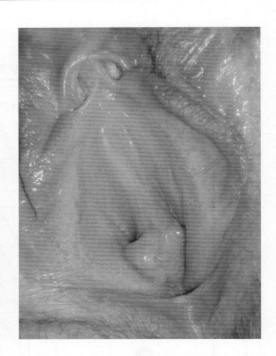

彩图 14-2　Hart 线划分了小阴唇角化皮肤和前
　　　　　庭非角化黏膜的交界处

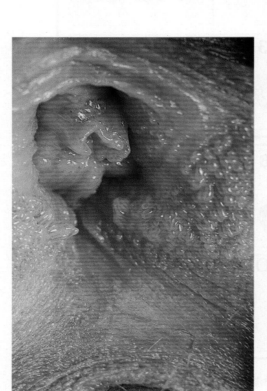

彩图 14-3　前庭乳头状突起:前庭上皮丝状突起

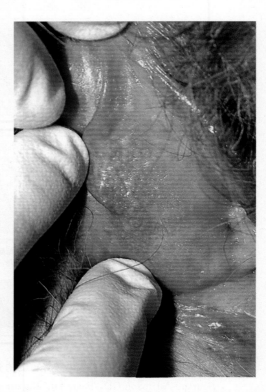

彩图 14-4　Fordyce 斑点:小阴唇内侧的黄色小丘疹

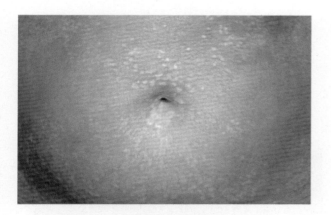

彩图 14-5　外生殖器硬化性苔癣:"白斑病"
扁平的白色病变可融合成斑块,可见毛囊堵塞。

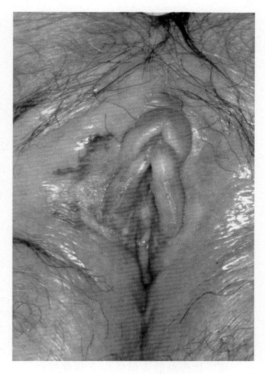

彩图 14-6　外阴硬化性苔癣
早期诊断病例显示小阴唇和阴蒂包皮的象皮样水肿及变白,病变延伸至肛周皮肤。注意6点钟位置的皮肤裂隙正在逐渐愈合。

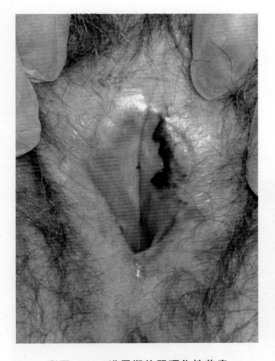

彩图 14-7　进展期外阴硬化性苔癣
白色硬化改变,阴蒂完全被包埋,阴唇完全被"抹平",小阴唇被吸收,完全取代了原有的结构。粗大的瘀斑,阴道前庭狭窄。

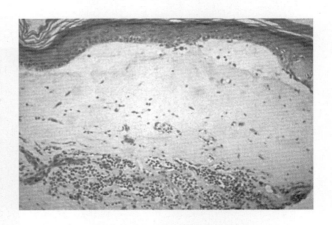

彩图 14-8　硬化性苔癣的组织学表现
均质胶原蛋白带上方覆盖萎缩的表皮,其下浸润淋巴细胞。苏木精和伊红染色×40。

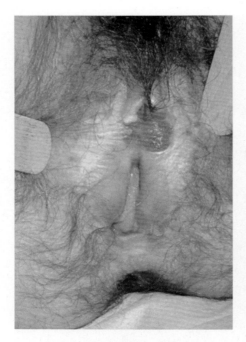

彩图 14-9　硬化性苔癣合并鳞状细胞癌

请注意典型的卷烟纸瘢痕和背景白化。此处鳞状细胞癌表现为肉质结节,但持续存在的糜烂也应及时活检。

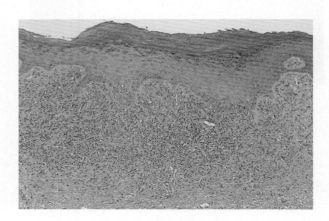

彩图 14-10　扁平苔癣组织学示表皮锯齿状,基底膜有密集的淋巴细胞浸润和液化变性

Source：Eduardo Calonje. Reproduced with permission of Eduardo Calonje.

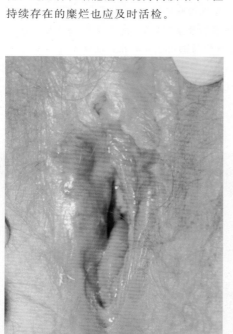

彩图 14-11　糜烂型扁平苔癣

小阴唇缺失,伴有瘢痕。Wickham 纹出现在糜烂病灶边缘。

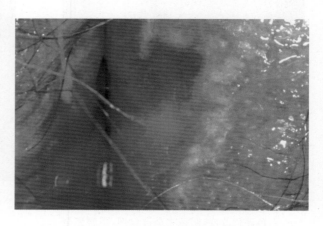

彩图 14-12　为糜烂区花边状白色边缘

此处为活检的最佳部位。

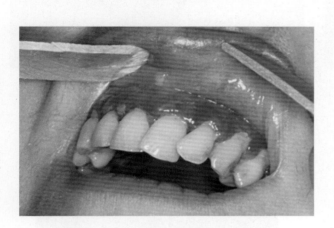

彩图 14-13　牙龈受累的糜烂型扁平苔癣

牙龈边缘可见红斑和糜烂。颊黏膜和舌头也可出现类似的病变。

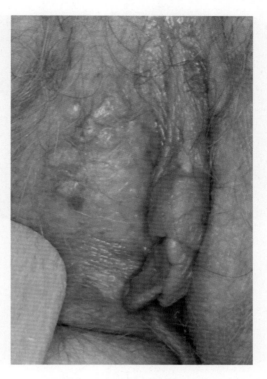

彩图 14-14　丘疹型扁平苔癣

典型的融合性扁平丘疹,带有白色 Wickham 纹。丘疹呈紫罗兰色,通常也可见于手腕内侧和其他部位。

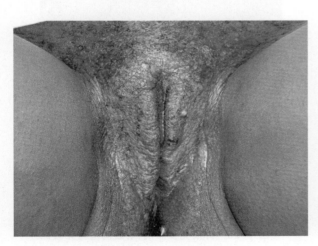

彩图 14-15　外阴单纯性苔癣

大阴唇外侧明显苔癣样变,皮肤斑纹明显,摩擦后阴毛脱落。

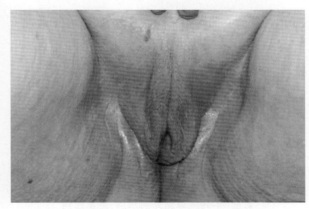

彩图 14-16　外阴银屑病

红斑及浸渍,并延伸至腹股沟皱褶。边缘仍然很清晰。

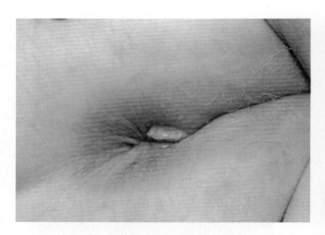

彩图 14-17　肛周银屑病
界限清晰的红斑,延伸至臀沟。

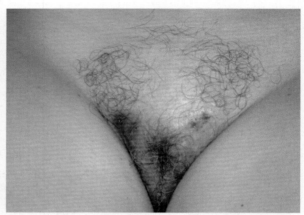

彩图 14-18　化脓性汗腺炎
阴阜可见渗出性炎症病灶,伴有桥接粉刺。

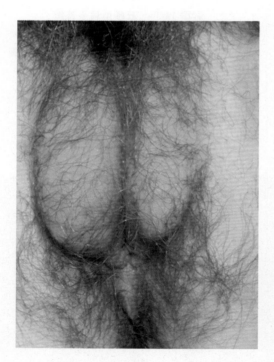

彩图 14-19　单侧外阴水肿:克罗恩病
　　有时,外阴水肿(通常是单侧的)可伴随胃肠道的克罗恩病。

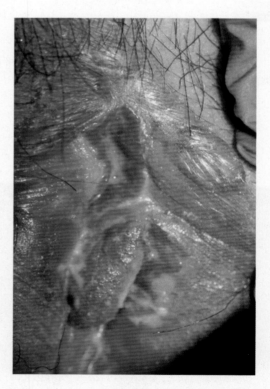

彩图 14-20　外阴克罗恩病:阴唇间沟可见较深的"刀切"裂隙

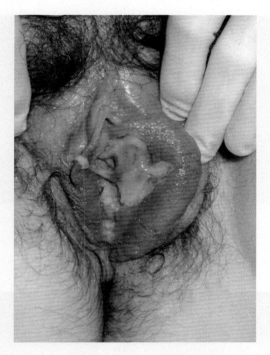

彩图 14-21　贝赫切特综合征

一例 45 岁的土耳其女性患者的阴唇被广泛地深溃疡所贯穿。

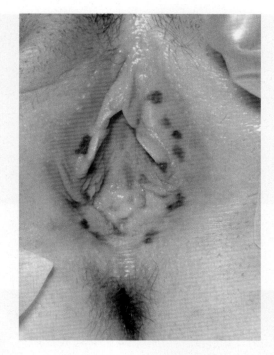

彩图 14-22　外阴色素沉着症

色素沉着的不规则区域,无任何既往炎性疾病史。

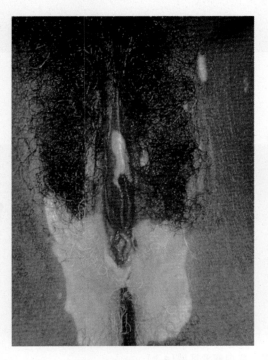

彩图 14-23　白癜风,显示色素对称性缺失

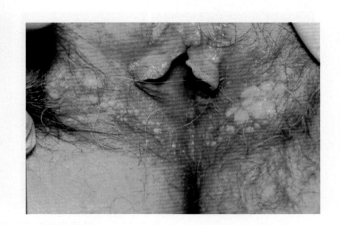

彩图 14-24　大阴唇外侧多发表皮样囊肿

通常无症状。

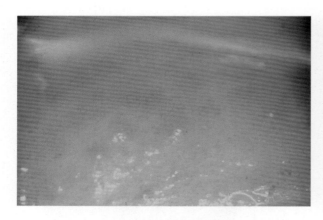

彩图 14-25　滴虫病伴草莓性阴道炎

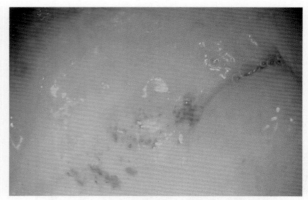

彩图 14-26　阴道穹窿出血粘连

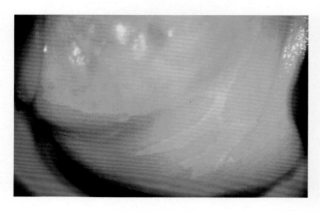

彩图 14-27　宫颈病变延伸的阴道上皮内瘤变

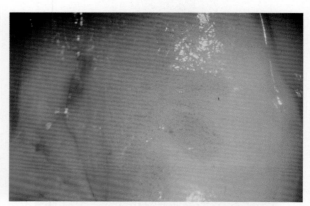

彩图 14-28　子宫切除术后阴道残端上皮内瘤变

(a)

(b)

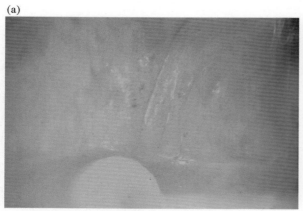

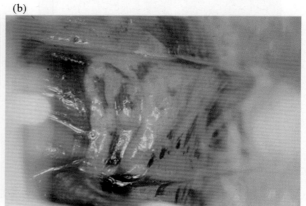

彩图 14-29　碘溶液涂抹前后阴道上皮内瘤变区域(a,b)

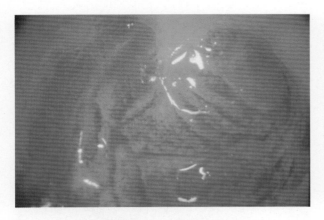

彩图 14-30　妊娠期宫颈外翻

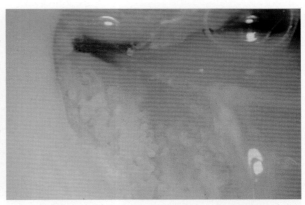

彩图 14-31　柱状绒毛位于鳞柱交界处

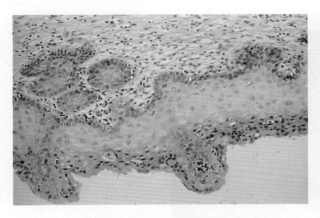

彩图 14-32　显微镜下柱状和多层未成熟上皮化生

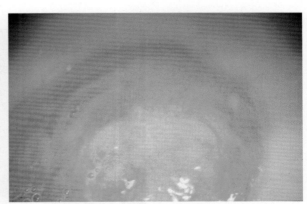

彩图 14-33　宫颈鳞状上皮化生

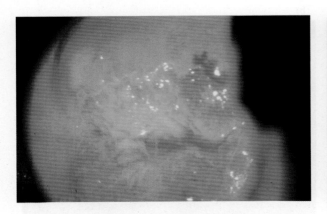

彩图 14-34　典型的充满黏液的纳氏囊肿转化区

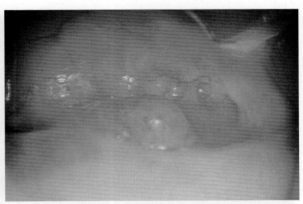

彩图 14-35　宫颈管内小息肉

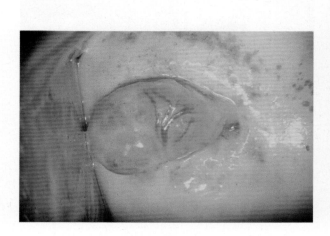

彩图 14-36　周围萎缩的上皮和宫颈大息肉

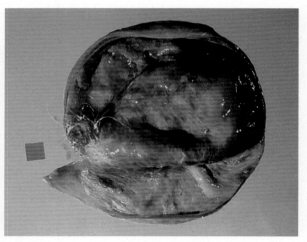

彩图 14-37　卵巢良性囊性畸胎瘤，可见毛发和皮肤

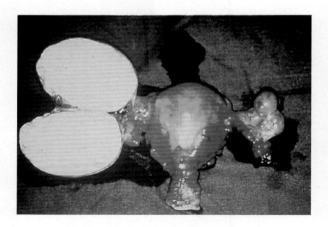

彩图 14-38　卵巢纤维瘤

(a)　　　　　　　　　　　(b)

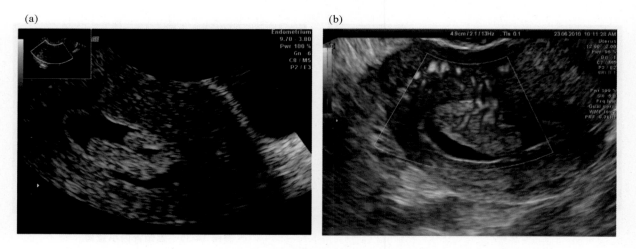

彩图 14-40　（a,b）灌注超声示子宫内膜息肉；多普勒成像（b）显示血管蒂

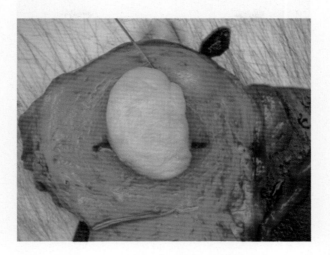

彩图 14-41　大体标本：子宫体横切面，肌瘤

Figure courtesy of Ann Cornelis.

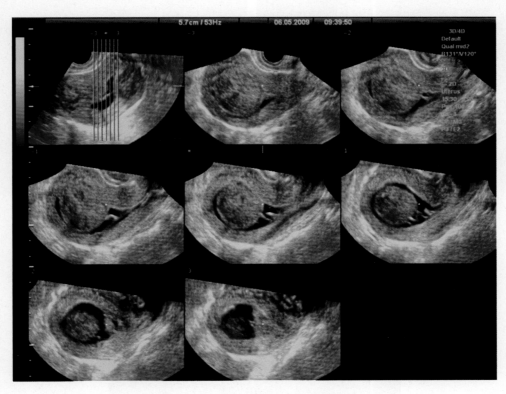

彩图 14-43　灌注超声显示子宫内肌瘤[44]

Rource：Reproduced with permission of John Wiley and Sons.

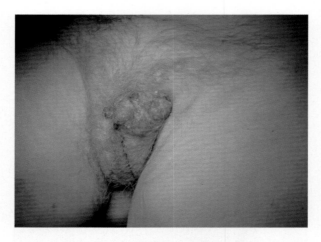

彩图 15-2　巨大前侧外阴癌伴卫星样皮损

(a)　　　　　　　　　　　　　　　　　　　(b)

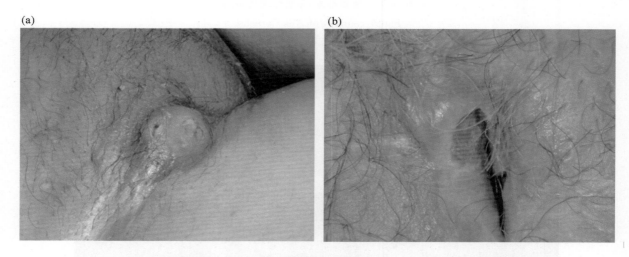

彩图 15-3　(a)单纯外阴切除后右侧腹股沟复发;(b)根治性外阴切除后前侧局限性复发

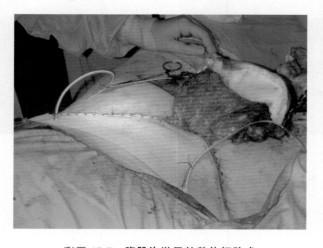

彩图 15-5　腹股沟淋巴结整体切除术

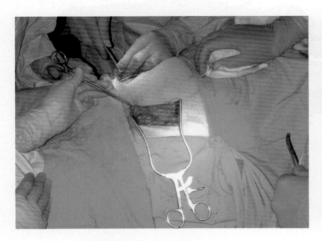

彩图 15-6　腹股沟切开分开

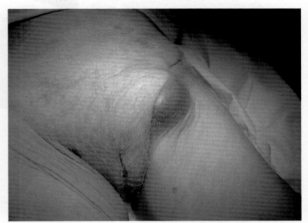

彩图 15-7　左侧腹股沟淋巴结临床可疑转移

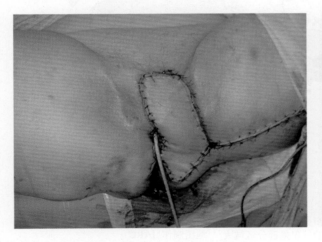

彩图 15-8　旋转皮瓣填充大面积皮肤缺损

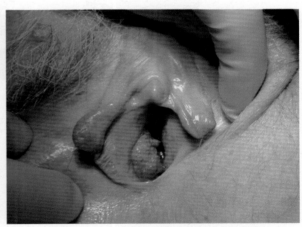

彩图 15-9　阴道癌

(a)

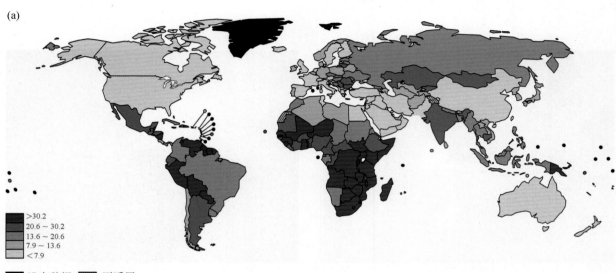

>30.2
20.6 ~ 30.2
13.6 ~ 20.6
7.9 ~ 13.6
<7.9

■ 没有数据 ▨ 不适用

地图中的分界线和名称以及各区域划分，不表示世界卫生组织关于任何国家领土、法定地界等涉及法律问题的态度和立场。虚线和实线划分的仅仅是部分区域大致的范围。

数据来源 :GLOBOCAN 2012
地图制作 :IARC
世界卫生组织

(b)

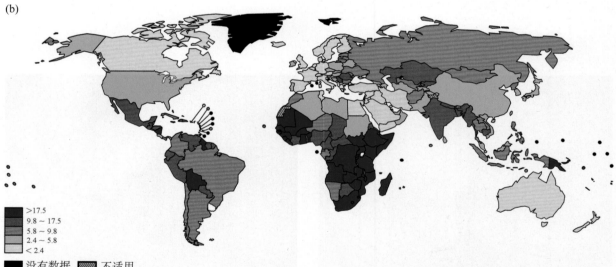

>17.5
9.8 ~ 17.5
5.8 ~ 9.8
2.4 ~ 5.8
<2.4

■ 没有数据 ▨ 不适用

地图中的分界线和名称以及各区域划分，不表示世界卫生组织关于任何国家领土、法定地界等涉及法律问题的态度和立场。虚线和实线划分的仅仅是部分区域大致的范围。

数据来源 :GLOBOCAN 2012
地图制作 :IARC
世界卫生组织

彩图 15-10 估计宫颈癌发病率

（a）每 10 万名妇女中年龄-标准化发病率；（b）每 10 万名妇女年龄-标准化死亡率。

Source：Ferlay J，Soerjomataram I，Ervik M et al. GLOBOCAN 2012 v1. 0，Cancer Incidence and Mortality Worldwide：IARC CancerBase No. 11 ［Internet］. Lyon，France：International Agency for Research on Cancer；2013. Available at http://globocan. iarc. fr，accessed 4 August 2016.

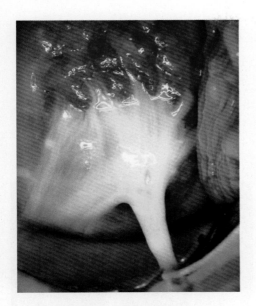

彩图 16-3　衣原体黏液脓性宫颈炎

　　衣原体感染引起黏液脓性分泌物伴宫颈腺体水肿表现为滤泡性宫颈炎。淋病也有类似的表现,但大多数衣原体都是隐匿性的,很少或根本没有这种明显的症状。Source：photograph by Peter Greenhouse FRCOG，1992.

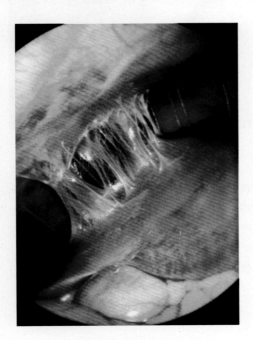

彩图 16-4　衣原体性肝周围炎/Fitz-Hugh-Curtis 综合征

　　由于衣原体感染导致的肝和膈肌之间的新娘面纱和小提琴弦样粘连,导致右季肋部疼痛和呼吸受限。注意:胆囊是正常的。Source：photography by Peter Greenhouse FRCOG,1986.

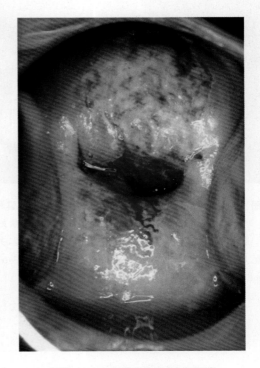

彩图 16-6　疱疹性坏死性宫颈炎

　　由 HSV-2 引起的广泛的宫颈溃疡,伴有大量透明的水样阴道分泌物和严重的外阴疼痛。Source：photograph by Peter Greenhouse FRCOG，1996.

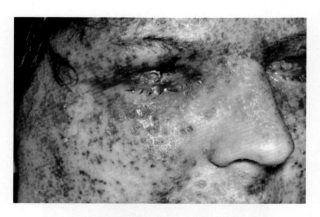

彩图 16-7 妊娠期播散性疱疹。妊娠中期皮肤黏膜和全身播散原发性 HSV-1 感染的妊娠糖尿病妇女

静脉注射阿昔洛韦后的结果完全康复无瘢痕,并且近足月分娩健康婴儿。Source：photograph by PeterGreenhouse FRCOG，1994.

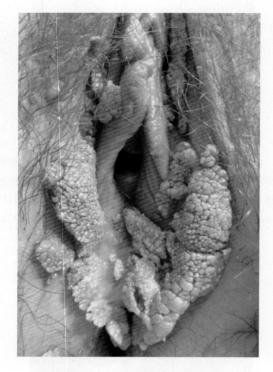

彩图 16-8 严重的外阴尖锐湿疣

一例血糖控制不良的糖尿病青少年 3 年前接受了二价 HPV 疫苗接种,在多次治疗失败后出现的外阴广泛的尖锐湿疣。Source：photograph by Peter Greenhouse FRCOG，2012.

（沙依甫加马丽·依马木 译 陶 陶 校）